노인의 기능적 수행 개정 3판

Functional Performance in Older Adults

3rd Edition

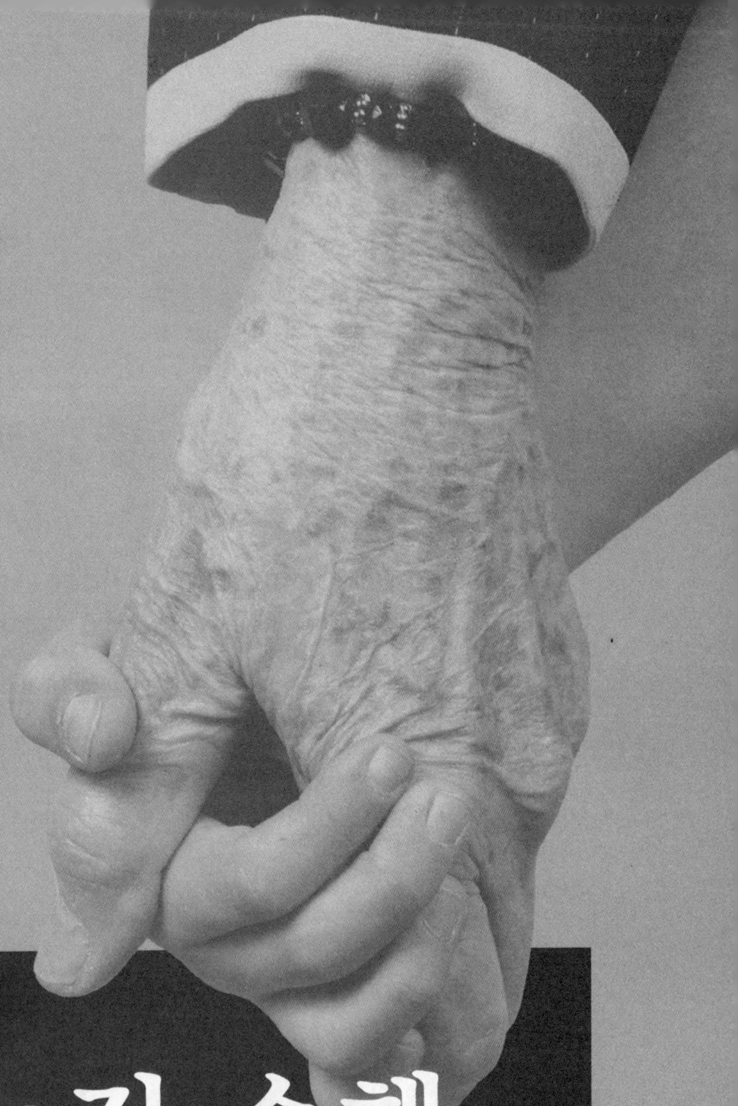

개정 3판

노인의 기능적 수행
Functional Performance in Older Adults

Bette R. Bonder,
PhD, OTR/L, FAOTA
Professor, Depts. of Health Sciences and Psychology
Dean, College of Science
Cleveland State University

Vanina Dal Bello-Haas,
PhD, MEd, BSc(PT)
Associate Professor
School of Physical Therapy
University of Saskatchewan

영 문 출 판 사

■ **옮긴이** (가나다순)

구자풍 포항대학 물리치료과 교수
김명철 을지대학교 물리치료학과 교수
김미점 청양대학 작업치료과 교수
박수희 호남대학교 작업치료학과 교수
박용남 안산대학교 물리치료과 외래교수
방상분 제주한라대학 물리치료과 교수
배영숙 용인대학교 물리치료학과 외래교수
신희준 경운대학교 물리치료학과 교수
양영애 인제대학교 작업치료학과 교수
엄기매 여주대학 물리치료과 교수
이윤호 청구성심병원 재활의학 팀장

Functional Performance in Older Adults, third edition
by Bette R. Bonder, PhD, OTR/L, FAOTA / Vanina Dal Bello-Haas, PhD, MEd, BSc(PT)

The original English language work has been published by:
The F. A. Davis, company, Philadelphia, Pennsylvania.

노인의 기능수행 개정 3판

2011년 9월 15일 초판인쇄
2011년 9월 20일 초판발행

지은이 : Bette R. Bonder / Vanina Dal Bello-Haas
옮긴이 : 엄 기 매 외
발행인 : 박 병 조
발행처 : 도서출판 영문출판사
등　록 : 1987년 12월 21일 제2-419호
주　소 : 서울시 강남구 삼성동 69-1
전　화 : (02) 514-5590, 776-5590
팩　스 : (02) 756-8943
E-mail : yeongmunsa@empal.com
정　가 : 40,000원
ISBN 978-89-7224-251-2

※ 파본은 교환해 드립니다.

In loving memory of our friend and colleague,

Marilyn(Lynne) B. Wagner

B.R.B. and V.D. B.H.

서문

질병에도 불구하고, 강렬한 슬픔에도 불구하고;
지적 호기심이 많아서 큰 사건에 흥미를 느끼며
변화를 두려워하지 않는 사람이라면,
그 사람은 지나간 일상의 날들을
지나 오래 살아남을 수 있다.
–에디스 워튼, 미국의 시인, 1862~1937년

질문 : 어떻게 건강 전문가들이 나이든 어른들이 살아가는 "보통 일상"을 도왔는가? 그래서 그들은 어떻게 그들의 관심사, 호기심, 행복감 등 그리고 행복을 지원하는 역할을 유지할 수 있도록 도왔는가?

대답 : 어떻게 질병과 부상이 삶의 일상 경험을 위협할 수 있는지, 우리의 중재 가이드 이론인, 노후화 과정을 이해함으로써 참가를 가능하게 하는 활동을 지원하는 방법, 서비스 및 노인이 생활의 의미, 목적, 발전의 삶을 살도록 보조한다.

노인에서의 기능적 수행의 Drs. Bonder와 Dal Bello Haas의 제3판 저술과 편집에서는 개념적인 건강전문성과, 이론, 지식, 최상의 방법 및 그들은 디자인과 우리나라의 노령인구에 대한 서비스를 제공함으로써 증거를 제공하고, 사용하는 도구와 전문가를 제공할 것이다. 노화 분야에 있는 지도자들이 이 프로젝트에 대한 헌신을 하고 있음을 감사한다. 각 장에서는 문학의 현대적인 검토를 제공하며 개인, 지역사회 그리고 사회의 필요를 연설하기 위해 지식인 고용의 중요성을 이해하는 것이 가장 중요하다.

정상 노후화의 영향을 검토한 장은 고령자의 기능(심장 혈관, 폐, 감각, 신경근육계, 정신 기능)을 결정하는 데 고려되야 하는 본질적인 결정요인은 우리의 증가된 이해에 대한 맥락이다. 기능수행을 위협하는 주요한 문제점(낙상, 치매, 우울)들은 예방할 수 있는 중요한 점을 글로써 표현하였다. 자체 유지보수, 가소성(자가관리, 여가, 퇴직, 지역사회 기동성, 상호작용 및 관계 및 성적상태)을 중심으로 한 활동은 현대적인 맥락으로 관심거리이다. 서비스 제공에 대한 섹션평가, 건강과 건강증진, 커뮤니티를 기초로 할 뿐만 아니라 가정건강, 재활, 그리고 오랜 기간 관리; 서비스를 필요로 하는 고령자의 경험과 성과를 최대화 할 수 있도록 모두 다룬다. 마지막 섹션은 문화와 노화, 제품과 기술 등이 가능하게 할 수 있는 연결고리를 부여한다. 우리의 관심(노인학대)인 문제는 관리되고, 인식되어 변호사가 도울 수 있도록 하며 말기치료는 가족과 우리가 돌보아야 할 필요가 있는 가장 중요한 관점이다. 이 장은 각각 노화를 연구하며 헌신하는 과학자와 임상의에 의해 쓰여졌다. 그들은 멋지게 쓰고, 개념적으로 연결되며, 참조사항을 붙여 강조함으로써 이것은 학생들이 세계 역사상 노인을 돌보는 것을 제공하는 가장 훌륭한 책이 되고자 쓰여졌다

우리나라는 일찍이 지식 있는 의사들로부터 돌보아질 가치가 있었다. 지식의 본문은 서비스 제공의 우수성을 지원하기 위해 존재한다. 이것은 우리의 노인들이 받을 수 있는 돌봄을 형성하기 위한 개인 및 단체의 책임이다. 정책 입안자와 건강 및 커뮤니티 서비스의 관계자는 노인인구 증가의 필요를 충족하는 방법을 찾는 중이다. 그들이 시스템과 서비스를 디자인하는 것을 돕고자 이 훌륭한 책을 우리 모두에게 도구로서 제공한다.

Carolyn Baum, PhD, OTR/L, FAOTA
St, Louis, Missouri
June, 2007

저자 서문

노화는 젊음과는 다른 또다른 형태이지만,
기회는 젊음 못지 않게 있다.
황혼이 희미하게 사라져가면, 하늘은 낮엔
볼 수 없었던 별들로 채워진다.
−Henry Wadsworth Longfellow

이 책은 나이가 들면서 의미하는 것이 무엇인지를 고려한다. 특히, 이 책은 노인들이 하고 싶어 하고 그들이 하는 것을 필요로 하는 것, 그런 일들을 끝마치는 것을 가능하게 하는 것, 그리고 방해하는 것을 검토한다. 이러한 문제들은 단순하지 않다. 철학자들, 과학자들, 소설가들, 그리고 종교인들이 세대에 걸쳐 조사해왔고 무엇이 만족감을 주는 노후를 구성하는지에 대한 토론은 오늘날까지 이어진다.

아마 논쟁이 계속되어지는 이유는 노화가 그런 복잡한 현상이라는 사실이라는 것 때문일지도 모른다. 개인적인 경험과 성격, 생물학적 요소, 문화, 역사적인 사건들, 그리고 전후 사정: 이 모든 것들이 특정 개인의 노후 생활에 영향을 미친다. 이론과 연구는 전형적으로 집단을 설명하는 즉, 일반적 노화에 관해서는 설명하는 것에 반해 상당히, 특정인의 경험에 관해서는 약간 설명하는 접근법에 초점을 맞춰왔다. 우리가 개개인의 노후생활의 고유한 발달을 이해함에 있어서 최근 진보된 것들은 지각과 경험에 대한 깊이 있고 자세한 서술을 강조하는 질적인 연구에 대해 관심이 증가되는 덕택으로 여겨질 수도 있다.

연구원들이 노후 생활을 설명하는 최선의 전략들을 발견하고 전념하는 데 있어 의료 서비스 제공자들은 개인들과 일차적으로 연관된다: 따라서, 그들은 그들의 업무로 이끌어낼 수 있고 최선의 조정 전략을 서술할 수 있는 조사에 초점을 맞춘다. 세심한 지역사회계획과 같은 인구기반의 조정과 노인들과 그 가족들에게 영향을 미치는 공공정책들에 주목이 쏠리고는 있지만, 대부분의 의료 전문가들에 있어, 초점은 고객 각자를 위한 웰빙을 최대화하는 것에 있다.

물론, 웰빙 또한 복잡한 현상이다. Row와 Kahn (1998)은 성공적인 노화 즉, 그들이 보통의(혹은 전형적인) 그리고 성공적이지 못한 노화와 구별지어놓은 개념을 보급했다. 그들은 질병을 피하는 것, 건강을 유지하는 것, 그리고 의미 있는 활동들에 관여하는 것, 이 3 가지가 성공적 노화의 주요 요소들이라고 주장했다. 그러나, 이 책에서 보게 될 수 있듯이, 비평가들은 Row와 Kahn이 성공적인 노화의 주요 요소들로 확인해놓은 그 요인들이 불완전하거나 심지어 부정확하기까지 하다고 주장한다. 결국, 노인들이 질병을 피하기 위해 취할 수 있는 전략들이 있는데 반해, 대부분은 어느 시점에 하나 혹은 그 이상의 만성적이거나 급성의 질병들이 생긴다는 것이다. 그리고 분명히 다양한 건강상의 혹은 기능적인 문제들을 가진 많은 노인들이 삶의 양질을 증대시키는 의미 있는 직업들에 종사할 방법들을 찾는다.

노인들에게 관리를 제공하는 모든 건강 전문직들은 성공적 노화와 삶의 질을 촉진시킬 더 광범위한 맥락에 초점을 맞추고 있다. 예를 들어, 몇몇 의료 전문가들은 생물학적 질환들을 예방하거나 치료하는 것을 강조하고, 물리치료사들과 같은 다른 사람들은 신체적 능력을 향상시키는 것을 강조한다. 작업치료사들은 의미 있는 직업에 종사하는 것을 추진하는 것에 초점을 맞춘다. 이러한 모든 전문직들에게 있어 개개인을 위한 적절한 치료는 역사적, 문화적, 생물학적, 그리고 사회적 관점에서, 치료가 제공되는 사회적, 신체적 환경의 이해와 그 서비스 받는 사람들의 성격에 대한 이해가 요구된다. 게다가, 의료 서비스 제공자들은 개인을 형성하는 이러한 요인들의 고유한 결합을 이해해야 한다.

이 책은 노화에 관한 기초 정보와 성공적 노화를 지지해주는 구체적 전략 둘다를 제공하기 위해 만들어졌다. 이 책은 최선의 노화, 보통의 노화과정, 그리고 보통의 노화를 저해할 수 있는 요인들을 서술한다. 자료는 일상활동들의 기능적인 수행의 관점, 즉 노인들의 웰빙과 삶의 만족을 규정하는 것은 일상적인 활동들의 완수라는 것과, "비생산적이며 노화중인 노인들에게 위험을 줄여주는 것에 흥미가 있는 우리들은 우리의 관심과 우리의 노력을 노인들을 위한 기회를 증대시키는데 집중할 필요가 있다"(Grams & Albee, 1995, p. 13)라는 입장을 취하는 관점에서 가져왔다. 모든 노인들이 신체적 혹은 인지적 감퇴의 어떠한 정도를 경험하는 것은 불가피하지만, 그것은 기능에 있어서의 신체적 또는 인지적 감퇴와 상응하는 감소를 야기시킴으로 정해진 것은 아니다. 나아가, 기능이 특정 영역에서 감소하더라도, 새로운 직업의 대체가 삶에서의 개인적 의미와 가치의 만족을 보장하는데 기여할지도 모른다.

이 책은 다섯 파트로 나누어진다. 첫 번째는 노화과정을 이해하기 위한 이론적 맥락과 역사적, 인구통계학적인 것을 제공한다. 그렇게 하면서 노화의 정신사회적 이론만큼 생물학적 이론을 반복하고, 나중의 삶에서 직업에 종사하는 것의 중요성을 이해시키고 강조한다.

두 번째 파트에서는 정상적인 노화와 직업에 종사하는 것을 저해하는 정상적인 노화의 단절에 초점을 두었다. 이 장은 직업 수행에 기여할 수 있는 요소들을 근거로 미국작업치료협회의 실습형태(2002)에 근거하여 구성하였다. 첫 번째 부문인 4장부터 7장까지는 신체구조와 신체기능의 변화와 관련한 정상적인 노화에 기초했다. 이러한 변화는 개인의 다양성을 고려하는 이 장을 통해 모든 노인의 몇 개의 등급이 발생할 것이다. 개인적인 차이 대신에 노화과정은 예측할 수 있는 연속적인 사건, 다른 사람보다 더 젊은 사람에서 나타나는 것처럼 기능에 있어서 약간의 감소, 그리고 어떤 면은 전혀 감소되지 않고 그대로 남아있는 기능이 나타난다. 이러한 장은 약간의 기능약화를 이끌어내는 거의 대부분의 관점에서 노화과정에 일어나는 현상을 고려한다. 대부분의 노인들은 주기적인 발작이나 심한 개인적, 사회적 혹은 환경적 상실을 나타낸다.

이들은 갑작스런 주요 수행력 감소를 이끄는 몇몇 예측요소이다. 배우자의 상실은 쇠약하게 하는 우울증을 유발시키고, 요구되어진 활동의 식별이나 성취에 간섭현상이 생긴다. 보도 위의 얼음은 낙상의 원인이고, 노인에 대해 엄청난 손상효과를 가져온다. 8장부터 10장인 두 번째 부문은 기능소실인 나선형 하방의 시작 신호인 기능장애의 일반적인 형태를 설명한다. 여기 3개의 장은 의학적 상태의 철저한 조사를 의미하는 것은 아니다; 그들은 기능을 저해하는 전형적이고 일반적인 근골격계(낙상/골절), 심리사회적(우울증). 인지(치매) 문제를 선택했다. 그것은 노인이 모든 질병과 장애에 의한 손상된 노인을 인식하는데 매우 중요하고, 그들은 또한 젊은 시절에 나타난 당뇨와 같은 그러한 장애의 장기간 결과를 처리해야 한다. 이러한 문제는 다음 장에서 언급했다.

11장에서 16장인 세 번째 파트를 통해, 사람들이 나이들 때 전형적인 고령자가 어떻게 직업의 각종 종류에 관여시키고, 정상적인 개발 도전과 직업을 선물할 수 있는지 16장까지의 장은 활동과 참가를 고려한다. 건강관리제공자, 특히 작업치료사가 장애를 최소화할 수 있는 일에 관하여 토론을 했다. 그것은 활동의 노령화, 의미, 및 참가의 각종 양상을 좌우하는 생물학과 사회심리적인 과정으로 우리의 현재 이해와 관련있는 이론적인 문제점을 검토한다.

17장에서 22장을 통해, 각종 의료 보건 시스템의 관점에서 관리의 제공에 초점을 둔다. 미국에 있는 대부분의 의료 서비스가 제3자에 의해 지불되기 때문에 치료사는 그들이 그들의 특정 환경에서 최선의 치료를 제공하고, 불공정하거나 부적절한 시스템을 변경하는 작업을 할 수 있도록 작업 시스템을 이해해야 한다. 이 장에서는 기능의 종류에 대해 설명하며 정보의 문제가 자주 기능성 평가를 하기 위한 각 설정에서 본 능력 및 결손을 위해 개입해 고령자들에게 가장 중요한 직업에 관여시키는 능력을 최대화할 수 있다.

책의 마지막 부분인 23장에서 26장을 통해 몇몇의 특별한 판이 보여진다. 노령자를 위한 성의 기능과 성의 기술에 대한 영향 및 문제를 방치하는 것은 미국에서는 너무나 평범한 노인학대이다. 이들은 나중에 삶에서 개인 및 지역사회 경험과 문화의 상호작용을 포함한다. 마지막으로 손실의 불가피한 문제점이 해결되었다. 작업치료사 및 다른 건강 전문가는 점점 더 삶의 끝에 있는 고령자들과 그들의 가족 지원에 연루되고 있다. 효과적인 내정간섭은 이 마지막 생활 업무를 극복할 때 개인을 도울 수 있다.

점점 더 많은 개인은 마지막 단계에서 오랜 기간을 홀로 보내고 있습니다. 삶의 질과 기능적인 능력은 중요한 고려사항이다. 이것은 모든 것에서 과정을 이해하고 복지확대를 위한 효과적인 메커니즘의 개발이 모두의 최대 관심사이다. 이것을 달성하는 우리의 능력은 당연히 '미완성이다' 노인인구 증가로 좀더 많은 관심은 이 상황에 할애되고 있다. 고품질 서비스를 제공하는 우리의 기능이 증가되는 새로운 정보가 매일 나온다. 이것은 새로운 질문을 작동하게 할 우리의 희망이다. 그 대답은 더욱 의미 있고 만족스러운 생활을 지도하는 고령자를 돕기 위해 우리의 능력을 향상시킬 수 있다.

참고문헌(References)

American Occupational Therapy Association (AOTA) (2002). Occupational therapy practice framework: Domain and process. *American Journal of Occupational Therapy, 56,* 609–639.

Grams, A., & Albee, G. W. (1995). Primary prevention in the service of aging (pp. 5–33). In L. A. Bond, S. J. Cutler, & A. Grams (Eds.), *Promoting successful and productive aging.* Thousand Oaks, CA: Sage.

Rowe, J. W., & Kahn, R. L. (1998). *Successful aging.* New York: Random House.

역자 서문

추운 겨울 내내 견디어 온 초록의 잎이 돋아날 때의 싱그러움처럼 새롭게 태어난 3판을 번역하며 부진한 2판의 면면을 보완할 수 있을 거라는 기대가 가슴 벅차게 한다. 노인물리치료라는 단어조차 생소하던 때 다소나마 외국의 현황을 알리고자 하는 마음으로 2판을 번역하였으나 우리나라의 노인복지나 노인의료, 노인행정에 대해 정착이 되지 않은 시점이어서 용어 선택에서부터 번역에 어려움이 많았다. 하지만 노인의 평균수명이 급속도로 증가하고, 노인의료와 노인복지가 확대되어가는 현 상황에서 새롭게 만들어진 3판을 번역하게 되어 노인물리치료, 노인작업치료의 정착에 한 획을 긋는 것이 되지 않을까 싶다.

노인인구의 급증으로 이제는 각 대학에서도 교과과정에서 노인작업치료, 노인물리치료가 정착을 하였으나 여전히 임상에서는 노인의 의료에 지식이 부족한 선생님들이 일반적인 치료를 하는 경우가 있다. 마땅히 봐야 할 책들이 많지 않았지만 이제는 이 책을 그분들에게 권하고 보다 질 높은 치료에 임하도록 도움이 되고자 한다.

워낙 방대한 양이어서 여러 교수님들이 함께 참여해주셨기에 진행상 어려움도 있었지만 어려움에도 불구하고 함께 참여해주신 작업치료과 김미점교수님, 양영애교수님, 박수희 교수님, 그리고 물리치료과 방상분 교수님, 박용남 교수님, 배영숙 교수님, 김명철 교수님, 신희준 교수님, 이윤호 교수님, 구자풍 교수님께 진심으로 감사드린다. 또한 번역의 지연으로 걱정을 놓지 못한 출판사 편집부 선생님들과 늘 좋은 책을 전하고자 하는 박병조 사장님께도 감사함을 전한다.

2011년 6월

역자대표 엄기매

감사의 글

이와 같은 프로젝트는 복잡하고 도전적이며 개개인의 광대한 집단이 있어야 한다. 우리는 많은 고령자들과 그들의 생활과 이야기를 함께 공유하는 그들의 가족들에게 감사하고 싶다. 우리는 또한 조상들의 삶의 질을 개선하기 위한 전략에 대해 배웠다. 많은 전문가에게 감사한다.

이 책의 각 장을 쓴 작가의 대부분은 시작부터 함께 해왔다. 그리고 그들의 기여에 매우 감사한다. 이 판을 새롭게 시작한 작가에게 감사한다. 이 검토자는 이 책의 개발자로서 귀중한 통찰력과 조언을 제공할 것이다. 우리는 그들의 사려깊음과 철저함에 감사한다.

큰 집단은 F. A에서 소집되었다. Christa Fratantoro 편집장은 엘리자베스에 도움을 받았다. 개발편집자는 형식적 장과 친근하게 사용하는 자료를 얻는 데 많은 시간을 보냈다. David Orzechowski, managing editor, Bob Butler, production manager, Carolyn O' Brien, art and design manager, and Linda Kern 등은 PPA의 생산팀에 포함했다.

Saskatchewan의 대학의 물리치료사인 Tasha Thornhill의 "현장" 보조에 특별히 감사를 드린다. 그리고 마지막으로 우리 가족에게 감사한다. Tom Haas and Pat, Aaron, and Jordan Bray는 다른 작업을 할 수 없었을 때 환자였고 편집과정과 긴 작문 동안 지지를 해주었다.

도움을 주신 분들

Georgia J. Anetzberger, PhD, ACSW
Assistant Professor
Health Care Administration Program
Cleveland State University
Cleveland, OH

Ben Atchison, PhD, OTR, FAOTA
Professor
Department of Occupational Therapy
Western Michigan University
Kalamazoo, MI

Patrick Baker, MSHS, CDRS, OTR/L
Clinical Specialist
The Cleveland Clinic
Cleveland, OH

Vern Bengtson, PhD
Chair and Professor
University of Southern California
Davis School of Gerontology
Ethel Percy Andrus Gerontology Center
Los Angeles, CA

Anita Bundy, ScD, OTR, FAOTA
Professor and Chair of Occupational Therapy
Faculty of Health Sciences
The University of Sydney
Lidcombe, Australia

Rosalind Bye, PhD, MAppSc(OT), BAppSc(OT)
Senior Lecturer in Occupational Therapy
School of Biomedical and Health Sciences
College of Health and Science
University of Western Sydney
Penrith South, Australia

Cameron Camp
Director of Research and Product Development
Hearthstone Alzheimer Care
Woburn, MA

Boin Chang, M.A.
Doctoral Candidate
Industrial/Organizational Psychology
The University of Akron
Akron, OH

Charles Christiansen, EdD/L
College of Health Sciences
University of Texas Medical Branch
Galveston, TX

Lindy M. Clemson, PhD
Sesquicentenary Senior Research Fellow
and Senior Lecturer
Faculty of Health Sciences
The University of Sydney
Lidcombe, Australia

Elizabeth Dean, PhD, PT
Professor
Department of Physical Therapy
Faculty of Medicine
University of British Columbia
Vancouver, Canada

Armele D. De Andrade
Universidad Federal de Pernambuco
Recife, PE, Brazil

Vanina Dal Bello-Haas, PhD, PT
Associate Professor
School of Physical Therapy
University of Saskatchewan
Saskatoon, Canada

Karl Christl, BAppSc(PT), LLB(Hons)
Consultant Aged Care Physiotherapist
Company Director
Christl, Bye & Associates Pty Ltd
Aged Care Physiotherapy Services

Susan E. Doble, PhD, OTReg (NS)
Associate Professor
School of Occupational Therapy
Dalhousie University
Halifax, Nova Scotia, Canada

Beth A. Ekelman, JD, OTR/L
Director and Associate Professor
Department of Health Sciences
Cleveland State University
Cleveland, OH

Kristine Haertl, PhD, OTR/L
Associate Professor
Occupational Science and Occupational Therapy
College of St. Catherine
St. Paul, MN

Eric Hicks, MS, OTR/L
Doctoral Candidate and Research Assistant
Department of Occupational Therapy
Public Health & Health Professions
University of Florida
Gainesville, FL

Celia R. Hooper, PhD
Professor and Dean
School of Health and Human Performance
University of North Carolina Greensboro
Greensboro, NC

Greta A. Lax, M.S.
Doctoral Candidate
Industrial/Organizational Psychology
The University of Akron
Akron, OH

Lori Letts, PhD
Associate Professor
McMaster University
School of Rehabilitation Science
Hamilton, Ontario, Canada

Gwynnyth Llewellyn, PhD, Med, BA, Grad Dip ContEd, Dip OT
Professor and Dean
Faculty of Health Sciences
University of Sydney
Lidcombe, Australia

William C. Mann, OTR, PhD
Distinguished Professor and Chair
Department of Occupational Therapy & PhD
Program in Rehabilitation Science
University of Florida
Gainesville, FL

Andrew Miracle, PhD (deceased) and Tina Miracle
Fort Worth, TX

Steven Mitchell, OTR/L, ATP
SCI Occupational Therapy Supervisor
Louis Stokes Cleveland Department of
Veterans Affairs Medical Center
Cleveland, OH

Pam O'Dell-Rossi, MPA, OT
Coordinator
Occupational Therapy Education
The Cleveland Clinic
Cleveland, OH

Ruth E. Plautz, OTR/L, MHS
Director of Rehabilitation
Menorah Park Center for Senior Living
Beachwood, OH

Julie Richardson, PhD
Associate Professor
McMaster University
School of Rehabilitation Science
Institute of Applied Health Sciences
Hamilton, Ontario, Canada

Kathryn Perez Riley, PhD
Associate Professor
Department of Preventive Medicine
School of Public Health
University of Kentucky
Lexington, KY

Lauren Robinson
University of Texas Medical Branch
Galveston, TX

Marjorie E. Scaffa, PhD, OTR/L, FAOTA
Professor
Department of Occupational Therapy
University of South Alabama
Mobile, AL

Wendy Stav, PhD, OTR/L, SCDCM
Assistant Professor
Towson University
Towson, MD

Harvey Sterns, PhD
Professor of Psychology
Director and Senior Fellow
Institute of Life-Span Development and
Gerontology
The University of Akron
Research Professor of Gerontology
Northeastern Ohio Universities College of
Medicine and Pharmacy
Akron, OH

Rein Tideiksaar, PhD
President
FallPrevent, LLC
Blackwood, NJ

Joyce Tryssenaar, PhD, BScOT, OT Reg (Ont.)
Associate Professor
School of Rehabilitation Science
McMaster University
Hamilton, Ontario, Canada

Seanne Wilkins, PhD
Associate Professor
McMaster University
School of Rehabilitation Science
Institute of Applied Health Sciences
Hamilton, Ontario, Canada

평론가들

Charles H. Christiansen, EdD, OTR, OT(C)FAOTA
School of Allied Health Services
University of Texas Medical Branch
Galveston, TX

Elizabeth A. Ciaravino, PhD
Assistant Professor
Occupational Therapy
University of Scranton
Scranton, PA

Cathy D. Dolhi, MS, OTR/L, FAOTA
Associate Professor
Occupational Therapy
Chatham College
Pittsburgh, PA

Brian J. Dudgeon, PhD, OTR
Associate Professor
Rehabilitation Medicine
University of Washington
Seattle, WA

Lisa A. Fagan, MS, OTR/L
Visiting Instructor
Occupational Therapy & Occupational Science
Towson University
Towson, MD

Lynn Gitlow, PhD, OTR/L, ATP
Program Director
Occupational Therapy
Husson College
Bangor, ME

David P. Greene, PhD
Associate Professor
Occupational Therapy
Colorado State University
Fort Collins, CO

Liane Hewitt, OTR/L
Occupational Therapist
Occupational Therapy
Loma Linda University
Loma Linda, CA

Sandra J. G. Hobson, BSc(OT), MAEd, LLD, OT(C)
Associate Professor
Occupational Therapy
The University of Western Ontario
London, Ontario, Canada

Wendy M. Holmes, PhD, OTR/L
Associate Professor
Occupational Therapy
Eastern Washington University
Spokane, WA

Esther M. Huecker, PhD, OTR/L
Assistant Professor
Occupational Therapy
Loma Linda University
Loma Linda, CA

Noralyn D. Jacques, PhD, OTR
Clinical Associate Professor
Occupational Therapy
University of Wisconsin
Milwaukee, WI

Linda L. Levy, MA, OTR, FAOTA
Associate Professor
Occupational Therapy
Temple University
Philadelphia, PA

Joyce L. Mac Kinnon, EdD, PT
Professor & Associate Dean
Health & Rehabilitation Sciences
Indiana University
Indianapolis, IN

Catherine Meriano, JD, MHS, OTR/L
Professor
Occupational Therapy
Quinnipiac University
Hamden, CT

Letha J. Mosley, PhD, OTR
Assistant Professor
Occupational Therapy
University of Central Arkansas
Conway, AR

Jane Painter, EdD, OTR/L
Associate Professor
Occupational Therapy
East Carolina University
Greenville, NC

Lois J. Ricci, RN, GNP, EdD
Education Coordinator
Geriatric Medicine
Emory University
Atlanta, GA

Rhonda K. Stanley, PT, PhD
Associate Professor
Physical Therapy
Univerity of Texas
El Paso, TX

Sharon Stoffel, MA, OTR/L, FAOTA
Associate Professor
Occupational Therapy & Occupational Science
College of St. Catherine
St, Paul, MN

Ronald G. Stone, MS, OTR/L
Associate Professor
Occupational Therapy
University of Puget Sound
Tacoma, WA

Pamela E. Toto, MS, OTR/L, BCG, FAOTA
Occupational Therapist, Adjunct Faculty
Occupational Therapy
University of Pittsburgh
Pittsburgh, PA

Manon Tremblay
Director
Occupational Therapy
University of Ottawa
Ottawa, Canada

Stephanie J. D. Wong, MS, PT, OTR
Assistant Professor
Occupational Therapy
Touro College
Bay Shore, NY

차례

제2부 정상 노화과정의 영향과 기능장애 (Impact of Normal Aging, and Interruptions in Function) ······ 65

제 1 부

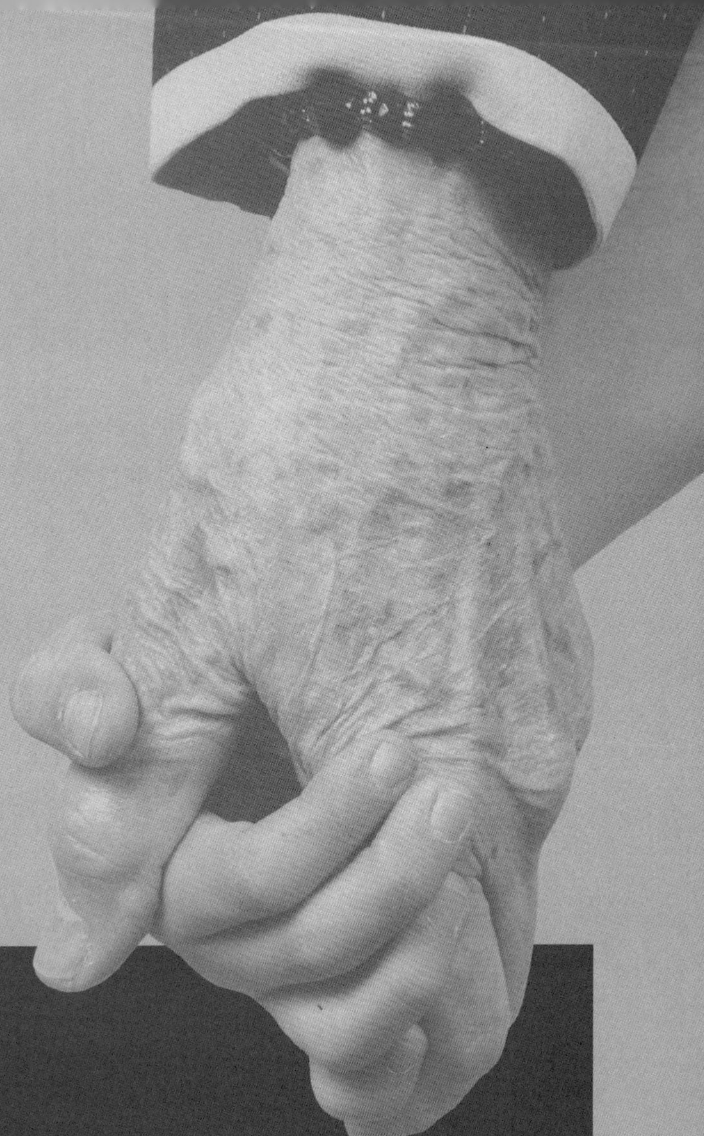

서 론
(Introduction)

노인 인구에 대한 자료는 이 책의 여러 페이지에서 자세히 기술하고 있다. 20세기에 이르러 기대수명은 미국과 더불어 여러 나라에서 드라마틱하게 증가하고 있다(United Nations Secretariat, 1998). 이 같은 증가는 소아마비나 홍역과 같은 감염성 질환으로부터의 사망감소와 무관하지 않을 뿐만 아니라(Riley, 2001), 건강한 식단과 금연을 포함한 건강증진 습관에 따른 것이다. 그러나 21세기를 접어들면서 당뇨병과 같은 만성질환의 증가와 함께 건강에 나쁜 결과로서 몇몇 사람들은 기대수명감소에 직면하고 있다. 부각되고 있는 인구학적 경향은 종잡을 수가 없다. 하지만 질병률과 사망률의 비교 즉, **활동적인 기대수명**(active life expectancy의 증가와 장수의 증가는 분명한 추세이다(Mor, 2005; Velkoff, He, Sengupta, & DeBarros, 2006).

대다수의 노인은 노화과정에서 피할 수 없는 부분인 변화의 적응함께 공동체에서 살고 있다. 개인은 연륜과 전형적으로 감퇴되는 신체적 보상에 대한 방법들을 찾고 있다. 수많은 노인은 의미 있는 직업을 이어가기 위해 창조적으로 변해가고 있다. 더불어 변화는 전혀 부정적인 것이 아니다. 노인은 시각과 청각의 감퇴를 경험하지만, 살아 온 경험과 일을 처리하는 지식은 상대적으로 증가한다. 예를 들면, 이 책에서 다루는 것처럼 노인은 젊은 사람보다 배움은 짧지만, 새로운 기술과 능력을 습득하는 데 있어 여전히 그 역할을 하고 있으며, 젊은 사람들에게 가치 있는 내면과 조언을 제공하고 있다.

이 책의 1부는 노화의 생리학적 심리학적 이론을 소개하고 있으며, 노화경험의 전반적인 내용을 다루고 있다. 덧붙여, 노년에서의 직업적 의미를 탐구하고 있다. 이 장에서는 이해가 필요한 노화경험에 대한 내용을 제공하고 있다. 최상의 돌봄을 보장하기 위해 제공자는 개인의 역사와 요구, 그리고 바람 등을 포함한 이해가 있어야 한다. 또한 삶의 경험과 사회공동체와 분리할 수 없는 노인에 대한 생각은 필수적이다. 이에 이 책은 노화에서 발생할 수 있는 내용들과 개인의 경험을 이해할 수 있도록 고안되었다.

Mor B.(2005). The compression of morbidity hypothesis: A review of research and prospects for the future. *Journal of the American Geriatrics Society 53, S308-S309*.

Riley, J. S.(2001). *Rising lift expectancy: Agobal history*. New York: Cambridge University Press.

United Nations Secretariat: Department of Economic and Social Affairs.(1998). *World population prospects, the 1998 revision, Volume II: Sex and Age*. New York: Author.

Velkoff, V.A., He, W., Sengupta, M., & DeBarros, K. A.(2006). 65+ *in the United State: 2005*. Washington, DC: U.S. Census Bureau.

제 1 장

오늘날의 노화

Growing old in Today's World

"늙어 간다는 것은 위대함이며, 이전에 가졌던 모든 것을 잃어버리는 것은 아니다."

Madeleine L'Engle

목 적 (OBJECTIVES)

이 장을 읽고 난 후, 독자는 다음을 할 수 있게 될 것이다:

1. 노화의 정의의 문제점에 대한 논의와 시대적 정의를 시사할 수 있다.
2. 나이가 드는 것에 대한 역사적 의미를 알아보고 현재 증가하는 장수의 원인을 확인할 수 있다.
3. 나이, 교육, 성(gender), 인종을 포함한 인구학적 특성을 확인할 수 있다.
4. 인구학적 특성이 노화경험에 미치는 영향을 논의할 수 있다.
5. 노화경험에 따른 주거장소에 미치는 효과를 분석할 수 있다.
6. 노화경험에 따른 개인별 차이와 세대간 영향에 대한 확인을 할 수 있다.
7. 노화경험에 대한 공공정책의 관계 고찰할 수 있다.
8. 성공적인 노화와 세 가지 구성요소를 확인할 수 있다.
9. 노인건강관리자에게 위와 같은 요인들이 미치는 중요성에 대한 토의를 할 수 있다

구약성경의 기록에 의하면 므두셀라(Methuselah)는 969세까지 살았다(창세기 5장 27절). 비록 모든 사람들이 969세의 나이가 늙은 나이라는 것에 동의하더라도 노인에 대한 몇 안 되는 논쟁 중 하나이다. 어떤 시대와 역사의 몇몇 세대에서는 40세의 나이를 노인으로 간주하였다. 그런 반면 최근에는 평균수명이 늘어남에 따라 "나이 지긋해(elderly)" 보이는 인생의 후반부를 노인으로 본다(비록 969세까지 사는 사람은 아무도 없지만 말이다).

인생 후반부에 일어날 일들에 대한 이해는 광범위한 인구학적 측면에서 빠르게 변화하기 때문에 중요성도 증가하고 있다. "세계적으로 인구는 나이 들어가고 있으며, 전례 없는 비율로 늙어가고

있다"(Kinsella & Velkoff, 2001, p. 8). 이 같은 인구학적 추세는 소아 사망률의 감소와 감염성 질환에 따른 죽음뿐만 아니라, 삶 전반에 걸친 건강관리의 증진과 같은 요인의 결과이다. 또한 이와 같은 노년인구의 증가는 전형적으로 선진국과 밀접한 관계가 있으며, 발전하는 세계 속에서 정설로 받아지고 있다(*World Population Prospects*, 2003).

이와 같은 급속한 변화는 개인이나 사회 모두에게 불확실한 영향을 미치고 있다. 노인은 질병과 사망률의 감소로 인하여 보다 긴 시간 동안 건강과 기능을 유지할 수 있는 반면에 생명 연장에 따른 역기능의 확대도 감수해야 한다(Olshansky & Carnes, 2001). 비록 이것이 절대적이라 하더라도 최근 연구에서는 전자의 확실성을 암시하고 있다(Waidmann & Liu, 2000). 그러나 1997년, 노인의 반수 이상이 기능적 제약을 받는 하나 이상의 장애를 가지고 있으며, 세 번째 보고에서는 그들 중 적어도 하나의 심각한 장애를 가지고 있다고 하였다(Administration on Aging, 2004). 또한 80대에서는 4분의 3이 하나 이상의 장애와 50%의 심각한 장애가 있다고 하였다.

사회적 환경 또한 불확실하다. 노인증가에 따른 비용 즉, 퇴직자금, 숙련공의 가치, 그리고 의례적인 노년의 건강관리 비용이다. 그러나 시대가 발전함에도 이러한 문제를 어떻게 할 것인지에 대한 합의는 없다. 예를 들면, U.S. Census Bureau(Velkoff, He, Sengupta, & DeBarros, 2006)의 최근 보고에 따르면, 2005년에 60세가 되는 미국인은 훨씬 건강하고 많이 배웠으며, 이전 세대에 비해 경제적으로 더욱 안정적이라고 제시하였다. 이것이 그들에게 이전 세대보다 더욱 성공적으로 늙어갈 것이라는 기대이다. 이 같은 제시는 2011년에 65세가 되기 시작(Weiss, 2003)하는 "베이비붐" 세대의 노인에게 드라마틱한 영향을 줄 것이라는 인구학적 측면을 무시하고 몇몇 관심거리는 과장되어 있다. 부정적 측면으로 폭발적인 노인인구의 증가는 젊은 사람에게 과도한 경제적, 사회적 책임이 지워질 것이고 반면 노인은 젊은 사람에게 지지기반을 마련하고 지속적인 사회적 기여라는 긍정적 측면은 더욱 크다. 한 가지 확실한 것은 향후 수 십년 동안 전 세계적으로 노인의 수나 비율 모두 인구증가율에 따라 증가할 것이라는 것이다(*World Population Prospects, 2003*).

노인에 대한 정의와 노화과정의 인식의 변환은 노인들의 적절한 행위나 기대역할과 활동 등에 혼란을 초래할지도 모른다. *성공적인 노화*(*successful aging*)(Rowe & Kahn, 1998)라는 개념은 인구학적 추세에 따라 사회적 그리고 건강관리 역할에 더욱더 밀접하게 관여하는 것을 받아들이는 것이다. 초기 농경사회에서 초기 산업사회로 또 지금의 기술사회로 미국이 발전한 것은 노인의 경험에 의한 변화인 것이다. 은퇴라는 것은 최근에 부각되고 있다. 일찍이 사람들은 은퇴할 만큼 오래 살지 못했고 오래 산 노인들은 그에 따른 책임이 뒤따랐다. Achenbaum과 Sterns(1978)의 "시대배경의 인식과 더불어 우리는 어디서 왔으며 어디로 가고 있는가에 대한 물음 없이는 노년에 대해 논할 수 없다(p. 307)"라는 말처럼 노화 진행의 이해에 중요한 것은 역사적 문화적 배경이다.

건강제공자의 신념이나 행동이 성별, 문화적 배경, 경제상황, 사회인식 등과 같은 요인으로 노인뿐만 아니라 고객에게 영향을 줄 수 있다. 그 증거로 민감한 고령자 차별이 있다면, 전형적인 노인은 이를 비교적 넓게 퍼뜨릴 것이다(Palmore, 2005). 이는 관리의 이득을 위해 건강제공자는 노인의 능력을 지지하는 것으로 넓혀가며(c.f. Harrington, Collier, & Burdin, 2005; Shipp, 2005), 고객에 대한 관리에서 부정적 대우 없이 개인의 특수성을 인정하는 서비스를 건강제공자는 이해해야 한다는 것을 의미한다.

이 장에서는 각 개인의 노화에 영향을 주는 요인들을 살펴보기로 한다. 앞부분에서는 노화의 역사적 시각에 초점을 맞추었다. 노화의 현대적 의미도 언급될 것이다. 이어 사회경제적인 차이, 성별의 차이 그리고 주거 공간 및 개인의 역사적 영향이 거론될 것이다. 더불어, 병리적 노화, 일상 성공적 개념으로써 노화의 경험과 공공정책, 노화인식 사이의 상호관계를 주시하고 있다. 마지막으로 관리제공자들이 이러한 상관 요소들을 접목시키는 방법에 대해서 논의할 것이다. 위와 같은 요소는 글상자 1-1에 있다.

글상자 1-1 **노화에 영향을 미치는 요인들**

- 성
- 역할
- 동일연령집단 효과
- 문화적 요인
- 거주지
- 사회적 지위
- 개성과 경험
- 사회경제적 요인
- 공공정책

노화의 역사(History of Aging)

노년이란 무슨 뜻일까? 누구를 노인이라고 부르는가? 노년에 대한 정의는 세월이 흐르는 동안 끊임없이 논의되어왔다. 무엇보다도 관심이 되는 것은 수명이었다. 문명초기에는 평균수명은 26.5세에 불과했다(Hendricks & Hendricks, 1977). 이것은 유아 사망률이 높음으로 나타난 수치임을 감안할 때, 사람들은 30세까지 살았고 희망했던 것으로 추정된다. 세월이 흘러 인간의 평균수명은 40세까지 늘어나게 되었다. 이 수치는 기원전 6000년경, 고대 그리스, 로마, 이집트의 기록에서 찾아볼 수 있으며, 25세가 지난 사람들은 대략 48세 정도까지 살았던 것으로 추정된다. 중세 사람들의 평균수명은 대략 33~35세 정도이며 상위층은 50세까지 살았던 것으로 추정된다. 르네상스 말기에 이르러서는 70세까지 사는 경우도 종종 보여진다. 이는 성경에 언급된 사례를 보더라도 3~7건에 이른다. 셰익스피어 시대에 이르러서는 노년이란 40세 이후를 가리키는 말이 되었다(Sherman, 1997). 하지만 이는 잘못된 정보인지도 모른다. 왜냐하면 많은 사람들이 실제 나이를 알지 못했기 때문이다(Covey, 1989).

이 시기를 걸쳐 현재, 수명연장 노력은 명확하다(Gruman, 1966/2003). 이와 같은 노력은 'Old Testament' 뿐만 아니라 그리스 인디안, 그리고 켈트신화(celtic myth)에서도 기록이 남아 있다. 길어진 생명은 특별한 희구지만 'Fountain of Youth' 의 연구에서는 '비록 길어진 생명은 가치가 있을지라도 노화는 막을 수 없다' 라고 말하고 있다.

20세기로 접어들면서 유아 사망률 감소, 전염병치료의 발달과 같은 공중보건의 진보에 힘입어 평균수명은 급격히 증가하였다(Riley, 2001). 20세기 초 평균 기대수명은 45~49세(Olshansky & Carnes, 2001)였지만, 역사에 걸쳐 진실은 몇몇 사람들은 이보다 훨씬 오래 살았다. 반면, 2001년 미국에서 태어난 사람의 경우 기대수명은 백인 여성 80.2세, 남성 75세였고 아프리카인 여성 75.5세, 남성은 68.6세였다[Federal Interagency Forum on Aging Related Statistics(FIFARS), 2004]. 2001년에 65세인 미국 백인 여성과 남성은 평균 18.2세를 또 아프리카인은 16.4세의 평균수명이 더 기대된다. UN경제사회국에 따르면, 이 같은 수명연장의 증가는 전 세계적으로 확대되고 있다고 지지하고 있다(*World Population Prospects, 2003*).

경제적 환경과 성별의 영향 (Impact of Economic Circumstances and Gender)

역사적으로, 경제적 환경 또한 수명에 영향을 주

었다. 귀족들은 소작농들보다 더 오래 살았다. 이러한 차이를 일으키는 원인, 예로 적절한 식이요법, 건강관리, 건강정보 등은 오늘날 장수를 위해 추구하는 바와 유사한 점이 많다. 재산 역시 노인층에 대한 일반적인 인식에 영향을 주었다. 부유한 사람은 가난한 사람들보다 현명하게 판단할 수 있다. 부자들은 그들의 재산을 유지하고 또 그것을 원하는 대로 유용하기 위해서는 그들의 품위를 유지해야 한다. 반면에 가난한 사람들은 더 이상 일할 수 없을 때까지 일을 계속해야 하며 이는 큰 부담이 아닐 수 없다(Haber, 1997).

역사를 통해 보건대 성별 역시 수명과 깊은 관계가 있다. 여성들은 남성보다 먼저 늙는 반면에 수명은 더 길다(Achenbaum & Sterns, 1978). 게다가 인식의 관점에서 본다면 여자가 남자보다 전통적으로 더 많은 노년기를 보내게 된다(Moody, 1986). 그리고 여자의 특별한 환경은 남성처럼 부분적으로 재산에 의존하게 된다. 많은 사회에서 여성은 과부가 되는 순간부터 모든 재산을 잃고 비참하게 살아가게 된다. 몇몇 경우에는 죽은 남편으로부터 최소한의 생활을 유지할 수 있는 유산을 받기도 한다. 이러한 경우에는 대개 의심을 받게 된다(Haber, 1997). 일반적으로 성별의 차이는 역사를 통해 엄연히 실재하는 것이라 할 수 있다(Achenbaum, 1995). 대부분의 남성들이 노동의 댓가로 돈을 벌었기 때문에 남편을 잃은 여성은 아무런 재정적 지원을 받지 못했다. 비록 고용보험의 일환으로 연금이 지급된다 하더라도 종종 남편의 죽음보다 더 일찍 중단되고 말았다. 현재는 노인 여성들이 남성들과 비슷한 생활수준을 유지하고 있다. 비록 많은 여성들이 노년까지 일자리를 갖게 되는 등의 변화가 있었지만 여전히 많은 수의 여성들은 경제적인 조건에서 황무지와 같은 처지에 놓여 있다. 미국에서는 사회보장이나 노인보험과 같은 예견된 사안에 봉착해 있다. 초기 노인여성에 대해 남성의 기술 아래에 또는 완전히 무지한 여성(Cole, 1992)으로 묘사했고 이는 노인여성을 덜 풍족하게 살아가게 만들었다.

최근까지 여성의 노화는 생식능력의 손실, 남성에게는 노동력의 손실로 간주되었다(Sterns, 1980). 근대 노년기 환경의 선구자로서 여성들은 더욱 많은 어려움을 겪어야 했다. 이는 노년에 대한 준비의 부족과 더불어 적절한 사회적, 경제적 지원이 없었기 때문이라 할 수 있다. 좀 더 확대해보면 중세의 여성들은 노년층이라 할 수조차 없었다. 노인 남성들은 도덕적 지도자로서 품위를 유지한 반면, 여성들은 아무런 이권도 얻을 수 없었다.

어쨌든 어느 사회든 가사 또는 손자 돌보기 등의 일을 노인여성에게 맡김으로써 그들을 만족시키려 하고 있다. 이러한 국한된 역할은 사회생활을 일찍 마친 여성들이 늙어가는 것을 최소화하려는 노력의 연장이라 할 수 있다. 의존적인 여성에게는 그것이 더 편안할지도 모른다. 그렇지 않더라도 최소한 사회에서는 보다 일반적인 것으로 받아들여지고 있다. 그림 1-1의 여성 사진은 가족관계성에 의존이 아닌 받아들일 수 있는 역할을 찾고 있다.

또 다른 경제적 문제는 은퇴이다. 상대적으로 최근까지, 노인학 문헌에 따르면 20세기 중반에 은퇴는 놀랄 만하다. 더불어 사회안정이나 노후경제 설계와 같은 연금전략의 다양성도 사회보장정책으로 세우고 있다. 그러나 사실 은퇴란 적어도 몇몇 개인에게는 옵션에 불과하다(Achenbaum, 2002; Vinovskis, 2005). 중세시대 주인들은 경작을 은퇴하고픈 소작농에게서 부유함을 보장[Shahar(1997)]받았고 미국 시민전쟁 때 나타난 연금체계는 생계유지로써 연금이 제공되었다(Vinovskis, 2005). 또한 Hayward(2005)는 역사적으로 유럽의 여러 나라 또한 이와 동일한 경향을 보이고 있다고 지적하고 있다.

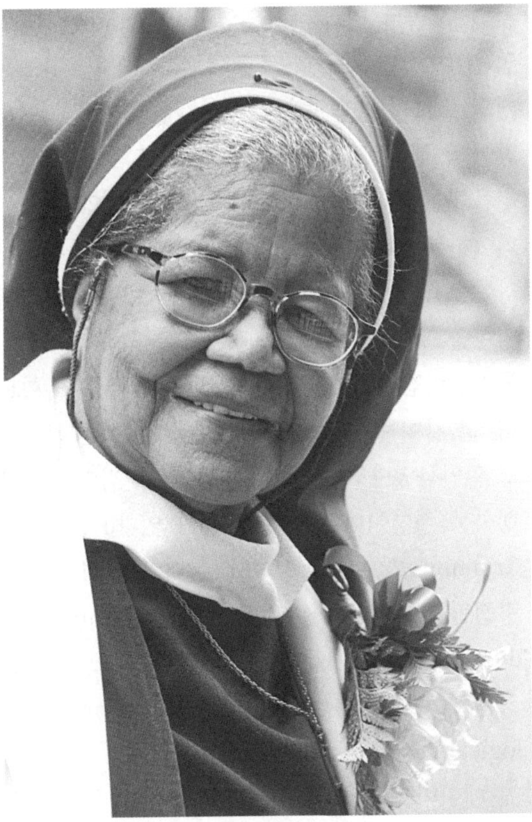

그림 1-1 노화에 미치는 성별(gender)과 종교(Photo from Jeffrey M. Levine, MD. Copyright 2007).

역사적인 관점에서 본 노화에 대한 태도
(Attitudes About Aging From a Historical Perspective)

노화에 대한 정의가 모호하다는 것은 새삼스러운 얘기가 아니다(Achenbaum & Sterns, 1978; Shahar, 1997). 굳이 인구통계학이나 사회적 의미를 들지 않더라도 노화의 가치에 대한 인식은 시대와 사회의 배경에 따라 다양하게 나타나고 있다(Achenbaum & Sterns, 1978, p. 307). 대개 구약성경에서는 노인과 노화를 긍정적으로 묘사하고 있다(Hay, Hays, & Hays, 2005). 그러나 그 밖의 역사적 근거에 의하면, 모순되고 심지어는 험담까지 한다.

노인 남성들은 현명한 존경의 대상으로 여겨지면서도 한편으로는 어리석고 귀찮은 존재로 묘사된다(Sherman, 1997). 노인여성들은 오히려 불합리하고 어린아이 같으면서도 간혹 현명한 것처럼 그려진다(Covey, 1989). 구약성경에서는 노인들의 지혜를 존경하도록 권유하고 있으며, 고대 유태인들은 오래 사는 사람들은 선량한 사람이라고 여겼다. 한편 그리스인들은 로마인들처럼 오래 사는 것이 유쾌하지 못한 것이라 여겼다. 역사적으로 중류층의 사람들은 재력이나 존경면에서 최고의 경험을 가진 것처럼 보인다. 식민지 시대의 미국에서는 당시 인구의 4~7%를 차지하는 노인들에 대해 존경을 다하는 칼뱅의 이상주의가 있었다. 역사를 통해 노인은 현명함과 관계(Edmonson, 2005)있지만 상대적으로 노인의 회피된 측면도 다소 존재했다(Covey, 1989).

또한 이러한 태도는 세월에 따라 변하였다. 예를 들면, '노파(hag)' 라는 말은 그리스어의 '존경받는 사람(holy one)' 이라는 뜻에서 유래했다(Sokolovsky, 1997). 이런 의미는 13세기까지 긍정적인 의미를 유지하다가 조합교회파의 늙은 여자들에게 위협을 받으면서부터 변화하게 된다. 그 당시 "hag"라는 말은 새로운 흐름을 주장하는 악마, 못생김의 뜻으로 연관되기 시작하였다. 이와 비슷하게 쪼그랑 할망구(crone) 역시 원래의 뜻은 긍정적인 것이었다. 남성들보다 여성들을 표현하는 부정적인 말이 더 많다는 것은 주목할 만한 사실이다.

1800년대 중반 초기, 서로 다른 개인의 노화과정을 인식하면서 쇠퇴를 피하기 위한 자존감과 건강유지라는 충고를 제공받게 된다(Cole, 1992). 최대한 길게 의미 있는 활동을 계속 참여할 수 있는 것을 달성하기 위해 하나의 전략을 제안했다.

노인의 역사적 역할
(Historical roles of older adults)

노인들에게 기대되는 적절한 역할은 시대에 따라 다양하게 나타난다(Cole, 1992). 고대나 중세사회에서는 노인들의 역할이란 주시하는 것이라고 여겨졌다(Covey, 1989). 노년기란 삶을 되돌아 보고 내면의 영혼을 찾는 시기로 생각되었다. 일이나 성생활, 군사행동과 같은 다른 활동은 그들에게는 적절치 못한 것으로 여겨졌다. 특히 여성들에게 있어서 노년의 결혼이란 있을 수 없는 일로 간주되었다.

관습에 따르면 농경사회에서는 오랫동안 노인들의 도움을 필요로 해왔고 그러한 지원은 문화의 필수적인 요소라고 여겨졌다(Achenbaum & Sterns, 1978). 최근 이러한 가설은 의심의 여지가 남아 있었다. 노인들이 애들 보기와 같은 한정된 일을 수행하는 것은 사실이지만 이는 오히려 공동체 사회의 적절한 공헌을 하지 못할 만큼 약해졌음을 뜻하는 것이기도 하다. 게다가 농경사회에서는 농장에서 일을 하지 않거나, 집안을 확장시키지 않는 사람들은 구성원으로서 인정받기 힘들었다(Hagestad, 1986). 마찬가지로 산업사회에서 노인들이 항상 무시당했다는 사실 또한 명확하지 않다(Achenbaum & Sterns, 1978). 그러나 정치, 경제, 교육 등 특정한 분야에서는 노인들이 그들의 지혜와 경험에 의해 가치를 인정받았다.

늙는다는 것은 영적이며 철학적인 모순을 낳는 신비로운 것처럼 묘사되어왔다. 그것은 항상 문제로 여겨져왔다(Easterlin, 1996). 삶이라는 무대의 의미가 혼란스러움으로 인해 수세기 동안 작가들은 노화를 이해하는 데 많은 어려움을 겪어야 했다. 어쨌든 역사상 작가들은 사회활동에 필요한 노인들의 경험과 개인의 가치를 연관지어 왔다(Achenbaum & Sterns, 1978).

동일연령집단 효과(Cohort Effects)

과거사건은 현대노인에게 영향을 미치게 된다. 특정 사건이 있는 동일연령집단이나 세대에서 노인은 자신의 행동과 가치에 영향을 미친다. 예를 들면, 오늘날 미국의 **동일연령집단(cohort)**의 노인은 1930년 대공항을 걸쳐 살고 있다. 이들은 거의 소모적인 경향을 보이며, 경제적 어려운 시간에서 생존하고 있다. 마찬가지로, 2차 세계대전을 경험한 그들에게 오늘날 대다수의 투표에 기여하는 위대한 애국심을 고양시키는 사건이었다. 동일연령집단은 노인의 경험과 개인적 행위에 영향을 미친다. Alwin과 McCammon(2001)은 동일연령집단의 언어구사 능력의 차이를 밝혔으며, 그 차이는 세대 간 교육수준의 차이 때문이라고 확인하였다. 마찬가지로, 동일연령집단에서 유행하는 질병이나 장애도 차이가 있다(Reynolds, Crimmins & Saito, 1998). 현대 노인의 동일연령집단은 "후 소아마비증후군(post-polio syndrome)"으로 새로운 장애를 경험한 소아마비의 생존자를 포함한다(National Institute of Neurological Disorders and Stroke, 2006). 그들과 함께 베이비붐 세대의 수는 지금은 전 세계적으로 제거된 소아마비 백신의 첫 수혜자들이다. 사회보장연금과 그 밖의 정책과 같은 문제에 대한 태도 역시 동일연령집단의 경험에 영향을 미친다(Silverstein, Angelelli & Parrot, 2001). 베트남 전쟁, 여성해방운동, 그리고 워터게이트를 포함한 베이비붐 세대의 동일연령집단 경험은 다가올 노인에게 어떠한 영향을 미치는지가 남아 있다. 표 1-1은 현재 미국에 생존하고 있는 몇몇 세대에 미치는 특징을 보여주고 있다. 그 밖의 나라에서의 그룹에서는 동일연령집단의 가치와 행동의 파급이 달리 경험될 것이다. 물론 동일연령집단 내 개인은 정형화된 것으로부터 다양한 의미를 가질 수 있다.

현대적 정의(Current Definitions)

노인에 대한 현대적 정의는 정책수립과 기대수명의 빠른 증가에 영향을 받는다. 2000년 미국 인구통계에 따르면 65세 이상의 노인이 3천 5백 90만

표 1-1 미국의 동시대 특징

세대	출생시기	특징	개성
침묵 세대 (silent generation)	1925-1942	헌신적 희생적 고된 일 즐김보다는 의무	준수자 보수적 지출자 과거지향주의자
베이붐 세대	1946-1964	낙관적 팀워크 개인만족/성장	강제적 자아성찰 권위적
X 세대	1965-1981	다양성 균형 신념 실용주의	위험을 무릅쓰는 자(승부사) 회의론자 가족중심주의 일중심
Y 세대	1982-?	신뢰 시민으로서의 의무 성취 도덕성	낙관주의 집단주의 확고한 신념

Source: AIA Practice Managment Digest.

명 또는 그 이상이다(Administration on Aging, 2004). 노인인구의 증가는 미국에서뿐만 아니라 전 세계에 걸쳐 인구 퍼센트나 절대적 수에서 지속적으로 증가하고 있다(U.S. Census Bureau, 2001). 그룹 중 가장 빠른 증가는 85세 이상이다.

Neugarten(1976, 1978)은 두 그룹 즉, 55~75세를 영 올드(young-old)로 75세 이상을 "고령노인(old-old)"으로 분류하였다. 그녀는 개인의 환경과 능력을 불안정하게 반영하였으며, 단지 연대기적 요인인 나이로만 분류하였다. 오늘날 세계에서 영 올드는 85세 이상의 **초고령자(oldest- old)**보다 중간 연령대로 흔하다(Velkoff, et al., 2006). 몇몇 정의에서는 76~84세의 **중간 노령자(middle-old)** 그룹과 85세 이상의 초고령자로 분류하기도 한다. 그러나 이러한 연대기적 정의는 그들의 기능적 능력이 얼마나 열악한지 또는 인생 후반부의 개인의 다양한 특징이 드러나 있지 않기 때문에 무의미한 것이다(McMullin, 2000; Snowdon, 2001).

노인의 정의는 개인적 노인과 집단적 노인에서 차이가 있다(Settersten, 2005). 이러한 이유로 노화(인생 전반에 걸친 일과 같은)와 노인(기간)을 구별하는 것은 중요한 일이다. 독거노인은 일반 노인들과 차이가 있으며, 노인의 시작점으로 정의되는 반면 노화는 지속적인 과정이다.

이 책의 목표는 노인의 연대기적 분류보다는 오히려 기능적 내용을 담는 것이다. Uhlenberg (2000)는 인생 후반부의 인간발달 연구에 대한 유익한 기전을 제시하고 있다. 그러나 중요하게 기억할 것은 65세나 그 이상의 노인에 대한 공공 정책이라는 말일 것이다. 이와 같은 정의는 예를 들면, 미국에서의 건강과 사회보장제도 그리고 또 다른 선진국에서의 연금정책과 같은 법률적 제정을 기초로 한다. 심지어 정책에서 노인의 정의는 목표로 움직이고 있다. 예를 들면, 베이붐 세대의 노인으로서 사회보장지출의 감소라는 영향에서 미국기구들의 적격한 연령은 점차적으로 변하고 있다. 베이비붐 세대의 마지막 시대가 되는 2030년은 65~67세가 적격한 연령이 될 것이다.

현대의 태도(Current Attitudes)

노화에 대한 현대의 입장을 한마디로 표현하면 "상호모순"이라고 할 수 있다. 노화에 대한 많은 전형적인 모습들이 다양한 실제상황과 충돌하면서 관점에 있어서 엄청난 혼란을 초래하고 있다(Biggs, 2005). "왜 생존하느냐?"라고 묻는 Butler(1975)는 노화에 대해 부정적인 견해를 가지고 있다. 1988(Dail)년에 TV에 방영된 조사에서는 개인의 허약함, 우유부단함, 어려움 등을 포함하여 다분히 부정적인 모습으로 묘사되었다(Hilt & Lipschultz, 2005).

심지어 몇몇 전문가들은 상대적으로 불쾌하게 노인들을 묘사하고 있다(Harris, 2005). 노인은 다양한 활동에 참여할 수 없고 그들 스스로가 "당신은 그 일을 하기에 너무 늙었다"라는 말로써 잘못 받아들이는 인식이 있다(Harris, 2005, p. 15). 이는 "고-기능"과 "저-기능" 사회(Sokolovsky, 1997)라는 증거로서 다소 연령차별적 이미지가 묻어 있다(Palmore, 2001; Ragan & Bowen, 2001).

더욱 최근에 와서는 성공적인 노년에 대한 새로운 설명을 덧붙이기 위해 많은 학자들이 연구를 시작하고 있다(Litwin, 2005; Rowe & Kahn, 1998). 그들은 또한 노년에 대한 부정적인 통념들에 상반되는 의미로서 그들의 연구결과를 널리 알리고 있다(Lichtenstein et al., 2001). 그들의 연구결과는 노인층의 대부분이 사회에 지대한 공헌을 하고 있을 뿐만 아니라 인생을 충분히 즐기고 있다고 주장한다. 몇몇 위험한 것은 성공적인 노인이라는 것이 고용차별을 불러올 것이고 "단순노인과 존중받지 못하거나" 또는 장애를 가진 노인을 사회의 주류에서 몰아낸다는 생각이다(Minkler & Holstein, 2005, p. 308). 그러나 이러한 개념은 특히, 베이비붐 세대가 노인층이 되어감에 따라 점점 더 잘 받아들여지고 있다.

인식의 차이가 노인들의 연령 차이의 결과일수도 있다. 85세 이상의 고연령층 노인에게는(비록 스스로 슬퍼보이려하지 않는다 하더라도) 인생은 냉혹한 것임에 틀림이 없다(FIFARS, 2004). 그런 사람들은 어느 정도 의존적이고 병약해지기 쉽다. 그러나 이 책을 통해 살펴볼 때 이러한 것들이 의미 있는 삶을 즐기는 능력을 제한한다고 보기는 어렵다. 게다가 세상에는 92세의 나이로 Regis & Kathy(1998) 쇼프로에 참가했던 그녀는 요리솜씨와 더불어 진행자와 필적할 만한 유머와 정열을 보여주었다. 그 할머니보다 더 훌륭한 예들은 너무도 많다.

노인에 대한 태도는 교육을 통한 체계적 노력으로 변화할 수 있다(Lichtenstein et al., 2001). 일반사람과 대비되는 외모와 행동을 가진 노인과의 경험이 부정적 신념에 도전하는 것이며 재평가를 낳게 될 것이다. 많은 경우, 지속적인 자존감을 위해 부정적인 틀(Biggs, 2005; Zebrowitz, 2003)에 저항하는 전략을 찾아야 한다.

문화적인 요인(Cultural factors)

역사학적 경향과 인구통계학적 흐름의 이해를 돕기 위해 매우 중요한 요인이긴 하지만 그것이 모든 문화에 대해 항상 일관되게 유지되는 것은 아니다. 따라서 노화의 경험을 이해하고자 하는 사람은 반드시 문화적인 요인을 연구해야 한다. "나이란 사회적 구조물이며 나이 들어간다는 것은 문화적으로 완화되어간다는 것"을 의미한다(Fry, 1996, p. 123).

인구통계학적 변화를 통해서 우리는 문화적 사회적 차이점을 쉽게 인식할 수 있다. 선진국(캐나다, 미국, 유럽, 오스트레일리아, 러시아)에서는 2000년 이후 65세나 그 이상 나이를 먹은 노인이 13%나 그 이상 증가하고 있다. 개발도상국에서는 현재 65세 이상의 인구비중이 8%가 채 되지 않는다(AIDS가 피해를 주는 중앙 아프리카의

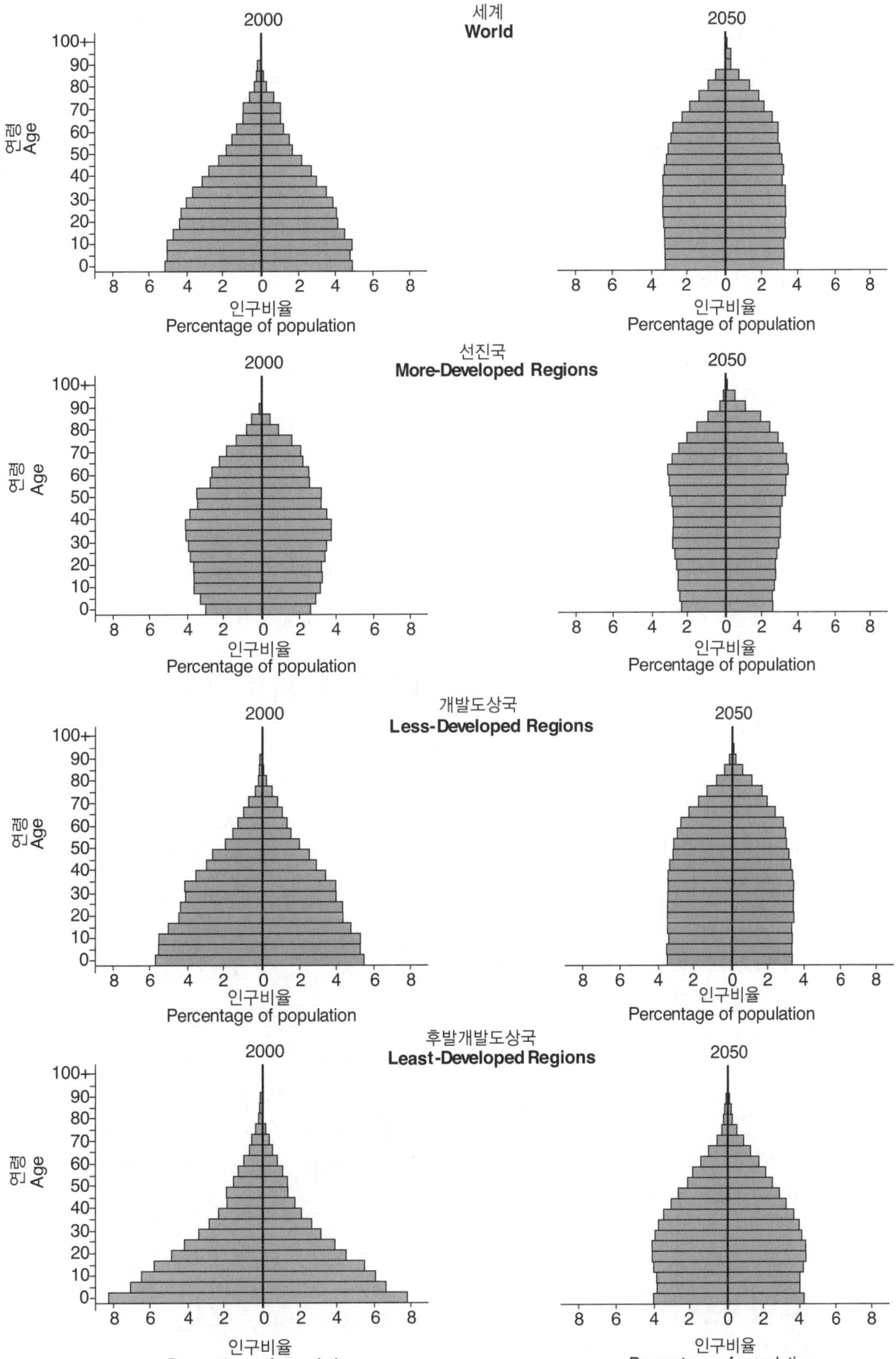

그림 1-2 인간피라미드: 연령과 성 분포, 2005년과 2050년(From *the Sex and Age distribution of the World Populations; 1998* Revision, Vol. II, United Nations Publications, Department of Public Information, New York, New York).

3%보다 작은). 그러나 전 세계적으로 노인인구의 비율은 증가하고 있는 추세이다. 전 세계의 59%의 노인이 지금 아프리카, 아시아, 라틴 아메리카, 카리빈, 그리고 오세아니아에 살고 있다. 2050년 두 가지 중요한 인구경향을 보게 될 것이다.

1. 전 세계적인 노인비율과 절대적인 수
2. 피라미드식 인구통계학적 구조가 점차 직각적 형태로 바뀜(*World Population Prospects, 2003*)

그림 1-2에서 보는 것처럼, 향후 경향은 노인을 부양하는 데 있어 젊은 성인이 부족할 것이다.

중국은 노인 경험에 관한 문화와 사회적 경향의 영향을 흥미롭게 제시하고 있다. 극도로 빠른 인구증가에 따라, 중국 정부는 가정에 "한 자녀 갖기"를 정책화하였다(Hesketh, Lu, & Xing, 2005). 남아선호의 문화로 인해 낙태를 선택하고 남아를 보장하는 전략을 세웠다. 이 두 가지 요인은 노인을 부양할 젊은 성인의 감소로 이어졌고 다음 세대를 이을 여성 또한 부족한 상태가 되었다. 중국은 2000년에 약 88만 명에 이르는 세계적으로 노인인구가 가장 많은 나라다. 중국인구의 노인비율이 13%가 넘는 것에 대해 선진국들은 거울삼아야 한다. 그러나 인구조절 노력 때문에 노인에게 합당한 삶의 질을 제공하는데 나라들은 어려움에 직면해 있다. 이것은 곧 복지정책과 서비스에 지대한 타격을 줄 것이다.

문화는 자신의 삶의 계획과 목표, 노인으로 사는 것에 대한 자신의 가치와 태도, 그리고 활동에서의 위축과 열정에 대한 동기부여와 같은 노인에 대한 개인적인 기대에 영향을 준다. 개인을 이해하기 위해서, 관찰자는 개인의 문화적 측면에서 한 개인의 특수성 측면을 고려해야 한다.

문화적 요인은 노화과정, 노인에 대한 사회경제적 뒷받침, 노인 스스로의 자존감, 활동과 기대하고 받아들일 수 있는 역할 그리고 건강상태 등에 대한 사회적 신념에 영향을 준다. 미국에서 문화적 요소에 대한 관심의 증가는 건강의 불균형 인식이 커가는 이유에서 찾을 수 있다(Kahn & Fazio, 2005; Smedley, Stith, & Nelson, 2003). 과거 십년 넘게 많은 연구자들은 질환률, 건강관리 접근 및 관점, 그리고 건강관리의 최종목표와의 관계에서 인종과 종족과의 차이를 찾고 있다. 전 생애를 걸쳐 노인이 된다는 것은 이득이 없는 축적물로 보는 불평등을 강조하고 있는지 모른다. 차이점에 대한 이유는 명쾌하지 않지만, 차이의 근원적 발생부터 체계적인 구분을 위해 사회경제적 요인에 이르기까지 가설을 설정해야 한다. 연구자들은 건강의 불평등에 대한 설명을 하기 위해 부합하는 다양한 전략을 찾고 있다. 문화적 요인은 23장에서 자세히 다룰 것이다.

거주지의 차이(Place of Residence)

노인의 생활을 이해하는 데 빠뜨릴 수 없는 또 한 가지 중요한 요인은 그들이 거주하는 지리학적 위치라 할 수 있다. Rowels(1991)가 언급한 바와 같이 장소는 노인들에게 결정적으로 중요하다. 또한 주거와 건강은 분명히 밀접한 관계가 있다(Cagney, Browning, & Wen, 2005). 부양체계와 복지 이용에 있어서 시골과 교외, 시내에서 거주하는 노인들 간의 중대한 차이가 있음이 밝혀졌다(Auchincloss, Van Nostrand, & Ronsaville, 2001). Golant(2003)는 환경이 건강의 촉진 또는 방해에 가능성이 있다고 제시하고 있다.

시골 환경에서는 노인들은 강력하고도 비공식적인 모임을 구성하고 있다(McCulloch, 1995). 구멍가게, 우체국, 은행 등은 사회화와 연대의 강력한 바탕이 되고 있으며 이러한 비공식적인 모임은 건강을 유지하고 병자를 돌보는 데 모두 효과적인 역할을 해내고 있다. 시간이 흐름에 따라 사회적 규범이나 지원이 나타나게 된다(Rowles,

1991). 이러한 지원은 가족에 의한 것이든 타인에 의한 것이든 간에 삶의 긍정적인 면에 있어서 본질적인 것이라 할 수 있다(McCulloch, 1995).

비록 이러한 것들이 진실된 것일지라도 도시에서 떨어져 사는 노인들에게는 도움을 청하는 일이 쉽지 않다. 시골 사람들은 서로 동떨어져 있고 거리는 그 자체만으로도 문제가 아닐 수 없다(Sokolovsky, 1997). 게다가 시골 노인들은 경제적인 어려움과 젊은이들의 이농(out migration)으로 인해 붕괴의 위험을 맞고 있다.

노인은 젊은 거주자보다 많은 부양 서비스를 필요로 함에도 불구하고 전원적인 위치가 이익을 제공하고 있다(Stallmann, Deller, & Shields, 1999). 여러 요인 중, 평균적으로 서비스에서 요구되는 비용보다 국소 경제에 쓰여지는 돈이 더 많다. 명백한 증거로 노인들은 좋은 서비스를 서로 제공하고 손자나 아이들을 돌봄으로써 경제적 부양을 제공받는다(Siegrist, von dem Knesebeck, & Pollack, 2004).

교외에 거주하는 노인들에게는 교통이 가장 큰 문제가 되고 있다(Logan & Spitze, 1988). 그들은 재정적으로는 넉넉하다고 할 수 있지만 자신이 속할 공동체를 찾는 데에는 어려움이 따른다. 이렇듯 공동체를 찾는 데 어려움을 겪는 까닭은 복지정책 관계자들의 오해에 기인한다고 할 수 있다. 즉, 교외의 노인들이 매우 부자이기 때문에 가난한 노인들과 만나기를 꺼려한다는 가정에서 기인된 현상이라고 할 수 있다. 생활수준은 종종 편의시설과 더불어 논의되어진다. 어떤 노인들은 특히 부자인 노인들은 그들을 위해 준비된 특별한 모임에 참가함으로써 교외생활의 문제점들을 해결하고자 한다(McHugh & Larson-Keagy, 2005). 비록 이러한 변화들이 제도적인 문제점들을 지적해주고는 있지만, 이용시간의 문제를 해결하지 않는다면 이런 모임들은 도외시되고 말 것이다.

도시생활을 하는 노인들의 문제는 시골이나 교외에서 생활하는 노인들의 그것과는 또 다른 양상을 띠고 있으며 이는 따로 분리되어 다루어져야한다. 도시의 노인들은 교통이나 복지시설에 있어서 혜택을 누리고 있으나, 낮은 수입과 열악한 주거환경이 문제가 되고 있다. 도시생활에서는 인종별 차이가 두드러지게 나타나므로 문화적 환경적 배경을 바탕으로 노화를 이해해야 한다.

시골과 도시거주의 영향은 많은 선진국에서 문제화되고 있다(Mollenkopf et al., 2004). 유럽 다섯 나라의 연구에서 시골노인이 서비스와 즐거움에서 부족했지만, 자신의 생활과 집을 더 선호했다. 여가활동에 적절히 접근할 수 있는 가정 하에서 삶의 만족도는 시골과 도시에서 동일했다.

주거지의 위치와 상관없이 대부분의 노인은 지금 자신이 머물고 있는 곳을 고수하기를 바라고 있다. 이와 같은 바람은 그들 가족들의 몫이 될 것이다(Gitlin, 2003). Gitlin에 따르면, "연령과 관계된 쇠퇴와 만성질병으로 잃는 다양한 결과로써 단절과 부적절한 경험이라는 관점에서 개성 또는 이상적인 감각을 증진시키는 것은 집에 사는 것"이라고 하였다(p. 629). 집에 거주하는 노인은 자기관리와 그 밖의 활동에 좋은 습관을 습득하게 하며 완벽한 자신의 역할에 힘을 쏟을 수 있도록 할 것이다. 젊은 가족 곁에서 함께 하는 것은 노인으로 하여금 필요에 따라 자기관리를 이끌어낼 수 있게 한다. 또한 15장에서 볼 수 있듯이, 가족 곁에 산다는 것은 손자와 어른의 건강관리 부양을 받을 수 있다는 것이다.

덧붙여, 집의 형태와 위치는 노인의 상대적 건강과 밀접한 관계가 있다. 도시, 소도시, 교외라는 위치와는 상관없이 많은 이웃과 사는 것이 더욱 성공적인 것이다(Cagney, et al., 2005; Evans, Kantrowitz, & Eshelman, 2002). 문제가 있는 집의 특별한 예는 이동주택에 거주하는 것이다(George & Bylund, 2002). 그런 곳에서의 거주는 가족의 부양망과 떨어져 있는 것과 관련있다. 더불어, 이동주택은 가치가 떨어지는 경향이 있는 반면 집에 거주하는 노인은 연령에 따라 몇몇 부가적인 경제적 자원과 가치에서 진가를 기대할 수 있다. 이동주택이나 초라한 도시 내 거주는 기능을 향상시킬 수 있는 환경적 지지기반이 부족할 수 있다(Gitlin, 2003).

이주는 다양한 형태에서 노인에 대한 결과(Wolf & Longino, 2005)를 가지고 있다. 첫째, 몇몇 개인은 퇴직과 함께 영구 이주를 선택한다. 그들은 따뜻한 날씨나 번창한 지역사회와 필요한 서비스를 최대한 활용할 수 있는 그러한 곳으로 이주할 것이다(Serow, 2001). 둘째, 몇몇 개인은 두 개의 집 즉, 하나는 지역사회와 지속적인 관계를 유지하고 또 하나는 겨울 동안만 따뜻한 기후에서 사는 형태를 갖는다(Wolf & Longino, 2005). 셋째, 좀 더 유연한 것으로서 따뜻한 장소로 가족과 가까이 있기 위해 집안 전체가 이주하는 것이다(Stoller & Longino, 2001). 마지막으로, 궁극적 이주에서 주의할 것은 또 다른 나라로의 이민이다(Becker, 2002). 이러한 인구이동의 딜레마는 급증하는 이민 인구가 많은 나라에서는 동일하다. 이러한 개인의 몇몇은 고국에서 줄기를 바라며, 거주하는 새로운 장소에서 강한 가족 부양으로 이어지길 기대한다.

부가적으로 전반적인 관점에서의 문제는 무주택이다(Cohen, 1999; Crane et al., 2005). 미국 내 집 없는 사람은 해마다 급증하고 있다. 이러한 개인은 2.5~27%까지로 평가된다(Cohen, 1999). 만성 정신적 질병을 앓고 있는 개인이 탈시설화에서 이와 같은 현상에 대한 이유는 다양하다. 비록 정확한 수는 확인하기는 어렵지만, 집 없는 노인 사이에서 발견된다. 분명히, 집이 없다는 것은 개인에게 큰 문제인 것이다. 생존은 필요시, 일차적으로 활동에 초점을 맞추는 것이며, "성공적 노년"을 위해 걱정 없이 남는 것이다.

인구학적 관점에서 비교하여 몇 안 되는 노인만 시설에 있다. 1997년 65세 이상 노인의 4%가 시설에서 살고 있었다(FIFARS, 2004). 1999년 65~74세 사이의 노인 1,000명 당 11명, 75~84세는 1,000명 당 43명, 그리고 85세 이상의 경우 1,000명 당 183명이 시설에 거주했다. 가족 부양 없는 초고령 여성노인은 이 그룹에서 불균형적으로 대표되고 있다. 이러한 여성은 시설에 거의 영원히 남아 있을 것이다.

성공적인 부양에 대한 거주지에 대한 관심은 최근 상당하지만, 배움 또한 크게 자리하고 있다. 예를 들면, 종교적 신념은 나빠지는 이웃 속에서 사는 노인의 스트레스를 감소시킬 수 있다(Krause, 1998). 이주 후 짧은 시간 동안 노인은 일상생활의 기능장애를 경험하지만 또한 짧은 생활이 기능적으로 지지할 수 있는 편안한 지혜로 변화할 수 있다(Chen & Wilmoth, 2004). 연구에서는 인생 후반부의 질적지지와 긍정적 상황을 만들 수 있는 건강관리 제공자 그리고 노인의 거주지 상황에 대한 효율적인 결정에 도움을 주는 환경적 요인을 제공하고 있다.

성별(Gender)

노인 남성과 노인 여성의 삶은 두드러지게 구분되어진다. 인구통계학을 보더라도 이러한 차이점을 쉽게 알 수 있다. 예를 들면, 여성들은 남성들보다 평균수명이 7세정도 더 높다. 이는 적은 숫자인 노인남성에 비해 상대적으로 많은 수의 여성들이 혼자 살고 있음을 나타낸다(Inglehart, 2002). 그들이 직면한 경제적 어려움은 노인여성에 대한 사회적 통념과 가족의 요구에 의해 직장생활에 방해를 받았고, 낮은 연금으로 남게 되기 때문이다(Herd, 2005; Johnson, Sambamoorthi, & Crystal, 1999; Rupp, Strand, & Davies, 2003). 이같은 경제적 영향은 미국에서뿐만 아니라 이러한 문제를 대비한 사회복지정책이 있는

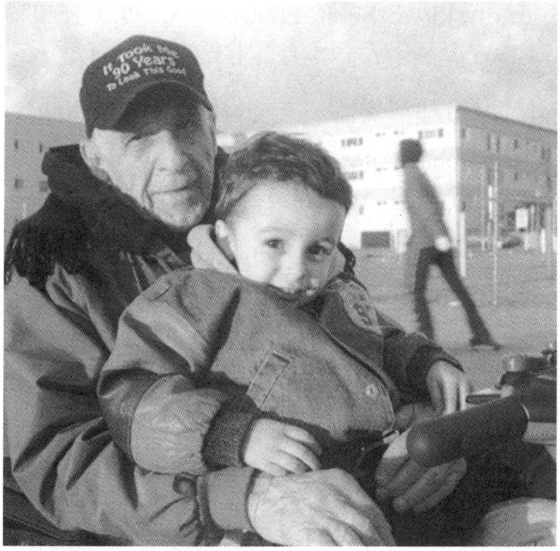

그림 1-3 노인은 손자와 함께 친밀한 관계를 즐기고 있다. 손자, 손녀양육사 역할은 젊은 부부보다 더욱 끈끈히 연결되어 있다(Photo from Jeffrey M. Levine, MD, Copyright, 2007).

독일(Hungerford, 2001)과 홍콩(Lee, 2001) 등 그 밖의 나라에서도 드러나고 있다.

남자든 여자든 혼자가 된다는 것은 비록 두 성의 차이와 복합성이 있다하더라도 힘든 일임엔 틀림없다. 노인남성은 이혼이나 사별로부터 처하는 사회적 고립에 직면한다(Davidson, 2004). 그들은 사회적 지지망을 유지하고 재건하기 위해 아내에게 거의 의지하고 배우자를 잃었을 때, 재건의 어려움을 겪게 된다. 사실 연구에 따르면 여자보다 남자에게서 배우자의 죽음으로 삶의 만족도가 크게 하향한다고 밝혀졌다(Chipperfield & Havens, 2001). 그러나 물질적 상태가 안정적이라면 시간이 흐를수록 여성은 삶의 만족도가 떨어지는 반면에, 남성은 안정적으로 유지된다. 덧붙여, 인생 후반부에 배우자를 얻은 남자는 삶의 만족도가 증가하고 여성은 그렇지 않다. 그림 1-3에서 보는 것처럼, 남성은 가족과 가까이 지내려는 인생의 후반부에서 중요한 가족의 역할을 할 수 있다.

또 다른 문제는 재산에 관계된 것이다. 앞에서 언급했듯이 노인여성들 특히, 과부가 된 여성들은 남성들보다 가난해질 확률이 매우 높다. 추정하건데 노인여성이 노인남성보다 두 배정도의 빈곤을 제시하고 있다(Rupp et al., 2003). 대부분의 현대 노인여성들은 집 밖에서의 일을 꺼려하는 경향이 있고, 따라서 스스로 재정적인 독립을 하는 경우는 매우 드물다(Zick & Holden, 2000). 사회보장제도는 단지 적당한 생계정도만을 지원하며 홀로된 노인들을 위한 지원은 기대하기 힘들다. 어쨌든 상당수의 노인여성들의 집단은 그들의 주된, 혹은 유일한 수입원이다.

여성들의 평균수명이 길다는 사실은 노년에 불가능한 일들이 더 많다는 것을 의미하기도 한다(Denton & Walters, 1999; Wray & Blaum, 2001). 알츠하이머병에 걸리거나 골절상을 입기도 쉬울 뿐더러 다른 합병증으로 인해 건강을 해칠 확률도 높다. 이러한 문제들은 삶의 질과 능력에도 영향을 미친다. 완전히 나아 혼자 사는 집으로 퇴원해야 하는 노인여성은 특별한 도전과 같다(Lysack, MacNeil, Neufeld, & Lichtenberg, 2002). 대부분의 연구가 남성에 의해 이루어졌기 때문에 여성들의 건강상태에 대한 이해는 턱없이 부족한 실정이다(Cattell, 1996). 최근 미국 건강기구에서는 여성연구에 많은 참여를 하고 있지만 위와 같은 요구에 반영할 만한 연구보고는 시간이 걸릴 것 같다. 동시에 남성은 골다공증과 유방암 심지어 극소수의 남성이 앓고 있는 전립선암 등 대부분의 연구가 부족하다. 여성보다 더 흔한 유방암에 대한 것조차 적절한 연구적 주의를 받고 있지 못하다.

개인적 경험과 특징 (Individual Experiences and Characteristics)

이 장에서 지금까지 논의한 요인은 환경과 역사와 관련있다. 그러나 노화경험은 사회성 확장의 측면에서 각 개인에게 독특한 것이다. 일생을 걸쳐 개성과 개인적 경험은 인간의 인생 후반부의 행동과 태도, 그리고 주변의 중심이 된다. 후반부 인생은 굉장한 다양성(Gatz, 1995)이 특징적이고 개인 신상을 이해하는 데 필수적이다. 초기 이론가인 Hooker와 McAdams(2003)에 따르면, 개인의 변화를 어떻게 이해할지 시간에 따른 개인의 변화생성기전을 'N-of-one-at-a-time' 접근이 필요하다고 설득하고 있다(pp. 297~298).

첫 번째 개인의 차이점은 유전적 요인에 있다. 인간 유전자 구조를 이해하는 것처럼, 개인의 매우 작지만 사람의 발달을 암시하고 있는 자신만의 차이는 DNA에 명백한 차이를 보인다(Johnson & Krueger, 2005; Ryff & Singer, 2005). 유전적 표현은 인생 후반부에서 흔히 여러 장애를 가지고 드러난다. 즉, 알츠하이머병, 골다공증, 당뇨, 그리고 심장질환 등을 포함하고 있다(National Center for Health Statistics Data Warehouse, 2006). 그러나 다양한 환경과 사회적 요소가 유전자 발현을 중재할 수 있는 명백한 증거도 있다. Johnson과 Krueger(2005)는 "유전적 발현은 몇몇 주변 환경에 완충적 역할을 하지만, 또 다른 것들에 의해 확실시되고 있다고" 지적하고 있다(p. 50). 예를 들면, Snowdon (2001)은 부검을 통해 인생 후반에 그대로 남아있는 인식력을 갖고 있는 몇몇 수녀에게서 알츠하이머 질환의 해부학적으로 의미심장한 징후를 보이고 있다. 그는 몇몇 방어적 요인인 환경 또는 행동이든 아니면 둘 다든간에 생물학적 특징이 드러난 장애의 징후가 감소되었다고 제시하고 있다.

유전자적 특징의 완충작용으로써 한 가지 제안 요소는 개성이다. 신경증과 외성(extroversion)과 같은 특징을 검사한 연구자들은 노인에게서 그러한 특성이 매우 다양하다는 것을 밝혀냈다(Mroczek & Spiro, 2003). 개성은 삶의 과정 중 매우 안정적으로 퍼져 있으며(Small, Herzog, Hultsch, & Dixon, 2003), 문화(Labouvie-Vief, Diehl, Tarnowski, & Shen, 2000)에서 그리고 조망과 행동 모두 영향을 받는다. 예를 들면, 외성은 긍정적인 노화와 관계를 맺고 있다(Lang, Staudinger, & Carstensen, 1998). 이것은 외성이 성공적 노화를 지지하는 것으로 알려진 넓은 사회적 네트워크를 세우고 유지하는 것 같다.

개인적 경험의 영향에는 삶 후반에서의 조망과 건강에 영향을 줄 수 있는 교육과 사회경제적 상황이 다른 원인으로 인해 장점 또는 단점으로 누적되고 있다(Dannefer, 2003). 스트레스는 자존감을 느끼는 것으로(Franks, Herzog, Holmberg, & Markus, 2003) 인생 후반부의 안녕(Martin, Gruendahl, & Martin, 2001)에 지대한 영향을 주고 있다. 아프리카계 미국인 사이에서 부모는 잃는 것과 같은 초기 삶에서의 사건은 가족의 삶, 친밀감에서 부족한 통합성을 그리고 인생 후반부에서 사회적 자원의 부족과 깊은 관계가 있다(Johnson & Barer, 2002).

사회적 네트워크를 형성할 수 있는 개인의 기술과 능력이 좋든 싫든 관계 없이 노화의 경험에 또한 영향을 줄 수 있다. 효과적으로 문제를 해결할 수 있는 개인은 문제해결을 위한 많은 재원을 끌어들일 수 있다(Collins, Luszcz, Lawson, & Keeves, 1997). 개인의 자원은 사회적 네트워크 형성 능력을 포함한다(Steverink, Westerhof, Bode, & Dittmann-Kohi, 2001). 몇몇 연구자들은 사회적 네트워크로부터 단순히 받는 도움을 거절하는 것처럼, 다른 사람을 돕는 행위의 중요성도 발견하였다(Brown, Consedine, & Magai, 2005).

태도는 강력한 영향을 준다. 긍정적 자긍심(Bailis & Chipperfield, 2002)과 인생 후반부에 대한 낙관적 기대는 어려움이 생겼을 때 도움을 청할 수 있게 판단하는 데 영향을 준다(Sarkisian, Steers, Hays, & Mangione, 2005). 사실, 긍정적 전망은 자신의 실제 나이보다 어려보이는 느낌처럼(Westerhof & Barrett, 2005), 인생 후반부의 안녕(Chipperfield, Perry, & Weinner, 2003; Isaacowitz & Smith, 2003)과 일치하는 관계를 맺고 있다. 적지 않은 연구에서 상황의 이해가 객관적 진실성보다 더 중요하다는 것을 밝히고 있다(Ardelt, 1997).

어떤 노인은 품위 있게 늙어가며 자신의 노년을 성취의 시기로 삼는 것처럼 보인다. 어떤 이는 비관적이고 침울하다. 개인의 건강이 중요한 요인이 되거나 개성적인 요인이 나이에 대한 태도에 영향을 미치는 것처럼 보인다. 어느 경우이든 개성적 요인은 노년까지 지속되는 듯하다. 어쩌면 퇴색되거나 증가할 수도 있지만 완전히 없어지는 경우는 극히 드물다. 이러한 요인들은 이 책의 후반부에서 보다 상세히 다루도록 하겠다.

사회경제적 상황 (Socioeconomic Status)

이번에 논의할 주제로서, 사회경제적(SES) 요인은 노인에게 지대한 역할을 한다. 특히, 교육, 직업, 그리고 연륜에 맞는 수준의 임금뿐만 아니라 질병률과 사망률이 그것이다. 건강의 불균형은 건강관리 문헌에서 핵심이 되는 자리를 지속하는 것처럼, 다년간 사회경제적 단점의 지속성이 특별한 관심을 받고 있다(Hatch, 2005). 사실 미국뿐만 아니라 캐나다와 같이 세계적인 건강관리를 제공하는 나라 역시 그러하다(Buckley, Denton, Robb, & Spencer, 2004a, 2004b; Luo, & Waite, 2005).

사회경제적 상태의 영향에서 가장 기본적인 측면은 보다 나은 교육과 높은 수입이 장수와 건강한 삶과 관계가 있다는 것을 암시한다고 요약할 수 있다. 사회경제적 상태와 건강과의 인과관계를 많은 연구에서 다루고 있으며(Chandola, Bartley, Sacker, Henkinson, & Marmot, 2003), 더 나아가, 사회경제적 상태와 반하는 수명연장의 증거 역시 증가하고 있다(George, 2005; Hatch, 2005).

SES는 노인의 여러 경험적 측면에 영향을 주고 있다. 부유하고 고등교육을 받은 개인은 인생의 후반부에 경험인식의 감소가 덜한 것으로 보인다(Cagney & Lauderdale, 2002; Turrell et al., 2002). 높은 SES 그룹에 속하는 개인은 더 쉽게 간병인을 받아들인다(Talamantes, Cornell, Espino, Lichtenstein, & Hazuda, 1996). 그들은 더욱 긍정적인 자존감(Barrett, 2003)과 큰 주관적인 안녕(Pinquart & Sorensen, 2000)을 경험하고 있다.

낮은 SES는 건강에 위험한 행동(Wray, Alwin, & McCammon, 2005)의 증가와 나쁜 건강(Baker, Gazmararian, Sudano, & Patterson, 2000), 그리고 검진행동과 건강증진 과정을 따르지 않는 것과 관계가 깊다(Fox et al., 2004). 자기에게 맞는 집 소유와 수입과 같은 사회경제적 요인은 장애발병 위험과 관계 있다(Matthews, Smith, Hancock, Jagger, & Spiers, 2005).

다양한 이유 때문에 노인의 경제적 상황은 생명이 길어짐에 따라 쇠퇴하는 경향이 있다(Lee, 2004). 이는 건강관리비용의 증가, 부양 서비스의 어려움, 오래 사는 것 등을 포함하여 수많은 설명이 가능할 것이다. 그러나 높은 학력과 나은 SES에 있는 개인은 장시간의 빈곤과 낮은 학력 그리고 직업적 성취를 경험한 개인만큼의 경제적 자원의 감소를 경험하지는 않을 것이다.

낮은 SES의 부정적 결과의 개선인 보호적 자원에 대한 가능성은 거의 전무한 상태이다(Hatch, 2005). 가난하게 살아갔던 몇몇 노인은 다른 사람이 투쟁하는 동안 아주 잘 살고 있다. 서로 다른 개인에 따라 노인의 경험도 다른 결과를 낳는다는 것이 확실하다는 이 장에서의 논의는 여러 요인들 속에서 매우 복잡하게 얽혀 있다(George, 2005). 한 가지 가능성 있는 설명은 노인이 종사하는 직업적 패턴의 차이라 할 것이다.

이는 3장에서 다룰 것이다.

공공정책과 노화 (Public Policy and Aging)

인생 후반부와 관계된 사회경제적 요인은 공공정책과 뗄 수 없이 연결되어 있다. 은퇴수입과 나이에 따른 건강관리는 법률 제정으로 묶어 놓는 문제 중 하나이다. 연금, 투자, 그리고 건강관리에 대한 정책은 노후의 안정적 재정에 지대한 영향을 줄 수 있다(Bergstrom & Holmes, 2004). 또한 정책은 개인의 기능을 저해하거나 부양하는 것처럼 성공적인 노화를 지지하거나 방해할 수 있다(Lee & Frongillo, 2001).

정책의 방향은 노인들의 건강과 복지에 직접적인 영향을 끼친다. 그 중 한 법령은 미국노인 법안(OAA: Older Americans Act)(PL89~73)이다(Hudson, 1996). 원래 이 법령은 1965년에 통과되었으나 제반 준비관계에 대한 합의 문제로 수년을 보내야 했고 지금은 연방의회에서 인증을 기다리고 있다(Hudson, 2005). 이 법안의 원래 목적은 제도적, 공동체적인 바탕 하에 노인들이 회복할 수 있도록 서비스와 지원을 제공하기 위한 것이었다. 이 법안의 인증이 유보된 것은 인구통계학적인 문제와 더불어 불확실한 미래의 추세를 그 원인으로 들 수 있다. 노인들 사이에서도 차별화가 심화되면서 효과적인 정책의 수립을 어렵게 하고 있다. 쉽게 말해서, 한 집단에는 이익이 되는 정책이 다른 집단에는 부정적인 영향을 끼치게 될 수도 있기 때문이다. 미국에서는 노인에게 영향을 미치는 미국 장애인 법안(ADA : American with Disability Act, 1990), 연령차별고용법안[Age Discrimination in Employment Act, 1967(Neumark, 2006)], 그리고 그 밖의 수많은 법안이 실제 상당 기간 차례를 기다리고 있다. 다른 나라 역시 노인과 관련된 법률을 제정하고 있다. 예를 들면, 세계적인 건강 관리국인 영국은 연령에 따른 고용차별을 금지하는 법률을 최근에 제정하였다(*Statutory Instrument no. 1031, 2006*).

미국에서는 고용주의 연금이 노인의 재정부양에 주 지원으로써 60년 후 급격히 사라질 것이다(Westerman & Sundali, 2005). 영국과 독일을 포함한 많은 선진국들은 인구증가에 있어서 노인의 빠른 증가의 결과로써 연금구조의 변화에 직면해 있다(Asghar, Frick, & Buchel, 2005). 연금의 미래는 이 장의 서두에서 언급한 인구학적 변화에서 나타난 증거처럼 상당한 주목을 받을 것이며, 더불어 고용주는 기금 하에서의 연금계획정책을 받아들이게 될 것이다. 결국 유용할 수 있는 자원은 심각한 부족을 겪게 될 것이다.

미국 경제부양의 또 다른 역사적 지원인 사회보장제도는 노인들의 빈곤을 감소시키는 방향으로 오랜 길을 걸었다(Kingston & Herd, 2004). 최근, 사회보장 관련 기관에서는 미국 내에서의 인구비율의 변화에 관심을 기울이고 있다. 이는 노동인구(일반적으로 22~65세)에 대한 노인층의 비율이 상대적으로 늘어나고 있기 때문이다. 이는 **"의존률(dependency ratio)"** 즉, 어린이와 은퇴한 노인의 노동력의 비율이 그들을 경제적으로 부양해야 할 노동인구의 세금에 의존하므로 계산상 어려움이 있다(Gratton, 1997). 이는 법에서 정한 퇴직연령, 이전에는 65세였지만, 지금 미국에서는 67세로 점차 늘리고 있는 추세에서 일자리에 남아 있는 노인은 실질적으로 증가하고 있다(*The Economist*, 2005a). 미국뿐만 아니라 여러 국가에서도 이와 같은 문제를 다루고 있으며 많은 선진국은 적합한 연령과 노인의 재정적 부양을 평가하고 있다(*The Economist, 2005b*). 은퇴이득에 대한 적절한 연령의 변화가 은퇴선택에 영향을 줄 것(Fronstin, 1999)이지만, 결정에 영향을 주는 유일한 요인과는 거리가 멀다.

정책과 건강관리 비용의 개인자산은 또한 공공정책에서 판단해야 하는 큰 과제이다. 인생의 끝무렵으로 갈수록 건강관리 비용지출(Yang, Norton & Stearns, 2003) 때문에 노인은 이러한 정책의 본질에 더욱 더 직접적인 영향을 받는다. 과거 십년 전부터 미국은 건강관리비용을 책임지기 위해 개인과 가족의 책임 증가 쪽으로 몰아가고 있는 추세이다(Cohen, 1998; Crystal, Johnson, Harman, Sambamoorthi & Kumar, 2000). 이것이 사회경제적 규모의 낮은 종말로 노인에게 심각한 문제를 낳고 있다(Lima & Allen, 2001). 놀랍게도, 추가 건강보험을 받은 개인이 그렇지 않은 사람에 비해 장애가 덜 발생했다는 것이다(Landerman et al., 1998). 이것은 보다 나은 정보의 결과로써 보다 나은 건강습관의 유지와 삶을 통해 관리하는 것이 노인에게 보다 나은 접근이라는 사실을 확실히 보여주는 것이다.

가족구성원의 변화는 매우 심각한 문제라 하겠다. 가족구성원 특히, 딸과 양녀에 의해 제공되는 관리가 적지 않기 때문이다(Levine, 2004). 이러한 형식을 따지지 않는 관리는 경제적 가치가 어마어마하며 또한 노인의 건강관리로 보내는 시간의 증가로 이어지고 있다. 형식을 따지지 않는 관리가 유용할 때, 그것이 형식을 따지지 않는 관리라면 지속될 것이다(Li, 2005). 그러나 성인여성으로서 가구 당 아이의 감소와 노동의 증가에서 형식을 따지지 않는 관리는 몇몇 노인에게는 이용할 수 없으며 건강관리비용에 대한 상승압박은 증가에 놓일 것이다.

건강관리의 확대는 정책뿐만 아니라 그러한 서비스를 제공하는 위치 또한 영향을 받는다. 일례로 1997년 가정건강 정착을 위한 치료적 접근에 대한 법률의 변화인 균형예산법(Balanced Budget Act: BBA)이 그것이다(Spector, Cohen, & Pesis-Katz, 2004). BBA는 노인의료보험과 관련된 비용이 큰 폭으로 증가하는 것을 조절하기 위한 노력으로 제정됐다. 동시에 연방정부의 관례적 관리를 넘어 가정건강관리의 다양한 노력을 허용하는 국민의료보조와 노인의료보험의 권리포기에 따라 비용은 개인으로 이동했다(Leutz, 1999).

연금도 마찬가지로 노인에게 지급되는 건강관리 문제를 국가에 귀속하지 않았다. 세계적인 건강보장 시스템을 갖춘 영국도 민영화 쪽으로 이동하기 시작하고 있다(Filinson, 1997). 미국내 통합지불 프로그램과 다르지 않은 시스템을 갖고 있는 버뮤다는 건강관리 이용에 영향을 주는 개인적 행동뿐만 아니라 구조적 특징을 찾고 있다(Chappell & Penning, 1996). Chappell과 Penning은 "버뮤다에서 건강요인은 신체적 그리고 그 밖의 건강 서비스 모두의 이용에서 중요하다. 그러나 또한 교육에서처럼 신체적 서비스 이용에 간접적으로 영향을 주는 경제적 요인도 알아야 한다"고 말하고 있다(pp. 68-69). 몇몇 아시아 국가는 전통적인 가족 행동의 표준을 세워 관리를 제공하는 가족 책임을 법률로 제정하고 있다(Ofstedal et al., 2002). 그러한 예로 필리핀 헌법에서 "가족은 노인에 대한 관리책임이 있으며 또한 국가 역시 마찬가지이다(p. 66)"라고 말하고 있다.

정책에 대한 미국내 세대간 갈등이 넓게 퍼져 있다(Cornman & Kingson, 1996; Greene & Marty, 1999). 사실 경제적 감정적 부양의 세대간 변화는 모든 면에서 일어나고 있다(Keyes, 2002). 주목할 것은 젊은 성인이 노인에게 제공되는 부양에 분개하는 것은 연구에 의해 생겨난 것이 아니라는 것이다(Greene & Marty, 1999). 마찬가지로, 가족관리 간호를 담당할 국민의료보조에 대한 적격성을 위해 노인은 자녀에게 짐이 되지 않기 위해서 위탁의 형태로 변해가고 있다(Taylor, Sloan, & Norton, 1999). 이것 또한 연구에서 밝혀진 것이 아니다.

노인은 정책에 활동적인 경향이 있다(Binstock & Day, 1996). 그들의 사회적 문제에 다소 보수적이기 때문에 점차 일어나고 있는 부양정책의 변화에 관심을 갖고 있다. 사회보장제도의 전체적 변화는 이들 집단 사이의 접점을 찾지 못하고 있다. 덧붙여, 의도했던 그렇지 않았던 결과 모두에 대해 정책은 제정되고 있다. 2006년 1월 효과, 의료규정 전반을 제공하는 노인의료보험을 연장자들에 의해 요구됐다. 로비와 정책적으로 활동적인 노인들의 압박에 의해 법률은 제정되었고 AARP는 가장 획기적인 것이며, 감당할 수 없는 의료처방비용을 몇몇 노인은 인식한 것이다. 그러나 제정된 법률은 결국 제약회사의 보호를 보증할 수 없었고, 노인들의 선택에 혼선을 주는 만족스럽지 못한 법제정이 되었다. 이 장에 쓰여진 것처럼 노인과 제약회사에게 혼란을 가중시키는 꼴이 되었다.

공공정책과 노인에 대한 새로운 관심은 2005년 백악관에서 노인에 대한 회의(www.whcoa.gov)에서 드러났다. 그 시기 행정부는 "개인적 책임"이라는 의제를 명확히 했다. 노인이 인생 후반부에 적절한 준비 책임을 안고 있다는 것에 동의했으며, 사회의 모든 영역에서도 사회적 그리고 경제적 부양이 필요한 시기였다. 연금계획 감소, 저축의 복잡성, 그리고 건강의 불확실성은 개인이 감당할 수 없는 여러 사항이 될 것이다. 예를 들면, 몇몇 퇴직자들은 일했던 회사의 파산선고 때 퇴직한 후 연금과 건강보장 모두를 잃은 경험들을 갖고 있다. 이러한 예에서 개인적 책임은 결과적 문제를 다시 회복할 수 없게 한다. 많은 유럽과 선진국들은 노년을 보장하는 단계의 정책을 가지고 있다. 백악관 회의 결과로 부당하게 고통받는 일 없이 노인을 보장하기 위한 정책을 모니터 하는 것은 중요한 일이다.

무리한 비용을 들이는 동안 노인에게 필요한 것을 설명하려는 법률제정안은 복잡하고 미로속이다. 노인관리에 종사하는 사람은 장소, 즉 공동체, 병원, 집 등 어디서 제공할 것인지, 또 어떤 종류의 관리를 해야 할지에 대한 법적 그리고 내규 변화에 혼란스러워 한다. 노인관리 종사자는 성공적인 노인부양이라는 일차적 목표에 초점이 머물러 있어야 한다. Rowe와 Kahn(1998)은 성공적인 노화라는 것은 세 가지 상호연관된 목적이 포함되어야 한다고 잘 묘사하고 있다.

성공적인 노화(Successful Aging)

인구증가와 개인의 노화경험에 영향을 주는 많은 요소들에 대해 관심을 가져야 한다. 노인과 관련된 직업에서 특히 작업치료와 건강관리 제공자의 역할에 대해 주의를 돌릴 때이다. 나이에 따라 피할 수 없는 신체적 정신적 변화 즉, 비현실적인 기대로 이끄는 완벽한 건강 보장을 지적하는 건강관리에 대한 생각을 해야 한다. 노년의 낙관적인 기대 또한 아닌 현실성을 언급하는 방법으로써 Rowe와 Kahn(1998)은 성공적인 노화 요인을 명명하고 있다. 이들은 초기에 안녕과 만족감을 갖고 사는 삶이라는 3가지 주요 목표를 추구한다고 언급하였다. 그 3가지 목표는 다음과 같다.

1. 질병과 장애를 피하기
2. 높은 인식력과 신체적 기능 유지하기
3. 인생과 삶을 공유하기

이같은 권고 중 세 번째는 작업치료 영역에서 확인할 수 있다[American Occupational Therapy Association(AOTA), 2002]. 덧붙여 "목적과 의미를 찾을 수 있도록 일상생활에 참여하도록 돕는 것"(p. 610)은 장애와 질병을 최소화함으로써 정신적 신체적 기능을 유지하는 전략으로 대표적인 것으로 강조하고 있다. "직업의 이해와 직업종사 방법 전문적 기술을 가진 작업치료사와 보조작업치료사는 질병과 장애의 영향과 인간 수행력의 영향에 이용할 수 있는 작업에 참여한다(AOTA, 2002)." 사실, 전 세계에 걸쳐 그리고 나이와 상관없이 작업치료사는 자신의 주 역할이 개인으로 하여금 의미 있는 작업을 할 수 있도록 하는 것임을 인지해야 한다.

분명히 성공적 노화는 복잡하고 개인의 인식과 관계해 이 장에서 다룬 많은 요인뿐만 아니라 성공적인 노인이라는 전문적 평가가 필요하다. 다음 두 장에서 거론된 것처럼, 전문가의 적절한 역할이라는 관점에 대한 중요한 출발점은 결론에 대한 고민과 성공적 노인을 지지하는 데 초점을 맞춘 지침적 전략에 도움을 줄 수 있는 이론적 확인일 것이다.

■ 요약(Summary)

이러한 모든 것들이 건강관리전문가들에게 어떤 의미를 가질까? 먼저, 미국과 같은 복합문화 국가에서는 한마디로 모든 노인들의 역할과 환경을 적절하게 설명할 수는 없다는 사실이다. 개인과 문화의 차이는 무시할 수 없는 것이다. 더욱이 역할과 환경은 시간에 따라 변한다. 오늘의 진실이 더 이상 내일의 진실이 될 수 없다. 현재 상황에 근거한 예상들은 정확한 것일 수도 있고 그렇지 않을 수도 있다. 한 예로, 14장에서 다룰 Sterns와 그의 동료들에서는 현 미국에서의 퇴직 문제를 잘 묘사하고 있다. 이들은 주로 일찍 산업전선을 떠나야 했고 아르바이트를 함으로써 다시 일자리를 찾으려고 노력하는 상황이다. 미국이 노동력 부족문제에 시달린다면, 정부는 고용주들을 자극해서 노동자들이 더 오래 일자리를 갖도록 만들 수 있다. 실제로 최근의 사회보장제도는 노인들의 정년을 65세에서 67세로 늘린 바 있다. 실업률이 증가한다면 퇴직권고가 증가할 것이다.

노인들은 그들의 인지능력, 감각능력, 육체적 능력 및 정신적인 수행능력에 약간의 변화가 올 수 있다. 여기에 대해서는 뒷장에서 다시 다룰 것이다. 개인의 차이는 이러한 예상 가능한 변화들의 광범위한 변수 안에 존재한다. 예를 들면, 결혼했느냐, 독신이야, 이혼했느냐의 문제나 대가족이냐, 핵가족이냐는 문제들을 통해 또 다른 기능의 상실을 경험하게 된다.

우리는 나이를 먹어 갈수록 기능의 한계를 경험하게 된다. 이를 가장 절실하게 느끼는 계층은 역시 가장 나이들은 노인(oldest-old)계층일 것이다. 어쨌든 통계라는 것은 단지 평균을 나타낼 뿐이며 각 개인에게 정확한 정보를 제공할 수는 없다. 서비스 제공자들이 겪는 어려움은 보편적인 패턴을 이해하는 데 있는 것이 아니라, 각 개인의 노화과정에서 영향을 주는 요인들을 이해하는 데 있다. 모든 고객들은 각자 특별한 관심사와 능력과 필요를 가지고 있는 단일 인격체로 생각해야 한다. 이는 젊은 사람처럼 노인들 역시 솔직한 인격체라는 것을 나타낸다. 어쨌든 각 개인들이 나이 들어가며 겪게 될 변화들에 대한 준비를 돕기 위해서라도 노화의 진행에 관한 일반적인 사실들은 이해해야 한다.

노인들은 종종 병원보다는 집에서 보살핌을 받게 된다. 이러한 상황에서는 필요한 모든 조치들이 준비되어 있지 않기 때문에 전문가들이 있다 하더라도 이런 것들의 영향을 끼치는 상황은 극도로 복잡하다.

노화와 더불어 나타나는 일반적인 생물학, 사회학, 그리고 정신분석학적인 변화와 더불어 이 장에서 서술한 모든 요인들을 포함하더라도 대개 사람은 2~3가지 정도의 만성적인 습관을 갖고 있다. 건강관리자들은 기능에 영향을 끼치는 상호작용적인 요인들에 민감하게 대처해야 한다.

노인들에 대한 태도는 역사적 문화적 배경을 고려하지 않더라도 다분히 양면적인 특성이 있다(Kastembaum & Ross, 1975). 심지어 노인들이 숭배받았던 문화에서도 노인에 대한 양면적인 태도는 분명히 나타났다. Glascock과 Feinman(1980)이 언급한 바와 같이 모든 문화에서 능력 없는 노인은 비난의 대상이 되어왔다. "노약함이 대접받는 곳은 아무데도 없다(Nydegger, 1983,

p. 26).”

환자에게 부적절한 조치를 하게 되는 위험을 범하지 않기 위해서는 문화, 가족구조, 거주지, 주거양상, 인구통계학적 요인, 정신적 육체적 환경으로서의 삶의 요구, 사회교육, 일과 레저에서의 역할, 각자에게 주어진 가치, 개인에게 유용한 능력을 선택하는 정도, 개인의 독특한 성격 등에 주의를 기울여야 한다.

예를 들면, 한 개인이 자녀가 그를 돌본다는 가정 하에 집으로 돌아간다는 계획은 자녀가 그렇게 할 것이라는 문화적인 기대가 존재할 때 가능하다. 생산적인 활동에서 여가활동으로 개인의 관심이 옮겨가기 위해서는 문화적인 가치가 그것을 격려해야(최소한 방해는 말아야) 가능해진다. Hendricks(1977)는 다음과 같이 지적하였다. “인간의 비생산적인 구성원들을 자비롭게 대할 수 있기 위해서는 인류가 생존의 문제 때문에 시달리지 않아야 한다(p. 139).” 미국에서는 가장 나이 많은 계층이 그러한 위치를 차지하고 있다고 할 수 있다. 이때도 물론 몇몇은 여전히 생존의 위협에 시달리고 있지만 말이다. 자비로운 대접의 대상을 결정짓는 데 있어서 주의해야 할 사실은 “늙은이들”이라고 불리어져 구분될 집단은 하나도 없다는 사실이다. 게다가 이들 계층의 성격을 잘 나타내는 생산성은 보다 잘 묘사되고 또한 인정되어야 한다. 이들 계층의 여러 부분들로서 나타나는 다양성은 대단한 것이다. 한 개인을 알기 위해서는 그 개인의 경력, 인종적 배경, 환경의 요인들을 모두 고려해야 한다. 이러한 각각의 요인들에 대한 적절한 고찰이 없는 일반화는 개인의 실제를 제대로 반영할 수 없다.

점점 작업치료사와 그 밖의 건강관리제공자는 공동체 수준에서 중재의 역할을 하고 있다. 직업정의 철학(Townsend, 1999; Whiteford, 2000)은 나이나 배경에 무관한 의미있는 직업의 접근을 위해 모든 개인에게 허용되는 정책과 구조적 환경을 돕는 의무를 가지고 있다. 이 같은 목적을 성취하기 위해 정책변화 작업이 반드시 필요하다(Kam, 2002; Starkloff, 2001). 이러한 요구들은 효과적인 중재와 환경적 구조의 관련성에 대한 증거 그리고 정책수립자에게 정보를 전달할 수 있는 노력을 치료사가 행하는 것이다(Feldman, Nadash & Gursen, 2001).

서비스 제공자들은 육체적인 건강과 더불어 행복에 관심의 초점을 맞추어야 한다. 그런 의미에서 John F. Kennedy (1963)의 이 말은 되새겨 봄직하다. “선조들은 우리에게 이 나라와 더불어 그들의 지혜와 기술을 쓸 수 있는 무한한 기회를 주셨다. 그리고 우리가 우리의 인식과 존경을 제공할 수 있는 기회도 주셨다. 위대한 나라에 있어서 삶에 단지 새로운 시간을 더하는 것은 의미가 없다. 우리의 목표는 그러한 시간들에 우리의 새로운 삶을 더하는 것이어야 한다(p. 10).”

사례 연구(Case Study)

Smith씨는 70세된 아메리카 원주민이다. 아내는 오랜 지병을 앓다 2년 전에 사망하였다. 아내가 죽기 1년 전, 그는 기계공으로써의 일을 하던 곳에서 고향으로 이주했다. 누이가 있는 집 옆에 세를 들어 혼자 살고 있다. 그의 세 아이는 도시외곽에 살며 기본적으로 한 달에 두 번 만난다. 그는 자신의 건강관리에 언제나 주의를 하고 있다. 최근 엉덩이를 다치기 전까지 걸었지만 지금은 거의 매일 차를 탄다. 그는 약한 허리 문제와 특히 무거운 것을 들 때, 어려움을 야기하는 경미한 관절염을 앓고 있다. 그는 그나마 건강하다는 것에 감사하고 있다. 회사의 괜찮은 연금지급 때문에 비교적 풍요롭게 생활하고 있다. 비록 단순한 요리를 하지만, 아침은 패스트 음식점에서 그리고 점심은 작은 식당에서 외식을 즐겨한다. 그는 가능한 건강에 이로운 채소나 과일 그리고 곡물을 먹으려 한다. 일주일에 두 번 누이와 함께 식사를 하지만 대부분 일반음식을 먹게 된다. 자신을 크리스찬이라고 하며 매일 기도를 한다. 또한 아메리칸 원주민 정신의 가치와 애국적인 삶을 위한 노력을 한다(Adapted from McDonald, Quandt, Arcury, Bell & Vitolins, 2000).

질문(Questions)

1. Smith씨의 묘사에서 볼 수 있는 성공적 노화에 영향을 주는 것은 무엇인가?
   아메리칸 원주민으로서 고향에 대한 안정감을 줄 것이다. 이 같은 문화적 가치에 동의한다면, 그는 죽음에 대한 관점이 자연스런 수순이며 덜 두려워할 것이다. 그의 자식은 사회적 부양을 하는 것처럼 나타났으며 자신의 식사는 사회적 상호관계 속에서 이뤄진다. 그는 규칙적인 운동과 좋은 식사습관과 같은 많은 건강에 좋은 습관을 가지고 있으며 자신에게 편안함을 주는 강한 정신적 신념 또한 가지고 있다.
2. 나이 들어가는 노인의 경험에 영향을 주는 요소는 무엇인가?
   Smith씨의 성별, 사회경제적 상태, 자신의 문화적 신념, 개성, 그리고 모든 자신의 경험 등 모든 것이 인생 후반부에 자연스럽게 나타날 수 있다. 배우자의 상실은 관계성의 질과 상관없이 개인에게 심각한 스트레스 요인이다. 누이가 옆에서 다소 도움을 주고 있지만, 자신의 사회적 네트워크가 제한될지도 모른다. 전원생활은 부양 연결작업을 훨씬 더 어렵게 한다.
3. Smith씨의 묘사에서 특별히 위험한 요인은 무엇인가?
   혼자 사는 것이 문제시된다. 외딴 곳에 있는 집은 여러 가지로 어려움이 있다. 대중교통수단 서비스의 부재는 일상의 업무나 상점가기에 어려움을 준다. 게다가, 스스로 움직일 수 없어 도움을 필요로 할 때 어려움 또한 가능한 일이다. Smith씨는 지금 건강이 양호하지만, 엉덩이의 문제, 관절염, 그리고 나이가 들어감에 따라 악화될 수 있는 허리 문제를 갖고 있다. 또한 성공적인 노화를 높이기 위한 의미 있는 직업종류의 부족함도 있을 수 있다.

복습 문제(Review question)

1. 시간의 흐름에 따라 노화에 대한 태도는 어떻게 변했는가? 현재 미국에서 가장 잘 묘사되고 있는 모습은 어떤 것인가?
2. 사회학적 생물학적 요인이 어떻게 노인의 정의를 바꾸어 놓는가?
3. 사회경제적 상태와 문화가 노화경험에 어떠한 영향을 주는가?
4. 남자와 여자의 노화는 어떤 점에서 다른가? 시골, 교외, 도시에 사는 사람들은 어떻게 다른가? 이러한 차이점은 왜 나타나는가?
5. 미국에서의 공공정책은 노인의 삶에 어떤 영향을 미치는가? 인구통계학적인 요인들은 정책을 어떻게 변화시키는가?
6. 성공적인 노화라는 의미는 무엇인가?

웹 기반 자료(Web-Based Resources)

노화의 경험에 관한 유용한 정보:

www.csis.org/gai, **Center for Strategic and International Studies**, date connected 3/10/07. This site describes the Global Aging Initiative, established in 1999. The site includes many links to information about specific countries and their experiences with changing demographics.

www.aginginstride.org, **Aging in Stride**, date connected, 3/10/07. This site includes a great deal of information that is useful in working directly with clients. It provides consumer-friendly advice about physical safety, aging in place, senior living options, health issues, choosing a nursing home, financial concerns, death and dying, and social networks.

www.cdc.gov/nchs/fastats/olderramericans.htm, **National Center for Health Statistics**, date connected 3/10/07. Provides excellent data regarding life expectancy, disability, and other important statistics about older adults. Includes many links to other sites as well.

참고문헌(References)

Achenbaum, W. A. (1995). Images of old age in America, 1790–1970. In M. Featherstone & A. Wernick (Eds.), *Images of Aging: Cultural Representations of Later Life* (pp. 19–28). London: Routledge.

Achenbaum, W. A. (2002). Shades of gray, revisited. *Hallym International Journal of Aging, 4*(1), 1–14.

Achenbaum, W. A., & Sterns, P. N. (1978). Essay: Old age and modernization. *Gerontologist, 18,* 307–312.

Administration on Aging. (2004). A profile of older Americans: 2004. Washington, DC: U.S. Department of Health & Human Services. www.aoa.dhhs.gov/prof/Statistics/profile/2004/2.asp. Accessed March 30, 2006.

Alwin, D. F., & McCammon, R. J. (2001). Aging, cohorts, and verbal ability. *Journal of Gerontology: Social Sciences, 56B,* S151–S161.

American Occupational Therapy Association. (2002). Occupational Therapy Practice Framework: Domain and Process. *American Journal of Occupational Therapy, 56,* 609–639.

Americans with Disabilities Act of 1990, Public Law 101-336, 104 Stat. 327.

Ardelt, M. (1997). Wiedom and life satisfaction in old age. *Journal of Gerontology: Psychological Sciences, 52B,* P15–P27.

Asghar, Z., Frick, J., & Buchel, F. (2005). Income mobility in old age in Britain and Germany. *Ageing and Society, 4,* 543–565.

Auchincloss, A. H., Van Nostrand, J. F., & Ronsaville, D. (2001). Access to health care for older persons in the United States: Personal, structural, and neighborhood characteristics. *Journal of Aging and Health, 13,* 329–354.

Bailis, D. S., & Chipperfield, J. G. (2002). Compensating for losses in perceived personal control over health: A role for collective self-esteem in health aging. *Journal of Gerontology: Psychological Sciences, 57B,* P531–P539.

Baker, D. W., Gazmararian, J. A., Sudano, J., & Patterson, M. (2000). The association between age and health literacy among elderly persons. *Journal of Gerontology: Social Sciences, 55B,* S368–S374.

Barrett, A. E. (2003). Socioeconomic status and age identity: The role of dimensions of health in the subjective construction of age. *Journal of Gerontology: Social Sciences, 58B,* S101–S109.

Becker, G. (2002). Dying away from home: Quandaries of migration for elders in two ethnic groups. *Journal of Gerontology: Social Sciences, 57B,* S79–S95.

Bergstrom, M. J., & Holmes, M. E. (2004). Organizational communication and aging: Age-related processes in organizations. In M. J. Bergstrom & M. E. Holmes (Eds.), *Handbook of communication and aging research* (2nd ed., pp. 305–327). Mahwah, NJ: Lawrence Erlbaum Associates.

Biggs, S. (2005). Beyond appearances: Perspectives on identity in later life and some implications for method. *Journal of Gerontology: Social Sciences, 60B,* S118–S128.

Binstock, R. H., & Day, C. L. (1996). Aging and politics. In R. H. Binstock & L. K. George (Eds.), *Handbook of aging and the social sciences* (4th ed., pp. 362–387). San Diego: Academic Press.

Brown, W. M., Consedine, N. S., & Magar, C. (2005). Altruism relates to health in an ethnically diverse sample of older adults. *Journal of Gerontology: Psychological Sciences, 60B,* P143–P152.

Buckley, N. J., Denton, F. T., Robb, L. A., & Spencer, B. G. (2004a). Healthy aging at older ages: Are income and education important? *Canadian Journal on Aging, 23* (Suppl1), S155–S169.

Buckley, N. J., Denton, F. T., Robb, L. A., & Spencer, B. G. (2004b). The transition from good to poor health: An econometric study of the older population. *Journal of Health Economics, 23,* 1013–1034.

Butler, R. N. (1975). *Why survive? Being old in America.* New York: Harper & Row.

Cagney, K. A., Browning, C. F., & Wen, M. (2005). Racial disparities in self-rated health at older ages: What difference does the neighborhood make? *Journal of Gerontology: Social Sciences, 60B,* S181–S190.

Cagney, K. A., & Lauderdale, D. S. (2002). Education, wealth, and cognitive function in later life. *Journal of Gerontology: Psychological Sciences, 57B,* P163–P172.

Canadian Association of Occupational Therapists. (2002). *Enabling occupation: An occupational therapy perspective* (Revised ed.). Ottawa, Ontario: Author.

Cattell, M. G. (1996). Gender, aging, and health: A comparative approach. In C. F. Sargent & C. B. Brettell (Eds.), *Gender and health: An international perspective* (pp. 87–122). Upper Saddle River, NJ: Prentice Hall.

Chandola, T., Bartley, M., Sacker, A., Jenkinson, C., & Marmot, M. (2003). Health selection in the Whitehall II study, UK. *Social Science and Medicine, 57,* 1631–1641.

Chappell, N. L., & Penning, M. J. (1996). Employer-based health insurance and seniors: The case of Bermuda. *Gerontologist, 36,* 63–69.

Chen, P., & Wilmoth, J. M. (2004). The effects of residential mobility on ADL and IADL limitations among the very old living in the community. *Journal of Gerontology: Social Sciences, 59B,* S164–S172.

Chipperfield, J. G., & Havens, B. (2001). Gender differences in the relationship between marital status transitions and life satisfaction in later life. *Journal of Gerontology: Psychological Sciences, 56B,* P176–P186.

Chipperfield, J. G., Perry, R. P., & Weiner, B. (2003). Discrete emotions in later life. *Journal of Gerontology: Psychological Sciences, 43,* P23–P34.

Cohen, C. I. (1999). Aging and homelessness. *The Gerontologist, 39,* 5–14.

Cohen, M. A. (1998). Emerging trends in the finance and delivery of long-term care: Public and private opportunities and challenges. *The Gerontologist, 38,* 80–89.

Cole, T. R. (1992). *The journey of life: A cultural history of aging in America.* Cambridge: Press Syndicate of the University of Cambridge.

Collins, K., Luszcz, M., Lawson, M., & Keeves, J. (1997). Everyday problem solving in elderly women: Contributions of residence, perceived control, and age. *Gerontologist, 37,* 293–302.

Cornman, J. M., & Kingston, E. R. (1996). Trends, issues, perspectives, and values for the aging of the baby boom cohorts. *Gerontologist, 36,* 15–26.

Covey, H. C. (1989). Old age portrayed by the ages-of-life models from the middle ages to the 16th century. *Gerontologist, 29,* 692–698.

Crane, M., Byrne, K., Fu, R., Lipmann, B., Mirabelli, F., Rota-Bartelink, A., Ryan, M., Shea, R., Watt, H., & Warnes, A. M. (2005). The causes of homelessness in later life: Findings from a 3-nation study. *Journal of Gerontology: Social Sciences, 60B,* S152–S159.

Crystal, S., Johnson, R. W., Harman, J., Sambamoorthi, U., & Kumar, R. (2000). Out-of-pocket health care costs among older Americans. *Journal of Gerontology: Social Sciences, 55B,* 551–562.

Dail, P. W. (1988). Prime-time television portrayals of older adults in the context of family life. *Gerontologist, 28,* 700–706.

Dannefer, D. (2003). Cumulative advantage/disadvantage and the life course: Cross-fertilizing age and social science theory. *Journal of Gerontology: Social Sciences, 58B,* S327–S337.

Davidson, K., (2004). "Why can't a man be more like a woman?" Marital status and social networking of older men. *Journal of Men's Studies, 13,* 25–43.

Denton, M., & Walters, V. (1999). Gender differences in structural and behavioral determinants of health: An analysis of the social production of health. *Social Science & Medicine, 48,* 1221–1235.

Easterlin, R. A. (1996). Economic and social implications of demographic patterns. In R. H. Binstock & L. K. George (Eds.), *Handbook of aging and the social sciences* (4th ed., pp. 73–93). San Diego: Academic Press.

The Economist. (November 26, 2005a). Retirement age: 65 not out (2005). 16.

The Economist. (November 26, 2005b). Aging population must try harder. 72.

Edmondson, R. (2005). Wisdom in later life: Ethnographic approaches. *Aging & Society, 25,* 339–356.

Evans, G. W., Kantrowitz, E., & Eshelman, P. (2002). Housing quality and psychological well-being among the elderly population. *Journal of Gerontology: Psychological Sciences, 57B,* P381–P383.

Federal Interagency Forum on Aging Related Statistics (FIFARS). (2004). *Older Americans 2004: Key indicators of well-being.* FIFARS. Washington, DC: U.S. Government Printing Office.

Feldman, P. H., Nadash, P., & Gursen, M. (2001). Improving communication between researchers and policy makers in long-term care: Or, researchers are from Mars; Policy makers are from Venus. *Gerontologist, 41,* 312–321.

Filinson, R. (1997). Legislating community care: The British experience, with U.S. comparisons. *Gerontologist, 37,* 333–340.

Fox, P., Arnsberger, P., Owens, D., Nussey, B., Zhang, X., Golding, J. M., Tabnak, F., & Otero-Sabogal, R. (2004). Patient and clinical site factors associated with rescreening behavior among older multiethnic, low-income women. *Gerontologist, 44,* 76–84.

Franks, M. M., Herzog, A. R., Holmberg, D., & Markus, H. R. (2003). Self-complexity: Linking age and education with self-rated health and depression. *Hallym International Journal of Aging, 5*(2), 91–110.

Fronstin, P. (1999). Retirement patterns and employee benefits: Do benefits matter? *Gerontologist, 39,* 37–47.

Fry, C. (1996). Age, aging, and culture. In R. H. Binstock & L. K. George (Eds.), *Handbook of aging and the social sciences* (4th ed., pp. 117–136). San Diego: Academic Press.

Gatz, M. (1995). Questions that aging puts to preventionists. In L. A. Bond, S. J. Cutler, & A. Grams (Eds.), *Promoting successful and productive aging* (pp. 36–68). Thousand Oaks, CA: Sage.

George, L. K. (2005). Socioeconomic status and health across the life course: Progress and prospects. *Journal of Gerontology: Series B, 60B* (Special Issue II), 135–139.

George, L. K., & Bylund, R. (2002). Rural Midwestern seniors and mobile homes: Characteristics and issues. *Rural Research Report, 13*(4), 1–8.

Gitlin, L. N. (2003). Conducting research on home environments: Lessons learned and new directions. *Gerontologist, 43,* 628–637.

Glascock, T., & Feinman, S. (1980). A holocultural analysis of old age. *Comparative Social Research, 3,* 311–332.

Golant, S. (2003). Conceptualizing time and behavior in environmental gerontology: A pair of old issues deserving new thought. *Gerontologist, 43,* 638–648.

Gratton, B. (1997). The politics of dependency estimates: Social Security Board statistics, 1935–1939. *Journal of Gerontology: Social Sciences, 52B,* S117–S124.

Greene, V. L., & Marty, K. (1999). Editorial essay: Generational investment and social insurance for the elderly: Balancing the accounts. *Gerontologist, 39,* 645–647.

Gruman, G. J. (1966/2003). *A history of ideas about the prolongation of life.* New York: Springer.

Haber, C. (1997). Witches, widows, wives, and workers: The historiography of elderly women in America. In J. M. Coyle (Ed.), *Handbook on women and aging* (pp. 29–51). Westport, CT: Greenwood Press.

Hagestad, G. O. (1986). The aging society as a context for family life. *Daedalus, 115,* 119–139.

Hardy, M. A., & Shuey, K. (2000). Pension decisions in a changing economy: Gender, structure, and choice. *Journal of Gerontology: Social Sciences, 55B,* S271–S277.

Harrington, C., Collier, E., & Burdin, A. (2005). Nursing. In E. B. Palmore, L. Branch, & D. K. Harris (Eds.), *Encyclopedia of ageism* (pp. 233–236). Binghamton, NY: Haworth Press.

Harris, D. K. (2005). Age norms. In E. B. Palmore, L. Branch, & D. K. Harris (Eds.), *Encyclopedia of ageism* (pp. 14–15). Binghamton, NY: Hayworth Press.

Hatch, S. L. (2005). Conceptualizing and identifying cumulative adversity and protective resources: Implications for understanding health inequalities. *Journals of Gerontology: Series B, 60B* (Special Issue), 130–134.

Hayward, M. D. (2005). Commentary: What happened to America's elderly population? In K. W. Schaie & G. Elder (Eds.), *Historical influences on lives and aging* (pp. 35–42). New York: Springer.

Hays, J. C. D., Hays, R. B., & Hays, C. B. (2005). Ageism in the Bible. In E. B. Palmore, L. Branch, & D. K. Harris (Eds.), *Encyclopedia of ageism* (pp. 20–25). New York: Haworth Press.

Hendricks, J., & Hendricks, C. D. (1977). The age old question of old age: Was it really so much better back when? *Journal of Aging and Human Development, 8,* 139–154.

Herd, P. (2005). Ensuring a minimum: Social Security reform and women. *Gerontologist, 45,* 12–25.

Hesketh, T., Lu, L., & Xing, Z. W. (2005). The effect of China's one-child family policy after 25 years. *New England Journal of Medicine, 353*(11), 1171–1177.

Hilt, M., & Lipschultz, J. H. (2005). *Mass media, an aging population, and the baby boomers.* Mahwah, NJ: Lawrence Erlbaum Associates.

Hooker, K., & McAdams, D. P. (2003). Personality reconsidered: A new agenda for aging research. *Journal of Gerontology: Psychological Sciences, 58B,* P296–P304.

Hudson, R. B. (1996). Social protection and services. In R. H. Binstock & L. K. George (Eds.), *Handbook of aging and the social sciences* (4th ed., pp. 446–466). San Diego, CA: Academic Press.

Hudson, R. B. (Ed.). (2005). *The new politics of old age policy.* Baltimore, MD: Johns Hopkins Press.

Hungerford, T. L. (2001). The economic consequences of widowhood on elderly women in the United States and Germany. *Gerontologist, 41,* 103–110.

Inglehart, R. (2002). Gender, aging, and subjective well-being. *International Journal of Comparative Sociology, 43*(3–5), 391–402.

Isaacowitz, D. M., & Smith, J. (2003). Positive and negative affect in very old age. *Journal of Gerontology: Psychological Sciences, 58B,* P143–P152.

Johnson, C. L., & Barer, B. M. (2002). Life course effects of early parental loss among very old African Americans. *Journal of Gerontology: Social Sciences, 57B,* S108–S116.

Johnson, R. W., Sambamoorthi, U., & Crystal, S. (1999). Gender differences in pension wealth: Estimates using provider data. *Gerontologist, 39,* 320–333.

Johnson, W., & Krueger, R. F. (2005). Predictors of physical health: Toward an integrated model of genetic and environmental antecedents. *Journals of Gerontology: Series B, 60B* (Special Issue I), 42–52.

Kahn, J. R., & Fazio, E. M. (2005). Economic status over the life course and racial disparities in health. *Journals of Gerontology: Series B, 60B* (Special Issue II), 76–84.

Kam, P. (2002). From disempowering to empowering: Changing the practice of social service professionals with older people. *Hallym International Journal of Aging, 4,* 161–183.

Kastenbaum, R., & Ross, B. (1975). Historical perspectives on care. In J. G. Howells (Ed.), *Modern Perspectives in the Psychiatry of Old Age* (pp. 421–449). New York: Brunner/Mazel.

Kennedy, J. F. (1963). Elderly Citizens of Our Nation, 88th congress, 1st session, House of Representatives. In Document No. 72. Washington, DC: Government Printing Office, p. 10.

Keyes, C. L. M. (2002). The exchange of emotional support with age and its relationship with emotional well-being by age. *Journal of Gerontology: Psychological Sciences, 57B,* P518–P525.

Kingston, E., & Herd, P. (2005). Reframing Social Security: Cures worse than the disease. In R. B. Hudson (Ed.), *The new politics of old age policy* (pp. 183–204). Baltimore, MD: Johns Hopkins Press.

Kinsella, K., & Velkoff, V. A. (2001). *An aging world: 2001.* Washington, DC: U.S. Census Bureau publication P95/01-1.

Krause, N. (1998). Neighborhood deterioration, religious coping, and changes in health during late life. *Gerontologist, 38,* 653–664.

Labouvie-Vief, G., Diehl, M., Tarnowski, A., & Shen, J. (2000). Age differences in adult personality: Findings from the United States and China. *Journal of Gerontology: Psychological Sciences, 55B,* P4–P17.

Landerman, L. R., Fillenbaum, G. G., Pieper, C. F., Maddox, G. L., Gold, D. T., & Guralnik, J. M. (1998). Private health insurance coverage and disability among older Americans. *Journal of Gerontology: Social Sciences, 53B,* S258–S266.

Lang, F. R., Staudinger, U. M., & Carstensen, L. L. (1998). Perspectives on socioemotional selectivity in late life: How personality and social context do (and do not) make a difference. *Journal of Gerontology: Psychological Sciences, 53B,* P21–P30.

Lee, J. S., & Frongillo, E. A. (2001). Factors associated with food insecurity among U.S. elderly persons: Importance of functional impairments. *Journal of Gerontology: Social Sciences, 56B,* S94–S99.

Lee, W. K. M. (2001). The feminization of poverty among the elderly population of Hong Kong. *Asian Journal of Women's Studies, 7*(3), 31–54.

Lee, Y. G. (2004). Financial status of older Americans aged 70 and above: A comparison of successive age cohorts. *Hallym International Journal of Aging, 6*(1), 37–55.

Leutz, W. (1999). Policy choices for Medicaid and Medicare waivers. *Gerontologist, 39,* 86–93.

Levine, C. (Ed.) (2004). *Always on call: When illness turns families into caregivers.* Nashville, TN: Vanderbilt University Press.

Li, L. W. (2005). Longitudinal changes in the amount of informal care among publicly paid home care recipients. *Gerontologist, 45,* 465–473.

Lichtenstein, M. J., Pruski, L. A., Marshall, C. E., Blalock, C. L., Murphy, D. L, Plaetke, R., & Lee, S. (2001). The *Positively Aging®* teaching materials improve middle school students' images of older people. *Gerontologist, 47,* 322–332.

Lima, J. C., & Allen, S. M. (2001). Targeting risk for unmet need: Not enough help versus no help at all. *Journal of Gerontology: Social Sciences, 56B,* S302–S310.

Litwin, H. (2005). Correlates of successful aging: Are they universal? *International Journal of Aging and Human Development, 61,* 313–333.

Logan, J. R., & Spitze, G. F. (1988). Suburbanization and public services for the aging. *Gerontologist, 28,* 644–647.

Luo, Y., & Waite, L. J. (2005). The impact of childhood and adult SES on physical, mental, and cognitive well-being in later life. *Journal of Gerontology: Social Sciences, 60B,* S93–S101.

Lysack, C. L., MacNeill, S. E., Neufeld, S. W., & Lichtenberg, P. A. (2002). Elderly inner city women who return home to live alone. *OTJR: Occupation, Participation, and Health, 22(2),* 59–69.

Martin, M., Grunendahl, M., & Martin, P. (2001). Age differences in stress, social resources, and well-being in middle and older age. *Journal of Gerontology: Psychological Sciences, 56B,* P214–P222.

Matthews, R. J., Smith, L. K., Hancock, R. M., Jagger, C., & Spiers, N. A. (2005). Socioeconomic factors associated with the onset of disability in older age: A longitudinal study of people aged 75 years and over. *Social Science & Medicine, 61,* 1567–1575.

McCulloch, B. J. (1995). The relationship of family proximity and social support to the mental health of older rural adults: The Appalachian context. *Journal of Aging Studies, 9,* 65–81.

McDonald, J., Quandt, S. A., Arcury, T. A., Bell, R. A., & Vitolins, M. Z. (2000). On their own: Nutritional self-management strategies of rural widowers. *Gerontologist, 40,* 480–491.

McHugh, K. E., & Larson-Keagy, E. M. (2005). These white walls: The dialectic of retirement communities. *Journal of Aging Studies, 12*(2), 241–256.

McMullin, J. A. (2000). Diversity and the state of sociological aging theory, *Gerontologist, 40,* 517–530.

Minkler, M., & Holstein, M. (2005). Successful aging. In E. B. Palmore, L. Branch, & D. K. Harris (Eds.), *Encyclopedia of ageism* (pp. 306–309). Binghamton, NY: Hayworth Press.

Mollenkopf, H., Kaspar, R., Mracellini, F., Ruoppila, I., Szeman, Z., Tacken, M., & Wahl, H. (2004). Quality of life in urban and rural areas of five European countries: Similarities and differences. *Hallym International Journal of Aging, 6*(1), 1–36.

Moody, H. (1986). The meaning of life and the meaning of old age. In T. R. Cole & S. Gadow (Eds.), *What does it mean to grow old?* (pp. 9–40). Durham: Duke University Press.

Mroczek, D. K., & Spiro, A. (2003). Modeling intraindividual change in personality traits: Findings from the normative aging study. *Journal of Gerontology: Psychological Sciences, 58B,* P153–P165.

National Center for Health Statistics, Data Warehouse on Trends in Health and Aging (2006). www.cdc.gov/nchs/agingact.htm. Accessed March 20, 2006.

National Institute of Neurological Disorders and Stroke. (2006). *Post-polio syndrome fact sheet.* www.ninds.nih.gov/disorders/post_polio/detail_post_polio.htm. Accessed February 6, 2006.

Neugarten, B. (1976). Adaptation and the life cycle. *Counseling Psychologist, 6,* 16–20.

Neugarten, B. (1978). The rise of the young-old. In R. Gross, B. Gross, & S. Seidman (Eds.), *The new old: Struggling for a decent aging* (pp. 47–63). Garden City, NJ: Doubleday Anchor.

Neumark, D. (2006). Age discrimination legislation in the United States. http://ideas.repec.org/a/oup/coecpo/v21y 2003i3p297-317.html Accessed February 22, 2008.

Nydegger, C. N. (1983). Family ties of the aged in cross-cultural perspective. *Gerontologist, 23,* 26–32.

Ofstedal, M. B., Chan, A., Chayovan, N., Chuang, Y., Perez, A., Mehta, K., & Hermalin, A. I. (2002). Policies and programs in place and under development. In A. I. Hermalin (Ed.), *The well-being of the elderly in Asia: A four country comparative study* (pp. 65–97). Ann Arbor: University of Michigan Press.

Olshansky, S. J., & Carnes, B. A. (2001). *The quest for immortality: Science at the frontiers of aging.* New York: Norton Press.

Palmore, E. (2001). The ageism survey: First findings. *Gerontologist, 41,* 572–575.

Palmore, E. B. (2005). Biological definitions of aging. In E. B. Palmore, L. Branch, & D. K. Harris (Eds.), *Encyclopedia of ageism* (pp. 50–52). New York: Haworth Press.

Pinquart, M., & Sorensen, S. (2000). Influences of socioeconomic status, social network, and competency on subjective well-being in later life: A meta-analysis. *Psychology and Aging, 15,* 187–224.

Ragan, A. M., & Bowen, A. M. (2001). Improving attitudes regarding the elderly population: The effects of information and reinforcement for change. *Gerontologist, 41,* 511–515.

Reynolds, S. L., Crimmins, E. M., & Saito, Y. (1998). Cohort differences in disability and disease presence. *Gerontologist, 38,* 578–590.

Riley, J. C. (2001). *Rising life expectancy: A global history.* New York: Cambridge University Press.

Rowe, J., & Kahn, R. (1998). *Successful aging: The MacArthur Foundation study.* New York: Pantheon.

Rowles, G. D. (1991). Beyond performance: Being in place as a component of occupational therapy. *American Journal of Occupational Therapy, 45,* 265–271.

Rupp, K., Strand, A., & Davies, P. S. (2003). Poverty among elderly women: Assessing SSI options to strengthen Social Security reform. *Journal of Gerontology: Social Sciences, 58B,* S359–S368.

Ryff, C. D., & Singer, B. H. (2005). Social environments and the genetics of aging: Advancing knowledge of protective health mechanisms. *Journals of Gerontology: Series B, 60B* (Special Issue I), 12–23.

Sarkisian, C. A., Steers, W. N., Hays, R. D., & Mangione, C. M. (2005). Development of the 12-item Expectations Regarding Aging survey. *Gerontologist, 45,* 240–248.

Serow, W. J. (2001). Retirement migration counties in the Southeastern United States: Geographic, demographic, and economic correlates. *Gerontologist, 41,* 220–227.

Settersten, R. A. (2005). Linking the two ends of life: What gerontology can learn from childhood studies. *Journal of Gerontology: Social Sciences, 60B,* S173–S180.

Shahar, S. (1997). *Growing old in the middle ages: "Winter clothes us in shadow and pain."* New York: Routledge.

Sherman, S. R. (1997). Images of middle-aged and older women: Historical, cultural, and personal. In J. M. Coyle (Ed.), *Handbook on women and aging* (pp. 14–52). Westport, CT: Greenwood Press.

Shipp, K. M. (2005). Physical therapy. In E. B. Palmore, L. Branch, & D. K. Harris (Eds.), *Encyclopedia of ageism* (pp. 248–249). Binghamton, NY: Haworth Press.

Siegrist, J., von dem Knesebeck, O., & Pollack, C. E. (2004). Social productivity and well-being of older people: A sociological exploration. *Social Theory and Health, 2,* 1–17.

Silverstein, M., Angelelli, J. J., & Parrott, T. M. (2001). Changing attitudes toward aging policy in the United States during the 1980s and 1990s: A cohort analysis. *Journal of Gerontology: Social Sciences, 56B,* S36–S43.

Small, B. J., Hertzog, C., Hultsch, D. F., & Dixon, R. A. (2003). Stability and change in adult personality over 6 years: Findings from the Victoria longitudinal study. *Journal of Gerontology: Psychological Sciences, 58B,* P166–P176.

Smedley, B. D., Stith, A. Y., & Nelson, A. R. (2003). *Unequal treatment: Confronting racial and ethnic disparities in healthcare.* Washington, DC: National Academies Press.

Snowdon, D. (2001). *Aging with grace: Leading longer, healthier, and more meaningful lives.* New York: Bantam Books.

Sokolovsky, J. (1997). Culture, aging and context. In J. Sokolovsky (Ed.), *The cultural context of aging: Worldwide perspectives* (2nd ed., pp. 1–15). Westport, CT: Bergin & Garvey.

Spector, W. D., Cohen, J. W., & Pesis-Katz, I. (2004). Home care before and after the Balanced Budget Act of 1997: Shifts in financing and services. *Gerontologist, 44,* 39–47.

Stallmann, J. I., Deller, S. C., & Shields, M. (1999). The economic and fiscal impact of aging retirees on a small rural region. *Gerontologist, 39,* 599–610.

Starkloff, C. (2001). A consumer's perspective on aging: Challenges for independent living. *Rehabilitation Education, 15,* 439–444.

Statutory Instrument 2006 No. 1031 (2006). The Employment Equality (Age) Regulations 2006. http://www.opsi.gov.uk/si/si2006/20061031.htm#3. Accessed February 22, 2008.

Sterns, P. N. (1980). Old women: Some historical observations. *Journal of Family History 5,* 44–57.

Steverink, N., Westerhof, G. J., Bode, C., & Dittmann-Kohli, F. (2001). The personal experience of aging, individual resources, and subjective well-being. *Journal of Gerontology: Psychological Sciences, 56B,* P364–P373.

Stoller, E. P., & Longino, C. F. (2001). "Going home" or "leaving home"? The impact of person and place ties on anticipated counterstream migration. *Gerontologist, 41,* 96–102.

Talamantes, M. A., Cornell, J., Espino, D. V., Lichtenstein, M. J., & Hazuda, H. P. (1996). SES and ethnic differences in perceived caregiver availability among young-old Mexican Americans and non-Hispanic whites. *Gerontologist, 36,* 88–99.

Taylor, D. H., Sloan, F. A., & Norton, E. C. (1999). Formation of trusts and spend down to Medicaid. *Journal of Gerontology: Social Sciences, 54B,* S194–S201.

Townsend, E. (1999). Enabling occupation in the 21st century: Making good intentions a reality. *Australian Occupational Therapy Journal, 46,* 147–159.

Turrell, G., Lynch, J. W., Kaplan, G. A., Everson, S. A., Helkala, E., Kauhanen, J., & Salonen, J. T. (2002). Socioeconomic positions across the lifecourse and cognitive function in late middle age. *Journal of Gerontology: Social Sciences, 57B,* S43–S51.

Uhlenberg, P. (2000). Essays on age integration: Introduction: Why study age integration? *Gerontologist, 40,* 261–308.

U.S. Census Bureau. (2001). Introduction. In *An aging world: 2001* (pp. i–iv). Washington, DC: Author.

Velkoff, V. A., He, W., Sengupta, M., & DeBarros, K. A. (2006). *65+ in the United States: 2005.* Washington, DC: U.S. Census Bureau.

Vinovskis, M. A. (2005). Historical changes and the American life course. In K. W. Schaie & G. Elder (Eds.), *Historical influences on lives and aging* (pp. 1–21). New York: Springer.

Waidman, T. A., & Liu, K. (2000). Disability trends among elderly persons and implications for the future. *Journal of Gerontology: Social Sciences, 55B,* S298–S307.

Weiss, M. J. (May 1, 2003). GREAT expectations—Baby Boomer wealth forecasts wilt. LookSmart. www.findarticles.com/p/articles/mi_m4021/is_4_25/ai_100751507/print. Accessed January 17, 2006.

Westerhof, G. J., & Barrett, A. E. (2005). Age identity and subjective well-being: A comparison of the United States and Germany. *Journal of Gerontology: Social Sciences, 60B,* S129–S136.

Westerman, J. W., & Sundali, J. (2005). The transformation of employee pensions in the United States: Through the looking glass of organizational behavior. *Journal of Organizational Behavior, 26,* 99–103.

White House Conference on Aging. (2005). *The booming dynamics of aging: From awareness to action.* www.whcoa.gov/press/05_Report_1.pdf. Accessed September 29, 2006.

Whiteford, G. (2000). Occupational deprivation: Global challenge in the new millennium. *British Journal of Occupational Therapy, 63,* 200–204.

Wolf, D. A., & Longino, C. F. (2005). Our "increasingly mobile society"? The curious persistence of a false belief. *Gerontologist, 45,* 5–11.

World Population Prospects, The 1998 Revision, Volume II: Sex and Age (2003). The Population Division, Department of Economic and Social Affairs. United Nations Secretariat. www.un.org/esa/.socdev/ageing/ageing/agewpop1.htm. Accessed February 22, 2008.

Wray, L. A., Alwin, D. F., & McCammon, R. J. (2005). Social status and risky health behaviors: Results from the Health and Retirement Study. *Journals of Gerontology: Series B, 60B* (Special Issue II), 85–92.

Wray, L. A., & Blaum, C. S. (2001). Explaining the role of sex on disability: A population-based study. *Gerontologist, 41,* 499–510.

Yang, Z., Norton, E. C., & Stearns, S. C. (2003). Longevity and health care expenditures: The real reasons older people spend more. *Journal of Gerontology: Social Sciences, 58B,* S2–S10.

Zebrowitz, L. A. (2003). Aging stereotypes—internalization or inoculation? A commentary. *Journal of Gerontology, Psychological Sciences, 58B,* P214–P215.

Zick, C. D., & Holden, K. (2000). An assessment of the wealth holdings of recent widows. *Journal of Gerontology: Social Sciences, 55B,* S90–S97.

제 2 장

노화이론: 작업치료사와 물리치료사를 위한 여러 전문분야적 접근

Theories of Aging: A Multidisciplinary Review for Occupational and Physical Therapists

"모든 답을 아는 것보다 의문을 가지는 것이 더 낫다."

James Thurber

목 적(OBJECTIVES)

이 장을 읽고 난 후, 독자는 다음을 할 수 있게 될 것이다:

1. 다양한 노화이론을 이해한다.
2. 다양한 노화의 생물학적 이론을 설명한다.
3. 노화의 정신심리학적 이론을 설명한다.
4. 노화의 사회적 이론을 설명한다.
5. 노인 중재를 위한 접근에서 노화 이론의 중요성을 설명한다.

Mrs. Arthur는 73세 미망인으로 외모는 90세 할머니 같다. 머리는 새하얗고 피부는 주름졌다. 그녀는 다리를 벌리고 천천히 걸으며, 대부분의 시간을 아파트에서 혼자 보내며 무료한 삶에 대해 가족과 친구들에게 하소연하였다.

Mr. Morales는 76세 유부남으로 나이보다 훨씬 더 젊어 보였다. 머리도 새지 않았고, 피부도 젊어 보였다. 그는 아픈 부인을 돌보고 있고, 아들의 도움도 좋은 편이다. 그는 친구가 많고, 취미로 포켓볼과 도미노게임을 즐기고, 스페인계 노인센터까지 자주 친구와 드라이브를 한다. 그는 춤추는 것을 좋아하고 삶이 즐겁다고 한다.

두 이야기의 차이점은 무엇인가? 왜 어떤 사람은 잘 늙어가고 있다고 느끼고, 또 어떤 사람들은 노후를 불행하다고 느끼는 것일까? 이것은 중요한 질문이고 해답을 위해서는 과학적인 이론이 요구된다. 왜 우리는 늙는가? 노화의 자연스러운 과정은 무엇이고 변화의 과정은 어떻게 되는가?

우리는 어떻게 하면 더 건강하게 살고 삶을 풍요롭게 할 수 있는가? 어떻게 하면 노인의 잠재력을 더 많이 촉발시킬 수 있는가? 왜 누군가는 잘 늙고, 누군가는 그렇지 못한가? 왜 누군가는 60세인데 80세처럼 보이고 누군가는 80세인데 60세처럼 보이는가?

이것은 중요한 질문이고 이 대답을 위해서는 과학적 이론이 필요하다. *이론*은 경험적 조사 및 연구에 의해 관찰된 내용에 의해 설명된다. *노화이론(theory of aging)*은 나이와 관련된 변화가 어떻게 일어나고 왜 발생하는지 알아보기 위해서 노화와 관련된 증상이나 장애가 무엇인지 알아본다. 이론의 필요성은 생물의학적 관점에서 가장 뚜렷하고, 치료는 원인과 효과에 대한 실험연구 과정 끝에 나타난다. 그러나 이론은 심리적 사회적 관점에서도 똑같이 중요하다. 사회적 관점에서 빠른 고령화 속도는 정책 수립에 영향을 미친다. 세계 모든 나라에서 노인인구의 비율이 급격하게 증가하고 있고 이들은 보호를 필요로 하고 있다. 노년학은 과학자, 전문가, 정책이 모두가 함께 고려해야 하는 문제이다.

무엇을 설명하기 원하는가?

노년학자들은 노화현상을 이해하고 분석하기 위해 3가지 추세에 초점을 맞추고 있다.

첫 번째는 나이듦과 관련된다. 노령인구는 평균기대수명과 현재의 나이에 의해 기대여명이 예측된다. 최근 10년 동안 노령화 연구는 노인인구의 기능적인 문제점에 초점이 맞추어졌고, 독립적으로 살기 위한 방책이나 의학적 장애와 같은 용어를 보여준다.

두 번째 초점은 노화를 발달과정과 관련지어 살펴보는 것이다. 중요한 관점은 수명기간 동안에 축적된 상황과 문제점들이다.

세 번째는 각 인종이나 문화에서 나타나는 구조적이고 행동적 특성과 같은 부분을 노화연구에 포함한다. 사회적 노령화는 사회적 구성원이 어떻게 만들어지고 나이와 관련된 패턴(출생, 사회화, 역할전환, 은퇴, 죽음)에 대한 변화된 관점에 초점을 둔다. 비록 이러한 3가지 관점이 포커스와 연구에서 완전히 다르다 할지라도 노령화 연구와 수행(practice)에서 상호관계를 가진다.

사회적 노화의 새로운 문제 (The New Problem of Societal Aging)

인구 고령화와 비생산 인구의 비율이 빠르게 증가하고 있다. 1장에서 설명한 것과 같이 다음 반세기 동안에 이로 인한 경제적 문제가 주요 과제로 대두될 것이다. 이와 마찬가지로 가족을 대신할 사회기관도 중요해질 것이다. 누가 사회적으로 급격하게 증가하고 있는 노인인구들을 관리할 것인가? 정부에서 해야 할 것인가? 노인들 스스로? 가족? 개인 보험에서? 20세기가 시작되면서 지난 30년 동안 가장 중요한 문제로 대두된 부분이다.

수명연장(Extension of The Life Course)

20세기 평균수명의 뚜렷한 증가는 놀랍다. 전형적으로 개인에게 기대되는 수명과 사회적으로 기대되는 수명이 모두 연장되었다. 19세기 비해 모든 세대의 평균 수명이 모두 증가했다.

인구구조 변화 (Changes in the Age Structures of Nations)

장수 인구의 증가는 사회 구조를 변화시켰다. 개발도상국에서 80세 이상의 인구가 전체 인구에서 차지하는 비율이 빠르게 증가하고 있다. 같은 시기에 개발도상국의 출생률은 급감했다. 경제적으로 발전한 많은 나라는 전체 인구 중 80세 이상의 인구가 빠르게 증가하고 있고, 출산율은 폭락하였다. 또한 유럽의 몇몇 나라와 마찬가지로 일본은 인구수가 감소하기 시작하였다.

가족구조와 관계에서의 변화

오늘날의 가족은 50년 전과 다른 양상을 보인다. 많은 가정의 구조는 전 세대를 포함하게 되었다. 이러한 차이는 수명 연장의 결과이다. 이러한 가정구조의 현상의 결과 이혼율이 현저하게 높아졌고, 편부모 가정에서 자라는 아이들이 발생하였다. 따라서 정책구조 및 각자의 역할도 변화했다.

행정적 기대와 의무에서의 변화

20세기 들어 산업화되면서 국민의 복지와 안녕(well-being)에 대한 정부의 책임이 증가되었지만, 이러한 추세는 서서히 일어나거나 반대로 복지비용을 줄이는 효과를 만들었다.

노년학에서 이론의 최신 경향 (The Current State of Theory in Gerontology)

미국에서 노년학은 2차세계대전을 기점으로 생물학, 정신학, 인간 발달학에 기초해서 발달했다. 이때부터 노년학자들은 학문적 과학적으로 폭넓게 노년에 대해서 정의하기 시작했다(Achenbaum, 1987). 노화는 현대 과학이 직면한 가장 복잡한 문제 중 하나이다(Birren, 1999). 노화의 광범위한 현상과 과정을 이해하고 설명하기 위해 생물학, 심리학, 사회과학, 생물의학의 과학적인 통찰력이 요구된다. 오랜 기간 동안 인류학, 인구통계학, 경제학, 역학(전염병학), 역사학, 미술학, 정치과학, 사회사업과 같은 많은 전문분야들이 노인에 관한 영역으로 확대했다.

수십 년 동안 노년학은 과학적 뒷받침을 하려고 노력했다(Achenbaum, 1995; Treon, 2003). 과학적 이론은 자연의 다양한 변화는 과학적 배경에서 현상을 설명하기 위한 기본적인 우선 순위와 과정을 가지며 지식은 다양한 가치를 가지고 실제의 세계를 나타내기도 하고 변화시키기도 한다고 전제한다(Turner, 2003).

이론을 정립하는 과정은 관찰과 추론을 포함한다. 과학자는 일반적인 개념을 정의하고 개념들 간의 우선 순위를 논리적으로 정리하는 것부터 시작한다. 개념은 경험적인 현상을 조작적 정의를 통해 정리하고 가설을 세우고 경험적인 관찰과 검사를 통해 정립한다. 일반적 이론은 조사자의 일반적인 현상과 자연스러운 행동을 진술하고 논리적으로 풀어간다(Turner, 2003; Wallace & Wolf, 1991). 따라서 이러한 이론은 환경을 조작하고 정의하고 예측하는 데 유용하다.

노화의 생물학적 이론 (Biological Theories of Aging)

생물학적 이론은 유기체, 분자, 세포수준에서 노화과정을 설명한다. 생물학적 노화의 이론을 정의하는 대신 단순한 원인, 기전, 쇠약과 관련된 기초 지식과 같은 다양한 세부 이론도 반영해야 한다. 노화의 생물학적 이론은 신체기능(physical function)을 유지하지 못하게 되는 동안에 그림 2-1의 여자처럼 구부러지기 쉬운 이유에 대해서 설명할 수 있다. 생물학적 이론의 대부분은 **추계이론(stochastic theories), 프로그램이론(발달-유전자)**의 두 가지 일반적인 범주 중 하나로 분류된다(Cristofalo, Tresini, Francis, & Volker, 1999; Troen, 2003). 과거 10년 동안 넘쳐나는 쇠약이론은 노화가 어떻게 왜 생기는지에 대해서 설명했다. 이러한 이론은 ICF(WHO, 2001)에서 분류된 신체와 신체기능에 초점을 맞추거나 클라이언트의 요소나 수행기술과 같은 작업치료 이론의 틀(Occupational Therapy Practice Framework: AOTA, 2002)에서 설명된다. 표 2-1은 생물학적 노화에 관해 요약한 내용이다.

축적이론(Stochastic Theories)

이 이론은 환경으로부터의 "외상(insults)"의 축적물의 결과로 노화를 설명한다. 가장 잘 알려진

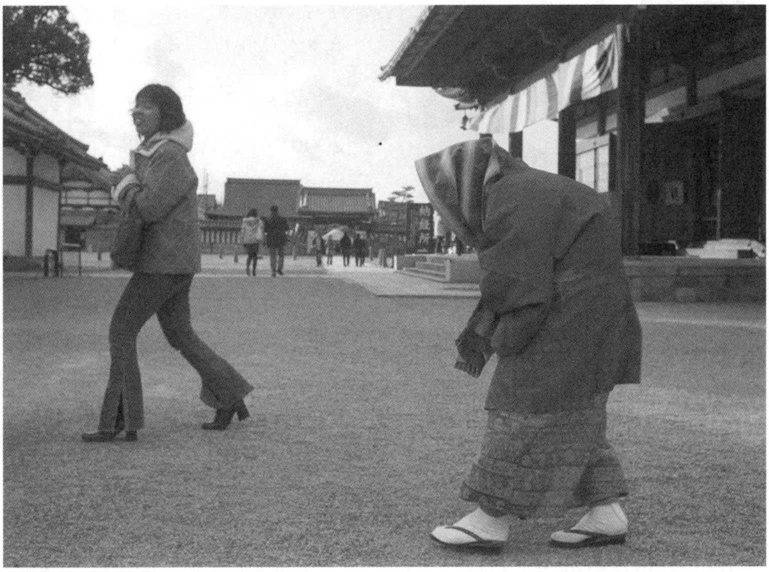

그림 2-1 노인이 어떻게 입고 무엇을 하는지에 영향을 미치는 문화적 요소.
(Copyright © 2007 Jeffrey M. Levine.)

것은 *체세포 변이이론(somatic mutation theory)*으로 이것은 방사선 노출과 손상 연구의 결과로써 2차세계대전 후에 두드러졌다. 변형이론(유전자 손상)은 기능적인 실패를 제공하고 마침내 죽게 되는데, 이것은 비정상적인 세포나 돌연변이 세포가 노화를 유발한다는 것이다. Cristofalo (1996)는 이 이론이 정상적인 노화의 과정을 설명하기 위해 수명이 짧은 상황에 대한 설명을 할 수 없다고 반박한다. 또 다른 설명은 오류 *참사이론(유전자 오류이론, error catastrophe theory)*으로 이것은 단백질 합성오류로 무수한 세포과정이 불규칙해지고 세포기능이 손상된다는 것이다 (Cristofalo et al., 1999).

표 2-1 생물학적 노화

축적이론	노화예정설	유전자 손상으로 인해 기능적 실패와 사망을 이끌어냄
	유해물질축적설	단백질 합성에 장애가 생기고 그것이 문제로 발전되어 노화가 일어남.
발달학적-유전	내분비	뉴런과 호르몬에서 기능적 쇠퇴
	면역	면역계의 기능적 쇠퇴
	유리기	화학적 물질을 만들어 세포조직 장해
	칼로리 제한	조직의 손상을 일으키는 과도한 칼로리
세포노화	세포-세포 혼성화	조직적 변화를 반영하는 세포단위의 변화를 포함
	성장요소의 신호적 변화	
	DNA 복제	
진화	돌연변이 누적	유전자 오류/노화에 따라 장기간 누적
	적대적 다형질 발현	노화에 따라 해로운 유전자 축적
	체세포 마모설	체세포는 정해진 기간 사용되고 사용 가능한 기간이 짧음
신경심리학적	정상과정	노화로 인해 인지적 변화
	정상적인 퇴행과정	손상과 일반화감소로 인한 결과로 인지적 변화

발달적 유전이론
(Development-Genetic Theories)

수명은 유전자에 의해 제어되고 있으며 노화는 이미 유전자 내에 프로그램화되어 있다는 가설이다. 발달적 유전이론의 3가지 범주는 경험에 의거한 지지를 받는다(Cristofalo et al., 1999; Troen, 2003). 첫 번째는 *신경내분비이론(neuroendocrine theories)*으로 뉴런에서 기능적인 감소를 받아들이고 노화과정은 가장 중요한 호르몬과 연관된다(Finch & Seeman, 1999). 이것은 다양한 신호로부터 신경내분비조직의 반응소실에서 유기체의 노화와 관련된 증거로 생각할 수 있다. 두 번째 신경내분비 설명은 노화의 면역이론으로 자가면역질환에서 나이와 연관성에 의해서 나타나는 것처럼 나이와 감퇴의 충실도와 기능적 능력을 관찰하는 것에 기초를 둔다(Walford, 1969). 즉, 나이가 들어감에 따라 면역세포의 기능이 저하되고 자가항체의 생성이 증가되어 면역 반응에 이상이 생겨 노화가 일어난다

세 번째 신경내분비 설명은 *유리기 이론(free radical theory)*으로 Harman(1956)에 의해 최초로 제안되었고, 거의 모든 나이 변화는 세포 호흡 동안에 유리기 생산 동안에 일어난다(Frisard & Ravussin, 2006; Wolkow & Iser, 2006). 즉, 산화체나 과산화지질과 같은 유리 전자를 가지는 분자가 단백질, 핵산, 지방 등의 생체 구성 성분에 장애를 주어 세포기능을 저하시켜 노화를 일으킨다는 것이다(Sanz, Pamplona, & Barja, 2006). 칼로리 제한은 신진대사를 천천히 하고 산화적 손상을 줄인다고 제안하였다(Lenaz, Baracca, Fato, Genova, & Solaini, 2006; Terman & Brunk, 2006).

유리기 이론을 지지하는 몇 가지 근거로 산화스트레스를 줄이고 생명력을 늘리는 적응기전에서 찾을 수 있다(Yu & Chung, 2006). 예를 들면, 에스트로겐은 유리기 생산을 보호해주는 역할을 한다. 운동 역시 보호의 역할을 하고 세포의 염증반응을 줄이는 역할을 한다.

유리기 이론은 널리 받아들여지고 있다. Howes(2006)은 산화물질과 항산화물질에 대한 광범위한 연구를 시행했다. Linnane과 Eastwood(2006)은 산유리기 형성은 노화를 일으키고 생물학적 기능에 문제를 일으킨다는 결과를 발표했다.

삶의 기대여명과 대사와의 관계로 설명하기도 하는데 *칼로리 제한(caloric restriction)* 이론이다(Cristofalo et al., 1999; Ruggiero & Ferrucci, 2006; Sanz et al., 2006). 이 이론은 칼로리 제한이 대사 속도를 늦추고 산화손상을 감소시킨다. 이 이론은 적게 먹는 것이 수명을 연장시킬 뿐 아니라 건강하게 살 수 있다고 한다(Ruggiero & Ferrucci, 2006). 총 칼로리와의 관계에 대해서 명확하게 설명하지는 않지만 단백질 섭취와 칼로리를 감소시키라고 한다.

그러므로, 비록 노화의 이론일지라도 어떻게 노화가 일어나는지에 관한 근거를 제공하고 이러한 이론은 Ponce de Leon' s의 fontaine 발견으로 증명되지 못했다. 그러므로 계속 논의되고 있는데 노화의 주요 원인에 대해 결정적인 근거를 찾고자 한다.

세포적 노화이론
(Theories of Cellular Aging)

첫 번째 관점은 노화의 일반적 분석이 세포와 세포 교배에 중점을 둔 것이고, 두 번째는 성장요소 신화변환에서 분석하는 단계와 연관된다(Cristofalo, 1996). 또 DNA 복제와 기전과 같은 telomere shortening에 초점을 둔 세포적 수준을 연구하는 세 영역이다. 이것은 드라마틱하게 복제를 단축시킨다. 세포-세포 혼성화(cell-cell hybridization)는 이 모든 이론이 세포적 수준에서 기관적 변화에 영향을 줌으로써 설명한다. 두 번째는 신호 형질도입의 단계에서 분석하는 것이다. 최

근에는 세 번째인 세포수준에서 DNA 복제와 관련해서 설명한다.

진화이론(Evolutionary Theories)

Martin(2003)은 노화가 발생하는 이유에 관해 과거 20년 동안 생물학적 노화에 관한 이론이 유일하다고 주장했다. 발전적-유전적 접근법의 성취는 진화를 통한 노화기전의 "선택"에 대한 생각이다. 이 이론은 회의론자들에 의해 주장되고 발달의 과정에서 일어나는 시나리오와 궤적에 따라 노화가 일어난다는 것이다(Cristofalo, 1996). 진화이론은 노화뿐만 아니라 생애주기를 설명한다(Harman, 2006; Kirkwood, 2001). 노화의 진화적인 설명은 3가지 중요한 이론에서 근거한다(Medawar, 1952). 노화는 나이에 따라 힘의 감소로 인한 불가피한 결과이다. 즉, 재생산이 지연되면서 나타나는 노화가 해로운 유전자의 축적과 관련된다. 변형누적이론은 유전, 지연반응, 해로운 물질들이 신체에 축적되는 것을 말한다. 두 번째 노화의 진화 이론은 적대적 다형질 발현이론은 반응지연된 해로운 유전자 축적이 초기 삶에서 어떤 이익을 가질 수 있는지 모으는 것이다(Williams, 1957). 즉, 이론은 유전자가 초기 삶에는 좋은 영향을 미치나 나이가 들면서 나쁜 영향을 미친다는 것이다. 세 번째는 마모설(임시 체세포 이론)이다(Kirkwood, 2001). 이것은 신체세포 내구력에서 제한된 투자에 의한 과정을 말한다. 왜냐하면 이러한 세포는 사용할 수 있는 기간이 짧기 때문이다. 체세포는 신체를 이루고 세포가 재생산될 수 있는 기간이 있다. 이러한 예측에서 노하는 재생산 기능이 떨어지면 신체를 유지하는 기능이 저하된다는 것이다.

노화의 신경심리학적 이론 (Neurosychological Theories of Aging)

신경학, 생리학, 심리학, 신경심리학과 노화는 과학적 조사, 임상적 평가, 나이와 관련된 치료의 발전 등은 뇌와 관련된 기능을 분석하면서이다. 신경심리학의 현대적 이론과 노화는 뇌 기능에서 대표적으로 나이와 관련된 것과 신경퇴행성변화와는 구별된다.

전형적으로 나이와 관련된 변화이론

노화와 관련된 인지적 기능의 주요 2가지 변화는 다음과 같다. (1) 전전두엽에서의 변화 (2) 서술적 기억 형성 능력의 변화. 전전두엽은 실행기능, 집중, 작업기억을 포함한다(Woodruff-Pak & Papka, 1999). 신경학적 구조와 능력에 기반한 노화의 과정은 전두엽의 변화로 나타난다. 서술적 기억은 중심측두엽과 유두체의 기능과 관련된다. 이 곳은 기억을 조작하고 조직화하는 영역이다(예를 들면, "배우기 위한 노력"은 과제를 수행하는 것과는 다르다)(Woodruff-Pak & Papka, 1999). 기억은 뇌의 기능 중 중심측두엽과 관련되기 때문에 노화에 따라 신경병리학적으로 이 부분에 문제가 생기면 서술적 기억력에 문제를 나타낸다.

신경퇴행적 변화

인지기능에서 관찰할 수 있는 퇴행적 결손을 제공하는 신경병리학적 변화(neuropathological changes)는 나이와 관련된다(알츠하이머병, 파킨슨병, 헌팅톤, 간질, 크로이츠펠츠-야콥병). 알츠하이머병의 이론과 관련된 신경병리학적 기전은 유전적 성향을 가진다(Woodruff-Pak & Papka, 1999). 그리고 다양하게 존재하고 잠재적인 새로운 생화학적 치료도 있다. 이것은 콜린계(아세틸콜린)을 조절해서 뇌의 자극과 신호를 조절하는 것이다. 베타아밀로이드를 차단하는 것은 뇌의 염증을 감소시키는 효과가 있다(Walsh, 2004).

현재 노화의 신경심리학적 이론은 너무 비관적이다. 노인인구는 증가하고 있고 다양한 삶의 방

표 2-2 심리적 노화이론

생애주기		삶의 두 번째 반은 뚜렷한 개인차, 다방향성, 내면의 유동성으로 특징지어진다.
보상이론에서 선택적 최적화		심리적 행동적응 모델은 노년기의 적응발달의 기전에 관해 확인한다.
사회감정적인 선택적 이론		개인의 상호작용, 내적 흥미, 감정조절과 같은 것을 설명한다.
인지와 노화이론	원위 결정요인	개인의 인지에 영향을 미치는 것은 문화 환경적 요소이다.
	근위 결정요인	개인의 인지에 영향을 미치는 것은 개인의 내적 차이이다.
인격과 노화		노화로 인해 오랜 시간이 흘러도 인격은 잘 변하지 않는다.

식, 운동의 감소, 인지적 활동과 신경심리학적 변화를 위해 과일이나 야채를 먹는 것을 선택할 수 있다. 이것은 많은 연구를 통해서 효과를 입증하고 있다. 누구도 이러한 현상을 명확하게 설명할 수는 없지만, 노화와 관련된 복잡한 현상은 다양한 이론과 함께 나타난다.

심리적 노화 이론
(Psychological Theories of Aging)

노화의 심리학은 몇몇의 하위분야(인지발달, 인격발달, 사회성 발달)와 주요 영역(기억력, 학습, 감각, 지각, 심리언어, 사회심리, 운동기술, 심리측정, 발달심리)의 복잡한 분야이다(Balters, Freund, & Li, 2005). 전문가의 영역은 정해져 있지 않다. Schroots(1996)은 때때로 노화와 관련된 신경학적 이론을 심리사회적으로 연결시키려고 한다. 이것은 때때로 동물행동학, 행동유전학, 신경심리학과도 연결된다. 노화와 관련된 심리학적 이론은 개인의 행동, 영역 등에서 다양한 변화를 나타낸다. 이러한 노화와 관련된 생물학적 사회학적 이론은 노화이론의 심리학적 이론과 다르다. 심리학적 이론은 ICF(WHO, 2001) 정의에 더 많은 포커스를 맞추고 있는데 노인의 요소, 수행기술, 수행 패턴과 관련해서 작업치료 이론의 틀과 관련된다(AOTA, 2002). 표 2-2에서 심리학적 노화와 관련된 이론을 설명하고 있다.

생애주기 발달이론
(Life-Span Development Theory)

노화의 심리학에서 생애주기 발달이론은 생물학적이고 사회적으로 구성되어 있는 것처럼 개체발생론적 발달을 개념화하고, 발달론적 보편화와 개인 간에 일어나는 개별성(social class에서 유전적 차이)을 분명히 한다. 이러한 관점은 삶의 후반부에서 의미 있는 개인적 차이, 다양화, 개인 내적 가소성에 의해 특징지어지는 것을 제안한다. 생애주기발달 관점을 사용하면서 Baltes와 Smith(1999)는 개체발생적 생명주기에서 생물학과 문화 사이에서 역동적인 세 가지 조절 이론을 정의하였다. (1) 나이 감소에 유익한 점진적 선택, (2) 나이 증가에 따른 문화적 요구, (3) 나이 감소에 따른 문화적 효과. 이러한 관점은 역동적인 노화의 과정을 인간의 발달과 최적의 적응으로 도출되는 결과를 통해 적절한 표현을 나타내는 것이다. 진화이론은 학습에 근거하고 있다. Balter와 Smith(1999)는 감소, 제한, 결핍에서 긍정적인 변화를 찾아내는 것에 초점을 맞추고 있다.

보상이론에서 선택적 최적화(Selective Optimization with Compensation Theory)

이 이론은 세 가지 근본적인 메커니즘이나 전략을 정의한다(Balters & Smith, 1999): 보상이론에서의 선택적 최적화. 선택은 기능의 소수 분야를 위해 개인적 삶의 제한을 증가시키기 위해 제공된다(Baltes & Carstensen, 1996, 1999). 왜냐하면 적응적인 가능성의 범위에서 나이와 관련된 소실이 있기 때문이다. 심리적 행동적응 모델은 삶의 후반부에서 처리하는 적응발달을 위해 세 가지 근본적인 메커니즘을 정의한다(Schroots, 1996).

사회감정적인 선택적 이론
(Socioemotional Selectivity Theory)

이 이론은 Carstensen(1992)이 발달심리학으로부터 나온 보상이론에서의 선택적 최적화에서 나왔다. Bates와 Bales(1990)은 사회적 변화 이론을 설명하기 위해 노인들에게 사회적 연결망이 감소하는 것이 원인이라고 설명했다. 사회감정적인 선택 기전을 통해 개인은 어른, 아이들 또는 형제들과 같은 타인들과 감정을 교류하는 것이 감소한다고 한다. Gartensen(1992)의 이론에 의하면 발달 행동에 따라 선택적 상호작용을 설명할 수 있는데 이것은 나이가 들면서 타인과의 교류가 감소함을 나타낸다. 따라서 노인들의 이러한 변화를 인지하고 지지해야 한다. 상호작용에서 개인적인 선택을 상호적용을 위해 감정적 친밀감이 요구되는 내적 흥미에 기초한다. 마찬가지로 선택된 상호작용은 노인을 위한 감정적 지지가 성취에 영향을 준다.

인지와 노화이론
(Cognition and Aging Theories)

인지를 연구하는 사람은 인지능력 형태의 차이점을 이야기한다; 유전적-생물학적 결정요인을 반영하는 유동형 지능, 일반적인 지식과 사회문화적 요소를 반영하는 결정성 지능이 있다. 인지이론에 관한 주요현상은 나이와 관련하여 유동적 인지수행이 감소한다고 한다(학습, 기억, 유추, 공간 능력과 관련된 과제수행의 효율성)(Salthouse, 1999). 유동적 지능은 나이에 따라 저하되지만 결정성 지능은 나이가 들고 성장함에 따라 더욱 견고해진다. Salthouse(1999)는 결정성 인지를 안정시키는 것을 설명하는 뚜렷한 이론은 없다고 했다.

대부분의 이론은 유동인지와 노화의 관계를 원시적, 근시적으로 설명하고 있다(Salthouse, 1999). 원시적 결정요인은 인지 수행의 수준이 나이와 성별에 따라 영향을 받는다는 것이다. 원시적 설명의 하나는 사회와 문화적 환경의 변화를 강조하고 있다. 예를 들면, 교육 형태의 변화는 연령과 인지 기능의 관계를 설명한다(교육에 따라 많은 차이를 보이고 나이와 관련된 인지 기능의 차이의 정도는 작지만). 다른 원시적 설명은 사용하지 않음이다. 많은 연구에 의해 인지 기능을 사용하지 않음에 의한 저하를 설명하고 있다(Salthouse, 1999).

*나이 근시적 결정요인*에(*proximal determinant explanation*) 대한 설명은 유동적 인지가 특정한 기전을 포함하는 것과 달리 나이와 관련하여 설명한다:

- 전략기반 이론
  - 창의성이 부족한 노인은 젊은 사람들보다 유사한 역량을 가지고 명백한 전략을 사용하는 것이 적음.
  - 처리능력 결핍은 기초 기반의 차이에 대해 전략적 사용이 덜 함; 처리능력 부족 이론을 설명하는 결과 초래(Salthouse, 1999).
- 특정 결핍은 특정한 정보 처리 단계나 요소의 효율성에서 나이의 차이를 나타냄.
- 처리자원 감소는 인지 조작이나 처리의 효율성 감소를 나이와 연관해서 가정함.

이러한 이론은 집중력, 작업 기억, 처리 속도와 같은 처리의 기반의 양적 감소를 노화와 연관지어 설명한다. 실험 연구에서 유추나 추상적 사고와 같은 고기능 인지 기능과 관련하여 처리 속도의 변화를 보여주고 있다(Salthouse, 1991). 처리 속도 감소 및 광범위한 기능 결핍은 다양한 과제에 영향을 미치게 된다(Salthouse, 1999; Schroots, 1996). 인지 변화는 7장에서 자세하게 다루게 된다.

인격과 노화이론
(Personality and Aging Theories)

인격과 노화의 이론은 생애 주기에 따라 인격의 안정성에 관해 초점을 맞추고 있다. 인격에서 나이와 관련된 변화는 2가지 분류로 설명된다. 첫 번째는 Erinson(1950)의 발달 단계에 맞춰 설명하는 것이다(성인기는 생산성 대 침체감, 노년기는 자아통합감 대 절망감). Levinson(1978)의 인지발달 단계 이론도 있다. "단계"이론이 근래에는 여러 부분에서 반박되고 있다. 두 번째는 인격 변화 이론으로 인격의 "주요 5가지" 요소에 기초한다(신경증, 외향성, 솔직함, 쾌활함, 성실함). 이러한 인격 이론은 변하지 않는 부분이 인생의 절반을 차지한다고 한다. 인격은 나이에 따라 비교적 일정한 경향을 가지고 있는데 이것은 자아, 목표, 가치, 대처 스타일, 조절 신념 등이 다양하고 잘 변하지 않기 때문이다(Baltes, & Smith, 1999). 노인의 자아와 인격에 관한 연구에서는 인격을 통합하고 건강과 사회적 상실을 하지 않게 잘사는 것을 강조하고 있다(Baltes, & Baltes, 1990; Baltes & Smith, 1999).

사회적 노화 이론
(Sociological Theories of Aging)

사회적 노화 이론은 노화의 발생 배경에서 고려된다. 즉, 노화를 참여에 초점을 맞춘다(WHO, 2001). 그리고 활동과 환경에서 요구하는 작업에 초점을 둔다(AOTA, 2002). 이 이론에서 중점을 두는 활동이 있다. 이것은 3장에서 더 자세하게 설명할 것이다. 경험적인 현상을 이해하고 설명하기 위해 중요한 몇 가지 이론들이 표 2-3에 나타나 있다.

사회적 노화를 설명하기 위한 역사적 기반(Historical Foundation of Explanations in Social Gerontology)

노년학자들은 이론을 정립하는 데 지능과의 관계를 조사했다. 노화에 관한 초기 연구에서 Hall (1992), Cowdry(1939), Linton(1942), Parsons (1942)와 Havighurst(1943)는 노년학의 기초를 세우기 위해 경험학적 연구를 했다. 이러한 연구자들의 노력에 의해 4가지 이론이 만들어졌다. 첫째가 사회적 노화이론(Bengton, Burgess, & Parrott, 1997)에서 4가지 이론은; 해방이론 (Cumming & Henry, 1961), 활동이론(Lemon, Bengtson, & Peterson, 1972), 근대화이론 (Cowgill & Holmes, 1974) 하부문화이론(Rose, 1964)이다. 해방이론(Cumming & Henry, 1961)을 가장 명쾌하게 설명하는 것은 노화와 관

표 2-3 사회적 노화이론

인생행로	전 생애에 걸친 기대되는 정상적인 변화에 초점
사회교환	노인을 포함한 개인은 타인과의 상호작용에서 그들의 필요에 의해 상호적으로 일어남
사회구조자	개인기관과 사회적 행동은 사회의 큰 구조속에서 이해되고 노화의 의미있는 경험과 관련됨
노화페미니스트	생애주기 동안 사회적 삶에서 성에 따른 역할에 초점
노화의 정치 경제적 관점	경제적 정치적 힘에 의해 노인을 이해하고 이들의 상태가 바뀐다는 것
노화의 비판적 관점	노화를 이해하기 위해서는 다면적이고 전인적인 구조 내에서 파악

련하여 서로 사람의 필연적인 죽음에 순응해서 틀어 박혀 있는 개인의 필연적인 과정 및 사회적인 구조로부터 해방된다는 것이다. 구조적-기능적 이론으로부터 노화의 일반적 이론이 정리된다(Achenbaum & Bentson, 1994). 그러나 이 제안은 대부분 비판받았다(Hochschild, 1975). 이론은 미시적, 거시적 관점에서 변화하고 이는 정보와 이것의 타당성 일반화와 관계된다. 많은 노인들이 해방감을 나타내더라도 이는 활동이나 사회적 연결로부터 위축을 의미하기도 한다. 1970년에서 1985년까지 두 번째 시기로 많은 새로운 이론들이 생겼다. 연속성 이론(Atchley, 1993), 사회적통념와해이론(Kuypers & Bengtson, 1973). 정치적, 경제학적 관점(Estes, Gerard, Jones, & Swan, 1984). 1980년대부터 많은 이론들이 생겨났다. 이는 사회노년학을 발달시켰다.

인생행로 관점
(The life Course Perspective)

이 관점은 오늘날 사회 노년학에서 가장 널리 인용되는 이론적인 틀이다. 이 이론을 주장하는 사람들은 노인의 현재 상황을 이해하고 인생행로를 통해 주요 사회적 지위와 사회적 힘과 관련된다(George, 1996). 인생행로 이론은 논쟁의 대상이긴 하지만, 사회적 정신적으로 거시적, 미시적으로 분석했다는 점은 인정받는다. 연구자는 이 이론에 대해 다음과 같이 설명한다.

1. 역동적, 환경적, 절차적인 자연스러운 노화
2. 나이와 관련된 전환과 궤도
3. 사회적 배경, 문화적 의미, 사회적 구조와 위치는 어떻게 노화하는지와 관련
4. 사회적 그룹뿐만 아니라 개인을 위해 노화의 과정에 대한 시간, 기간 연구(Bengtson & Allen, 1993; Elder, 1992 & Johnson, 2002)

이러한 다각적 접근은 사회적, 정신적, 인류적, 역사적으로 사회적 문화적 요소를 강조하고 그림 2-1처럼 노화에 문화의 많은 부분을 반영한다. 인생행로 접근은 역동적이고 삶의 주기를 반영한다(Dannefer & Sell, 1988). 연구를 통해 실증적인 분석이나 새로운 방법학적 접근을 통해 이론을 더욱 발전시켜야 한다(Alwin & Campbell, 2001).

사회교환이론(Social Exchange Theory)

미시적 단계 이론에서 사회적 노화와 관련된 최근 많은 연구들이 나오고 있다. 특히 사회적 지지와 전환에 초점을 맞춘 연구가 많다. Dowd (1975)의 노화에 따른 사회적 교환 이론 연구는 Homans (1961)와 Blau(1964)가 발표한 사회적 공식을 바탕으로 한다. 노인을 포함하고 타인과 상호작용하는 것에 대해 합리적인 선택을 하는 것은 그들의 요구와 상호적인 규범에 기초한다. 미시적 수준 이론은 노화의 사회학에서 최근 연구에 많이 유용하고, 특히 세대 사이의 사회적 지지와 전환에 초점을 맞춘다. 노화에 적용된 관점은 나이가 들면서 동반되는 자원과 기술, 역할전환의 결과와 같은 나이에 따른 행동변화와 개인적 차이를 위한 설명을 시도한다. 사회적 교환이 이득에 의해서 지속되며 사회적 이득은 만족도와 보상이다(Hendricks, 1995). 노인기는 사회적 상호작용에서 발생하는 이득이 감소하고 건강, 대인관계, 수입, 권력의 원천이 감소하고 사회 내 상호작용이 감소함으로써 단절이 일어난다는 이론이다. 다양한 행동(부모와 자식 또는 노인과 젊은이)은 이 가정의 주요 골자이다. 각 변화는 상호작용하고 요구되는 행동은 같지 않다. 다음은 나이가 들수록 행동이 변화하는 것이 더 경제적이라는 것이다. 이러한 이론적 접근은 변화를 가정하고 이는 우리에게 노화에 따라 각각의 가치를 동등하게 한다.

사회구조자 관점
(Social Constructionist Perspectives)

사회의 큰 구조 내에서 각각의 단체와 사회적 행동에 초점을 두고, 나이에 대한 주관적인 의미와 노화경험에 초점을 둔다. 이 이론은 사회과학(상징적인 상호영향론(Mead, 1934), 현상학(Berger & Luckmann, 1966), 민족방법론(Grarfinkel, 1967)에서 미시적 수준 분석의 긴 전통으로부터 도출한 것이다. 해석적 또는 해설적 방법의 사용은 사회구조적 관점, 개인적 대행과 사회적 행동을 사회적 큰 구조 내에서 노화의 의미와 경험을 분석한다. 이러한 전통에 종사하는 연구자들은 이해에서 흥미를 강조하고 사회정의와 사회구조에 의해 영향을 받는 노화의 개인적 관점은 설명하지 않는다. 예를 들면, Gubrium(1993)의 연구에 의하면 집에서 관리를 받는 질과 요양원(nursing home)에서 관리를 받는 질의 차이는 개인의 경험에 따라 좌우된다는 것이다. 이러한 의미는 삶의 구술적인 분석을 통해 이뤄지고 이것을 양적 연구를 통해 측정하기는 어렵다.

노화의 페미니스트 이론
(Feminist Theories of Aging)

페미니스트 노인학은 성별을 우선으로 하고, 불공평한 방법에서 노화의 경험을 의미 있게 변화할 수 있는 생애 쪽으로 사회적 삶을 위한 원칙을 조직한다. 이러한 관점은 노인 여성과 남성의 삶에서 어떻게 가능한지 도전한다(Calasanti, 1999; McMullen, 1995). 이러한 이론은 노인의 삶에서 어떻게 기능하는지에 관해 지식을 제공한다. 최근 노화의 이론과 모델에서 요양 요구, 인종, 윤리 등에 관한 노화의 배경에서 여성의 경험이 영향을 미치고 있는데 이러한 성별의 관계에 관한 연구는 충분하지 않다(Blieszner, 1993; Calasanti, 1999; Ray, 1996). 거시적 분석은 노화의 페미니스트 이론과 정치 경제적인 관점과 결합하여 물질, 건강, 요양 자원과 같은 요소에서 남녀의 경험을 반영한다(Arer & Ginn, 1991). 예를 들면, 페미니스트 연구자는 빈곤과 관련하여 높은 비율을 차지하는 원인을 이데올로기 등과 같은 부분에서 찾으려고 한다. 페미니스트의 관점에서 가족 요양은 구조적으로 여성에게 요구되고 그에 관한 보상은 이루어지지 않았다(Stroller, 1993). 미시적 수준에서 페미니스트 관점은 사회구성주의 접근에 영향을 줄 수 있는 사회적 요구 환경을 평가한다.

노화의 정치경제적 관점
(Political Economy of Aging Perspective)

이 이론은 마르크스주의(Marx, 1967, 1867), 갈등이론(Simmel, 1904/ 1966), 비판이론(Habermas, 1971)에서 기원한다. 경제와 정치적 관점에서 설명하기 위해 사회적 자원이 어디에 위치하는지 얼마나 다양한지 노인의 위치가 어떠한지를 정치, 경제, 사회구조적 요소로 설명한다(Estes, 2001). 정치 경제적 관점에서 노화는 사회 경제적, 정치적 요소를 반영하고 힘을 잃거나 자율성이 없어지면서 노화가 일어난다는 것이다. 삶의 경험은 나이, 지위, 성별, 인정, 민족성에 따라 다르다. 이 구조적 요소는 경제적 정치적 선택의 기회를 다르게 하고 이는 노후의 삶에 영향을 미친다. 다른 관점으로는 정치경제적 노화는 사회생활과 정치를 통해 재생산되는 것들이 노후의 삶에 미치는 부정적인 요소를 파악하는 것이다(Bytheway, 2005).

노화의 비판적 관점
(Critical Perspectives of Aging)

노화의 인본주의적 차원뿐만 아니라 노화의 다양성과 강점을 강조하는 긍정적 모델을 만들기 위해 시도되는 구조적인 요소에 초점을 둔다. 비판적인 노년학은 두 가지 상반되는 패턴에서 발달되었다. 하나는 노화의 인본주의(Habermas, 1971; Horkheimer & Adorno, 1944) 차원에 초점을 두고, 다른 하나는 구조적 요소(Foucault, 1975)에 초점을 두었다(Baars, 1991). 비판적 노년학의 목표에 도달하기 위해서 연구자들은 나이와 노화의 사회적 관점을 평가하는 사회요구도와 사회행동, 힘의 주요 개념에 초점을 두었다. Moody(1993) 비판적 이론의 인본주의의 4가지 목표를 다음과 같이 가정했다: (1) 노화의 다각적인 주체와 해석, (2) 기술적 발전을 대신해 실행에 초점(실행적인 변화 포함), (3) 실행을 통해 학문과 전문가 연결, (4) 해방론적 지식 생산

비판적 노화의 두 번째 강조는 긍정적인 모델은 노화의 강점이 된다는 것으로 긍정적인 지식이 필요하다(Bengtson, Burgess, & Parrott, 1977). 비판적 노인학의 목표에 도달하기 위해 연구자는 권력, 사회적 행동, 사회적 의미에 초점을 맞춰서 나이와 노화의 사회적인 면을 연구해야 한다. 사회구조주의나, 페미니스트 이론과 비판적 관점은 사회 노인학 이론을 구성하고, 이는 사회학과 인본주의를 반영한다. 노인학자들 중 모든 관점에서 통찰력과 결합된 이론을 통해 노화에 대한 답을 찾으려고 하기도 한다. 같은 시기에 과학적 가정은 노인학 연구에 필요하다.

■ 요약(Summary)

이 장의 목적은 첫째, 노년학의 관점에서 세워진 이론과 지식의 상태를 평가하고 앞으로의 발달에 대한 가능성을 판단한다. 둘째, 각각의 중심 분야에서 중요한 이론의 관점을 보여준다. 노화에 대한 다양한 현상을 이해하기 위한 질문은 3가지 화제(생물학적, 사회과정, 구조의 범위와 사회적 조직)에 초점을 둔다. 우리는 다가올 십 년을 결정할 수 있는 노인의 성장에 의해서 제기되는 도전과 효과적인 거래를 할 수 있는 정책을 만드는 발달적 지식을 제안한다. 전문적인 관점은 사람이 무엇을 필요로 하고, 무엇을 원하는 가이고, 이론은 안정화된 작업수행과 만족스러움과 관련될 수 있는 화제이어야 하며 수행기술, 수행패턴, 클라이언트 요소를 강조하고 통합되어 나타나야 한다.

사회적 노화에 대한 추후 경향

- 노년학에서 이론적 발달의 재검토를 통해 이것은 우리에게 명백히 실증적으로 존재하는 것이다. 아직까지 변화는 수평적으로 일어나고 있다. 아마도 경제정책이나 이론의 변화가 있지 않으면 우리는 미시적으로만 노화의 사회적 문제에 대해 생각할 것이다(Hagestad & Dannefer, 2001). 이것은 더 세밀하게 분석하고, 기관이나 개인의 관점에서 계속 강조해도 지나치지 않다.
- 추후 이론에서 우리는 미시적 단계에서 노화의 구조적 배경이나 현상을 강조해야 한다. 이것은 노인인구가 증가하고 이들이 스스로 활동하고 인식하고 구조나 기관을 변화시키기 때문이다(Turner, 2003). 이것은 사회적 노화의 발달에서 과학적인 방법으로 증명할 수 있도록 노력해야 한다.
- 사회적 노년학에서 이론의 사회학과 관련된다. 이것은 인구학과도 연계된다.
- 노화의 이론으로부터 전문가들의 상호교류를 통해 이론의 발전이 필요하다(Turner, 2003). 과정의 시작은 주요문제를 함께 확인하는 것에서 시작하고 전문가들은 이론적으로 토의하고 적합한 이론의 지식을 공유하며 이를 통해 문제를 해결하도록 한다. 이러한 과정의 약속은 전문가들간의 상호 잠재력을 도출하며 새로운 접근이 가능하게 한다. 이러한 과정의 검사는 노년학의 이론을 정립하고 통합하는 데 중요하다.

사례 연구(Case Study)

이 장을 시작할 때 Mr. Morale의 사례를 제시했다. http://academic.csuohio.edu/Aging/case_1/index.html.을 방문해서 더 많은 정보를 얻는다.
이 웹사이트는 Mr. Morale가 추구하는 작업에서 수행기술과 패턴, 배경에 대해 다루는 방법을 배우게 될 것이다. 전체적으로 그는 건강하고 활동적이며, 긍정적이고 자신의 삶에 만족한다. 이러한 Mr. Morale의 열정적인 삶을 관찰하고 평가해야 한다.

복습 문제(Review question)

1. Mr. Morale의 긍정적 노화를 설명하기 위해 사용할 수 있는 생물학적 노화의 이론은 어떠한 것이 있는가?
   Mr. Morale 좋은 유전자를 물려받았다. 아마도 그의 식단은 과도한 칼로리를 피했을 것이고, 유리기 이론에 따라 나이와 관련된 변화가 있었을 것이다. 또는 신체적 인지적 삶의 활동이나 여가를 통해 건강을 유지하려고 했을 것이다.
2. Mr. Morale의 긍정적인 심리사회적 노화를 설명할 수 있는 이론은 무엇인가?
   Mr. Morale 활동적인 삶을 유지했다. 그는 긍정적이고 낙천적으로 보였다. 예를 들면, 아내를 돌볼 때 그는 긍정적인 방법으로 만족을 찾으려고 노력했다.
3. Mr. Morale의 현재 상태에 대한 사회적 노화를 이해하기 위한 이론은 무엇인가?
   Mr. Morale은 부유한 삶을 살았다. 그의 아내를 돌보는 동안 그는 그녀의 가치나 관계를 사랑한다.

웹 기반 자료(Web-Based Resources)

www.prolongyouth.com/theories.html, date connected May 23, 2007. A summary of theories with an emphasis on implications for actions individuals might take to maintain wellness. Prolongyouth.com is the listed organization that developed this summary.

www.worldhealth.net/p/90,4863.html, **American Academy of Anti-Aging Medicine**, date connected May 23, 2007. A broad listing of theories with brief summaries and links to other resources.

www.healthandage.com/html/min/afar/content/other2_2.htm, **American Federation for Aging Research**, date connected May 23, 2007. Focused primarily on biological theories of aging.

참고문헌(References)

Achenbaum, W. A. (1987). Can gerontology be a science? *Journal of Aging Studies, 1*(1), 3–18.

Achenbaum, W. A. (1995). *Crossing frontiers: Gerontology as a science.* New York: Cambridge University Press.

Achenbaum, W. A., & Bengtson, V. L. (1994). Re-engaging the disengagement theory of aging: On the history and assessment of theory development in gerontology. *The Gerontologist, 34,* 756–763.

Alwin, D., & Campbell, R. T. (2001). Quantitative approaches. In R. H. Binstock & L. K. George (Eds.), *Handbook of aging and the social sciences* (5th ed., pp. 22–43). San Diego, CA: Academic Press.

American Occupational Therapy Association. (2002). Occupational Therapy Practice Framework: Domain and Process. *American Journal of Occupational Therapy, 56,* 609–639.

Arber, S., & Ginn, J. (1995). *Connecting gender and aging: A sociological approach.* Philadelphia: Open University Press.

Atchley, R. C. (1993). Critical perspectives on retirement. In T. R. Cole, W. A. Achenbaum, P. L. Jakobi, & R. Kastenbaum (Eds.), *Voices and visions: Toward a critical gerontology* (pp. 3–19). New York: Springer.

Baars, J. (1991). The challenge of critical theory: The problem of social construction. *The Journal of Aging Studies, 5,* 219–243.

Baltes, P. B., & Baltes, M. M. (1990). Psychological perspectives on successful aging. The model of selective optimization with compensation. In P. B. Baltes & M. M. Baltes (Eds.), *Successful aging: Perspectives from the behavioral science* (pp. 1–34). New York: Cambridge University Press.

Baltes, M. M., & Carstensen, L. L. (1996). The process of successful ageing. *Ageing and Society, 16,* 397–422.

Baltes, M. M., & Carstensen, L. L. (1999). Social-psychological theories and their applications to aging: From individual to collective. In V. L. Bengtson & K. W. Schaie (Eds.), *Handbook of theories of aging* (pp. 209–226). New York: Springer.

Baltes, P. B., Freund, A. M., & Li, S. -C. (2005). The psychological science of human aging . In *The Cambridge handbook of age and aging* (pp. 47–71). Cambridge: Cambridge University Press.

Baltes, P. B., & Smith, J. (1999). Multilevel and systemic analyses of old age: Theoretical and empirical evidence for a fourth age. In V. L. Bengtson & K. W. Schaie (Eds.), *Handbook of theories of aging* (pp. 153–173). New York: Springer.

Bengtson, V. L., & Allen, K. R. (1993). The life course perspective applied to families over time. In P. Boss, W. Doherty, R. La Rossa, W. Schumm, & S. Steinmetz (Eds.), *Sourcebook of family theories and methods: A contextual approach* (pp. 469–498). New York: Plenum.

Bengtson, V. L., Burgess, E. O., & Parrott, T. M. (1997). Theory, explanation, and a third generation of theoretical development in social gerontology. *Journal of Gerontology, 52B,* S72–S88.

Berger, P. L., & Luckmann, T. (1966). *The social construction of reality.* New York: Doubleday.

Birren, J. E. (1999). Theories of aging: A personal perspective. In V. L. Bengtson & K. W. Schaie (Eds.), *Handbook of theories of aging* (pp. 459–471). New York: Springer.

Blau, P. M. (1964). *Exchange and power in social life.* New York: Wiley.

Blieszner, R. (1993). A socialist-feminist perspective on widowhood. *Journal of Aging Studies, 17,* 171–182.

Bytheway, B. (2005). Ageism and age categorization. *Journal of Social Issues, 61,* 361–374.

Calasanti, T. M. (1999). Feminism and gerontology: Not just for women. *Hallym International Journal of Aging, 1,* 44–55.

Carstensen, L. (1992). Social and emotional patterns in adulthood: Support for socioemotional selectivity theory. *Psychology and Aging, 7,* 331–338.

Cowdry, E. V. (Ed.). 1939. *Problems of aging.* Baltimore, MD: Williams and Wilkins.

Cowgill, D. A., & Holmes, L. D. (1974). Aging and modernization. A revision of theory. In J. Gubrium (Ed.), *Laterlife: Community and environmental policies* (pp. 305–323). New York: Basic Books.

Cristofalo, V. J. (1996). Ten years later: What have we learned about human aging from studies of cell cultures? *The Gerontologist, 36,* 737–741.

Cristofalo, V. J., Tresini, J., Francis, M. K., & Volker, C. (1999). Biological theories of senescence. In V. L. Bengtson & K. W. Schaie (Eds.), *Handbook of theories of aging* (pp. 98–112). New York: Springer.

Cumming, E., & Henry, W. (1961). *Growing old: The process of disengagement.* New York: Basic Books.

Dannefer, W. D., & Sell, R. R. (1988). Age structure, the life course and aged heterogeneity: Prospects for research and theory. *Comprehensive Gerontology, 2,* 1–10.

Dowd, J. J. (1975). Aging as exchange: A preface to theory. *Journal of Gerontology, 30,* 584–594.

Elder, G. H., Jr. (1992). Models of the life course. *Contemporary Sociology: A Journal of Reviews, 21,* 632–635.

Elder, G. H., Jr., & Johnson, M. K. (2002). The life course and aging: Challenges, lessons, and new directions. In R. A. Settersten, J. (Ed.), *Invitation to the life course: Toward new understandings of later life* (pp. 49–81). Amityville, NY: Baywood.

Erikson, E. H. (1950). *Childhood and society.* New York: W. W. Norton.

Estes, C. L. (2001). Political economy of aging: A theoretical framework. In C. L. Estes & Associates. *Social policy and aging: A critical perspective* (pp. 1–22). Thousand Oaks, CA: Sage.

Estes, C. L., Gerard, L. E., Jones, J. S., & Swan, J. H. (1984). *Political economy, health, and aging* (pp. 1–22). Boston, MA: Little, Brown.

Finch, C. E., & Seeman, T. E. (1999). Stress theories of aging. In V. L. Bengtson & K. W. Schaie (Eds.), *Handbook of theories of aging* (pp. 81–97). New York: Springer.

Foucault, M. (1975). *Discipline and punish: The birth of a prison.* Trans. A. Sheridan. New York: Vintage/Random House.

Frisard, M., & Ravussin, E. (2006). Energy metabolism and oxidative stress: Impact on the metabolic syndrome and the aging process. *Endocrine, 29,* 27–32.

Garfinkel, H. (1967). *Studies in ethnomethodology.* Englewood Cliffs, NJ: Prentice Hall.

George, L. K. (1996). Missing links: The case for a social psychology of the life course. *The Gerontologist, 36,* 248–255.

Gubrium, J. F. (1993). *Speaking of life: Horizons of meaning for nursing home residents.* New York: Aldine de Gruyter.

Habermas, J. (1971). *Knowledge and human interests.* Trans. J. J. Shapiro. Boston: Beacon Press.

Hagestad, G. O., & Dannefer, D. (2001). Concepts and theories of aging: Beyond microfication in social science approaches. In R. H. Binstock & L. K. George (Eds.), *Handbook of aging and the social sciences* (5th ed., pp. 3–21). San Diego, CA: Academic Press.

Hall, G. S. (1922). *Senescence.* New York: Appleton.

Harman, D. (1956). Aging: A theory based on free radical and radiation chemistry. *Journal of Gerontology, 11,* 298–300.

Harman, D. (2006). Free radical theory of aging: An update: Increasing the functional life span. *Annals of the New York Academy of Sciences, 1067,* 10–21.

Havighurst, R. J. (1943). *Human development and education.* New York: Longman.

Hendricks, J. (1995). Exchange theory in aging. In G. Maddox (Ed.), *The Encyclopedia of aging* (2nd ed. p. 274). New York: Springer.

Hochschild, A. R. (1975). Disengagement theory: A critique and a proposal. *American Sociological Review, 40,* 553–569.

Homans, G. C. (1961). *Social behavior: Its elementary forms.* New York: Harcourt Brace Jovanovich.

Horkheimer, M., & Adorno, T. W. (1944). The cultural industry: Enlightenment as mass deception. In M. Horkheimer and T. W. Adorno (Eds.), *Dialectic of enlightenment.* Trans. J. Cumming. New York: Continuum.

Howes, R. M. (2006). The free radical fantasy: A panoply of paradoxes. *Annals of the New York Academy of Sciences, 1067,* 22–26.

Kirkwood, T. B. L. (2001). Why does aging occur? In V. J. Cristofalo, R. Adelman, and K. W. Schaie (Eds.), *Annual review of gerontology and geriatrics, Volume 21* (pp. 41–55). New York: Springer.

Kuypers, J. A., & Bengtson, V. L (1973). Social breakdown and competence: A model of normal aging. *Human Development, 16,* 181–201.

Lemon, B. W., Bengtson, V. L., & Peterson, J. A. (1972). An exploration of the activity theory of aging. *Journal of Gerontology, 27,* 511–523.

Lenaz, G., Baracca, A., Fato, R., Genova, M. L., & Solaini, G. (2006). New insights into structure and function of mitochondria and their role in aging and disease. *Antioxidants & Redox Signaling, 8,* 417–437.

Levinson, D. J. (1978). *The seasons of a man's life.* New York: Knopf.

Linnane, A. W., & Eastwood, H. (2006). Cellular redox regulation and prooxidant signaling systems: A new perspective on the free radical theory of aging. *Annals of the New York Academy of Sciences, 1067,* 47–55.

Linton, R. (1942). Age and sex categories. *American Sociological Review, 7,* 589–603.

Martin, G. M. (2003). Biology of aging: The state of the art. *The Gerontologist, 43,* 272–274.

Marx, K. (1967[1867–1895]). *Capital: A critique of political economy.* New York: International Publishers.

McMullen, J. (1995). Theorizing age and gender relations. In S. Arber & J. Ginn (Eds.), *Connecting gender and aging: A sociological approach.* Philadelphia: Open University Press.

Mead, G. H. (1934). *Mind, self, and society.* Chicago: University of Chicago Press.

Medawar, P. B. (1952). *An unsolved problem of biology.* London: H. K. Lewis.

Moody, H. R. (1993). Overview: What is critical gerontology and why is it important? In T. R. Cole, W. A. Achenbaum, P. L. Jakobi, & R. Kastenbaum (Eds.), *Voices and visions: Toward a critical gerontology* (pp. xv–xviii). New York: Springer.

Parsons, T. (1942). Age and sex in the social structure of the United States. *American Sociological Review, 7,* 604–616.

Ray, R. E. (1996). A postmodern perspective on feminist gerontology. *The Gerontologist, 36,* 674–680.

Riley, M. W., Johnson, M., & Foner, A. (1972). *Aging and society. Vol III: A sociology of age stratification.* New York: Russell Sage Foundation.

Rose, A. (1964). A current theoretical issue in social gerontology. *The Gerontologist, 4,* 46–50.

Ruggiero, C., & Ferrucci, L. (2006). The endeavor of high maintenance homeostasis: Resting metabolic rate and the legacy of longevity. *Journals of Gerontology: Medical Sciences, 61A,* M466–M471.

Salthouse, T. A. (1991). *Theoretical perspectives on cognitive aging.* Hillsdale, NY: Lawrence Erlbaum Associates.

Salthouse, T. A. (1999). Theories of cognition. In V. L. Bengtson & K. W. Schaie (Eds.), *Handbook of theories of aging* (pp. 196–208). New York: Springer.

Sanz, A., Pamplona, R., & Barja, G. (2006). Is the mitochondrial free radical theory of aging intact? *Antioxidants & Redox Signaling, 8,* 582–599.

Schroots, J. J. F. (1996). Theoretical developments in the psychology of aging. *The Gerontologist, 36,* 742–748.

Simmel, G. (1904/1966). *Conflict.* Trans. K.H. Wolff. Glencoe, IL: Free Press.

Stroller, E. P. (1993). Gender and the organization of lay health care: A socialist-feminist perspective. *Journal of Aging Studies, 7,* 151–170.

Terman, A., & Brunk, U. T. (2006). Oxidative stress, accumulation of biological "garbage," and aging. *Antioxidants & Redox Signaling, 8,* 197–204.

Troen, B. R. (2003). The biology of aging. *Mount Sinai Journal of Medicine, 70,* 3–22.

Turner, J. H. (2003). *The structure of sociological theory.* Belmont, CA: Wadsworth/Thomson Learning.

Wachter, K. W., & Finch, C. E. (Eds.). (1997). *Between Zeus and the salmon: The biodemography of longevity.* Washington, DC: National Academy Press.

Walford, R. (1969). *The immunologic theory of aging.* Copenhagen: Munksgaard.

Wallace, R. A., & Wolf, A. (1991). *Contemporary sociological theory: Continuing the classical tradition* (3rd ed.). Englewood Cliffs, NJ: Prentice Hall.

Walsh, J. P. (2004). Drug therapy in Alzheimer's Disease. Andrus Gerontology Center's Research Roundtables presentation, University of Southern California, December.

Williams, G. C. (1957). Pleiotropy, natural selection and the evolution of senescence. *Evolution, 11,* 398–411.

Wolkow, C. A., & Iser, W. B. (2006). Uncoupling protein homologs may provide a link between mitochondria, metabolism and lifespan. *Ageing Research Reviews, 5,* 196–208.

Woodruff-Pak, D. S., & Papka, M. (1999). Theories of neuropsychology and aging. In V. L. Bengtson & K. W. Schaie (Eds.), *Handbook of theories of aging* (pp. 113–132). New York: Springer.

World Health Organization. (2001). International Classification of Function. Geneva: author. Retrieved February 26, 2006, from www3.who.int/icf.

Yu, B. P., & Chung, H. Y. (2006, Feb. 21) Adaptive mechanisms to oxidative stress during aging. *Mechanics of Aging Development.*

제 3 장

노년기의 의미 있는 작업

Meaningful Occupation in Later Life

"나는 노인들과 이야기 하는 것을 가장 즐긴다. 노인의 경험을 통해 어려운 것에 대해 답을 얻을 수 있고, 이는 마음을 편하게 한다."

Socrates, cited in *Plato*, 1956, p. 126

목적(OBJECTIVES)

이 장을 읽고 난 후, 독자는 다음을 할 수 있게 될 것이다:

1. 노년기 삶의 역할에 대해 토의할 수 있다.
2. 작업과 안녕에 관한 작업치료 이론에 대해 토의할 수 있다.
3. 노년기에 삶의 만족도, 자신감(self-efficacy), 안녕에 영향을 주는 작업 방법에 대해 토의할 수 있다.
4. 노인들의 다양한 활동을 증진시킬 수 있는 방법에 대해 토의할 수 있다.
5. 작업과 건강, 의미 있는 작업의 소실과 건강 악화와의 상호관련성에 대해 토의할 수 있다.
6. 노년기의 의미 있는 일과 작업을 평가할 수 있는 전략에 대해 토의할 수 있다.
7. 의미 있는 작업을 증진시킬 수 있는 작업치료 결과에 연관된 증거들에 대해 토의할 수 있다.

모든 삶의 단계에는 해야 할 과제가 있다. 유아기는 환경을 조작하고 상호작용하면서 배우며, 청소년기에는 가족과 일에 종사하게 된다. 노년기의 작업과제는 역할이 소실되면서 의미를 찾는 것에 초점을 두게 된다. 노년기에 의미 있는 작업에 종사하는 것은 신체적, 정신적 건강을 증진시키고 (Chipperfield & Greenslade, 1999; Krause, 2004), 삶의 만족도와 안녕을 향상시킨다(George, 2006; Hilleras, Jorm, Herlitz, & Winblad, 2001). 또한 삶의 희망과 낙천성이 지속된다(Rowe & Kahn, 1998).

모든 사람은 삶의 의미를 찾으려고 노력한다

(Baumeister, 1991; Crabtree, 1998; Hasselkus, 2002). 그들은 주위의 사물과 사회적 관계, 그들이 하고 있는 일에서 의미를 부여한다. 노인들에게 의미를 찾는 과정은 삶의 선택(작업, 친구들, 환경)에 성취감을 준다(Thompson, 1993). 작업은 삶의 의미를 만들어가는 중심적인 과정이다(Peloquin, 1997). "우리가 작업을 통해 우리의 정체성을 만들어갈 때, 의미 있는 삶을 만들어 가기 위해 필요한 환경을 제공하고, 삶의 의미는 우리를 풍족하게 만든다"(Christiansen, 1999, p. 547). 아리스토텔레스는 "삶의 행복과 고통은 행동으로부터 오는 것이며, 삶의 마지막을 사는 것은 삶의 질이 아닌 특정한 활동을 살고 있는 것이다"(cited in Lind, 1957, p. xviii).

Rowe와 Kahn(1998)이 말하는 성공적인 노년기의 3가지 주요소는 활동적으로 삶을 사는 것과 질병을 피하고, 기능을 유지하는 것이라고 했다 [즉, "행복한 활동"(p. 45)]. 하지만 우리는 Rowe와 Kahn의 의견에 비관적이다. 어느 누구도 성공적으로 질병을 피할 수는 없으며, 장애가 있어도 의미 있다고 생각하는 작업을 지속하고 있으면 의미 있는 삶을 유지할 수 있다(George, 2006; Wong, 2000). Wong은 "개인적 의미는 성공적인 노화와 다른 차원이다. 긍정적 의미와 삶의 목적은 한 사람의 인생(life)에 세월(year)을 더하는 것뿐만 아니라, 한 사람의 세월(year)에 인생(life)을 더할 것이기 때문이다"라고 했다(p. 23).

이 문헌 연구는 작업과학의 기초적 원리와 일치한다. "건강한 방법으로 작업을 수행하는 동안 활동을 통한 인간정신은 실현된다(Yerxa, 1998): 스스로 시작하고 직접적인 활동은 생산적이고 다른 사람들에게 기여할 수 있다"(Yerxa, p. 412).

노년기에는 역할과 활동이 감소된다. 직장에서의 은퇴도 장려되며, 자녀들은 성장하여 자신들의 삶을 개척해 나아가게 된다. 이에 따라 노인들은 중년에 중요한 두 가지의 역할을 소실하게 된다. 이것은 적어도 가정에 의한 개인적인 일이지만, 아마도 개인적인 일에서는 더욱 다양하기 때문에 그들이 하고 있는 활동에서의 개인적인 의미나 활동 패턴들의 정확성이 떨어진다.

미국사회에서는 젊은 사람들보다 노인들에게 기대되는 작업에 대한 안내가 적다. "정부는 노년화 되어갈수록 노인들이 만족할 만한 의미 있는 보호시설이나 긍정적인 역할을 창조할 만큼의 에너지가 부족하다"(Kaufman, 1986, p. 4). 따라서 노인들이 의미를 찾는 것은 지극히 개인적이 일이고 판단할 만한 기준이 부족하다. 그러나 이러한 시점에서 Baumeister(1991)는 의미를 찾을 수 있는 대처 방안을 제시했다. "실존이론의 오해와는 다르게 실질적인 현대인의 삶은 의미로 가득하다. 어떤 의미에서는 현대의 고통은 고통이 없는 것보다 의미가 많다고 할 수 있다"(Baumeister, p. 5).

많은 전문가들은 노년기의 중요한 작업에 대해 연구한다(Yerxa, 1998). 특히 심리학자들은 무엇이 가치 있는 삶을 만드는지 이해하기 위해 "긍정적인 심리"에 대해 연구하기 시작했다(Seligman & Csikszentmihalyi, 2000). Csikszentmihalyi (1990)는 최적의 경험을 "흐름(flow)"이라고 묘사했으며, 작업을 하면서 업무에 강렬하게 온 마음을 사로잡는 것은 행복감과 안녕을 증진시킨다고 한다. 그가 말하는 최적의 경험이란 개인의 능력을 통한 집중력, 창의성을 말한다.

작업이 안녕에 기여할 수 있는 방법에는 무엇이 있나? 노인과 관련한 논문결과에 따르면 자존감을 가지고(McAuley et al., 1999; Seeman, Unger, McAvay, & Leon, 1999), 자신의 능력과 필요성을 느끼고(Ranzijn, Keeves, Luszcz, & Feather, 1998), 조절하고(Kunzmann, Little, & Smith, 2002; Menec & Chipperfield, 1997; Mirowsky, 1997; Smith, Kohn, Savage-Stevens, Finch, Ingate, & Lim, 2000; Wolinsky, Wyrwich, Babu, Kroenke, & Tierney, 2003) 지배력을

느끼면 더욱 강화된다고 한다(Jang, Borenstein-Graves, Haley, Small, & Mortimer, 2003). 각각의 요소들은 다른 발달 과정에서도 마찬가지로 노인의 안녕에 영향을 줄 수 있는 요소이므로 의미 있는 작업에 종사하는 것과 노년기의 안녕과는 직접적으로 연관이 된다(Slmela-Aro & Schoon, 2005).

작업과 관련된 의미는 노인의 삶의 질을 이해할 수 있는 중요한 요소로서 특정한 시간대의 사건이 아닌 지속적인 과정이다(Thompson, 1993). 노년기란 "외적 사건과 내적 변화와 같은 위협적인 영향에 대항하여 삶의 방식을 유지하기 위해 끊임없이 나아가는 것이며 서로 다른 방식의 삶은 서로 다른 회복력을 제공할 것이다"(Thompson, p. 686). 이 장에서는 노인의 삶과 작업에 대한 의미와 노인을 도와주고 의미 있는 작업 파트너로 유지할 수 있는 치료적 고려사항에 대해서도 언급하기로 한다.

의미 있는 작업 (Occupation of Meaning)

노년기의 작업은 의미 있는 필수적 요소라는 것은 일치된 의견이다(Christiansen, 1999; Lawton, Moss, Hoffman, Grant, Have, & Kleban, 1999; Rudman, Cook, & Polatajko, 1997; Wilcock, 2001). 또한 작업과학자들과 작업치료사들은 "작업치료가 어떻게 사람들의 작업 정체성을 유지하고 발달할 수 있도록 연결할지와 어떻게 삶의 의미와 자존감을 이러한 논제와 연결할 것인가에 대해 토의하고 있다"(Howie, Coulter, & Feldman, 2004, p. 446). 작업은 삶의 정체성을 가지게 하는 중요한 역할이며 만성질병과 같은 요소들이 작업을 방해해서 정체성을 방해할 수 있다(Charmaz, 2002).

대부분의 연구자들과 관리제공자들은 활동이나 작업이 노년기의 삶의 질에 영향을 줄 수 있는 중요한 요소라는 것을 깨달았지만 노인들에게 의미 있는 작업의 필수적인 요소에 대한 정확성은 부족하다. 노년기의 특징으로 나이가 들수록 의미 있는 수행패턴이 복잡하게 되어 수행능력이 불가피하게 변화되기 때문이다. 남편이 알츠하이머병에 걸린 Davidson(1997)은 "남편을 포기하는 것은 힘든 일이지만 이것 또한 삶의 일부이다. 도전(challenge)은 자부심과 함께 포기하고 또 *다른 새로운 일을 찾는다(find new thingg to do)*" (p. 60)(emphasis added).

의미 있는 삶을 사는 것은 삶의 만족에 있어서 중요한 요소이지만 정확하게 무엇이 의미 있는지에 대해 표현하는 것은 어려움이 많다. 의미에 대한 만족감의 정의를 확립시키는 것은 또 다른 문제이다. 다음과 같은 문헌에서는 이렇게 나타낸다. Csikszentmihalyi(1990)는 세 부분으로 나누어 정의하였다: 의미 있는 것은 목적을 달성하는 것, 목적을 표현하는 것과 내적 하모니를 창조하는 것을 포함한다. Baumeister(1991)는 의미 있는 것은 일관성 있는 견해이며 문화적, 사회적 선택에 따른 개인적인 선택이라고 말한다. 그러므로 "삶의 의미는 미스테리한 내면의 깊은 곳으로부터 나오는 것이 아니라 일반적인 문화나 다른 사람들로부터 얻어지는 것이다"(Baumeister, p. 6). 비록 작업은 문화적으로 의미 있는 것들로 구성되지만, 이러한 의미 있는 것은 개인적인 상호관계에서 만들어지는 개인적인 의미로부터 걸러지게 된다. 또 다른 견해로는 "개인적인 의미는 삶의 목적을 가지는 것과 방향 감각, 질서의 의미, 존재의 이유를 가지는 것이다"라고 정의한다(Reker, 1997, p. 710).

의미의 테마(Themes of Meaning)

문헌에서는 작업의 의미에 관한 많은 모델을 제시한다. 물론 이러한 이론들은 2장에서 제시한 것에서부터 시작되어 발달된 것도 있다. 예를 들면,

Erikson(1963)은 노년기의 중요한 과제로 정체적인 것보다는 생산적인 것(창조적), 체념적인 것보다는 자아발견적인 것을 제시했다. Neugarten(1975)은 노년기의 중요한 발달학적 활동으로 다가올 죽음을 받아들이고, 질병에 대해 대처하며, 치료 결정(care decision)을 내리고, 사회적 참여를 유지해야 한다고 한다. Levinson(1986)은 노년기에게는 두 가지 단계가 있다고 설명한다. 첫 번째 단계로는 과도기 단계(transition stage)로 신체적 악화에 대한 대처방안을 세우고 공식적인 권위에서 더욱 비공식적인 삶의 구조로 전환되는 단계이다. 두 번째 단계로는 후반 노년기로 공식적인 권한, 지위, 공식적인 보수가 감소하고, 넓은 삶의 관점과 더 큰 내적 근원을 형성하고, 다른 사람의 지혜에 기여한다. 이러한 이론들에 따라 과제를 달성시키기 위한 암시적이거나 명시적인 가설에 근거하여 노인들은 노년기의 의미 있고 만족적인 과제를 찾을 것이다.

노년기의 기간이 지속적으로 늘어남에 따라 이미 수명에 대한 이론의 문제점이 나타났다. 이미 노년기가 20년이나 10년 더 지속될지도 모른다고 1963년 Erikson이 예상했었으며, 생산성과 정체성 사이, 자존감과 절망 사이의 갈등은 더 복잡해지고 노년기 의미와 관련된 다른 중요한 일들이 더 있을 수 있다.

Baumeister(1991)는 개인들은 4가지 기본 요구를 만족시키기 위한 노력에서 의미를 찾는다고 하였다; 목적, 효력, 중요성, 자존감. 그는 비록 모두가 고유한 개인의 의미를 찾으려고 노력하지만, 의미는 사회적, 문화적으로 만들어지기 때문에 찾기 어렵다고 제안했다. 오히려 그는 "대부분, 사람은 문화와 사회에서 만들어지는 의미들 중에서 선택한다"고 믿는다(Baumeister, p. 6). 의미에서 서로 다른 문화의 학문은 이 믿음을 지지한다. 문화에 걸친 주관적인 안녕에 대한 많은 연구가 있었는데(George, 2006) 이 연구들은 "**행복한 삶의 확신(Happy Life Expectancy: HLE)** (p. 331)"의 개념에서 얻어진 연구들이다. HLE는 유럽에서 가장 높고 아프리카에서 가장 낮다. 그것은 풍요함뿐만 아니라 개인주의와 인권보호와 관련이 있다. 태국의 노인들에게 안녕과 관계되는 요인들을 조사한 연구에서는 서양적 안녕 요소와 대조적으로, 기본적 요인으로 개인마다 수용력이 있으며, 상호의존적이며, 사이 좋은 관계를 가지고 있음을 발견했다(Ingersoll-Dayton, Saengtienchai, Kespichayawattana, & Aungsuroch, 2004).

그렇다면, 미국에서 노년기에 문화적, 사회적으로 영향을 미치는 의미를 찾을 수 있는 작업에는 무엇이 있는가? 한 질적 조사에서는 노인의 관점에서 활동이란 안녕과 관계된 활동(Rudman et al., 1997), 정체성을 표현하고 관리하는 것, 시간을 조직화할 수 있고, 그리고 과거, 현재, 미래의 연결할 수 있는 매개체라는 것을 발견할 수 있었다. Crabtree(1998)는 작업은 자가 유지와 정체성이 일치할 수 있도록 하는 수행을 조직화하는 것이라고 제안했다. Christiansen(1999)는 정체성의 설립은 작업에서 중요한 의미라고 확신했다. "우리가 작업을 통해 우리의 정체성을 만들 때, 의미 있는 삶을 만들기 위한 환경적 필요를 제공한다"(Christiansen, p. 547). 게다가, 작업에 종사하는 이유는 단순한 작업의 수보다 더 중요하기 때문이다(Everard,1999).

이 제안을 바탕으로, 의미는 이 토론 안에서 4가지 메인 테마로 밀집시켜질 것이다: 도구적 의미, 실존적 의미, 감정적인 의미, 그리고 지속적인 자존감. 비록 확실히 의미의 테마를 조직하는 많은 다른 방법이 있을 지라도, 이것은 노화에 대한 문헌에서 노년기의 가장 핵심적인 부분이다. 당신이 보는 것처럼, 이 테마들은 어느 정도 겹친다. 도구적 의미는 자아정체성 또는 평가하는 의미와 정확히 분류되어 있지 않다. 그러나 젊은 개인보다 노인의 삶에서 도움이 되는 활동이 완성되는 능력이 더 많이 중심이 되기 때문에 이것은 고찰할 중요한 테마가 된다.

도구적 의미(Instrumental Meaning)

도구적 의미는 일상적인 삶을 유지하는 작업과 관련된 것이다. 젊은 사람은 습관적으로 일상적인 활동을 성취한다. 나이 듦에 따라 수행 기술은 줄어들고, 그 습관은 좌절될지도 모른다. 노인들은 젊은 사람보다 목욕하기, 옷 입기, 또 영양분을 섭취하는 것에 더 큰 관심을 집중해야 할지도 모른다. 그리고 이 활동들은 의존성, 독립성에 대한 개인 지각력에 대한 용어로 중요한 의미 있는 일이 된다. 노년기에 진취적인 목표를 갖는 것은 안녕과 삶의 만족과 강하게 관련이 있고(Holahan/Chapman, 2002) 독립을 유지하는 것은 가치 있는 진취적인 목표이다(Zirkel & Cantor, 1990). 노년기에서 도구적 활동이 의미를 만들 수 있는 한 가지 가능한 이유는 그들이 매일 일과를 제공하기 때문이다(Gallimore & Lopez, 2002). **"일상 능력(everyday competence)**은- 독립적으로 활동을 수행할 수 있는 능력"으로 육체적으로 그리고 심리적으로 모두 안녕에 기여한다(Diehl, 1998, p. 422).

이것은 실제 기능적 능력 문제뿐만 아니라 지각하는 능력이다(Bernard, Kincade, Konrad, Arcury, Rabiner, Woomert et al., 1997). 또한 주관적인 유용성과 기능적 능력자가 척도는 노인들이 다른 사람들보다 오래 살 수 있다고 지각하는 사망률과 관련이 있다(Bernard et al., 1997; Okamata & Tanaka, 2004). 물론, 기능은 노인들이 살고 싶어하는 삶의 가치를 평가하는 요인 중의 하나이다(Lawton et al., 1999). 삶의 가치는 "현재 삶에 속해 있는 사람들이 확대되는 것, 이유는 흥미와 고민의 부재뿐만 아니라 소망, 미래, 목적, 중요함, 지속, 그리고 자기 효능의 감각과 관련이 있다"(Lawton et al., p. 407).

환경 변화에 적응하는 것은 의미 있는 삶을 위한 도구적 작업의 기여를 고려하는 요인 중의 하나이다(Anderson, James, Miller, Worley, & Longino, 1998; Jonsson, Moller, & Grimby, 1999; Ludwig. 1998). 다음 단원에서 설명할 것과 마찬가지로 노화는 성취 기술에서 감소와 가족과 사회와 같은 환경 변화와 관련 있다(Ludwig, 1998). 일과를 재조직하고 통제 능력을 유지할 수 있는 노인들은 의미 있고 만족스러운 삶을 찾을 수 있을 것이다(Wolinsky et al., 2003).

평가적 의미(Evaluative Meaning)

우리의 대부분에서, 작업은 우리의 안녕과 행복을 평가하는 데 기여한다. 수명에 관한 이론에서 이 평가는 노년기의 중심적인 관심사이고, 노인들을 위한 연구가 이뤄지고, 작업은 삶에서 만족에 대한 주관적인 평가를 하는 데 중요한 역할이라 제안한다. 많은 연구에서 이러한 이슈에 대해 평가되고 있다: 행복**(happiness)**, 삶의 만족**(life satisfaction)**, 주관적인 안녕**(subjective well-being)**, 그리고 **삶의 질(quality of life)**. 이 개념들에는 미묘한 차이들이 있다. 행복은 현재에서 긍정적인 영향 또는 기쁨의 느낌을 말하고 삶의 만족은 전반적인 삶의 만족을 평가한다. 안녕은 일반적으로, 현재의 환경을 긍정적으로 느끼고 있는 것이고, 삶의 질은 이러한 평가적 용어를 가장 함축하는 개념이다. 왜냐하면 이것은 수입, 주택의 유형, 교육과 같은 외적인 안녕을 반영할 뿐만 아니라 환경과 건강에 대한 만족을 시사하기 때문이다.

많은 연구 보고서에서 삶의 긍정적인 평가는 작업과 관련된다고 제안한다. 몇몇 연구에서 여가(Lennartsson & Silverstein, 2001), 일(Altschuler, 2004), 그리고 사회적 참여(Bukov, Maas, & Lampert, 2002)와 같은 특정한 수행

영역을 조사했다. 또 다른 연구에서는 작업과 안녕(Salmela-Aro & Schoon, 2005) 사이와 관련된 전반적인 면을 연구했다. 비록 연구된 SWB에서 국가들 사이에 차이가 있을지라도 일과 사회적 작업들은 세계적으로 SWB와 관련이 있다. 반대되는 연구로는 감소된 활동은 저하된 행복과 관련이 있다는 것을 발견했다(Mence, 2003). 그리고 스트레스는 의미 있는 역할을 서서히 파괴한다(Krause, 2004) "의미 있는 활동을 하는 일은 삶에서 좋은 건강, 만족, 그리고 장수에 기여하고, 노년기에 육체적이고 감정적인 질병의 감소 비용의 잠재적으로 효과적인 의미를 제공한다"(Butler, 2002, p. S 323).

물론, 최적의 일을 구성하는 것에 대해 어느 정도 적은 명백함이 있다: 노년기의 작업 치료 과정의 목적은 각각 개인에 대해 그들의 활동을 유지하거나 그들의 작업을 회복할 수 있도록 확인하고 활동을 활성화시키는 것이다. 세 번째 옵션은 유사한 의미를 가진 새로운 작업들을 대용하는 것이다. Freund와 Baltes(2002)는 대체, 최적화, 보상(SOC)의 과정을 만들었다. 왜냐하면 의미 있는 직업은 매우 밀접하게 성공적인 노화로 이어지기 때문에, 이 SOC를 만족하게 다룰 줄 아는 노인들은 가치 있는 생활로서 삶을 더 인지할 수 있다(Knight & Ricciardelli, 2003).

실존주의적 의미(Existential Meaning)

물론 가치 있는 생활인지 아닌지에 대한 질문은 생활의 실질적인 도전을 정의하고, 틀림없이 도전은 죽음 근처에서처럼 더 비판적이게 된다. 인생 코스에서 다양한 단계에 관련된 일을 설명할 때, 초기 인생 코스 이론가들은 자아보전과 절망 사이에서 긴장에 초점을 맞추는 시간처럼 나이를 언급했다(Erikson, 1963). 노인들이 자아보전을 유지하고 절망을 피하는 주요한 방법의 하나는 역시 의미 있는 작업을 가지는 것이다. 이러한 작업을 통해 노인들은 그들의 삶에 대한 철학적인 질문을 받게 된다. 나는 그동안 가치 있는 삶을 살아왔는가? 나는 나를 둘러싼 세계에 공헌을 했는가? Bauman(1992)은 노인들에게 노년기의 훌륭한 삶은 이러한 실질적인 질문에 긍정적인 답을 할 수 있어야 된다고 했다. 노인들은 "정신적 질병에 대항하는 완충물 같은 행위인 인류의 권력(힘): 용기, 미래에 대한 마음가짐, 낙천주의, 대인관계의 기술, 신뢰, 일에 관한 윤리, 희망, 정직, 인내, 통찰력"(Seligman & Csikszentmihalyi, 2000)에 의지할 수 있어야 한다. 의미 있는 작업은 노인이 노년기에서 과제면에서 이 속성들을 지지한다. 사람들은 실재에 의미를 제공하는 목적적인 활동에 종사할 필요가 있다(Howard & Howard, 1997).

AOTA Practice Framework(2002)에서 환경적 요인으로 확인되는 정신성은 실질적인 의미에 초점을 두는 중요한 작업이다. 노인학 연구에서는 종교적이거나 정신적인 작업에 대한 연구가 풍부하다. 종교적인 작업에는 교회, 이슬람사원, 유대교와 같은 형식적으로 조직된 종교적인 조직에 참여하는 것이다. "**종교(religion)**는 인류와 관계된 신적 존재를 찾고자 하는 믿음과 사회적으로 공유된 행동으로 구성된다"(Howard & Howard, 1997, pp. 181~182). 정신적인 작업은 그들을 더 높은 힘으로 연결한다. "**정신성(spirituality)**은 자신보다 더 훌륭한 누군가나 무언가가 사람들의 주관적인 인식이나 경험을 지배한다"(Howard & Howard, p. 181). 이 작업은 조직된 종교와 명백한 관련이 없을 지도 모른다. 예를 들면, 하이킹과 카누를 즐기는 누군가는 자연의 세계와 가까워지는 것은 정신적인 부분을 가진다고 보고할 수도 있다.

종교와 정신성은 둘 다 노년기에 긍정적인 성과와 관련이 있다. 종교적인 활동에 참가하는 개인들은 더 높은 삶의 만족, 자부심, 그리고 낙관

주의를 가진다. 이 발견은 미국에서 백인들과 아프리카계 미국인들 사이에서 특히 두드러지게 나타났다(Krause, 2003). 유사한 발견들은 정신적인 작업에서의 참여로 나타났다(Kirby, Coleman, & Daley, 2004). 게다가 종교적이거나 정신적인 작업들은 다른 긍정적인 성과와도 관련이 있다. 종교적인 조부모들은 아닌 사람들보다 손자들에게 더 관여한다(King & Elder, 1999). 종교적이고 정신적인 활동들은 낮은 레벨의 만성적인 질병과 높은 레벨의 활동(Benjamins, Musick, Gold, & George, 2003), 그리고 낮은 사망률과 관련이 있다(Hill, Angel, Ellison, & Angel, 2005; Pandya, 2005). 종교와 정신성은 만성적인 고통에 대항하도록 돕는다(Rippentropp, 2005). 종교는 독립적인 생활에서 거주, 간호로 인한 변화에 대한 스트레스를 감소할 수 있다(Lowis, Edwards, Roe, Jewell, Jackson, & Tidmarsh, 2005). 종교적이거나 정신적인 대처 전략을 간병인은 그렇지 않은 사람들보다 더 낮은 스트레스 수위를 기록했다(Chang, Nooana, & Tennstedt, 1998)

신앙심이 높은 사람들은 덜 종교적인 사람들보다 죽음에 대한 적은 두려움을 표현했다(Wink, & Scott, 2005). 그러나, 이것에 주의를 기울이는 것이 중요하다. 낮은 독실함은 또한 죽음에 대한 적은 두려움과도 관련이 있다. 종교적인 믿음과 실행 사이에서 불일치를 드러내는 개인들은 죽음에 대한 강한 두려움을 가진다. 이것은 종교적인 의심은 노년기에서 가장 높은 고민과 관련이 있다는 설명할 수 있을 것 같다(Krause, Ingersoll-Dayton, Ellison, & Wulff, 1999).

정신적이고 종교적인 작업은 확실한 실질적인 의미들에 초점을 맞춘다(Hunter & Rowles, 2005). 그러나 그들은 그냥 하는 작업뿐만이 아니다(Rudman et al., 1997). 유산을 남기거나 그밖에 과거, 현재, 그리고 미래와 접촉하는 것은 또한 노인들이 실질적인 질문을 해결하도록 한다. 노인들은 필요를 느낀다. "긍정적으로 기억하는 것, 믿음을 따라 흘러가는 것은 그들이 그들을 강하게 만든다고 느끼고 그들의 정체성의 긍정적인 층면에 기여한다고 판단한다"(Hunter & Rowles, p. 344). 그림 3-1에서 보이는 여성은 그녀의 음악에 대한 사랑과 그녀의 운명을 기억할 그녀의 필요성을 결합함으로써 큰 만족을 얻었다. 그 결과 피아노 치는 것을 즐길 기회를 찾으려고 열망한다. 손자들을 연주하도록 가르침으로써, 그녀는 천성의 어느 정도를 전달하고 가족 모임에서 연주함으로써, 그녀는 가족들에게 그녀의 긍정적인 기억을 제공했을지도 모른다. 다른 개인들은 가족들에게 정보를 남기는 방법으로 더 가족사와 가계도에 관심을 가지게 되거나, 그들은 그들 고유의 이야기를 아이들과 손자들에게 전달하기 위해 일기를 저장할 지도 모른다. 회상은 노인들에게 중요한 작업으로 확인되어왔다(Fry, 1991). 또한 노인들이 유산을 전달할 수 있게 한다. 이

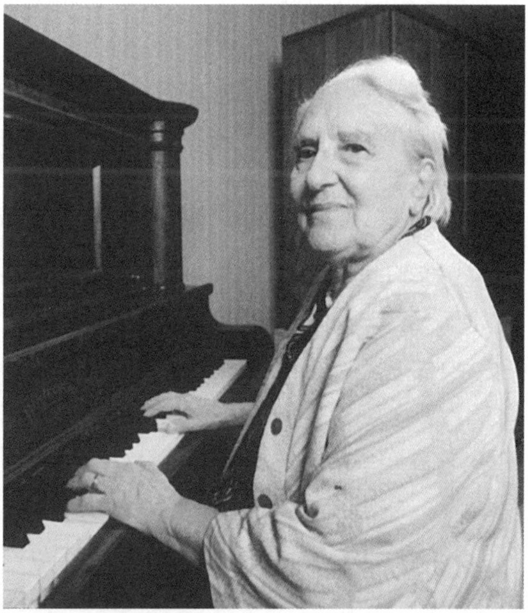

그림 3-1 고전가요에 대해 피아노 연주를 하는 것은 노인의 정서를 견고하게 하고, 이는 민족적 유물이 된다(Courtesy of Menorah Park Nursing Home, Cleveland, Ohio, with permission).

작업들은 모두 다음 사실을 반영했다. "우리는 긍정적인 무언가를 남기길 원하고 우리에게 상황의 가장 어두운 부분에서 긍정적인 평탄한 무언가를 찾을 수 있도록 허락하는 낙관주의를 나타내길 원한다"(Hunter & Rowles, p. 344).

어떠한 개인들은 꼭 개인들 사이에서 정신적인 표현이 다양한 것처럼 개인들 사이에서 가지각색으로 내버려지도록 선택한다(Wilding, May, & Muir-Cochrane, 2005). 많은 노인들이 종교적이거나 정신적 의미를 가진 작업은 편안함과 낙관적인 면을 찾을 수 있으며 다른 사람들에게 유산을 남길 수 있다. 이 작업들은 인생의 의미에 대한 질문에 긍정적인 대답을 제공한다.

의미와 정체성(Meaning and Identity)

노년기 작업의 세 번째 의미는 정체성의 유지이다(Howie et al., 2004). 작업은 노인들에게 가능한 한 자신들을 탐험할 수 있게 허락한다(Freund & Smith, 1999; Smith & Freund, 2002). 이것은 나이와 함께 자신이 변하는 것처럼 특히 중요하다. 작업을 통한 발견은 긍정적인 인간의 성장 경험을 가능하게 하고 세상에 공헌하도록 유지하여 현재와 미래에 대한 희망을 유지할 수 있게 한다(Howie et al.).

노인들에게 있어서 작업은 신체적과 사회적으로 중요한 변화(Jang et al., 2003)에서 지속적인 지배와 통제력을 가지게 한다(Kunzmann et al., 2002; Mirowsky, 1997). **자신감(self-efficacy)**은 작업과 강력한 관련이 있다(McAuley et al., 2005; Seeman et al., 1999). 자신감과 자기 주도력을 유지하는 노인들은 그렇지 않은 사람들 보다 인생에서 기능을 유지했다. 반면 통제를 인식하는 사람들은 그들이 통제 속에 있다고 계속해서 느끼는 사람들보다 인생에 대한 일반적인 불만족과 우울이 더 높은 비율을 가지는 경향이 있다(Smith et al., 2002). 아마 이런 이유들에서 강압적인 생활을 경험하는 개인들은 단념하는 사람들보다 더 가치 있는 역할에 전념하는 경향이 있다(Krause, 1999).

몇몇의 개인적인 요인들은 노인들의 지배를 지각하는 것에 대해 지지하는 데에서 두드러지게 나타난다. 이들의 하나는 낙관주의이다(Leung, Moneta & McBride-Chang, 2005; Reker, 1997). 다른 하나는 계속되는 인간의 성장의 가능성에서의 확신이다(Mack, Salmoni, Viverais-Dressler, Porter, & Garg, 1997). 긍정적인 자아인식은 기능적인 건강에 장기적인 이익을 가지고, 모든 가능성에서 기능은 자아 인식에 대한 정기적인 결론을 가진다(Levy, Slade, & Kasl, 2002).

지배력을 제공하는 작업으로 없어서는 안 될 요소들은 무엇인가? 중요한 요인들 중에는 능력과 유용성을 인지하는 것(Ranzijn et al., 1998), 자가 조절력 유지하기(Holahan & Chapman, 2002), 신체적인 활동을 유지하는 능력이 있다(McAuley et al., 2005). 다른 사람들에게 사회적 지지를 제공할 수 있는 사람은 이것을 받을 수 있을 뿐만 아니라(Schieman & Meersman, 2004), 정형적으로 더 큰 지배력을 경험한다(Gallimore & Lopez, 2002).

많은 노인들이 참여하는 인생 후반부 작업치료사의 예로 간주한다. 자원봉사는 사회적으로 다른 사람들에게 기부라고 인식되고, 그것은 목적과 능력의 지각을 강화시킨다. 이것은 분주한 것을 유지하는 것을 넘어 뚜렷한 의미가 있다(Shmotkin, Blumstein, & Modan, 2003). 이렇게 노인들에게 복지를 위한 주요한 영향을 갖는 작업처럼 정체성을 지키는 방법을 확인해왔다(Greenfield & Marks, 2004; Morrow-Howell, Hinterlong, Rozario, & Tang, 2003).

작업치료 중재에서의 의미 있는 지원(Supporting Meaning in Occupational Therapy Interventions)

이 책의 전체에 걸쳐서, 당신은 행동과 그것들을 가능하게 하는 기술 필요의 특별한 측면에 대해 읽을 것이다. 당신은 또한 작업적인 행동이 일으키는 관계에 대해 읽을 것이다. 당신이 한 것처럼, 노년기에서 비판적인 *의미 있는(meaningful)* 작업을 기억하는 것은 중요할 것이다(Riediger, Freund, & Baltes, 2005). 개인적인 목표를 갖는 것은 성공적인 노화의 요소이다. 가장 적절한 작업을 선택하고 작업에 적절한 능력을 활용하며, 보상하는 것은 삶의 만족도와 주관적인 안녕을 강화시킬 수 있다(Duke, Leventhal, Brownlee, & Leventhal, 2002). SOC는 틀림없이 노인들의 작업을 고찰하기 위한 기준만은 아니다.

Occupational Therapy Practice Framework (AOTA, 2002)는 작업치료의 중재에 대한 단계들을 정립한다. 이것은 평가, 작업 프로파일 완성도 조직, 작업 수행 분석을 포함한다; 중재. 중재 계획을 설립하는 것, 그것을 수행하는 것, 그리고 그것들의 유효성을 재검토하기; 그리고 결과는 ICF에서 설명하는 것처럼 참가를 지지하는 직업에서의 종사의 식으로 정의된다(WHO, 2001). 이 과정에서 모든 단계에 있어 중재의 형식과 질문의 유형을 조직화하는 모델이나 이론의 틀을 가지는 것은 환자에게 의미 있는 계획과 이해가 빠르게, 도와줄 수 있도록 한다.

초기 작업이론들은 나이가 듦에 따른 노인들의 활동에 대한 전반적인 묘사에 초점을 두었다. 이것들의 첫 번째는 해방이론(disengage-ment theory)이었다(Cummings & Henry, 1961). 이 이론은 사람이 나이듦에 따라 그들에게 중요시됐던 작업을 서서히 은퇴한다고 한다. 이론에 따르면 이것은 실질적인 참여와 심리적인 참여에서 모두 일어난다. 즉, 노인들은 활동에 덜 참여하게 된다. 오래되지 않아 이 이론은 의문점이 나타났다. 사회과학자들과 관리제공자(care-provider)는 이것은 노인들에 대한 불필요한 비관적인 관점이며, 그들이 관찰하는 노인과는 다르다는 것을 나타냈다. 그리고 해방이론은 그들이 지배적인 일체성처럼 인식하는 활동을 그만둔 최근 퇴직자들을 상대로 한 조사에 기본을 둔 것이다(일과 퇴직에 관한 더 자세한 논의는 13장을 참고하라). 최근들어, 몇몇 연구원들은 이것은 어떤 활동에서 노인들이 은퇴하는 것은 적합하고(Achenbaum & Bengtson, 1994; Ekerdt, 1986) 이것은 모든 노인들이 중년기에서 작업을 계속하길 원하거나 해야 한다는 가정을 이해할 수 없을 지도 모른다고 제안했다. Ekerdt(1986)은 이 믿음을 "busy ethic"이라 불렀고 많은 학자들이 영향은 꽤 자주 노년기를 그늘지게 하는 중요한 부분이라고 믿는다고 나타냈다.

1920년대와 1930년대에 러시아 심리학자들은 목표를 달성하기 위해 필요한 것은 활동을 위한 기본적인 인간 동기부여라고 믿는 인간활동의 이론을 제안했다(Vygotsky, 1978). 과업이론(Havighurst, 1963)은 해방이론에 대조적인 면과 융합하여 고령화의 경험을 후에 적용하였다. 활동이론은 노화하는 개인들에게 있어 큰 활동은 큰 인생 만족을 이끈다고 제안했다. 그들이 잃어가는 일을 대신해 새로운 활동을 더하고 그들이 중년기의 특성에 맞는 활동 단계를 유지할 때 고령의 어른들은 더 오래 살고 더 만족하는 적응을 한다고 제안했다. 비록 해방과 진행중의 활동은 그들의 노년기에서 특정한 개인으로 보인다 하더라도 이것은 노인들의 대다수를 묘사한다고 보여지는 것 중 어느 것도 아니다. Atchley(1989)는 아마 실제로 보이는 것이 무엇인가는 연속이었다고 제안했다. 연속이론은 노인들의 행동 유형은 그들이 젊었을 때 했던 것들과 유사하다고 제안했다. 상대적으로 그들의 유년시절에 활발하지 못했던 사람들은 계속해서 그렇고 더 활동적인 사람들은 마찬가지로 이 유형을 계속하는 방법을 찾을 것이다. 나이가 듦으로써 능력이 변하는 것을 깨닫는 것–Atchley가 “적응적인 선택을 하는 것은 중년기와 노년기 노인들이 내부적이고 외부적인 구조에 존재하는 것을 보전하고 유지하길 시도한다. 그리고 그들은 연속을 사용함으로 이 목표를 달성하기를 더 좋아한다”(p. 183)고 했다.

MOHO(Kielhofner, 2004)는 잘 알려진 행동의 기본 모델이다. Meyer(1922/1977)와 Slagle (1933)에 의한 초기 철학적 연구와 Reilly(1974)에 의한 후반 연구를 기초로, 이 모델은 시스템 이론에서 활동에 대한 관점을 가진다. 그 구성원은 오픈으로 개념화되고 따라서 변화, 체계, 많은 하부조직과 함께 직접적으로 활동과 관련된다. 이 하부조직들은 의지력, 습관과 마음-지능-신체 수행을 포함한다.

의지 하부조직은 개인적인 인과 관계, 가치, 흥미를 포함한다(Kielhofner, 2004). Kielhofner에 따르면, 인생에서 중요한 초기 발견은 인간의 의도, 행동 그리고 결과 사이의 연관성이다. 그 개인은 그들의 행동이 중요하고 그나 그녀가 추구하길 원하는 것이라고 인정해야 한다.

그러나, 행동하고자 하는 욕망은 행동할 능력을 확신하기에 불충분하다. 역할은 동일시되어야 하고 습관들은 발달되어야 한다. 이 과정들은 습관화 하부구조를 구성한다. 많은 방법들 중에서 역할은 행동 유형에 영향을 준다. 예를 들면, 엄마의 역할은 애들 옷을 입히고 요리하고 선생님과 얘기하는 것 같은 행동을 포함할지도 모른다. 그러나 역할은 단순히 행동을 전적으로 설명하기에 충분하지 못하다. 엄마들은 그 역할을 어떻게 이해했는지에 따라 행동이 크게 달라질 수 있다. 한 엄마가 그녀의 아이를 그녀의 사무실에서 돌볼 수 있는 반면에, 다른 사람은 할로윈 복장을 정성들여 꿰맬지도 모른다.

가치, 목표, 그리고 역할이 동일시 되어왔더라도 수행할 능력은 행동에 영향을 준다. 엄마로서 요리하고 그녀의 아이들과 이야기하는 등의 기술은 발전되어야 한다. 기술은 인지하고 반응하고 정보를 처리하고 의사소통 할 능력을 포함한다.

이 구성에서 노인들에게 행동이 무엇을 의미하는지 결정하는 데 있어 하부 체계들 각각은 고려되어야 한다(Kielhofner, 2004). 당장 뚜렷한 문제는 다른 말로 “퇴직자(실제로 은퇴한 사람)”나 조부모와 같은 노인들의 역할 부재이다. 게다가 노인들의 가치, 습관, 기술에 대한 것은 매우 다양하다.

작업치료에서 중재할 수 있는 다른 모델은 작업 습득(occupational adaptation: OA)이다(Schkade & Schultz, 1992; Schultz & Schkade, 1992). OA는 인생 전체에 걸쳐, 개인에게 새로운 상황은 새로운 작업의 습득과 현재 작업의 적응을 요구한다. 기능장애는 효과적이지 못한 적응 반응의 결과이며 환경 발생 변화에 따른 작업적 적응을 강화시키는 것에 초점을 둔다.

Lawton의 노화의 환경적 모델(Lawton, 1983)은 개인과 환경 사이의 조화에 초점을 맞춘다. 이것은 Lawton이 **environmental press**라 부르는 환경적 요구가 있을 때, 개인의 기술과 일치되면 기능이 강화될 것이라고 제안했다. Cvitkovich와 Wister(2002)는 환경은 세 가지 영역의 문맥에서 고려될 수 있다고 나타낸다; 구조적 공급, 사회적인 지지, 그리고 서비스 지원. 작업치료사들은 사람-환경-작업 모델(PEO)의 기준을 제안하면서 조화를 이루기 위해 작업을 추가해왔다(Christiansen & Baum, 1997). PEO는 “사람들이 그들의 매일 일과에서 무엇을 하는지, 무엇이 그들에게 동기를 부여하는지, 그리고 어떻게 개인적 특징과 성공적인 작업적 수행을 위한 상황을 결합시키는지” 서술하였다(표 3-1).

표 3-1 고령의 어른들의 활동에 대한 이론 요약

이론	이론가	내용
해방	Cummings & Henry(1961)	죽음을 위한 대비에서 앞선 활동으로부터 노인들은 형식적으로 끌어낸다.
활동이론	Havighurst(1963)	노인들은 그들이 움직이고 종사할 때, 활동을 지속하고 최선을 다한다.
연속이론	Atchley(1989)	후의 인생에서 개인들은 사전의 믿음, 가치 그리고 특징을 맡는다. 노인들은 이전의 활동들을 유지하려고 애쓴다. 이전의 활동들을 계속 유지할 수 없을 때 노인들은 같은 의미로 움직이는 활동들로 대체하려 애쓴다.
수명	Neugarten(1975)	고령의 나이는 새로운 발전 단계를 나타내면서 발전의 과정의 지속이다.
	Erikson(1963)	특유한 단계의 일은 확인될 수 있다. 일의 성취로부터의 성공적인 노령화 결과
인간작업의 기준	Kielhofner(2004)	개인은 열린 체계이다. 하부조직은 의지, 습관, 수행이다. 각기 하부조직의 발전의 유효성은 성공적인 수행을 반영한다.
작업 적응	Schultz & Schkade(1992) Schkade & Schultz(1992)	작업은 수명을 넘어 변화한다. 개인은 작업적 변화에 적응할 필요가 있다.
인간-환경-작업 선택	Christiansen & Baum(1997)	개인, 작업, 그리고 환경은 상호작용한다. 상호작용은 효과적이거나 골치머리가 골칫거리가 될 수 있다.
낙천적, 보상	Freund & Baltes(2002)	노인들은 이 세 가지 구조를 통해 기능적 능력에서 변화할 수 있도록 순응한다.

SOC와 PEO의 기준 둘다 노년기에서 작업을 위해 특유한 응용성을 가진다(Freund & Balters, 2002). SOC는 노인들과 그들의 간병인이 사람들, 환경, 그리고 작업 사이에서 잘 조화될 수 있는 방법을 제안했다. 지금부터 말할 것은 SOC를 통한 작업치료과정의 고려사항이다. 비록 몇몇 치료사들이 더 나은 다른 모델을 찾을 지라도, 모델을 선택하는 것은 평가와 중재를 일관성 있고 포괄적으로 하기 위한 필수적인 요소이다.

노년기에서 의미 있는 작업이 중요하다고 여기는 근거가 있다. Vaillant와 대학에 의한 연구(Vaillant, 2002; Vaillant, DiRago, & Mukamal, 2006)에서는 노년기에서 의미 있는 행동과 목적의식의 중요성을 설명했었다. Atcheley(1999)는 한 일생처럼 변화에 적응하기 위한 행동과 역할을 유지하는 것의 중요성을 기록했다. 치료사들은 그림 3-2에서 보이는 것처럼 연속성을 위해 작업을 수정하는 것을 도와줄 수 있다.

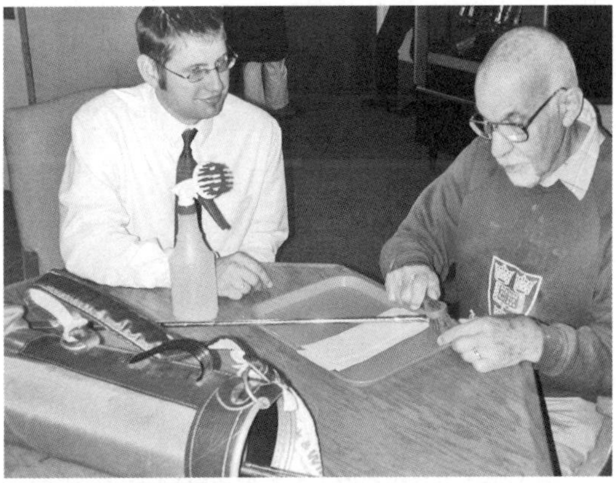

그림 3-2 그림의 사례처럼 평생 골프선수로 살아온 노인에게 작업은 삶을 유지하도록 해준다.

의미 있는 작업을 평가하는 것과 선택, 최적화, 보상을 위한 전략을 세우는 것은 매우 힘든 일이다. 환자가 독립적으로 옷을 입을 수 있는지 결정하는 것이 이 작업이 개인에게 의미를 갖는지 아닌지, 또는 환자가 이것을 통해 약간의 도움을 받고 다른 작업에서 에너지를 투자하는지 아닌지 인식하는 것보다 쉽다. 한 추천된 전략은 "personal projects" 접근의 사용이다(Christiansen, Little, & Backman, 1998). 이것을 성취하기 위해, 치료사는 처음에 개인에게 중요한 프로젝트에 대해 리스트를 만들고 평가과정을 통해 비율을 정한다. 환자는 스트레스 관리, 의미, 또는 중재과정의 중심적 역할에 의해 프로젝트를 우선시 하는 것을 돕는 다른 변수에서 충돌과 중요성을 위해 다른 프로젝트를 평가하도록 요구받을 지도 모른다.

이런 종류의 질적인 평가에 대해 작업적인 의미의 특유한 측면을 평가할 수 있는 많은 방법이 있다. 안녕의 정신적 지표(SIWB)(Frey, Daaleman, & Peyton, 2005)는 정신성과 관련해서 자존감과 인생 설계를 분석하는 하나의 도구이다. SHS-4는 "God helped", "독실함의 가족사(family history of religiousness)", "일생 동안 종교의 사회적 지지(lifetime religious social support)" 그리고 "독실함의 대가"로 분류된 요소들을 측정한다. 다른 양적인 측정은 노인들의 삶의 만족이나 안녕의 다른 요소들을 디자인했다. 이것은 삶의 만족지표(Havighurst, Neugarten, & Tobin, 1968)와 SWLS를 포함한다(Pavot & Diener, 1993). 특히 SWLS는 관리하기 빠르고 쉬우며 노인들의 안녕에 대한 전반적인 관점을 제공할 수 있고 이것은 신뢰성과 타당성을 위해 충분히 테스트를 받아왔다. 삶의 만족 목록은 의심스러운 타당성을 가지고 다른 가치를 가진 문화들로부터 개인이 사용할 때 특히 문제가 된다(Bonder, 2001). 과테말라의 마야인 노인들에게 이 도구를 관리하는 데에서, 해왔었던 언어의 조심스러운 번역에도 불구하고 그 구문은 개념에 관해 번역되지 않았다. 과거와 다른 개인들과 함께 현재 환경을 비교하는데 있어 어느 정도 이것이 기본이 되기 때문에 이것은 마야인의 시각 비교가 질투 또는 불만족을 증진하는 것과 마찬가지로 마야인의 가치와 맞지 않았다.

질적이면서 양적인 방법을 포함한 한 방법은 캐나다 작업수행측정(Canada Occupational Performance Measure; COPM)이다(Law, Baptiste, Carswell, McColl, Polatajko, & Pollock, 2005). 개인적인 프로젝트 평가처럼, 이 방법은 처음에 개인에게 중요한 작업을 확인하도록 요구한다. 이것들은 개인의 삶에서 그것의 중요성과 이것을 수행하기 위한 능력을 갖는 만족에 관해 숫자상으로 평가되었다. 이 숫자들은 중요한 작업이 가능해지고 있는지 아닌지 결정하기 위해서 중재 과정의 전체에 걸쳐 추적될 수 있다.

노년기에서 의미를 지지하기 위한 작업의 종류로는 희망을 유지하도록 돕는 것이다(Spencer, Davidson, & White, 1997). 마찬가지로, 정체성의 관리와 표현을 격려하는 것과 노인들을 과거, 현재, 미래와 연결하는 것은 노년기에 삶의 의미와 목적을 강화할 수 있다. 일찍이 의미 있는 작업들은 확인되어왔고 그들의 특성은 조사되었고, 중재는 *Practice Framework(AOTA, 2002)*에서 "Create, promote; Establish, restore; Maintain; Modify; Prevent"라 부르는 것에 초점을 맞출 수 있다(p. 627).

정신을 강조하는 중재의 중요성에 대한 작업치료의 관심은 점차적으로 성장해왔다(Belcham, 2004; Collins, Paul, & West-Frasier, 2001; Engquist, Short-DeGraff, Gliner, & Oltjenbruns, 1997; Howard & Howard, 1997; Schulz, 2004; Taylor, Mitchell, Kenan, & Tacker, 2000; Townsend, 1997; Udell & Chandler, 2000). 몇몇 문화의 모임에서 종교의 중심적 역할에 대한 인식이 성장하는 것은 교회에 가거나 다른 방법으로 작업에 기본을 둔 종교에 참여하

고 창조적인 표현을 통해 정신성을 표현하는 능력을 촉진하는 작업치료의 적절한 중재에 대한 인식을 증가시켜왔다.

여러 연구에서 작업치료중재는 건강을 증진시키고 의미 있는 작업은 정신건강, 사회적 기능, 기능적 상태, 신체 기능을 증진시킨다고 제안하였다(Clark et al., 2001; Matuska, Giles-Heinz, Flinn, Neighbor, & Bass-Haugen, 2003). 노인들을 대상으로 작업치료중재에 대한 한 연구에서는 작업치료중재 그룹, 치료하지 않는 통제 그룹과 일반적인 활동 그룹과의 비교 연구에서 의미 있는 작업이 강조된 작업치료 그룹이 다른 두 그룹보다 더 우월하다고 연구되었다.

여러 작업 중재 중에서 회상은 특히, 노인들에게 중요하다(Cully, LaVoie, & Gfeller, 2001). 이것은 직접적으로 유산을 남기는 것과 과거, 현재 그리고 미래의 연결의 중요함 둘다와 관련되는 작업이다. 이것은 문화를 넘어서 바꿀 수 있는 활동이다(Backerman,1998). 마찬가지로, 창조적인 문서는 자기반성의 기회를 제공하고, 다른 사람과 연결하며, 일반적으로 의미 구성을 한다(Wolf, 2005).

어떻게 이 과정은 개인적인 삶을 바꿀 수 있을까? Mrs.A는 지난 30년 동안 내내 일을 했었던 72살의 과부였다. 그러나 그녀의 청력은 계속 나빠져 가고, 그녀의 직업인 사회복지사를 계속하기 힘들게 되었다. 그녀의 딸은 근래에 이혼했고 두 어린 아이가 있는 편모였다. 작업치료사와 Mrs.A는 그녀의 작업 유형, 기술, 상황, 그리고 고객 요인뿐만 아니라 작업 프로파일과 작업수행에 대해 재조사했다. SOC 기준에 적용해 Mrs.A와 치료사는 의미 있는 작업을 신중히 선택하고, 그 작업을 수행하고 만족할 수 있는 전략을 세웠다. 게다가, 그들은 그녀가 더 이상 수행하지 않을 때 할 수 있는 대체적인 새로운 작업 방법을 고안했다. 이 평가에 기본으로, Mrs.A는 퇴직하고 그녀의 손자들을 돌보는 중요한 역할을 맡기로 결정했다. Mrs.A의 관점에서 "퇴직(retiree)"과 "조부모" 역할을 이루는 활동은 손자와 보내는 시간을 포함하는데, 그녀의 딸이 일찍 도착하여 정시에 일하러 갈 수 있게 하고, 손자를 학교에 데려다 주거나 학교에 가지 않는 날에는 예술 박물관을 견학하고 쿠키를 굽는 것처럼 "가치 높이는 활동"에 참가하게 한다.

불행하게도, 그녀가 손자들을 사랑하는 만큼, Mrs.A는 쿠키 굽는 것을 좋아하지 않았고, 그녀의 새로운 역할이 개인적으로 충족되지 못한다고 느꼈다. 그녀는 생산성이 떨어진다는 것을 느끼며 그녀는 좌절했다. 따라서 이 첫 계획의 결과들은 만족스럽지 못했다. 치료사와 Mrs.A는 그녀의 작업 프로파일을 다시 논의했고, 그녀의 결정을 재검토했다. 이것은 새로운 선택을 이끌었다. 그녀의 가치와 신념을 좀 더 반영하기 위해 "퇴직"과 "조부모"를 재정립하였다. 이것은 Mrs.A가 생산적이라고 인식하는 몇몇 활동들을 대신하는 것을 포함했다. 이것은 그녀를 위해 중요한 평가이기 때문이다. 그녀는 손자들이 학교에 있는 동안 병원에서 자원봉사를 하고 지방 학교에서 사회복지사에 대한 게스트 강의를 하기로 결심했다. 그녀는 손자들의 교육 강화를 위해 박물관 가기와 숙제하기 등 손자와의 "생산적인"활동을 포함시켰다. 또한 그녀는 자원봉사자와 조부모 역할 대신 임시직 고용으로 대체하여 포기되었던 사회적 역할을 보상하고 다시 일을 할 수 있는 방법도 생각했다. 만약 그랬다면 그녀는 딸을 버리고 재정적인 도움을 줄 수 있는 딜레마에 빠지게 되었을 것이다. 일할 능력의 감소에 대한 염려는 능력의 감소에도 불구하고 그녀가 할 수 있는 직업을 찾음으로써 사라지게 된다.

중재 계획과 실행은 개인마다 중요하게 생각하는 서로 다른 작업을 각자의 방법으로 인식하는 것이 중요하다. 여자 노인들을 대상으로 한 연구에서는 예를 들면, 종교적 참여에서 넓은 작업 항목에 다양한 활동들이 있었다(Bonder & Martin, 2000). 종교적인 성향이 강한 두 여자 노인들 중의 한 명은 정기적으로 교회를 나가고, 좀처럼 일요일에는 빠지는 경우가 없으며, 많은 교회 위원회 활동을 한다. 또 다른 한 명은 교회는 나가지 않지만 교회에서 안무연출을 하고 있다.

이 두 노인은 서로 다른 직업에 종사하고 있다. 주어진 범위와 역할 내에서 직업은 다양하게 변할 수 있으며 의미 없는 역할 딱지를 만들기에 가치를 부여할 수도 있다. 예를 들면, 한 사람은 손녀딸과 할로윈 trick or treat 놀이를 같이 하는 할머니 역할을 좋아하며 아이들을 돌보는 것을 손꼽아 기다린다. 또 다른 사람은 조부모의 역할을 하고 있지만, 여름방학이나 학교가 쉬는 날에만 돌보는 데도 이러한 활동이 힘들고 부담스럽게 느껴진다. 단순한 규모 안에서 단순한 카테고리를 통한 활동 패턴 감소는 개인의 의미와 삶의 질과 같은 필수적이고 중요한 논점을 가릴 수도 있다.

이와 같은 이슈가 개발도상국에는 중요하게 여겨지지 않는다. 최저 생활을 하는 나라에서 가장 중요한 것은 경제이며 노인들은 안전한 음식과 주거지를 찾는 데 열을 올리며, 그들이 어떻게 될지에 대해 걱정한다(Draper & Harpending, 1994). 비록 그들이 실존적인 문제에만 집중할지라도 다른 환경에는 불참하지 않는다.

이 책을 통해서 노인의 삶의 다양한 작업에 대한 증거들이 나올 것이며 중재의 결과는 작업수행을 수행하는 데에 초점을 맞출 것이다. 이러한 증거들은 작업이 건강, 기능, 생존까지 유지할 수 있는 데 공헌한다는 것을 분명히 나타내준다. 작업치료중재에 대한 증거확립은 케어의 결과를 강화하는 데 중요하다(Avlund et al., 2004; Bukov et al., 2002; Everard, Lach, Fisher, & Baum, 2000; Krause, 2002; Lennartson & Silverstein, 2001; Lovden Ghisletta, Lindenberger, 2005). 성공적인 노화를 조성하는 데 관심이 있는 치료사들은 이 문헌을 통해 어떻게 진행시킬 것인지에 대해 참고할 수 있다. 또한 노인을 위한 관리와 정책적인 변화에 초점을 맞추는 중재를 통해 노화에 대한 환경을 지지할 수 있다.

■ 요약(Summary)

작업치료의 궁극적인 목표는 건강이 아니라 안녕이다. 이것은 노인을 위한 프로그램이 노인을 위해 구성될 것인지 관리제공자를 위해 구성될 것인지에 대한 딜레마를 나타낸다. 정책은 관리제공자에게 변제를 요구해야 하기 때문에 스스로 관리를 강조하고 있다. 이러한 내용은 가이드라인에 반영된다. 이러한 포커스를 통해 노년에서의 만족스러운 삶을 위해 무슨 작업을 해야 하는지에 관해 이해해야 한다(Radomski, 1995, p. 487). 3장의 결과를 통해 작업치료사는 병원에서 지역사회 등에서 직접적인 치료 외에 다른 전략을 고려해야 한다.

지향해야 하는 평가는 작업수행의 모든 면을 반영하는 것으로 의미 있는 중재를 설계하는 데 필요한 것이다. 게다가 중재는 재평가될 때까지 결과를 확정하지 않고 주의깊게 검사해야 한다. Mrs. A는 그녀가 가진 능력의 도전 문제로 직업 역할에 만족하지 않는다. 그녀는 일에 대해서 대단히 중요하게 여기지만 처음처럼 중요하지는 않다.

Mrs. A의 사례를 통해 중재는 간단하지 않다. 작업의 본질과 환경적 요소 개인적 기술 수행, 패턴 등에 대해 부적합한 작업의 리스트는 필수적으로 고려해야 한다. 때문에 역할은 다양한 방법으로 설명될 수 있고, 건강관리 침, 작업치료사가 검사뿐만 아니라 개인을 위한 중요한 작업 활동까지 검사했다. 다음 단계는 결과를 도출하고 적절화하고 절차를 통해 개인 수행 패턴에 의미 있는 활동을 제공하는 것이다. A의 목표는 3장에서 기술하고 있다. 이것은 분명 평가나 중재 둘 다에서 환자의 중요하고 의미 있는 작업을 재인식하는 데 필요하다.

성공적인 노화는 연구에서 시작되었다. 포괄적인 검토와 지지는 개인의 성공적인 노화를 도와줄 것이다. Swensen(1983)에 따르면, "사람은 해야 할 필요가 있는 일을 해야 하는 만큼 산다"(p. 331)고 했다. 관리제공자, 정책가, 노인은 개인과 사회 둘 다에서 필요한 의미와 해야 하는 일에 관해 알아야 한다.

사례 연구(Case Study)

Emma는 83세 여자로 우울증을 주로 호소하여 정신과에 입원한 환자이다. Emma는 입원 6개월 전에 남편과 사별했다. Emma는 일상생활에 대처하기 어려워 혼자 살기 어려워졌기 때문에 아들과 함께 살기 시작했다. 입원할 때쯤 Emma는 일상생활활동을 중단했고, 의도적으로 어려움을 나타냈으며 매일의 활동에서 의미를 찾기 어려워졌다(Spencer, Davidson, & White, 1997, p. 194).

치료사는 작업프로필과 작업수행분석을 했다. Emma는 신체적 제한을 나타내지 않았고, 기억력이 저하되어 있었고, 절망을 느끼고 있었다. 치료사와 Emma는 목표를 설정했으나, 처음에 Emma는 몇몇 목표를 회피했다. Emma의 목표 중 하나는 여가활동에 참여를 증가시키는 것이다. 그녀는 일주일에 한 두 번 아들의 집에서 여가활동에 참여하고 싶어했다. 치료사는 목표중심 기대와 과제를 제공했다. 퇴원 때 Emma는 아들의 집에 돌아가서 하나 또는 두 개의 여가활동에 매주 참여했다. 이것은 여가, 자조활동, 생산적인 활동까지 이어졌다. Emma에게 제공한 중재를 통해 긍정적인 결과를 얻었고 이것은 그녀의 정신적인 감각을 새롭게 만들었다.

질문(Questions)

1. 무슨 방법으로 의미 있는 작업에 참여하지 않으려는 Emma를 참여시킬 것인가?
2. Emma는 자조활동을 중단했다. 그런데 왜 치료사는 여가활동에 포커스를 맞췄는가?
3. 이 상황에서 아들이 한 역할은 무엇인가?

복습 문제(Review Questions)

1. 노년기 의미 있는 작업을 어떻게 연관시킬 것인가?
2. 환경과 배경에서 의미의 중요성에 대해 토의하라.
3. 해방, 활동, 연속이론, 수명, 인간작업의 기준, 작업적응, 인간-작업-환경 선택 이론에 대해 토의하라.
4. 도구적 의미는 무엇인가? 평가적 의미는 무엇인가? 실존주의적 의미는 무엇인가?
5. 어떻게 작업치료사는 의미 있는 중재를 제공할 수 있는가?

웹 기반 자료(Web-Based Resources)

www.ppc.sas.upenn.edu/lifesatisfactionscale.pdf, **University of Pennsylvania**, date connected March 10, 2007. This site contains the questions for the Satisfaction with Life Scale. Diener has other sites providing analysis of psychometric properties, including www.psych.uiuc.edu/~ediener/hottopic/hottopic.html, **University of Illinois at Chicago**, date connected March 10, 2007. For information about the Life Satisfaction Index, go to www.gesher.org/Myers-Briggs/life_satis_index.html, Winer Foundation (for the actual instrument) and www.atsqol.org/sections/instruments/ko/pages/isia.html, **American Thoracic Society** (for an analysis), date connected March 10, 2007.

www.upa.pdx.edu/IOA/newsorn/gsaquant/wallace.ppt, **Gerontological Society of America Contact**, date connected March 10, 2007. The actual questions can be found at www.gesher.org/Myers-Briggs/life_satis_index.html, **Winer Foundation** (for the actual instrument, listed above).

참고문헌(References)

Achenbaum, W. A., & Bengtson, V. L. (1994). Re-engaging the disengagement theory of aging: On the history and assessment of theory development in gerontology. *The Gerontologist, 34,* 756–762.

Atchley, R. C. (1989). Continuity theory of normal aging. *Gerontologist, 29,* 183–190.

Altschuler, J. (2004). Beyond money and survival: The meaning of paid work among older women. *International Journal of Aging and Human Development, 58,* 223–239.

American Occupational Therapy Association. (2002). Occupational therapy practice framework: Domain and process. *American Journal of Occupational Therapy, 56,* 609–639.

Anderson, R. T., James, M. K., Miller, M. E., Worley, A. S., & Longino, C. F. (1998). The timing of change: Patterns in transitions in functional status among elderly persons. *Journal of Gerontology: Social Sciences, 53B,* S17–S27.

Arling, G., Williams, A. R., & Kopp, D. (2000). Therapy use and discharge outcomes for elderly nursing home residents. *The Gerontologist, 40,* 587–595.

Atchley, R. C. (1989). Continuity theory of normal aging. *The Gerontologist, 29,* 183–190.

Atchley, R. C. (1999). *Continuity and adaptation in aging: Creating positive experiences.* Baltimore, MD: Johns Hopkins University Press.

Avlund, K., Lund, R., Holstein, B. E., Due, P., Sakari-Rantala, R., & Heikkinen, R. (2004). The impact of structural and functional characteristics of social relations as determinants of functional decline. *Journal of Gerontology: Social Sciences, 59B,* S44–S51.

Backerman, G. H. (1998). Reminiscence in the elder: An exploration of identity and meaning making. *Dissertation Abstracts International: Section B: The Sciences and Engineering. 58*(10-B), 5668.

Bauman, Z. (1992). *Mortality, immortality, and other life strategies.* Cambridge, UK: Polity Press.

Baumeister, R. F. (1991). *Meanings of life.* New York: Guilford Press.

Belcham, C. (2004). Spirituality in occupational therapy: Theory in practice? *British Journal of Occupational Therapy, 67*(1), 39–46.

Benjamins, M. R., Musick, M. A., Gold, D. T., & George, L. K. (2003). Age-related declines in activity level: The relationship between chronic illness and religious activity. *Journal of Gerontology: Social Sciences, 58B,* S377–S385.

Bernard, S. L., Kincade, J. E., Konrad, T. R., Arcury, T. A., Rabiner, D. J., Woomert, A., et al. (1997). Predicting mortality from community surveys of older adults: The importance of self-rated functional ability. *Journal of Gerontology: Social Sciences, 52B,* S155–S163.

Bonder, B. R. (2001). Culture and occupation: A comparison of weaving in two traditions. *Canadian Journal of Occupational Therapy, 65,* 310–319.

Bonder, B. R., & Martin, L. (2000). Personal meanings of occupation for women in later life: Two women compared. *Women and Aging, 12,* 177–193.

Bukov, A., Maas, I., & Lampert, T. (2002). Social participation in very old age: Cross-sectional and longitudinal findings from BASE. *Journal of Gerontology: Psychological Sciences, 57B,* P510–P517.

Butler, R. N. (2002). Guest editorial: The study of productive aging. *Journal of Gerontology: Social Sciences, 57B,* S323.

Carlson, M., Fanchiang, S., Zemke, R., & Clark, F. (1996). A meta-analysis of the effectiveness of occupational therapy for older persons. *American Journal of Occupational Therapy, 50,* 89–98.

Chang, B., Noonan, A. E., & Tennstedt, S. L. (1998). The role of religion/spirituality in coping with caregiving for disabled elders. *The Gerontologist, 38,* 463–469.

Charmaz, K. (2002). The self as habit: The reconstruction of self in chronic illness. *Occupational Therapy Journal of Research, 53,* 547–558.

Chipperfield, J. G., & Greenslade, L. (1999). Perceived control as a buffer in the use of health care services. *Journal of Gerontology Series B: Psychological Sciences & Social Sciences, 54,* 146–154.

Christiansen, C. H. (1999). Defining lives: Occupation as identity: An essay on competence, coherence, and the creation of meaning. *American Journal of Occupational Therapy, 53,* 547–558.

Christiansen, C., & Baum, C. (1997). Person-environment occupational performance: A conceptual model for practice. In C. Christiansen & C. Baum (Eds.), *Occupational therapy: Enabling function and well-being* (2nd ed., pp. 46–70). Thorofare, NJ: Slack.

Christiansen, C. H., Little, B. R., & Backman, C. (1998). Personal projects: A useful approach to the study of occupation. *American Journal of Occupational Therapy, 52,* 439–446.

Clark, F., Azen, S. P., Carlson, M., Mandel, D., LaBree, L., Hay, J., Zemke, R., Jackson, J., & Lipson, L. (2001). Embedding health-promoting changes into the daily lives of independent-living older adults: Long-term follow-up of occupational therapy intervention. *Journal of Gerontology: Psychological Sciences, 56B,* P60–P63.

Clark, F., Azen, S. P., Zemke, R., Jackson, J., Carlson, M., Mandel, D., et al. (1997). Occupational therapy for independent-living older adults: A randomized controlled trial. *Journal of the American Medical Association, 278,* 1321–1326.

Collins, J. S. D., Paul, S., & West-Frasier, J. (2001). The utilization of spirituality in occupational therapy: Beliefs, practices, and perceived barriers. *Occupational Therapy in Health Care, 14*(3/4), 73–92.

Crabtree, J. L. (1998). The end of occupational therapy. *American Journal of Occupational Therapy, 52,* 205–214.

Csikszentmihalyi, M. (1990). *Flow: The psychology of optimal experience.* Grand Rapids, MI: Harper & Row.

Cully, J. A., LaVoie, D., & Gfeller, J. D. (2001). Reminiscence, personality, and psychological functioning in older adults. *The Gerontologist, 41,* 89–95.

Cummings, E. M., & Henry, W. E. (1961). *Growing old: The process of disengagement.* New York: Basic Books.

Cvitkovich, Y., & Wister, A. (2002). Bringing in the life course: A modification to Lawton's Ecological Model of Aging. *Hallym International Journal of Aging, 4*(1), 15–29.

Davidson, A. (1997). *Alzheimer's: A love story. One year in my husband's journey.* Secaucus, NJ: Birch Lane Press.

Diehl, M. (1998). Everyday competence in later life: Current status and future directions. *The Gerontologist, 38,* 422–433.

Draper, P., & Harpending, H. (1994). Cultural considerations in the experience of aging: Two African cultures. In B. R. Bonder & M. B. Wagner (Eds.), *Functional Performance in Older Adults* (pp. 15–27). Philadelphia: F.A. Davis.

Duke, J., Leventhal, H., Brownlee, S., & Leventhal, E. A. (2002). Giving up and replacing activities in response to illness. *Journal of Gerontology: Psychological Sciences, 57B,* P367–P376.

Ekerdt, D. J. (1986). The busy ethic: Moral continuity between work and retirement. *The Gerontologist, 26,*239–244.

Engquist, D. E., Short-DeGraff, M., Gliner, J., & Oitjenbruns, K. (1997). Occupational therapists' beliefs and practices with regard to spirituality and therapy. *American Journal of Occupational Therapy, 51,* 173–180.

Erikson, E. H. (1963). *Childhood and society.* New York: W. W. Norton.

Everard, K. M. (1999). The relationship between reasons for activity and older adult well-being. *Journal of Applied Gerontology, 18,* 325–340.

Everard, K. M., Lach, H. W., Fisher, E. B., & Baum, M. C. (2000). Relationship of activity and social support to the functional health of older adults. *Journal of Gerontology: Social Sciences, 55B,* S208–S212.

Freund, A. M., & Baltes, P. B. (2002). Life-management strategies of selection, optimization, and compensation: Measurement by self-report and construct validity. *Journal of Personality and Social Psychology, 82,* 642–662.

Freund, A. M., & Smith, J. (1999). Content and function of the self-definition in old and very old age. *Journal of Gerontology: Psychological Sciences, 54B,* P55–P67.

Frey, B. B., Daaleman, T. P., & Peyton, V. (2005). Measuring dimension of spirituality for health research: Validity of the Spirituality Index of Well-Being. *Research on Aging, 27,* 556–577.

Fry, P. S. (1991). Individual differences in reminiscence among older adults: Predictors of frequency and pleasantness ratings of reminiscence activity. *International Journal of Aging and Human Development, 33,* 311–326.

Gallimore, R., & Lopez, E. M. (2002). Everyday routines, human agency, and ecocultural context: Construction and maintenance of individual habits. *Occupational Therapy Journal of Research, 22*(suppl.), 70S–77S.

George, L. K. (2006). Perceived quality of life. In R. H. Binstock & L. K. George (Eds.), *Handbook of aging and the social sciences* (6th ed., pp. 320–335). Burlington, MA: Academic Press.

Greenfield, E. A., & Marks, N. F. (2004). Formal volunteering as a protective factor for older adults' psychological well-being. *Journal of Gerontology: Social Sciences, 59B,* S258–S264.

Hasselkus, B. R. (2002). *The meaning of everyday occupation.* Thorofare, NJ: Slack.

Havighurst, R. J. (1963). Successful aging. In R. H. Williams, C. Tibbetts, & W. Donahue (Eds.), *Processes of Aging, Vol. I* (pp. 299–320). New York: Atherton.

Havighurst, R. J., Neugarten, B. L., & Tobin, S. S. (1968). Life Satisfaction Index. In R. A. Kane & R. L. Kane, *Assessing the Elderly: A Practical Guide to Measurement* (pp. 174–189). Lexington, MA: Lexington Books.

Hays, J. C., Meador, K. G., Branch, P. S., & George, L. K. (2001). The Spiritual History Scale in Four Dimensions (SHS-4): Validity and reliability. *The Gerontologist, 41,* 239–249.

Hendricks, J., & Cutler, S. D. J. (2004). Volunteerism and socioemotional selectivity in later life. *Journal of Gerontology: Social Sciences, 59B,* S251–S257.

Hill, T. D., Angel, J. L., Ellison, C. G., & Angel, R. J. (2005). Religious attendance and mortality: An 8-year follow-up of older Mexican Americans. *Journal of Gerontology: Social Sciences, 60B,* S102–S109.

Hilleras, P. K., Jorm, A. F., Herlitz, A., & Winblad, B. (2001). Life satisfaction among the very old: A survey on a cognitively intact sample aged 90 years or above. *International Journal of Aging and Human Development, 52*(1), 71–90.

Holahan, C. K., & Chapman, J. R. (2002). Longitudinal predictors of proactive goals and activity participation at age 80. *Journal of Gerontology: Psychological Sciences, 57B,* P418–P425.

Howard, B. S., & Howard, J. R. (1997). Occupation as spiritual activity. *American Journal of Occupational Therapy, 51,* 181–185.

Howie, L., Coulter, M., & Feldman, S. (2004). Crafting the self: Older persons' narratives of occupational identity. *American Journal of Occupational Therapy, 58,* 446–454.

Hunter, E. G., & Rowles, G. D. (2005). Leaving a legacy: Toward a typology. *Journal of Aging Studies, 19,* 327–347.

Ingersoll-Dayton, B., Saengtienchai, C., Kespichayawattana, J., & Aungsuroch, Y. (2004). Measuring psychological well-being: Insights from Thai elders. *The Gerontologist, 44,* 596–604.

Jang, Y., Borenstein-Graves, A., Haley, W. E., Small, B. J., & Mortimer, J. A. (2003). Determinants of a sense of mastery in African American and white older adults. *Journal of Gerontology: Social Sciences, 58B,* S221–S224.

Jonsson, A. T., Moller, A., & Grimby, G. (1999). Managing occupations in everyday life to achieve adaptation. *American Journal of Occupational Therapy, 53,* 353–362.

Kaufman, S. R. (1986). *The ageless self: Sources of meaning in later life.* Madison, WI: University of Wisconsin Press.

Kielhofner, G. (2004). *Conceptual foundation of occupational therapy* (3rd ed.). Philadelphia: F.A. Davis.

King, V., & Elder, G. H. (1999). Are religious grandparents more involved grandparents? *Journal of Gerontology: Social Sciences, 54B,* S317–S328.

Kirby, S. E., Coleman, P. G., & Daley, D. (2004). Spirituality and well-being in frail and nonfrail older adults. *Journal of Gerontology: Psychological Sciences, 59B,* P123–P129.

Knight, T., & Ricciardelli, L. A. (2003). Successful aging: Perceptions of adults between 70 and 101 years. *International Journal of Aging and Human Development, 56,* 223–245.

Krause, N. (1999). Stress and the devaluation of highly salient roles in late life. *Journal of Gerontology: Social Sciences, 54B,* S99–S108.

Krause, N. (2002). Church-based social support and health in old age: Exploring variations by race. *Journal of Gerontology: Social Sciences, 57B,* S332–S347.

Krause, N. (2003). Religious meaning and subjective well-being in late life. *Journal of Gerontology: Social Sciences, 58B,* S160–S170.

Krause, N. (2004). Stressors arising in highly valued roles, meaning in life, and the physical health status of older adults. *Journal of Gerontology: Social Sciences, 59B,* S287–S297.

Krause, N., Ingersoll-Dayton, B., Ellison, C. G., & Wulff, K. M. (1999). Aging, religious doubt, and psychological well-being. *The Gerontologist, 39,* 525–553.

Kunzmann, U., Little, T., & Smith, J. (2002). Perceiving control: A double-edged sword in old age. *Journal of Gerontology: Psychological Sciences, 57B,* P484–P491.

Lang, F. R., Rieckmann, N., & Baltes, M. M. (2002). Adapting to aging losses: Do resources facilitate strategies of selection, compensation, and optimization in everyday functioning? *Journal of Gerontology: Psychological Sciences, 57B,* P501–P509.

Law, M., Baptiste, S., Carswell, A., McColl, M. A., Polatajko, H., & Pollock, N. (2005). *Canadian Occupational Performance Measure.* Toronto: Canadian Association for Occupational Therapy.

Lawton, M. P. (1983). Environment and other determinants of well-being in older people. *The Gerontologist, 23,* 349–357.

Lawton, M. P., Moss, M., Hoffman, C., Grant, R., Have, T. T., & Kleban, M. H. (1999). Health, valuation of life and the wish to live. *The Gerontologist, 39,* 406–416.

Lennartsson, C., & Silverstein, M. (2001). Does engagement with life enhance survival of elderly people in Sweden? The role of social and leisure activities. *Journal of Gerontology: Social Sciences, 56B,* S335–S342.

Leung, B. W., Moneta, G. B., & McBride-Chang, C. (2005). Think positively and feel positively: Optimism and life satisfaction in late life. *International Journal of Aging and Human Development, 61,* 335–365.

Levinson, D. J. (1986). A conception of adult development. *American Psychologist, 49,* 3–13.

Levy, B. R., Slade, M. D., & Kasl, S. V. (2002). Longitudinal benefit of positive self-perceptions of aging on functional health. *Journal of Gerontology: Psychological Sciences, 57B,* P409–P417.

Lind, L. R. (1957). *Ten Greek plays in contemporary translations.* Boston: Houghton Mifflin.

Lovden, M., Ghisletta, P., & Lindenberger, U. (2005). Social participation attenuates decline in perceptual speed in old and very old age. *Psychology and Aging, 20,* 423–434.

Lowis, M. J., Edwards, A. C., Roe, C. A., Jewell, A. J., Jackson, M. I., & Tidmarsh, W. M. (2005). The role of religion in mediating the transition to residential care. *Journal of Aging Studies, 19,* 349–362.

Ludwig, F. M. (1998). The unpackaging of routine in older women. *American Journal of Occupational Therapy, 52,* 168–178.

Mack, R., Salmoni, A., Viverais-Dressler, G., Porter, E., & Garg, R. (1997). Perceived risks to independent living: The views of older, community-dwelling adults. *The Gerontologist, 37,* 729–736.

Matuska, K., Giles-Heinz, A., Flinn, N., Neighbor, M., & Bass-Haugen, J. (2003). Outcomes of a pilot occupational therapy wellness program for older adults. *American Journal of Occupational Therapy, 57,* 220–224.

McAuley, E., Elavsky, S., Motl, R. W., Konopack, J. F., Hu, L., & Marquez, D. X. (2005). Physical activity, self-efficacy, and self-esteem: Longitudinal relationship in older adults. *Journal of Gerontology: Psychological Sciences, 60B,* P268–P275.

McAuley, E., Katula, J., Mihalko, S., Blissmer, B., Duncan, T., Pena, M., et al. (1999). Mode of physical activity differentially influences self-efficacy in older adults: A latent growth curve analysis. *Journal of Gerontology: Psychological Sciences, 54B,* P283–P292.

Menec, V. H. (2003). The relation between everyday activities and successful aging: A 6-year longitudinal study. *Journal of Gerontology: Social Sciences, 58B,* S74–S82.

Menec, V. H., & Chipperfield, J. G. (1997). Remaining active in later life: The role of health locus of control in seniors' activity level, health, and life satisfaction. *Journal of Aging and Health, 9,* 105–125.

Meyer, A. (1922/1977). The philosophy of occupational therapy. *American Journal of Occupational Therapy, 31,* 639–642.

Mirowsky, J. (1997). Age, subjective life expectancy, and the sense of control: The horizon hypothesis. *Journal of Gerontology: Social Sciences, 52B,* S125–S134.

Morrow-Howell, N., Hinterlong, J., Rozario, P. A., & Tang, F. (2003). Effects of volunteering on the well-being of older adults. *Journal of Gerontology: Social Sciences, 58B,* S137–S145.

Neugarten, B. L. (1975). *Middle age and aging.* Chicago, IL: University of Chicago Press.

Okamata, K., & Tanaka, Y. (2004). Subjective usefulness and 6-year mortality risks among elderly persons in Japan. *Journal of Gerontology: Psychological Sciences, 59B,* P246–P249.

Pandya, L. (2005). Spirituality, religion and health. *Geriatric Medicine, 35*(5), 19–20, 22.

Pavot, W., & Diener, E. (1993). Review of the Satisfaction with Life Scale. *Psychological Assessment, 5,* 164–172.

Peloquin, S. M. (1997). Nationally speaking: The spiritual depth of occupation: Making worlds and making lives. *American Journal of Occupational Therapy, 51,* 167–168.

Radomski, M. V. (1995). There is more to life than putting on your pants. *American Journal of Occupational Therapy, 49,* 487–490.

Ranzijn, R., Keeves, J., Luszcz, M., & Feather, N. T. (1998). The role of self-perceived usefulness and competence in the self-esteem of elderly adults: Confirmatory factor analyses of the Bachman Revision of Rosenberg's Self-Esteem Scale. *Journal of Gerontology: Psychological Sciences, 53B,* P96–P104.

Reilly, M. (1974). *Play as exploratory learning.* Beverly Hills, CA: Sage.

Reker, G. T. (1997). Personal meaning, optimism, and choice: Existential predictors of depression in community and institutional elderly. *The Gerontologist, 37,* 709–716.

Riediger, M., Freund, A. M., & Baltes, P. B. (2005). Managing life through personal goals: Intergoal facilitation and intensity of goal pursuit in younger and older adulthood. *Journal of Gerontology: Psychological Sciences, 60B,* P84–P91.

Rippentrop, A. E. (2005). A review of the role of religion and spirituality in chronic pain populations. *Rehabilitation Psychology, 50,* 278–284.

Rowe, J., & Kahn, R. (1998). *Successful aging: The MacArthur Foundation study.* New York: Pantheon.

Rudman, D. L., Cook, J. V., & Polatajko, H. (1997). Understanding the potential of occupation: A qualitative exploration of seniors' perspectives on activity. *American Journal of Occupational Therapy, 51,* 640–650.

Salmela-Aro, K., & Schoon, I. (2005). Introduction to the special section: Human development and well-being. *European Psychologist, 10,* 259–263.

Schieman, S., & Meersman, S. C. (2004). Neighborhood problems and health among older adults: Received and donated social support and the sense of mastery as effect modifiers. *Journal of Gerontology: Social Sciences, 59B,* S89–S97.

Schkade, J. K., & Schultz, S. (1992). Occupational adaptation: Toward a holistic approach for contemporary practice, part 1. *American Journal of Occupational Therapy, 46,* 829–838.

Schulz, E. K. (2004). Spirituality and disability: An analysis of select themes. *Occupational Therapy in Health Care, 18*(4), 57–83.

Schultz, S., & Schkade, J. K. (1992). Occupational adaptation: Toward a holistic approach for contemporary practice, part 2. *American Journal of Occupational Therapy, 46,* 917–926.

Seeman, T. E., Unger, J. B., McAvay, G., & Mendes de Leon, C. F. (1999). Self-efficacy beliefs and perceived declines in functional ability: MacArthur studies of successful aging. *Journal of Gerontology: Psychological Sciences, 54B,* P214–P222.

Seligman, M. E. P., & Csikszentmihalyi, M. (2000). Positive psychology: An introduction. *American Psychologist, 55,* 5–14.

Shmotkin, D., Blumstein, T., & Modan, B. (2003). Beyond keeping active: Concomitants of being a volunteer in old-old age. *Psychology and Aging, 18,* 602–607.

Slagle, E. C. (1933). *Habit training. Syllabus for training of nurses in Occupational Therapy* (2nd ed.). Utica, NY: State Hospital Press.

Smith, G. C., Kohn, S. J., Savage-Stevens, S. E., Finch, J. J., Ingate, R., & Lim, Y. (2000). The effects of interpersonal and personal agency on perceived control and psychological well-being in adulthood. *The Gerontologist, 40,* 458–468.

Smith, J., & Freund, A. M. (2002). The dynamics of possible selves in old age. *Journal of Gerontology: Psychological Sciences, 57B,* P492–P500.

Spencer, J., Davidson, H., & White, V. (1997). Helping clients develop hopes for the future. *American Journal of Occupational Therapy, 51,* 191–198.

Swensen, C. H. (1983). A respectable old age. *American Psychologist, 9,* 327–334.

Taylor, E., Mitchell, J. E., Kenan, S., & Tacker, R. (2000). Attitudes of occupational therapists toward spirituality in practice. *American Journal of Occupational Therapy, 54,* 421–426.

Thompson, P. (1993). Comment: "I don't feel old": The significance of the search for meaning in later life. *International Journal of Geriatrics and Psychiatry, 8,* 685–692.

Townsend, E. (1997). Inclusiveness: A community dimension of spirituality. *Canadian Journal of Occupational Therapy, 64,* 146–155.

Udell, L., & Chandler, C. (2000). The role of the occupational therapist in addressing the spiritual needs of clients. *British Journal of Occupational Therapy, 63,* 489–494.

Vaillant, G. (2002). *Ageing well.* Melbourne: Scribe.

Vaillant, G. E., DiRago, A. C., & Mukamal, K. (2006). Natural history of male psychological health, XV: Retirement satisfaction. *American Journal of Psychiatry, 163,* 682–688.

Vygotsky, L. S. (1978). *Mind in society. The development of higher psychological processes.* Cambridge, MA: Harvard University Press.

Wilcock, A. A. (2001). Occupation for health: Re-activating the regimen sanitatis. *Journal of Occupational Science, 8*(3), 20–24.

Wilding, C., May, E., & Muir-Cochrane, E. (2005). Experience of spirituality, mental illness and occupation: A life-sustaining phenomenon. *Australian Occupational Therapy Journal, 52*(1), 2–9.

Wink, P., & Scott, J. (2005). Does religiousness buffer against the fear of death and dying in late adulthood? Findings from a longitudinal study. *Journal of Gerontology: Psychological Sciences, 60B,* P207–P214.

Wolf, M. A. (2005). Writers have no age, creative writing for older adults. *Educational Gerontology, 31,* 657–658.

Wolinsky, F. D., Wyrwich, K. W., Babu, A. N., Kroenke, K., & Tierney, W. M. (2003). Age, aging, and the sense of control among older adults: A longitudinal reconsideration. *Journal of Gerontology: Social Sciences, 58B,* S212–S220.

Wong, P. T. P. (2000). Meaning of life and meaning of death in successful aging. In A. Tomer (Ed.), *Death attitudes and the older adult* (pp. 23–35). New York: Brunner/Mazel.

World Health Organization. (2001). *International classification of functioning, disability, and health (ICF).* Geneva, Switzerland: author.

Yerxa, E. J. (1998). Health and the human spirit for occupation. *American Journal of Occupational Therapy, 52,* 412–418.

Zirkel, S., & Cantor, N. (1990). Personal construal of life tasks: Those who struggle for independence. *Journal of Personality and Social Psychology, 58,* 172–185.

제 2 부

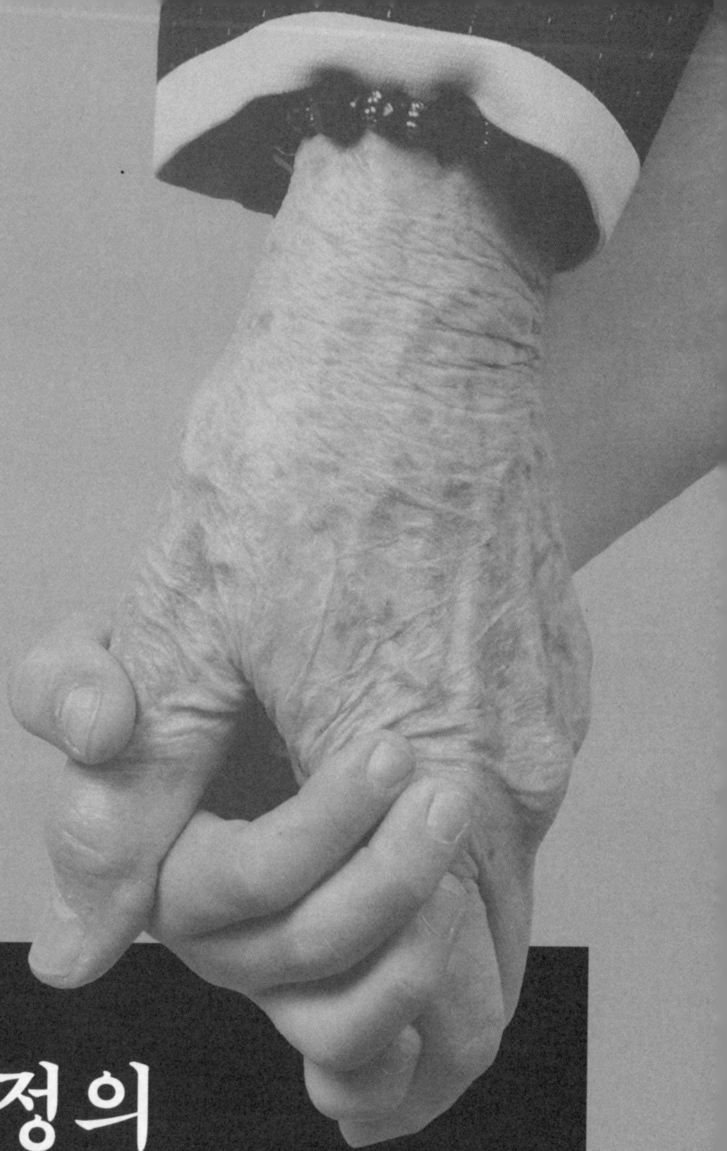

정상 노화과정의 영향과 기능장애 (Impact of Normal Aging, and Interruptions in Function)

작업치료사와 그 밖의 건강 관리제공자에게 다음 내용의 중요성이 삶의 어려움에 직면한 개인이나 가족에게 매우 흔하게 나타나고 있음을 제시하고 있다. 4장에서 7장에 걸쳐 강조하는 것은 신체 기능과 시스템에 영향을 주는 정상적인 노화과정이다. 이것은 활동을 독려하고 참여하는 능력이다. 이미 강조했던 것처럼, 신체 기능과 시스템은 나이가 들어감에 따라 감퇴할 것이고, 이러한 감퇴는 모든 사람에게 동일하게 나타나는 것은 아니며, 참여에 있어 피할 수 없는 퇴화를 의미하는 것은 아니다.

8장에서 10장에 걸쳐 노인의 주요한 결과라 할 수 있는 인식력, 근골격, 그리고 심리적 장애 등의 예를 논의하고 있다. 이것은 노인에게 닥칠 수 있는 장애뿐만 아니라 노인의 수행력 방해를 일으키는 몇몇 특별한 요인들도 제시하고 있다.

뇌졸중, 심혈관질환, 관절염, 암, 증가하는 당뇨병 등과 같은 그 밖의 흔한 문제는 기능적 능력에 영향을 줄 수 있다. 뇌졸중과 심장질환은 감소하는 반면, 당뇨병 유병률은 빠르게 증가하고 있다(Federal Interagency Forum on Aging Related Statistics[FIFARS], 2004). 이는 앞으로 뇌줄중 환자가 감소하는 대신 당뇨병과 관련된 시각적 소실을 갖은 개인을 다뤄야 한다는 것을 예견하는 것이다. 베이비붐 세대와 비교하여 이러한 데이터의 변화를 어떻게 볼 것인지가 흥미로운 일이 될 것이다. 초기 보고에서는 과거보다 더욱 기능적으로 그리고 더욱 건강하게 변해간다고 암시하고 있지만(Velkoff, He, Sengupta, & DeBarros, 2006), 교육, 사회경제적 상태, 그리고 건강관리의 접근력이라는 두 가지 시스템의 분배에 따르고 있다.

Federal Interagency Forum on Aging-Related Statistics(FIFARS).(2004). *Older Americans 2004; Key indicators of well-being*. Washington. DC; U.S. Government Printing Office.

Velkoff, V. A., He, W., Sengupta, M., & DeBarros, K. A.(2006). *65+ in the United States; 2005*. Washington, DC; U. S. Census Bureau.

단 원 1

정상적인 노화의 영향
Impact of Normal Aging

제 4 장

심혈관과 폐 기능
Cardiovascular and
Pulmonary Function

우리 중 매우 약하고 나이든 사람도 운동선수처럼 될 수 있다.
그러나 가장 건강한 사람이 관중으로 남을 수 있고, 가장 강인한
사람은 비활동적이며 비가동력의 위험을 견뎌나갈 수 있다.

J. H. Bland and S. M. Cooper,
Musculoskeletal system. In Leon Sokolof(Ed.),
The Musculoskeletal System, Baltimore: Williams & Wilkins, 1975

목 적 (OBJECTIVES)

이 장을 읽고 난 후, 독자는 다음을 할 수 있게 될 것이다:

1. 구조와 기능, 그리고 사회적 참여(World Health Organization International Classification of Functioning, Disability, and Health) 사이의 상관관계와 건강을 이해하고, 왜 이러한 구성요소는 일관된 연결성이 없는지 설명할 수 있다.
2. 심폐와 심혈관 기능이 연령과 관계 있는 변화를 설명할 수 있다.
3. 일차적 혹은 이차적 질병으로 인하여 심폐와 심혈관 기능에 어떠한 변화가 나타나는지 질환의 영향력을 설명할 수 있다.

목 적(OBJECTIVES) (계속)

4. 비활동으로 인하여 심폐와 심혈관기능에 어떠한 변화가 나타나는지, 비활동의 영향력을 설명할 수 있다.
5. 의학적 중재나 약물치료와 같은 외적요인으로 인해 심폐와 심혈관기능에 간접적으로 나타나는 변화를 설명할 수 있다.
6. 개인의 특성, 문화와 생활습관, 영양상태, 규칙적인 신체적 활동, 오랜 직업, 공존 질병률과 같은 내적요인으로 인해 심폐와 심혈관기능에 간접적으로 나타나는 변화를 설명할 수 있다.
7. 3~6번까지의 목적에서 확인된 변화를 근거로 하여 치료의 목표를 결정하고 이상적인 치료를 제공할 수 있다.
8. 3~6번까지의 목적에서 확인된 변화를 근거로 하여 타당한 기록으로 측정 및 평가에 전반적인 초점을 맞춘다.
9. 3~6번까지의 목적에서 확인된 변화를 근거로 하여 일상생활활동(ADLs), 기능적 능력, 또는 두 가지 모두의 기능수행을 위한 훈련처방에 대한 치료계획을 설명할 수 있다.
10. 일상생활활동과 운동 또는 두 가지 모두에 대한 처방과 평가를 취할 때 주의사항을 설명할 수 있다.
11. 최대운동검사가 가능하지 않다면, (a) 치료계획에 대한 단기와 장기 반응의 전반적인 해석 그리고 (b) 치료계획의 반응으로 나타나는 개인의 역반응을 설명할 수 있다.

인간은 중력상태에서 두발로 서서, 직립으로 움직이지만, 삶의 주기가 발달됨에 따라 중력에 대항한 움직임이나 직립으로 움직이는 시간은 줄어드는 경향이 있다. 생리적 쇠약과 연결된 이러한 요인은 기능 수행의 전체적 상실, 일상생활활동을 할 수 있는 능력과 기능적 능력(유산소 능력 등)이 소실되는 데 기여하고 있다. 그 결과 노인은 쇠약과 병에 더 민감하다. 심지어 사소한 감염과 손상에도 인지가 늦은 노인이나 비활동적인 사람은 위협적일 수 있다.

노인재활의 근본적인 목표는 기능을 최대화하는 것이다. 심폐와 심혈관계의 능력은 개인의 기능적 수행을 결정하는 중요한 요소이다. 재활기간 동안 기능에는 두 가지 구성요소가 필요하다. 첫째, 기립자세에 적응하고 중력에 대항하여 기능적인 수행을 하며 움직이는 것에 적응하여, 사람의 생리적 요소를 최대화시키는 것이다. 둘째, 노인의 기능적 수행을 최대화하기 위하여 심폐와 심혈관의 예비용적도 최대화시켜야 한다.

기능적 활동을 수행하기 위한 개인의 능력은 심폐와 심혈관 기관의 통합성과 그것과 연관된 산소수송 및 조직산소 처리능력에 달려 있다. 기능적 수행은 다양한 시스템 통합을 반영한다(5, 6, 7장 참조).

생활 전반에서 심폐와 심혈관계의 변화는 중요한 기능적 결과를 갖는다(표 4-1, 4-2). 이러한 영향은 심폐 질환과 심혈관 질환을 포함한 노인 인구에서 여러 요소들이 복합적으로 나타난 것이고 **휴식(recumbency)**과 제한된 움직임의 영향, 의학적 관리와 관련된 외적 요인과 그들의 독특한 특성, 생활방식, 공존 질병률과 관련된 내적요인의 영향이다. 또한 심리적 요인 역시 중요하다(9, 10, 12, 13, 15, 23장 참조). 현재 재활에서 필수적인 임상적 고려사항은 신체적 활동능력과 기능적 능력증

표 4-1 노화에 따른 심폐계와 기능의 변화

형태학적 구조적 변화	기능적 특징
	가슴
기관지와 갈비뼈 연골의 석회화	↑ 가슴벽 변형 저항
↑ 갈비뼈척추관절의 딱딱함	↑ 보조호흡근육의 효과적 사용
↑ 가슴곽 전후경	↓ 호흡용적
↑ 호흡근육 소실	↑ 운동으로 야기된 과호흡
	↓ 최대 환기기능
	↓ 기침하는 힘
	↑ 흡입 또는 숨막힘 위험
	폐
↑ 폐포관의 크기	↓ 가스교환을 위한 표면적
↓ 폐포관 구조지지	↑ 생리적 사강(dead space)
↑ 폐포 크기	↓ 탄력성 회복
↑ 점액선	↓ 폐활량
↑ 폐포의 순응력	↓ 들숨 예비 용적
	↑ 날숨 예비 용적
	↑ 기능적 잔기용량과 잔여용량
	↓ 환기비율
	↓ 환기분배
	↑ 의존적 기도 폐쇄
	↑ 동맥불포화화
	↑ 작은 기도의 환기 저항
	↓ 폐모세혈관
	↓ 기관분포
	↑ 손상된 확산 능력
	↑ 폐모세관의 섬유증
	↓ 환기관류의 적합성

Data from Bates(1989) and West(2005).

진이 손상의 악화로 전이된다는 것이고 역으로 삶의 질은 나아진다는 것이다. 이와 같은 변화의 이동은 가정이 아니며 임상적으로 설명할 필요가 있다.

이 장의 목적은 다음과 같다.

- 노인과 관련된 건강구조를 이해한다.
- 기능, 장애, 건강의 국제적 분류(ICF)에 따라 구조와 기능, 활동, 그리고 사회적 참여사이의 상관관계를 검사한다(WHO, 2002).
- 노화에 따른 심폐와 심혈관계 그리고 그 기능들의 변화를 설명한다.
- 노인의 심폐 · 심혈관계 기능에 영향을 주는 또 다른 노화와 관련된 요인의 특성을 설명한다.
- 심폐와 심혈관계에서 노화와 관련된 병변의 기능적인 중요성을 분석한다.
- 기능적 수행력의 증진 또는 유지의 관점에서 노인관리를 위한 노화와 관련된 연관성을 설명한다.
- 이상적인 노인의 기능적 활동능력의 의미를 검사한다.

건강(Health)

건강은 질병이 없는 것이다. 세계보건기구(WHO)의 정의에 따르면, 건강이란 신체적 정신적 안녕이다(WHO, 2006). 건강은 좋은 영양, 이상적인

표 4-2 노화에 따른 심폐계와 기능의 변화

형태학적 구조적 변화	기능적 특징
심장	
↑지방 성분 ↑섬유성 성분 ↑크기와 용적 ↑지방갈색소(글리코겐 물질대사의 부산물) ↑아밀로이드 함량 ↓특수신경전도 조직 ↓내 · 외재적 지배 ↑결합조직과 탄력소 ↑석회화	↓흥분성 ↓심박출 ↓정맥순환 ↑부정맥
혈관	
↑결합조직과 탄력소 대치로 민무늬근의 정상 비율 감속 ↑대동맥의 강직 ↑죽종 동맥순환 ↑석회화 ↑정맥의 팽창과 수축	↓산소조직에 혈류 ↓정맥순환 내 응혈 위험과 혈류 ↓심박출 ↓정맥순환

Data from Campbell, Caird, and Jackson(1974); Higginbotham, Morris, Williams, Coleman, and Cobb(1986); Kantrowitz et al.(1986).

체중, 규칙적 신체활동과 운동, 오염물질과 담배로부터의 차단, 스트레스 감소, 그리고 이상적인 휴식이다(Dean, 2006a). 흔히 오늘날, 재활전문의들은 공존질환(comorbidity)을 가지고 사람을 보고 있다. 적절한 프로그램을 계획하고 고안하기 위해, 사람의 위험요소와 공존질환은 평가가 필요할 것이다. 이와 같은 평가는 프로그램 개발과 장기적인 목표를 세우기 위한 이상적인 기초로 활용될 것이다. 재활전문의들은 개인 상태에 기능적 결과를 주는 배경으로써 영양과 신체적 활동과 관계된 기초건강 행위를 이해할 필요가 있다. 기초영양권고는 재활전문의가 제공해야 할 환자의 신체적 요구를 포함한다. 요구와 이로 인한 누적된 효과의 이득을 얻기 위해서는 영양과 이상적인 체중 모두가 필수적이다. 일반적으로 음식 피라미드(그림 4-1)(United States Department of Agriculture, 2006a)는 신체적으로 방어할 수 있는 영양의 지침이 되며, 대사요구량에 맞는 칼로리 섭취와 같은 생활주기를 적절히 따른다면 체중은 정상적이 될 것이다. 보수계(pedometer)는 개인의 객관적이고 일반적인 활동수준을 확인하는데 유용할 것이다. 하루 만보걷기는 일반적인 생활습관 활동과 일치한다(Tudor-Locke & Bassett, 2004). 하루 또는 주 단위 운동수준 차이의 구성요소는 음식 피라미드와 마찬가지로 이상적인 교육 도구로써 신체적 활동 피라미드에서 설명하였다(그림 4-2)(United States Department of Agriculture, 2006b). 이 모두는 동시에 논의될 것이다. 걷기와 같은 규칙적이고 낮은 중등도의 유산소 형태의 운동은 매일 필요하며 일주일에 두 번정도 근력훈련도 강조하고 있다. 개인의 연령예측 최대심박동률의 70~85%에서의 유산소 훈련이 일반적으로 건강한 사람의 지침이 된다. 그러나 공존질병을 앓고 있다면 이와 같은 강도는 개인의 특수한 기능적 능력검사(기능능력 평가를 보시오)를 기초로 하여 수정이 필요하다. 텔레비전을 보거나 장시간 컴퓨터 업무를 포함한 좌식생활은 노인뿐만 아니라, 젊은 사람의 이상적인

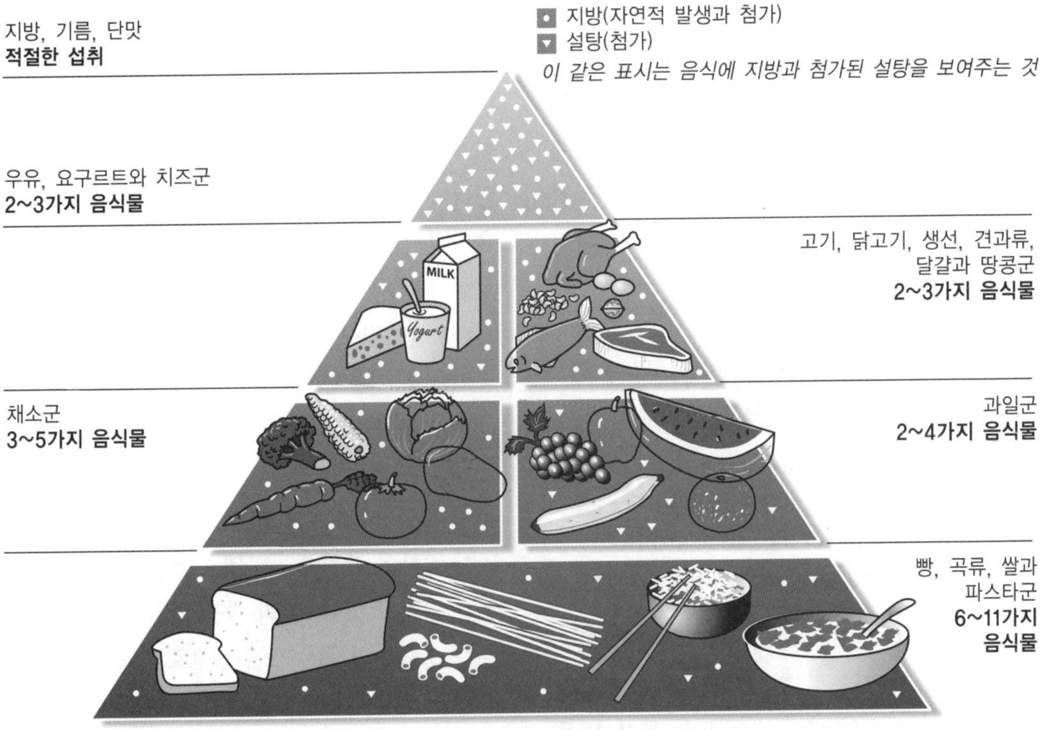

그림 4-1 식품영양 피라미드[Source : United States Department of Agriculture(2006a)].

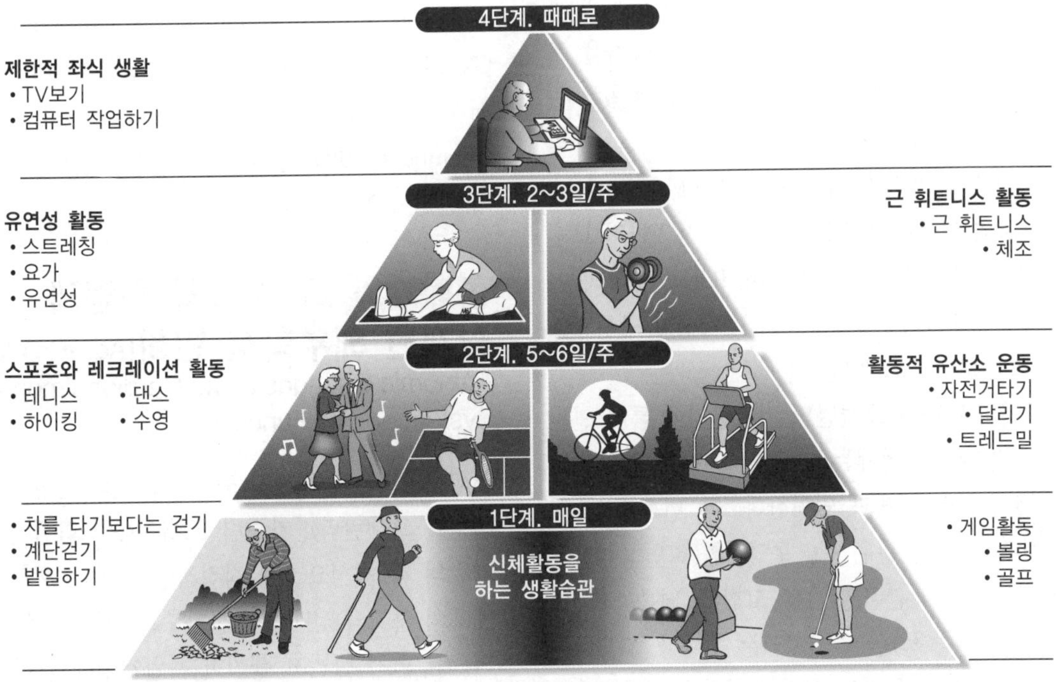

그림 4-2 신체활동과 운동 피라미드[Source : United States Department of Agriculture(2006b)].

건강을 위해 시간을 줄일 필요가 있다. 흡연은 성인 사망을 예방할 수 있는 주요 원인이다(Mokdad, Marks, Stroup, & Gerberding, 2004). 이는 흡연자가 꼭 확인해야 하며, 금연노력과 프로그램을 활용할 필요가 있다. 금연은 최대 기능과 장기적 건강 결과를 위해 노인의 재활 프로그램 관리의 구성요소로써 필요하다.

심혈관과 심폐 기능과 관련된 구조와 기능, 활동, 그리고 사회적 참여사이의 상관관계(Interrelationships Among Structure and Function, Activity, and Social Participation with Reference to Cardiovascular and Cardiopulmonary Function)

WHO와 기능, 장애, 그리고 건강의 국제적 분류(WHO, 2002)를 기초로 한 건강정의가 재활전문의의 진단적 기초와 중재의 목표의 틀을 만들게 될 것이다. 각 개인은 해부학적 구조와 생리학적 기능을 통합하고 활동 수행력의 상호의존뿐만 아니라 독특한 삶의 질과 사회적 참여와 같은 전반적인 관점을 갖고 있다. 특히, 활동은 ADL과 사회적 참여 그리고 생활과 연관된 활동들을 포함한다. 역으로 뼈대는 개인이 수행할 수 있는 활동과 사회적 참여에 대한 해부학적 구조와 생리학적 기능의 제한적 역할을 포함한다.

구조와 기능제한의 교정에 대한 생의학적 모델과 달리 관리의 주요 초점이며, ICF는 구조와 기능제한이 더해진 의미에서 개인의 생활 구성요소에 초점을 맞추고 있다.

ICF의 뼈대는 오늘날의 건강관리에 특히 연관되어 있다. 첫 번째는 이 같은 뼈대가 건강관리 대 질병관리 모델과 일치한다. 두 번째, 현재의 건강관리 우선 순위 즉, 문명질환(허혈성심장질환, 암, 흡연과 관련된 이상, 고혈압, 뇌졸중, 당뇨병, 골다공증 등)을 일치시키는 것이다. WHO는 사회적 경제적 무게와 이러한 상황을 전반적으로 예방책을 명시했다(World Health Organization, 1999~2003). 이와 같은 조건은 역학적 비율로 얻는다. 더불어 사람은 손상된 생활방식 때문에 한 세기를 넘기지 못하고 조기사망으로 진행하고 있다. 생의학적 모델은 위급할 때 사람의 생명을 유지시키기 때문에 오늘날 사람은 질병을 장기간 경험하고 특히 생명에 위급한 사망률과 관계가 깊다. 길어진 사망률은 높은 삶의 질이나 사회적 참여율과는 관계가 없다.

높은 수입을 가진 도시에서 유행하는 질환이 유독 증가하고 낮고 중간 정도의 수입을 갖은 도시에서 특히, 증가하는 질환에 따라 경제적 성장과 이러한 질환의 만성화의 반영으로 삶의 질에 대한 문제가 커가고 있다. 삶의 질을 평가하는 두 가지 분류는 포괄성과 특수 조건성으로 나타낼 수 있다. 포괄적 영역은 약식으로 12와 36(Stewart, Hays, & Ware, 1988)과 측정도구(Sickness Impact Profile, SIP)(Gilson, Gilson, Bergner, Bobbit, Kressel, & Pollard, 1975)를 포함한다. 특수 조건성 영역은 Outccome Institute Angina Type Specification(Rogers, Johnstone, Yusuf, Weiner, Galagher, & Bittner, 1994)과 만성호흡질환 질문서(Guyatt, Berman, Townsend, Pugsley, & Chambers, 1987)를 포함한 심폐와 심혈관 상태와 관련이 있다.

심폐계와 그 기능의 연령과 관계된 해부학적 변화(Age-Related Anatomic Changes in the Cardiopulmonary System and its Function)

노화는 기도, 폐 선세포 조직과 그것의 순환 인접면(폐포모세관막), 가슴벽, 호흡근을 포함한 심폐기관의 각 구성요소에 직접적인 영향을 끼친다. 폐포의 환기와 정맥혈의 산화도는 이들 구성요소의 해부학적 그리고 생리학적 완전성에 달려 있다(Berne & Levy, 2000; West, 2005).

기도(Airways)

또 다른 기관에 따르면, 노화는 탄력조직의 수를 감소시키고 섬유성 조직을 증가시킨다. 넓은 기도는 유독 단단한 결합조직으로 되어 있기 때문에 노화에 따른 변화보고는 거의 없다. 중간과 작은 기도는 약한 결합조직과 민무늬근으로 되어 있기 때문에 나이에 따라 이 같은 구조는 탄성이 감소되며, 결국 조직구조의 완전성은 감소되고 **탄성(compliance)**의 감소는 증가하게 될 것이다.

폐 실질(Lung Parenchyma)

폐 실질은 혈액 산소포화도를 증가시키기 위하여, 큰 표면을 가지고 있는 폐포모세혈관을 통해 폐혈류와 연결시키고, 혈액을 정화시키도록 고안된 해면폐포조직으로 구성되어 있다. 나이와 관련된 결합조직의 증가와 탄력소 붕괴는 탄력회복과 정상 호기의 기본적 기전을 감소시킨다. 정상적인 회복의 상실은 환기가 잘 안되고, 기도폐쇄, 공기폐색(air trapping), 가스교환의 손상을 발생시킨다. 이 결과 폐포표면 부위는 감소하게 된다.

폐포모세혈관막 (Alveolar Capillary Membrane)

폐포모세혈관막은 폐포의 공기와 폐의 순환 사이에 가스 확산을 최대한 활용할 수 있도록 독특하게 설계되었다. **확산용적(diffusing capacity)** 즉, 폐포의 공기층으로부터 폐의 모세혈관 속으로 확산시키는 산소능력은 노화로 점진적으로 감퇴되며 폐포면적, 폐포용적, 그리고 폐모세혈관도 감소하게 만든다.

가슴벽(Chest Wall)

가슴벽은 머리와 목으로부터 가슴을 나누고, 복부, 늑골, 가슴사이근(intercostal muscle), 척주로부터 흉곽을 나누는 가로막(diaphragm)으로 구성되어 있다. 나이에 따라, 흉곽 관절은 더욱 딱딱해지고 연골은 점점 석회화되므로 가슴벽은 탄력성이 점차 감소하게 된다. 가슴벽은 원통모양이며 전후 직경이 증가되고, 호흡주기 동안 정상적으로 가슴벽은 3차원적 움직임이 감소한다.

호흡근(Respiratory Muscle)

주요 호흡근인 가로막은 노화에 따른 과팽창으로 인하여 편평해지는 경향이 있고, 폐의 탄성 감소와 폐의 공기폐색, 그리고 근육의 부피가 이차적으로 감소할 수 있다. 호흡근의 부피 감소는 일반적으로 노화와 연관된 골격근의 감소와 비슷하게 나타난다. 복부근의 약화는 기침할 때 힘을 감소시키고 흡기에도 관여할 수 있다.

연령에 따른 심폐변화의 파급효과 (Net Effect of Age-Related Cardiopulmonary Changes)

해부학적 병변은 폐기관이 성숙한 후에 폐기능의 생리학적, 기능적 병변을 단정할 수 있다. 기류의 저항과 흉벽과 폐선세포 조직의 탄력성을 크게 반영하는 호흡기전은 바뀌었다(표 4-1). 특히 양 기류 저항과 폐의 탄성(compliance)은 증가한다. 폐기능과 관계가 있는 무리한 호기용적과 유입, 그리고 호기와 흡기의 압력이 감소되었다. **기능적인 잔여 용적(functional residual capacity)**과 **나머지 용적(residual volume)**은 증가되었다. 이러한 효과는 기댄 자세에서 훨씬 강조된다. 동맥의 긴장과 포화는 노화에 따라 비례적으로 감소한다. 점진적으로 인생에 있어서 폐의 가스 교환은 능률적이지 못하게 된다.

연령에 따른 심혈관계와 그 기능의 변화(Age-Related Changes in the Cardiovascular System and its Function)

심혈관계는 심장과 혈관구조로 이루어져 있다.

심혈관계의 기능저하는 노화로 인하여 나타난다.

심장(Heart)

전기적 반응(Electrical Behavior)

노화로 인한 심장의 전도 시스템은 심장과 근육의 특별한 전도 시스템의 비정상적인 이차적 섬유질의 변화로 인하여 맥박수와 심장의 규칙적인 심박동의 변화가 나타난다. 심장의 전기적 활동과 약물요법으로 안정될 수 없을 경우 인공심장 박동조절장치를 이식한다. **빈맥(premature ventricular contraction), 심장세동(atrial fibrillation), 심블록(heart block)** 등과 같은 심전도(ECG)상의 불규칙성은 65세 이상의 노인에게서 일반적으로 나타난다.

기계적 반응(Mechanical Behavior)

심장펌프의 기능은 연령에 따라 심근의 기계적 특성의 변화로 저하된다. 게다가 나이에 따른 판막의 변화와 동맥심실판, 폐판막, 대동판막, 폐순환, 기관순환의 노화에 따른 변화로 심장펌프 기능은 떨어지게 된다(Higginbotham et al., 1986). 조직학적으로 심장조직은 더 두꺼워지고 무게와 체적 모두 증가한다. **유전분증(amyloidosis)**은 노화로 인한 조직의 특징이 심장과 혈관 구조를 포함한 많은 장기에서 관찰되며, 이는 아밀로이드 단백질의 점진적인 퇴화가 특징이다.

일반적으로 심장벽은 나이와 더불어 더욱 퇴화한다. 심근 수축력의 효율성 저하, 길이와 장력 또는 힘과 속도의 저하로 심근섬유는 최상의 조건과 같은 수축을 하지 못한다.

혈관(Blood Vessels)

혈관은 기능에 따라 변화하는 팽창성과 순응성을 필요로 한다. 동맥순환계의 혈액의 점진적인 움직임은 혈관벽의 단련조직의 기능과 아래혈관계로 압력 에너지의 점진적인 손실에 있다. 동맥혈관의 탄력성 감소는 만성 또는 상세불명의 혈관지름감소, 그리고 혈관벽의 경직에 따른, 노화의 결과일 수 있다. 이것이 혈관의 기능을 손상시킨다. 정맥순환의 추적기능은 휴식 시 혈액양의 최대 비율을 축적하는 순응도에 달려있다. 비록 정맥 민무늬근의 기계적 특성이 동맥민무늬근에 비해 덜 연구되어 왔지만, 수축작용의 효율성은 노화와 더불어 감소된다는 것은 알 수 있다. 더욱이 전기적 신경흥분전도는 빠르지도 확실하지도 않다.

혈액(Blood)

심폐와 심혈관계의 노화에 대한 효과 논의는 혈액과 심장 그리고 혈관구조의 혈액 이동 능력을 비교하지 않고는 완벽할 수 없다. 노화로 혈관계를 통하여 혈액을 이동시키는 혈관능력과 혈액의 순환량은 감소하게 된다. 또한 속도 변화에 대한 영향도 이에 상응하게 감소한다. 중력이나 운동에 대한 반응의 적절한 혈관 영향력은 효과적인 신체적 기능과 동일하다.

연령에 따른 심혈관 변화의 파급효과 (Net Effects of Age-Related Cardiovascular Changes)

연령과 관계된 심장과 혈관의 해부생리적 변화에 따라 휴식기에 특히 대사량 증가에 따른 산소요구량이 증가하는 특별한 상황에서는 산소운반능력이 저하된다(표 4-2)(Davies, 1972). 따라서 상대적으로 낮은 대사량을 필요로 하는 활동은 신체적 요구에 따라 노인에 맞는다. 어떤 활동은 더 이상 수행할 수 없는 반면, 활동간 휴식을 필요로 한다. 휴식 시 노인의 50%가 전기전도의 이상을 보고했으며, 이는 특히, 활동과 운동부하를 가할 경우 심장의 기계적 작용과 심장출력의 규칙성에 상당한 문제가 있는 것이다(Campbell, Caird, & Jackson, 1974). 불규칙한 전도의 높

글상자 4-1 노인의 심폐와 심혈관 기능부전 및 손상된 산소수송에 미치는 요소

Ⅰ. 연령과 관련된 변화
- 심폐계
- 심혈관계
- 혈액학적 인자

Ⅱ. 심폐와 심혈관 질환
- 급성
- 만성
- 급성과 만성

Ⅲ. 제한된 운동성과 휴식
- 중력적 스트레스 제거
- 운동적 스트레스 제거

Ⅳ. 외적인자(약물이나 수술적 관리에 따른 손상 등)
- 입원
- 열
- 불안
- 환기감소
- 수술(외과적 수술 타입, 진정제와 마취제의 정도, 우회 장치 사용, 수술 중 합병증 등)
- 소독과 봉합
- 부목 또는 고정장치, 견인
- 절개
- 혈관 주사, 도관, 또는 가슴관
- 모니터링 장비(삽입과 비삽입)
- 약물
- 휴대장비(예, IVS, 산소탱크)
- 인튜베이션
- 기계적 환기
- 흡인장치
- 통증
- 여러 계통의 합병증

Ⅴ. 내적 인자(개인의 특성에 따라 부과된 생활양식과 약물 및 수술적 과거력)
- 성
- 민족성
- 사회문화적 배경
- 흡연 경력
- 직업
- 환경(예, 습도, 온도, 산소농도, 공기의 질 등)
- 수면의 질과 양
- 비만
- 영양 결핍
- 스트레스, 걱정, 그리고 우울증
- 기형
- 선천적 장애
- 걷기 보조기 또는 장비
- 습관적 활동과 컨디션 수준
- 약물반응
- 정해진 약 섭취 시간
- 건강관리 전문가의 지시를 따르는가
- 면역성
- 체액과 전해질의 균형
- 빈혈 또는 적혈구 증가증
- 갑상선 또는 그밖의 내분비 이상
- 이전의 약물과 수술적 과거력

Data from Dean & Ross(1992a); Dean & Ross(1992b).

은 비율은 임상적 심장질환이 없을 때 발생한다(Davies & Pomerance, 1972).

심폐와 심혈관 기능에 미치는 또 다른 요인(Other Factors that Affect Cardiopulmonary and Cardiovascular Function)

수많은 요인들이 노인의 산소수송손상에 영향을 준다. 이러한 요인은 글상자 4-1에 정리하였다. 이러한 요인의 상대적 영향을 정립하는 것이 치료의 기준과 치료적 정의를 확립시키는 중심이 된다(4장 후반부의 노인의 건강관리 결과를 참고하라).

병리생리학(Pathophysiology)

심폐질환은 노인에게 많이 나타난다. 만성기류(airflow) 제한은 폐기종과 기관지염처럼 아주 빈번하게 나타나고, 기관지 민무늬근의 이상흥분이 특징적이며 이상 흥분에 의한 천식이 기관지 자체나 만성기류 제한 때문에 발생할 수 있다. 비

표 4-3 폐질환과 심혈관계 이상

타입	현증상과 징후	해부생리학적 변화	손상
만성호흡 제한	원통형 가슴 호흡의 부족으로 휴식과 호흡 곤란 호흡패턴: 빠르고 긴 날숨	가슴벽의 과팽창 편측 가로막이 편평 공기걸림 호흡에 소모적 대사량 증가	비효율적 환기 손상된 가스교환 손상된 환기
제한적 폐질환	호흡패턴: 빠르고 얕음	섬유성 폐강직	탄력성 감소 폐팽창 노력의 증가
동맥경화증	고혈압 허혈성 가슴통증 심근경색	혈관벽내 지방질의 침착 혈관벽 딱딱해짐	협착성 동맥 말초저항 증가
당뇨병	활동 또는 운동에 따른 저혈당	동맥경화증과 유사	동맥경화증과 유사

록 일반적이진 않더라도 폐질환은 역시 노인에서 많이 나타나고, 다양하게 폐를 자극하는 노출시간이 길기 때문이다(표 4-3)(Chung & Dean, 1989). 질환의 심각성에 따라 격렬하게 움직일 때마다 휴식 시에 호흡이 짧은 것으로 보고되고 있다. 만성적으로 기류가 제한된 사람은 술통가슴(barrel chest)이 나타난다. 폐의 탄력적 반동의 상실은 가슴벽의 과팽대, 반 가로막과 공기폐색의 편평화가 된다. 비록 전체 폐 용적이 변하지 않더라도 이러한 병변은 호흡기전이 손상되고, 부적절한 환기, 가스혼합의 손상, 환기와 확산매칭(perfusion matching) 손상의 결과를 가져온다(Dean, 2006b). 이러한 사람은 폐의 적절한 가스교환을 하기 위하여 긴 호기 호흡을 하는 경향이 있다. 또한 호흡에서 신진대사 소비는 증가한다. 제한적 폐질환이 있는 사람의 폐는 탄력성이 감소되고 섬유증이 나타나는 경향이 있다. 따라서 정상적인 환기 노력으로 공기를 흐르게 팽창시키기는 어렵다. 호흡작용은 폐와 더욱 큰 비율의 죽은 공간과 만나게 되어 특히, 운동 시 팽창을 필요로 한다. 호흡 노력을 감소시키기 위해 제한적 폐질환을 가진 사람은 가쁜 숨 호흡 패턴을 사용한다. 폐 병리학의 기류 한계와 제한(restriction)의 두 가지 형태는 운동 시 혈액에서 그리고 심한 경우 휴식 시조차도 산소분압의 손상으로 인하여 나타날 수 있다. 심한 질환을 가진 사람의 호흡 시 부가적인 신진대사 소비는 활동과 운동 시 전체 신진대사 소비에 중요하게 기여한다. 이러한 사람은 표준 노동량 증가 시 혈액이 불포화될 위험성이 있다. 그러므로 생체 징후, 동맥의 포화 활동과 운동 시 주관적인 반응을 확인할 필요가 있다. 심혈관 이상은 노인그룹에서 흔하다. 죽상경화, 혈압이상, 당뇨병의 혈관구성요소는 노인에게 많다. 죽상경화는 동맥혈관계의 퇴행성 질환이며, 특히 서부 공장지역에서의 노인 사망자수와 환자수의 원인은 대동맥, 관상동맥에 영향을 주는 죽상경화이다. 고혈압은 대부분의 노인에게 나타나며 혈압이 비정상적이다(Khan et al., 2006). 고혈압은 일반적으로 불쾌감 징후와 관련되어 있기 때문에 그 상태를 잘 인식하지 못해서 의학적 주의를 구하지 않거나 규칙적인 약복용을 꺼린다. 고혈압과 발작, 심장질환의 결말은 비참하다. 그리고 고혈압을 관리하는 것은 합병증, 심혈관으로 인한 사망, 울혈성 심장질환, 발작을 감소시킨다(Khan et al., 2006). 대체로 몇몇 노인은 특히 자세를 바꾸는 동안 저혈압이 되기 쉬운데, 이는 자율신경의 반응감소 때문이다. 활동과 운동과 관련 있는 과대사량은 에너지 저장과 인슐린 요구의 증가로 나타난 것이다. 또 다른 혈관질환으로 나타나는 당뇨병은 죽상경화, 당뇨가

없는 노인보다는 발병율이 높다. 이것은 활동과 운동 시에 개인의 위험 부담을 가중시킬 수 있다.

중력 스트레스와 운동 스트레스
(Gravitational Stress and Exercise Stress)

산소운반 그리고 조직 산소포화도는 말초 조직의 산소요구량에 적절한 심박출량을 제공하는 신체의 능력에 달려 있다. 정상적인 신체활동을 유지하거나 심장혈액 박출량을 증가시키는 신체적 요인은 자세변화, 활동과 운동 그리고 감정적 스트레스를 포함한다. 노인이 정상적 활동의 많은 부분을 휴식으로 보냈거나 또는 활동에 한계를 느낀다면, 중력과 운동 스트레스 조절력이 제한된 것이다. 중력과 운동스트레스의 감소는 생리적 퇴화와 병에 쉽게 노출된다.

중력적 스트레스의 생리적 반응
(Physiological Responses to Gravitational Stress)

직립(orthostatism)은 똑바로 선 자세에서 정상적인 심박출량과 뇌환류를 유지케 하는 신체적 능력을 일컫는다. 안정된 자세에서 선 자세로 자세 변화가 있을 때, 혈액순환량은 복강과 다리 쪽으로 바뀐다(Blomqvist & Stone, 1983). 혈액량은 정맥 변환으로 감소하고, 이어 심박출량은 혈압과 심박출량 증가로 인한 심장박동수 그리고 말초혈관 저항성으로 보상한다. 이러한 신경학적 보상이 효과가 없고, 뇌환류가 손상된다면, 기억상실과 실신이 잇따라 일어날 수 있다.

휴식 동안 이러한 일은 계속 반복되고, 혈액순환량은 심장과 폐의 중앙 쪽으로 이동한다. 심장혈액 박출량을 유지하기 위한 심박출과 말초혈관 저항의 감소로 인한 보상결과, 정맥환류가 증가한다. 증가된 중앙혈액량은 휴식 자세로 시간 내 보상적 **이뇨작용(diuresis)**을 이끌 것이다. 이로써 총 혈액량은 감소하고 똑바로 선 자세에서 직립자세의 어려움으로 엎드린다(Sandler, 1986). 휴식 동안 불안정 상태를 초래하는 일차적 요인은 심혈관계의 이상상태보다 오히려 혈액량 조절기전의 손상에 있다(Convertino, 1992; Winslow, 1985). 휴식에 이은 **기립자세(orthostatic intolerance)**의 어려움을 막는 것은 똑바로 선 자세를 자주 취하는 것이다. 이와 같은 적응력은 활동과 함께 더 증가된다. 그러나 똑바로 서지 않고 하는 운동은 기립자세의 내성을 기르는 데 실패할 수 있다(Chase, Grave, & Rowell, 1966). 덧붙여, 똑바로 선 자세나 이동시 일차적인 적응 이득은 산소를 운반한다는 것이다. 결국 개인이 똑바로 서거나 이동 시 다른 모든 장기 시스템에 도움이 되는 것이다(Dean, & Ross, 1992a).

운동 스트레스의 생리적 반응
(Physiological Responses to Exercise Stress)

운동은 산소와 그 매개 물질의 대사적 요구량을 증가시킨다. 나이가 들어감에 따라 산소 운반 시스템은 효율적인 다양한 산소 운반 경로 과정의 감소 결과로 운동에 대한 반응 능력이 떨어진다(Astrand & Rodahl, 1986; Lesnefsky & Hoppel, 2006). 연령과 연관된 변화에도 불구하고, 심폐 및 심혈관계의 상당한 예비 능력은 기능적 결과를 상쇄시키는 경향이 있다. 그러나 이러한 보상 정도는 개개의 노인에 따라 매우 다양하며, 이것은 유전적 요인뿐만 아니라, 건강과 생활습관에 중요한 역할을 한다. 심폐 및 심혈관계의 예비 능력은 나이와 관계 없이 운동함에 따라 최대화된다. 게다가 나이가 운동반응으로써 나타날 수 있는 제한적 요소는 아니다(Shephard, 1986)

외적인자(Extrinsic Factors)

노인에서 심폐 및 심혈관계 기능에 영향을 줄 수 있는 외적인자는 의인적(iatrogenic) 요소도 포함한다. 즉, 개인이 받았을지도 모르는 치료로부터 영향을 받는다(Dean & Ross, 1992b). 내과적으로 건강한 성인의 기능적 환경은 약물과 정기적인 의료처치의 영향이 가장 중요한 외적 인자가 된다. 한 개 또는 그 이상의 약물을 복용하는 요인은 드물지 않으며, 약물은 특수하고 긍정적인 영향을 주는 한편 부적절한 영향도 준다. 예를 들면, 베타차단제는 심장의 기계적 효과 증진에 매우 높은 영향을 준다. 그러나 이러한 약물은 운동의 정상혈류역학(hemodynamic) 반응을 무디게 하며, 몇몇 환자에게선 이러한 약물 섭취 후 피곤함을 경험했다고 보고되고 있다. 일상적인 의료의 과정이 장시간의 신체자세의 제한, 움직임의 제한으로 이차적인 심폐와 심혈관 기능에 영향을 주며, 이는 약물과 병원에 연관되어 있다. 이러한 일반적인 과정과 연관된 질병률과 사망률은 노인에게 집중되어 있다.

내적 인자(Intrinsic Factors)

심폐와 심혈관 기능에 이차적으로 영향을 주는 내적인자는 일반적인 과거력과 개인의 특성으로 침범되는 것이다(Dean & Perme, 2007). 예를 들면, 신장, 간, 신경계, 내분비계, 소화기계, 면역, 혈액계, 근골격계 등이 비일차적으로 심폐와 심혈관 질환에 영향을 주는 것들이다(Dean, 1997). 그 외에 결합조직질환도 심각한 영향을 미칠 수 있다. 이 질환의 진단은 어렵고 예후도 나쁘다. 또 다른 인체의 동적 기능과 마찬가지로, 심장과 폐의 기능은 적절한 영양과 수분에 달려 있다.

적절한 에너지원은 조직의 대사적 활동을 유용하게 한다. 노인은 영양부족이 되기 쉽고, 비만과 근육량이 감소로 심폐와 심혈관의 여유 기능이 없어 심폐에 부담이 된다. 서부지역 노인은 비만이 되기 쉽지만 고령의 노인은 그 반대이다.

감소된 심폐와 심혈관기능은 기능적 활동에 일차적으로 영향을 주는 주요기관 시스템의 이상보다는 다른 원인에서 일어날 수 있다. 예를 들면, 수면부족, 영양부족, 또는 기능과 독립성에 대한 손상된 인식들이다. 몇몇 노인은 낮은 에너지, 피로, 위축, 그리고 사회적 고립과 같은 스트레스, 불안, 그리고 우울증을 경험하고 있다(Fry, 1986). 손상된 인식능력이나 치매는 노인의 활동수준을 감독해야 하기 때문에 상당히 제한적이 된다(American Psychiatric Association, 1994). 문화적 배경 또한 건강과 안녕, 질병과 장애를 판단하는 데 중요하다. 건강훈련과 생활습관에 대한 믿음은 안녕에 영향을 줄 수 있다(Purnell & Paulanka, 2003a). 예를 들면, 동부와 서부 문화를 비교하면 집단주의와 개인주의, 높고 낮은 힘의 범위, 높고 낮은 회피 범위, 그리고 엄격한 구조와 빈틈이 있는 구조 등의 특징이 있다(Purnell & Paulanka, 2003b). 덧붙여, 건강과 안녕 그리고 질병과 장애에 대한 영향은 문화의 이러한 네 가지 영역으로 사람들의 건강관리중재 반응 특히, 수동적 또는 활동적 참여에 영향을 준다. 미국과 캐나다의 물리치료사와 작업치료사는 서부문화의 독립성과 자신감에 초점을 맞추고 있다. 그러나 동부문화에서는 그룹 대 개인의 관점에서 가치를 두고 상호의존과 연대성에 보다 높은 가치를 두고 있다. 서부대상자는 처방된 중재의 창조적 수정과 동부의 문화인식 없이 치료적 결과가 낮은 효과를 보였다(Suh, 2004).

또 다른 내적인자는 장기적 생활습관인데, 예를 들면, 운동량, 영양상태, 흡연경력, 스트레스 관리전략의 효율성 등이다. 심박동률에 따른 훈련민감도 내에서의 운동강도를 반영한 심박동수의 규칙적 운동은 유산소 운동이 필수적이다. 이러한 운동은 질병이나 일상적 의료요구 및 수술적 과정에서 심폐의 보호적 능력을 제공한다. 또한 수년 간의 흡연은 만성기도흐름 제한과 암 등 잘 알려진 위험요인이다. 스트레스 관리능력이 떨어지면 혈중 **카테콜라민(catecholamines)** 증가, 심장 불균형, 심혈관수축, 고혈압을 유발한다. 오랜 시간의 작업환경은 심각한 장기간의 결과(독성 환경에 노출된 노동자의 폐질환 등)를 가져올 수 있다.

연령에 따른 심폐 및 심혈관 변화의 기능적 결과 (Functional Consequences of Age-Related Cardiopulmonary and Cardiovascular Changes)

기능은 ADLl, 운동 혹은 일반적인 활동으로 나뉜다. 이 장에서의 초점은 ADL과 운동에 있다. ADL은 자기관리, 성행위, 가정 및 가족관리 그리고 일과 여가이다. 운동은 이러한 활동에 기본적으로 필요하며, 활동은 어느 정도의 인내심을 요구하고 있으며, 향상된 산소이동 및 조직의 산소포화도의 유지를 필요로 한다. 비록 카드놀이처럼 또 다른 활동의 유형은 안정시보다 많은 신진대사량을 필요로 하더라도, 증가된 대사량이 계속 지속되지는 않는다. 뿐만 아니라 이 장에서는 기능수행력과 기능능력(functional capacity)을 구별하고 있다. 기능수행력은 안정 시 대사요구량의 산소수송 시스템에 자극을 가함으로써 임무를 완수하는 것과 관련이 있다. 기능적 능력은 산소를 수송하기 위한 심혈관계의 능력을 일컫는다.

운동검사의 다른 유형은 기능수행력과 기능능력을 평가하기 위하여 사용되곤 한다. 이 두 경우에 있어서 적절한 기준과 절차 그리고 모니터링은 필수적이다. 모니터링은 검사의 타당성과 신뢰도를 명확히 하고 최대 안전 수행을 하기 위하여 필수적인 것이다. ADL검사는 기능수행력을 측정하며, 한편으로는 형식적인 운동검사는 기능능력을 측정하기 위하여 고안된 것이다. 이들 유형의 검사결과는 개인의 기능수준에 대해 또 다른 유형의 중요한 정보를 제공한다.

기능수행력의 역치 (The Functional Performance Threshold)

독립적 생활과 자기관리를 하는 최소 기준에 부합하는 ADL 수행능력은 기능수행력의 역치로 생각할 수 있다(Young, 1986). 젊은 사람은 높은 생리적인 능력과 일상생활에서 필요한 신진대사를 가지고 있으며 과도한 활동과 운동 시 신체 요구를 잘 수행하도록 준비되어 있다. 그러나 노화와 더불어서 기관의 변화 특히, 폐, 심장, 신경계, 내분비계, 근육조직과 같은 다양한 기관들은 생리적인 능력과 여력을 감소시킨다. 기능적 수행력의 역치이하의 기능능력에 따른 육체적인 쇠퇴가 있다면, 개인은 자기보호와 독립된 삶을 위한 최소한의 기준을 충족시키지 못할 것이다. 이러한 역치 이하의 추락은 점진적인 노화로 인한 변화의 결과로 나타날 수 있거나, 운동성 제한 또는 최소한의 여력도 남아있지 않는 질병의 결과라 할 수 있다.

기능적 능력의 쇠퇴율과 기능적 수행력의 쇠퇴는 질적으로 다르다. 비록 기능적인 능력이 노화 진행과 비례적인 속도로 악화된다 할지라도 기능적인 수행력은 기능적 능력보다는 느린 속도로 쇠퇴한다. 이로써 개인은 중요한 능력을 잃어버릴 수 있지만 상당 시간이 흘러도 기능은 보유할 수 있다.

노인들에 대한 재활의 긍정적인 목적은 생리적인 능력을 유지시키는 것이고, 기능적인 수행발달을 잘 보존하는 것이다. 이러한 목적을 이루기 위한 기초로는 세 가지가 있다. 첫째, 개인은 자기보호를 할 수 있을 것이고, 기능적으로 독립적이다. 둘째, 이러한 신체적 수행능력의 정도가 제한된 운동성에 대한 부정적 결과를 피하고, 이로 인하여 건강은 증진될 것이다. 셋째, 개인이 일정한 기간 동안에 활동하지 못하고 질병에 걸렸을 경우, 최소한의 기능적인 능력을 제공한다면 더욱 빠른 회복을 이룰 것이다. 연구는 노인의 질병률, 사망률을 최소화하기 위한 기능 수행 정도를 결정하는 데 필요하며, 기능수행능력을 정확하게 결정하기 위하여서는 운동처방에 대한 최대의 결과를 얻는 것이 가장 이상적일 것이다.

일상생활 및 운동 활동의 대사요구량 (Metabolic Demand of Activities of Daily Living and Exercise)

하나의 활동에 대한 신진대사의 요구량 단위를 **신진대사량(metabolic equivalent; MET)**이라 한다. 1MET는 분당 체중에 O_2/kg로 3.5ml 산소에 맞먹으며 산소에 대한 정상적인 기초대사 요구량에 해당이 된다(American College of Sports Medicine, Whaley, Brubaker, Otto, & Armstrong, 2006; Blair, Painter, Pate, Smith, & Taylor, 1988). 정의에 따라, 또 다른 활동에서는 신진대사요구량이 다양한 기초대사율로 표현되지만(표 4-4)(Fox, 1972), 하나의 주어진 활동에 대한 대사요구량은 변화되지 않는다. 비록 개인의 건강이 좋지 않거나, 나이가 들었다 할지라도 활동에 대한 신진대사 요구량은 변하지 않는다(Shephard, 1985). 기술수준의 효과와 일반 활동에 대한 신진대사 손실은 일반적으로 매우 미미하다. 그러나 노화가 활동에 따른 신진대사 손실에 미치는 영향을 조사하기 위해서는 연구가 필요하다. 생체주기에 대한 상태변화, 신체적 활동에 필요한 신진대사손실에 대한 중력중심의 변화, 그리고 성(gender)의 차이 등에 대한 영향을 연구할 필요가 있다.

성생활의 신진대사소모와 일의 능력은 문헌에서 상대적으로 소홀히 취급되었으며, 특히 노인에게서는 더욱 그러하다. 미국 심장협회(American Heart Association, Committee on Exercise), 1975)에서는 분당 6~8cal의 지속적 운동을 유지하거나 사이클을 600kp로 유지할 수 있다면, 성생활을 권유하고 있다. 유산소 운동으로 단련이 되면, 노인은 맥박, 혈압을 감소시키는 성생활과 전반적인 운동과 같은 신체활동을 수행할 수 있다(Stein, 1977). 추가적인 신진대사의 요구와 운동스트레스를 최소화하기 위해서 성교하는 사람은 약을 제때에 맞추어 먹어야 하며, 하루 중 에너지가 최고일 때 해야 한다. 성교의 체위는 수정될 수 있으며, 기립자세(upright position)가 옆으로 누운자세(recumbency)보다 나을 수 있다.

수명 연장과 원하지 않는 퇴직이 노인에 대한 직업평가에 관심을 고조시켰다. 어떤 작업의 수행능력은 운동검사의 기초로 예측할 수 있다. 작업 중 하나의 운동검사에서 개인이 최대산소소비의 40%를 초과한다면, 미국흉부협회에서는 그 작업을 오래 지속할 수 없을 것이라 확신하고 있다(American Thoracic Society, 1986). 더 많은 연구가 이직을 고려하거나 재취업하려는 노인들에게 필요하다.

산소능력 및 근육조직에서의 기질 이용에 대한 변화와 관련하여 심폐 및 심혈관계의 진행성 변화는 결국 노인의 부족한 산소수송을 초래한다. 활동과 운동으로, 증가된 신진대사 요구량은 산소 및 기질의 환기 및 심박출량에 맞는 증가를 필요로 한다. 최대 환기와 심박출은 나이와 함께 비례적으로 감소되며 최대산소소비량도 따라서 줄어든다. 그러나 동정맥에서 측정된 산소는 변하지 않으며 나이에 따라서도 변함이 없다.

ADL을 수행하는 데 필요한 지구력은 일에 따라 다양하다. ADL은 옷 입기, 화장실, 몸단장, 면도하기, 목욕하기, 그리고 식사와 같은 주로 일상생활에 기본적인 것으로 낮은 신진대사를 요구하며, 일반적으로 지구력을 거의 요구하지 않는다. 노인에게 있어서 가장 기본적인 ADL을 하지 못하는 경우, 근골격계 혹은 신경근육적인 결함을 가지고 있는 경향이 있다. 산소 수송 혹은 가스의 교환에 있어 어려운 점이라기보다는 오히려

표 4-4 활동과 운동의 대사요구량

강도 70kg의 사람	지구력 증진	작업	레크레이션
$1\frac{1}{2}$-2MET 4-7mL/kg/min 2-$2\frac{1}{2}$kcal/min	아주 낮은 에너지 수준	사무직, 운전, 기계조작 가벼운 집안일, 가구닦기, 빨래하기	서 있기, 걷기(1mi/h), 모터자전거, 카드놀이, 바느질, 뜨개질)
2-3MET 7-11mL/kg/min $2\frac{1}{2}$-4kcal/min	활동할 능력이 없는 아주 낮은 에너지 수준	라디오, TV 수리, 주방일, 간단한 나무작업, 잔디깍기	걷기(2mi/h), 자전거 타기(5mi/h), 당구, 볼링, 스키트사격, 골프, 승마
3-4MET 11-14mL/kg/min 4-5kcal/min	좋음, 지속적이고 목표 심박수에 도달하려 한다면	벽돌쌓기, 미장일, 외바퀴수레운반, 기계조립, 창문닦기, 청소, 잔디깍기	걷기(3mi/h), 자전거타기(6mi/h), 배구, 골프, 궁술, 보트운전, 낚시(서서하기), 승마, 배드민턴
4-5MET 14-18mL/kg/min	레크레이션 활동이 지구력 증진 즉, 작업활동은 2분 이상 지속 해야 함	그림그리기, 벽돌쌓기, 도배, 목수일, 마루닦기, 괭이질, 갈퀴질	걷기($3\frac{1}{2}$mi/h), 자전거타기(8mi/h), 탁구, 골프, 댄스, 배드민턴(단식), 테니스(복식), 체조, 발레
5-6MET 18-21mL/kg/min	좋음	정원가꾸기, 가벼운 땅파기	걷기(4mi/h), 자전거타기(10mi/h), 카누(4mi/h), 승마, 낚시, 스케이트 또는 롤러스케이트(9mi/h)
6-7MET 21-25mL/kg/min 7-8kcal/min	좋음	분당 10회 ($4\frac{1}{2}$kg 또는 10lb) 나무패기, 눈퍼내기, 잔디깎기, 수작업	걷기(5mi/h), 자전거타기(11mi/h), 배드민턴 게임, 테니스(단식), 댄싱, 짧은 활강 스키, 수영(20yard/min)
7-8MET 25-28mL/kg/min 8-10kcal/min	좋음	도랑파기(36kg 또는 80lb) 운반하기, 톱질하기	조깅(5mi/h), 자전거타기(12mi/h), 승마, 긴활강스키, 농구, 등산, 아이스하키, 카누(5mi/h), 축구
8-9MET 28-32mL/kg/min 10-11kcal/min	좋음	분당 10회($3\frac{1}{2}$kg 또는 14lb) 삽질하기	뛰기($5\frac{1}{2}$mi/h), 자전거타기(13mi/h), 크로스컨츄리스키, 스쿼시, 핸드볼, 펜싱, 농구, 수영(10yard/min), 줄넘기
10^{+}MET 32^{+}mL/kg/min 11^{+}kcal/min	좋음	분당 10회 ($7\frac{1}{2}$kg 또는 16lb)	뛰기 (6mi/h=10MET, 7mi/h=$11\frac{1}{2}$MET, 8mi/h=$13\frac{1}{2}$MET, 9mi/h=15MET, 10mi/h=17MET, 스키(5^{+}mi/h), 핸드볼 경기, 스쿼시 경기, 수영(40yard/min 이상)

Source: AIA Practice Managment Digest.

보행하기, 계단 오르기, 야외활동, 집단일, 쇼핑, 정원 가꾸기, 성행위, 자원봉사하기, 취업, 이동수단 등, 그리고 사회적 활동을 포함한 또 다른 ADL은 더욱 큰 지구력을 요구하므로 어려움이 있으며, 심폐, 심혈관의 상태를 반영하는 경향을 보이고 있다.

심폐 및 심혈관의 원인으로 또는 일상생활의 결과로부터 오는지 논의가 필요하다. 문제는 유산소 운동요소를 검사함으로써 가장 잘 설명할 수 있을 것이다. 유산소 운동의 훈련반응, 자극은 반드시 충분한 강도, 빈도, 기간이 있어야 하며, 충분히 긴 시간에 걸쳐서 시행되어야 한다. 여기서 유산소 훈련 반응에 영향을 미치는 데 필요한 처방의 중요한 매개변수는 20~30분 동안 3개월에서 6개월 동안 최소 일주일에 3번은 최대산소소비량이 60~70% 또는 70~80%인 상태에서 유산소 운동을 실시하는 것이다(American College of Sports Medicine, 2006). 산소를 수송하고 산소를 이용하며 신진대사의 기질을 이용한 향상된 능력의 결과가 반영해주듯이 조직에서 생리적인 변화가 일어난다.

개인의 나이에 따라, 유산소 적응의 효과를 위해 대부분의 ADL과 습관적인 활동은 충분한 강도, 기간 혹은 빈도로 이루어지고 있지 않다. 그러나 낮은 신진대사의 요구량에 맞는 습관적인 활동은 충분히 생리적인 적응을 유지할 수 있다. 일을 수행하기 위하여 최대심장박동률과 유산소 능력이 나이와 더불어 감소한다는 조건에서 심지어 가장 기본적인 ADL도 유산소 능력을 요구하게 된다. 예를 들면, 병원의 복도를 따라서 매일 걷는 것은 보행기를 사용하는 일부 노인에게는 어려운 운동 강도일 수 있다(Baruch & Mossberg, 1983). 이러한 시나리오는 개인적이며, 흔히 모니터링 되지 못한다. 그래서 신진대사적으로 요구되는 것으로서 간주되지 않는 일상적인 일과 활동은 두 가지 수준으로 분석되어야 한다. 즉, 개인에게 주어진 일에 대한 생리적 요구 그리고 치료와 안전을 기반으로 한 적응과 같은 신진대사요구량에 맞는 개인의 능력으로 나눌 수 있다.

기능수행 평가
(Assessing Functional Performance)

기능적인 수행을 평가하는 목적은 ADL을 수행하는 개인의 능력을 결정하는 것이다. 기능적 수행력은 일 수행을 위한 개인의 능력을 또한 반영한 것이다. 영양상태와 체중은 일 수행력을 평가하는 중요한 요소이다. 영양피라미드(그림 4-1)에서는 일에 대한 개인의 최대능력을 기초한 평가와 논의로써 필요한 영양의 몇몇 중요한 원리를 제시하고 있다. 영양상태가 이상적일 때, 개인은 규칙적인 신체능력과 구조적 운동 프로그램의 보다 잘 소화할 수 있을 것이다(그림 4-2).

수행력 검사는 이미 수많은 문헌에 서술되어 있다(Carey & Posavic, 1988; Katz, Ford, Moskowitz, Jackson, & Jaffe, 1963; Kruiansky & Gurland, 1976; Linn & Linn, 1982; Mackenzie, Charlson, DiGioia & Kelley, 1986; Mahoney & Barthel, 1965). 이러한 검사는 타당성과 신뢰성을 보장하기 위해 표준화된 기준에 의하여 수행되어야 한다. 그러나 이러한 검사의 주요한 의무인 환자 모니터링은 좀처럼 고려되고 있지 않다. 비록 검사가 신진대사 요구에 적합하지 않더라도 때때로 ADL은 노인들에게 신체적 요구로써 경험하게 된다. 심폐기능장애가 부과되면서부터 정상적인 ADL과 운동에 대한 노인의 반응을 모니터링 하는 것은 평가의 주요 구성성분이다(17장 참조). 적절한 모니터링 없이 재활전문가는 환자에게 필요한 생리적인 요구량을 과소평가하게 될 수도 있다.

비록 정상적인 기능에서는 요구량이 부합한다 하더라도 운동은 생리적 자극으로 되어 비정상적인 심박동수, 혈압, 호흡수 등을 포함한 내적인 위험이 될 수 있으며, 특히 노인에게 더욱 그러하다. 역효과는 심박수, 혈압, 호흡빈도; 심부전; 그리고 변형된 복강내, 흉부압력; 그리고 감소된 정맥류; 심박동량, 심박출 등을 포함한다. 역으로, 심장과 호흡작용이 과도하다면 활동의 전반적인 대사량 소비가 훨씬 많아질 것이다.

ADL 수행능력을 평가하는 것은 운동검사의 유일한 형태로써 검토되어야 한다. 운동조절과 수행력이 ADL 재교육에 초점이 맞춰져 있지만, 중요한 심혈관과 심폐 반응은 적어도 초기에 확인해야 한다. 측정의 기준은 심장박동률과 리듬, 호흡횟수, 수축기 그리고 확장기혈압, 심박동의 결과 등을 포함하며, 그리고 자각도(perceived exertion)는 활동 수행에 대한 개인능력의 귀중한 정보를 제공한다. 자각도 검사에서 흔히 사용하는 범위는 Borg's 범위이며, 이는 피로와 통증과 같은 그 밖의 증상에 적합하다(표 4-5).

재활전문가는 활동에 대한 심리적인 요구 혹은 운동반응이 예상이 될 수 있도록 적절히 수행하는 것으로서 이해할 필요가 있다. 예를 들면, 하지를 포함한 유산소 활동은 결국 심박동, 혈압, 호흡의 길이 및 호흡률이 증가할 것이며, 자각도 증가될 것이다(Wasserman & Whipp, 1975). 머리 빗기, 면도하기와 같은 상지를 일차적으로 포함한 활동은 하지의 동적운동과 비교하여 결국 불균형적인 심장의 일이나 혈압이 증가할 것이다. 이러한 활동은 노인에게서 주의 깊은 모니터링이 필요하다.

많은 ADL은 신체자세의 변화를 요구한다. 즉, 침대에서 일어나기, 욕조에서 나오기, 의자에서 일어나기, 마루바닥에서 무엇인가 줍기 등과 같은 신체의 자세변화가 필요하다. 이러한 활동이 신진대사와는 크게 관련이 없다하더라도 중력이라는 영향에 부가적으로 중요한 유동성의 흐름을 초래하고, 심각한 혈역학적 결과를 초래한다. 노인에게서 체액량조절기전(fluid volume regulating mechanism) 때문에 둔함, 현기증, 기억상실, 또는 실신이 나타날 수 있다. 그러므로 이러한 개인의 혈역학적 상태는 활동이 안전하게 실행되는지 재활전문가의 모니터링을 필요로 한다.

침대에서 나오기, 욕실에서 나오기, 의자에서 나오기, 혹은 화장실에서 나오기 등과 같은 활동들이 비교할 만하게 보일 수 있다. 그러나 기립성 과민증이란 매커니즘 즉, 각 활동과 연합된 저혈압이 차이일 수 있다. 아침에 침대에서 나오기 등은 아침의 경직, 불균형 등이 수반될 수도 있다.

표 4-5 운동반응의 주관적 척도

	자각	무호흡	불편/통증	피로
0	없음	없음	없음	없음
0.5	매우, 매우 약함	매우, 매우 약함	매우, 매우 약함	매우, 매우 약함
1	매우 약함	매우 약함	매우 약함	매우 약함
2	약함	약함	약함	약함
3	증등도	중등도	중등도	중등도
4	다소 강함	다소 강함	다소 강함	다소 강함
5	강함	힘듦	강함	힘듦
6				
7	매우 강함	매우 힘듦	매우 강함	매우 강함
8				
9				
10	매우, 매우 강함/최대	매우, 매우 강함/최대	매우, 매우 강함/최대	매우, 매우 강함/최대

Note: Borg의 자각도를 기초로 함(Borg. 1982).

그리고 중요한 증상과 자동반응을 둔화시키며 다리에 근육펌프활동을 줄일 수 있다. 욕조에서 나오기는 어느 기간 동안에 따뜻한 물 속에 있는 것으로부터 중요하게 주변의 혈관확장과 결합되어 있다. 그러므로 표준위치에서 가정한다면, 유동흐름의 적응은 좋지 않은 상태가 될 수 있다. 뿐만 아니라 욕조 혹은 수영장의 물 속에서 나오기는 엄청난 힘이 들며, 증가된 심장의 일이 자세안정에 부차적으로 필요하던 화장실에서 일어나는 것은 자동신경 변화와 신체적인 긴장상태가 오게 된다. 그래서 정맥이 줄어든 상태로 의자에서 일어나기와 관계가 있는 기립성 과민증은 유체의 흐름을 반영할 수도 있으며, 앉아 있는 동안에 배와 다리에 피가 고이고, 마지막으로 바닥에서 하나의 물건을 떨어뜨리는 것과 관련된 기립성 과민증은 직립위치에서 그리고 정상적인 급속한 보상반응의 결핍에 대한 갑작스런 움직임과 감소된 부차적인 뇌의 혈액흐름을 반영할 수도 있다. 각 개인의 몸의 위치에서 객관적이고 주관적인 변화에 대한 반응을 조사하고 모니터링 하는 것은 재활전문가에게 의식불명, 기절, 넘어짐의 위험을 감소시키는 목적을 가지고 구체적으로 추천할 수 있도록 한다.

활동 혹은 운동을 수행하는 노인의 능력에 심각한 영향을 주는 또 다른 요인은 손상된 체온조절이다. 노인은 체온조절 능력이 감소되어 있다. 심각한 비율의 저체온증(Martyn, 1981)과 운동으로 야기된 체온을 떨어뜨릴 능력이 손상된 것이다. 특히 따뜻한 주변환경에서의 활동 중 열 발산을 위한 말초혈액순환의 증가는 심박출과 작용근육의 혈류를 방해할 수 있다. 혈압조절기전의 실패가 원인이 될 수도 있다. 따뜻한 환경에서의 활동이 개인에게 더 큰 부하를 주며, 울혈성심부전과 탈수증으로 악화될 수 있다. 개인은 가벼운 두통, 어지러움, 방향 감각상실증, 불안정, 기절, 심장병의 증상을 보일 수 있다. 기능적 수행력의 몇몇 흔한 최대하운동검사는 노인에게 맞는 타당성, 신뢰성, 그리고 안정성을 바탕으로 그 구체적인 목적과 과정은 표 4-6에 요약하였다. 이것은 자기 속도의 걷기검사(SPWT)(Bassey, Fentem, MacDonald, & Scriven, 1976; Cunningham, Rechnitzer, Pearce, & Donner, 1982), 수정된 왕복걷기검사(MSWT)(Singh, Morgan, Hardman, Rowe, & Bardsley, 1994; Singh, Morgan, Scott, Walters, & Hardman, 1992), 동적균형검사(timed up and go test)(TUGT)(Mathias, Nayak, & Isaacs, 1986; Podsiadlo & Richardson, 1991), 그리고 6 내지 12분간의 걷기검사(6-and 12-MWT)(McGavin, Artvinli, Naoe, & McHardy, 1978; McGavin, Gupta, & McHardy, 1976)가 있다.

기능적 능력(Functional Capacity)

기능적 능력은 운동자극에 대한 반응능력이라 할 수 있으며, 유산소 운동을 하는 동안에 생리적 조절을 유지하고 안정 시에도 자극으로부터 적절한 회복을 하는 것이다. 이와 같은 능력이 나이가 들어감에 따라 쇠퇴된다고 하더라도 노인들 사이에서 개인적 차이는 젊은 사람들 사이에서의 차이보다 상당히 크다. 신체활동 피라미드는 나이에 맞는 이상적인 신체활동의 다양한 수준에 대한 일반적인 원리를 기술하였다(그림 4-2). 노인의 규칙적인 운동은 젊은 사람처럼 산소운반능력이 강화되는 것과 같은 생리적 이점이 생성된다. 그러나 노인은 운동의 반응과 말초적응에 따라 최대심박출량과 일회심박출량이 증가하게 된다(Spina, Rashid, DavilaRoman, & Ehsani, 2000; Thomas, Cunningham, Rechnitzer, Donner, & Howard, 1985).

표 4-6 노인 개개인의 기능수행 능력 평가는 일반적으로 최대하 검사 이용

검사	목적	진행
Self-paced walking test (SPWT)(Bassey et al., 1976, cunningham et al., 1980)	노인 개개인의 기능수행 능력을 평가하기 위해	5분의 간격으로 세 가지의 서로 다른 속도로 정확한 거리(예, 250m)를 걷기 위해 교육을 받는다. 지나친 에너지 소비를 하지 않고 (a) 느린 페이스 (b) 일반적 페이스 (c) 빠른 페이스로 진행한다. 적어도 한 번의 교육은 필수이다. 결과: 각 걸음 시험을 위해 속력, 거리를 달성할 시간 그리고 큰 걸음 빈도수로 산정된다. 또한 심장박동수를 평균하고 큰 걸음 걸이, 그리고 VO_2max를 결정할 수 있다.
Modified shuttle walking test (MSWT)(Sineh et al., 1992, 1994)	1. 광범위한 환자들의 심장, 호흡을 평가하기 위해 2. 적합한 걷기 프로그램을 처방하기 위해	위의 세트로부터 각 끝에 2개의 위치점 끝으로부터 0.5m 길이에 정확하게 잰 복도 10m를 포함한다. 개인은 빠르게 느리게 걷는다. 속력에서 10m 코스에서 카세트에 미리 녹음된 청각 신호를 받아쓰게 된다. 개인은 안정된 페이스에서 걷기 위해 교육받는다. 신호를 들을 때 쯤 준비한다. 과도한 호흡이 되지 않고 필수 속력을 유지할 수 없다라고 생각될 때까지 계속 걸어야 한다. 적어도 한 번의 연습은 필수이다. 결과: 환자가 이를 수 있는 수준의 다수
Bag-and-carry test(BCT)(Posner et al., 1995)	지구력, 힘, 균형을 포함한 기능 수행능력을 평가하기 위해	개인은 7.5m를 걸어가기 위해 교육받고, 양손에 0.9kg을 들고 4개의 계단에 오른다. 각 범위의 완성에 0.9kg은 단계별로 추가. 단계별 운반한 범위를 더 이상 완료할 수 없을 때까지 계속된다. 적어도 한 번의 연습은 필수이다. 결과: 가장 무거운 무게를 지탱할 수 있는 것이 기록된다.
Timed up and go Test(Podsiadlo, Richardson, 1991, Mathias et al., 1986)	노인의 기본적인 기능적 이동성을 평가하기 위해	사무실 팔걸이 의자로부터 일어서서, 원뿔모양의 주위를 3m 걷고 다시 의자로 되돌아간다. 적어도 한 번의 연습은 필수이다. 결과: 일을 완료하는 시간은 초이다.
6 and 12 minute walk test(MWT) (MCGavin et al., 1976, 1978)	노인과 같은 낮은 기능능력을 가진 개인에게 기능수행 능력을 평가하기 위해 그리고 장기간에 걸친 심장과 호흡을 무능하게 하는 것들을 위해	12-MWT를 위해, 훈련은 "가능하면 12분 내에 될 수 있는 대로 많이 계속적으로 가야 한다. 그러나 휴식을 많이 취하면 가능할지 근심스럽다. 테스트 마지막에, 더 이상 걸을 수 없다는 것을 느꼈을 것이다. 6-MWT를 위해 훈련은 "끝에서 끝까지 걸어서 6분 동안 많이 걸어야 하는 것이다." 두 가지 수행은 각각의 테스트를 위해 요구된다; 격려는 표준화된 것이다. 결과: 전체 거리는 6 혹은 12분으로 제공한다.

기능적 능력 평가
(Assessing Functional Capacity)

기능적 능력 평가는 개인의 최고 유산소 능력이나 마지막 시간까지 유산소 운동을 유지하는 능력을 결정하는 것과 관련 있다. 이러한 평가는 전형적으로 최대운동검사 또는 지구력검사의 결과에 기초한다. 운동검사가 건강한 사람에게는 물론 심폐, 심혈관 기능장애 환자를 위해 적당한 것이라 하더라도, 노인의 검사와 훈련에서는 진전이 없다. 이것은 관절염, 심폐, 심혈관 기능장애, 고혈압, 비만, 당뇨병, 갑상선문제, 우울증, 그리고 선천적인 장애와 같은 여러 기관의 합병증을 지닌 노인에게 적용할 시에는 또 다른 문제가 나타날지도 모른다는 것을 의미한다. 최대 유산소 능력이 노인에게 생리적 과정에서 중요할지 모르지만, 전체 기능적인 능력은 지구력에 큰 의미를 두는 경향이 있다.

젊은 사람에게 기능적 능력을 평가하기 위한 최대운동검사는 중요한 표준으로 여겨진다. 최대운동검사 결과는 작업률이 점진적으로 증가하는 동안 산소수송에 대한 능력과 산소소비의 최대한도에 대한 윤곽을 제공한다.

최대운동검사가 나이 많은 선수를 평가하는 역할을 하고 일반적으로 평가하는 역할을 한다 하더라도, 일반적으로 무의미하다. 최대운동검사는 대부분 운동선수가 아닌 노인에 대해서는 적당하지도 안정적이지도 않다. 그리고 정확한 최대운동검사로서 규정짓는 기준은 노인에게 적합하지 않다. 대신에 최대 또는 최대하운동검사는 나이 많은 사람에게 사용된다. 왜냐하면 개인의 기능적 능력과 허용치에 관한 실제적 정보를 제공하기 때문이다. 최대운동검사에서 개인은 최대 산소소비에 도달할 때까지의 증가되는 조건 하에 있다. 위험이 적은 최대하 검사는 수행하는 데 훨씬 편안하고 재활전문가에 의해 즉시 관리 받을 수 있을 것이다. 최대하운동검사를 관리하고 선택하는 방법은 중요한 표준으로 여겨진다.

최대하운동검사를 관리하고 선택하는 방법은 이미 많은 문헌에 상세하게 설명되어 있다(Noonan & Dean, 2000). 임상판단결정과정(clinical decision making process)은 글상자 4-2에 요약하였다. 검사의 목적은 증상이나 제한된 검사징후 혹은 정상적인 운동검사를 적용하기 위한 결정이나 의사결정을 하기 위한 것이다. 지구력은 지속적인 정상적 검사나 기능적 작업능력이 매우 낮은 사람을 위한 비연속적인 검사이다.

중요한 연구는 최대하운동검사의 최대 타당성과 신뢰성이 필요하며 이를 바탕으로 최대운동검사의 진단적 그리고 임상적 가치의 적응증은 거의 없다. 이러한 제한에도 불구하고 주의 깊게 관리하고 그 절차를 적당하게 기록한다면, 최대하운동검사는 노인의 치료와 안전한 활동과 운동을 처방하는 데 기초를 제공해줄 수 있을 것이다(Shephard et al., 1968).

노인 휘트니스의 기능적 결과
(Functional Consequences of Fitness in Older People)

컨디션 손상(Deconditioning)

지난 60년 동안 다양한 기관과 운동성의 제한으로 인해 신체상태가 나빠지는 결과를 기록하였다(Mascitelli & Pezzetta, 2004; Mackinnon, 2000). 호흡기 근력 감소와 지구력 이외에 심폐기관(폐용량과 능력감소, 공기의 통로에 대한 폐쇄량을 제외)에 대한 대부분의 운동성 제한이 미치는 영향은 휴식과 연관된 것이다(Clauss, Scalabrini, Ray, & Reed, 1968; Craig, Wahba, Don, Couture, & Becklake, 1971; Ray et al., 1974; Svanberg, 1957). 폐포 · 동맥산소 차이와 동맥의 산소압은 감소된다. 안정 시와 최대하 심박동수와 혈압은 증가(Deitrick, Whedon, &

글상자 4-2 임상적 의사 결정 과정: 선택적 최대하운동검사를 실행하는 것에 대한 원칙

환자점검 순서

개인을 위한 운동이나 활동의 적절한 시간
수면상태
단계적 활동(참석, 검사, 동요 및 흥분)
불편함이나 통증
경쟁이 요구됨
약물 치료에 대한 시간조절
약물 치료의 종류 또는 변화
생체 징후의 불안정성 혹은 혈액활동의 불안정성
일반적인 건강
흥미와 동기

기능적 능력 평가

평가는 과거력과 사정에 기초
가능한 결과들: 높은 레벨, 중간 레벨, 낮은 레벨

평가상 기능적 능력의 높은 레벨

검사옵션

최대운동검사
트레드밀 혹은 에르고미터에서 지속적으로 증가된 프로토콜

최대운동검사

트레드밀 혹은 에르고미터에서 지속적으로 증가된 프로토콜(주의: 개인의 나이, 과거력, 사정, 의사에게 제출 요구되는 검사의 형태)
일상생활
높은 신진대사 요구

검사 종료 포인트

과거력과 평가에 기초를 두었고, 일상생활 혹은 운동 정지의 징후와 관계 있고, 결정적인 종료점을 결정짓게 한다.

평가상 기능적 능력이 중간 레벨이라면

검사옵션

최대하운동검사
6~12분 동안 걷거나 지속적으로 증가되거나, 정상적인 프로토콜
일상생활
중간정도의 신진대사를 요구

검사종료 포인트

위와 같음

평가상 기능능력이 낮은 레벨이라면

검사옵션

최대하운동검사
양식에 따른 비연속적인 프로토콜이나 3~6분 동안의 걷기 검사
일상생활
낮은 물질대사는 중단되거나 지속성을 요구한다.

검사종료 포인트

위와 같음

모니터링

검사전, 검사중, 검사후 모니터링 단계는 과거력과 사정으로 결정

기초

심박동수
심장 수축기 혈압과 이완기 혈압
혈압 생성률(심박동의 생성 그리고 수축기 혈압이 심근 산소소비지수와 심장 작업 제공)
호흡 빈도수
가슴 또는 호흡 곤란
자각도
호흡곤란
피로
일반적인 불편함 혹은 통증
그 밖의 요인: 색, 발한, 지남력, 조절력, 안정된 얼굴 표정, 편안함, 그리고 언어능력

진행

심전도
동맥침윤(침해되지 않은 맥박 산소 농도계)
호흡을 위한 가스분석†(예, 산소 재흡수, 환기 시간, 혈압 등)
심박출력(비침범을 결정)
장 효소와 유산염(혈액의 흐름을 요구)

*Estimated high functional work capacity: approximately equal to or greater than that of a healthy normal sedentary person.
† Oxygen consumption studies can provide detailed profile of respiratory, hemodynamic, and metabolic responses to incremental of steady-state exercise; this information is used to aid diagnosis of the mechanism of exercise limitation and define the parameters of the exercise prescription.

Shorr, 1948)되고 심혈관계에서 최대산소소비량은 감소(Convertino, Goldwater, & Sandler, 1986)한다. 총혈액량과 총혈장량이 감소(Deitrick et al., 1948; Saltin, Blomqvist, Mitchell, Johnson, Wildenthal, & Chapman, 1968)하며 혈전색전증의 위험이 따르는 혈액의 속도가 증가했다(Lentz, 1981; Sandler, Popp, & Harrison, 1988). 컨디션 손상의 비율이 컨디셔닝의 비율을 넘어섰다고 보고되고(Harper & Lyles, 1988; Sandler et al., 1988) 있으며 그것은 생리적 잔존능력이 부족한 노인에게서 많이 나타난다. 컨디션 손상이 미치는 영향은 특히 노인에게 강조되고 있다.

노인 남성과 노인 여성은 컨디션 손상이 달리 나타난다. 여성과 남성은 신체적 휘트니스 구성요소와 기능적 수행력에 차이가 있음이 보고되었다(Singh, Chin, Paw, Bosscher, & van Mechelen, 2006). 기능적 수행력이 두 성에서 차이가 없다 하지만, 말초근력, 눈-손협응력(eye-hand coordination)은 남성에서는 훨씬 더한 컨디셔닝 이상을 보이는 반면, 여성은 더욱 유연하며 뛰어난 운동협응력을 가지고 있다고 알려져 있다. 이러한 점이 임상적 평가의 도구로 그리고 가능한 중재를 지적하는 것이다.

컨디셔닝(Conditioning)

운동 훈련은 젊은 사람에서의 산소 이용이나 산소 이동 능력과 같은 생리학적 이점을 노인에게서도 이끌어내고(Bijnen et al., 1998; De Vito, Hernandez, Gonzalez, Felici, & Figura, 1997; de Wild, Hoefnagels, Oeseburg, & Binkhorst, 1995; DiPietro, 1996; Evans, 1995; Lavie & Milani, 1995, 1997; Levine & Balady, 1993; Levy, Cerqueira, Abrass, Schwartz, & Stratton, 1993; Mazzeo, 1994; McCartney, Hicks, Martin, & Webber, 1995; Pollock, Graves, Swart, & Lowenthal, 1994; Rogers & Evans, 1993; Satoh, Sakurai, Miyagi, & Hohshaku, 1995; Shinkai, Konishi, & Shephard, 1997; Silman, O'Neill, Cooper, Kanis, & Felsenberg, 1997; Stratton, Levy, Cerqueira, Schwartz, & Abrass, 1994; Taaffe, Pruitt, Pyka, Guido, & Marcus, 1996; Tai, Gould, & Iliffe, 1997; Vaitkevicius et al., 1993; Vorhies, & Riley, 1993; Warren et al., 1993), 이러한 효과들은 만성질병 환자에게도 나타난다. 노인에게 운동훈련 적응은 젊은 사람에게서 관찰되는 변화의 크기와 유산소 힘과 강도가 10~20% 증가한 결과를 가져왔다(Shephard, 1986). 최대하 심박동수와 혈압, 환기율은 감소되었다. 1회 박출량(**stroke volume**)은 증가하고, 조직단계에서 산소 검출 역시 증가하였다. 젊은 사람과 비교하여 운동은 이러한 혈관가소성 보존을 유지하는 노인의 말초혈관확장과 대조적이다(Wray, Uberoi, Lawrenson, & Richardson, 2006). 더불어 유산소적 휘트니스는 나이와 관련된 신체적 변화뿐 아니라 인식력 감퇴와 뇌의 가소성을 증진시킨다(Colcombe et al., 2004). 이러한 증가는 기능적 능력이상과 기능적 수행 한계치 이상을 증가시키는 결과를 가져온다(Aniansson, Grimby, Rundgren, Svanborg, & Orlander, 1980; Clark, Wade, Massey, & Van Dyke, 1975; De Vries, 1970; Stamford, 1972; Thomas et al., 1985).

비록 순수한 신진대사 소비가 이론적으로 변하지 않는다 하더라도, 신체적 요구에 반응하는 근육조직과 산소 수송 시스템의 능력 감소 때문에 노인이 젊은 사람보다 요구되는 활동에서 더욱 많은 생리적 경험을 하게 한다. 그러나 노인의 효율적 움직임의 쇠약이 또한 관여할지도 모른다(Davies & Dalsky, 1997). 그러므로 건강한 노인에게 걷기, 계단 오르기, 물건 나르기 같은 활

글상자 4-3 임상적 의사 결정 과정: 일상생활활동과 운동 프로그램의 처방 원리

환자 점검 순서

개인을 위한 운동이나 활동의 적절한 시간
수면상태
단계 전 활동(참석, 검사, 동요 및 흥분)
불편함이나 통증
경쟁이 요구됨
약물 치료에 대한 시간조절
약물치료의 종류 또는 변화들
생체 징후의 불안정성 혹은 혈액활동의 불안정성
일반적인 건강
흥미와 동기

일상생활활동의 규정

대상

기능수행능력의 진전을 위해 적합한 생리적 적응과 일에 대한 지구력과 최대운동의 경제성, 위안, 그리고 최소한의 위험을 최대한으로 활용하여야 한다.

요소

타입

개인의 필요에 기초하여 우선 사항을 결정

강도

활동단계:

실행할 수 있다면 특별한 일상생활이나 연속적인 일상생활을 구비해 주어야 한다:
준비운동(정상상태에 대한 강도의 75%까지)

- 정상상태(생리적이거나 주관적인 변화가 미리 결정된 수준에 대해 형성된 범위 내에서 수행되어야 한다.)
- 정리운동
- 회복(기준선 평가의 10% 범위 내에 들 때까지, 그리고 개인이 평가의 기준선까지 회복되었다고 보일 때까지)
- 낮은 목표의 한계: 다름 아닌 생리적으로 변화하는 것들을 위한 병리적인 가치, 예를 들면, 변화없는 일관된 저혈압
- 높은 목표의 한계: 생리적으로 변화하는 것이 미리 결정된 수준을 초과하지 않는 생리적인 변화들: 예를 들면, 심박동수, 혈압, 자각도 수준, 자각도의 주관적인 경험, 숨가쁨, 불쾌 또는 통증, 피로, 흉통

기간

30분 이내 회복된다면, 환자는 기간 내에 견딜 수 있는 만큼 증가할 수 있다.
30분에서 3시간 이내에 회복된다면, 기간은 최적일 것이다.
회복시간이 3시간 이상이라면, 기간은 길어질 것이다.

빈도수

30분 이내의 회복은 드물게 일어난다
30분에서 3시간 이내 회복된다면 최적의 빈도수이다.
3시간 이내에 회복되지 않은 것은 지나친 빈도이다.

시간경과

최대의 경제적인 움직임, 충분한 심장-심혈관 검사, 속도는 안전에 최우선하여 실시되었다.

진행

개인의 목표 범위의 높은 한계를 지속적으로 유지할 수 있다면 활동의 조건을 바꾸어 주어야 한다; 생리적인 반응이 목표의 치료범위를 지속적으로 유지할 수 있다면 개인은 조금 더 높은 요구활동을 할 수 있을 것이다.
낮은 기능적인 일의 용량이라면, 실행, 적응은 보다 약한 강도로 자주 수행할 수 있다.

운동처방

대상

기능적 능력을 진전시키기 위해서는 운동의 자극에 대한 생리적 적응, 최고의 경제적 운동, 편안함, 안정성, 그리고 기능적 능력의 증가에 따른 비축, 수행능력의 균형잡힌 발전과 기능적 능력 평가가 높게 나타나면 개인이 필요로 하는 모든 것들이 최대한 활용되어져야 한다.

요소

형태

운동 검사의 목표와 결과에 기초를 둔다.

강도

정상적 운동과 적응이 기대될 수 있다면, 생리적인 요소는 안정상태 범위인 최대치의 70~85%까지 수행되어져야 한다(예, 심박동수, 혈압, 자각도).

글상자 4-3 임상적 의사 결정 과정: 일상생활활동과 운동 프로그램의 처방원리 *(계속)*

정상적 유산소 운동의 반응과 적응이 기대될 수 없다면(예, 장기간에 걸친 산소 결핍과 폐질환, 심장병) 생리적 변수들이 받아들일 만한 한계선에 있다면, 숨가쁨, 자각도, 가슴에 기초한 목표 훈련범위 내에서 이루어져야 한다.

기간

세션 당 20에서 40분

빈도수

주 3에서 5번.

시간경과

건강은 3~6개월; 그러나 앉아서 일하는 사람에게 있어서의 변화는 4~8주에 관찰될 수 있다.

진행

적응과 목표 범위는 더 이상 유지되지 않는다. 예를 들면, 심박동수, 혈압 그리고 자각도 수준의 최초 운동 검사에 기초하여 선택된 범위 하에서 지속된다; 진행은 운동처방 요소들을 재정의하기 위해 거듭된 운동 검사에 의거하였다.

만약 기능적 능력 평가가 중간이면

<u>요소</u>

높고 낮은 것의 사이에 이루어진다.

형태

예를 들면, 트레드밀, 에르고미터, 걷기, 수영, 수중 운동

강도

운동검사는 최고치 60~75% 내에서 이루어져야 한다.

기간

20분 내지 20분보다 적게

빈도수

하루 1~2회

시간경과

병리학적 진행과정의 연장을 기대할 수 있다.

진행

운동요소유지; 가치를 초과한다면 중단하고 원위치 시켜야 한다. 지속시간과 빈도수를 증가시킬 수 있다.

만약 기능적 능력 평가가 낮으면

<u>요소</u>

형태

예를 들면; 걷기, 수중운동, 그리고 일반적인 간단한 활동 혹은 운동.

강도

심박동에 기초:

낮은 한계 = 안정 시 심박수 + 0.60(운동검사 시 안정 시 심박수로부터 최대심박수)

높은 한계 = 안정 시 심박수 + 0.75(운동검사 시 안정 시 심박수로부터 최대심박수)

만약 심박동수가 부적절하다면, 혈압, 자각도 혹은 말하기 검사의 측정이 힘들 것이다.

목표 훈련 범위를 규정지을 수 있다.

기간

힘의 분출을 유지하기 위한 최대 지구력과 자각도를 지속하고, 유지되고 있는 자각도를 지속하기 위해 속도를 변화한다.

교대로 높고 낮은 일의 요구와 휴식과 낮은 작업의 요구는 기간을 연장할 것을 강조한다.

빈도수

운동세션 전 점검은 하루 여러 번 반복된다.

시간경과

만건강상실로 기능적 능력이 감소한다면 매일 또는 일주일 동안 지켜보아야 한다.

만신체적 제한으로 인해 기능적 능력이 감소한다면 수 주일 또는 수 개월 동안 중심적이거나 말초적으로 적응해야 하며, 또는 둘 다 해야 한다.

진행

운동은 훈련목표 요소들이 운동하는 동안 더 이상 일관되지 않는 범위까지 이루어져야 한다.

모니터링

글상자 4-2의 지침을 참조.

운동처방의 본질적인 것은 트레이닝 그리고 일반적인 안정성이다.

참조: 보충된 산소는 일상생활이나 운동 훈련의 구성요소로 사용되어진다.

동을 하도록 요구하는 것이 맞을 것이다. 나이가 듦에 따라 외관상으로 이러한 무해한 활동이 최대 능력과 동등할 수 있고, 노인의 심박동률, 혈압, 최대산소소비가 증가할 수 있다.

운동 프로그램의 처방은 운동검사결과를 기초로 한다. 운동 프로그램의 요소를 결정하는 것과 관련된 임상판단 결정과정은 이미 많은 문헌(Dean, 2006b)에서 다루고 있으며 그 정리는 글상자 4-3에 요약하였다. 그러나 노인에게 치료적 활동과 운동을 처방하는 것에 있어서 특별한 관련성이 있는 두 가지 운동생리학적 방법 즉 특이성과 가역성 훈련원리를 따라야 한다. 운동 스트레스에 대한 생리학적 적응이 특정한 활동이나 운동 시에만 나타나는 것은 신체에서 대단히 능률적인 것이다. 그러므로 활동을 실행하기 위한 개인의 능력을 향상시키기 위해 활동이 훈련의 중요한 목적이 되어야 한다. 다음으로 중요한 것은 기능적 능력에서의 특이성 원리이다. 또한 훈련이 중지된다면 훈련효과는 나타나지 않고 즉시 건강이상이 나타난다. 그러므로 주어진 운동 또는 활동의 정도를 유지하기 위한 훈련자극은 요구되어지는 강도, 기간, 빈도가 필요하며, 생리학적 적응력을 끌어내기 위해 필요이상의 시간 지속한다(American College of Sports Medicine, 2006; Blair et al., 1988).

노인건강관리의 영향 (Implications for the Management of the Care of Older People)

목표(Goals)

노인재활의 일차목표는 기능과 작업수행력의 최대화이며 여기서 심폐 및 심혈관계의 능력이 가장 중요한 결정요소가 된다. 두 가지 주요 하위 목표는 다음과 같다.

1. 신체적 활동과 운동자극 그리고 영양 상태를 고려한 개인의 기능수행력 역치를 넘는 심폐와 심혈관계의 능력을 최대화시키기 위해.
2. 개인의 ADL수행능력을 최대화시키기. ADL수행능력은 직립자세에 적응하기 위해 중력에 대항하여 운동을 하는 생리적인 능력이 필요하며 기능수행력의 중요 구성요소가 된다.

기능수행력, 기능적 능력 혹은 그 두 가지 모든 초점이건 간에, 재활은 영양결핍이 있는 개인의 기능적인 손상을 부채질하는 이러한 요인들에 대한 상세한 분석에 기초해야 한다(그림 4-3). 영양사의 상담이 필요하지만, 작업치료사는 일상에 필요한 기초영양과 적절한 영양평가 그리고 영양과 체중감소, 또는 이 둘과 관련된 일반적인 권고

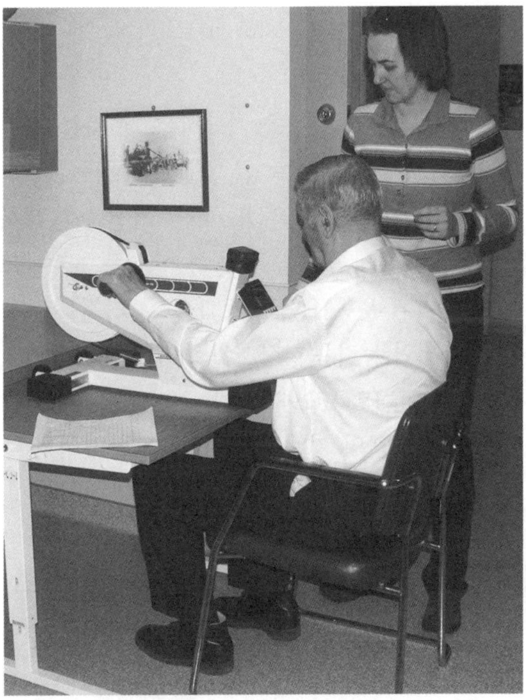

그림 4-3 이 남성은 걷기에 어려움이 있지만 에르고미터 운동을 통해 기능적 능력을 향상시키는 작업을 하고 있다(Courtesy of the Geriatric Day Hospital, Specialized Geriatric Services, Saskatoon Health Region, Saskatoon, Saskatchewan, with permission).

를 세우는 데 친숙할 필요가 있다.

개인의 ADL 수행력과 기능적 능력의 합리적으로 증진시키기 위해서는 고유한 합리성이 있어야 한다. 그러나 심폐 및 심혈관계의 역기능을 가지고 있는 개인에게 있어서 기능적인 능력을 향상시키는 목표는 부정적인 면으로 나타날 수도 있으며 어느 정도의 논의를 필요로 한다. 심폐 및 심혈관계가 산소의 수송과 가스 교환이란 점을 감안하고 이러한 기능이 산소 수송로를 따라서 단계적이고, 통합적인 시스템을 통하여 효력을 발생한다면, 이동경로 단계의 기능과 효율성을 증대시키는 것은 전반적으로 산소수송을 향상시킬 수 있을 것이다. 비록 질환으로 인해 경로의 연결이 약하더라도 이러한 연결이 경로의 효율적인 또 다른 단계의 보상적 증진을 이룰 수 있을 것이다(Chung & Dean, 1989; Dean & Ross, 1992b; Wasserman & Whipp, 1975). 효율적인 다양한 단계의 경로증진에 따른 연결결과, 최대 기능적 능력은 향상될 것이다.

향상된 유산소 능력을 자극하는 데 충분한 운동의 강도를 달성할 수 없는 심폐 및 심혈관질환을 가지고 있는 개인은 또 다른 기전을 통하여 즉, 짧은 호흡의 탈민감화 및 증가된 동기부여 그리고 증가된 운동 효율성 등과 같은 기전을 통하여 기능적인 능력을 향상시킬 수 있다(Belman & Kendregen, 1981, 1982).

노인이 최적의 기능을 유지하는 데 있어서 주된 목적은 지구력에 있다. 또한 근력이나 균형, 협응력이 기능유지에 중요함에도 이러한 특징은 지구력을 기르는 활동이나 운동에 맞춰 최적화될 수 있다. 운동 특성의 원리가 제시하는 것은 활동의 목표가 훈련의 자극제로 쓰인다면 그 결과는 최대한 일상생활에 적응하는 결과로 나타난다는 점이다. 활동의 목표가 일반적으로 실행되고 있음에도 불구하고, 체력훈련이 기능적 활동, 기능에 미치는 영향에 대한 세부적인 연구는 미흡하다.

평가(Assessment)

노인을 위한 ADL이나 운동을 처방하기 위해 손상된 기능에 도움을 주는 기전이 상세히 분석되어야 한다. 노인을 위한 활동이나 운동처방은 약처방만큼이나 정확해야 하며, 운동은 본질적으로 노년층에서 위험하므로 분명한 징후에 의거하여 처방되어질 필요가 있다. 운동은 또한 부작용이나 금기증과도 연관이 있다. 치료효과를 극대화하고 위험을 최소화함이 목표이며 기능분석에 대한 6개항의 시스템을 적용으로 이룰 수 있을 것이다(글상자 4-4). 전체적으로 이 6가지 요인이 기능손상기전의 이해에 도움을 주며, 기능손상의 특정 원인을 중재함으로써 그리고 개인의 역량 안에서 적절하게 ADL과 운동이 처방되어질 수 있다. 운동이나 활동의 처방은 산소의 이동을 극대화시키며 결국 기능도 극대화될 것이다.

평가의 목적은 관심 있는 활동이나 운동의 대사요구를 충족시키는 개인의 능력을 결정하기 위한 것이다. 운동 중 측정되는 공통의 요소는 심장의 속도, 심장수축, 확장기, 수축기, 혈압, 혈압생성률 그리고 호흡수를 포함한다. 산소소비는 대사측정카드를 사용하여 측정할 수 있으나, 이것은 일상적으로 실행되지는 않는다. 일의 속도나 수행된 일이 정확히 결정된다면 표를 근거로 하여 측정한다. 모니터할 필요가 있는 또 다른 반응은 기능결손에 도움이 되는 개인적과 특별한 요인에 따라서 결정될 것이다. 예를 들면, 심폐질환은 지속적인 동맥포화 모니터링이 필요할 것이다. 모니터링은 기구의 가용성과 정교함에도 불구하고, 재활전문가의 특별한 측정과 임상적으로 적절하며 믿을 수 있는 필요조건을 충족시켜 줄 수 있는지를 결정할 필요가 있다.

운동검사가 정확한 절차와 의미가 있도록 규칙

글상자 4-4 노인의 기능과 처방활동을 분석하기 위한 조건

1. 정상 노인의 모든 기관 시스템의 효과를 안다.
2. 정상적인 운동의 반응과 위치반응의 효과와 운동 반응을 이해해야 한다.
3. 심폐/심혈관 기능장애나 기능감소를 결정할 수 있어야 한다.
4. 기능감소와 제한된 운동성의 영향, 운동의 제한성, 기능적 감소에 대해 치료가 확립되어야 한다.
5. 약물 치료법들 혹은 의학적 진행들과 같은, 기능의 외적 인자의 효과를 증명할 수 있어야 한다.
6. 내적 인자는 개인적인 생활방식과 특색이 관련되어진다고 보아야 한다.

적으로 수행되어야 하므로 재활전문가는 운동검사의 예비검사, 본검사, 사후검사의 조건을 표준화하여 적절하게 기록하여야 한다. 특정 원인의 세부사항이 수립되어야 하며 필요하다면 작업속도, 일률의 변화를 측정 기록하여 인지해야 하는데 이는 검사가 또 다른 경우나 또 다른 사람에게 함께 수행될 수 있도록 함이다. ADL검사를 함에 있어서 표준화된 운동검사보다 더한 변화 가능성이 있으며, 이러한 검사는 질적 통제, 효용성, 재생력을 유지하기 위하여 엄격하게 표준화시킬 필요가 있다.

일상생활활동과 운동처방
(Prescription of Activities of Daily Living and Exercise)

재활전문가는 특정 개인에게 ADL이나 운동을 처방할 때 몇 가지 요소를 고려해야 한다. 첫째, 처방의 목적을 분명히 해야 할 필요가 있는데 그것은 기능수행이나 기능적 능력 혹은 두 가지 모두를 향상시키는 것이다. ADL의 기능적 수행력 향상이 목적이라면 그 활동이 훈련의 초점이 된다. 활동은 신경근이나 근골격계의 관점에서 개인이 활동을 수행할 능력이 있는지의 여부와 더불어 심폐와 심혈관의 요구와 관련하여 분석돼야 한다. 활동 시 몸의 자세와 보조기구의 사용은 신진대사 소모를 변경시킬 수도 있다. 비록 약간의 유산소 운동이 노인들에게 바람직하지만, 최대의 유산소 운동은 ADL을 수행하고 독립기능을 하는 데 불필요하며, 그것보다는 활동수행과 속도, 안전이 주된 고려사항이다. 개인의 기능적 능력의 평가는 개인이 사는 환경에 맞게 활동할 수 있는 것에 근거하여야 한다. 예를 들면, 마을을 걸을 수 있는 사람은 평상시의 절반의 속도(분당 40m 이상)로 332m를 걸을 수 있어야 하며, 세 개의 계단과 레일과 커브가 있는 경사로도 전체 길이의 약 3%정도는 포함되어야 한다(Cohen, 1987). ADL이나 운동을 하는 개인의 능력은 최근에 무엇을 먹었는지, 어떤 약물치료를 받았는지, 특정한 날의 몸 상태 등에 따라 다르게 나타난다. 또한 개인이 휴식을 취해 얼마만큼 활기찬 느낌이 있는지도 활동이나 운동하는 능력에 영향을 미칠 것이다. 실행할 필요가 있는 낮은 요구의 활동은 여러 번 해야 하는 동일하거나 그 이상의 요구가 필요한 활동보다는 전반적으로 낮은 요구 활동이다. 높은 요구의 활동은 휴식기간이 효과적으로 중간 중간에 마련되어 있다. 심지어 젊은 사람에게도 이런 형태의 간헐적인 훈련은 전반적인 일의 수행량을 상당히 증가시킬 수 있다.

임상에서 일반적으로 적용되는 두 가지 개념은 에너지의 보전과 속도다. 비록 에너지 보전이 목표가 될 수 있을지라도, 에너지 절약은 무활동과 컨디션 손상의 해로운 효과를 피하기 위해 에너지 소비와 균형을 맞출 필요가 있다. 활동이나 운동의 속도는 전반적인 신진대사 소모에 영향을 끼친다. 활동을 너무 빠르게 하거나 너무 느리게 하는 것도 신진대사의 소모를 늘리는 것이다. 그래서 최적의 능률이 이루어지는 속도가 처방의 한 요소로 포함될 필요가 있다. 이러한 개념으로 합리적으로 처방되고 치료용으로 개발될 수 있도록 에너지 보전과 활동 속도의 개념을 조사하기 위한 연구가 필요하다.

평가는 ADL 부족과 기능을 향상시킬 적합한 운동 프로그램을 선택하게 해준다. 그러나 신진대사 소모를 충족시킬 개인의 역량도 또한 평가되어야 한다. 운동은 신체능력의 60~70%만을 이용할 수 있도록 하며, 과도한 피로나 고통이 없어야 한다.

일상활동을 위한 신진대사작용은 무산소와 유산소 과정의 상호작용이 필요하다. 전력질주형의 활동은 산소를 급격히 필요로 하기 때문에 신진대사작용의 무산소시스템을 자극한다. 가벼운 활동이나 지속적인 최대하 지구력을 요하는 활동은 유산소 대사작용을 필요로 한다. 노인은 **최대 심박수(heart rate reserve)**의 40%의 강도로[여유심박수=안정 시 심박수+(최대심박수-안정 시 심박수)] 유산소 적용이 이루어질 수 있는 반면에 젊은이들한테는 최대 심박수의 60%의 최소 훈련 강도가 필요하다. 무산소 활동이나 운동은 과도한 생리적 요구를 일으키며 큰 위험과 연관이 있기 때문에 노인에게는 거의 사용되지 않는다. 게다가 높은 강도의 무산소 능력은 유산소 능력과 비교해 일상생활에 그리 중요하지 않다.

활동이나 운동처방의 변수는 준비운동, 정리운동, 마무리 운동, 회복기 등을 포함하고 있다(American College of Sports Medicine, 2006). 심지어 ADL을 처방함에 있어 가장 적은 위험으로 최고의 이익이 얻어진다면 이러한 요소는 상당히 중요하다. 준비운동과 마무리 운동은 각각 일하고 회복하는데 심폐와 심혈관, 근골격계를 준비시키는데 필수적이다. 적절한 준비운동은 처방의 정상상태 과정 동안 그 효율을 향상시킬 것이다. 모든 부분의 처방을 하는 동안 모니터링은 운동 후 마무리와 회복을 포함해 중요하다. 운동을 하는 데 필요한 생리적 조정이 유산염의 감소나 카테콜아민의 순환과 같은 기본 조건으로 돌아가는데 이런 요소들이 필요하다. 또한 적절한 마무리 운동과 회복은 뒤늦게 시작하는 피로와 통증을 줄여준다.

특히, 낮은 기능적 능력을 가지고 있는 노인은 간격을 둔 운동 프로그램으로 상당한 양의 운동을 할 수 있다. 운동 프로그램으로 상당한 양을 소화할 수 있다. 운동경기의 파틀렉(fartlek) 훈련과 유사한 간격 훈련은 상대적으로 높거나 낮은 신진대사를 요구하는 활동이나 낮은 신진대사를 요구하는 활동과 휴식기를 번갈아가면서 한다(Astrand and Rodahl, 1986; Sheffield & Roitman, 1977). 계산적으로 개인의 전체 수행한 일량은 한 번의 시도로 얻을 수 없게 될 것이다. 개인은 갑자기 시도하면 할 수 없는 전체적인 양의 운동을 점진적으로 이뤄낼 수 있다. 게다가 그러한 계획은 매우 안정적이며 개인에 따라 보다 잘 적응할 수 있게 한다. 재활 전문가는 노인을 위한 치료를 목적으로 하는 훈련을 체계적인 방법으로 개발할 필요가 있다.

활동과 휴식의 균형은 기능을 극대화하기 위해 하루 일과에서 구체화해야 한다(Dean, 1991). 이론적으로 휴식기간은 생리적 회복에 도움을 주어 개인으로 하여금 여러 시간에 걸쳐 보다 많은 일과 활동을 하게 해준다. 과도한 운동이나 휴식이 노인에게 특히 해롭다는 부정적인 영향을 감안하면 휴식기간을 처방하는 것은 운동처방만큼이나 많은 주의를 요한다. 휴식은 치료적 중재와 같은 관점에서 유사하게 적절한 변수가 기능을 최적화하기 위해 선택될 필요가 있다. 활동과 운동과 관련해 휴식의 처방을 향상시키기 위해 상당한 연구가 필요하며 이를 포함시킴으로써 일의 생산량은 극대화하고 무활동의 해로운 영향을 최소화할 수 있다. ADL과 운동 처방의 전체적인 성공은 운동생리학뿐만 아니라 정신, 사회적인 요소도 반영해야 한다(9, 10, 12, 13, 15, 23장 참조). 노인과 가족의 태도, 가치, 믿음, 그리고 그들을 바라보는 동료와 그들의 신체상태 또한 이 프로그램의 결과에 지대한 영향을 미친다.

신체적 활동은 생명에 필수적이다. 연령과 관련된 신체적 쇠퇴는 건강이상과 관련이 있다. 이는 아이 때의 증진된 활동적인 생활습관이 활동적인 성인을 보장하는 가장 효율적인 방법일 것이다. 노인의 신체적 활동을 모니터링한 연구는 매우 제한적이다. 그러나 최근 한 연구에서는 오스트레일리아 노인에게서 이와 같은 관계를 연구하였다. 그들의 문헌에서 신체적 활동에 일차적 모니터링 요소는 건강유지력, 활동의 선호도, 신체적 휘트니스 증진하기, 그리고 관절 움직임 유지하기 등을 포함하고 있다(Kolt, Driver, & Giles, 2004).

근력강화와 걷기를 위해서는 특별한 언급이 필요하다. 걷기 능력과 특정수준의 근력은 수많은 ADL에 기초한다. 걷기가 필수적이 아니라 하더라도, 걷기는 ADL의 수행력을 촉진시킨다. 운동은 심지어 매우 늙거나 좌식생활을 하는 사람의 기능적 휘트니스를 증진시키고 ADL 수행력을 촉진시킬 수 있다(Simons & Andel, 2006).

모니터링(Monitoring)

노인이 신진대사 소모가 낮은 활동을 하는 것처럼 보여도, 많은 사람들은 젊은이들 사이에서는 받아들일 수 없거나 양자택일로 최고의 이익을 얻기 위해 치료의 영역 안에 없는 정도의 작업량으로 일을 할 것이다. 운동이 위험을 내포하고 치료용으로 그 강도가 측정될 필요가 있다고 가정하면 주관적이고 객관적인 모니터링은 평가와 치료중재의 표준요소가 되어야 한다. 그러나 매우 잦은 엄격한 모니터링은 의학적으로 정상인 노인에게는 무시된다.

본래 운동의 위험 때문에 노인은 모니터링이 필요하며, 노화에 의해 특별한 주의를 요하는 것이 많다. 예를 들면, 심폐나 심혈관 질환의 병력을 가지고 있는 사람은 활동이나 운동 중 면밀히 관찰하여야 한다. 심장계통의 병력이 없는 사람 중에서도 휴식중이거나 운동 중에 국소적인 다리 통증을 호소하는 사람이 있을 수 있다. 이런 사람들은 심장에 이상이 있을 확률이 높고 심장과 혈압의 관찰이 필요하다. 노인은 고혈압일 경우가 많고, 일반적으로 젊은이 보다 운동 중에 불규칙한 혈압이 발생할 경우가 많다. 또한 노인들 중에는 저혈압도 적지 않으므로 정확한 혈압 체크가 중요하다. 비록 많은 사람이 심장질환과 저혈압으로 약물복용을 하고 있다지만 혈액역학 상태의 모니터링은 여전히 필수적이다. 관상동맥확장으로 질산염과 같은 약물치료를 받는 심장질환 환자는 모니터링 장치를 즉시 사용할 수 없다면, 치료해서는 안 된다. 재활전문가는 이런저런 약물치료가 운동반응에 어떤 영향을 미칠지 잘 알고 있어야 한다. 몇몇 약물치료는 운동에 대한 정상적인 혈액역학 반응에 역효과를 가져올 경우, 또 다른 방법을 사용할 필요가 있다. 당뇨환자에 대한 특별관심도 필요하다. 활동과 운동의 증가와 관련하여 저혈당성 상태에서는 반드시 당분을 공급하여야 한다.

안전(Safety)

안전문제는 ADL과 운동을 검사하고 처방할 때 가장 중요한 사항이다(Shephard, 1991). 활동이나 운동은 치료 분수령의 최저 한계를 넘어 기대되는 생리능력의 최고 한계 내에서 처방되고, 이것을 확인하기 위해 적절한 모니터링이 실행되는 것이다. 운동 중 발생하는 통증에 대한 징후와 증상을 철저히 알고 있는 것은 대단히 중요하고 이러한 징후는 각 개인별로 예상되며, 노인이 자가 모니터링을 할 수 있도록 교육해야 한다. 활동이나 정식 운동 처방을 하는 재활전문가는 심폐소생술에 대한 자격증을 가지고 있어야 한다. 재활의학과나 의원은 비상 시 사용할 시설과, 호흡이나 심장마비 시에 시행할 절차 등을 갖추어야 하며, 과의 모든 일원은 규칙적으로 비상절차에 대한 재교육을 받아야 한다.

기능 극대화를 위한 맞춤형 환경 (Customizing the Environment to Maximize Function)

우주에서 살고 일하는 우주비행사를 장애인으로 취급하지 않는다. 우주비행사는 목욕, 화장실사용, 세탁, 운동, 그리고 일하기 등을 수정하여 우주에서 생존에 필요한 기능적인 독립생활을 하게 된다. 그러므로 개인은 주변 환경의 제한에 따라 기능도 제한된다. 노인의 신체적 환경은 환경을 최적화하고 기능과 독립성을 증진시키기 위해 지속적인 감독이 필요하다. 집 안팎으로 필요한 이동기구나 보조장치를 재평가할 필요가 있다. 이러한 방법을 통해, 독립적인 생활이 증진되며 개인이 똑바로 서서 이동하는 시간이 늘어나고 질병에 대한 위험과 부상은 감소하게 된다.

문화적 고려사항은 개인의 생활습관, 영양, 신체적 활동은 그리고 이와 관련된 선호도를 바탕으로 제공되는 중요한 것 중 하나이다. 영양 피라미드와 신체적 활동 피라미드의 기본원리는 개인의 취향에 맞는 양적인 수정이 있을 수 있다. 이러한 문화적 문제의 관심과 주의는 각 개인의 건강과 기능에게 맞는 재활전문가의 권고로 정착될 수 있다.

■ 요약(Summary)

노인을 건강관리하는 재활의 기본적인 목표는 ADL을 수행하는 능력을 높이고, 기능적 능력, 심폐 및 심혈관 시스템의 보존, 전체적인 산소이동 능률 등을 향상시키는 것이다. 그러한 접근법은 중요한 기능적 수행의 분수령을 넘어 개인의 기능적 능력을 고양시킴으로써, 점차적으로 노화되고 질병이나 이동의 제한과 같은 문제가 발생할 때, 개인이 기능적 퇴보와 의존성을 최소화하는 충분한 여유를 가지는 것이다.

재활전문가는 ADL과 운동을 평가하고 처방하는데 고도의 전문적 지식을 갖추어야 한다. 그러한 전문적 지식은 다음과 같은 지식기반에 근거를 두고 있다.

- 이상적인 영양과 신체적 활동, 금연과 질적인 잠 그리고 휴식을 포함한 건강의 판단을 이해하기
- 기능적 수행에 영향을 미치고 훈련으로 기능적 능력을 향상시키기 위해 통합적으로 작용하는 여러 다른 시스템 외에 심폐 및 심혈관 시스템의 정상적인 노화와 관련된 변화
- 일차와 이차 병리생리학적 변화의 결과로 생긴 심폐 및 심혈관의 기능장애와 기능수행과 능력에 관련된 변화
- 영양 상태와 건강과 관련된 체중, 그리고 기능적 능력의 효과
- 심폐 및 심혈관 시스템에 대한 중력 스트레스와 급성과 만성 운동 스트레스의 영향
- 개인의 의료 보호와 관련한 외부 요인의 영향. 예를 들면, 의학적으로 정상인 개인에게 이런 요인은 약물치료와 의료 절차가 포함된다.
- 생활사에 따른 개인의 직업과 생활습관뿐만 아니라 개인의 일반 병력과 성격과 관련된 내적 요인의 영향
- 건강과 질병의 운동 생리학과 노인의 활동과 운동의 적용에 대한 원칙, 여러 요인(운동 처방에 대한 기본)에 의한 기능적 결손으로 이어진 자신의 구급활동에 대한 지식

재활전문가는 과학적 문헌을 근거로 노인의 기능 수행과 기능적 능력을 극대화하고, 미래의 특

정영역을 위해 특별한 위치에 있다. 게다가 건강과 질병의 운동생리학에 대한 철저한 지식을 기반으로 이러한 전문가는 치료적이고 생활 양식적 관점에서 노인 인구의 활동과 운동의 증진을 위해 또 다른 건강 관리전문가에게 충고할 책임이 있다.

사례 연구(Case Study)

일주일 전에 고관절 전치환술을 받은 85세 Beverly Hamel씨는 10일 전 밤에 잠을 설쳐 일어날 때 넘어졌다. 매일 목욕과 아침식사를 도와줄 이웃사람을 찾고 있다. 병원에 입원하자마자 중등도의 빈혈 때문에 경미한 탈진상태이다. Beverly Hamel의 신장과 체중은 각각 154cm, 40.5kg이다. 대부분의 인생을 농장에서 보냈다. 그녀는 오랜 기관지 천식으로 하루에 빈번히 숨이 차다고 한다. 담배는 피우지 않는다.

질문(Questions)

1. 일차적 또는 이차적 상태의 후천성 심폐와 심혈관 기능 변화는 어떠한 질환의 영향인지 기술하라.
2. 심폐와 심혈관 기능에 제한을 주는 영향을 기술하라.
3. 외인성 요인(의학적 중재와 약물)은 심폐와 심혈관 기능에 어떠한 변화를 주는지 기술하라.
4. 내인성 요인(개인적 특징; 성별, 민족성, 문화와 생활습관, 직업, 공존 질병률 등)은 심폐와 심혈관 기능에 어떠한 변화를 주는지 기술하라.
5. 1~4번 문제에서 확인된 변화를 기초로 이상적인 치료목표의 우선 순위를 정하라.
6. 1~4번 문제에서 확인된 변화를 기초로 기록과 관련된 목표와 측정, 평가에 초점을 맞춰 기술하라.
7. 1~4번 문제에서 확인된 변화를 기초로 ADL, 기능적 능력과 같은 기능 수행력에 대한 훈련처방과 치료계획을 기술하라.
8. ADL 또는 운동 처방과 평가를 할 때 주의사항을 기술하라.
9. 최대운동검사는 적합하지 않다. (a) 치료계획에 포함되어 있는 장기간 반응의 이유를 기술하고 (b) 치료계획 반응에서 나타나는 개인의 역반응은 무엇인지 기술하라.

복습 문제(Review question)

1. 구조와 기능, 활동, 그리고 사회적 참여의 제한 사이에서의 상관관계에 대해 기술하라.
2. 심폐계와 심혈관계의 기능에서 예측되어지는 노년화에 따른 변화를 설명하라.
3. 심폐계와 심혈관계 질환으로 일차적 혹은 이차적 질환에서 나타나는 변화로 인한 질병의 양상을 설명하라.
4. 이차적으로 나타난 활발하지 못하거나 퇴화된 활동의 심폐계와 심혈관계 기능의 변화에서 저하된 활동의 양상을 설명하라.
5. 의학적 중재와 약을 통한 이차적인 외적 요소로 인한 심폐계와 심혈관계의 변화를 설명하라.
6. 내적요인(개인의 특징; 성별, 문화와 생활습관, 영양상태, 신체적 활동, 오랜 기간 동안의 직업, 공존하는 질병률 등)으로 인한 이차적인 심폐계와 심혈관계의 변화를 설명하라.

웹 기반 자료(Web-Based Resources)

www.mypyramid.gov/professionals/index.html, **United States Department of Agriculture**, date connected March 30, 2007. This website provides information specifically for health care professionals, but also has appropriate content for consumers about the MyPyramidfood guidance system.

www.cdc.gov/nccdphp/dnpa/physical/health_professionals/index.htm, **Centers for Disease Control and Prevention**, date connected March 30, 2007. This website provides physical activity resources for health care professionals.

http://nutritionandaging.fiu.edu/index.asp, **National Resource Center on Nutrition, Aging and Physical Activity (Florida International University)**, date connected March 30, 2007. This website provides numerous resources for health care professionals and older adults.

www.acsm-msse.org/pt/re/msse/positionstandards.htm, **American College of Sports Medicine (ACSM)**, date connected March 30, 2007. This website has a collection of ACSM position stands, including exercise-related position stands that have been published in Medicine, & Science in Sports, & Exercise".

www.hc-sc.gc.ca/hl-vs/seniors-aines/index_e.html, **Health Canada (Government of Canada)**, date connected March 30, 2007. This website provides various healthy aging resources for older adults.

www.alcoa.ca, **Active Living Coalition for Older Adults**, Date connected March 30, 2007. This website provides educational materials related to the health benefits of active living for older adults.

참고문헌(References)

American College of Sports Medicine, Whaley, M. H., Brubaker, P. H., Otto, R. M., & Armstrong, L. E. (2006). *ACSM's guidelines for exercise testing and prescription* (7th ed.). Baltimore: Lippincott Williams & Wilkins.

American Heart Association, Committee on Exercise. (1975). Recommendations concerning sexual activity in post-coronary patients. *Exercise testing and training of individuals with heart disease or at high risk for its development: A handbook for physicians* (pp. 57–58). New York: American Heart Association.

American Psychiatric Association. (1994). *Diagnostic and statistical manual of mental disorders, ed 3 (DSM-IV R)* (4th ed.). Washington, DC: American Psychiatric Association.

American Thoracic Society. (1986). Evaluation of impairment/disability secondary to respiratory disorders. *American Review of Respiratory Disease, 133*(6), 1205–1209.

Aniansson, A., Grimby, G., Rundgren, A., Svanborg, A., & Orlander, J. (1980). Physical training in old men. *Age and Ageing, 9*(3), 186–187.

Astrand, P. O., & Rodahl, K. (1986). Body dimensions and muscular exercise. *Textbook of work physiology. Physiological bases of exercise* (pp. 391–411). New York: McGraw-Hill.

Baruch, I. M., & Mossberg, K. A. (1983). Heart-rate response of elderly women to nonweight-bearing ambulation with a walker. *Physical Therapy, 63*(11), 1782–1787.

Bassey, E. J., Fentem, P. H., MacDonald, I. C., & Scriven, P. M. (1976). Self-paced walking as a method for exercise testing in elderly and young men. *Clinical Science & Molecular Medicine—Supplement, 51*(6), 609–612.

Bates, D. V. (1989). Altered physiologic states and associated syndromes. *Respiratory function in disease* (3rd ed.) (pp. 81–105). Philadelphia: W.B. Saunders.

Belman, M. J., & Kendregan, B. A. (1981). Exercise training fails to increase skeletal muscle enzymes in patients with chronic obstructive pulmonary disease. *American Review of Respiratory Disease, 123*(3), 256–261.

Belman, M. J., & Kendregan, B. A. (1982). Physical training fails to improve ventilatory muscle endurance in patients with chronic obstructive pulmonary disease. *Chest, 81*(4), 440–443.

Berne, R. M., & Levy, M. N. (2000). *Cardiovascular physiology* (8th ed.). St. Louis: Mosby.

Bijnen, F. C., Caspersen, C. J., Feskens, E. J., Saris, W. H., Mosterd, W. L., & Kromhout, D. (1998). Physical activity and 10-year mortality from cardiovascular diseases and all causes: The zutphen elderly study. *Archives of Internal Medicine, 158*(14), 1499–1505.

Blair, S. N., Painter, P., Pate, R. R., Smith, L. K., & Taylor, C. B. (1988). *Resource manual for guidelines for exercise testing and prescription.* Philadelphia: Lea & Febiger.

Blomqvist, C. G., & Stone, H. L. (1983). Sec 2: Circulation: Cardiovascular adjustments to gravitational stress.

In J. T. Shepherd, & F. M. Abboud (Eds.), *Handbook of physiology* (Vol. 2, pp. 1025–1063). Bethesda, MD: American Physiological Society.

Borg, G. (1982). Psychophysical basis of perceived exertion. *Medicine and Science in Sports and Exercise, 14,* 377–381.

Campbell, A., Caird, F. L., & Jackson, T. F. (1974). Prevalence of abnormalities of electrocardiogram in old people. *British Heart Journal, 36*(10), 1005–1011.

Carey, R. G., & Posavic, E. J. (1988). Rehabilitation program evaluation using the revised level of rehabilitation scale (LORS-II). *Physical Medicine and Rehabilitation, 69,* 337–343.

Chase, G. A., Grave, C., & Rowell, L. B. (1966). Independence of changes in functional and performance capacities attending prolonged bed rest. *Aerospace Medicine, 37*(12), 1232–1238.

Chung, F., & Dean, E. (1989). Pathophysiology and cardiorespiratory consequences of interstitial lung disease—review and clinical implications: A special communication. *Physical Therapy, 69*(11), 956–966.

Clark, B. A., Wade, M. G., Massey, B. H., & Van Dyke, R. (1975). Response of institutionalized geriatric mental patients to a twelve-week program of regular physical activity. *Journal of Gerontology, 30*(5), 565–573.

Clauss, R. H., Scalabrini, B. Y., Ray, J. F., 3rd, & Reed, G. E. (1968). Effects of changing body position upon improved ventilation-perfusion relationships. *Circulation, 37*(4 Suppl), II214–II217.

Cohen, J. J. (1987). Establishing the criteria for community ambulation. *Topics in Geriatric Rehabilitation, 3,* 71–77.

Colcombe, S. J., Kramer, A. F., Erickson, K. I., Scalf, P., McAuley, E., Cohen, N. J., et al. (2004). Cardiovascular fitness, cortical plasticity, and aging. *Proceedings of the National Academy of Sciences of the United States of America, 101*(9), 3316–3321.

Convertino, V. A. (1992). Effects of exercise and inactivity on intravascular volume and cardiovascular control mechanisms. *Acta Astronaut, 27,* 123–129.

Convertino, V. A., Goldwater, D. J., & Sandler, H. (1986). Bedrest-induced peak VO_2 reduction associated with age, gender, and aerobic capacity. *Aviation Space & Environmental Medicine, 57*(1), 17–22.

Craig, D. B., Wahba, W. M., Don, H. F., Couture, J. G., & Becklake, M. R. (1971). "Closing volume" and its relationship to gas exchange in seated and supine positions. *Journal of Applied Physiology: Respiratory, Environmental and Exercise Physiology, 31*(5), 717–721.

Cunningham, D. A., Rechnitzer, P. A., Pearce, M. E., & Donner, A. P. (1982). Determinants of self-selected walking pace across ages 19 to 66. *Journal of Gerontology, 37*(5), 560–564.

Davies, C. T. (1972). The oxygen-transporting system in relation to age. *Clinical Science, 42*(1), 1–13.

Davies, M. J., & Dalsky, G. P. (1997). Economy of mobility in older adults. *Journal of Orthopaedic & Sports Physical Therapy, 26*(2), 69–72.

Davies, M. J., & Pomerance, A. (1972). Quantitative study of aging changes in the sinoatrial and internodal tracts. *British Heart Journal, 34,* 150–155.

De Vito, G., Hernandez, R., Gonzalez, V., Felici, F., & Figura, F. (1997). Low intensity physical training in older subjects. *Journal of Sports Medicine & Physical Fitness, 37*(1), 72–77.

De Vries, H. A. (1970). Physiological effects of an exercise training regimen upon men aged 52 to 88. *Journal of Gerontology, 25*(4), 325–336.

de Wild, G. M., Hoefnagels, W. H., Oeseburg, B., & Binkhorst, R. A. (1995). Maximal oxygen uptake in 153 elderly Dutch people (69–87 years) who participated in the 1993 Nijmegen 4-day march. *European Journal of Applied Physiology & Occupational Physiology, 72*(1–2), 134–143.

Dean, E. (1991). Clinical decision making in the management of the late sequaelae of poliomyelitis. *Physical Therapy, 71,* 752–761.

Dean, E. (1997). Oxygen transport deficits in systemic disease and implications for physical therapy. *Physical Therapy, 77,* 187–202.

Dean, E. (2006a). Epidemiology and the practice of physical therapy. In D. Frownfelter & E. Dean (Eds.), *Cardiovascular and pulmonary physical therapy: Evidence and practice* (4th ed.). St. Louis: Mosby Elsevier.

Dean, E. (2006b). Mobilization and exercise. In D. Frownfelter & E. Dean (Eds.), *Cardiovascular and pulmonary physical therapy: Evidence and practice* (4th ed.). St. Louis: Mosby Elsevier.

Dean, E., & Perme, C. (2008). Effects of positioning and mobilization. In J. A. Pryor & S. A. Prasad (Eds.), *Physiotherapy for respiratory and cardiac problems* (4th ed., pp. 115–133). Edinburgh: Churchill Livingstone.

Dean, E., & Ross, J. (1992a). Mobilization and body conditioning. In C. Zadai (Ed.), *Pulmonary management in physical therapy.* (pp. 157–191). New York: Churchill Livingstone.

Dean, E., & Ross, J. (1992b). Oxygen transport: The basis for contemporary cardiopulmonary physical therapy and its optimization with body positioning and mobilization. *Physical Therapy Practice, 4*(1), 34–44.

Deitrick, J. E., Whedon, G. D., & Shorr, E. (1948). Effects of immobilization upon various metabolic and physiologic functions of normal men. *American Journal of Medicine, 4,* 3–36.

DiPietro, L. (1996). The epidemiology of physical activity and physical function in older people. *Medicine & Science in Sports & Exercise, 28*(5), 596–600.

Evans, W. J. (1995). Exercise, nutrition, and aging. *Clinics in Geriatric Medicine, 11*(4), 725–734.

Fox, S. M. III, Naughton, J. P., & Gorman, P. A. (1972). Physical activity and cardiovascular health. III. The exercise prescription: Frequency and type of activity. *Modern Concepts of Cardiovascular Disease, 41,* 25–30.

Fry, P. S. (1986). Functional disorders in the elderly: Description, assessment, and management considerations. In P. S. Fry (Ed.), *Depression, stress, and adaptations in the elderly* (pp. 205–254). Rockville, MD: Aspen.

Gilson, B. S., Gilson, J. S., Bergner, M., Bobbit, R. A., Kressel, S., Pollard, W. E., et al. (1975). The sickness impact profile. Development of an outcome measure of health care. *American Journal of Public Health, 65*(12), 1304–1310.

Guyatt, G. H., Berman, L. B., Townsend, M., Pugsley, S. O., & Chambers, L. W. (1987). A measure of quality of life for clinical trials in chronic lung disease. *Thorax, 42*(10), 773–778.

Harper, C. M., & Lyles, Y. M. (1988). Physiology and complications of bed rest. [Review] [80 refs]. *Journal of the American Geriatrics Society, 36*(11), 1047–1054.

Higginbotham, M. B., Morris, K. G., Williams, R. S., Coleman, R. E., & Cobb, F. R. (1986). Physiologic basis for the age-related decline in aerobic work capacity. *American Journal of Cardiology, 57*(15), 1374–1379.

Kantrowitz, F. G., Munoz, G., Roberts, N., Schatten, S., & Stern, S. (1986). Rheumatology in geriatrics. In S. R. Gambert (Ed.), *Contemporary geriatric medicine* (Vol. 2, pp. 197–200). New York: Plenum Medical Books.

Katz, S., Ford, A. B., Moskowitz, R. W., Jackson, B. A., & Jaffe, M. W. (1963). Studies of illness. *JAMA, 185,* 914–919.

Khan, N. A., McAlister, F. A., Rabkin, S. W., Padwal, R., Feldman, R. D., Campbell, N. R., et al. (2006). Canadian Hypertension Education Program. The 2006 Canadian Hypertension Education Program recommendations for the management of hypertension: Part II—Therapy. *Canadian Journal of Cardiology, 22*(7), 583–593.

Kolt, G. S., Driver, R. P., & Giles, L. C. (2004). Why older Australians participate in exercise and sport. *Journal of Aging and Physical Activity, 12*(2), 185–198.

Kruiansky, J., & Gurland, B. (1976). The performance test of activities of daily living. *International Journal of Aging & Human Development, 7*(4), 343–352.

Lavie, C. J., & Milani, R. V. (1995). Effects of cardiac rehabilitation programs on exercise capacity, coronary risk factors, behavioral characteristics, and quality of life in a large elderly cohort. *American Journal of Cardiology, 76*(3), 177–179.

Lavie, C. J., & Milani, R. V. (1997). Benefits of cardiac rehabilitation and exercise training in elderly women. *American Journal of Cardiology, 79*(5), 664–666.

Lentz, M. (1981). Selected aspects of deconditioning secondary to immobilization. *Nursing Clinics of North America, 16*(4), 729–737.

Lesnefsky, E. J., & Hoppel, C. L. (2006). Oxidative phosphorylation and aging. *Ageing Research Reviews, 5*(4), 402–433.

Levine, G. N., & Balady, G. J. (1993). The benefits and risks of exercise training: The exercise prescription. *Advances in Internal Medicine, 38,* 57–79.

Levy, W. C., Cerqueira, M. D., Abrass, I. B., Schwartz, R. S., & Stratton, J. R. (1993). Endurance exercise training augments diastolic filling at rest and during exercise in healthy young and older men. *Circulation, 88*(1), 116–126.

Linn, M. W., & Linn, B. S. (1982). The rapid disability rating scale-2. *Journal of the American Geriatrics Society, 30*(6), 378–382.

MacKenzie, C. R., Charlson, M. E., DiGioia, D., & Kelley, K. (1986). A patient-specific measure of change in maximal function. *Archives of Internal Medicine, 146*(7), 1325–1329.

Mackinnon, L. T. (2000). Chronic exercise training effects on immune function. *Medicine and Science in Sports and Exercise, 32*(7 Suppl.), S369–S376.

Mahoney, F. I., & Barthel, D. W. (1965). Functional evaluation: The Barthel Index. *Maryland State Medical Journal, 14,* 61–65.

Martyn, J. W. (1981). Diagnosing and treating hypothermia. *Canadian Medical Association Journal, 125*(10), 1089–1096.

Mascitelli, L., & Pezzetta, F. (2004). Anti-inflammatory effect of physical activity. *Archives of Internal Medicine, 164*(4), 460.

Mathias, S., Nayak, U. S., & Isaacs, B. (1986). Balance in elderly patients: The "get-up and go" test. *Archives of Physical Medicine & Rehabilitation, 67*(6), 387–389.

Mazzeo, R. S. (1994). The influence of exercise and aging on immune function. *Medicine & Science in Sports & Exercise, 26*(5), 586–592.

McCartney, N., Hicks, A. L., Martin, J., & Webber, C. E. (1995). Long-term resistance training in the elderly: Effects on dynamic strength, exercise capacity, muscle, and bone. *Journals of Gerontology Series A-Biological Sciences & Medical Sciences, 50*(2), B97–B104.

McGavin, C. R., Artvinli, M., Naoe, H., & McHardy, G. J. R. (1978). Dyspnea, disability and distance walked: Comparison of estimates of exercise performance in respiratory disease. *British Medical Journal, 1,* 243–248.

McGavin, C. R., Gupta, S. P., & McHardy, G. J. (1976). Twelve-minute walking test for assessing disability in chronic bronchitis. *British Medical Journal, 1*(6013), 822–823.

Mokdad, A. H., Marks, J. S., Stroup, D. F., & Gerberding, J. L. (2004). Actual causes of death in the United States, 2000. *JAMA, 291*(10), 1238–1245.

Noonan, V., & Dean, E. (2000). Submaximal exercise testing: Clinical application and interpretation. *Physical Therapy, 80,* 782–807.

Podsiadlo, D., & Richardson, S. (1991). The timed "Up & Go": A test of basic functional mobility for frail elderly persons. *Journal of the American Geriatrics Society, 39,* 142–148.

Pollock, M. L., Graves, J. E., Swart, D. L., & Lowenthal, D. T. (1994). Exercise training and prescription for the elderly. *Southern Medical Journal, 87*(5), S88–S95.

Posner, J. D., McCully, K. K., Landsberg, L. A., Sands, L. P., Tycenski, P., Hofmann, M. T., et al. (1995). Physical determinants of independence in mature women. *Archives of Physical Medicine & Rehabilitation, 76*(4), 373–380.

Purnell, L. D., & Paulanka, B. J. (2003a). The Purnell model for cultural competence. *Transcultural health care: A culturally competent approach* (pp. 8–39). Philadelphia: F.A. Davis.

Purnell, L. D., & Paulanka, B. J. (2003b). Transcultural diversity and health care. In L. D. Purnell & B. J. Paulanka (Eds.), *Transcultural health care: A culturally competent approach* (2nd ed., pp. 1–7). Philadelphia: F.A. Davis.

Ray, J. F., 3rd, Yost, L., Moallem, S., Sanoudos, G. M., Villamena, P., Paredes, R. M., et al. (1974). Immobility, hypoxemia, and pulmonary arteriovenous shunting. *Archives of Surgery, 109*(4), 537–541.

Rogers, M. A., & Evans, W. J. (1993). Changes in skeletal muscle with aging: Effects of exercise training. *Exercise & Sport Sciences Reviews, 21,* 65–102.

Rogers, W. J., Johnstone, D. E., Yusuf, S., Weiner, D. H., Gallagher, P., Bittner, V. A., et al. (1994). Quality of life among 5,025 patients with left ventricular dysfunction randomized between placebo and enalapril: The studies of left ventricular dysfunction. The SOLVD investigators. *Journal of the American College of Cardiology, 23*(2), 393–400.

Saltin, B., Blomqvist, G., Mitchell, J. H., Johnson, R. L., Jr, Wildenthal, K., & Chapman, C. B. (1968). Response to exercise after bed rest and after training. *Circulation, 38*(5 Suppl.), 1–78.

Sandler, H. (1986). Cardiovascular effects of inactivity. In H. Sandler & J. Vernikos (Eds.), *Inactivity physiological effects* (pp. 11–47). New York: Academic Press.

Sandler, H., Popp, R. L., & Harrison, D. C. (1988). The hemodynamic effects of repeated bed rest exposure. *Aviation Space & Environmental Medicine, 59*(11 Pt. 1), 1047–1054.

Satoh, T., Sakurai, I., Miyagi, K., & Hohshaku, Y. (1995). Walking exercise and improved neuropsychological functioning in elderly patients with cardiac disease. *Journal of Internal Medicine, 238*(5), 423–428.

Sheffield, L. T., & Roitman, D. (1977). Stress testing methodology. In E. H. Sonnenblick & M. Lesch (Eds.), *Exercise and heart disease* (pp. 152–168). New York: Grune & Stratton.

Shephard, R. J. (1985). Limitations upon the rate of working. In R. J. Shephard (Ed.), *Physiology and biochemistry of exercise* (pp. 47–94). New York: Praeger.

Shephard, R. J. (1986). Physical training for the elderly. *Clinics in Sports Medicine, 5*(3), 515–533.

Shephard, R. J. (1991). Safety of exercise testing—the role of the paramedical exercise specialist. *Clinical Journal of Sport Medicine: Official Journal of the Canadian Academy of Sport Medicine, 1,* 8–11.

Shephard, R. J., Allen, C., Benade, A. J., Davies, C. T., Di Prampero, P. E., Hedman, R., et al. (1968). Standardization of submaximal exercise tests. *Bulletin of the World Health Organization, 38*(5), 765–775.

Shinkai, S., Konishi, M., & Shephard, R. J. (1997). Aging, exercise, training, and the immune system. *Exercise Immunology Review, 3,* 68–95.

Silman, A. J., O'Neill, T. W., Cooper, C., Kanis, J., & Felsenberg, D. (1997). Influence of physical activity on vertebral deformity in men and women: Results from the European vertebral osteoporosis study. *Journal of Bone & Mineral Research, 12*(5), 813–819.

Simons, R., & Andel, R. (2006). The effects of resistance training and walking on functional fitness in advanced old age. *Journal of Aging and Health, 18*(1), 91–105.

Singh, A. S., Chin, A., Paw, M. J., Bosscher, R. J., & van Mechelen, W. (2006). Cross-sectional relationship between physical fitness components and functional performance in older persons living in long-term care facilities. *BMC Geriatrics, 6,* 4–12.

Singh, S. J., Morgan, M. D., Hardman, A. E., Rowe, C., & Bardsley, P. A. (1994). Comparison of oxygen uptake during a conventional treadmill test and the shuttle walking test in chronic airflow limitation. *European Respiratory Journal, 7*(11), 2016–2020.

Singh, S. J., Morgan, M. D., Scott, S., Walters, D., & Hardman, A. E. (1992). Development of a shuttle walking test of disability in patients with chronic airways obstruction. *Thorax, 47*(12), 1019–1024.

Spina, R. J., Rashid, S., Davila-Roman, V. G., & Ehsani, A. A. (2000). Adaptations in beta-adrenergic cardiovascular responses to training in older women. *Journal of Applied Physiology, 89,* 2300–2305.

Stamford, B. A. (1972). Physiological effects of training upon institutionalized geriatric men. *Journal of Gerontology, 27*(4), 451–455.

Stein, R. A. (1977). The effect of exercise training on heart rate during coitus in the post-myocardial patient. *Circulation, 55,* 738–740.

Stewart, A. L., Hays, R. D., & Ware, J. E., Jr. (1988). The MOS short-form general health survey: Reliability and validity in a patient population. *Medical Care, 26*(7), 724–735.

Stratton, J. R., Levy, W. C., Cerqueira, M. D., Schwartz, R. S., & Abrass, I. B. (1994). Cardiovascular responses to exercise: Effects of aging and exercise training in healthy men. *Circulation, 89*(4), 1648–1655.

Suh, E. E. (2004). The model of cultural competence through an evolutionary concept analysis. *Journal of Transcultural Nursing: Official Journal of the Transcultural Nursing Society/Transcultural Nursing Society, 15*(2), 93–102.

Svanberg, L. (1957). Influence of posture on the lung volumes, ventilation and circulation in normals; a spirometric-bronchospirometric investigation. *Scandinavian Journal of Clinical and Laboratory Investigation, 9*(Suppl. 25), 1–195.

Taaffe, D. R., Pruitt, L., Pyka, G., Guido, D., & Marcus, R. (1996). Comparative effects of high- and low-intensity resistance training on thigh muscle strength, fiber area, and tissue composition in elderly women. *Clinical Physiology (Oxford, Oxfordshire), 16*(4), 381–392.

Tai, S. S., Gould, M., & Iliffe, S. (1997). Promoting healthy exercise among older people in general practice: Issues in designing and evaluating therapeutic interventions. *British Journal of General Practice, 47*(415), 119–122.

Thomas, S. G., Cunningham, D. A., Rechnitzer, P. A., Donner, A. P., & Howard, J. H. (1985). Determinants of the training response in elderly men. *Medicine & Science in Sports & Exercise, 17*(6), 667–672.

Tudor-Locke, C., & Bassett, D. R., Jr. (2004). How many steps/day are enough? Preliminary pedometer indices for public health. *Sports Medicine (Auckland, N.Z.), 34*(1), 1–8.

United States Department of Agriculture. (2006a). *Food pyramid.* Retrieved December 2006 from www.usda.gov.

United States Department of Agriculture. (2006b). *Physical activity and exercise pyramid.* Retrieved December 2006 from www.islandcounty.net/health/CHAB/phyactpyr.pdf.

Vaitkevicius, P. V., Fleg, J. L., Engel, J. H., O'Connor, F. C., Wright, J. G., Lakatta, L. E., et al. (1993). Effects of age and aerobic capacity on arterial stiffness in healthy adults. *Circulation, 88*(4 Pt. 1), 1456–1462.

Vorhies, D., & Riley, B. E. (1993). Deconditioning. *Clinics in Geriatric Medicine, 9*(4), 745–763.

Warren, B. J., Nieman, D. C., Dotson, R. G., Adkins, C. H., O'Donnell, K. A., Haddock, B. L., et al. (1993). Cardiorespiratory responses to exercise training in septuagenarian women. *International Journal of Sports Medicine, 14*(2), 60–65.

Wasserman, K., & Whipp, B. J. (1975). Exercise physiology in health and disease. *American Review of Respiratory Diseases, 112,* 219–249.

West, J. B. (2005). *Respiratory physiology: The essentials* (7th ed.). Philadelphia: Lippincott Williams & Wilkins.

Winslow E. H. (1985). Cardiovascular consequences of bed rest. *Heart Lung, 14,* 236–246.

World Health Organization. (1999–2003). *Annual health reports 1999–2003.* Geneva, Switzerland.

World Health Organization. (2002). *International Classification of Functioning, Disability and Health.* Retrieved December 2006 from www.sustainable-design.ie/arch/ICIDH-2PFDec-2000.pdf.

World Health Organization. (2006). *Definition of health.* Retrieved June 2006 from www.who.int.

Wray, D. W., Uberoi, A., Lawrenson, L., & Richardson, R. S. (2006). Evidence of preserved endothelial function and vascular plasticity with age. *American Journal of Physiology. Heart and Circulatory Physiology, 290*(3), H1271–H1277.

Young, A. (1986). Exercise physiology in geriatric practice. *Acta Medica Scandinavica - Supplementum, 711,* 227–232.

제 5 장

감각 기능
Sensory Function

신체적인 시력이 감퇴함에 따라 정신적인 감각은 발달한다.

Plato(417~347 BCE)

*노화를 내리막길로 사라지는 것처럼 여기는 것은 잘못이다.
그 반대이다. 사람이 나이 들어간다는 것은,
놀라운 걸음으로 산을 올라가는 것과 같다.*

George Sand, French author(1804~1876)

목 적(OBJECTIVES)

이 장을 읽고 난 후 독자는 다음을 할 수 있게 될 것이다:

1. 노화로 인해 신체조직에서 일어나는 신체와 행동의 보상작용을 반영하게 되는 감각의 변화들을 이해할 수 있다.
2. 노화와 관련된 눈과 눈의 보조구조, 그리고 신경계의 시력경로에서 일어나는 변화들을 논의할 수 있다.
3. 노인의 시력에 영향을 주는 중요한 눈의 질환을 설명할 수 있다.
4. 청각체계, 특히 말소리를 수용하는 체계에서 일어나는 노화와 관련된 변화들을 설명할 수 있다.
5. 미각, 후각, 그리고 촉각에서 일어나는 일반적인 변화들을 밝히게 될 것이다.
6. 노인들에게 일어나는 일반적인 감각손상을 기능적 수행과 삶의 양식과 연관시켜 보게 될 것이다.
7. 되풀이되는 감각계의 변화들에 대해 알 수 있다.
8. 지속적인 교육을 위한 인터넷 자료들을 탐색할 수 있다.

우리 몸은 일반감각과 특수감각을 통해 신체의 정보를 받아들인다. 감각의 진행을 가능하게 하는 이러한 수용기들은 출생 이전부터 작용하지만 생후 십년 후부터 천천히 퇴화하기 시작한다(Cech & Martin, 2002). 감각 또는 감각정보 시스템은 뇌에 둘러싸인 환경으로부터 정보를 공급한다. 이 감각정보는 **모달리티(modality)**나 감각채널을 통해 말초신경계에서 중추신경계로 보내진다. 지각(perception)은 높은 감각기능으로, 감각과 이해의 중간 단계이면서 수용 유기체를 가능하게 하고, 자극을 인식하여 반응하고, 정보를 처리하며, 정보에 의미를 붙이는 것을 말한다. 지각에 대한 해부학과 생리학을 정확하게 이해할 수 없고, 언제 어디서 지각이 시작되고 끝나는지 명확하지 않다. 지각은 우리가 신호의 의미를 배우고, 경험함에 따라 변화한다. 또한 학습된 지각은 우리의 감각 수용기가 감소하기 시작하면서 우리에게 도움을 줄 수 있을 것이다. 감각 영역의 중요한 부분인 대뇌피질의 두정-측두와 두정-후두 영역은 감각 모달리티의 정보에 관하여 통합(integration) 또는 연합(association)을 담당하고 있다. 감각정보는 직접적인 연결을 가진 **단일연접(monosynaptic connection)**을 가지고 수용기 세포에서 중추신경계로 전달되지 않는다. 체성감각입력은 감각섬유 트랙을 통해 뇌간의 망상계와 시상의 몇몇 중계소나 통합 센터로 전달된다(Lynch, 2006). 이런 감각통합과 전달 구조에서의 몇몇 신경의 퇴행은 중추신경계 수준에서 받아들이는 정보의 질을 감소시킨다. 이 장에서는 노화에 따른 변화, 즉, 감각과 감각통합의 변화와 같은 신경계의 전형적인 많은 변화에 대한 내용들이 포함되어질 것이다.

노화와 관련된 신경계 변화(표 5-1에 정리)는 노인의 사회적, 정신적, 신체적 기능에 주요 영향을 줄 수 있다. 이 장에서는 노화에 따른 특수 감각의 영향에 대해 토론할 것이다.

표 5-1 노화와 관련된 감각변화가 기능적 활동에 미치는 효과 요약

감각계	노화와 관련된 주요 변화	기능적 결과
시각	눈 주위의 피하지방 감소 조직의 탄력과 긴장 감소 눈 근력 감소 각막 투명도 감소 공막, 동공, 홍채의 감소 수정체의 밀도와 경직이 증가 질병에 걸리는 빈도수의 증가 CNS 정보처리 과정이 느려짐	근시 감소 눈협응(조절력) 감소 이미지 왜곡 시력이 흐려짐 불완전한 밤 시력 색 감각, 특히 녹색, 청색, 보라색에 대한 감각상실 움직이는 사물, 복잡한 배경색을 가진 사물이나 빛의 안과 밖으로 빨리 사라지는 사물에 대한 인식의 어려움
청각	달팽이관의 감각모세포와 내이의 아래쪽 기저돌기의 손실 혹은 손상 달팽이관 신경절의 신경세포의 감소 중앙 청각 경로의 퇴화 신경전달체의 상실	고주파수를 듣는 데 어려움 음의 높이를 구별하는 능력이 약해짐 말소리의 인식과 수용의 감소 말소리 구별 능력의 상실
미각	미뢰의 감소 정맥류의 확대	물체를 식별하는 위한 역치가 높아짐
후각	비근점막 감각세포의 퇴화	냄새를 맛는 역치가 낮아짐
표면적 감각	신경전달속도가 더 느려짐	촉각 자극에 대한 반응이 줄어듦 통증 지각의 변화 극도의 열에 의한 부정적인 영향

- 시각
- 청각
- 미각
- 후각
- 촉각 : 접촉, 통증, 온도

시각과 기능적 수행 (Vision and Functional Performance)

눈의 구조적, 기능적 변화 때문에 모든 노인들은 연령에 따라 시각적으로 할 수 있는 경험들이 감소하게 된다. 비록 노인의 의식이 심하게 변화하지 않더라도 이러한 변화는 점진적으로 발생하고, 노인들이 종종 이러한 변화에 적응하기 때문에 시각적 문제는 많은 노인에게 매우 중요하다. 2002년에 전 세계적으로 1억 6천만보다 많은 사람들이 시각손상을 가지고 있고, 1억 2천 4백만은 저시력, 3천 7백만은 맹인이라 보고되었다. 시각손상을 가진 사람 중 82% 이상은 50대였다(세계보건기구, 2005). 그림 5-1을 보면, 나이에 따라 시각손상의 발병도 의미 있게 증가하는 것을 알 수 있다. 노인의 낮아진 시력을 직접 또는 간접적으로 관리하는 데 드는 비용이 매년 300억 달러에서 400억 달러 사이로 추정된다. 시각장애로 인해 활동하고 참여하는데 제한이 있는 경우, 이것은 우울과 심리적 고통으로 관계된다는 것은 문서에 잘 나타나 있다(Brody et al., 2001; Crews & Campbell, 2001; DiNuzzo, Black, Lichtenstein & Markides, 2001; Ramrattan et al., 2001, West, Gildengorin, Haegerstrom-Portnoy, Schneck, Lott & Brabyn, 2002; West et al., 1997).

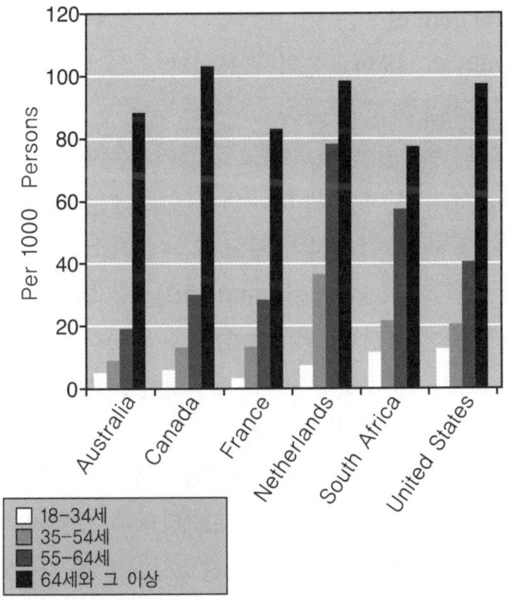

그림 5-1 6개 도시의 시각손상의 유병률(Data from G. E. Hendershot & J.E. Crews(2006). Toward international comparability of survey statistics on visual impairments. The DISTAB project. *Journal of Visual Impairment & Blindness, 100*(1), 11-25).

저시력은 의학적으로나 외과적 시술, 시력교정 안경으로도 완치가 안 되는 **저시력(low vision)**을 말한다(Faye, 1984). 그것은 근본적인 병리학 또는 병인학으로 묘사되지 않는다. 저시력은 *시각적으로 손상된, 시각적 장애를 가진, 부분적으로 볼 수 있는*, 즉, 약간의 시력은 남아 있는 상태를 의미한다. 다른 의미로 저시력인 사람은 약간의 시력 사용이 가능하지만, 시력이 손실된 사람은 일하거나, 여가 즐기기, 일상생활을 위한 다른 활동들을 하기에는 충분하지 않다. **법률적 실명(legally blind)**이라고 따로 분류된 용어는 정부에서 시각 결손에 대한 특별한 혜택을 주기 위해 사용된다. 법률적 실명의 **시력(visual acuity)**은 20/200 또는 가장 일반적인 교정술 후에도 좋은 눈이 나빠지거나 시야가 20° 보다 크지 않음을 말한다(United States Social Security Administration, 1992). 20/200에 대한 시력은 정상 시력을 가진 사람이 200피트 거리에서 글이나 단어를 볼 수 있다면 법률적으로 실명한 사람은 20피트 거리(약 6m)에서 글이나 단어를 볼 수 있는 것을 의미한다. 그것은 법률적으로 실명한 사람은 완전히 시력을 잃은 것으로 정의되지 않는다. 법률적인 실명 85%만이 완전한 실명보다 오히려 낮은 시

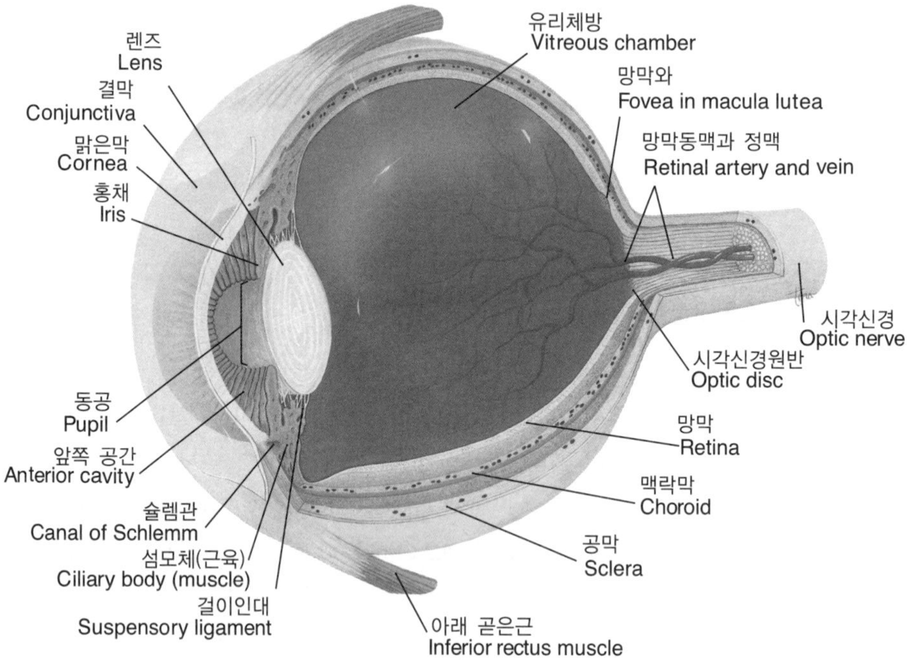

그림 5-2 눈의 내측 해부(From V. C. Scanlon & T. Sanders.(2007). *Essentials of anatomy and physiology*, 5th ed. Piladelphia: F.A. Davis, p. 205, with permission).

력을 가지고 있다(Faye, 1984).

노화에 따른 정상적인 변화 (Normal Age-Related Changes)

나이가 들면서 눈을 지지하는 구조와 눈, 시각경로에서는 변화를 일으킨다. 그림 5-2는 건강한 눈의 실례이다. 눈을 지지하는 구조에서의 변화는 피하지방 감소와 조직 탄력성과 긴장도 감소, 눈이 들어가 보이거나 피부와 눈꺼풀의 불필요한 중복, 눈꺼풀의 변화 등이다(Kalina, 1997). 눈물의 생성은 이물질에 대한 감각을 감소시키고 어쩌면 각막의 궤양을 유발할지도 모른다(Mathers, Lane, & Zimmerman, 1996; Smith, 1998). 노인의 "안구건조증"의 증상을 완화하기 위해 국소 안구 용액의 처방의 사용이 증가되고 있다. 또한 그것은 심장, 호흡계, 신경학적인 시스템의 병리학적 합병증을 수반하게 된다(Diamond, 1997). 게다가 눈꺼풀올림근(levator palpebrae superioris)의 근육을 약화시키고 위쪽을 응시하고 **집중(convergence)**하는 데 문제를 야기할 수 있으며(Sullivan, 1984), 눈의 협응성과 초점 맞추기에도 어려움을 보일 것이다.

눈의 변화는 빛이 처음으로 들어가는 **각막(cornea)**에서 시작된다. 60~65세 이후에는 각막이 짙어지고, 납작해지며 부드러움이 감소하고 더 뻣뻣해지면서 **난시(astigmatism)**를 일으키고, 증가시킨다. 이러한 결과로, 물체를 왜곡하여 보거나 흐릿하게 보일 것이다. 불투명한 고리는 개개인의 막에서 형성되며, 색소의 침착은 대부분 각막에서 일어난다(Leslie, 1978). 이러한 변화는 각막의 투명성을 감소시키고, 망막에 도착하는 빛의 양을 제한하여 시야를 감소시킬 수 있다. 게다가 각막 신경의 감소는 노인에게 부상과 감염에 대한 지각을 떨어뜨릴지도 모른다.

눈의 **공막(sclera), 동공(pupil), 홍채(iris)**는 퇴행적인 변화를 겪는다. 공막 조직의 수분 결손과 지방 침착의 증가는 황달과 불투명성을 야기한다(Sullivan, 1984). 동공 크기는 감소하고 더 고정된다. 홍채는 이완능력은 감소하고, 결합조직의 증가, 혈액공급의 경화, 근위축을 포함하는 몇몇의 과정으로 인해 더 악화된다(Kasper, 1978; Schaefer & Weale, 1970). 동공의 최대 크기 감소로 인해 빛이 줄어들면 동공을 확대할 수 없어 망막에서 빛을 더 적게 받는다. 결과적으로 이러한 작용들은 점차적으로 잃어가고 노인들은 어두운 상황에서 보는 것이 더 어려움을 갖는다. 20세부터 80세 사이의 매 10년마다, 망막에서 빛을 받아들이는 능력이 서서히 감소하면서 시력은 변화한다고 보고되고 있다(Woodruff-Pak, 1997).

수정체(lens) 역시 나이가 들면서 변화하고, 이로 인해 빛의 초점과 눈의 반응 역시 감소시킨다(Sullivan, 1984). 세포의 변화는 수정체의 경직과 밀도가 증가되는 원인이 되고, 원시와 근시를 떨어뜨릴지도 모른다. 수정체에서의 변화는 색깔 범위 필터링에 영향을 미치고, 이로 인해 색깔 범위 전체에 대한 색민감도의 상실을 초래한다. 특히 녹색, 파란색, 보라색의 명암에서는 더 심하다(Dye, 1983). 색 민감도의 상실은 색명암의 차이를 구별하는 시력의 정확성을 감소시킬 것이다.

망막의 중심에 있는 망막황반은 색각과 세부 구별을 담당하는 추상세포와 빛에 매우 민감한 막대세포에 집중되어 있고, 주변시각과 야간시각에 반응한다. 나이가 들면서 추상세포의 상실에 관해 상반되는 보고가 있다(Dorey, Wu, Ebenstein, Garsd & Weiter, 1989; Gartner & Henkind, 1982). 그러나 나이가 들어도 막대 밀도는 30% 감소하는 것으로 나타났다(Curcio, Millican, Allen & Kalina, 1993). 나이가 들면서 망막의 신경과 망막 신경섬유층도 20~30% 얇아진다는 것이 발견되었다(Lovasik, Kergoat, Justino & Kergoat, 2003).

이러한 변화로, 노인들은 좁은 시야(코너에서 물체를 볼 수 있는 능력이 감소됨)를 경험하고, 어두운 곳에서 분명하게 보는 것에 문제를 보이고, 눈부심이 증가한다. 노인들은 젊은 사람이 분명하게 보는 것보다 3시간이나 더 많은 빛이 필요하다(Hooyman & Kiyak, 2005). 그 이유는 노인들이 어두운 방에 들어가거나 있을 때 그들의 눈이 적응하는 데 더 많은 시간이 필요하기 때문에 밝음과 어둠의 적응은 어렵기 때문이다. 이것은 노인이 가지각색의 빛 레벨이 있는 방에서 이동할 때 넘어질 수 있고, 밤에 사인을 읽는 데 어려움을 가질 수 있는 등의 영향을 미친다. 빛나는 물체로부터의 섬광, 윤이 나는 바닥, 헤드라이트, 젖은 포장도로는 많은 사람들이 그들의 나이에 따라 불충분하게 내성이 생기고, 노인은 섬광 상황에서의 회복에 더 많은 시간이 필요하다. 밤 운전을 피하는 것은 섬광, 빛, 어둠 적응의 어려움 때문이며, 이것은 저녁에 하는 사회활동 참여에 영향을 미친다.

모든 사람들은 40~45세 정도쯤 되면 근처 물체에 대한 집중 능력을 잃기 시작한다. 이는 정상적으로 나이가 들면서 렌즈에서 생기는 변화로, 망막에 이미지가 제대로 초점을 맞추기 위한 구조의 반응인 것이다. 렌즈는 나이가 들면서, 탄력성을 잃고, 결과적으로 모양이 변하거나 물체가 있는 거리를 측정하는 조정 능력이 감소하게 된다. 가까운 물체를 보는 것에 대한 어려움을 **노안(presbyopia)**이라 하고, 이것은 인쇄물을 읽거나 시각 폐쇄 과제 수행에 어려움을 만든다. 게다가 수정체의 **원근조절(accommodation)**은 중반이나 노인들에게서 시력이 전체적으로 감소하면서 잃게 된다. 이중초점렌즈 또는 돋보기(reading glasses)는 노안을 위해 종종 처방된다.

노화로 인한 눈의 변화에서 발생하는 시각적인 문제가 전부는 아니다. 신경계 변화 역시 시각적인 문제를 일으킨다(Baltes & Lindenberger, 1997; Madden, 1990). 노인들은 시각 상황에서의 처리가 느리게 일어나고, 그것을 정확하게 인지하는 데는 오랜 관찰이 필요하다. 시각 경로나 시각 정보 처리를 담당하는 피질의 악화로 이런 몇몇 시각 지각에 대한 변화가 일어나고, 그 결과 정보 처리가 늦고 이미지 판단에 영향을 주어 지각의 융통성 없음이 증가된다(Bergman, 1980; Moscovitch, 1982; Walsh, 1982). 이 느린 처리는 움직이는 물체, 또는 복잡한 배경이나 바탕, 그리고 빛이 안과 밖으로 빠르게 사라지는 아이템을 재인식하는 데 더욱 어려움을 느낀다. 개인적으로 보호하는 활동(즉, 운전하기, 집안일하기, 식사하기)들은 재인식에 달려 있다.

병리학적 변화(Pathological Changes)

자연적인 노화과정에서의 변화뿐만 아니라, 몇몇의 특정하고 흔한 시각질환은 고령자의 기능적인 능력에 심각한 영향을 미친다; 백내장, 노인성황반변성, 녹내장, 당뇨병성망막증.

백내장(Cataracts)

나이가 들면서 수정체는 단백질이 변성되고 응집되는 경우가 있다. 그 결과 수정체가 혼탁해지면서 망막으로 빛이 제대로 전달되지 않아 백내장이 발생하고, 눈의 수정체는 탁하고 누렇게 변화한다. 백내장의 증상은 다음과 같다.

- 시력저하
- 시야가 흐릿하고 안개가 낀 듯함
- 색지각의 혼동
- 환한 빛에 민감함
- 야간 운전이 어려움
- 명암대비가 낮은 물체를 보기가 어려움
- 이미지 왜곡(직선이 물결처럼 굴곡되어 보임)(Valluri, 1999)

백내장으로 인하여 기능적인 활동에 영향을 받을 정도로 시각에 방해를 줄 때는 백내장을 적출하거나 인공수정체를 삽입하는 외과적 처치가 이루어진다(Brodie, 2003).

노인성황반변성(AMD)

노인성황반변성(age-related macular degeneration; AMD)은 50대 이후에 나타나며, 75~81세의 인구 중 약 30%가 이 질병을 앓고 있다(Leibowitz et al, 1980). 세계적으로 노인성황반변성은 정상으로 복구가 불가능한 시각손상과 실명을 일으키는 요인 중 세 번째를 차지하고 있으며, 산업화된 사회에서 시각장애를 일으키는 주요 요인이기도 하다(WHO, 2005). 노인성황반변성은 백인, 흡연자, 푸른 홍채, 고혈압, 높은 혈중 콜레스테롤, 가족력이 있는 사람에게 더욱 흔하다. 노인성황반변성은 망막위축과 황반의 출혈이나 상처에 의해 발생하는 특징이 있고 결과적으로 시야의 중심이 점차적으로 손실된다.

노인성황반변성에는 두 가지 종류가 있다.

1. 건성노인황반변성(비삼출성): 노인성황반변성의 대부분은 건성노인황반변성이다. 이것은 드루젠(drusen)이라는 노화 퇴적물이 황반의 세포 밖에 쌓이면서 발생하는 것이 특징이다. 망막위축이 있는 부분은 시간이 지나면서 시각손실을 초래한다.
2. 습성노인황반변성(삼출성): 습성노인황반변성은 진행속도가 더 빠르다. 이것은 비정상적인 새로운 혈관이 생겨나 그곳에서 혈액과 체액이 누출되면서 황반을 자극하여 발생하는 것이 특징이다.

의학적 치료 선택의 폭은 매우 제한적이다. 건성황반변성은 때때로 초기단계에서 비정상적인 혈관에 레이저 시술이나 광응고술(photocoagulation)을 적용하여 악화를 막을 수 있다(Brodie, 2003). 그러나 황반변성을 막거나 손실된 시각을 회복시킬 수 있는 치료법은 아직까지 알려진 바가 없는 실정이다. 중심시야의 손실은 심리적, 사회적으로 매우 부정적인 영향을 줄 수 있다. 황반은 책읽기, 바느질, 글쓰기, 안면인식과 같은 섬세하고 미세한 시각을 담당하고 있는데 황반이 손상되면 이러한 일들이 매우 어려워진다. 또한 거리나 깊이, 색깔, 명암을 지각하는 것도 어려워진다. 결과적으로 거리나 깊이를 지각하는 데 문제가 생기면 안전하게 이동하는 데 영향을 받게 되고, 사회적인 활동에 참여하는 것도 꺼려질 것이며, 일상생활, 직업, 여가활동에도 제한을 주게 될 것이다(Watson, 2001). 노인성황반변성을 앓고 있는 사람들은 시야의 중심을 볼 수 없기 때문에 그들은 목과 몸통을 회전시켜서 보이지 않는 부분을 보기 위한 보상작용을 하게 된다. 이 경우 망막의 손상되지 않은 새로운 부분(new retinal viewing area)을 통해 이미지를 정렬하는 방법인 중심 밖 보기(eccentric viewing)를 훈련하여 보이지 않는 부분 밖에 시각 목표(target)를 설정하여 시각을 확보할 수 있다(Fletcher, Schuchard, Livingstone, Crane & Hu, 1994).

녹내장(Glaucoma)

녹내장은 점진적인 시신경의 손상으로 유발되는 질환이다. 녹내장은 흑인과 라틴 아메리카계 사람에게 더 흔하며(Minassian, Reidy, Coffey & Minassian, 2000), 2020년에는 7천 9백 6십만 명의 사람들에게 영향을 미칠 것으로 예상된다(Quigley & Broman, 2006). 흑인들 가운데서 안압이 더 높고 나이는 더 어린 상태에서 생긴 녹내장은 조치가 더욱 어렵고, 실명을 일으키는 정상시력으로의 복구가 불가능한 주요 원인이 된다(Sommer et al, 1991). 녹내장에는 몇 가지 종류가 있는데 다음은 고령자에게 가장 흔한 두 가지 종류이다.

1. 원발성 광우각(개방각) 녹내장(POAG)
   원발성 광우각 녹내장은 서서히 시작된다. 원발성 광우각 녹내장을 발전시키는 주요 위험인자는 안압의 상승이다. 안압이 상승되면 본인의 시각이 변화했다는 것을 자각하기 전에 이미 주변시야의 영구적인 손실을 초래하게 되고, 만약 치료가 적절하게 이루어지지 않는다면 실명하게 된(Shelerick, Ng, Austin & Rosenthal, 1994).
2. 협우각(폐쇄성) 녹내장(ACG)
   협우각 녹내장은 안방수의 배수로가 갑자기 막혀서 안압이 급속도로 상승하여 급성으로 발병한다. 나이가 들면서 수정체의 크기가 점점 커지거나 백내장으로 인해서도 협우각 녹내장을 일으킬 수 있다. 증상은 심한 통증과 흐릿한 시야, 불빛 주변에 후광이 비치는 것 등이 있다. 협우각 녹내장은 응급상황으로 빠른 조치가 필요하다(Brodie, 2003).

녹내장은 병의 진행 시기와 종류에 따라 내과적 혹은 외과적으로 처치가 이루어진다. 내과적으로는 안압을 내리기 위해서 국소적(안약)이거나 전신에 영향을 주는 약물 처치를 한다. 안압이 충분히 안정되지 않거나 약물로도 효과가 없으면 외과적인 처치(여과술, 섬유주절제술)를 통해 안방수 배수로의 막힌 곳을 뚫고 배수가 잘 될 수 있도록 한다(Brodie, 2003).

녹내장으로 인한 주변시야의 손실은 그 영향력이 크다. 녹내장이 있는 사람들은 길에 있는 물체를 보지 못하고 주변 물체와 부딪히게 되며 결국 보행을 불안전하게 만든다. 그들은 주변시야가 보이지 않아서 사람이나 물체가 있는 것을 미처 알지 못하기 때문에 갑자기 나타나면 소스라치게 놀라기도 한다. 게다가 글을 읽고 쓰는 것에도 문제가 있어서 책의 한 페이지를 한 번에 극히 작은 일부만을 볼 수 있을 뿐이다(Watson, 2001). 녹내장으로 인해 시각손실을 갖게 된 사람들은 노인성황반변성을 앓고 있는 사람들과 유사한 행동을 보인다-그들은 보이지 않는 부분을 보기 위해서 머리와 몸통을 더 회전시켜야 한다. 따라서 녹내장은 조기에 발견하고 치료가 제때 이루어질 수 있도록 정기적인 안과검진이 필수이며, 그러면 적절한 시기에 치료를 받지 못해서 시각이 손실되는 것을 방지할 수 있을 것이다.

당뇨망막병증(Diabetic Retinopathy)

당뇨망막병증(diabetic retinopathy)은 당뇨병으로 인해 망막의 혈관이 손상되어 발병한다. 나이와 상관없이 발병하지만, 고령자에게는 망막의 변화를 일으키는 흔한 질환 중 하나이다. 당뇨병성 신경질환은 당뇨병의 합병증이기 때문에 대개 당뇨병성 신경질환의 발생은 당뇨병을 앓은 기간과 함께 증가하고, 망막병증의 진행속도와 정도는 혈당이 올라갔을 때의 혈당수준 및 지속시간과 밀접한 관련이 있다. 따라서 당뇨망막병증을 막고 병의 진행을 지연시키기 위해서는 혈당조절을 잘 해야 한다(The Diabetes Control and Complications Trial Research Group, 1993; UK Prospective Diabetes Study Group, 1998). 당뇨병성 신경질환에는 단계가 있다. 초기단계(비증식기)는 미세동맥류 형태지만 망막으로 재흡수된다. 시간이 지나면서 망막의 모세혈관은 조직주변으로 체액이 새기 시작하는데 이는 망막에 부종과 삼출을 일으키는 원인이 되고, 결국 시력을 감퇴시킨다. 다음 단계는 증식기로 망막에 신생혈관이 자란다. 이러한 혈관들은 쉽게 파열되어 출혈을 일으킨다. 그 결과 시야의 중심에 **암점(scotomas)**이 종종 발생한다(Brodie, 2003).

당뇨병성 신경질환의 증상은 시야가 혼돈스럽고 흐릿하며, 명암구분, 야간운전, 색깔분별도 어려워진다. 또한 눈에 뭔가 낀 듯 얼룩덜룩한(spotty) 시야손실 및 완전한 실명까지 초래할 수 있다. 당뇨망막병증으로 인한 활동의 정도나 참여의 제한은 매우 다양하고 진단시기나 질환의 정도에 따라 차이가 있다. 의학적 처지는 단계마다 다른데 미세동맥류를 치료하기 위한 레이저 시술이나 초자체절제술 있으며, 이는 초자체에 있는 혈흔이나 상처조직을 제거하기 위한 절차이다(Brodie, 2003).

기능과 행위적 적응 (Functional and Behavioral Adaptations)

이러한 시각적 변화들은 노인의 기능적인 수행에 있어서 무엇을 의미할까? 어떠한 종류의 시각손실이든지 이는 노인의 삶 즉, 노인 개인뿐만 아니라 그들의 가족, 지역사회 그리고 건강관리체제에 커다란 영향을 미치게 된다. Horowitz(2004)는 만년의 시각장애의 결과에 대한 그녀의 논문에서 시각장애는 노인의 기능적인 능력에 가장 큰 영향을 주는 것 중에 하나이고 전반적으로 기능이 약해지면서 삶의 질 또한 저하된다는 것을 발견하였다(Lee, Spritzer & Hays, 1997; Mangione, Lee & Hays, 1996; Salive, Guralnik, Glynn, Christen, Wallace & Ostfeld, 1994).

발병이 급성 혹은 단계적인지 또는 시각손실이 부분적 혹은 전체적인지 간에 어떠한 시각적 변화라도 이는 노인들이 기능적인 독립성을 유지하려고 애쓰는 것을 위협한다. 앞에서 언급된 것처럼, 이러한 시각적인 문제들은 안전하게 이동하는 것 또한 위태롭게 한다. 뿐만 아니라 집안일, 쇼핑, 옷을 고르는 것과 같은 일상적인 과제들이나 책읽기를 할 때 시력의 정확성에 문제가 생긴다면 상당한 좌절감을 안겨 줄 수 있으며 음식이나 약과 같이 색을 구별해야 하는 과제들을 대할 때도 어려움에 처할 수 있다. 카드놀이, 눈과 손의 협응이 필요한 스포츠, 텔레비전 보기, 바느질과 같은 보통의 여가활동도 노화와 관련하여 시각적인 변화가 일어나는 노인들에게는 매우 힘들 수 있다. 환한 빛이나 갑작스러운 조명의 변화에도 노인들은 그에 대한 시각의 적응이 느리기 때문에 위태로울 수 있다. 야간에는 더 심하기 때문에 운전을 포함한 여러 활동들을 자제해야 한다. 레스토랑이나 다른 공공장소의 희미한 조명은 실족이나 낙상의 원인이 될 수 있다. 많은 연구자들이 시각장애와 낙상 그리고 시각장애와 낙상에 대한 두려움의 연관성에 대하여 입증해왔는데 이것은 더 나아가 노인들의 사회활동에도 제한을 준다(Campbell, Crews, Moriatry, Zack & Blackman, 1999; Ivers, Cumming, Mitchell & Attebo, 1998; Ivers, Norton, Cumming, Butler & Campbell, 2000).

시각적인 세밀함, 거리, 빛, 상대방(partner)의 얼굴을 예리하게 알아보는 것은 모두 성공적인 의사소통을 위한 중요한 요소이다(Erber & Heine, 1996). 입술을 읽는 것 또한 말을 지각하는 데에 시각적인 단서를 보조적으로 제공하기 때문에 필수적인 요소이다(Erber & Osborn, 1994). 시각손실이 있는 노인들은 그들과 의사소통을 하는 상대방의 얼굴을 보는 것에 어려움을 가질 것이고, 제스처나 얼굴표정, 몸의 자세와 같이 말로하지 않아도 상대방의 의사를 파악할 수 있는 단서들을 알아채는 데 문제가 생길 것이다. 그리고 청각손실이 있는 경우라면 입술을 읽는 것이 보상작용이 될 수 없다(Heine & Browing, 2002; Sullivan, 1984).

시각손실로 인한 노인들의 심리적인 영향은 각기 다르고, 이는 각 개인의 성격 및 그 상황에 대처하는 전략, 손상 시기와 정도, 보상적인 전략의 사용과 같은 개인적인 요소와 연관되어 있다. 시각장애가 없는 노인들 중 10%가 우울증을 앓고 있는 것과 비교해볼 때 시각장애가 있는 노인들은 그들 중 25%가 우울증상을 동반하고 있다고 보고되었다(Center on an Aging Society, 2002). 시각손실이 있는 노인들은 그들이 즐겨하던 것들을 할 수 없게 되고, 점점 자신이 고립되어 가고 연약해지고 있다고 느낄 것이다(Lambert, West & Carlin, 1981; Stuen, 1990). 환경적인 개조못지 않게 다른 것들에 대한 세심한 변화는 시각장애에 직면한 노인들이 지나친 좌절감에 빠지지 않도록 도울 수 있는 중요한 사항이다. 노화와 연관된 시각적인 변화에 대한 적응은 그들이 사회적인 네트워크 즉, 대처하는 전략의 사용, 재활 서비스에 대한 접근과 지식을 지원받는 것에 의해 그들에게 긍정적으로 작용한다(Brennan, 2002; Brennan, Horowitz, Reinhardt, Cimarolli, Benn & Leonard, 2001).

노인들의 시각장애를 검사할 수 있는 많은 검사도구들이 있는데 그것은 다음과 같다; the Visual Activities questionnaire(Sloane, Ball, Owsley, Bruni & Roenkar, 1992), the Activities of Daily Vision Scale questionnaire(Mangione et al, 1992), the VF-14(Steinberg et al, 1994), the Visual Disability Assessment (VDA) (Pesudovs & Coster, 1998), the National-Eye Institute Visual Functioning questionnaire-25 (VFQ-25)(Mangione, Lee, Gutierrez, Spritzer, Berry & Hays, 2001), the Catquest questionnaire(Lundström, Roos, Jensen, & Fregell, 1997). 이 검사도구들은 세계 각국에 널리 퍼져 사용되고 있다. 예를 들면, VF-14과 VFQ-25는 북아메리카, Catquest는 유럽, VDA는 오스트레일리아에서 사용되고 있다.

저시력에 대한 재활은 작업치료사의 특수한 영역으로 자리잡아가고 있다. 작업치료사가 다른 분야의 전문가 즉, 안과의사, 신경안과의사, 검안사, 간호사, 사회복지사, 지남과 이동성을 가르치는 강사(orientation and mobility instructor), 심리학자와 함께 협력하여 일하면 시각적인 도구(표 5-2), 보상, 환경적인 전략(글상자 5-1)을 통하여 노인들의 시각장애를 관리하고 조정하는 데 도움이 될 수 있다. 저시력에 대한 재활을 위한 작업치료사들의 역할은 다음과 같다.

- 노인들에게 저시력에 대하여 교육한다.
- 노인들에게 처방된 일상생활 속 시력적/비시력적인 도구들의 사용방법을 가르친다.
- 시각이 손실된 범위 내에서 좀 더 효과적으로 사용할 수 있는 기능들을 가르친다.
- 노인들에게 적합한 적응 기술을 개발하고 그들의 시각적/신체적인 역량이 확대될 수 있도록 돕는다.
- 시력을 대체할 수 있는 기술을 교육한다.
- 노인과 그들의 가족에게 조명, 명암, 빛의 관리와 같은 일반적인 보상전략과 환경적인 개조에 대해 교육한다.
- 심리사회적인 문제들도 고려한다.
- 노인들을 지역사회 자원에 의뢰한다. (McCabe, Nason, Demers Turco, Friedman & Seddon, 2007)

환경 개조는 노인들이 그들의 집이나 자녀의 집, 도서관이나 자원센터에서 오늘날의 기술을 이용하여 도구를 제공하는 것이 더 용이하다. 유선 비디오 시설이나 컴퓨터(컴퓨터 모니터에 앉을 수 없는 사람들을 위한 랩톱 컴퓨터 포함)는 노인들이 잠재적인 시력을 창조적으로 사용할 수 있게 해준다. 대형 컴퓨터 스크린은 자동으로 단어의 크기나 그림의 크기를 확대 조절할 수 있다. 온라인 상에서 최대한 많은 문서들은 이제 텍스트의 크기를 다양하게 조절할 수 있도록 하고 있다. 얼마나 많은 노인들이 개인 컴퓨터를 소장하고 있고, 또 그것을 사용할 수 있는지는 알려지지 않았지만, 기술과 노화 전문가들은 그 수가 해마다 증가하고 있다고 보고한다(Fox, 2004). 음향파일의 도래와 함께 개인 디지털 장비와 텍스트를 소리로 변환시킬 수 있기 때문에 이는 시각손상은 있지만, 정상청력을 가진 사람들에게 적용될 수 있을 것이다.

청각과 기능적 수행 (Hearing and Functional Performance)

65~74세의 노인 중 약 30%와 75~79세의 노인 중 50%가 청력 손실을 겪고 있다(U.S. Bureau of the Census, 1997). 유럽의 연구들을 보면 60~90세까지 청력은 꾸준히 저하된다고 한다 (Jonsson & Rosenhall, 1998, Milne, 1977; Pedersen, Rosenhall & Moller, 1989). 말과 함께 시각과 청각은 인간의 의사소통에 기여한다. 시각계와 마찬가지로 청각계도 노화가 진행되면서 중추와 말초신경계에 변화가 온다(Bergman, 1985). 이 사실은 노인의 삶에서 말을 하기 위해 청각이 중요하다는 것을 고려할 때 중요시된다.

노인의 청각손실에 대해 논의할 때 아직까지 노인들의 정상청력에 대한 레벨이 명확하게 정의되지 않아서 문제를 야기한다(Gelfand & Silman, 1985). 젊은 사람을 위한 정상 청력은 공식적인 표준자료에 기초하여 선택된 주파수(pitch)의 표준 데시벨 수준(음량, loudness)에 의해 결정되지만, 노인을 위한 표준자료는 존재하지 않는다. 대신 조사원과 임상가들은 청력의 문제를 결정하기 위해서 노인들의 공식적인 **청력도(audiograms)**를 보고 비교하거나(Konkle, Beasley & Bess, 1977; Newman & Spitzer, 1983) 대상자 보고서와 같은 자료를 통해 기능적인 정상치를 임상적으로 판단한다(Bosatra & Russolo, 1982; Rowe, 1978). 물 흐르는 소리나 손자의 말을 들을 수 없는 노인들에게 나이에 맞는 정상 청력 기준을 갖는다는 것은 조금이나마 위로가 될 것이다.

1940년대와 1950년대 이후, **공기를 통해 전도되는 청력(air conduction hearing)**과 양쪽 귀의 헤드폰을 통해 다양한 *음조(pitches)*의 톤으로 측정된 청력에 관한 많은 데이터들이 있다. 세계박람회심사, 공공건강연구, 임상심사기록을 통해 노화에 따른 청력의 손실이 잘 기록되어 있고, 특

표 5-2 시각손실이 있는 노인들에게 많이 쓰이는 시각 장치

장치	설명 및 고려사항
도수가 높은 돋보기 안경	• 눈에 아주 가까이 대고 보아야 초점이 맞춰져서 사물이 보인다. • 돋보기를 쓰고 걷는다면, 이동성에 어려움이 따를 수 있다.
확대렌즈	• 본인의 시력에 맞게 확대율이 조절된다. • 쓰임에 따라 확대강도도 다르다. • 정상적인 거리에 있는 물체가 확대된다. • 글씨 하나하나를 읽기 위에 손에 들고 쓰는 확대렌즈, 스탠드 부착용, 머리장착용, 안경장착용이 있다. • 장점 ◦ 눈에서부터 멀리 떨어진 거리에서 사용할 수 있다. • 단점 ◦ 한 손으로 들고 보는 확대렌즈는 손으로 자유롭게 조절하며 사용할 수 있기는 하지만, 들고 있어야 하는 불편함이 있다.
망원경	• 손에 들고 보는 것과 안경부착용이 있다. • 단안경과 쌍안경이 있다. • 전망을 볼 수 있는 거리의 사물을 볼 때 사용된다. • 단점 ◦ 강력한 망원경일수록 전망의 작은 영역만을 볼 수 있다(관심 있는 사물을 찾기 위해 더 수고해야 한다). ◦ 미관상 보기 좋지 않다.
전자확대경	• 폐쇄회로 텔레비전(CCTV)을 통한 확대경, 비디오 확대경, 이미지를 확대시키고, 명암대비를 높이는 컴퓨터 소프트웨어용이 있다. • 장점 ◦ 매우 높은 확대율을 제공한다. • 단점 ◦ 비싸고, 휴대하기가 매우 어렵다.

확대 장치는 메스꺼움과 현기증을 유발할 수 있으므로 주의해야 한다. 자세 지지 및 인체공학적인 측면도 고려해야 할 중요한 사항이다.

Source: Data from Watson, G.R.(2001). Low vision in the geriatrics population; Rehabilitation and Management Journal of the *America Geriatrics Society*, *49*, 317-330).

글상자 5-1 시각손실이 있는 노인들을 위한 의사소통 전략과 환경 개조의 예

- 목소리와 터치로 주의를 환기시킨다.
- 얼굴을 정면으로 바라본다.
- 방 안에는 반드시 적절한 조명을 준다(환한 빛 안의 높은 조명도).
- 광원은 노인의 뒤쪽에서부터 직접 주거나, 글을 읽거나 쓸 때는 더 잘 보이는 눈 쪽에 둔다.
- 형광등은 피한다.
- 잡동사니는 치우고 주변에 배치된 사물의 수도 제한한다.
- 시각적으로 산만하게 하는 것들은 피한다. (예, 벽에 붙은 그림이나 포스터, 사진의 수를 줄이고, 배경은 단색을 사용한다).
- 복사기를 사용하여 교육적/읽기용 자료는 확대한다.
- 글로 된 설명(지령서; written instruction)은 무광택 종이에 쓰고, 사진과 신문은 명암 대비가 분명하게 해야 한다. 그리고 서체(폰트) 크기는 14-16 포인트가 적당하다(시력이 너무 안 좋아서 필요하다면 더 크게 해도 무방함).
- 글로 된 설명은 펠트 매직펜을 사용한다.
- 명암 대비를 높이기 위한 방법
  - ◦ 발판 끝에 줄무늬로 명암대비가 있는 테이프를 붙인다.
  - ◦ 전기스위치는 명암대비가 있는 형광 테이프를 사용하여 표시한다.

히 고음(high-frequency)을 들을 수 없는 경우에 더욱 그러하다(Glorig, Wheeler, Quiggle, Gring, & Summerfield, 1957; Montgomery, 1939). 노인의 청력이 감소되는 것이 단지 노인성 난청 때문인지, 노화에 따른 것인지, **소음에 노출(sociocusis, 사회성 난청)**되는 등의 다른 원인들과 결합되어 나타나는 것인지, **내이신경 독성의 약물(ototoxic drug)** 때문인지, 질병에 의한 것인지는 정의하기 어려울 만큼 원인이 다양하다. 한편 환경적인 조건이 노화에 따른 청력손실을 악화시킬 수 있는데 예를 들면, 오랫동안 공장에서 종사하던 근로자가 난청(deafness)이 되었다는 기록을 보면 알 수 있다(Sekuler & Blake, 1985). 오지에 있는 아프리카 부족의 노인들에 관한 연구를 보고 유럽계 노인들에게서 보여지는 청력손실을 나이 외에 다른 요소들을 적용한다 해도 증명할 수는 없을 것이다(Jarvis & van Heerden, 1967; Rosen, Bergman, Plester, el-Mofty & Satti, 1962). 비타민 B^{12}가 결여된 식단도 청력손실에 영향을 미칠 수 있다(Houston et al , 1999). 청력손실의 유형 중 몇 가지는 유전적인 요소에 기인한 것도 있다(Gates, Couropmitree & Myers, 1999). 청력에 영향을 주는 추가적인 요소와 상관없이 나이가 들면 청각계 전체가 천천히 점진적으로 변화한다(Katz, 2001).

청력손실의 유형(Types of Hearing Loss)

*청력학자*들과 청력손실을 치료하고 청력을 테스트하는 전문가들은 대개 청력손실을 전도성, 감각신경성, 혼합성 난청으로 나눈다(그림 5-3).

전도성 난청(conductive hearing loss) 혹은 내이로 소리가 전도되는 것을 막는 음파 에너지의 방해는 외이나 내이에 생긴 문제로 인해 발생한다(그림 5-4). 외이의 감염이나 외이도에 *귀지(cerumen)*가 너무 많이 쌓이면 소리가 제대로 전달되지 못한다. 유스타키오관의 기능장애로 중이에 액체가 차거나 상부 호흡기에 질환이 생기면 고막으로 소리를 전도시키는 중이의 세 개의 뼈를 방해한다. 또한 종양과 같은 질환이 중이에 생기면 뼈의 움직임에 영향을 주어 물리적으로 에너지가 전달되는 데 영향을 미칠 수 있다(Davis, 1978; Glass, 1990). 흥미롭게도 전도성 난청은 주변이 시끄러울수록 더 잘 들을 수 있다(Kanagala & Berkower, 2003). 전도와 관련된 문제는 종종 귀를 깨끗하게 청소해주거나 약물, 수술적 처치로 해결될 수 있다. 그러나 전도성 난청은 고령층의 청력손실을 유발하는 주요 요인은 아니다.

감각신경성 난청(sensorineural hearing loss)은 내이의 콩알만하고 달팽이처럼 생긴 기관인 달팽이관의 감각모세포나 달팽이관 신경절의 신경세포, 뇌간로, 피질, 혹은 이러한 이유들이 결합되어 손상을 입었을 때 발생한다(그림 5-5). 노화

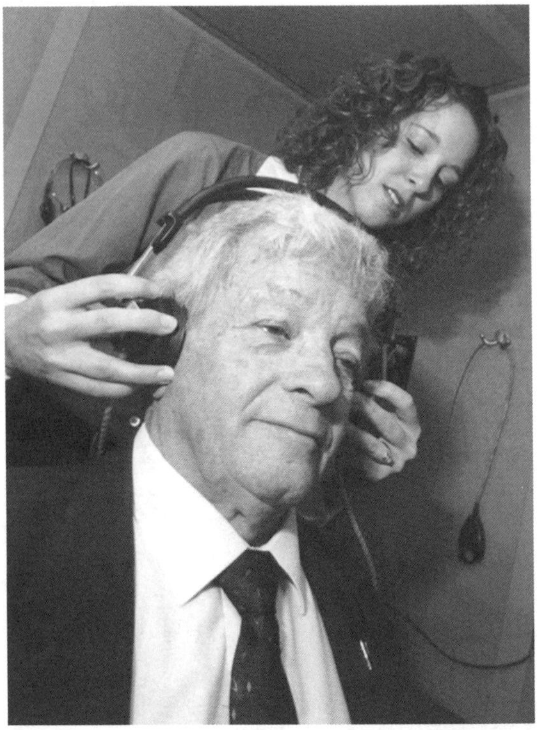

그림 5-3 Tinnitus 클리닉에서 청각치료사가 클라이언트의 이명 검사 동안의 보조 방법(Photograph by Bert Vanderveen, with permission).

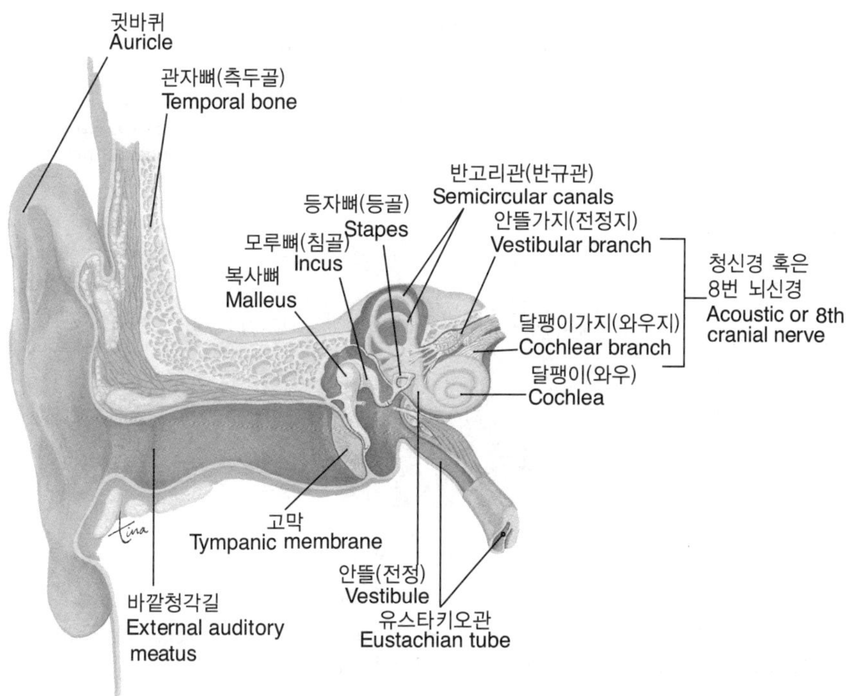

그림 5-4 바깥, 중간, 그리고 안쪽 귀의 구조(From Scanlon, V.C., & Sanders, T., *Essentials of anatomy and physiology*, 5th ed., F.A. Davis, Philadelphia, 2007, p. 211, with permission).

와 관련된 변화(노인성 난청), 약물, 음파신경종, 메니에르병(Meniere' s disease)이 감각신경성 난청을 일으키는 모든 요인이다. 이 유형의 난청은 골전도보다는 공기전도가 더 나은 특징이 있다(Kanagala & Berkower, 2003). 현재는 노화에 기인한 감각신경성 난청에 대한 교정은 어려우나, 청각 보조도구를 통한 보상은 가능하다.

노인성 난청은 점진적이고 양쪽 귀 모두 고주파수(고음)의 소리를 잘 듣지 못하며, **4**가지 유형으로 구별된다.

- 감각성 노인성 난청: 상피위축, 모세포와 코르티기관을 지원하는 세포의 퇴행에 원인이 있다.
- 신경성 노인성 난청: 달팽이관 내 일차신경원이 서서히 감소하고, 청각로를 따라 어딘가에 있는 신경이 손실되어 발생한다.
- 혈관선조성 노인성 난청: **혈관선조(stria vascularis)**의 위축과 퇴행이 원인이 된다.
- 달팽이관 전도성 노인성 난청: 달팽이관(cochlear duct)의 물리적인 움직임의 장애가 원인이다(Schuknecht, 1974; Schuknecht & Gacek, 1993).

달팽이관의 모세포가 서서히 소실되면서 노인들은 고음을 들을 수 없게 된다(Schuknecht, 1964). 모세포의 손상은 다양한 약물이나 소리에 노출되었을 때 발생할 수 있다. 엄밀히 말하면, 모세포의 손상은 사람의 나이에 따른 노화에 기인한 것이 아니라 얼마나 많이 이러한 유해한 요소에 노출되었느냐에 달려 있다(Glass, 1990). 몇몇의 조사관들은 달팽이관이나 나선형의 신경절의 세포가 손실되었음을 발견했다(Hawkins & Johnsson, 1985; Kirikae, Sato & Shitara, 1964). 그러나 연구는 대부분의 감각신경적인 변화는 내이의 하부 기저 회전(lower basal turn)의 모세포의 손실에 의해 일어나는 것으로 보인다고 한다(Hawkins & Johnsson, 1985). 인간과 그 체

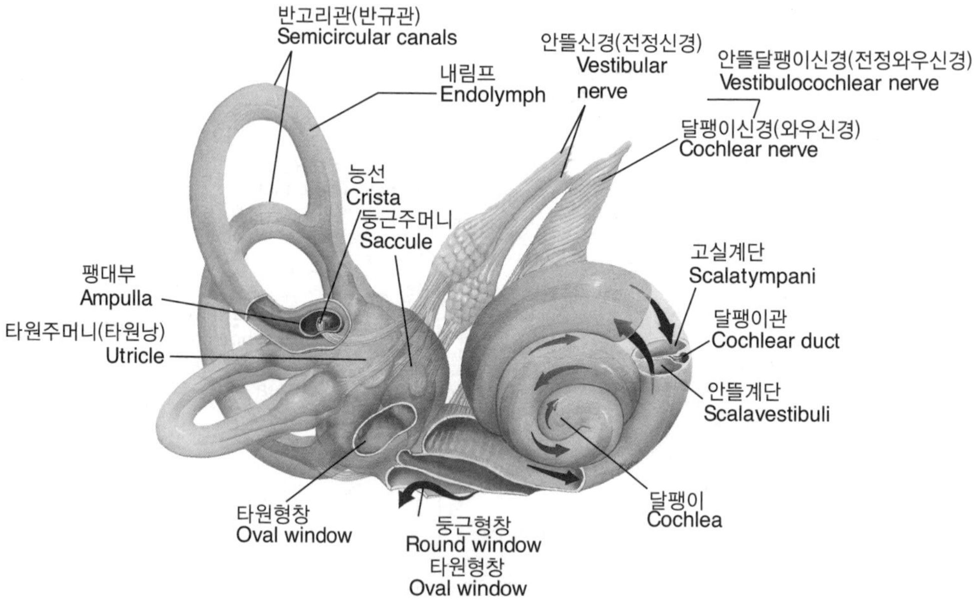

그림 5-5 안쪽 귀의 구조 (From Scanlon, V.C., & Sanders, T., *Essentials of anatomy and physiology*, 5th ed., F.A. Davis, Philadelphia, 2007, p. 212, with permission).

계가 매우 흡사한 나이 든 원숭이의 청각계에 대한 조사에서는 폭넓은 신경계의 이과병리학적 변화보다는 아주 적은 변화를 보여주고 있다. 모세포를 함유한 띠를 두르고 있는 *코르티기관(organ of Corty)*의 퇴행적인 변화는 노인성황반변성(AMD)에서 보여지는 변화들에 비유된다(Hawkins & Johnsson, 1985). 달팽이관의 역할에 대한 연구에서는 달팽이관 내에서 진동 처리과정은 단지 나이만으로 영향을 받는 것이 아니고 일생 동안 소음에 얼마나 많이 노출되었는지와 상호관계가 있다고 시사한다(Bertoli & Probst, 1997; Miller, Dolan, Raphael & Altschuler, 1998). (달팽이관 내)기저막의 강도가 달라지는 것이나 달팽이관의 액체의 변화는 나이와 연관된 요소라 할 수 있다. 이러한 변화들은 노인들의 청력손실에 영향을 주는 달팽이관의 물리학적 변화라 사려될 수 있다(Ramotowski & Kimberley, 1998).

달팽이관이 아닌 노화와 관련된 변화들 즉, 뇌간로나 측두엽의 피질 혹은 중추 청각로에서 발생하는 변화들은 조직학적인 연구에서 입증하기가 매우 어렵다(Hansen & Reske-Neilsen, 1965; Kirkae et al. 1964; Konigmark & Murphy, 1972). 이것은 다만 청각로의 한 부분에서 신경의 상실이나 유수의 축삭돌기의 수가 감소하기 때문인 것으로 추측할 수 있다(Konigmark & Murphy, 1970). 뇌간의 백질과 청각센터의 중심으로 퇴행이 일어난다는 보고도 있고(Hansen & Reske-Neilsen, 1965), 측두엽 양쪽의 세포가 손실(Hansen & Reske-Neilsen, 1965)되어 나타나는 것과 노화된 청각계의 혈관이나 신경화학적 변화에 의해서도 나타난다(Caspary, Milbrandt & Helfer, 1995; Corso, 1957). 중추 청각로의 노화와 관련된 변화에 대한 이러한 연구들이 혼란스러운 결과를 가져오는 것은 연구된 대상의 수가 적고 다양한 연구적 방법이 적용되었기 때문일 것이다(Corso, 1971; Ferraro & Minckler, 1977).

비교적 흔하지만 종종 간과되기 쉬운 노인들의 청력손실의 원인은 중추 청각 처리과정의 장애이다. 대표적인 병리학적 이상은 중추신경 사이의 연결 아니면 청각피질이다. 그러나 말초의 구조는 온전하다. 이러한 유형의 청력손실은 치매와 같은 신경퇴행성질환을 갖고 있는 사람들에게서 볼 수 있다(Kanagala & Berkower, 2003). 신경청각장애에서 흥미롭게 대두되는 조사는 노화에 따른 신경전달물질의 변화에 관한 연구이다. 중추신경계와 말초신경계의 다른 부분과 비슷한 청각신경계에서 특정한 신경전달물질이 손실되는 연접부분을 발견한 것이다. 예를 들면, 글루타민의 변화 그리고 노화와 함께 글루타민과 연관된 유전자는 노인성난청의 발병의 중요한 요인이 될 수 있는 것이다(Tadros, D'Souza, Zettel, Zhu, Waxmonsky & Frisina, 2007).

노인들에게 흔하고 나날이 증가하고 있는 문제는 **이명(tinnitus)** 혹은 음향자극은 없는데 소리를 지각하는 현상이다. 이명은 케이스의 약 50%가 편측이고 귀에서 윙윙거림, 휘파람소리, 울림이 감지된다. 3천 5백만 명 이상의 노인들이 이명을 경험하고, 2~3백만 명은 삶의 질에 영향을 받을 정도로 심각한 영향을 미친다(Ahmad & Seidman, 2004). 성별의 차이는 없는 것으로 나타났다. 기초데이터이긴 하지만, 인종/민족간의 차이가 있을 것이라는 가능성은 있었다(Tucker, Phillips, Ruth, Clayton, Royster & Todd, 2005). 이명은 약물, 대사성과 혈관성 질환을 포함한 수많은 요인들이 원인이 될 수 있고 치료가 어렵다. 관리는 인지치료, 카운셀링, 귀 혹은 환경적인 소음의 차단(masking), 이명 재교육 치료 등으로 할 수 있다(Fortune, Haynes & Hall, 1999).

노화에 따른 청각손실의 영향 (Effects of Age-Related Hearing Loss)

전도성 난청의 영향은 이해하기가 쉽다. 소리가 전도되지 않거나 이물질(액체나 귀지)을 통해 전도된다. 따라서 소리의 강도는 줄어든다. 만약 소리를 내이까지 도달할 만큼 충분히 크게 낸다면 소리는 정상적인 경로로 청각로를 따라 이동할 수 있다. 즉, 큰 소리를 낼수록 청취자는 그것을 더 잘 들을 수 있다는 것이다. 안타까운 것은 남녀노소를 불문하고 너무 많은 사람들이 모든 청각손실을 전도성 난청이라고 오해하고 있다는 것이다. 앞에서 서술한 바와 같이, 극소수의 노인들이 전도성 난청이고 오히려 다수는 감각신경성 난청만을 갖거나 전도성 난청과 혼합(혼합성 난청)된 난청이다. 감각신경성 구성요소들은 매우 복합적인 방법으로 청력 민감도와 말을 이해하는 것에 각각 영향을 준다.

청력 민감도는 나이가 들면서 변화가 나타난다. Lebo와 Reddell(1972)은 나이가 증가하는 (소음에 노출된 대상자들은 배제함) 개개인의 전형적인 역치 정도를 명시하기 위해 시도된 이전의 8개의 연구의 결과들을 검토하였는데 남자는 약 32세, 여자는 37세 이후에 대체로 청력레벨이 증가하거나 청력이 더 나빠지는 결과를 나타내었다. 나이가 증가하는 만큼 400Hz를 넘는 고주파수를 듣는 것의 가장 극적인 어려움을 경험하면서 청력레벨이 증가한다. 소음에 노출된 변수를 통제했을 때는 아마도 나이든 남자와 여자들의 청력레벨은 큰 차이가 없을 것이다.

역치 민감도가 나이와 연관되어 변화하는 것과 더불어 음의 고저를 구별하는 것과 청각반응시간에도 변화가 나타난다. 음악과 말을 이해하는데 중요한 기술인 음의 고저의 작은 변화를 감지하는 노인들의 능력은 빠르면, 40대에 약화되기 시작할 것이다(Koenig, 1957). 55세 이전에는 작은 음의 고저 변화를 감지하는 능력이 나이와 선형함수 관계로 감소하고 고주파수에서 더 문제가 되기 시작한다. 병변의 위치나 구조는 알려지지 않았다. 음의 고저를 구별하는 것과 마찬가지로 청각반응시간도 나이가 들면서 변화한다. **양분청취(dichotic listening)** 혹은 양쪽 귀에 각각 다른 자극을 동시에 주는 것에 대한 과거의 연구들은 단기기억과 노화를 연구하기 위해 의도되었다(Ingles, 1962). 후에 연구자들은 이러한 연구들을 비판하였고 정보가 제대로 입력되지 않으면 출력반응에 대한 의사결정이 변할 수 있는 가능성이 있다고 지적했다(Clark & Knowles, 1973). 노인들의 청각자극에 대한 반응에 대해서는 더욱 신중해야 하기 때문에 몇몇의 연구자들은 음의 고저를 구별하는 것과 청각반응시간의 변화 둘 다 행동반응에 영향을 미치는 인지와 지각의 폭넓은 변화의 일환으로 평가되어야 한다고 충고하고 있다(Corso, 1957).

말과 노화에 대한 이해
(Understanding Speech and Aging)

청각 손실과 노화의 가장 중요한 영향 중 하나는 말을 이해하는 데 어려움을 준다는 것이다. 이러한 매우 복합적인 기술은 말의 수용력, 말의 구별력, 스트레스가 많은 상황에서 말을 이해하는 것과 같은 몇몇의 능력들과 연관되어 있다. 연구자들은 말을 이해하는 것에 대한 변화가 청각신경계의 중추나 말초의 변화인지 혹은 청각계 전체 변화 속에서의 결합인지 알아내기 위해 애쓰고 있다. 어쨌든 말을 이해하는 능력이 떨어지고 어려워지는 것은 나이 들고 청력에 장애가 온 개개인이 청각전문병원에 가서 호소하는 것 중에서 가장 흔하게 보고된 증상이다.

일반적으로 단어들의 표준목록에서 50%의 정확한 반응이 나오기 위해 요구되는 소리의 강도(intensity)로 측정된 말의 수용력과 인식 능력은 나이가 들면서 감퇴한다. 이러한 감퇴는 대개 청력 민감도가 떨어지는 것과 연관성이 있다(Jerger, 1973). Pestalozza과 Shore(1955)는 많은 노인들이 경도의 청각 손실임에도 불구하고 말을 인식하는 능력이 좋지 못한 것을 발견했다. Gaeth (1948)는 이러한 개념을 음소의 퇴행(phonemic regression)이라고 기술했다. 나이가 들면서 남자든 여자든 **음소(phonemes)**를 이해하는 능력이 저하된다. 다른 많은 연구자들이 나이가 아닌 청력민감도가 일치하는 대상자들을 연구했을 때에도 같은 결론에 도달했다(Jerger, 1971; Kasden, 1970; Luterman, Welsh & Melrose, 1966).

말의 구별력은 청각기술과 밀접하게 연관되어 있다. 나이와 연관된 청력 손실의 흔한 특징은 말의 인식력이나 구별하는 능력이 좋지 못함으로 인해 고주파수의 소리를 듣는 능력이 떨어지는 것인데 특히 th와 f발음에서 더욱 그렇다(Berry, Mascia & Steinman, 2007). 말의 구별력은 발음상 균형 잡힌 단음절어로 된 테스트를 통해 임상적으로 측정된다. 테스트가 진행되는 동안 단어 소리의 세기는 증가한다. Corso(1957)와 Feldman, 그리고 Reger(1967)는 젊은 대상자들은 이러한 기술이 비교적 안정적이었지만 80대에서는 구별력의 손실이 있음을 발견했다. 이렇게 좋지 못한 구별력은 노인들이 말을 이해하는 데 영향을 줄 수 있고 그들이 말을 이해할 수 있는 범위를 점점 좁혀갈 수 있다. 결과적으로 이러한 노인들은 흔하게 "*말은 들리는데 무슨 말인지 이해를 못하겠어*"라고 불평을 하게 된다(Mascia, 1994). 말을 이해하는 것은 어려워지고 소리는 명확하게 들리지 않으며, 비슷한 단어("*pat*"와 "*bat*" 혹은 "*dinner*"와 "*thinner*")들은 혼동하게 될 것이다(Berry et al, 2007).

개인과 대인관계 행동과 청각손실
(Personal and Interpersonal Behavior and Hearing Loss)

청각손실은 목소리의 톤으로 감지된 단서로 상대방의 말을 이해할 수 있는 능력과 누가 이야기를 하는지 빨리 알아차릴 수 있는 능력에 방해를 준다(Luey, 1994). 노인들과 함께 일을 할 때 그들이 청력이 떨어져서 발생할 수 있는 기능적인 결과들과 그들에게 청력손실이 있다는 것을 느낄 수 있는 행동에 대해서 미리 알고 있어야 할 필요성이 있는데 그것은 다음과 같다.

- 더 크게 말해 달라고 하거나 다시 한번 더 말해 달라고 반복적으로 요구한다.
- 대화나 언어적인 질문에 대한 반응이 없다.
- 질문에 대해 상황에 맞지 않거나 부적절한 반응을 보인다.
- 배우자나 가족, 간병인에게 직접적인 질문을 한다.
- 몸을 앞으로 숙이고, 고개를 한쪽으로 기울이고 있다.
- 대화를 하는 동안 혼란스럽고 갈피를 잡지 못하며 짜증과 괴로운 모습을 보인다.
- 사회적인 상황에서 물러나려고 한다.

스트레스를 주는 청취 환경 속에서 말을 이해한다는 것은 보통의 노인들에게 가장 흔하면서도 골치 아픈 일일 것이다. 이러한 환경은 일상의 어디에서나 존재하는데 예를 들면, 자동차 안이나 주변이 소음으로 둘러싸인 방 안, 그룹 내에서 말을 해야 하는 상황 등이다. 연구자들은 소음을 음향신호로 바꾸거나 청취 환경을 바꿈으로써 실험적으로 이러한 상황을 똑같이 만들려고 노력했다. 비록 스트레스를 주는 청취 환경 안에서 말을 이해하는 것이 고령층에서 현저하게 저하되기는 하지만 노인 개개인 사이에 다양성이 존재한다는 점을 주의해야 한다. 각각의 어려운 청취 상황들은 모든 노인에게 똑같이 어려움을 주는 것은 아니다. 그래서 말을 지각하는 것에 대한 연구들을 보고 어떠한 노인이든지 개개인의 예후를 예측한다는 것은 어려운 일이다.

이러한 청각적인 문제들에 대한 누적된 결과들은 노인들이 대인관계와 관련된 행동들을 할 때 영향을 준다는 것을 보여주고 있다. 안전 또한 예를 들면, 노인들이 알람소리를 들을 수 없거나 누군가 그들 앞을 지나가는 것을 알아차리지 못한다면 염려해야 할 점이다. 이는 노인들이 자신에게 취약점이 있다는 느낌을 점점 더 강하게 받게 할 것이다. 기본적으로 노인들은 환경 속에서 친숙한 소리에 더 이상 접근할 수 없게 될 것이다. 그들은 새들의 지저귐 소리나 그들 가까이 오는 발자국소리도 들을 수 없을 것이다. 이는 노인들이 변화에 대해 미처 적응하기도 전에 압박감으로 다가온다. 다른 사람을 오해함으로써 생긴 곤란함은 노인들을 사회적인 상황으로부터 물러나게 할 것이며, 청력이 좋지 못한 것에 대해 다른 사람들이 수군거리지는 않을까 의심을 품게 하기도 한다. 따라서 가족관계는 부담스러워지고 일상생활의 즐거움은 줄어들 것이며, 사회적인 상호작용도 감소하게 될 것이다. 노인들은 점점 고립되고 피해망상에 빠지게 될 것이다(Garstecki & Erler, 1998; Hyams, 1982). 우울증이나 알츠하이머병과 같이 정신건강이나 행동적으로 문제가 있는 사람들에게 청력손실이 있으면 그들의 장애는 더욱 심각해진다(Cohen, 1990). 연구자들은 말을 잘 이해하지 못하는 것이 인지저하와 관련이 있다고 하지만 사실은 청력손실의 결과일 수도 있다(Schneider, Daneman & Pichora, Fuller, 2002; Wahl & Heyl, 2003).

Beard(1969)는 100세 이상의 노인 270명을 대상으로 인터뷰한 결과 청력손실이 시각손실보다 훨씬 더 서서히 진행된다는 것을 알아냈다. 그러나 대상자들은 청력변화에 적응하는 것이 더욱 문제가 많다고 대답했다. 시각이든 청각이든 장애를 진단받은 사람을 대상으로 한 최근의 연구들을 보면 한결같이 시각 장애가 있을 때 정신건강에 부정적인 영향을 미친다는 것을 발견하였다(Carabellese et al, 1993; Wallhagen, Strawbridge, Shema, Kurata & Kaplan, 2001). 시각과 청각 장애를 동시에 갖고 있는 노인들은 둘 중 하나의 장애를 갖고 있는 것과 비교했을 때 우울증에 빠질 위험도가 훨씬 더 높았다(Carabellese et al, 1993; Lupsakko, Mäntyjärvi, Kautiainen & Sulkava, 2002).

청각손실이 있는 노인들의 태도나 지각을 검사하기 위한 몇몇의 평가도구들이 있는데 이것은 청력학자들에 의해 평가된다. 예를 들면, the Hearing Handicap Inventory for the Eldery(그림 5-6)는 청력손실과 관련된 어려움과 대화소요시간, 전화를 통해 이야기하는 것이나 얼굴을 마주보고 대화하는 것과 같은 일상생활활동에서의 청력손실의 영향, 그리고 본인과 다른 사람이 청력손실에 대해 어떻게 지각하고 있는지를 검사하는 평가도구이다(Ventry & Weinstein, 1982).

청력손실을 치료함으로써 특히 노인들이 말에 반응하고 이해하고 처리하는 능력과 같은 기능적인 면에서 임상적으로 의미 있는 결과를 얻을 수 있다. 또한 말을 들을 수 있다는 것은 노인들이 정신적인 문제에 대한 전문적인 도움이 필요할 때 특히 중요한 사항이다(Dunkle & Hooper, 1983; Hooper & Johnson, 1992). 적응기술들의 다양성과 편의성, 그리고 도구들은 의사소통을 좀 더 쉽게 할 수 있도록 만들어준다. 글상자 5-2에서는 청각손실이 있는 노인들을 위한 의사소통과 기능을 최적화하기 위한 의사소통 전략과 환경적인 개조방법들이 소개되어 있다.

청각학자들은 청각장애가 있는 노인들에게 의사소통 예의와 함께 존재하는 많은 기술들을 소개할 수 있는데 이는 청각기능을 향상시킬 것이다(Gates & Rees, 1997). 다음은 사용되고 있는 몇 종류의 청각 도구들이다(그림 5-7A, B, C): (1) 귀 도관 깊숙이 착용–매우 작고 귀 도관 깊숙한 곳에 완전히 넣기 때문에 거의 보이지 않는다. (2) 귀 도관 안쪽에 착용–큰 귀마개처럼 생겼고 귀 도관 안에 끼운다. (3) 귀 뒤쪽에 착용–귀 뒤에 끼우고 귀 도관(ear canal) 안에서부터 귓바퀴 꼭대기까지 작은 후크가 연장되어 있다(Watson & Maino, 2007). The National Council on the Aging(1999)이라는 조사기관에서는 50세 이상

글상자 5-2 청각 손실이 있는 노인의 의사소통 전략과 환경 조절의 예

- 의사소통
  - (청각장애가 있는 노인을) 정면으로 바라본다.
  - 말을 하기 전에 시각적인 주의를 준다.
  - 저음의 목소리로 명확하게 말하고 중간 속도로 말한다.
  - 놀라지 않게 앞에서부터 접근한다.
  - 너무 환한 빛은 줄이고, 시각적이고 말이 아닌 단서들을 잘 포착할 수 있도록 적절한 조명을 사용한다.
  - 소리치지 않는다.
  - 전달하고자 하는 말을 잘 이해하지 못하면 뜻을 더 분명히 할 수 있는 말로 바꾸어 말한다.
- 텔레비전, 라디오, 음악
  - 자막, 보조적인 청각 장치, 프로그래밍 할 수 있는 리모콘
  - 영상 및 음향 매체에 지속적으로 노출되는 것은 피한다.
- 주변소음
  - 바닥에는 카펫, 천장(ceiling)에는 음향타일을 깔고, 창문에는 커튼을 치고, 나무나 금속으로 된 가구보다는 덮개를 씌운 가구를 배치하고, 높은 천장에 현수막을 달면 소리를 흡수할 수 있다.
  - 노인들은 산만하게 하는 주변소음으로부터 떨어져 앉고, 창문과 회벽은 번잡한 구역을 피해야 한다.
- 안전
  - 경보장치(예, 반짝이는 불빛, 진동장치)
  - 연기를 탐지하거나 현관문벨이 울릴 때, 전화가 왔을 때의 저음의 벨소리
  - 전화기의 벨소리 조절
- 그 외
  - 현관문 벨, 목소리, 전화기벨의 증폭장치

소개 : 이 검사의 목적은 당신의 청각적인 결함의 문제 원인을 밝히는 데 있다. 그렇다, 때때로 그렇다. 아니다로 질문에 답하면 된다. 청력 문제로 인한 상황을 미리 예방해야 할지도 모르니, 질문을 건너뛰지 말아야 한다. 당신이 청각적인 보조도구를 사용한다면, 도구없이 들을 때를 기준으로 답변해야 한다.

		예 (4)	종종 (2)	아니오 (0)
S-1	청력 문제로 당신이 필요한 전화를 덜 사용합니까?			
E-2	청력 문제로 당신은 새로운 사람을 만나는 것이 두렵습니까?	___	___	___
S-3	청력문제로 그룹 사람들을 회피한 적이 있습니까?	___	___	___
E-4	청력 문제는 당신의 기분을 우울하게 합니까?	___	___	___
E-5	청력 문제로 당신의 가족구성원들과 대화할 때 당신을 좌절하게 합니까?	___	___	___
S-6	청력 문제는 당신이 파티에 참석하는 데 어려움을 유발합니까?	___	___	___
E-7	청력 문제는 당신이 "멍청한" 또는 "주저하는" 기분을 들게 합니까?	___	___	___
S-8	다른 사람과 속삭이면서 말할 때, 당신을 듣기 어렵습니까?	___	___	___
E-9	당신은 청각 장애라고 생각합니까?	___	___	___
S-10	청력 문제로 당신의 친구나 관계자, 또는 이웃을 방문하는 데 어려움을 느낍니까?	___	___	___
S-11	청력 문제로 당신이 필요한 한 종교 모임에 덜 참석합니까?	___	___	___
E-12	청력 문제로 당신의 신경이 예민해졌습니까?	___	___	___
S-13	청력 문제로 당신이 친구나 관계자, 이웃에 방문하는 것을 꺼리게 되었습니까?	___	___	___
E-14	당신의 청력문제를 가족들과 논의해 본 적이 있습니까?	___	___	___
S-15	청력 문제로 TV나 라디오를 듣는 데 어려움이 있습니까?	___	___	___
S-16	청력 문제로 쇼핑을 피하게 되었습니까?	___	___	___
E-17	일상생활에서 듣는 데 문제나 어려움이 있습니까?	___	___	___
E-18	당신 스스로 원하는 것을 하는 데 문제가 있습니까?	___	___	___
S-19	청력 문제로 당신 가족과 대화하는 것을 덜하게 되었습니까?	___	___	___
E-20	당신이 다른 사람이나 사회생활을 하는 데 듣기 제한이나 방해 등의 어려움을 느낍니까?	___	___	___
S-21	청력 문제로 당신은 관계자나 친구와 함께 식당가는 것이 어렵습니까?	___	___	___
S-22	청력 문제로 당신은 우울함을 느낍니까?	___	___	___
S-23	청력 문제로 당신이 좋아하는 것보다 덜 TV나 라디오를 듣습니까?	___	___	___
E-24	청력 문제로 당신은 친구와 대화하는 데 불편함을 느낍니까?	___	___	___
E-25	청력 문제로 당신은 그룹원들과 함께하는 자리에서 떠나고 싶은 느낌을 갖은 것이 있습니까?	___	___	___

총 점: ________

소계(E): ________

소계(S): ________

이 자가-평가 도구는 성인의 청각 손상에 대한 감정적, 사회적 조정에 대한 영향을 평가하기 위해 고안되었다. 25개의 질문으로 구성되어 있고, 2가지 점수로 나뉜다; 13가지 감정적 하위점수를 토대로 청각 손상에 대한 감각적인 결과를 측정하고, 12가지 사회/상황에 대한 차위점수를 통해 사회와 상황에 대한 영향 정도를 측정한다. 이 성인의 청각 장애에 대한 점수와 반응계(HHIE)는 간단하다; "예" 반응은 4점, "아니오", "전혀 그렇지 않다"는 0점, "종종 그렇다"는 2점으로 채점한다. HHIE 점수의 범위는 「0%의 장애가 없다에서 100% 장애가 있다」이다.

그림 5-6 노인의 청각 장애 색인(From Ventry, I & Weinstein, B.(1982). The Hearing Handicap Inventory for the elderly: A new tool. *Ear & Hearing, 3*, 128–134).

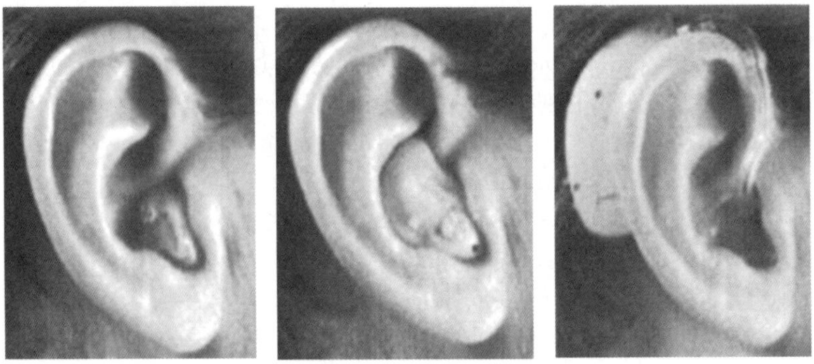

그림 5-7 3가지 타입의 청각 보조기(왼쪽부터): (A) 작은 귀 속, (B) 큰 귀 속, (C) 귀 뒤쪽 보조기(Source: Celia Hooper's online course, CSD 250 Concepts in Communication Sciences, UNCG, Fall 2006, Https://blackboard.uncg.edu/webapps/portal/frameset.jsp?tab=courses&url=/bin/common/course.pl?course_id=_68452_1, with permission).

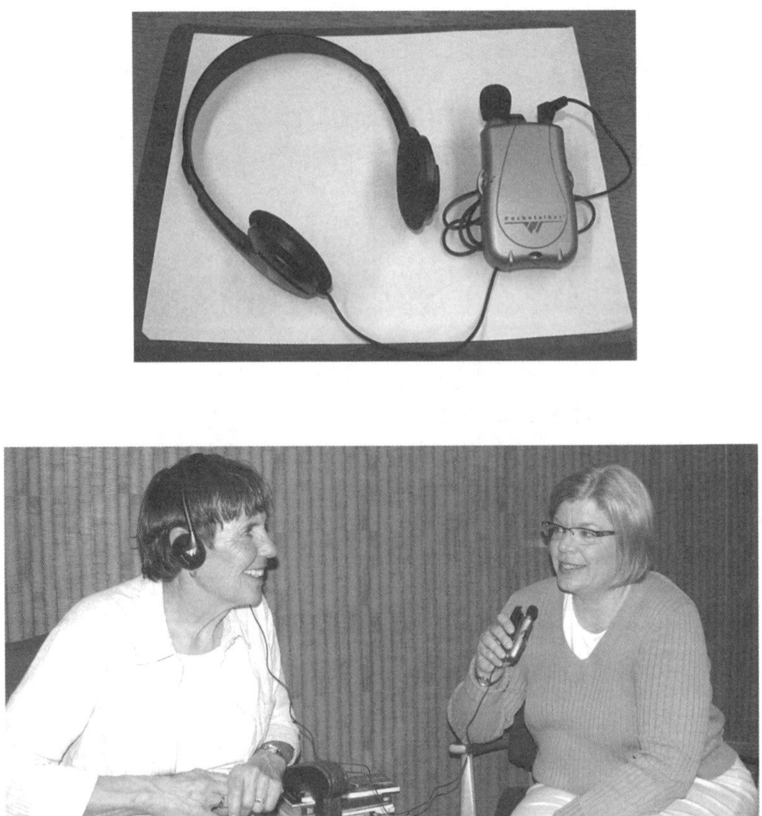

그림 5-8 보조 듣기 장치, (A) 헤드폰과 (B) 마이크로폰으로 구성되어 있고, 편안한 의사소통을 위한 장치이다(Courtesy of The Rural and Remote Memory Clinic, Saskatoon, Saskatchewan, Canada, with permission).

의 청각장애가 있는 2,300명을 대상으로 조사한 결과 청각장애가 있으면 삶의 질에 커다란 부정적인 영향을 미칠 수 있다는 것을 발견하였다. 청각손실을 치료하지 않은 사람들은 우울증이나 불안, 피해망상에 더 많이 빠지게 되고 청각도구를 착용한 사람들과 비교할 때 조직화된 활동에는 덜 참여하게 되는 것으로 보고되었다. 안타깝게도 청각도구들은 모든 소리를 균등하게 증폭시키기 때문에 조용한 장소일수록 최대의 효과를 볼 수 있다. 결과적으로 청각도구를 사용한 상태에서 의사소통을 하는 것은 주변소음까지 같이 들리기 때문에 좌절감을 줄 수 있다. 청각도구들이 우울증을 감소시켜 주긴 하지만 여전히 청각장애가 있는 사람들은 의사소통을 할 때 우울증에 빠질 수가 있고 이는 그들 자신과의 싸움이 될 것이다(The National Council on the Aging, 1999).

보조적인 청각 도구(ALDs)로는 헤드폰과 마이크로폰으로 구성된 장치가 있는데 이는 주요한 신호는 증폭시키고 소음은 차단한다(그림 5-8A, B). 그래서 주변에 소음이 있을 때는 이러한 장치를 사용하면 좀 더 이롭다(Watson & Maino, 2007). 전화기용 증폭기, 개인용 의사소통 장치, 개인용 수신기인 실내 증폭기(room amplification) 시스템은 청각손실이 있는 노인들을 위한 유용한 현대 기술의 예가 된다.

미각과 후각: 신체적인 변화와 기능적 수행(Taste and Smell : Physical Changes and Functional Performance)

비록 미각과 후각은 해부학적으로 아주 다른 기전이지만, 음식맛을 느끼는데 기능적인 역할을 하기에 같이 고려되어야 한다. 미각과 후각은 노화에 따라 변하지만, 담배 냄새와 같은 환경적인 영향에 대해서는 매우 민감하다. 미각과 후각의 기능 변화는 노인에게서 흔히 어려움을 호소한다. 최근 연구에서 노인에게서 주로 호소되는 어려움으로 미각과 후각의 어려움이 큰 비율을 차지하였다(Murphy, 1993; Schiffman, 1983; Steven & Lawless, 1981). 연구에 따르면 미각의 변화는 나이와 거의 관련이 없으나, 후각은 나이에 좀 더 많은 변화를 가지고 있음을 밝혔다. 그러므로 노인에게서 나타나는 화학적 감각의 어려움과 연합 반응은 미각의 변화보다는 오히려 후각의 변화에 더 기인한다고 할 수 있다(Deems et al., 1991; Stevens, Bartoshuk & Cain, 1984).

질병과 약물치료가 결여된 정상 노화에서의 미각 변화는 충분히 알려져 있지 않다. 주로 노인에게서 맛의 구별(Cain, Reid & Stevens, 1990, Stevens, Cain, Demarque & Ruthruff, 1991)이 어렵고, 질환으로 인해 입에서 음식물을 인식하지 못하는 것(Murphy, 1985)으로 나타난다고 보고되었다. 그러나 맛의 구별은 후각 자극과 연결되어 있기 때문에 노화로 후각 기능이 떨어질 경우에 이러한 변화가 나타날 수 있다. 맛의 변화, 혹은 ***미각(gustation)***은 단맛, 짠맛, 쓴맛, 신맛 등의 기본적인 맛을 연구하는 사람들에 의해 기록된다. 일반적으로 실험자들은 액체의 물질을 조금씩 음미하고, 그것을 증명하거나 그렇지 않으면 물과 그것을 구별한다. 단맛, 짠맛, 쓴맛, 신맛을 느끼고 구별하는 능력은 나이가 들면서 저하되고(Kaneda, Maeshima & Goto, 2000), 나이가 들면서 짠맛과 신맛 구별의 어려움이 가장 먼저 나타난다(Weiffenbach, Baum & Burghauser, 1982). 몇몇 연구자는 구강에 진균류가 존재하거나 구강을 통한 호흡, 의치를 사용하거나 그렇지 않으면 일반적인 노인들의 구강 조직의 변화로 인한 알 수 없는 맛을 경험하는 구강의 일시적 현상을 노인에게서 발견하였다(Shay & Ship, 1995). 게다가 미각의 상실과 왜곡은 약물치료와 의학적 조건과 관련되어 있다. 한 예로, 250개 이상의 약물이 미각 변화와 관련되어 있다는 임상적 연구가 이를 입증한다(Schiffman, 1983; Schiffman, 1991).

위에서 언급한 것과 같이 **후각(olfactions)**은 감각계에서 중요한 역할을 하고, 먹는 즐거움과 함께 불이나 위험한 연기, 가스 누설, 상한 음식, 공기 오염과 같은 위험한 상황을 미리 알아차릴 수 있도록 하는 역할을 한다. 그러므로 후각 손상은 삶의 질의 감소를 유발하고, 삶의 위협을 유발할 수 있다(Doty, Shaman & Dann, 1984). 후각 전달로와 발아의 변화는 중추신경계의 변화와 비슷하게 변하고, 신경의 상실과 함께 일반적인 위축이 일어난다. 코 점막의 감각세포의 퇴행에 관한 문서에 의하면, 10년간 9번 정도는 50%정도 후각세포의 퇴행이 시작되고, 냄새인식의 어려움이 야기된다고 하였다(Dharmarajan & Ugalino, 2000). 냄새의 감지는 비록 개인차가 있긴 하지만, 나이가 들면서 손상된다. 향을 점점 구별하기 어려워지는데 이는 남자에게 더욱 그렇다(Ship, Pearson, Cruise, Brant & Metter, 1996). 노화로 인한 후각 기능의 다양한 양상은 다음과 같다;

- 높은 역치(Deems & Doty, 1987; Murphy, 1986; Stevens & Cain, 1987)
- 냄새에 대한 민감성의 감소(Murphy, 1983; Steven & Cain, 1985, 1986; Stevens, Plantinga & Cain, 1982)
- 냄새의 구별과 인식 능력의 손상(Doty, Shaman, Applebaum, Giberson, Sikorski & Rosenberg, 1984; Schemper, Voss & Cain, 1981; Schiffman & Leffingwell, 1981; Schiffman & Warwick, 1991; Steven & Cain, 1985, 1987; Stevens et al., 1982)

노화에 따라 변화된 미각과 후각은 개인의 기능에 중요하다. 예를 들면, 몇몇 노인은 입맛의 변화로 인해 먹는 즐거움을 잃기도 하고(Rolls, 1999). 고혈압이 있을 경우 소금 섭취량 감소 등의 관리가 필요하다. 그러므로 규정식이 필요한 노인들은 이러한 처방을 고수할 수 없다. 미각과 후각의 변화는 이러한 감각을 "평가(appreciated)"(Purves et al., 2004)하는 중심 회전후의 하부의 신경학적인 퇴행의 일반적인 요인을 가지고 있다. 이러한 경우가 있다면, 감각에 변화는 없지만, 감각통합이나 감각이해에는 변화가 있을 것이다. 기능적으로 이러한 감각의 변화는 면역과 영양 부족으로 인한 위험을 더한 것만큼 먹는 것으로부터 즐거움을 감소시킨다. 결과적으로 이로 인해 질병에 걸릴 위험이 높거나, 체중저하, 영양부족과 면역성 결핍 등이 나타날 수 있다(Roberts & Rosenberg, 2006). 게다가 몇몇 노인들은 화학적 감소로 인해 미각과 후각을 느끼지 못해 음식의 독이나 환경적으로 과도한 노출 등의 더 큰 위험을 겪을 수 있다(Schiffman, 1997).

몸감각 : 신체적 변화와 기능적 수행
(Somasthesis : Physical Changes and Functional Performance)

체감각(somesthesis)은 피부의 가벼운 터치와 강한 터치, 내장, 진동, 통증, 온도, 잘 알려진 운동각, 능동적이고 수동적인 움직임의 인식과 감각 등의 **운동감각(kinesthesis)**으로부터 발생되는 감각이다(6장의 노화에 따른 진동과 고유감각의 변화 참고). 감각의 다른 영역에 대한 조사에 의하면 체감의 조사는 환경적인 영향은 제외하지 않을 수 없으나 나이가 들면서 변화됨을 증명하였다. 예를 들면, 신경증과 피부질환에서 순순한 감각을 발견하기가 거의 불가능하지만, 변화와 관련된 나이에 의해 발생될 수 있다.

가벼운 촉각과 압박(Touch and Pressure)

압각과 가벼운 촉각의 지각에 대한 피부수용체의 반응은 **파시니(pacinian)**와 **마이스너소체(Meissner's corpuscles)** 수의 결핍과 구조변화에 영향을 받았다(Gescheider, Beiles, Checkosky, Bolanowski & Verrillo, 1994). 게다가 말초수용체의 감각섬유 전달로는 변화와 결핍으로, 속도, 양, 정보처리의 질에 영향을 미친다(Woodward, 1993). 촉각 자극에 대한 반응의 감소와 촉각에 대한 높은 역치(예, 피부에 대한 굳은 자극을 느끼기 전에 미리 눈치챔), 몇몇 노인에게서 촉각과 압각 능력이 감소되었다고 보고되었다(Desrosiers, Hebert, Brovo & Dutil, 1996; Stevens & Choo, 1966; Thornbury & Mistretta, 1981; Woodward, 1993). 변화의 정도에 대한 기록은 중요하고 이것은 개인에 따라 그 정도를 비교하여 이러한 변화에 따른 영향 정도를 평가하는데 매우 높은 가치를 가진다. Donat와 그의 동료(2005)는 60세 이상의 노인에게서 촉각/압각에 대한 감각이 감소했을지라도, 통계적으로 나이(60~69세, 70~79세, 80세 이상)에 따라 유의하게 다르지 않다고 밝혔고, 건강한 노인일 경우 나이와 관련해서 촉각과 압각의 변화가 점진적으로 변화하지 않을 것이라고 하였다. 흥미롭게도, 최근에 이점-변별 촉각기술과 연관된 과제에 관한 연구에서 촉각능력을 유지할 수 있고, 치료를 통해 개선할 수 있다고 하였다(Dinse, Kleibel, Kalisch, Ragert, Wilimzig & Tegenthoff, 2006).

환경에서 촉각이 중요한 이유는 상호작용의 역할을 하고 표본 과제에 대한 수행 적응을 위해 사전에 필요한 중요한 요소라는 것이다(Carmeli, Patish & Coleman, 2003; Francis & Spirduso, 2000). 나이와 관련된 피부의 변화는 촉각계의 변화로 확장되고, 현재의 상태를 결정하는 데 기여한다. 촉각이 예민하거나 민감성이 감소 또는 결여된 노인은 감각 자극을 확인하고 지각하는데 어려움을 가진다. 반응시간의 감소에 따라 감각 속도와 강도에 대한 감지가 줄어든다. 노인들은 피부 압각의 지속으로부터의 손상을 예방하기 위해 특별한 관리가 필요하다. 촉각에 대한 변화로 인해 노인은 결국 다른 감각에 더 의존하게 되고, 오염물질의 변화로 시력에도 문제가 생길 수 있다.

통증(Pain)

통증 지각에 대한 나이와 관련된 변화는 몇년 동안 흥미로운 주제였으나, 노인에게 통증 지각의 영향은 분명하지 않다. 비록 통증 역치(한 예로, 노인의 경우, 통증을 지각하는 데 어려움이 있어, 더 강한 자극을 받아들인다)에 관한 통증 반응 연구에서 유해한 자극에 짧은 지속시간을 보이는 것이 노인에게서 증가된다고 하였지만, 이에 관해서는 서로 다른 견해를 보이기도 한다. 한 예로 몇몇의 연구진들은 역에 대한 통증의 역치가 노인에게 증가된다고 보고(Chakour, Gibson, Bradbeer & Helme, 1996; Lautenbacher & Strian, 1991; Procacci, Bozza & Buzelli, 1970; Sherman & Robillard, 1960)한 반면, 같은 수의 다른 연구에는 열에 대한 통증의 역치에서 나이와 관련된 다른 점은 없다고 보고하였다(Edwards & Fillingim, 2001; Hardy, Wolff & Goodell, 1943; Harkins, Price & Martinelli, 1986; Heft, Cooper, O' Brien, Hemp & O' Brien, 1996). 그것은 통증 지각은 매년 특정하게 심부통증지각이 감소하게 된다는 것이다(Katzman & Terry, 1983). 예를 들면, 복막염을 앓고 있는 성인의 경우, 거의 반정도는 정상적으로 통증을 느끼지 못하고(Wroblewski & Mikulowskil, 1991), 심근경색도 75~79세의 노인의 경우 종종 자각하기 못한다(Sigurdsson, Thorgeirsson, Sigvaldason & Sigfusson, 1995).

통증 지각과 일상생활에서의 불편 정도, 통증과 관련되는 연합적인 괴로움들이 나이에 어떻게 영향받는지에 대해서는 아직 확실하지 않다. 정신적인 요소는 성인일 경우 통증 경험을 바꾸고(Gibson & Helme, 1995), 노인은 통증 보고에서 보수적이고 불충분하게 통증의 강한 정도를 느낄

지도 모른다(Clark & Mehl, 1971 et al.). 노인은 나이들면서 점점 아픈 자극에 반응하는 전달로는 형태학적, 전기생리학적, 신경화학적, 기능학적으로 많고 광범위한 변화를 겪는다(글상자 5-3). 이러한 많은 변화는 통증 지각에 영향을 주지만(Burchinsky, 1985), 노인들이 아픈 자극에 반응하는 기전을 포함하고, 통증 지각의 연합 반응의 특별한 변화와 그들과 기능적인 결과와의 관련성 등에 관한 연구가 더 필요하다.

온도(Temperature)

노인들이 나이가 들면서 얼마나 많이 체온조절에 손상을 입는지에 대해서는 아직 명확하게 알려지지 않았다. 피부 구축은 혈관의 감소, 만성질환장애, 흡연과 같은 개인적인 건강 습관과 생활습관 등으로 인해 변한다(예, 마른 피부) (Lybarger & Kilbourne, 1985). 체온조절은 주변환경에 따라 민감하게 변하고, 체온을 유지하고 조절하는데 도움을 준다. 차갑고 뜨거운 감각을 느끼는 수용체는 피부와 척추, 시상하부에서 찾을 수 있고, 시상하부에서 체온조절을 위한 중요한 정보를 나누어 피부수용체로 보내게 된다(Missa, 1990). 나이가 들면서 생기는 변화는, 노인들은 피부온도 변화 감지능력이 떨어지면서 체온조절 문제를 경험하는 일이 많아진다는 것이다. 한 조사에서 젊은 성인과 노인을 비교하였을 때, 노인의 손과 발에서 열이 급격하게 올랐다가 내려가는 한계점이 증가하는 것으로 나타났다(Jamal, Hansen, Weir, & Ballantyne, 1985; Kenshalo, 1986). Stevens와 Choo(1998)는 열에 대한 민감도가 나이가 들면서 감소한다고 하였고, 민감도의 변화가 말단부 특히, 발끝에서 가장 크게 나타나는 것으로 보고하였다. 흥미롭게도, 그들은 신체의 중심부는 말단부와 비교했을 때 민감도가 더 천천히 변화하는 것을 찾아냈다.

환경 온도 극단에 대처하는 부분적인 능력 결함은 열의 환경에 대한 지각의 감소와 관계되고, 열을 발생시키고 보존하는 능력에 변화를 유발한다. 노인은 증가된 온도에 대한 반응으로 피부에 침범하는 혈액의 흐름을 젊은 성인들보다 효과적으로 대처할 수 없다. 발한 역시 문제이다. 추위에 맞게 오한과 혈관 수축 반응을 효과적으로 조절하

글상자 5-3 구축과 생체역학의 변화로 인한 노인 통증 지각의 영향

- 60세 무수섬유의 밀도 감소(Ochoa & Mair, 1969)
  - 무수섬유 지름이 1.2~1.6㎛로 선택 감소(Ochoa & Mair, 1969)
  - 65~75세 : 구심성 무수섬유가 50%정도 상실(Verdu, Ceballos, Vilches, Navarro, 2000)
- 수초섬유 밀도의 감소
  - 65~75세 : 구심성 수초섬유 30%정도 상실(Verdu et al., 2000)
  - 큰지름의 구심성 신경과 세세한 수초섬유의 감소(Jacobs & Love, 1985)
- 말초신경의 전달 속도 감소(Alder & Nacimiento, 1988)
- **P 물질**의 내용물 표시 축소-피부의 노화(Helme & McKernan, 1984), 흉골과 요추의 등쪽뿌리신경절세포(Khalil, Ralevic, Bassirat, Dusting & Helme, 1994)
- 등뿔감각신경 :
  - 수초화의 상실 ; 손상 징후(예, 특히 안쪽섬유띠 경로의 축삭 퇴축); 척추신경과학의 변화(Ko, King, Gordon & Crisp, 1997; Prineas & Spencer, 1975)
- 피질, 중뇌, 뇌간 :
  - 신경 종말, 수상 수지상부의 결함, 신경원섬유 기형(Pakkenberg & Gundersen, 1997)
  - 신경전달물질의 수용체 결합과 합성, 축삭 이동, 흡수감소(Grachev, Fredrickson, & Apkarian, 2000; McGeer & McGeer, 1976; Rogers & Bloom, 1985; Wong et al., 1984)

는 것이 어렵다. 신체적인 결함은 의식 있는 행동 반응으로 보상할 수 있다(예, 보온성을 위해 옷을 겹쳐 입거나, 추운 곳에서 움직이기, 활동 수준 감소하기 등). 그러나 인지 결함으로 필요한 예방 조치 수행을 할 수 없을 수도 있다(Dharmarajan & Bullecer, 2003). 노화와 관련된 변화는 노인들이 차갑고, 차갑거나 따뜻하고, 뜨거움 등의 정도를 구분하는 데 어려움을 유발하고, 온도 감각의 둔화로 동상, 저체온증, 화상과 같이 손상을 입을 수 있는 위험에 노출될 수 있다. 이러한 이유로 노인들은 더위와 추위에 더 느끼고, 매년 매우 춥고 더운 시간에 성인들을 위한 특별한 프로그램 등의 많은 사회적 서비스를 가진다.

■ 요약(Summary)

노화로 인해 생긴 감각계의 변화로 활동과 참여에 제한이 있지만, 많은 노인들은 이러한 변화에 적응하고 있다. 감각과 지각은 몇 가지 일반적인 규칙이 있다:

1. 감각도는 감소되어질 것이다.
2. 지각 변화는 감각 양식의 변화 때문에 특별하지 않지만 일반적인 신경계의 변화를 반영할 것이다.
3. 실험적인 상태에서의 반응은 느린 CNS 정보 과정을 반영하는 것이 일반적이다.
4. 일생을 기능적 기술을 유지하고 배우고 자동적으로 되풀이하는 인식은 감각의 감소가 존재하게 될 것이다.

익혀진 감각과 지각 패턴은 긍정적인 측면과 부정적인 측면을 모두 가지고 있다. 한편으론, 노인들이 정보를 잊어버리는 것은 기억되어진 사건과 익혀진 사건에 바탕을 두고 있어 "설명(fill in)"할 수 있다. 다른 한편으로는 생활에서 소리, 시각, 냄새, 맛 그리고 다른 감각적인 것은 지각하지 못하고 잘못 인식한다면 위험할 수 있다. 위험한 상황을 볼 수 없고, 때때로 위험한 것을 만질 수 있으며, 질문에 부정확하게 대답할 수 있다. 종교적인 것이나 대화, 음악, 영화 보는 것에서 이전만큼 유쾌한 감각으로부터 즐거움을 상실할 수 있다.

감각과 지각 정보는 물리적 환경에 적응하여 영향을 미치는 인지보다 인지적 기능에 영향을 미칠 수 있는 생각이 변하는 것이다(Battes & Smith, 1997). 즉, 나이와 관련된 인지의 변화(9장 참고)는 노인에게 감각과 지각 능력을 치우치게 하였다(Wahl & Heyl, 2003). 물론 많은 인지력이 있지만 감각에 대한 민감도가 감소되었음에 틀림없다. 이런 한 가지 예는 듣는 민감도이다. 연구자들은 청력 민감도와 지능지수나 기억능력이 부정적인 관계임을 밝혔다(Kenshalo, 1997; Li & Lindenberger, 2002; Thomas, Hunt, Garry, Hood, Goodwin, & Goodwin, 1983).

감각 지각 체계와 그 신경로에 필요한 두 가지 중요한 사실은 다음과 같다: (1) 그들은 "연합대뇌피질"인 높은 피질 수준과 관련되어 있다. (2) 신경전도의 변화나 기초적인 세포활동의 영향과 같이 보통의 퇴행적인 구성성분을 공유한 감각과 지각의 상실과 같다. 이러한 일반적인 연결과 일반적인 연합은 기능적인 영향을 가지고 있다. 노인과 같이 "나는 안경 없이 들을 수 없는" 그 또는 그녀는 또 다른 민감도의 감소를 첨가한 한 가지 감각 전도로를 발견할 수 있다. 비록 보상할 수 있는 젊은 사람과 같지는 않지만 한 가지 감각계가 상실된다면 노인은 손상된 것과 같은 계통의 감각이나 지각 상실 등의 보상에 적응할지도 모른다. 아마도 익혀진 양식과 감각 자극의 기억은 큰 법칙보다 같은 사건의 보상으로 작용할 것이다. 이것은 아직 시험되어지고 있는 영역이다.

사례 연구(Case Study)

엘리오트 Pedricks씨는 82세 남성으로, 간호조무사의 지원을 받아 분양 아파트에 살고 있다. 간호조무사인 샐리는 일주일에 3일 3시간씩 방문하여 그를 돌봐준다. Pedricks씨는 2년 전에 경한 인지손상과 당뇨병 진단을 받았다. Pedricks의 외아들과 며느리, 3명의 손주들은 마을 밖에 살고 있다. 그의 아들은 한 달에 2번씩 주말마다 방문하고, 그렇지 않은 날은 매일 전화로 체크한다. Pedricks씨는 사회적으로 매우 활동적이고, 분양 아파트 사회 모임을 위해 준비한 레크레이션 활동에도 적극적으로 참여한다. 그는 주 3일 브리지 연기를 하고, 매주 한 번은 Pot-luck(음식을 조금씩 싸서 나누어 먹는 행사)에 참석하며, 밤에는 영화를 본다. 그의 손주들에게 줄 장난감을 만들기 위해 그는 목공소에서 일했다. 그리고 그는 매일 아크로빅 휘트니스 수업에 참여한다.

샐리는 Pedricks이 활동할 때 흐릿한 시력에 대한 불평을 당신에게 말해주었고, 그녀는 그녀가 약을 놓는 곳에 놓았을 때 그가 그것을 알아차리는 데 어려움이 있다는 것에 주목하였다. 샐리는 Pedricks의 인지 문제가 더 나빠지면서 생활에 영향을 미치고 있음을 알았다. 그는 질문을 이해하는 것이 어려워 보였고, 샐리가 말했을 때 자주 다시 말해 줄 것을 부탁하거나 질문했을 때 과제를 바꿨다. 게다가 Pedricks는 항상 참여했던 활동에 대한 흥미도 잃은 듯 보였다. 그는 샐리에게 너무 피곤해서 집중을 할 수 없고, 정오에는 종종 졸립다고 빈번하게 말한다.

질문(Questions)

1. Pedricks에게 최근 생긴 시각적 불평의 원인이 무엇인가? 당신은 무엇을 할 수 있는가?
2. 사회적 참여 활동과 레크레이션 활동에서 Pedricks의 변화 원인은 무엇인가?
3. Pedricks의 인지 문제에 관해 샐리가 일반적으로 가정해야 할 것은 무엇인가?
4. Pedricks이 시각적 결손과 청각적 결손을 같이 경험하고 있다면, 어떤 영향이 있을까?

복습 문제(Review question)

1. 모든 감각 기관과 계통에서 노화가 일어남에 따라 일반적인 감각의 변화는 무엇인가?
2. 감각계의 변화는 노인의 행동에 어떻게 영향을 미치는가? 다른 것보다 일반적으로 더 충격적인 변화에는 어떤 것들이 있는가? 왜 그렇다고, 그렇지 않다고 생각하는가?
3. 시각적 변화로 인해 노인들의 일상생활이 어떻게 변화하는가? 청각적인 변화는 어떠한가?
4. 말이나 소리를 정상적으로 이해할 수 없는 노인의 사회적 기능을 어떠하겠는가? 이명을 가진 사람은?
5. 미각, 후각, 표면적인 감각에 직면한 노인에게는 무엇이 위험한가?
6. 당신은 정상적인 노인의 은퇴나 life care center, 그룹 홈을 설계하고 상상해보아라. 감각계와 감각 통합의 변화에 관한 보고를 통해, 당신의 시설이 모든 거주자들에게 감각 자극을 최상으로 수용할 수 있게 하기 위해 당신이 반드시 고려해야 할 중요한 몇몇 단계는 무엇인가? 건강과 안전이 관련된 지역 또는 연방 법률이나 규정도 고려하고, (a) 금전적인 제약을 고려한 시설을 디자인하고, (b) 이상적인 시설을 디자인하라. 신경계와 기술을 생각하라.
7. 시각, 청각, 미각, 후각 등의 감각 결손을 보상하기 위해 노인에게 흔히 사용하는 적응, 계획, 중재를 확인하라. 작업치료사로서 당신이 노인에게 제공할 수 있는 감각변화 경험은 무엇인가?

웹 기반 자료(Web-Based Resources)

www.lrc.rpi.edu/programs/lightHealth/AARP/index.asp, **Lighting Research Center**, date connected May 30, 2007. This page has guidelines for designing lighting for older adults. Three sets of guidelines are available in pdf format: (1) the general public, including older adults and their families; (2) designers and builders; and (3) health care professionals.

www.homemods.org/library/life%2Dspan/, **Stein Gerontological Institute and the American Association of Retired People** entitled Life-Span Design of Residential Environments for an Aging Population,date connected, May 30, 2007. The section on "Low-Tech Applications and Retrofit" has a subsection entitled Sensory and Perceptual Considerations in Designing Environments for the Elderly.

www.nei.nih.gov, **The National Eye Institute (NEI)**, one of the **U.S.A.' s federal government' s National Institutes of Health (NIH)**, date connected, May 30, 2007. The website has numerous resources including educational information on eye diseases and disorders, eye care resources, photos images and videos, statistics and data on common eye disease, and information on eye health research.

www.asha.org/public/hearing/disorders/default.htm, **American Speech-Language Hearing Association**, date connected, May 30, 2007. This webpage contains information on the causes and effects hearing loss.

www.hear-it.org/page.dsp?page=2745, **Hear-it AISBL**, date connected, May 30, 2007. Hear-it AISBL is an international nonprofit and noncommercial organization whose objective is to collect, process, and circulate all and any up-to-date scientific (sociological, legal, medical, public, policy related) and other relevant information including personal stories pertaining to hearing impairments and their human and socioeconomic consequences. This particular weblink contains information related to hearing loss and the older adult. The site is also available in Espanol, Deutsch, and Francais.

www.healthinsite.gov.au/topics/Hearing_Impairments, **HealthInsite**, date connected, May 20, 2007. An Australian Government Initiative.
Many resources and weblinks related to hearing loss in older adults and other health-related topics are found on this site.

참고문헌(References)

Ahmad, N., & Seidman, M. (2004). Tinnitus in the older adult: Epidemiology, pathophysiology and treatment options. *Drugs & Aging, 21,* 297-305.

Alder, G., & Nacimiento, A. C. (1988). Age-dependent changes in short-latency somatosensory evoked potentials in healthy adults. *Applied Neurophysiology, 51,* 55-59.

Baltes, P. B., & Lindenberger, U. (1997). Emergence of a powerful connection between sensory and cognitive function across the adult lifespan: A new window to the study of cognitive aging? *Psychology and Aging, 12,* 12–21.

Baltes, P. B., & Smith, J. (1997). A systematic-wholistic view of psychological functioning in very old age. Introduction to a collection of articles from the Berlin Aging Study. *Psychology and Aging, 12,* 395–409.

Beard, B. B. (1969). Sensory decline in very old age. *Gerontologia Clinica, 11,* 149–158.

Bergman, M. (1980). *Aging and the perception of speech.* Baltimore, MD: University Park Press.

Bergman, M. (1985) Hearing and aging: An introduction and overview. In J. Roush (Ed), *Seminars in hearing: Aging and hearing impairment* (pp. 99–114). New York: Thieme-Stratton.

Berry, P., Mascia, J., & Steinman, B. A. (2007). Auditory impairment in the older adult. In A. A. Rosenbloom & M. W. Morgan (Eds.), *Vision and aging.* St. Louis, MO: Butterworth-Heinemann.

Bertoli, S., & Probst, R. (1997). The role of transient-evoked otoacoustic emission testing in the evaluation of elderly persons. *Ear & Hearing, 18,* 286–293.

Bolton, C. F., Winkelmann, R. K., & Dyck, P. J. (1966). A quantitative study of Meissner's corpuscles in man. *Neurology, 16,* 1–9.

Bosatra, A., & Russolo, M. (1982). Comparison between central tonal tests in elderly subjects. *Audiology, 21,* 334–341.

Brennan, M. (2002). Spirituality and psychosocial development in middle-age and older adults with vision loss. *Journal of Adult Development, 9* (1), 31–46.

Brennan, M., Horowitz, A., Reinhardt, J. P., Cimarolli, V., Benn, D. T., & Leonard, R. (2001). In their own words: Strategies developed by visually impaired elders to cope with vision loss. *Journal of Gerontological Social Work, 35* (1), 63–85.

Brodie, S. E. (2003). Aging and disorders of the eye. In R. C. Tallis & H. M. Fillit (Eds.), *Brocklehurst's textbook of geriatric medicine and gerontology* (6th ed., pp. 735–748). Philadelphia: Churchill Livingstone.

Brody, B. L., Gamst, A. C., Williams, R. A., Smith, A. M., Lau, P. W., Dolnak, D., et al. (2001). Depression, visual acuity, comorbidity, and disability associated with age-related macular degeneration. *Ophthalmology, 108* (10), 1893–1901.

Burchinsky, S. G. (1985). Changes in the functional interactions of neurotransmitter systems during aging: Neurochemical and clinical aspects: A review. *Journal of Clinical Experimental Gerontology, 7,* 1–30.

Butler, R., Faye, E., Guazzo, E., & Kupfer, C. (1997). Keeping an eye on vision: Primary care of age-related ocular disease. *Geriatrics, 52* (8), 30–38.

Cain, W. S., Reid, F., & Stevens, J. C. (1990). Missing ingredients: Aging and the discrimination of flavor. *Journal of Nutrition for the Elderly, 9,* 3–15.

Campbell, V. A., Crews, J. E., Moriatry, D. G., Zack, M. M., Blackman, D. K. (1999). Surveillance for sensory impairment, activity limitation, and health-related quality of life among older adults—United States 1993–1997. *Morbidity and Mortality Weekly Report, Centers for Disease Control and Prevention, 48,* 131–156.

Carabellese, C., Appollonio, I., Rozzini, R., Bianchetti, A., Frisoni, G. B., Frattola, L., et al. (1993). Sensory impairment and quality of life in a community elderly population. *Journal of the American Geriatrics Society, 41* (4), 401–407.

Carmeli, E., Patish, H., & Coleman, R. (2003). The aging hand. *Journal of Gerontology Series A: Biological Sciences and Medical Sciences, 58,* M146–M152.

Caspary, D. M., Milbrandt, J. C., & Helfer, R. H. (1995). Central auditory aging: GABA changes in the inferior colliculus. *Experimental Gerontology, 30,* 349–360.

Cech, D. J., & Martin, S. (2002). *Functional movement development across the lifespan* (2nd ed.). Philadelphia: W.B. Saunders.

Center on an Aging Society. (2002). *Visual impairment data profile, Number 3.* Retrieved May 13, 2007, from http://ihcrp.Georgetown.edu/agingsociety/pdfs/viual.pdf.

Chakour, M. C., Gibson, S. J., Bradbeer, M., & Helme, R. D. (1996). The effect of age on A-delta and C-fibre thermal pain perception. *Pain, 64,* 143–152.

Clark, L. E., & Knowles, J. B. (1973). Age differences in dichotic listening. *Journal of Gerontology, 28,* 173–178.

Clark, W. C., & Mehl, L. (1971). Thermal pain: A sensory decision theory analysis of the effect of age and sex on various response criteria, and 50 percent pain threshold. *Journal of Abnormal Psychology, 78,* 202–212.

Cohen, G. D. (1990). Psychology and mental health in the mature and elderly adult. In J. E. Birren & K. W. Schaie (Eds.), *Handbook of the psychology of aging,* (3rd ed., pp. 359–371). San Diego, CA: Academic Press.

Corso, J. F. (1957). Confirmation of normal discrimination loss for speech on CID Auditory Test W-22. *Laryngoscope, 67,* 365–370.

Corso, J. F. (1971). Sensory process and age effects in normal adults. *Journal of Gerontology, 26,* 90–105.

Crews, J. E., & Campbell, V. A. (2001). Health conditions, activity limitations and participation restrictions among older people with visual impairments. *Journal of Visual Impairment & Blindness, 95* (8), 458–467.

Curcio, C. A., Millican, C. L., Allen, K. A., & Kalina, R. E. (1993). Aging of the human photoreceptor mosaic: Evidence for selective vulnerability of rods in central retina. *Investigative Ophthalmology & Visual Science, 34,* 3278–3296.

Davis, H. (1978). Acoustics and psychoacoustics. In H. Davis & S. R. Silverman (Eds.), *Hearing and deafness* (pp. 8–45). New York: Holt, Rinehart and Winston.

Deems, D. A., & Doty, R. L. (1987). Age-related changes in the phenyl ethyl alcohol odor detection threshold. *Transactions—Pennsylvania Academy of Ophthalmology and Otolaryngology, 39,* 646–650.

Deems, D. A., Doty, R. L., Settle, R. G., Moore-Gillon, V., Shaman, P., Mester, A. F., et al. (1991). Smell and taste disorders, a study of 750 patients from the University of Pennsylvania smell and taste center. *Archives of Otolaryngology-Head and Neck Surgery, 117,* 519–528.

Desrosiers, J., Hébert, R., Bravo, G., & Dutil, E. (1996). Hand sensibility of healthy older people. *Journal of the American Geriatrics Society, 44* (8), 974–978.

Dharmarajan, T. S., & Bullecer, M. L. F. (2003). Thermoregulation and aging. In T. S. Dharmarajan, & R. A. Norman (Eds.), *Clinical geriatrics* (pp. 284–292). New York: The Parthenon Group.

Dharmarajan, T. S., & Ugalino, J. T. (2000). The aging process. In D. Dreger & B. Krumm (Eds.), *Hospital physician geriatric medicine board review manual* (Vol. 1, Part 1, pp. 1–12). Wayne, PA: Turner White Communications.

Diamond, J. P. (1997). Systemic adverse effects of topical ophthalmic agents: Implications for older patients. *Drugs Aging 11,* 252–260.

Dinse, H. R., Kleibel, N., Kalisch, T., Ragert, P., Wilimzig, C., & Tegenthoff, M. (2006). Tactile coactivation resets age-related decline of human tactile discrimination. *Annals of Neurology, 60,* 88–94.

DiNuzzo, A. R., Black, S. A., Lichtenstein, M. J., & Markides, K. S. (2001). Prevalence of functional blindness, visual impairment, and related functional deficits among elderly Mexican Americans. *Journal of Gerontology: Medical Sciences, 56* (9), M548–M551.

Donat, J., Özcan, A., Özdirenc, M., Aksakoğlu, G., & Aydinoğlu, S. (2005). Age-related changes in pressure pain threshold, grip strength and touch pressure threshold in upper extremities of older adults. *Aging: Clinical and Experimental Research, 17* (5), 380–384.

Dorey, C. K., Wu, G., Ebenstein, D., Garsd, A., & Weiter, J. J. (1989). Cell loss in the aging retina: Relationship to lipofuscin accumulation and macular degeneration. *Investigative Ophthalmology & Visual Science, 30,* 1691–1699.

Doty, R. L., Shaman, P., Applebaum, S. L., Giberson, R., Sikorski, L., & Rosenberg, L. (1984). Smell identification ability: Changes with age. *Science, 226,* 1441–1443.

Doty, R. L., Shaman, P., & Dann, M. S. (1984). Development of the University of Pennsylvania smell identification test: A standardized microencapsulated test of olfactory function. *Physical Behavior, 32,* 489–502.

Dunkle, R. E., & Hooper, C. R. (1983). Using language to help depressed elderly aphasic persons. *Social Casework, 64,* 539–545.

Dye, C. J. (1983). Sensory changes in aging. In N. S. Ernst & H. R. Glazer-Waldman (Eds.), *The aged patient* (pp. 142–157). Chicago, IL: Year Book Medical.

Edwards, R. R., & Fillingim, R. B. (2001). Age-associated differences in responses to noxious stimuli. *Journal of Gerontology A: Biological Sciences and Medical Sciences, 56,* M180–M185.

Erber, N. P., & Heine, C. (1996). Screening receptive communication of older adults in residential care. *American Journal of Audiology, 5,* 38–46.

Erber, N. P., & Osborn, R. R. (1994). Perception of facial cures by adults with low vision. *Journal of Vision Impairment and Blindness, 88,* 171–175.

Faye, E. (1984). *Clinical low vision* (2nd ed.). Boston: Little, Brown, and Company.

Feldman, R. M., & Reger, S. N. (1967). Relations among hearing, reaction time, and age. *Journal of Speech and Hearing Research, 10,* 479–495.

Ferraro, J. A., & Minckler, J. (1977). The human lateral lemniscus and its nuclei. *Brain and Language, 4,* 277–294.

Fletcher, D. C., Schuchard, R. A., Livingstone, C. L., Crane, W. G., & Hu, S. Y. (1994). Scanning laser ophthalmoscope macular perimetry and applications for low vision rehabilitation clinicians. *Ophthalmology Clinics of North America, 7*(2), 257–265.

Fortune, D. S., Haynes, D. S., & Hall, J. W. (1999). Tinnitus: Current evaluation and management. *Medical Clinics of North America, 83,* 153–162.

Fox, S. (2004). *Older Americans and the Internet,* Washington, DC: Pew Internet & American Life Project. Retrieved May 24, 2007, from www.pewinternet.org.

Francis, K. L., & Spirduso, W. W. (2000). Age differences in the expression of manual asymmetry. *Experimental Aging Research, 26,* 169–180.

Gaeth, J. (1948). A study of phonemic regression in relation to hearing loss. Unpublished doctoral dissertation. Northwestern University, Evanston, IL.

Garstecki, D. C., & Erler, S. F. (1998). Hearing and aging: Facilitating communication in the older person. *Topics in Geriatric Rehabilitation, 14*(2), 1–17.

Gartner, S., & Henkind, P. (1982). Aging and degeneration of the human macula. I. Outer nuclear layer and photoreceptors. *British Journal of Ophthalmology, 65,* 23–28.

Gates, G. A., Couropmitree, N. N., and Myers, R. H. (1999). Genetic associations in age-related hearing thresholds. *Archives of Otolaryngology, Head and Neck Surgery, 125,* 654–659.

Gates, G. A., & Rees, T. S. (1997). Hear ye—Hear ye—Successful auditory aging. *Western Journal of Medicine, 167,* 247–252.

Gelfand, S. A., & Silman, S. (1985). Future perspectives in hearing and aging: Clinical and research needs. In J. Roush (Ed.), *Seminars in hearing: Future perspective in hearing and aging: Clinical and research needs* (pp. 207–219). New York: Thieme-Stratton.

Gescheider, G. A., Beiles, E. J., Checkosky, C. M., Bolanowski, S. J., & Verrillo, R. T. (1994). The effects of aging on information-processing channels in the sense of touch: II. Temporal summation in the P channel. *Somotosensory and Motor Research, 11*(4), 359–365.

Gibson, S. J., & Helme, R. D. (1995). Age differences in pain perception and report: A review of physiological, psychological laboratory and clinical studies. *Pain Review, 2,* 111–137.

Glass, L. E. (1990) Hearing impairment in geriatrics. In B. Kemp, K. Brummel-Smith, J. W. Ramsdell (Eds.), *Geriatric rehabilitation* (pp. 235–251). Boston: College-Hill.

Glorig, A., Wheeler, D., Quiggle, R., Grings, W., & Summerfield, A. (1957). *1954 Wisconsin State Fair Hearing Survey.* New York: American Academy of Ophthalmology and Otolaryngology.

Grachev, I. D., Fredrickson, B. E., & Apkarian, A. V. (2000). Abnormal brain chemistry in chronic back pain: An in vivo proton magnetic resonance spectroscopy study. *Pain, 89,* 7–18.

Hansen, C. C., & Reske-Nielsen, E. (1965). Pathological studies in presbycusis. *Archives of Otolaryngology—Head & Neck Surgery, 82,* 115–132.

Hardy, J. D., Wolff, H. G., & Goodell, H. (1943). The pain threshold in man. *American Journal of Psychiatry, 99,* 744–751.

Harkins, S. W., Price, D. D., & Martinelli, M. (1986). Effects of age on pain perception: Thermonociception. *Journal of Gerontology, 41,* 58–63.

Hawkins, J. E., & Johnsson, L. (1985). Otopathological changes associated with presbycusis. In J. Roush (Ed.), *Seminars in hearing: Aging and hearing impairment* (pp. 115–133). New York: Thieme-Stratton.

Heft, M. W., Cooper, B. Y., O'Brien, K. K., Hemp, E., & O'Brien, R. (1996). Aging effects on the perception of noxious and non-noxious thermal stimuli applied to the face. *Aging: Clinical and Experimental Research, 8,* 35–41.

Heine, C., & Browning, C. J. (2002). Communication and psychosocial consequences of sensory loss in older adults: Overview and rehabilitation directions. *Disability and Rehabilitation, 24* (15), 763–773.

Helme, R. D., & McKernan, S. (1984). Flare responses in man following topical application of capsaicin. In L. A. Chahl, J. Szolcsanyi, & F. Lembeck (Eds.), *Antidromic vasodilatation and neurogenic inflammation* (pp. 303–315). Budapest: Akademiai Kiado.

Hissa, R. (1990). Central control of body temperature: A review. *Arctic Medical Research, 49*(1), 3–15.

Hooper, C. R., & Johnson, A. F. (1992). Assessment and intervention. In D. Ripich (Ed.), *Handbook of geriatric communication disorders* (pp. 307–332). Austin, TX: Pro-Ed.

Hooyman, N., & Kiyak, A. A. (2005). *Social gerontology: A multidisciplinary perspective.* Boston: Allyn & Bacon.

Horowitz, A. (2004). The prevalence and consequences of vision impairment in later life. *Topics in Geriatric Rehabilitation, 20,* 185–196.

Houston, D. K., Johnston, M. A., Nozza, R. J., Gunter, E. W., Shea, K. J., Cutler, G. M., et al. (1999). Age-related hearing loss, vitamin B-12 and folate in elderly women. *American Journal of Clinical Nutrition, 69,* 564–571.

Hyams, D. E. (1982). Psychological factors in rehabilitation of the elderly. *Gerontologica Clinica, 11,* 129–134.

Ingles, J. (1962). Effects of age on responses to dichotic stimulation. *Nature, 19,* 1101.

Ivers, R. Q., Cumming, R. G., Mitchell, P., & Attcbo, K. (1998). Visual impairment and falls in older adults. *Journal of the American Geriatrics Society, 46,* 58–64.

Ivers, R. Q., Norton, R., Cumming, R. G., Butler, M., & Campbell, A. J. (2000). Visual impairment and risk of hip fracture. *American Journal of Epidemiology, 152,* 633–639.

Jacobs, J. M., & Love, S. (1985). Qualitative and quantitative morphology of human sural nerve at different ages. *Brain, 108,* 897–924.

Jamal, G. A., Hansen, S., Weir, A. I., & Ballantyne, J. P. (1985) An improved automated method for the measurement of thermal thresholds. 1. Normal subjects. *Journal of Neurology, Neurosurgery, and Psychiatry, 48,* 354–360.

Jarvis, J. F., & van Heerden, H. G. (1967). The acuity of hearing in the Kalahari Bushman: A pilot study. *Journal of Laryngology and Otology, 81,* 63–68.

Jerger, J. (1971). *Audiological findings in aging.* Paper presented at the International Oto-Physiology Symposium, Ann Arbor, MI.

Jerger, J. (1973). Audiological findings in aging. *Advances in Oto-rhino-laryngology, 20,* 115–124.

Jonsson, R., & Rosenhall, U. (1998). Hearing in advanced age. A study of presbycusis in 85-, 88- and 90-year-old people. *Audiology, 37,* 207–218.

Kalina, R. E. (1997). Seeing into the future: Vision and aging. *Western Journal of Medicine, 167,* 253–257.

Kanagala, M., & Berkower, A. S. (2003). Disorders of the ear. In T. S. Dharmarajan & R. A. Norman (Eds.), *Clinical geriatrics* (pp. 381–390). New York: The Parthenon Group.

Kaneda, H., Maeshima, K., & Goto, N. (2000). Decline in taste and odor discrimination abilities with age, and relationship between gestation and olfaction. *Chemical Senses, 25,* 331–337.

Kasden, S. D. (1970). Speech discrimination in two age groups matched for hearing loss. *Journal of Auditory Research, 10,* 210–212.

Kasper, R. L. (1978). Eye problems of the aged. In W. Reichel (Ed.), *Clinical aspects of aging* (pp. 383–402). Baltimore: Williams & Wilkins.

Katz, J. (2001). *Handbook of clinical audiology* (5th ed.). Baltimore: Lippincott Williams & Wilkins.

Katzman, R., & Terry, R. D. (1983). *The neurology of aging.* Philadelphia: F.A. Davis.

Kenshalo, D. R., Sr. (1986). Somethetic sensitivity in young and elderly humans. *Journal of Gerontology, 41,* 732–742.

Kenshalo, D. R. (1977). Age changes in touch, vibration, temperature, kinesthesis and pain sensitivity. In J. E. Birren & K. W. Schaie (Eds.), *Handbook of the psychology of aging* (pp. 562–579). New York: Van Nostrand Reinhold.

Khalil, Z., Ralevic, V., Bassirat, M., Dusting, G. J., & Helme, R. D. (1994). Effects of ageing on sensory nerve function in rat skin. *Brain Research, 641,* 265–272.

Kirikae, I., Sato, T., & Shitara, T. (1964). A study of hearing in advanced age. *Laryngoscope, 74,* 205–220.

Ko, M. L., King, M. A., Gordon, T. L., & Crisp, T. (1997). The effects of aging on spinal neurochemistry in the rat. *Brain Research Bulletin, 42,* 95–98.

Koenig, E. (1957). Pitch discrimination and age. *Acta Otolaryngologica, 48* , 475–489.

Konigsmark, B. W., & Murphy, E. A. (1972). Volume of ventral cochlear nucleus in man: Its relationship to neuronal population and age. *Journal of Neuropathology & Experimental Neurology, 31,* 304–316.

Konkle, D. F., Beasley, D. S., & Bess, F. H. (1977). Intelligibility of time-altered speech in relation to chronological age. *Journal of Speech and Hearing Research, 20,* 108–115.

Lambert, R. M., West, M., & Carlin, K. (1981). Psychology of adjustment to visual deficiency: A conceptual model. *Journal of Visual Impairment and Blindness, 75,* 193–196.

Lautenbacher, S., & Strian, F. (1991). Similarities in age differences in heat pain perception and thermal sensitivity. *Functional Neurology, 6,* 129–135.

Lebo, C. P., & Reddell, R. C. (1972). The presbycusis component in occupational hearing loss. *Laryngoscope, 82,* 1399–1409.

Lee, P. P., Spritzer, K., & Hays, R. D. (1997). The impact of blurred vision on functioning and well being. *Ophthalmology, 104,* 390–396.

Leibowitz, H. M., Krueger, D. E., Maunder, L. R., Milton, R. C., Kini, M. M., Kahn, H. A., et al. (1980). The Framingham eye study monograph: An ophthalmological and epidemiological study of cataract, glaucoma, diabetic retinopathy, macular degeneration, and visual acuity in a general population of 2631 adults, 1973–1975. *Survey of Ophthalmology, 24* (Suppl. 4), 335–610.

Leslie, W. J. (1978). Senescent changes of the cornea. *Journal of the American Optometric Association, 49,* 774–779.

Li, K. Z., & Lindenberger, U. (2002). Relations between aging sensory/sensorimotor and cognitive functions. *Neuroscience & Biobehavioral Reviews, 26,* 777–783.

Lovasik, J. V., Kergoat, M. J., Justino, L., & Kergoat, H. (2003). Neuroretinal basis of visual impairment in the very elderly. *Graefes Archives of Clinical and Experimental Ophthalmology, 241,* 48–55.

Luey, H. S. (1994). Understanding age-related hearing loss among older adults. In D. Watson, S. Boone, & M. Bagley (Eds.), *The challenge to independence: Vision and hearing loss among older adults* (pp. 159–172). Little Rock: University of Arkansas.

Lundström, M., Roos, P., Jensen, S., & Fregell, G. (1997). Catquest questionnaire for use in cataract surgery care: Description, validity, and reliability. *Journal of Cataract and Refractive Surgery, 23,* 1226–1236.

Lupsakko, T., Mäntyjärvi, M., Kautiainen, H., & Sulkava, R. (2002). Combined hearing and visual impairment and depression in a population aged 75 years and older. *International Journal of Geriatric Psychiatry, 17* (9), 808–813.

Luterman, D. M., Welsh, O. L., & Melrose, J. (1966). Responses of aged males to time-altered speech stimuli. *Journal of Speech and Hearing Research, 9,* 226–230.

Lybarger, J. A., & Kilbourne, E. M. (1985). Hyperthermia and hypothermia in the elderly: An epidemiology review. In B. B Davis & W. G. Wood (Eds.), *Homeostatic function and aging* (pp. 149–156). New York: Raven.

Lynch, J. C. (2006). The cerebral cortex. In Duane E. Haines (Ed.), *Fundamental neuroscience for basic and clinical applications* (pp. 511–526). Philadelphia: Churchill Livingstone.

Madden, D. J. (1990). Adult age differences in the time course of visual attention. *Journal of Gerontology, 45* (1), P9–P16.

Mangione, C. M., Lee, P. P., Gutierrez, P. R., Spritzer, K., Berry, S., & Hays, R. D. (2001). Development of the 25-item National Eye Institute Visual Function Questionnaire. *Archives of Ophthalmology, 119,* 1050–1058.

Mangione, C. M., Lee, P. P., & Hays, R. (1996). Measurement of visual functioning of health-related quality of life in eye disease and cataract surgery. In B. Spilker (Ed.), *Quality of life and pharmacoeconomics in clinical trials* (2nd ed., pp. 1045–1051). New York: Raven.

Mangione, C. M., Phillips, R. S., Seddon, J. M., Lawrence, M. G., Cook, E. F., Dailey, R., et al. (1992). Development of the "Activities of Daily Vision Scale." A measure of visual functional status. *Medical Care, 30,* 1111–1126.

Mascia, J. (1994). Understanding age-related hearing loss among older adults. In S. E. Boone, D. Watson, & M. Bagley (Eds.), *The challenge to independence: Vision and hearing loss among older adults* (pp. 93–98). Little Rock: University of Arkansas Rehabilitation Research and Training Center (RRTC) for Persons Who Are Deaf or Hard of Hearing.

Mathers, W. D., Lane, J. A., & Zimmerman, M. B. (1996). Tear film changes associated with normal aging. *Cornea, 15,* 229–234.

McCabe, P., Nason, F., Demers Turco, P., Friedman, D., & Seddon, J. M. (2007). Evaluating the effectiveness of a vision rehabilitation intervention using an objective and subjective measure of functional performance, *Ophthalmic Epidemiology, 7* (4), 259–270.

McGeer, E. G., & McGeer, P. L. (1976). Neurotransmitter metabolism in the ageing brain. In R. D. Terry & S. Gershon (Eds.), *Neurobiology of aging* (pp. 389–401). New York: Raven Press.

Miller, J. M., Dolan, D. F., Raphael, Y., & Altschuler, R. A. (1998). Interactive effects of aging with noise induced hearing loss. *Scandinavian Audiology, Supplementum 48,* 53–61.

Milne, J. (1977). A longitudinal study of hearing loss in older people. *British Journal of Audiology, 11,* 7–14.

Minassian, D. C., Reidy, A., Coffey, M., & Minassian, A. (2000). Utility of predictive equations for estimating the prevalence and incidence of primary open angle glaucoma in the UK. *British Journal of Ophthalmology, 84* (10), 1159–1161.

Montgomery, H. C. (1939). Analysis of World's Fairs' Hearing Tests. *Bell Laboratory Record, 18,* 98.

Moscovitch, M. (1982). A neuropsychological approach to memory and perception in normal and pathological aging. In F. I. M. Craik & S. Trehub (Eds.), *Aging and cognitive processes* (pp. 355–378). New York: Plenum.

Murphy, C. (1983). Age-related effects on the threshold, psychophysical function, and pleasantness of menthol. *Journals of Gerontology, 38,* 217–222.

Murphy, C. (1985). Cognitive and chemosensory influences on age-related changes in the ability to identify blended foods. *Journal of Gerontology, 40,* 47–52.

Murphy, C. (1986). Taste and smell in the elderly. In H. L. Meiselman & R. S. Rivlin (Eds.), *Clinical measurement of taste and smell* (pp. 343–371). New York: Macmillan.

Murphy, C. (1993). Nutrition and chemosensory perception in the elderly. *Critical Reviews in Food Science and Nutrition, 33,* 3–15.

Newman, C. W., & Spitzer, J. C. (1983). Prolonged auditory processing time in the elderly: Evidence from a backward recognition-masking paradigm. *Audiology, 22,* 241–252 .

Ochoa, J., & Mair, W. G. P. (1969). The normal sural nerve in man. II. Changes in the axon and Schwann cells due to ageing. *Acta Neuropathologica, 13* (3), 217–239.

Pakkenberg, B., & Gundersen, H. J. (1997). Neocortical neuron number in humans: Effect of sex and age. *Journal Comparative Neurology, 384,* 312–320.

Pedersen, K. E., Rosenhall, U., & Moller, M. B. (1989). Changes in pure-tone thresholds in individuals aged 70–81: Results from a longitudinal study. *Audiology, 28,* 194–204.

Pestalozza, G., & Shore, I. (1955). Clinical evaluation of presbycusis on basis of different tests of auditory function. *Laryngoscope, 65,* 1136–1163.

Pesudovs, K., & Coster, D. J. (1998). An instrument for assessment of subjective visual disability in cataract patients. *British Journal of Ophthalmology, 82,* 617–624.

Prineas, J. W., & Spencer, P. S. (1975). Pathology of the nerve cell body in disorders of the peripheral nervous system. In P. J. Dyck, P. K. Thomas, & E. H. Lambert (Eds.), *Peripheral neuropathy* (pp. 253–295). Philadelphia: W.B. Saunders.

Procacci, P., Bozza, G., & Buzelli, G. (1970). The cutaneous pricking pain threshold in old age. *Gerontologic Clinics, 12,* 213–218.

Purves, D., Augustine, G. J., Fitzpatrick, D., Hall, W. C., LaMantia, A., McNamara, J. O., et al. (Eds.). (2004). *Neuroscience* (3rd ed.). Sunderland, MA: Sinauer & Associates.

Quigley, H. A., & Broman, A. T. (2006). The number of people with glaucoma worldwide in 2010 and 2020. *British Journal of Ophthalmology, 90,* 262–267.

Ramotowski, D., & Kimberley, B. (1998). Age and the human cochlear traveling wave delay. *Ear & Hearing, 19,* 111–119.

Ramrattan, R. S., Wofs, R. C. W., Panda-Jones, S., Jonas, J. B., Bakker, D., Rols, H. A., et al. (2001). Prevalence and causes of visual field loss in the elderly and associations with impairment in daily functioning: The Rotterdam study. *Archives of Ophthalmology, 119* (12), 1788–1794.

Roberts, S. B., & Rosenberg, I. (2006). Nutrition and aging: Changes in the regulation of energy metabolism with aging. *Physiological Reviews, 86,* 651–667.

Rogers, J., & Bloom, F. E. (1985). Neurotransmitter metabolism and function in the aging nervous system. In C. E. Finch & E. L. Schnieder (Eds.), *Handbook of the biology of aging* (pp. 645–662). New York: Van Nostrand Reinhold.

Rolls, B. J. (1999). Do chemosensory changes influence food intake in the elderly? *Physiology and Behavior, 66* (2), 193–197.

Rosen, S., Bergman, M., Plester, D., el-Mofty, A., & Satti, M. H. (1962). Presbycusis study of a relatively noise-free population in the Sudan. *Annals of Otology, Rhinology, and Laryngology, 71,* 727–742.

Rowe, M. J. (1978). Normal variability of the brain-stem auditory evoked response in young and old subjects. *Electroencephalographic Clinical Neurophysiology, 4,* 459–470.

Salive, M. E., Guralnik, J., Glynn, R. J., Christen, W., Wallace, R. B., & Ostfeld, A. M. (1994). Association of visual impairment with mobility and physical function. *Journal of the American Geriatrics Society, 42,* 287–292.

Schaefer, W. D., & Weale, R. A (1970). The influence of age and retinal illumination on the pupillary near reflex. *Vision Research, 10,* 179–191.

Schemper, T., Voss, S., & Cain, W. S. (1981). Odor identification in young and elderly persons: Sensory and cognitive limitations. *Journal of Gerontology, 36,* 446–452.

Schiffman, S. S. (1983). Taste and smell in disease. *New England Journal of Medicine, 308* (22), 1337–1343.

Schiffman, S. S. (1991). Drugs influencing taste and smell perception. In T. V. Getchell, R. L. Doty, L. M. Bartoshuk, & J. B. Snow (Eds.), *Smell and taste in health and disease* (pp. 845–850). New York: Raven.

Schiffman, S. S. (1997). Taste and smell losses in normal aging and disease. *Journal of the American Medical Association, 278,* 1357–1362.

Schiffman, S. S., & Leffingwell, J. C. (1981). Perception of odors of simple pyrazines by young and elderly subjects: A multidimensional analysis. *Pharmacology, Biochemistry and Behavior, 14,* 787–798.

Schiffman, S. S., & Warwick, Z. S. (1991). Changes in taste and smell over the lifespan. In M. I. Friedman, M. G. Tordoff, & M. R. Kare (Eds.), *Chemical senses: Appetite and nutrition* (Vol. 4, pp. 341–365). New York: Marcel Dekker.

Schneider, B. A., Daneman, M., & Pichora-Fuller, M. K. (2002). Listening in aging adults: From discourse comprehension to psychoacoustics. *Canadian Journal of Experimental Psychology, 56,* 139–152.

Schuknecht, H. F. (1964). Further observations on the pathology of presbycusis. *Archives of Otolaryngology—Head & Neck Surgery, 80,* 369–382.

Schuknecht, H. F. (1974). *Pathology of the ear.* Cambridge, MA: Harvard University Press.

Schuknecht, H. F., & Gacek, M. R. (1993). Cochlear pathology in presbycusis. *Annals of Otolaryngology, Rhinology, and Laryngology, 102,* 1–16.

Sekuler, R., & Blake, R. (1985). *Perception.* New York: Random House.

Shay, K., & Ship, J. A. (1995). The importance of oral health in the older patient. *Journal of the American Geriatrics Society, 43,* 1414–1422.

Sheldrick, J. H., Ng, C., Austin, D. J., & Rosenthal, A. R. (1994). An analysis of referral routes and diagnostic accuracy in cases of suspected glaucoma. *Ophthalmic Epidemiology, 1,* 31–38.

Sherman, E. D., & Robillard, E. (1960). Sensitivity to pain in the aged. *Canadian Medical Association Journal, 83,* 944–947.

Ship, J. A., Pearson, J. D., Cruise, L. J., Brant, L. J., & Metter, E. J. (1996). Longitudinal changes in smell identification. *Journal of Gerontology, 51A,* (2), M86–M91.

Sigurdsson, E., Thorgeirsson, G., Sigvaldason, H., & Sigfusson, N. (1995). Unrecognized myocardial infarction: Epidemiology, clinical characteristics, and the prognostic role of angina pectoris. The Reykjavik study. *Annals of Internal Medicine, 122,* 96–102.

Sloane, M. E., Ball, K., Owsley, C., Bruni, S. R., & Roenkar, D. L. (1992). The visual activities questionnaire: Developing an instrument for assessing problems in everyday visual tasks. In *Everyday visual tasks. Technical digest of the noninvasive assessment of the visual system.* (Vol. 1, pp. 26–29). Washington, DC: Optical Society of America.

Smith, S. C. (1998). Aging, physiology, and vision. *Nurse Practitioner Forum, 9,* 19–22.

Sommer, A., Tielsch, J. M., Katz, J., Quigley, H. A., Gottsch, J. D., Javitt, J., et al. (1991). Relationship between intraocular pressure and primary open angle glaucoma among white and black Americans. *Archives of Ophthalmology, 109,* 1090–1095.

Steinberg, E. P., Tielsch, J. M., Schein, O. D., Javitt, J. C., Sharkey, P., Cassard, S. D., et al. (1994). The VF-14: An index of functional impairment in patients with cataract. *Archives of Ophthalmology, 112,* 630–638.

Stevens, D. A., & Lawless, H. T. (1981). Age-related changes in flavor perception. *Appetite, 2,* 127–136.

Stevens, J. C., Bartoshuk, L. M., & Cain, W. S. (1984). Chemical senses and aging: Taste versus smell. *Chemical Senses, 9,* 167–179.

Stevens, J. C., & Cain, W. S. (1985). Age-related deficiency in the perceived strength of six odorants. *Chemical Senses, 10,* 517–529.

Stevens, J. C., & Cain, W.S. (1986). Aging and the perception of nasal irritation. *Physiology and Behavior, 37,* 323–328.

Stevens, J. C., & Cain, W. S. (1987). Old-age deficits in the sense of smell as gauged by thresholds, magnitude matching, and odor identification. *Psychology of Aging, 2,* 36–42.

Stevens, J. C., Cain, W. S., Demarque, A., & Ruthruff, A. M. (1991). On the discrimination of missing ingredients: Aging and salt flavor. *Appetite, 16,* 129–140.

Stevens, J. C., & Choo, K. K. (1996). Spatial acuity of the body surface over the life span. *Somatosensory and Motor Research, 13,* 153–166.

Stevens, J. C., & Choo, K. K. (1998). Temperature sensitivity of the body surface over the life span. *Somatosensory & Motor Research, 15,* 13–28.

Stevens, J. C., Plantinga, A., & Cain, W. S. (1982). Reduction of odor and nasal pungency associated with aging. *Neurobiology of Aging, 3,* 125–132.

Stuen, C. (1990). Psychosocial consequences of vision loss among the elderly. In A. Johnston & M. Lawrence (Eds.), *Low vision ahead II: Proceedings of the International Conference on Low Vision* (pp. 149–153). Melbourne: Association for the Blind.

Sullivan, N. (1984). Vision in the elderly. In E. M. Stilwell (Ed.), *Handbook of patient care for gerontological nurses, Journal of Gerontological Nursing* (pp. 1–9). Thorofare, NJ: Slack.

Tadros, S. F., D'Souza, M., Zettel, M. L., Zhu, X., Waxmonsky, N. C., & Frisina, R. D. (2007). Glutamate-related gene expression changes with age in the mouse auditory midbrain. *Brain Research, 1127* (1), 1–9.

The Diabetes Control and Complications Trial Research Group. (1993). The effect of intensive treatment of diabetes on the development and progression of long term complications in insulin-dependent diabetes mellitus. *New England Journal of Medicine, 329,* 977–986.

The National Council on the Aging. (1999). *The consequences of untreated hearing loss in older persons.* Washington, DC: The National Council on the Aging Retrieved May 13, 2007, from www.ncoa.org/attachments/UntreatedHearingLossReport.pdf.

Thomas, P. D., Hunt, W. C., Garry, P. J., Hood, R. B., Goodwin, J. M., & Goodwin, J. S. (1983). Hearing acuity in healthy elderly population: Effects on emotional, cognitive and social status. *Journal of Gerontology, 38,* 321–325.

Thornbury, J. M., & Mistretta, C. M. (1981). Tactile sensitivity as a function of age. *Journal of Gerontology, 36,* 34–39.

Tucker, D. A., Phillips, S. L., Ruth, R. A., Clayton, W. A., Royster, E., & Todd, A. D. (2005). The effect of silence on tinnitus perception. *Otolaryngology-Head & Neck, 132,* 20–24.

UK Prospective Diabetes Study Group. (1998). Intensive blood-glucose control with sulphonylureas or insulin compared with conventional treatment and risk of complications in patients with type 2 diabetes: UKPDS 33. *Lancet, 352,* 837–853.

United States Social Security Administration. (1992). Code of Federal Regulations, Title 20, Ch. III, Pt. 404, Subpt. P, App. 1. List of Impairments. U.S. DHHS (SSA). Washington, DC.

U.S. Bureau of the Census. (1997). *Statistical abstract of the United States 1996.* Washington, DC: U.S. Government Printing Office.

Valluri, S. (1999). Gradual painless visual loss: Anterior segment causes. *Clinics in Geriatric Medicine, 15* (1), 87–93.

Ventry, I., & Weinstein, B. (1982). The hearing handicap inventory for the elderly: A new tool. *Ear & Hearing, 3,* 128–134.

Verdu, E., Ceballos, D., Vilches, J. J., & Navarro, X. (2000). Influence of aging on peripheral nerve function and regeneration. *Journal of the Peripheral Nervous System, 5,* 191–208.

Wahl, H. W., & Heyl, V. (2003). Connections between vision, hearing, and cognitive function in old age. *Generations, 27,* 39–44.

Wallhagen, M. I., Strawbridge, W. J., Shema, S. J., Kurata, J., & Kaplan, G. A. (2001). Comparative impact of hearing and vision impairment on subsequent functioning. *Journal of the American Geriatrics Society, 49* (8), 1086–1092.

Walsh, D. A. (1982). The development of visual information processes in adulthood and old age. In F. I. M. Craik & S. Trehub (Eds.). *Aging and cognitive processes* (pp. 99–125). New York: Plenum.

Watson, G. R. (2001). Low vision in the geriatric population: Rehabilitation and management. *Journal of the American Geriatrics Society, 49,* 317–330.

Watson, G., & Maino, J. H. (2007). Assistive technologies for the visually impaired older adult. In A. A. Rosenbloom, Jr. (Ed.), *Rosenbloom & Morgan's vision and aging* (pp. 285–298). St. Louis, MO: Butterworth-Heinemann.

Weiffenbach, J. M., Baum, B. J., & Burghauser, R. (1982). Taste thresholds: Quality specific variation with human aging. *Journal of Gerontology, 37* (3), 372–377.

West, S. K., Gildengorin, G., Haegerstrom-Portnoy, G., Schneck, M. E., Lott, L., & Brabyn, J. A. (2002). Is vision function related to physical function ability in older adults? *Journal of the American Geriatrics Society, 50* (1), 136–145.

West, S. K., Munoz, B., Rubin, G. S., Schein, O. D., Bandeen-Roche, S., Zeger, P. S., et al. (1997). Functional and visual impairment in a population-based study of older adults: The SEE project. *Investigative Ophthalmology & Visual Science, 38* (1), 72–82.

Wong, D. F., Wagner, H. N. J., Dannals, R. F., Links, J. M., Frost, J. J., Ravert, H. T., et al. (1984). Effects of age on dopamine and serotonin receptors measured by positron tomography in the living human brain. *Science, 226,* 1393–1396.

Woodruff-Pak, D. S. (1997). *Neuropsychology of aging.* Malden, MA: Blackwell.

Woodward, K. L. (1993). The relationship between skin compliance, age, gender and tactile discriminative thresholds in humans. *Somatosensory and Motor Research, 10,* 63–67.

World Health Organization. (2005). *Prevention of avoidable blindness and visual impairment.* Report by the Secretariat. Geneva: author (www.who.int/blindness/causes/priority/en/index8.html).

Wroblewski, M., & Mikulowski, P. (1991). Peritonitis in geriatric inpatients. *Age and Aging, 20,* 90–94.

Yong, H. H., Gibson, S. J., Horne, D., & Helme, R. D. (2001). Development of a pain attitudes questionnaire to assess stoicism and cautiousness for possible age differences. *The Journals of Gerontology Series B: Psychological Sciences and Social Sciences, 56,* 279–284.

승인문헌(Acknowlegement)

The authors would like to acknowledge the assistance of UNCG graduate students Amy Sample and E. Thor Rasmussen, and the assistance of Tasha Thornhill, University of Saskatchewan Physical Therapy Student.

제 6 장

신경골격근과 움직임 기능

Neuromusculoskeletal and Movement Function

대부분의 노인들은 늙은 몸에 젊은 마음을 가진 사람들이다.

Bernard Isaacs, *The Challenge of Geriatric Medicine,* Oxford Medical Publications, New York, 1992, p. 6

삶의 과정은 안정성과 관련된 기간만큼
최소한의 이동과 변화를 만든다.

J. R. Kelly, *Peoria Winter: Styles and Resource in Later Life*, Lexington Books, Lexington, MA, 1987, p. 52

목 적(OBJECTIVES)

이 장을 읽고 난 후, 독자는 다음을 할 수 있게 될 것이다:

1. 기능, 무능, 그리고 건강구조의 국제적 분류(ICF)를 설명할 수 있다.
2. 대표적인 노화와 관련된 근육, 골격, 그리고 신경 시스템 구조가 손상에 따른 변화와 기능적인 능력에 영향을 미치는 점을 설명할 수 있다.
3. 근력과 힘, 관절범위, 자세, 균형, 협응력 그리고 보행이 노화에 따른 영향을 설명할 수 있다.
4. 움직임의 범위, 근력, 자세, 협응력 그리고 균형 평가를 위한 특별한 방법을 설명하고 노인을 위하여 고려된 평가를 설명할 수 있다.
5. 노인의 근력 증가에 사용되는 운동 프로그램의 종류를 설명할 수 있다.
6. 노인의 기능과 근력, 근육 힘, 자세, 균형 그리고 협응력 사이의 관계를 설명할 수 있다.
7. 노인에서 노화와 관련된 신경골격근 변화의 완화 또는 예방에 사용된 중재를 검증할 수 있다.

근육, 건, 인대, 뼈, 연골 그리고 신경을 포함하는 신경골격근 시스템은 조직의 다양성에 의해 만들어진다. 다른 신체 시스템에 대해서는 다른 장(4, 5, 7장)에서 설명하였다. 노화와 관련된 신체구조와 기능변화는 신경골격근 시스템에도 영향을 준다. 이러한 변화 때문에 노인은 근력감소와 관절 가동범위(ROM) 감소 그리고 움직임과 기능문제를 포함하는 일반적인 손상의 위험이 있다. 결과적으로 노인은 점차적인 능력의 저하 그리고 일상활동과 작업을 수행하는 데 어려움을 경험할 것이다. 다른 기관계들과 같이 골격근의 다른 시스템과 신경학적 노화과정은 사람마다 매우 다양하다. 하지만, 인간의 노화와 관련된 변화는 노인에게서 대표적으로 볼 수 있는 몇몇 만성적인 조건의 발달과 관계된다. 또한 무용성, 다른 시스템의 병리, 삶의 스타일, 영양과 같은 개인적인 요인에 관련된 이차적인 변화는 노화의 영향에 증진 또는 기여를 한다. 이 장의 목적은 다음과 같다:

- 대표적인 노화와 관련된 근육, 골격, 그리고 신경시스템 구조가 손상에 따른 변화와 기능적인 능력에 영향을 미치는 점을 설명하라.
- 근력과 힘, 관절범위, 자세, 균형, 협응력 그리고 보행과 노인의 기능에 미치는 결과를 설명하라.
- 움직임의 범위, 근력, 자세, 협응력 그리고 균형 평가 과정과 노인을 위한 평가 사항을 설명하라.
- 노인에서 노화와 관련된 신경골격근 변화를 축소 또는 예방하는 중재와 특별한 운동 프로그램을 확인하라.

기능, 무능 그리고 건강과 신경골격근 시스템의 국제적인 분류(ICF)

세계보건기구(WHO)는 건강에 대한 이념을 개개인들이 그들의 조건에서 적응하며 어떻게 살아야 되는지를 포함한 새로운 이해를 반영하는 구조를 최근 발표하였다. 기능, 무능, 그리고 건강(이하 ICF)의 국제적 분류는 다양한 문화와 서로 다른 국가간에서 공통적으로 얻어지는 다양한 원리들을 근거로 다음과 같은 목표로 설계되었다.

1. 건강과 이와 연관된 문제, 결과 그리고 결정 등의 요소들을 연구하고 이해하는 데 과학적인 기초를 제공한다.
2. 건강관리 전문가, 연구자, 건강정책 작성사 그리고 관리자와 같은 여러 사용자와 국가 사이의 의사소통 개선을 위해 건강과 관련된 상태를 설명하기 위한 공용화할 수 있는 국제적인 언어를 설립한다.
3. 국가, 건강관리훈련, 건강 서비스와 지역을 통한 데이터의 비교를 고려한다.
4. 건강정보 시스템을 위한 체계적인 코딩(코드화, 부호화) 계획을 제공한다.

ICF 구조는 건강상태와는 관계 없이 모든 사람들에게 적용되며, 건강상태나 질병보다는 기능에 주안점을 둔다. 기능과 무능은 개인의 건강상태와 환경의 콘텐츠 요소뿐만 아니라 개인의 요인 사이에 복잡한 상호작용을 하는 것으로 보인다. ICF 구조는 세 가지 주요한 영역을 가진다–*신체(body), 활동(activity), 참여(participation)*–개인 건강에 영향을 미치는 요소들이다(WHO, 2001). 신체구성요소는 신체기능과 신체구조(즉, 뼈와 관절기능, 근육기능)의 분류를 포함한다. **신체기능(body functions)**은 신체시스템의 생리학적인 기능으로써 정의되어지고 또한 심리학적인 기능을 포함한다. **신체구조(body structure)**는 사지와 기관같은 신체의 해부학적인 부분과 그것들의 구성요소이다. 비정상적인 기능뿐만 아니라 비정상적인 구조는 기능(예, ROM 또는 근력, 통증, 피로의 감소), 구조(예, 관절)의 탈선(예, 변형) 또는 중대한 **손상(impairment)**으로 정의되어진 장애와 비슷한 의미이다.

활동과 참여는 개인과 사회적 시각 양쪽으로부터 기능의 모든 견해를 포함한다. **활동(activity)**은 개인에 의한 행동 또는 과제의 실행이며 기능의 개인적인 시각을 나타낸다. 참여는 살아가면서 개인의 관계를 **참여(participation)**시키며 기능의 사회적 시각을 나타낸다. 활동수준의 어려움은 *활동제한(activity limitation)*과 관계되고, 개인의 문제는 살아가는 상황 속에서와 인간의 참여 속에서 오는 경험일 것이고 *참여제한(participation limitation)*(예, 공동체 삶, 레크레이션, 여가)으로 나타난다.

ICF는 인간이 환경 안에서 어떻게 기능을 하는지에 따라 개인의 건강을 설명한다. 이러한 맥락에서의 기능은 신체구조, 신체기능, 활동 그리고 참여를 위한 포괄적인 용어이며, 건강상태와 개인간의 상호작용의 *긍정적(positive)*인 측면을 나타낸다. *무능(disability)*은 장애, 활동제한 그리고 참여제한을 위한 포괄적인 용어이며, 건강상태와 개인간 상호작용의 부정적인 측면을 나타낸다. 개인의 건강은 인간 삶의 모든 측면에 관계되는 필요한 활동력을 포함하기 때문에 중재의 결과는 개인의 현실적 삶의 환경 속에서 수행의 기록에 의해 평가할 수 있다.

이 영역은 일직선상의 형태가 아닌 3차원적인 상호작용을 가지고, 상호관계 요인(*환경과 개인의 요인*)에 의해 영향을 주고받으며, 또한 요인과 영역의 결합을 통한 인간 세상의 개인의 시각으로 제시된다(WHO, 2001). 상황 요인(contextual factors)은 개인의 삶과 살아 있는 상황의 전체 배경을 나타낸다: (1) *환경적* 요인은 개인적인 삶 속에 육체적, 사회적 그리고 태도의 환경을 만들고, 인간 삶의 행위는 개인의 외부로부터 오고 개인을 위한 장벽(부정적) 또는 촉진자가 될 수 있다. (2) 성별, 나이, 인종, 체력수준, 삶의 스타일, 취미 그리고 사회적 배경과 같은 *개인적*인 요인은 개인의 삶과 살아가는 상황의 부분적인 배경이다(그림 6-1a).

신경근골격계에서의 전형적인 연령과 관련된

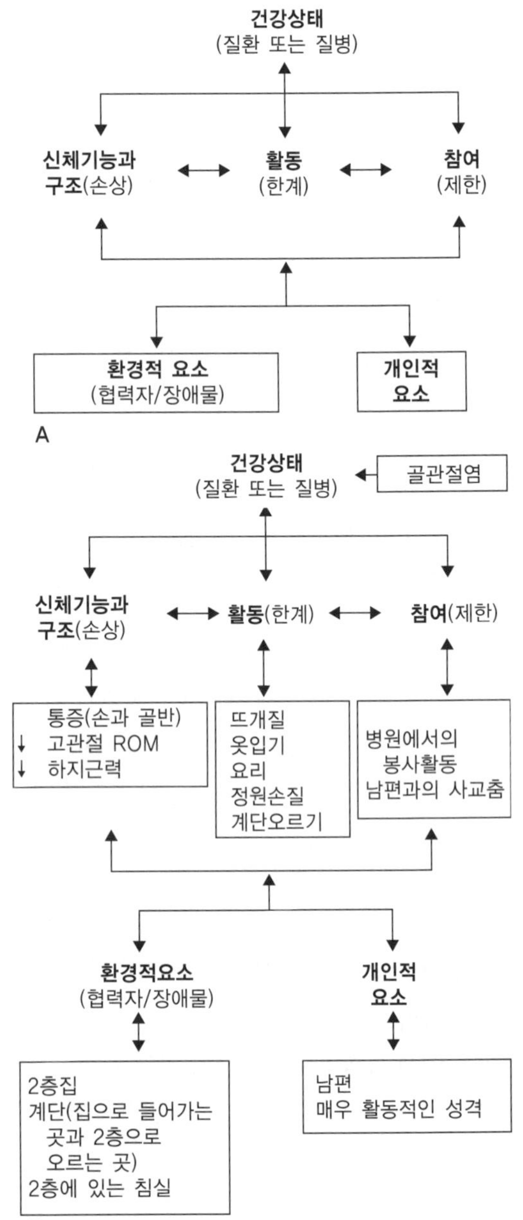

그림 6-1 기능, 무능 그리고 건강 구조의 국제적 분류 (A) 특성들 사이의 상호작용은 동적이다. (B) 골관절염이 있는 78살, 스미슨 부인을 위한 ICF 관점들 사이의 상호작용(Adapted from WHO(2003). International Statistical Classification of Diseases and Related Health Problems, 10th Revision(ICD-10). Geneva, Switzerland스: WHO, with permission).

글상자 6-1 스미슨 부인

스미슨 부인은 78세 여성으로 2층집에 56세 남편과 함께 살고 있다. 집으로 오르는 계단은 5개가 있고 계단의 안쪽면에는 난간이 있다. 1층에서 스미슨 부부의 침실이 있는 2층까지는 8계단이다. 스미슨 부인은 10년 전 손에 골관절염을 진단받았고 극심한 통증을 경험하였다. 게다가 옷입기와 같은 일상적인 생활에 어려움을 겪고 있으며 특히 단추채우기와 잡기, 요리하기, 음식자르기와 즙내기 등에 어려움을 겪고 있다. 스미슨 부인은 오른쪽 고관절에 통증을 느끼고 계단을 오르는 것에 어려움을 겪기 시작하였다. 한 번에 한 계단씩 그리고 특히 난간이 없을 때, 자주 그녀는 남편을 잡고 계단을 올라야 했다. 그녀는 고관절의 운동성이 적고 "다리를 사용하는데 전과 같이 않네"라고 생각했다. 예를 들면, 양말을 신을 때 다리를 가져 오는 것이 어렵다.

스미슨 부인은 또한 매우 활동적인 여성이다. 1주일에 2번 동네 병원에 방문하여 자원봉사를 한다. 그러나 그녀는 고관절이 너무 아파서 병원을 자주 방문하는 이유로 2주에 한 번만 자원봉사를 한다. 스미슨 부인은 스퀘어 댄스를 즐기며 적어도 일주일에 세 번은 지역사회센터에서 열리는 댄스에 참여한다. 현재 스미슨 부부는 토요일 저녁 지역사회 댄스에 한 주에 한 번만 스퀘어 댄스에 참여한다.

스미슨 부인은 뜨개질을 하는 것에 열성적이지만, 골관절염으로 포기했다. 그녀가 즐기는 양말, 벙어리장갑 그리고 13살 손자를 위한 스웨터 뜨개질과 같은 활동을 지속적으로 할 수 없어 매우 실망하였다.

스미슨 부인은 정원손질을 좋아하고 집 앞 두 개의 화초상자와 뒷쪽에 작은 정원을 가꾼다. 고관절과 손의 통증 때문에 그녀는 집 앞의 화초상자만을 가꿀 수 있다.

그리고 비정상적인 생물학적 변화(손상들)는 많은 노인들에게 *활동과 참여의 제한*을 이끌게 된다. 그림 6-1b는 ICF 모델과 Mrs. Smithson(78세 여성으로 골관절염 환자)의 구성요소 사이의 동적인 상호작용을 설명하고 있다(이 여성의 과거력은 글상자 6-1에서 설명하고 있다). ICF는 선형 또는 정적인 것보다 상호작용과 동적인 것으로 모든 요소를 다룬다. ICF 영역에서 측정결과는 건강, 신체기능, 활동 그리고 골격근 상태에서 참여의 모든 측면을 보다 잘 반영한다(Cieza et al., 2002; Keken et al., 2005; Tremayne, Taylor, McBurney, & Baskus, 2002). 그리고 건강의 광범위한 모델의 발생과 함께 임상적 연구는 ICF가 건강상태의 스펙트럼을 통한 건강 결과물을 어떻게 설명하는지에 관심을 갖기 시작했다(Stucki, Ewert, & Cieza 2003).

신경근골격과 노인의 움직임 기능(Neuromusculoskeletal and Movement Function in Older Adults)

2장에서 설명한 것처럼 노화의 이론은 많다. 노화는 신체조직의 변화 또는 손상의 결과로 나타나는 미세한 손상(microinsults)의 누적으로 생리학적 시스템의 축소변화를 일으킨다(Johnson, 1985). 이러한 조직과 시스템의 변화는 노인의 기능, 운동성, 환경과 관련된 상호작용의 능력에 영향을 미친다. 신경골격근 시스템에 대부분 두드러진 노화와 관련된 변화는 다음 몇 가지를 포함한다.

- 감소된 근력과 힘
- 골격근 질량의 현저한 손실
- 기능적인 운동 단위의 감소된 수
- Type II 섬유의 감소된 비율
- 자세 정렬의 변화
- 균형과 보행의 변화
- 뼈와 연골 변화
- 움직임의 최대 속도와 자극에 대한 반응 시작의 감소
- 증가된 진동감각의 역치와 감소된 고유수용성 감각

시간의 경과에 따라 신경근과 골격시스템에서 나타나는 변화는 분명하다. 노화는 개인적이고, 독특한 경험뿐만 아니라 개인과 환경의 요인에 따라 다를 수 있는데, 이는 서로 다른 비율의 생리학적 시스템에 의한 나이 때문이다. 즉, 실제 나이와는 다른 생리학적 시스템 나이에 따라 노화현상이 서로 다르다는 것이다. 생리학적 변화율과 기능에 미치는 결과는 매우 개인적이며, 노인간의 개인적인 차이는 나이가 증가함에 따라 더 분명하게 두드러질 것이다.

노인 사이에 기능의 연속성은 Spirduso, Francis 그리고 MacRae는 다음과 같이 설명하였다(2005)(그림 6-2). 분류체계의 가장 높은 수준인 *육체적 엘리트(physical elite)* 노인은 매일 기본적으로 훈련을 하고 운동에 참여하거나 소방활동 또는 스키강좌와 같은 육체적으로 요구되는 작업을 지속적으로 한다. 매우 늙은 나이에 이런 종류의 직업을 할 수 있는 사람이 많지 않지만, 이러한 개인적인 부분이 노인의 최대 육체적 능력을 상징한다. *육체적*으로 적당한 노인은 그들보다 어린 사람과의 활동에 참여하고, 건강과 안녕을 위한 규칙적인 운동을 지속한다. *육체적으로 독립적인* 노인은 상급 ADL에 참여할 수 있는 육체적 기능 상태가 가능하고, 취미와 레저 그리고 사회활동을 지속한다. 하나 또는 그 이상 만성적인 조건을 가지지만, 여전히 독립적인 기능을 할 수 있다.

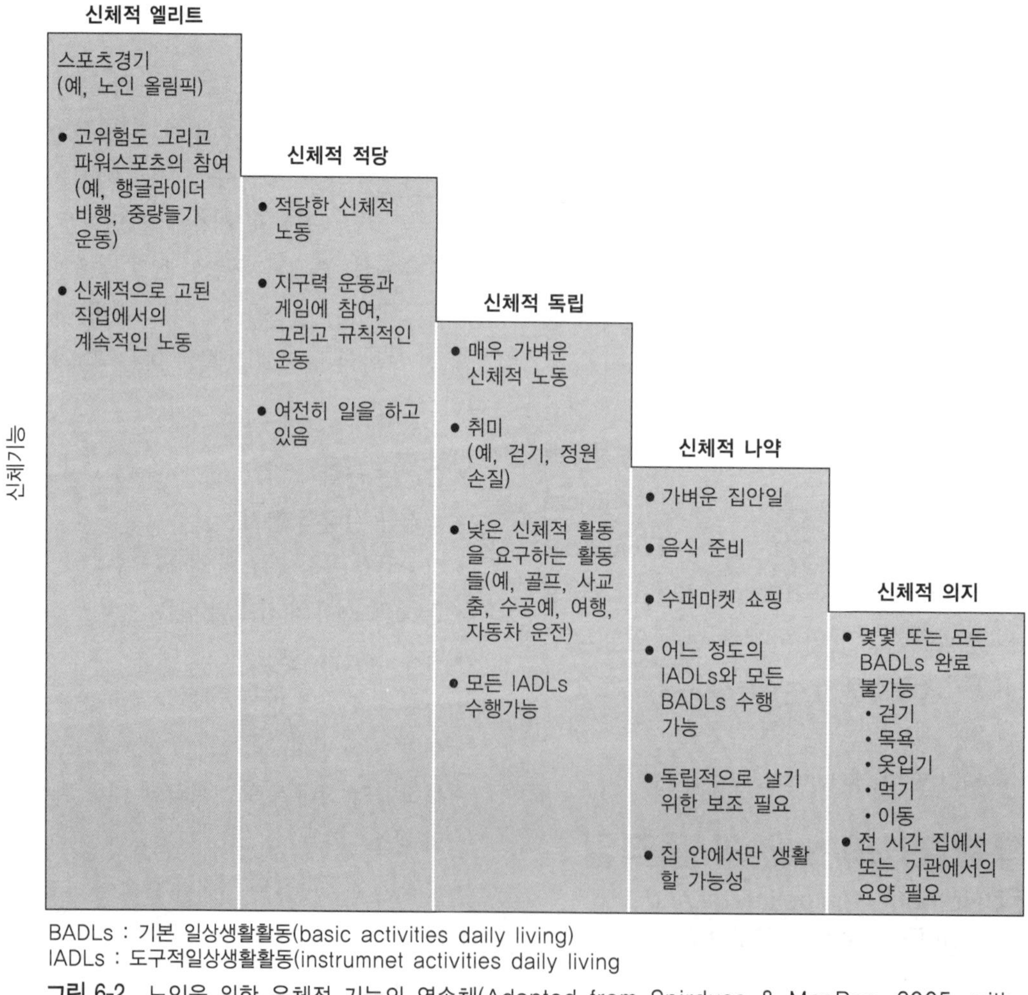

BADLs : 기본 일상생활활동(basic activities daily living)
IADLs : 도구적일상생활활동(instrumnet activities daily living

그림 6-2 노인을 위한 육체적 기능의 연속체(Adapted from Spirduso & MacRae, 2005, with permission).

육체적으로 약한 노인은 ADL을 수행하지만, 많은 노인들이 쇠약한 상태 또는 매일 육체적으로 힘들게 하는 질병을 가진다. 그들은 인간 또는 환경적인 보조와 함께 독립적으로 살아갈 수 있지만 확실히 IADL은 할 수 없을지 모른다. *육체적으로 의존*하는 노인은 급성 또는 만성조건, 인지문제 또는 육체적 활동의 결여, 담배 또는 체중증가와 같은 개인적인 요소의 결과로 몇 가지 또는 모든 ADL을 수행할 수 없다. 이런 상태의 개인은 제도적인 보호 또는 전적인 보조가 요구된다(Spirduso et al., 2005).

노인의 육체적 기능의 연속성과 노화의 이질성을 고려하면, 노화와 관련된 변화가 나타남을 기억하는 것이 중요하고, 육체적인 능력의 퇴화는 모든 노인을 위한 증표가 아니다(그림 6-3).

근력과 힘에서 연령과 관련된 변화들 (Age-Related Changes in Muscle Strength and Power)

근육 크기와 기능은 초기 성장과 관련되어 빠르게 증가하고 노화와 관련되어 느리게 감소하며 수명을 다하여 극적으로 변화한다. 전형적으로 근육 또는 근육 집단의 단일 최대 수축으로 생산된 힘의 양을 최대 근력이라고 하면, 20대 또는 30대에 정점에 도달하게 되고, 그 후에 감소된다. 다른 연구자들은 힘 소실(등척성, 등장성 또는 등속성)의 형태, 근력 소실의 위치 그리고 개인의 육체 활동과 동반이환(comorbidities) 평가를 포함한 다양한 요인의 연구에 의해 근력에 대한 노화의 효과를 설명하였다. 반면 근력 감소의 시작이 노화와 관련되었다는 보고와 상반된 보고들도 있다. 예를 들면, Larsson과 associates(1979)는 힘의 소실은 50세 이상에서 적당히 나타나고, 70세에 10년마다 약 15%의 비율로 감소되고, 70~80세 사이에 힘의 소실은 가속화되어 30%만큼 소실된다고 하였다(Aniansson, Grimby & Hedberg, 1992). 대략 60세까지 절대적인 근력의 변화가 작음을 대부분 동의하고 그 후에 일정한 감소는 분명히 일어난다(McComas, 1996, Porter, Vandervoort & Lexall, 1995).

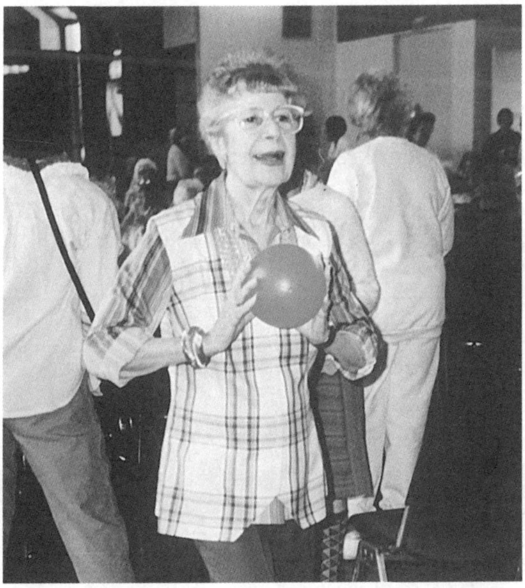

그림 6-3 이 여성은 노화와 관련된 신경근골격 변화에도 불구하고 활기찬 활동을 지속하고 있다(Courtesy of the Menorah Park Nursing Home, Cleveland, Ohio, with permission).

등척성 힘(isometric strength)은 약 60세까지 거의 변화하지 않지만 50~70세에 연간 약 1~1.5% 감소하고 그 후 약 3% 감소한다(Vandervoort, 2002). 상지 등척성 근력은 하지보다 덜 감소하는 경향이 있다(Lynch et al., 1999). 구심성 근력의 감소는 등척성 근력과 비슷한 양상을 보이며 70세 이후 구심성 근력은 가장 현저한 감소를 나타내는데, 상지는 하지보다 더 감소하는 경향이 있다. 30~80세 사이 구심성 힘의 전체 소실은 하지와 허리 근육에서 40~50%, 상지에서 30~40%라고 보고된다(Frischkneckt, 1998). 흥미롭게도 원심성 힘은 구심성 힘 변화보다 더 현저하지 않다(Porter, Vandervoort, and Kramer, 1997; Vandervoort, 2002)(그림 6-4).

등속성 힘(isokinetic strength)의 평가에 등속성 다이나모미터(dynamometer)를 사용하여 동적인 힘 변화를 설명하였고, 최대 힘은 사지 움직

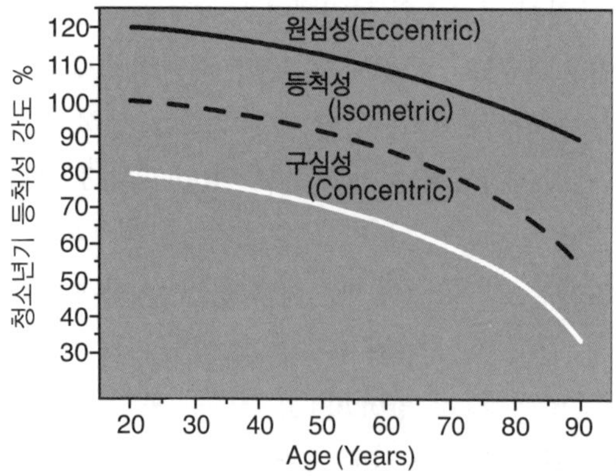

그림 6-4 인간의 수명을 통한 최대 근력에 따른 연령의 영향 도식화된 곡선의 모양과 높이는 측정된(등척성, 구심성 또는 원심성) 근력의 형태에 따른다(From Vandervoort, A. A.(2002). Aging of the human neuromuscular system, *Muscleand Nerve, 25,* 17–25, with permission).

임의 속도를 미리 설정하여 완전한 ROM을 통하여 발생되어진다. 등속성 무릎 신전 힘은 12년 동안의 기간이 지난 후 25~35% 감소함을 알아냈다(Frontera et al., 2000). 그리고 Hughes와 동료들(2001)은 등속성 무릎 신전근 힘이 10년마다 14% 감소 그리고 등속성 무릎 굴곡근 힘이 10년마다 16% 감소함을 찾아냈다. Hughes의 연구는 남자와 여자에서 무릎신전근과 굴곡근 힘의 소실 변화의 비율이 비슷함을 설명하였다. 그러나 여성 노인은 남성의 12% 감소와 비교하여 등속성 팔꿉 굴곡근과 신전근의 힘이 10년마다 2%만 감소한다. 이러한 감소는 특히 여성에게서 서로 다른 근육군에 의한 노화의 다양한 결과로 쉽게 나타난다. 나이가 들어감에 따른 근육힘의 소실과 관련하여 더 자세히 이해하려면 Vandervoort (2000) 또는 Porter, Vandervoot, & Lexall(1997)를 보라.

근육의 힘(muscle power)은 신속히 힘을 발생하는 능력이다(발생된 근력과 운동의 속도를 곱한 결과로 계산됨). 그러므로 발생된 최대힘은 시간적 조절과 협응력이 요구된다. 세기(strength)와 힘(power)은 서로 다르지만, 근육의 속성(attributes)과는 매우 밀접한 관련이 있다. 근력 측정은 더 정교하고 값비싼 도구가 필요하므로 임상에서는 자주 사용되지 않는다. 노화와 관련된 근육힘의 감소는 근육세기의 감소보다 더 크다. 비록 감소의 시작은 둘다 비슷하지만, 힘은 세기보다 10년마다 10%의 큰 비율로 감소함을 알아냈다(Metter, Conwitt, Tobin 그리고 Forzard, 1997). 노화와 관련된 절대적인 힘과 관련된(신체질량에 눈금이 있는) 힘은 각각 10년마다 약 6~11% 그리고 6~8% 감소한다(Spirduso et al., 2005).

근육구조에서 사르코페니아(sarcopenia)와 노화와 관련된 변화

왜 노화로 세기(strength)와 힘(power)은 감소할까? 근육의 세기와 근육의 힘은 (1) 근육세포 내 근원섬유의 지름과 수 (2) 특이한 근 섬유 형태 그리고 (3) 근 수축을 조절하는 신경학적 요소의 협응력에 의존한다.

골격근 구조에서 다양한 변화는 노화와 함께 나타난다(Aniansson, Grimby, Hedberg, Krotkiewski, 1981; Aniansson, Hedberg, Henning, & Grimby, 1986; Frolkis, Martynenko, & Zamostyam, 1976; Kirkendall & Garrett, 1998; Lexell, Henriksson-Larsen, Winblad, & Sjos-

글상자 6-2 근육형태학에서 노화와 관련된 변화

- 전체 근섬유수의 감소
- 몇몇 섬유의 위축, 다른 섬유들의 비대
- 근육질량의 소실
- 리포푸신 증가
- 지방과 결합조직의 증가
- ringbinden 발견
- 세포질체 발견
- 근원섬유 퇴화
- Z선의 원형질 유동
- 근섬유의 탈신경지배

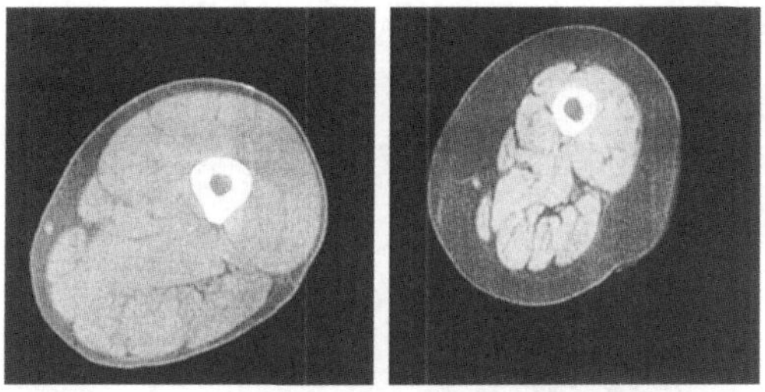

그림 6-5 건강한 25세(왼쪽)와 75세(오른쪽)의 중간 대퇴부를 MRI 사진을 통하여 sarcopenia를 설명하였다. 노인의 영상에서 작은 근육 질량(밝은 회색), 많은 피부하 지방(어두운 회색) 그리고 증가된 근육내 지방(어두운 회색선)이 보인다(From Roubenoff, R(2003). Sarcopenia: Effects on body composition and function. *The Journals of Gerontology, 58A*, 1012-1017, with permission).

trom, 1983; Porter, Vander-voort, & Lexall, 1995). 글상자 6-2를 보자. 노화와 함께 동반되는 근육질량의 소실, **sarcopenia**(연령과 관계된 근육의 상실)는 근골격 장애와 노인에서 기능 감소에 주된 결정 요소의 하나이다. 임상적으로 의미 있는 sarcopenia의 현상은 노화와 함께 증가하며 sarcopenia가 남성과 여성 모두에서 호발하지만 남성 노인에서 더 많이 sarcopenia가 나타남을 알아냈다. 예를 들면, Iannuzzi-Sucich, Prestwood와 Kenny(2002)는 여성에서 22.6% 그리고 남성에서 26.8%의 sarcopenia 현상이 나타남을 알아냈다. 그러나 80세 또는 그 이상의 소집단 분석에서 여성은 31%, 남성은 52.9%의 유병률을 나타냈다.

Sarcopenia는 육체적 활동의 결핍, **무용성 위축**(disuse atrophy)과 함께 나타나는 근육위축과

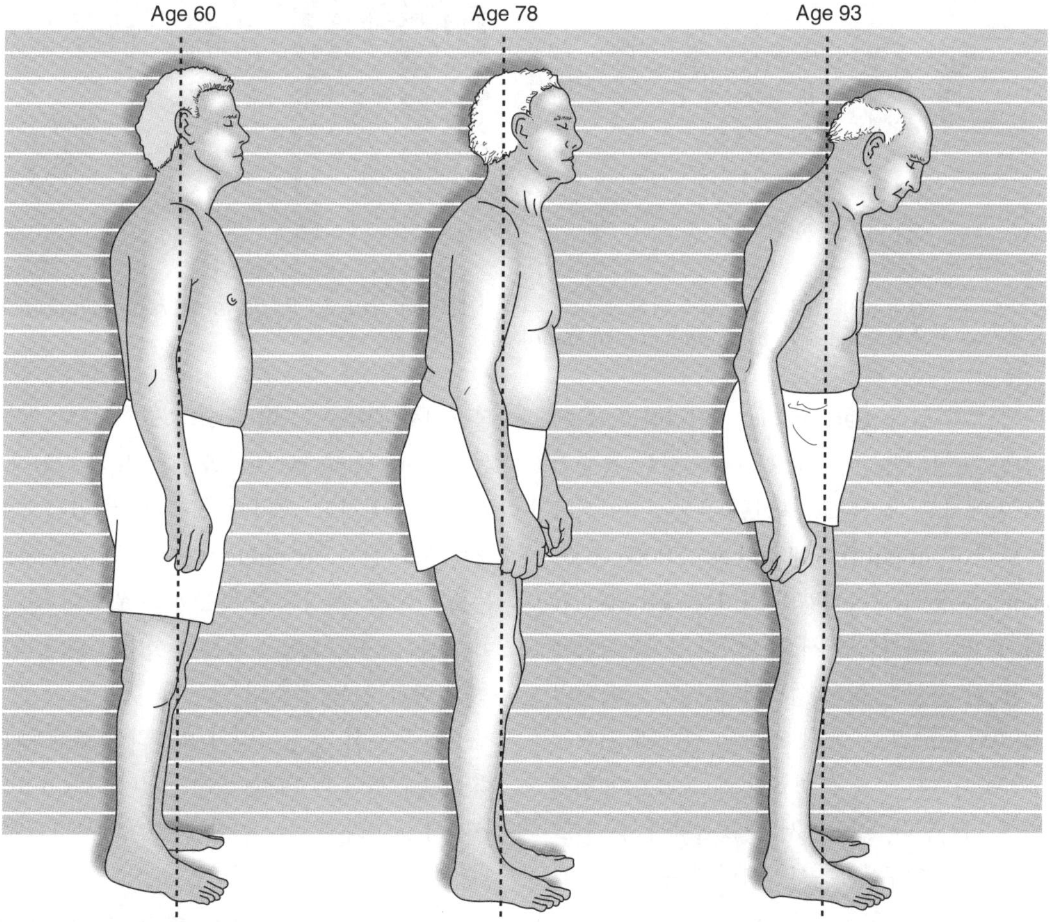

그림 6-6 (A) 60세 노인 남성, (B) 78세 노인 남성, (C) 93세 노임 남성의 외측 자세(From *Topics in geriatric rehabilitation*, Vol.2, No4, Aspen, 1987, p. 16, with permission).

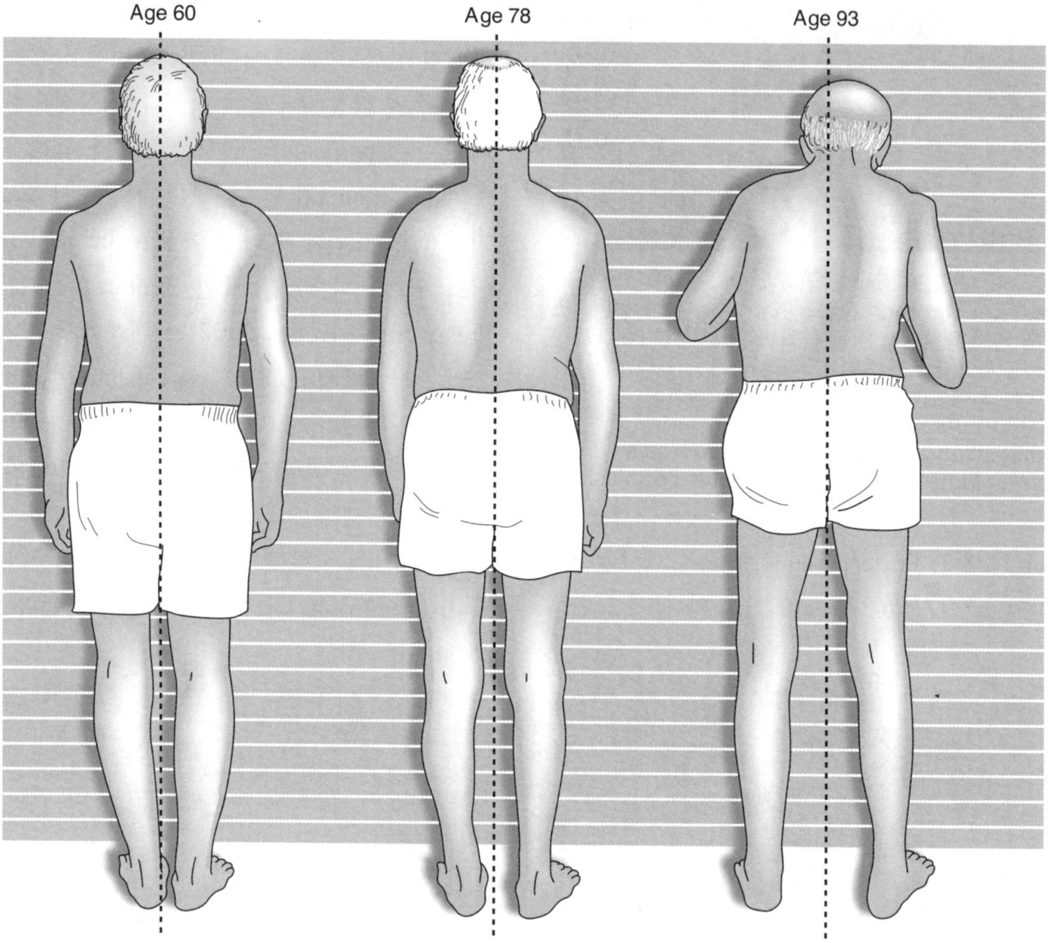

그림 6-7 (A) 60세, (B) 78세, (C) 93세 남성 노인의 후면 자세(*From Topics in geriatric rehabilitation,* Vol. 2, No 4, Aspen, 1987, p. 17, with permission).

혼돈해선 안 된다. Sarcopenia는 건강하고, 육체적 활동을 매우 높은 수준으로 유지하는 독립적인 노인에서도 나타나고 숙련된 운동선수에서도 나타난다(Roubenoff & Hughes, 2000). Sarcopenia를 통해 근육질량의 크기는 축소되어 감소될 것이며, 세기도 역시 감소한다. 근육 질량에서 이러한 소실은 젊은 성인과 노인의 근육횡단면적(그림 6-5) 또는 93세 사람의 근육과 전형적인 60세 사람의 근육을 비교할 때(그림 6-6, 6-7) 분명한 나타난다. 연구에서 근육질량과 종적 그리고 횡단면 연구에서 근력 사이에 높은 상관관계가 있음을 알아냈다(Frontera et al., 2000; Hughes et al., 2001; Lynch et al., 1999). 근육질량에서 감소는 근력 소실의 크기와 시간적 조절(Porter, Vandervoort, & Lexell, 1995)과 관련되어 일치하고 약화에 직접 또는 간접적으로 영향을 미친다(Frischknect, 1998). Sarcopenia는 노인에서 큰 양의 근력 소실의 원인이 되지만, 이를 통해 근력 소실을 충분히 설명할 수 없다. 근육의 힘과 기능 감소의 근본적인 원인은 개개인 사이에 무수히 많은 다양한 요인의 상호작용과 조력의 범위보다 더 다각적일 수 있다(그림 6-8). 근육에서 노화와 관련된 변화에 부여된 부가적인 요인은 아래에 간단히 설명하였다.

근섬유는 느리거나 빠른 수축 섬유의 특성에 의해 특징지어진다. 매우 느리게 수축하는 *적근*

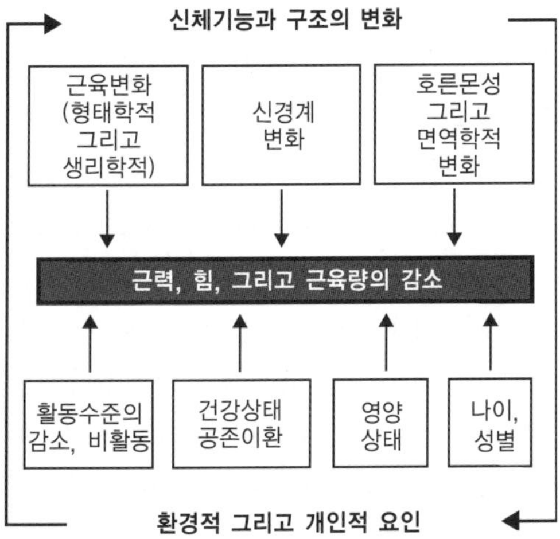

그림 6-8 나이와 관련 근력(muscle strength)과 힘(power)의 변화를 일으키는 다양한 요인.

섬유(slow-twitch fiber, type I)는 피로에 강하고, 근 수축이 오랜 시간 유지되어야 할 때 활성화된다(예, 수영을 하거나 선 자세를 유지하는 것 등). *속근섬유(fast-twitch fiber,* type II)는 비록 짧은 시간 동안 밖에 유지할 수 없지만 매우 빠르게 수축하고 강한 긴장에서 발달한다. 중간근섬유(type IIa fiber, 빠른 수축성 인산화적 해당섬유)는 중간 정도의 속도로 수축하지만, Type IIb 섬유는 빠르고 강한 수축이 요구되는 활동을 위하여 활성화된다. 근육의 미세구조와 관련하여 이러한 요소들이 노화에 미치는 영향에 대한 연구에서 섬유크기, 섬유수, 섬유배열이 연관되어 있으며, 적근섬유(type I)와 속근섬유(type II) 모두 전반적으로 감소되었다는 것이 밝혀졌다. 특히, 속근섬유의 비율과 평균적인 크기에서 뚜렷한 감소가 나타났다(Essen-Gustavsson & Borges, 1986; Fiatarone Singh et al., 1999; Hakkinen et al., 1998; Hikida et al., 2000; Larsson, Sjodin, & Karlsson, 1978; Lexell, Taylor, & Sjostrom, 1998). Anderson과 동료들(1999)은 노인들에게 있어 적근섬유(type I)와 속근섬유(type II)가 교차하여 나타나는 많은 양의 섬유가 있다고 하였다(예를 들면, type I과 type II를 확실히 구분할 수 없다).

나이와 연관된 근약화(weakness)는 또한 각각의 근섬유에서 생산하는 힘의 양이 근력 감소의 원인이 될 수 있다. 노인들에게 있어 특정한 힘은 20%정도 감소되어진다고 보고되었고 이러한 감소가 근육구조의 변화에 영향을 끼친다고 가정되어졌다(Young, Stokes, & Crowe, 1985). 또한 노화된 근육에서 지방과 결합조직의 증가가 발견되었고 이는 결과적으로 근육의 질을 감소시켰다(Kent-Braun, Ng, & Lefcoe, 1992). 이러한 근조직의 변화가 근세사(myofilament)들의 정상적인 적응을 방해하기 때문에 신중하게 고려되어야 한다. 근조직(muscle tissue) 손실과 골격근 섬유수의 감소가 복합적으로 일어난다면, 수축되는 근육에서 발생될 수 있는 긴장(tension)은 감소되게 된다. 이러한 요인들은 근약화(weakness)와 지연성(slowness)의 원인이 되고, 근수축에 있어 부조화(incoordination)가 일어나게 한다.

운동신경에 의해 활성화된 근섬유와 운동신경, 운동신경의 축삭돌기(axon), 축삭돌기가 활성화 시킨 모든 근섬유를 **운동단위(motor unit)**라고 한다. 매년 대략 전체 운동신경의 1%가 사라지는데, 30세쯤에 시작되어 60세 이후(Rice, 2000)에는 그 비율이 증가된다. 연구에서 보고된 바에 의하면 나이와 관련된 운동신경에는 type II 운동단위(motor units)가 먼저 영향을 받는다(Carmeli & Reznick, 1994). 이러한 감소는 결과적으로 이차적인 신경분포를 통한 운동단위(motor units)의 범위를 증가시키게 된다. 또한 운동성 축삭돌기(motor axon)의 전도속도 감소가 나이와 연관되어 일어나게 된다(Doherty, Vandervoort, Taylor, & Brown, 1993; Wang, DePasqua, & Delwaide, 1999). 이러한 변화는 일반적으로 근력의 생산력과 빠르게 힘을 발생시키는 능력을 감소하게 만든다.

골격근 기능은 단백질 대사작용에 의존한다. 근

원섬유단백질 합성(myofibrillar protein synthesis) 비율의 감소와 단백질 전도(protein turnover)의 증가는 나이가 들어감에 따라 근 피로도가 증가하고 속근섬유가 감소되는 각각의 원인이 될 수 있다(Rooyackers, Adey, Ades, & Nair, 1996; Short & Nair, 2001). 단백질 섭취가 낮은 식단은 노인층에서 근육 크기와 기능 감소를 야기할 수 있다(Campbell, Trappe, Wolfe, & Evans, 2001; Iannuzzi-Sucich et al., 2002). 비록 병원 또는 기관에서 적은 영양물 섭취가 일반적으로 행하여지고 있으나, 지역사회에 거주하는 노인들은 급성과 만성적인 건강 문제들로 인한 이차적인 기능의 손실과 사회적 역할 감소, 우울증, 노화와 관련된 소화와 감각 시스템의 변화를 포함하는 여러 가지 이유로 인하여 에너지 요구(Vellas et al., 2001)와 불충분한 단백질 섭취량을 가질 것이다.

노화와 연관된 근력의 변화에 영향을 끼치는 다른 요인은 각 근섬유에서의 모세혈관의 감소이다. 각 섬유에 대한 모세혈관 증가나 근섬유 주변의 모세혈관수의 많은 증가는 실제적으로 모세혈관이 클수록 산소 교환 포화도를 좋게 한다. 마지막으로 호르몬과 면역의 변화는 사르코페니아(sarcopenia)에 영향을 미친다. 노화는 GH(성장호르몬), IGF-1(인슐린 같은 성장요인-1), 성호르몬인 테스토스테론, 에스트로겐의 감소와도 연관되어 있다. 다시 말해 노화와 연관된 이러한 감소는 근 구조와 근력을 변화하게 한다.

비록 불용성(disuse)이 sarcopenia에 영향을 줄 수는 있지만 그 원인은 확실하게 밝혀지지 않았다. 단순한 불용성은 가역적인 근위축(muscle atrophy)을 일으키지만, sarcopenia를 통한 섬유수의 감소는 그리 많지 않다(Lexell, 1995). 또한 모든 근육에서 노화와 더불어 같은 정도의 감소를 보인 것은 아니다(Frolkis et al., 1976; Grimby, 1995; Kirkendall & Garrett, 1998; Potvin, 1980). 노인의 근육에서 섬유수의 감소에 따라 다양한 단계의 변화를 나타낸다. 노화에 따른 변화가 어쩔 수 없음에도 불구하고 많은 연구에서 높은 수준의 신체적 활동을 하는 노인들이 근육의 구조와 수행능력을 유지한다고 보고되었다(Kiltgaard et al., 1990; Sipilä, Multanen, Era, & Suominen, 1996). 예를 들면, Smith와 동료들(2003)은 72세 노인들에게 2년간 저항 훈련을 한 후에 3년의 재훈련 효과를 조사하였다. 대상자들은 2년간 높은 강도의 웨이트 트레이닝(weight training)을 하였다[1RM, 80% 반복, 최대][80% 최대 한번 반복(1RM)]. 2년간 훈련한 후에, 한 그룹의 대상자들은 60~70%[1RM]의 유지수준(maintenance level)의 지속 훈련을 하였고, 두 번째 그룹은 훈련을 중지하였다. 대조군인 세 번째 그룹은 5년간 어떤 형태의 저항 운동도 하지 않은 채로 관찰하였다. 2년의 훈련 후 근력은 대부분 증가하였는데, 3년간 지속 수준으로 운동을 지속한 그룹은 증가한 근력을 유지할 수 있었고, 또한 이 그룹은 훈련 전 수치보다 5년 후 44% 이상 증가한 근력을 보고하였다. 훈련하지 않은 대조군은 5년 후에 근육의 기능이 11.3% 감소된 것으로 보고되었다. 3년간 재훈련을 하지 않아 결과적으로 어느 정도의 근력 손실은 있었으나 훈련 전 수치보다 여전히 15.6% 이상의 수치를 보였다. 실제적으로 신체적 활동을 유지하고 있는 노인들은 골격근 기능과 부피에서 중간 정도의 손실을 타나낸다.

나이와 관련된 근육의 변화와 기능 (Age-Related Muscle Changes and Function)

신체적 기능은 근육의 힘(muscle power). 근력(muscle strength), 지구력(endurance), 협응(co-ordination), 균형(balance), 유연성(flexible)에 의해 좌우된다. 가장 분명하게 근력이 감소될 때 사르코페니아(sarcopenia)가 보이지만, 그 손실은 근육의 크기보다 더 크게 손실된다. 즉, 이것은 골격근의 내재력의 감소를 뜻한다. 신경 드라이브(neural drive)와 같은 신경학적 요인도 이러한 현상에 기여하긴 하지만 일단 근섬유 크기 당 생성하는 힘이 더 적어진다. 이러한 사실에 대한 최근 증거들은 부동성(inactivity)뿐만 아니라 노화에 따른 마이오신 함유량의 감소 때문인 것으로 나타났다(D' Antona et al., 2003).

근력(muscle strength)은 거의 모든 ADL의 수행과 움직임의 주요한 측정 요소 중 하나이다. 골격근 약화는 움직임의 불능을 야기하고 독립성 손실과 낙상 위험을 증가시킨다(Brown, Sinacore, & Host, 1995; Buchner, Beresford, Larson, La Croix, & Wagner, 1992; Whipple, Wolfson, & Amerman, 1987; Wolfson, Judge, Whipple, & King, 1995). 노인들에게 있어 근력의 감소는 정성적인 기능 활동의 감소를 나타낸다.

- 들어올릴 수 있는 최대 부하의 감소(Jette & Branch, 1981)
- 느린 걸음 속도와 보폭의 영향(Bassey et al., 1992; Ferrucci et al., 1997; Fiatarone et al., 1990)
- 의자에서 일어서는 능력의 영향(Ferrucci et al., 1997; Fiatarone et al., 1990; Kauffman, 1982)
- 지지면이 좁은 자세에서 균형 능력과 흐트러진 자세의 회복 능력의 감소(Ferrucci et al., 1997; Probst, 1989)
- 잠자리에서 일어나기, 길 건너기, 차에서 내리기, 계단 오르기 능력의 영향(Bassey et al., 1992; Topp et al., 1998)

체중이 감소되면 신체가 여의지만 부수적인 지방의 양은 노화에 따라 증가되고, 몸의 변화가 일어난다. 예를 들면, 보행 동안 커다란 신진대사 부하량이 근섬유에 걸리게 되고 결과적으로 보행 동안 에너지 소비량이 증가하게 된다(Malatesta et al., 2003; Martin, Rothstein, & Larish, 1992). 따라서 sarcopenia는 단지 근약화 및 기능과 움직임의 감소뿐만 아니라, 연관된 움직임에 따른 신진대사율의 증가도 함께 일으킨다.

최근에는 노인들의 근력 손상은 기능과 움직임에 보다 큰 영향을 미친다고 보고되었다(Bean et al., 2002; Suzuki, Bean, & Fielding, 2001). 65~89세 노인들은 근육의 힘(muscle power) 감소비율(매년 3.5%)은 근력(muscle strength)(매년 1~2%)의 감소비율보다 컸다(Skelton, Young, Greig, & Malbut, 1995). 이것은 걷기 또는 의자에서 일어서기와 같은 근력(strength)에 더하여 힘(power)을 요하는 대부분의 ADL들에 대해서 관련성이 매우 크다. 특히 체중 대비 힘(power)이 표준화되어 있을 때 근육의 힘(muscle power)과 ADL들은 분명한 상호관련성이 있다(Bassey et al., 1992; Skelton, Greig, Davies, & Young, 1994). 하지 근력의 약화는 공동체사회에서 노인 여성들이 자가 진단할 수 있는 장애(disability)의 전조증상으로 보일 수 있고(Foldvari, et al., 2000) 걷는 속도, 의자에서 일어나는 시간, 계단 오르는 시간과 관련이 있는 것으로 나타났다(Bassey et al., 1992). 최근 연구에서 근육의 힘(muscle power)은 움직임과 신체적 수행 능력을 결정하는 요소로 근력(muscle strength)보다 더 영향력이 있다고 보고되었다(Bean et al., 2002; Bean et al., 2003).

손상(impairment)과 손상과 활동제한(activity limitation), 그리고 참여제한에 대한 관계는 명확해 보인다. 연구자들은 노화에 관한 장기적인 연구를 통해 이러한 연결성에 대해 조사하는 것을 시도하였다. 예를 들면, 중년에 손 악력(hand grip strength)에 기능적 제한이 있었던 건강한 사람(Honolulu Heart Study)이 25년 후에 불능(disability)을 보인 것에서 자료를 유추할 수 있다(Rantanen et al., 1999a). Rantanen과 동료들(1999b)은 노인들의 기능적 활동이 감소되는 것에 대한 근력(muscle strength)의 역할에 대해 조사한 '여성의 건강과 노화'에 대한 연구를 단면 연구 자료(cross-sectional data)로 사용하였다. 그들은 손 악력과 무릎신전근(knee extensor muscle)의 등척성 운동이 신체적 활동과 불능(disability)을 설명하는 역할 표본으로 사용하였다. 즉, 불능(disability)은 신체적 부동성과 연관되어지고 부동성은 근력 감소를 야기하였고 근력 감소는 부동성의 증가와 연결되어진다. 게다가 균형장애(impaired balance)는 불능(disability)의 전조 증상으로 나타났고 근약화와 동반될 때 위험도는 증가하게 된다(Jette et al., 1998; Rantanen, Guralnik, Ferrucci, Leveille, & Fried, 1999; Rantanen et al., 2001). 근육의 힘에 대한 결손은 기능적 과제들과 매우 밀접한 연관을 갖는다(Bassey et al., 1992).

기능의 예견과 관련하여 근력의 중요성에 대한 자료들은 현재에만 유용한 것이 아니라 기능적 활동과 근력(muscle strength)과 근육의 힘(muscle power)의 관계를 조사하거나, 노인들의 근력(muscle strength)과 근육의 힘(muscle power)을 증가시키거나 유지시킬 수 있는 근거를 제시할 수 있도록 한다.

나이와 관련된 골격계의 변화(Age - Related Change in the Skeletal System)

골격계의 기능은 다음과 같다;

- 역학적 지지의 제공
- 연부조직과 기관의 보호
- 칼슘 항상성(calcium homeostasis)의 저장소 역할과 적혈구(red blood cell) 생산의 장소
- 근육 활동을 위한 지렛대 역할

뼈의 변화(Change in Bone)

성인의 뼈는 계속해서 자기재생(self-renewal)을 하는데 이를 **뼈의 재구성(bone remodeling)**이라고 한다. 뼈의 재구성에는 뼈의 형성을 위한 **골아세포(osteoblast)**의 활동과 뼈의 재흡수를 위한 **파골세포(osteoclast)**와의 조화로운 활동이 포함되어진다. 전 생애에 걸쳐 건강을 유지시키는 것은 매우 중요하다. 골격구조의 완전한 상태(integrity)가 저하됨에 따라 골절이나 골다공증과 같은 골격계의 위험요소가 증가되기 때문이다. 뼈의 건강상태에 영향을 미치는 요소에는 유전이나 인종과 같은 절대적 요소와 영양, 운동, 체중, 호르몬과 같은 상대적 요소들이 포함된다.

최대 골질량(peak bone mass; PBM)은 성인기에 이루어진다. 30세 후반에는 파골세포의 활동 비율이 골아세포의 활동 비율을 초과하게 된다. 결과적으로 뼈의 노화에 있어 뼈의 재구성에 불균형을 초래하게 되는 중요한 변화가 일어난다. 이것은 무기질 침착(mineralization)이 증가됨에 따라 다공도(porosity)가 증가하게 되고, 뼈가 피로에 대해 취약성이 증가하게 되어 결과적으로 미세골절이 일어날 수도 있다는 것이 포함된다. 미세골절이 누적되게 되면, 골의 완전한 상태가 위협받게 되고 심한 골절이 일어날 수도 있다.

50세까지는 남 · 녀 모두 매년 약 0.7%~1.0%의 뼈 손실이 일어난다. 그러나 특히 여성들은 폐경기 이후에는 파골세포 활동 비율이 증가됨에 따라 남성들보다 골절의 위험도가 더 증가하게 된다. 예를 들면, 여성에게 있어 뼈 손실은 폐경 이후에는 매년 2~3%로 증가하게 되어 5~10년 동안 지속되면서 여성들의 골절에 대한 위험률은 남성들에 비해 약 3배가 된다. 80세 이후의 뼈 손실 비율은 남성과 여성 모두 비슷하게 증가한다(Spirduso et al., 2005). 이것은 뼈 생성과 흡수 사이의 균형이 각기 다양한 뼈(체중지지 뼈와 비체중지지 뼈)의 상태 때문만이 아니라 각기 다양한 뼈 조직 때문에 다르다는 것을 나타내므로 중요하다.

연골, 관절, 건의 변화(Changes in Cartilage, Joints, and Tendons)

노화와 관련된 연골, 건, 관절의 변화는 콜라겐(collagen)과 엘라스틴(elastin) 신축성이 변화되

표 6-1 노화와 관련된 뼈, 연골, 건, 관절의 변화

	종류, 구조, 기능	노화와 관련된 변화	기능과의 관계
콜라겐 (collagen)	결합조직의 중요한 단백질이며 연골, 인대, 건, 뼈의 중요한 구성요소	섬유의 십자연결 증가	조직의 뻣뻣함 증가
		콜라겐 섬유의 짧아짐과 뒤틀림이 증가	조직의 운동성 감소
	십자형태로 배열되어 있는 구조로서 결합조직의 신장력에 관여	보다 촘촘해지고 뻣뻣해짐	수화작용 감소 신장력 감소
엘라스틴 (elastin)	결합조직 단백질	엘라스틴의 양이 점차적으로 감소	
	격자형태로 구성 엘라스틴은 구조화된 후 원래의 모습으로 되돌아가는 것이 가능하도록 배열		조직의 탄력성 감소 조직의 움직임에서 편안함이 감소
히알루론산 (hyaluronic acid)	결합조직 중 특히 연골 부위의 리보솜에서 분비	히알루론산의 분비 감소	탄력성 감소
	조직의 점성을 정상화하도록 도움 마찰 감소	히알루론산분자의 크기 감소	조직 퇴화
당단백질 (glycoproteins)	수용성 단백질의 작은 분자 조직액을 유지할 수 있는 세포외기질(ECM)에서 삼투압 생성	당단백질의 생산과 용해감소	조직의 수화 감소
프로테오글리칸 (proteoglycans)	글루코스아미노글리칸(glycosaminoglycans)이 붙을 수 있는 체인의 중심을 만듦 관절움직임을 하는 동안 연골에서 압력에 대항	어그레칸(aggrecan; 관절의 연골에서 발견된 프로테오글리칸) 분자가 작아지고 구조가 변함	조직의 수화 감소

ECM, 세포외기질(extracellular matrix).

고 연골조직에서 발견되어진 다양한 단백질들의 감소와 관련이 있다(표 6-1). 결합조직은 신체 어디에서나 볼 수 있고 모든 종류의 결합조직은 비슷한 특징을 갖는다. 섬유모양의 결합조직에 있어 기본적인 단백질 구성요소인 콜라겐은 뼈, 건, 인대, 연골에서 볼 수 있다. 콜라겐 섬유는 *가교화(cross-linkage)* 형태의 다발로 가지런히 배열되어 몸을 형성하는 구조가 되고, 어릴수록 유연하고 강하다. 사람이 나이가 들어감에 따라 섬유의 가교화가 증가되면서 좀 더 치밀한 기질이 된다. 이러한 매트릭스(matrix)가 더 치밀하게 됨으로써 콜라겐 구조는 더욱 강직되고 영양분과 폐기물의 세포적인 움직임이 손상된다. 또한 신축성 분자는 *특별한 배열(a lattice-type network)*을 하는데, 이것은 신장된 후에 원래의 모양으로 되돌아가는 것을 가능하게 한다. 노화가 되면서 신축성의 양 또한 감소되게 되고, 이것은 탄력조직에 영향을 미치게 된다. 노화와 관련된 많은 세포적 변화는 부동성의 경우나 침상 생활과 같은 체중 부하가 제한된 경우에도 보인다. 그러므로 운동과 활동의 결여가 결합조직에 있어 정상적인 노화의 결과로 나타날 수 있다.

활액 관절은 상지와 하지의 긴뼈 가장자리에서 전형적으로 볼 수 있다. 뼈의 가장자리는 특별한 관절의 연골로 감싸져 있어 움직이는 동안 충격을 흡수하고 운동중 마찰의 양을 감소시키는 역할을 한다. 연골은 직접적으로 혈액이 공급되지 않는 독특한 결합조직이다. 오히려 인접한 뼈와 활막액에서의 혈류는 연골모세포(chondroblast)에 영양분을 제공한다. 연골모세포는 당단백질(glycoprotein)과 히알루론산(hyaluronic acid)을 분비하여 관절에 윤활유를 제공한다. 관절을 둘러싸고 있는 관절낭은 촘촘한 결합조직의 두꺼운 층으로 구성되어 있고, 관절낭의 대부분은 활액막으로 채워져 있다. 관절낭에 가득 찬 활액막에서 생성된 활액은 관절 연골을 매끄럽게 하고, 영양분을 공급해주고 관절에 압력이 가해질 때 충격 흡수제로서 작용한다. 노화가 되면서 특히 체중 부하가 되는 관절에서 정상적으로 관절을 둘러싸고 있는 연골이 얇아지고 퇴화된다. 연골 안에 채워져 있는 물의 감소는 관절의 수화(hydration)와 관절낭의 탄력성을 감소시키고, 섬유화를 촉진시켜 관절의 강직이 증가되게 된다. 게다가 이보다 앞선 장에서 설명한 근육 구조와 특성의 변화는 근육 조직을 덜 유연하고 보다 경직되게 하여 이차적으로 신축성을 감소시키고 콜라겐을 증가시킨다. 또한 건과 인대는 길이 변화에 있어 탄력성이 떨어지게 된다.

유연성과 관절가동범위(ROM)는 관절, 건, 인대, 근육 그리고 신체의 각 관절의 연부조직의 상태에 의존하며 신체의 각 관절마다 특징적이다. 노인의 불충분한 관절가동범위와 유연하지 못함은 기능적 과제(예, 스스로 코트입기), ADLs(컵 받침대 안에 식료품 꺼내기), 일반적인 움직임(걷기, 구부리기, 계단 오르기)에 영향을 준다. 또한 하지에서의 제한된 관절 가동범위와 유연성은 노화에 따른 보행변화와 넘어짐의 위험을 증가시킨다(Gehlsen& Whaley, 1990; Judge, Davis, & Ounpuu, 1996).

관절가동범위의 최대치는 이십대 중후반에 정점에 도달하고, 30세와 70세 사이에 약 20~30%가 나이에 따라 점차적으로 감소한다. 어깨외전 가동범위의 점차적인 감소가 연령이 증가함에 따라 나타났고 여성에서 좀 더 크게 나타났다. 75세 이상의 여성 1/3과 75세 이상의 남성 1/4이 어깨외전 ROM에서 120° 이하의 기능적 한계를 보였는데, 이는 어려움 없이 머리를 감는데, 필요한 ROM이다(Skelton, Young, Walker, & Hoinville, 1999). 앉고-잡기 테스트로 측정된 슬괵근과 하부척추의 유연성은 10년마다 약 15% 감소를 보인다(Golding & Lindsay, 1989). 그리고 Einkauf와 동료들(1987)은 몸통 전방과 측면 굴곡을 비교했을 때 몸통의 신전범위가 노화됨에 따라 가장 크게 감소된다는 것을 발견하였다. 발목관절 또한 노화에 따라 관절가동범위가 감소되었는데. 55~85세 사이의 여성은 관절가동범위의 50%가 감소하고, 남성은 관절가동범위의 35%가 감소했다(Vandervoort et al., 1992). 척추 유연성과 발목 관절가동범위의 감소는 넘어짐의 위험을 증가시킬 수 있으므로 노인들에게 중요한 부분이다(8장 참조).

자세정렬의 변화
(Changes in Postural Alignment)

자세는 주위 환경에 대한 신체의 지각과 신체와 관련된 하나 또는 그 이상이 연관된 신체부분의 생체역학적인 정렬이다. 자세는 전형적인 정적과정으로 보여지나, 몸의 정렬과 체중이동에 지속적으로 영향을 주는 중력과 신경학적 메커니즘에 대하여 끊임 없이 영향을 받는 동적과정이다. 자세는 자세조절을 유지하기 위한 핵심요소이고 자세균형조절 능력은 많은 일상과제를 안전하게 수행하기 위해 필요하다(Maki & McIlroy, 1996).

노화 과정에서 정상적인 자세정렬은 변하지만 구부정한 자세가 빈번하다(그림 6-5와 6-6참조). 흉추의 후만과 자라목 자세는 전형적이다. 그리고 많은 노인들은 편평하거나 과도해지는 전만곡선의 변화가 나타나며, 앞으로 굽은 어깨, 고관절과 무릎굴곡 등의 변형들이 발생된다(Kauffman, 1987). 이 구부러진 자세의 원인은 명확하지 않고, 아주 다양한 요소들이 있다. 근육의 약화, 관절가동범위의 감소, 척추유연성의 감소 등은 노인들에서 빈번하게 나타나는 자세변화와 관련되는 요소들이다. 예를 들면, 노화로 인한 허리의 신전근 힘의 감소는 육체적 활동의 감소(Lexell, Henriksson-Larsen, Winblad, & Sjöström , 1983)와 골밀도(BMD)의 감소와 관련되어 있다(Frokles et al., 1976; Frontera & Larsson, 1999).

굴곡 또는 웅크린 자세는 목, 몸통, 고관절, 슬관절 신전근의 근조직들을 만성적으로 신장하는 결과를 초래하고, 신체의 질량중심의 수직적 전위를 발꿈치 뒷쪽으로 보상적으로 옮기는 것을 포함한 자세정렬의 또 다른 변화를 가져올 것이다. 후만된 척추의 변화는 인대와 근육들의 신장으로 이차적인 통증을 야기한다. 그리고 요추의 보상적인 과도한 전만은 요부의 통증을 야기한다. 자라목 자세는 전방 응시의 손상을 주며 외부환경을 탐색하는 중요한 감각적 요소들을 저하시키고 장애물 피하기 등에 장애를 야기할 것이다. 게다가 비정상적인 자세정렬과 척추의 운동성과 유연성의 감소는 동적, 정적인 균형조절을 위한 정상적인 전략 사용을 방해한다.

노화된 척추는 여러 가지 변화가 있다(Fielding, 1985; Sculco, 1985). 추간판은 모든 결합조직의 노화와 관련된 급격한 변화를 격게 되고(Kauffman, 1987) 후만의 원인이 된다(Kendall, Kendall, Provance, Rodgers, & Romani, 1993; Kirkendall & Garrett, 1998). 자라목자세는 척추관절표면에 부하된 분포를 바꾸고(Johnson, 1985), 뼈의 구조가 골다공증에 의해 약해졌을 때는 척추체의 변형과 척추증을 야기할 수도 있다(Fiatarone et al., 1994). 경추 척추증은 55세 이상에서 80%의 유병률을 보인다(Wyke, 1979) 이 문제는 자세안정성과 유연성의 감소에 영향을 끼친다. Wyke(1979)는 노화와 관련된 불균형은 돌기관절의 기계적수용기의 점진적 퇴화에 영향을 끼친다고 주장하였고, 척추의 퇴행성 염증 또는 외상성 손상은 자세 안정성을 위한 중추신경계의 결정적인 구심성 섬유의 피드백 작용을 감소시킨다고 하였다.

게다가 자세정렬의 변화는 근육학적 손상(예, 약화) 또는 이차적 신경손상(예, 뇌졸중)으로 인한 보상작용으로 야기되거나 근골격학적 조건(고관절과 슬관절의 관절염)에 따른 결과이다.

대부분의 노화와 관련된 골격 축의 변화는 :

- 자라목과 앞으로 굽은 어깨(Kaufman, 1987)
- 흉추 후만의 증가(O' Gorman & Jull, 1987)
- 요추 전만의 감소(Milne & Lauder, 1974)
- 슬관절 굴곡 각도의 증가(Brocklehurst, Robertson & james-Groom, 1982)
- 고관절 위치의 후방(Woodhull-McNeal, 1992)(그림 6-5와 6-6 참조)

자라목 자세(head-forward position)는 종종 비정상으로 간주되나 일부는 노화로 인한 요추의 편평해짐과 같은 다른 자세 변화로 인한 정상적인 보상작용으로 어느 정도 일어날 수 있다. 노인의 측만증은 척추 또는 부수적인 변화 때문에 일어난다(Kaufman, 1987). 사지에서 대부분 노화에 따른 공통적인 자세변화는 전인된 견갑골이 동반된 굽은 등 그리고 약간 굴곡된 팔꿈치, 고관절, 슬관절이다. 게다가 관절표면과 관절낭의 변화는 고관절과 슬관절 또는 발목의 외반과 내반을 야기한다. 대퇴골경과 대퇴골간부의 둔각(90° 이상)은 더욱 각도가 줄어들 것이고, 굴곡된 자세를 강조하게 될 것이다.

앞서 설명하였듯이, 노화된 골격계에서 발생한 다수의 변화는 바로 선자세를 저하시킬 것이다. 자세의 변화는 노인들의 넘어짐과 같은 기능적 문제와 높은 관련성을 보여준다(O' Brien, Culham & Pickles, 1997). 게다가 근육, 결합 조직, 피부의 변화는 자세정렬을 바꾸게 한다. 대퇴사두근,

가자미근과 같은 자세근육은 노화가 될수록 비자세 근육보다 위축이 증가되는 것으로 보고되었다(Mahar, Kirby, & MacLeod, 1985). 외상, 생활패턴, 하이힐의 장기간 착용과 같은 습관 역시 노화로 인한 자세변화에 기여한다.

일반적인 골격계의 병리학 (Common Skeletal Pathology)

이 장은 전형적이고, 정상적인 노화에 있어 *골다공증(osteoporosis)*과 *골관절염(osteoarthritis)* 두 가지 조건이 노인에서 유행하는 명백한 이유에 대해 토론하고자 한다.

골다공증(osteoporosis)

65세 이상의 인구가 늘어남으로써 전 세계적으로 골다공증은 대중적인 건강문제로 대두되었다. 골다공증은 뼈의 강도가 약해진 사람이 골절의 위험이 늘어나는 골격계 질환으로 정의된다(NIH Consensus Development Panel on Osteoporosis Prevention, 2001). 뼈조직에서의 낮은 골질량과 골조직의 미세 구조의 약화는 강한 뼈를 부서지기 쉽게 만들고 결과적으로 골절의 위험을 증가시킨다(NIH Consensus Development Panel on Osteoporosis Prevention, 2001).

뼈의 강도는 두 가지 구성성분으로 이뤄져 있다: **골밀도(bone mineral density; BMD)**와 **골질(bone quality)**. 골밀도는 환자의 최대 골질량에서 골손실량을 빼는 것으로 결정되고 그에 반해 골질은 뼈의 구조, 뼈의 무기질침착, 반복된 손상(예, 미세골절), 뼈 재생력 등이 고려되어진다(NIH Consensus Development Panel on Osteoporosis Prevention, 2001). 앞에서 설명했듯이 뼈는 칼슘의 저장소로서 계속해서 변화하고, 느린 골질량의 감소는 약 30대 중반~40대 중반정도부터 노화의 자연스러운 양상으로 시작된다. 그러나 골다공증의 과정은 증가된 골의 재흡수가 골의 형성을 초과하는 특징을 지닌다. 골다공증의 초기증상과 징후는 거의 없다. 그러나 키의 감소와 통증, 후만증과 같은 변형은 골다공증을 진행시키는 공통적인 징후와 증상들이 될 수 있다. 골격의 골절은 질병의 임상적 주된 징후이고, 비외상성골절의 과거력은 골다공증의 정의에 포함된다(Kanis & the WHO Study Group, 1994). 노인들은 골절로 인해 상당히 많은 사망률, 이환률, 경제적 소비 등의 큰 영향을 받는다(van Balen et al., 2001).

현재는 뼈의 강도를 측정하는데 단 하나의 측정기준은 없으며, 골다공증의 진단을 위해 골밀도를 기초로 하고 있다. 골밀도는 골강도의 대략 70%를 설명할 수 있으므로 골다공증의 측정시 가장 좋은 방법으로 사용되어왔다. 골밀도가 골다공증의 골절을 예견하는 단순하고 가장 좋은 방법이지만, 연구에 따르면 골다공증적 골절의 주 위험요소는 이전의 골절 경험이며, 임상적으로 골다공증은 골절이 발생함으로써 인식하게 된다(Woolf & Pfleger, 2003). 위치에 상관없이 골절의 과거력을 가지고 있는 성인들은 다른 형태의 골절이 2차적으로 발생할 위험이 50~100% 증가한다(Klotzbuecher et al., 2000; Wu et al., 2002). 고관절 골절, 전완 골절, 척추체 골절은 가장 흔하고 고관절 골절은 골다공증으로 인한 결과로 가장 심각하다(Cummings & Melton, 2002). 고관절 골절의 수는 전 세계적으로 늘어나고 있고 향후 2050년에는 6백 3십만 명이 될 것이다(Cooper, Campion, & Melton, 1992). 고관절 골절이 대부분 북미, 유럽에서 주로 발생하지만 향후 50년에 걸친 인구통계학적 이동은 선진국에서 개발도상국으로 질병의 존재감을 재배치할 것이다. 예를 들면, 2050년에는 개발도상국에서 75%의 고관절 골절이 일어날 것으로 예상된다(Genant et al., 1999).

골다공증의 비약물적 중재로 영양섭취, 넘어짐 방지, 운동, 특별한 체중부하와 근력강화운동의 방법을 통해 뼈의 건강을 향상시킬 수 있다. 반면에 약물학적 중재는 골의 재흡수를 감소시켜 줄어든 골을 중심으로 골형성과 골결합 과정을 증가시키는 방법이다. 다음 사이트는 좀 더 많은 골다공증 치료에 관한 정보가 있는 곳이다(www.cmaj.ca/cgi/content/full/167/10_suppl/s1).

골관절염(osteoarthritis)

OA는 가장 흔한 관절질병의 형태로 65세 이상의 남자와 여자에서 장애(disability)를 야기하는 원인 중 하나이다. 40세 이상의 성인의 90%이상에서 체중부하 관절의 골관절염이 방사선적 변화와 일치하였고, 그 중 30%까지는 골관절염으로 인한 통증과 장애가 있다고 보고하였다(Murray & Lopez, 1996). 골관절염의 높은 발병률은 자가활동능력과 생산력, 주경제 비용의 감소로 인해 높은 사회적 소비를 가져왔다. 예를 들면, 1994년 미국에서의 고관절, 슬관절의 직접적, 간접적인 골관절염의 비용은 129억 달러($12.9 billion)였다(Yelin, 1998).

골관절염의 명확한 원인은 알려지지 않았지만 물리적 부하와 손상이 관련 있다고 여겨진다. 골관절염의 위험인자 중 불가변적인 인자로는 연령의 증가와 가족력이며, 가변적인 인자로는 비만, 업무로 인한 높은 물리적 부하, 스포츠의 참여 등이 있다. 골관절염은 어떤 관절에서든 발생할 수 있지만, 가장 흔하게 고관절, 슬관절, 척추와 손, 발의 관절에서 나타나며 관절 연골의 감소와 뼈의 재형성과 변형에 의한 생화학적 그리고 생체역학적 변화이다. 골관절염을 가진 연골은 점점 얇아지고, 찢어져 관절낭을 파열시킨다. 연골이 상하면서 궤양(연골경화증), 골극형성(osteophytes), 활액막염, 피막의 농화가 생기게 되고 결과적으로 관절보호기능은 줄어들게 된다. 골관절염은 일반적으로 관절통증, 부종, 관절가동범위 감소, 움직임 시 **염발음(crepitus)** 생성 등을 포함하는 통증과 관절 강직이 있다. 통증은 보통 휴식 시 완화되지만, 아침의 강직은 골관절염의 가장 대표적 증상으로 보고되었다.

중재는 전형적으로 다양한 수준에서 이루어진다. 가장 중요한 관리방법 중 하나는 비만 등의 위험인자의 조절, 또는 감소가 있다. 또한 통증을 감소시키고 기능을 향상시키기 위한 운동과 관절보호 교육은 종합적인 관리계획의 중요한 요소가 된다. 근력강화 운동과 신체의 적절한 운동은 기능을 향상, 통증과 장애의 완화, 지구력 향상, 그리고 골관절염을 가진 노인에서 낙상을 감소시킬 수 있다(American Geriatrics Society Panel on Exercise and Osteoarthritis, 2001). 약물학적 관리는 진통제, 비스테로이드성의 항염증제, 국소적인 물질인 글루코사민으로 이루어져 있다. 콜티코스테로이드의 관절내 주사와 지저분한 연골과 골극제거를 위한 관절경 수술법은 골관절염에 도움이 된다. 질병의 난치성 통증과 기능 완화를 위해 관절전치환술이 시행된다. 일반적인 수술은 질병 호전을 효과적으로 중재하고, 고관절전치환술(THR)과 슬관절전치환술(TKR) 등으로 기능과 삶의 질 회복을 높여 줄 수 있다(Murray, 1998).

노화에 따른 신경계의 변화
(Age-Related Changes in the Nervous System)

노화에 따라 신경계 역시 감각, 반사, 운동기능의 변화로 이상 기능을 초래한다(5장 참조). 노인의 신경계에서 보통 일어나는 변화는 글상자 6-3에 요약되어 있다. 이러한 변화를 초래하는 원인에는 다음이 포함된다.

- 뉴런과 수용체에서의 생화학적, 그리고 형태학적 변화
- 뉴런의 감소
- 신경전달작용의 결함
- 수초의 감소

- 신경전도 속도의 점진적 감소
- 단백질 합성의 결함
- 누적된 외상
- 산화적 스트레스와 혈관의 변화

형태학적, 생화학적 변수의 특정한 변화는 항상 기능적 변화에 직접적인 상관관계가 있는 것은 아니다. 신경계에서 일어나는 노화와 관련된 특징적인 변화들이 기능적 수행에 감소를 초래하는지는 추가적인 연구가 필요하다.

신경학적 시스템에 노화가 일어났다고 볼 수 있는 구조적, 생화학적, 신진대사의 변화에도 불구하고, 대부분의 노인들은 신경학적 시스템의 기능적 보존이 이루어진다고 보고되어졌다. 그러나 뇌졸중과 같은 중추신경계의 질병은 노인에서 가장 흔하게 장애를 일으키는 원인이다. 이 질병들은 65세 이상의 노인 장애 원인의 거의 절반정도를 차지하고, 독립적인 삶이 불가능한 완전의존상태의 90% 이상을 차지한다(Timiras, 1994).

신경계 노화에서의 변화는 자세불안정성, 신경손상, 근력약화, 비정상 보행패턴 그리고 넘어짐

글상자 6-3 노화에 관련된 신경계의 변화

- 대뇌의 위축
- 뇌척수액 공간의 확대
- 특수한 신경 손실
- 수상돌기 가지의 감소
- 리포푸신 과립의 증가
- 신경전달물질의 효과 감소; 도파민성, 콜린성, 노아드렌날린성 활동의 선택적 감소
- 대뇌혈류의 감소
- 글루코스 이용의 감소
- 뇌전도의 변화
- 운동신경섬유의 감소
- 운동단위 크기와 수의 감소
- 신경의 전도속도 감소
- 뇌영역의 반점과 신경섬유의 다발성병변 증가

에 영향을 줄 것이다. 신경근육계 변화에 독특한 방식은 개별적 반응이다. 일부의 노인들은 심한 구조적 변화가 기능적 활동 억제 없이 발생하는 반면 그에 반해 그 외의 노인들은 겉보기엔 사소한 변화에도 심각한 기능적 장애가 발생하였다. 예를 들면, 기능적 제한과 관계없이 중추신경계의 변화는 건강한 뇌에서도 존재한다고 Sudarsky와 Ronthal은 지역 노인을 대상으로 증명하였다(1983). 평균나이 79.5세이고 보행장애 진단을 받지 않은 노인 50명의 뇌를 컴퓨터 단층촬영(CT)을 사용하여 연구하였다. 단, 병리학적 변화가 발견된 신경학적 질병이 있는 자들은 연구에서 제외되었다. 대상자 중 16%에서 다양한 대뇌경색의 양상을 보였다. 이들 중 4명은 치매의 명백한 증거를 갖고 있었고, 2명에서 뇌수종이 발견되었다. 또한 4명의 대상자에서 소뇌위축, 체간운동실조(truncal ataxia), 말초신경장애가 발견되었고 다른 9명의 대상자는 시각-청각적 고유수용성 감각을 받아들이는 반응의 감소를 포함하는 다양한 감각장애 양상을 보였다. 또한 이 9명의 대상자들은 말초신경병변의 증거를 가지고 있었다. 또 다른 7명은 본질적이거나 특발성의 보행 장애와 짧은 보폭을 가진 넓은 기저면의 보행을 임상적으로 발견하였고 후진방향에서 쉽게 지치는 경향이 있었다. 그러나 그들의 명백한 임상적 발견과는 상관없이 중요한 활동들을 성취할 수 있다고 주장하는 대상자들 중 누구도 보행장애가 있다고 진단된 사람은 없었다. 이 연구는 노인들에게서 "장애(disabilities)" 또는 "문제(problems)"에 대한 특징을 찾는 데 도움을 주었다. 임상가들은 종종 기능적인 영향이 없는 결함에 대해 증명하기도 하는데, 예를 들면, 부검결과 정상 노인들에서 종종 보이는 심실 공간의 실질성 피질의 얇아짐 및 확장된 이상들이 치매로 진단받은 노인들에게서도 발견되었다.

노화에 관련된 균형, 협응력, 움직임, 기능에서의 변화(Age-Related Changes in Balance, Coordination, Movement, and Function)

균형조절은 기능적 활동의 수행에 있어서 중요한 역할을 가진 시스템이다. **자세조절(postural control)**은 많은 시스템의 복잡한 상호작용을 통해 발생된 **자세적응(postural orientation)**과 자세 안정성의 목적을 위해 공간 내에서 몸의 위치를 조절하는 능력이다(글상자 6-4). 그러므로 자세조절은 한 개의 시스템에 의해 통제받지 않고 그 대신 통합된 많은 시스템의 상호작용에 의해 이뤄진다(Shumway-Cook & Woollacott, 2007). 균형의 문제는 노화에 따른 신경체계의 감소 하나의 문제라기 보다 자세조절에 기여하는 한 개 또는 그 이상의 하부조직의 변화로 인해 발생할 것이다. 자세조절과 발전, 자세조절에서 노화의 영향을 공부하기 위해 Shumway-cook & Woollacott(2007)를 참고하라.

노인에게 있어 기능의 감소와 균형문제를 야기하는 신경시스템의 노화와 관련된 변화는 개별적이다(Tell, Lefkowitz, Kiehr, & Elster, 1998). 이 변화들은 시각, 전정기관의 정보가 포함되고(5장 참조) 근육의 위축, 고유수용기와 진동감각의 감소, 추체외로의 기능소실 및 반응의 속도가 느려진다(Richardson, 1999). 게다가 근육의 힘과 강도의 감소는(이전 장에서 논의된) 자세조절과 안정성 문제를 나타낼 것이다.

시각계와 전정계 둘다 노화에 따른 기능 감소가 보인다. 눈의 다양한 변화들은 망막으로의 빛의 전달이 감소하고 눈의 역치는 증가한다고 5장에서 설명되어 있다. 그러므로 노인들은 사물을 볼 때 좀 더 많은 양의 빛을 필요로 한다. 또한 시각적 영역의 손실과 시각적 예리함의 감소는 깊이(depth) 인식의 어려움을 야기한다. 손상되지 않은 전정계는 균형 특히, 중추신경계로부터 지남력 정보를 받는 다른 감각이 감소한 노인들에게 중요하다. 전정신경과 청각세포는 70세에 40% 감소한다(Rosenhall & Rubin, 1975). 따라서 노화에 따른 전정기능의 감소는 시각과 체성감각계로부터 오는 구심성 신경정보가 상충되는 것을 해결하는 데에 어려움이 증가되는 결과를 얻는다(Shumway-Cooke & Woollacott, 2007).

기저핵과 그것들 사이의 연결로 언급되는 추체외로계는 전체적 움직임의 변화와 운동기술이 느려지는 노화에 따른 변화가 보고되었다(Clark & Siebens, 1998; Timiras, 1994). 기저핵과 소뇌는 운동 조절에 중요한 역할은 한다. 틱(tics) 또는 진전(tremors)이 분명해지고, 움직임이 느려지는 (bradykinesia) 현상이 없어지거나 고치지 못한

글상자 6-4 안정성과 지남력을 위한 자세 조절은 많은 요소와 시스템의 복합적인 상호작용이 필요하다

• 근골격계	관절가동범위, 척추의 유연성, 근육의 특성, 신체분절과 연관된 생체역학적 관계
• 감각계	시각, 전정, 체성감각
• 감각, 지각과정	각각의 감각계의 조직화와 통합
• 신경근의 협동작용	조직화, 협응력, 근육과 근육군의 연속적 활동
• 기계적 적응	환경적 요구와, 과제변화에 반응하는 감각과 운동계의 변화
• 기계적 예방	이전의 경험과 배움을 바탕으로 감각과 운동기관의 예측조정
• 상위신경의 과정	인지(cognitive)는 동작을 위한 감각지도화(mapping sensation)와 예상적 기전 (anticipatory mechanism)에 필수적; 내적 표상 체계(internal representations)

Source: Data from Shumway-Cook & Woollacott, 2007.

다면 노인의 자세 불안정성은 여전히 존재할 것이다(Timiras, 1994). 자극에 반응하는 능력인 반응시간은 반응에 영향을 주는 구심성신경의 자극과 원심성신경의 자극의 중앙처리를 필요로 하기 때문에 노인의 신경근 기능을 측정하는 데 종종 사용되어진다(Potvin, 1980; Sherwood & Selder, 1979 ; Spirduso, 1975).

단순한 **반응시간(simple reaction time; SRT)**의 느려짐은 대부분 노화로 나타나는 행동변화를 측정하고 인지하는 것 중의 하나로 고려된다(Spirduso et al, 2005). 선택된 **반응시간(choice reaction time)**에 대한 연구는 과제의 어려움이 증가할수록, 노인들의 반응시간이 젊은 사람들보다 크게 느렸다(Hale, Myerson, & Wagstaff, 1987; Hultsch, MacDonald, Dixon, 2002). 모든 연령에서 폭 넓은 개별적 반응시간의 변수가 존재하고 나이가 들어감에 따라 반응시간의 이질성(heterogeneity)이 증가한다(Hultsch et al., 2002; Spirdso et al., 2005). 운동, 감각신경을 유도하는 속도나 근수축력의 감소보다 느려진 중앙처리가 반응시간을 느리게 하는 근본적 요인이라고 한다(Katzman & Terry, 1992). 흥미롭게도 신체적으로 활발하지 못한 노인들이 활동의 속도가 저하되고 과제수행이 느려지는 전형적으로 노화 모습이 좀 더 나타난다. Spirduso(1975)는 신체적 활동을 하는 노인 즉, 젊은 사람들에 비해 라켓운동(racket sport)을 하는 노인들의 반응시간이 매우 작은 감소를 했다고 보고했다. 그리고 많은 노인들에서 움직임 속도의 감소는 나이와 신경학적 변화보다 신체적 활동정도와 좀 더 관련이 있다고 결론지었다.

협응력(Coordination)

조화로운 움직임을 수행하는 능력은 다양한 근육(**근육 협동작용, muscle synergies**)과 구심성 신경뿐만 아니라 원심성신경의 경로를 포함하는 통합(integration)을 요구한다. 손상되지 않은 신경-근골격계와 감각계는 부드럽고 정확한 움직임을 만들어낸다. 대근육 또는 소근육 운동 반응, 아니면 양쪽의 협응을 요구하는 기능적 활동은 (예-보행, 침대에서 나오기, 단추와 지퍼 채우기) 조화로운 움직임에 달려있고, 근육 수축의 타이밍과 힘, 관절의 움직임 등은 움직임 조절에 중요한 요소들이다.

협응력은 완전한 신경-근골격계인 시각, 체성감각, 전정계, 감각운동성 과정의 입력에 좌우되는 부드럽고 정확하고 조절된 움직임을 수행하는 능력이다. 조화로운 움직임은 적절한 시간과 적당한 힘을 필요로 하는 다양한 관절과 근육을 포함하므로 움직임은 정확하고 부드럽고 효과적이다(Shumway-Cook & Woollacott, 2007). 정상적 노화에서도 부드럽고 정확하며 조절된 동작반응에 대한 변화들이 나타나지만, 시스템 장애에 의해 두드러지게 나타날 수도 있다.

연구를 통해 노화에 따라 발생하는 이상 움직임을 발견하였다.

- 눈과 손의 협응력이 느려짐(Potvin, 1980)
- 사지 사이의 협응력 부족(Serrien, Swinnen, & Stemach, 2000)
- 같은쪽 손과 발의 움직임 감소(Capranica, Tessitore. Okivieri, Minganti, & Pesce, 2004)
- 운동 협응력의 감소(Bornstein, 1986; Potvin, Syndulko, Tourtelotte, Lemmon, & Potvin, 1980; Vekek, Schouten, & Oosterhuis, 1990)
- 손의 민첩성 감소(Kellor, Frost, Silberberg, Iversen, & Cummings, 1971; Laufer & Scheitz, 1968; Mathiowetz, Volland, Kashman, & Weber, 1985; Molbeck, 1976; Sperling, 1980)

고유수용감각과 진동
(Proprioception and Vibration)

사실상 모든 감각성분은 나이에 따라 급격하게 감소하고 고유수용감각과 진동 역시 예외는 아니다. **고유수용감각(proprioception)**은 환경(지남력)과 관련하여 신체 각 분절을 인식하는 것으로 설명되어진다. 몇몇 연구들은 작은 관절의 고유수용감각은 큰 감각 감소는 없다는 것을 발견했으나(예, 손과 발), 또 다른 연구에서는 무릎의 관절 위치감각이 노화와 함께 감소되는 것을 발견하였다(Skinner, Barrack, & Cook, 1984). 그리고 발목관절의 각도 변화에 대한 역치는 좀 더 높게 나타났다(Thelen, Brockmiller, Ashton-Miller, Schultz, & Alexander, 1998). 게다가 노인들은 척수와 고위중추에서 들어오는 고유수용감각의 통합에 손상을 받을 수 있다(Hay, Bard, Fleury, & Teasdale, 1996). 다른 저하된 감각이나 인식력 변화와 결합된(5장과 9장에 설명되었음) 공간에서의 몸통과 사지 인식의 감소는 일상생활과 이동 중 일어나는 안전사고를 초래할 것이다.

20대와 80대 사이의 건강한 남자들의 진동역치는 97% 감소한 것으로 보고되었다. 가장 큰 차이는 하지였고, 특히 발가락과 발목에 큰 차이가 있었다(Protvin et al., 1980). 일반적으로 진동역치는 상지보다 하지에서 더 크다. 예를 들면, Stuart, Turman, Shaw, Walsh와 Nyugen(2003)은 젊은 사람들에 비해 노인들의 진동감각이 떨어진다고 확신했다. 그러나 손가락에서 눈에 띄는 차이는 발견하지 못했다. 그리고 발목에서 진동감각을 기억하지 못하는 무능력함은 노인들이 모든 곳의 감각을 인지할 수 없기 때문이다(Whanger & Wang, 1974).

보행의 변화(Changes in Gait)

안정적으로 걷기 위해서는 균형을 잡는 것(balance control)이 중요하다. 저하된 자세의 안정성은 노인에서 보행능력의 감소로 이어지는 주요한 요소이다(Shumeay-Cooke & Woollacott 2007). 노인들의 보행과 장애물을 넘는 방법은 중장년층과 다르다고 밝혀져 있다. 노인의 보행방법은 매우 자주 변화하고 모든 기능적인 활동 중에서도 보행의 변화가 가장 흔하게 일어난다(Wolfson, Whipple, Amerman, Kaplan & Kleinberg 1985). 노화로 인한 전형적인 보행의 변화는 다음과 같다.

- 걸음(step length)의 감소(Gabell & Nayak, 1984; Mbouror, Lajoie, & Teasdale, 2003)
- 보폭(stride length)의 감소(Hageman & Blank, 1986; Kressig et al., 2004; Mbourou et al., 2003)
- 보행 속도의 감소(Hageman & Blank, 1986; Kressing et al., 2004)
- 보행 리듬의 감소(Laufer, 2005; Mbourou et al., 2003)
- 발목 운동범위의 감소(Hageman & Blanke, 1986)
- 발끝밀기의 감소(Winter, Patla, Frank, & Walt, 1990)
- 양하지 입각기의 증가(Kressig et al., 2004; Mbourou et al., 2003; Winter et al., 1990)
- 무게중심 상하운동의 감소(Mbourou et al., 2003; Shkuratova, Morris, & Huxham, 2004)

위의 변화는 노인들이 보행 시 균형을 유지하기 위해서 또는 장애물을 넘기 위해 조심스럽게 걷기 때문에 일어난다(Chen, Ashton-Miller, Alexander & Schultz, 1994). 이러한 보행의 변화가 모든 건강한 노인들에서 나타나는 것은 아니다(Blanke & Hageman, 1989). 활동적인 노인들은 비활동적인 노인들보다 빠르게 걷는 경향이 있고(Bendall, Bassey & Pearson, 1989, Woo, Ho, Lau, Chan & Yuek, 1995) 기능적 제한이 있는 사람이나 잘 넘어지는 경향이 있는 사람에게서 손상이 더 잘 일어난다(Wolfson et al., 1985).

중추신경계의 노화는 영구적인 기능 손실과 여러 능력의 감소와 같은 특징이 나타난다. 하지만 이것은 현실과 다른 너무 성급하게 일반화시킨 것이다. 실제로 성인의 뇌는 신경의 손상이나 생물학적인 감퇴를 기능적으로 대체할 수 있는 능력을 가지고 있다(Thimiras, 1994). 반응시간의 감소는 신경계의 기능적 저하 때문이 아니라 노인들의 특정한 활동 수준과 관련이 있다. 많은 노인들의 균형장애와 보행장애는 일반적인 노화현상이라기 보다 병리학적인 원인과 관련이 깊다. 신경학적 변화는 중요한 문제이지만, 75세 이후 일상적인 활동에서는 기능적으로 큰 영향을 끼친다고 할 수 없다(Katzman & Terry, 1992).

노인의 신경-근골격계 평가(Assessing the Neuromusculoskeletal System in Older Adults)

일반적으로 노화에 따른 신경-근골격계의 변화는 가동범위, 유연성, 근육의 강도, 자세, 보행, 균형 등에 영향을 준다. 노화와 관련된 질병은 노인의 자립성을 상실시키거나 ADL을 수행하는 능력의 감소 등을 유발한다. 이러한 노화와 관련된 변화들은 생활양식(life style)의 변화나 행동반경의 감소로 인해 더욱 가속화된다. 노인의 신경-근골격계에 대한 복합적인 평가는 적절한 관리 프로그램을 실험하는 데 필요한 정보를 제공함으로써 전문적인 건강관리를 가능하게 한다. 노인의 신경-근골격계 평가 시 노인들은 일반적으로 만성적인 질환이나 중복이환(comorbidities : 2개 이상의 질병과정이 공존하는 것) 그리고 노화에 따른 변화가 나타나기 때문에 평가 점수의 변화가 일반적인 노화 때문인지 아니면 병리학적 원인 때문인지를 구분해야 한다. 노인들을 평가하는 목적과 환자가 중심이 되고 조직적으로 구성되어 있는 평가 항목들의 원리, 노인들에게 특성화되어있는 평가 항목들 그리고 노인의 변화를 평가하는 데 사용되는 방법 등은 17장에서 상세히 설명하도록 하겠다.

가동범위, 유연성, 힘의 평가(Range of Motion, Flexibility, and Strength Assessment)

가동범위와 유연성

관절가동범위는 일반적으로 관절각도기로 측정하거나 기능적인 움직임을 관찰함으로써 측정한다. 가동범위에 제한이 있다면 각 관절의 평균적인 움직임 수준과 비교하여 측정한다. 하지만 노년층과 중장년층간에 가동범위에 차이가 있다 하여 노인의 가동범위와 장년층의 가동범위를 단순 비교하는 것은 적절한 측정비교가 되지 못한다. 측정자는 실질적인 목표 달성을 위해 노인의 가동범위와 중장년층의 가동범위에 차이가 있다는 것을 계속 인지해야 한다.

유연성은 관절조직, 인대, 건, 근육의 탄력성뿐만 아니라 관절가동범위와도 깊은 연관성을 가진다. 상지와 하지의 유연성은 각각 "앉아서 윗몸 굽히기 평가(sit-and-reach test)"(Nieman, 2003) 또는 "견관절 유연성 평가(back-scratch test)"(Rikli & Jones, 2001)로 측정할 수 있다. "앉아서 윗몸 굽히기 평가(Rikli & Jones, 2001)는 환자가 걷기, 자전거 타기와 같은 가벼운 준비운동 후에 실시한다. 먼저 신발을 벗고 유연성 검사도구(flexibility box)를 마주보고 앉아 무릎을 최대한 신전시키고, 검사도구 옆면과 발을 평행하게 놓는다. 그리고 앞으로 팔을 최대한 뻗는다. 4번 실시하여 4번째 시도한 값(거리)을 측정한다(Nieman, 2003). "의자에 앉아서 윗몸 굽히기 평가(chair-sit-and-reach test)"는 "앉아서 윗몸 굽히기 평가"의 변형으로 노인들을 앉힌 자세에서 측정할 수 있다(Rikli & Jones, 2001). 먼저 환자는 무릎을 최대한 신전시키고 손을 발끝으로 뻗게 한다. 손이 발끝을 넘어서 최대한 뻗은 값을 측정한다. "견관절 유연성 평가"는 한쪽 손은 어깨 위로 올리고, 다른 쪽 손은 등 중간으로 올린 후(아플레이 긁기 검사 동작) 두 손의 중지 사이의 거리를 측정하는 방식으로 이루어진다(Rikli & Jones, 2001).

힘(Strength)

노인을 치료하는 데 있어서 힘의 측정은 중요한 요소이다. 힘의 측정은 운동 프로그램을 시작하기 전 필수적일 뿐만 아니라 운동치료가 효과적인 환자들을 치료하는 임상 치료사에게 도움을 줄 수 있다(Ferrucci et al., 1997). 또 도수치료(manual techniques), 기계에 의한 치료, 기능적 활동과 같은 다양한 방법을 사용하는 치료에서 근육의 힘은 평가적 요소의 역할을 할 수 있다. 환자가 통증을 느낄 경우, 그리고 관절 변형이나 지구력, 유연성 부족 등의 제약이 있을 시에는 힘을 측정하는 방법을 바꿔야 한다. 이러한 힘을 측정하는 방법은 표 6-2에 요약되어 있다.

힘을 측정하는 데 있어서 가장 많이 사용되는 방법 중 하나는 도수근력측정(manual muscle test)(이하 MMT) 방법이다. 이 평가는 정교한 장비를 필요로 하지 않고, 그 결과를 빠르게 측정할 수 있다. MMT는 0에서 5점까지 점수를 매기거나 zero, trace, poor, fair, good, normal로 점수를 매긴다. MMT의 한 방법으로 평가자는 환자가 움직일 수 있는 범위 내에서 손발을 움직이는 동안 수축되는 근육의 반대로 저항을 준다. 힘을 측정하는 또 다른 방법은 "break" 평가라고 알려져 있는데, 이것은 유연성 장애를 겪고 있는 노인에게 유용한 측정방법이다. 이 방법은 통증이 없는 범위 내에서 사용되거나 환자에게 평가자의 힘에 저항하거나 견디게 하여 관절 끝범위에서 사용된다. 여기서 힘은 평가자가 환자의 저항력을 이겨내는 힘의 양으로 측정된다. 이 평가방법의 점수는 0에서 5까지이며 최대 등척성 수축으로 표시할 수 있다. 노인들의 모든 근력 평가에 있어 압력을 가할 때는 주의해야 한다. 특히 노인들은 골다공증을 많이 겪고 있을 수 있고 뼈가 일반적인 강도의 힘에 견뎌내지 못할 수 있어 쉽게 골절상을 입을 수 있기 때문이다. 뿐만 아니라 노인들은 일반적으로 심장혈관질환을 겪고 있기 때문에 발살바(Valsalva) 현상이 일어나지 않도록 MMT 평가 중 환자에게 숨을 내쉬게 해야 한다.

동력계(dynamometer)는 정적인 근육과 역동적인 근육의 힘을 측정하는 데 있어서 모두 사용된다. 휴대용 동력계(handheld dynamometer)는 휴대 가능하고 사용하기 쉬운데 이것은 발생되는 힘을 측정하기 위해 MMT와 결합돼서 사용된다. 이 기계들은 각각의 환자마다 측정되는 값의 정확성이 다르고, 반드시 측정자의 힘이 환자의 힘보다 커야 하기 때문에 주의 깊게 사용해야 한다. 동력계(dynamometer)를 사용하여 측정 시 정확성을 높이기 위해서는 테이블 다리에 벨트나 똑딱이 단추(eye-hook)를 달아 몸통이나 사지를 고정시켜야 한다.

더 정교하며 고가인 등속성 운동(측정) 도구로 노인의 힘을 측정할 수도 있다. 이 측정방법의 가장 큰 장점은 각각 다른 속도에서 움직이는 능력을 측정할 수 있다는 것이다. 노인들의 움직이는 힘을 측정하는 것은 중요한데, 이것은 일반적으로 ADL이 1초에 300°의 속도로 움직이는 것을 요구하기 때문이다(Brown, 1993). 이 방법을 사용하는 측정자는 1초에 300~450°의 빠른 속도가 대부분의 일상적인 움직임보다는 훨씬 낮은 속도라는 것을 잘 인지해야 한다(Hunter, White, & Thompson, 1998). 또한 측정자는 노인의 상지(upper extremities), 나약한 환자를 측정할 때 조심해야 하는데, 이것은 근육의 힘을 측정하는 과정에서 혈압이 높아질 수 있기 때문이다. 이 측정방법은 다소 제한적으로 사용되는데 그것은 동

표 6-2 노인들의 근력 평가

평가방법	정의	점수체계	장점	단점	유의사항
도수근력 측정(MMT)	측정하고자 하는 특정 근육에 힘을 준다(*make test*). 환자의 통증이 없는 가동범위 내에서 치료사가 저항을 준다(*break test*).	0-5 또는 0-10 Zero, trace, poor, fair, good, normal	복잡한 장비를 필요로 하지 않는다. 빠르게 측정할 수 있다. 가격이 적게 든다. 안전하다.	변화에 대한 민감도가 작다. 정확성이 떨어진다. 힘을 주는 것 자체가 변수가 될 수 있다. 완전한 근육의 힘과 연관성이 적다. 점수 체계가 서열척도(ordinal data)이다.	환자가 골다공증이 있을 경우 힘을 너무 많이 주면 안 된다. 환자가 발살바 효과를 피하도록 조심해야 한다.
휴대용 동력계(Handheld Dynamometer)	측정자는 힘을 측정하는 동안 근육에 휴대용(handheld) 장치를 댄다. 장치는 평가하는 특정한 근육의 힘의 크기를 측정한다.	Kilogram 또는 pound	측정자가 다루기 쉽다. 휴대가능하다. 근육군을 더 세부적으로 측정할 수 있다. 변화에 MMT보다 민감하다. 신뢰성이 있다. 평균적 수준의 값을 제공한다.	측정자의 힘이 환자보다 커야 한다. 기계들 사이의 정확성이 다르다. 눈금을 조정하기 쉽지 않다. 힘의 적용이나 특정자가 움켜쥐는 위치에 대한 표준된 기준이 없음 정적인 힘 밖에 측정하지 못한다(기능과 직접적인 관련성이 없음)	동력계로 측정하는 자세가 환자에게 일시적인 불쾌감을 줄 수 있다.
등척성 측정 computerized Dynamometer • Isometric	환자를 고정시킨 후 스트레인 게이지(Strain gauge)에 힘을 주도록 한다.	근육이 최대한 수축되어 있는 동안의 힘(Kilogram 또는 pound)	조건을 통제된 상태에서 측정할 수 있기 때문에 측정값을 쉽게 재도출할 수 있다. 비교적 안전하다. 환자들이 일반적으로 피로감을 덜 느낀다.	정적인 힘 밖에 측정하지 못한다(기능과 직접적인 관련성이 없음).	평가를 하는 동안의 자세에 유의해야 한다(유연성이 필요).

력계(dynamometer)를 쉽게 이동시킬 수 없기 때문이다.

근육이 약할 때 그 힘을 측정하기 위한 대체적인 방법으로 전문의들은 노인들의 기능적 활동의 수준을 평가할 수 있다. 하지의 힘이 약한 것은 노인들이 의자에서 일어나는 것이나 사다리를 오르는 것, 걷는 것 등으로 평가할 수 있다. 예를 들면, 환자가 아무런 도움 없이 6계단을 오를 수 있지만, 12계단을 전부 오르는 데는 최소한의 도움이 필요한 것과 같은 측정방식을 나타낸다. "앉은 자세에서 일어나기 평가(sit-to-stand test)는 의자에서 여러 횟수 동안 앉았다 일어서는 시간을 측정하는 방법과 하지의 힘을 검사하는 방법이다(Csuka & McCarty, 1985; MacRae, Lacourse, & Moldavon, 1992). 노년층에게 이러한 종류의 검사는 매우 적절한데 그것은 활동을 하는 데 있

표 6-2 노인들의 근력 평가 *(계속)*

평가 방법	정의	점수체계	장점	단점	유의사항
등속성 측정 computerized Dynamometer • isokinetic	전기전자기기로 저항을 관찰하고 변화시켜 가동범위 동안 일정한 속도를 유지시킨다. 관절의 속도는 실험 전의 정해진 속도를 넘을 수 없다. 관절의 움직임을 고정시키고 토크값을 측정한다.	회전력(torque), 근육의 작용, 힘, 지구력을 측정한다.	각각 다른 속도에서 움직이는 능력을 측정한다. 부족함을 정량화하기 위해 민감도구 사용 노년층 사이에서 평가의 신뢰성이 인증되었고 평균적인 수준(norm)을 비교값으로 이용가능하다. 기능적인 활동들과 상호관계가 높다.	광범위한 표준 값(Norm)이 없기 때문에 결과를 정확히 해석하는 것이 어렵다. 기계의 이동이 불가능하다. 비싸다. 몸이 약한 환자들을 측정할 때 관절의 움직임을 일정하게 유지시키는 것이 쉽지 않다.	실험 도중 혈압이 높아질 수 있다. 몇몇 노인들에게는 피로감을 느끼게 할 수 있다. 위험할 수 있다.
기능적 활동 수행의 관찰	힘을 측정하기 위해 노인들의 기능적 활동의 수행을 관찰한다.	관찰	일상적인 활동들은 단순한 근육의 힘(absolute strength)보다는 기능(function)에 관계가 깊어 더 적절할 수 있다.	표준화된 측정값이 있는 것이 존재하지 않는다. 측정자의 주관이 개입될 수 있다.	

어서 완전한 힘의 양보다는 기능성이 더욱더 중요하기 때문이다. 때때로 노인들이 MMT나 동력계(dynamometer) 평가의 측정을 통해 예측되는 것보다 더욱더 활동적인 경우가 있는데, 이것은 단순한 근육의 힘뿐만 아니라 동기 부여나 다른 요소들이 움직임을 만들어내는 데 영향을 주기 때문이다.

뿐만 아니라 "신체기능(physical performance)" 평가나(Reuben & Sui, 1990) "신체기능의 연속 척도평가(continuous-scale physical functional performance test)"(Cress, 1996)와 같이 신체 능력을 평가하는 방법들은 여러 치료 환경에서 사용될 수 있다. 비록 그 평가들이 구체적인 근육의 힘을 측정하진 못하지만 평가의 항목들은 일상적인 삶의 활동을 유사하게 재현하고 운동 기능의 소운동이나 대운동 요소, 그리고 근육의 지구력과 같은 요소를 포함하고 있다.

정적자세의 측정(Static Posture Assessment)

자세정렬(postural alignment)에 대한 표준 측정 방법들은 노년층들에게 적합하다. 자세는 앞쪽, 뒤쪽, 측면에서 각각 시각적으로 평가되고 수직선은 참조사항으로 사용된다. 자세정렬의 측면 시점은 귀, 견봉, 대전자, 슬개골 뒤쪽, 그리고 복사뼈 외측을 잇는 수직선을 의미한다(Kendall et al., 1993). 수직선을 이용하여 노인의 자세평가 시 **자세의 흔들림(postural sway)**은 더욱 명백할 것이고 자세의 평가를 더욱 어렵게 할 것이다. 두 발로 서 있는 자세에서의 작은 흔들림은 관찰에 의해 평가되거나 더 공식적으로, 컴퓨터 흔들림 분석기 혹은 연구실에 설치된 지면 반력기(force platform)에 의해 측정된다.

협응과 균형 측정
(Coordination and Balance Assessment)

협응(Coordination)

일반적인 노년층의 협응성 평가방법은 기능적 움직임과 활동들 그리고 특징적인 동작들을 관찰하는 것이다. 협응성을 좀 더 구체적으로 실험하려면 체위의 조절과 움직임을 위해 다관절(multi-joint) 동작을 반영해야 하는 즉, 평형이 필요한 것(글상자 6-6)과 그렇지 않은 것들로(글상자 6-5) 나눠야 한다(Schmitz, 2007). 협응성을 평가할 때 일을 수행하기 위한 정확성과 속도를 반드시 고려해야 한다. 움직임은 정확한 방향으로 이뤄져야 하고, 운동궤적은 부드럽고 유동적이며 적절한 시간 동안 이루어져야 한다. 또한 근긴장과 근육군의 움직임에 의한 운동 그리고 운동의 시작과 멈춤에 있어서의 어려움을 기록해야 한다. 몸통이나 말단의 자세는 운동하는 동안 유지되어야 하며 움직임은 속도와 방향 변화까지 포함해 쉽게 반전될 수 있어야 한다(Shumway-Cook & Woollacott, 2007).

노인의 규격화된 팔-손의 기능과 운동근 협응 그리고 눈-손 협응 평가들은 Purdue Pegboard 평가(Desrosiers, Hebert, Bravo, & Dutil, 1995a; Tiffin, 1968), Jebsen의 손 기능평가(the Jebsen Hand Function test)(Jebsen, Taylor, Treischmann, Trotter, & Howard, 1969), 시간에 의한 과제수행(the timed manual performance) 평가(Williams, Gaylord, & Mcgaghie, 1990), 그리고 노인을 위한 상지 수행검사(the upper extremity performance test: TEMPA)(Desrosiers, Hebert, Bravo, & Dutil, 1995b) 등을 포함해 다수이다.

균형(Balance)

균형을 유지하는 능력은 대부분의 일상생활을 수행하기 위해 필수적인 것이다. 노인의 균형을 평가하는 것은 일반적 치료의 프로그램 개선을 판단하기 위해 사용되어지는 운동량의 결정과 균형력의 변화를 보조할 수 있다. 위에서 기술한 바와 같이 자세적 안정성에 기여하는 다양한 체계 때문에 균형 문제에 관여하는 모든 조직의 평가는 필수적이다. 자세정렬, 관절, 가동범위, 유연성, 근력, 감각 그리고 인지력과 더불어 특별한 균형 검사의 평가는 균형의 다각적인 평가 요소로 구성될 수 있다.

일반적으로 균형을 평가하는 검사실은 다음과 같은 시스템을 갖추고 있다. (1) 활동 동안 또는 정적인 자세유지 동안 발아래의 압력 변화를 측정하는 힘판 시스템, (2) 균형에 기여하는 균형감각과 운동감각을 평가할 수 있는 전산화된 동적자세 측정시스템, (3) 움직임 또는 불균형 상태 동안 사지간 협응력과 근활동의 공간, 시간적 요소를 측정할 수 있는 근전도(EMG)와 고속촬영(high-speed filming) 시스템. 임상에서 노인의 균형을 평가하는 다양한 균형측정 방법은 다음과 같다.

1. 정적 균형(static balance)−조용히 서 있기 (standing quietly)
2. 안정성 한계(limits of stability)
3. 예측적 자세 조절(anticipatory postural control)
4. 반응 자세 조절(reactive postural control)
5. 감각전략 및 통합(sensory strategies and integration)
6. 기능적 균형 기술(functional balance skills)
7. 균형에 요구되는 인지의 효과(effects of congnitive demand on balance)
8. 균형 활동의 자가 보고서 측정(self-report measure of balance activities)

다수의 균형 측정방법은 비교 가능한 기준을 잘 기술하고 있다. 그리고 노인의 낙상 요인을 규명하기 위해 많이 사용된다(표 6-3). 노인에게 불

글상자 6-5 비평형 협응성 평가*

평가	방법
• 코에 손가락 대기 (finger to nose)	팔꿈치를 편 상태로 어깨를 90° 외전한다. 환자에게 검지손가락 끝으로 코끝에 가져가도록 한다. 움직임의 다른 면을 수행평가를 하기 위해 초기 시작 자세에서 변동사항이 생긴다.
• 손가락으로 치료사의 손가락에 대기 (finger to therapist' s finger	환자와 치료사가 서로 마주보고 앉는다. 치료사는 검지손가락을 환자 앞에 가져다 놓는다. 환자는 자신의 검지끝으로 치료사의 검지손가락 끝을 만지게 하도록 한다. 치료사의 손가락 위치는 움직임의 거리, 방향, 힘의 변화 능력을 평가하기 위해 평가하는 동안 변동되어야 한다.
• 손가락에서 손가락 (finger to finger)	팔꿈치를 신전시키고 양어깨를 90° 로 벌린다. 환자는 중앙선 앞쪽으로 양손을 가져와 반대편 검지끼리 맞닿도록 한다.
• 코와 손가락을 교대로 (alternate nose to finger)	환자는 검지손가락으로 환자의 코와 치료사의 손가락을 번갈아 만지도록 한다. 치료사의 손가락 위치는 움직임의 거리, 방향, 힘의 변화능력을 평가하기 위해 평가하는 동안 변동되어야 한다.
• 손가락 대립 (finger opposition)	환자는 엄지손가락의 끝을 점차 빠르게 다른 손가락의 끝으로 가져다 대도록 한다.
• 쥐었다 폈다 (mass grasp)	점차적으로 빠르게 주먹을 쥐었다 펴도록 한다(손가락을 굽혔다 폈다).
• 외회전/내회전 (pronation/supination)	팔꿈치를 90° 로 굴곡시키고, 환자의 몸에 붙인 상태에서 손바닥을 뒤집도록 한다. 이 평가는 어깨를 90° 로 굽히고 팔꿈치를 신전 상태에서도 시행하도록 한다. 점차적으로 빠르게 한다. 어떤 관절에서든 길항근(opposing muscle) 간의 역행 능력은 평가될 수 있다. 예를 들면, 무릎, 발목, 팔꿈치, 손가락 등의 굽혔다 펴는 능동적 변화를 포함한다.
• 반향 평가 (rebound test)	환자는 팔꿈치를 굴곡시킨 자세로 있게 한다. 치료사는 환자의 상완이두근(biceps)의 등장성 수축을 위해 충분한 저항을 주도록 한다. 또한 이 저항은 갑자기 풀도록 한다. 일반적으로 길항근(상완삼두근)은 수축할 것이고 상지의 움직임을 "확인"한다. 견관절 외전근(abductor)이나 굴곡근(flexor), 팔꿈치 신전근(extensor) 등 다수의 다른 근육들은 이러한 방법으로 평가될 수 있다
• 치기-손(tapping)	팔꿈치를 굴곡시키고 전완을 외회전시키고 환자가 손으로 무릎을 치도록 한다.
• 치기-발(tapping)	환자는 무릎을 굽히지 않고 뒷꿈치를 바닥에 붙인 채 한 발로 공을 치도록 한다.
• 손가락으로 가리키기와 가리키기 오류(pointing & past pointing)	환자와 치료사는 앉거나 일어서서 서로 마주보도록 한다. 환자와 치료사 모두 팔꿈치 신전시킨 상태로 어깨를 수평으로 90° 굴곡시킨다. 환자의 검지는 치료사의 검지를 만지거나 살짝 얹도록 한다. 환자는 최대한 어깨를 굴곡한 다음(손가락은 위쪽 천장을 가리킬 것이다) 검지가 다시 닿은 원래의 수평 자세로 돌아오도록 한다. 양팔은 하나씩 또는 둘다 모두 평가되어야 한다. 정상 반응은 시작 자세로의 정확한 원상복귀가 이루어져야 된다. 비정상 반응의 경우 전형적인 '가리키기(pastpointing) 오류' 가 있거나 목표지점을 넘어서 움직인다. 이러한 평가에서 몇 가지 변화된 방법으로 어깨를 외전시킨 상태에서 앞쪽으로 90° 굴곡시키거나 어깨를 굴곡시킨 상태(손가락이 앞쪽 바닥을 가리킨 상태)에서 0° 로 굽히는 것과 같이 다른 방향으로의 움직임을 포함한다. 모든 동작 다음에 환자는 처음의 수평 시작상태로 돌아오도록 한다.
• 뒤꿈치와 무릎 번갈아 대기(alternate heel to knee heel to toe)	반듯이 누운 자세(supine position)에서 환자는 반대 발의 뒤꿈치로 무릎과 엄지발가락을 번갈아 만지도록 한다.

글상자 6-5 비평형 협응성 검사 *(계속)*

• 발가락으로 치료사의 손에 대기(toe to examiner' s finger)	반듯이 누운 자세(supine)에서 환자가 치료사의 손가락에 엄지발가락을 닿도록 한다. 평가를 시행하는 동안 움직임의 거리, 방향, 힘 변화 능력을 측정하기 위해 손가락의 위치는 계속 바뀌어야 한다.
• 뒤꿈치를 정강이에 대기(heel on shin)	반듯이 누운 자세에서 한 쪽 발의 뒤꿈치로 반대편 하지의 정강이를 위 아래로 문지른다.
• 원 그리기 (drawing a circle)	환자는 허공에 상지 또는 하지로 상상의 원을 그리도록 한다(책상이나 바닥을 이용한다). 이것은 손가락으로 팔자 그리기에도 사용된다. 이 평가는 하지 평가를 위해 바닥에 누운 자세에서 시행되어야 할 것이다.
• 고정 또는 정지동작 (fixation or position holding)	상지 : 환자는 팔을 앞으로 수평하게 하여 움직이지 않는다. 하지: 환자는 무릎을 신전시킨 상태에서 움직이지 않도록 한다.

*검사는 처음에는 눈을 뜨고 그다음에는 눈을 감고 시행한다. '비정상 반응' 들은 고정된 자세에서 오는 점진적 편향과 시각차단에 따른 횟수의 감소를 포함하고 있다. 꼭 필요한 상황들을 제외하고는 앉은 자세에서 평가를 시행한다.
Source: O'Sullivan, S. B., & Schmitz, T. J., *Physical rehabilitation*, 3rd ed. F.A. Davis, Philadelphia, 1994. p. 102, with permission.

글상자 6-6 균형 협응력 검사

- 정상적이며 안정된 자세 서기
- 양발을 모으고 선 자세(좁은 기저면 지지)
- 한쪽 발을 다른 발 앞에 두고 선 자세(한쪽 발가락이 반대쪽 발뒤꿈치에 닿은 상태)
- 한 발로 선 자세
- 팔 위치를 각 자세마다 바꾸기(예, 팔을 옆에, 머리 위로, 손을 허리에, 그리고 앞을 향해)
- 예기치 않게 균형 자세를 이동시켜 봄(환자에게 조심스럽게 실시하면서)
- 선 자세에서 앞으로 체간을 굴곡시키고, 다시 제 위치로 돌아오기
- 선 자세에서 체간을 각각 측면으로 굴곡하기
- 걸을 때 한쪽 발꿈치를 반대쪽 발의 발가락 앞에 가져다 댐
- 바닥에 일자로 그려진 선을 따라서 걷기 또는 걷는 동안 바닥의 표시 위에 발을 놓기
- 옆으로 그리고 뒤로 걷기
- 제자리 걷기
- 보행 속도의 변화(증가된 속도는 협응력 부족을 악화 시킬 것이다.)
- 걷는 동안에 갑자기 서거나 출발하기
- 원을 따라 걷고 방향을 변경하여 걷기
- 발뒤꿈치나 발가락으로 걷기
- 정상 서기 자세: 환자가 눈을 감거나 떠있는 것을 관찰하기(시각차단), 환자가 눈을 뜨고 균형을 유지할 수는 있지만 시각을 차단하고 유지할 수 없다면, 이것은 고유수용기의 상실을 의미한다. 시각적 입력 없이 바른 자세를 유지하는 것이 불가능 하다면 양성 롬버그 징후(Romberg sign)와 연관된다.

Source: O'Sullivan, S. B., & Schmitz, T. J., *Physical rehabilitation*, 3rd ed. F.A. Davis, Philadelphia, 1994. p. 103, with permission.

안정성을 초래하는 많은 일들이 수행되도록 요구되어질 수 있기 때문에 노인에게 안정성 유지는 필수적이다. 치료사는 낙상을 방지, 예방하기 위해 항상 철저히 노인을 감독하여야 한다.

정적 균형(Static Balance)

정적 균형을 평가하기 위해 임상가들은 가만히 서 있는 동안 자발적인 자세의 동요를 일반적으로 관찰한다. 노인들에게 두 발로 모은 상태에서 한발을 앞으로 내미는 동작은 기저면의 교체로 인해 초기 정적 균형감에 어려움을 증가시킨다. 눈을 떴을 때와 감았을 때 각 자세에서의 자세적 동요의 양에 차이와 각 자세를 유지할 수 있는 시간의 정도도 또한 주시한다.

자세적 동요는 노화가 됨에 따라(Sheldon, 1963) 증가하고 균형 감소가 큰 노인들에게 증가한다(Baloh, Corona, Jacobson, Enrietto, & Bell, 1998). 20~80세의 실험자들에게 한 발로 서는 능력을 평가한 결과 눈을 떴을 때 32%, 눈을 감았을 때 100% 감소하였다(Potvin, 1980). 체중을 지지하는 면적이 감소하면서도 균형을 유지하는 능력은 기능적 활동을 감안할 때 한 발로 서는 능력이 요구되는 계단 오르기나 보행 때문에 중요하다.

안정성의 한계(Limits of Stability)

기능적 뻗기검사(functional Reach test: FRT)는 균형을 흐트러뜨릴 때 수의적 운동을 수행하기 위한 노인의 능력을 빠르게 측정하는 한 가지 방법이다. 두 발은 어깨 넓이로 벌리고 어깨는 90°로 굴곡시키고, 두 다리는 고정한 채 손을 앞으로 뻗어 가능한 한 멀리 갈 수 있게 하여 거리를 측정한다. 이 검사는 성별과 나이에 따라 차이가 있다. 기능적 뻗기검사는 노인 낙상을 예측할 수 있다(Duncan, Weiner, Chandler, & Studenski, 1990).

다방향 뻗기검사(multi-directional reach test: MDRT)는 기능적 뻗기검사(functional reach test) 의 확대된 검사로 노인의 전후좌우의 안정성 제한을 측정할 수 있다(Newton, 2001). 각 방향의 도달 거리를 기록한다.

예측적 자세 조절 (Anticipatory Postural Control)

이것은 임상에서 정량으로 검사하기는 매우 어렵다. 이 방법에서의 균형을 노인에게 동작이전에 측정자가 살짝 밀 것이라고 말함으로써 측정될 수 있고, 장애물을 빠져나가는 것과 같은 것을 요구하는 것에 의해 평가될 수 있다. 좋은 예측적 자세 조절 능력을 가진 노인은 신체의 안정성을 방해하거나 약간의 망설임과 함께 장애물을 빠져나가는 것에 빠르게 반응할 수 있다.

동적보행지수(dynamic gait index)는 보행 측정에 있어 8가지 방법으로 검사한다. 노인이 수행하는 일의 변화에 반응하는 보행 형태를 관찰하는 것으로 예상 자세조절의 안내 역할을 한다(예, 원뿔 주위로 가거나 구두 상자 위에 딛고 "돌아서 서기")(Shumway-Cook, Woollacott, 2001). 19점 이하는 낙상의 요인을 증가시킨다(Shumway-Cook, Gruber, Baldwin, & Liao, 1997).

반응 자세 조절 (Reactive Postural Control)

Tinetti(1986)에 의해 고안된 팔꿈치로 밀기 검사(nudge test)는 반응자세조절의 한 방법이다. 이것은 노인의 흉골을 가볍게 3번 밀어서 각 반응을 등급화한다. 더 정교한 검사는 자세적 스트레스검사(postural stress test)이다(Wolfson, Whipple, Derby, Amerman, & Kleinberg, 1986). 이것은 시험자가 알지 못하게 노인의 골반 주위에 벨트를 착용해 후방에서 계량화된 활차(pulley) 시스템으로 끌어당긴다. 전체 체중의 1.5%, 3%, 4.5%를 소, 중, 대의 동요로 사용한다.

표 6-3 **일반적 균형 측정을 위한 표준 점수와 그 외 점수들**

측정	표준 점수		그 외 점수들	
기능적 뻗기 검사 (Functional Reach Test) (Duncan et al., 1990)	**남자(평균 뻗기, 인치±표준편차)** (Duncan et al., 1990) 20–40세 41–69세 70–87세 **여자(평균 뻗기, 인치±표준편차)** (Duncan et al., 1990) 20–40세 41–69세 70–87세	 16.7±1.9 14.9±2.2 13.2±1.6 14.6±2.2 13.8±2.2 10.5±3.5	뻗기 ≤ 6인치 = 높은 낙상 위험(Duncan et al., 1992) 뻗기 > 6 < 10인치 = 낙상 위험(Duncan et al., 1992)	
다방향 뻗기검사 (Multi-directional Reach Test) (Newton, 2001)	**남자와 여자(평균 뻗기, 74.1±7.9세)** (Newton, 2001) 앞으로 뻗기(FR)(인치) 뒤로 밀기(BR)(인치) 오른쪽에서 옆으로 뻗기(RR)(인치) 왼쪽에서 옆으로 뻗기(LR)(인치)	 8.89±3.4 4.64±3.1 6.86±3.0 6.61±2.9	**평균 점수 이하** (Newton, 2001) FR < 5.6 인치 FR> BR < 1.6 인치 BR> RR < 3.8 인치 RR> LR < 3.8 인치 LR>	**평균 점수 이상** (Newton, 2001) FR >12.2 인치 BR >7.6 인치 RR > 9.4 인치 LR >9.4 인치
Timed Up and Go (Podsiadlo & Richardson, 1991)	**TUG(평균 초, 95% 신뢰 수준)** (Newton, 2001) 60–69세 8.1초 (7.1, 9.0) 70–79세 9.2초 (8.2, 10.2) 80–99세 11.3초 (10.0–12.7)		< 10초 = 독립적인 균형과 움직임 (Podsiadlo & Richardson, 1991) < 20초 = 보통 독립적인 움직임 (Podsiadlo & Richardson, 1991) > 30초 = 독립적인 움직임과 일상생활(Podsiadlo & Richardson, 1991) < 14초 = 낙상 위험(Shumway-Cook, Brauer, Woollacott, 2000)	
버그균형척도 Berg Balance Scale(BBS) (Berg, Wood-Dauphinee, Williams, & Maki, 1989)			< 45/56 = 낙상의 전조(Berg, Wood-Dauphinee, Williams, & Maki, 1989) < 36/56 = 낙상 위험 100%(Shumway-Cook, Baldwin, Polissar, & Gruber, 1997) 46/56 사이와 54/56 = BBS에서 1점 감소 시: 낙상 위험이 연합되어 6%에서 8% 증가(Shumway-Cook, Baldwin, Polissar, & Gruber, 1997)	
티네티 운동성 수행평가 Tinetti Performance-Oriented Mobility Assessment (Tinett, 1986)			< 19/28 = 높은 낙상 위험(Tinetti, 1986) 19–24 = 중등도 낙상 위험	

감각 전략 및 통합
(Sensory Strategies and Integration)

평형감각 상호작용 임상적 검사(clinical test of sensory interaction in balance: CTSIB)는 6가지 감각 상태에서 균형을 측정한다. Shumway-Cook & Horak, 1986). 이것은 시각, 체성감각, 감각계의 상호작용으로 자세적 안정성을 검사한다. 노인은 6가지 상태에 놓이며 각 상태에서의 유지 시간을 측정하여 평가한다.

1. 시각 제한 없이(눈 뜨고)
2. 눈가림과 함께
3. 시각 방해 돔(dome)을 쓰고
4. 눈뜨고, 그러나 고유수용기적 감각 입력을 조절하기 위해 폼 위에 선다.
5. 눈감고, 그리고 고유수용기적 감각 입력을 조절하기 위해 폼(foam) 위에 선다.
6. 시각 방해 돔을 쓰고 고유수용기적 감각 입력을 조절하기 위해 폼 위에 선다.

6가지 형태의 평형감각 상호작용 임상적 검사는 시각 장애 돔을 제외한 4가지로 변형하여 검사되어지고 있다(Rose, 2003). 평형감각 상호작용 임상적 검사는 자세 안정성 유지를 위한 통합 감각 정보와 사용에 개인의 능력에 관한 유용한 정보를 제공한다.

기능적 균형 기술
(Functional Balance Skills)

노인들의 기능적 수행력은 일상생활과 기술에서 개인의 적절한 반응으로 정보를 제공한다. 기능적 균형기술을 위한 많은 검사들이 있다. 이들 검사의 제한점을 인지하고 있는 것은 중요하다.

1. 일반적인 검사들은 자세 조절의 모든 관점에서 검진되지 않는다.
2. 대부분은 일을 수행하는 행동의 질적인 면에서 제공되지 않는다. 이것은 수행 문제에 대해 반응하는 특정 하부 조직을 결정하는 것에 대해 어려울지 모른다.
3. 노인의 수행력은 제한된 환경 아래에서 검사된다. 그래서 더 복잡한 환경 내에서 실제 수행력을 예측할 수 없는 결과를 가질 수 있다(Sumway-Cook & Woolacott, 2007).

Timed Get-UP-and-Go(TUG) test는 개인의 기능적 동적 균형을 측정키 위해 사용된다. 이 검사는 1986년에 Mathias, Nayak, Isaacs에 의해 고안되어 1991년 Podsiadlo와 Richardson에 의해 수정되었다. 이 검사는 의자에 앉아서 일어나 3미터 되는 지점까지 걸어가서 그 자리에서 돌아서 다시 원래의 의자로 돌아와 앉는 시간을 측정하는 방법이다.

버그균형척도(Berg Balance Scale: BBS)와 티네티 운동성 수행평가(the Tinetti Performance-Orientied Mobility Assesment: POMA)의 균형 부분은 임상적으로 균형 장애와 기능적 수행 요소를 평가하기 위해 사용된다. POMA는 균형과 보행 부분으로 구성된다. 이것은 자세적 안정성과 가동성 기술을 검사하고 낙상 요인 척도로서 발전되어왔다(Tinetti, 1986). 균형 부분은 정적 앉기와 서기 균형, 예상 또는 반응 균형의 평가, 그리고 체성감각 입력을 사용하기 위한 능력의 평가들을 포함한다. BBS는 뻗기, 앞으로 숙이기, 이동, 서기, 의자에서 일어나기와 같은 일반적으로 14가지의 일로 구성되어진다. BBS는 정적 균형(기저면 감소의 위치 포함), 동적 균형, 예상 균형, 체성감각 입력 사용 능력, 그리고 안정성의 전방 범위를 검진하는 요소를 포함한다(Berg, Wood-Dauphinee, Williams, & Maki, 1989). POMA와 BBS는 증가되어진 낙상 요인을 위한 컷 오프(cut-off) 스코어를 가진다.

최근에는 POMA, BBS보다 더 발전된 fullerton advanced balance(FAB) scale(Rose, 2003)이 노인의 보다 높은 기능적으로 고려되어진 주

요한 요소들의 사용을 위해 이용되어진다. 낙상 요인을 위한 컷 오프 스코어는 유용하지 않다. 그러함에도 정적 균형(기저면 감소의 위치 포함), 동적 균형, 예상 균형, 체성감각 입력 사용 능력, 그리고 안정성의 전방 범위를 포함한다.

균형에 요구되는 인지의 작용 (Effects of Cognitive Demand on Balance)

균형은 주의(attentional) 능력을 요구한다(Lajoie, Teasdale, Bard, & Fleury, 1993; Teasdale, Bard, LaRue, & Fleury, 1993). 인지요구의 작용과 균형능력의 주의 력에 관해 중점을 둔 조사가 최근 이루어지고 있다. 이중-과제(dual-task) TUG(TUG_{DT})는 낙상 측정을 위한 TUG의 민감성과 특정성을 증가시키기 위한 이차적 수행을 더하여 검사하도록 만들어졌다(Shumway-Cook, Brauer, & Woollacott, 2000). $TUG_{DT_cognitive}$는 노인에게 3부터 거꾸로 세는 동안 TUG를 완벽히 수행하도록 하고, TUG_{DT_manual}은 물 담은 컵을 옮기는 동안 노인에게 TUG를 완벽히 수행토록 한다. 비록 TUG 자체가 낙상의 민감하고 특정한 지표라 할지라도 $TUG_{DT_}$를 완료하는 데 걸리는 시간은 dual-task 상태에서는 눈에 띄도록 길어진다. 이것은 노인이 여러 동작 수행 상태에서 균형을 유지할 수 있는 통찰을 제공한다(Shumway-Cook et al., 2000).

균형 활동의 자가 측정 보고서 (Self-Report Measures of Balance Ability)

균형을 평가하는 데 필요한 평가 요소는 노인들이 일상동작에서 영향을 받는 균형에 능력과 관련된 인지와 균형을 유지하지 못하도록 만드는 환경을 파악하는 것이다. 균형능력을 검진할 수 있는 자가 측정 보고서로는 활동특이적 균형자신감척도(Activities-Specific Balance Confidence Scale; ABC)(Powell & Meyers, 1995)와 변형된 낙상 효능 척도(Modified Falls Efficacy Scale; MFES)(Hill, Schwarz, Kalogeropolous, & Gibson, 1996)가 포함된다. ABC는 16가지의 질문으로 노인들이 0%(확신 없음)부터 100%(완벽한 확신)까지 균형 상실 없이 다양한 활동을 수행하는 방법을 검진하는 것이다(Powell & Meyers, 1995). MFES는 14가지로 이루어진 질문으로 자신이 넘어짐 없이 활동할 수 있는 확신감에 대해 10점의 시각적 상사척도율을 요구한다(0=확신 없음, 5=반정도의 확신, 10=완벽한 확신)(Hill et al., 1996). 이렇게 수집된 정보는 어떤 면에서의 자세 조절이 손상되었는지 결정하는 데 유용하고 임상가에게 검진, 일반적 가설, 중재 계획의 발전을 구조적으로 보조해준다(Shumway-Cook, & Woollacott, 2007).

보행 평가(Gait Assessment)

임상적으로 보행평가에 있어 일반적인 방법은 시각적으로 관찰하는 것이다. 그러나 이 방법은 운동학(움직임의 특성들) 분석에 대항하여 평가자간의 차이가 있고 신뢰성을 재평가해야 하며 타당도의 기준이 떨어진다(Eastlack, Arvidson, Snyder- Mackler, Danoff, & McGarvey, 1991; Goodkin & Diller, 1973; Krebs, Edelstein, & Fishman, 1985). 초시계를 사용한 보행의 측정은 중간부터 높은 정도까지 신뢰도를 가지나 보행의 **속도(velocity), 활보장(stride length), 분속수(cadence)**를 수집하는 데 제한이 있다(Morris, & Iansek, 2001; Wall & Scarbrough, 1997; Youndas & Atwood, 2000). 그리고 필요한 정보를 얻기 위해 여러 번 반복수행을 요구할지 모른다. 하지만 보행속도는 단순하고 빠르다. 그리고 속도는 보행의 거리와 시간의 여러 변수들의 복합성을 고려하여야 한다. 보행속도를 높여 평가하는 것은 노인에게 어려울지 몰라도 움직임 장애를 인지하기 위한 민감한 검사와 역효과를 예상할 수 있는 강한 지표를 제시할 수 있다(Cesari et al., 2005; Montero-Odasso et al., 2005). 비록 이것이 보행 속도를 결정하기 위해 적절한 거리 측정에 관하여 일치하지 않는다 할지라도 일반적인 방법은 10m 같은 긴 거리와 같은 보행의 가속 단계를 조절하기 위한 보행 속도를 측정하는 것이다(Bendall et al., 1989). 50대, 60대, 70대 남자를 위한 편안한 보행속도는 83.6m/분, 81.5m/분, 79.8m/분이다. 50대, 60대, 70대 여자를 위한 편안한 보행속도는 83.7m/분, 77.8m/분 76.3m/분이다(Bohannon, 1997).

임상가들은 표준화된 보행평가 방식을 사용하기도 한다. 여기에는 보행평가등급(Gait Assessment Rating Scale; GARS)(Wolfson, Whipple, Amerman, & Tobin, 1996)이나 변형된 보행평가등급(VanSwearingen, Paschal, Bonino, & Yang, 1996)과 동적보행지수(Dynamic Gait Index; DGI)(Shumway-Cook, & Woollacott, 1995) 등이 있다. 건강한 성인과 낙상의 경험을 가진 노인들을 측정하는 것은 보행기능 변화의 예민한 지표이고 최근 넘어진 경험이 있거나 없는 노인들을 구별하는 데 이용된다. 예를 들면, 19점(out of 24) 이하의 DGI 점수는 노인의 낙상 요인을 증가시키는 지표이다(Shumway-Cook et al., 1997).

Stop Walking When Talking(SWWT) 검사는 걷는 동안 말을 할 수 있는 이차적인 수행을 알아보는 능력이다(Lundin-Olsson, Nyberg, & Gustafson, 1997). 검사자는 의뢰인과 걷는 동안 대화를 시작한다. 만약 말하기 위해 의뢰인이 걷는 것을 멈춘다면 이것은 양성 징후이다. SWWT는 나약한, 보호시설에서 생활하고 있는 노인에서 낙상에 대한 예측지표로 알려져 있다. 예측 지표로 알려져왔다(Lundin-Olsson et al., 1997).

보행 실험실에서의 평가는 정밀하고 고가의 장비를 요구한다. 여기에는 고배속 디지털 기록 시스템(high speed digital recording system), 힘판(floor-mounted force plates), 그리고 근전도(EMG)가 포함되나 이것은 리서치 세팅을 제안하는 경향이 있다. 비록 고가일지라도 평가의 이러한 형태는 보행에 있어 운동학(움직임의 특성)과 **운동역학(kinetic)**(힘의 분석) 성질을 허락하고 근육활동 패턴에 보행 주기를 통한 시간적 공간적 특성(근전도를 통해서)을 기록한다. 보행평가를 위하여 이런 정밀한 방법들을 사용하는 연구들은 어떻게 노화와 병리가 보행에 영향을 주는지에 대한 이해를 제공하는 데 유용하다(Winter et al., 1990 참조). 지면 길이와 함께 가로질러 오목하고 민감한 압력 센서가 배열되어 있는 보행 표면과, 신발의 안이든 밖이든 간에 압력에 민감한 발 스위치 시스템의 휴대용 통로는 고가의 장비가 아니면서도 시, 공간적 보행변수, 타이밍, 대칭, 보행 동안 서열 평가에 많은 객관성과 신뢰성을 갖게 한다. 보다 저렴한 보행평가 방법은 재활 단계에서 보다 포괄적인 보행분석을 정당화하기 위해 자주 사용한다.

노인의 신경근골격계손상 관리
(Management Neuromusculoskeletal Impairments in Older Adult)

*성공적인 노년*은 보편적으로 기능적 독립을 통한 삶의 높은 질을 유지하는 것과 같다고 본다. 신체적 활동 참여를 제안하는 조사 증거는 만성적 상태를 조절하는 데 도울 수 있고, 나이와 연관하여 정상적 변화의 충격을 감소시킬 수 있다. 게다가 저항 훈련 운동은 나이와 관계된 생리적 변화를 회복시킬 수 있고, 근력과 기능을 향상시킨다.

규칙적 신체 활동의 수많은 장점들은 지난 20년 동안 노인을 통해 규명돼왔고, 여기에는 근육량과 힘의 감소와 같은 나이와 연관된 변화의 양이 포함된다. 또한 특정 운동 프로그램의 개입 등이 신체 활동을 개선시켰다. 많은 조사 논문들이 이러한 것에 중점을 두고 있다. *성공적인 노년*의

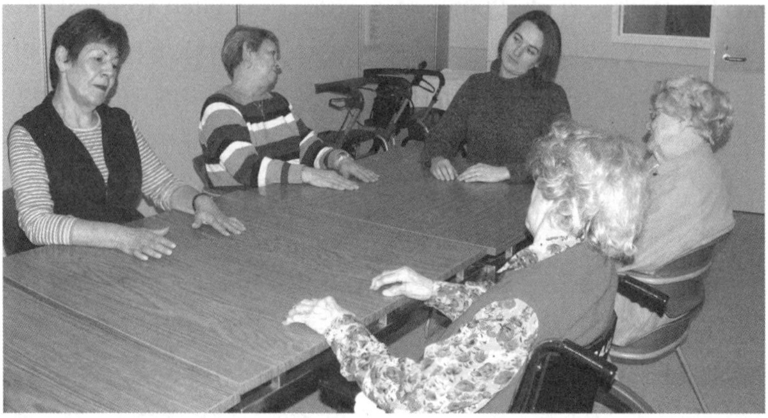

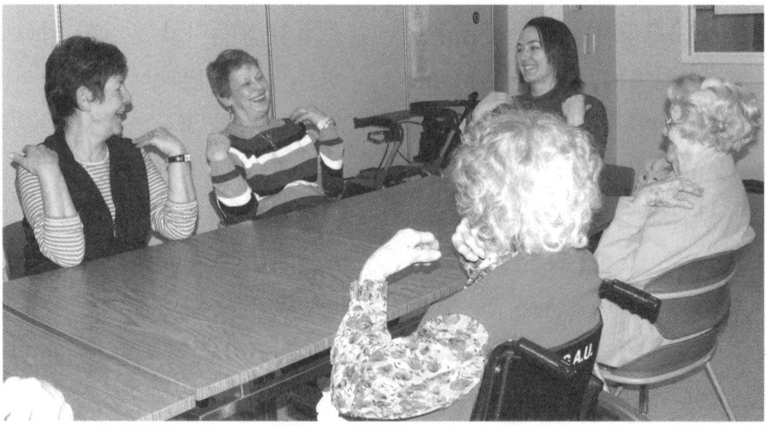

그림 6-9 기능적 또는 신체적 능력에 관계없이, 특히 개인적으로 의미 있고 즐길 수 있는 신체적 활동이 남아 있는 것과 운동을 하는 것은 성공적인 노년의 요소이다(Courtesy of the Geriatric Day Hospital, Specialized Geriatric Services, Saskatoon Health Region, Saskatoon, Saskatchewan, with permisson).

건강 검진은 나이와 연관된 질환 과정(영양, 생활 형태, 사회지원 정도, 운동량, 자율성과 조절의 감각)을 파악하고, 노인 각 개인들이 건강과 독립을 위한 강하고 긍정적인 역할에 도움을 준다. 또한 활동적이고 생산적인 삶의 유지는 성공적인 노년의 매우 중요한 요소이다(Berkman et al., 1993; Fisher, 1995; Seeman et al., 1995). 전문적인 건강관리는 노인의 건강한 생활을 증진시키는 주요한 역할로 여겨진다. 건강과 삶의 질은 특정 운동 프로그램과 계획의 관리, 그리고 활동 선택의 의미와 활동의 증진을 포함한 기본적 직업의 개입을 통하여 증진되어질 수 있다(그림 6-9).

다양한 요소들이 노인 운동과 관련하여 결정되는 것을 볼 수 있다. 어떤 요소는 동기와 관계된 반면, 다른 요소들은 제한과 관계되어진다. 노인의 운동과 연관하여 강력한 동기의 중에 하나는 사람이 자신의 행동을 조절할 수 있는 개념을 가진 자기 효능이다(Burton, Shapiro, & German, 1999; Conn, 1998; Resnick, 2001; Resnick & Spellbring, 2000). 결과에 대한 기대, 특정 개인의 행동에서 오는 특정 결과의 믿음은 또 다른 강한 동기이다(Burton et al., 1999; Resnick, 2001;

Resnick & Spellbring, 2001). 노인의 운동제한은 낙상의 공포와 손상(시간의 결여, 사회 지지, 운동의 신체적 공간, 운동 장소의 이동)을 포함한다. 그리고 운동기구를 구매하거나 운동 시설과 관계되든 간에 불충분한 공급원이다(King et al., 2002; Melillo et al., 1996; U.S. Department of Health and Human Services, 1996). 게다가 운동 동안 증가된 스트레스와 우울증 단계, 나이의 증가, 건강상태의 감소, 즐거움의 결여는 좋지 않은 운동정착과 연관된다(Burton et al., 1999; Conn, 1998; Melillo et al., 1996; Resnick, 2001; Resnick & Spellbring, 2000).

노인들은 중재를 찾을 때나 운동 프로그램을 시작할 때 매우 특별한 목적과 목표를 가질 것이고, 또한 이 의뢰인의 특별한 요구는 처치 계획을 세울 때 고려되어야 한다. 예를 들면, 어떤 개인들은 명백한 그리고 신체기능을 방해하는 노화와 관련된 변화가 나타나는 것을 원할지도 모르며 또한 더 이상의 기능저하를 막고 싶어할지도 모른다. 일부 노인들은 전체적인 체력이나 전반적인 건강 이익을 증진하기 위한 운동 프로그램에 참가하기 원하며, 또 다른 노인들은 운동 프로그램을 통해 그룹에 의해 제공되는 사교적인 상호작용에 관심을 가질지도 모른다. 개인적인 기호, 생활패턴, 체력수준 그리고 잠재적이거나 실제적인 다양성 때문에 운동과 활동 프로그램이 나이든 개인들을 위해 적절하게 맞춰주는 것이 중요하다. 상호작용의 초점의 범위는 의뢰인의 요구에 근거하여 필요하고 따라서 중재를 위한 관심은 의뢰인에게 있어서는 의미 있고 중대하다.

연령과 관계된 전형적인 변화는 손상을 야기할 수 있기 때문에 노인들은 기능적으로 감퇴하는 위험한 상태이고 일상적인 업무수행이 어려울 것이다. 프로그램은 포괄적이어야 하고 힘, 유연성, 자세적 안정성, 지구력을 증가하거나 유지하기 위한 운동이 포함되어야 한다(4장 지구력 운동 처방 참고). 활동은 또한 의뢰인의 기능적 요구에 맞춰져야 하는 것을 포함해야 한다. 어떤 운동이나 활동 프로그램은 안전을 강조하여 계획되어야 하고 게다가 그것의 목표와 목적이 맞아야 한다. 운동에 대하여 나이와 관계된 차이점은 고려되어야 하고 변경은 프로그램이 발전할 때 요구될지 모른다. 노인을 위해 발행되어진 운동 처방과 훈련 지침은(ACSM, 1998a, 1998b) 아래 간단히 서술되어 있고 표 6-4에 요약되었다.

근력강화운동과 저항운동
(Strength and Resistance Exercises)

근력강화훈련이 나이에 따른 근섬유 감소를 멈추게 한다는 것에 대해 제시된 데이터에 대한 증거는 없지만, 시스템적인 근력강화훈련 프로그램이 노인의 골격근 강화를 향상시키는 데 사용할 수 있다는 것은 매우 잘 증명되어왔다(Buchner et al., 1997a). 강화운동 프로그램에 따른 노인에서의 근육변화는 운동에 참여한 젊은 대상자들에서 관찰된 발달과 유사하다. 더구나 훈련방법의 횟수는 지구력 훈련 프로그램(4장 참조)을 포함하여 노인에서 근력의 증가 도달에 성공한 다양한 등급들을 사용하였다(Sipilä et al., 1996).

낙상(Hauer et al, 2001) 또는 고관절 골절에 따른(Mitchcell, Stott, Martin, & Grant, 2001; Sherrington & Lord, 1997) 손상을 입은 노인, 또는 건강하거나(Skeleton et al., 1995) 노인시설에 살고 있는(Fiatarone et al., 1994 McMurdo & Rennie, 1994) 노인들 중 근력강화훈련은 초년기 노인과 후년기 노인(Buchner et al, 1997b; Fiatarone et al., 1990, 1994; Frischknecht, 1998; Frontera, Meredith, O'Reilly, Knuttgen, & Evans, 1998) 모두에서 효과적임을 발견하였다(8장 참조).

노인에서 근력 강화 훈련 프로그램을 실험했었던 일부의 보고서는 표 6-5에 요약되어 있다. 그

표 6-4 노인을 위한 근거를 바탕으로 한 운동 처방

운동 유형	운동 요소(변수)	이익	노인을 위한 주의사항
스트레칭	• 정적 스트레창-각각 큰 상지와 하지근/건 그룹을 위해 10~30초 유지 • 각각의 근군을 위해 최소 4회 반복 • 최소 2~3일/주: 가급적 매일	이익의 근거 • 유연성의 증가 • 관절가동성의 증가 잠재적 이익 • 기능 증진 • 손상 위험의 감소	• 스트레칭 운동은 오직 통증이 없는 관절가동 범위에서 수행되어야만 한다.
근력강화/저항운동	• 중등도(1RM의 60%)에서 높은 강도 (1RM의 70에서 80%) • 8~12회 반복 • 1~3세트 • 3회/주당	이익의 근거 • 근력의 증가 • 보행 지구력의 증가 • 운동성의 증가 • 계단 오르기 지구력의 증가 • ADL 감퇴/기능적 감소 • 기능적 능력의 증가 잠재적 이익 • 삶의 질 향상 • 복지 의식의 증가	• 심하게 컨디션이 저하된(deconditioned) 노인 또는 알려진 운동 위험요소를 가진 노인은 엄격한 관리와 초기 낮은 강도 프로그램이 요구되어진다. • 운동은 통증이 없는 관절가동 범위에서 수행되어져야 한다. • 움직임은 조절되어야 한다.
균형운동 (또한 8장 참조)	• 동적 운동 • 정적 운동 • 특정한 자세 조절 문제를 위한 운동 • 태극기공 운동 • 연합 운동 프로그램	이익의 근거 • 균형 수행의 증가 • 낙상 위험 평가 점수의 증가 • 낙상의 감소 잠재적 이익 • 민첩성의 증가 • 삶의 질 향상 • 복지 의식의 증가	• 낙상의 위험 차단은 운동 처방 전에 수행되어야 한다. • 엄격한 관리는 낙상의 위험을 위해 필요하다. • 안전성을 확보하는 동안 충분한 균형의 도전이 필요하다. • 노인은 필요한 만큼 운동하는 동안 보조 기구를 사용하여야 한다.
지구력/유산소 운동	• 4장 참조		

ADL=일상생활활동; L/E=하지; RM=최대반복; ROM=관절가동범위; U/E=상지 ACSM으로부터 데이터(1998).
Position Stand: Exercise and Physical Activity for Older Adults. *Medicine and Science in Sports and Exercise, 30*(6), 992-1008;
American College of Sports Medicine.(2006. ACSM' s guidelines for exercise testing and prescription. 7th ed.(pp. 237-251).
Philadelphia, Lippincott, William & Wilkins

표 6-5 **노인에서의 선택된(엄선된) 근력강화 연구들의 요약**

	디자인			
Bamman et al. (2003)	RCT	건강한 남자(평균 연령=69)와 여자(평균 연령=66)	3x/주 @25주 동안 1RM의 80%	남자=82%↑ 1-RM 하지 근력 여자=58%↑ 1-RM 하지 근력
Charett et. al. (1991)	RCT	건강한 공동 거주하는 여자 (평균 연령=69)	3x/주 @12주 동안1RM의 65-75%	28-115%↑ 1-RM 하지 근력 7%↑type 1섬유부분에서 20%↑type 2섬유부분에서
Carmeli et.al. (2000)	RCT	가정간호를 받는 보행 가능한 남자와 여자(평균 연령=82)	2-5kg 자유로운 무게, 3x/주 12주 동안	10-15%↑ 등속성 하지 근력 3분 동안 걷는 거리에서↑
Ferri et al. (1990)	No contol	건강하고, 신체적 활동성이 있는 남자 (평균 연령=68)	3x/주 @16주 동안 1RM의 80%	27%↑ 1-RM하지 근력 11%↑ 등속성 하지 근력
Fiatarone et al. (1990)	No conto	가정간호를 받는 보행 가능한 남자와 여자(평균 연령=90)	3x/주 @8주 동안 1RM의 80%	174%↑ 1-RM 하지 근력
Fiatarone et al. (1994)	RCT	가정간호를 받는 보행 가능한 남자와 여자(평균 연령=87)	3x/주 @10주 동안 1RM의 80%	37-178%↑ 1-RM 하지 근력
Frontera (1988)	No contol	건강하고, 앉은 생활의 남자(60-70)	3x/주 @12주 동안 1RM의 80%	107%↑ 1-RM 하지 근력
Hruda, Hicks, & McCartney	RCT	장기 요양 보호시설에서 생활하는 남녀(75에서 94세)	점진적인 체중을 이용한 하지 운동과 밴드(보다 빠르게 점차로 수행-힘에 증가를 목표로 함)	11%↑ 등속성 하지 근력 44%↑ 원심성 슬관절 신전근력 60%↑ 원심성 슬관절 신전근력 31%↑ foot up-and-go test (발 들고 가기 평가) 66%↑ 30초 동안 의자 서기 평가 33%↑ 보행 시간
Lexell et al. (1995)	RCT	건강하게 공동 거주하는 남녀 (70-77세)	3x/주 @11주 동안 1RM의 85%	163%↑ 1-RM 하지 근력
Meuleman, Breuche, Kubilis, & Lowenthal (2000)	RCT	가정간호를 받는 쇠약한 남녀 (평균 연령=75)	3x/주 등속성 운동기를 사용하여 4에서 8주 동안	32.8%↑ 등척성 근력의 반대편 근육근 (대조군에 비교하여 10.2%↑) ADL점수에서 유의하게 증가
Vincent et al. (2002)	RCT	건강하고, 앉아서 생활하며, 공동 거주하는 남자(평균 연령=68)와 여자(평균 연령=67)	3x/주 @24주 동안 1RM의 50% 3x/주 @24주 동안 1RM의 50%	16%↑ 1-RM 하지 근력 20%↑ 1-RM 하지 근력 ↓계단에 한쪽을 들어 올리는 시간

ADL=일상생활활동; F=여자; LTC=장기보호; M=남자; RCT=무작위대조군시도; RM=최대반복

리고 독자들은 참고문헌과 추가적인 정보를 위해 Latham, Bennett, Stretton과 Anderson(2004)의 점진적인 저항 근력강화훈련의 체계적인 재검토를 참고하라. 일반적으로 연구들은 남녀 노인 모두에서 프로그램의 강도와 운동의 유형에 관계없이 감독과 함께 근력강화 훈련 프로그램을 안전하게 사용할 수 있음을 발견하였다. 근골격계 손상은 일반적으로 극미하다고 보고되어왔고 운동 프로그램 참여에 지장을 주지 않았다(Judge, Whipple, & Wolfson, 1994; Pollock et al., 1991). 심혈관과 폐 관련 사고는 실신(Skeleton & McLaughlin, 1996)과 호흡곤란(Jette et al., 1996)의 발생을 포함한다. 근력강화운동 연구에 참여한 노인들은 주의 깊게 운동의 금기증과 위험요소를 감별받았으나, 몇몇 연구들은 관찰하지 않았고 손상 위험(Latham et al., 2004)의 평가를 어렵게 만드는 반대 상황을 보고하였다. 따라서 강화운동훈련에 참여한 노인의 심혈관 위험을 증가시키는지 그렇지 않은지 알려지지 않았다. 강한 운동 프로그램을 시작하기 전에 노인은 특히, 심혈관 위험 요소를 현재 알고 있다면 의료적인 평가와 적절한 스트레스 평가를 받아야 한다(ACSM, 2007).

체중을 저항으로 사용하는 간단한 능동운동인 등척성, 등장성, 등속성 프로그램과 걷기 그리고 유산소 프로그램이 남녀 노인에서 상하지 근력을 성공적으로 증가시키는 것이 확인되었다. 그리고 이러한 연구들은 대부분 낮은 강도의 프로그램에 초점이 맞춰졌었다. 그러나 지난 10년간 중등도에서부터 무거운 저항 프로그램까지 저항 프로그램이 눈에 띄는 효과를 보여주었다. 건강한 노인에서 획득한 근력은 형식적인 운동 프로그램을 중단한 후에 최소한의 짧은 기간 동안 유지되고, 몇몇 연구에서는 근육의 구조적 변화까지도 발견하였는데 특히 type IIb 섬유의 절단면에서 특징적으로 증가한 것을 보고하였다. 게다가 가정 간호나 장기간 보호를 받는 허약한 노인들도 중등도의 무거운 저항운동 프로그램이 가능하고 건강한 지역사회 거주 노인들이 얻었던 비슷한 효과를 얻을 수 있는 것으로 연구되었다.

장애를 뛰어 넘을 수 있는 개선들은 보행속도(Judge, Underwood, & Gennosa, 1993), 보행 지구력(Ades et al., 1996), 계단 오르기 능력, 동적 균형 등에서 나타난다. 하지만 근력 운동이 심리학적인 위안과 사회 참여에 도움을 준다는 연구는 아직 없으며, 현재 몇몇의 연구들은 진행 중이며 그 결과들이 일치하지 않는 것으로 나타나고 있다. 노인에 있어 근력운동 프로그램의 중재에 관한 내용을 글상자 6-7에서 요약하였다.

유연성(스트레칭) 운동
[Flexibility(Stretching) Exercises]

유연성 운동은 근육과 관절 주위조직의 탄성과 길이의 증가, 관절운동성 증가(Hubley, Kozey, & Stanish, 1984), 연부조직 구축 예방, 손상 위험의 감소(Worrell, 1994a; 1994b) 그리고 관절의 전체 ROM에 중요하다. 유연성 운동의 주된 유형은 다음과 같다.

- 정적–자세를 취하고 한 주기 동안 유지, 그 다음에 이완한다.
- 탄성–근육이 갑자기 신장하고 즉시 이완하는 반복적으로 튀는 움직임
- 고유수용성 신경근 자극(PNF)–교대로 등척성 근 수축과 수동적 스트레칭을 통한 운동의 연속이다.
- 동적–관절은 태극기공 운동 또는 춤추는 것처럼 반복적인 전체 ROM을 통해 움직인다.

프로그램의 모든 유형 중에서 노인의 유연성 운동은 잘 연구되어지지 않고 있다. 그리고 스트레칭 운동의 기간과 이상적인 유형은 아직 정해지지 않았다. 연구들은 규칙적인 프로그램 또는 일반적인 운동 중재에 참여한 노인에서 여러 관

글상자 6-7 노인을 위한 운동의 고려 사항

- 단순한 방향과 동작을 사용한다.
- 충분한 준비운동과 마무리 운동을 확실히 한다.
- 만성적인 상태, 기능적 제한점, 잠재적인 근골격계 문제와 현재의 고려할 점을 생각한다.
- 운동기간을 단계적이고 짧게 시행하고, 과부하 원리를 적용한다.
- 근수축의 다양성을 사용 한다: 등척성, 등장성, 등속성, 원심성 그리고 구심성.
- 다양한 구성요소에 초점을 두어 운동 프로그램을 구성한다(적은 충격의 유산소 근력강화, 근력, 지구력과 유연성 그리고 균형).
- 열에 의한 스트레스 증상을 위한 피부, 호흡과 운동 반응에서의 맥박을 관찰한다.
- RPE의 12~14 사이의 운동(어느 정도 단단한) 또는 테스트에 대해 의견을 나눔: 노인은 운동 하는 동안 대화에 몰두할 수 있다.
- 노인들은 근력이 절대적으로 적게 증가할 것이다.
- 노인들은 근력이 느리게 증가할 것이다.
- 노인들은 운동 스트레스에 적게 적응할 것이다.
  - 손상에 대한 보다 큰 민감성은? 운동하는 동안 경련이 일어나는 것은?
- 노인들은 산소 소비량이 감소할 것이다.
  - 피로를 보다 쉽게 느끼는가?

절의 관절범위가 증가될 수 있음을 확인하였다(Hubley-Kozey, Wall, & Hogan. 1995; Leslie & Frekany, 1975; Morey, Cowper, Feussner, Dipasquale, Crowley, & Sullivan, 1991). 그러나 이 연구들은 스트레칭 운동을 전체적인 운동 프로그램의 일부분으로서 통합시켰다. 따라서 스트레칭 운동과 일반적인 운동 중 어떤 것이 유연성 증가를 위해 보다 유익한지 알려지지 않았다(Hurley & Hagberg, 1998). Lan, Lais, Chen과 Wong(1998)은 12개월의 태극기공 운동효과를 연구하였고, 참여한 남자 노인에서 그들의 흉요부 유연성이 11도 증가됨을 확인하였다. 그리고 대조군과 비교하여 여자 노인에서 흉요부의 유연성 증가는 8.8°이었다. Rider와 Daly(1991)는 평균연령 71.8세의 노인 그룹에서 스트레칭 운동의 명확한 효과를 연구하였다. 일주일에 3번, 관리되어진 운동 프로그램은 요추운동에 초점이 맞춰졌고 10초 동안 유지하며 3회 반복하여 스트레칭 하였다. 10주 후에 앉은 자세에서 잡기 테스트는 25% 증가하였으며 운동한 그룹에서 척추 신전은 40% 증가하였다. 그러나 대조군은 변화가 없었다. 정적 유연성 운동은 각각의 노인을 위해 종종 처방하였고, 근력강화 운동 또는 지구력 운동 프로그램을 위한 준비 운동과 마무리 운동의 일부분으로서 또는 독립적으로 수행될 수 있다.

균형 운동(Balance Exercises)

균형 운동의 여러 가지 유형은 여러 측면에서 처방될 수 있는데, 다른 것보다 좀 더 효과적인 균형운동의 한 형태를 찾는 연구는 아직 없다. 여러 연구들에서 특수한 균형훈련과 더불어 균형 운동 유형의 결합에 대한 효과를 실험하였다(Hu & Wollacott, 1994; Tinetti et al., 1994; Wolf et al., 1996; Wolfson et al., 1996). 자세 안정성을 강조한 균형훈련 프로그램은 노인에서 균형이 향상됨을 보여주었다(Ledin et al., 1990; Rose & Clark, 2000; Wolfson et al., 1996). 균형훈련에 유연성, 협응운동, 근력강화, 지구력 운동을 통합한 결합된 운동의 접근은 균형향상을 보여주었다(Cambell, Robertson, Gardner, Norton, Tilyard, & Buchner, 1997; Cambell, Robertson, Gardner, Norton, & Buchner, 1999; Day et al., 2002; Hauer et al., 2001).

균형 프로그램은 다양한 구성요소의 변화를 포함해야 하고, 개개의 능력에 충분히 도전해야 한다. 서 있을 때처럼 한발 서기에서 정적 균형 운동은 신체의 움직임이 없어야 한다. 동적 균형 운동은 걷기 또는 옆으로 걷기처럼 기저면 위에서 질량 중심이 움직이는 것이 일반적으로 되어 있다. 기저면의 크기를 감소시키는 것, 균형 활동 동안 상지와 머리의 움직임을 통합시키는 것, 필요로 하는 감각을 변화시키는 것, 갑자기 방향을 바꾸는 것, 그리고 균형 활동 동안 속도를 변화시키는 것은 각각의 균형을 자극하는 방법이다. 균형은 관심과 노력이 필요하고 인식이 필요하기 때문에, 균형 능력은 이중 과제를 수반하는 능력과 함께 유익할 것이고, 균형 능력은 일상생활 능력과 밀접하게 연관되어진다. 그리고 기능은 또한 운동 프로그램에 통합될 수 있다. 최근에는 노인에서 태극기공 운동과 무게 있는 조끼를 입은 균형 훈련의 효과를 연구하였다. 양쪽의 운동 형태는 낙상 위험을 감소시키는 효과가 있음을 확인하였다(Shaw & Snow, 1998; Tsang & Hui-Chang, 2003, 2005).

노인에서 균형 기능장애를 위한 치료적 개입은 문제의 종합적인 평가에 따라 결정되는 것처럼 기능에 강한 영향을 주거나, 특이한 원인이어야 한다. 노인에서는 단순하게 신발을 바꿔서 신기, 조명을 바꾸거나, 다른 환경의 영향의 변화, 정형외과적 보조기를 알맞게 적용하거나 보조기를 사용하는 것 모두가 필요할 것이다. 다른 노인들은 평가에서 확인된 특별한 자세 조절 문제를 다루는 보다 집중적인 관리 방안이 필요할 것이다. 8장에서 기술한 낙상 위험 요소들은 보행장애, 하지 근력과 유연성의 감소 그리고 반응 시간과 협응의 감소를 포함시킨다. 이 많은 장애들과 기능적인 제한들은 균형에 영향을 주고 운동과 함께 개선될 수 있다(Fiatarone et al., 1990; Probst, 1989; Whipple et al., 1987). 몇몇 경우에서 균형 불능에 관여하는 요인들은 특이성이 작거나 진단이 안 될지도 모른다; 따라서 모든 자세 조절 기전은 "운동"을 통해서 획득될 수 있다.

다른 장애(Other Impairment)

협응(coordination)

협조운동장애와 관련되어지는 움직임 장애의 치료는 원인을 고려해야 한다. 예를 들면, 근골격계 문제들의 향상은 협응을 증진시킬 것이다. 기능적 활동의 직접적인 연습 예컨대, 사지를 8자 모형을 만드는 것, 하지에 불균형하게 체중 부하를 주는 것 그리고 수행결함을 줄이기 위하여 환경적으로 변경하는 것은 협응을 증진시키는 것을 도와줄 것이다. 정확성을 위한 요구는 협응력을 위해 더 노력해야 하므로, 정확도의 조건을 증가시키는 것과 함께 기능적 과제를 선택하는 것은 또한 협응력을 훈련시키는 것이다(Shumway-Cook & Woollacott, 2007).

골격계의 변형과 자세 문제(Skeletal Deformities and Postural Problems)

노인에서 공통의 자세 문제는 근육과 관절에서 나이와 관련되어진 변화의 결과일 것이고, 유연성과 근력강화 양쪽을 모두를 증가시키기 위해 짜여진 운동 프로그램의 반응일 것이다. 책읽기, 텔레비전 시청과 같은 앉아 있는 활동 동안 바른 신체 자세를 노인에게 교육시키는 것은 중요하다. 노인은 일상생활을 하는 동안 올바른 신체 기전에 관해서 교육되어야 한다. 바른 자세는 노인에서 골격계의 변화와 함께 발생할 수 있는 일부의 문제 완화에 도움을 줄 수 있다. 게다가 측만증(Brocklehurst et al., 1982)과 다리 길이 차이(Mahar et al., 1985)는 노인에서 자세동요를 증가시키는 것과 관련되어졌고 뒤꿈치 들기를 제공함에 따라 단순하게 교정될 것이다.

■ 요약(Summary)

분명히, 노화와 함께 신경-근골격계에서 발생하는 변화는 기능적 능력의 부정적인 결과를 가져올 수 있다. "정상"적인 노화와 "질병" 또는 "기능장애"를 만드는 것 사이에 분명한 선은 없다. 대부분의 노인들은 낙상 또는 급성질환, 신체적 상태의 변화 또는 작은 감소가 누적되기까지 또는 만성질환장애에 도달하거나 활동이 불가능한 상태가 되는 것처럼 어떤 특수한 사건이 되기까지 그들의 일상과제들을 스스로 관리한다.

신경-근골격계의 변화가 ADL의 독립을 감소시키는 주된 요인일지라도, 합병증(관절염, 시각장애, 인지의 변화, 심폐질환증상 등)과 같은 다른 요인들이 기능적 능력을 감퇴하는 원인이 될 수도 있다. 이번 장에서는 일반적인 그리고 신경-근골격계에서 노화와 관련된 예상된 변화가 기능적 수행에 미치는 영향의 결과를 토의하였다. 그것은 "평균"의 변화가 나타나는 것에 대하여 이것들은 일반화를 인지하는 것이 중요하다. 그리고 개개인의 변수가 크다. 집에서 꼼짝 못하거나 드물게 밖으로 나오는 허약한 노인보다 신체적 활동을 하는 노인들이 적은 장애를 가진다.

포괄적이진 않을지라도 다양한 평가와 중재전략을 이번 장에서 제시하였다. 근력강화, 유연성, 균형, 그리고 지구력 훈련을 구성하는 운동 프로그램은 신경-근골격계의 기능을 증가시킬 수 있다. 훈련의 반응은 많은 요인들에 의존하고 모든 하위시스템에 포함된 것을 완전히 이해하는 것이 필요하며, 여러 가지 요인들은 적절한 프로그램을 수립하기 전에 평가되어야 한다. 노인의 최상의 기능적 단계를 유지하거나 회복하는 것이 관리의 목적이라면, 이것은 운동성에 영향을 주는 독특한 삶의 경험을 가진 노화된 사람을 보기 위한 건강관리 제공자를 위해 중요한 요소일 것이다.

사례 연구(Case Study)

Stevens씨는 78세 남자로 그의 아내와 2층 집에 살고 있다. 침실과 욕실은 2층에 있으며 집의 비품(home equipment)을 가지고 있지 않다. 그는 은퇴한 농장주이다. 70세에 농장경영을 은퇴하였을 때, Stevens씨는 "난 편한 삶을 살고, 아들에게 모든 힘든 일을 시킬 것"이라고 결정하였다. 그는 그의 아내와 함께 여름에는 정원 일을 도왔다. 그러나 겨울에는 "바쁘게 일"하는 것이 어렵다는 것을 알았다. 그는 더 이상 골프를 치러가지 않았다. 그는 그의 컬링팀(curling team)을 그만두었고, 더 이상 겨울에 스케이트를 타지 않았다. 왜냐하면 그는 그가 다른 친구들을 따라가지 못할 것이라 느껴졌고, 넘어지면 창피할지도 모른다는 생각 때문이었다. 그의 현재 취미는 일주일에 한 번 브리지 게임(playing bridge)을 하는 것이다.

그는 백내장 초기를 제외한 양쪽 눈에 다른 건강상의 문제는 없었다. Stevens씨의 상태는 움직임과 모든 ADL은 독립적이다. 통을 나르는 것을 제외한–그는 그의 아내와 함께 통을 나르는 것에 최소의 보조를 필요로 한다. Stevens씨는 낮고 부드러운 지면에서 일어나는 것을 어려워한다. Stevens씨는 걷는 동안 불균형한 병력과 일주일에 최소 3~4회 균형을 잃는 상태라고 보고되었다.

상지근력은 모든 주동근 군에서 4단계였다. 하지 근력은 양쪽 고관절 굴곡과 외전(양쪽 모두 3단계)과 양쪽 족관절 배측굴곡(3-단계)을 제외한 모든 주동근 군에서 4-단계였다.

TUG시간은 12.8초였다. Stevens씨는 의자를 밀기 위해 팔을 사용하였고 의자에서 매우 느리게 일어섰다. 즉각적인 서기와 돌기에서 약간의 자세 불안정성이 기록되었다. 활보 길이와 발의 간격은 감소되었다.

질문(Questions)

1. ICF 구성과 노인의 기능 연속체를 사용하여 Stevens와 그의 최근 시나리오를 서술하시오.
2. 정상적인 노화의 변화와 관련하여 무엇을 평가할 것인가?
3. Stevens씨로부터 얻은 정보를 가지고 무엇을 추가적으로 평가할 것인가?
4. 당신의 평가에서 어떤 다른 검사와 측정을 포함할 것인가? 그 이유는?
5. 시나리오에서 제공된 정보를 기초하여 당신의 중재에 주된 중점은 무엇을 포함하는가?

복습 문제(Review question)

1. 노화에서 신경-근골격계의 가장 난해한 변화는 무엇인가? 노인의 일상에서 이 변화가 기능에 미치는 영향은 무엇인가?
2. Elena Sampson씨는 만성 질환이 없는 73세 여성이다. Sampson씨의 근육 시스템은 각각 35세와 어떻게 다르다고 예상하는가? 구조적 그리고 조직화학적 관점 모두를 꼭 포함해야 한다.
3. 개개의 노인에게 일반적으로 사용하는 평가에서 발생하는 3개의 다른 근력을 비교한다. 그들이 사용하는 환경은 무엇인가?
4. 노인에서 근력강화 프로그램은 성공적이었다. 노인의 근력강화훈련 동안 지켜야 하는 특별한 고려사항을 기술하시오.
5. 자세, 균형 그리고 협응력에서 예상되는 노화와 관련된 변화는 무엇인가?
6. 자세 동요, 자세 조절, 자세 정위, 자세 안정성, 정적 자세, 정적 균형과 동적 균형을 정의한다. 각각의 중요한 이유? 각각 어떻게 평가하는가?
7. 노인에서 종합적인 운동 프로그램을 처방하였을 때 필요한 구성요소로 생각되는 것은 무엇인가?

웹 기반 자료(Web-Based Resources)

신경골격근과 움직임 기능의 경험에 관한 유용한 정보:

www.acsm-msse.org/pt/re/msse/positionstandards.htm;jsessionid=FqJbwQRJ8ZnSCcRDN1wpQvD7QGQGNc5k2NDFsrDp4v5byz497W36!-1455700262!-949856145!8091!-1, The American College of Sports Medicine, date last connected March 30, 2007. This website contains a listing of various full-text position stands that have been published in *Medicine and Science in Sports and Exercise*, the official journal of the American College of Sports Medicine. The Position Stand on ***Exercise and Physical Activity for Older Adultsis*** found on this site.

www.arthritis.org, **The Arthritis Foundation**, date last connected March 30, 2007. This official website of the Arthritis Foundation contains numerous resources for people with arthritis.

www.nof.org, **National Osteoporosis Foundation**, date last connected March 30, 2007. This the official website of the National Osteoporosis Foundation contains numerous resources for people with osteoporosis and for health care professionals.

www.agingblueprint.org, **The National Blueprint: Increasing Physical Activity Among Adults Age 50 and Older**, date last connected March 30, 2007. This website houses numerous resources and links to other healthy aging websites. Content is geared toward health care professionals and older adults www.phac-aspc.gc.ca/pau-uap/fitness/index.htm, **The Healthy Living Unit (Public Health Agency of Canada, Government of Canada)**, date last connected March 30, 2007. This website contains numerous resources about the benefits of physical activity and the range of opportunities to be physically active in daily life, for different age groups, including older adults. A consumer guide that includes checklists, and a tracking chart about *physical activity, Canada' s Physical Activity Guide to Healthy Active Living for Older Adults*(published by Health Canada, 2001) can be found on this site.

참고문헌(References)

Ades, P. A., Waldmann, M. L., Meyer, M. L., Brown, D. A., Poehlman, E. T., Pendleburgy, W. W., et al. (1996). Skeletal muscle and cardiovascular adaptations to exercise conditioning in older coronary patients. *Circulation, 94,* 323–330.

American College of Sports Medicine. (1998a). Stand. Exercise and physical activity for older adults. *Medicine and Science in Sports and Exercise, 30,* 992–1008.

American College of Sports Medicine. (1998b). Stand. The recommended quantity and quality of exercise for developing and maintaining cardiorespiratory and muscular fitness, and flexibility in healthy adults. *Medicine and Science in Sports and Exercise, 30*(6), 975–991.

American College of Sports Medicine. (2007). *ACSM's guidelines for exercise testing and prescription* (7th ed.). Philadelphia: Lippincott, Williams & Wilkins.

American Geriatrics Society Panel on Exercise and Osteoarthritis. (2001). Exercise prescription for older adults with osteoarthritis pain: Consensus practice recommendations. *Journal of the American Geriatrics Society, 49,* 808–823.

Anderson, J. L., Terzis, G., & Kryger, A. (1999). Increase in the degree of coexpression of myosin heavy chain isoforms in skeletal muscle fibers of the very old. *Muscle and Nerve, 22,* 440–454.

Aniansson, A., Grimby, G., & Hedberg, M. (1992). Compensatory muscle fibre hypertrophy in elderly men. *Journal of Applied Physiology, 73,* 812–816.

Aniansson, A., Grimby, G., Hedberg, M., & Krotkiewski, M. (1981). Muscle morphology, enzyme activity and muscle strength in elderly men and women. *Clinical Physiology, 1,* 73–86.

Aniansson, A., Hedberg, M., Henning, G. B., & Grimby, G. (1986). Muscle morphology, enzymatic activity, and muscle strength in elderly men: A follow-up study. *Muscle & Nerve, 9,* 585–591.

Baloh, R. W., Corona, S., Jacobson, K. M., Enrietto, J. A., & Bell, T. (1998). A prospective study of posturography in normal older people. *Journal of the American Geriatrics Society, 46,* 438–443.

Bamman, M. M., Hill, V. J., Adams, G. R., Haddad, F., Wetzstein, C. J., Gower, B. A., et al. (2003). Gender differences in resistance-training-induced myofiber hypertrophy among older adults. *Journal of Gerontology: Biological Sciences, 58A,* 108–116.

Bassey, E. J., Fiatarone, M. A., O'Neill, E. F., Kelly, M., Evans, W. J., & Lipsitz, L. A. (1992). Leg extensor power and functional performance in very old men and women. *Clinical Science, 82,* 321–327.

Bassey, E. J., Morgan, K., Dallosso, H. M., & Ebrahim, S. B. (1989). Flexibility of the shoulder joint measured as range of abduction in a large representative sample of men and women over 65 years of age. *European Journal of Applied Physiology, 58,* 353–360.

Bean, J. F., Kiely, D. K., Herman, S., Leveille, S. G., Mizer, K., Frontera, W. R., et al. (2002). The relationship between leg power and physical performance in mobility-limited older people. *Journal of the American Geriatrics Society, 50,* 461–467.

Bean, J. F., Leveille, S. G., Kiely, D. K., Bandinelli, S., Guralnik, J. M., & Ferrucci, L. (2003). A comparison of leg power and leg strength within the In CHIANTI study: Which influences mobility more? *The Journals of Gerontology: Biological Sciences, 58A*(8), 728–733.

Bendall, M. J., Bassey, E. J., & Pearson, M. B. (1989). Factors affecting walking speed of elderly people. *Age and Ageing, 18,* 327–332.

Berg, K. O., Wood-Dauphinee, S. L., Williams, J. I., & Maki, B. (1989). Measuring balance in the elderly: Validation of an instrument. *Canadian Journal of Public Health, 83,* S7–S11.

Berkman, L. F., Seeman, T. E., Albert, M., Blazer, D., Kahn, R., Mohs, R., et al. (1993). High, unusual and impaired functioning in community-dwelling older men and women: Findings from the MacArthur Foundation Research Network on Successful Aging. *Journal of Clinical Epidemiology, 46,* 1129–1140.

Blanke, D., & Hageman, P. (1989). Comparison of gait of young men and elderly men. *Physical Therapy, 69,* 144–148.

Bohannon, R. W. (1997). Comfortable and maximum walking speed of adults aged 20–79 years: Reference values and determinants. *Age & Ageing, 26*(1), 15–19.

Bohannon, R. W. (2006). Reference values for the Timed Up and Go Test: A descriptive meta-analysis. Bornstein, R. A. (1986). Normative data on intermanual differences on three tests of motor performance. *Journal of Clinical Experimental Neuropsychology, 8,* 12–20.

Brocklehurst, J. C., Robertson, D., & James-Groom, P. (1982). Skeletal deformities in the elderly and their effect on postural sway. *Journal of the American Geriatrics Society, 30,* 534–538.

Brown, M. (1993). The well elderly. In A. A. Guccionee (Ed.), *Geriatric Physical Therapy.* St. Louis, MO: Mosby.

Brown, M., Sinacore, D. R., & Host, H. H. (1995). The relationship of strength to function in the older adult. *Journal of Gerontology: Biological Sciences & Medical Sciences, 50,* 55–59.

Buchner, D. M., Beresford, S. A., Larson, E. B., LaCroix, A. Z., & Wagner, E. H. (1992). Effects of physical activity on health status in older adults. II. Intervention studies. *Annual Review of Public Health, 13,* 469–488.

Buchner, D. M., Cress, M. E., de Lateur, B. J., Esselman, P. C., Margherita, A. J., Price, R., et al. (1997a). The effect of strength and endurance training of gait, balance, fall risk, and health services use in community-living older adults. *Journal of Gerontology: Medical Sciences, 52A,* M218–M224.

Buchner, D. M., Cress, M. E., de Lateur, B. J., Esselman, P. C., Margherita, A. J., Price, R., et al. (1997b). A comparison of the effects of three types of endurance training on balance and other fall risk factors in older adults. *Aging and Clinical Experimental Research, 9,* 112–119.

Burton, L. C., Shapiro, S. B., & German, P. S. (1999). Determinants of physical activity initiation and maintenance among community-dwelling older persons. *Prevention Medicine, 29,* 422–430.

Campbell, A. J., Robertson, M. C., Gardner, M. M., Norton, R. N., & Buchner, D. M. (1999). Falls prevention over 2 years: A randomized controlled trial in women 80 years and older. *Age and Ageing, 2*(6), 513–518.

Campbell, A. J., Robertson, M. C., Gardner, M. M., Norton, R. N., Tilyard, M. W., & Buchner, D. M. (1997). Randomised controlled trial of a general practice programme of home based exercise to prevent falls in elderly women. *British Medical Journal, 315,*1065–1069.

Campbell, W. C., Trappe, T. A., Wolfe, R. R., & Evans, W. J. (2001). The recommended dietary allowance for protein may not be adequate for older people to maintain skeletal muscle. *Journal of Gerontology: Medical Sciences, 56A,* M373–M380.

Capranica, L., Tessitore, A., Olivieri, B., Minganti, C., & Pesce, C. (2004). Field evaluation of cycled coupled movements of hand and foot in older individuals. *Gerontology, 50*(6), 399–406.

Carmeli, E., & Reznick, A. Z. (1994). The physiology and biochemistry of skeletal muscle atrophy as a function of age. *Proceedings of the Society for Experimental Biology and Medicine, 206,* 106–113.

Carmeli, E., Reznick, A. Z., Coleman, R., & Carmeli, V. (2000). Muscle strength and mass of lower extremities in relation to functional abilities in elderly adults. *Gerontology, 46*(5), 249–257.

Cesari, M., Kritchevsky, S. B., Penninx, B. W., Nicklas, B. J., Simonsick, E. M., Newman, A. B., et al. (2005). Prognostic value of usual gait speed in well-functioning older people—Results from the Health, Aging and Body Composition Study. *Journal of the American Geriatrics Society, 53*(10), 1675–1680.

Charette, S. L., McEvoy, L., Pyka, G., Snow-Harter, C., Guido, D., Wiswell, R. A., et al. (1991). Muscle hypertrophy response to resistance training in older women. *Journal of Applied Physiology, 70,* 1912–1916.

Chen, H. S., Ashton-Miller, J. A., Alexander, N. B., & Schultz, A. B. (1994). Effects of age and available response time on ability to step over an obstacle. *Journal of Gerontology: Medical Sciences, 49,* M227–M233.

Cieza, A., Brockow, T., Ewert, T., Amman, E., Kollerits, B., Chatterji, S., et al. (2002). Linking health-status measurements to the international classification of functioning. Disability and health. *Journal of Rehabilitation Medicine, 34*(5), 205–210.

Clark, G. S., & Siebens, H. C. (1998). Geriatric rehabilitation. In J. A. DeLisa & B. M. Gans (Eds.), *Rehabilitation medicine principles and practice* (3rd ed.). Philadelphia: Lippincott-Raven.

Conn, V. S. (1998). Older adults and exercise: Path analysis of self-efficacy related constructs. *Nursing Research, 47,* 180–189.

Cooper, C., Campion, G., & Melton, L. J., III. (1992). Hip fractures in the elderly: A world-wide projection. *Osteoporosis International, 2,* 285–289.

Cress, M. E., Buchner, D. M., Questad, K. A., Esselman, P. C., deLateur, B. J., & Schwartz, R. S. (1996). Continuous-scale physical functional performance in a broad range of older adults: A validation study. *Archives of Physical Medicine and Rehabilitation, 77*(12), 1243–1250.

Csuka, M., & McCarty, D. J. (1985). Simple method for measurement of lower extremity muscle strength. *American Journal of Medicine, 78,* 77–81.

Cummings, S. R., & Melton, J., III. (2002). Epidemiology and outcomes of osteoporotic fractures. *Lancet, 359,* 1761–1766.

D'Antona, G., Pellegrino, M. A., Adami, R., Rossi, R., Carlizzi, C. N., Canepari, M., et al. (2003). The effect of ageing and immobilization on structure and function of human skeletal muscle fibres. *Journal of Physiology, 552,* 499–511.

Day, L., Fildes, B., Gordon, I., Fitzharris, M., Flamer, H., & Lord, S. (2002). Randomised factorial trial of falls prevention among older people living in their own homes. *British Medical Journal, 325,* 128–134.

Desrosiers, J., Hebert, R., Bravo, G., & Dutil, E. (1995a). The Purdue pegboard test: Normative data for people aged 60 and over. *Disability and Rehabilitation, 17,* 217–224.

Desrosiers, J., Hebert, R., Bravo, G., & Dutil, E. (1995b). Upper extremity performance tests for the elderly (TEMPA): Normative data and correlates with sensorimotor parameters. *Archives of Physical Medicine and Rehabilitation, 76,* 1125–1129.

Doherty, T. J., Vandervoort, A. A., Taylor, A. W., & Brown, W. F. (1993). Effects of motor unit losses on strength in older men and women. *Journal of Applied Physiology, 74,* 868–874.

Duncan, P., Weiner, D. K., Chandler, J., & Studenski, S. (1990). Functional reach: A new clinical measure of balance. *Journal of Gerontology, 45,* M192–M197.

Eastlack, M. E., Arvidson, J., Snyder-Mackler, L., Danoff, J. V., & McGarvey, C. L. (1991). Inter-rater reliability of videotaped observational gait-analysis assessments. *Physical Therapy, 71,* 465–472.

Einkauf, D. K., Gohdes, M. L., Jensen, G. M., & Jewell, M. J. (1987). Changes in spinal mobility with increasing age in women. *Physical Therapy, 67,* 370–375.

Essen-Gustaysson, B., & Borges, O. (1986). Histochemical and metabolic characteristics of human skeletal muscle in relation to age. *Acta Physiologica Scandinavica, 126,* 107–114.

Ferri, A., Scaglioni, G., Pousson, M., Capodaglio, P., Van Hoecke, J., & Narici, M. V. (2003). Strength and power changes of the human plantar flexors and knee extensors in response to resistance training in old age. *Acta Physiologica Scandinavica, 177,* 69–78.

Ferrucci, L., Guralnik, J. M., Buchner, D., Kasper, J., Lamb, S. E., Simonsick, E. M., et al. (1997). Departures from linearity in the relationship between measures of muscular strength and physical performance of the lower extremities: The women's health and aging study. *Journal of Gerontology: Medical Sciences, 52A,* M275–M285.

Fiatarone, M. A., Marks, E. C., Ryan, N. D., Meredith, C. N., Lipsitz, L. A., & Evans, W. J. (1990). High-intensity strength training in nonagenarians: Effects on skeletal muscle. *Journal of the American Medical Association, 263,* 3029–3034.

Fiatarone, M. A., O'Neill, E. F., Ryan, N. D., Clements, K. M., Solares, G. R., & Nelson, M. E. (1994). Exercise training and nutritional supplementation for physical frailty in very elderly people. *New England Journal of Medicine, 330,* 1769–1775.

Fiatarone Singh, M. A., Ding, W., Manfredi, T. J., Solares, G. S., O'Neill, E. F., Clements, K. M., et al. (1999). Insulin-like growth factor I in skeletal muscle after weight-lifting exercise in frail elders. *American Journal of Physiology, 277,* E135–E143.

Fielding, J. W. (1985). The cervical spine. In T. P. Sculco (Ed.), *Orthopedic Care of the Geriatric Patient.* St. Louis, MO: Mosby.

Fisher, B. J. (1995). Successful aging, life satisfaction and generativity in later life. *International Journal of Aging and Human Development, 41,* 239–250.

Fitzgerald, G. K., Wynyeen, K. J., Rheault, W., & Rothschild, B. (1983). Objective assessment with establishment of normal values for lumbar spinal range of motion. *Physical Therapy, 63*(11), 1776–1781.

Foldvari, M., Clark, M., Laviolette, L. C., Bernstein, M. A., Kaliton, D., Castaneda, C., et al. (2000). Association of muscle power with functional status in community-dwelling elderly women. *Journals of Gerontology Series A-Biological Sciences & Medical Sciences, 55*(4), M192–M199.

Frischknecht, R. (1998). Effect of training on muscle strength and motor function in the elderly. *Reproduction, Nutrition, Development, 38,* 167–174.

Frolkis, V., Martynenko, O. A., & Zamostyan, V. P. (1976). Aging of the neuromuscular apparatus. *Gerontology, 22,* 244–279.

Frontera, W. R., Hughes, V. A., Fielding, R. A., Fiatarone, M. A., Evans, W. J., & Roubenoff, R. (2000). Aging of skeletal muscle: A 12-yr longitudinal study. *Journal of Applied Physiology, 88,* 1321–1326.

Frontera, W. R., & Larsson, L. (1999). Skeletal muscle function in older people. In T. L. Kauffman (Ed.), *Geriatric Rehabilitation Manual.* Philadelphia: Churchill Livingstone.

Frontera, W. R., Meredith, C., O'Reilly, K. P., Knuttgen, H. G., & Evans, W. (1988). Strength conditioning in older men: Skeletal muscle hypertrophy and improved function. *Journal of Applied Physiology, 64,* 1038–1044.

Gabell, A., & Nayak, U. (1984). The effect of age in variability in gait. *Journal of Gerontology, 39,* 662–666.

Gehlsen, G. M., & Whaley, M. H. (1990). Falls in the elderly: Part II. Balance, strength, and flexibility. *Archives of Physical Medicine and Rehabilitation, 71*(10), 739–741.

Genant, H. K., Cooper, C., Poor, G., Reid, I., Ehrlich, G., Kanis, J., et al. (1999). Interim report and recommendations of the World Health Organization Task-Force for Osteoporosis. *Osteoporosis International, 10,* 259–264.

Golding, L. A., & Lindsay, A. (1989). Flexibility and age. *Perspective, 15,* 28–30.

Goodkin, R., & Diller, L. (1973). Reliability among physical therapists in diagnosis and treatment of gait deviations in hemiplegics. *Perceptual and Motor Skills, 37,* 727–734.

Grimby, G. (1995). Muscle performance and structure in the elderly as studied: Cross-sectionally and longitudinally. *Journal of Gerontology (Special Issue) 50A,* 17–22.

Hageman, P., & Blanke, D. (1986). Comparison of gait in young women and elderly women. *Physical Therapy, 66,* 1382–1387.

Hakkinen, K., Newton, R. U., Gordon, S. E., McCormick, M., Volek, J. S., Nindl, B. C., et al. (1998). Changes in muscle morphology, electromyographic activity, and force production characteristics during progressive strength training in young and older men. *Journal of Gerontology: Biological Sciences, 53,* B415–B423.

Hale, S., Meyerson, J., & Wagstaff, D. (1987). General slowing of nonverbal information processing: Evidence for a power law. *Journal of Gerontology, 42,* 131–136.

Hauer, K., Rost, B., Rutschle, K., Opitz, H., Specht, N., Bartsch, P., et al. (2001). Exercise training for rehabilitation and secondary prevention of falls in geriatric patients with a history of injurious falls. *Journal of the American Geriatrics Society, 49,* 10–20.

Hay, L., Bard, C., Fleury, M., & Teasdale, N. (1996). Availability of visual and proprioceptive afferent messages and postural control in elderly adults. *Experimental Brain Research, 108*(1), 129–139.

Hikida, R. S., Staron, R. S., Hagerman, F. C., Walsh, S., Kaiser, E., Shell, S., et al. (2000). Effects of high-intensity resistance training on untrained older men. II. Muscle fiber characteristics and nucleo-cytoplasmic relationships. *Journal of Gerontology Series A-Biological Sciences & Medical Sciences, 55*(7), B347–B354.

Hill, K. D., Schwarz, J. A., Kalogeropoulos, A. J., & Gibson, S. J. (1996). Fear of falling revisited. *Archives of Physical Medicine and Rehabilitation, 77,* 1025–1029.

Hruda, K. V., Hicks, A. L., & McCartney, N. (2003). Training for muscle power in older adults: Effects on functional abilities. *Canadian Journal of Applied Physiology, 28*(2), 178–189.

Hu, M. H., & Woollacott, M. H. (1994). Multisensory training of standing balance in older adults: I. Postural stability and one-leg stance balance. *Journal of Gerontology: Medical Sciences, 49,* M52–M61.

Hubley, C. L., Kozey, J. W., & Stanish, W. D. (1984). The effects of static exercises and stationary cycling on range of motion at the hip joint. *Journal of Orthopaedic & Sports Physical Therapy, 6,* 104–109.

Hubley-Kozey, C. L., Wall, J. C., & Hogan, D. B. (1995). Effects of general exercise program on passive hip, knee, and ankle range of motion of older women. *Topics in Geriatric Rehabilitation, 10,* 33–44.

Hughes, V. A., Frontera, W. R., Wood, M., Evans, W. J., Roubenoff, R., & Dallal, G. E. (2001). Longitudinal muscle strength changes in older adults: Influence of muscle mass, physical activity and health. *Journal of Gerontology: Biological Sciences, 56A,* B209–B217.

Hultsch, D. F., MacDonald, S. W. S., & Dixon, R. A. (2002). Variability in reaction time performance of younger and older adults. *Journal of Gerontology: Psychological Sciences, 57B*(2), P101–P115.

Hunter, S., White, M., & Thompson, M. (1998). Techniques to evaluate elderly human muscle function: A physiological basis. *Journal of Gerontology: Biological Sciences, 53A,* B204–B216.

Hurley, B. F., & Hagberg, J. A. (1998). Optimizing health in older persons: Aerobic or strength training? *Exercise and Sports Reviews, 26,* 61–89.

Iannuzzi-Sucich, M., Prestwood, K. M., & Kenny, A. M. (2002). Prevalence of sarcopenia and predictors of skeletal muscle mass in healthy, older men and women. *Journal of Gerontology: Medical Sciences, 57A,* M772–M777.

James, B., & Parker, A. (1989). Active and passive mobility of lower limb joints in elderly men and women: Lower extremity range of motion. *American Journal of Physical Medicine and Rehabilitation, 68*(4), 162–167.

Jebsen, R. H., Taylor, N., Treischmann, R. B., Trotter, M. J., & Howard, L. A. (1969). An objective and standardized test of hand function. *Archives of Physical Medicine and Rehabilitation, 50,* 311–319.

Jette, A. M., Assmann, S. F., Rooks, D., Harris, B. A., & Crawford, S. (1998). Interrelationships among disablement concepts. *Journal of Gerontology: Biological Sciences & Medical Sciences, 53A,* M395–M404.

Jette, A. M., & Branch, L. G. (1981). The Framingham disability study: II. Physical disability among the aging. *American Journal of Public Health, 71,* 1211–1216.

Jette, A. M., Harris, B. A., Sleeper, L., Lachman, M. E., Heislein, D., Giorgetti, M., et al. (1996). A home-based exercise program for nondisabled older adults. *Journal of the American Geriatrics Society, 44,* 644–649.

Johnson, H. (1985). Is aging physiological or pathological? In H. A. Johnson (Ed.), *Relations Between Normal Aging and Disease.* New York: Raven Press.

Judge, J. O., Davis, R. B., III., & Ounpuu, S. (1996). Step length reductions in advanced age: The role of ankle and hip kinetics. *Journal of Gerontology Series A-Biological Sciences & Medical Sciences, 51*(6), M303–M312.

Judge, J. O., Underwood, M., & Gennosa, T. (1993). Exercise to improve gait velocity in older persons. *Archives of Physical Medicine and Rehabilitation, 74,* 400–406.

Judge, J. O., Whipple, R. H., & Wolfson, L. I. (1994). Effects of resistive and balance exercises on isokinetic strength in older persons. *Journal of the American Geriatrics Society, 42,* 937–946.

Kanis, J. A., & World Health Organization Study Group. (1994). Assessment of fracture risk and its application to screening for postmenopausal osteoporosis: Synopsis of a WHO report. *Osteoporosis International, 4,* 368–381.

Katzman, R., & Terry, R. (1992). Normal aging of the nervous system. In R. Katzman & R. Terry (Eds.), *The Neurology of Aging.* Philadelphia, PA: F.A. Davis.

Kauffman, T. (1982). Association between hip extension strength and standup ability in geriatric patients. *Physical and Occupational Therapy in Geriatrics, 1,* 39–45.

Kauffman, T. (1987). Posture and age. *Topics in Geriatric Rehabilitation, 2,* 13–28.

Kellor, M., Frost, J., Silberberg, N., Iverson, I., & Cummings, R. (1971). Hand strength and dexterity: Norms for clinical use. *American Journal of Occupational Therapy, 25,* 77–83.

Kendall, F. P., Kendall, E. M., Provance, P., Rodgers, M., & Romani, W. (1993). *Muscles, Testing and Function: With Posture and Pain.* Williams & Wilkins, Baltimore.

Kent-Braun, J. A., Ng, A. V., & Young, K. (2000). Skeletal muscle contractile and non-contractile components in young and elderly women and men. *Journal of Applied Physiology, 88,* 662–668.

Kiltgaard, H., Mantoni, M., Schiaffino, S., Ausoni, S., Gorza, L., Laurent-Winter, C., et al. (1990). Function, morphology and protein expression of ageing skeletal muscle: A cross-sectional study of elderly men with different training backgrounds. *Acta Physiologica Scandinavica, 140,* 41–54.

King, M. B., Whipple, R. H., Gruman, C. A., Judge, J. O., Schmidt, J. A., & Wolfson, L. I. (2002). The Performance Enhancement Project: Improving physical performance in older persons. *Archives of Physical Medicine and Rehabilitation, 83,* 1060–1069.

Kirkendall, D., & Garrett, W. (1998). The effects of aging and training on skeletal muscle. *American Journal of Sports Medicine, 26,* 598–602.

Kjeken, I., Dagfinrud, H., Slatkowsky-Christensen, B., Mowinckel, P., Uhlig, T., Kvien, T. K., et al. (2005). Activity limitations and participation restrictions in women with hand osteoarthritis: Patients' descriptions and associations between dimensions of functioning. *Annals of the Rheumatic Diseases, 64*(11), 1633–1638.

Klotzbuecher, C. M., Ross, P. D., Landsman, P. B., Abbott, T. A., 3rd, & Berger, M. (2000). Patients with prior fractures have an increased risk of future fractures: A summary of the literature and statistical synthesis. *Journal of Bone and Mineral Research, 15,* 721–739.

Krebs, D. E., Edelstein, J. E., & Fishman, S. (1985). Reliability of observational kinematic gait analysis. *Physical Therapy, 65,* 1027–1033.

Kressig, R. W., Gregor, R. J., Oliver, A., Waddell, D., Smith, W., O'Grady, M., et al. (2004). Temporal and spatial features of gait in older adults transitioning to frailty. *Gait and Posture, 20*(1), 30–35.

LaJoie, Y., Teasdale, N., Bard, C., & Fleury, M. (1993). Attentional demands for static and dynamic equilibrium. *Experimental Brain Research, 97,* 139–144.

Lan, C., Lais, J. S., Chen, S. Y., & Wong, M. K. (1998). 12-month Tai Chi training in the elderly: Its effect on health fitness. *Medicine & Science in Sports and Exercise, 30*(3), 345–351.

Larsson, L., Grimby, G., & Karlsson, J. (1979). Muscle strength and speed of movement in relation to age and muscle morphology. *Journal of Applied Physiology, 46,* 451–456.

Larsson, L., Sjodin, B., & Karlsson, J. (1978). Histochemical and biochemical changes in human skeletal muscle with age in sedentary males, age 22–65 years. *Acta Physiologica Scandinavica, 103,* 31–39.

Latham, N. K., Bennett, D. A., Stretton, C. M., & Anderson, C. S. (2004). Systematic review of progressive resistance training strength training in older adults. *The Journals of Gerontology, 59A*(1), 48–61.

Laufer, A. C., & Scheitz, B. (1968). Neuromuscular response tests as predictors of sensorimotor performance in aging individuals. *American Journal of Physical Medicine, 478,*250–263.

Laufer, Y. (2005). Effect of age on characteristics of forward and backward gait at preferred and accelerated walking speed. *Journal of Gerontology Series A-Biological Sciences & Medical Sciences, 60,* 627–632.

Ledin, T., Kronhed, A., Moller, C., Moller, M., Odkvist, L. M., & Olsson, B. (1990). Effects of balance training in elderly evaluated by clinical tests and dynamic posturography. *Journal of Vestibular Research, 1,* 129–138.

Leslie, D. K., & Frekany, G. A. (1975). Effects of an exercise program on selected flexibility measures of senior citizens. *Gerontologist, 4,* 182–183.

Lexell, J. (1995). Human aging, muscle mass, and fiber type composition. *Journal of Gerontology: Biological Sciences and Medical Sciences, 50A,* 11–15.

Lexell, J., Henriksson-Larsen, K., Winblad, B., & Sjöström, M. (1983). Distribution of different fiber types in human skeletal muscles: Effects of aging studies in whole muscle cross-sections. *Muscle & Nerve, 6,* 588–595.

Lexell, J., Taylor, C. C., & Sjöström, M. (1988). What is the cause of the ageing atrophy? Total number, size and proportion of different fiber types studied in whole vastus lateralis muscle from 15- to 83-year-old men. *Journal of Neurological Science, 84,* 275–294.

Lundin-Olsson, L., Nyberg, L., & Gustafson, Y. (1997). "Stops walking when talking" as predictor of falls in elderly people. *Lancet, 349,* 617.

Lynch, N. A., Metter, E. J., Lindle, R. S., Fozard, J. L., Tobin, J. D., Roy, T. A., et al. (1999). Muscle quality. I. Age associated differences between arm and leg muscle groups. *Journal of Applied Physiology, 86,* 188–194.

MacRae, P. G., Lacourse, M., & Moldavon, R. (1992). Physical performance measures that predict faller status in community-dwelling older adults. *Journal of Orthopedic and Sports Physical Therapy, 16,* 123–128.

Mahar, R. K, Kirby, R. L., & MacLeod, D. A. (1985). Simulated leg-length discrepancy: Its effect on mean center-of-pressure position and postural sway. *Archives of Physical Medicine and Rehabilitation, 66*(12), 822–824.

Maki, B. E., & McIlroy, W. E. (1996). Postural control in the older adult. *Clinics in Geriatric Medicine, 12,* 635–658.

Malatesta, D., Simar, D., Dauvilliers, Y., Candau, R., Borrani, F., Prefaut, C., et al. (2003). Energy cost of walking and gait instability in healthy 65- and 80-year-olds. *Journal of Applied Physiology, 95,* 2248–2256.

Martin, P. E., Rothstein, D. E., & Larish, D. D. (1992). Effects of age and physical activity status on the speed-aerobic demand relationship of walking. *Journal of Applied Physiology, 73*(1), 200–206.

Mathias, S., Nayak, U. S. L., & Isaacs, B. (1986). Balance in elderly patient: The "Get Up and Go" test. *Archives of Physical Medicine and Rehabilitation, 67,* 387–389.

Mathiowetz, V., Volland, G., Kashman, N., & Weber, K. (1985). Adult norms for the box and block test of manual dexterity. *American Journal of Occupational Therapy, 39,* 386–391.

Mbourou, G. A., Lajoie, Y., & Teasdale, N. (2003) Step length variability at gait initiation in elderly fallers and non-fallers, and young adults. *Gerontology, 49*(1), 21–26.

McComas, A. J. (1996). *Skeletal muscle.* Champaign, IL: Human Kinetics.

McMurdo, M. E., & Rennie, L. M. (1994). Improvements in quadriceps strength with regular seated exercise in the institutionalized elderly. *Archives of Physical Medicine and Rehabilitation, 75,* 600–603.

Melillo, K. D., Futrell, M., Williamson, E., Bourque, A. M., MacDonnell, M., & Phaneuf, J. P. (1996). Perceptions of physical fitness and exercise activity among older adults. *Journal of Advanced Nursing, 23,* 542–547.

Metter, E. J., Conwitt, R., Tobin, J., & Fozard, J. L. (1997). Age-associated loss of power and strength in the upper extremities in women and men. *Journal of Gerontology: Biological Sciences, 52A,* B267–B276.

Meuleman, J. R., Brechue, W. F., Kubilis, P. S., & Lowenthal, D. T. (2000). Exercise training in the debilitated aged: Strength and functional outcomes. *Archives of Physical Medicine and Rehabilitation, 81,* 312–318.

Milne, J. S., & Lauder, I. J. (1974). Age effects in kyphosis and lordosis in adults. *Annals of Human Biology, 1,* 327–337.

Mitchell, S. L., Stott, D. J., Martin, B. J., & Grant, S. J. (2001). Randomized controlled trial of quadriceps training after proximal femoral fracture. *Clinical Rehabilitation, 15,* 282–290.

Molbeck, S. (1976). Methods for measuring co-ordination and accuracy of muscular movements. *Scandinavian Journal of Rehabilitative Medicine, 6*(Suppl.), 127–132.

Montero-Odasso, M., Schapira, M., Soriano, E. R., Varela, M., Kaplan, R., Camera, L. A., et al. (2005). Gait velocity as a single predictor of adverse events in healthy seniors aged 75 years and older. *Journals of Gerontology Series A-Biological Sciences & Medical Sciences, 60*(10), 1304–1309.

Morey, M. C., Cowper, P. A., Feussner, J. R., Dipasquale, R. C., Crowley, G. M., & Sullivan, R. J. (1991). Two-year trends in physical performance following supervised exercise among community-dwelling old veterans. *Journal of the American Geriatrics Society, 38,* 549–554.

Morris, S., Morris, M., & Iansek, R. (2001). Reliability of measurements obtained with the timed "Up & Go" test in people with Parkinson's disease. *Physical Therapy, 81,* 81–88.

Murray, C. J., & Lopez, A. D. (1996). *Global health statistics, global burden of disease and injury series*(vol. II). Geneva: Harvard School of Public Health, World Bank and World Health Organization.

Murray, D. (1998). Surgery and joint replacement for joint disease. *Acta Orthopaedica Supplementum, 281,* 17–20.

Neiman, D. C. (2003). *Exercise testing and prescription.* Boston, MA: McGraw-Hill.

Newton, R. A. (2001). Validity of the Multi-Directional Reach Test: A practical measure for limits of stability in older adults. *Journal of Gerontology: Medical Sciences, 56A,* M248–M252.

NIH Consensus Development Panel on Osteoporosis Prevention. (2001). Diagnosis and therapy: Osteoporosis prevention, diagnosis and therapy. *Journal of the American Geriatrics Society, 285,* 785–795.

O'Brien, K. O., Culham, E., & Pickles, B. (1997). Balance and skeletal alignment in a group of elderly female fallers and nonfallers. *Journal of Gerontology: Biological Sciences, 52A,* B221–B226.

O'Gorman, H., & Jull, G. (1987). Thoracic kyphosis and mobility: The effect of age. *Physiotherapy Practice, 3,* 154–162.

Overend, T. J., Cunningham, D. A., Paterson, D. H., & Lefcoe, M. S. (1992). Knee extensor and knee flexor strength: Cross sectional area rations in young and elderly men. *Journal of Gerontology: Medical Sciences, 41,* M204–M210.

Podsiadlo, D., & Richardson, S. (1991). The timed "up and go": A test of basic functional mobility for frail elderly persons. *Journal of the American Geriatrics Society, 39,*142–148.

Pollock, M. L., Carroll, J. F., Graves, J. E., Leggett, S. H., Braith, R. W., Limacher, M., et al. (1991). Injuries and adherence to walk/jog and resistance training programs in the elderly. *Medical Science and Sports Exercise, 23,* 1194–1200.

Porter, M. M., Vandervoort, A. A., & Kramer, J. F. (1997). Eccentric peak torque of the plantar and dorsiflexors is maintained in older women. *Journal of Gerontology: Biological Sciences, 52,* B125–B131.

Porter, M. M., Vandervoort, A. A., & Lexell, J. (1995). Aging of human muscle: Structure, function and adaptability. *Scandinavian Journal of Medicine & Science in Sports, 5,* 129–142.

Potvin, A. (1980). Human neurologic function and the aging process. *Journal of the American Geriatrics Society, 28*(1), 1–9.

Potvin, A. R., Syndulko, K., Tourtelotte, W. W., Lemmon, J. A., & Potvin, J. H. (1980). Human neurologic function and the aging process. *Journal of the American Geriatrics Society, 28,* 1–9.

Powell, L. E., & Myers, A. M. (1995). The Activities-specific Balance Confidence (ABC) Scale. *Journal of Gerontology Series A-Biological Sciences and Medical Sciences, 50,* M28–M34.

Probst, C. (1989). *The influence of hip abduction strength on postural sway in elderly females.*Thesis, University of Pittsburgh, Pittsburgh, PA.

Rantanen, T., Guralnik, J. M., Ferrucci, L., Leveille, S., & Fried, L. P. (1999). Coimpairments: Strength and balance as predictors of severe walking disability. *Journal of Gerontology Series A-Biological Sciences & Medical Sciences, 54*(4), M172–M176.

Rantanen, T., Guralnik, J. M., Ferrucci, L., Penninx, B. W., Leveille, S., Sipilä, S., et al. (2001). Coimpairments as predictors of severe walking disability in older women. *Journal of the American Geriatrics Society, 49*(1), 21–27.

Rantanen, T., Guralnik, J. M., Foley, D., Masaki, K., Leveille, S., & Curb, J. D. (1999a). Midlife hand grip strength as a predictor of old age disability. *Journal of the American Geriatrics Society, 281*(6), 558–560.

Rantanen, T., Guralnik, J. M., Sakari-Rantala, R., Leveille, S., Simonsick, E. M., Ling, S., et al. (1999b). Disability, physical activity, and muscle strength in older women: The women's health and aging study. *Archives of Physical Medicine and Rehabilitation, 80,* 130–135.

Resnick, B. (2001). Testing a model of exercise behavior in older adults. *Research in Nursing Health, 24,* 83–92.

Resnick, B., & Spellbring, A. M. (2000). Understanding what motivates older adults to exercise. *Journal of Gerontological Nursing, 26,* 34–42.

Reuben, D. B., & Siu, A. L. (1990). An objective measure of physical function of elderly outpatients: The Physical Performance Test. *Journal of the American Geriatrics Society, 38,* 1105–1112.

Rice, C. L. (2000). Muscle function at the motor unit level: Consequences of aging. *Topics in Geriatrics and Rehabilitation, 15,* 70–82.

Richardson, J. (1999). Generalized peripheral neuropathy. In T. Kauffman (Ed.), *Geriatric rehabilitation manual.* Philadelphia: W.B. Saunders.

Rider, R. A., & Daly, J. (1991). Effects of flexibility training on enhancing spinal mobility in older women. *Journal of Sports Medicine and Physical Fitness, 31,* 213–217.

Rikli, R. E., & Jones, C. J. (2001). *Senior fitness test manual.* Champaign, IL: Human Kinetics.

Rooyackers, O. E., Adey, D. B., Ades, P. S., & Nair, K. S. (1996). Effects of age on in vivo rates of mitochondrial protein synthesis in human skeletal muscle. *Proceedings of the National Academy of Science U.S.A., 93,* 15364–15369.

Rose, D. J. (2003). *FallProof: A comprehensive balance and mobility program.* Champaign, IL: Human Kinetics.

Rose, D. J., & Clark, S. (2000). Can the control of bodily orientation be significantly improved in a group of older adults with a history of falls? *Journal of the American Geriatrics Society, 48*(3), 275–282.

Rosenhall, U., & Rubin, W. (1975). Degenerative changes in the human vestibular sensory epithelia. *Acta Oto-Laryngologica, 79,* 67–81.

Roubenoff, R., & Hughes, V. A. (2000). Sarcopenia: current concepts. *Journals of Gerontology Series A-Biological Sciences & Medical Sciences, 55*(12), M716–M724.

Schmitz, T. (2007). Coordination assessment. In S. O'Sullivan & T. Schmitz (Eds.), *Physical rehabilitation.* (5th ed.). Philadelphia: F.A. Davis.

Sculco, T. P. (1985). The lumbar spine. In T. P. Sculco (Ed.), *Orthopedic care of the geriatric patient.* St. Louis, MO: Mosby.

Seeman, T. E., Berkman, L. F., Charpentier, P. A., Blazer, D. G., Albert, M. S., & Tinetti, M. E. (1995). Behavioral and psychosocial predictors of physical performance. *Journal of Gerontology, 50A,* M177–M183.

Serrien, D. J., Swinnen, S. P., & Stemach, G. E. (2000). Age related deterioration of coordinated interlimb behavior. *Journal of Gerontology: Psychological Sciences, 55*(5), P295–P303.

Shaw, L. M., & Snow, C. M. (1998). Weighted vest exercise improves indices of fall risk in older women. *Journal of Gerontology: Biological Sciences, 53,* M53–M58.

Sheldon, J. (1963). The effect of age on the control of sway. *Gerontologia Clinica, 5,* 129–138.

Sherrington, C., & Lord, S. R. (1997). Fall risk factors following hip fracture: A randomized controlled trial of home exercise. *Archives of Physical Medicine and Rehabilitation, 78,* 208–212.

Sherwood, D. E., & Selder, D. J. (1979). Cardiorespiratory health, reaction time, and aging. *Medicine and Science in Sports and Exercise, 11,* 186–189.

Shkuratova, N., Morris, M. E., & Huxham, F. (2004). Effects of age on balance control during walking. *Archives of Physical Medicine and Rehabilitation, 85*(4), 582–588.

Short, K. R., & Nair, K. S. (2001). Muscle protein metabolism and the sarcopenia of aging. *International Journal of Sport Nutrition & Exercise Metabolism, 11,* S119–S127.

Shumway-Cook, A., Brauer, S., & Woollacott, M. (2000). Predicting the probability for falls in the community-dwelling older adults using the Timed Up & Go Test. *Physical Therapy, 80*(9), 896–903.

Shumway-Cook, A., Gruber, W., Baldwin, M., & Liao, S. (1997). The effect of multidimensional exercises on balance, mobility, and fall risk in community-dwelling older adults. *Physical Therapy, 77,* 46–57.

Shumway-Cook, A., & Horak, F. (1986). Assessing the influence of sensory interaction on balance. *Physical Therapy, 66,* 1548–1550.

Shumway-Cook, A., & Woollacott, M. (1995). *Motor control: Theory and practical applications.* Baltimore: Williams and Wilkins.

Shumway-Cook, A., & Woollacott, M. (2001). *Motor control: Theory and practical applications.* (2nd ed.). Philadelphia: Lippincott, Williams & Wilkins.

Shumway-Cook, A., & Woollacott, M. H. (Eds.). (2007). *Motor control: Translating research into clinical practice* (3rd ed.). Philadelphia: Lippincott, Williams & Wilkins.

Sipilä, S., Multanen, J., Kallinen, M., Era, P., & Suominen, H. (1996). Effects of strength and endurance training on isometric muscle strength and walking speed in elderly women. *Acta Physiologica Scandinavica, 156,* 457–464.

Skelton, D. A., Greig, C. A., Davies, J. M., & Young, A. (1994). Strength, power and related functional ability of healthy people aged 65–89 years. *Age and Ageing, 23*(5), 371–377.

Skelton, D. A., & McLaughlin, A. W. (1996). Training functional ability in old age. *Physiotherapy, 82,* 159–167.

Skelton, D. A., Young, A., Greig, C. A., & Malbut, K. E. (1995). Effects of resistance training on strength, power, and selected functional abilities of women aged 75 and older. *Journal of the American Geriatrics Society, 43,* 1081–1087.

Skelton, D. A., Young, A., Walker, A., & Hoinville, E. (1999). *Physical activity later in life: Further analysis of the Allied Dunbar National Fitness Survey and the Health Education Authority National Survey of Activity and Health.* Health Education Authority: London.

Skinner, H. B., Barrack, R. L., & Cook, S. D. (1984). Age-related decline in proprioception. *Clinical Orthopaedics and Related Research, 184,* 208–211.

Smith, K., Winegard, K., Hicks, A. L., & McCartney, N. (2003). Two years of resistance training in older men and women: The effects of three years of detraining on the retention of dynamic strength. *Canadian Journal of Applied Physiology, 28*(3), 462–474.

Sperling, L. (1980). Evaluation of upper extremity function in 70-year-old men and women. *Scandinavian Journal of Rehabilitative Medicine, 12,* 139–144.

Spirduso, W. W. (1975). Reaction and movement time as a function of age and physical activity level. *Journal of Gerontology, 30,* 435–440.

Spirduso, W. W., Francis, K., & MacRae, P. (2005). *Physical dimensions of aging.* Champaign, IL: Human Kinetics.

Stuart, M., Turman, A. B., Shaw, J., Walsh, N., & Nyugen, V. (2003). Effects of aging on vibration detection thresholds at various body regions. *BMC Geriatrics, 3*(1), 1–10.

Stucki, G., Ewert, T., & Cieza, A. (2003). Value and application of the ICF in rehabilitation medicine. *Disability and Rehabilitation, 24*(17), 932–938.

Sudarsky, L., & Ronthal, M. (1983). Gait disorders among elderly patients: A survey of 50 patients. *Archives of Neurology, 40,* 740–743.

Suzuki, T., Bean, J. F., & Fielding, R. A. (2001). Muscle power of the ankle flexors predicts functional performance in community-dwelling older women. *Journal of the American Geriatrics Society, 49*(9), 1161–1167.

Teasdale, N., Bard, C., LaRue, J., & Fleury, M. (1993). On the cognitive penetrability of postural control. *Experimental Aging Research, 19,* 1–13.

Tell, G. S., Lefkowitz, D. S., Diehr, P., & Elster, A. D. (1998). Relationship between balance and abnormalities in cerebral magnetic resonance imaging in older adults. *Archives of Neurology, 55,* 73–79.

Thelen, D. G., Brockmiller, C., Ashton-Miller, J. A., Schultz, A. B., & Alexander, N. B. (1998). Thresholds for sensing foot dorsi- and plantarflexion during upright stance: Effects of age and velocity. *Journal of Gerontology Series A-Biological Sciences & Medical Sciences, 53*(1), M33–M38.

Tiffin, J. (1968). *Purdue pegboard examiner manual.* Chicago: Science Research Associates.

Timiras, P. S. (1994). Aging of the nervous system: Functional changes. In P./S. Timiras (Ed.), *Physiological basis of aging and geriatrics.* Boca Raton, FL: CRC Press.

Tinetti, M. E. (1986). Performance-oriented assessment of mobility problems in elderly patients. *Journal of the American Geriatrics Society, 34,* 110–126.

Tinetti, M. E., Baker, D. I., McAvay, G., Claus, E. B., Garrett, P., Gottschalk, M., et al. (1994). A multifactorial intervention to reduce the risk of falling among elderly people living in the community. *New England Journal of Medicine, 331,* 821–827.

Topp, R., Mikesky, A. E., & Thompson, K. (1998). Determinants of four functional tasks among older adults: An exploratory regression analysis. *Journal of Orthopaedic & Sports Physical Therapy, 27*(2), 144–153.

Tremayne, A., Taylor, N., McBurney, H., & Baskus, K. (2002). Correlation of impairment and activity limitation after wrist fracture. *Physiotherapy Research International, 7*(2), 90–99.

Tsang, W. W. N., & Hui-Chan, C. W. Y. (2003). Effects of Tai Chi on joint proprioception and stability limits in elderly subjects. *Medicine and Science in Sports and Exercise, 35*(12), 1962–1971.

Tsang, W. W. N., & Hui-Chan, C. W. Y. (2005). Comparison of muscle torque, balance, and confidence in older Tai Chi and healthy adults. *Medicine and Science in Sports and Exercise, 37*(2), 280–289.

U.S. Department of Health and Human Services. (1996). *Physical activity and health: A report of the Surgeon General.* Atlanta, GA: U.S. Department of Health and

Human Services, Centers for Disease Control and Prevention, National Center for Chronic Disease Prevention and Health Promotion.

van Balen, R., Steyerberg, E. W., Polder, J. J., Ribbers, T. L., Habbema, J. D., & Cools, H. J. (2001). Hip fracture in elderly patients: Outcomes for function, quality of life, and type of residence. *Clinical Orthopedics and Related Research, 390,* 232–243.

Van Swearingen, M., Paschal, K. A., Bonino, P., & Yang, J. F. (1996). The modified Gait Abnormality Rating Scale for recognizing the risk of recurrent falls in community-dwelling elderly adults. *Physical Therapy, 76*(9), 994–1002.

Vandervoort, A. A. (2002). Aging of the human neuromuscular system. *Muscle and Nerve, 25,* 17–25.

Vandervoort, A. A., Chesworth, B. M., Cunningham, D. A., Paterson, D. H., Rechnitzer, P. A., & Koval, J. J. (1992). Age and sex effects of mobility of the human ankle. *Journal of Gerontology: Medical Sciences, 47,* M17–M21.

Vellas, B., Lauge, S., Andrieu, S., Nourhashemi, F., Rolland, Y., Baumgartner, R., et al. (2001). Nutrition assessment in the elderly. *Current Opinion in Clinical Nutrition and Metabolic Care, 4,* 5–8.

Verkek, R. H., Schouten, J. P., & Oosterhuis, H. J. G. H. (1990). Measurement of the hand coordination. *Clinical Neurology and Neurosurgery, 92,* 105–109.

Vincent, K. R., & Braith, R. W. (2002). Resistance exercise and bone turnover in elderly men and women. *Medical Science and Sports Exercise, 34,* 17–23.

Walker, J., Sue, D., Miles-Elkowusy, N., Ford, G., & Trevelyan, H. (1984). Active mobility of extremities in older subjects. *Physical Therapy, 64*(6), 919–923.

Wall, C., & Scarbrough, J. (1997). Use of a multimemory stopwatch to measure the temporal gait parameters. *Journal of Orthopaedic Sports and Physical Therapy, 199,* 277–281.

Wang, F. C., DePasqua, V., & Delwaide, P. J. (1999). Age-related changes in fastest and slowest conducting axons of thenar motor units. *Muscle and Nerve, 22,* 1022–1029.

Whanger, A., & Wang, H. S. (1974). Clinical correlates of the vibratory sense in elderly psychiatric patients. *Journal of Gerontology, 29,* 39–45.

Whipple, R. H., Wolfson, L. I., & Amerman, P. M. (1987). The relationship of knee and ankle weakness to falls in nursing home residents: An isokinetic study. *Journal of the American Geriatrics Society, 35,* 13–20.

Williams, M. E., Gaylord, S. A., & McGaghie, W. C. (1990). Timed manual performance in a community elderly population. *Journal of the American Geriatrics Society, 38,* 1120–1126.

Winter, D., Patla, A. E., Frank, J. S., & Walt, S. E. (1990). Biomechanical walking pattern changes in the fit and healthy elderly. *Physical Therapy, 70,* 340–347.

Wolf, S. L., Barnhart, H. X., Kutner, N. G., McNeely, E., Coogler, C., & Xu, T. (1996). Reducing frailty and falls in older persons: An investigation of Tai Chi and computerized balance training. *Journal of the American Geriatrics Society, 44,* 489–497.

Wolfson, L., Judge, J., Whipple, R., & King, M. (1995). Strength is a major factor in balance, gait, and the occurrence of falls. *Journal of Gerontology, 50A,* 64–67.

Wolfson, L., Whipple, R., Amerman, P., Kaplan, J., & Kleinberg, A. (1985). Gait and balance in the elderly: Two functional capacities that link sensory and motor abilities to falls. *Clinics in Geriatric Medicine, 1,* 649–659.

Wolfson, L., Whipple, R., Amerman, P., & Tobin, J. N. (1990). Gait assessment in the elderly: A gait abnormality rating scale and its relation to falls. *Journal of Gerontology, 45,* M12–M19.

Wolfson, L., Whipple, R., Derby, C. A., Amerman, P., & Kleinberg, A. (1986). Stressing the postural response: A quantitative method for testing balance. *Journal of the American Geriatrics Society, 34,* 845–850.

Wolfson, L., Whipple, R., Derby, C., Judge, J., King, M., Amerman, P., et al. (1996). Balance and strength training in older adults: Intervention gains and Tai Chi maintenance. *Journal of the American Geriatrics Society, 44,* 498–506.

Woo, J., Ho, C., Lau, J., Chan, G., & Yuek, K. (1995). Age-associated gait changes in the elderly: Pathological or psychological? *Neuroepidemiology, 14,* 65–71.

Woodhull-McNeal, A. P. (1992). Changes in posture and balance with age. *Aging—Clinical and Experimental Research, 4,* 219–225.

Woolf, A. D., & Pfleger, B. (2003). Burden of major musculoskeletal conditions. *Bulletin of the World Health Organization, 81*(9), 646–656.

World Health Organization. (2001). *ICF introduction.* Retrieved December 28, 2006, from www3.who.int/icf/intros/ICF-Eng-Intro.pdf.

Worrell, T. W., Smith, T. L., & Winegardner, J. (1994a). Factors associated with hamstring injuries: An approach to treatment and preventative measures. *Sports Medicine, 17,* 335–345.

Worrell, T. W., Smith, T. L., & Winegardner, J. (1994b). Effect of stretching on hamstring muscle performance. *Journal of Orthaepedic Sports and Physical Therapy, 20,* 154–159.

Wu, F., Mason, B., Horne, A., Ames, R., Clearwater, J., Liu, M., et al. (2002). Fractures between the ages of 20 and 50 years increase women's risk of subsequent fractures. *Archives of Internal Medicine, 162,* 33–36.

Wyke, B. (1979). Conference on the aging brain. *Age and Ageing, 8,* 251–258.

Yelin, E. (1998). *The economics of osteoarthritis* (pp. 23–30). New York: Oxford University Press.

Youndas, J. W., & Atwood, R. (2000). Measurement of temporal aspects of gait obtained with a multimemory stopwatch. *Journal of Orthopaedic Sports and Physical Therapy, 30,* 279–286.

Young, A., Stokes, M., & Crowe, M. (1985). The size and strength of the quadriceps muscles of old and young men. *Clinical Physiology, 5*(2), 145–154.

제 7 장

정신기능
Mental Function

인생은 나를 크게 변화시켰고, 크게 향상시켰다.
하지만 인생은 사실상 아무 차이 없이 나를 팽개쳐 두었다.

Florida Scott Maxwell,
The Measure of My Days, Penguin Books,
New York, 1968, p. 17.

목적(OBJECTIVES)

이 장을 읽고 난 후 독자는 다음을 할 수 있게 될 것이다:

1. 인지와 노화에 관한 연구로부터의 일차적 결과물에 대해 토의하고, 가장 일반적으로 사용된 연구 방법의 강점과 제한점을 확인할 수 있다.
2. 경증의 인지 손상을 포함한 정상 노화과정에서 발생하는 기억과 주의력의 변화를 기술할 수 있다.
3. 정상 노화과정과 관련된 인지 변화와 작업 수행력, 여가 활동, 일상생활활동 사이의 관계를 논의할 수 있다.
4. 여가와 일상생활활동의 만족과 수행능력 향상, 직업을 유지하는 것을 가능하게 하기 위해 노인들에게 사용되는 실용적인 방법들을 확인할 수 있다.

노화과정은 지능, 기억, 이성의 불가피한 퇴화를 가져오는가? 노인은 인지능력 소실의 결과로 일과 여가, 독립성을 포기해야 하는가? 서서히 나이 들어간 사람들이나 그들과 공부하거나 일했던 사람들은 두 질문 모두 "아니오"라고 답할 것이다. 그러나 노인들이 생활양식, 직업, 일상활동의 균형을 찾으려 할 때 노인들의 편에서 적응이 필요할지 모를 변화와 소실들이 기록되어왔다(노화과정에 수반되는 생물학적 변화들의 논의에 관한 2장의 내용을 참고하라).

이 장에서는 노인들의 기능수행과 관련된 인지기능의 정상 노화과정으로 인한 변화에 대한 쟁점을 다룬다. 이런 인지 변화의 본질을 살펴보고, 인지, 활동, 작업수행력 사이의 관계에 대하여 논의한다.

정상 노화에서의 인지 변화 (Cognitive Changes in Normal Aging)

연구자들은 1920~1930년대에 처음으로 노화과정에 수반되는 인지 변화를 조사하고 기술하기 시작했고, 오래되지 않아 표준화된 지능 검사가 사용되어 대중화되었다. 초기 문헌들은 지능 검사의 수행에 초점이 맞추어져 있었고, 점차 문제해결, 기억, 주의, 언어를 포함하는 인지 활동의 다른 영역으로 확대되었다. 다음 절에서는 많은 양의 문헌들에서 몇 가지 하이라이트만 제공하여 인지의 이런 분야들을 논의하려 한다. 이런 문헌들은 일반적으로 고령자에게서 변화와 감소가 발생하고, 노인들은 많은 실험실 검사에서 젊은 사람보다 수행이 떨어지는 경향을 보였지만, 노인 *개개인*은 결코 이런 변화를 경험하지 않았거나, 인지의 감소가 없었다고 하지만, 중요한 것은 실험실 검사에서 측정될 수 있다는 것이다.

노인들의 인지기능에 관한 일반적인 결과에 의존하는 것보다는 적용된 설정에서 사람들과 작업을 할 때 얻어지는 노인 능력의 실제적인 평가가 중요하다.

방법론적 고려사항 (Methodological Considerations)

인지와 노화의 영역에 관한 과거와 현재의 연구 결과들을 이해하기 위해서는 이런 조사에서 사용된 기본적인 방법론을 연상할 필요가 있다(Wilson, Bennett, & Swartzendruber, 1997). 횡단 설계(cross-sectional design)는 대부분의 영역에서 연령 차이를 연구하는 데 사용되는 가장 일반적인 방법이다. 이런 설계는, 둘 혹은 그이상의 나이 그룹이 같은 지점, 같은 시간에 비교된다. 그래서 20-, 40-, 60-, 80-세의 인지 검사 수행을 측정하는 연구들에서 흔히 볼 수 있다. 이런 연구들이 나이 그룹 사이의 차이점에 관한 정보를 보여주지만, 실제 성숙에 의한 변화 즉, 개인별 노화과정에 수반되는 변화의 쟁점은 나타내지 못한다. 종단 설계(longitudinal design)는 오랜 시간에 걸쳐 개개인이 속해 있는 그룹의 반복된 검사를 포함하는 이런 질문을 해결하기 위해 필요하다.

연구의 두 가지 방법의 타당성에 대한 추가적인 구성은 **코호트 효과(cohort effect)**이다. 코호트는 일반적으로 특정 시간 틀(예, 5- 혹은 10-년 기간) 내에서 태어난 개인의 그룹이라고 정의한다. 교육 기회의 차별, 인생 경험, 의학적 관리, 직업의 기회의 중요성에 비추어 한 사람의 인지 능력이나 검사 수행에 한 사람의 생년의 차별 효과(differential effects)는 클 수 있다.

횡단연구 종단 설계들은 성인의 최근의 코호트 사이의 차이점들을 보여주는 데 제한적이고, 미래 코호트 사이의 차이점의 형태는 예상할 수 없다. 이런 연구들은 오래된 코호트 연구가 인지 능력의 어떤 영역에서 실제적으로 감소했는지(혹은 증가했는지) 어떤 확실성을 보고할 수 없다.

종단연구(longitudinal studies)는 성숙한 변화(maturational change)의 질문에 답하기 더 좋을 수 있지만 그들의 표본에 포함된 코호트의 제한된 수에서의 변화 문제들만 표현할 수 있다. 지적 변화와 함께 과거와 미래의 코호트의 경험이 안정적으로 종단연구의 결과를 사용하여 예측할 수 없다(American Psychiatric Association [APA], 1994; Woods, & Britton, 1985). 이런 방법은 중도탈락율로 더 복잡해지고, 치우침(bias)의 결과로 나타난다. 연구의 이런 두 가지 방법의 한계점에 대한 부분적인 해결책은 상당히 오랜 기간 동안 간격을 두고 반복해서 다른 연령 그룹을 측정하는 교차순서 설계(cross-sequential design)이다(Schaie & Eisdorfer, 1987). 어떤 경우에는, 같은 그룹에서의 대상자들의 새로운 표본과 오래된 표본이 표본 재검사에서 함께 포함되기도 한다. 그래서 교차순서 설계는 개인별, 코호트 사이 모두 나이의 차이점과 나이 변화에 관한 정보를 산출할 수 있다. 불행하게도, 이런 설계의 복잡성은 실행을 어렵게 만들고, 그것은 방법론적인 문제와 관련이 있다. 따라서 노화에서의 인지변화에 관한 많은 문헌들이 첫째로, 횡단 연구 설계와 둘째로 종단 연구 설계에 편중되어 있다(Sliwinski, Hofer, & Hall, 2003).

지능(Intelligence)

노인들을 대상으로 한 IQ 검사 수행의 초기 자료는 전적으로 횡단 연구를 기초로 하였다. 이런 초기 결과에서 20세의 젊은 사람부터 60세의 노인들까지 비교해보면, 일반적으로 군대알파(Army Alpha)검사와 나중의 웩슬러 성인용 지능검사(Wechsler Adult Intelligence Scale, WAIS) 같은 검사에서 젊은 사람들과 노인들의 결과 차이가 큰 것으로 나타났다(Albert & Heaton, 1988; APA, 1994; Schaie & Eisdorfer, 1987). 이들 초기 자료에서는 일반적으로, 지능 감소가 25세에서 시작하여 지속되다가 70대에서 80대에 급격하게 감소하는 것으로 설명되었다.

가장 최근의 연구들은 삶의 60년 동안의 나이와 관련된 감소를 보여주는 횡단연구와 종단연구 모두에서 지능 능력의 감소에 관한 주된 생각의 변화가 나타났다(Cunningham, 1987; Lindenberger, Mayr, & Kliegl, 1993). 이들 연구에서는 젊은 사람들보다 노인들의 인지 수행의 범위가 더 넓다고 말하고 있으며, 일부 노인들은 몇몇 기능 범위에서 더 나은 수행력을 보여줬다(Ivnik, Smith, Malec, Petersen, & Tangalos, 1995).

WAIS 점수와 다른 일반적인 지능 검사 점수는 해가 지날수록 일반적으로 감소한다고 기록되어 왔지만, 지적 능력의 다양한 범주에서 감소율과 정체율이 다르게 기술되어 있는 것은 중요하다. 이 중에서 가장 두드러지는 것은 WAIS에서 두 개로 나뉜 언어-수행력이다. 특히, 문제 해결에서의 속도와 정확성 측정과 정신운동과 지각능력에 대한 수행척도에서 단어 기술, 정보의 축적, 구두 표현과 이성을 포함하는 일생 동안 얻어진 능력과 지식을 측정하는 언어 척도보다 더 유의하게 감소되는 것이 나타났다. 이러한 차별적 감소 패턴은 결정형 지능(crystallized intelligence)과 유동형 지능(fluid intelligence)의 Cattell' s (1963; Horn & Cattell, 1967) 모형으로 설명되어왔다. 적응하고 새로운 정보를 이용하여 사고하고, 해결하고 새로운 문제나 정보를 통합하는 **유동형 지능(fluid intelligence)**은 WAIS 수행척도의 대상자들에게 일치해서 나타난다. 언어척도에 일치하는 **결정형 능력(crystallized abilities)**은 개인의 축적된 실행 기술과 지식을 반영한다. 유동형 지능의 감소는 중추신경계의 생물학적 변화와 정보처리 속도의 감소, 정신운동 출력의 저하에 기인한다고 가정되어왔다(Hartley, 1992). 이러한 모형이나 어떠한 설명 장치도 완벽하거나 명확하게 받아들여지지는 않지만 종단 및 모든 횡단 연구에서 노인의 표준표본의 언어 수행분열이 나타난다는 것은 분명하다. WAIS-ill의 최신 버전과 대부분의 표준화된 신경정신학적 검사의 종합적인 측정에 대한 나이에 기초한 표준화된 자료 개발은 연령에 비해 예상했던 수준보다 더 심각한 인지수준의 감소를 확인하는 것이 가능해질 것이다(Riley, 1999). 따라서 인지 검사나 일상생활 기능을 위한 노인의 능력 중 인지와 관련된 감소에서 기술된 중요한 손상은 치매성 병이나 다른 중추신경계 기능부전 같이 병리적인 과정의 징후로 받아들여져야 하고, 전문적인 중재가 요구될 수 있다.

노인의 인지 기능 측정에 관한 최종 일반 참고사항: 인지와 노화의 대부분의 최근 연구에서는 연구 참여자들이 인지 손상으로부터 자유롭다는 것을 확인하기 위해 조치를 취하지만, 이들 참여자들 중 나중에 알츠하이머병 같은 치매성 질환의 초기단계라는 것을 증명 받은 미묘한 인지 감소를 경험하는 참여자들이 꽤 있다. 이것은 인지 손상의 가능한 원인이나 초기 치매의 징후에 대한 정확한 선별 검사를 사용하지 않았기 때문에 더 오래된 연구들에서 문제가 되었을 가능성이 높다. 따라서 나이에 관한 인지 변화의 초기 자료들의 대부분은 초기 단계의 치매성 질병이 있는 노인들이 자료가 포함되어 과장되었을 수 있다(Morgan, 2001; Riley & Snowdon, 1999; Sliwinski, Hofer, Hall, Buschke, & Lipton, 2003).

인지둔화(Cognitive Slowing)

이 장의 특별한 타당성은 개인이 인식 정보를 처리할 수 있는 속도(종종 인식 속도로 불리는)가 나이가 들어감에 따라 감소함을 보인다는 것을 찾은 것이다(Salthouse, 1993; Wilson, Bennett, & Swartzendruber, 1997). 동기부여, 사용된 검사 방법의 생태학적 타당성, 우울증, 운동기술 같은 외적 변수가 모두 순수한 중추처리 속도 측정을 복잡하게 하고 있지만, 나이가 들어감에 따라 인지 둔화가 발생한다는 일반화된 생각은 아직도 문헌에서 우세적인 개념으로 남아있다(Hartley, 1992). 이런 둔화는 인지기능의 많은 영역에서 보여지는 나이와 관련된 감소에 대해 근거가 되어 받아들여지고 있다(Earles & Salthouse, 1995). 그러나 이런 요인은 이런 결핍에 대해 오직 일부분만 설명을 제시할 수 있으며, 일부 연구들은 노인들이 주어진 시간 동안 이런 검사를 할 때, 그들의 향상된 점수는 젊은 사람들의 수준에 도달하기에는 여전히 실패일 수 있다(Perlmutter et al., 1987). 사실 일반적인 인지둔화는 노인 자신의 일상생활 활동과 직업적인 수행에 있어 골칫거리로 받아들일 수 있기 때문에, 노인들의 일상생활 기능에 관한 관찰결과의 타당성은 이 장의 맨 마지막에서 논의한다.

인지기능과 노화에 관한 문헌들에서 추가적으로 중요한 것은 노인의 지적기능에서 개인별 차이점의 강한 예측인자로 보여지는 감각기능(예, 시각과 청각의 예민함)을 찾아보는 것이다(Lindenberger & Baltes, 1994). 노인들에서 시각과 청각의 예민함 사이의 관계를 종합적으로 이해하기 위해서는 더 많은 연구가 필요하지만, 인지기능에서의 나이와 관련된 변화의 복잡한 본질이 가장 중요한 자료이다.

다른 인지능력 (Other Cognitive Abilities)

추론과 문제해결 (Reasoning and Problem Solving)

노인의 추론이나 문제해결 능력을 검사하기 위한 연구 설계는 정보처리의 속도, 지능, 기억 같은 요소들과 한 사람의 추론이나 문제해결 기술에 영향을 주는 모든 검사 항목의 관련성이 주어지기 때문에 매우 복잡한 일이다. 일부 연구들은 횡단적 방법의 접근을 사용하여 이런 요소들을 기술하였고(Arenberg, 1982), 노화 과정과 관련된 문제 해결의 속도와 효율성의 감소가 나타났다(Rabbitt, 1982). 부적절한 전략의 선택, 과도한 정보, 부족한 조직화 과정들 모두 수행력 감소에 관여하고 있다(Saczynski, Willis, & Schaie, 2002). 문제해결 기술 중 하나는 추출하는 능력이다. 이런 능력은 WAIS의 유사 하위검사와 Halstead-Reitan battery's Category 검사와 같은 개념 형성의 검사를 사용하여 평가할 수 있다. 합리적으로 유의하고 일관적인 나이의 차이점이 이런 형태의 검사에서 나타났고, 노인들이 젊은 사람들보다 추론하여 추출하는 작업이 능숙하지 못했다는 것을 암시한다(Albert, 1988). 즉, 이런 기술을 평가하는 데 사용된 작업은 반드시 수행에 있어 변수의 양에 관해서 평가해야 하며, 기억, 주의력, 생태학적 타당성의 결핍 같은 요소에 의해 고려되어야 하고, 일상생활에서의 기능과 검사 내용 사이의 관계가 고려되어야 한다. 추론 과제에서 정신 유연성(mental flexibility)이나 이동 설정(set shifting)은 기억 요구가 최소한일 때에도 나이가 들어감에 따라 감소를 보였다(Albert, Duffy, & Naeser, 1987). 문제해결 영역에서의 어려움은 노인들의 주된 관심사에서 일반적으로 인용되지 않는다는 것이며, 그것은 실험실을 기초하여 고안된 검사로 문제해결을 하는 것을 검사하는 것이 실제생활에서의 의사결정과 흡사한 수준으로 반영되는지 불분명하다. 관심 있는 독자는 나이와 추론 능력의 논의에 관한 Salthouse (1992)의 문헌을 살펴보라.

기억과 주의력(Memory and Attention)

인지능력, 기억 모두 연구자들이나 아마추어나 마찬가지로 대부분 논의, 학습, 평가되었다. 나이가 들어감에 따라 생기는 기억 기능의 변화는 보통 예상되고, 두렵고, 흔히 구전을 통해 과장되었으며, 유사한 편견은 경험적 조사에서 발생했을 가능성이 높다. 최근의 일이긴 하지만 기억 관련 연구에서 횡단연구가 두드러지며, 인지와 기억의 종단연구들은 여러 흥미 있는 연구결과들을 보고했다(Ivnik et al., 1995; Riley, 1999; Sliwinski, Hofer, Hall, Buschke, et al., 2003).

용어의 차별적 설정이 있는 기억기능의 이론적 모형의 다양성이 있으며, 동일 기억 기능에 사용된다(Craik, & Jennings, 1992; Rockey, 1997). 이것은 때때로 나이에 따라 감소하는 능력과 여전히 유지하는 것과 혼란을 유발한다(Kausler, 1989; Perlmutter et al., 1987). 다음의 논의는 기억 저장 시스템과 건강한 노인들의 기억 기능에 관한 문헌으로부터 찾은 선별적 결과에 초점을 맞출 것이다.

기억에 관한 논의를 하기 전에 주의력의 규칙에 관해서 고려해야 한다(Sweeney, Rosano, Berman, & Luna, 2001). 오래 지속되는 기억이 형성되었다면, 정보에 초점을 맞추고, 기억해내어 집중하는 능력이 필수적이다. 연구자들은 지속적 주의력, 주의력 허용량, 선별적이거나 분할된 주의력을 포함하는 몇 개의 범주로 주의력을 분류했다(Hartley, 1992; Hasher, & Zacks, 1979). 일부 연구들은 노인의 지속적, 선별적 주의력이 다소 감소하는 것을 발견했으나(Gilmore, Tobias, & Royer, 1985), 자료들이 혼합되었고, 실험실 기반의 주의력 하위 검사들로 노인들의 수행에 관해 전반적인 일반화를 하는 것은 불가능하다. 유사하게, 노인들의 주의력 허용량을 조사한 결과(한 시간에 성공적으로 주의집중할 수 있는 정보의 양)도 균일하지 않으며, 일부 연구들은 감소하는 것으로 나타났고, 다른 연구들은 나이와 관련된 결손이 없다고 나타났다. 주의집중이 가능한 자료의 최대 양은 감소할 수 있고, 관계 없는 것으로부터 관계 있는 것들을 분리할 수 있는 능력은 줄어드는 반면, 지속적인 주의력이나 각성은 나이 먹음에 의해 유의한 영향을 받지 않는다.

작업기억(working memory)의 개념(Baddeley, 1981; Van Gerven, Paas, Van Merrienboer, Hendriks, & Schmidt, 2003)은 주의력과 밀접한 관련이 있으며, 주의력과 장기기억 경로 형성과의 연결을 제공한다. **작업기억(working meory)**은 정보를 마음 속에 지속적으로 고정(저장)하여 생각해내고, 그 정보를 사용하여 작업(진행)을 수행하는 것이다. 작업기억의 저장 구성요소의 감소는 설명되어왔으며(Foos & Wright, 1992), 노인들에게 보이는 기억 능력의 총체적인 감소에 대한 일부분을 평가하는 데 도움을 준다.

이차 기억과 해석전략(Secondary Memory and Encoding Strategies)

가장 크면서 일반적인 나이 차이는 **이차기억(장기기억)**[secondary(long-term) memory]에서 발견된다(Grady, 1998). 이런 기억 저장소는 대부분 어떤 시간 길이 만큼에 대한 정보의 양이 제한 없이 포함되는 것으로 보인다. 자료가 이차기억에 도달하기 위해서는, 정보가 능동적으로 처리되거나 일차기억 또는 작업기억으로부터 변형되어야 한다. 노인들은 이차기억 저장소로부터 정보를 상기해내는 것의 결핍을 보여왔으며, 그 결핍은 인식 검사에서보다 자유회상 검사에서 더 확연하게 나타났다. 정상 노화과정에서 이차기억 또는 장기기억의 용량이 줄어드는 것에 대한 증거가 부족하기는 하지만, 이런 저장 시스템에 자료를 전송하는 데 사용되는 해석절차(encoding processes)의 결핍을 지지하는 강력한 증거들이 있다. 이것은 많은 자료들(Craik & Jennings, 1992; Poon & Yesavage, 1986)이 정보를 입력하여 학습되도록 자동적으로 효과적인 전략을 사용하는 것에 대한 노인들의 실패를 기록하고 있다. 그것은 젊은 사람들이 유기적 구조의, 의미론적 또는 "깊은"진행 전략의 다양한 사용하기를 좋아하는 반면, 노인들은 그런 전략의 사용이 실패하였거나, 덜 효과적인 전략 하나만을 사용할 수 있다. 하나의 저장 시스템에서 다른 곳으로 자료를 이동하는 것에서의 결핍은 저장된 정보의 양만큼 그것을 회수하는 효율성을 반영한다.

노인들이 기억을 돕는 장치를 사용하기 위하여 훈련할 때, 노인 자신들은 **해석(encoding)**전략을 자동적으로 사용하지 않을지 모르지만, 이전의 이차기억에서 보여진 결핍은 줄어든다(Smith, 1980; Zachs, 1982). 생물학적 타당성이나 의미성 있는 요소의 증가는 나이와 관련된 결핍을 최소화해준다(Poon & Yesavage, 1986). 따라서, 노화과정에 동반되는 이차기억이나 장기기억이 어느 정도의 감소는 있지만, 이런 결핍은 교대로 과장되거나 감소될 수 있고, 기억되는 요소들의 특성과 학습 과제에 수반되는 지침, 기억 측정 방법(예, 자유회상 검사 대 인식 검사)에 의존하게 된다. 더하여, 건강한 노인들에서 초기 학습은 손상되었을지 모르지만, 새로 학습한 정보를 회상하는 능력은 일반적으로 정보의 양에 대하여 손상되지 않으며, 그들은 실제적으로 고려하는 것을 배웠다(Petersen, Smith, Kokmen, Ivnik, & Tangalos, 1992).

검사 구조와 시행 절차의 차이점은 일상생활의 기억 요구의 차이점을 반영할지 모르며, 그것은 흥미롭지 않은 이야기나 사건들을 회상하는 것보다 중요하거나 개인적으로 관련된 정보에 대한 그들의 기억을 회상하는 것이 더 쉬운 것은 노인들에게도 예외가 아니다. 또한 과거와 같이 새로운 지인의 이름을 즉시 기억해내지 못할 수 있지만, 노인들은 오래된 친구의 이름을 기억하거나 얼굴을 알아보는 것 같은 작은 문제를 보고할 가능성이 높다.

일상 또는 실용기억
(Everyday or Practical Memory)

인지능력과 기억에 관한 앞서의 논의들은 전통적인 실험실 검사와 임상적 검사의 연구에 초점이 맞춰져 있었다. 최근, 이런 검사의 생물학적 타당성에 의문이 생기기 시작했으며, 노인학자들은 검사 수행에서 노인들의 동기부여와 흥미를 검사하기 시작했다. 일부 연구들은 일상이나 실용지능의 영역(West & Sinnott, 1992; Willis, 1987)에서 실시되었고, **일상기억(everyday memory)**의 문제가 문헌에 증가하는 것이 가능해졌다(lobe et al., 2001; Riley, 1992; West, 1986). 이 연구의 목적은 일, 여가, 개인간 상호작용이 포함된 노인들의 일상생활활동에서 중요한 그들 영역에서의 측정을 개발하는 것이다.

경도 인지손상(Mild Cognitive Impairments)

인지의 나이와 관련된 변화에 관한 최종 문제는 경도인지손상(mild cognitive impairments: MCIs)

이고(Luis, Loewenstein, Acevedo, Barker, & Duara, 2003; Petersen, Parisi, & Dickson, 2006), 이전의 연령 관련 기억 손상과 유사한 용어로 표시된다(Crook, Bartus, Ferris, & Whitehouse, 1986; Smith, Petersen, Parrisi, & Ivnik, 1996). 이와 같은 손상들은 적어도 건강해 보일지 모르지만, 노인들의 평균적인 지적기능이나 인지기능의 다른 영역이나 기억의 변화로 기술된다. 약간의 공통점이 있지만, 연구자들간의 경도인지손상의 정의에 대한 변수들로 경도인지손상 이해에 대한 진행속도가 느리다(Bennett, Schneider, Bienias, Evans, & Wilson, 2005; Palmer, Fratiglioni, & Winblad, 2003; Peterson et al., 2001; Ritchie & Touchon, 2000). 본질적으로, 경도인지손상은 일상생활에서 기억손상의 증상호소가 결합되어 정보의 회상과 학습수행이 결여되는 것이 수반된다(Peterson et al., 2001; Smith et al., 1996). 경도인지장애의 다른 형태는 기억보다는 인지 능력을 포함한다(Palmer et a1., 2003; Pemeczky et al., 2006; Riley, Snowdon, & Markesbery, 2002). 일상생활활동에서의 수행은 비교적 잘 보존되므로, 치매에서 보여지는 일상생활활동의 감소와는 비교된다. 이런 경도손상의 발현은 초기에 매우 미묘하고 점진적이다.

비록 경도인지손상을 얼마나 많은 노인들이 경험하고 있는지는 분명하지 않지만, 나이가 증가함에 따라 이런 상태도 발전할 가능성이 있으며, 일반적인 상태로 보여진다(Gauthier et al., 2006; Larrabee & Crook, 1994; Peterson et al., 2001). 중요한 질문은 경도인지손상의 진단이 알츠하이머병 같은 치매성 장애로 발달되는 것을 예측하는 것으로 확대되는 것이다(Peterson et al., 2006; Riley et al., 2002; Turner, 2003). 일부 종단연구들에서 거의 3가지로 개인별 분류를 보여줬고, 18개월의 추적관찰 후 더 이상 손상의 이런 수준이 나타나지 않았다(Helkala et al., 1997). 그러나 다른 연구에서는 4년 이상의 긴 추적조사 후에 임상적인 치매로 전환되는 비율이 높았으며, 경도인지손상으로 진단 받고 치매로 전환된 연구대상자들이 절반이나 되었다(Bennett et al., 2005; Smith et al., 1996). 그러나 유용한 자료들에서는 65세 이상의 노인들의 상당히 많은 부분에서 기억 증상호소를 가진 경도기억손상이 광범위하고 더 심각한 인지 손상에 대한 예측인자라고 하지만, 경도인지손상을 진단 받은 많은 노인들은 치매로 전환되지 않고 여전히 안정적으로 남아있다. 마지막으로, 이 분야에서의 연구 결과들은 객관적인 검사가 없는 상태에서 기억 결핍에 대한 주관적인 증상을 지적하는 데 도움을 줬고, 우울증(Heikala et al., 1997)이나 신경학적 장애 같은 다른 상태일지 모를 손상된 수행을 확인하는 것에 도움을 줬다. 이런 상태의 정의와 경도인지손상에 관한 연구는 개선 프로그램을 이끌었고, 많은 노인들의 삶의 질 향상에 대한 약속을 보여줬다(Crook et al., 1986; Jobe et al., 2001). 이 장의 뒷부분에서 설명하는 바와 같이 건강한 노인들에서 보여지는 실험적 기억과 일상기억의 지식은 노인들의 기능적 수행에 대한 고려사항을 유용하게 적용할 수 있다.

정상 노화과정에서의 인지와 활동(Cognition and Activities in Normal Aging)

정상 노화와 관련된 인지 변화에 대한 이전의 논의가 주로 실험실 설정에 따른 노인들의 수행에 초점이 맞추어져 있었지만, 임상적 검사와 측정을 사용하거나 일상생활 기능 관련성을 고려하여 설계를 하는 연구들이 많이 늘었다. 실험실 기반 자료들이 나이와 관련된 인지 기능의 많은 영역이 감소하는 것을 보여주었지만, 인지 변화의 경험이 개인별 다양성이 큰 것처럼 수명을 통한

표 7-1 **정상 노화에서의 인지 변화**

인지 능력	변화
문제 해결 기억	70세까지는 감소가 지연되는 경향
작업기억 보존	일부 제한점을 최소화하면 유지될 수 있다.
장기기억(이차기억)	일부 감소 : 인코딩 절차 결손
매우 오랜기억(먼기억)	아동기부터 초기 성인기까지의 세부사항 같은 정보의 기억이 조금 감소
정신운동기술	저하가 50대 초기부터 시작할 수 있다.
진행 속도	둔화가 50대 초기에 시작해서 황혼기를 통해 계속된다.
언어 기술	저하는 늦게 시작하지만, 변화 정도는 아주 적다.
추론	노인들은 실험적 검사에서 능숙하지 못하게 나타나지만, 실제 생활에서 변화를 경험하지 않을 수 있다.

노인들의 능력에 있어 상당히 안정적인 정도로 남아있다(표 7-1).

이 장의 나머지는 이런 인지변화와 노인들의 직업적, 일상생활 기능의 관련성에 대한 논의에 초점을 맞추고 있다. 특히, 흥미로운 것은 이런 변화들이 기능에 부정적인 영향을 줄지 모른다는 것을 확인하는 것이다. 또한, 인지 노화 문헌들로부터의 결과들을 노인 자신들과 그들의 일이나 여가 환경 사이에 어떻게 최적화할지 고려하여 적용하는 것이다.

이 장에서의 "정상 노화"라는 용어는 신체적으로나 정신적으로 건강한 인지능력에 영향을 줄 수 있는 상태나 질병을 견딜 수 있는 노인을 구별하여 말하는 용어로 사용한다. 이 장의 나머지는 특별히 건강한 노인들의 직업적, 일상생활활동을 다룰 것이다(Birren, Robinson, & Livingston, 1986).

나이, 직업수행, 인지변화
(Age, Vocational Performance, and Cognitive Change)

노화에 동반되는 직업수행의 일반적인 변화에 대한 상세한 고려사항은 이 장의 다른 곳에서 발견될 수 있다. Stems와 Alexander(1987)는 연구들이 이 영역에서 계속됐지만, 직업수행에 관한 이들 연령의 차이점에 관계되는 자료가 부족하다고 하였다. 인지변화와 직업적 기술관계에 대한 문제를 일부 연구자들이 연구하긴 했지만, 아직 광범위하게 연구되진 못하고 있다(Baugher, 1978; Park, 1994; Rhodes, 1983; Salthouse, 1994; Waldman, & Avolio, 1985; Welford, 1976).

일반적으로, 건강한 노인들의 직업수행력은 약간 감소를 보인다고 산업노인학에 있는 문헌에 설명되어 있다(Rhodes, 1983; Sterns, 1986; Waldman & Avolio, 1985). 일 만족, 일 참여, 헌신의 증가와 이직율 감소 모두 나이든 근로자와 관련된 것이다. 나이든 근로자의 실제적 직업 수행력은 특히 신체적 요구나 극도로 재빠른 반응이 요구되는 제한적인 상황에서 감소되는 것으로 설명될 수 있다(Yokomizo, 1985). 연구자들은 나이든 근로자의 수행능력의 부정적인 변화에 대한 상대적 증거가 부족하다고 지적했다(Green, 1972; Rebok, Offermann, Wirtz, & Montaglione, 1985; Salthouse 1994). 산업 노인학의 문헌들에서 그려진 일관된 결론은 나이와 관련된 직업적 결손의 가장 큰 부분은 육체노동이나 일부 블루칼라 직업들 같은 신체적 도전이 많은 직업들에서 보인다고 하였다. 가장 작은 감소는 가르치는 직업처럼 광범위한 정규 교육이 요구되는 기술과 정보가 필요한 직업에서 기대할 수 있을 것이다. 중등도의 변화 수준은 지적, 신체적 기술이 동시에 요구되는 직업이나 반드시 새로운 기술을 학습하여 예전에 개발된 업무 습성이 쉽게 통합되지 않을 때 보여질 수 있다. 이런 자료들은 나이든 근로자들이 그들의 일에서 만나게 되는 요구들에서 젊은 근로자처럼 할 수 있고, 그들에게 신체적으로 할 수 있는 일을 제공하고, 새로운 정보와 기술을 습득할 충분한 시간을 제공해야 한다는 것을 제시하고 있다.

그럼, 노인들의 직업 수행력에서 인지 변화의 규칙은 무엇인가? 이 문제에 관해서 직접적으로 언급한 연구들은 별로 없지만, 추정은 인지 노화 문헌들과 산업 노인학의 연구들 사이에서 그려질 수 있을 것이다.

불용이론, 뇌 예비력, 노인(The Disuse Theory, Brain Reserve, and The Older Adult)

더 큰 환경적 복잡성과 자극은 노인들의 지능 감소를 예방하거나 또는 약하게 한다는 가설이 있어왔다(Rebok et al., 1985). 일부 연구자들은 (Singleton, 1983) 노인들(비학생이거나 비노동자)이 능동적인 문제 해결, 기억, 다른 지능적 기술(이 책의 2장 참조)이 필요한 상황에 부딪치는 것을 별로 좋아하지 않는다는 생각에 대해 논의했다. 이런 환경적 요구의 부족은 노인에게 보이는 유동지능과 이차기억의 쇠퇴에 대해 설명하기 위해 제한적 경험 지원이라고 가설로 받아들여져 왔다.

"사용하거나 잃거나"의 형식을 이론화하는 것은 적극적으로 자신의 직업에 종사하고 있는 나이든 근로자의 적절한 수행력을 설명하고, 실험실 작업에서 보이는 인지 결손을 설명하기 위해서(Singleton, 1983), 그리고 지능과 기억 기술의 개선 노력에 대한 기준으로 사용해왔다. 이런 개념은 노화와 관련된 인지 변화의 시기와 본질에 관해 알려진 것은 무엇인지, 직업 수행에 충분히 유의한 영향을 줄 수 있는 인지 능력의 어떠한 결손이 65세에서 70세 이후, 그래서 대부분의 사람들에서 은퇴 이후 전까지는 발생하지 않을 것이라는 일반적인 결론을 지원하기 위해 결합한다.

최근에는, 연구자들이 인지 예비력(cognitive reserve)이라 부르는 개념에 관심이 증가하고 있다(Scarmeas et al., 2003; Stern, 2002). 이 개념은 일부 사람들이 그들의 인지기능에서 보다 많은 예비용량을 가지고 있다는 것을 가능하게 한다. 알츠하이머병 같은 상태에서 기인하는 뇌의 병리적 상태나 정상 노화과정에서 올지 모를 인지 소실의 징후를 지연시킬 수 있다. 많은 연구들에서 책을 읽거나 카드 게임을 하는 것 같은 인지 자극 활동들에 참여한 노인들의예비력이 증가할 수 있다는 것을 보여주었다(Scarmeas et al., 2003; Wilson et al., 2003). 이런 결과들은 은퇴 연령이나 그 이상의 사람들을 포함한 모든 성인들이 인지 자극 활동에 지속적으로 참여함으로써 이익을 얻을 수 있다. 젊은 시절에 그런 활동들에 참여하지 않은 사람들은 최적의 인지 기능을 유지하기 위하여 이런 종류의 활동들을 개발하기를 고려해야 한다.

직업수행에 영향을 줄 수 있는 인지 저하가 왔을 때는?

앞선 논의가 노인 근로자의 직업 수행의 지속성과 타당성에 초점이 맞춰져 있었지만, 그 사람의 일에 영향을 줄 수 있는 인지 변화의 일부 영역이 있을 수 있다. 유동지능의 감소, 신중함의 증가, 정보처리의 속도 저하, 이차기억 감퇴가 포함되는 이런 변화들은 경도인지손상으로 보인다.

일부 연구들에서 나이든 관리자의 일부 수행력의 저하가 나타났다(Streufert, Pogash, Piasecki, & Post, 1990). 예를 들면, 나이든 관리자는 지적 처리 능력의 감소를 파악할지 모른다고 기술했다(Rebok et al., 1985). 이런 인식된 감소는 유동지능 감소와 느린 정보 처리 또는 반응율의 실험실 기반 결과들과 관련이 있을 가능성이 있다. 많은 정보의 처리가 능동적으로 처리하는 것이 필요하거나, 빠른 출력과 의사결정이 필요하거나 둘 다 필요한 나이든 근로자는 그의 직업에서 본인이 효과적이지 못하다고 느낄지 모른다. 그러나 Rebok과 동료들(1985), 다른 연구자들(Singleton, 1983)은 나이든 근로자들의 이런 형태에서는 인지 능력의 어떤 쇠퇴를 보상하기 위하여 지능적, 도구적으로 복사하는 전략을 사용할 가능성이 있으며, 따라서 능력과 자기 효능감의 감정을 정상적으로 이끌 수 있다.

기억의 정상 노화와 관련된 변화들과 경도인지손상으로 보이는 그 결손들은 노인들의 직업수행력 감소의 잠재적 근원이다. 어느 사람이 이전에 요구됐던 수준보다 더 높은 수준의 암기가 포함되는 일을 시작했다거나, 이차기억으로 정보의 전달이 필요한 양이 나이든 근로자의 허용량을 넘어서기 시작했다면, 직업 허용량이 감소한 것으로 보여진다. 대부분의 건강한 근로자들은 경도인지손상이나 다른 형태의 기억 손상을 경험하지 않고, 기능부전의 이런 종류의 원인이 충분하지 않는다는 것이 강조되고 있다. 또한, 노인들은 기억능력에 있는 어떠한 감소된 효율성을 중화하기 위해 필요한 정보 관리기술을 개발하거나 유지할 확률이 높다.

즉, 정상 노화와 관련된 인지 변화는 정보의 양이 나이든 근로자의 처리 허용량(예, 유동지능; 반응속도)을 넘어서는 경우나, 빠른 응답이 애매한 상황에서 만들어졌을 때(예, 신중함) 또는 특정 직업에서의 기억 요구가 증가하거나 나이든 근로자의 기억 허용량을 초과했을 때 직업적 수행력에 역효과가 일어날 가능성이 있다. 많은 설명이 노화와 직업 수행력의 감소 사이의 강한 상관성에 대한 증거가 부족하다는 것을 제시해왔다(Park, 1994; Salthouse, 1994). 제안이 포함된 이런 설명들은 나이와 함께 오는 증가되는 경험은 인지 능력의 보존과 높은 수준의 수행에 필요한 지식의 축적 모두에 영향을 준다고 말하고 있다. 또다른 잠재적 설명은 노인들이 있는 곳 안에서 좀 더 환경적인 지원(새로운 정보를 모으고 합성하는 보조인)을 받아야 한다는 생각이다. 그래서, 결정형 지능의 안정성과 장시간 축적된 지식과 직업적 경험, 직업관련 대처와 시간-관리 기술은 나이든 기술자의 적성을 조금씩 감소하게 하는 결과의 가능성이 있다.

직업 교육과 재교육: 인지노화에 관한 기술(Job Training and Retraining: A Note on Cognitive Aging)

직업수행, 인지와 노인들에 관한 이런 논의에서 관심 영역의 나머지 하나는 직업 교육이나 재교육이다(Birren et al., 1986; Sterns & Alexander, 1987). 즉, 우리는 노인의 지능과 기억 능력에 관하여 알려진 것이 무엇인지 직업적 교육 프로그램에 적용하는 것을 제안해왔다(Auerback & Katz, 1988). 첫 번째 문제 중 하나는 그런 교육이나 재교육에 참여하게 될 노인들의 동기부여가 있어야 한다는 것이다. 나이든 근로자가 성공적으로 교육되기 위해서는 새로운 학습에 관한 자존감 부족, (젊은)다른 사람의 부정적 기대, 분노를 모두 누그러뜨려야 한다. 일상기억과 학습요소의 유의미성에 관한 문헌들은 교육 기간에 노인들의 흥미와 타당성 있는 정보들이 반드시 포함되어야 한다고 제시했다. Sterns과 Alexander(1987)는 익숙한 소재와 학습 방법의 사용이 나이든 근로자들의 성공적인 교육 기회를 향상시킨다는 것을 덧붙였다. 이 저자들은 또한, 자신감을 강화하고, 동기부여를 유지하기 위해서 교육 프로그램 동안 성공에 대한 되먹임을 제공하는 것이 중요하다고 강조했다.

나이든 근로자의 교육이나 재교육에 대한 추가적인 고려사항들은 정보처리의 속도와 이차기억이나 장기기억으로 정보의 전환에 관한 변화들과 관련 있다. 노인들에게 새로운 기술을 학습할 시간을 더 많이 주고, 가능한 학습의 자체 진행 형식을 도용하는 것이 추천되어왔다. 이런 전략은 실생활의 학습 상황처럼 실험실 작업에서의 수행 향상을 보여주게 된다. 결과적으로, 정상 노화과정에 동반되고, 경도 인지손상으로 보여지는 기억의 변화들은 나이든 근로자들에게 조직화되고 다른 기억을 돕는 전략을 안내하거나 제공하여, 인코딩, 전송, 저장과 학습된 요소의 수정의 효과를 향상시킬 수 있다면 극복될 수 있다(Sterns & Alexander, 1987). 노인들의 작업 수행에 관한 더 많은 논의는 13장을 참고하라.

인지 변화들: 여가와 일상생활활동
(Cognitive Changes: Leisure and Daily Activities)

건강한 노인들의 인지 능력들이 여가와 일상생활활동들에 어떻게 관련이 되는가의 문제를 다루는 연구들이 별로 없다. 정상 노화과정과 관련된 인지 변화들이 쇼핑, 요리, 일상적인 경제활동 관리, 또는 개인 관리와 위생 활동 수행 같은 도구적, 개인적 일상생활활동의 유의한 결손을 가져오는 것에 관한 가능성은 별로 없다. 대신, 이들 영역의 결핍은 일반적으로 신체적 질병, 치매 혹은 정신질환의 지표로 고려된다(Glass, Seeman, Herzog, Kahn, & Berkman, 1995). 예를 들면, 인지손상은 목욕, 치장 또는 요리 같은 활동들에 직접적인 충격을 주고, 계획하고, 연결하고, 기억할 때의 능력이 손상된다(Raji et al., 2005).

여가활동(Leisure Activities)

노인 인구 사이에서 사회, 여가 활동이 가능하다는 합리적인 문헌이 많이 있지만(Carstensen, 1987; Kaufman, 1988; Nadler, Damis, & Richardson, 1997; Nilsson & Fisher, 2006), 건강한 지역사회 노인들이 이런 활동을 하기 위한 인지능력과 연결된 연구들은 최근에 생긴 분야이다(Fabre, Traisnei, & Mucci, 2003; Wang, Karp, Winblad, & Fratiglioni, 2002). 문헌의 대부분은 인지 능력의 규칙에 대한 참고 없이 삶의 만족, 여가를 다루고 있거나(Kelly & Ross, 1989), 시설이나 장애가 있는 노인들에 대한 활동 프로그램과 관련이 있다(Kaufman, 1988). 은퇴 여부와 관계 없이 건강한 노인들 사이에서 여가 활동들의 추구는 은퇴나 배우자의 은퇴 같은 다른 삶의 변화 이후에 새로운 활동에 대한 개발이나 취미와 흥미를 지속적으로 잘 이어나갈 가능성이 크다(Purcell & Keller, 1989; Scarmeas & Stern, 2003). 결정지능의 개념을 상기해본다면(Hayslip & Stems, 1979), 학습된 정보와 기술로 구성된 인지 능력의 안정된 형태 그래서, 유사한 안정성이 카드놀이, 뜨개질, 기계수리 같은 익숙한 취미나 관심을 추구하는 노인의 능력으로 보일 것이라고 추정하는 것이 적당하다. 우리가 논의했던 정상 인지 변화 형태에 의한 영향이 없어야, 노인들이 이런 활동에 40년 혹은 50년 동안이나 참여할 수 있다. 이런 일반적인 결론의 예외는 다음 절에서 설명한다.

평생의 취미와 여가 활동 추구의 안정성을 제안하는 것이 놀라운 일은 아니지만, 의미 있는 여가활동을 찾기 위해 노력하는 그들(그녀들)이 새로운 기술을 학습하기 위해 무엇을 선택해야 하는가? 이 질문에 대답하기 위한 직접적인 경험 자료들이 조금 있을 수 있지만, 산업 노인학과 일반적인 인지노화 문헌들에서 이 질문의 답을 찾아 적용하는 것이 합리적이다. 왜냐하면 노인들은 작업 환경의 변화에 대하여 높은 수준의 수행을 유지하고, 새로운 직업 기술을 재교육받기 위해 반복적으로 능력을 보여주고 있으며(Olson & Robbins, 1986), 노인들이 나은 형태의 즐거움이나 여가 활동에 참여하기 위해 필요한 새로운 기술이나 정보를 학습할 필요가 없다는 생각을 할 이유가 없다. 앞서 논의된 교육 원칙 중 일부는 일과 관련된 활동에서 여가에 도움이 될 수 있지만, 대부분 건강한 노인들이 신체적으로, 경제적으로 그렇게 할 수 있고, 필요한 기술을 가지고 있다고 가정한다면, 그들이 희망하는 어떠한 형태의 여가적 취미도 추가할 수 있어야 한다. 설명한 것처럼, 신체적, 사회적, 인지 추구가 포함된 여가 활동을 격려하는 것의 참여는 황혼기에 인지기능의 유지를 도와줄 수 있고(Fabre et al., 2003; Wilson et al., 2003), 치매의 위험을 줄일 수 있다(Wang et al., 2002).

규칙에서의 예외(Exceptions to the Rule)

여가활동에서 노인들의 기능적 수행에 관계되는 인지의 정상 변화는 정보처리의 속도의 저하와 기억 능력의 변화이다. Riley(1992)과 다른 연구자들(West & Sinnott, 1992)은 노인들이 빠르게 지나가는 뉴스, 텔레비전, 영화를 따르는 능력이 감소하는 것처럼 중앙 처리속도, 개념적 운동 반응의 저하를 인식할 수 있는 것을 관찰하거나 자체 보고서를 제안했다; 유사한 연령과 관련된 결손은 분명히 남자든 여자든 노인들이 크리비지(cribbage)나 브리지(bridge)같은 카드 게임에 도전하는 것에 관여될 수 있다. 이런 각각의 여가 활동들은 빠른 정보처리 속도나 의사결정 또는 둘 모두 요구되며, 그것은 다양한 상황의 노인들에게 문제가 된다고 기술되어 있다. 그러나 이러한 인지 변화들이 반드시 이런 활동에 참여하고자 하는 노인들에게 할 수 없음(inability)을 유발하는 것은 아니다. 노트를 만드는 것 같은 활동의 적응 대신에, 카드 게임에서 추가적인 시간을 요구하거나 필름이나 뉴스 프로그램의 내용 중 일부를 포기하는 것이 필요할 수 있다. Crombie, Irvine, Williams, McGinnis, Slane, Alder와 동료들(2004)은 노인들의 신체적 여가 활동 참여를 방해하는 요인을 조사하는 흥미로운 연구를 실시했다. 그들은 노인들 사이에서 그런 활동을 증가하기 위하여 태도를 바꿀 수도 있다는 방법을 제시했다.

여가 활동에서의 다른 영역은 경도 인지손상의 범주 아래 포함되어 있는 많은 건강한 노인들에게 보이는 이차 기억의 결손을 포함하는 인지 변화에 영향을 받을 수 있다. 이러한 인지 변화를 경험한 노인들은 새로운 지인들의 이름을 기억하는 것을 어려워하고, 물건을 잘못 두고, 새로 암기한 전화번호를 잊어버리고, 여러 항목과 작업을 목록에서 기억해내는 것을 어려워하는 것을 경험하게 된다(Crook et al., 1986). 어떻게 이런 변화들이 좌절감과 여가 활동의 즐거움을 반감시키는지 특히, 이런 활동이 새로운 사람들과 그룹으로 여행하고, 브리지 카드게임을 배우거나 바쁜 사회적 계약 스케줄을 잘 관리하거나 하는 새로운 정보들의 많은 양의 기억과 학습이 포함되는 활동일 때 쉽게 볼 수 있다. 그러나 욕구불만내성(frustration tolerance)이 매우 낮고, 어떠한 상황에서도 완벽한 기억 수행을 기대할 수 없다 할지라도, 정상 노화와 관련된 기억 결핍이 노인들이 이런 활동을 포기하게 해서는 안 된다는 점을 강조하는 것이 중요하다. 노인 자신이 이전에 즐겨하던 많은 것과 잘 실행해오던 여가(또는 직업적) 흥미를 포기하려 할 때, 그것은 종종 진성 치매나 심각한 우울증의 징후이다. 신체와 정서적으로 건강한 성인은 기억 결핍을 용인하여 일부 방법으로 활동을 바꿀 수 있지만, 주된 삶의 방식의 변화는 거의 필요하지 않다(표 7-2). 여가활동 참여에 관한 추가적인 논의는 12장을 참고하라.

기억보조와 중재 프로그램 사용
(The Use of Memory Aids and Intervention Programs)

우리는 이미 직업 유지와 재교육과 관련된 직업적 이슈들을 인지 노화 연구들을 통한 결과의 적용에 대해 논의했다. 유사한 적용은 원한다면 노

표 7-2 노인들의 일상활동에 대한 노화관련 인지 변화의 효과

인지 구성요소	일상 활동에서의 효과
장기 기억	얼굴과 이름하고 관련된 새로운 전화번호 같은 새로이 배운 사실들을 기억하기 어려움. 높은 수준의 기억이 요구되는 직업일 경우, 직장에서 문제를 경험할 수 있다. 물건을 잃어버리거나, 약속 잊기.
처리속도	빠른 전개의 텔레비전 프로그램이나 영화를 쫓아가거나 기억하기 어려움. 운전하는 동안 반응시간이나 의사결정에 어려움을 느끼는 것.

인들의 여가와 일상생활활동에서의 수행과 만족을 향상하도록 만들어질 수 있다. 경도인지손상, 일상기억과 인지 중재 프로그램에 관한 문헌에는 공식, 비공식적인 중재와 적응 방법이 노인들이 나이와 관련된 기억 변화를 보상하는 것을 도와줄 수 있다고 나타나있다. 이 저자들의 임상적 관찰에서 많은 노인들이 젊은 사람들이 사용하고, 그들이 젊었을 때 잘 사용했었을 외부 기억보조의 종류를 사용하는 것을 꺼리기 때문에 일상생활에서 좌절을 경험하고 있다고 하였다. 이런 보조기구는 단순히 상기시켜주는 형태이다. 이런 기억보조기(reminders)는 쇼핑, 심부름, 전화번호나 메시지들에 대한 메모 패드와 목록을 포함한다; 사회적 계약이나 약속에 대한 일기나 달력 사용; 약물 투여량과 투여시기 관리에 대한 다양한 장비의 사용. 많은 노인들은 이런 보조방법을 사용하는 것이 알츠하이머병으로 발전하는 것을 의미한다고 두려워하고 있기 때문에 사용하기를 꺼려한다. 다른 사람들은 인지 노화의 "그것을 사용하거나 그것을 잃어버리거나" 이론처럼 외부 보조방법에 의존한다면 그들의 기억이 급속하게 나빠질 것이라는 두려움이 있다고 기술한다. 능동적인 노인이거나 약물을 많이 사용하고 있는 사람에게, 그(그녀)가 잘 기억하고 잘 기능하게 하는 것을 돕는 현실적이고 단순한 보조적 도구를 사용하도록 장려하는 것이 합리적으로 보인다. 예전에 사용해봤고, 지금 그들이 다시 사용할 이유가 없다고 이런 보조방법을 피하는 노인들에 대한 걱정이 생각나게 하는 것이 도움이 된다.

이런 비공식적이고 기억 보조방법을 더한다면, 일부 노인들은 기억 기술의 향상을 통해 수업에서 말하거나 책을 읽을 수 있는 혜택을 누릴 수 있다. 실험적 증거는 다양한 훈련방법이 노인들의 기억수행을 향상시킬 수 있다는 것을 보여준다(Rasmusson, Rebok, Bylsma, & Brandt, 1999; Scogin, Storandt, & Lott, 1985; Sheikh, Hill, & Yesavage, 1986; Van Gerven et al., 2003; Yesavage & Jacob, 1984). 다른 인지 능력들 역시 훈련에 의해 향상될 수 있다(Saczynski et al., 2002). 이런 공식적인 훈련의 주된 문제점은 훈련이 끝난 후 기억 전략을 지속적으로 사용하고자 하는 동기부여가 매우 낮다는 것이다. 그러나 최근 연구에서 노인들이 배운 전략을 유지할 수 있도록 도울 수 있는 "사용자-친화적"으로 고안된 실제적 훈련전략을 강조하고 있다(Jobe et al., 2001; Mohs et al., 1998). 글상자 7-1은 기억 보조 사용에 대한 일부 전략을 보여준다.

■ 요약(Summary)

노인들 자신이 더 오래, 건강하고, 생산적인 삶을 지속하고 싶어하기 때문에, 노인학자들은 노화 과정에 동반되는 인지, 삶의 방식과 직업적 수행의 변화와 지속성을 계속 연구할 것이다. 향후 연구들은 연구 설계와 방법론을 더 정교하게 발전시켜 이런 이슈의 실제적 중요성을 강조할 가능성이 높다. 최근에 시작된 종단 연구들의 축적된 자료들은 나이든 사람의 일, 생각, 은퇴, 삶을 즐기는 것에 대한 가치 있는 통찰력을 제공해야 한

글상자 7-1 기능수행 향상을 위한 전략들과 도구들

외부 보조도구

- 작은 노트북 가방으로 옮기거나 주머니에 들어가는 기억보조기(reminder), 메모, 낯선 방문지의 위치 등.
- 가정에서 자신의 자동응답기에 메시지를 남겨라.
- 포켓 달력을 소지하면 날짜와 약속을 기억하는 것을 도움을 받을 수 있다.
- 욕실 거울에 마른 마커펜으로 알림을 적어라.

내부 교육 전략

- 당신이 기억하기 원하는 요소에 전심으로 주의 집중하라.
- 정보를 연습하고 자신을 평가하라(예, 누군가의 이름을 외우는 것을 시도할 때).
- 배우거나 무언가를 기억하는 것을 시도하기 전에 이완 기술을 사용하라.
- 잘못 놓아둔 물건을 눈에 보이는 쉬운 곳에 두어라 "장소 기억" 매번.
- 이름과 얼굴을 기억하고자 할 때 시각적 이미지나 개인적 연관된 의미성을 창조하라.
- 항목의 첫 글자로부터 알파벳순으로 정리하는 것처럼, 기억하고 싶은 목록을 조직화해라.
- 작은 덩어리나 그룹으로 목록을 분류해라.

다. 의학기술의 발달과 함께 이런 종류의 연구들이 노인학자들이 기능부전과 장애를 강조하지 않고, 대신에 노인들의 건강과 긍정적인 기능 연구에 초점을 맞출 수 있었으면 하는 바람이다.

사례 연구(Case Study)

Albert 부인은 침실이 하나달린 고층 맨션에서 사는 86세의 미망인이다. 그녀의 집은 중소 도시의 교외 지역에 위치해 있다. 그녀는 같은 도시에 차로 10분 거리에 살고 있는 두 명의 아들이 있다. 그녀는 예전 제자나 동료들과 연락하며 지내는 은퇴한 초등학교 교사이다. 또한 그녀는 그녀와 몇 분 거리에 있는 많은 친구들을 갖고 있다. 그녀는 항상 지역사회에서 능동적으로 활동하고 있으며, 특히 도시의 아이들에게 책을 읽어주는 자원봉사 활동을 즐겨하고 있고, 그녀의 교양을 증진시키기 위해 노력하고 있다.

최근에 Albert 부인은 기억의 어려움으로 괴로운 경험을 하기 시작했다. 그녀는 그녀의 아들들에게 제자들을 설명할 때 제자들의 이름을 상기하는 것이 어려워진 것을 발견했다. 또한 그녀는 무엇인가를 하려고 일어났다가, 그녀가 무엇을 하려는지 기억해내기 어려워 한다는 것을 발견했다. 그녀의 아들들은 그녀가 저녁 모임을 떠나는 것을 설명할 때, 그녀가 이용하던 집으로 가는 길이 공사로 막혀 길을 잃을까봐 우려했다. 하지만, 그들이나 그녀 모두 그녀가 큰 어려움 없이 일상 작업들을 관리하고 있다고 느끼고 있다.

질문(Questions)

1. Albert 부인의 가장 유력한 문제점은 무엇인가?
2. 당신은 Albert 부인을 어떻게 평가할 것인가?
3. 여기에 제시된 어떤 근거를 갖고, 당신은 Albert 부인에게 무엇을 추천할 것인가?

복습 문제(Review question)

1. 노화와 관련된 인지 변화에 대한 연구들은 횡단설계, 종단설계, 교차순서설계의 방법을 사용하였다. 각각의 이런 설계의 강점과 제한점은 무엇인가?
2. 이차기억에서 보일 수 있는 노화와 관련된 변화를 논의하라. 인코딩 전략의 사용은 노인들의 기억과 어떻게 관련이 되는가?
3. 경도 인지손상을 정의하라. 노인의 이런 상태가 일상 기능에 어떻게 영향을 주는지 예를 들어보라.
4. 노인의 직업 수행이나 여가 활동들은 정상 노화에 따라 감소할 수 있는가?
5. 노인들에 대한 직업 교육이나 재교육을 해야 하는 사람들이 고려해야 하는 문제들은 무엇인가?
6. 노화와 관련된 인지 변화의 효과를 보상하기 위해 노인에게 어떻게 안내해야 하는가?

웹 기반 자료(Web-Based Resources)

정신기능의 경험에 관한 유용한 정보:

www.asaging.org/asav2/mindalertffitness.cfm, **American Society on Aging**, date connected October 26, 2007. Includes information about normal age-related changes in mental function, and various kinds of problems that arise in later life. Includes an overview of strategies for maintaining mental function, and links to resources about research.

http://nutritionandaging.fiu.edu/aging_network/aging_network, **National Resource Center on Nutrition, Physical Activity, & Aging**, date connected October 26,2007. Sponsored by Florida International University, this site provides a reasonably reliable summary of information about strategies for maintaining good cognitive function in later life. Readers should be careful to note that there are many unreliable sites, particularly commercial ones hawking various products as "the answer" to cognitive decline. The site also includes links to many government and university sites for additional information.

www.healthinaging.org/agingintheknow/chapters_ch_trial.asp?ch=3, **Foundation for Health in Aging**, date connected October 26, 2007. Another site with information about a large number of issues related to later life. Many resources and links, as well as summaries of research information.

참고문헌(References)

Albert, M. S. (1988). Cognitive function. In M. S. Albert & M. B. Moss (Eds.), *Geriatric neuropsychology* (pp. 33–58). New York: The Guilford Press.

Albert, M. S., Duffy, F. H., & Naeser, M. (1987). Nonlinear changes in cognition and their neurophysiologic correlates. *Canadian Journal of Psychology, 41,* 141–157.

Albert, M. S., & Heaton, R. K. (1988). Intelligence testing. In M. S. Albert & M. B. Moss (Eds.), *Geriatric neuropsychology* (pp. 13–32). New York: The Guilford Press.

American Psychiatric Association [APA]. (1994). *Diagnostic and statistical manual of mental disorders* (4th ed.). Washington, DC: American Psychiatric Association.

Arenberg, D. (1982). Changes with age in problem solving. In F. I. Craik & S. Rehub (Eds.), *Aging and cognitive processes* (pp. 221–235). New York: Plenum Press.

Auerback, S., & Katz, N. (1988). Assessment of perceptual cognitive performance. Comparison of psychiatric and brain injured adult patients. *Occupational Therapy in Mental Health, 54,* 57–68.

Baddeley, A. (1981). The concept of working memory: A view of its current state and probable future development. *Cognition, 10,* 17–23.

Baugher, D. (1978). Is the older worker inherently incompetent? *Aging and Work, 1,* 243–250.

Bennett, D. A., Schneider, J. A., Bienias, J. L., Evans, A., & Wilson, R. S. (2005). Mild cognitive impairment is related to Alzheimer disease pathology and cerebral infarctions. *Neurology, 64,* 834–841.

Birren, J. E., Robinson, P. K., & Livingston, J. (1986). *Age, health and employment.* Englewood Cliffs, NJ: Prentice Hall.

Carstensen, L. L. (1987). Age-related changes in social activity. In L. L. Carstensen & B. A. Edelstein (Eds.), *Handbook of clinical gerontology* (pp. 222–237). New York: Pergamon Press.

Cattell, R. B. (1963). The theory of fluid and crystalline intelligence. *Journal of Educational Psychology, 54,* 1–11.

Craik, F. I., & Jennings, J. M. (1992). Human memory. In F. I. Craik & T. A. Salthouse (Eds.), *Handbook of aging and cognition* (pp. 51–110). Hillsdale, NJ: Lawrence Erlbaum Associates.

Crombie, I., Irvine, L., Williams, B., McGinnis, A. R., Slane, P. W., Alder, E. M., & McMurdo, M. E. T. (2004). Why older people do not participate in leisure time physical activity: A survey of activity levels, beliefs and deterrents. *Age and Ageing, 33,* 287–292.

Crook, T., Bartus, R. T., Ferris, S. H., & Whitehouse, P. (1986). Age associated memory impairment: Proposed diagnostic criteria and measures of clinical change: Report of a National Institute of Mental Health work group. *Developmental Neuropsychology, 2,* 261–269.

Cunningham, W. R. (1987). Intellectual abilities and age. In K. W. Schaie & C. Eisdorfer (Eds.), *Annual review of gerontology and geriatrics* (Vol. 7, pp. 117–134). New York: Springer.

Earles, J., & Salthouse, T. (1995). Interrelations of age, health and speed. *Journals of Gerontology: Psychological Sciences, 50B,* P33–P41.

Fabre, C., Traisnei, C., & Mucci, P. (2003). Benefits of gymnastic activity on fitness, cognitive function and medication in elderly women. *Science and Sports, 18,* 196–201.

Foos, P. W., & Wright, L. (1992). Adult age differences in the storage of information in working memory. *Experimental Aging Research, 18,* 51–57.

Gauthier, S., Reisberg, B., Zaudig, M., Petersen, R., Ritchie, K., Broich, K., Belleville, S., Brodaty, H., Bennett, D., & Chertkow, H. (2006). Mild cognitive impairment. *Lancet, 367,* 1262–1270.

Gilmore, G. C., Tobias, T. R., & Royer, F. L. (1985). Aging and similarity grouping in visual search. *Gerontologist, 40,* 586–592.

Glass, T. A., Seeman, T. E., Herzog, A. R., Kahn, R., & Berkman, L. F. (1995). Change in productive activity in late adulthood: MacArthur studies of successful aging. *Journals of Gerontology: Social Sciences, 50,* S65–S76.

Grady, C. (1998). Brain imaging and age-related changes in cognition. *Experimental Gerontology, 33,* 671–673.

Green, R. F. (1972). Age, intelligence and learning. *Industrial Gerontology, 12,* 29–41.

Hartley, A. (1992). Attention. In F. I. Craik & T. A. Salthouse (Eds.), *Handbook of aging and cognition* (pp. 3–50). Hillsdale, NJ: Lawrence Erlbaum Associates.

Hasher, L., & Zacks, R. T. (1979). Automatic and effortful processes in memory. *Journal of Experimental Psychology, 108,* 356–388.

Hayslip, B., & Sterns, H. (1979). Age differences in relationships between crystallized and fluid intelligences and problem solving. *Journal of Gerontology, 34,* 404–414 .

Helkala, E. L., Koivisto, K., Hanninen, T., Vanhanen, M., Kuusisto, J., Mykkanen, L., Laasko, M., & Reikkinen, P., Sr., (1997). Stability of age-associated memory impairment during a longitudinal population-based study. *Journal of the American Geriatrics Society, 45,* 120–121.

Horn, J. L., & Cattell, R. B. (1967). Age differences in fluid and crystallized intelligence. *Acta Psychologica, 26,* 107–129.

Ivnik, R. J., Smith, G. E., Malec, J. F., Petersen, R. C., & Tangalos, E. G. (1995). Long-term stability and intercorrelations of cognitive abilities in older persons. *Psychological Assessment, 7,* 155–161.

Jobe, J., Smith, D. M., Ball, K., Tennstedt, S. L., Marsiske, M., Willis, S. L., Rebok, G. W., Morris, J. N., Helmers, K. F., Leveck, M. D., & Kleinman, K. (2001). ACTIVE: A cognitive intervention trial to promote independence in older adults. *Controlled Clinical Trials, 22,* 453–479.

Kaufman, J. E. (1988). Leisure and anxiety: A study of retirees. *Activities, Adaptation and Aging, 11,* 1–10.

Kausler, D. H. (1989) Impairment in normal memory aging: Implications of laboratory evidence. In G. C. Glimoar, P. Whitehouse, & M. Wykel (Eds.), *Aging, memory and dementia* (pp. 41–62). New York: Springer.

Kelly, J. R., & Ross, J. (1989). Later-life leisure: Beginning a new agenda. *Leisure Sciences, 11,* 47–56.

Larrabee, G. J., & Crook, T. H. (1994). Estimated prevalence of age-associated memory impairment derived from standardized tests of memory function. *International Psychogeriatrics, 6,* 95–104.

Lindenberger, U., & Baltes, P. B. (1994). Sensory functioning and intelligence in old age: A strong connection. *Psychology of Aging 9,* 339–355.

Lindenberger, U., Mayr, U., & Kliegl, R. (1993). Speed and intelligence in old age. *Psychology of Aging, 8,* 207–220.

Luis, C., Loewenstein, D. A., Acevedo, A., Barker, W. W., & Duara, R. (2003). Mild cognitive impairment: Directions for future research. *Neurology, 61,* 438–444.

Mohs, R., Ashman, T., Jantzen, K., Albert, M., Brandt, J., & Gordon, B. (1998). A study of the efficacy of a comprehensive memory enhancement program in healthy elderly persons. *Psychiatry Research, 77,* 183–195.

Morgan, D. (2001). The intersection of Alzheimer's disease and typical aging. *Neurobiology of Aging, 22,* 159–160.

Nadler, J. D., Damis, L., & Richardson, E. (1997). Psychosocial aspects of aging. In P. D. Nussbaum (Ed.), *Handbook of neuropsychology and aging* (pp. 44–62). New York: Plenum Press.

Nilsson, I., & Fisher, A. (2006). Evaluating leisure activities in the oldest old. *Scandinavian Journal of Occupational Therapy, 13,* 31–37.

Olson, S. K., & Robbins, S. B. (1986). Guidelines for the development and evaluation of career services for the older adult. Special issue: Career counseling of older adults. *Journal of Career Development, 13,* 53–64.

Palmer, K., Fratiglioni, L., & Winblad, B. (2003). What is mild cognitive impairment? Variations in definitions and evolution of nondemented persons with cognitive impairment. *Acta Neurologica Scandinavia, 107,* 14–20.

Park, D. C. (1994). Aging, cognition and work. *Human Performance, 7,* 181–205.

Perlmutter, M., Adams, C., Berry, J., Kaplan, M., Person, D., & Verdonik, F. (1987). Aging and memory. In K. W. Schaie & C. Eisdorfer (Eds.), *Annual review of gerontology and geriatrics* (Vol. 7, pp. 57–92). New York: Springer.

Perneczky, R., Pohl, C., Sorg, C., Hartmann, J., Komoss, K., Alexopoulos, P., Wagenpfeil, S., & Kurz, A. (2006). Complex activities of daily living in mild cognitive impairment: Conceptual and diagnostic issues. *Age and Ageing, 35,* 240–245.

Petersen, R. C., Doody, R., Kurz, A., Mohs, R. C., Morris, J. C., Rabins, P. V., Ritchie, K., Rossor, M., Thal, L., & Winblad, B. (2001). Current concepts in mild cognitive impairment. *Archives of Neurology, 58,* 1985–1992.

Petersen, R. C., Parisi, J. E., & Dickson, D. W. (2006). Neuropathologic features of amnestic mild cognitive impairment. *Archives of Neurology, 63,* 665–672.

Petersen, R. C., Smith, G., Kokmen, E., Ivnik, R. J., & Tangalos, E. G. (1992). Memory function in normal aging. *Neurology, 42,* 396–401.

Poon, L. W., & Yesavage, J. (Eds.). (1986). *Handbook for the clinical assessment of older adults.* Washington, DC: American Psychological Association.

Purcell, R. Z., & Keller, M. J. (1989). Characteristics of leisure activities which may lead to leisure satisfaction among older adults. *Activities, Adaptation and Aging, 13,* 17–29.

Rabbitt, P. (1982). How do old people know what to do next? In F. I. Craik & S. Trehub (Eds.), *Aging and cognitive processes* (pp. 79–98). New York: Plenum Press.

Raji, M. A., Kuo, Y., Snih, S. A., Markides, K. S., Peek, M. K., & Ottenbacher, K. J. (2005). Cognitive status, muscle strength, and subsequent disability in older Mexican Americans. *Journal of the American Geriatrics Society, 53,* 1462–1468.

Rasmusson, D. X., Rebok, G. W., Bylsma, F. W., & Brandt, J. (1999). Effects of three types of memory training in normal elderly. *Aging, Neuropsychology and Cognition, 6,* 56–66.

Rebok, G. W., Offermann, L. R., Wirtz, P. W., & Montaglione, C. J. (1985). Work and intellectual aging: The psychological concomitants of social organizational conditions. *Educational Gerontology, 12,* 359–374.

Rhodes, S. R. (1983). Age related differences in work attitude and behavior: A review and conceptual analysis. *Psychological Bulletin, 93,* 328–338.

Riley, K. P. (1992). Bridging the gap between researchers and clinicians: Methodological perspectives and choices. In R. L. West & J. Sinnott (Eds.), *Everyday memory and aging: Current research and methodology* (pp. 182–189). New York: Springer-Verlag.

Riley, K. P. (1999). Assessment of memory and dementia. In P. Lichtenberg (Ed.), *The handbook of geriatric assessment* (pp. 134–166). New York: John Wiley & Sons.

Riley, K. P., & Snowdon, D. A. (1999). The challenges and successes of aging: Findings from the Nun Study In P. Lichtenberg (Ed.), *Advances in medical psychotherapy and psychodiagnosis* (Vol. 10, pp. 1–12). New York: Kendall/Hunt.

Riley, K. P., Snowdon, D. A., & Markesbery, W. R. (2002). Alzheimer's neurofibrillary pathology and the spectrum of cognitive function: Findings from the Nun Study. *Annals of Neurology, 51,* 567–577.

Ritchie, K., & Touchon, J. (2000). Mild cognitive impairment: Conceptual basis and current nosological status. *Lancet, 355,* 225–228.

Rockey, L. S. (1997). Memory assessment of the older adult. In P. D. Nussbaum (Ed.), *Handbook of neuropsychology and aging* (pp. 385–393). New York: Plenum Press.

Saczynski, J. S., Willis, S. L., & Schaie, W. K. (2002). Strategy use in reasoning training with older adults. *Aging, Neuropsychology and Cognition, 9,* 48–60.

Salthouse, T. (1992). Reasoning and spatial abilities. In F. I. Craik & T. A. Salthouse (Eds.), *Handbook of aging and cognition* (pp. 167–212). Hillsdale, NJ: Lawrence Erlbaum Associates.

Salthouse, T. (1993). Speed mediation of adult age differences in cognition. *Developmental Psychology, 29,* 722–738.

Salthouse, T. (1994). Age-related differences in basic cognitive processes: Implications for work. *Experimental Aging Research, 20,* 249–255.

Scarmeas, N., & Stern, Y. (2003). Cognitive reserve and lifestyle. *Journal of Clinical and Experimental Neuropsychology, 25,* 625–633.

Scarmeas, N., Zarahn, E., Anderson, K. E., Hilton, J., Flynn, J., Van Heertum, R. L., Sackeim, H., & Stern, Y. (2003). Cognitive reserve modulates functional brain responses during memory tasks: A PET study in healthy young and elderly subjects. *Neuroimage, 19,* 1215–1227.

Schaie, K. W., & Eisdorfer, C. (1987). *Annual review of gerontology and geriatrics* (Vol. 7). New York: Springer.

Scogin, F., Storandt, M., & Lott, L. (1985). Memory skills training, memory complaints and depression in older adults. *Journal of Gerontology, 40,* 562–568.

Sheikh, J. I., Hill, R. D., & Yesavage, J. A. (1986). Long term efficacy of cognitive training for age-associated memory impairment: A six month follow-up study. *Developmental Neuropsychology, 2,* 413–421.

Singleton, W. T. (1983). Age, skill and management. *International Journal of Aging and Human Development, 17,* 15–23.

Sliwinski, M. J., Hofer, S. M., & Hall, C. (2003). Correlated and coupled clinical change in older adults with and without preclinical dementia. *Psychology and Aging, 18,* 672–683.

Sliwinski, M. J., Hofer, S. M., Hall, C., Buschke, H., & Lipton, R. B. (2003). Modeling memory decline in older adults: The importance of preclinical dementia, attrition and chronological age. *Psychology and Aging, 18,* 658–671.

Smith, A. (1980). Age differences in encoding, storage and retrieval. In L. W. Poon, J. L. Fozard, L. S. Cermak, D. Arenberg, & L. W. Thompson (Eds.), *New directions in memory and aging* (pp. 23–47). Hillsdale, NJ: Lawrence Erlbaum Associates.

Smith, G. E., Petersen, R. C., Parrisi, J. E., & Ivnik, R. J. (1996). Definition, course, and outcome of mild cognitive impairment. *Aging, Neuropsychology and Cognition, 3,* 141–147.

Stern, Y. (2002). What is cognitive reserve? Theory and research application of the reserve concept. *Journal of the International Neuropsychological Society, 8,* 448–460.

Sterns, H. L. (1986). Training and retraining adult and older adult workers. In J. E. Birren, P. K. Robinson, & J. Livingston (Eds.), *Age, health and employment* (pp. 43–54). Englewood Cliffs, NJ: Prentice Hall.

Sterns, H. L., & Alexander, R. A. (1987). Industrial gerontology: The aging individual and work. In K. W. Schaie & C. Eisdorfer (Eds.), *Annual review of gerontology and geriatrics* (Vol. 7, pp. 243–264). New York: Springer.

Streufert, S., Pogash, R., Piasecki, M., & Post, G. M. (1990). Age and management team performance. *Psychology of Aging, 5,* 551–559.

Sweeney, J. A., Rosano, C., Berman, R. A., & Luna, B. (2001). Inhibitory control of attention declines more than working memory during normal aging. *Neurobiology of Aging, 22,* 39–47.

Turner, R. S. (2003). Biomarkers of Alzheimer's Disease and mild cognitive impairment: Are we there yet? *Experimental Neurology, 183,* 7–10.

Van Gerven, P. W. M., Paas, F., van Merrienboer, J. J. G., Hendriks, M., & Schmidt, H. G. (2003). The efficiency of multimedia learning into old age. *British Journal of Educational Psychology, 73,* 489–505.

Waldman, D., & Avolio, B. (1985). A meta-analysis of age differences in job performance. *Journal of Applied Psychology, 71,* 33–46.

Wang, H., Karp, A., Winblad, B., & Fratiglioni, L. (2002). Late-life engagement in Social and Leisure activities is associated with decreased risk of dementia: A longitudinal study from the Kungsholmen Project. *American Journal of Epidemiology, 155,* 1081–1087.

Welford, A. T. (1976). Thirty years of psychological research on age and work. *Journal of Occupational Psychology, 49,* 129–138.

West, R. L. (1986). Everyday memory and aging. *Developmental Neuropsychology, 2,* 313–322.

West, R. L., & Sinnott, J. J. (Eds.) (1992). *Everyday memory and aging: Current research and methodology.* New York: Springer-Verlag.

Willis, S. (1987). Cognitive training and everyday competence. In K. W. Schaie & C. Eisdorfer (Eds.), *Annual review of gerontology and geriatrics* (Vol. 7, pp. 159–188). New York: Springer.

Wilson, R. S., Bennett, D. A., & Swartzendruber, A. (1997). Age-related change in cognitive function. In P. D. Nussbaum (Ed.), *Handbook of neuropsychology and aging* (pp. 7–14). New York: Plenum Press.

Wilson, R. S., Bennett, D. A., & Swartzendruber, A. (2003). Assessment of lifetime participation in cognitively stimulating activities. *Journal of Clinical and Experimental Neuropsychology, 25,* 634–642.

Woods, R. T., & Britton, P. G. (1985). *Clinical psychology with the elderly.* Rockville, MD: Aspen Systems Corporation.

Yesavage, J. A., & Jacob, R. (1984). Effects of relaxation and mnemonics on memory, attention and anxiety in the elderly. *Experimental Aging Research, 10,* 211–214.

Yokomizo, Y. (1985). Measurement of ability in older workers. *Ergonomics, 28,* 843–854.

Zachs, R. T. (1982). Encoding strategies used by young and elderly adults in a keeping track task. *Journal of Gerontology, 37,* 203–211.

단 원 2

기능장애

Interruptions in Function

제 8 장

넘어짐

Falls

이것은 인간의 상태를 이야기한 것이다: 지금 그는 희망이라는 연한 잎을 앞으로 뻗었고; 내일이면 꽃을 피우고 꽃의 붉은 홍조는 많은 관심을 받게 하지만, 된서리가 오는 셋째 날이 되면 그는 원숙하다고 생각한다. 그 후 그의 뿌리는 뽑히게 되고, 나와 같이 그도 넘어지게 된다. 그가 넘어지는 때에는 악마와도 같으며, 희망은 결코 다시 오지 않는다.

William Shakespeare, *Henry VIII*

목 적 (OBJECTIVES)

이 장을 읽고 난 후 독자는 다음을 할 수 있게 될 것이다:

1. 넘어짐을 정의할 수 있다.
2. 노인 넘어짐 빈도와 결과를 논의할 수 있다.
3. 노인 넘어짐의 원인을 설명할 수 있다.
4. 넘어짐의 평가와 넘어짐 위험을 설명할 수 있다.
5. 넘어짐 예방을 위한 중재전략을 설명할 수 있다.
6. 넘어짐 예방을 위한 최상의 연습법을 설명할 수 있다.

넘어짐은 노인의 건강을 위협하는 가장 심각한 문제 중에 하나이다. 넘어짐은 노인의 조기사망, 신체손상, 비가동성, 사회심리학적 기능장애를 일으키고, 요양원으로 입원시키는 원인이 되며, 75세 이상 노인의 급격한 증가는 넘어짐의 위험을 더 증가시킨다(Nevitt, 1997). 노인의 사망률과 유병률을 감소시키기 위해서는 넘어짐의 위험이 있는 노인을 발견하여 넘어짐의 빈도수를 감소시키는 노력을 해야 하며, 그러기 위해서는 어떤 상태에서 넘어짐이 발생하였고, 원인과 관련된 요인이 무엇인지를 알아야 하며, 넘어짐의 원인에 대한 임상적 평가에 대하여 알아야 한다. 이 장은 넘어짐에 대한 역학과 합병증 그리고 다양한 환경학적 원인에 대하여 알아보려 한다. 넘어짐과 넘어짐 위험의 임상적 평가법과 넘어짐 감소를 목적으로 하는 다방면의 전략뿐만 아니라 넘어짐과 넘어짐 위험의 임상적 평가를 위한 "최상의 연습"법을 기술하였다.

역학(Epidemiology)

매년 65세 이상의 지역에 거주하는 노인 중 대략 1/3이 넘어짐을 하며, 그 중 절반은 여러 번의 넘어짐으로 고통을 받는다(Downton, 1998; O'Loughlin, Robitaille, Boivin, & Suissa, 1993). 심지어 넘어짐은 요양원에서도 빈번하게 발생하여 50%(Tideiksaar, 2002)의 노인이 한 해 한 번씩은 넘어짐을 하며 40% 이상이 재발을 경험한다(Rubenstein & Josephson, 1992). 노인입원 환자는 빈번하게 넘어짐이 발생하여 1년에 평균 한 침대 당 1.5회의 넘어짐이 발생하며(Rubenstein & Powers, 1999), 연령이 증가할수록 넘어짐도 증가한다. 75세 이후에 넘어짐이 완만하게 증가한다(Campbell, Spears, & Borrie, 1990; Rubenstein & Josephson, 2002).

단순히 신체손상으로 인한 의학적인 문제나 환자의 가동성에 영향을 미치는 넘어짐만이 보고되기 때문에 넘어짐의 정확한 빈도수가 과소평가되고 있으며(Cwikel, Fried, & Galinsky, 1990; Rubenstein, Robbins, Josephson, Schulman, & Osterweil, 1990), 노인이 정상적인 일상생활활동의 제한 또는 요양원으로 보내질까봐 넘어짐을 보고하지 않을 수도 있고, 실제로 많은 노인시설에서도 목격자가 없고, 또 인지능력 부족으로 인한 보고 미비와 신체적 제한 "절대안정"을 당할까봐 보고를 하지 않기 때문에 과소평가 될 수 있다.

합병증(Complication)

넘어짐은 65세 이상 노인에게 있어 "사고"로 인한 사망의 주요 원인(Baker, Ginsburg, & O'Neill, 1992)이고, 매년 10,000여 명이 넘어짐으로 사망하고 있다(Tideiksaaar, 2002), 넘어짐으로 인해 병원으로 이송된 노인 중 절반만이 1년 이상 생존할 수 있다(Sattin, 1992). 사망의 직접적 원인이 넘어짐으로 되지 않는 이유는 대부분의 사망이 넘어짐 후에 몇 주에서 몇 개월 수에 발생하고(Dunn, Rudberg, Furner, & Cassel, 1992), 여러 가지 합병증(**comorbidity**)(예, 심장질환, 폐렴 등)으로 사망하기 때문이다. 넘어짐이 사망증명으로 기록되지 않기 때문에 넘어짐으로 인하여 사망한 숫자는 실제보다 더 많다(Fife, 1987). 노인에 있어서 넘어짐한 사람의 5%에서 골절이 발생하며 10%는 뇌좌상, **혈종(hematomas)**, 관절탈구, 근육염좌 등과 같은 비골절성 손상이 발생한다(Nevitt, 1997; O'Loughlin et al., 1993). 여성은 높은 골절성 손상을 경험할 수 있으며, 남성보다 비골절성 손상이 많다(O'Loughlin et al., 1993). 넘어짐에 의해 동반되는 가장 흔한 골절은 아래팔(forearm)골절과 엉덩관절 골절이며(Griffin, Ray, Fought, & Melton, 1992), 노인이 팔을 뻗고 넘어질 때는 먼쪽 아래팔 골절인 **콜리스 골절(Colles' fractures)**이 발생한다. 65세 이후에는 아래팔 골절이 가장 많고 엉덩관절 골절의 발생이 급상승하기 시작한다(Cummings et al., 1990).

미국에서 1년에 대략 332,000명의 엉덩관절 골절이 발생하는데 그 중 84%는 65세 이상의 노인이 차지한다(Stevens, 2002). 엉덩관절 골절 후 사망률이나 유병률은 매우 심각하며 엉덩관절 골절 환자 중 4%의 환자가 병원에서 사망하고 손상 후 1년 이내에 23%가 사망한다(Fisher et al., 1991). 75세 이상에서는 높은 사망률과 이환률을 갖고 있다(Davis, 1995). 엉덩관절 골절을 가진 환자는 많은 합병증이 발생하여 사망률이 증가할 수 있다(Sartoretti, Sartoretti-Schefer, Ruckert, & Buchmann, 1997). 엉덩관절 골절 후 많은 노인들이 **사고 이전(premorbid)**의 보행능력으로 회복하는데 어려움이 있다. 6개월을 생존한 환자는 손상 이전 보행능력의 60% 회복할 수 있으며, 일상생활활동(ADL)은 절반정도, 도구적일상생활활동(IADL)은 25% 회복할 수 있다(Magaziner, Simonsick, Kashner, Hebel, & Kenzora, 1990). 그러나 1년 후에는 생존한 사람의 54%가 도움 없이 보행할 수 있으나, 그 중 40%만이 독립적으로 일상생활을 수행할 수 있다(Magaziner et al., 1990). 적은 숫자의 엉덩관절 골절(1% 미만)이 골감소증으로 인한 넘어짐으로 발생한다(Norton, Campbell, Lee-Joe, Robinson, & Butler, 1997). 그러나 대부분의 엉덩관절 골절은 많은 상호작용의 원인으로 발생하고 있다(Birge, Morrow-Howell, & Proctor, 1994; Nevitt, Cummings, The Study of Osteoporotic Fractures Study Group, 1993). 엉덩관절 골절 사고의 국가적 비교에서도, 이환률, 죽음과 바로 이어지는 사망률, 성별차이, 위험노출의 수준, 사망률 감소의 전략, 넘어짐 발생 시 합병증, 엉덩이 골절과 관련된 내용과 결과는 선진국과 많은 부분이 비슷하다(Chang, Center, Nguyen, & Eisman, 2004; Kanis et al., 2002; Schwartz et al., 1999).

넘어짐 높이와 표면의 충격
(Height of the Fall and Impact Surface)

골절과 같은 손상은 넘어짐 높이와 밀접한 관계가 있다. 예를 들면, 서 있는 상태에서의 갑작스런 넘어짐, 침대에서의 넘어짐은 낮은 높이의 의자나 화장실에서의 넘어짐보다 심각한 손상을 일으킬 수 있으며, 또 타일 바닥이다 콘크리트, 목재바닥 같이 딱딱한 표면에서의 넘어짐은 카페트와 같이 충격을 흡수하는 바닥보다 더 많은 손상을 줄 수 있다.

보호 반사(Protective Reflex)

넘어짐 시에는 여러 가지 보호 반사 반응이 나타나는데 팔을 쭉 펼치거나 양발을 움직이는 등 균형을 회복하기 위한 여러 가지 동작을 취하여, 넘어짐 시 손상을 최소화시킨다. 근육 신경계의 손상으로 인하여 이런 보호 반사 반응이 나오지 않거나 약물복용에 의한 둔해진 상태라면 더 많은 신체손상이 발생할 수 있다.

"충격흡수매체"(Shock Absorbers)

엉덩이 주위의 지방과 근육조직은 넘어짐 시에 손상을 완화시킬 수 있고, 골절의 발생위험을 감소시킬 수 있으며, 골절은 근육이 없는 마른 사람이 발생하기 쉽다.

뼈의 강도(Bone Strength)

뼈 강도의 손실은 넙다리목(대퇴골경)에서 골다공증을 유발하고, 심지어 사소한 충격에도 골절이 발생할 수 있다. 노인여성에 있어서 골밀도 상실은 매우 큰 문제이며, 80세가 되면 남자노인은 뼈 강도가 15%가 상실되는데 여자노인은 50%

가 상실된다(Stevens, 2002).

신체손상을 발생시키지 않는 넘어짐도 넘어짐에 대한 공포로 일상생활활동이나 가동성이 제한될 수 있다. 최근에 넘어짐을 경험한 노인의 40~73%가 넘어짐으로 인한 손상과 공포로 일상활동을 회피하려고 한다(King & Tinetti, 1995). 일상생활에서의 가동성 회피는 장기적인 비가동성으로 되고, **정맥혈전증(deepvenous thrombosis)**, **욕창(decubitus ulcers)**, 비뇨기계 감염, **폐렴(hypostatic pneumonia)**, 근위축, 관절구축, 우울증, 일상생활활동의 제한이 발생될 수 있다(Tideiksaar, 2002). 넘어짐의 결과로 장기간 누워 있거나, 혹은 바닥에서 자기 스스로 일어설 수 없는 현상이 발생될 수 있는데, 약 50%에서 발생한다(King & Tinetti, 1995). 장기간 누워 있는 것은 넘어짐의 공포를 야기시킬 수 있으며, 넘어짐과 균형의 불안정성은 요양원으로의 입원 원인이 되며 입원환자의 40%에 달한다(Fuller, 2000).

넘어짐 원인(Cause of Falling)

어떤 동작 시 균형을 상실하거나 균형을 유지하는 신체기능이 손상되면 넘어짐이 발생한다. 노인에 있어서 넘어짐은 보행 시나 계단오르고 내리기, 의자나 침대, 화장실에서의 이동, 목욕탕 같은 일상생활에서 발생한다. 넘어짐은 나이와 관계된 신체적 요소, 질병, 투약과 같은 내재성요인과 환경적 요소와 같은 외재성 요소로 나눈다(King & Tinetti, 1995).

연령에 따른 생리학적 변화 (Age-Related Physiological Change)

정상적인 연령에 따른 생리학적 변화는 넘어짐과 넘어짐의 위험요소로 관여하며, 가장 중요한 요소는 시각, 신경계, 심혈관계, 근골격계의 변화이다. 추가적인 정보는 4, 5, 6장을 보시오.

시각(Vision)

눈의 가장 중요한 기능 중의 하나는 주위환경을 파악하는 것이다. 넘어짐에 관계된 시각기능의 하나는 **시각의 정확성(visual acuity)** 감소(예, 물체를 정확히 보는 능력의 감소 특히 근거리를 잘 보지 못한다), **색의 식별능력감소(contrast sensitivity)**(예, 흰 테이블에 있는 흰색을 보지 못한다), **조절(accommodation)**(예, 위험환경 파악능력감소), 외측과 상부 시야의 시각능력감소(시각영역에 있는 위험한 상황이나 물체를 발견하는데 있어 장애), **암순응(dark adaptation)**(예, 낮은 조명도에 대해 적응능력 감소), 색체 지각을 못하는 현상, **눈부심 현상(glare recovery)**(예, 번쩍이는 광선이 있을 때 시각능력이 저하된다), **거리조절 능력(depth perception)** 감소 등이 있다(Pinto et al., 1997; Tideiksaar, 1997b).

균형(Balance)

서 있거나 보행 시 신체의 균형이나 안정성을 유지하는 능력은 전정계, 시각, 고유수용체의 피드백에 의한다. 연령이 증가할수록 자세동요(posture sway)가 증가하며(Alexander, 1994), 넘어짐을 경험한 노인이 경험하지 않은 노인보다 더 자세동요가 많다. 넘어짐의 경험이 많은 사람이 넘어짐을 한 번 경험한 사람에 비하여 더 많은 자세동요가 일어난다(Tideiksaar, 1997b). 연령이 증가함에 따라 자세이동과 균형 상실은 시각, 전정기관, 고유수용체의 기능부전에 기인한다. 물체를 정확히 보는 능력(Felson et al., 1989)이나 고유수용체의 기능저하(Lord, Clark, & Webster, 1991)는 자세동요를 증가시킨다. 고유수용감각기 상실이 진동감각 상실과 동반될 수 있다(Lord et al., 1991). 또한 나이가 들어감에 따라 전정기관의 정위반응(righting reaction)이 감소하여 (Alexander, 1994) 자세변화 시 균형능력을 상실시킬 수 있다.

근골격계(Musculoskeletal)

노인의 보행과 균형은 6장에서 언급한 것처럼, 근골격계에서 많은 변화에 의해 영향을 받는다. 연령이 증가할수록 건과 인대의 석회화 현상, 척추 사이 추간판의 납작하게 눌리는 현상, 그리고 척추만곡의 증가현상이 발생하는 등 자세에서의 변화가 발생하며, 몸통의 전방 굽힘과 목뼈의 굽힘, 신체의 몸 중심점이 기저면을 벗어나는 앞쪽에 위치하여, 균형이 상실될 위험이 많다. 또한 넘어짐 경험이 있는 노인은 몸쪽(proximal) 근력과 엉덩관절 폄근, 굽힘근의 약화로 보행속도, 보폭, 그리고 걸음높이(step height) 등이 감소하며 (Alexanderm, 1996), 결국 정상 노인에 비해 다리를 질질 끌며 짧고 느린 보행을 한다.

혈압(Blood Pressure)

심혈관계 기전인 **바로반사(Baroreflex)**활동은 혈압 조절에 매우 중요한 역할을 한다. 연령이 증가할수록 저압력과 고압력에 반응하는 바로반사 민감도가 점진적으로 감소한다(Lipsitz, 1991). 결국, 노인은 자세변화(누운 자세에서 앉은 자세로의 움직임)에 따른 반응으로 심박동의 이상을 초래한다. 또한 투약에 의한 저압력의 효과에 대한 보상으로 심장추진능력의 감소(cardio-acceleration)와 심박동수 감소가 생길 수 있으며, 이러한 문제들은 **저산소증(hypoxia)**과 넘어짐을 동반할 수 있다.

컨디션(Condition)

여러 가지 의학적 조건과 내재성 요인에 따라 넘어짐의 위험이 증가할 수 있다. 실제로 노인의 가동성을 제한하는 모든 만성질환이 넘어짐의 요인이 될 수 있으며, 시각, 신경계, 심혈관계, 근골격계, 심리학적 질환이 가장 중요한 요소이다.

시각적 장애(Visual Disorders)

황반변성(macular degeneration), **녹내장(glaucoma)**과 같은 눈에서의 질환이 넘어짐의 위험을 증가시킨다(Tideiksaar, 1997b). 나이와 동반되는 시력의 변화는 시각적 기능의 손상을 가중시킨다. 심지어 심각한 시각의 손상 없이 시각적 인식력과 정확성의 감소만으로도 환경적 요소와 결합하여 넘어짐을 증가시킬 수 있다. 사물(예, 깔개 끝이 올라와 있거나 걸음높이 등등)인식이 어려워지는 것이다.

신경학적 장애(Neurological Disorders)

노인에게 치매, 뇌졸중, 경추퇴행성질환, 파킨슨병 같은 신경학적 질환은 넘어짐의 원인이 될 수 있다(Tideiksaar, 1997b). 알츠하이머 질환, 혈관성 치매, 루이소체(Lewy bodies)치매(DLB)를 포함한 치매는 보행의 변화와 보행실조와 고유수용감각기의 변화를 유발시킨다(Tideiksaar, 1998). 이 결과로 짧은 보폭의 느린 걸음과, 동시입각기의 증가가 발생된다(Tideiksaar, 1998). 또한 치매가 있는 환자는 주위환경에서 공간개념의 문제가 생길 수 있으며, 위험요소를 판단하는 능력 상실도 넘어짐을 유발할 수 있다(Tideiksaar, 1997b). 당뇨병이나 **악성빈혈(pernicious anemia)**, 영양장애에 의한 신경병증은 하지 근육의 약화와 과행동반사(hyperactive reflex) 그리고 고유감각수용기의 변화를 유발하여 균형손상과 비정상보행을 유발시킨다(Richardson & Hurvitz, 1995; Tideiksaar, 1997b). 발목 뒤굽힘근의 약화를 가지고 있는 편마비성 보행은 넘어짐의 위험이 아주 높다. **강직성 척추염(ankylosing spo-**

ndylitis)이나 류마티스 관절염으로 인해 목뼈의 퇴행성질환을 가진 노인은 일반적으로 고유수용기의 기능부전(Tideiksaar, 1998)이 발생하여 비정상보행과 자세에서의 불안정성을 유발할 수 있다. 파킨슨질환 환자는 보행과 자세조절에서 변화가 발생하여 균형상실과 넘어짐의 위험이 매우 높은데, 보행의 형태는 보행의 시작이 어렵고 보폭이 짧고 질질끌며, 잔걸음으로 걷고 다리를 지면에서 들지 못한다. 또 다른 형태는 갑자기 **걸음이 멈춰지(freezing)**거나 신체 중심이 전방으로 이동하여 균형을 상실할 수 있다. 자동자세조절 반사반응의 상실은 환자의 자세와 균형에 영향을 미치며, 균형을 유지하기 위하여 노인은 목과, 몸통 등 자세를 구부리고 팔과 무릎을 약간 구부린 상태에서 전방굴곡을 한다(Alexander, 1996; Tideiksaar, 1998).

심혈관계 질환(Cardiovascular Disorders)

심부정맥(cardiac arrhythmias), **경동맥결절 질환(carotid sinus node disease)**, 혈압조절부전 등과 같은 대뇌관류(cerebral perfusion)를 감소시키는 모든 심혈관계 질환은 넘어짐을 발생시킬 수 있다. 심부정맥은 심박동 빈도를 매우 빠르게 혹은 느리게 하여 대뇌저관류나 현기증을 유발시킨다. 경동맥결절 질환은 고개를 젖힘(hyperextension)시키거나 고개를 돌릴 때와 같은 동작을 취할 때 **실신(syncope)**이 나타나는 질환으로 대뇌에 혈액공급을 원활하게 하지 못하는 질환이다(Lipsitz, 1991). 자세성 혹은 기립성저혈압은 자세의 변동(예, 바로누운 상태 혹은 앉은 자세에서 기립자세로 일어설 때) 시 발생한다. 자율신경계 기능부전, **저혈량증(hypovolemia)**, 저심장박출(low cardiac output), 파킨슨질환, 이뇨제와 같은 투약 등은 현기증을 발생시키며, 또 다른 혈압의 비정상 항상성은 **식후저혈당(postprandial hypotension)**이다(Lipsitz, 1991). 이 증상은 식후에 혈압을 떨어뜨리나 원인은 아직 밝혀지지 않았다. 식후에 현기증을 느끼는 사람은 식후 저혈압을 의심해 볼 수 있고 식사 후에 갑작스런 자세변동을 조심해야 한다.

근골격계 질환(Musculoskeletal Disorders)

뼈나 근육, 관절에서의 질환에서도 넘어짐을 발생시킬 수 있다(Tideiksaar, 1997b). 엉덩관절과 무릎관절의 골관절염도 보행능력이나 계단오르내리기 등을 제한시키며, 갑성성질환, **다발성근육통(polymayalgia rheumaica), 저칼륨증(hypokalemia)** 등과 같은 질환은 근력 약화를 일으켜 보행이나 이동시 문제를 발생시킨다. 뼈의 무기질(mineralization) 부족이 특징인 골연화증(osteomalacia)은 몸쪽의 근력약화와 불완전한 오리걸음(waddling gait)이 나타난다.

심리적 및 심리사회적 문제 (Psychological/Psychosocial Issues)

우울증이 있는 노인은 집중력의 감소로 판단력의 착오가 생길 수 있고, 위험환경에 대한 지각을 못하고 넘어짐의 위험에 빠질 수 있다(Tideiksaar, 1997b). 빈번하게 넘어짐을 하는 사람이나 장기적으로 우울증을 가지고 있는 사람은 자살을 기도하였거나, 주의를 끌기 위해 넘어짐을 한 것일 수도 있다.

약물(Medications)

약물과 넘어짐과의 관계를 입증하는 데 많은 연구에서 실패하였음에도 불구하고, 노인에 있어서 약물복용과 넘어짐이 관계가 있는 것으로 여겨지고 있다(Hanlon, Cutson, & Ruby, 1996; Thapa, Gideon, Fought, & Ray, 1995). 자세조절이나 대뇌관류, 혹은 인지 기능에 영향을 미치는 모든 약물(예, 진정제, 향정신성의약품, 이뇨제, 고혈압약, 알콜)(Hanlon et al., 1996)은 넘어짐을 야기시킨다. 일반적으로 넘어짐의 위험은 복용기간과 복용한 약물의 숫자에 따라 더 커진다(Hanlon et al., 1996). 공동사회나 제도상, 향정신성 약물[신경이완제, 벤조디아제핀(benzodiazepine), 항우울제 등등)]은 넘어짐 위험과 지속적인 관계가 있다.

환경학적 요소 (Environmental Factors)

노인에 있어서 많은 넘어짐은 가정 내(Tideiksaar, 1997b)에서 특히 침실, 목욕탕, 계단에서 발생한다. 병원이나 용양원에서도 가장 많이 넘어짐이 발생하는 곳은 침대나 침실이다(Tideiksaar, 2002). 주위 일상생활에서의 환경적 장애물: 너무 낮거나 높은 침대, 의자, 화장실 변기, 흐린 조명, 양탄자, 미끄럽거나 젖은 마루바닥, 난간이 없는 계단 등이 넘어짐을 유발한다(Carter, Campbell, Sanson-Fisher, Redmen, & Gillespie, 1997; Northridge, Nevitt, Kelsey, & Link, 1995; Tideiksaar, 1997a, 1997b). 놀랍게도 보조기가 넘어짐을 유발하는 경우도 있다. 침대난간이 있는 경우, 난간이 내려 있는 줄을 모르고 노인이 의지하다 넘어짐하는 경우(Tideiksaar, 2002), 휠체어 사용 시 잠금 장치를 사용하지 않아서 넘어짐하는 경우도 있으며(Tideiksaar, 1997b), 지팡이와 보행 보조도구도 환자의 규격에 맞지 않으면 넘어짐을 발생시킬 수 있으며(Tideiksaar, 1997b), 재활팀에 의해 제공된 넘어짐 예방장비도 환자에게 맞지 않으면, 넘어짐을 발생시킬 수 있다(Tideiksaar, 1997b).

임상적 평가와 중재 (Clinical Assessment and Intervention)

가정에 거주하거나 시설에 입원한 노인의 넘어짐 예방 목적은 비슷하다. 첫째, 위험요인이 있는 환자를 발견해야 하고 넘어짐의 경험이 있는 노인은 원인이 규명되어야 한다. 둘째, 노인의 가동성을 유지하기 위하여 중재를 통하여 넘어짐을 감소시키는 것이다.

위험요소끼리의 복합작용에 의하여 넘어짐의 위험을 증가시킬 수 있다. 넘어짐을 경험한 사람의 넘어짐 원인을 규명하기 위해서는 내재성 원인과 외재성 원인을 규명하는 다양한 방법의 접근이 필요하다. 평가는 의료적인 내용, 과거 병력 및 넘어짐 경험, 신체검진, 가동성평가, 정신사회적 평가(psychosocial assessment)만으로 넘어짐의 관계원인을 다 규명할 수는 없으며, 넘어짐의 위험요소 평가와 넘어짐 평가는 비슷하지만 분리해서 논의해야 하고, 예방정책에 대해 계속적으로 논의가 되어야 한다.

넘어짐 평가(Fall Assessment)

노인에 있어서 넘어짐의 평가요소는 그림 8-1과 같다. 1단계로 넘어짐을 경험한 사람을 규명해야 한다. 기관이나 시설에서는 개인의 사고관련 자료를 열람하면 쉽게 조사할 수 있으며, 지역사회에 거주하는 노인은 의료방문 활동을 통하여 넘어짐에 대한 경험을 조사할 수 있다. 과거 3개월 동안의 넘어짐 경험에 대한 조사는 앞으로 넘어짐에 대한 예후를 알 수 있기 때문에 매우 유용한 자료이며, 노인들은 넘어짐했다는 말을 잘하지 않기 때문에 동거하는 가족에게 질문을 하는 것도 좋은 방법이다.

노인에게 넘어짐이 완전히 바닥에 넘어진 넘어짐인지 아니면 거의 넘어질 정도였는지 물어보는 것도 매우 중요하다. 균형을 잃어 넘어질 때, 의자, 혹은 화장실 수건걸이와 봉과 같은 주변 물건을 붙잡고 균형을 유지했는지를 알아야 하는데, 주위 환경물이 없으면 넘어졌기 때문에 넘어질 뻔했던 넘어짐에 관한 정보도 매우 중요하다.

넘어짐을 경험한 사람은 넘어짐에 관한 과거력을 아는 것이 매우 중요하다. 각 사례별로 완전한

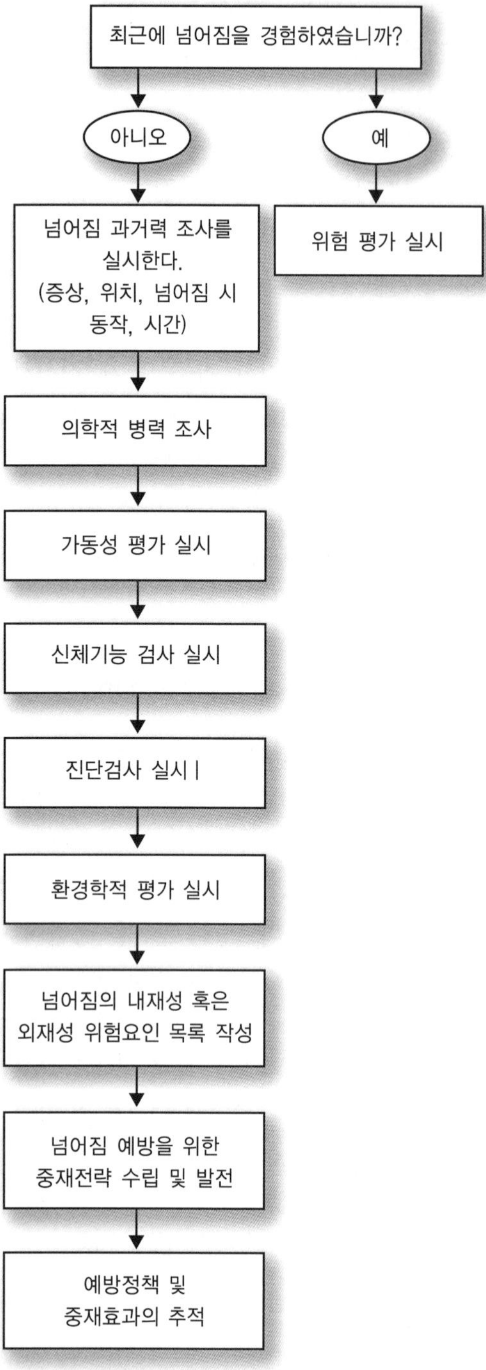

그림 8-1 넘어짐 평가.

넘어짐과 넘어질 뻔했던 넘어짐의 숫자를 알아야 한다. 넘어짐을 기록하기 위한 약자를 사용하는 것이 매우 중요하다. 넘어짐 과거력에 대한 기억에 도움을 주는 요소들의 약자를 SPLAT[증상(symptom), 넘어짐 이전(previous fall), 위치(location), 활동(activity), 시간(time)]로 하여 기억하기에 편리할 수 있다. 가족이나 주위 사람들도 넘어짐을 증명하는 데 도움을 줄 수 있고, 노인시설 기관에서도 넘어짐에 대한 기록서를 작성해야 하며, 시설의 기관장은 물리치료사, 간호사 등 모든 직원들에게 수시로 확인해야 한다.

노인이 넘어짐 당시의 상황을 정확하게 기억하지 못하면, 넘어짐의 정확한 원인을 규명하기 어려우므로 넘어짐에 대해 정확하게 기억할 수 있도록 넘어짐 일지(그림 8-2)의 사용이 필요하다.

이런 정보는 넘어짐의 원인을 정확하게 규명할 수 있다. 예를 들면, 넘어짐이 누운 상태나 앉은 상태에서 일어설 때 어지러움으로 인하여 발생했을 때는 기립성 저혈압이며, 그런 증상 없이 넘어짐이 발생하였다면, 주위에 있는 가구 등이 원인이 될 수 있다. 노인이 발이 걸렸다거나 미끄러움을 호소한다면, 보행이나 균형 장애 혹은 평탄치 않은 길이나 어두운 조명과 같은 주위 환경에 대해 조사를 해야 한다. 또 심리학적인 요소에 대해서도 조사를 해야 한다: 노인이 혼자 사는지, 넘어짐 후 얼마나 오랫동안 바닥에 누워있었는지?, 신체적 손상이 있었는지, 넘어짐의 원인이 무엇이라고 생각하는지, 넘어짐에 대한 공포심이 있는지, 넘어짐으로 인하여 일상생활에 제한이 있었는지, 가족이나 간병인이 안전에 대한 관심이 있는지 등을 조사해야 한다.

다음은 전반적인 환자의 의학적문제와 약의 복용에 대해 조사해야 한다. 넘어짐이 약물효과로 인하여 발생할 수 있기 때문에 특별히 노인에 처방된 약의 투약의 시작과 끝난 기간, 용량 등을 조사해야 한다.

노인의 신체기능 평가(physical assessment)는 가동성 평가, 보행분석, 균형, 자세를 변화(예, 기립, 착석 등)시킬 수 있는 능력이 포함된다. 다양하고 간단한 가동성 평가는 전문적인 지식, 공간,

넘어짐은 노년기에 정상적인 현상은 아니다. 넘어짐은 치료받아야 할 많은 이유를 가지고 있다. 넘어짐을 예방하기 위하여 우리는 넘어짐에 대해 많은 것을 알아야 한다. 이 일지는 넘어짐 당시를 기억할 수 있도록 하기 위함이다. 넘어짐 당시의 날짜, 시간, 추락장소, 추락 당시의 활동 그리고 증상들을 기록하는 것이다. 기록 방법은 다음과 같다.

	날짜	시간	장소	활동	증상
	4/8	8:00 AM	침실	침대에서 일어날 때	현기증
	5/1	10:00 PM	화장실	보행중 미끄러짐	없음
1.	______	______	______	______	______
2.	______	______	______	______	______
3.	______	______	______	______	______
4.	______	______	______	______	______
5.	______	______	______	______	______

그림 8-2 넘어짐 기록일지.

도구와 약간의 시간이 필요하다. 환자에게 의자에서 일어서서 잠깐 서 있고, 짧은 거리를 걷고, 한 번 회전하고, 뒤로 걷고, 의자에 앉는 것으로 "get-up-and-go test"를 포함한다(Mathias, Nayak, & Isaacs, 1986). 이 검사는 5점 척도로 1점은 정상, 5점은 매우 비정상이다. 또 다른 검사법은 "Performance-Oriented Assessment of Mobility" 이다(Tinetti, 1986). 이 평가방법은 노인이 의자에서 앉고, 서고, 균형능력, 보행 시에 체간의 안정 등 보행분석, 회전능력을 평가하는 균형과 보행의 수행능력을 점수화하는 것이다.

표 8-1은 가동성 평가에 관한 것으로 이 방법은 5분 미만이고 이해와 기록이 쉽다. 이 평가는 10가지 활동을 정상과 비정상으로 점수를 매기는 것으로 근육질환이나 관절염, 파킨슨병, 기립성 저혈압, 전정기관 기능부전, 고유수용지각감각의 상실, 균형문제가 있는 노인은 이 동작을 수행하기가 어렵다.

노인의 가동성을 평가하는 가장 좋은 방법은 노인의 거주 환경(가정 혹은 요양원)에서 관찰하는 것으로 이것은 동작과 주위환경(예, 마루 표면의 형태 혹은 의자 디자인)의 관계를 고려하는 것이다(Tideiksaar, 1997a). 그리고 침대, 화장실, 욕조에서의 이동, 계단오르내리기 같은 동작이 평가될 수 있다. 가동성 평가 후에 다음 단계는 신체검진과 여러 가지 진단학적 검사를 실시한다. 넘어짐 경험과 가동성 평가로부터 얻어진 정보는 신체 검진에 중요한 역할을 할 수 있다. 예를 들면, 넘어짐의 경험을 조사했을 때 넘어짐이 자세를 바꿀 때 발생했다면 기립성저혈압을 고려해 보아야 한다.

모든 이전의 평가로부터 얻어진 정보에 의하여 실험과 진단학적 조사의 정도가 결정되어 실시될 수 있다. 신체검진에서 기립성저혈압이 나타났다면 탈수와 같은 수분감소를 조사하기 위하여 혈액과 대변검사가 실시되어야 한다.

다음 단계는 환경학적 요소를 평가하는 것이다. 넘어짐을 경험한 모든 노인은 그들의 거주환경이 조사되어져야 하며 필수적이고 가동성평가는 넘어짐의 외적 요소를 파악할 수 있다.

주위 환경평가의 목표는 넘어짐을 야기시키는 환경학적 특징을 규명하여 노인의 가동기능 수준을 결정하여 주위환경의 중재 및 변화의 보조도구를 결정하는 것이다.

표 8-1 **가동성 평가**

지침: 노인에게 다음 동작을 실시하도록 지시한다. 각 동작이 정상인지, 비정상인지를 표시한다.		
다음 사항 지시	**관찰**	**반응**
1. 의자에 앉는 것. 좌석에서 16~17인치 높이의 팔걸이 의자를 선택한다.	의자 팔걸이에 의지하지 않고 의자에 자연스럽게 앉을 수 있다.	정상
	의자에 앉을 때 팔걸이의 도움이 필요하고 자연스럽게 앉지 못한다.	비정상
2. 의자에서 일어서는 것	팔걸이의 도움없이 자연스럽게 일어설 수 있다.	정상
	의자에서 일어서기 위하여 몇 번의 시도가, 필요하며 팔걸이를 의지하여 일어설 수 있다.	비정상
3. 의자에서 일어나 30초 정도 서 있을 수 있다.	독립적으로 안정되게 서 있을 수 있다.	정상
	균형을 잃는다.	비정상
4. 눈을 감고 15초 정도 서 있을 수 있다.	독립적으로 안정되게 서 있을 수 있다.	정상
	균형을 잃는다.	비정상
5. 양발을 모으고 선 상태에서 흉부를 2-3회 살짝민다.	균형을 유지할 수 있다.	정상
	균형을 잃는다.	비정상
6. 물체를 잡기 위해 발끝으로 선다.	균형을 유지할 수 있다.	정상
	균형을 잃는다.	비정상
7. 물체를 잡기 위해 허리를 구부린다.	균형을 유지할 수 있다.	정상
	균형을 잃는다.	비정상
지침: 만일 노인이 지팡이와 같은 보행보조기구를 사용한다면 보조기구가 있는 경우와 없는 경우로 나누어 평가한다.		
8. 약 15피트 정도의 직선에서 앞으로 보통 보행속도로 걷는다. 뒤로 걷는다.	주춤거림 없이 걷는다; 직선으로 마루바닥에서 정확히 걷는다.	정상(보조기구 있는 경우) 정상(보조기구 없는 경우)
	주춤거리며 걷는다; 직선에서 치우치고; 마루바닥에 긁히거나 부딪힌다.	비정상(보조기구 있는 경우) 비정상(보조기구 없는 경우)
9. 약 5피트 보행하고 돈다.	비틀거리지 않고 자연스럽게 행한다.	정상(보조기구 있는 경우) 정상(보조기구 없는 경우)
	비틀거리며 부자연스럽게 행한다.	비정상(보조기구 있는 경우) 비정상(보조기구 없는 경우)
10. 바닥에서 누웠다가 일어서기	균형상실 없이 일어설 수 있다.	정상
	균형을 상실하여 일어설 수 없다.	비정상

가정에서 노인을 모든 방 사이에서의 보행을 관찰해야 하고, 침대에서의 오르내림, 의자, 화장실, 욕조의 사용, 부엌에서 선반사용, 낮은 커피테이블, 높낮이 조절용 의자 등의 사용법에 대해 조사해야 한다. 가정에서의 활동은 계단 오르기, 욕조에서의 이동과 같은 가정의 가구나 시설물과 같이 발생하므로 거주 환경에서 시설물에 대한 평가가 생략되기 쉬운데 가정의 가구나 환경적 시설물이 가정에서의 안전한 가동성을 방해하므로 주목해야 하고 중재가 필요하다.

모든 평가가 끝난 후, 환자의 넘어짐에 대한 원인요소가 결정되면 넘어짐을 예방하기 위한 방법이 고안되어야 한다. 계속적인 예방정책의 효과와 변화의 필요성에 대해 추적관찰을 해야 한다.

넘어짐 위험 평가 (Fall Risk Assessment)

넘어짐에 대한 평가 프로그램은 다음 그림 8-3과 같다. 넘어짐의 원인 요소가 쉽게 규명됐음에도 불구하고, 실제 위험이 추적되고 그 효과가 각 노인 개개인에 가동성에 영향을 미친다. 그래서 가동성 평가는 스크린 테스트로서 행해져야 한다.

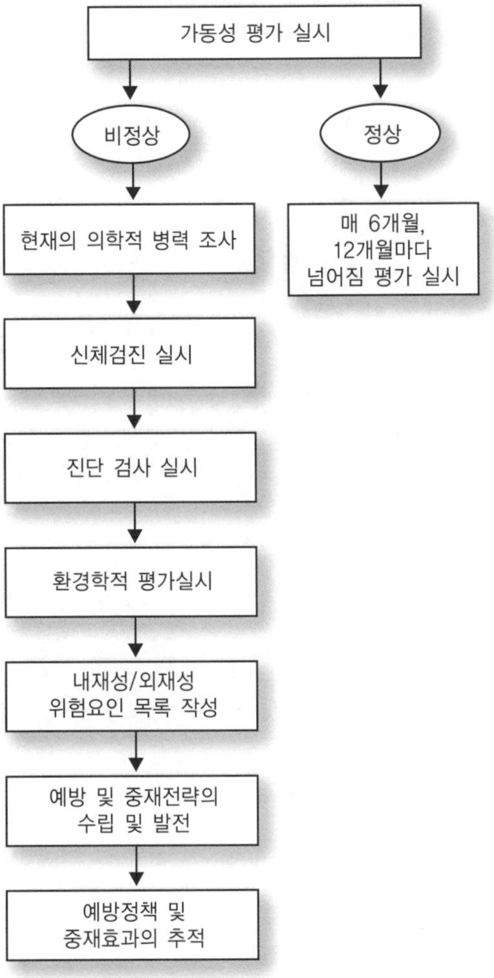

그림 8-3 넘어짐 위험 평가.

정기신체 검사가 정상이라면, 넘어짐의 위험요소가 증가되지 않는다. 각 개인에서 가동성 평가는 매 6개월에서 12개월마다 반복되어져야 한다. 그럼에도 불구하고, 만일 비정상이 나타나면 넘어짐에 대한 평가를 완전히 실시해야 하고 넘어짐 위험 요인을 완화시킬 중재안을 고안해야 한다 (그림 8-4).

중재(Intervention)

노인에게 일어나는 넘어짐은 무엇보다 원인과 그에 맞는 다양한 중재전략이 필요하다. 넘어짐의 위험을 감소시키기 위한 중재안은 평가결과에 따른다(Tideiksaar, 1997b, 2002). 비록 모든 넘어짐 요소를 제거할 수 없다하더라도 상호간의 집중적 접근으로 약한 노인을 보호하는 목표는 성취할 수 있을 것이다. 다양한 동반질환 상태뿐만 아니라 넘어짐 위험을 일으키는 환경적 요인들을 확인하고 중재안을 계획해야 한다. 각 분야의 제휴팀은 치료적 접근법을 만들 때 이용하는 특수한 전문성을 가져야 한다. 끝으로, 모든 팀원들은 넘어짐 위험을 줄이기 위한 협응적 일에 대한 개선을 이뤄야 한다.

의료적 전략(Medical Strategies)

약의 부작용과 질환에 따른 원인 그리고 그 결과인 장애에 의한 넘어짐 때문에 넘어짐한 모든 노인은 평가를 위해 일차적 건강관리 제공자가 알려야 한다. 시각장애, 인식력손상, 자세적 과소긴장, 불규칙한 심혈관계, 과도한 약물복용, 바뀌는

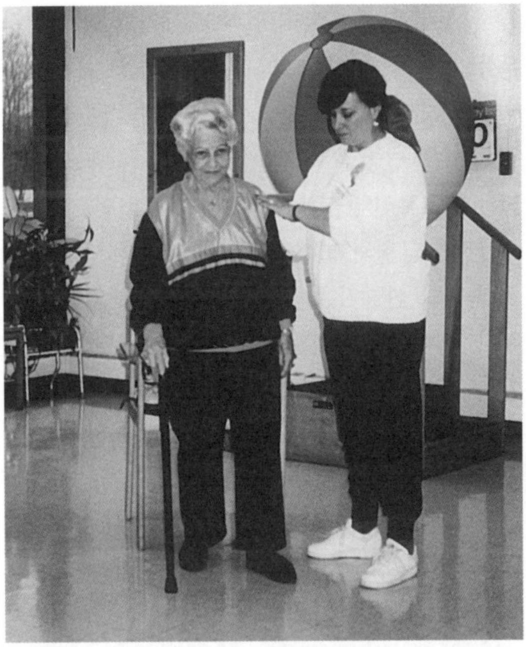

그림 8-4 넘어짐 예방을 위하여 균형과 보행평가가 매우 중요하다(Courtesy of the Menorah Park Nursing Home, Cleveland, Ohio, with permission).

약물, 만성질환의 관리여부, 근육의 손상과 걸음, 균형의 치료에 대한 언급과 같은 진단적 위험 요소는 넘어짐 위험을 낮추는 데 크게 이득이 될 것이다. 덧붙여, 골다공증을 치료하기 위한 비타민 D, 칼슘섭취, 뼈강화제, 그리고 체중부하운동 장치에 대한 검사가 손상된 넘어짐의 위험을 감소시키는데 도움이 된다.

재활적 전략(Rehabilitative Strategies)

재활적 전략은 치료적 운동, 적절한 신발착용, 그리고 이동에 도움을 줄 수 있는 적절한 기구 사용을 포함한다. 몸의 이상이나 의료적 장애로 기인한 손상된 이동을 가지고 있는 노인은 운동을 시도하는 것이 도움이 된다. 운동 프로그램은 크게 두 부류로 나눌 수 있다. 즉, 일반적인 신체적 활동(걷기, 유산소 운동, 지구력 운동 등)과 특수한 신체적 활동(균형과 근력 증진을 위한 특수한 훈련)이다. 효과를 높이기 위해, 운동은 개인의 신체적 능력과 적합성을 따를 필요가 있다(그림 8-5). 운동이 많은 이득이 있다고 하지만, 이상적인 운동의 형태, 기간, 그리고 넘어짐 방지를 위한 운동의 강도는 아직 불확실하다. 태극권(Tai Chi Chuan)은 넘어짐 두려움을 낮추기 위해 도움이 되는 대표적인 균형 운동의 한 형태이다.

안전한 균형과 보행을 지지하기 위해서는 신발의 형태와 신발이 잘 맞는지에 대한 주의는 중요하다. 스니커즈나 런닝화와 같은 얇고 딱 맞는 신발이 두꺼운 신발보다 오히려 안정성이 높다. 걸음과 균형 장애가 있는 개인을 위해 지팡이나 워커는 이동 유지나 증진에 사용할 수 있다. 지팡이 또는 워커와 같은 이동 장비는 안정성과 지지면에서 서고 걷는 것을 높여준다. 손을 통해 고유수용기적 피드백과 상지의 체중부하 관절(엉덩이, 무릎, 발목, 발)의 부하 이동을 도와준다. 무엇보다도 시각적 장비가 넘어짐과 불안정성을 감소시키는 데 도움을 준다.

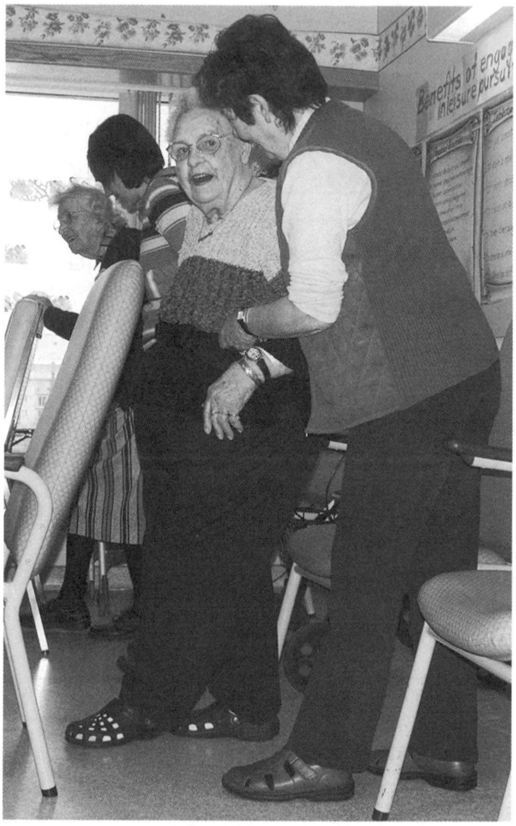

그림 8-5 참여할 운동은 치료와 더불어 재미있게 균형을 증진시킬 수 있도록 고안되어야 한다(Courtesy of the Geriatric Day Hospital, Specialized Geriatric Services, Saskatoon Health Region, Saskatoon, Saskatchewan with permission).

환경적 전략(Environmental Strategies)

외재성 중재는 안전한 가동성을 방해하는 환경적 조건을 제거하거나 변형시키는 것으로 건강 전문가들의 조언에 따라 미끄러운 마루바닥, 발 깔개, 부적절한 조명 등을 치우도록 한다. 가정을 안전하게 만드는 목록 및 점검사항(Tideiksaar, 1986, 1987; United States Consumer Product Safety Commission, 1986)을 확인해야 한다. 동시에 의자에서 일어서는 동작, 선반에서 물건을 꺼내는 동작, 젖은 마루에서 뛰는 동작, 조명이 어두운 장소, 수리가 되지 않은 난간 등을 조사해야 한

표 8-2 넘어짐 위험을 감소시키기 위한 환경적 변화

바닥	1. 바닥이 광택이나 젖지 않도록 한다. 2. 미끄러짐 방지 재료를 사용한다. 3. 미끄러짐 방지 바닥무늬나 바닥을 부착시킨다. 4. 카페트를 사용한다. 5. 미끄럼 방지용 왁스를 사용한다. 6. 두껍거나 무늬가 있는 카페트는 피한다. 7. 카페트 모서리에 테이프를 붙여 고정한다.
벽	욕실, 홀, 계단 등에서 쉽게 잡을 수 있는 부착용 손잡이를 설치한다. (둥글고 16-26인치 높이로 벽색과 반대로 벽에서 2-3인치 떨어지게 설치한다).
조명	1. 화장실이나 계단 등에서는 조명 밝기를 2-3배 높인다. 2. 형광등을 사용한다. 3. 침대 머리에 램프를 설치한다. 4. 전기 스위치를 쉽게 찾을 수 있는 곳에 설치한다. 5. 눈부심 방지용 색지 등을 창문에 부착한다. 6. 자동조절 타이머를 사용한다.
테이블	1. 불안정한 테이블 사용을 피한다. 2. 받침대가 부실한 테이블 사용을 피한다. 3. 미끄럼 방지 재료를 사용한다. 4. 유리가 깔린 테이블 사용을 피한다.
선반	1. 사용이 많은 물건을 가까운 곳에 둔다. 2. 물건을 잡을 수 있게 집게를 사용한다.
욕실	1. 벽에 손잡이용 봉을 설치한다. 2. 견고하게 고정된 높낮이 조절용 욕실용 의자를 사용한다. 3. 미끄럼 방지용 깔판을 사용한다. 4. 비누곽을 벽에 부착시킨다. 5. 손으로 움직일 수 있는 사워용 호수를 사용한다.
침대	1. 높낮이를 쉽게 조절할 수 있어야 한다. 2. 바퀴가 있으면 고정시켜야 하고 고정용 받침대를 사용한다.
계단	1. 12인치정도 길이의 난간을 사용한다. 2. 미끄럼 방지용 바닥을 설치한다. 3. 미끄러운 바닥은 교체한다. 4. 모서리를 표시한다.
의자	1. 노인 개개인에게 맞는 알맞은 의지를 준비한다. 2. 두 발은 무릎이 90° 로 바닥에 닿도록 해야 하며, 의자 깊이는 15-18인치로 한다. 3. 팔걸이는 바닥에서 7인치 높이로 한다. 4. 단단하고 견고한 의자를 사용한다.

다. 이러한 것들이 넘어짐을 경험하지 않은 사람에게는 도움이 되지는 않지만 위험요인이 있는 사람에게는 매우 효과적이다.

노인들은 신체적으로 또는 재정적으로 주위환경을 개선하기가 어렵고 위험하다고 부주위한 활동을 제한하기가 매우 어렵다. 반복적인 넘어짐을 가지고 있고 특별히 신체손상을 가지고 있을 때는 주위환경을 바꾸어야 한다.

표 8-2는 환경적 위험요인을 가정이나 노인요양시설에서 변화 및 조정하는 방법이다(Tideiksaar, 1997b). 주위 환경을 개선할 때 가장 중요한 점은 변화를 노인이 받아드릴 수 있는가이다. 만일 노인이 왜 주위 환경개선이 필요한지를 이해하고 환경의 개선이 가동성을 증진시킬 수 있으며, 이동을 쉽게 할 수 있다는 것을 알게 되면 노인의 동의를 쉽게 얻을 수 있다.

정신사회적 전략(Psychosocial Strategies)

노인 넘어짐의 문제는 다양한 정신사회적 결과물과 관련이 있다. 무엇보다 넘어짐으로 인한 두려움이 그것이다. 공포는 위험에 대한 본능적인 반응이다. 그래서 넘어짐의 경험이 있는 사람은 위험한 상황을 피하게 되므로 신체활동에 제한이 오게 되고 활동을 움츠리게 된다. 이런 의미에서 공포는 노인을 보호하는 기전으로 여겨지지만, 넘어짐의 공포는 노인의 일상행활 활동의 흥미를 반감시킬 수 있다. 어떤 노인은 넘어짐의 공포가 너무 심해 불필요하게 행동을 자제할 수 있다, 넘어짐에 대해 노인에게 물어보았을 때 노인의 반응은 자기 스스로 일어설 수 없고, 도움이 필요하며, 장시간 누워 있게 되며 공공장소에서 넘어짐을 두려워하며 다치는 상상을 하며 고관절 골절이나 노인요양시설에 입원하는 두려움을 가지고 있다(Tideiksaar, 1997b). 넘어짐의 공포가 치유되지 않으면 결과적으로 신체적 사회적 활동이 매우 제한될 수 있고, 가정에 거주하는 노인은 행동반경이 좁아져 집안에서만 머물게 되며 점점 장기요양이 필요하게 된다. 입원한 노인은 퇴원을 싫어하게 되고 노인요양시설로의 이송을 원하고 휠체어나 완전히 의존적인 생활을 하게 된다.

심각한 비정상적 넘어짐을 말하는 공포 용어는 다음과 같다: ptophobia(Bhala, O' Donnell, & Thoppil, 1982), fallaphobia(Tideiksaar, 1997b; Tideiksaar & Kay, 1986), 3-F syndrome(Overstall, 1983)은 앞으로의 넘어짐에 대한 공포이다. 넘어짐의 공포는 넘어짐을 많이 해본 사람에게서 더 심하며, 넘어짐에 대한 공포는 전에 넘어짐을 야기시킨 활동을 할 때는 더 극심해지나 전에 넘어짐을 했던 동작을 성공리에 수행하면 없어진다. 이런 노인은 비정상적인 보행과 불규칙적이고 망설이는 보행과 균형의 문제를 가지고 있으므로 목발이나 기구 사용 등의 보조도움으로 보행을 할 수 있으나 안전하게 보행을 하여도 매우 큰 불안을 가지고 있다(Sudarsky & Tideiksaar, 1997).

넘어짐 공포를 치유하는 목적은 노인에게 안전하고 독립적으로 가동성을 유지할 수 있도록 도와주는 것이다. 넘어짐의 위험요소를 규명하여 감소시키거나 환경학적 위험요인을 제거하거나 교육과 상담, 행동수정이 포함된다(Alexander, 1994; Sudarsky & Tideiksaar, 1997).

넘어짐의 공포를 치료하기 위한 행동수정은 노인에게 충분히 설명되고, 일찍 시작한다면 매우 성공할 수 있다. 이 접근법은 철저한 관리아래 공포를 느끼는 활동에 적응을 하는 것으로 치료사는 노인에게 격려와 신체적 안정성을 확신시켜 주어야 한다. 안전하고 불안을 불러오지 않는 장소에서 진행해야 한다. 분명한 것은 행동수정원리를 바탕으로 전문가의 관리하에 이뤄져야 한다. 뿐만 아니라 넘어짐에 대한 두려움이 있는 노인에게 넘어짐에 대한 교육과 어떻게 하면 넘어짐을 감소시킬 수 있는지를 글상자 8-1을 참고하여 제공하는 것이 중요하다.

간병인 전력(Caregiver Strategies)

넘어짐의 위험을 가진 노인과 관계되는 가족구성원과 그 밖의 간병인은 신체적으로 감정적으로 과도한 짐이 될 수도 있다. 노인과 그의 가족 간병인 모두에게 똑같이 이득이 되는 확실한 전략이 있다. 먼저 넘어짐의 이유에 대한 명확한 설명과 왜 노인에게 넘어짐이 위험한지를 논의해야 한다. 넘어짐으로 인해 파급되는 문제 즉, 넘어짐이 발생했을 때 치유기간의 예상과 다양한 사회적 경제적 결과에 대해 논의해야 한다. 동시에 그들의 두려움과 관심, 그리고 두려움을 진정시키는 시도 역시 이뤄져야 한다. 이러한 해결책은 이보다 심한 넘어짐을 감소시킬 계획을 논의하는 것이다. 이것은 질환과정치료, 약물수정, 재활과

글상자 8-1 넘어지는 두려움을 감소할 목적의 인지와 행동 전략

인지전략

- 넘어짐이 노인의 정상적 부분이 아니며 넘어짐의 위험을 줄일 수 있다는 설명을 한다.
- 넘어짐은 의학적인 문제, 약물, 그리고 환경적 위험 때문일 수 있다는 설명을 한다.
- 집 안에서의 위험에 대해 논의하고 어떤 위험들을 조정할 필요가 있는지 설명한다(집 안에 위험을 확인하고 수정할 수 있는 가족구성원이나 개인에 의해 위험 목록을 제시).
- 넘어진 과정의 중요성과 치료가 필요한 조기 증후를 설명한다.
- 넘어짐에 대한 현실적이고 흔한 두려움을 설명한다.
- 넘어짐에 대한 두려움이 삶의 질에 영향을 주는 것에 대해 논의한다.
- 넘어짐의 두려움에 대한 반응으로써 운동성 제한의 결과에 대해 설명한다.
- 신경근수행력 증진(자신감을 증진시키고 넘어짐과 관련된 손상위험을 줄이는 근력, 균형, 협응 증진을 위한 활동)을 목표로 하는 운동의 역할에 대해 논의한다.
- 손상(엉덩관절 골절의 위험)의 두려움을 감소시키는 엉덩이보호대 사용에 대해 논의한다.
- 보조이동 장비와 안전한 균형과 이동성을 지지할 수 있는 영구적인 의료장비 사용에 대해 논의한다.
- 편안한 신발의 필요성에 대해 논의한다.
- 넘어졌을 때 일어나는 방법과 개인응급시스템(넘어져 있는 시간의 두려움을 감소시키는데 도움이 되는 장비 또는 위험을 줄일 수 있게 설계된 장비)의 필요성과 같은 넘어진 응급상황에서의 가능한 반응에 대해 논의한다.

행동전략

- 넘어졌다면 왜 그러한지 의사에게 물어보라. 괜찮다면 정규신체검사를 받으라.
- 넘어짐 감소를 위한 방법을 의사에게 물어보라.
- 괜찮다면 정규신체검사를 받으라.
- 복용 중인 모든 약에 대한 부작용을 물어보라. 균형과 협응에 영향을 줄 수 있는지? 복용하고 있는 모든 약(처방과 처방전)에 대해 의사가 확실히 알고 있다면 약으로 인한 위험을 막을 수 있을 것이다. 음주량을 제한하시오.
- 의사에게 균형의 변화 또는 넘어짐의 두려움 그리고 모든 넘어짐에 대해 알리시오. 필요한 검사를 할 것이다.
- 정기적으로 시력검사를 한다. 안경이 필요하다면 사용한다. 햇빛을 차단하기 위한 선글라스를 착용한다.
- 불안감이 느껴진다면, 균형을 잡는데 도움을 주는 지팡이나 워커를 사용한다. 보조 장비는 몸에 맞게 그리고 올바른 사용법으로 연습해야 한다.
- 높은 위험 상황을 피하라. 갑작스런 움직임과 빠른 자세 변화는 최소화 한다. 아프거나 피곤하거나 감정적으로 혼란스러울 때 더욱 넘어지기 쉽다.
- 걷고 있는 곳이 어딘지 보라. 바닥, 돌, 걸릴 수 있는 그 밖에 장애물을 확인해라.
- 젖거나 언 표면에 주의하라.
- 무거운 짐 운반을 피하라. 만일 균형을 잃기 시작한다면, 그 무게가 크게 넘어지게 할 것이다.
- 누워있거나 앉아 있을 때 천천히 일어나라.
- 신발은 뒤꿈치가 없거나 샌들을 피하고 잘 맞는 것을 신어라.
- 집안은 안전한지 확인하라. 예를 들어, 접힌 깔개나 어지럽게 널려 있는 바닥을 제거하고 바닥은 미끄럽지 않게 하고 조명을 밝게 하고 욕실에 손잡이를 설치한다.
- 근육의 긴장과 관절의 유연성과 뼈를 튼튼하게 하는 규칙적인 운동을 한다. 유연성과 균형을 높이기 위한 스트레칭이나 춤과 같은 활동을 한다. 근육과 뼈를 강하게 하는 걷기와 같은 체중부하활동을 한다.
- 다치지 않기 위하여 어떠한 운동 프로그램도 시작하기 전에 의사와 상담하는 것이 중요하다.

환경적 중재의 시도 등을 포함한 것이다.

혼자 살거나 이동에 도움을 줄 수 있는 가족이나 친구가 없는 노인, 그리고 건강 서비스, 쇼핑, 심부름, 그리고 일시적이거나 영구히 도움을 받아야 하는 노인은 두려움을 감소시키는 것이 도움이 될 것이다. 마찬가지로, 가족과 소원해진 노인이나 그러한 가족은 간병인의 책임을 다할 수 없어 전문가의 도움이 이동성의 문제를 최소화할 수 있다. 마지막으로 적절한 때 노인과 가족들은 간호할 장소에 대한 논의가 필요하다. 흔히 노인은 노인시설을 꺼려하며 가족들 역시 부모를 "포기"하는 죄의식을 느낀다. 이 같은 환경 아래에서 보호적 환경에 입소보다는 집에 남기 위한 위험과 이득을 논의해야 한다.

교육적 전략(Educational Strategies)

노인에게 넘어짐과 넘어짐의 위험에 대한 인식의 부족이 가장 위험한 요소이다. 그 결과 노인의 넘어짐 위험에 대한 교육의 주목적은 넘어짐과 위험요인의 인식을 높이는 것 그리고 위험을 감소시키는 전략이다. 교육의 초점은 위험을 감소시키는 행동과 행위 그리고 주기적으로 병원을 찾아 건강변화 즉, 넘어진 것, 넘어질 뻔 한 것, 불안정했던 일들, 규칙적인 운동 프로그램, 그리고 집에서 안정성의 증진 등에 있다. 넘어짐 위험 감소를 위해 무엇을 해야 하는지 가족 간병인에게 알리는 것은 또한 중요한 일이다. 교육적 도구들은 넘어짐 위험요소, 넘어짐의 두려움, 위험완화 전략, 그리고 이동자원 등의 정보를 제공해야 한다. 이 같은 목적에 이용할 수 있는 정보는 글상자 8-1에서 볼 수 있다.

손상감소 전략(Injury Reduction Strategies)

손상감소를 목적으로 하는 전략은 엉덩이보호대, 개인응급응답시스템(PERS), 그리고 넘어짐 경고 등을 포함한다. 엉덩이 골절 95% 이상은 딱딱한 표면에 넘어지는 직접적인 손상으로 일어난다. 엉덩이 보호대는 넘어졌을 때 엉덩이 골절을 막기 위해 고안된 것이다. 엉덩이 보호대의 착용원리는 충격을 흡수하고 엉덩이 부위로의 힘을 비키게 하여 골절위험을 감소시키는 것이다. 엉덩이 보호대는 흔히 부드러운 타입의 물질로 구성되었거나 패드형태나 딱딱한 플라스틱 패드로 만든다. 바지나 속옷에 입도록 특별히 고안된 것이다. 엉덩이보호대는 엉덩이골절을 막는데 매우 효과적이다. 엉덩이 보호대의 아래 부분은 견고하다. 몇몇 노인은 손상위험을 거부하고 불편함, 그리고 특히 용변 시 불편함과 같은 여러 이유로 착용을 꺼려한다. 엉덩이보호대는 이차 엉덩이 골절 위험이 있는 노인에게 매우 적합할 수 있다.

홀로 사는 노인의 두려움은 특히 외상으로 넘어진 후 바닥에서 일어날 수 없다는 것이다. 넘어짐을 경험한 약 20%는 1시간 이상 그 자리에 방치된 경험이 있다(Sattin, 1992). 개인응급 응답 시스템은 넘어졌을 때 도움을 청하고, 장시간 방치되는 것을 막의 고안된 전기적 장치이다. 이는 노인에게 안전감을 주며 가족들의 걱정을 경감시켜준다. 흔히 개인응급 응답 시스템이 받아지고 있지만 가격이 너무 비싸고 작동의 어려움, 불편함 그리고 시스템의 과신을 통한 방치 등의 이유로 몇몇 노인은 거부하고 있다. 개인응급응답시스템의 정착은 경고활동의 긍정적 반응과 이동장비의 도움과 시스템에 관한 지도를 받음으로써 더욱 보편화하는 것이다(Levine & Tideiksaar, 1995).

넘어짐을 예방하기 위한 신체제한은 병원이나 노인요양소에서 흔히 사용하는 방법이다. 신체제한은 노인을 침대나 의자, 휠체어에서 움직임을 제한시키는 것으로 벨트, 시트, 끈, 침대칸막이 등을 사용하지만 이런 방법만으로 넘어짐의 위험을 제거했다는 과학적 증거는 없다(Strumpf &

Tomes, 1993; Tideiksaar, 2002). 심지어 어떤 건강제공자는 제한보장구를 착용시킬 때 환자를 보호하고 넘어짐을 예방한다고 믿고 있지만, 사실은 그 반대이다. 보호장비를 착용한 사람이 오히려 그렇지 않은 사람에 비해 넘어진 경험이 더 많다(Tideiksaar, 2002). 또한 이런 보호장비들은 다리나 팔의 순환을 저해하고 호흡문제, 피부의 찰과상, 욕창 등을 유발시킬 수 있다(Tideiksaar, 2002). 노인 넘어짐을 방지하기 위한 시도로 벨을 사용하기도 한다(Tideiksaar, 2002; Tideiksaar, Feiner, & Maby, 1993). 경고벨의 목적은 침대나 의자에서 일어나려할 때 넘어질 위험이 있는 환자가 간호스텝을 부르기 위한 것이다. 그러나 침대의 경고벨은 간호스텝들이 얼마나 빨리 반응을 하는가에 그 효율성이 달려있다. 침대의 경고벨은 넘어짐을 많이 해본 사람이나 침대에서 움직일 때 도움이 필요하나, 도움을 요청하지 못하는 사람(치매노인) 그리고 울혈성심부전으로 신체적 보상에 방해를 받는 사람 등에서 필요하다(Tideiksaar, 2002). 침대에서의 경고벨은 많은 주의가 따른다. 경고벨의 효과성에 대한 연구는 많은 충돌을 빚고 있다(Tideiksaar, 1997b). 가장 부정적인 문제는 벨이 잘못 울리는 경우로서 환자가 움직이지 않았는데 벨이 울리는 경우이며, 심지어 소리가 들렸는데 간호사가 제시간에 가지 않는 경우도 발생한다.

최상의 운동을 통한 전략
(Turning Evidence-Based Strategies into Best Practices)

넘어짐 예방을 목적으로 하는 효과적인 전략은 가장 믿을 만한 증거를 보여주어야 한다. 높은 위험에 놓인 노인을 중심으로 넘어짐을 예방할 수 있는 전략 중 강력한 증거로 두 가지 연구를 제공하였다. Tinetti와 동료들(1994)은 지역사회 건강유지조직(Health Maintenance Organization)에 등록된 70세 이상의 노인의 넘어짐의 위험에 대한 다양한 예방 중재의 효과에 대해 알아보았다. 집에 방문하여 위험요소(기립성저혈압, 항진정제, 3가지 이상의 약물복용, 화장실, 욕조에서의 안전한 이동의 어려움, 넘어짐에 대한 환경학적 위험요소, 보행이나 균형감각의 손상, 상지나 하지 근력약화 등)에 대해 간호사와 물리치료사의 평가가 이뤄졌다. 중재그룹은 물리치료사에 의해 근력강화훈련, 보행, 균형에 도움을 받았고 간호사는 의사와 함께 약물에 대해 확인했으며, 이동기술 훈련과 집안의 수정이 이뤄졌다. 대조군은 위험요소에 대해 잘 모르는 사회사업학생들의 가정방문만을 받았다. 추적하는 동안, 중재그룹은 31%에 해당하는 넘어짐 감소라는 결과를 얻을 수 있었다.

이러한 결과는 넘어짐 위험이 높은 노인의 이동 기초연구를 한 Close와 동료들(1999)에 의해서 명백해졌다. 환자는 넘어짐을 당한 응급실과 사고를 당한 노인이었다. 중재그룹은 노인병 전문의사의 의료적 평가를 받았고, 작업치료사의 가정방문이 이뤄진 결과 상당한 넘어짐 감소를 보였다.

넘어짐은 다양한 위험요소를 갖고 있기 때문에 넘어짐 예방 프로그램은 한 가지 이상의 넘어짐 위험처치가 넘어짐을 감소시키는 데 성공적일 것이다. 특별한 단일 전략의 넘어짐 감소는 없다. 특수한 목적을 가진 노인에게서도 다양한 중재가 필요하다(American Geriatrics Society, British Geriatrics Society, and American Academy of Orthopedic Surgeons Panel on Falls Prevention, 2001; Feder, Cryer, Donovan & Carter, 2000). 세상에 존재하는 중재적 도구는 무수히 많다. 그 중 광범위한 넘어짐 위험감소의 인식부족이 가장 큰 문제점인데, 그 하나는 높은 구조적 의존력(간병인과 노인이 왜 넘어짐이 일어나고 어떻게 넘어짐을 막을지에 대한 인식 등)과 과정(넘어짐 위험의 확인, 건강증진활동과 다양한 위험감소, 그리고 전략결과의 평가 등)이다. 위험관리 예방 시스템으로 넘어짐 감소는 상당한 진전을 보이고 있다. 또한 넘어짐 위험과 그 위험에 대한 원인 그리고 필요에 따른 적합한 중재와 위험확인의 증가가 현실화되었다. 노인의 넘어짐에 대한 지식을 높이고 행위변화를 증진시키는 방법을 위해 전문적인 건강관리의 교육적 프로그램은 인식력 증가에 매우 효과적이다. 임상적 실제 정보에서 확인할 수 있는 연구에 대한 해석은 임상적 넘어짐 방지지침(American Geriatrics Society et al., 2001; Feder et al., 2000)으로써 건강관리 전문 교육의 한 부분이다.

관리과정의 다음 단계는 전문적인 건강관리가 넘어짐 감소에 가장 효과적인 접근으로 발전시키는 것이다.

검진 및 위험 평가 (Screening/Risk Assessment)

넘어짐의 과거력의 확인과 평가와 관련된 넘어짐은 적절한 중재에 따라 넘어짐 위험에 대한 미래의 가능성을 낮출 것이다. 넘어짐 위험 평가는 긴 시간을 소비한다. 결과적으로 넘어짐 위험이 있는 노인에 대한 더 많은 상세한 평가와 그리고 낮은 위험에 속한 개인의 간단한 검사 프로그램이 합리적일 것이다. 위험확인을 위한 순차적 접근은 최근 넘어짐과 기능적 손상(목욕하기, 화장실 변기 사용하기, 걷기와 이동 능력 등)에 대해 노인에게 묻는 기초검진문항과 노인들의 이동력 관찰(이동, 걸음, 균형 등)이 포함되어야 한다. 넘어짐 위험과 관련된 약 또는 질환이 존재하지만, 넘어짐이 없었거나 움직임과 기능적 손상이 없는 노인은 낮은 넘어짐 위험에 속한다. 그들은 건강증진(약과 질환에 대한 자기관리 즉, "모든 사람에게 좋은 것이 무엇인가!"하는 흔한 환경적 위험과 수정을 포함한 현재의 기능수준을 어떻게 유지할 것인지 등) 교육을 받아야 한다.

대조적으로 넘어진 노인과 이동장애나 기능적 손상이 있는 노인은 세심한 위험평가(복합적인 위험요소 확인, 건강관리 이용과 행위 형태, 넘어짐의 두려움, 사회와 건강관리제공자 등의 상황 등)를 받아야 한다. 기능적 손상이 있거나 움직일 수 없는 노인은 환경적 문제와 특수한 기능적 손상에 초점을 맞추는 것이 이롭다. 검진과 평가 결과는 노인건강관리전문가에게 제공되어야 한다. 환자와 가족은 특별한 위험 요소에 대한 설명을 들어야 하며 모든 요소를 확인할 수 있도록 행동을 기록할 것을 권고해야 한다.

관리계획(Care Planning)

관리계획은 위험평가 결과, 노인의 우선 순위가 되는 문제, 그리고 노인의 필요와 목적에 부합하는 권고 행위 등을 포함한다. 환자와 가족은 위험 감소와 행동변화 계획, 건강관리제공자가 다뤄야 할 방법, 노인의 진행상태에 대한 모니터링 계획, 필요에 따른 관리계획의 진행들을 숙지해야 한다. 또한 계획은 집 환경에 대한 수정방법, 의료적 중재, 보조기의 사용 가능성, 행동과 교육적 프로그램 등을 포함하고 있어야 한다. 간병인은 다양한 중재 또는 유일한 단일 변화를 확인해야 한다. 핵심은 위험요소를 바꾸는 목표로써의 중재와 노인이 그 같은 중재를 받아들일 것인가이다.

모니터링(Monitoring)

노인의 넘어짐과는 무관하게, 중재 후 이어지는 한 달에 한 번의 전화는 중재전략이 노인에게 적합한지 잘 이뤄지고 있는지에 관한 평가에 유용한다. 그 후에 노인은 넘어짐 위험 내용에 대해 더 자주 접촉하게 해야 한다. 이 같은 "안전 확인 전화걸기"와 "안전 프로그램"(넘어짐 예방 정보를 노인에게 제공 등)은 넘어짐 위험감소를 목적으로 행위나 활동을 독려할 것이다.

넘어짐 후 평가(Post-Fall Assessment)

넘어짐을 경험한 노인의 평가 수행은 넘어짐의 원인 발견하는데 가치가 있다. 평가는 넘어짐 환경(넘어짐 위치, 넘어짐 시간, 넘어짐 시 증상, 넘어짐 시 활동, 낙상 후 외상, 이전의 넘어짐 경험 등)을 확인하는 것이다. 과거 넘어짐과 환경에 대한 궁금증은 많은 노인의 "넘어짐 패턴"(다양한 넘어짐은 동일한 이유 때문에)을 이해하는 데 중요하다. 넘어짐 위험요소의 재평가, 보행과 균형 손상의 확인, 사회적 부양과 생활상태 변화 기록, 간병인의 상태평가(관리제공 능력이나 의지), 그리고 필요에 따는 관리계획의 수정 등은 넘어짐 후 평가의 또 다른 요소이다.

일차 간병인은 환자를 가장 잘 알기 때문에, 그들은 노인의 모든 넘어짐을 관리하고 평가에 포함되어야 한다. 그러나 노인은 "위험에 처해"있기(반복적으로 넘어졌던 노인, 다양한 약물, 정신적, 기능적 그리고 사회적 문제, 그리고 보행과 균형의 손상, 넘어짐의 두려움, 또 여러 중재시도에 대한 무반응 등) 때문에 특히 넘어짐 예방병원의 다양한 분야의 팀원과의 협조가 매우 도움이 될 것이다.

■ 요약(Summary)

노인에 있어서 넘어짐은 가장 중요한 건강문제가 되고 있으며 사망률이나 이환률에 많은 영향을 미친다. 대부분의 넘어짐은 "우연한" 사고로 발생하는 것이 아니며 다양한 내재성, 외재성 원인의 결과이다. 예방은 다양한 사실과 다양한 분야에서 목적에 접근할 필요가 있다. 먼저, 넘어짐을 하는 노인을 평가하고 위험요인을 규명하며, 이어 초점은 넘어짐 위험요인을 감소시키는 실질적인 중재 시도에 있다.

사례 연구(Case Study)

Glenda Landing은 83세로 집 안에서 3개월 전 손상 없이 여러 번 넘어진 경험을 갖고 있다. 넘어짐이 일어난 장소는 욕실, 욕조에 들어가고 나올 때, 화장실에서 일어날 때 등이다. Landing씨의 두 번의 넘어짐이 있은 후, 넘어져 일어날 수 없게 됐으며 바닥에서 의자를 잡고 일어나기 위해 기었던 적이 있었다.

의학적 과거력

Landing씨는 당뇨병이 있으며, 비스테로이드성 항염증제제로 치료하고 있는 관절염, 야뇨증, 녹내장과 백내장, 그리고 청각적 손상이 있다. 최근 악화되는 청력과 현기증으로 인한 움직임이 나빠지고 있다고 불평하고 있다.

정신과적 과거력

Landing씨는 넘어지는 것에 대해 매우 불안해진다. 특히, 집밖 외출과 넘어짐 또는 균형을 잃을 수 있는 상황이나 환경에 대해 두려움을 갖고 있다. 또한 욕조 안에서 일어날 수 없거나 넘어질 수 있다는 것에 불안해하고 있다. 이로 인해 그녀의 활동은 제한되고 있다. 집을 벗어나거나 욕조에서 더 이상 목욕을 하지 않는다. 그녀는 만나고 교회에 갈 수 없는 이러한 상황에 대한 우울감을 호소하고 있다. 예전에 Landing씨는 일상생활에 독립적이었지만, 지금 그녀는 안정감에 대한 심각한 손상을 가지고 있다.

기능적 과거력

Landing씨는 걸음과 균형 모두에서 손상을 보이고 있다. 그녀는 밤이나 욕실에 갈 때 걸음과 균형이 더욱 힘들어진다고 말하고 있다. 지팡이와 두 바퀴 워커를 갖고 있지만, 이 두 장비를 사용하지 않는다. 지팡이는 균형에 도움을 주지 못하고, 워커는 사용이 어렵다. 특히 집 밖에 나설 때 바퀴가 걸려 균형을 잃기 때문에 그러하다. 덧붙여, 화장실과 욕조에서 움직이는 것이 어렵다. 욕실에는 손잡이 레일이 없으며 운동성에 안정을 주는 그 밖의 장비들 또한 없다.

사회적 과거력

Landing씨는 침실 하나의 작은 아파트에서 혼자 살고 있다. 넘어지기 전에는 교회를 가거나 같은 아파트의 친구들을 방문하곤 했다. 54세된 결혼한 아들이 10마일 떨어진 곳에 살고 있다. 그는 바쁜 일과 생계 때문에 일주일에 한 번 정도 어머니 집을 찾는다. 와서 하는 일은 장을 보거나 집안 청소를 한다. 그는 어머니의 안전에 대해 매우 걱정하고 있으며, 가정방문 간호사를 부를까 고려중이다.

질문(Questions)

1. 넘어짐에 대한 Landing씨의 위험요소는 무엇인가?
2. 위험요소를 바탕으로 Landing씨의 건강관리 계획은 무엇을 포함해야 하는가?

복습 문제(Review question)

1. 넘어짐이 낮은 보고는 무엇 때문인가? 왜 많은 보고가 필요한가?
2. 넘어짐을 예방할 수 있도록 노인 개개인에게 적합한 환경적 조정 방법은 무엇인가?
3. 2주 전 넘어짐을 경험한 노인에 대해 재 넘어짐의 위험이 있는지를 어떻게 판단해야 하는가?
4. 노인이 잠재적 넘어짐 위험이 있다는 가정에서 위험을 감소시키기 위한 적용 전략은 무엇인가?
5. 재 넘어짐이 발생했다면 노인에게 가능성 있는 부정적인 결과는 무엇인가?

웹 기반 자료(Web-Based Resources)

노인의 기능적 수행에 관한 유용한 정보:

www.nice.org.uk/page.aspx?o=CG021, **The National Institute for Health and Clinical Excellence (NICE)**, date connected March 28, 2007. NICE is an independent organization responsible for providing national guidance on promoting good health and preventing and treating ill health. The NICE clinical guideline on falls addresses older people who live in the community, either at home, in a retirement complex, or in a residential or nursing home.

www.stopfalls.org/international/index.shtml, **The Fall Prevention Center of Excellence**, date connected March 11, 2007. The center identifies best practices in fall prevention and helps communities offer fall prevention programs to older people who are at risk of falling. The international webpage provides links to global efforts to prevent falls.

www.premierinc.com/quality-safety/tools-services/safety/topics/falls/, **Premier, Inc.**, date connected April 10, 2007. Premier, Inc., develops resources for performance improvement. Fall prevention resources can be found on the following webpage, and within the webpage there are numerous links to other sources of information.

www.profane.eu.org/about/about.php, **The Prevention of Falls Network Europe (Profane)**, date connected March 15, 2007. Profane brings together workers from around Europe to develop multifactorial prevention programs aimed at reducing the incidence of falls and fractures among older adults. Numerous resources are available in different languages.

www.americangeriatrics.org/products/positionpapers/Falls.pdf, **Guideline for the Prevention of Falls in Older Persons**, date connected March 20, 2007. This site is a link to the *Guideline for the Prevention of Falls in Older Persons* developed by the American Geriatrics Society, British Geriatrics Society, and American Academy of Orthopaedic Surgeons Panel on Falls Prevention and published in the *Journal of the American Geriatric Society* in 2001(see References for complete reference).

참고문헌(References)

Alexander, N. B. (1994). Postural control in older adults. *Journal of the American Geriatrics Society, 42,* 93–108.

Alexander, N. B. (1996). Gait disorders in older adults. *Journal of the American Geriatrics Society, 44,* 434–451.

American Geriatrics Society, British Geriatrics Society, and American Academy of Orthopedic Surgeons Panel on Falls Prevention. (2001). Guideline for the prevention of falls in older persons. *Journal of the American Geriatrics Society, 49,* 664–672.

Baker, S. P., Ginsburg, M. J., & O'Neill, B. (1992). *The injury fact book* (2nd ed). New York: Oxford University Press.

Bhala, R. P., O'Donnell, J., & Thoppil, E. (1982). Phobic fear of falling and its clinical management. *Physical Therapy, 62,* 187–190.

Birge, S. J., Morrow-Howell, N., & Proctor, E. K. (1994). Hip fracture. *Clinics in Geriatric Medicine, 10*(4), 589–609.

Campbell, A. J., Spears, G. F., & Borrie, M. J. (1990). Examination by logistic regression modelling of the variables which increase the relative risk of elderly women falling compared to elderly men. *Journal of Clinical Epidemiology, 43*(2), 1415–1420.

Carter, S. E., Campbell, E. M., Sanson-Fisher, R. W., Redmen, S., & Gillespie, W. J. (1997). Environmental hazards in the homes of older people. *Age & Ageing, 26,* 195–202.

Chang, K. P., Center, J. R., Nguyen, T. V., & Eisman, J. A. (2004). Incidence of hip and other osteoporotic fractures in elderly men and women. *Journal of Bone and Mineral Research, 19*(4), 532–536.

Close, J., Ellis, M., Hooper, R., Glucksman, E., Jackson, S., & Swift, C. (1999). Prevention of falls in the elderly trial (PROFET): A randomized controlled trial. *Lancet, 353,* 93–97.

Cummings, S. R., Black, D. M., Nevitt, M. C., Browner, W. S., Cauley, J. A., Genant, H. K., et al. (1990). Appendicular bone density and age predict hip fracture in women: The study of osteoporotic fractures research group. *Journal of the American Medical Association, 263*(5), 665–668.

Cwikel, J., Fried, V., & Galinsky, D. (1990). Falls and psychosocial factors among community-dwelling elderly people: A review and integration of findings from Israel. *Public Health Reviews, 17*(1), 39–50.

Davis, A. E. (1995). Hip fractures in the elderly: Surveillance methods and injury control. *Journal of Nursing Trauma, 2*(1), 15–21.

Downton, J. (1998). Falls. In R. C. Tallis, H. M. Fillit, & J. C. Brocklehurst (Eds.), *Brocklehurst's textbook of geriatric medicine and gerontology* (5th ed., pp. 1359–1370). London: Churchill Livingstone.

Dunn, J. E., Rudberg, M. A., Furner, S. E., & Cassel, C. K. (1992). Mortality, disability, and falls in older persons: The role of underlying disease and disability. *American Journal of Public Health, 82,* 395–400.

Feder, G., Cryer, C., Donovan, S., & Carter, Y. (2000). Guidelines for the prevention of falls in people over 65. The Guidelines' Development Group. *British Medical Journal, 321*(7267), 1007–1011.

Felson, D. T., Anderson, J. J., Hannan, M. T., Milton, R. C., Wilson, P. W., & Kiel, D. P. (1989). Impaired vision and hip fracture: The Framingham study. *Journal of the American Geriatrics Society, 37,* 495–500.

Fife, D. (1987). Injuries and deaths among elderly persons. *American Journal of Epidemiology 126,* 936–941.

Fisher, E. S., Baron, J. A., Malenka, D. J., Barrett, J. A., Kniffin, W. D., Whaley, F. S., et al. (1991). Hip fracture mortality in New England. *Epidemiology, 2*(2), 116–122.

Fuller, G. F. (2000). Falls in the elderly. *American Family Physician, 61*(7), 2159–2168, 2173–2174.

Griffin, M. R., Ray, W. A., Fought, R. L., & Melton, L. J. (1992). Black–white differences in fracture rates. *American Journal of Epidemiology, 136*(11), 1378–1385.

Hanlon, J. T., Cutson, T., & Ruby, C. M. (1996). Drug-related falls in older adults. *Topics in Geriatric Rehabilitation, 11*(3), 38–54.

Kanis, J. A., Johnell, O., De Laet, C., Jonsson, B., Oden, A., & Ogelsby, A. K. (2002). International variations in hip fracture probabilities: Implications for risk assessment. *Journal of Bone and Mineral Research, 17*(7), 1237–1244.

King, M. B., & Tinetti, M. E. (1995). Falls in community-dwelling older persons. *Journal of the American Geriatrics Society, 43,* 1146–1154.

Levine, D. A., & Tideiksaar, R. (1995). Personal emergency response systems: Factors associated with use among older persons. *Mount Sinai Journal of Medicine, 62*(4), 293–297.

Lipsitz, L. A. (1991). Cardiovascular risk factors for falls in older persons. In R. Weindruch, E. Hadley, & M. G. Ory (Eds.), *Reducing frailty and falls in older persons* (pp. 67–75). Springfield, IL: Charles C Thomas.

Lord, S. R., Clark, R. D., & Webster, I. W. (1991). Physiological factors associated with falls in an elderly population. *Journal of the American Geriatrics Society, 39,* 1194–2000.

Magaziner, J., Simonsick, E. M., Kashner, T. M., Hebel, J. R., & Kenzora, J. E. (1990). Predictors of future recovery one year following hospital discharge for hip fracture: A prospective study. *Journal of Gerontology, 45,* M101–M107.

Mathias, S., Nayak, U. S., & Isaacs, B. (1986). Balance in elderly patients: The "Get-Up and Go" test. *Archives of Physical Medicine & Rehabilitation, 67,* 387–389.

Nevitt, M. C. (1997). Falls in the elderly: Risk factors and prevention. In J. C. Madseu., L. Sudarsky, & L. Wolfson (Eds.), *Gait disorders of aging: Falls and therapeutic strategies* (pp. 13–36). New York: Lippincott-Raven.

Nevitt, M. C., Cummings, S. R., & The Study of Osteoporotic Fractures Study Group. (1993). Type of fall and risk of hip and wrist fractures: The study of osteoporotic fractures. *Journal of the American Geriatrics Society, 41,* 1226–1234.

Northridge, M. E., Nevitt, M. C., Kelsey, J. L., & Link, B. (1995). Home hazards and falls in the elderly: The role of health and functional status. *American Journal of Public Health, 85,* 509–515.

Norton, R., Campbell, A. J., Lee-Joe, T., Robinson, E., & Butler, M. (1997). Circumstances of falls resulting in hip fracture among older people. *Journal of the American Geriatrics Society, 45,* 1108–1112.

O'Loughlin, J. L., Robitaille, Y., Boivin, J. F., & Suissa, S. (1993). Incidence of and risk factors for falls and injurious falls among community-dwelling elderly. *American Journal of Epidemiology, 137*(3), 342–354.

Overstall, P. W. (1983). Determining the causes of falls in the elderly. *Geriatric Medicine Today, 2,* 63.

Pinto, M. R., De Medici, S., Zlotnicki, A., Bianchi, A., Van Sant, C., & Napoli, C. (1997). Reduced visual acuity in elderly people: The role of ergonomics and gerontechnology. *Age & Ageing, 26,* 339–344.

Richardson, J. K., & Hurvitz, E. A. (1995). Peripheral neuropathy: A true risk factor for falls. *Journal of Gerontology, 50A,* M211–M215.

Rubenstein, L. Z., & Josephson, K. R. (1992). Causes and prevention of falls in elderly people. In B. Vellas, M. Toupet, L. Rubenstein, J. L. Albarede, & Y. Christen (Eds.), *Falls, balance and gait disorders in the elderly* (pp. 21–38). Paris: Elsevier.

Rubenstein, L. Z., & Josephson, K. R. (2002). The epidemiology of falls and syncope. *Clinics in Geriatric Medicine, 18,* 141–158.

Rubenstein, L. Z., & Powers, C. (1999). *Falls and mobility problems: Potential quality indicators and literature review (the ACOVE project)* (pp. 1–40). Santa Monica, CA: Rand Corporation.

Rubenstein, L. Z., Robbins, A. S., Josephson, K. R., Schulman, B. L., & Osterweil, D. (1990). The value of assessing falls in an elderly population: A randomized clinical trial. *Annals of Internal Medicine, 113,* 308–316.

Sartoretti, C., Sartoretti-Schefer, S., Ruckert, R., & Buchmann, P. (1997). Comorbid conditions in old patients with femur fractures. *Journal of Trauma, 43*(4), 570–577.

Sattin, R. W. (1992). Falls among older persons: A public health perspective. *Annual Review of Public Health, 13,* 489–508.

Schwartz, A. V., Kelsey, J. L., Maggi, S., Tuttleman, M., Ho, S. C., Jonsson, P. V., et al. (1999). International variation in the incidence of hip fractures: Cross-national project on osteoporosis for the World Health Organization Program for Research on Aging. *Osteoporosis International, 9*(3), 242–253.

Stevens, J. (2002). Falls among older adults: Public health impact and preventive strategies. *Generations, 26*(4), 7.

Strumpf, N. E., & Tomes, N. (1993). Restraining the troublesome patient. A historical perspective on a contemporary debate. *Nursing History Review, 1,* 3–24.

Sudarsky, L., & Tideiksaar, R. (1997). The cautious gait, fear of falling, and psychogenic gait disorders. In J. C. Masdeu, L. Sudarsky, & L. Wolfson (Eds.), *Gait disorders of aging: Falls and therapeutic strategies* (pp. 283–295). New York: Lippincott-Raven.

Thapa, P. B., Gideon, P., Fought, R. L., & Ray, W. A. (1995). Psychotropic drugs and risk of recurrent falls in ambulatory nursing home residents. *American Journal of Epidemiology, 142,* 202–211.

Tideiksaar, R. (1986). Preventing falls: Home hazard checklists to help older patients protect themselves. *Geriatrics, 41,* 26–28.

Tideiksaar, R. (1987). Fall prevention in the home. *Topics in Geriatric Rehabilitation, 3,* 57–64.

Tideiksaar, R. (1997a). Environmental factors in the prevention of falls. In J. C. Masdeu, L. Sudarsky, & L. Wolfson (Eds.), *Gait disorders of aging: Falls and therapeutic strategies* (pp. 395–412). New York: Lippincott-Raven.

Tideiksaar, R. (1997b). *Falling in old age: Its prevention and treatment* (2nd ed.). New York: Springer.

Tideiksaar, R. (2002). *Falls in older persons: Prevention and management* (3rd ed.). Baltimore, MD: Health Professions Press.

Tideiksaar, R. (1998). Disturbances of gait, balance, and the vestibular system. In R. C. Tallis, H. M. Fillit, & J. C. Brocklehurst (Eds.), *Brocklehurst's textbook of geriatric medicine and gerontology* (5th ed., pp. 595–609). London: Churchill Livingstone.

Tideiksaar, R., Feiner, C. F., & Maby, J. (1993). Falls prevention: The efficacy of a bed alarm system in an acute-care setting. *Mount Sinai Journal of Medicine, 60,* 522–527.

Tideiksaar, R., & Kay, A. D. (1986). What causes falls? A logical diagnostic procedure. *Geriatrics, 41,* 32–50.

Tinetti, M. E. (1986). A performance-oriented assessment of mobility problems in elderly patients. *Journal of the American Geriatrics Society, 34,* 119–126.

Tinetti, M. E., Baker, D. I., McAvay, G., Claus, E. B., Garrett, P., Gottschalk, M., et al. (1994). A multifactorial intervention to reduce the risk of falling among elderly people living in the community. *New England Journal of Medicine, 331,* 821–827.

United States Consumer Product Safety Commission (USCPC). (1986). *Home safety checklist for older consumers.* Washington, DC: USCPC.

제 9 장

치매
Dementia

나의 읽기능력이 굉장히 느려졌다는 것을 알았을 때 나는 뭔가 잘못됐다는 것을 알았다. 리더스 다이제스트(Readers Digest) 책 내용 중 간단한 일화를 기억할 수 없었을 때 나는 직감했다. 6분 내로 기억할 수 있었던 것이 45분이 걸렸고, 3일까지 걸리기도 했다...
나는 이것이 알츠하이머라는 것을 인식했다. 나는 내가 가진 것을 잃는 데에 초점을 맞추기보다 내가 아직 할 수 있는 것을 찾아내어 곱씹는 것을 필요로 했다. 나는 어느 정도의 제한된 능력으로 일을 즐기기가 힘들었고, 나의 성취 또한 즐기기가 힘들었다.

Norman's Story,
Dementia Advocacy and Support Network(DANS)
(www.dasninternational.org/2005/norma.php)

목 적(OBJECTIVES)

이 장을 읽고 난 후, 독자는 다음을 할 수 있게 될 것이다:

1. 치매를 이해하는 법과, 시간이 지날수록 변화하는 특별한 치매 증상에 대해 이해할 수 있다
2. 개인과 가족, 사회에 있어 치매의 영향을 서술할 수 있다.
3. 알츠하이머, 혈관성치매, 레비소체 치매, 이마관자치매, 그리고 파킨슨성 치매와 같은 일반적인 치매증상의 독특한 특성에 대해 서술할 수 있다.
4. 치매진단과정에 대해 서술할 수 있다.
5. 어떻게 치매의 단계가 나누어지는지 감별할 수 있다.
6. 어떻게 직업과 사회 기능의 전통적인 개념이 평가와 관리에 접근함에 있어 영향을 미치는 것에 대해 인식할 수 있다.
7. 일상생활활동의 독립적인 수행보다 좀 더 넓어진 장래로부터의 직업과 사회 기능에 대해 정의할 수 있다.

목 적(OBJECTIVES) (계속)

8. 어떻게 직업과 사회기능의 평가가 치매 진단에 기여하는지, 그리고 중재방법의 효율성에 대한 평가, 또 치료적 환경의 디자인, 치매가 있는 사람의 직업 수행을 위해 보조해야 하는 전략적인 방법의 발전을 감별할 수 있다.
9. 치매를 지닌 사람의 직업적인 그리고 사회 기능을 보조하는 데에 있어 가족의 역할을 설명할 수 있다.
10. 치매를 지닌 사람의 직업적인 그리고 사회 기능을 보조하는 데에 있어 전략이 보조될 수 있는지를 감별할 수 있다.

잡화점에서 특별한 물건 고르는 것을 잊거나, 집 열쇠를 찾는 데에 어려움을 느꼈다거나, 아는 사람의 이름을 상기시키기에 문제가 있었던 적이 있었던 적이 있습니까? 특히 우리가 바쁘거나 스트레스를 받을 때에 위와 같이 깜빡 잊어버리는 것은 기억에 있어서 일반적이다. 하지만 당신이 다른 사람으로부터 점점 잊혀지는 것에 대하여 듣게 된다면 비록 때때로 그것은 농담일 수 있지만 이러한 기억의 손실은 치매나 알츠하이머의 영향으로 볼 수 있다. 이러한 논평은 사회적으로 증가된 의학적 상태로서의 치매 인식을 나타내는 것뿐만 아니라, 계속해서 존재해온 치매에 관한 수많은 잘못된 개념을 강조한다. 치매는 나이가 먹어감에 따라 나타나는 필연적인 질환이 아니다. 기억의 손실은 항상 치매의 전조증상은 아니다. 치매는 항상 점진적으로 발전하는 상태가 아니다. 많은 형태의 치매는 치료에 반응한다.

이 장의 목적은 건강 전문가들의 치매에 대한 이해를 더욱 높이고, 치매가 발생할 때의 각기 다른 상황에서의 전후사정 안에서 어떻게 그것들이 경험되는지를 제공한다. 건강관리 제공자로서 환자와 환자의 가족들에게 치매에 대하여 정확한 정보를 제공하는 것은 대단히 중요하다. 이러한 것이 없다면, 그들은 아마 의학적인 치료에 대해 알아보는 것을 피하거나 지체할 것이며, 효과적이지 않은 모방 전략을 적용할 것이다. 이 장은 건강 전문가들이 치매를 지닌 사람들을 의미 있는 직업에 지속적으로 참여시키고, 그런 식으로 삶의 질을 높일 수 있는 방법에 대하여 고려해보고 도전해볼 수 있도록 고안되었다.

치매의 정의(Defining Dementia)

치매는 넓은 의미로 사람이 매일 일상생활에서 요구되는 다양한 지적요구를 충족시키는 인식기능이 악화된 상태로 정의된다(American Psychiatic Association[APA], 2000). 치매는 "얻어지는 것이 아닌, 그리고 망상 때문이 아닌 지적기능의 다양한 영역에서의 지속적인 장애이다"(Mendez & Cummings, 2003, p. 4). 어떤 종류의 치매는 진행성이다. 하지만 다른 것들은 아마 안정적이거나 정적일 것이다. 어떤 경우에서는, 질환발생이 서서히 일어나는데 이것이 알츠하이머에서의 전형적인 사례이다. 하지만 다른 경우의 치매 발생은 급성이고, 특별하게 뇌졸중이나 머리의 외상에 따라 발생하기도 한다. 대부분의 치매는 뇌구조 변화, 감염과 신진대사의 결과이지만, 성공적으로 원인이 제시될 수 있다. 우리가 치매의 영역과 점차적으로 확장되는 치매 연구의 영역에 대해 캐나감으로써, 우리는 무수한 용어와 진단의 중요성에 대하여 직면하게 되었다. 정확히 그것을 알아내고 인식하기 위하여 어떻게 우리가 이해하고, 치매의 개념화 그리고 시간이 지남에 따라 변화하는 치매를 초래하는 상태, 어떤 과거 관점에 대하여 얻는 것이 중요하다.

비록 알츠하이머는 일찍이 1907년에 뚜렷한 의학적 그리고 병리적 결정체로 확인되었을지라도, 1970년대까지, 일반적으로 인지의 변화는 나이가 들어감에 따라 나타나는 필수적인 것으로 추정되었다. 늙은 사람의 인지장애는 "노망(senility)"이라는 단어로 쓰인다. 하지만 치매의 개념에 관한 연구와 관심이 증가함으로써 노망은 삶의 기대되는 단계에서 "질환"으로 변형되었다(Fox, Kelly, & Tobin 1999). 즉 치매는 더 이상 정상상태가 나이 들어감에 따라 나타나는 것이 아니라, 행동장애로 확인되었다. 동시에, 우리의 이러한 노력은 혈관에 기본을 두는 치매로부터 알츠하이머를 구분지을 수 있게 해주었다(Blessed, Tomlinson, & Roth, 1968; Tomlinson, Blessed, & Roth, 1970). 혈관성치매가 만성허혈과 관련이 있다는 생각은 버려졌고(예, 죽경화), 출혈의 중요성이 강조되었다(Miller Fisher, 1968). 그래서 "다경색 치매"는 더욱 더 광범위해졌다. 고령화 인구비율이 증가하고 살 수 있는 평균나이가 증가함으로써 치매에 관심을 갖는 그룹의 노력과 연방정부의 계획은 알츠하이머의 더욱 큰 인식을 이끌었으며 "치매의 원인인 대뇌혈관 질환을 무색하게 하였다"(Bowler & Hachinski, 2003, p. 1).

계속해서 많아지는 치매에 대한 인식의 중요성과 알츠하이머에 대한 공적 건강의 중요성은 치매 개념의 "alzheimerization"이었다. 즉, 치매의 의학적인 케이스의 정의는 알츠하이머 특징에 대한 인지의 변화에 기초해왔다. 특히 기억장애에 있어서, 오늘날, 이것은 *APA의 진단적 그리고 통계적 매뉴얼-4(DSM-4-TR)*(APA, 2000)에 따라 정의되는 진단적 중요성을 반영하고, 비록 치매로 진단 받은 개인이 다른 인지장애(예, 언어상실증, 인식불능, 행위상실증, 혹은 고위 기능의 장애)와 직업적 또는 사회적인 기능의 감소(APA, 2000)를 입증해야 함에도 불구하고, 치매의 전조 증상은 기억의 손실로 정의된다. 혈관성치매에서 (VaD) 그 중요성은 사실상 그들의 존재가 대뇌혈관성질환에 영향을 미칠 수 있는 예외와 같다.

그럼에도 불구하고 질환의 스펙트럼을 가로질러 이것은 치매에 대한 발생을 야기할 수 있고 사람들은 아마 증상의 넓은 집합체를 나타낼 것이다. 뇌의 어떤 영역은 그들의 구조와 기능에 영향을 미치지만. 다른 영역은 남아 있다. 이것은 일반적으로 특별한 치매 증상과 관련이 있는 인지장애의 확인 가능한 패턴이 될 수 있는 다른 부위들의 악화와 대조되는 특별한 인지능력 잔류의 원인이고, 알츠하이머와 혈관성 치매뿐만 아니라 레비소체 치매, 이마관자 치매, 그리고 파킨슨성 치매를 포함한다. 그러나 어떤 사례에서 이러한 인지장애의 패턴은 특별한 신경병리학적 상태에 놓여 있는 것보다 질병 과정의 영역적인 시작을 반영하는 임상적 증상으로 가장 크게 고려된다(McMonagle, Deering, Berliner, & Kertesz, 2006). 게다가, 우리는 비록 치매가 전형적으로 인지의 질병이라는 견해를 가지고 있을지라도 모든 치매의 증상이 인지와 관련이 되어있는 것이 아님을 명심해야 한다(Lopez et al., 2003). 어떤 치매 증상에서, 행동 증상(예, 분위기의 변화, 불안함이 나타남, 정신병 증상)은 아마, 사실상, 인지 변화의 임상적 증상에 선행될 것이다.

이 장에서는 신경학적 구조의 변화에 의해 분명하게 정의된 단일 독립체로서의 치매의 개념을 간소화하는 자연적인 욕구에 도전할 것이다. 이것은 우리가 치매에 대한 임상적 진단(Hogan, 2006)을 함과 사회적 구조(Whitehouse, 2006)에 있어서 중요하다. 그래서 우리는 원인에 대한 이해를 인식해야 하고, 치매의 결과가 시간이 지남에 따라서 지속될 수 있다는 것을 인식해야 한다. 진단적 중요성의 일치는 더 많이 수립되어왔고 증상적 치료를 할 수 있게 되었으며, 집중은 현재 치매의 초기 감별로 바뀌었다. 비록 "나이와 관련이 있는 기억 장애"와 같은 개념이나" "가벼운 인지장애"(MCI)(Petersen et al., 1999)가 초기 단계의 알츠하이머를 감별하기 위하여 발전되어왔지만, 이러한 용어는 변덕스럽게 적용되고 쓰여왔다. 가벼운 인지 문제는 아마도 정상적으로 나이가 들어가는 과정의 일부분 혹은 초기 혹은 "점진적" 치매의 부분으로 개념화되었다(Davis & Rockwood, 2004). 하지만, 가벼운 인지장애를 지닌 개인이 알츠하이머로 발전되지 않음은 사실이다. 그들은 아마 좋아질 수도 있을 것이다(Fisk, Merry, & Rockwood, 2003; Ganguli, Dodge, Shen, & DeKosky, 2004; Geslani, Tierney, Herrmann, & Szalai, 2005; Morris, 2006).

과학, 의학 그리고 치매의 사회적 이해에 대한 빠른 성장에도 불구하고 많은 질문들이 대답되지 않은 채로 남아 있다. 2003년에, Mendez 와 Commings는 "알츠하이머에 대한 적어도 20개의 과학 논문이 한 주에 발표된다는 것과 빠르게 다른 치매 질환의 수가 증가한다"라는 것을 발견하였다(p. xi). 지금까지, 이 수는 상당하게 과소평가되었다. 과학적 그리고 의학적 주제는 치매에 대한 임상적 중요성과 기준 명명법의 발전, 생리적 표시, 변형 가능한 위험 요소들, 질병 과정의 신경학적 영상 지표, 약물 중재를 포함하는 것을 조사해왔다. 증가된 치료는 가족관계와 사회적 상호작용에서의 치매의 영향; 간병인의 경험; 두 개인과 사회 수준에서의 교육의 영향, 보조, 행동적 중재, 영향받은 사람이 지닌 관점으로부터의 치매의 경험에 의해 이루어질 수 있었다. 치매증상을 구별하기 위한 우리의 노력은 궁극적으로 역학의 이해와 생리학적 과정 그리고 사회에서의 기능을 위한 개인의 능력에 대한 이해에 의해 형성될 것이다. 이것은 치료 효과를 측정하고 가격대비에 효율적인 것을 측정하기 위한 우리의 능력에 있어서의 최근의 측정법이다.

치매의 영향(Impact of Dementia)

치매는 "유행성의 건강관리 문제"로 서술되어왔다(Mendez & Cummings, 2003, p. 2). 비록 60세보다 더 젊은 사람 중에서 특이하지만, 치매로 발전할 위험은 나이에 따라 상당히 증가한다. 적어도 세계인구의 7%(65세 이상의4~12%, 그리고 거의 85세 이상의 절반)가 치매 형태를 경험한다[Canadian Study of Health and Aging(CSHA), 1994a; Evans, Scherr, Smith, Albert, & Funkenstein, 1990; Henderson, 1990; Katzman, 1993]. 북아프리카와 서유럽 같은 산업화된 나라에서 평균 수명은 길고, 노인의 치매 유병률은 8%~10%이다(Anderson et al, 1999; Breteler, Claus, van Duijn, Launer, & Hoffmann, 1992; General Accounting Office Report, 1998). 게다가 치매가 경증일 때 더욱 유행될 확률이 증가한다는 것이 제안되어왔다(Fillenbaum et al., 1998). 세계인구의 고령화와 평균수명이 연장됨으로써 유병률이 계속해서 지속적으로 증가할 것이라는 것을 제안해왔다. Ferri와 그의 동료(2005)는 세계적으로 치매를 앓고 있는 사람들이 2,430만 명으로 추정하였다. 그리고 이렇게 치매를 지닌 사람의 수는 매 20년 단위로 두 배로 될 것이다. 2,020년에는 4,200만 명, 그리고 2,040년까지 8,100만 명이 될 것이다. 이러한 추정은 이전 연구에서 발견되었던 것에 대한 고려로 인한 것이다. 이전의 연구는 나이-특별한 비율이 균일하지 않고 유행율이 세계를 가로질러 같지 않다는 것을 나타냈다. 예를 들면, 사하라 사막 이남에서의 치매의 유행은(Hendrie et al., 1995) 발달된 나라보다 낮았다. 그럼에도 불구하고 개발도상국에서는 낮은 유병률을 보였는데. 약 치매를 지닌 사람의 60%가 개발도상국에 살고 있다(예, 인도, 중국, 남아시아, 그리고 서태평양 국가들). 2040년까지 71%의 치매를 지닌 사람이 개발도상국에 살 것으로 기대된다.

많은 노력은 직접적으로 치매의 발생을 늦추고 그것의 진행을 늦출 뿐 아니라, 치매를 예방하며 특히 혈관 변화와 관련이 있는 치매의 경우 잠재적 위험 요소가 더욱 순조롭게 눈에 띄게 해주었다. 예방적 전략의 필요성은 명백하다. 이것은 알츠하이머 발생의 평균 연령 5년까지 늦춰질 수 있다는 것과, 알츠하이머를 지닌 사람들의 인구가 2050년에 50%가 줄 것이라는 것을 제안한다(Brookmeyer, Gray, & Kawas, 1998).

우리는 아마도 우리의 희망을 미래 연구 발전들의 소산물에 두고 있지만, 사실상 현재 치매를 지닌 사람들과 그들의 가족들은 계속해서 상당한 스트레스와 손실을 경험하고 있다. 진단 받은 개인의 치매의 종류에 근거하여, 인지의 다른 종류와 행동 결핍이 나타났다, 개인은 그들이 하루하루를 살아가며 기능하는 데에 있어 악화를 경험할 것이다. 초기에, 행동과 기능의 어떤 변화는 아마도 그들의 가족, 동료, 친구들, 혹은 개인 그 자신에게 명백하게 다가오지 않을 수도 있다. 그러나 치매의 진행에 따라 개인이 의미 있는 직업에 종사할 수 있는 능력은 감소할 것이고, 결핍은 점점 더 명백해질 것이다. 이전에 수행했던 능력 안에서 점진적인 변화에 맞서는 것은 특히 과제의 중요성 혹은 관련이 있는 단순한 과제, 개인들은 다양한 감정적 그리고 행동적 반응을 보일 것이다. 무능의 느낌, 불만, 그리고 조절의 손실은 특이한 것이 아니다. 이것들은, 차례차례, 그들의 상호작용과 다른 것과의 관계에 영향을 미칠 것이다. 시간이 지날수록, 치매에 걸린 사람들에 대한 관계(예, 스토브에 요리를 할 때 혹은 전자 기구를 사용할 때) 뿐만 아니라, 다른 것들에 대한 관계(예, 드라이브할 때) 그리고 안전함은 점점 걱정되어갈 것이다. 또한, 치매가 진행됨으로써 개인이 필요로 하는 도움, 보조, 혹은 감독의 양은 증가할 것이고, 다른 사람에게 신체적인 관리와 정서적 지지 두 가지 측면에서 모두 다른 사람에게 의존하는 부분이 많아지게 된다. 특히 상태에 대한 통찰력이 결여되어 있을지도 모르는 사람에게 있어서 적응에 대한 필요성은 어떻게 그것을 해내며, 과제를 간소화하며 혹은 의미 있는 과제의 포기하거나 가치 있는 역할이 지니는 중요한 조절 가능한 도전들을 하는가 이다. 특별한 진단 없이 치매 마지막 단계의 개인은 유사한 호소를 하는 경향이 있다, 그들은 더 이상 효과적으로 의사소통할 수 없고, 혼란에 빠지며 가족과 친구들을 더 이상 인식할 수 없다. 하지만 그들이 이러한 마지막 단계에 닿기까지의 과정은 사람마다 서로 다르고 극적일 것이다.

시간이 지날수록 가족구성원(배우자, 어른, 아이 그리고 다른 친척) 그리고 친구들은 무료의 비형식적인 간병인 역할을 할 수 있을 것이다. 게다가, 치료와 보조를 제공하는 대부분의 간병인은 집, 직장 그리고 사회에서 다른 주요한 책임을 지닌다. Ory, Hoffman, Yee, Tennstedt, 그리고 Schulz(1999)은 1,500명의 가족 간병인의 연구에서 치매를 지니지 않은 사람을 간병하는 것보다. 치매를 지닌 사람을 간병할 때의 간병인이 주당 상당한 시간을 쓰는 것을 발견했다. 간병인에게 있어서 이러한 다양한 역할에 균형을 맞추기 위한 노력은 스트레스가 될 수 있고, 서서히 간병인의 건강, 감정, 육체적인, 정서적이고 사회적 안녕에 영향을 미친다(Bookwala, Yee, & Schulz, 2000; Light, Niederehe, & Lebowitz, 1994; Ory et al., 1999; Schulz, O'Brien, Bookwala, & Fleissner, 1995). 대부분의 경우 간병인의 역할은 치매환자를 장기요양기관으로 이동시킬 때조차도 어떤 면에서는 유지될 것이다(Hertzberg, Ekman, & Alexsson, 2001; Keefe & Fancey, 2000). 간병인이 치매를 지닌 사람을 요양원으로 옮길 것을 결정할 때에는, 간병인의 입장에서 다음과 같은 내용들이 대부분의 이유이다.

- 치매가 있는 사람은 더욱 체계적인 치료가 필요하다.
- 간병인의 건강악화
- 치매를 지닌 사람에서의 행동과 관련된 치매의 증거, 특히 규제 불능적 행동과 정신적 증상과 관련이 있는 것(Buhr, Kuchibhatla, & Clipp, 2006)

다양한 사례에서, 간병인은 개인의 현재 그리고 미래의 재정적인 행복에 영향을 미친다. 대다수의 가족 간병인은 간병외의 일하는 시간을 줄이게 되고, 직장으로부터 떠나는 시간이 많아지거나 혹은 간병인으로써의 책임을 완벽히 수행하기 위해 일로부터의 압박을 포기하게 된다. 그렇기 때문에 가족을 돌보는 데 있어서의 잠재적인 수입의 손실은 경제적으로 상당히 무겁게 남게 된다. 비록 대부분의 치매환자들이 그들이 진단받은 시점에서 은퇴를 하게 되지만, 이것은 항상 같지 않다. 특히 치매를 지닌 젊은 사람에 있어서, 그들의 수입이 또한 주요한 문제가 되기 때문이다. 간병인이 집에서 돌보는 것이 불가능하다면, 치매를 지닌 사람은 요양원(nursing home) 같은 관리 하에 재배치될 것이다. 비록 이러한 움직임이 간병인의 육체적 그리고 정신적 스트레스를 감소시킬지라도, 지불해야 할 경제적인 대가 혹은 가격적으로 제도화된 관리를 장려하는 것이 강조된다. 치매의 사회비용은 어떤 분석에 적용될 수 있는 다양한 견해 때문에 측정하기가 어렵다(제도화된 요양원에 대한 정부의 직접적인 경제적 개입과 상응하는 간병인의 직장에서의 능률을 감소시키는 것을 포함하는 간접적인 사회비용). 어떠한 견해를 취하지 않거나 치매의 종류를 고려하지 않는다면 상당한 비용이 들 것이다(Hux et al., 1998; Leon, Cheng, & Neumann, 1998; Ostbye & Cross, 1994; Rockwood, Brown, & Fisk, 2003).

치매의 일반적인 종류 (Common Types of Dementia)

알츠하이머병(Alzheimer's Disease)

알츠하이머는 진행성치매 중 가장 많으며, *DSM-4-TR*이라는 진단기준을 사용함으로써(APA, 2000), 알츠하이머는 기억장애의 특징(삽화적인 그리고 최근의)이 발생하여 서서히 입증될 때 그리고 적어도 하나 이상의 다른 인지영역의 결손시에 진단된다(예를 들면, 언어상실증(aphasia), 인식불증증(agnosia), 행위상실증 (apraxia), 혹은 고위기관의 비기능]. 국립신경연구소와 의사소통 질환, 뇌졸중, 그리고 알츠하이머 그리고 근로자 그룹과 관련 있는 질병(NINCDS-ADRDA) (McKhann et al., 1984)에서의 연구기준과는 대조적으로 치매에 대해서 규정하고, 개인들은 세 가지 혹은 그 이상의 다음의 인지의 영역이 입증되어야 한다;

- 기억
- 언어
- 지각(특히 공간시각에 관한)
- 방식
- 계산
- 개념 혹은 의미의 지식
- 고위기관 기능
- 성격 혹은 사회적 행동
- 정서적 의식 혹은 표현

기억 장애는 NINCDS-ADRDA 기준에 기초하는 치매 진단의 "요구"가 아니다. 또한 NINCDS-ADRDA 기준은 "가능성이 있는 알츠하이머"로부터 "임상적으로 가능성 있는" 알츠하이머를 구별한다. 임상적으로 가능성 있는 알츠하이머의 진단은 어떤 지각의 두 영역 안에서의 장애의 증거가 있어야 한다(기억, 언어, 공간시각 혹은 구조에 관한 지각, 계산, 방식, 그리고 고위기관의 기능); 개인의 모든 생활에 영향을 미치기에 충분한 인지결손이 있어야 하고, 섬망의 어떠한 증거도 없어야 하며, 다른 치매질환의 어떠한 증거도 없어야 한다. 일시적인 개요가 전형적일 때, 전신과 뇌의 질환이 있을 때 이것은 치매의 원인으로 생각되어지지 않거나 오직 한 인지 구역에 진행성의 결손이 있을 때 "가능성이 있는 알츠하이머"의 진단이 사용된다. 이러한 기준은 임상적 진단에 목표를 둘 뿐만 아니라 알츠하이머를 연구하는 학자들이 그들의 연구그룹에 대해 더욱 명확하고 적절히 감별하기 위하여 발전해왔다. NINCDS-ADRDA 기준(McKhann et al., 1984)이 쓰일 때 중요한 것은, 기능 장애는 증상을 나타내는 주요한 것이 될 수 없다는 것이다. 대신에 알츠하이머는 언어, 시각 지각, 혹은 구조적인 능력, 계산, 방식, 그리고 더욱 중요한 고위기능에 장애가 있을 때 진단될 것이다.

알츠하이머의 진단이 부검에 의해서만 수립될 수 있다고 믿는 것이 일반적이지만, 알츠하이머에 대한 딱맞는 병리적인 기준은 없다. 대신에, 다양한 병리적인 기준이 존재한다. 그럼에도 불구하고, 대부분의 경우 알츠하이머의 진단은 국립노화연구소와 알츠하이머의 신경병리학적 평가에 대한 Reagan Institute Working Group (1997)에 의해 발전해온 지침을 사용함으로써 부검 시 확인할 수 있었다. 알츠하이머의 병리적인 진단에 대한 두 가지 주요한 기준은 (1) 알츠하이머에 대한 등록을 하는 협력단(CERAD)에서 사용하는 신경섬유얽힘의 수와 특히, 대뇌피질에서의 신경반(neuritic plaques)의 수를 의미하는 신경반 점수 "빈번함(frequent)"이 개인의 나이에 주어진 기대보다 큰 경우에(Khacaturian, 1985; Mirra et al., 1991; Newell, Human, Growdon, & Hedley-Whyte, 1999), (2) Braak의 증거 그리고 Braak(1991) 단계 5 혹은 6의 변화(확장된 신경섬유 얽힘의 증거, 그리고 해마 형성에 있어 모든 영역에서의 신경망 줄기)를 포함한다. 이러한 신경병리적 표시의 사용에 있어 약간의 합의에도 불구하고 아밀로이드 반(plaques) 혹은 신경섬유얽힘 혹은 다른 것들의 결과, 더욱 기초적인 과정이 알츠하이머의 원인인지 아닌지에 대한 논쟁이 있다. 신경전달물질의 결핍은 콜린성 체계와 콜린효능성 그리고 세로토닌 작동성에서 주요한 요소이고, 이것들은 또한 알츠하이머의 증거이다.

알츠하이머의 원인은 알려지지 않았다. 알츠하이머에 위험한 요소들은 노화, 성에 관련한 진단에 대한 상이한 비율(여자)(Fratiglioni et al., 1997; Heyman, Peterson, Fillenbaum, & Pieper, 1996), 민족성(아프리카인, 미국인)(Heyman et al., 1991) 그리고 양성의 가족력(Amaducci, Falcini, & Lippi, 1992; Graves et al., 1990; Mendez et al., 1992)이다. 의식의 손실이 있는 심각한 머리 손상은 알츠하이머의 차후 진단의 위험을 증가시킨다는 것이 발견되어져왔다(Guo et al., 2000; Lye & Shores, 2000; Plassman et al., 2000). 유전적인 요소(21세 염색체, presenilin 1이 염색체 14에 위치하는 것, presenilin 2가 염색체 1에 위치하는 것, 아밀로이드 전구물질 단백질[APP]이 염색체 21에 위치하는 것, 그리고 아포지방단백의 E4 대립형질이 염색체 19에 있는 것)는 알츠하이머의 진행에 기여한다는 것이 발견되었다(Brugge, Nichols & Salmon, 1994; Dal Forno et al., 2002; Goldstein et al., 2001; Heyman et al, 1996; Kennedy et al., 1995; Levy-Lahad, Lahad, Wijsman, Bird, & Sche-llenberg, 1995; van Duijn et al., 1994) 수축성 고혈압의 치료, 아스피린(ASA)의 처방 그리고 스타진 약물, 물고기 섭취, 오메가 3 지방산의 섭취 그리고 적당한 와인의 섭취가 알츠하이머를 잠재적으로 치료케 해준다는 어떠한 강력한 증거도 발견되지 않았다. 최근, 광범위한 무선 대조연구에서는 에스트로겐만의 사용이나 폐경 전후의 프로게스틴을 함께 사용한 여성에서 알츠하이머로 진단 받을 위험이 증가한다는 것을 밝혀냈다(Shumaker et al., 2004).

혈관성치매 (Vascular Dementia)

*혈관성치매(vascular dementia; VaD)*는 비록 임상적 사례 기준은 일반적으로 알츠하이머와 같을지라도 대뇌혈관 손상의 결과로 인한 치매증상이다. 몇 개의 다양한 협의 기준은 혈관성치매 진단에 사용되어왔지만, 모든 혈관성치매 환자들이 높은 특이성의 비용에 대한 낮은 민감성에 의해 고통받는다(그들은 혈관성치매의 모든 사례를 발견할 수 없다). 이 협의 기준은 다음을 포함한다.

- 국립신경질환학회와 국립뇌졸중학회 그리고 신경과학연구와 교육협회(NINDS-AIREN) 기준(Roman et al., 1993)
- Hachinski 허혈 점수(HIS)(Hachinski et al., 1975)
- *DSM-4*로 발견된 것들
- 알츠하이머 진단 그리고 치료센터 기준 (ADDTC; Chiu, Victoroff, Margolin, Jagust, Shankle, & Katzman, 1992)
- 질환의 국제분류, 10번째 개정(ICD-10; World health Organization, 1989)
- *DSM-IV-TR* 기준(APA, 2000)

대부분의 사례에서 그들이 기초하는 하부구조로서의 알츠하이머의 사용으로부터 나온 대부분의 사례 정의는 일반적으로 한 가지 문제가 있다(Bowler, 2000). 예를 들면, 혈관성치매에 대한 *DSM-4-TR* 기준(APA, 2000)들은 일시적으로 대뇌혈관사고와 관련된 추가의 증거를 지니는 알츠하이머에 대한 진단적 기준과 같을 것이다. 알츠하이머와 혈관성치매는 각기 다른 임상적 현상(Erkinjuntii et al., 2000; McKhann et al., 1984), 다른 병리학적인 기초(Braak & Braak, 1991; Munoz, 2003), 그리고 다른 위험요소의 측면(Klages, Fisk, & Rockwood, 2005)과 같이 서로 다른 질환을 지닌다는 증거가 있지만, 한 사람이 알츠하이머와 혈관성치매를 동시에 지닐 수 있다는 사례가 있으며, 또는 일반적으로 "혼합된" 치매로 언급되는 것이기도 하다(Rockwood et al., 2000).

더욱 최근에는, 치매의 원인이 될 때의 대뇌혈관질환에 대한 우리의 이해는 개념의 변화를 겪어왔다. 특히 이것은 혈관 변화에 기여할 수 있고, 가장 자주 발생하는 불충분한 대뇌혈관 때문에 나타나는 인지 변화에 대한 진단을 반영하는 것으로써의 혈관인지장애(VCI)의 개념 출현의 의미를 지닌다. 하지만 혈관인지장애가 점점 진행되고 혈관성치매를 초래할지라도, 그것은 치매의 진단적 기준을 만족시키지 못한다. 찾아내어지고 그리고 치료가 되는 원인들이 밑바탕에 있다면, 혈관성치매는 아마 예방될 것이다. 이러한 것은 한 구성으로써 혈관인지장애의 중요성을 강화하고 때문에, 경미한 인지장애와 알츠하이머를 지녔을 때 혈관인지장애를 인지하는 것은 아마 초기 진단과 치매로 발전하는 인지장애의 진행을 피하기 위한 중재법을 허락할 수도 있다.

혈관인지장애와 혈관성치매는 뇌경색이 위치해 있는 곳에 단일 전략적으로 발생할 수 있다. 크거나 작은, 혹은 거대한 별개의 누적되는 영향이 될 수도 있고, 더 작아지거나, 그리고 겉질하부 부위에 자주, 혈관성치매의 아류형에 대한 사례는 겉질하 허혈성 혈관치매라고 언급된다(SIVD)(Erkinjuntti et al., 2000). 혈관 변화와 변화의 심각성이 인지장애 원인에 필요한지에 대해서는 많은 논쟁이 있지만, 백질과 골소강 경색(Chui, 2001) 같은 특별한 변화 그리고 해마경화 때문에 가능한 해마형성 위축(Vinters et al., 2000)과 같은 것은 대뇌혈관질환이 치매로 될 수 있다는 것을 나타낸다.

인지결손의 패턴과 인지 감소의 자연적인 과정은 혈관인지장애의 하부구조에 따라 다양할 것이고, 수, 크기, 그리고 경색의 위치를 반영할 것이다. 하지만 혈관인지장애와 혈관성치매 두 가지에 대한 인지장애를 검증하는 것은 실행기능장애 증상이다(Desmond et al., 1999). 이것은 개인들이 입증하는 집중, 일할 때 기억력, 계획, 추상적 개념, 기억보다는 정신적 처리 과정의 속도와 같은 특별한 장애를 의미한다(Dermond et al., 1999; Wolfe, Linn, Babikian, Knoefel, & Albert, 1990). 결과적으로 혈관성치매를 지닌 개인은 알츠하이머를 지닌 개인보다 고집을 부리는 행동을 한다는 것이 입증되었다(Lamar et al., 1997). 그리고 신경정신학적 검사에서 언어 구사에 어려움이 있다(Desmond et al., 1999).

혈관성치매는 모든 치매의 10~30%이다(Canadian Study of Health and Aging Working Group[CSHA], 1994a; Fratiglioni et al., 2000; Traykov et al., 1999). 유행병학의 연구는 노화, 남자, 뇌졸중의 병력, 고혈압 같은 다른 혈관질환 위험요소를 포함하는 혈관성치매에 대한 위험요소의 다양성을 제안한다(Gorelick, 1997; Hébert & Brayne, 1995; Klages et al., 2005; Kokmen, Whisnant, O'Fallon, Chu, & Beard, 1996; Nyenhuis & Gorelick, 1998; Rockwood, Ebly, Hachinski, & Hogan, 1997, Skoog, 1998).

레비소체 치매
(Dementia with Lewy Bodies)

레비소체 치매(DBL)는 뇌의 레비소체의 존재 때문에 명명되어졌다. 신경사상체를 아우르는 포함 세포체는 손상 받은 신경세포체를 함유하고 있고, 이것의 병리적인 특징이다(Drach, Steinmetz, Wach, & Bohl, 1997). 레비소체 치매를 진단 받은 사람들은 전형적으로 병적 아밀로이드와 알츠하이머를 진단 받은 사람들과 유사한 노인성 반을 가지고 있다. 레비소체 치매는 핵심적 특징인 신경퇴행적 치매를 보이는데 (a) 파킨슨병-(경축과 운동완서로 특정되어지는 가쪽 피라미드 움직임 질병)과 (b) 특별히 주의력에 결핍을 보이는 인지적 혼동, (c) 그리고 반복되며, 잘 형성된, 상세한 시각적 환영을 포함한다(McKeith et al., 2005). 비록 레비소체치매의 초기에는 명확하고 계속되는 기억장애가 필수적인 증거가 될 수 없지만, 전형적으로 병이 진행됨에 따라 그것은 점점 명백해진다. 집중력, 시공간에 관한 능력, 실행능력에 대한 검사의 결핍은 아마 더 확실해질 것이다. 거기에 반복되는 쓰러짐, 비시각적 환영, 망상, 일시적인 의식상실, 신경이완제에 대한 과민성과 같은 증상이 더 있다면 병적 진단은 더 늘어날 것이다.

레비소체 치매를 앓고 있는 환자의 수는 확실히 알려져 있지는 않지만, 알츠하이머나 혈관성 치매 다음 2, 3번째로 주요한 치매로 되고 있고 14~20% 정도로 추정된다(Drach et al., 1997; McKeith, O'Brien, & Ballard, 1999). 레비소체 치매를 진단 받는 것은 남자의 경우가 여자보다 2배 많고, 65세가 넘을 경우에 진단 받는 경우가 많다(Barber, Panikkar, & McKeith, 2001).

이마관자 치매(Frontotemporal Dementia)

이마관자 치매(FTD)는 이마엽 치매의 이형유전적 그룹의 부분이며 나아가 초기 진행성 언어상실증(progressive aphasia), 문의 언어상실증(semantic aphasia), 운동신경질환을 가진 이마치매와 같은 더 많은 중심의 상태를 포함한다. 이마관자치매는 알츠하이머와 레비소체 치매 다음으로 가장 일반적인 신경퇴행적인 치매 증후군이다. 비록 병이 발현되는 시기는 매우 다양하지만 평균 시작되는 나이는 51세에서 63세 사이의 57세 정도이다(Pasquire & Delacourte, 1998). 이마관자치매는 전형적으로 모르는 사이에 진행되며 천천히 진행된다. 점진적이고 확실한 성격의 변화, 행동적 장애, 사회적 자각의식의 변화들은 이마관자 치매에서 초기에, 아주 명백한 증상들로 나타난다(Kertesz, Davidson, & Fox, 1997; Neary et al., 1998). 이마관자치매를 진단 받은 사람들은 사회적 접촉의 결핍, 적절한 태도를 보이지 못하고 사람들과의 공간에서 폭력적인 성향을 보이거나 부적절하게 사람들을 대할 수도 있다. 정적인 솔직함 또한 이마관자치매의 초기 증상으로 볼 수 있다. 그것은 개인이 동정, 연민, 감정, 다른 사람을 지각하는 능력의 부족을 나타내는데 영향을 준다. 그래서 그들은 기쁨, 슬픔, 두려움, 공포 등의 기본적인 정들은 표현하지 못하여 다른 사람들에게 무관심하거나 천박하다고 여겨진다. 그들은 비활동적이며 무관심하고 독창성, 자발성, 관심이 결여되어있다(예를 들면, 더 이상 씻을 수 없고, 적절히 옷 입거나 몸단장을 할 수 없다). 그리고 개인적 청결을 유지하는 관심이 없거나 무시하는 것도 이마관자치매의 특징이다. 대조적으로 그들 중 일부는 억제 못하는 신호를 보일 수도 있고, 그들 자신의 행동을 조절하는 능력이 없다는 것을 보일 수도 있다. 이것은 과식(hyper-oral)이나 또는 먹는 행동의 변화, 성적 충동을 억제하지 못하는 것, 언어, 육체적 행동의 불억제, 명백한 성적요소, 강제적이고, 고정관념 적이고, 반복적인 행동으로 명백해질 수 있다. 대조적으로 말하기나 언어적 장애를 다른 특징으로 갖고 있다.

불실행적 특징을 갖고 있는 이마관자치매 환자는 종종 통찰력이 없고 추상적인 생각, 계획세우기, 문제해결 능력이 떨어지는 것을 경험한다(Kertesz et al., 1997; Neary et al., 1998). 비록 그들의 기억력이 많이 떨어진다 해도 그것은 그들이 배우고 재시도하는 활동적인 전략을 비효율적이거나 일시적으로 사용하는 것을 나타내기 때문에 알츠하이머를 갖고 있는 사람보다 인지하거나 기억하는데 조금 나은 경향을 보인다(Glosser, Gallo, Clark, & Grossman, 2002; Nestor, Graham, Bozeat, Simons, & Hodges, 2002; Pasquier, Grymonprez, Lebert, & Van der Linden, 2001).

치매가 동반된 파킨슨병
(Parkinson's Disease with Dementia)

비록 파킨슨병(PD)은 전형적으로 움직임에 대한 장애로 여겨지지만 상당수가 치매가 동반된 파킨슨병으로 발전한다. 치매가 동반된 파킨슨병으로의 발전은 아주 느리고 모르게 진행되지만 그것이 만약 나타난다면 보통 파킨슨병을 진단 받은 후 10년쯤 후에 명백하게 나타난다(Mendez & Cummings, 2003). 이것은 중요한 운동질환의 발생에 앞서 전형적으로 인지장애가 선행하는 레비소체 치매와는 대조적이다.

증상이 나타나는 것에 있어서의 시간순서보다 다른, 시간의 어떤 정해진 지점에서 파킨슨성치매와 레비소체 치매를 구별지을 수 있는 임상적인 특징은 없다(Noe et al., 2004). 양쪽다 겉질-겉질하 회로의 붕괴를 반영하는 인지결합의 패턴이 존재한다(Darvesh & Freedman, 1996). 파킨슨성 치매에 있어서 인지 변화는 정신 운동의 수행에 있어서 느린 수행능력을 보이고, 집중을 요하는 과제에 문제를 보이고, 행동을 시작하기가 어렵다(Peavy et al., 2001; Sawamoto, Honda, Hanakawa, Fukuyama, & Shibasaki, 2002). 다른 변화들은 과제에 대해 상기하는 것의 지체, 의미론적인 지식, 말하기와 언어구사력, 이마-실행기능, 시공간적인 기능에 대한 악화를 포함한다(Freeman et al., 2000; Portin, Laatu, Revonsuo, & Rinne, 2000; Zakzanis & Freeman, 1999). 파킨슨성치매를 지닌 사람은 기억의 특별한 면에 있어서의 문제들을 발전시킨다(단기기억, 노력이 필요한 기억, 부수적인 배움, 정보의 회수, 배웠던 정보의 일시적인 명령, 그리고 절차의 기억) (Ivory, Knight, Longmore, & Caradoc-Davies, 1999; Kuzis et al., 1999). 실행 기능의 변화 또한 명백하다. 이러한 것은 계획하는 것, 이동하는 것, 개시에 반응하는 것, 기억에 대한 회수의 조직에 대한 결핍들을 포함한다; 추상적 개념, 개념 형성, 인지 유연성, 범주화의 정확성, 문제 해결에 대한 성공적인 접근; 그리고 정보처리과정의 감소된 비율 그리고 자발적으로 행동을 개시하는 것 등에 악화가 있고 어려움을 지니고 있다. 시공간적 능력과 시각통합 또한 장애요소가 되고, 말하기 또한 영향을 받는다.

치매 진단하기 (Diagnosing Dementia)

치매는 "진단적 도전"(Mendez & Cummings, 2003, p. 6)과 "어렵고 시간소요적인" 과정(Rockwood & MacKnight, 2001, p, 9)으로써 서술되어져왔다. 그것은 주의 깊은 임상적 검사와 병력을 지니는 것이 대부분의 일반적 종류의 치매를 진단하기에 충분하다는 것을 말해준다.

알츠하이머는 치매의 가장 일반적인 종류이기 때문에, 환자는 주치의에게 기억에 관한 걱정에 대한 상담을 가장 많이 받는다. 그렇기 때문에 진단과정의 첫 발은 개인이 자신의 기억 장애를 사실상 불평하는 것을 결정하는 것이다(Rockwood & MacKnight, 2001). 어떤 건강 전문가는 치매 진단을 수립하는 것을 시도했는데, 이것에는 가족 내과의를 포함했고 개인의 교육과 직업력 그리고 의학적 병력 그리고 현재 증상에의 검토를 포함하는 환자의 병력을 주의 깊게 취해야 함을 포함한다. 따르는 연구들은 개인의 주관적인 불평들이 객관적인 평가 혹은 가족구성원의 보고, 우울 혹은 원인이 되는 것보다 더욱 큰 걱정에 의해 확인되지 못한다는 것을 보여준다(Joum et al., 1997). 노력들은 다른 잠재적인 요소에 기여하는 우울과 걱정 그리고 망상(Lipowski, 1989) 혹은 약물로 유발된 문제들이 가능한 불평의 원인에서 배제될 수 있기 때문에 존재하는 불평들의 중요한 특징을 명확히 해야 한다. 하지만 우울 증상을 인식하는 것과 치매는 병리생리학과 함께 쓰여져 왔고, 경증의 치매에서 우울증은 일반적이라는 것을 인식하는 것은 중요하다(Visser, Verhey, Ponds, Kester, & Jolles, 2000). 초기 단계에서 알츠하이머와 혈관인지장애는 서로 떨어뜨리거나 정상적인 노화에서 발생할 수 있는 변화로부터 분리하기가 어렵다. 하지만 기억 불평은 항상 치매의 처음을 나타내지는 않는다는 것을 기억하는 것은 중요하다.

한 번 기억 장애의 존재가 인정되면, 다음 단계는 어느 종류의 기억 장애가 존재하는 지를 결정하는 것이다. 그러나 기억은 획일화되지 않은 구조이다. 두 가지의 주요 차이는 **단기기억(short-term), 즉시 기억(immediate memory)** 그리고 **장기기억(long-term) 혹은 지체된 기억(delayed memory)** 사이에서 만들어진다. 단기기억 또는 즉시 기억은 어떤 이가 마음에 짧은 기간 동안 생각을 지니고 있는 과정이다(30초에서 몇 분까지). 자주 활동적인 예행연습을 통하여, 이러한 활동적인 예행연습은 일 기억에 또한 포함되고, 어떤 이가 짧은 시간 동안 정보를 지니고 있는 과정, 어떤 방법으로 그것을 조종하고, 대답에 반응한다. 반대로 장기 혹은 지체된 기억은 **서술적 기억 [declarative(explicit) memory]**(즉, 분명한 기억은 의식의 노력과 기억하고 있는 사실에 대한 것을 생각하는 것을 요구한다) 그리고 **절차 기억 [procedural(nondeclarative) memory]** (예, 의식적인 생각 없이 관찰과 행동에 의해 얻어진 기술과 지식에 있어서 내포된 기억)을 포함한다. **서술적(declarative)** 또는 **분명한 기억(explicit memory)**은 의미적인 개념과 단편적인 기억으로 나뉜다. **의미적인 기억(semantic memory)**은 사실의 기억 혹은 정보의 기억에 포함되고, 반면에 **단편적 기억(episode memory)**은 우리 과거의 자서전의 기억에 포함이 된다(Lezak, Howieson, & Loring, 2004). 일반적으로 서술적인 단편적 기억의 성공적인 사용은 정보를 취하게 해주고, 그것을 부호화해주며, 후에 그것을 회수하게 해주며, 반응을 표현하게 해주는 것을 포함시킨다. 이러한 것들에 어떤 어려움이 있다면 이것은 기억장애를 초래할 것이다.

하지만, 기억을 평가하는 데에 있어서 무엇을, 어떻게, 현재 지니고 있는 다른 인지장애, 어떻게 이러한 장애들이 사람의 일상에 영향을 미치는가, 그리고 어떤 명백한 행동적인 문제 등에 대한 결정을 하는 것이 필수적이다. 이 단계의 목적은 알츠하이머의 진단이 확인될 수 있다는 것과 혹은 다른 진단이 내려질 수 있다는 것을 결정하는 것이다. 기준화된 질문과 과제를 통하여 사람의 인지능력을 직접적으로 평가하는 것에 대해 고안된 신경정신적 평가뿐만 아니라 신경영상적 연구, 이 둘은 구별되는 진단을 수립하기 위해 도움을 주는 의미 있는 정보를 제공할 수 있다(Hentschel, Kreis, Damian, Krumm, & Frölich, 2005). 병리적인 과정의 근원을 간주하지 않은, 정확한 그리고 초기 진단은 개인들에게 있어서 약물치료의 접근이 가능하게 해주며 아마도 더 높은 단계의 인지 기능을 연장시킬 것이고, 아마도 삶의 질을 유지시킬 것이다.

병기(Staging)

치매진행에 대한 이해는 크게 알츠하이머의 자연적인 병력에 기초를 둔다(예, 치유될 수 없는 알츠하이머병). 치료되지 않은 채로 남겨지는, 알츠하이머를 지닌 대부분의 사람들은 전조증상 단계, 인지 혹은 정서에 어떤 변화가 있는 초기 증상단계, 경한 증상단계, 중간의 그리고 심한 단계 등과 같이 병의 진행의 특정 단계를 통하여 이동한다(APA, 2000; Auer & Reisberg, 1997; Cohen-Mansfield et al., 1996; Reisberg, 1988). 이러한 단계화된 진행은 몇 개의 종적인 연구에서 입증되었으며(Carswell & Eastwood, 1993; Galasko et al., 1995; Green, Mohs, Schmeidler, Aryan, & Davis, 1993; Sclan & Reisberg, 1992; Stern, Hesdorffer, Sano, & Mayeux, 1990), 뿐만 아니라 단면적인 연구들에서도 입증되어왔다(Baum, Edwards, Morrow-Howell, 1993; Gelinas, Gauthier, McIntyre, & Gautier, 1999). 이러한 단계들이 일반적으로 개인의 직업과 사회적 기능의 변화를 반영한다는 것을 인식하는 것은 중요하다. 이처럼 병기는 중재전략을 발전시킬 때 사실적인 예상을 명확하게 하는 전후사정을 제공할 수 있다. 하지만 질병의 진행은 획일적이지 않다는 것을 인식하는 것이 중요하며, 감소율은 아마도 개인 사이에서 다양하다는 것을 인식하는 것 또한 중요하다. 증상의 발생으로부터의 지속시간에서 죽음에 이르기까지 보통 8년에서 10년이 걸림에도 불구하고, 어떤 개인들은 20년 그리고 그 이상이 걸리는 느린 악화를 경험할 수도 있지만, 또 다른 사람들은 1년 안의 빠른 진행을 경험할지도 모른다(Hébert et al., 1995; Mann, Mohr, Gearing, & Chase, 1992).

Reisberg(1988)은 7단계로 이루어진 기능평가 병기점수(Functional Assessment Staging Scale: FAST)에서 알츠하이머를 지닌 사람들에 의해 명확하게 경험된 패턴을 설명하였다. 이 단계들은 인지 그리고 세계적인 악화스케일(Global Deteriorotation Scale: GDS)에 있어 Reisberg와 그의 동료들(1988)에 의해 설명된 세계적인 악화와 인지의 7단계에 상응한다.

단계 1

1단계는 정상 성인의 기능에서 어떠한 감소도 보이지 않는다.

단계 2

정상성인의 나이에서, 그들은 언어를 찾거나 객관적인 위치를 회상하는 데에 있어서 어떠한 주관적인 결함을 경험하기 시작한다.

단계 3

3단계는 막 시작된 알츠하이머이다. 개인은 요구되는 일에 관한 것에 대하여 필기가 어려워지고, 약속을 잊어버리며 아마도 낯선 환경에서 그들의 길을 어렵게 찾는 다는 것을 경험할 것이다. 초기 단계의 치매에서, 개인들은 전형적으로 그들의 집중력과 새로운 정보를 유지하기가 힘들다는 것을 경험하고, 때때로 혼란과 방향감각을 잃는 것을 경험할 것이다. 그들은 아마 오해하는 것에 대해 다른 사람을 탓함으로써 경험하는 것에 대한 어떤 어려움을 숨기고 감추는 데 큰 노력을 할 것이다; 이미 말했던 반복적인 것들; 그리고 잊어버린 일들, 약속 혹은 사소한 마감시간을 잊어버린 것에 대해서 묵살하는 것. 누군가가 그들의 대화를 주의 깊게 듣는다면, 알츠하이머를 지닌 사람들이 자주 세밀한 것과 정보의 내용물을 잊어버림으로써 제공되는 상황의 설명 혹은 사건들이 명백해질 것이고, 단어를 찾음에 있어서도 어려움이 있다는 것을 명백히 알 수 있을 것이다. 치매를 지닌 사람은 개인의 이름을 기억할 수 없고, 아마도 그 사람을 "그녀" 혹은 "그"라고 언급할 것이다. 이와 유사하게, 물체는 아마도 "그것" 혹은 "뭐라던가"라는 것으로 언급하기도 한다. 다른 사람은 아마 질문적인 판단에 의해 그들의 결정을 반영하는 것을 고려할지도 모른다. 하지만 이러한 어려움에도 불구하고, 대부분의 초기단계의 알츠하이머를 지닌 사람은 여전히 그들의 일상생활에 대한 활동을 할 수 있다. 그렇기 때문에 그들은 그들 자신을 돌볼 수 있다; 독립적으로 도구를 이용한 쇼핑, 식사 준비, 집 청소, 그리고 일하는 것, 비록 그들이 노력을 더 많이 해야 하고 효율성과 정확성이 떨어질지라도 지속적으로 수행하는 직업과 관련된 과제들과 같은 일상생활의 수행이 가능하다(그림 9-1).

단계 4

4단계에 이를 즘엔, 그들은 더욱 복잡한 의사소통과 재정적인 것에 대한 취급 그리고, 쇼핑과 같은 가정적인 과제를 반영하는 수행 영역에 있어서 도움이 필요할 것이다. 성향과 기억에서의 장

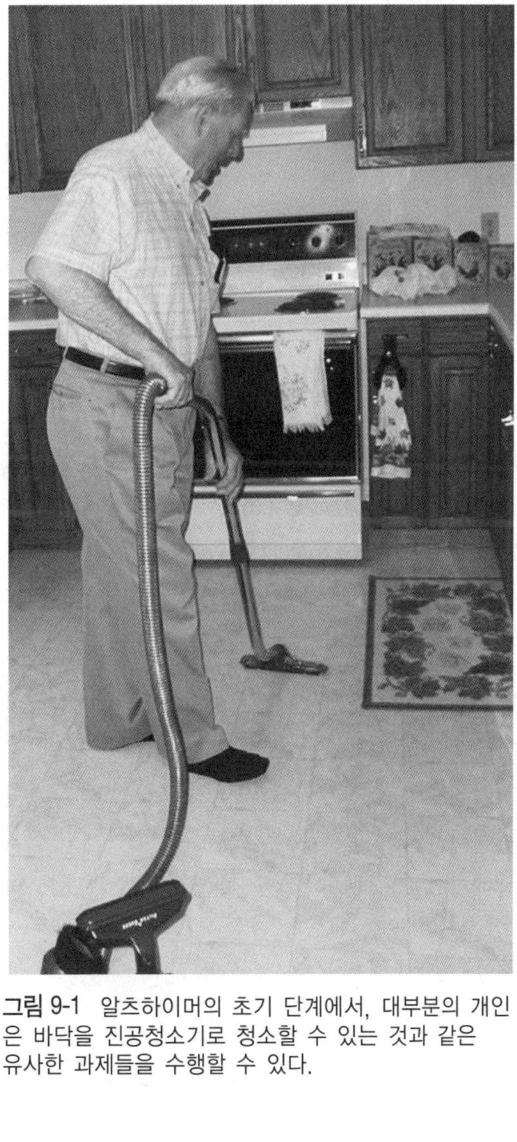

그림 9-1 알츠하이머의 초기 단계에서, 대부분의 개인은 바닥을 진공청소기로 청소할 수 있는 것과 같은 유사한 과제들을 수행할 수 있다.

애는 더욱 두드러진다. 영향받은 개인은 자주 계속해서 같은 얘기를 반복하고 다른 사람들에게 같은 질문을 반복적으로 묻는다. 다른 사람과의 대화에 있어서, 그들이 한 주제에 머무르는 것을 어려워한다는 것을 알 수 있다. 이해하는 데 어려움이 있는 상태에서의 언어구사의 어려움 그리고 단어를 찾는 데에 어려움이 있는 것은 더욱 명백해진다. 과제는 덜 효과적일 뿐 아니라 더 많은 노력을 들여서 수행하게 된다.

단계 5

5단계는(중간의 알츠하이머), 개인이 더 이상 혼자서 안전하게 살 수 없다. 비록 여전히 옷 입기가 가능할지라도, 그들의 옷 선택은 절충될 것이다. 게다가 간단히 숙련된 일도 불리하게 영향을 받을 것이다.

알츠하이머병의 초기 단계에서는 개인의 운동능력은 영향을 받지 않지만, 점점 후기 단계로 가면서 긴장 정도, 반응 시간, 이동 시간 그리고 걸음의 변화는 명백해질 것이다(Franssen, Kluger, Torossian, & Reisberg, 1993; Förstl et al., 1992; Funkenstein et al., 1993; Gordon & Carson, 1990; Kishka, Mandir, Ghika & Growdon, 1993; Mahurin & Pirozzolo, 1993).

단계 6

6단계는(중간정도로 심한 알츠하이머), 개인들은 일상생활에서의 가장 기초적인 것, 예를 들면, 옷 입기, 먹기, 화장실가기(씻는 것)와 같은 수행에 있어서조차도 도움을 필요로 한다. 6단계의 마지막에 소변과 대변이 조금씩 흘러나오는 실금이 시작된다.

단계 7

단계 7(심한 치매를 지닌 사람)은 일반적으로 앞뒤가 안 맞는 말을 하는 것으로 입증한다; 시간과 장소 그리고 사람에 대한 혼미; 가까운 친척을 인식할 수 없고; 요실금이 발생하며; 그리고 기초적인 개인의 생활에 있어 다른 사람에게 완전히 의존적으로 된다. 치매가 알츠하이머, 혈관성치매, 레비소체치매, 혹은 파킨슨성치매 중 어떤 것인지를 간주하지 않는다면, 후기 단계의 환자는 옷입기와, 씻기 그리고 먹기와 같은 자신을 돌보는 일에 있어서 도움이 필요할 것이다.

이것은 알츠하이머 치매가 아닌 다른 종류의 것이 진행 혹은 존재할 경우에 기억해야 하는 중요한 것이다. 예를 들면, 어떤 연구들은 혈관성치매에서의 기능 감소 비율이 알츠하이머를 지닌 사람보다 느리다는 것을 제안했다(Black et al., 2003; Nyenhuis, Gorelck, Freels, & Garron, 2002; Wilkinson et al., 2003). 비록 Rockwood, Wallack, 그리고 Tallis(2003)가 초기 VCI의 높은 비용은 VCI를 지닌 개인에 있어서 상당한 기능적 장애 그리고 관련이 있는 경한 인지장애를 반영한다는 것을 제안했다. 이러한 시간의 지점에서, 알츠하이머가 아닌 치매에서의 기능적인 패턴 그리고 비율을 이해하는 것은 제한된 채로 남아 있다.

그렇기 때문에 우리는 여전히 치매의 다른 종류를 가로지르는 기능적 변화의 패턴(그리고 수행패턴에서의 변화)에 관하여 많이 배워야 한다. 치매를 이해하는 배경은 약물치료가 보다 넓게 적용되고 있는 현재 극적으로 변화하고 있지만, 현재 치매에 대한 약물치료는 증상에 따르고 병의 진행에 역행하지 않는다. 대신에, 만약 효과적이면, 그들은 쉽게 인지패턴을 변화시키고, 동작 그리고 기능결합은 알츠하이머의 “새로운 치료단계”로 이끈다(Rockwood et al., 2003).

직업적 그리고 사회적 기능을 평가하고 정의하기(Defining and Measuring the Impact on Occupational and Social Functioning)

초기에 적었듯이. 치매에 대한 APA(2000)의 진단적 기준은 그 혹은 그녀의 인지 능력의 변화에 기여할 수 있는 직업적 혹은 사회적 기능에서의 감소에 대한 개인적인 입증을 요구한다. 하지만 우리의 능력은 분명하게 직업적, 그리고 사회적인 기능을 분명하게 정의하고, 어떻게 이러한 구조들이 운용될 수 있고, 임상, 연구에 있어서 제한되어왔던 측정이 될 수 있는지에 대하여 분명히 할 수 있다.

크게 확장하여, 직업적 그리고 사회적인 기능은 일상생활의 독립적인 수행으로써 단순하게 운용되어왔다. 이러한 개념은 같은 것이 되었다. 이러한 직업적 그리고 사회적 기능의 개념화는 값비싼 제도적인 사회의 관점에 의하여 강화되어왔고, 전문적인 치료에 대한 지불은 가능한 한 피해야 한다. 그렇기 때문에, 노력은 간병인의 요구(간병인의 무거운 짐으로 언급되기도 하는)를 감소시켜왔다. 간병인의 무거운 짐은 치매를 지닌 사람이 도구를 이용한 일상생활활동(IADL, 전화기 사용, 식사준비, 청소, 돈 관리, 쇼핑)과 일상생활에서의 개인적인 활동(PADL, 먹기, 옷 입기, 화장실에서의 기능수행, 씻기)을 위해 더 높은 단계의 도움을 필요로 할 때 증가된다. 그렇기 때문에, 치료는 직접적으로 IADL과 PADL의 독립적인 수행으로 더욱 직접적으로 향해왔다.

하지만, 직업적 그리고 사회적 기능에 있어서 이러한 극단적으로 단순화한 개념은 치매에 대한 우리의 이해를 심하게 제한할 뿐만 아니라, 치매를 지닌 개인을 보조하는 데에 대한 우리의 능력을 심하게 제한한다. 첫째로, 비록 PADL과 IADL의 수행이 중요한 것일지라도, 개인들은 그들에게 성취, 기쁨, 회춘, 사회적 관계를 제공하는 다양한 직업에 종사하는 것을 필요로 한다. 둘째로, 기술수행에 있어서 차이점과 개인적인 선호의 이유에 대하여 개인은 다른 사람과 같이 같은 것을 원하지 않는다. 대신에 개인은 다른 직업을 수행하고 다른 역할을 추정하고 다른 재창조적인 활동에 종사한다. 세 번째로 어려움과 다른 직업을 개인의 기술 그리고 상당히 다양한 능력에 기반 하는 것에 두는 다양한 직업에 대한 요구와 같은 복잡함에서 직업은 매우 다양하다는 것을 알 수 있다. 결과적으로 비록 두 명의 개인이 아마 같은 단계의 인지장애를 경험할지라도. 그들의 일상생활에서의 장애의 영향은 현저하게 다를 수 있다. 비록 인지의 미묘한 변화가 한 개인이 기능할 수 있는 능력을 심각하게 붕괴시킬지라도, 이와 같은 변화는 아마도 다른 삶에서 거의 영향을 가지지 못할 수도 있다.

직업적 역할의 복잡성은 연구자들이 직업적 그리고 사회적 기능에 있어서 "부정확하고 정량화할 수 없는" 것으로 구성된 잘못된 결정을 하게 한다(Mendez & Cummings, 2003, p. 6). 그러므로 기준화된 방법으로는 평가될 수 없고, 다른 이들은 이러한 복잡성이 너무 어려워서 단일화, 의미 있는 방법에서의 직업적 그리고 사회적 기능에 있어서의 장애의 진단적 기준이 적용될 수 없다는 것에 대한 논쟁을 해왔다(Evans et al., 1989, p. 2553). 결과적으로 개인의 직업적, 사회적 기능의 임상적 판단은 자주 그들의 신경정신학과 인지 검사 점수에 기초한다. 비록 직업적인 것과 인지적인 기능 사이의 관계가 입증되었을지라도(Carswell & Eastwood, 1993; Double, Fisk, MacPherson, Fisher, & Rockwood, 1997; Gélinas et al., 1999; Hershey, Jaffe, Greenough & Yangm 1987; Reed, Jagust, & Seab, 1989; Robinson & Fisher, 1996; Teri, Borson, Kiyak, & Hamagishi, 1989), 관계의 강함은 환자에 의해 입증된 심한 질환의 범위에 의존하여 상당히 다양하다. 그리고 특별한 평가방법이 직업적 기능과 인지 기능을 평가하는 데 쓰여왔다. 게다가 인지 하나에서만의 변화는 아마 개인의 직업적인 기능의 변화를 설명할 수가 없을 것이다. 다른 잠재적인 개인에 의해 경험된 기능 손실의 특별한 요소에 기여하는 요소는 개인의 육체적 건강상태, 지각능력, 행동과 동기뿐만 아니라, 적절한 환경적 보조의 가능성에서의 변화를 포함한다(Borell, 1996; Double et al., 1997; Josephsson, 1996; Josephsson, Bäckman, Borell, Bernspång, & Nygård, 1993).

직업적 그리고 사회적 기능에서의 명백한 직업적 정의를 제공하기 위한 우리의 무능은 치매에 관한 우리의 이해에 영향을 끼쳤다. 예를 들면, 다른 연구에서부터 발생된 치매의 유행평가는 직업적인 것과 사회 기능적인 것이 얼마나 운용되고 있는지에 대해서 의존하고 있는 것에 변화를 가했다. Evans와 그의 동료들은(1989) 치매의 유행이 10.3%라는 것을 평가했지만, 치매에 대한 유행 평가는 캐나다 사람들의 건강과 노화에 대한 연구였다(CSHA; 1994a). 다른 인구조사에서는, 5.1%로 상당히 낮았다. 비록 "기능장애"의 더 일반적인 용어는 "직업적 그리고 사회적 기능"의 장에서의 CSHA에서 쓰였을지라도, 기능장애는 PADL과 IADL을 함에 있어서 도움이 필요한지에 대하여 대리인에 의해서 판단된 것을 따라 정의되었다. Larrea, Fisk, Graham, 그리고 Stadnyk(2000)이 CSHA 자료를 재검사했을 때, 그들은 치매의 유행이 점점 커지는 것을 발견했고 평가가 신경정신적 장애 검사 수행만을 기초로 할 때와 고려되는 "기능적 장애"에 관한 임상적 협약이 아닐 때, Evans가 찾아냈던 것과 유사하다는 것을 발견하였다(1989). 하지만, 캠브릿지 정신질환검사(Cambridge Mental Disorder Examination)의 H 장으로부터의 대리인 보고 자료가 이러한 신경정신적 검사 지수와 결합될 때, 유행 평가는 CSHA 임상적 의견에 기초하는 것에 더욱 근접했다.

의심 없이, 우리가 어떻게 개인의 직업적 그리고 사회적 기능을 최상으로 평가하는가에 대하여 결정하는 것을 시도할 때에 우리에겐 많은 어려움이 있다. 하지만 약간의 혼란은 만일 우리가 왜 개인의 직업적 그리고 사회적 기능이 평가되어야 하는지에 대한 이유에 대하여 초점을 맞춘다면 감소할 것이다. 다음 장에서, 직업적 그리고 사회적 기능의 평가 역할은 4개의 핵심 논점과 관련하여 의논될 것이다.

- 치매 진단을 보조하는 것
- 중재의 효과를 평가하는 것
- 치료적 환경을 고안하는 것
- 치매를 지닌 사람의 직업적 수행을 보조하는 것

직업적 그리고 사회적 기능 평가의 규칙(Role of Assessment of Occupational and Social Functioning)

치매 진단 보조하기 (Supporting a Diagnosis of Dementia)

초기에 기록했듯이, 치매에 대한 APA(2004) 진단 기준은 그들의 인지능력의 변화에 기여할 수 있는 직업적 혹은 사회적 기능에서의 "감소"를 개인적으로 증명하는 것을 요구한다. 이러한 기준이 평가에서 개별화된 접근이 적절히 적용되어 왔다는 것을 결정하는 데 있어 가장 효과적인 방법은 치매-특별한 평가의 사용과 임상적 판단을 통합하는 것이다.

개인의 직업적 그리고 사회적 삶의 주어진 이질성에서, 첫 번째 단계는 개인의 직업적 수행 기초를 감별하는 것이다. 하지만 많은 치매 매체의 방심할 수 없는 환경은 더 이상 단순한 시간 프레임이 아니며 모든 사람이 기초를 결정할 때 쓰일 수 있다. 그것은 개인과 다른 적절한 정보제공자로부터의 직업적인 그리고 사회적 기능의 개인의 이전병력정보에 관한 특별한 정보를 도출하는 것은 필수적이다. 이것은 개인이 필요로 하는 것과 집, 직장, 사회, 사회조직, 그리고 사회구성원, 친구 내에서의 그 혹은 그녀의 기대되어지는 주어진 역할을 발견하는 것을 의미한다. 두 번째로, 건강 전문가들은 이전병력정보와 현 단계의 직업적인 것 그리고 사회기능 사이에 비교하기 위하여 개인이 현재하고 있는 것에 대하여 결정을 해야 한다. 개인의 직업적 변화는 중요하게 여기지만 사회적인 변화는 중요하게 여기지 않는, 하지만 치매진단의 독립적인 기준이다. 직업적 그리고 사회적 기능에서의 변화는 아마도 인지와 관련이 있을 것이다. 하지만 그들은 또한 치매보다 다른 의학적 상태(관절염, 우울증) 그리고 심지어 발달상의 역할 변화와 관련이 있을 수도 있다. 예를 들면, 개인은 은퇴 후에 일 역할의 손실을 조절할 수 있거나 친구 혹은 배우자의 죽음 후에 직업적 파트너의 손실을 조절할 수 있을 것이다. 게다가 어려움의 첫 번째 징후로 가족구성원의 위험에 대한 내성은 개인이 할 수 있는 것에 대한 제한을 강요하게 된다면 제한된다. 그러한 상황에서, 그들이 현재 할 수 있는 것에 기초하는 개인의 직업적 그리고 사회적 기능은 그들의 불능 단계를 지나치게 나타낼 것이다. 종종 개인의 직업적 그리고 사회적 기능의 변화는 요소의 다양성과 관련이 있다. 그렇기 때문에 분명하고 방향이 잘 지정된 질문, 그리고 관찰과 결합된 건전한 임상적 추리력과 판단은 건강 전문가들이 개인의 직업적 그리고 사회적인 것에 있어서의 인지변화에 대한 영향을 결정하는 것을 도와준다. 치매-특이(dimentia-specific) 평가는 알츠하이머 질환의 협력적인 연구 ADL 점수(Galasko et al., 1997), 알츠하이머 질환의 기능적 평가와 변화 점수(Mohs et al., 2001), 브리스톨의 일상생활활동 점수(Bucks, Ashworth, Wilcock, & Seigfried, 1996), 치매에 대한 불능평가점수(DAD)(Gelinas et al., 1999), 치매에 있어서 일상생활활동에서의 악화에 대한 인터뷰(Teunisse, Derix, & van Crevel, 1991), 그리고 아마 진단적 단계에서 가치를 입증할 수 있는 노인 환자에 대한 간호사들의 관찰 점수(Spiegel et al., 1991) 등을 포함한다. 예를 들면, 치매환자들에 대한 불능평가점수는 알츠하이머의 직업적 수행 특징의 패턴을 입증하거나 이마-겉질아래 체계 불기능을 반영하는 다른 치매의 종류를 입증할 때 쓰일 수 있다(효과적으로 개시하기, 계획하기, 직업적 수행을 조직하는 데에 어려움이 있음).

하지만 다른 종류의 치매를 지닌 사람에 대한 평가의 유용성은 미심쩍은 곳이 있다. 게다가 치매불능 평가점수뿐만 아니라, 다른 평가들은 본질적으로 편견을 지닌 정보제공자의 보고에 의존한다. 알츠하이머를 지닌 환자의 ADL 기능에 대한 전반적인 단계의 임상가의 신용도에 관한 연구에서 가족간병인의 대리보고와 비교하였을 때, 46%의 간병인이 그들의 가족구성원의 ADL 기능을 과대평가했다(Doble, Fisk, & Rockwood, 1999). 이러한 과대평가는 가족 정보제공자가 경한 인지장애를 지니는 사람의 일상생활 기능을 평가할 때 더욱더 발생할 수 있다. 기본화된 관찰평가를 씀으로써 발생한 평가법 중에, 오직 23%가 임상가들의 평가와 일치하지 않고, 관찰은 자주 과소평가되는 경향이 있다. 그렇기 때문에 관찰적인 측정은 더욱 일치하지만 체계적 편견의 결핍은 동등하게 중요하다.

환자에 대한 대안적인 평가는 직접적으로 개인의 직업적 수행을 관찰하기 위한 것으로 환자 혹은 정보제공자의 보고이다. 이것은 개별 환자의 단계에서 임상적인 적용을 지니는 비공식적 관찰 접근을 사용함으로서 실행될 수 있지만, 이것이 개인들 혹은 시간을 가로지르는 비교를 허락할

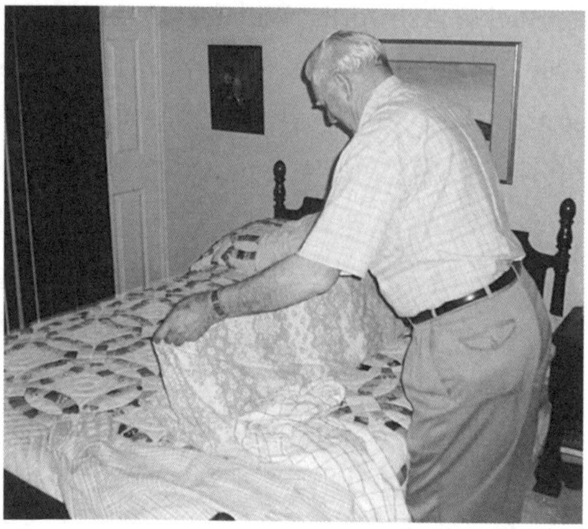

그림 9-2 운동기능과 과정 기술의 평가(AMPS)에서 쓰이는 규격화된 과제들의 예.

수 있는 것에 대한 양적 자료는 제공할 수 없다. 대조적으로 기본화된 관찰평가들, 운동과 과정 기술의 평가(assessment of motor and process skill: AMPS)(Fisher, 2006)는 운동 전문가들에게 개인의 기술화된 수행을 관찰하고 측정할 수 있는 기회를 제공한다. AMPS의 경우, PADL과 IADL에 있어서 2개 혹은 3개의 샘플링에 대하여 행하여지고 이것은 개인에게 있어서 유사하고 개별적으로 적절하다. 특별히 치매환자를 위하여 고안되지는 않았지만, 운동과 과정 기술의 강함, 결함의 특별한 패턴은 AMPS(그림 9-2)를 사용함으로써 확인되어왔다. 알츠하이머를 지닌 341명의 사람과 질환이 없는 287명의 대조군이 평가되었는데 여기에 AMPS가 사용되었다. Cooke, Fisher, Mayberry, 그리고 Oakley(2000)는 질환을 지니지 않은 대조군에서의 차이점을 발견했다, 알츠하이머 환자들은 AMPS에 의해 평가된 많은 기술에 있어서 특별한 어려움을 지니는 것으로 입증되었지만 어떤 영역에서의 기술은 관계적으로 적게 영향을 받았다. 글상자 9-1은 그러한 기술들을 보여준다. Cooke와 동료들의 연구에서 부적당한 제한의 한 가지는 작가가 알츠하이머 환자의 치매단계를 보고하지 않았다는 것이다. 직업적 수행 기술 강화의 다른 패턴 그리고 결함은 알츠하이머의 각기 다른 단계를 입증할 것이다. 그럼에도 불구하고, 선행연구는 과제 수행의 관찰적 평가에 의해 기술 강화와 결함의 패턴 문서화될 수 있음을 제안했고, 더 나아간 연구에서 이러한 것들은 진단 과정을 보조하는 것을 도와준다.

중재의 효과성을 평가하기(Evaluating the Effectiveness of Interventions)

치매에 대한 증상에 따른 약물적 중재의 발전은, 콜린에스테라아제 억제제, 신뢰도에 대한 필요성, 타당도, 직업적 그리고 사회적 기능의 반응 평가와 같이 더욱 명백해졌다. 일반적인 질병의 이정표는 치료 시도에 대한 잠재적인 종점을 제공하는 데 이것은 다음을 포함한다. 인지 증상의 출현, 치매 진단에 대한 건망증 MCI로부터의 변환, 치매의 행동적, 정신적 증상의 출현, 제도적 치료가 필요한지를 결정하는 것, 그리고 죽음(Gauthier & MacKnight, 2006). 하지만 개인의 직업적 그리고 사회적인 변화는 또한 의미 있는 임상적 종점으로써 제공할 수 있을 것이다.

글상자 9-1 ADL 과정 기술 도전

- 과제의 목적에 *주의를 기울이는 것*
- 적절한 도구와 물건을 *선택하는 것*
- 정보가 필요할 때 *물어보는 것*
- 되풀이 되어 발생하는 문제를 예방하는 것에 대한 신호로부터 *혜택을 얻는 것*

ADL 과정 기술력과 관련이 있는 것

- 도구와 물건을 적절하게 *취급하고 사용하는 것*
- 과제 환경 내에서 장애물을 *찾는 것*
- 그들의 작업장으로 도구와 물건을 *모으는 것*
- 그들의 작업장을 타당한 방법으로 *조직하는 것*

초기에 기록하였듯이, 직업적 그리고 사회적 기능의 개별화된 성질을 다루는 도전은 이러한 잠재적인 결과를 주로 무시되는 쪽으로 이끌었다. 그렇기 때문에 중재의 효과를 평가하기 위한 우리의 능력, 약리학적 그리고 비약리학적, 치매를 지닌 사람의 직업적 그리고 사회적 기능은 이러한 구조들을 분명하게 정의하고 평가하기 위한 우리의 무능에 의하여 강요된다.

환자 혹은 정보제공자의 보고에 의존하는 대부분의 평가의 초점은 예를 들면, 식사준비와 씻기 같은 PADL과 IADL의 넓게 정의된 카테고리 안에서의 독립적인 과제의 수행이다. 하지만 구성요소가 되는 것에 대하여 어떤 분명한 정의도 없다는 것이 제공된다. 예를 들면, “식사 준비.” 다른 개인에 대한 요구 혹은 시간의 다른 기간을 넘는 같은 개인은 아마 의미 있는 비교가 불가능하게 할 것이다. 노력은 인구의 넓은 영역에 대하여 적용할 수 있는 항목을 명확하게 해왔지만 특별하게 개인이 아마 결코 특별한 PADL 혹은 IADL을 수행하지 못할 때, 어떤 항목은 어떤 개인에 대하여 적절하지 않을 것이다. Gauthier 가 기록했듯이(2006), 스케일이 어떤 정해진 의미를 위하여 고안된다는 것은 중요한 것이고, 항목을 “분실”로 나타내는 다른 것도 중요하다. 행동을 다루는 것은 개인에 의하여 수행되지 않을 수도 있거나 혹은 개인의 직업적인 패턴의 부분이 결코 될 수가 없을 것이다.

치매에서 IADL과 PADL의 측정에 있어 증거가 기초가 되는 평론에서, 치매-특수한 평가는 이 장의 이전 절에서 서술되었던 것과 같이 중재연구에서의 결과로 쓰여져야 한다는 것이 논쟁이 되어왔다(Gélinas & Auer, 2001; Gauthier, 1999; Lehnfeld & Erzigkeit, 2000; Lindeboom, Vermeulen, Holman, & Dehaan). 하지만 그러한 척도를 쓸 때 가정이 만들어지는데, 그것은 이 척도를 이루는 항목의 어떤 것에 있어서 변화가 감지된다면, 이러한 변화는 개인의 밑바탕을 이루는 인지능력에 있어서의 변화에 기여할 수 있다. 게다가 이러한 평가의 대부분은 “의존/독립” 혹은 “존재/존재하지 않는 것”과 같은 단순한 명목상의 비율기준을 유용하게 하고, 그들은 개인적 요구되는 노력으로써 혹은 일 수행 시에 쓰이는 활동의 효율성과 같은 수행의 질에 있어서 미묘한 변화에 대해 둔감한 것을 입증할 것이다.

게다가 PADL과 IADL의 평가에 있어서 초점을 제한함으로써, 우리는 치매를 지닌 개인이 그들에게 경험성취감, 기쁨, 회춘 그리고 사회적 관계에 대한 기회를 제공하는 다른 종류의 직업에 종사하는 것에 대한 능력을 무시한다. 비록 다른 일에 참여하는 치매를 지닌 개인의 능력에 있어서 규격화된 평가들은 확인될 수 없을지라도, **목표-성취 척도(goal-attainment scaling; GAS)** 같이 평가를 위한 다른 접근법은 신뢰도와 타당도를 제공할 수 있고, 즉각 반응하는 측정이다. GAS를 사용함으로써 치매를 지닌 사람과 그들의 간병인은 그들 자신의 개인적 관점으로부터의 향상과 나빠짐에 대한 의미 있는 기능적 종점을 확인하는 것에 대한 기회를 제공받는다. Rockwood, Graham, 그리고 Fay(2002)에 의해 실행된 중재 연구에서 이러한 Gas의 종점은 치매를 지닌 사람과 그들의 간병인에게서 확인되었고, 그들 자신의 독특한 직업적 삶과 역사를 반영했으며, 이러한 것들은 그들에게 개인적인 의미를 지녔다. 예를 들면, 어떤 사람은 대부분의 일상에서 가게 모서리에서 안전하게 그의 길을 찾을 수 있다는 것에 대하여 그의 목적이 확인된다. GAS 접근의 장점은 이렇게 개별화된 종점이 될 수 있고, 그렇더라도, 치료그룹간 비교될 수 있는 양적인 결과를 제공하기 위하여 결합되었다(Kiresuk, Lund, & Larsen, 1982).

초기에 기록하였듯이, 대부분의 평가들은 훈련된 관찰자에 의해 완수된 수행을 기반으로 한 평가보다는 가족구성원과 간병인의 대리보고에 의존하는 중재 연구에 대한 결과 측정으로써 쓰였다. 대리보고에 있어서 연구자의 신뢰성에 대한 주요한 이유 중 하나는 그들이 전문화된 교육을 받지 않은 개인에 의해 빠르고 쉽게 관리되는 평가를 쓰기를 원한다는 것이다. 하지만 본질적으로 편견이 있는 대리보고 평가를 씀으로써 발생되는 자료는 무시된다.

치료효과를 정확히 결정하기 위하여 차이는 개인의 **직업적 수행 잠재성(occupational performance potential)**(즉, 그들이 할 수 있는 것) 그리고 그들의 **사실적인 직업 수행력(actual occupational performance)**(그들이 실제로 할 수 있는 것) 사이에서 만들어진 것이어야 한다. 비록 중재가 개인의 수행 잠재성에 긍정적인 효과를 지닐지라도, 그들의 사실적인 직업수행에서의 변화가 항상 나타나는 것은 아니다. 이것은 "개인효과"(Gauthier et al., 1999)로 불리어져왔으며, 이것은 한 가족 구성원과 간병인이 개인이 운전, 식사준비를 위해 스토브를 준비상태로 놓는 것, 셔츠를 다리미질하는 것, 수표장을 맞추는 것, 나무를 자르기 위하여 독립 톱을 쓰는 것과 같은 의미 있는 일에 종사하는 것에 대한 기회를 제한하고, 비록 그들이 더 작은 노력, 더욱 큰 효율성, 더욱 큰 안정성, 그리고 더욱 큰 독립성으로 그것을 수행할 수 있을지라도, 그들은 아마도 계속해서 그들이 이러한 활동에 종사하는 것을 제한할 것이다. 가족 구성원의 잠재적인 위험을 참기 위한 반향성은 보통 이것에 대한 주요한 이유이다. AMPS(Fisher, 2006)같은 규격화된 관찰적 평가는 의미 있는 것의 어려움과 개인적으로 관련이 있는 그들이 수행할 때 관찰했던 과제들을 평가하는 것은 아마도 과제를 안전하고 효과적으로 수행하기 위한 개인의 능력에 관한 능력과 정보의 객관적인 측정을 제공할 것이다.

치료적 환경을 고안하기
(Designing Therapeutic Environments)

최근에, 장기요양기관에서 단지 거주자의 편안함과 안전함뿐만 아니라 거주자가 의미 있는 일에 참여하는 것을 촉진하기 위한 치매 환자에 대한 특별한 치료 구성단위의 물리적인 디자인과 같은 전후 사정과 관련된 중재에 더욱 큰 집중이 직접적으로 향해 왔다(Day, Carreon, & Stump, 2000, For review; Cooper & Day, 2003). 이러한 특별한 치료 구성단위는 치매를 지닌 거주자의 작은 그룹이 편안한 가족적인 구성요소에서 살아가는 집과 같은 물리적인 설정을 더욱더 반영하도록 고안되었다. 이것은 거주자에게 사생활, 선택권을 더욱 보장해주고, 의미 있는 일에 참여할 수 있는 기회를 주며, 거주자들의 삶에 가족구성원이 활동적으로 참여하는 것을 보조해준다. 용변을 보는 것에 대한 거주자의 독립적인 화장실의 사용은 밝은 색 혹은 거주자를 화장실로 들어오게 하기 위한 분명한 신호를 제공함으로써 촉진될 것이다; 거주자가 자신의 침상을 찾는 데에 대한 능력은 분명하고 의미 있는 방 감별 신호(큰 번호, 이름판, 개인 사진의 자리)를 제공함으로써 향상될 것이다(Cooper & Day, 2003).

장래에, 결합된 그룹 디자인에서 Reimer와 그의 동료들(Reimer, Slaughter, Donaldson, Curri, & Eliasziw, 2004)은 24시간 치료센터와 1년 이상의 기간 동안 4개의 지정된 기관으로부터 중간부터 후기단계의 치매를 지닌 185명의 거주자를 추적하였다. 그들의 중재그룹은 60개의 침대의 62명을 포함하였으며, 10명의 거주자가 함께 살아가도록 고안된 방갈로에 사는 거주자의 특별화된 치료 기관을 포함한다. 123 대조군은 전통적인 제도화된 기관에서 살았다. Reimer 와 그의 동료는 특화된 치료 기관의 거주자가 ADL의 감소가 덜하다는 것을 입증하였고, 전통적으로 제도화된 기관에 사는 거주자보다 부정적인 영향이 덜 하다는 것을 입증하였다.

일 수행에 관해서 보조하는 것
(Supporting Occupational Performance)

치매에 대한 진단이 되고 적절한 증상적 약물 관리가 시작될 때, 임상적인 치료의 초점은 치매를 지닌 개인이 의미 있는 일에 활동적으로 참여하는 것을 유지하려는 것에 대한 그들의 시도를 보조하는 것을 확신하는 것으로 옮겨야 한다. 의미 있는 일에 참여하는 것은 일 수행 기술을 유지시킨다. 의미 있는 일에 참여함으로써 한 개인이 그것을 함에 있어서 만족감이나 즐거움을 얻고, 일을 함에 따라 개인의 정체성과 존엄성을 유지하고, 활동을 하지 못하는 것에 대해서 심신을 악화시키는 요소들을 극복할 수 있다.

다음 절에선, 건강관리 전문가가 그들의 직장 내에서 치매를 지닌 환자와 간병인에게 쓸 수 있는 치매를 지닌 사람의 일 수행 보조에 대하여 의논이 될 것이다:

- 간병인으로써의 그들의 역할 내에서 가족을 보조하는 것
- 의미 있는 일을 감별하는 것
- 보상전략을 사용하기 위하여 간병인을 교육시키는 것
- "문제의 움직임"을 관리하기 위하여 간병인을 교육시키는 것

간병인으로써의 그들의 역할 내에서 가족을 보조하기(Supporting Family in Their Roles as Caregivers)

치매를 지닌 대부분의 사람들에게 있어서, 일과 사회적 기능은 간병인의 역할을 맡은 친구와 가족의 보조에 의해서만 유지할 것이다. 캐나다에선, 치매를 지닌 인구의 반 정도가 공동체에서 산다. 그리고 이들 중, 90% 이상은 가족과 친구로부터 관리와 약간의 보조를 받는다(CSHA, 1994b). 그럼에도 불구하고, 치매 공동체 내의 그들을 잊지 않는 것은 중요하며, 약 3분의 1이 혼자 살아간다(Ebly, Hogan, & Rockwood, 1999). 혼자 살아가는 치매환자의 간병인들은 비록 그들이 영향받은 개인의 제도화된 선택을 고려할 가능성이 있을지라도, 도움을 덜 주고, 덜 무거운 짐을 보고하고, 치매환자와 함께 사는 간병인보다 우울증을 덜 호소하는 경향이 있다.

건강 전문가들은 어떠한 두 가족도 같지 않다는 것을 인식해야 한다(Maheu & Cohen, 1999). 노력은 일을 하는 데 있어서 치매환자와 그들의 가족과 협동적으로 되어야 한다. 가족구성원이 치매를 지닌 사람과 살거나 혹은 그렇지 않은 것을 간주하지 않고, 이것을 함에 있어서의 그 방법은 한 가족에서 다른 가족으로부터 아마 상당히 다양할 것이다. 하지만 이것은 건강 전문가들이 관리 결정에 있어 간병인과 치매를 지닌 사람의 필요성을 반영하는 데에 자신감을 가지게 될 수 있는 협동적인 노력이다(Gwyther, 1990). 분명하게 확인된 가족 내에서 치매를 지닌 환자의 역할은 매우 중요하다(정서적 보조자, 중재, 사회조직자). 그리고 그 가족은 이러한 역할이 시간이 감에 따라 변할 것이라는 것을 인식할 수 있다. 그렇기 때문에 가족은 가족 내에서 동적으로 이동하는 것을 다루는 것에 대한 준비를 필요로 한다. 치매 진단 전에 존재했던 관계의 어려움은 계속해서 존재할 것이고, 다양한 사례에서 더욱 악화될 것이다. 하지만 치매를 지닌 사람과 그들의 가족이 필요로 할 때 적절하고 믿을 수 있는 보조를 제공하는 것에 대하여 인지할 때, 간병하는 것에 있어서의 스트레스는 완충될 것이다. 15장에서 후기 삶에서의 가족의 쟁점에 대한 더 많은 논의가 있다는 것을 볼 수 있다.

관리 결정이 치매를 지닌 사람과 간병인의 요구를 충족시킬 것을 확실히 하기 위하여, 속한 모든 사람들은 치매에 대하여 그리고 시간이 지남

에 따라 치매를 지닌 사람의 능력이 얼마나 변화하는지에 대하여 배울 기회를 제공받아야 한다(Robinson, 1997). 의미 있는 자원은 알츠하이머 질환 국제(ADI), 국가 알츠하이머 기관에 대한 Umbrella 조직, 75개의 국가적 기관과 두 개의 지역적인 것(유럽과 라틴 아메리카)를 통해서 평가될 수 있다. 교육적인 자료는 ADI과 그들 구성 조직을 통하여 이용할 수 있고, 보조자료 또한 접근할 수 있다. 접촉 정보에 대한 이 장의 끝에서 목록화 된 자료를 볼 수 있다.

가족에 대한 기대에서 경고가 된다는 것은 중요하다. 치매는 전체 가족에게 있어서 스트레스가 심하고, 간병인은 개인의 끊임 없는 필요에 의해 휩싸일 수 있다. 극한 스트레스는 간병인을 아프게 하거나, 노인학대를 일으킬 수 있다. 노인학대에 관한 더 많은 정보를 25장에서 볼 수 있다.

간병인들은 또한 정서적으로 제공받기를 요구하며, 진단의 시간으로부터의 그리고 그 질병의 과정을 통한 보조를 생각한다. 치매를 지닌 사람의 간병인은 우울과 걱정에 대한 증가된 위험을 지니고 있고, 보고되는 비율은 50%정도로 높다(Schulz et al., 1995). 옹호 조직은 보조 그룹을 통해, 간병인의 1:1 대면이나 전화나 간병인이 그들의 경험과 복사전략을 공유할 수 있는 컴퓨터 네트워크를 통한 또래 멘토링을 통해 자주 보조에 대한 기회, 특히 정서적인 것과 존중에 대한 보조 기회를 제공한다. 건강 전문가들은 간병인들의 보조 요구(글상자 9-2에 쓰여 있는)들을 열거할 수 있는 준비가 되어야 한다. 이러한 것은 개인적인 기초 혹은 그룹 구성방식 내에서 제공되는 정신 교육적인 간병인 훈련을 통하여 제공된다. 하지만 비록 프로그램들이 특별화된 치매 서비스, 그룹 보조와 간병인이 집과 공동체 내에서 간병을 제공할 수 있는 시간 확장에 대하여 보여져왔을지라도(Mittlman, Ferris, Shulman, Steinberg, & Levin, 1996), 그러한 공동체 프로그램은 그렇게 유용하지는 않다(CSHA, 1994b). 이것에 대한 이유는 많다:

- 절대적인 필요까지 관리를 할 수 없음에 대한 것과 관련한 지식에 대한 간병인의 부분적인 꺼림
- 간병인에게 기대되는 익숙한 책임에 대한 관점

글상자 9-2 건강 전문가들이 가족을 보조할 수 있는 방법에 관한 예

- 그들 자신의 요구와 치매를 지닌 사람의 요구에 대한 고려를 하는 것에 대한 관리 결정을 하기 위한 가족 보조.
- 진단이 어떻게 개인의 직업적 그리고 사회적 기능에 영향을 주는 가에 대하여 분명하게 하는 것
- 자료를 제공하는 것은 그들에게 직업적 기능, 복지, 치매를 지닌 그들 가족의 구성원의 전반적인 삶의 질을 보조한다.
- 치매를 지닌 사람이 여전히 재정적인 계획과 관련된 일, 관리 선호, 삶의 마지막에 대한 결정을 할 수 있을 때, 그 단계를 취함에 있어서 가족의 보조를 하는 것(캐나다 알츠하이머 사회, 1997; Cohen, 1994; Fisk et al., 1998).
- 행동장애와 다른 도전들을 취급함에 대하여 실전적인 전략을 공유하는 것.
- 그들이 필요로 하는 실제하는 보조들과 어떻게 그들이 다른 가족 구성원, 친구, 이웃으로부터 분명하게 도움을 받는지, 또는 지역 사회자원을 이용할 수 있는지 등에 대한 것들을 감별하는 데 있어서 가족을 돕는 것.
- 지역사회에 관한 정보를 공유하는 것(예, 도움을 주는 것, 살림 혹은 일에 대한 서비스, 노인의 날 관리, 노인센터활동, 친근한 가정방문가, 일시적 프로그램 등).
- 간병인으로써 가족 구성원의 느낌과 표현을 입증하는 것.

- 존재하는 서비스의 결핍을 인식하는 것
- 거리와 비용 같은 요소로 인하여 서비스를 행하기 어려움

비록 일시적 위탁 프로그램이 간병인을 보조하는 공공적인 치료로 상당히 받아들여졌을지라도, 최근 그러한 프로그램의 연구에 대한 검토에서 그들의 효과에 관한 어떠한 증거도 제공되지 않았다(Lee & Carmeron, 2004). 이것은 간병인이 간병을 쉬어가며 제공했다면, 그들이 그들의 시간을 개인적으로 의미 있게 그리고 만족한 일에 종사하는 것으로 쓸 것임을 추정하지만, 이것이 항상 같은 사례가 되지는 않을 것이다. 대신에 간병인들은 아마 쉬는 시간을 쇼핑, 재정적인 것을 완수하는 것, 혹은 다른 가족 구성원에게 관리를 제공하는 것과 같은 그들에게 요구되는 것을 완수하기 위하여 쓰게 될 것이다. 이러한 연구의 효과는 간병인의 어깨의 짐이 가벼워졌는가 혹은 제도화된 간병에 있어 시간에서의 증가가 발생했는지를 결정함에 따라서 판단되지만, 이러한 결과에 대한 가능성은 대부분 적절하지 않다. 대신에 이것은 아마 결정하기에 더욱 적절할 것이다. 도전이 간병인에게 향함에도 불구하고, 그들은 간병을 하지 않는 시간낭비적인 것뿐만 아니라 간병하는 것에 있어서의 노력으로부터 잘 이끌어진 감각을 경험하는 것에 대하여 보고한다.

의미 있는 일을 감별하기 (Identifying Meaningful Occupations)

건강 전문가만큼 많은 수의 간병인은 치매를 지닌 사람에 대하여 어떻게 자기 자신이 직업적 그리고 사회적인 보조를 할 수 있는가에 대하여 인식하는 것이 필요하다. 건강 전문가들은 치매를 지닌 사람을 격려해야 하고, 간병인들이 치매를 지닌 사람이 필요로 하는 것과 할 수 있기를 원하는 것을 협력적으로 감별하기 위한 다른 것들, 간병인, 치매를 지닌 사람이 할 것에 대한 기대를 포함하는, 그들에 의한 "새로운 정상"을 정의할 수 있게 해야 한다. 의미 있는 일을 확인하는 것에 있어서, 치매를 지닌 사람과 간병인은 그들의 생각을 자기 자신의 관리와 가정 과제 위로 확장할 필요가 있다. 그리고 치매를 지닌 사람에게 있어 성취에 대해 그들의 요구로 이행된 것에 대한 이전에 제공된 기회를 갖는 일을 고려해야 한다(잔디깎기, 지역 FOOD BANK에서의 자원봉사), 기쁨(배드민턴 치는 것, 손자와 함께 독서하는 것), 회춘(숲길 걷기, 피아노 치기) 그리고 사회적 관계(가족 구성원과 사진보기, 친구와 함께 게임하기) 그리고 이와 같은 기회를 제공하는 잠재적인 것을 갖는 것.

공예, 음악, 춤, 드라마에 참여하는 것은 구조화된 기회를 포함하는 "활동-지향성"중재를 보조한다는 선행연구 자료가 있으며(예를 들면, Filan & Llewellyn-Jones, 2006; Holm, Lepp, & Ringsberg, 2005; Kinney & Rentz, 2005; Lepp, Ringsberg, Holm, & Sollersjo, 2003; Vink, Birks, Bruinsma, & Scholten, 2004), 애완동물치료는 만족과 성취, 기쁨에 있어서 개인에게 긍정적인 영향을 끼칠 수 있고 다른 사람과의 상호작용을 보조한다. 치매환자에게 있어서 애완동물치료 혹은 동물보조치료(AAT)의 영향에 대한 몇 가지 작은 연구검토에서, Filan과 Llewellyn-Jones(2006)는 개의 존재는 치매를 지닌 사람의 공격성과 불안함을 감소시킬 뿐만 아니라 사회적 행동을 촉진시킨다. 비록 표본이 작을지라도 (N=12), Kinney와 Rentz(2005)은 초기와 중간 단계의 치매환자들이 자신의 생각과 느낌을 미술로써 표현하도록 격려하는 "만들기에 대한 기억" 미술 프로그램에의 참여에 대한 효과를 검사하였다. 각 환자들은 미술 프로그램뿐만 아니라 더욱 더 전통적인 성인의 날(adult day) 관리 프로그램에도 참여하였다(현재의 행사와 공예). 그들이 "만들기에 대한 기억" 프로그램에 참여할 때, 참

여자는 상당히 많은 흥미를 지니고 집중을 유지하고, 기쁨을 느끼고, 자기 존중을 하는 것이 관찰되었다. Lepp과 그의 동료들은(2003) 중증도부터 심한 치매를 지닌 12명의 성인의 반응과 드라마 프로그램에 참여하는 그들의 7명의 간병인을 검사하였다(주당 1.5시간, 2달이 넘는 기간). 간병인들은 다른 참가자들과 유대감을 크게 나눴고, 치매를 지닌 사람은 리더와 의사소통하거나 다른 참가자와 의사소통하는 것을 볼 수 있었고, 그들의 삶에 있어 예상보다 일찍 경험된 상황에 대하여 유대를 형성하는 것을 볼 수 있었다. 간병인들은 다른 일상생활 상황에 있어 치매를 지닌 사람은 더욱 개방적으로 그들의 느낌을 표현하고, 더욱 커진 자신감을 전달하였고, 그들의 환경에 더욱 큰 관심을 보였다고 보고했다. 중증도 그리고 심각한 치매환자와 그들의 간병인 3명에 대한 다른 작은 연구(N=6)에서, Holm과 그의 동료들(2005)은 6개 세션, 이야기 말하기, 드라마 프로그램에 참여하는 것에 대한 반응을 검사하였다(주당 1.5시간). 전하는 바에 따르면 이 프로그램에 참여하는 것은 치매를 지닌 사람들이 의사소통하거나 다른 사람과 상호작용하는 것을 자극시킨다.

하지만, 모든 사람이 특별한 활동에 대하여 같은 방법으로 반응한다는 것은 기대될 수 없다. Hutchinson과 Marshall(2000)에 의해 행해진 연구의 발견은 어떻게 개인이 그들에게 부정적인 영향을 끼칠 수 있는 의미 있는 것을 찾을 수 없는 것과 같은 활동에 참여를 시도하는가를 강조한다. 그들이 20가지의 치료적 활동을 포함하는 "활동모음(activity kit)"에 대한 알츠하이머를 지닌 사람과 그들 간병인들의 반응을 검사할 때, 그들은 비록 어떤 간병인들은 시간을 채우는 것을 돕는 활동들과 격려되는 추가적인 행동, 그리고 가족 구성원과의 관계를 촉진시키는 것에 대한 활동을 보고했을지라도, 다른 사람에 있어서 그것은 단지 추가된 짐으로써만 받아들여진다. 게다가 비록 알츠하이머를 지닌 어떤 사람이 어떤 행동에 잘 반응했더라도, 다른 사람은 그 행동이 "모욕적"이 된다는 것을 발견했다.

하지만, 개인의 반응은 아마, 그들이 의미 있는 것으로 여기는 활동에 참여하는 기회를 제공받을 때 더욱 긍정적이 될 것이다(그들의 개인적인 흥미, 목표, 가치, 능숙함, 효험과 경험을 반영하는). 이것의 한 예는 Teri와 Logsdon(1991)이 개발했던 개인이 참여할 수 있는 기쁜 활동의 수를 감별하는 중재 프로그램의 연구에 의해 제공된다. 그들의 발견은 치매를 지닌 사람과 그들의 간병인 모두의 감정에 대한 향상을 초래하는 중재를 제안한다.

비록 "활동지향성"치료일지라도, 회상치료는 분명하게 하는 기쁜 기억과 즐거운 중재에 대한 기회를 만든다는 현실에 기반을 두고 있다. 비디오테이프, 사진, 소지품, 성취 물질 그리고 삶 이야기책은 참여자들이 기억을 공유하기 위하여 자극받는 참여에 목적을 두는 데에 관한 것으로 이것은 의미 있는 것으로써 여겨질 것이다. 어느 정도 놀랄 만큼의, 144명의 환자에 대한 전체 표본에서 4개의 임의적으로 조절된 시도에 대한 최근의 체계적인 검토는 이러한 중재에 대한 성공이 제한된다는 것만을 제안하였다(Woods, Spector, Jones, Orrell, & Davies, 2005). 대조적인 연구는 초점이 더욱 큰 참여와 더 높은 만족을 제안하는 지표가 놓인 곳 이상을 언급했고, 이러한 연구들은 향상된 인지, 행동, 감정의 결과에 초점이 맞춰졌다. 그렇기 때문에 특별한 일에 참여하는 동안, 더욱 적절하게 만족에 초점이 맞추어진 결과를 사용하는 것이 이끌어내졌고, 뿐만 아니라 큰 표본크기를 지니는 것은, 아마 회상 치료와 의미 있는 일에 참여하는 것과 같은 중재 효과의 강한 증거를 산출할 것이다.

보상전략을 사용하기 위해 간병인을 훈련하기(Training Caregivers to Use Compensatory Strategies)

정의에 의하여, 치매는 기술화된 방법(효율적인, 안전한 그리고 독립적인)에 있어 개인의 일 수행능력에 영향을 준다. 치매가 진행됨에 따라서, 개인은 경험 그리고 덜 요구되고 덜 도전적으로 참여하는 과제 기술의 변화를 보상하는 것에 대하여 다른 방법으로 일을 수행하는 것을 필요로 하게 된다. 그들은 아마 그들이 지금 경험하고 있는 것이 어렵고, 좌절적이며, 만족하지 못하게 된다면 그 일을 포기하게 될 것이다. 대안적으로, 가족구성원을 포함하는 다른 사람들은 아마 그들에게 더 이상 안전한 방법으로 혹은 능숙한 방법으로 그 일을 수행하지 못한다면 그들에게 일을 포기하라고 요구할 것이다. 어떠한 일을 포기하는 것에 대한 불가피함을 준비하기 위하여, 건강전문가들은 치매를 지닌 사람과 그들의 간병인이 이런 만일의 사태에 관하여 개방적인 의논을 하는 것에 대한 보조가 필요하다.

치매를 지닌 사람의 안전에 관한 걱정과 위험에서의 다른 것들이 놓이게 되는 규모는 사실이지만 주의 깊게 평가되어야 한다. 예를 들면, 스웨덴에서 개발된 합의 지침(Lundberg et al., 1997)을 따르면, 비록 중증도부터 심한 정도의 치매 진단은 운전을 하지 못하게 해야 하고, 경한 정도의 치매를 지닌 사람은 그들의 운전 능숙함의 특화된 평가를 이상적으로 사용함으로써 개인적 기초에 의하여 평가되어야 한다. 불행하게도, 치매의 진단은 치매를 지닌 어떤 사람과 간병인을 개인이 여전히 할 수 있는 것을 무시하는 방향으로 이끈다. 간병인들은 치매를 지닌 사람들이 개인이 실제 할 수 있는 것보다 못하게 되는 것으로써의 상황과 같은 과도한 불능(Brody, Kleban, Lawton, & Silverman, 1971)에 기여할 수 있는 어떠한 일에 참여하는 것을 제한하는 데에 대한 그들의 노력을 의식해야 한다. 도전은 치매를 지닌 사람과 그들의 간병인이 그들의 일 수행 능력의 강화와 그들의 결핍을 보상하기 위해서 쓰여질 수 있는 전략을 확인하는 것을 도와준다. 계획은 발전해야 한다. 변화는 요구되지 않고, 즉시 발생하지 않는다는 것을 명심해야 한다. 치매의 진단은 갑작스럽게 어떤 사람을 할 수 없게 만들지는 않는다. 간병인들은 개인이 이전 일을 포기하는 것에 대한 요구에 맞설 때, 그들은 그러한 손실이 마음을 아프게 하는 기회를 필요로 한다는 것을 인정해야 한다.

건강전문가들은 간병인이 모든 일에 본질적으로 위험이 있다는 것을 인정하는 동안 자율성과 안정성 사이의 건강 균형을 찾는 것을 보조하는 것이 요구된다. 위험을 감소시키는 것을 요구하는 노력에 대한 어떠한 질문도 없다. 하지만 간병인들은 또한 모든 위험의 제거가 터무니없고, 치매를 지닌 사람의 삶의 질을 심각하게 할 수 있다는 것을 인식하는 것이 요구된다. 건강전문가들은 집과 다른 관련 있는 환경에서 사고와 손상에 대한 잠재적인 위험을 감별하기 위하여 가족구성원과 치매를 지닌 사람과 함께 일할 준비를 해야 한다. 일 수행 환경의 검토를 안내하는 구조화된 체크리스트의 예들은 재활에 대한 기능과 환경의 안정성 평가(SAFER)(Oliver, Bathwayt, Brackley, & Tamaki, 1993)와 The Westmead 가정안정성 평가(WeHSA)(Clemson, Fitzgerald, & Heard, 1999), 가정에서의 낙상과 사고를 검사하는 도구(HOME FAST)(Mackenzie, Byles & Higginbotham, 2000), 그리고 특히 인지장애가 있는 노령자들의 사용을 위해 고안된 안정성 평가척도(Poulin ed Courval et al., 2006) 등이 포함된다.

어떠한 일과 관련이 있는 위험은 "독립적인 수행"에서 "상호의존적인" 혹은 공유된 수행에 초점을 옮길 때 감소될 수 있다. 예를 들면, 치매를 지닌 개인은 그들이 가능한 한 많은 노력이 들고 그 결과가 간병인의 눈에서 볼 때 이상적인 것이 아닐지라도 계속해서 스스로 옷을 입으려 할 것이다. 그들의 시간, 기술 그리고 아침을 준비하거나 정원에서 간병인과 같이 일하는 것과 같이 더욱 사적으로 의미 있는 일에 참여하는 에너지를 갖기 위하여 다른 사람들은 직접적인 도움을 받는 데 수용적으로 될 것이다.

치매를 지닌 사람들과 그들의 간병인들이 치매를 지닌 사람의 요구와 수행에 대한 원하는 것을 결정하는 그러한 일들을 감별한 후에, 개인의 일 수행력과 결함의 평가가 이루어져야 한다. 진단에 기초하는 치매를 지닌 환자의 능력에 관한 추정을 하는 것보다, 혹은 치매의 단계에서라도, 실제 삶의 전후사정에서 개인의 일수행은 평가되어야 하고 협동적인 정보가 찾아져야 한다. 예를 들면, 운전의 수행이 기초된 평가는 가족과 친구로부터 끌어내어진 개인의 사실적인 운전행동의 서술로 행해져야 한다(Lundberg et al., 1997). 이와 유사하게, 개인적으로 관련이 있고 의미를 지니는 PADL과 IADL에서 개인의 일 수행 잠재성은 치매를 지닌 환자의 개인적 일 수행의 지각을 결정하기도 하는 DAD(Gélinas et al., 1999)를 간병인이 사용하는 것으로부터 협력적인 정보를 지니는 AMPS(Fisher, 2006)와 같은 규격화된 평가를 사용함으로써 평가될 수 있다. 비록 치매를 지닌 환자를 대상으로 특별히 고안되지는 않았지만, 작업치료사는 그들의 운동기능과 효과적으로 쓰이거나 그렇지 못한 과정 기술을 감별하기 위하여 AMPS(Fisher, 2006)를 쓸 수 있다(Josephsson et al., 1993). AMPS(Fisher, 2006)의 한 장점은 개인의 일 수행에 있어 동기가 된 것을 반드시 하게 하는 노력이고(과제는 개인의 삶에 대하여 유사하고 적절하게 수행된다), 개인이 제공받은 과제선택은 충분한 도전을 제공할 것이고, 개인은 과제가 수행되는 환경에 익숙하게 될 것이다. 이러한 정보를 사용함으로써 일 수행력(산만함 없이 과제에 참여하는 기술; 과제에 대한 적절한 도구와 물질을 선택하는 것, 타당한 명령에서의 과제의 단계 순서를 결정하는 것)과 어려움(과제의 요구에 대하여 물건과 도구를 위치시키거나 찾는 것, 그리고 과제의 목적에 주의를 기울이는 것)은 감별될 수 있다(Josephsson et al., 1993). DAD(Gélinas et al., 1999)를 사용함으로써 간병인으로부터 얻어진 정보는 아마도 온전한 기술에도 불구하고, 치매를 지닌 사람이 과제 수행을 독립적으로 개시하지 못하는 것과 같은 것을 감별하는 필수적인 정보의 추가를 제공할 것이다. 유사한 평가과정 혹은 방법론은 일 수행력과 컴퓨터를 써서 친구에게 이메일을 보내는 것, 수영하기 위하여 지역 수영장에 가는 것, 새집을 짓거나 색칠하는 것과 같은 다른 의미 있는 일의 전후사정 내의 제한을 평가하는 데 쓰일 수 있다. Baum 그리고 Edwards(2003)은 또한 치매를 지닌 사람이 매일 과제를 완수할 때, 그들이 행하는 관찰을 구조화하는 것에 대하여 간병인이 할 수 있게 하는 기능행동개요(functional behavior profile: FBP)를 개발했다. 더욱 특별하게, 이 도구는 치매를 지닌 사람이 더 이상 할 수 없는 것에 초점을 맞추기보다는 할 수 있는 것에 대하여 적을 수 있도록 안내해준다. 간병인의 관찰에 대하여 그리는 것은, 의사들이 간병인들에게 치매를 지닌 사람의 일상과제의 참여를 더욱 효과적으로 보조하게 해주는 전략을 확인하는 데에 도움을 줄 수 있게 해준다.

개인의 일 수행력과 결함의 평가가 완수되면, 어떤 사람은 다음을 따르는 것과 관련되어 있는 문제를 반영하는 매일의 일에서의 관찰된 기술 어려움을 결정할 수 있을지도 모른다.

- 개인의 근원적인 장애 혹은 능력 제한(어디에 물건과 도구를 놓았는지, 그리고 각각의 컵에서 커피를 만든다면, 얼마나 많은 커피가 추

가되어야 하는지에 대한 것들과 같은 개인의 회상능력을 방해하는 근원적인 인지장애)
- 수행되는 특별한 과제의 요구(침대 시트를 교체하고 더러워진 시트를 세팅할 수 있는지 또는 제자리에 테이블을 세팅하고 냅킨을 어울리게 고를 수 있는지에 대한 기대)
- 물리적인 과제 환경의 측면(어지럽혀진 작업 장소나 찬장 밖에 나와 있는 물건들, 무겁거나 커서 채우거나 들기 힘들고 다루기 힘든 커피포트 등)
- 사회적 환경(환자가 완벽하게 일을 처리할 수 있도록 옆에 서 있거나 조언을 해주는 가족 구성원)

간병인은 치매를 지닌 사람을 위해 직접 일을 해준다는 기대를 심어주기보다는 환자가 의미 있는 어떤 일에 계속 몰두할 수 있도록 도움을 주고 직접 참여할 수 있도록 하는 접근이 필요하다(그림 9-3). Corcoran(1994)은 알츠하이머를 지닌 간병인의 배우자에 대한 연구에서 알츠하이머를 지닌 사람의 복지를 보조하는 간병인의 역할은 아주 많고 다양하다는 것을 발견하였다. 이는 Bower(1987)의 간병하는 것에 대한 예상치료, 예방치료, 감독치료, 도구치료, 보호치료로 구성되어 있는 초기의 개념화를 보조한다.

Cocoran(1994)은 알츠하이머를 지닌 사람의 복지와 존엄성을 위하여 간병인이 사용하는 관리 전략을 5가지로 감별하였다.

1. 생산적인 활동에 참여
2. 어려운 주제 혹은 상황에 대한 집중
3. 물건이나 업무에 대한 적응과 일에 대한 몇몇 단계의 완성을 통해 환경에 대한 오류를 파악하는 것
4. 일상적인 일과 더 할 수 있는 일들을 최대한 많이 찾아 사용하는 전략적인 시간 활용
5. 가족과 친구들과의 관계유지

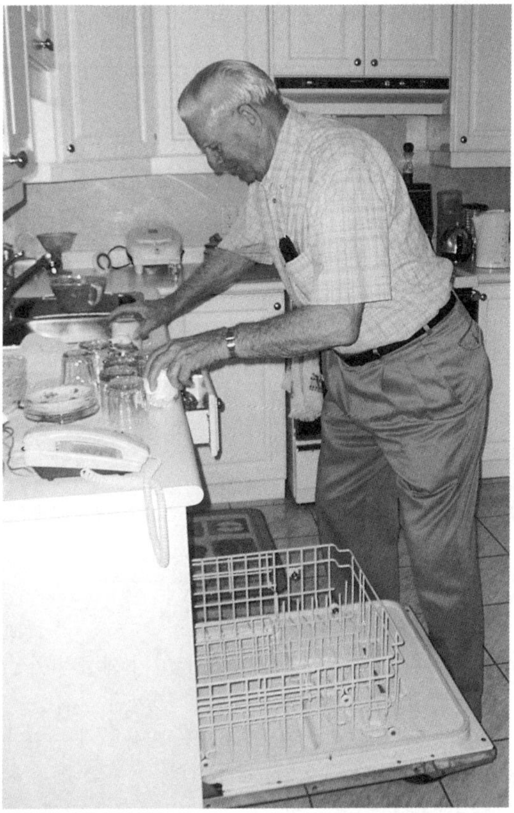

그림 9-3 과제수행이 공유될 때 유사한 과제에의 참여는 보조될 수 있다. 접시가 치워지거나 쌓여진 후, 간병인은 그들이 그들의 적절한 장소로 되돌려졌음을 확신할 수 있다.

어떤 간병인들의 배우자의 직관적인 사용에 의한 이러한 계획들은 글상자 9-3에서 감별된 보상전략에 반영되었다. 이러한 전략들은 다음으로써 개념화되었다.

- 과제 수행 방법의 변화
- 과제 기대와 요구의 변화
- 물리적인 과제 환경 요소의 변화
- 사회적 과제 환경 요소의 변화(보조는 과제 수행의 전후사정 내에서 간병인들에 의하여 제공된다)

그들의 초기 작업을 기반으로, Gitlin과 그의 동료들(2002)는 과제전략지표(Task Management Strategy Index: TMSI)라는 평가도구를 개

글상자 9-3 보상전략의 예제

과제수행방법의 변화

- 과제 단계의 수를 감소시키는 것(이미 싸여진 샐러드를 사용함으로써 샐러드를 하기 위하여 상추를 씻거나 말리는 것을 하지 않아도 되고, 간단하게 데워 먹을 수 있는 스프와 그 스프를 싸고 있는 잡아당겨 따는 손잡이는 다른 캔 스프에서의 캔 오프너를 사용하지 않아도 되고, 스프에 추가할 물의 양을 측정하지 않아도 된다).
- 과제를 시작함에 있어서 모든 필요한 물건과 도구를 모으는 것.
- 휴식
- 적응된 도구와 물건을 사용하는 것(벨크로로 된 단추를 교체하는 것).

과제 기대 혹은 요구의 변화

- "성공적인" 과제수행과 과제 참여의 재정의(이상적인 것 혹은 필요한 것에 대한 변화된 관점).
- 과제 요구의 감소(진공청소기를 사용하기는 하나 오직 한 방만을 청소하도록 한다).
- 수행을 공유하는 것(어떤 사람은 그릇을 닦고, 다른 사람은 닦인 그릇을 말려서 넣는다).
- 일상을 발전시키는 것-매일 동시에 수행되는 과제의 스케줄
- 선택권을 주지만 수를 제한한다(2개보다 많아선 안 된다).
- 과제를 완료하는 데 대한 시간압박을 감소시킨다.

물리적 과제 환경의 요소를 변화시키는 것.

- 시각과 청각의 산만함을 최소화시킨다(시각과 청각).
- 불필요한 어수선함을 감소시킨다.
- 진정되는 분위기를 만든다(저광도, 따뜻한 물, 목욕할 때의 온도).
- 시야 내에서 모든 필요로 하는 물건을 사용할 수 있게 하고, 필요한 것이 있으면 주문하도록 한다.
- 컵찬장과 서랍과 상자에 이름표를 붙인다.
- 개인이 요구하는 것에 대한 도구와 물건의 수를 줄이는 것.
- 같은 각각의 장소와 매시간에 대한 물건과 도구의 반납을 확인하는 것.

사회적 과제 환경의 요소의 변화

- 결과에 대한 질보다는 과정을 강조한다.
- 짧고 간단한 문장을 쓴다.
- 예/아니오에 대한 질문으로 묻는다.
- 간략한 단계의 지시를 제공한다.
- 신호를 줄 때 눈을 맞춘다.
- 긴 설명을 피하기 위하여 쓰기와 시야 그리고 물리적인 신호(만지는것)를 사용한다.
- "롤 모델로 제공되는 사람과 함께 한다."
- 침묵과 안심하는 것에 대한 방법을 제공한다.

발했다. 초기의 증거는 TMSI를 쉽게 관리할 수 있고 타당하고 신뢰성 있는 발견을 쉽게 생산할 수 있다는 것을 보조한다. TMSI는 육체적인 의존과 불안함을 보이는 치매를 지닌 사람의 일 보조를 위하여 간병인들이 사용하는 간병인들의 활동 목록을 포함한다. 그러한 활동은 같은 동작을 반복하는 것과 쓸기, 긁기, 털기에 대하여 소개하는 것, 치매가 있는 사람에 의해 사용되는 것에 대하여 요구되는 명령 밖에 물건을 놓는 것을 포함하며, 치매를 지닌 사람이 하고 있는 것에 대한 요구가 아닌 물건을 치우는 것과 치매를 지닌 사람이 저지르는 실수를 무시하려는 노력을 포함한다. 임상 실험세팅에서 TMSI는 아마도 간병인들에게 그들이 효과적으로 사용하는 전략에 있어 긍정적인 피드백을 제공하기 위하여 사용될 것이다. 그들이 현재 쓰지 않고 있는 전략을 감별함으로써, 의사들은 간병인들의 독특한 요구를 충족시키기 위한 개인적으로 잘 맞춰진 교육적인 회의를 만들 수도 있을 것이다.

"사회 과제 환경의 변화하는 요소"의 중요한 측면은 얼마나 간병인들이 치매환자와 의사소통을 하는가와 관련 있다. 건강전문가들은 간병인들이

치매를 지닌 사람들과 효과적으로 의사소통을 할 수 있게 해주는 전략을 감별하는 데에 있어 도움을 줄 수 있도록 준비가 되어 있어야 한다. 비록 특별한 의사소통전략이 경험의 의거한 보조일지라도, 대부분의 경우에, 존재하지 않으며(Small, Gutman, Makela, & Hillhouse, 2003), 어떤 작은 연구들은 특별한 의사소통전략의 유효성이 검사되었다는 것을 행해왔다. 예를 들면, Small과 Perry(2005)는 알츠하이머를 지닌 배우자를 둔 간병인들에 의해 제기된 다른 종류의 질문에 대한 효과를 검사하였다. 그들은 간병인이 주관식과 반대되는 예-아니오 질문을 썼을 때, 그리고 질문들이 삽화적인 지식보다는(개인의 삶에 있어서의 특별한 사건) 그들의 의미적인 기억을 요구하는 것에 위치되어 있을 때(외부 세계에 관한 더욱 일반적인 지식) 의사소통이 더욱 성공적이라는 것을 발견했다(알츠하이머를 지닌 사람은 적절하게 반응할 수 있다). 다른 연구에서 20명의 건강한 노인은 이미 녹음되어 있는 간병인과 치매를 지닌 그들 배우자 사이의 상호샘플을 들었다. Small과 Perry, 그리고 Lewis(2005)는 건강한 노인들이 그들이 존경을 표하고 배려하는 간병인들 말투에 만족과 예의를 감지했을 때, 그리고 간병인들이 그들 배우자의 능숙함에 관하여 긍정적인 믿음을 전달했을 때의 상호작용을 보다 긍정적으로 평가했다는 것을 발견했다. Dijkstra, Bourgeois, Youmans와 Hancock(2006)은 치매를 지닌 사람의 남아있는 관련 기술이 얼마냐 하는 것은 치매를 지닌 사람이 다른 사회 역할에 있어서의 참여를 보조하는 것을 자극할 수 있다는 것을 강조하는 획기적인 조사를 했다. 그들의 첫 연구에서, 치매환자 12명은 다른 모임에서 그들의 삶의 경험(결혼의 유무, 자녀수, 교회참여)에 대한 상담을 받는 동안 사회적 대화(그들의 자녀이야기, 그들의 교회이야기)에 참여하도록 요청받았다. "충고수긍" 상태일 때, 참여자들은 "사회적 대화"를 할 때보다 담론형성 태도가 필요하다는(예, 너는 해야 한다, 너는 해야 만 한다, 이것을 하다) 생각을 들게 한다. 두 번째 조사에서, Dijkstra와 동료들(2006) 대상자(6명의 치매환자와 6명의 정상인)이 시각적 단서가 있는 안내책자를 사용함으로써 다른 성인을 가르치는 방안을 완성했다. 두 그룹 사이에 현저한 차이는 나타나지 않았다. 하지만, 치매 대상자들이 요구받은 평가적인 피드백을 제공하고 지침을 받으며, 방안과 관련된 담화를 사용하여 '선생님' 역할을 잘 수행한 것으로 입증했다. 비록 예비되었지만, 이러한 결과물은 상대적으로 보존된 역할과 관련된 담화 능력을 사용한 사회적 상황을 치매환자에게 기회를 주면서 노력하여 참여하도록 지원했다.

간병인은 다른 전략을 시도하도록 추천할 때, 건강 전문가들은 간병인이 환자의 상황에서 최선의 관리하는 방법을 찾는 '시행착오' 의 과정을 겪을 필요가 있다고 인식시켰다. 다시 말해, 건강 전문가들은 무슨 일이 수행되거나, 되지 않거나, 어떻게 전략이 수정되는지를 결정하기 전에 간병인을 다른 전략을 시도하도록 준비되어져야 한다. 가능한 보상전략을 선택함에 있어서 중요한 고려사항은 치매환자뿐만 아니라, 간병인에게도 실행가능하고 수용되도록 해야 할 것인지 아닌지에 있다. Gwyther(1998)이 강조함에 따라, 알츠하이머와 사람을 치료하기 위한 "권리"는 아니다. 각각의 가족은 치매환자의 욕구를 어떻게 최선으로 만족시킬 것인가 뿐만 아니라, 다른 가족구성원과 간병인의 욕구까지도 충족시키고, 건강전문가의 도움과 함께 결정해야 한다.

의미 있는 일로 치매환자를 관리하는 훈련에 참여하는 간병인의 결과를 조사하기 위해 고안되어 제한된 연구가 있지만, 이 조사의 결과물은 일관성이 없다. 예를 들면, Martin-Cook와 동료들(2005)은 24명의 치매환자의 간병인으로 구성된 4개의 회담 훈련 프로그램에 가입했다. IADL의 기본수행평가인 텍사스 기능적 삶 척도(Cullum et al., 2001)로 관리받은 치매환자 가족들을 관찰한 후, 간병인은 그들의 가족의 과제 수행을 하기 위한 단서를 제공하며 지도했다. 임의적으로 조절된 시도의 결과는 간병인의 예상과 치매환자의 기능수행 차이가 줄어드는 효과가 없다고 나타났다. 반대로, Dooley와 Hinojsa (2004)는 가정에서 기반을 둔 각각의 직업적인 치료의 효과를 조사한 연구에서 알츠하이머(구체적이며, 긍정적인 영향, 능동적인 빈도, 자기관리 상태)인 사람의 삶의 질과 간병인의 어려움이 상당히 개선된 것을 볼 수 있었다. 개입된 그룹 내 20명의 간병인들은 보상 전략이 어떻게 사용되는지, 환경적 수정이 포함되는지, 그들의 가족의 직업적 수행이 지원되는지에 관한 훈련을 받게 되어진다. 표본을 더 많이 사용함으로써(N=171), 치매환자의 기능적 가정환경 개입의 영향을 조사함에 있어서 Gitlin와 그의 동료(2001)에 의해 비슷한 긍정적인 결과가 보고되었다. 중재(개입) 그룹에 속한 사람들은 치료사들에 의해 5번씩 90분씩 가정방문을 받게 되어진다. 평가의 완수함에 따라서, 치료사는 교육을 시키고 적당한 보상 전략과 신체적, 사회적 환경적 변경(즉, 치매가족의 직업적 수행을 지원된 사용)을 알려주기 위해 간병인과 협력적으로 일을 하게 된다. 보통의 관리를 받는 대조군(통제그룹)의 간병인들은 반대로, 개입된 그룹에서의 간병인들은 덜 흥분하고, 치매 가족들의 행동에 더 능숙하게 처리한다고 보고되었다. 보통의 관리를 받는 대조군(통제그룹)의 간병인들은 반대로, 개입된 그룹에서의 간병인들은 덜 흥분하고, 치매 가족들의 행동에 더 능숙하게 처리한다고 보고되었다. 그들은 그들의 가족 구성원이 IADL과 PADL을 자립적으로 수행하는 능력이 더 나아졌다고 보고했다. 따라서 간병인을 훈련하기 위해 고안된 치매환자의 직업적, 사회적 기능을 지원하는 몇몇의 증거가 있다하더라도, 추가적인 연구는 필요하다. 하지만 이러한 효과는 측정된 결과가 치매환자의 직업적, 사회적 기능을 지원하는 전체적인 목표를 반영하는 것을 보장한다.

"문제 행동"을 관리하기 위해 간병인 교육하기(Training Caregivers to Manage "Problem Behaviors")

간병인에게 있어 비록 몇몇 치매 환자에 의해 증명된 "문제 또는 부정적 행동"들은 그들의 특별한 치매 형태의 증상임에도 불구하고, 다른 "문제행동"은 그들의 혼란, 좌절, 두려움, 피로 심지어 고통으로부터 발생된다는 것을 인식하는 것은 중요하다. 같은 관점에서 치매환자의 90%가 그들 간병인이 문제가 되는 것을 감별하는 것에 대한 행동들을 증명할 것이라는 것을 제안해왔다(Teri, Larson, & Reifler, 1988). 치매환자의 부정적인 태도나 어려움을 해결하려는 노력에 반응하기보다는 건강 전문가들이 그들이(치매환자) 언어적으로나 직접적으로 표현하기 어려운 능력의 결과로 이러한 "문제행동"을 간병인들이 알아차리도록 중요한 역할을 한다. 간병인이 경솔하고 폭력적인 행위로 판단된다면, 그들은 환자의 행동이 나타나는 그러한 문제를 다루거나 예방할 수 있는 효과적인 전략을 수행해야 한다. 치매를 가진 사람과 활발하게 관계를 맺는 직종의 사람들은 성취와 통달, 기쁨과 즐거움, 회복과 이완, 그리고 다른 사람과의 연결은 부정적인 행동이나 문제를 줄어들게 하는 것이 가능하다.

■ 요약(Summary)

이 장을 요약해보면, 치매의 진단은 증거에 의존되는데 이 증거는 개인의 직업적, 사회적 기능 감소를 나타내며 감소는 그들의 인식 능력의 변화의 탓으로 볼 수 있다. 연구 문헌의 상당수에서, 직업과 사회적 기능은 ADL은 동일한 개념으로써 독립수행으로써 작동되어왔다. 이러한 조작은 치매환자와 장기적인 목표를 가진 간병인이 주로 보호시설이나 전문가보호의 요구를 지연하거나 피하기 위해서 고안된 개입의 노력으로 만들어졌다. 이러한 과정, 치매환자에 대한 필요는 직업에 참여를 지속하게 함으로써 그들은 성취감, 기쁨, 원기회복, 그리고 사회적 연결, 그들의 간병인을 포함하여 멀리 내다볼 수 있게 된다. 우리는 리더십에 대한 명확한 기회를 가진 결정적인 시점에 놓여 있다. 이 리더십은 앞으로 치매 조사의 의제를 앞으로 진행해야 하고, 치매환자의 직업적 필요를 허락하며 그들의 간병인의 논의되어야 할 문제를 직접적으로 해결해야 한다. 특별한 주의를 적절한 결과 방안의 선택과 명확하게 고안되어진 중재적인 프로토콜을 직접적인 방법론적 사안으로 해결해야 한다. 하지만 직업적 사회적 기능의 더 많은 개인의 이해와 배려가 있는 개입이 있어야만 임상과 실험의 효과를 평가하고 발전하도록 요청할 수 있다.

사례 연구(Case Study)

치매환자에 대한 장기간 관리 시설의 대안

건축회사는 기존의 시설을 대체할 수 있는 새로운 장기적인 노인요양 시설을 만들도록 위임받는다. 치료사는 상담 서비스를 제공하도록 고용되었다.

1. 치료사의 목표는 알츠하이머와 함께 개인의 요구를 만족시키는 환경적인 요소를 건축가에게 조언한다. 평가과정으로 무엇을 사용했는가?
2. 가족들이 문제로서 인정하는 것을 포함시켰나?
3. 어떤 구조적인 요소를 치료사가 제안했는가?

복습 문제(Review question)

1. 시간에 지남에 따라 구체적인 치매의 상태 변화와 치매에 대한 우리를 이해를 어떻게 해야 하는가?
2. (a) 개인적, (b) 가족, (c) 사회에서 치매가 가져온 요인이 무엇인가?
3. (a), (b), (c), (d), (e)의 특징이 무엇인가?
4. 치매진단 과정을 설명하라.
5. 치매의 전형적인 단계가 어떻게 되는지 확인하라.
6. 직업적, 사회 기능적 영향을 주는 평가와 관리 접근의 기존 개념화를 어떻게 하고 있는가?
7. 일상생활의 독립적인 수행보다는 넓은 관점으로부터 사회 기능적과 직업적 정의를 하라.
8. (a) 치매의 진단, (b) 중재의 효과적인 평가, (c) 치료적 환경적 대안, (d) 치매환자의 직업적 수행 지원의 전략적 방법에 기여하는 사회적 직업적 평가를 어떻게 수행하는지 알아보라.
9. 가족 구성원들이 치매 환자의 사회적 직업적 기능의 배려를 어떻게 하고 있는가?
10. 치매 환자의 사회적 직업적 지원을 어떠한 전략을 가지고 하고 있는가?

웹 관련 자료(Web-Based Resources)

치매의 경험에 관한 유용한 정보:

www.aarp.org, **AARP**, date connected March 18, 2007. This is an organization with a wide range of services for elders. This site describes those services, including information and resources for individuals with AD and their family members.

www.alz.org, **Alzheimer' s Association**, date connected March 18, 2007. The leading U.S. consumer organization dedicated to providing resources and seeking a cure for AD. Local chapters have an array of support resources for individuals with dementia and their families.

www.alz.co.uk, **Alzheimer' s Disease International**, date connected March 10, 2007. The international version of the U.S. Alzheimer' s Association.

www.alzheimer.ca, **Alzheimer Society of Canada**, date connected March 10, 1997. The Canadian version of the U.S. Alzheimer' s Association.

www.caps4caregivers.org, **Children of Aging Parents**, date connected March 10, 2007. A support group for adult children caring for their adult parents. Includes information about managing care for demented elderly relatives.

www.dasninternational.org/2005/norma.php, **Dementia Advocacy and Support Network(DASN)**, date connected March 10, 2007. Efforts to fund services for and research on dementia requires advocacy. This is one of the many groups advocating for those resources.

www.ethnicelderscare.net, **Ethnic Elders Care Network**, date connected March 10, 2007. Contains helpful information about the cultural aspects of care for individuals with dementia.

www.caregiver.org, **Family Caregiver Alliance**, date connected March 10, 2007. Another advocacy group for adult caregivers of elderly individuals.

www.caregiving.org, **National Alliance for Caregiving**, date connected March 10, 2007. Another advocacy group for adult caregivers of elderly individuals.

www.nfcacares.org, **National Family Caregiver' s Association**, date connected March 10, 2007. Another advocacy group for adult caregivers of elderly individuals.

참고문헌(References)

Alzheimer Society of Canada. (1997). *Tough issues: Ethical guidelines*. Toronto: Alzheimer Society of Canada.

Amaducci, L., Falcini, M., & Lippi, A. (1992). Descriptive epidemiology and risk factors for Alzheimer's disease. *Acta Neurologica Scandinavica, 139,* 21–25.

American Psychiatric Association (APA). (2000). *Diagnostic and statistical manual of mental disorders: DSM-IV-TR* (4th, text revision ed.). Washington, DC: American Psychiatric Association.

Anderson, K., Nielsen, H., Lolk, A., Andersen, J., Becker, I., & Kragh-Sorensen, P. (1999). Incidence of very mild to severe dementia and Alzheimer's disease in Denmark: The Odense Study. *Neurology, 52*(1), 85–90.

Auer, S., & Reisberg, B. (1997). The GDS/FAST staging system. *International Psychogeriatrics, 9* (Suppl. 1), 167–191.

Barber, R., Panikkar, A., & McKeith, I. G. (2001). Dementia with Lewy bodies: Diagnosis and management. *International Journal of Geriatric Psychiatry, 16*(Suppl. 1), S12–S18.

Baum, C., & Edwards, D. F. (2003). What persons with Alzheimer's disease can do: A tool for communication about everyday activities. *Alzheimer's Care Quarterly, 4*(2), 108–115.

Baum, C., Edwards, D. F., & Morrow-Howell, N. (1993). Identification and measurement of productive behaviors in senile dementia of the Alzheimer type. *The Gerontologist, 33*(3), 403–408.

Black, S., Roman, G. C., Geldmacher, D. S., Salloway, S., Hecker, J., Burns, A., et al. (2003). Efficacy and tolerability of donepezil in vascular dementia: Positive results of a 24-week, multicenter, international, randomized, placebo-controlled clinical trial. *Stroke, 34*(10), 2323–2330.

Blessed, G., Tomlinson, B. E., & Roth, M. (1968). The association between quantitative measures of dementia and of senile change in the cerebral grey matter of elderly subjects. *British Journal of Psychiatry, 114,* 797–811.

Bookwala, J., Yee, J. L., & Schulz, R. (2000). Caregiving and detrimental mental and physical health outcomes. In G. M. Williamson, D. R. Shaffer, & P. A. Parmelee (Eds.), *Physical illness and depression in older adults: A handbook of theory, research, and practice* (pp. 93–131). New York: Plenum.

Borell, L. (1996). Supporting functional behavior in Alzheimer's disease. *International Psychogeriatrics, 8*(Suppl. 1), 123–125.

Bowers, B. J. (1987). Intergenerational caregiving: Adult caregivers and their aging parents. *Advances in Nursing Science, 45*(1), M1–M2.

Bowler, J. V. (2000). Criteria for vascular dementia: Replacing dogma with data. *Archives of Neurology, 57*(2), 170–171.

Bowler, J. V., & Hachinski, V. (2003). Current criteria for vascular dementia—A critical appraisal. In J. V. Bowler & V. Hachinski (Eds.), *Vascular cognitive impairment: Preventable dementia* (pp. 1–11). Oxford: Oxford University Press.

Braak, H., & Braak, E. (1991). Neuropathological staging of Alzheimer-related changes. *Acta Neuropathologica, 82*(4), 239–259.

Breteler, M. M., Claus, J. J., van Duijn, C. M., Launer, L. J., & Hoffman, A. (1992). Epidemiology of Alzheimer's disease. *Epidemiologic Review, 14,* 59–82.

Brody, E. M., Kleban, M. H., Lawton, M. P., & Silverman, H. A. (1971). Excess disabilities of mentally impaired aged: Impact of individualized treatment. *The Gerontologist, 11*(2), 124–133.

Brookmeyer, R., Gray, S., & Kawas, C. (1998). Projections of Alzheimer's disease in the United States and the public health impact of delaying disease onset. *American Journal of Public Health, 88*(9), 1337–1342.

Brugge, K. L, Nichols, S. L., & Salmon, D. P. (1994). Cognitive impairment in adults with Down's syndrome: Similarities to early cognitive changes in Alzheimer's disease. *Neurology, 44*(2), 232–238.

Bucks, R. S., Ashworth, D. L., Wilcock, G. K., & Seigfried, K. (1996). Assessment of activities of daily living in dementia: Development of the Bristol Activities of Daily Living Scale. *Age and Ageing, 25*(2), 113–120.

Buhr, G. T., Kuchibhatla, M., & Clipp, E. C. (2006). Caregivers' reasons for nursing home placement: Clues for improving discussions with families prior to the transition. *The Gerontologist, 46,* 52–61.

CSHA (Canadian Study of Health and Aging). (1994a). Canadian Study of Health and Aging: Study methods and prevalence of dementia. *Canadian Medical Association Journal, 150*(6), 899–913.

CSHA (Canadian Study of Health and Aging). (1994b). Patterns of caring for people with dementia in Canada. *Canadian Journal of Aging, 13*(4), 470–487.

Carswell, A., & Eastwood, R. (1993). Activities of daily living, cognitive impairment and social function in community residents with Alzheimer disease. *Canadian Journal of Occupational Therapy, 60,* 130–136.

Chui, H. (2001). Dementia due to subcortical ischemic vascular disease. *Clinical Cornerstone, 3*(4), 40–51.

Chiu, H. C., Victoroff, D., Margolin, W., Jagust, R., Shankle, R., & Katzman, R. (1992). Criteria for the diagnosis of ischemic vascular dementia proposed by the State of California Alzheimer's Disease Diagnostic and Treatment Centers. *Neurology, 42,* 473–480.

Clemson, L., Fitzgerald, M. H., & Heard, R. (1999). Content validity of an assessment tool to identify home fall hazards: The Westmead Home Safety Assessment. *British Journal of Occupational Therapy, 62,* 171–179.

Cohen, D. (1994). A primary care checklist for effective family management. *Medical Clinics of North America, 78*(4), 795–809.

Cohen-Mansfield, J., Reisberg, B., Bonneman, J., Berg, L., Dastoor, D. P., Pfeffer, R. I., et al. (1996). Staging methods for the assessment of dementia. Perspectives. *Journal of Clinical Psychiatry, 57*(5), 190–198.

Cooke, K. Z., Fisher, A. G., Mayberry, W., & Oakley, F. (2000). Differences in activities of daily living process skills of persons with and without Alzheimer's disease. *Occupational Therapy Journal of Research, 20*(2), 87–105.

Cooper, B. A., & Day, K. (2003). Therapeutic design of environments for people with dementia. In L. Letts, P. Rigby, & D. Stewart (Eds.), *Using environments to enable occupational performance* (pp. 253–268). Thorofare, NJ: SLACK Inc.

Corcoran, M. A. (1994). Management decisions made by caregiver spouses of persons with Alzheimer's disease. *American Journal of Occupational Therapy, 48*(1), 38–45.

Cullum, C. M., Saine, K., Chan, L. D., Martin-Cook, K., Gray, K. F., & Weiner, M. F. (2001). Performance-based instrument to assess functional capacity in dementia: The Texas Functional Living Scale. *Neuropsychiatry, Neuropsychology and Behavioral Neurology, 14*(2), 103–108.

Dal Forno, G., Carson, K. A., Brookmeyer, R., Troncoso, J., Kawas, C. H., & Brandt, J. (2002). APOE genotype and survival in men and women with Alzheimer's disease. *Neurology, 58*(7), 1045–1050.

Darvesh, S., & Freedman, M. (1996). Subcortical dementia: A neurobehavioral approach. *Brain and Cognition, 31*(2), 230–249.

Davis, H. S., & Rockwood, K. (2004). Conceptualization of mild cognitive impairment. *International Journal of Geriatric Psychiatry. 19*(4), 313–319.

Day, K., Carreon, D., & Stump, C. (2000). The therapeutic design of environments for people with dementia: A review of the empirical research. *Gerontologist, 40*(4), 379–421.

Desmond, D. W., Erkinjuntti, T., Sano, M., Cummings, J. L., Bowler, J. V., Pasquier, F., et al. (1999). The cognitive syndrome of vascular dementia: Implications for clinical trials. *Alzheimer Disease and Associated Disorders, 13*(Suppl. 3), S21–S29.

Dijkstra, K., Bourgeois, M., Youmans, G., & Hancock, A. (2006). Implications of an advice-giving and teacher role on language production in adults with dementia. *The Gerontologist, 46*(3), 357–366.

Doble, S. E., Fisk, J. D., MacPherson, K. M., Fisher, A. G., & Rockwood, K. (1997). Measuring functional competence in older persons with Alzheimer's disease. *International Psychogeriatrics, 9*(1), 25–38.

Doble, S. E., Fisk, J. D., & Rockwood, K. (1999). Assessing the ADL functioning of persons with Alzheimer's disease: Comparison of family informants' ratings and performance-based assessment findings. *International Psychogeriatrics, 11*(4), 399–409.

Dooley, N. R., & Hinojosa, J. (2004). Improving quality of life for persons with Alzheimer's disease and their family caregivers: Brief occupational therapy intervention. *American Journal of Occupational Therapy, 58*(5), 561–569.

Drach, L. M., Steinmetz, H. E., Wach, S., & Bohl, J. (1997). High proportion of dementia with Lewy bodies in the postmortems of a mental hospital in Germany. *International Journal of Geriatric Psychiatry, 12*(3), 301–306.

Ebly, E. M., Hogan, D. B., & Rockwood, K. (1999). Living alone with dementia. *Dementia and Geriatric Cognitive Disorders, 10*(6), 541–548.

Erkinjuntti, T., Inzitari, D., Pantoni, L., Wallin, A., Scheltens, P., & Rockwood, K., et al. (2000). Limitations of clinical criteria for the diagnosis of vascular dementia in clinical trials. Is a focus on subcortical vascular dementia a solution? *Annals of the New York Academy of Sciences, 903,* 262–272.

Evans, D. A., Funkenstein, H., Albert, M. S., Scherr, P. A., Cook, N. R., Chown, M. J., et al. (1989). Prevalence of Alzheimer's disease in a community population of older persons. *Journal of the American Medical Association, 262*(18), 2551–2556.

Evans, D. A., Scherr, P. A., Smith, L. A., Albert, M. S., & Funkenstein, H. H. (1990). The East Boston Alzheimer's Disease Registry. *Aging* (Milano), *2*(3), 298–302.

Ferri, C. P., Prince, M., Brayne, C., Brodaty, H., Fratiglioni, L., Ganguli, M., et al. (2005). Global prevalence of dementia: A Delphia consensus study. *Lancet, 336*(9503), 2112–2117.

Filan, S. L., & Llewellyn-Jones, R. H. (2006). Animal-assisted therapy for dementia: A review of the literature. *International Psychogeriatrics,* April 26, 1–15.

Fillenbaum, G. G., Heyman, A., Huber, M. S., Woodbury, M. A., Leiss, J., Scmader, K. E., et al. (1998). The prevalence and 3-year incidence of dementia in older Black and White community residents. *Journal of Clinical Epidemiology, 51*(7), 587–595.

Fisher, A. G. (2006). *Assessment of motor and process skills manual* (6th ed.). Fort Collins, CO: Three Star Press.

Fisk, J. D., Merry, H. R., & Rockwood, K. (2003). Variations in case definition affect prevalence but not outcomes of mild cognitive impairment. *Neurology, 61*(9), 1179–1184.

Fisk, J. D., Sadovnick, A. D., Cohen, C. A., Gauthier, S., Dossetor, J., Eberhart, A., et al. (1998). Ethical guidelines of the Alzheimer Society of Canada. *Canadian Journal of Neurological Sciences, 25,* 242–248.

Förstl, H., Burns, A., Levy, F., Cairns, N., Luthert, P., & Lantos, P. (1992). Neurologic signs in Alzheimer's disease: Results of a prospective clinical and neuropathologic study. *Archives of Neurology, 49,* 1038–1042.

Fox, P., Kelly, S., & Tobin, S. (1999). Defining dementia: Social and historical background of Alzheimer disease. *Genetic Testing, 3,* 13–19.

Franssen, E. H., Kluger, A., Torossian, C. L., & Reisberg, B. (1993). The neurologic syndrome of severe Alzheimer's disease: Relationship to functional decline. *Archives of Neurology, 50,* 1029–1039.

Fratiglioni, L., Launer, L. J., Andersen, K., Breteler, M. M., Copeland, J. R., Dartigues, J. F., et al. (2000). Incidence of dementia and major subtypes in Europe: A collaborative study of population-based cohorts. Neurologic Diseases in the Elderly Research Group. *Neurology, 54,* S10–S15.

Fratiglioni, L., Viitanen, M., von Strauss, E., Tontodonati, V., Herlitz, A., & Winblad, B. (1997). Very old women at highest risk of dementia and Alzheimer's disease: Incidence data from the Kungshomen Project, Stockholm. *Neurology, 48,* 132–138.

Freeman, R. Q., Giovannetti, T., Lamar, M., Cloud, B. S., Stern, R. A., Kaplan, E., et al. (2000). Visuoconstructional problems in dementia: Contribution of executive systems functions. *Neuropsychologia, 14,* 415–426.

Funkenstein, H. H., Albert, M. S., Cook, N. R., West, C. G., Scherr, P. A., Chown, M. J. et al. (1993). Extrapyramidal signs and other neurologic findings in clinically diagnosed Alzheimer's disease. *Archives of Neurology, 50,* 51–56.

Galasko, D., Bennett, D., Sano, M., Ernesto, C., Thomas, R., Grundman, M., et al. (1997). An inventory to assess activities of daily living for clinical trials in Alzheimer's disease. *Alzheimer Disease and Associated Disorders, 11*(Suppl. 2), S33–S39.

Galasko, D., Edland, S. D., Morris, J. C., Clark, C., Mohs, R., & Koss, E. (1995). The Consortium to Establish a Registry for Alzheimer's disease (CERAD). Part XI. Clinical milestones in patients with Alzheimer's disease followed over 3 years. *Neurology, 45,* 1451–1455.

Ganguli, M., Dodge, H. H., Shen, C., & DeKosky, S. T. (2004). Mild cognitive impairment, amnestic type: An epidemiologic study. *Neurology, 63*(1), 115–121.

Gauthier, S. (2006). Functional outcomes. In K. Rockwood & S. Gauthier (Eds.), *Trial designs and outcomes: Dementia therapeutic research* (pp. 113–118). London: Taylor & Francis.

Gauthier, S., & MacKnight, C. (2006). Clinical trial designs and endpoint selection. In K. Rockwood & S. Gauthier (Eds.), *Trial designs and outcomes: Dementia therapeutic research* (pp. 37–44). London: Taylor & Francis.

Gauthier, S., Rockwood, K., Gélinas, I., Sykes, L., Teunisse, S., Orgogozo, J. M., et al. (1999). Outcome measures for the study of activities of daily living in vascular dementia. *Alzheimer Disease Association Disorders, 13*(Suppl. 3), S143–S147.

Gélinas, I., & Auer, S. (2001). Functional autonomy. In S. Gauthier (Ed.), *Clinical diagnosis and management of Alzheimer's disease* (2nd ed., pp. 213–226). London: Martin Dunitz.

Gélinas, I., Gauthier, L., McIntyre, M. C., & Gauthier, S. (1999). Development of a functional measure for persons with Alzheimer disease: The Disability Assessment for Dementia. *American Journal of Occupational Therapy, 53*(5), 471–481.

General Accounting Office Report. (1998). *Health, Education, and Human Services Division, Alzheimer's disease prevalence.* January 28.

Geslani, D. M., Tierney, M. C., Herrmann, N., & Szalai, J. P. (2005). Mild cognitive impairment: An operational definition and its conversion rate to Alzheimer's disease. *Dementia and Geriatric Cognitive Disorders, 19*(5–6), 383–389.

Gitlin, L. N., Corcoran, M., Winter, L., Boyce, A., & Hauck, W. W. (2001). A randomized, controlled trial of a home environmental intervention: Effect on efficacy and upset in caregivers and on daily function of persons with dementia. *The Gerontologist, 41*(1), 4–14.

Gitlin, L. N., Winter, L., Dennis, M. P., Corcoran, M., Schinfeld, S., & Hauck, W. W. (2002). Strategies used by families to simplify tasks for individuals with Alzheimer's disease and related disorders: Psychometric analysis of the Task Management Strategy Index (TMSI). *The Gerontologist, 42,* 61–69.

Glosser, G., Gallo, J. L., Clark, C. M., & Grossman, M. (2002). Memory encoding and retrieval in frontotemporal dementia and Alzheimer's disease. *Neuropsychologia, 16*(2), 190–196.

Goldstein, F. C., Ashley, A. V., Gearing, M., Hanfelt, J., Penix, L., Freedman, L. J., et al. (2001). Apolipoprotein E and age at onset of Alzheimer's disease in African American patients. *Neurology, 57*(10), 1923–1925.

Gordon, B., & Carson, K. (1990). The basis for choice reaction-time slowing in Alzheimer's disease. *Brain and Cognition, 13*(2), 148–166.

Gorelick, P. B. (1997). Status of risk factors for dementia associated with stroke. *Stroke, 28*(2), 459–463.

Graves, A. B., White, E., Koepsell, T. D., Reifler, B. V., van Belle, G., Larson, E. B., et al. (1990). A case-control study of Alzheimer's disease. *Annals of Neurology, 28*(6), 766–774.

Green, C. R., Mohs, R. C., Schmeidler, J., Aryan, M., & Davis, K. L. (1993). Functional decline in Alzheimer's disease: A longitudinal study. *Journal of the American Geriatrics Society, 41*(6), 654–661.

Guo, Z., Cupples, L. A., Kurz, A., Auerbach, S. H., Volicer, L., Chui, H., et al. (2000). Head injury and the risk of AD in the MIRAGE study. *Neurology, 54*(6), 1316–1323.

Gwyther, L. P. (1990). Clinician and family. A partnership for support. In N. L. Mace (Ed.), *Dementia care: Patient, family and community* (pp. 193–210). Baltimore: John Hopkins Press.

Gwyther, L. P. (1998). Social issues of the Alzheimer's patient and family. *American Journal of Medicine, 104*(4A), 17S–21S, 39S–42S.

Gwyther, L. P. (2000). Family issues in dementia: Finding a new normal. *Neurologic Clinics, 18*(4), 993–1010.

Hachinksi, V. C., Iliff, L. D., Zilhka, E., Du Boulay, G. H., McAllister, V. L., Marshall, J., et al. (1975). Cerebral blood flow in dementia. *Archives of Neurology, 32*(9), 632–637.

Hachinski, V. C., Lassen, N. A., & Marshall, J. (1974). Multi-infarct dementia: A cause of mental deterioration in the elderly. *Lancet, 2*(7874), 207–209.

Hébert, L. E., Scherr, P. A., Beckett, L. A., Albert, M. S., Pilgrim, D. M., Chown, M. J., et al. (1995). Age-specific incidence of Alzheimer's disease in a community population. *Journal of the American Medical Association, 273*(17), 1354–1359.

Hébert, R., & Brayne, C. (1995). Epidemiology of vascular dementia. *Neuroepidemiology, 14*(5), 240–257.

Henderson, A. S. (1990). Epidemiology of dementia disorders. *Advances in Neurology, 51,* 15–25.

Hendrie, H. C., Osuntokun, B. O., Hall, K. S., Ogunniyi, A. O., Hui, S. L., Unverzagt, F. W., et al. (1995). Prevalence of Alzheimer's disease and dementia in two communities: Nigerian Africans and African Americans. *American Journal of Psychiatry, 152,* 1485–1492.

Hentschel, F., Kreis, M., Damian, M., Krumm, B., & Frölich, L. (2005). The clinical utility of structural neuroimaging with MRI for diagnosis and differential diagnosis of dementia: A memory clinical study. *International Journal of Geriatric Psychiatry, 20*(7), 645–650.

Hershey, L. A., Jaffe, D. F., Greenough, P. G., & Yang, S. L. (1987). Validation of cognitive and functional assessment instruments in vascular dementia. *International Journal of Psychiatry and Medicine, 17*(2), 183–192.

Hertzberg, A., Ekman, S., & Alexsson, K. (2001). Staff activities and behaviours are the source of many feelings: Relatives' interactions and relationships with staff in nursing homes. *Journal of Clinical Nursing, 10,* 380–388.

Heyman, A., Fillenbaum, G., Prosnitz, B., Raiford, K., Burchett, B., & Clark, C. (1991). Estimated prevalence of dementia among elderly black and white community residents. *Archives of Neurology, 48*(6), 594–598.

Heyman, A., Peterson, B., Fillenbaum, G., & Pieper, C. (1996). The Consortium to Establish a Registry for Alzheimer's Disease (CERAD). Part XIV. Demographic and clinical predictors of survival in patients with Alzheimer's disease. *Neurology, 46*(3), 656–660.

Hogan, D. (2006). Inclusion and exclusion criteria. *Trial designs and outcomes in dementia therapeutic research* (pp. 65–74). London: Taylor & Francis.

Holm, A. K., Lepp, M., & Ringsberg, K. C. (2005). Dementia: Involving patients in storytelling—A caring intervention. A pilot study. *Journal of Clinical Nursing, 14*(2), 256–263.

Hutchinson, S. A., & Marshall, M. (2000). Responses of family caregivers and family members with Alzheimer's disease to an activity kit: An ethnographic study. *Journal of Advanced Nursing, 31,* 44–50.

Hux, M. J., O'Brien, B. J., Iskedjian, M., Goeree, R., Gagnon, M., & Gauthier, S. (1998). Relation between severity of Alzheimer's disease and costs of caring. *Canadian Medical Association Journal, 159*(5), 457–465.

Ivory, S. J., Knight, R. G., Longmore, B. E., & Caradoc-Davies, T. (1999). Verbal memory in non-demented patients with idiopathic Parkinson's disease. *Neuropsycholigia, 37*(7), 817–828.

Jorm, A. F., Christensen, H., Korten, A. E., Henderson, A. S., Jacomb, P. A., & MacKinnon, A. (1997). Do cognitive complaints either predict future cognitive decline or reflect past cognitive decline? A longitudinal study of an elderly community sample. *Psychological Medicine, 27*(1), 91–98.

Josephsson, S. (1996). Supporting everyday activities in dementia. *International Psychogeriatrics, 8*(Suppl. 1), 41–44.

Josephsson, S., Bäckman, L., Borell, L., Bernspång, B., & Nygård, L. (1993). Supporting everyday activities in dementia: An intervention study. *International Journal of Geriatric Psychiatry, 8,* 395–400.

Katzman, R. (1993). Education and the prevalence of dementia and Alzheimer's disease. *Neurology, 43*(1), 13–20.

Keefe, J., & Fancey, P. (2000). The care continues: Responsibility for elderly relatives before and after admission to a long term care facility. *Family Relations, 49,* 235–244.

Kennedy, A. M., Newman, S. K., Frackowiak, R. S., Cunningham, V. J., Roques, P., Stevens, J., et al. (1995). Chromosome 14 linked familial Alzheimer's disease. A clinio-pathological study of a single pedigree. *Brain, 118*(Part 1), 185–205.

Kertesz, A., Davidson, W., & Fox, H. (1997). Frontal lobe behavioural inventory: Diagnostic criteria for frontal lobe dementia. *Canadian Journal of Neurological Sciences, 24*(1), 29–36.

Khachaturian, Z. S. (1985). Diagnosis of Alzheimer's disease. *Archives of Neurology,42*(11), 1097–1105.

Kinney, J. M., & Rentz, C. A. (2005). Observed well-being among individuals with dementia: Memories in the Making, an art program, versus other structured activity. *American Journal of Alzheimer's Disease and Other Associated Dementias, 20*(4), 220–227.

Kiresuk, T. J., Lund, S. H., & Larsen, N. E. (1982). Measurement of goal attainment in clinical and health care programs. *Drug Intelligence & Clinical Pharmacy, 16,* 145–153.

Kishka, U., Mandir, A. S., Ghika, J., & Growdon, J. H. (1993). Electrophysiologic detection of extrapyramidal motor signs in Alzheimer's disease. *Neurology, 43* (3 Pt. 1), 500–505.

Klages, J., Fisk, J. D., & Rockwood, K. (2005). APOE genotype, vascular risk factors, memory test performance and the five-year risk of vascular cognitive impairment or Alzheimer's disease. *Dementia and Geriatric Cognitive Disorders, 20*(5), 292–297.

Kokmen, E., Whisnant, J. P., O'Fallon, W. M., Chu, C. P., & Beard, C. M. (1996). Dementia after ischemic stroke: A population-based study in Rochester, Minnesota (1960–1984). *Neurology, 46*(1), 154–159.

Kuzis, G., Sabe, L., Tiberti, C., Merello, A., Leiguarda, R., & Starkstein, S. E. (1999). Explicit and implicit learning in patients with Alzheimer disease and Parkinson disease with dementia. *Neuropsychiatry Neuropsychology and Behavioural Neurology, 1*(7), 265–269.

Lamar, M., Podell, K., Carew, T. G., Cloud, B. S., Resh, R., Kennedy, C., et al. (1997). Perseverative behaviour in Alzheimer's disease and subcortical ischaemic vascular dementia. *Neuropsychologia, 11,* 523–534.

Larrea, F. A., Fisk, J. D., Graham, J. E., & Stadnyk, K. (2000). The prevalence of cognitive impairment and dementia as defined by neuropsychological test performance. *Neuroepidemiology, 19,* 121–129.

Lee, H., & Cameron, M. M. (2004). Respite care for people with dementia and their carers. *The Cochrane Database of Systematic Reviews,* Issue 1. Art. No.: CD004396. DOI: 10.1002/14651858.CD004396.

Lehnfeld, H., & Erzigkeit, H. (2000). Functional aspects of dementia. In S. Gauthier & J. L. Cummings (Eds.), *Alzheimer's disease and related disorders annual* (pp. 155–178). London: Martin Dunitz.

Leon, J., Cheng, C. K., & Neumann, P. J. (1998). Alzheimer's disease care: Costs and potential savings. *Health Affairs (Millwood), 17,* 206–216.

Lepp, M., Ringsberg, K. C., Holm, A. K., & Sellersjo, G. (2003). Dementia—involving patients and their caregivers in a drama programme: The caregivers' experiences. *Journal of Clinical Nursing, 12,* 873–881.

Levy-Lahad, E., Lahad, A., Wijsman, E. M., Bird, T. D., & Schellenberg, G. D. (1995). Apolipoprotein E genotypes and age of onset in early-onset familial Alzheimer's disease. *Annals of Neurology, 38*(4), 678–680.

Lezak, M. D., Howieson, D. B., & Loring, D. W. (2004). *Neuropsychological assessment* (4th ed.). Oxford; New York: Oxford University Press.

Light, E., Niederehe, G., & Lebowitz, B. D. (1994). *Stress effects on family caregivers of Alzheimer's patients: Research and interventions.* New York: Springer.

Lindeboom, R., Vermeulen, M., Holman, R., & DeHaan, R. J. (2003). Activities of daily living instruments. Optimizing scales for neurologic assessments. *Neurology, 60*(5), 738–742.

Lipowski, Z. J. (1989). Delirium in the elderly patient. *New England Journal of Medicine, 320*(9), 578–582.

Lopez, O. L., Becker, J. T., Sweet, R. A., Klunk, W., Kaufer, D. I., Saxton, J., et al. (2003). Psychiatric symptoms vary with the severity of dementia in probable Alzheimer's disease. *Journal of Neuropsychiatry and Clinical Neurosciences, 15*(3), 346–353.

Lundberg, C., Johansson, K., Ball, K., Bjerre, B. Blomqvist, C., Braekhus, A. et al. (1997). Dementia and driving: An attempt at consensus. *Alzheimer Disease and Associated Disorders, 11*(1), 28–37.

Lye, T. C., & Shores, E. A. (2000). Traumatic brain injury as a risk for Alzheimer's disease: A review. *Neuropsychological Review, 10*(2), 115–129.

Mackenzie, L., Byles, J., & Higginbotham, N. (2000). Designing the Home Falls and Accidents Screening Tool (HOME FAST): Selecting the items. *British Journal of Occupational Therapy, 63,* 260–269.

Maheu, S., & Cohen, C. A. (1999). Support of families. In S. Gauthier (Ed.), *Clinical diagnosis and management of Alzheimer's disease* (2nd ed.) (pp. 307–318). London: Martin Dunitz.

Mahurin, R. K., & Pirozzolo, F. J. (1993). Application of Hick's law of response speed in Alzheimer and Parkinson diseases. *Perceptual and Motor Skills, 77*(1), 107–113.

Mann, U. M., Mohr, E., Gearing, M., & Chase, T. N. (1992). Heterogeneity in AD: Progression rate segregated by distinct neuropsychological and cerebral metabolic profiles. *Journal of Neurology, Neurosurgery, and Psychiatry, 55*(10), 956–1050.

Martin-Cook, K., Davis, B. A., Hynan, L. S., & Weiner, M. F. (2005). A randomized, controlled study of an Alzheimer's caregiver skills training program. *American Journal of Alzheimer's Disease and Other Dementias, 20*(4), 204–210.

McKeith, I. G., Dickson, D. W., Lowe, J., Emre, M., O'Brien, J. T., Feldman, H., et al. (2005). Diagnosis and management of dementia with Lewy bodies: Third report of the DLB Consortium. *Neurology, 65,* 1863–1872.

McKeith, I. G., O'Brien, J. T., & Ballard, C. (1999). Diagnosing dementia with Lewy Bodies. *Lancet, 354*(9186), 1227–1228.

McKhann, G., Drachman, D., Folstein, M., Katzman, R., Price, D., & Stadlan, E. M. (1984). Clinical diagnosis of Alzheimer's disease: Report of the NINCDS-ADRDA work group under the auspices of the Department of Health and Human Services Task Force on Alzheimer's disease. *Neurology, 34*(7), 939–944.

McMonagle, P., Deering, F., Berliner, Y., & Kertesz, A. (2006). The cognitive profile of posterior cortical atrophy. *Neurology, 66*(3), 331–338.

Mendez, M. F., & Cummings, J. L. (2003). *Dementia: A clinical approach* (3rd ed.). Philadelphia, PA: Butterworth-Heinemann (Elsevier).

Mendez, M. F., Underwood, K. L., Zander, B. A., Mastri, A. R., Sung, J. H., & Frey, W. H., 2nd. (1992). Risk factors in Alzheimer's disease: A clinicopathologic study. *Neurology, 42*(4), 770–775.

Miller Fisher, C. (1968). Dementia in cerebrovascular disease. In J. F. Toole, R. G. Kiekert, & J. P. Whisnant (Eds.), *Cerebral vascular diseases* (pp. 232–236). New York: Grune and Stratton.

Mirra, S. S., Heyman, A., McKeel, D., Sumi, S. M., Crain, B. J., Brownlee, L. M., et al. (1991). The Consortium to Establish a Registry for Alzheimer's Disease (CERAD). Part II. Standardization of the neuropathologic assessment of Alzheimer's disease. *Neurology, 41*(4), 497–486.

Mittelman, M. S., Ferris, S. H., Shulman, E., Steinberg, G., & Levin, B. (1996). A family intervention to delay nursing home placement of patients with Alzheimer's disease. A randomized controlled trial. *Journal of the American Medical Association, 276*(21), 1725–1731.

Mohs, R. C., Doody, R. S., Morris, J. C., Ieni, J.R., Rogers, S.L., Perdomo CA, et al. (2001). A 1-year, placebo-controlled preservation of function survival study of donepezil in AD patients. *Neurology, 57,* 481–488.

Morris, J. C. (2006). Mild cognitive impairment is early-stage Alzheimer disease: Time to revise diagnostic criteria. *Archives of Neurology, 63*(1), 15–16.

Munoz, D. G. (2003). Histopathology. In J. V. Bowler, & V. Hachinski (Eds.), *Vascular cognitive impairment: Preventable dementia* (pp. 57–75). Oxford, New York: Oxford University Press.

Neary, D., Snowden, J. S., Gustafson, L., Passant, U., Stuss, D., Black, S., et al. (1998). Frontotemporal lobar degeneration: A consensus on clinical diagnostic criteria. *Neurology, 51*(6), 1546–1554.

Nestor, P. J., Graham, K. S., Bozeat, S., Simons, J. S., & Hodges, J. R. (2002). Memory consolidation and the hippocampus: Further evidence from studies of autobiographical memory in semantic dementia and frontal variant frontotemporal dementia. *Neuropsychologia, 40*(6), 633–654.

Newell, K. L., Hyman, B. T., Growdon, J. H., & Hedley-Whyte, E. T. (1999). Application of the National Institute on Aging (NIA)—Reagan Institute criteria for the neuropathological diagnosis of Alzheimer disease. *Journal of Neuropathology and Experimental Neurology, 58*(11), 1147–1155.

Noe, E., Marder, K., Bell, K. L., Jacobs, D. M., Manly, J. J., & Stern, Y. (2004). Comparison of dementia with Lewy bodies to Alzheimer's disease and Parkinson's disease with dementia. *Movement Disorders, 19*(1), 60–67.

Nyenhuis, D. L., & Gorelick, P. B. (1998). Vascular dementia: A contemporary review of epidemiology, diagnosis, prevention, and treatment. *Journal of the American Geriatrics Society, 46,* 1437–1448.

Nyenhuis, D. L., Gorelick, P. B., Freels, S., & Garron, D. C. (2002). Cognitive and functional decline in African Americans with VaD, AD, and stroke without dementia. *Neurology, 8*(11), 56–61.

Oliver, R., Bathwayt, J., Brackley, C., & Tamaki, T. (1993). Development of the Safety Assessment of Function and the Environment for Rehabilitation (SAFER) tool. *Canadian Journal of Occupational Therapy, 60,* 78–82.

Ory, M. G., Hoffman, R. R., Yee, J. L., Tennstedt, S., & Schulz, R. (1999). Prevalence and impact of caregiving: A detailed comparison between dementia and nondementia caregivers. *The Gerontologist, 39,* 177–185.

Ostbye, T., & Cross, E. (1994). Economic costs of dementia in Canada. *Canadian Medical Association Journal, 51*(10), 1457–1464.

Pasquier, F., & Delacourte, A. (1998). Non-Alzheimer degenerative dementias. *Current Opinions in Neurology, 11*(5), 417–427.

Pasquier, F., Grymonprez, L., Lebert, F., & Van der Linden, M. (2001). Memory impairment differs in frontotemporal dementia and Alzheimer's disease. *Neurocase, 17*(2), 161–171.

Peavy, G. M., Salmon, D., Bear, P. I., Paulsen, J. S., Cahn, D. A., Hofstetter, C. R. et al. (2001). Detection of mild cognitive deficits in Parkinson's disease patients with the WAIS-R NI. *Journal of the International Neuropsychological Society, 7*(5), 535–543.

Petersen, R. C., Smith, G. E., Waring, S. C., Ivnik, R. J., Tangalos, E. G., & Kokmen, E. (1999). Mild cognitive impairment: Clinical characterization and outcome. *Archives of Neurology, 56*(3), 303–308.

Plassman, B. L., Havlik, R. J., Steffens, D. C., Helms, Newman, Drosdick, et al. (2000). Documented head injury in early adulthood and risk of Alzheimer's disease and other dementias. *Neurology, 55*(8), 1158–1166.

Portin, R., Laatu, S., Revonsuo, A., & Rinne, U. K. (2000). Impairment of semantic knowledge in Parkinson disease. *Archives of Neurology, 57*(9), 1338–1343.

Poulin de Courval, L., Gélinas, I., Gauthier, S., Gayton, D., Liu, L., Rossignol, M., et al. (2006). Reliability and validity of the Safety Assessment Scale for people with dementia living at home. *Canadian Journal of Occupational Therapy, 73*(2), 67–75.

Reed, B. R., Jagust, W. J., & Seab, J. P. (1989). Mental status as a predictor of daily function in progressive dementia. *The Gerontologist, 29*(6), 804–807.

Reimer, M. A., Slaughter, S., Donaldson, C., Currie, G., & Eliasziw, M. (2004). Special care facility compared with traditional environments for dementia care: A longitudinal study of quality of life. *Journal of the American Geriatrics Society, 52*(7), 1085–1092.

Reisberg, B. (1988). Functional assessment staging (FAST). *Psychopharmacology Bulletin, 24*(4), 653–659.

Robinson, K. M. (1997). The family's role in long-term care. *Journal of Gerontological Nursing, 23*(9), 7–11.

Robinson, S. E., & Fisher, A. G. (1996). A study to examine the relationship of the Assessment of Motor and Process Skills (AMPS) to other tests of cognition and function. *British Journal of Occupational Therapy, 47*, 298–301.

Rockwood, K., Brown, M., & Fisk, J. D. (2003). The cost of vascular cognitive impairment. In J. V. Bowler & V. Hachinski (Eds.), *Vascular cognitive impairment: Preventable dementia* (pp. 51–56). Oxford: Oxford University Press.

Rockwood, K., Ebly, E., Hachinsky, V., & Hogan, D. (1997). Presence and treatment of vascular risk factors in patients with vascular cognitive impairment. *Archives of Neurology, 54*(1), 33–39.

Rockwood, K., Graham, J. E., & Fay, S. Goal setting and attainment in Alzheimer's disease patients treatment with donepezil. (2002). *Journal of Neurology, Neurosurgery and Psychiatry, 73*(5), 500–507.

Rockwood, K., & MacKnight, C. (2001). *A primer of diagnosis and management: Understanding dementia.* Halifax: Pottersfield Press.

Rockwood, K., MacKnight, C., Wentzel, C., Black, S., Bouchard, R., Gauthier, S., et al. (2000). The diagnosis of "mixed" dementia in the Consortium of the Investigation of Vascular Impairment of Cognition (CIVIC). *Annals of New York Academy of Sciences, 903*, 522–528.

Rockwood, K., Wallack, M., & Tallis, R. (2003). Treatment of Alzheimer's disease: Understanding success short of cure. *Lancet Neurology, 2*(10), 630–633.

Roman, G. C., & Royall, D. R. (2004). A diagnostic dilemma: Is "Alzheimer's dementia" Alzheimer's disease, vascular dementia, or both? *Lancet Neurology, 3*(3), 141.

Roman, G. C., Tatemichi, T. K., Erkinjuntti, T., Cummings, J. L., Masdeu, J. C., Garcia, J. H., et al. (1993). Vascular dementia: Diagnostic criteria for research studies. Report of the NINDS-AIREN international workshop. *Neurology, 43*(3), 250–260.

Roth, M., Tym, E., Mountjoy, C. Q., Huppert, F. A., Hendrie, H., Verma, S., et al. (1986). CAMDEX: A standardized instrument for the diagnosis of mental disorder in the elderly with special reference to the early detection of dementia. *British Journal of Psychiatry, 149*, 698–709.

Sawamoto, N., Honda, M., Hanakawa, T., Fukuyama, H., & Shibasaki, H. (2002). Cognitive slowing in Parkinson's disease: A behavioural evaluation independent of motor slowing. *Journal of Neurosciences, 22*(12), 5198–5520.

Sclan, S. G., & Reisberg, B. (1992). Functional assessment staging (FAST) in Alzheimer's disease: Reliability, validity, and ordinality. *International Psychogeriatrics, 4*, 55–69.

Schulz, R., O'Brien, A. T., Bookwala, J., & Fleissner, K. (1995). Psychiatric and physical morbidity effects of dementia caregiving: Prevalence, correlates and causes. *The Gerontologist, 35*(6), 771–791.

Shumaker, S. A., Legault, C., Rapp, S. R., Thal, L., Wallace, R. B., Ockene, J. K., et al. (2004). Estrogen plus progestin and the incidence of dementia and mild cognitive impairment in postmenopausal women: The women's Health Initiative Memory Study: A randomized controlled trial. *Journal of the American Medical Association, 289*(20), 2651–2662.

Skoog, I. (1998). Status of risk factors for vascular dementia. *Neuroepidemiology, 17*(1), 2–9.

Small, J. A., Gutman, G., Makela, S., & Hillhouse, B. (2003). Effectiveness of communication strategies used by caregivers of persons with Alzheimer's disease during activities of daily living. *Journal of Speech, Language and Hearing Research, 46*(2), 353–367.

Small, J. A., & Perry, J. (2005). Do you remember? How caregivers question their spouses who have Alzheimer's disease and the impact on communication. *Journal of Speech, Language and Hearing Research, 48*(1), 125–136.

Small, J. A., Perry, J., & Lewis, J. (2005). Perceptions of family caregivers' psychosocial behavior when communicating with spouses who have Alzheimer's disease. *American Journal of Alzheimers Disease and Other Dementias, 205,* 281–289.

Spiegel, R., Brunner, C., Ermini-Fünfschilling, D., Monsch, A., Notter, M., Puxty, J., et al. (1991). A new behavioural assessment scale for geriatric out- and in-patients: The NOSGER (Nurses' Observation Scale for Geriatric Patients). *Journal of the American Geriatrics Society, 39,* 339–347.

Stern, Y., Hesdorffer, D., Sano, M., & Mayeux, R. (1990). Measurement and prediction of functional capacity in Alzheimer's disease. *Neurology, 40*(1), 8–14.

Teri, L., Borson, S., Kiyak, H. A., & Hamagishi, M. (1989). Behavioral disturbance, cognitive dysfunction and functional skill. Prevalence and relationship in Alzheimer's disease. *Journal of the American Geriatrics Society, 37*(2), 109–116.

Teri, L., Larson, E. B., & Reifler, B. V. (1988). Behavioral disturbance in dementia of the Alzheimer's type. *Journal of the American Geriatrics Society, 36*(1), 1–6.

Teri, L., & Logsdon, R. G. (1991). Identifying pleasant activities for Alzheimer's disease patients: The Pleasant Events Schedule-AD. *The Gerontologist, 31*(1), 124–127.

Teunisse, S., Derix, M. M., & van Crevel, H. (1991). Assessing the severity of dementia. Patient and caregiver. *Archives of Neurology, 48*(3), 274–277.

The National Institute on Aging and Reagan Institute Working Group on Diagnostic Criteria for the Neuropathological Assessment of Alzheimer's Disease. (1997). Consensus recommendations for the postmortem diagnosis of Alzheimer's disease. *Neurobiology of Aging, 18*(4 Suppl.), S1–S2.

Tomlinson, B. E., Blessed, G., & Roth, M. (1970). Observations on the brains of demented old people. *Journal of Neurological Sciences, 11*(3), 205–242.

Traykov, L., Rigaud, A. S., Caputo, L., Couderc, R., Coste, J., Michot, J. L., et al. (1999). Apolipoprotein E phenotypes in demented and cognitively impaired patients with and without cerebrovascular disease. *European Journal of Neurology, 6*(4), 415–421.

van Duijn, C. M., Clayton, D. G., Chandra, V., Fratiglioni, L., Graves, A. B., Heyman, A., et al. (1994). Interaction between genetic and environmental risk factors for Alzheimer's disease: A reanalysis of case-control studies. EURODEM Risk Factors Research Group. *Genetic Epidemiology, 11*(6), 539–551.

Vink, A. C., Birks, J. S., Bruinsma, M. S., & Scholten, R. J. (2004). Music therapy for people with dementia. *Cochrane Database Systematic Review, 3,* CD003477.

Vinters, H. V., Ellis, W. G., Zarow, C., Zaias, B. W., Jagust, W. J., Mack, W. J., et al. (2000). Neuropathologic substrates of ischemic vascular dementia. *Journal of Neuropathology and Experimental Neurology, 59*(11), 931–945.

Visser, P. J., Verhey, F. R., Ponds, R. W., Kesker, A., Jolles, J. (2000). Distinction between preclinical Alzheimer's disease and depression. *Journal of the American Geriatric Society, 48*(5), 479–484.

Whitehouse, P. (2006). The history of therapeutic trials in dementia. *Trial designs and outcomes in dementia therapeutic research* (pp. 11–24). London: Taylor & Francis.

Wilkinson, D., Doody, R., Helme, R., Taubman, K., Mintzer, J., Kertesz, A., et al. (2003). Donepezil in vascular dementia: A randomized placebo-controlled study. *Neurology, 61*(4), 479–486.

Wolfe, N., Linn, R., Babikian, V. L., Knoefel, J. E., & Albert, M. L. (1990). Frontal systems impairment following multiple lacunar infarcts. *Archives of Neurology, 47*(2), 129–132.

Woods, B., Spector, A., Jones, C., Orrell, M., & Davies, S. (2005). Reminiscence therapy for dementia. *The Cochrane Database of Systematic Reviews,* Issue 2. Art. No.: CD001120. DOI: 10.1002/14651858. CD001120.

World Health Organization. (1989). *International classification of diseases* (10th revised ed.). Geneva, Switzerland: World Health Organization.

Zakzanis, K. K., & Freedman, M. (1999). A neuropsychological comparison of demented and undemented patients with Parkinson's disease. *Applied Neuropsychology, 6*(3), 129–146.

제 10 장

우울증
Depression

우리 인생 여정의 중반에서 나는 어두운 숲 속에서 내 자신을 발견했다. 내가 옳은 길을 잃어버렸다고.

Dante Alighieri,
The Divine Comedy, *Inferno*, canto I, I.1, circa 1310-1320

목 적(OBJECTIVES)

이 장을 읽고 난 후, 독자는 다음을 할 수 있게 될 것이다:

1. 주요 우울성 장애, 우울증 하위 증상군(subsyndromal), 우울증의 치매증후군(dementia syndrome)을 포함하는 노인 우울증의 증상과 징후를 비교하고 대조할 수 있다.
2. 노인의 우울과 자살 증상의 평가와 사정에 대해 논의할 수 있다.
3. 노인의 우울증과 기능적 능력 사이의 관계에 대해 논의할 수 있다.
4. 우울증에 있어 신체적으로 아프거나, 치매장애를 진단받은 사람들이 포함된 특정 인구 집단이나, 간병인처럼 제도나 시설의 특정 요소를 확인할 수 있다.
5. 예방, 정신요법(psychotherapy), 투약, 전기경련요법(electroconvulsive therapy, ECT)을 통한 우울증 치료의 주된 방법에 대해 설명할 수 있다.

노인에 있어 우울증은 종종 노화나 스트레스에 대한 반응, 혹은 대부분의 사람들이 나이 들어가면서 잃는 것들에 대한 정상적인 부분이라고 여겨진다. 사실, 이 장에서 보여지는 것처럼 대부분의 노인들이 개별적으로 그런 증상이 있을 때, 임상적으로 유의한 우울증을 경험해보지 않았다는 것을 말하며, 이것은 노화과정 동안 일어나는 정상적인 삶의 일들로 여겨지기 때문에 생기는 아주 단순한 결과이다.

우울해져 가는 노인들에 있어, 조기 진단과 치료는 필수적이다. 우울장애는 젊은 사람들에서처럼 노인들에서도 치료 가능하지만, 발견되지 않거나, 치료받지 않은 채 있게 된다면 기능적인 손상이나 과다장애(excess disability)로 이끌 수 있고, 직업과 대인관계를 잃고 제도권에서 벗어나거나 사망에 이르게 될 수 있다.

이 장에서는 유병률, 증상의 개관과 노인의 우울증후군(depressive syndrome)의 발견; 우울과 사회, 일상생활에서의 기능과의 관계를 논의하고; 우울한 노인에 대한 주된 치료 선택의 조사가 포함된다.

노인 우울성 장애의 개관 (Overview of Depressive Disorders in Older Adults)

"우울성 장애"라는 용어는 주요 우울성 에피소드와 기분저하장애(dysthymic disorder)처럼 대부분의 진단안내서에 있는 임상증상 목록에서 조회된다. 더욱이 증상들이 노인에게서 나타나는 것이기 때문에 덜 심각하거나 무증상(subclinical) 우울성 장애도 우울성 장애에 포함된다(Delano-Wood & Abeles, 2005; Djernes, 2006; Storandt & Van den Bos, 1994; Zarit & Zarit, 1998). 우울증은 노인들 사이에 전통적인 또는 정형화된 우울성 장애와 잠복성 우울증(masked depression), 무증상 혹은 경도 우울증(minor depression)(Lyness et al., 2006)과 인지결손이 동반된 치매를 포함한 여러 형태로 나타날 수 있고, 종종 우울증의 치매증후군과 같이 전이되기도 한다(Ganguli, Du, Dodge, Ratcliff, & Chang, 2006; Baldwin, 2002; Kaszniak & Christenson, 1994).

전통적 우울성 장애 (Traditional Depressive Disorders)

정신장애진단통계 편람(Diagnostic and Statistical Manual of Mental Disorder; DSM-IV-TR)(American Psychiatric Association, 2000)에 묘사된 우울증의 전통적인 증상은 다음과 같다:

- 가라앉거나 슬픈 기분
- 활동에서 오는 즐거움에 대한 흥미저하
- 극도의 죄책감 또는 가치 없음에 대한 기분
- 무감동 또는 의욕유발의 결여
- 수면, 식욕, 체중, 원기(energy), 성욕에서의 변화(증가 또는 감소)
- 주의력, 집중력, 기억의 저하
- 죽음 또는 자살의 생각

우울성 장애의 주 진단 기준은 앞서 나열한 증상 중 적어도 5개 이상 포함되거나, 이런 증상들이 적어도 2주 이상 지속되고, 임상적으로 의미 있는 고충 또는 일상 기능의 손상이 있는 경우이다. 많은 연구에서 이 진단이 "임상적으로 유의한 우울성 장애"로 불렸다(Djernes, 2006; Girling et al., 1995).

기분저하장애(dysthymic disorder)는 적어도 2년 이상 지속된 가벼운 형태의 우울증 증상이다. 기분저하장애와 관련하여 만성적이지 않은 경우, 노인들(젊은 사람들처럼)에 있어 최근 혹은 일시적 우울증상의 형태는 스트레스, 삶의 사건들, 손실(Fry, 1986) 또는 신체적 아픔 등에서의 경험 때문일지 모른다(Harman, Edlund, Fortney, & Kallas, 2005; Norton et al., 2006). "하위 증후군(subsyndromal)" 또는 "경도 우울증"이라는 용어는 기분저하장애와 호환되어 사용되었을지 모른다. 이러한 상태들은 불면증, 원기부족, 분노와 슬픈 기분 같은 증상의 호소를 포함한다. 이러한 증상들은 노인들에 있어 고충의 원인일 수 있으며, 최근 많은 연구들에서 확인되었다(Elderkin-Thompson et al., 2003; Norton et al., 2006; Janzing, Naarding, & Eling, 2005; Lyness et al., 2006).

우울증은 의료시설과 지역사회에 있는 노인 모두에서 가장 일반적인 정신의학적 증후군이다(Djernes, 2006; Norton et al., 2006; Smit,

Ederveen, Cuijpers, Deeg, & Beekman, 2006). 대다수 연구자들은 비록 노인들에게 심각한 형태의 우울증, 주요 우울장애의 유병률이 낮게 나타나기는 하지만, 우울 장애에 대한 진단 기준에 적절할 만큼 충분히 심각하거나 전반적이지 않은 우울 증상의 형태로 정의된 **우울증 하위증후군(subsyndromal depression)**의 유병률은 높다고 결론지었다. 유병률 변이를 추정하는 것은 우울증을 정의하기 위해 사용하는 진단 도구의 특성에 의존한다(Friedman, Heisel, & Delavan, 2005a; Hammond, O'Keefe, & Barer, 2000; Reynolds, Alexopolous, Katz, & Lebowitz, 2001). 65세 이상의 지역사회 노인들 사이의 주요 우울 장애의 진단에 대한 변이값은 1~5% 사이이지만, 모든 형태의 우울 장애와 증후군들을 포함한다면, 지역사회 노인들에 대한 유병률은 20~25% 만큼 높아진다. 주요 우울 장애와 다른 증후군들의 유병률은 의학적 문제를 갖고 있는 노인들이나 시설에 있는 노인들의 경우에 더 높아진다(Djernes, 2006; Mulsant & Ganguli, 1999; Reynolds et al., 2001).

우울 증상 형태의 다양성
(Variations in Patterns of Depressive Symptoms)

노인들에 있어 우울증상들 중 일부는 다른 것보다 더 확연할 수 있다. 예를 들면, 누군가를 잃는 것과, 실제 잃어버리고 깨닫게 되었을 때의 절망들은 노인들에게 일반적으로 나타나는 것들이다. 절망과 상실에 대한 인식이 젊은 사람들의 우울증상에서도 나타날 수 있지만, 이러한 증상들은 노인들에 있어서는 좀 더 현실적이며, 50년간 함께 해온 배우자나 과거 수십 년 간의 직업적 성취도 같은 귀중한 것들을 소유하다가 잃게 되었을 때, 회복하거나 그 소유를 대체할 기회가 적은 것이 사실이다(Riley & Carr, 1989). 냉담, 허탈, 자기비하 행동, 인지와 운동진행 **속도의 저하(정신운동지연, psychomotor retardation)**가 노인성 우울증의 두드러진 특징이다.

사별, 건강악화, 빈곤, 파면, 또는 반복되는 상실 등을 경험하며 이해할 수 없는 반응을 보이는 우울 장애로 인해 고통받고 있는 노인이 치료를 받아야 하는지 결정하는 것은 어렵다. 거기에는 오진의 방향대로 잘못될 위험이 있다(Greenglass, Fiskenbaum, & Eaton, 2006; Reynolds et al., 2001; Ritchie, Touchon, & Ledesert, 1998; Zarit, Todd, & Zarit, 1986). 단지 괴롭거나 불행한 개인은 임상적으로 우울하지만 부작용과 부정적 결과를 수반하는 중재방법을 시행하는 것이 불필요할 수 있다. 반면, 우울장애의 발견이나 치료를 실패할 경우 과도한 기능부전, 신체 건강의 악화, 자살과 같은 극도의 부정적인 결과를 보일 수 있다(Conwell, Duberstein, & Caine, 2002). 훈련된 사람들이 사용하는 잘 고안된 평가절차는 노인 우울의 과진단을 막고, 부적절한 치료를 예방할 수 있다.

특히, 수십 년 간 결혼생활을 해온 배우자의 사별과 같은 노인의 큰 슬픔은 때때로 우울장애와 구별하기 힘들게 나타날 수 있다. 자식의 죽음이나, 친한 친구의 죽음 같은 반복적인 사별 경험을 한 노인의 경우 슬퍼하는 기간이 1년이나 그 이상 현저하게 늘어나게 된다. 호스피스 프로그램들은 지역에 지원모임(support group)을 제공하고, 몹시 슬퍼하는 사람들을 위한 상담을 진행하며, 건전한 슬픔 절차(healthy grieving process)를 설립하는 데 도움을 주고 있다. 지원 모임 같은 활동을 하는 전문가들은 슬픔에 대한 반응이 약물이나 더 집중적인 심리치료가 요구되는 우울장애로 발전하지 않도록 결정할 수 있는 가장 최적의 위치에 있는 사람들이다. 건전한 슬픔 절차와 슬픔을 갖고 있는 사람들에 대한 직업에서의 작업치료 규칙에 대한 더 많은 정보는 26장을 참고하면 된다.

많은 유용한 우울 척도(이 장의 끝에 있는 "웹 참고자료"에 제시하고 있다)가 있으며, 연구자들은 노인 개개인의 더 나은 평가를 위한 적절한 사용에 대한 안내를 제공하고 있다(Carrete et al., 2001; Friedman, Heisel, & Delavan, 2005b; Fujisawa et al., 2005; Nguyen & Zonderman, 2006; Thompson et al., 1988). 이런 평가들을 사용할 때는 정신장애 *진단통계편람(DSM-IV-TR)*의 표준과 연결하여 사용하여야 하며(APA, 2000), 노인들은 중등도의 불행함이나 일시적인 괴로움을 갖고 있는 노인들은 우울장애에 대한 표준의 모든 항목에 포함되지 않게 되고, 임상적으로 우울한 노인들은 적절한 진단을 받게 될 것이며, 치료를 위해 의뢰될 수 있게 된다.

비정형 우울증(Atypical Depression)

보통 많이 우울한 초로(elder)의 사람들은 전통적인 증상들이 나타나지만, 노인들은 우울증의 징후나 감정적, 인지적 증상 없이 신체적인 병(physical illness)의 증상만 유일하게 나타날 수도 있다. 이런 형태의 우울성 병(depressive illness)을 체성 혹은 비정형 우울증이라고 한다(Baldwin, 2002; Smit, Ederveen, Cuijpers, Deeg, & Beekman, 2006). 이런 형태의 우울증에서는 노인들이 주로 수면, 욕구, 체중, 활력, 성기능의 변화에 관한 불편을 호소하게 된다. 그러나 이런 증상들을 보이고 있는 초로의 사람들은 남자나, 여자나, 슬프거나, 우울하거나, 불행하거나, 절망적인 감정에 대해서 대화하는 것을 좋아하지 않을 수 있다. 그 대신에 광범위하거나 국소적인 통증, 두통, 위장관 기능장애, 변비, 호흡장애, 막연한 불편함 같은 추가적인 신체 기능장애의 불편함을 호소할 것이다.

이런 형태의 우울증은 65세 이후에 우울증을 처음 경험하게 되는 사람들에게서 주로 나타난다. 이렇게 늦게 우울증이 발병되었다면, 치료를 위해 잘 대처해야 한다. 그러나, 노인들은 감정적 어려움을 경험하게 될 때 정신건강 전문가보다는 가정 주치의에게 도움을 요청한다. 이런 점들이 노인들이 정신적 고통의 어떠한 증상 없이, 신체적 증상을 가진 의학적 문제만 나타내고 있기 때문에, 가려지거나 숨겨진 우울증을 진단하기 더 어렵게 만든다(Norton et al., 2006).

노인들에게 필요한 정신건강에 관한 더 많은 정보를 의사들이 일차 치료에서 제공하기 위해서는 잘 교육된 노인의학 전문가들이 늘어나야 하고, 오진율도 줄어들게 된다. 또한, 여러 전문분야에 걸친 노인의학 평가센터의 출현은 노인들의 정신의학장애의 평가와 치료에 있어 더 나은 결과를 가져왔다. 그럼에도 불구하고, 우울함을 수반한 수많은 노인들 중에 적극적으로 치료를 받은 수는 10분의 1밖에 되지 않는다(Crabb & Hunsley, 2006; Harman et al., 2005; Lawrence et al., 2006; Tai-Seale et al., 2005). 이처럼 삶의 끝에서의 매우 낮은 우울증 치료율은 더 많은 전문가들과 아마추어들의 교육이 필요하다는 의미이다.

자살(Suicide)

노인의 우울성 질환이 노화로서 나타나는 '정상반응'으로 간과된다면, 장애, 절망, 수동적 능동적 자살을 통한 죽음의 위험성이 증가하게 된다. 치료받지 않은 우울증은 가장 심각한 자살 시도나, 자살로 이어져 부정적인 결과를 초래하게 된다(Dombrovski, Szanto, & Reynolds, 2005; Oyama et al., 2006; Reynolds et al., 2001; Yen et al., 2005). 노인의 자살 위험성은 젊은 사람보다 3배 이상으로 추정된다(Friedman, Conwell, Delavan, Wamsley, & Eggert, 2005; Fry, 1986). 65세 이상의 노인에서 자살율이 가장 높다. 이는 80~85세 연령층에서 자살률이 정점에

표 10-1 **우울증과 치매의 차이점**

치매	우울증
일반적으로, 1년 이상의 점진적 인지손상의 발현	제한적 인식 혹은 기억손상의 보고
신경정신학적 검사에서의 확정적, 전반적 손상	시간이 갈수록 인지 손상의 점진적 악화
일반적으로 우울증상의 발현과 함께 갑작스런 증상 발현	기억 손상에 관한 많은 보고
검사결과 손상이 범위와 심각도 더 제한적으로 나타남	인지손상의 보고가 일반적으로 심각하지 않고, 우울증이 치료되면 멈춘다.

이르고, 특히 남자 노인들 때문이다(NIMH website, 2006). 위험은 상당히 남아 있지만, 65세 이후의 여성에서 약간의 비율감소가 나타난다. 노인들은 자살 시도율이 1/2에 이를 만큼 자살 시도에 관해 심각하다. 또한 노인들은 수동적 또는 간접적 자살의 위험도 높다. 수동적 자살행동은 의학적 치료와 수술을 거부하고, 투약 실패, 처방된 식이조절 실패, 식사 거부 등이 포함된다. 자살에 대한 상대적으로 높은 위험을 보이는 사람들을 확인할 수 있는 몇 가지 단서나 위험요인들이 있다:

- 우울증의 발현
- 의학적 질병
- 심각한 절망의 감정
- 독신 또는 미망인의 상태
- 최근 사랑하는 사람과의 사별
- 이전의 정신질환 혹은 알콜이나 약물 남용 병력
- 이전의 자살 시도나 위협의 경험
- 본인 또는 배우자의 불치병 진단

이런 요소들의 결합은 노인을 자살로 이르게 할 수 있고, 모든 위협들은 반드시 신중하게 여겨져야 된다(Ganguli et al., 2006). 죽었으면 좋겠다거나 말하거나, 삶이 피곤하다는 감정 같은 간접적인 견해도 자살 경향의 지표로 설명되어야 한다. 자살하는 모든 이들이 인지할 수 있을 만큼 우울해 하는 것은 아니다. 그들의 자살 시도나 자살행동은 말기병 진단이나 배우자의 죽음으로 신중하게 계획된 반응일지 모른다. 전문가는 적합하고 효과적인 중재방법을 제공하기 위해 노인들에게 나타나는 자살 의향의 직접적이고 비스름한 경고 징후와 신호에 조심스럽게 접근할 필요가 있다. 환자가 자살에 대한 믿을 만한 이유가 있다면 작업치료사는 즉시 그들의 관리자와 환자의 주치의에게 의뢰해야 한다.

글상자 10-1 **우울장애의 형태와 하위형태**

- 주된 우울장애
  - 전통적
  - 잠재적
  - 우울치매증후군
- 기분저하장애(dysthymic disorder)
- 하위증후군(subsyndromal) 혹은 경도 우울증

우울증과 인지결손
(Depression and Cognitive Deficits)

우울증상이 있는 노인들의 인지기능 장애와 기억장애의 발생은 상당히 유의한 상관성이 있다고 보고되고 있다(Barnes, Alexopolous, Lopez, Williamson, & Yaffe, 2006; Burt, Zembar, & Niederehe, 1995; Ganguli et al., 2006). 이런 호소증상들은 우울 장애 진단에 있어 전통적인 슬픔의 호소나 다른 증상보다 더 중요할 수 있다. 이런 형태의 보고서들에는 **가성치매(pseudodementia)**(Wells, 1979), 우울인지결손(cognitive deficits of depression)과 우울치매증후군(dementia syndrome of depression)(Folstein, & McHugh, 1978)을 포함한 많은 용어들이 사용되

어왔다. 숨겨진 우울증상처럼 이런 형태를 보이는 사람들은 정신과적인 도움이 아닌, 그들이 더 믿고 있는 의학적 상황에 대한 도움을 요청할 수 있다. 이것은 알츠하이머병 같은 치매질환으로 부적절한 진단을 할 수 있어, 부정확하고, 비효과적인 중재를 받게될 수 있다. 또한, 집중력, 기억, 다른 인지능력 저하의 보고를 통해 우울질환이 노화과정의 정상 반응으로 여겨지거나, 치료하지 않아도 되는 것으로 일축될 수 있다(Elderkin-Thompson et al., 2003; O' Boyle, Amadeo, & Self, 1990). 우울증과 치매의 차이점에 대한 표 10-1을 참고하라.

치매와 우울증의 감별진단 자료에서(Kaszniak & Christenson, 1994; Holtzer et al., 2005) 우울증상의 노인들이 주의력, 동기부여, 초기 학습곡선의 장애를 보인다고 하였지만, 공식적인 평가는 인지결손을 보이는 진성 치매와 비교할 때, 기간, 심각도, 변수들이 제한되어 결손되는 것으로 나타난다. 치매에서는 언어, 기억, 지각, 문제해결의 추가적인 결손이 나타나지만(7장 참조) 우울증에서는 전형적으로 나타나지 않는다. 나아가 치매는 천천히 잠재적으로 발병을 나타내지만, 우울증상의 사람들에게서는 인지 장애가 갑자기 일어나거나, 쉽게 확인할 수 있게 증상이 발현된다. 우울증이 있는 노인들의 우울척도(depression scale) 점수와 인지증상 호소 사이에는 강한 연관성이 있지만, 우울증이 있는 환자들의 정신상태검사(mental status exam)와 인지 증상호소 사이에는 약한 상관성을 보이고 있다(O' Boyle et al., 1990).

뇌기반 치매와 우울증과 연합된 인지결손 사이의 최종 구별은 일부 인지변화들이 우울증과 함께 발생한다는 것이고, 노인들의 증상호소와 고충들과 관계된 이런 변화들은 신경심리 검사와 일상생활기능에서의 실제 기능부전을 보일 수 있다. 반면에, 진성 치매의 환자의 경우, 실제 기능부전에도 불구하고 그들의 인지결손을 인식하지 못하거나 최소화할 수 있다. 우울치매증후군의 정확한 감별진단은 시도되어야 하며, 노인의 장기간 안녕(well-being)을 위해 중요하다. 우울장애의 형태와 하위형태에 대한 글상자 10-1을 참조하라.

앞의 논의에서 매우 많은 양의 문헌의 짧은 요약을 제시했다. 앞에서 언급했듯이, 우울증은 노인들에게 전통적이고 비정형적인 형태로 다양하게 나타나며, 정확한 신단 및 치료 문제를 명확하게 해야 한다. 추가적인 어려움은 정신건강 전문가들에게 도움을 구하는 것을 질색하는 노인들과, 감정적 고통의 증상과 증후를 인식하는 능력이 없거나, 생소한 노인들에 의해서 발생한다. 마지막으로, 이런 상황이 나아지더라도, 노인의학을 전문적으로 한 정신건강 전문가들의 부족은 노인들의 우울장애의 부적절한 치료 문제를 복잡하게 만든다.

우울증과 기능적 상태: 상호관계(Depression and Functional Status: An Interactive Relationship)

우울증후군은 상당수 노인들의 참살이와 삶의 만족도를 유의하게 위협하고 있다. 사회적, 직업적, 개인 상호기능의 손상은 임상적으로 유의한 우울장애의 필수적인 요소이다(APA, 2000). 이런 일상생활에서의 기능부전은 가장 기본적인 개인 요구를 돌보는 데 대한 전반적인 회피, 고립, 무능함의 결과를 이루는 데 충분하다. 이 장의 다음 절에서는 노인의 몇몇 하위그룹에서 우울증과 일상생활 기능 사이의 연결고리를 살펴본다.

우울증이 있는 노인들의 기능적 상태 연구들은 일상생활활동(ADL), 사회적, 개인상호간의 활동, 레크레이션이나 레저활동에 초점이 맞추어져 있다(Djernes, 2006; Greenglass, Fiskenbaum, & Eaton, 2006; Smit et al., 2006). 문헌들은 두 가지 결론을 도출했다: 첫째, 우울증상과 어떠한 종류의 활동에서건 부정적인 관계가 있다. 둘째, 우울증이 기능장애를 일으킬 수 있지만, 기능적 능력의 결손 또한 우울증을 유발할 수 있다.

그래서, 노인들에 있어 일상활동의 저하는 감정 저하의 증상과 관련이 있다. 이것은 즐겁거나 도구적 활동들의 부족, 신체적, 정신적 결손 혹은 동기부여의 결여로 인한 활동들의 독려 결여의 결과일 것이다. 작업치료를 통한 직업 활동의 증가가 우울증 발생률을 감소시킨 증거가 있고(Clark et al., 1997), 의미 있는 작업에 초점을 맞춘 작업치료 중재들은 우울증상들을 개선시킬 수 있다.

노인의 심각한 우울증의 이유에 대한 분명한 이해는 신체적 병, 치매, 시설에 수용된, 다른 노인 그룹에서의 우울증 검사로부터의 결과이다.

신체적 질병과 우울증
(Physical Illness and Depression)

분명한 것은 노인들에 있어 우울증과 의학적 질병은 공존한다(Harman et al., 2005; Whooley, Stone, & Soghikian, 2000). 우울증과 질병에 의해서 영향받는 활동의 종류는 다양하지만, 일상생활활동(ADL), 도구적일상생활활동(IADL), 직업활동, 사회적, 여가적 활동으로 분류할 수 있다(Crabb & Hunsley, 2006; Doan and Wadden, 1989; Dombrovski et al., 2005; Hunkeler et al., 2006; Lawrence et al., 2006).

Berkman과 그녀의 동료들은(1986) 노인 인구층에서의 신체적 건강, 우울증상과 기능 사이의 관계를 검사했다. 그들은 인과관계는 아니지만, 우울증상과 기능적 장애 사이의 강한 상관관계를 발견했다. 몇몇의 경우에 기능적 손상이 실제 의학적 질병보다 높은 우울증 비율과 더 강한 연관성을 보였다.

일부 연구자들은 의학적 상태가 우울 반응을 만들고, 우울 반응이 기능적 장애를 유발할 수 있다는 인과 패턴을 제안했다. 추가적인 기능장애로 생긴 우울증은 재활이나 다른 서비스를 찾거나 서비스를 받음으로써 막을 수 있다(Cacioppo, Hughes, Waite, Hawkley, & Thisted, 2006; Holtzer et al., 2005; Motl et al., 2005). 예를 들면, Doan과 Wadden(1989)는 두통, 관절염, 요통을 앓고 있는 만성통증 환자들에게서 우울증이 인식된 통증의 양보다 일상생활 기능적 제한의 예측 인자로 더 좋다라는 우울증의 유의한 수준을 발견했다. 우울증의 증상들은 사회적, 여가적 활동들에 참여하고 싶은 욕구나 능력의 소실과 관련된다. 그래서, 의학적 병, 통증, 기능적 장애들은 우울증과 연결되어 순환고리의 관계를 형성한다. 신체적 병은 기능부전을 일상생활활동으로 확장시키거나, 여가와 사회적 활동들의 참여를 제한시키고, 이런 제한점들은 우울 반응들의 원인이 되며, 병을 더욱 심하게 만든다(혹은 질병의 영향을 받게 한다). 그런 다음 우울증은 활동들을 수행하거나 일을 수행하는 데 필요한 동기부여를 감소시켜 심한 장애의 결과를 초래한다(그림 10-1). 이 절에서의 중요점은 노인들의 돌봄을 위한 접근은 의학적 질병, 우울증, 기능적 상태에 대한 평가와 치료적 접근으로 종합적이고, 전체적인 접근이 필요하다는 것이다(Hunkeler et al., 2006; Schoevers et al., 2003; Smit et al., 2006).

우울증과 치매
(Depression and Dementia)

또 다른 그룹은 알츠하이머병, 혈관성치매, 파킨슨병, 기타 다른 치매성 질환으로 진단받은 우울증과 병이 동시에 갖고 있는 노인들이다. 상당히 많은 비율의 치매 환자들이 우울증의 증상을 경험한다(Barnes et al., 2006; Bortz & O'Brien, 1997; Elderkin-Thompson et al., 2003; Ritchie et al., 1998; Teri and Wagner, 1992). 자연적으로, 치매는 첫째로 더 복잡하고, 직업적인 기능,

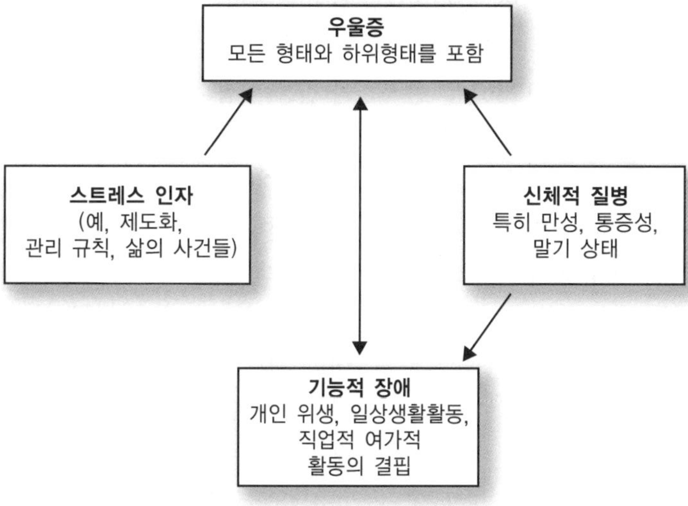

그림 10-1 스트레스 요인, 신체적 질병, 우울증, 기능적 장애의 관계.

여가활동의 몇 가지 형태(예, 골프하기 등) 같은 요구적인 활동 같은 일상생활활동의 장애를 유발하게 되고, 그 다음 일상생활활동, 도구적일상생활활동 같은 더 기본적인 기능이 영향을 받게 된다. 우울해진 사람에게 이 같은 활동에 우울증의 효과를 감안할 때, 인지 능력 감소의 인식 결과가 기능적 장애를 증가시킬 것이다(Holtzer et al., 2005; Janzing et al., 2005).

Pearson과 동료들(1989)은 알츠하이머병을 가진 적은 수의 환자들에서 **중복장애(double disability)**에 대한 이런 잠재성을 평가했다. 연구자들은 도구적일상생활활동이 우울증의 영향을 가장 민감하게 받는다고 밝혔는데, 쇼핑, 가사일, 요리는 동기부여와 추진력이 우울한 노인의 능력 이상이 요구되기 때문이다. 우울한 알츠하이머병 환자와 우울하지 않은 치매 환자를 비교할 때, 우울한 환자들이 일반적으로 치매만 앓고 있는 환자들보다 기능적 손상이 더 심한 것이 밝혀졌다(Barnes et al., 2006). 우울한 상태가 원인인지 기능적 허용량 감소의 결과인지 분명하진 않지만, 치매 환자의 우울증을 능동적으로 치료하는 것이 과도한 장애 발생을 예방할 것이다. 다른 형태들의 치매와 알츠하이머병의 인지 증상을 치료하기 위해 계획된 새로운 투약에 더하여 함께 우울증을 치료하는 기회가 치매 환자에 대한 가치있는 희망과 향상된 기능을 제공할 수 있다. Riley (Riley, 1989; Riley and Carr, 1989)과 다른 연구들에서(Bonder, 1994) 치매환자를 위해 고안된 중재들에 대한 논의가 있었으며, 간병인들은 치매성 질병의 초기단계에 발생할 수 있는 우울반응을 개선하는 것을 도울 수 있다.

간병인의 짐, 스트레스, 우울증 (Caregiver Burden, Stress, and Depression)

지금까지 이 장에서는 불필요한 장애와 다른 부정적 결과를 예방하기 위해 치매성 환자들과 의학적 질병이 있는 우울증을 확인하고 치료하는 것에 초점을 맞추었다. 간병 문헌들은 정신 건강 이슈에서 확인된 환자에 대한 일차 부양 역할을 배우자나 다른 개인에게 확장되어야 한다는 점을 매우 분명하게 하고 있다. 간병인은 부양 절차의 가장 부정적인 결과중의 하나처럼 우울증으로 오는 "이차적 희생"을 잘 확인해야 한다(Pruchno & Resch, 1989). 더하여 노인 간병인의 짐과 함께 동반되는 스트레스의 증가, 신체적 질병, 심리적 고충에 관한 자료들이 충분히 있다(Malone-Beach & Zarit, 1991; Zarit et al., 1986). 노인들에게 위험요인들은 고독, 낙천주의 같은 개인주의적 성향, 우울증의 과거병력을 포함한 간병인에 대한 특별한 타당성이 일 수 있다(Cacioppo et al., 2006; Giltay, Zitman, & Kromhout, 2006; Schoevers et al., 2003).

치매성이 있고 연약한 노인들의 간병인들은 부양규칙에 의해 신체적 강도와 스테미너가 과사용되도록 하는 경향이 있다(Koizumi et al., 2005). 이런 신체적 짐이 우울증을 복잡하게 한다면, 일상활동과 사회적 상호작용에서의 직업이 부정적 영향을 받을 것이고, 부양규칙을 줄여가며 수행해야 할 것이다. 간병인 혼자 또는 만성적으로 아픈 노인과 함께 고안된 중재방법들은 간병인의 우울증상과 짐을 줄일 수 있으며, 그들의 역할에서 기능 능력을 향상시킬 수 있다(Pruchno & Kleban, 1993; Riley & Carr, 1989).

시설 노인들의 우울증
(Depression in the Institutionalized Older Adult)

우울증에 대한 논의에서 고려되어야 될 노인들의 마지막 그룹은 특정 인구층의 시설에서 생활하는 노인들이다(Lichtenberg, 1998; Teresi, Abrams, Holmes, Ramirez, & Eimicke, 2001). 적어도 65세 이상 요양원 거주 노인의 1/4 정도가 우울장애를 경험했다고 보고했다(Djernes, 2006). 많은 노인들이 요양원에 입소하기 전에 우울증상이 있었을지 모르지만, 제도화의 결과로 인한 사회적, 감정적 손실이 우울 반응을 가져왔을 것이다. 또한 요양원의 환경은 수동적이고, 냉담하며, 의존적 행동을 강화하는 것으로 나타났으며(Kahana et al., 1988) 우울장애를 특징짓는 동기유발과 감정적 문제를 악화시킬 수 있다. 감정 조절의 결핍이나 독립적 행동양식에 대한 부적절한 강화로부터 학습되어 생긴 무력함이 시설 노인들의 우울 반응의 심각성을 더 할 수 있다.

우울장애를 갖고 시설에 들어왔거나 들어와서 우울해진 요양원 거주 노인의 이와 같은 높은 비율은 건강관리 전문가들이 크게 염려해야 하는 부분이다. 요양원 거주자들에게 향정신의약품들이 제공되기는 하지만, 사실 자문 정신과의사들이나 심리학자들이 있는 시설들은 적으며, 보통 중재도 제공되지 않는다. 불행하게도 시설 세팅에서의 정신건강 서비스의 가능성은 꽤 제한적이다(Kahana et aI., 1989; Teresi et al., 2001).

시설 환경계에서의 우울증과 기능부전의 이슈들은 복잡하고, 단순한 해결은 문제삼지 않지만, 개인별 치료계획에 의한 감정장애의 종합적인 평가의 기본 원칙들은 시설 노인들의 우울장애를 예방하고, 감소시킬 수 있다. 우울증의 평가와 상담은 이런 세팅에서 제공될 수 있으며, 요양원에 대한 minimum data set과 brief rating scales이 사용된다("웹 기반 자료"를 참고). 정신과 의사와 심리학자, 사회복지사와 간호사의 상담은 시설 노인들의 우울장애를 찾아내고 치료하는 데 중요한 규칙으로 작용한다. 작업치료사는 일상활동에서의 즐거움 소실, 사회적 은퇴, 직업적 일을 유지하기 위해 노력하는 과정에서 다른 우울증의 징후들을 인식할 수 있다.

순종과 절차를 강조하는 요양원 환경에서는 우울증상의 노인 거주자들이 은퇴, 냉소, 심지어 식물인간의 상태에 빠질 위험이 크다. 의미 있는 개인 상호간의 관계들과 일상활동의 결핍은 요양원 거주 노인의 우울증을 더욱 가중시킬 수 있다. 이런 거주자들 우울증의 의학적, 심리치료적 중재, 치료들은 그들의 상호작용을 증진시키고 최대한으로 독립적 행동들을 육성시킨다. 직업적 형태를 검사하고, 의미 있는 활동과 참여를 확보하는 것이 작업치료사에게 필요한 필수 규칙이다.

사회적 고립을 줄이고, 사회적 자극을 증가시키는 요양원 환경을 창조하기 위해 혁신적이고 성공적인 접근법의 하나의 예는 에덴의 양자택일(Eden Alternative)이다(Thomas, 1999). 장기보호시설들은 "거주지" 제공으로 인한 거주자들의 고독, 무기력, 권태를 줄이기 위해 이런 작업 모형을 채택하고 있으며, 세대간의 상호작용, 주어진 기회만큼 돌봄을 받고, 시설 내에 애완동물을 두는 것들을 포함한다. 이런 접근법의 사용은 간호 학생들과 돌봄 전문가들에게 긍정적 경험을 갖게 할 수 있다(Rosher & Robinson, 2005). 인간의 상호작용, 우정, 그리고 장기요양시설 노인들 사이에서의 다양한 직업적 자극에 대한 지속적인 요구에 주목하는 접근법은 우울장애의 확대를 의미 있게 줄이는 것을 시험해야 하고, 전반적인 삶의 질을 향상시킬 수 있는지 시험해보아야 한다(Bell & Troxel, 2002, 2003).

우울증의 치료
(Treatment of Depression)

반복적으로 기록해놓았지만, 노인들의 우울증은 치료 가능한 상태이며, 노화의 정상적인 부분이나 가망이 없어 보인다고 무시되거나 간과되어서는 안 된다. 첫째, 예방적, 초기 중재 노력이 결정적이다(Conn & Steingart, 1997; Gareri et al., 1998; Hay et al., 1998; Hunkeler et al., 2006; Motl et al., 2005). 둘째, 우울증에 대한 2가지 주된 형태의 치료-정신요법과 항우울제 투약-가 성공률이 높은 중재방법이다. 게다가, 사용빈도는 적지만 전기경련요법(electroconvulsive therapy: ECT)이 심각한 노인 우울증에 안전하고 효과적인 치료로 쓰이고 있다(DelanoWood & Abeles, 2005; Mulsant & Sweeney, 1997; Reynolds et aI., 2001; Smit et al., 2006).

예방과 초기 중재
(Prevention and Early Intervention)

일반적으로, 도피적이고, 비활동성의 사람들보다 활동적인 노인들이 삶의 만족도가 높고, 더 사기가 높으며, 우울증 발생율이 낮다. 일부 노인들은 고독하거나 비활동적인 삶의 방식에 만족하고 있지만, 많은 사람에서 의미 있는 활동의 양을 증가시키면 우울증상을 줄일 수 있다. 노인이 직업, 자원봉사 혹은 여가활동에 안전하게 접근하거나 참여하는 것은 우울 반응을 예방하거나 그것의 심각도나 기간을 줄일 수 있다. 심리학자든, 사회복지사든, 작업치료사든, 행동치료사든 혹은 다른 전문가이든 전문가에게 필요한 열쇠는 노인들 개개인에게 의미 있고, 흥미로운 활동들을 제안하는 것이다. 그들의 흥미를 고려하지 않고, 노인들을 프로그램에 참여시키는 것은 긍정적인 결과를 볼 수 없다. 작업치료사는 직업 프로필을 완성하고, 의미 있는 활동과 참여를 지지하는 활동의 모임을 확인하기 위해 환자와 일한다.

다음 노인들의 우울증을 예방하고, 초기에 발견하는 것은 노인의학 진료에서 전문가들의 기능 중 가장 중요한 것이다(Gum et al., 2006; Harris et al., 2006; Oyama et al., 2006). 우울증 "유발", 위험요인, 우울증의 일반적 증상과 발현의 인식은 정신 건강과 유사 전문가들의 초기 단계에서의 문제 인식, 정형화된 평가, 진단, 중재 계획의 개발이 도움이 되어야 한다.

선행되는 노인들의 신체적 질병은 건강관리 전문가들에 대한 중요한 암시이다. 첫째, 하나 혹은 다른 상태에 대한 증상호소를 하는 노인들은 반드시 감정적 평가와 의학적 질병 둘다 평가되어야 한다. 우울 증상이 발견되었을 때는, 기능적 장애의 하향 증가, 건강 불량, 우울증의 악화가 일어나지 않도록 능동적 중재를 계획해야 한다. 더하여, 기능적 상태의 향상은 감정의 향상을 유도할 수 있기 때문에, 직접적으로 기능적 능력을 향상시키기 위해 노력해야 한다. 노인 환자들에 대한 종합적인 평가와 중재 접근법은 감정적, 신체적 증상들을 강조해야 하고, 노인 환자들과 그들의 건강관리 전문가들이 원하는 긍정적 결과들을 극대화해야 한다.

정신요법(Psychotherapy)

치료적 접근법의 다양성은 노인들의 우울증 치료에 성공적으로 설명되어왔다(Crabb & Hunsley, 2006; Gatz, 1994; Hunkeler et al., 2006). 정신역동(psychodynamic)(Riley & Carr, 1989; Steuer et al., 1984)과 행동(behavioral)(Teri, 1994) 접근법들은 노년의 우울증을 성공적으로 개선시켜왔다; 그러나, 인지-행동 요법 또한 노인학 문헌들에서 많은 관심을 받았다. 지지요법들은 안심, 격려, 직접적인 사회봉사 형태의 중재들이 노인들에게 일반적으로 사용된다. 두 그룹의 치료와 각각의 접근법들이 사용되어 왔고, 특정 치료적 접근법들은 형태와 내용이 다르지만, 보통 알려져 있다. 손실, 질병, 죽음, 그리고 통제할 수 없는 변화의 주제들은 이론적 지남력과 관계없이 다루어져야 한다. 긍정적 처리 기술과 손실에 대한 대체를 찾거나 조정하기를 강조하는 것은 노인들에게 유용하다. 늦은 시기 우울증의 단기 치료(6개월 이하)는 가장 일반적으로 설명되어왔으며, 일부 장기 작업 또한 실행되어 왔다. 커플과 가족 요법은 노인들의 우울장애의 치료에 중요하며, 이런 치료 방법들은 암이나 파킨슨병 혹은 치매 같은 만성질병으로 인한 반응들을 치료할 때 유용하다.

노인들의 정신치료학적 중재들의 고려해야 할 점은 지지 그룹을 기록해놓는 것이 포함되어야 한다는 것이다. 이런 그룹들은 정형화된 치료가 제공되지 못하고, 전문 치료사의 안내가 일반적이지 못할 때, 손실, 질병 혹은 스트레스의 진행으로 인한 중등도 혹은 만성 우울 반응을 경험한 많은 노인들에게 가치 있는 서비스를 제공할 수 있다. 미국에는 알츠하이머병과 다른 질환 환자들을 위한 간병인들과 최근의 유족들을 위한 그룹처럼 암과 다른 만성질환 지지그룹을 포함한 전문가 지지그룹의 거대한 네트워크가 형성되어 있다. 이 그룹들은 우울증상이 있는 노인들의 정신요법 이후의 추가 중재나 가치 있는 부가 중재를 한다.

약물치료와 전기경련요법
(Medications and Electroconvulsive Therapy)

노인들에 대한 항우울제 투여는 노인들의 반응들과 관련된 특별한 고려사항과 주의점을 잘 인식하여 의사에 의해 처방되었다면 안전하고, 효과적으로 사용될 수 있다. 노화과정에 수반되는 많은 생리적 변화들은 항우울제의 선택과 복용량에 영향을 준다. 특히, 노인들은 치료에 효과적인 수준까지 도달하기 위해 젊은 사람들에게 처방하는 복용량보다 더 적게 사용하는 것이 필요하다. 두 번째 이슈는 노인들은 젊은 사람들에 비해 약물 부작용이나 부정적 약물 반응의 발생률이 두 배 가까이 더 높으며, 노인의학에 정통한 능숙한 정신과 의사에 의해 향정신성 의약품이 처방되어야 한다(Gum et al., 2006; Lyness et al., 2006; Reynolds et al., 1999; Streim et al., 1997).

항우울제에는 3가지 주된 분류가 있다 : 삼환계 항우울제(tricyclics antidepressant), 단가아민 산화효소 억제제(monoamine oxidase inhibitors: MAOIs), 선택적 세로토닌 재흡수 억제제(selective serotonin uptake inhibitors: SSRIs). 뿐만 아니라, 이러한 카테고리 안에 들어가지는 않지만, 새로운 약물제제들이 많이 있다. 각 약물제제의 분류에는 그 약만의 부작용이 존재하므로, 부작용을 최소화하는 가장 효과적인 약물제제를 선택하기 위해서 개개인의 증상 패턴의 조심스런 평가가 있어야 하고, 다른 의학적 상태가 반드시

글상자 10-2 노인들에게서 나타나는 항우울제 투약의 부작용

- 정신착란과 지남력 장애
- 건조한 입
- 소변 정체 혹은 변비
- 흐린 시력
- 수면장애와 악몽
- 초조
- 혈압 증가 혹은 기립성 저혈압, 심박의 변화를 포함한 심혈관계 변화

고려되어야 한다. 정신착란과 인지 손상이 동반된 항우울제 투약의 일반적인 부작용은 불면증, 흥분, 선명한 꿈, 건조한 입, 변비들이다. 글상자 10-2에 노인 인구층에서의 빈번한 항우울제제 부작용 목록이 나타나있다. 노인들에게 항우울제제를 처방할 때 추가적으로 중요하게 고려해야 할 사항은 이런 약물들이 기립 시 혈압을 떨어뜨릴 수 있어(기립성저혈압 상태) 어지러움이나 낙상을 유발할 수 있다.

치료에 사용되는 항우울제제는 많은 노인들에게 심각한 우울증을 극적으로 회복시켜주는 경험을 얻게 해줄 수 있다. 향정신성 의약품들은 최근에 발생한 우울증이나 자살시도에 특히, 도움을 줄 수 있다. 약물치료와 정신요법의 중복 사용은 하나의 치료방법으로는 반응하지 않는 많은 우울 노인들의 효능 있는 치료 프로그램이 될 수 있다. 약물치료와 치료중재 시도 이후에 효과가 떨어지는 사람들의 경우에 전기경련요법이 적절한 치료 선택일 수 있다(Delano-Wood & Abeles, 2005). 심각한 의학적 질병이나 다른 중요한 금기증이 있지 않다면, 노인들에게 이런 중재 방법의 사용을 피해야 할 이유가 없으며, 사실, 중증의 우울 증상을 보이는 노인들에게 가장 효과적인 치료방법이 될 수 있다. 이는 3~6주 동안 항우울제제를 투약하고 효과를 기다리기에 너무 위험이 큰, 금방이라도 자살할 수 있는 우울증상의 사람들의 경우도 포함된다. 전기경련요법은 정신병이나 망상증을 갖고 있는 우울 장애의 경우 특히, 도움을 줄 수 있다. 결과적으로, 주요 우울증의 초기 소견인 노인들의 치료에 전기경련요법이 성공적인 치료였고, 이런 치료를 다시 사용하는 것이 적당할 수 있다. 전기경련치료가 일시적인 인지 손상을 보여왔지만, 인지기능을 소실시키는 명확한 원인이라는 증거자료가 부족하다. 그러나 전기경련치료를 경험한 사람들이 기억력이 소실되는 주관적인 느낌을 경험할 수 있다라는 점은 기록되어 있다. 전기경련요법에 기인한 그런 잠재적인 인지 손실의 본질 그리고 원인을 결정하기 위하여 추가 연구가 필요할 것이다

작업치료
(Occupational Therapy)

작업치료는 노인들의 우울증 치료를 위한 모든 중재 설정에서 중요한 기여를 하고 있다. Clark와 그녀의 동료들은(1997) 의미 있는 직업적 삶을 창조하는 데 초점을 맞춘 작업치료 중재가 노인들에게 건강과 삶의 만족도를 증진시키는 데 효과적이라는 것을 발견했다. 같은 시기에, 그런 중재들이 우울증 가능성을 감소시켰다. 그런 예방적 중재는 황혼기의 삶을 향상시킬 수 있다. 같은 시기에 작업치료는 성공적인 가정 건강 중재(Gitlin et al., 2006)와 단기 재활(Sood, Cisek, Zimmerman, Zaleski, & Fillmore, 2003)을 보여줬고, 고관절 골절 같은 우울증으로 인해 나타

날 수 있는 2차적인 건강문제점을 갖고 있는 사람들에게 성공적이었다(Elinge et al., 200S). 개인과 그룹 중재 모두 효과적이다(McWha, Pachana, & Alpass, 2003).

이 모든 설정에서 작업치료의 첫 번째 중요성은 그들의 흥미와 의미 찾기를 독려하여 직업적 모임에서 일체감을 얻도록 보조하는 것이다. 3장에서 논의한 것처럼, 그런 직업들은 삶의 만족도와 삶의 질에 기여한다. 이런 방법으로, 그들의 삶에 관한 긍정적인 느낌을 최대화할 수 있으며, 황혼기의 우울증을 줄일 수 있다. 작업치료는 개개인이 노화나 쇠약으로 인해 기능적 역량이 줄어들었을 때 직업을 계속 유지할 수 있도록 도울 수 있다. 또한, 치료는 개개인들에게 의미 있는 다른 활동들로 대체하는 데 도움을 줄 수 있다. 선택-최적화-보정(selection-optimization-compensation)의 절차는 3장에 설명되어 있다. 물론, 우울증을 앓고 있는 개인에게 작업치료 중재에 개입할지 모를 문화적 요소들을 명심하는 것이 중요하다. 직업을 선택하고, 그것을 최적화하고, 보상하는 절차는 문화적으로 적합한 직업의 개인별 인식에 의해 영향을 받는다(Bonder, 2001).

우울증에서의 문화적 요인 (Cultural Factors in Depression)

노인들 사이에서 우울증의 문화적 요인에 대한 간략한 언급은 여기서 설명된다. 노인 우울증의 증상, 상관관계, 진단, 치료에 있어 민족, 인종과 문화적 차이점이 존재한다는 적지만 중요한 문헌들이 있다(Fujisawa et al., 2005; Leo et al., 1998; Lichtenberg, 1997; Steffens et al., 1997; Tai-Seale et al., 2005). 가장 최근의 문헌에서는 아프리카계 미국인과 아프리카계 미국 백인이나 다른 민족이나 인종 그룹과 비교했다(Baldwin, 2002; Djernes, 2006; Husaini, 1997; Okwumabua et al., 1997). 다른 연구들에서는 아프리카계 미국인들에서 우울증상과 연관된 요소의 본질을 검사했다. 많은 연구들에서 우울증상의 임상적 표현이 인종에 따라 다르다는 것을 보여주었지만(Black et al., 1998; Carrete et al., 2001; Leo et al., 1998), 다른 연구들에서는 아프리카계 미국인들과 백인들 사이에서 증상의 차이가 크지 않다고 보고했다(Blazer, Landerman, Hays, Simonsick, & Saunders, 1998). 또한 아프리카계 미국인들이 증상의 평가를 위해 얼마나 자주 의뢰되는지, 또는 이러한 개개인들이 우울증 장애의 진단을 받을 수 있는 가능성의 차이가 있을 수 있다(Okwumabua et al., 1997). 추가적인 연구들에서는 아프리카계 미국인들이 다른 인종이나 민족보다 우울증에 대한 치료를 찾거나 받는 경우가 적다고 보고했다(Tai-Seale et al., 2005).

다른 문화 또는 멕시코계 미국인, 아시아계 미국인, 다른 계열 미국인 같은 다른 민족의 노인들을 대상으로 우울장애를 검사하는 연구들이 등장하기 시작했다(Black et al., 1998; Black & Markides, 1999; Carrete et al. 2001; Iwamasa & Hilliard, 1999; Oyama et al., 2006; Zhang et al., 1997). 백인 이외의 다른 문화적, 인종들의 우울증의 검사 타당성에 대하여 의문이 발생하며(Tran, 1997; Yen et al., 2005), 우울증의 예측인자와 상관관계는 이들 집단에 따라 다를 수 있다. 이 연구의 요점은 미국과 해외의 주요 민족과 인종 그룹에서 우울 장애의 평가와 치료가 중요한 고려사항이라는 것이다.

■ 요약(Summary)

이 장에서는 노인 우울장애의 증상들, 평가, 일상생활 기능, 치료의 짧은 고찰을 기술하였다. 신체적 질병, 치매, 삶의 사건, 감정적 평온함 사이의 상호작용을 논의했고, 우울증과 사회적, 직업적, 일상 활동에서의 기능부전의 인과 사슬의 첫 번째 연결고리라고 확인하는 것이 항상 가능하진 않다는 것이 분명해졌다. 황혼기 우울증 분야에서의 작업은 초기 초점이 장애 군집의 발현과 다양한 형태의 평가와 발견에 맞추어져 있었지만, 우울증상이 있는 노인들의 가장 효과적인 치료 방법들을 조사하는 것으로 초점이 이동하였다. 다음 단계에서는 가장 넓은 범위로 확대해서 노인들의 우울증을 예방하는 것에 목적을 두고 노력을 경주해야 하며, 이것은 가능하다. 두 번째로, 황혼기 직업, 자발적인 일, 의미 있는 사회적 상호작용 및 지역사회 프로그램의 추가적인 개발은 우울증 반응을 방지할 수 있다. 지원단체와 고독한, 유족, 아픈 사람 혹은 장애 노인들을 위해 고안된 정신건강 서비스의 확대는 황혼기 우울증의 심각도나 발생율을 떨어뜨릴 수 있다. 노인 인구층의 성장과 기능적 독립에 우울장애들이 부정적인 결과를 준다는 것을 감안한다면, 예방이 노인들과 부양가족들의 삶의 질을 향상시키고, 궁극적으로 사회비용을 줄일 수 있는 중요한 점이다.

사례 연구(Case Study)

Arthur씨는 18개월 전에 배우자를 잃게 된 74세의 아프리카계 미국인이다. 그의 세 딸들은 그 시간 이후로 개인위생과 치장이 현저하게 줄어들었다고 설명했다. 그들의 이런 걱정들은 그가 항상 외모에 자신감을 갖고, 단정히 하고 다니던 사람이었기 때문이다. 게다가, 그는 체중감소를 보였고 무기력해 보였다. 그가 다니던 교회의 목사님은 그의 딸 중 한명에게 예전에 그가 예배를 규칙적으로 나왔지만, 요즘은 그렇지 않아 걱정이라고 우려했다.

질문(Questions)

1. Arthur씨를 정확하게 진단하기 위해서 의사가 고려해야 하는 것은 무엇인가?
2. 어떤 전략이 근본문제인지 진단하는 데 도움을 줄 수 있는가?
3. 이런 상황에서 작업치료사는 어떤 조언을 할 수 있는가?
4. 작업치료사가 사용할 수 있는 치료 방법은 무엇인가?

복습 문제(Case Study)

1. 우울장애의 주요 증상을 논의하고, 노인들의 비정형 또는 하위형태의 우울증에서 이런 증상들의 일부가 어떻게 강조되는지 기술하라.
2. 이런 요인들의 일부가 노인들의 우울상태나 자살상태에 영향을 줄 수 있을지 기술하고, 전문가가 노인 환자들의 이런 상태를 어떻게 평가하는지 설명하라.
3. 노인들에서 우울증과 기능적 장애 사이의 "순환" 관계의 의미를 설명하라.
4. 다음의 특정 두 인구집단의 우울증과 기능손상의 본질을 기술하고 비교하라: 신체적 질병, 치매 혹은 시설 노인.
5. 노인들의 우울증을 예방하기 위해 어떤 전문적인 활동을 해야 할까?
6. 우울증상이 있는 노인을 치료하는 두 가지 다른 방법을 각 치료방법의 장점과 단점을 포함하여 논의하라.

웹 기반 자료(Web-Based Resources)

우울증 경험에 관한 유용한 정보:

http://harcourtassessment.com/HAIWEB/Cultures/en-us/Productdetai l. htm? Pid=O 15-80 18370&Mode=summary **Harcourt Assessments**, date connected May 2,2008. BDI can be purchased from this site.

http://counsellingresource.com/quizzes/cesd/index.html, **Center for Epidemiologic Studies- Depression Scale(CES-D) Counseling Resource**, date connected August 28, 2007. This site describes the test and includes the questions.

http://mqa.dhs.state.tx.us/qmweb/Depression/CSDD.htm, **Cornell Scale for Depression in Dementia (CSDD)**, date connected August 28, 2007. This site includes the questions and scoring for the Cornell Scale.

www.stanford.edu/-yesavage/GDS.html, **Geriatric Depression Scale (GDS)**, date connected August 28, 2007. This site includes access to the questions as well as a reference list and other resources.

www.stanford.edu/-yesavage/GDS.english.short.score.html, **GDS-Short form**, date connected August 28, 2007. This short form includes the questions and the scoring system.

www.columbia.edu/cu/ssw/projects/pmap/docs/mui_gds.pdf, **Columbia University**, date connected August 28, 2007. Information about both the long and short forms of the GDS.

http://www.measurecme.org/resou rces/MEASURE_HAMD.pdf? PHPSESSID= e8eb56719704de17df88aaee85f7e93d **Hamilton Rating Scale for Depression Rating Scale**, date connected May 2, 2008. The questions and scoring are available here.

www.who.int/substance_abuse/research_tools/zungdepressionscale/en/index.html. Zung **Self-Rating Depression Scale**, date connected August 28,2007. A World Health Organization site that provides the instrument and its scoring.

진단과 치료를 위한 사이트와 자료:

www.agingresearch.org/section/topic/depressionresources, **Alliance for Aging Research**, date connected August 28, 2007. This site provides a wide array of links to reputable sources for information about diagnosis and treatment of depression in later life.

http://hsl.mcmaster.caltomflem/aging.html, **McMaster University** date connected August 28, 2007. This site, hosted by the Head of Public Services in the McMaster University Health Sciences Library, has a wide array of resources for working in later life. They include many focused on depression.

참고문헌(References)

American Psychiatric Association (APA). (2000). *Diagnostic and statistical manual of mental disorders (DSM-IV-TR)* (4th ed. Text Revision). Washington, DC: Author.

Baldwin, R. (2002). Research into depressive disorders in later life: Who is doing what? A literature search from 1998–2001. *International Psychogeriatrics, 14,* 335–346.

Barnes, D., Alexopolous, G., Lopez, O., Williamson, J., & Yaffe, K. (2006). Depressive symptoms, vascular disease, and mild cognitive impairment: Findings from the cardiovascular health study. *Archives of General Psychiatry, 63*(3), 273–280.

Bell, V., & Troxel, D. (2002). *A dignified life: The best friends approach to Alzheimer's care. A guide for family caregivers.* Baltimore: Health Professions Press.

Bell, V., & Troxel, D. (2003). *The best friends approach to Alzheimer's care.* Baltimore: Health Professions Press.

Berkman, L. F., Berkman, C. S., Kasl, S., & Freeman, D. H. (1986). Depressive symptoms in relation to physical health and functioning in the elderly. *American Journal of Epidemiology, 124,* 372–388.

Black, S. A., & Markides, K. S. (1999). Depressive symptoms and mortality in older Mexican Americans. *Annals of Epidemiology, 9,* 45–52.

Black, S. A. Goodwin, J. S., & Markides, K. S. (1998). The association between chronic diseases and depressive symptomatology in older Mexican Americans. *Journal of Gerontology: Biological Sciences and Medical Sciences, 53,* M188–M194.

Blazer, D. G., Landerman, L. R., Hays, J. C., Simonsick, E. M., & Saunders, W. B. (1998). Symptoms of depression among community-dwelling elderly African-American and white older adults. *Psychological Medicine, 28,* 1311–1320.

Bonder, B. R. (1994). Psychotherapy for individuals with Alzheimer's disease. *Alzheimer Disease and Related Disorders, 8*(Suppl. 3), 75–81.

Bonder, B. R. (2001). Culture and occupation: A comparison of weaving in two traditions. *Canadian Journal of Occupational Therapy, 65,* 310–319.

Bortz, J. J., & O'Brien, K. P. (1997). Psychotherapy with older adults: Theoretical issues, empirical findings and clinical applications. In P. D. Nussbaum (Ed.), *Handbook of neuropsychology and aging* (pp. 431–451). New York: Plenum Press.

Burt, D. B., Zembar, M. J., & Niederehe, G. (1995). Depression and memory impairment: A meta-analysis of the association, its pattern, and specificity. *Psychological Bulletin 117*(2), 285–305.

Cacioppo, J., Hughes, M., Waite, L., Hawkley, L., & Thisted, R. (2006). Loneliness as a specific risk factor for depressive symptoms: Cross-sectional and longitudinal analysis. *Psychology and Aging, 21*(1), 140–151.

Carrete, P. , Augustovski, F., Gimpel, N., Fernandez, S., Di Paolo, R., Schaffer, I., et al., 2001). Validation of a telephone-administered geriatric depression scale in a Hispanic elderly population. *Journal of General Internal Medicine, 16,* 446–450.

Clark, F., Azen, S. P., Zemke, R., Jackson, J., Carlson, M., Mandel, D., et al. (1997). Occupational therapy for independent-living older adults. A randomized controlled trial. *Journal of the American Medical Association, 278,* 1321–1326.

Conn, D. K., & Steingart, A. B. (1997). Diagnosis and management of late life depression: A guide for the primary care physician. *International Journal of Psychiatry Medicine, 27,* 269–281.

Conwell, Y., Duberstein, P. R., & Caine, E. D. (2002). Risk factors for suicide in later life. *Biological Psychiatry, 52,* 193–204.

Crabb, R., & Hunsley, J. (2006). Utilization of mental health care services among older adults with depression. *Journal of Clinical Psychology, 62,* 299–312.

Delano-Wood, L., & Abeles, M. (2005). Late-life depression: Detection, risk reduction and somatic intervention. *Clinical Psychology: Science and Practice, 12,* 207–217.

Djernes, J. K. (2006). Prevalence and predictors of depression in populations of elderly: A review. *Acta Psychiatrica Scandinavica, 113,* 372–387.

Doan, B. D., & Wadden, N. P. (1989). Relationship between depressive symptoms and description of chronic pain. *Pain, 36,* 75–84.

Dombrovski, A., Szanto, K., & Reynolds, C. F. (2005). Epidemiology and risk factors for suicide in the elderly: 10-year update. *Aging Health, 1,* 135–145.

Elderkin-Thompson, V., Kumar, A., Bilker, W., Dunkin, J., Minz, J., Mesholam, R., et al. (2003). Neuropsychological deficits among patients with late-onset minor and major depression. *Archives of Clinical Neuropsychology, 18*(5), 529–549.

Elinge, E., Stenvall, M., von Heideken Wågert, P., Löfgren, B., Gustafson, Y., & Nyberg, L. (2005). Daily life among the oldest old with and without previous hip fractures. *Scandinavian Journal of Occupational Therapy, 12*(2), 51–58.

Folstein, M. F., & McHugh, P. (1978). Dementia syndrome of depression. *Aging 7,* 87–93.

Friedman, B., Conwell, Y., Delavan, R., Wamsley, B., & Eggert, G. (2005). Depression and suicidal behaviors in Medicare primary care patients under age 65. *Journal of General Internal Medicine, 20*(5), 397–403.

Friedman, B., Heisel, M. J., & Delavan, R. L. (2005a). Psychometric properties of the 15-item Geriatric Depression Scale in functionally impaired, cognitively intact, community-dwelling elderly primary care patients. *Journal of the American Geriatrics Society, 53,* 1570–1576.

Friedman, B., Heisel, M. J., & Delavan, R. L. (2005b). Validity of the SF-36 five-item Mental Health Index for major depression in functionally impaired, community-dwelling elderly patients. *Journal of the American Geriatrics Society, 53*(11), 1978–1985.

Fry, P. S. (1986). *Depression, stress and adaptations in the elderly.* Rockville, MD: Aspen.

Fujisawa, D., Tanaka, E., Sakamoto, S., Neichi, K., Nakagawa, A., & Ono, Y. (2005). The development of a brief screening instrument for depression and suicidal ideation for the elderly: The Depression and Suicide Screen. *Psychiatry and Clinical Neurosciences, 59,* 634–638.

Ganguli, M., Du, Y., Dodge, H., Ratcliff, G., & Chang, C. (2006). Depressive symptoms and cognitive decline in late life. *Archives of General Psychiatry, 63,* 153–160.

Gareri, P. Stilo, G., Bevacqua, I., Mattace, R., Ferreri, G., & De Sarro, G. (1998). Antidepressant drugs in the elderly. *General Pharmacology, 30,* 465–475.

Gatz, M. (1994). Application of assessment to therapy and intervention with older adults. In M. Storandt, & G. R. VandenBos (Eds.), *Neuropsychological assessment of dementia and depression in older adults: A clinician's guide* (pp. 155–176). Washington, DC: American Psychological Association.

Giltay, E., Zitman, F., & Kromhout, D. (2006). Dispositional optimism and the risk of onset of depressive symptoms during 15 years of follow-up: The Zutphen Elderly Study. *Journal of Affective Disorders, 91*(1), 45–52.

Girling, D., Barkley, C., Paykel, E., Gehehaar, E., Brayne, C., Gill, C., et al. (1995). The prevalence of depression in a cohort of the very elderly. *Journal of Affective Disorders, 34,* 319–329.

Gitlin, L. N., Winter, L., Dennis, M. P., Corcoran, M., Schinfeld, S., & Hauck, W. W. (2006). A randomized trial of a multicomponent home intervention to reduce functional difficulties in older adults. *Journal of the American Geriatrics Society, 54,* 809–816.

Greenglass, E., Fiskenbaum, L., & Eaton, J. (2006). The relationship between coping, social support, functional disability and depression in the elderly. *Anxiety, Stress and Coping, 19,* 15–31.

Gum, A., Arean, P., Hunkeler, E., Tang, L., Katon, W., Hitchcock, P., et al. (2006). Depression treatment preferences in older primary care patients. *Gerontologist, 46*(1), 14–22.

Hammond, M. F., O'Keefe, S. T., & Barer, D. H. (2000). Development and validation of a brief observer-rated screening scale for depression in elderly medial patients. *Age and Ageing, 29,* 511–515.

Harman, J. S., Edlund, M., Fortney, J., & Kallas, H. (2005). The influence of comorbid chronic medical conditions on the adequacy of depression care for older Americans. *Journal of the American Geriatrics Society, 53,* 2178–2183.

Harris, T., Cook, D. G., Victor, C., De Wilde, S., & Beighton, C. (2006). Onset and persistence of depression in older people—Results from a 2-year community follow-up study. *Age and Ageing, 35,* 25–32.

Hay, D. P., Rodriguez, M. M., & Franson, K. L. (1998). Treatment of depression in late life. *Clinical Geriatric Medicine, 14,* 33–46.

Holtzer, R., Scarmeas, N., Wegesin, D., Albert, M., Brandt, J., Dubois, B., et al. (2005). Depressive symptoms in Alzheimer's disease: Natural course and temporal relation to function and cognitive status. *Journal of the American Geriatrics Society, 53*(12), 2083–2089.

Hunkeler, E., Katon, W., Tang, L., Williams, J., Kroenke, K., Lin, E., et al. (2006). Long term outcomes from the IMPACT randomized trial for depressed elderly patients in primary care. *British Medical Journal, 332,* 1–5.

Husaini, B. A. (1997). Predictors of depression among the elderly: Racial differences over time. *American Journal of Orthopsychiatry, 67,* 48–58.

Iwamasa, G. Y., & Hilliard, K. M. (1999). Depression and anxiety among Asian American elders: A review of the literature. *Clinical Psychology Review, 19,* 343–357.

Janzing, J., Naarding, P., & Eling, P. (2005). Depressive symptoms predict slow cognitive decline in mild dementia. *Dementia and Geriatric Cognitive Disorders, 20*(2–3), 77–81.

Kahana, E., Kahana, B., & Riley, K. P. (1988). Contributions of qualitative research issues to studies of institutional settings for the aged. In G. D. Rowles & G. Reinharts (Eds.), *Qualitative gerontology* (pp. 197–216). New York: Springer.

Kahana, E., Kahana, B., & Riley, K. (1989). Learned helplessness and dependency in the institutionalized aged. In P. S. Fry (Ed.), *Psychology of helplessness and control* (pp. 121–153). New York: North Holland.

Kaszniak, A. W., & Christenson, G. T. (1994). Differential diagnosis of depression and dementia. In M. Storandt & G. R. VandenBos (Eds.), *Neuropsychological assessment of dementia and depression in older adults: A clinician's guide* (pp. 81–118). Washington, DC: American Psychological Association.

Koizumi, Y., Awata, S., Kuriyama, S., Ohmori, K., Hozawa, A., Seki, T., et al. (2005). Association between social support and depression status in the elderly: Results of a 1-year community-based prospective cohort study in Japan. *Psychiatry and Clinical Neurosciences, 59,* 563–569.

Lawrence, V., Murray, J., Banerjee, S., Turner, S., Sangha, K., Byng, R., et al. (2006). Concepts and causation of depression: A cross-sectional study of the beliefs of older adults. *The Gerontologist, 46*(1), 23–32.

Leo, R. J., Sherry, C., & Jones, A. W. (1998). Referral patterns and recognition of depression among African American and Caucasian patients. *General Hospital Psychiatry, 20,* 175–182.

Lichtenberg, P. A. (1997). The DOUR project: A program of depression research in geriatric rehabilitation minority patients. *Rehabilitation Psychology, 42,* 103–114.

Lichtenberg, P. A. (1998). *Mental health practice in geriatric health care settings.* New York: Haworth Press.

Lyness, J., Heo, M., Datto, C., Ten Have, T., Katz, I., Drayer, R., et al. (2006). Outcomes of minor and subsyndromal depression among elderly patients in primary care settings. *Annals of Internal Medicine, 144,* 496–504.

MaloneBeach, E. E., & Zarit, S. H. (1991). Current research issues in caregiving to the elderly. *International Journal of Aging and Human Development, 32,* 103–114.

McWha, J. L., Pachana, N. A., & Alpass, F. (2003). Exploring the therapeutic environment for older women with late-life depression: An examination of the benefits of an activity group for older people suffering from depression. *Australian Occupational Therapy Journal, 50,* 158–169.

Motl, R., Konopack, J., McAuley, E., Elavsky, S., Jerome, G., & Marquez, D. (2005). Depressive symptoms among older adults: Long-term reduction after a physical activity intervention. *Journal of Behavioral Medicine, 28,* 385–395.

Mulsant, B. H., & Ganguli, M. (1999). Epidemiology and diagnosis of depression in late-life. *Journal of Clinical Psychology, 60*(Suppl.), 9–15.

Mulsant, B. H., & Sweeney, J. A. (1997). Electroconvulsive therapy. In P. D. Nussbaum (Ed.), *Handbook of neuropsychology and aging* (pp. 508–514). New York: Plenum Press.

National Institute of Mental Health (NIMH). (2006). Suicide in the U.S.: Statistics and Prevention. http://www.nimh.nih.gov/health/publications/suicide-in-the-us-statistics-and-prevention.shtml; Accessed May 2, 2008.

Nguyen, H., & Zonderman, A. (2006). Relationship between age and aspects of depression: Consistency and reliability across two longitudinal studies. *Psychology and Aging, 21*(1), 119–126.

Norton, M., Skoog, I., Toone, L., Corcoran, C., Tschanz, J., Lisota, R., et al. (2006). Three-year incidence of first-onset depressive syndrome in a population sample of older adults: The Cache County study. *American Journal of Geriatric Psychiatry, 14,* 237–245.

O'Boyle, M., Amadeo, M., & Self, D. (1990). Cognitive complaints in elderly depressed and pseudodemented patients. *Psychology and Aging, 5*(3), 467–468.

Okwumabua, J. O, Baker, F., Wong, S., & Pilgram, B. (1997). Characteristics of depressive symptoms in elderly urban and rural African Americans. *Journal of Gerontology: Biological and Medical Sciences, 52,* M241–M246.

Oyama, H., Ono, Y., Watanabe, N., Tanaka, E., Kudoh, S., Sakashita, T., et al. (2006). Local community intervention through depression screening and group activity for elderly suicide prevention. *Psychiatry and Clinical Neurosciences, 60*(1), 110–114.

Pearson, J. R., Teri, L., Reifler, B. V., & Taskind, M. A. (1989). Functional status and cognitive impairment in Alzheimer's patients with and without depression. *Journal of the American Geriatrics Society, 37,* 1117–1121.

Pruchno, R., & Kleban, M. H. (1993). Caring for an institutionalized parent: The role of coping strategies. *Psychology and Aging, 8,* 18–25.

Pruchno, R., & Resch, N. L. (1989). Husbands and wives as caregivers: Antecedents of depression and burden. *Gerontologist, 29,* 159–165.

Reynolds, C. F., Alexopolous, G., Katz, I., & Lebowitz, B. (2001).Chronic depression in the elderly: Approaches for prevention. *Drugs and Aging, 18,* 507–514.

Reynolds, C. F., Frank, E., Perel, J. M., Imber, S. D., Cornes, C., Miller, M. D., et al. 1999). Nortriptyline and interpersonal psychotherapy as maintenance therapies for recurrent major depression: A randomized controlled trial in patients older than 59 years. *Journal of the American Medical Association, 281,* 39–45.

Riley, K. P. (1989). Psychological interventions with Alzheimer's disease. In G. C. Gilmore, P. J. Whitehouse, & M. L. Wykle (Eds.), *Memory impairment and aging: Theory, testing and treatment.* New York: Springer.

Riley, K. P., & Carr, M. (1989). Group psychotherapy with older adults: The value of an expressive approach. *Psychotherapy: Theory, Research and Practice, 26,* 366–371.

Ritchie, K., Touchon, J., & Ledésert, B. (1998). Mixed cognitive and affective disorders in the elderly: A longitudinal study of related disability. *Archives of Gerontology and Geriatrics, 26,* 443–450.

Rosher, R., & Robinson, S. (2005). The Eden Alternative: Impact on student attitudes. *Educational Gerontology, 31,* 273–282.

Schoevers, R. A., Beekman, A. T., Deeg, D. J., Hooijer, C., Jonker, C., & van Tilburg, W. (2003). The natural history of late-life depression: Results from the Amsterdam study of the elderly (AMSTEL). *Journal of Affective Disorders, 76,* 5–14.

Smit, P., Ederveen, A., Cuijpers, P., Deeg, D., & Beekman, A. (2006). Opportunities for cost-effective prevention of late-life depression. *Archives of General Psychiatry, 63,* 290–296.

Sood, J. R., Cisek, E., Zimmerman, J., Zaleski, E. H., & Fillmore, H. H. (2003). Treatment of depressive symptoms during short-term rehabilitation: An attempted replication of the DOUR project. *Rehabilitation Psychology, 48,* 44–49.

Steffens, D. C., Artigues, D. L., Ornstein, K. A., & Krishnan, K. R. R. 1997). A review of racial differences in geriatric depression: Implications for care and clinical research. *Journal of the American Medical Association, 89,* 731–736.

Steuer, J., Mintz, J., Hammen, C. L., Hill, M. A., Jarvik, L. F., McCarley, T., et al. (1984). Cognitive-behavioral and psychodynamic group psychotherapy in treatment of geriatric depression. *Journal of Consulting and Clinical Psychology, 52,* 180–189.

Storandt, M., & VandenBos, G. R. (Eds.). (1994). *Neuropsychological assessment of dementia and depression in older adults: A clinician's guide.* Washington, DC: American Psychological Association.

Streim, J. E., Oslin, D., Katz, I. R., & Parmelee, P. A. (1997). Lessons from geriatric psychiatry in the long-term care setting. *Psychiatric Quarterly, 68,* 281–307.

Tai-Seale, M., Bramson, R., Drukker, D., Hurwicz, M., Ory, M., Tai-Seale, T., et al. (2005). Understanding primary care physicians' propensity to assess elderly patients for depression using interaction and survey data. *Medical Care, 43*(12), 1217–1224.

Teri, L. (1994). Behavioral treatment of depression in patients with dementia. *Alzheimer Disease and Related Disorders, 8,* 66–74.

Teri, L., & Wagner, A. (1992). Alzheimer's disease and depression. *Journal of Consulting and Clinical Psychology, 60,* 379–391.

Teresi, J., Abrams, R., Holmes, D., Ramirez, M., & Eimicke, J. (2001). Prevalence of depression and depression recognition in nursing homes. *Social Psychiatry and Psychiatric Epidemiology, 36*(12), 613–620.

Thomas, W. H. (1999). *The Eden Alternative handbook: The art of building human habitats.* Sherburne, NY: Summer Hill Company.

Thompson, L. W., Futterman, A., & Gallagher, D. (1988). Assessment of later life depression. *Psychopharmacology Bulletin, 24,* 577–586.

Tran, T. (1997). Exploring the equivalence of factor structure in a measure of depression between black and white women: Measurement issues in comparative research. *Research on Social Work Practice, 7,* 500–517.

Wells, C. E. (1979). Pseudodementia. *American Journal of Psychiatry, 136,* 895–900.

Whooley, M. S., Stone, B., & Soghikian, K. (2000). Randomized trial of case-finding for depression in elderly primary care patients. *Journal of General Internal Medicine, 15,* 293–300.

Yen, Y.-C., Yang, M. J., Yang, M. S., Lung, F., Shih, C., Hahn, C., et al. (2005). Suicidal ideation and associated factors among community-dwelling elders in Taiwan. *Psychiatry and Clinical Neurosciences, 59,* 365–371.

Zarit, S., Todd, P. A., & Zarit, J. M. (1986). Subjective burden of husbands and wives as caregivers: A longitudinal study. *The Gerontologist, 26*(3), 260–266.

Zarit, S. H., & Zarit, J. M. (1998). *Mental disorders in older adults.* New York: Guilford Press.

Zhang, A. Y., Yu, L. C., Yuan, J., Tong, Z., Yang, C., & Foreman, S. E. (1997). Family and cultural correlates of depression among Chinese elderly. *International Journal of Social Psychiatry, 43,* 199–212.

제 3 부

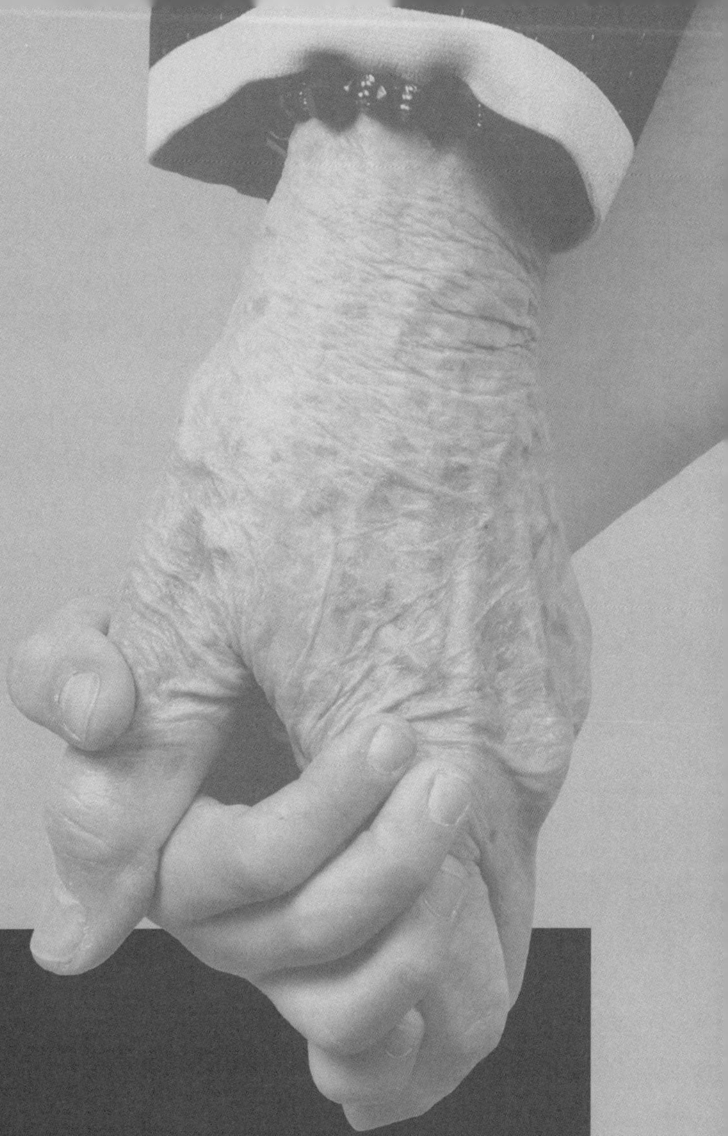

활동과 참여 (Activities and Participation)

이 저서는 기능에 영향을 주는 질병에만 중점을 두었다. 더 중점적으로 고려할 사항은 기능 제한에 대한 자료이다. 기능 제한의 비율은 감소하고 있지만, 65세 이상의 20%는 만성질환을 가지고 있다(Federal Interagency Forum on Aging-Related Statistics: FIFA, 2004). 이러한 양상을 몇 가지 단기 장애를 경험한 노인 대부분, 일정시간에서 특정지점에서 한 부분을 서명한 것이다.

인생의 후반에 유발될 수 있는 신체구조와 기능장애의 종류와 이러한 능력을 이해하는 것은 활동들과 참여에서 나타나는 변화의 종류를 파악하기 위해 필요한 것이다. 11장에서 16장까지는 인생의 후반에서 이러한 변화는 많은 야유; 정상 발달(예, 아이들 성장과 손자가 태어남): 개인적 선호(흥미변화, 새로운 경험); 그리고 조절할 수 없는 외적인 사건(배우자 상실, 퇴직)을 유발할 수 있다. 노인들은 이러한 모든 것 그리고 대부분을 준비하여야 한다. 만성질환은 수행에 영향을 주거나 하루하루 생활을 방해하고 악화시키는 배경에 있을 수 있다. 건강관리제공자가 안녕을 증신시키기 위해서는 만성질환에서 효과가 상반될 때 도전자세를 가질 수 있다. 예를 들면, 사람은 뼈엉성증과 관절염 모두가 있을 수 있다. 뼈엉성증은 체중부하 운동을 권유할 수 있지만, 관절통을 악화시킬 수 있는 관절염이 있는 사람에게는 주의 깊게 수행하도록 한다. 질환 사이의 상호작용의 유형을 사회와 환경요인이 부가될 때 복합성을 고려하여야 한다.

질환의 심각성은 젊은이보다 노인에서 다를 수 있다. 젊은이에게 치명적인 몇 가지 암은 노인에서는 그렇지 않을 수 있다. 한 노인이 65세 생일에 전립선암을 진단받았다. 25년 후 전립선암으로 사망할 수 있다. 반면 젊은이에게는 단지 불편한 인플루엔자는 노인에게는 치명적일 수 있다. 노인은 질환 후 기본적인 신체능력이 회복하는 데 시간이 오래 걸린다. 그리고 젊은이에게 대조적으로 설명되는 물질 남용으로 인한 면역문제는 없다.

노인의 기능 장애는 개인변화(예, 생리적 기능 또는 질환과정의 초기 상실)와 관련이 있을 수 있거나, 사회적 환경과 관련이 있을 수 있다. 가격과 친구의 상실은 신체능력의 상실처럼 기능에 영향을 줄 수 있다. 상실처럼 효과에 느낌을 주는 것은, 운전 방법을 알지 못할 수 있다고 예측할 수 있다. 노인이 운전, 요리, 돈 관리를 배우지 않았다면 배우자 또는 형제가 사망할 때, 감정지지가 상실되고, 중요한 서비스의 상실로 독립성이 상실될 수 있다. 환경적인 요인들은 기능에 영향을 줄 수 있다. 지원하는 환경은 신체능력의 상실과 관련된 수행을 증진시킬 수 있고, 비지원적인 환경은 사람이 대부분 가능한 것에서 기능을 손상시킬 수 있다. 추운 날, 산책하는 것은 비지원적인 환경의 잠재적인 감각에 영향을 줄 것이다. 뼈엉성증이 있고 시력이 저하되어 있는 노인이라면, 산책하는 것이 어렵다는 것을 고려하여야 한다.

Federal Interagency Forum On Aging-Related Statistics(FIFARS). (2004). *Older Americans 2004; Key indicators of well-being*. Washington, DC; U.S. Government Printing Office.

제 11 장

자기관리

Self-Care

자신이나 다른 이들을 위해 무엇인가를 할 수 있는 능력은 개인의 특성에 달려 있다. 그것은 생활을 유지하기 위한 능력이나, 음식을 한다든지, 아침에 신을 신는 것을 수반하고, 또한 그 순간에 숙달되게 익힌 다른 기술이 필요하다.

Mary Catherine Bateson, Enfolded activity and the concept of occupation. In R. Zemke & F. Clark(Eds), *Occupational science: The evolving discipline*, F.A. Davis, Philadelphia, 1996, p. 11.

목적(OBJECTIVES)

이 장을 읽고 난 후 독자는 다음을 할 수 있게 될 것이다:

1. 일상작업 내 자기관리 활동을 정의할 수 있다.
2. 자기관리활동의 상징적이고 실질적인 의미를 확인할 수 있다.
3. 개인적 기능으로써 자기관리활동 수행력과 환경을 이해할 수 있다.
4. 자기관리 수행력관점에서의 개념적 필요 요소를 정의할 수 있다.
5. 자기관리 수행력과 능력이나 조절력 사이의 상관관계를 이해할 수 있다.
6. 자기관리 한계에서 연구 결과를 요약할 수 있다.
7. 노인이 사용하는 일상생활활동의 일반적인 평가를 확인할 수 있다.
8. 자기관리 수행력을 높이는 중재전략을 확인할 수 있다.

노인의 기능적 수행의 완전한 이해는 일상 활동의 중요성과 얼마나 그들이 전반적인 건강과 복지에 기여했는가가 포함된다. 스스로 돌보는 능력은 감각의 제한, 힘과 민첩함을 쇠약하게 하는 인지력 저하 그리고 제한된 이동과 같은 기능의 감퇴에 의해 영향을 받는다. 이것들은 종종 만성질환이나 나이를 먹어감에 따라 일어나는 예정된 생리적 변화들을 동반한다. 이 장에서는 자기관리를 노인의 건강과 복지에 중요한 관계가 있는 일상생활의 한 특별한 범주로 생각한다.

이 장에서는 자기관리의 정의와 복지의 이해를 얻기 위해서 사회에 참여하고 삶에 종사하려는 시도 안에서 어떻게 일상생활 업무들이 노인들에게 어려움으로 제시되는지를 이해하기 위한 틀과 함께 시작할 것이다. 이 같은 틀 안에서 자기관리는 사회적 참여의 근거로 보일지도 모른다. 이 같은 논의는 기능적 수행의 일반적인 제한들과 어떻게 그들이 평가될 수 있는지에 대한 간단한 재검토에 의한 것이다. 이 장은 자기관리 업무를 수행하는 데 있어 도움을 위한 필요조건들을 포함하여 가능한 중재의 기술과 결론지을 것이다.

자기관리의 정의(Defining Self-Care)

자기관리는 개인관리(목욕, 옷 입기, 몸관리)에서부터 개인업무(전화사용, 약물복용, 은행업무, 장보기)에 이르는 의무와 잡일로 구성된 일상활동들이다. 이 같은 업무는 사회생활의 기초가 되는 것이다. 즉, 기본적인 생존을 가능하게 해주고 건강을 유지시키며 자신감과 더 나은 삶의 만족을 만들어준다. 이러한 것들을 때때로 **일상생활활동(activities of daily living; ADL)**이라고 한다(그림 11-1).

건강관리제공자는 이 같은 주제 하에 특별한 업무를 포함시킬 지에 대한 또 다른 의견을 가지고 있지만 기본적 일상생활활동은 거의 대소변가리기(장과 신장의 기능), 목욕, 옷 입기, 먹기, 치장하기(구강위생)에 대한 개인적인 요구를 포함한다. 미국작업치료협회(2002)의 *작업치료실행체계(Occupational Therapy Practice Framework: OTPF)*는 또한 기능적 이동성, 성적활동, 개인 장비관리도 일상생활활동 내에서 누군가를 보살피는 부분으로써 포함하고 있다. 하지만 기초적인 자기관리의 필요성으로 사회에서 혼자 살기에는 충분하지 못하다. 혼자 사는 것은 또한 환경을 유지하며 살 수 있는 능력과 식료품을 사러 가거나 청구서에 청구된 돈을 내기 위해 계좌를 확인하는 것과 같은 일상생활의 일을 처리하는 능력을 필요로 한다.

미국 노인학자 M. Powell Lawton(1971)은 사회생활에 필요한 부가적인 조건을 기술하기 위해

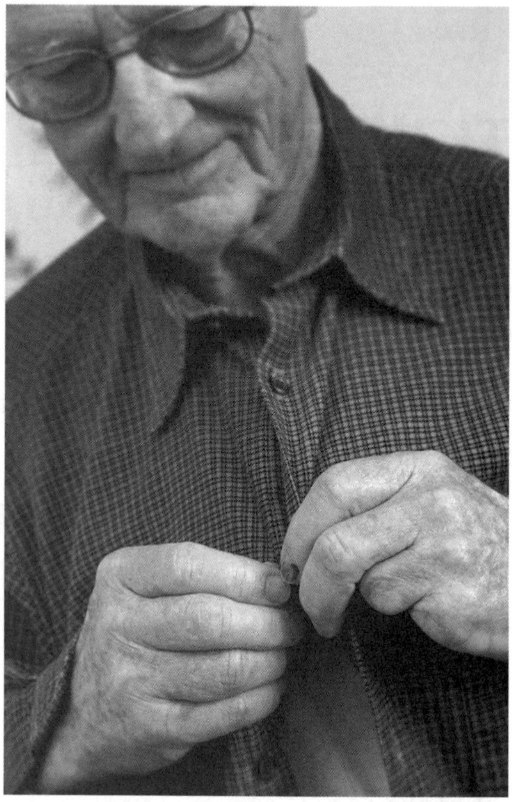

그림 11-1 사회적 생활, 기본 자기관리는 옷입기 또는 몸단장하기처럼 중요하기 때문에 독립적으로 수행하거나, 다른 사람의 보조 또는 보조 기술이 필요할 수 있다. 시력 또는 눈-손 협조에 영향을 주는 손상 때문에 단추가 있는 셔츠는 도전이 될 수 있다. 손상을 보상하기 위한 것은 더 쉽게 하기 위해 단추보조와 같은 보조장치이다. 다른 대체할 수 있는 것은 Velcro 덮개와 같은 단추가 사용될 수 있다(Source: Photo to Go Unlimited, with permission).

도구적일생생활동작(instrumental activities of daily living; IADL)이란 용어를 사용했다. 그는 전화사용, 음식준비, 집안일, 세탁, 쇼핑, 돈 관리, 대중교통 이용, 약 복용을 도구적일상생활활동의 범주를 구성하는 업무로 보았다. 최근 실행체계(AOTA, 2002)는 도구적일상생활활동의 영역 아래에서 개인건강유지, 가족경영, 양육(애완동물들, 아이들, 부양가족 등), 그리고 안전과 위급대처를 포함하고 있다.

더불어, 기본적 또는 개인적 자기관리 활동과 도구적일상생활활동은 생존과 사회참여를 위한 기초형성이라는 관점에서 볼 수 있을 것이다. 여

기서 참여란 일생생활에서 상호교류 업무의 수행, 사회참여를 위한 상호교류의 상징적 의미까지 포함하는 개념으로 본다. 자기관리 일상생활 활동 수행의 독립(Sato, Demura, Kobayashi, & Nagasawa, 2002)은 노인들의 삶의 만족의 중요한 견해일 뿐 아니라 일상적인 개인관리의 지속적인 참여는 장애를 피하고 독립성을 유지하기 위해 필수적인 요소로 보인다(Raia, 1999; Vogelpohl, Beck, Heacock, & Mercer, 1996). 이 세 가지 요소 즉, 사람, 그 사람의 물리적, 사회적 환경과의 상호작용, 그리고 그런 상호작용에 필요한 특별한 업무들의 성공적 수행은 자기관리를 위한 일반적 개념의 체계를 되풀이하여 언급하고 있다.

일상의 기능적 능력을 설명하기 위한 모델들(Models to Explain Everyday Functional Abilities)

일상활동에 영향을 주는 요인을 설명하기 위해 사회행동과학에서는 여러 모델이 있다. 대부분은 보통 한 사람이 업무를 처리하는 작업환경뿐만 아니라 개개인까지 고려하고 있다. 이 같은 흐름 또는 생태학적인 모델들은 종종 "개인-환경 적합성"이라는 용어로 기술된다. 이 같은 의미는 능력에 맞을 때 더불어 삶도 맞는다는 의미인 것이다(Deci & Ryan, 1991; Lawton, Windley, & Byerts, 1982).

건강관리 제공자는 삶의 요구와 개인의 능력 사이의 균형을 붕괴시키는 기능에 있어서 가장 큰 관심은 환경이었다. 몇 가지 기능에 대한 분류학들은 긴 세월 동안 진화해왔으며, Nagi(1976)의 연구를 시작으로 세계보건기구(World Health Organization, 2000), 의료재활연구국제센터(1993), 그리고 최근에는 Brant와 Pope(Brandt, Pope, & U. S. Institute of Medicine Committee on Assessing Rehabilitation Science and Engineering, 1997)의 노력으로 연구는 계속되고 있다. 이러한 모델들이 발전하면서 그들은 개인-환경 적합성체계의 전문화된 변화를 위해 환경과 심리적 요인들을 포함시켰다. 그림 11-2는 Brant와 Pope(Brandt et al., 1997)의 모델과 Willis

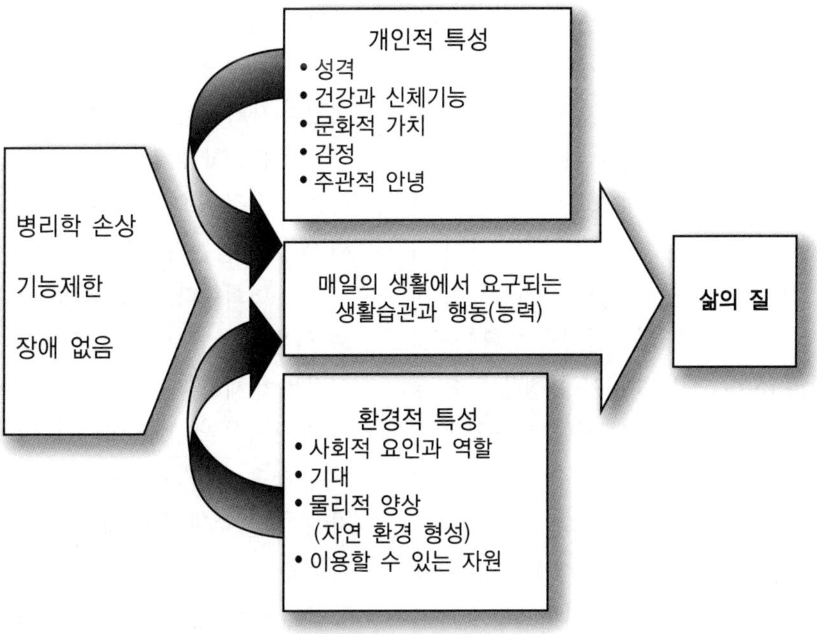

그림 11-2 개인-환경-가능성 체계.

(Tousignant, Arsenault, Corriveau, & Philippe, 2000)의 모델을 통합한 것이다. 그래서 그런 요구들에 맞는 제한을 다루는 동안 일상생활의 즉각 요구에 지속적인 상관관계에 초점을 맞추고 있다.

White(1959)는 "적성"을 성공적으로 요구를 충족시키는 능력이라 정의했다. 현대의 사회생태학 또는 사람-환경적합성 모델은 적성을 개인의 능력과 기술 그리고 업무의 성질과 수행되는 환경에 의존적인 것으로 본다. 여기서 환경이란 용어는 자연적 영역 또는 인위적인 것, 만들어진 환경(건물, 도구 등)과 같은 물리적 측면뿐만 아니라 정책, 관습, 사회의 편견을 통해 수행의 태도와 기대에 영향을 미치는 덜 명백한 사회 문화적 환경도 포함한다.

물리적 환경의 측면은 업무 수행을 용이하게 하거나 방해할 수 있다. 예를 들면, 사람들은 시각적 예민함이 요구되는 작업을 수행하기 위해 적절한 조명과 집중하기 위한 조용한 장소가 필요하다. 신체적 한계가 나타나면 환경은 적성에 중요한 장애를 만들 수 있다. 1990년, 미국장애인 법령과 함께 외국인들은 신체장애를 가지고 있는 사람을 위해 접근 또는 제한 없는 사용 기준을 설계함에 따라서 공공장소를 건설하기 위한 합법적 요구를 통해 이 문제의 인식을 반영하였다(Adamkin, 1997). 결과적으로 건축가들은 보편적인 설계 원칙을 사용했기 때문에 그들이 가진 신체적 장애에도 불구하고 모든 사람들이 사용 가능하게 만들기 위해 작업환경과 생활환경을 설계해야 했다(Story, 1998). 이 특징은 또한 상품 디자인, 실외 레크리에이션 시설, 대중교통 체계에 적용하였다. 24장은 환경적 수정에 대한 부가적 정보를 제공하고 있다.

1990년 이전에 **일상능력(everyday competence)**이라는 용어는 개인이 정기적으로 업무를 수행할 수 없을지라도 독립적인 삶을 위해 필요한 활동의 광범위한 이행을 위한 인간의 능력을 창조하기 위해 노인학적 문학으로 나타났다. White의 협소한 정의와 함께 일상능력의 비교는 이 같은 근대 용법을 실제 행동보다 다소 잠재력과 가능성을 묘사한다는 것을 가르치고 여러 분야와 구성요소들을 포함하고 있다. 이러한 평가에 대한 기준은 다수의 근본적인 요인에 의존하는 신체적, 심리적, 사회적 기능을 포함한다.

연구자들은 유능한 기능을 간단하게 주어진 기능의 수행으로서 보는 것은 충분하지 않다고 밝히고 있다. 오히려 삶의 행동이 신체적 사회적 관계가 복지에 대한 이해로 이끄는지 아닌지를 개인 업무수행 평가의 한 부분으로 간주되어야 한다. 관계의 개념화는 사회에서 개인 약속의 구성요소로 동시대, 정신, 고려사항들을 포함하는 실행체계(AOTA, 2002) 내에서 확장되고 있다. 관계 내에서 개인의 가치와 의미는 작업수행에 영향을 준다. 예를 들면, 사람의 외모를 평가하는 사람은 남는 시간과 관리를 옷 입고 단장하는 자기관리 업무에 사용할지도 모른다. 몸단장에 따르는 내용과 드레스의 종류와 같은 성향은 특히 문화적 기준과 사회적 기대에 영향을 받는다. 그렇기 때문에 옷치장과 몸단장의 성공적인 완성은 개인의 자기인식과 만족에 기여했을 것이다.

또한 유능하게 일상활동을 수행하는 개인의 능력은 예속적 요인들, 관계, 업무요구사항 등에 의해 영향을 받는다. 개인의 능력은 특별하고 지속적으로 변화한다. Diehl(1998)은 일상적인 능력은 역동적일 뿐 아니라 반복적이라고 주장했다. 이것은 신체건강과 심리적 작용이 일상적인 능력의 요구사항일 뿐만 아니라 이러한 능력의 결과라는 것을 뜻한다. 사람들의 자기평가, 도덕, 복지에 대한 주관적 이해는 개인적으로 의미 있는 업무를 수행하는 세계에 참여할 수 있는 그들의 능력에 의해 영향을 받는다. 비록 일상의 능력이 임의의 활동보다 현실적이라거나 덜 의미 있는 것으로 보이는 도구적 수행을 포함할지라도 이 업무는 사회적인 세상에 참여하기 위한 기반이고 개인의 능력과 효율의 중요한 상징이다.

사회는 각각의 개인을 보고 육체적, 지적, 예술적으로 어떤 것을 할 수 있는 능력에 따라 상태를 평가한다. 능력의 가능성에 대한 사람의 경험은 **환경적 압박(environmental press)**이라 불려왔다. 이 용어는 적응과 노화에 대한 이론을 종종 포함한다(Lawton, 1982). 개인 이론가들(Murray, Barrett, Hamburger, 1938)에 의해 처음 소개되었고 Lawton(1982)에 의해 확대된 압박의 개념은 인식된 요구를 만듦으로 행동에 영향을 끼치거나 동기를 주기 때문에 중요하다. 사회적 승인은 가장 강력한 동기의 형태 중 하나이다.

환경적 압박은 자기관리 업무를 위한 수행등급에 적합한 사회적 예측으로 쓰인다. 사회적 예측에 응하지 않는다면 우리는 사회공동체의 요구에 맞는 것으로 간주될 수 없기 때문에 이 예측들은 행동에 영향을 준다. 심지어 사회가 우리를 무능하다고 생각하기 전에 사람들은 능력 부족을 느낄지도 모른다. 다음 섹션에선 예측 또는 압박의 쟁점이 자기관리에 대한 중요성이 전체적인 고려대상의 부분으로써 논의한다.

자기관리의 의미(Significance of Self-Care)

연구에서는 자가유지활동이 평균적으로 건강한 사람의 일생 동안 약 10~15%를 소비하는 것으로 보여주고 있다(Badke, 2000). 또한 장애를 가진 노인들은 자가유지활동을 얻기 위해 일상에 더 높은 비율을 필요로 한다는 것을 가르치고 있다(Lawton, 1990). 일상생활활동과 **도구적일상생활활동**을 하는 능력의 쇠퇴는 건강관리체계의 증가된 의존과 가정의 뒷받침이 커질 것이다. 이동하다 쓰러질 위험, 영양부족, 인식의 결핍을 포함하는 자기관리 요인들은 노년기에 병원에 장기입원을 예상하는 것으로 보여왔다(Lang et al., 2006).

자기관리 업무를 독립적으로 수행할 수 있는 개인능력의 정도는 자가건강 서비스의 필요 또는 자기관리시설의 배치를 포함하는 개인 관리도움 혹은 특별한 환경의 필요에 대한 결정에 영향을 준다. 예를 들면, 만성적으로 아픈 사람은 Health Insurance Portability and Accountability Act (HIPAA)에 의해 기능적 능력의 손실로 적어도 90일 동안 두 가지 행동(다른 사람의 물리적 도움 없이)을 수행할 수 없는 사람으로서 허가된 건강관리 개업자에 의해 증명된 사람으로 정의된다 (United States Department of Health and Human Services Centers for Medicare and Medicaid Services: USDHHS, 2005). 노인들의 기능적 쇠퇴로 증가된 도움 또는 거주의 변화가 일상의 자기관리의 요구사항을 관리하기 위해 필요한 지원을 제공하기 위해 필요할지도 모른다.

65세 이상 요양원에서 지내는 노인 중 75%는 3개 또는 그 이상의 일상생활활동을 하는 데 있어 개인적 도움이 절실하고 96%는 목욕이나 샤워할 때에 도움이 필요하다(Sundin, Norberg, & Jansson, 2001). 거주자의 44%는 대소변 조절에 어려움을 가지고 있다(Sundin et al., 2001). 예측할 수 있는 바와 같이 이 같은 퍼센트는 그림 11-3에서 가리키는 자기관리 도움을 필요로 하는 65세 이상 노인인구의 비율보다 상당히 높다. 이런 도움의 필요는 85세 이상의 노인들에게는 급격하게 증가한다.

자기 관리의 수행 중요성: 영양, 안전과 전반적인 건강(Practical Importance of Self-Care: Nutrition, Safety, and General Health)

자기관리 활동은 생존, 안전, 일반적 건강을 위해 필요하기 때문에 중요하다. 근본적 건강과 생존적 필요조건 중 하나는 충분한 영양공급이다. 영

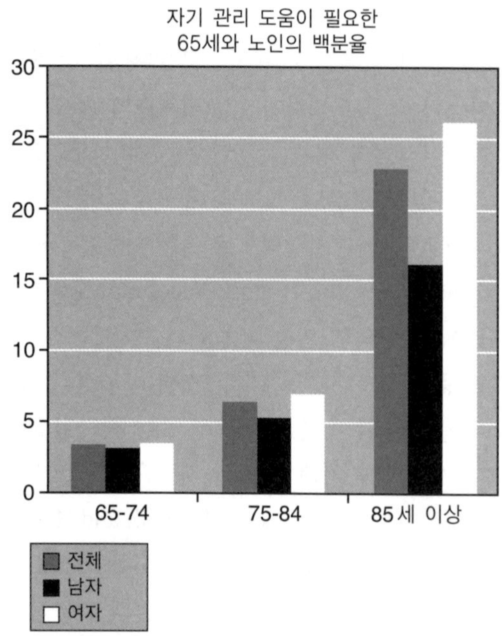

그림 11-3 85세 이상에서 도움의 증가를 보여주는 것이다(Source: National Health Interview Survey. 2003).

양 없이 건강은 급격히 쇠퇴한다. 사회에서 노인들의 삶에 규칙적인 영양을 제공하기 위해 고안된 사회 프로그램의 대중성은 규칙적이고 균형 잡힌 식사의 중요성을 인식시키는 데 기여할 수 있다. 바람직한 영양은 자립으로 먹을 수 있는 능력뿐만 아니라 메뉴를 계획하고 음식을 준비하는 능력 또는 "자가 식사"를 요구한다. 식사준비를 제한하는 운동, 감각, 인식뿐만 아니라 어떤 요인들은 규칙적 식사를 하기 위한 치아가 없는 치과적 문제를 가지고 있다. 노인들에게 영양 섭취에 영향을 주는 부가적인 요인들은 식욕과 자발성의 결핍이 포함된다.

이러한 요인들의 결과로, 노인들은 영양결핍 위험에 놓일 수 있다. 노인들에 대한 연구에서 양질의 식사가 결여된 것이 보편적이었다. 50% 혹은 그 이상의 노인들은 24개의 영양 지침 중 적어도 추천된 13개의 기준에서 벗어난 음식을 먹고 있다(Millen et al., 2001). 어려움 또한 선택의 한계가 주어지면 도움을 받은 생계환경에 있어서 충분한 영양을 유지하는데 그리고 개인이 받고 있는 음식의 제한이 존재한다. 스웨덴 상설 양로원에 살고 있는 15명의 노인들에 대한 질적인 연구에서는 마음가짐, 개인의 가치, 음식, 위생, 식사환경, 식사연구를 개인의 식욕과 자진해서 먹는 것에 영향을 주는 요인들과 동일시하고 있다(Wikby & Fägerskiöld, 2004). 분명히 영양은 식사준비와 식사소비에 있어서 자기관리 활동과 직접적으로 연관이 있는 노인들 사이에서 중요한 공통의 건강문제이다.

안전은 노인들에게 또 다른 관심사이다. 안전한 삶의 환경유지의 불가능은 유해로 이끌지도 모른다. 보통의 노화과정은 종종 황반변성 때문에 시력 저하가 온다. 당뇨병은 말초 감각상실, 관절염, 불면증뿐만 아니라 망막노화로부터 시력손실이 올 수 있다. 그리고 벤조디아제핀과 같은 약물치료의 부작용으로 근육의 협조와 균형이 감소되고 반응시간이 줄어들며 손상이 올 수 있다. 이러한 요인들은 잠재적 환경의 위험을 최소화하는 데 필수적이다. 노인들의 공동 주거지를 위한 삶의 환경 안에서 계단과 통로는 밝아야 하고 눈부심이 없고 불필요한 장애물이나 위험한 상태가 없어야 한다. 노인들 중 가정상태의 가장 공통적 위험은 넘어져서 골절되거나 머리를 다치는 경우이다(Commodore, 1995). 빈곤한 삶의 질, 상해, 사망의 위험은 남녀 모두 엉덩이 골절에 따라 상당히 증가하고 있다(Pande & McCloskey, 2006). 넘어짐과 넘어짐 방지에 대한 추가적인 설명은 8장에 있다.

끝으로 자기관리 활동을 수행하는 능력은 일반적인 건강을 더욱 증진시킨다. 충분한 개인위생과 청결은 질병으로 번지는 세균으로부터 개인을 보호한다. 대중의 건강을 지키는 법은 유해한 상태에 기여할 수 있는 비위생적인 상태를 무시함으로써 위생상태의 부주의를 인식하는 데 그 기초를 두고 있다. 미디어는 때때로 자신의 건강유지 또는 자기관리의 필요 등을 알릴 수 없는 사람에게 의사소통의 좋은 역할일 것이다. 매스컴은 종종 감정적 혹은 인식의 손상 때문에 중요한 자기관리 필요성을 말할 수 있다.

자기관리 수행은 사람들이 사는 환경과 개인의 건강을 유지하는 것을 가능하게 한다. 그것은 사회적 상호관계를 가능하게 하며 자존감의 반영과 심리적 안녕을 이끌기 때문에 상징적 중요성을 지니고 있다.

자기만족을 위한 자기관리의 중요성
(Importance of Self-Care for Self-Identity)

기능적 능력과 개인의 자기관리는 자존감과 삶의 만족과 관련 있는 것으로 나타났다(Backman & Hentinen, 2001). 서양의 문화적 표준은 가치를 자기관리 필요의 충족과 사회와의 동화에 둔다. 사회적 예측을 충족시키는 것은 옷, 의료, 언어, 습관, 그리고 문화 안에서 상징적 의사소통의 또 다른 요소를 확장하는 역할수행을 필요로 한다. Hogan and Sloan(1991)의 개성이론에서는 사람은 거절을 흔히 싫어하고 사회단체에 의한 승인을 얻기 위해 애쓴다는 것을 지적하고 있다. 결과적으로 그들의 자존감과 심리적 주체성의 이해는 다른 사람의 반응에 의해 결정된다. 다른 사람의 시점에서 누군가의 수용정도를 찾는 것은 상징적인 상호작용설의 근본적인 개념이다(Mead, 1934). 이 이론은 상상한 것에 대한 사람들의 인지된 영향과 그들의 행동에 대한 다른 사람들의 반응이 깊숙이 뿌리박혀 있다. 개인의 역할관계를 감지하는 능력은 자신과 다른 사람들에게 어떻게 보이는지 그리고 자존감 형성 모두를 통합한다.

사회적 관계를 위한 자기관리의 중요성
(Importance of Self-Care for Social Relationship)

능력을 유지하는 것은 일상생활활동을 위해 필요하다. 하지만 그것은 또한 개인의 자신감, 사회적 승인 그리고 궁극적으로 사회복지의 중요한 측면이다. 능력의 사회적 개인적 개념은 중요하다. 무능력으로 인지되는 것은 자존감과 자신감을 손상시킬 수 있다. Goffman(1959)은 어떻게 사회적 수용이 누군가의 문화적 단체의 기대를 충족시키는 범위 내에서 역할을 수행하는 능력과 관련되는지를 묘사했다. Talcott Parsons(1975)는 아픈(sick) 역할의 배경에 대한 기대 범위의 이 같은 생각을 하게 하였다. 그는 아프게 보이는 사람들이 그들의 건강을 되찾기 위한 믿음으로 굳은 노력을 증명하는 한 보통의 역학 예상으로부터 일시적으로 피할 수 있다고 지적하고 있다. Parson은 병이 개인적 조절을 넘어서는 일이지만 개인이 병을 낫게 할 의무가 있다고 시사했다(Young, 2004). 꾀병을 부리는 것 또는 사회규범을 벗어난 다른 행동들은 역할 예측을 위반한 것이고 극단적으로 "낙인(stigma)"이란 꼬리표가 붙은 축소된 사회적 수용의 형태로 끝난다(Goffman, 1963). 질 좋은 건강 서비스, 병의 사회적, 심리적, 개인적 문화 영향을 제공하기 위해서 행동은 개인과 사회영역 내에서 이해해야 한다(Young, 2004). 사회적 역할 기대의 자각과 개인의 정체성과 사회적 단계에 대한 조건들은 노인에게 포괄적인 서비스를 전함에 있어서 중요하다.

정신적 안녕은 자기관리의 중요성
(Importance of Self-Care for Psychological Well-Being)

연구에서는 자기관리나 도구적일상생활활동과 같은 일상 업무를 수행할 수 없음은 심리적 안정에 부정적인 영향을 미친다고 하고 있다(Badke, 2000). Drageset(2004)은 일상생활활동 안에서의 능력이 노인들 사이에서 요양원으로 치우치기 때문에 그들의 외로움과 사회적 격리는 증가한다는 것을 밝히고 있다. Lawton (1990)은 일상 능력이 매우 높은 수준의 노인들은 많은 시간을 다양한 여가에 할애하였으며 심리적 안정에 더 큰 효과를 가져온다는 것을 밝혔다.

이 심리적 효과의 일부는 능력과 **기능**의 개념 또는 환경에 대한 활동능력과 관계 있다. 집에 혼자 남을 수 있다는 것은 노인들에게 그들이 환경을 조절하는 감각과 안정감에 공헌할 수 있다는 것을 시사한다(Zingmark, Norberg, & Sandman, 1995). 연구에서는 인식력 조절, 그리고 생존과 안정에 연관된 또 다른 건강 요인들 사이의 관계를 증명하고 있다(Chipperfield, Campbell, & Perry, 2004). 이것은 노인들의 개인적 활동조절이 제한됐을 때 자신감과 효과적인 감각에 해로운 영향이 있다는 것을 제시하는 것이다.

쾌적한 거주지의 발달이라는 제도적 상태의 인식과 이해에도 불구하고 노인들은 그들이 육체적으로 그리고 정신적으로 할 수 있는 한 양로원 밖의 환경에 남겨지도록 지원됐을 때 일반적으로 만족스럽게 받아들이고 있다(Rosow, 1985). 2003년 미국에서는 65세 이상의 남자 중 18.8%, 여자 중 31.7%가 독거노인이었다(Wan, Sengupta, Velkoff, & Debarros, 2005). 비록 조사는 이러한 조건이 더 자율성을 제공하기 때문에 홀로 사는 것이 바람직하게 보일지 모르지만, 그것은 또한 사회적 격리와 행동적 사회지원의 의존을 증가시킬지도 모른다(Wilmoth, 2001).

노화진행 과정과 연관된 생리적 변화는 일상활동 수행 또는 여가를 감소시키는 여건을 만든다. 예를 들면, 황반변성은 근거리 시력을 감소시키고 종종 돋보기 사용 때문에 독서의 제한 또는 경고문 혹은 예방책을 읽지 못하게 할 수도 있어 안전사고를 야기한다. 이 같은 문장에서 손상의 부차적 결과는 직접적인 영향 만큼이나 문제가 될 수 있다. 다음 부분에서는 일상 기능에 끼치는 다양한 손상에 대한 영향을 설명할 것이다.

자기 관리 제한에 의한 기능 감소 또는 손상된 기능의 측정 분류(Specific Categories of Declining or Impaired Function Leading to Self-Care Limitations)

노화와 관련된 상태는 움직임, 지각, 언어의 제약을 기술할 때 더욱 깊은 영향이 있다. Boult와 동료들은 일상생활활동과 도구적일상생활활동 내에서 기능적 한계에 대한 최상의 예견자는 뇌혈관질환, 관절염, 관상동맥질환이라고 보고하고 있다(Boult, Kane, Louis, Bould, & McCaffrey, 1994). 노인인구에 널리 유행하고 있는 이 세 가지 질병범주는 그들의 기능적 움직임과 감각을 제한하기 때문에 결국 심각한 한계를 불러온다.

뇌졸중(Stroke)

뇌혈관질환은 한쪽 사지의 마비 또는 약화, 시력 저하, 평형감각의 문제, 언어능력 상실을 가지고 올 수 있다. 뇌졸중으로 이어질 가능성이 있는 손상의 종류와 정도는 자기관리 업무를 수행하기 위한 개인의 능력에 물리적인 영향을 미친다. 비록 뇌졸중이 나타날지라도 완전히 회복될 수 있지만 종종 심각한 후유장애에 영향을 받는다. 개인이 인식기능에 손상을 받았다면 신체의 기능부전은 옷치장과 몸단장과 같은 자기관리 업무에 방해를 받는 것은 사실이다.

Kwakkel과 동료들은 뇌졸중으로 인해 기능적 일상생활활동의 결과로 예상할 수 있는 변수들을 판단하는 보고서를 재확인하였다(Kwakkel, Wagenaar, Kollen, & Lankhorst, 1996). 78개 연구에 대한 그들의 분석은 뇌졸중에 따른 일상생활활동 기능 중 대부분 예측할 수 있는 요인들 즉 마비, 앉은 상태의 균형, 사회적 지식수준, 요실금, 그리고 장소와 시간의 통합인식 등의 인위적 요인들을 제시하고 있다.

관절염증과 질환
(Joint Inflammation and Disease)

관절염 특히 골관절염과 류마티스성 관절염은 노인인구에서 많으며, 75세 이상 대부분의 노인들은 골관절염 징후를 보이고 있다(Hochberg, 1991). 이러한 상태는 전형적으로 구조의 변화와 극심한 염증이 특징인 류마티스성 관절염과 종종 마모로 닳은 연골퇴행이 특징인 골관절염으로 인해 관절 움직임의 제한과 통증을 가져온다.

관절 움직임의 제한과 통증 때문에 일상생활활동과 도구적일상생활활동은 류마티스성 관절염에 의해 중요하게 영향을 받고 추가적인 시간과 힘을 필요로 한다. Katz(1995)는 5년 넘게 류마티스성 관절염을 앓은 사람을 연구했으며, 평균적으로 대상자들은 활동의 10% 밖에 수행할 수 없었다는 것을 밝혔다. 손실은 일, 양육, 문화생활, 여가, 사회참여 활동 등 모든 행동분야에서 일어난다. Badley(1995)에 의한 연구에서는 관절염을 앓는 사람의 25%는 이동에 상당한 어려움을 가지고 있다고 밝혔다.

감각문제(Sensory Problems)

감각기관 문제는 노인들의 일상기능에 영향을 준다. 이러한 문제는 5장에 자세하게 다뤘지만 간단히 자기관리 수행과 관계된 영향을 기술하였다.

시력 문제(Vision Problems)

70세 이상 미국의 노인 중 거의 1/5은 시력손실을 가지고 있다. 특히 나이를 먹고 병으로 진행함에 따라 정상적인 사회활동의 참여와 수행을 종종 제한한다는 것이 데이터에 나타나고 있다(Cambell, Crews, Moriarity, Zack, & Blackman, 1999). Branch, Horowitz와 Carr (1989)은 시력문제를 가진 노인들은 일상 능력에 낮은 수준을 경험하며, 일과 쇼핑과 계산, 필요한 도움이 시력 문제가 없는 사람에 2배이고 그들의 거주지를 떠나거나 차로 여행을 덜 하는 것으로 밝히고 있다. 공통으로 노인들에 대한 연구에서는 시력손상이 일상생활활동과 도구적일상생활활동을 돕기 위한 모두와 연관되어 있으며 이것은 높은 수준의 외로움과 나쁜 자기건강을 초래한다고 지적하고 있다(Jacobs, Hammerman-Rozenberg, Maaravi, Cohen, & Stessman, 2005; Williams, Brody, Thomas, Kaplan, & Brown, 1998).

청력(Hearing)

삶의 질에 있어서 청력손실의 영향은 매우 잘 알려져 있을 뿐만 아니라 일상생활활동에 영향을 준다는 몇 가지 증거들도 있다. Diehl(1998)은 노인들의 수행을 일련에 관찰한 일상업무를 통하여 측정할 때 일반적인 건강, 심혈관의 건강, 그리고 청력 손실 사이의 심각한 상관관계를 밝히고 있다.

질병, 상해, 노화 과정은 청력장애를 일으키는 청력손실을 야기할지도 모른다. 사고를 당한 동안에 사람들은 특히 고주파수에서 청력에 점진적 손실을 경험하였다. 이것은 소리의 위치측정을 어렵게 만든다. 고주파수 손실은 또한 많은 자음이 고주파수 구성요소를 가지고 있기 때문에 언어능력에도 영향을 준다.

비록 보청기 사용이 많은 유형의 청력 손상에 도움을 줄지라도 이것의 해결책은 청력유지와 규칙적인 검사를 필요로 한다(McNair, Brown, Stone, & Sims, 2001). 그러므로 외부로부터의 소리 축소와 기구의 재배치를 통한 귀의 치료는 청력손실 감소에 유용할 수 있다. 따라서 이러한 특성들은 신중한 주의와 생활환경을 바꾸는 사람이 고려해야 한다.

미각과 후각(Taste and Smell)

미각과 후각을 감지하는 감각기관은 세월에 따라 쇠퇴하지만, 70살 이전까지는 심각하게 나타나지 않는다. 알츠하이머병과 약물 영향은 낮은 감각적 자극을 증가시키고, 미각과 후각을 감소시키거나 왜곡되게 한다. 영양섭취에 미치는 감각적 쇠퇴의 영향은 빠르게 나타난다. 만약 음식이 맛이 없다면 적합한 섭취에 문제를 일으킬 것이다. 게다가 후각 손실은 노인들에게 있어서 상한 음식을 섭취할 수 있는 위험을 증가시킬 수 있다(Ripich, 1995).

인지(Cognition)

인지와 기억력은 일상 업무수행에 중요한 역할을 한다고 연구들에서 입증되고 있다. 인지기능과 과정의 쇠퇴는 정상적인 노화과정이라 할 수 있으며, 정보처리 속도를 감소시킨다. 이로 인해 적절한 상태에서의 일상생활활동 능력을 감소시키며, 따라서 더 의미 있는 활동을 위한 소통가능 시간을 줄인다(Lawton, 1994; Owsley, Sloane, McGwin, & Ball, 2002). 기억력 기능의 저하는 노인이 부딪치는 저하된 능력의 첫 번째 신호일지도 모른다. 특히 알츠하이머 치매 유형은 노화와 관련되어 있고 기억, 방향, 개시, 연속성, 판단에 있어서 인지능력에 중요한 영향을 가질 수 있다. 안전, 자기관리의 기능적 수행, 그리고 도구적 일상 업무 수행은 업무의 시작 혹은 연속성을 잃게 할 수 있기 때문에 인지능력이 감소했을 때 월등히 감소될 수 있다(Abreu, 2000). 9장에서는 기능적 인지장애의 영향에 대해 자세히 설명하였다.

자기관리 수행의 측정 (Measuring Self-Care Performance)

노인을 위한 자기관리 그리고 도구적일상생활활동 평가는 몇 가지 이유를 위해 수행되고 있다. 자기관리 평가는 노인병의 의학적 문제에 대한 이해를 제공한다. 종종 기능저하는 질병의 초기 신호이다. 자기관리 평가는 또는 장애 혹은 손상 정도를 파악한다. 평가과정과 구분은 17장에서 자세히 다루었다. 다음은 자기관리평가에 대한 간단한 논의를 제공한 것이다.

세계보건 기구(WHO, 2000)에 따르면 활동은 개인의 기능을 언급하는 반면, 참여는 그런 환경 속에서의 개인과 사회에 참가하는 능력을 일컫는 것이다. 자기관리 평가의 결과는 전문가들이 활동과 참여에 의한 기능의 잠재적 수준을 식별하고 효과적인 치료중재로 발전할 수 있도록 도와줄 수 있다. 독립적으로 살 수 있는 노인의 능력을 결정하는 것과 그렇게 하기 위해 필요한 내외적 지지는 부분적으로 자기관리 평가와 도구적일상생활활동 기술을 통해 확인할 수 있다.

실행체계(AOTA, 2002)에 따라, 고객 평가는 고객 가치와 필요에 따른 개인의 수행 양식을 고려하는 직접적인 측면의 발전을 포함하고 있다. 일상생활활동(ADL)과 도구적일생생활활동(IADL)을 포함하는 직업적 수행 분야는 고객 요소, 활동범위, 기술, 수행과 활동 요구에 따라 평가된다. 이 실행체계 안에서 평가에 전체론적 연구를 기초로 한 고객 중심적 접근은 중재계획을 구상하는 데 필수적이다. 최근 습관, 일상의 고려, 일상생활활동 요구 그리고 현재와 가능한 미래 삶의 상황은 개인의 힘, 어려움의 영역, 쓸 수 있는 자원 그리고 미래자원 필요 등을 제공한다.

자기관리와 도구적일상생활활동은 여러 측면을 지니기 때문에 다차원적인 평가기준을 사용하는 것이 필요하다. 종종 치료사들은 개인능력의 폭넓은 이해를 얻기 위해서 한 가지 타입 이상의 방법을 사용한다. 개인 과거력의 확인은 과거와 현재 의료기록, 원하는 직업, 그리고 직업적 수행의 변화에 대한 정보뿐만 아니라 나이, 성, 종교에 대한 연구학적 정보도 공급한다. 개인과 간병인과 함께 하는 인터뷰는 과거 현재의 역학, 능력, 장애에 대한 부차적인 정보를 얻는 데 유용하다. 이것은 전체적인 개인의 상황을 분명하게 하는 데 다룬다. 직무수행의 직접적 관찰은 치료사의 치료적 전문기술의 계획뿐 아니라 객관적인 데이터를 제공한다. 이러한 접근은 개인수행에 대한 세부항목에 추가하며, 다양한 평가기술을 사용했을 때, 이러한 방법들의 요약은 어디서, 왜 기능적 제한이 발생하는지에 대한 명료한 판단을 내릴 수 있게 한다.

수행이 실패할 경우, 일상 업무의 복잡성은 평가자가 개인의 수행 무능력에 기초를 둔 요인에 신중한 주의를 기울일 필요가 있다. 예를 들면, 요리 업무에 종사하는 사람은 청력손상으로 인한 구두지시의 문제 또는 시력손상으로 인한 서면지시를 따르는 데 있어서 어려움이 있을지도 모른다. 그 사람은 또한 성공적으로 업무를 처리하기 위해 책을 다 읽은 후 정확한 연속적인 사건들을 상기하는 것을 힘들게 만드는 기억손실을 가질지도 모른다. 예를 들면, 실어증이 있는 사람은 계란을 서면으로는 조리할 수 있을지는 모르지만 구두안내서로는 할 수 없다. 또는 반대의 경우도 마찬가지이다. 그렇기 때문에 결함은 계란을 프라이하는 데 필요하지 않는다. 적어도 계란을 맛보기 전까지 기능 결손의 근본적 요인을 결정짓는 것은 성공적인 중재안을 위해 필요하다.

노인인구의 평가는 특별한 주의를 경고하고 있다. 평가에 있어서 대부분의 노인학은 거주지 필요성의 결정을 돕기 위한 일상생활활동의 예측에 초점을 두고 있다. 가능한 교정 또는 보상적 전략을 지도하는 측정을 다소 떨어뜨린다. 이러한 구별의 중요성은 Brandt(1997)에 제공된 능력과 무능모델에서 증명되었다. 이 모델은 병리와 손상의 관계를 기능의 상세한 구성요소 내에서 증명한 것으로써 기술했으며 또 다른 요인들은 삶의 질과 연관지었다.

운동, 인지, 감정 그리고 업무수행과 같은 특별한 수행기술들 사이의 관계를 결정하는 것은 중재를 위한 지침을 검토하고 기능의 객관적 평가를 제공하길 원하는 재활 과학자들 사이에서 계속되는 논쟁거리다. 탑다운(top-down) 대 버텀업(bottom-up) 전략에 의해 기능적 평가접근에 대해 이야기하는 것은 유용하다. 평가에 탑다운 방식은 업무가 지금 수행될 수 있는지, 실행할 수 없게 하는 이유가 무엇인지, 직업적 업무와 개인의 역할적 세부사항에 초점을 둔다. 대조적으로 버텀업 방식은 업무수행에 필요조건이 고려된 수행 구성요소와 관련 있다. 비록 각각의 접근을 비교했을 때 장단점이 있지만 둘다 노인인구의 도구적일상생활활동과 자기관리의 평가에 이어서 효율적이지 않다. 따라서 많은 의사들은 혼합된 접근법을 선호한다.

노인인구를 평가할 때 능력과 관련된 손실과 정상적인 노화과정을 인식하는 것이 중요하다. 수행능력과 업무요구 사이의 관계는 노인들을 평가할 때 추가적으로 민감도를 요구한다. 예를 들면, 몇 가지 증거는 친근한 환경 내에서 친숙한 업무의 수행에 둘 때 능력측정에서 노화 진행의 영향은 줄어들고 업무수행력은 향상된다(Rogers, Holm, & Stone, 1997). 하지만 항상 이런 것만은 아니다. 노화로 인해 야기된 시각과 청각의 정확성, 감각적 기능, 인지과정 그리고 운동 수행력의 소실은 평가 동안 노인수행에게 상당한 부정적인 영향을 줄 수 있다. 동작 수행이 감소된 수행의 결과는 초기에 언급한 것처럼 기본적인 논점에 의한 것일 수도 있기 때문에 실제 업무수행에서의 감소를 나타내지는 않는다.

시력과 지각 결여 측정
(Assessing Visual and Perceptual Deficits)

대다수의 자기관리와 도구적일상생활활동 평가들은 적절한 방향성을 필요로 한다. The Rivermead Perceptual Assessment Battery(RPAB)는 처음에 뇌졸중과 머리 손상을 이끄는 초기의 개념의 기술을 평가하기 위해 설계되었고 후에 노인들을 평가하기 위해 사용됐다(Whiting, Lincoln, Bhavani, & Cockburn, 1985). 검사는 노인들의 가능한 시각적 손실을 고려하지 않았고 수정은 변화들을 평가하는 동안 수행측정에 맞춰 시각적 손실에 대해 적절히 만들 필요가 있다. 전략은 빛의 질과 양을 조절하는 것, 외부배경과 대조를 이루는 색을 바꾸는 것, 검사항목 또는 기재된 물건의 크기 확장을 포함한다. Melbourne Low Vision ADL Index의 시각적 손상을 가진 사람을 위한 일상생활활동의 더욱 새로운 검사는 발전하고 있으며 만족스런 신뢰도와 타당성을 증명하고 있다(Haymes, Johnston, & Heyes, 2001a, 2001b, 2001c). 검사는 일상생활활동의 측정뿐만 아니라 일상생활활동 기능에 끼치는 장애의 영향을 측정하는 데 유용하다(Haymes et al., 200la).

청각 결여가 있는 사람에서 일상생활활동의 평가(Assessing Activities of Daily Living in Individuals with Auditory Deficits)

청력손실은 정보의 지시와 오역을 듣는데 잠재적인 어려움이 있기 때문에 평가과정을 왜곡할 수 있다. 청력손실을 보상하기 위해서 지나친 소음은 평가 동안 축소되어야 한다. 필요하다면 평가자는 개인에게 가까이서 또는 입술을 읽기 위해 마주볼 수 있을지도 모른다. 시각적 신호를 향상하는 것, 빛을 조정하는 것, 눈부심을 줄이는 것, 또한 청력손실을 적응시키기 위해 개인의 시각능력을 최대화할 수 있다. 다양한 자기관리 기구는 청력손실을 가진 사람을 평가하는 데 사용될 수 있다. 작업치료에 의해 설계된 기구뿐만 아니라, 연구들도 청력손실이 있는 성인에 대한 활동제한을 평가하는 효과적인 도구(Chisolm, Abrams, McArdle, Wilson, & Doyle, 2005)로 세계보건기구(World Health Organization, 1999)의 타당성을 보여주고 있다.

감각운동 장애의 평가 (Assessing Sensorimotor Disorders)

자기관리와 도구적일상생활활동 기술을 위한 많은 평가들은 운동구성요소와 함께 하는 작업에 포함하고 있다. 이 같은 작업은 종종 물건 조작 또는 펜과 종이의 사용을 요구한다. 노화와 관련된 근골격계의 변화 때문에 노인들은 종종 힘, 유연성, 협응성 그리고 감각의 감소를 경험한다. 때때로 평가를 위한 운동구성요소는 직접적으로는 기능적 일상 업무와 연관짓지는 않는다. 그렇기 때문에 속도와 정확도에 있어서 떨어진 수행력은 자동적으로 자기관리 또는 도구적일상생활활동 기능에서 결실을 암시하진 않는다. 운동과 기술과정평가(AMPS)는 도구적일상생활활동을 실행하기 위해 요구되는 관찰 가능한 운동기술을 평가하기 위해 사용될 수 있다(Fisher, 1993). 그러나 훈련과 평가에 들어가는 비용 때문에 실용성에 제한을 받고 있다.

인지 손상이 있는 사람에서 자기 관리 평가(Assessing Self-Care in Individuals with Cognitive Impairment)

인지 손상을 가진 노인들의 평가관리에 있어서 교육의 기간과 복잡성은 적절할 필요가 있으며, 교육의 반복, 추가적인 정보제공이나 도움제공 등이 필요하다. RPAB(Whiting et al., 1985)와 같은 참고표준 또는 표준검사를 시행한다면, 결과의 타당성은 인지 손상을 가진 노인이 올바르게 표준지침을 따르지 않았을 때 혼동될 수 있다. 평가자는 이 문제의 대안과 인식을 필요로 한다. 덧붙여, 개인은 펜이나 종이로 하는 연속적인 업무를 묘사하는 데 어려움이 있을 수 있다. 하지만 실제 활동에 참여했을 때는 더 낫게 수행할 수 있다. 끝으로, 느려진 진행속도 때문에 노인들은 평가업무 완료를 위해 더 많은 시간을 필요로 할 수 있다. 조정과 대안이 표준검사로 이루어진다면 이것의 합리성, 변화의 유행, 그리고 결과를 명확히 기록해야 한다.

Bucks, Ashworth, Wilcock 그리고 Siegfried (1996)는 치매환자를 위해 고안된 일상생활활동 척도라 불리는 특별한 일상생활 지도평가를 기술하였다. 이 같은 도구는 20개의 일상생활활동으로 등급을 낼 간병인으로 구성되었다. 척도의 심리측정도구는 만족할 만한 신뢰도를 나타내고 간이정신상태검사(mini mental status examination)와 밀접한 관계가 있다.

도구적일상생활활동 평가(Assessing Instrumental Activities of Daily Living)

여러 평가들은 노인에 대한 도구적일상생활활동 기능을 측정하기 위해 설계되고 있다. 예를 들면, Tappen(1994)의 개량된 일상생활활동 평가척도와 미국노인자원서비스(OARS) 등이다(Pattie, 1998). 생활 능력과 자원 평가(Assessment of Living Skills and Resource: ALSAR)는 현재의 이동 가능한 자원을 개인을 위한 자원과 비교될 때 위험등급을 결정하기 위한 다양한 자원들과 함께 11개의 도구적일상생활활동을 결합시킨 것이다(Baer & Smith, 2001). 수행력의 관찰은 고객의 자기 기록이 종종 능력을 과대평가하기 때문에 일상능력을 정당하게 평가하기 위해서 또 다른 도구적일상생활활동 측정이 필요하다(Hilton, Fricke, & Unsworth, 2001).

주거를 기초로 한 평가는 개인이 자연스런 환경에서 업무수행을 평가할 수 있고 전형적으로 일어난 정확한 결과산출을 보여주기 때문에 유익할 수 있다(Bottari, Dutil, Dassa, & Rainville, 2006). 이 같은 평가는 하루하루의 활동을 안전하게 수행할 수 있는 능력을 평가할 때 고려할 만 하다. 이들은 실제수행력에 대한 직접적인 평가를 제공한다. 게다가, 이러한 평가는 각각 개인의 집에 특별한 기구, 변경, 적응 등을 권고하고 있다. 이것은 장애를 보상받도록 안전하고 독립적 삶을 위한 현재 능력을 향상시키기 위해 몇몇 중재를 허용한다.

노화와 연관된 생리적, 심리적, 사회적 변화에 의해 많은 사람들은 그들이 가정한 역할, 그것들에 종사하는 능력, 참여수준의 변화를 경험한다. 이런 변화를 평가하는 것은 그것들을 극복할 수 있는 노인의 능력과 건전한 사회적 기능의 장애를 판단하는 것이 필수적이다(Lawton, 1988). 역할확인목록(Role Checklist)(Oakley, 1986)은 삶의 역할인지, 역할균형, 그리고 가치 등을 평가한다. 슬픔과 상실을 겪고 있는 노인들을 위해 사별적응방법 목록(Meyer et al., 1998)은 사랑하는 사람이나 배우자를 잃은 결과로써 새로운 역할을 위한 노인들의 적응에 초점을 맞추고 있다.

여러 평가는 성인들의 자기관리와 도구적일상생활활동을 평가하고 증가하는 수는 노인인구를 평가한다. 자기관리능력 수행평가라는 새로운 도구는 치료사들이 안전성, 독립, 기능적 이동성(기본적인 일상생활활동, 도구적일상생활활동 수행업무)의 결과를 결정하도록 도움을 주는 참고적 기준, 기본적 수행, 관찰에 의한 도구이다(Holm & Rogers, 1999). 기능적 독립 측정(FIM)은 성인들의 기본 일상생활활동(목욕, 옷 입기, 용변)을 평가하기 위해 처음으로 고안됐다. 하지만 최근 연구에서는 노인들의 기능적 수행에 맞는 측정이라고 입증되고 있다(Claesson & Svensson, 2001). 신경행동학적 평가(A-One) (Arnadottir, 1990)는 기본적 인지과정과 수행을 측정하기 위해 신중히 정립한 척도이다. 이 평가와 함께 고객의 신경행동은 다음과 같은 일상생활활동의 관찰을 통해 평가한다. 즉, 옷 입기, 단장하기, 위생, 운반, 이동, 먹기 그리고 의사소통 등이다.

환경요인들 평가
(Assessing Environmental Factors)

노인인구에서 기능을 평가할 때 평가자들은 환경적 요인을 개인이 일상 업무를 수행하는 신체적 환경(사는 공간, 그곳의 물체) 그리고 사회와 문화적 환경(상호작용, 단체회원)으로 보고 있다. 인지된 역할 내에서 자기관리와 도구적일상생활활동을 실행하기 위해 필요한 부양과 적응 그리고 도움정도를 또한 환경적인 요인으로 본다. 이같은 부양의 유효성은 부양의 결핍이 개인의 기능수준을 방해할 수 있듯이, 업무수행 방식을 높일 수 있다. 특별한 업무가 발생할 수 있는 개인의 환경을 평가하는 것은 어렵다. 왜냐하면, 때때로 환경이 집, 직장 또는 그 밖의 사회적 자리이기 때문이다.

Rogers와 동료들(1997)에 따르면, 물질적 환경의 평가는 건축 상의 울타리와 유익한 주거환경의 특성에 초점을 맞춰야 하며, 뿐만 아니라 그것의 안전성과 보존기술이 개인에게 이익이 될 수 있어야 한다.

사회적 환경의 평가는 *간병인(caregivers)*과 관리를 받는 사람과 관계된다. 건강관리제공자는 짐을 덜어주고 기능적 독립성에 대해 건전한 마음가짐을 가지는 것이 중요하다. 게다가, 일상 업무와 의미 있는 역할에 종사하는 능력, 동료나 친구에 의해 사회에서 인정받을 수 있는 개인의 능력을 평가하는 것이 중요하다. 사회활동에서 노인인구에 의해 사회에서 인정받을 수 있는 관리수령인의 능력을 평가하는 것이 중요하다. 노인인구의 사회적 활동 참여는 독립성의 어려움, 자가 유지 수행의 무능력, 나쁜 운동성에 의해 손상받을 수 있다. 개인의 건강, 믿음, 가치, 역할, 교육, 경험, 가족구성과 같은 문화적 요인들은 개인의 평가에 따라 고려될 필요가 있다.

역할을 유지하기 위한 능력과 기능수준에 대한 노인환경의 영향평가를 허용할 수 있는 여러 평가가 있다. 환경은 일상기능에 있어서 고립된 요소가 아니기 때문에 많은 환경적 평가들은 인지, 자기관리, 도구적일상생활, 동작기능 등을 다루고 있다.

안정성(Safety)

신체 환경범위 내에서 안전성의 보증은 노인의 현재 기능유지와 장애를 예방하는 데 중요하다. 안전성을 다루는 두 가지 유용한 평가는 기능평가와 안전성 그리고 기능의 안전성 측정과 재활을 위한 과정을 포함한다(Oliver, Blathwayt, Brackley, & Tamaki, 1993). 두 가지 모두 개인의 주거환경 내에서 안전하게 기능적 활동을 수행하기 위한 능력을 평가하기 위해 고안되었다. 하지만 기능평가와 안전성은 또한 사용가능한 부양시스템을 설명하는 것이다(글상자 11-1).

더욱 일반적인 자기관리 평가의 몇몇 요약은 표 11-1에서 확인할 수 있다.

노인 사이에 일상생활활동의 제한 유형과 발병(Prevalence and Type of Limitations of Activities of Daily Living Among Elderly Persons)

2003년 국제건강인터뷰조사(National Health Interview Survey)의 자료에 의하면 65~74세의

글상자 11-1 자기 관리 평가에서 최대 수행

- 단지 타당성 있고, 표준화된 척도 사용
- 고객상태에서 변화에 민감한 측정 선택
- 수행-근거한 평가가 우선
- 정확한 생활시설에서 수행 측정
- 포괄적 평가에서 IADL 포함
- 전체평가에서 부적합한 생활 영역 평가
- 중재 목표에 근거한 평가 전에 고객의 요구 생활습관 생활시설을 고려

표 11-1 자기관리 평가의 예

평가 도구	유형	설명
A-One(Arnadottir, 1990)	관찰	몸단장, 이동, 식사하기와 대화하기의 관찰을 통한 신경행동 검사
생활기술과 자원의 평가 (Williams et al., 1991)	면담/비율 척도	관리에 필요할 수 있는 도움의 정도와 관련된 위험 점수를 결정하기 위해 이용할 수 있는 자원의 기술 수준을 비교하여 IADL 평가
운동 & 과정 기술의 평가 (Fisher, 1993)	관찰	ADL 과제를 선택하여 고객의 관찰에 근거한 운동과 기술의 과정 평가. 평가는 60 ADL 목록을 선택할 수 있다(규정된 훈련 필요).
Bristol 일상생활 활동 척도 (Buck et al., 1996)	간병인 점검목록	치매가 있는 사람에서 기능변화를 발견하기 위해 고안된 간병인 점검목록
기능적 독립측정 (*의료재활을 위한 동일표준 지침: FIM 도구*, Buffalo-SUNY, 1997)	관찰	개인과 간병인에서 건강상태와 장애의 측정
Katz 지표(Katz et al, 1963)	관찰	목욕하기, 옷입기, 화장실가기, 용변보기, 이동과 식사하기를 포함한 기본 ADL의 빠른 평가
Klein-Bell 일상생활활동 척도(Klein & Bell, 1982)	관찰	옷입기, 이동, 목욕하기, 위생, 식사하기와 응급전화의 부분에서 ADL의 포괄적 평가
Mellbourne 낮은 시력 ADL(Haymes, Johnston & Heyes, 2001)	관찰	낮은 시력을 가진 사람을 위해 특별히 고안된 ADL 검사. 현재 기능과 재활결과를 관찰하는 데 사용할 수 있는 평가
자기관리 기술의 수행 평가 (Holm & Rogers, 1999)	관찰	기능적 이동, 개인 관리, 신체 ADL과 인지 IADL을 포함한 4개 부분에서 ADL과 IADL의 포괄적인 측정
역할 점검목록 (Oakley, 1986)	개인 점검목록	고객의 예측으로부터 생산적 그리고 의미있는 역할, 역할 균형 평가
계획된 독립 평가 (Mahurin et al, 1991)	관찰	ADL과 IADL을 포함한 10가지 다른 부분에서 일상 활동의 평가
계획된 기능 관찰 평가 (Laver & Powell, 1995)	관찰	신경생리학 결여와 ADL과 관련된 기능의 관찰 도구
*세계보건기구 장애 평가 계획 II(WHO, 1999)	2버전: 자기투약/면담	의사소통, 이동, 자기관리, 삶의 생활과 참여의 6개 영역에서 기능을 평가하는 건강상태 관찰도구

* 연구에 주로 사용.

3.3%, 75~84세의 6.4%, 85세의 22.9%가 직접적인 관리에 도움이 필요한 것으로 조사되었다(Schiller, Martinez, Hao, & Barnes, 2005). 지역 사회 내 노인생활의 거의 반 정도가 기본적이거나 도움이 되는 ADL을 수행하는 데 한계가 있다. 거의 반 정도가 적어도 하나의 제한을 가지고 있으며, 약 40%정도가 ADL과 IADL의 모두에서 수행력에 영향을 미치는 한계를 가지고 있다.

그림 11-3은 85세나 그 이상의 노인이 젊은 사람보다 ADL과 IADL의 높은 수준의 도움의 필요성을 가지고 있는 것을 보여주고 있다.

무능력함의 정도와 ADL수행력의 곤란은 극빈층에서 국가적으로나 국제적으로 증가하고 있다(Ahmed, Tomson, Petzold, & Kabir, 2005; Lei, Chen, & Kuo, 2005; Shoeini, Martin, Andreski & Freedman, 2005). 그러나 자료에서는 기술의

향상과 대체적인 건강과 기대수명의 증진의 원인으로 모든 나이의 범주에서 노인의 무능력이 감소율을 나타내고 있다. 1999년에 국제적인 장기관리(National Long Term Care)가 수행한 조사를 기초로 하여 특정한 ADL에 도움을 필요로 하는 미국노인의 추정된 비율은 씻는 데 도움이 필요한 노인 5.8%, 용변보기에서 3.3%, 식사도움이 2.3%로 나타났다. 이 비율은 통상적인 노인의 비율보다 낮다.

일상생활활동 제한
(Activity of Daily Living Intervention)

이전에 기술된 것처럼 노화, 병적인 측면의 상황, 정신적 쇼크(외상)는 ADL과 IADL의 수행력을 방해하는 기능장애와 한계를 만들어낼 수 있다. 많은 경우에서 중재 기술은 이러한 어려움에 대처할 수 있다. 작업치료실행체계(AOTA, 2002)에 따라서 이 전략(방법)은 고객의 목표 참여와 달성을 지지하여 직업 상 예측된 결과를 지원하는 방향으로 중재 계획과 일들을 발전시키기 위하여 고객의 협력을 기초로 하여 발전하였다.

실제를 위한 작업치료지침(Moyers, 1999)은 중재 기술에 교정 및 회복, 보상 및 적응, 장애, 예방, 건강증진을 포함한다고 제시하고 있다. 회복이나 교정 전략은 장애의 중대한 감소의 가능성이 있는 경우에 적용시킬 수 있을 것이다.

> 그 이상의 활동 제한과 참여 제한의 예방이나 활동 제한의 판단은 직업적인 일의 참여를 증가시킬 수 있다. 예를 들면, 때때로 경미한 뇌졸중 후 회복 중재가 활동을 정상적으로 되돌아오게 하며 개인의 기본적인 회복과 일상생활을 가능하게 한다. 감각 또는 운동회복과 업무 수행간에는 선형의 관계가 없기 때문에 최상의 연습이 치료 중재에서 필요하다.
>
> 때로, 개선의 의미인 교육 또는 훈련은 보조 장비 또는 다른 보조를 위한 감독 하에서와 같이 과제를 수행하기 위한 대체 접근법을 재교육하거나 교육하는 것이 필요하다(Moyers, 1999, p. 281).

노화인구에서 종종 기능 제한은 만성적이고 점진적인 장애 또는 손상 때문에 넘어짐, 사고 등이 유발된다. 중재전략은 흔히 보상과 적응을 포함한다. 보상전략은 환경의 적응, 일 또는 남겨진 기능사용의 적응에 초점을 맞춘다. 개인적인 수행력 흐름을 바꾸는 것은 계획을 돕는다거나 물리적 환경을 만드는 것으로 변경할 수 있다. 현재 사는 곳이 최선의 직업 수행력을 증진시킬 수 없으면 개인은 노인들을 위해 고안된 복합 아파트 또는 집으로 이사하는 것을 선택해야 한다. 일상생활활동 시 수행력이 무능한 경우에 노인들을 위한 생활환경시설이나 또는 기술적 간호시설을 필요로 한다. 이것은 최상의 환경형태 또는 관련 구조의 변화이다.

치료전략은 근본적인 병리학 또는 생리학의 변화를 이겨내는 것이다. 이것을 성공적으로 완수했다면 일상생활활동 수행의 필요조건은 보통 개선된다. 교정하거나 조정의 전략을 포함하는지의 결정은 생리적 향상을 위한 임상판단, 예후를 포함한다. 예를 들면, 개인이 넘어져 뇌졸중이나 머리 손상 때문에 인지장애를 가지고 있다면 사고 시간, 그리고 손상의 정도와 종류에 의해 예후는 중재계획을 포함한 진단이 내려져야 한다. 하지만 일반적으로 머리 손상에 대한 인지 회복은 교정치료의 적응보다는 향상을 촉진시키는 것이 더욱더 효과적으로 보여진다(Carney et al., 1999).

게다가 질병, 장애, 그리고 노화과정은 종종 감소의 원인으로 일상생활활동과 도구적일상생활활동의 작업수행에 영향을 끼쳐 한계를 가져온다. Rogers, Meyer, Walker와 Fisk(1998)는 65~88세까지의 활동적인 건강한 노인들을 구성하여 매일 일어나는 생활에 대해 통제하여 연구하였다. 그들은 보고된 절반 이상의 문제가 환경의 변화를 통한 잠재적인 개선, 보조기술의 사용 또는 일의 수정이 있다고 밝혔다. 다음 부분은 환경의 바뀜, 과학기술의 도움, 자기관리 업무를 수행 하는 데 있어 유용하게 접근하여 과제를 수정하는 것을 간단히 요약하여 설명하였다.

환경 변화 (Environmental Modifications)

환경 변화 범위는 커브 컷(curb cuts)부터 방이나 거주지의 주요 변화 등 다양하다. 미국장애인법(American Disability Act: ADA)(Adamkin, 1997)에서는 다른 거주지를 만들고 환경을 디자인하여 공동의식을 고조시켜 위험요소를 지닌 사람들이 완전한 사회참여를 즐길 수 있도록 해주었다. 불행히도, 배상제한과 같은 법적 장애물은 종종 환경의 변화에 적절한 완성 또는 도구에 손쉬운 적응이 제외되었다. 게다가 문제는 대중이 날마다 업무 수행을 집에서 쉽게 할 수 있는 것에 대한 인식의 부족이다. 이 섹션에서 우리는 간단히 자기관리 활동에 관련된 이동성, 음식 준비와 식사, 그리고 욕실 또는 옷 입기, 환경의 변경 등을 논의한다. 환경의 변화는 특히 저소득 지역 또는 개발도상국가에서 문제가 된다.

이동성(Mobility)

쇼핑과 같은 지역사회 이동과 몇몇 IADL의 수행은 운동과 감각 결손이 있는 사람이 여행을 할 수 있게 주차장 진입로의 턱, 경사로와 신호에 따라 결정된다. 어떤 가게 그리고 거리에 위치한 자동화된 금전 출납계 기계(ATMs)는 접근 가능한 높이여야 하는데 드라이브스루(drive-through) ATM은 가끔 문제를 일으킨다. 왜냐하면 그들은 제정법에서 면제됐기 때문이다.

실내 이동성에 영향을 줄 수 있는 개인의 장애는 출입구의 경사로를 넓게 하거나 다른 숙소에 휠체어의 접근이 가능하게 하는 것이 종종 필요로 한다. 다층의 집에서, 아래층 방의 침실 또는 욕실은 환경의 수정에 따른 개조가 필요하다. 보통, 이동성은 양탄자 또는 카페트를 깔지 않아도 안전하게 만들 수 있다. 양탄자 그리고 카펫은 쉽게 접근할 수 있는 타일, 나무 또는 리노늄으로 대신할 수 있다. 낮은 의자 또는 침대의 다리길이를 늘리는 것은 더 쉽게 이동할 수 있는 점으로 개선한다. 그들은 또한 움직임에 어려움을 가진 사람을 위해 가구를 조정하여 사용할지도 모른다. 종종 내부의 문을 제거하여 휠체어 사용자들이 충분하게 접근할 수 있도록 해준다. 개인 생활이 중요한 문제가 되지 않는다면, 이러한 접근은 피해를 주는 변경은 피하여야 한다.

욕실과 드레스룸 부분

높은 변기와 얕은 곳에 위치한 하수구처럼 안전과 접근성을 높이기 위하여 욕실을 개조한다. 손잡이는 샤워와 욕조를 위해 설치되어야 하며, 불안정한 타월 걸이는 제거되거나 교체되어야 한다. 유리로 된 샤워부스 문은 샤워커튼으로 교체되어야 한다. 모든 부분은 적당한 조명과 미끄러지지 않는 표면이 필요하다(Christensen, 2004). 신체적인 제한이 있는 사람의 그들이 접근가능하게 하도록 캐비닛은 낮은 곳에 위치해야 하며 캐비닛 문은 제거하여야 한다. 침실에서, 구입하거나 빌릴 수 있는 전기 침대는 신체 제한이 있는 사람의 접근성을 높여준다. 전등, 커튼, 선풍기, 텔레비전, 오디오와 난방시설들을 통제하는 시스템이 있고 이 시스템은 주위 환경을 조정하기 위한 물리적인 수요를 많이 줄여준다.

주방 개조(Kitchen Modifications)

일반적인 주방 개조는 낮은 조리대와 싱크대를 포함하며, 이동성이 제한된 사람들을 위해 개조된 전자 오븐의 설치가 있다. 전자기구들의 선택은 환경을 이용하는 사람이 얼마만큼 제약이 많은지에 달려있다. 모든 방에는, 조명과 번쩍임 없이 쉽게 보일 수 있도록 색깔대비가 되어야 한다. 앞에서 묘사된 것들과 같은 변형들은 더 창조적이고, 안전하며 매일의 일상과 스스로를 돌보기 위한 집안의 환경이 쉬워짐에도 불구하고 이러한 변형들이 필요한 나이든 사람의 극소수만이 이것들을 설치한다.

비록 그 원인의 일부는 재정적인 제약 때문이지만 더 많은 부분을 차지하는 이유들은 인식의 부족이나, 부적절한 조정 전략에서 온다. Wylde (1998)는 소비자들의 지식 향상이 선호와, 더 합치된 공교육은 소비자 시장에서 이러한 향상의 부분들을 만들 수 있다고 논하였다.

환경의 변경이 제한되는 모든 경우에서, 서비스 제공자는 다른 환경적 제한에서 변화에 영향을 주는 것을 고려하고 특정 환경에서 과제수행을 제한할 수 있다고 인식되는 것을 관리할 수 있다. 개조는 사용자의 심리적 선호를 고려하지 않고 수행하지 말아야 한다. 표 11-2는 Christensen(2004)이 추천한 환경 개조의 샘플을 리스트로 만든 것이다.

자기관리를 위한 보조기구 (Assistive Devices for Self-Care)

중재 전략으로써 보조기구의 사용은 노인들로 하여금 손상을 극복하도록 도우며 사고를 예방함으로써 안전을 증진시키고 삶에서의 질과 독립성을 강화시킨다. 보조기구들은 기술과 연관된 장애가 있는 개인을 위한 도움이라고 정의된다. 보조기구는 '어떤 아이템, 기구의 일부 또는 제품 시스템들은 상업적으로 규격품이고, 수정되었고, 또는 개인의 취향에 맞추어 만들어져서 장애가 있는 사람의 기능적인 능력을 증가시키고, 유지시키거나 향상시킨다' 라는 1988의 장애법률(일반법 100-107, "공학관련 지원법")에서 개인을 위한 첨단기술 관련 보조로 정의할 수 있다. 이 법령은 AT 프로그램을 위해 국제적인 지원을 확장하고, 장애인들이 그들의 인생에서 중요한 활동에의 참여를 위한 기구의 중요성을 재차 단언하기 위해 1998(PL 105-394)에 개정되었다. 기술의 진보는 중요하게 범위가 넓어졌고, 정교화되었으며 24장에서 설명한 것처럼 보조기구의 사용이 가능하게 한다. 그림 11-4에는 가정이나 회사에서 ADL과 IADL을 성취하는 데 있어 개인에게 도움을 주는 보조기구를 보여준다.

과제 변경(Task Modifications)

중재 변경 전략들, 중재의 자금 분류는 간병인의 지원, 연습을 위한 동기를 가지고 인지와 지구력은 중재하지 않은 노인에서 자기관리 제한을 성공적으로 수행할 수 있게 한다. 변경은 한 가지 행동을 다른 것으로 대체하거나, 잃어버린 능력을 장비로 교체하는 것을 의미한다. 예를 들면, 균형부족으로 뻗거나 구부리지 못하거나 행동이

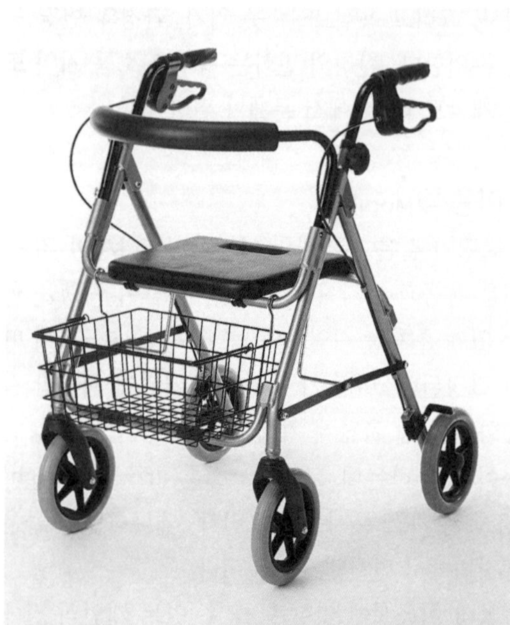

그림 11-4 균형, 근력, 지구력의 감소를 보충하기 위해 도움이 되는 기술장치로 빈번히 사용되는 4개 바퀴로 움직이는 **보행보조기**(assistive technology device).

표 11-2 환경변경

상태	환경변경 제안
시력 보조	징후와 글씨 용도에 맞게 사용; 큰 시계와 손목시계; 큰 글씨 달력, 책, 놀이카드와 빙고 카드; 돋보기; 그리고 큰 전화기 버튼
조명	조도 증가; 번쩍이지 않는 유리, 간접등, 차일, 지붕덮개, 빛 가림막, 야간조명 사용; 광택 페인트 사용과 반짝이는 표면 금지
색깔 지각	바닥과 벽의 대비; 칫솔과 개수대, 슬리퍼와 바닥, 음식과 식판, 손잡이와 벽사이 대비; 옷은 각각 다른 대비색으로 입고; 패턴이 있는 식탁보는 금지
청각	청각보조; 처리시간 증가를 허용하고; 말은 느리고 뚜렷하게; 반복적인 정보 또는 문장은 어구를 바꾸고; 전화기의 소리 증폭기 사용; 주변 소음은 감소시키고; 말을 하기 전에 집을 시키기 위해 개인의 시야에서 움직이기; 사람을 직접 쳐다보기; 소리지르지 않기; 화제와 연기 경보에 시각 신호(예, 섬광등) 포함; 외부 소음을 감소시키기 위해 소리를 흡수시키는 재료와 가구(예, 음향 천장타일, 카페트, 절연 시트록, 단열창); 둔덕, 나무와 자동차 소리를 흡수하고 전환시키는 큰 나무 재료
미각	허브와 양념과 같이 설탕과 소금을 안전한 대체식품으로 사용; 주인 시음 파티(예, 와인, 치즈, 아이스크림); 음악, 손님, 댄스와 시각과 함께 음식을 제공
후각	환경에서 팝콘, 커피, 빵 굽는 냄새, 꽃 그리고 식물과 같은 친숙한 냄새를 포함
촉각/접촉	마대, 카페트와 무거운 실로 만든 벽걸이; 크거나 오목한 글치와 숫자는 촉각 입력을 제공하고; 시설 의류의 반대인 외출 옷을 입고; 혼합된 감촉과 반대인 하나가 우세한 감촉을 사용; 방향(손잡이, 다른 방들)에 따라 감촉을 달리한다.
고유수용기	걷는 동안 급히 서두르지 않고; 카페트와 반대로 비닐 바닥을 사용하고; 바닥표면은 장애물이 있어야 하고; 양탄자를 던지지 않아야 하고, 전화기와 확대카드는 없어야 한다.
보행	손잡이, 튼튼한 책상과 얕은 계단(8"의 반대로 4") 사용
균형	보행을 위해 경사로보다 계단을 이용하고; 느리게 움직이고; 빠르게 움직이는 것은 피하고; TV, 징후, 그리고 시야에서 방향 정보(예, 휠체어 수준)의 위치; 옷걸이와 선반의 높이를 낮추고; 안뜰 입력을 위해 흔들의자와 포치(porch) 스윙을 사용한다.

Source: Christenson, MA: Adaptations of the physical environment to compensate for sensory change. Physical and Occupational Therapy in Geriatrics 8:3-30, 1990.

제한된 범위에 있는 성인들은 아마도 계단을 내려갈 때 잡을 수 있는 것을 찾을 것이다. 하지만 사용에 도달하기 위해서는 상지의 협조, 손목 그리고 잡는 힘, 충분한 인식의 기술이 필요하다.

이 중재의 타입은 종종 보상으로 언급된다. 보통 보상전략은 개선 전략과 함께 한다. 과제의 개선은 성인에게 새롭고, 더 효과적이거나 과제를 수행하는 더 효과적인 방법, 고객의 잔존 능력으로 수행하는 방법과 결손으로 이러한 수행 부분의 사용을 필요로 하지 않는 방법을 포함한다(Holm, Rogers, & James, 1997).

과제의 변경은 만약 즉시의 성취를 원하거나 필요로 할 때, 성인의 감각 또는 운동신경 부족의 개선의 예상될 때, 사람이 이 방법을 좋아하거나 안전에 문제가 있을 때 충당된다. 자기 과제 변경의 간단한 예는 성인이 서 있거나 앉아 있을 때 접시를 닦을 때와 같이 서 있는 동안 보통 활동이 수행되어진다. 피로하거나 지구력이 적은 노인은 낮에는 더 IADL을 수행하는 것이 어렵고, 또한 이들이 최소한의 에너지가 있을 때에는 과로, 스트레스 또는 인지적 실수를 피하여야 한다(글상자 11-2).

■ 요약(Summary)

이 장에서 설명한 노인의 자기관리 활동은 가정환경과 더 큰 사회생활에서 의미 있는 참여를 위해 없어서는 안 될 중요점이다. 정상적인 노화과정은 다양한 건강상태와 더불어 자기관리 수행에 제한을 주는 감각, 운동성, 그리고 지각 저하를 유발시킨다.

각자 처한 환경에서 개인의 수행 평가는 ADL과 IDAL의 수행에 필요한 노인관리를 돕기 위한 잠재적인 중재를 확인할 수 있다. 과제수행에서 주변 상황의 변화, 보조기술과 과제 수행의 변화는 자기관리 기능 유지에 의한 규정(그리고 조절 감소와 자부심)의 필요를 줄일 것이다. 이러한 도움으로 노인은 성공적으로 집에 남거나, 그들이 활동적으로 지역사회에서 생활할 수 있다면, 이는 노인처럼 자부심과 건강의 감각을 소중히 할 수 있을 것이다.

글상자 11-2 시설 자기관리 중재 목표를 위한 중요한 질문

- 고객과 그들의 안녕을 위해 활동은 어떻게 중요한가?
- 효과에 가치가 있는 자가 수행을 위해 노력과 시간이 필요한가?
- 과제를 촉진하기 위해 사용할 수 있는 보조기술은 무엇인가?
- 생활환경은 안전한 수행을 지원하는가?
- 개인의 정체성의 감각과 사회 참여를 위해 기여하는 활동의 정도는 무엇인가?
- 가족 또는 간병인의 관점에서 고려하여야 하는가?

사례 연구 (Case Study)

직업 프로필

G씨는 74세 남성이며, 몸의 왼쪽이 약화되고 말이 어눌한 것을 부인이 발견한 후 지역병원의 급성관리시설에 입원하였다. 10일 동안 급성관리시설에 있었고, 그 후에는 감소된 ADL 기능을 더 집중치료할 수 있는 입원 재활시설로 이송되었다. 그의 과거병력은 7년 전 오른쪽 CVA로 입원하였고, 고혈압, 관상동맥 질환과 경증 치매이다. G씨는 오른쪽 사지 약화, 왼쪽 불완전마비, 조화운동불능, 가벼운 왼쪽 무시가 있어 입원 재활시설에 있다. G씨는 그의 부인과 아들과 현관문이 좁은 단층집에 살고 있다. 그는 이미 손잡이를 잡아야 변기에서 일어날 수 있었고, 손잡이 샤워, 휠체어와 목욕 의자와 롤링 워커는 사용하지 않았다. G씨는 퇴직 전 36년 동안 은행의 관리자로 있었다. 그는 공원으로 산책하기, 운동, 친구와 같이 시간을 보내는 것, TV 시청하기와 교회에 가는 것을 즐겼다.

문제 부분(Problem Areas)

- ADL(하지 옷입기를 도와주는 것에 필요한 것)과 이동에서 감독의 필요
- 기본 ADL 수행에 근력, 균형과 지구력 감소
- 협조 감소(셔츠에서 똑딱 단추 채우는 것이 어려움)
- 손상된 측면의 사용과 과제수행에서 문제가 발생할 때, 행동을 변경하기 위해 구두 신호가 필요

목표(Goals)

G씨의 목표는 다음과 같다:

- 감독 하에서 화장실, 욕조와 침대로 이동하기 위해 서있을 수 있다.
- 감독과 최소의 신호로 식사하기, 몸단장하기, 옷입기와 목욕하기를 수행할 수 있다.
- 휠체어에 앉아 있는 동안, 이동하는 동안 그리고 침대에서 다시 자세를 잡을 때 손상된 사지와 몸통의 적절한 자세를 취할 수 있다.
- 권유하는 보조기구를 안전하게 사용할 수 있다.
- 감독 하에 협조를 위한 왼쪽 상지 가정운동 프로그램을 수행할 수 있다.

G씨의 가족은 다음을 수행하여야 할 것이다.

- 자기관리 활동의 보조
- 가정운동 프로그램의 이해로 구두로 대화한다.
- 손상된 측면에 주의하도록 격려한다.

사례 연구(Case Study) (계속)

치료계획과 퇴원 상태

입원재활시설에 있는 2주 동안 치료계획은 양측 협조하여 ADL 훈련, 자세를 위해 왼쪽 상지의 적절한 조절, 그리고 왼쪽 시야의 관찰과 집중에 중점을 둔 활동 프로그램이 포함된다. 게다가, 고객과 가족의 교육은 G씨가 일상활동을 하는 동안 감독할 것을 안내하고, 안전한 자각을 강조하고, 그리고 G씨의 기능적 독립을 확보하기 위해 지원하는 보상전략과 개조를 권유하는 것이다.

퇴원에서, G씨는 감독 하에 옷입기, 식사하기와 몸단장하기를 수행할 수 있고 문제가 있을 때 그의 행동을 최소의 신호로 변화시킬 수 있다. G씨의 몸통정렬은 양호하며, 손상된 팔의 위치에 대한 주의는 약간 중간 신호를 필요로 한다. 서서 이동하는 것은 증진되었고 최소한의 도움을 필요로 한다. G씨는 부인, 아들과 함께 집으로 퇴원하였다. 부인과 아들은 가정 운동에 친숙하고, 권유하는 보조기구의 사용정보를 제공받고, 그가 원하는 여가 활동에서 독립적으로 참여할 수 있게 변경하듯이 자기관리 활동의 감독을 보조하는 것을 퇴원하기 전에 교육받았다. 가족교육 세션에 유인물을 나누어 주었다.

반영과 논의(Reflect and Discuss)

1. G씨가 고객이라면 당신은 어떠한 참고의 구조를 이용하겠는가?
2. 기능 증진을 위해 가족의 상황 이해와 G씨의 가능성은 회복과정에 어떠한 영향을 주는가?
3. G씨가 권유하는 보조기구를 사용하지 않는다면, 그의 일상활동 수행에서 그를 도와주는 다른 적합한 전략은 무엇이라고 생각하는가? 이러한 전략들을 가족에게 훈련하고 교육하는 것이 필요한가? 그렇다면, 당신이 교육할 수 있는 것은 무엇인가?
4. G씨의 왼쪽 무시의 문제를 생각하라. 그의 가정 환경으로 돌아오는 것에 대해 어떠한 것을 생각하거나 관련된 것이 있는가? 그렇다면, 이것에 관해 수행할 수 있는 것이 무엇인가?
5. 자기관리에서 이 고객의 능력을 평가하기 위하여 사용되는 평가도구는 무엇인가?
6. 중재에 흥미를 느끼고 G씨의 여가시간에 어떻게 참여하도록 할 것인가?

복습 문제(Review question)

1. 기본 자기관리와 IADL 활동을 구분하라.
2. ADL과 IADL을 수행하기에 노인의 능력에 영향을 미치는 것에 상호작용하는 요인들을 설명하라.
3. "환경적 압박"의 개념을 정의하라.
4. 가정에서 기본 자기관리와 IADL의 수행을 지원하거나 증가시킬 수 있는 일반적인 환경개조를 열거하라.
5. 자기관리와 정신적 건강의 수행 사이에서 상관성을 설명하라.
6. ADL과 IADL 기능에서 제한의 확실한 예측인자를 열거하라.
7. 노인의 자기관리평가에 특히 중요한 요인을 설명하라.
8. 자기관리 제한을 위한 중재 계획에서 개선과 보상을 구별하라.

웹 기반 자료(Web-Based Resources)

자기관리의 경험에 관한 유용한 정보:

www.resna.org, **Rehabilitation Engineering and Assistive Technology Society of North America**, date connected March 26, 2007. This society presents information about training opportunities, as well as links to resources.

웹 기반 자료(Web-Based Resources)

www.usdoj.gov/crt/ada/adahom1.htm, **Americans with Disabilities Act**, date connected March 26, 2007. This is a government website that describes the provisions of the ADA and interprets important aspects of the Act. Also provided are links to resources and publications.

www.infinitec.org, **Assistive Technology Resource Site (Infinitec)**, date connected March 26, 2007. This site is a resource of the United Cerebral Palsy Association of Greater Chicago. It provides a wealth of links to assistive technologies and other resources to enhance function for people with disabilities.

www.abledata.com, **Abledata**, date connected March 26, 2007. This site is sponsored by the National Institute of Disability and Rehabilitation Research. It provides a great deal of information about products, including evaluation of the value of many of them.

www.homemods.org, **Environmental Modifications, National Resource Center on Supportive Housing and Home Modifications**, date connected March 26, 2007. This resource center is a university-based, nonprofit organization dedicated to promote aging in place and independent living for persons of all ages and abilities. This site provides links, resources, and information about training events and research.

참고문헌(References)

Abreu, B. C. (2000). Meeting self care needs with cognitive deficits. In C. Christiansen (Ed.), *Ways of living: Self care needs for special persons* (2nd ed., pp. 257–282). Bethesda, MD: American Occupational Therapy Association.

Adamkin, D. H. (1997). Nutrition report. Enteral and total parenteral nutrition in the very low birth weight infant: Part I—Enteral nutrition [originally published by Scientific Publishers OWN, Polish Academy of Sciences, Wienawskiego, Poznan]. *Neonatal Intensive Care, 10*(5), 19–23.

Ahmed, S. M., Tomson, G., Petzold, M., & Kabir, Z. N. (2005). Socioeconomic status overrides age and gender in determining health seeking behaviour in rural Bangladesh. *Bulletin of the World Health Organization, 83,* 109–117.

American Occupational Therapy Association (AOTA). (2002). Occupational therapy practice framework: Domain and process. *American Journal of Occupational Therapy, 56*(5), 609–639.

Arnadottir, G. (1990). *The brain and behavior. Assessing cortical dysfunction through activities of daily living.* St. Louis, MO: Mosby.

Backman, K., & Hentinen, M. (2001). Factors associated with the self care of home-dwelling elderly. *Scandinavian Journal of Caring Sciences, 15,* 195–202.

Badke, M. B. (2000). The Health and Activity Limitation Index: Determinants of health-related quality of life in persons with stroke. *Journal of Rehabilitation Outcomes Measurement, 4*(3), 1–16.

Badley, E. M. (1995). The impact of disabling arthritis. *Arthritis Care and Research, 8,* 221–228.

Baer, G., & Smith, M. (2001). The recovery of walking ability and subclassification of stroke. *Physiotherapy Research International, 6*(3), 135–144.

Bottari, C., Dutil, E., Dassa, C., & Rainville, C. (2006). Choosing the most appropriate environment to evaluate independence in everyday activities: Home or clinic. *Australian Occupational Therapy Journal, 53*(2), 1–9.

Boult, C., Kane, R., Louis, T. A., & McCaffrey, D. (1994). Chronic conditions that lead to functional limitations in the elderly. *Journal of Gerontology: Medical Sciences, 490,* M28–M36.

Branch, L. G., Horowitz, A., & Carr, C. (1989). The implications for everyday life of incident self-reported visual decline among people over age 65 living in the community. *The Gerontologist, 29*(3), 359–365.

Brandt, E. N., Pope, A. M., & U.S. Institute of Medicine, Committee on Assessing Rehabilitation Science and Engineering. (1997). *Enabling America: Assessing the role of rehabilitation science and engineering.* Washington, DC: National Academy Press.

Bucks, R. S., Ashworth, D. L., Wilcock, G. K., & Siegfried, K. (1996). Assessment of activities of daily living in dementia: Development of the Bristol Activities of Daily Living Scale. *Age and Ageing, 25,* 113–120.

Cambell, V., Crews, J., Moriarity, D., Zack, M., & Blackman, D. (1999). *Surveillance for sensory impairment, activity limitation and health related quality of life among older adults, United States, 1993–1997.* Atlanta, GA: Centers for Disease Control and Prevention.

Carney, N., Chesnut, R. M., Maynard, H., Mann, N. C., Patterson, P., & Helfand, M. (1999). Effect of cognitive rehabilitation on outcomes for persons with traumatic brain injury: A systematic review, *Journal of Head Trauma Rehabilitation, 14*(3), 277–307.

Chipperfield, J., Campbell, D., & Perry, R. (2004). Stability in perceived control. *Journal of Aging and Health, 16*(1), 116–147.

Chisolm, T. H., Abrams, H. B., McArdle, R., Wilson, R. H., & Doyle, P. J. (2005). The WHO DASII: Psychometric properties in the measurement of functional health status in adults with acquired hearing loss. *Trends in Amplification, 9*(3), 111–126.

Christensen, M. (2004). Environmental adaptations: Foundation for daily living. In C. Christiansen & K. Matuska (Eds.), *Ways of living: Adaptive strategies for special needs* (pp. 423–444). Bethesda, MD: AOTA Press.

Claesson, L., & Svensson, E. (2001). Measures of order consistency between paired ordinal data: Application to the Functional Independence Measure and Sunnaas index of ADL. *Journal of Rehabilitation Medicine, 33*(3), 137–144.

Commodore, D. (1995). Falls in the elderly population: A look at incidence, risks, healthcare costs, and preventative strategies. *Rehabilitation Nursing, 20,* 84–89.

Darzins, P. (1994). Functional assessment and safety tool user's manual. Hamilton, Ontario, Canada: McMaster University/Hamilton Civic Hospitals. www.aihw.gov.au/publications/dis/icfaugv1/modules/ugmod_108.pdf. Accessed May 30, 2006.

Deci, E. L., & Ryan, R. (1991). A motivational approach to self: Integration in personality. In R. Dienstbier (Ed.), *Nebraska symposium on motivation: Vol. 38. Perspectives on motivation* (pp. 237–288). Lincoln: University of Nebraska Press.

Diehl, M. (1998). Everyday competence in later life: Current status and future directions. *The Gerontologist, 38,* 422–433.

Drageset, J. (2004). The importance of activities of daily living and social contact for loneliness: A survey among residents in nursing homes. *Scandinavian Journal of Caring Sciences, 18,* 65–71.

Fisher, A. G. (1993). The assessment of IADL motor skills: An application of the many faceted Rasch analysis. *American Journal of Occupational Therapy, 47,* 319–329.

Goffman, E. (1959). *The presentation of self in everyday life.* New York: Doubleday.

Goffman, E. (1963). *Stigma: Notes on the management of soiled identity.* Englewood Cliffs, NJ: Prentice Hall.

Guide for the Uniform Data System for Medical Rehabilitation: The FIM Instrument. (1997). Version 5.1. Buffalo, NY: State University of New York at Buffalo.

Haymes, S. A., Johnston, A. W., & Heyes, A. D. (2001a). A weighted version of the Melbourne low-vision ADL index: A measure of disability impact. *Optometry and Vision Science, 78*(8), 565–579.

Haymes, S. A., Johnston, A. W., & Heyes, A. D. (2001b). Preliminary investigation of the responsiveness of the Melbourne Low Vision ADL Index to low-vision rehabilitation. *Optometry and Vision Science, 78*(6), 373–380.

Haymes, S. A., Johnston, A. W., & Heyes, A. D. (2001c). The development of the Melbourne Low-Vision ADL Index: A measure of vision disability. *Investigative Ophthalmology & Visual Science, 42*(6), 1215–1225.

Hilton, K., Fricke, J., & Unsworth, C. (2001). A comparison of self-report versus observation of performance using the assessment of living skills and resources (ALSAR) with an older population. *British Journal of Occupational Therapy, 64*(3), 135–143.

Hochberg, M. (1991). Epidemiology of osteoarthritis: Current concepts and new insights. *Journal of Rheumatology, 18*(Suppl. 27), 4–6.

Hogan, R., & Sloan, T. (1991). Socioanalytic foundations for personality psychology. *Perspectives in Personality, 3*(Part B), 1–15.

Holm, M. B., Rogers, J., & James, A. (1997). Treatment of occupational performance areas. In M. Neistadt & E. Crepeau (Eds.), *Willard and Spackman's occupational therapy* (pp. 322–369). Philadelphia: Lippincott-Raven.

Holm, M. B., & Rogers, J. C. (1999). Performance assessment of self care skills. In B. J. Hemphill-Pearson (Ed.), *Assessments in occupational therapy mental health: An integrative approach* (pp. 117–128). Thorofare, NJ: Slack.

Jacobs, J., Hammerman-Rozenberg, R., Maaravi, Y., Cohen, A., & Stessman, J. (2005). The impact of visual impairment on health, function and mortality. *Aging Clinical and Experimental Research, 17*(4), 281–286.

Katz, P. P. (1995). The impact of rheumatoid arthritis on life activities. *Arthritis Care and Research, 8*(4), 272–278.

Kwakkel, G., Wagenaar, R. C., Kollen, B. J., & Lankhorst, G. J. (1996). Predicting disability in stroke—A critical review of the literature. *Age & Ageing, 25*(6), 479–489.

Lang, P. O., Heitz, D., Hedelin, G., Drame, M., Jovenin, N., Ankri, J., et al. (2006). Early markers of prolonged hospital stays in older people: A prospective multicenter study of 908 inpatients in French acute hospitals. *Journal of the American Geriatrics Society, 54,* 1031–1039.

Lawton, M. P. (1971). The functional assessment of elderly people. *Journal of the American Geriatric Society, 19*(6), 465–481.

Lawton, M. P. (1982). Competence, environmental press and the adaptation of older people. In M. P. Lawton, P. G. Windley, & T. O. Byerts (Eds.), *Aging and the environment: Theoretical approaches* (pp. 33–59). New York: Springer.

Lawton, M. P. (1988). Scales to measure competence in everyday activities. *Psychopharmacology Bulletin, 24*(4), 609–614.

Lawton, M. P. (1990). Age and the performance of home tasks. *Human Factors, 32,* 527–536.

Lawton, M. P. (1994). Quality of life in Alzheimer Disease. *Alzheimer Disease and Associated Disorders, 8*(Suppl. 3), 138–150.

Lei, I. C., Chen, Y., & Kuo, H. (2005). The health status and health promotion behavior of low income elderly in the Taipei area. *Journal of Nursing Research, 13*(4), 305–312.

McNair, R., Brown, R., Stone, N., & Sims, J. (2001). Rural interprofessional education: Promoting teamwork in primary health care education and practice. Papers from the Australian College of Rural and Remote Medicine Inaugural Scientific Forum "Steps Along the Pathway," Brisbane, Queensland, 10 June 2001. *Australian Journal of Rural Health,* S19–S26.

Mead, G. H. (1934). *Mind, self and society: From the standpoint of a social ever.* Chicago: The University of Chicago Press.

Meyer, K., Schwaibold, M., Hajric, R., Westbrook, S., Ebfeld, D., Leyk, D., et al. (1998). Delayed VO2 kinetics during ramp exercise: A criterion for cardiopulmonary exercise capacity in chronic heart failure. *Medicine & Science in Sports & Exercise, 30*(5), 643–648.

Millen, B., Silliman, R., Cantey-Kiser, J., Copenhafer, D., Ewart, C., Ritchie, C., et al. (2001). Nutritional risk in an urban homebound older population. The nutrition and healthy aging project. *Journal of Nutritional Health and Aging, 5*(4), 269–277.

Moyers, P. A. (1999). The guide to occupational therapy practice. *American Journal of Occupational Therapy, 53*(3), 247–322.

Murray, H. A., Barrett, W. G., & Hamburger, E. (1938). *Explorations in personality.* New York: Oxford University Press.

Nagi, S. Z. (1976). An epidemiology of disability among adults in the United States. *Milbank Quarterly, 54,* 439–467.

National Center for Medical Rehabilitation Research. (1993). *Research plan for the National Center for Medical Rehabilitation Research.* Bethesda, MD: U.S. Department of Health and Human Services.

Oakley, F. (1986). The role checklist: Development and empirical assessment of reliability. *Occupational Therapy Journal of Research, 6*(2), 157–170.

Oliver, R., Blathwayt, J., Brackley, C., & Tamaki, T. (1993). Development of the safety assessment of function and the environment (SAFER) tool. *Canadian Journal of Occupational Therapy, 60,* 78–82.

Owsley, C., Sloane, M., McGwin, G., & Ball, K. (2002). Timed instrumental activities of daily living tasks: Relationship to cognitive function and everyday performance assessments in older adults. *Gerontology, 48*(4), 254–265.

Pande, K., & McCloskey, E. (2006). Quality of life, morbidity and mortality after low trauma hip fracture in men. *Annals of Rheumatic Disease, 65*(1), 87–92.

Parsons, T. (1975). The sick role and the role of the physician reconsidered. *Health and Society: Milbank Memorial Fund Quarterly,* 51, 257–278.

Pattie, A. (1988). Measuring levels of disability. The Clifton Assessment Procedures for the elderly. In J. P. Watts & I. Hindmarch (Eds.), *Psychological assessment of the elderly* (pp. 61–75). London: Churchill-Livingstone.

Raia, P. (1999). Habilitation therapy: A new starscape. In L. Volicer & L. Bloom-Charette (Eds.), *Enhancing the quality of life in advanced dementia* (pp. 21–37). Philadelphia: Brunner/Mazel.

Ripich, D. N. (1995). Serving sensory impaired elderly in long term care. In Z. Harel & R. E. Dunkel (Eds.), *Matching people with services in long term care* (pp. 243–260). New York: Springer.

Rogers, W. A., Meyer, B., Walker, N., & Fisk, A. (1998). Functional limitations to daily living tasks in the aged: A focus group analysis. *Human Factors, 40*(1), 111–125.

Rosow, I. (1985). Status and role change throughout the lifecycle. In R. H. Shanas & E. Shanas (Eds.), *Handbook of aging and the social sciences* (pp. 62–91). New York: Van Nostrand Reinhold.

Sato, S., Demura, S., Kobayashi, H., & Nagasawa, Y. (2002). The relationship and its change with aging between ADL and life satisfaction characteristics in independent Japanese elderly living at home. *Journal of Physiological Anthropology and Applied Human Science 21,* 195–204.

Schiller, J. S., Martinez, M., Hao, C., & Barnes, P. (2005). Early release of selected estimates based on data from the January–September 2004 National Health Interview Survey. National Center for Health Statistics. http://www.cdc.gov/nchs/data/nhis/earlyrelease/insur200503.pdf. Accessed April 24, 2008.

Shoeini, R. F., Martin, L. G., Andreski, P. M., & Freedman, V. A. (2005). Persistent and growing socioeconomic disparities in disability among the elderly: 1982–2002. *American Journal of Public Health, 95*(11), 2065–2070.

Spillman, B. (2003). *Changes in elderly disability rates and the implications for health care utilization and cost.* Washington, DC: Urban Institute.

Story, M. (1998). Maximizing usability: The principles of universal design. *Assistive Technology, 10*(1), 4–12.

Sundin, K., Norberg, A., & Jansson, L. (2001). The meaning of skilled care providers' relationships with stroke and aphasia patients. *Qualitative Health Research, 1*(3), 308–321.

Tappen, R. M. (1994). Development of the refined ADL assessment scale for patients with Alzheimer's and related disorders. *Journal of Gerontological Nursing, 6,* 35–42.

Tousignant, M., Arsenault, A. B., Corriveau, H., & Philippe, P. (2000). Clinical evaluation of patient following stroke: Proposed stroke patient taxonomy based on cluster analysis method. *Physiotherapy Theory & Practice, 16*(2), 81–93.

United States Department of Health and Human Services Centers for Medicare and Medicaid Services (USDHHS). (2005). Health Insurance Portability and Accountability Act of 1996. www.cms.hhs.gov/HIPAAGenInfo. Accessed May 30, 2006.

Vogelpohl, T. S., Beck, C. K., Heacock, P., & Mercer, S. O. (1996). "I can do it!" Dressing: Promoting independence through individualized strategies. *Journal of Gerontological Nursing, 22,* 39–42.

Wan, H., Sengupta, M., Velkoff, V., & DeBarros, K. (2005). *65+ in the United States.* Retrieved From http://www.census2010.gov/prod/2006pubs/p23-209.pdf Accessed April 24, 2008.

White, R. W. (1959). Motivation reconsidered: The concept of competence. *Psychological Review, 66,* 297–333.

Whiting, S., Lincoln, N., Bhavani, G., & Cockburn, J. (1985). *RPAB—Rivermead Perceptual Assessment Battery—Manual.* Windsor: NFER-Nelson.

Wikby, K., & Fägerskiöld, A. (2004). The willingness to eat: An investigation of appetite in the elderly. *Scandinavian Journal of Caring Sciences, 18,* 120–127.

Williams, R., Brody, B. L., Thomas, R. G., Kaplan, R. M., & Brown, S. I. (1998). The psychosocial impact of macular degeneration. *Archives of Ophthalmology, 16*(4), 514–520.
Wilmoth, J. (2001). Living arrangements among older immigrants in the United States. *The Gerontologist, 41*(2), 1014–1130.
World Health Organization. (1999). *The World Health Organization disability assessment schedule phase II field trial instrument.* Geneva: Author.
World Health Organization. (2000). *International classification of impairment, disability, and handicap* (2nd ed.). Geneva: Author.
Wylde, M. A. (1998). Consumer knowledge of home modifications. *Technology and Disability, 8,* 51–68.
Young, J. T. (2004). Illness behavior: A selected review and synthesis. *Sociology of Health and Illness, 26,* 1–31.
Zingmark, K., Norberg, A., & Sandman, S. (1995). The experience of being at home throughout the lifespan. Investigations of persons aged from 2 to 102. *International Journal of Aging and Human Development, 41,* 47–62.

제 **12** 장

여가
Leisure

인은 매력과 건강을 유지한 채 삶을 마감하는 여정은 아닐 것이다.
보다 샛길로 나가기 쉬우며, 한 손엔 샴페인, 한 손엔 딸기,
몸은 완전히 소진되었으며 모두 탈진되어 소리친다.
우-후 참 괴롭구나!

Anonymous(adapted from Hunter S. Thompson)

목 적(OBJECTIVES)

이 장을 읽고 난 후, 독자는 다음을 할 수 있게 될 것이다:

1. 여가를 정의할 수 있다.
2. 노화 그리고 노화 관련 장애와 연관된 여가의 최근 이슈들에 대해 논의할 수 있다.
3. 정체성의 실현으로서의 여가에 대해 설명할 수 있다.
4. 여가의 4가지 중요한 요소인 통제, 동기부여, 이탈과 참여를 정의할 수 있다.
5. 여가의 평가에 대해 설명할 수 있다.
6. 중재를 위한 여가 요소들의 중요성을 이해할 수 있다.

작업치료에서 사용하는 많은 용어처럼 여가는 불분명한 단어이다. 우리는 여가가 우리의 일상생활에서 일어날 때 인식할 수 있지만, 그것의 정의는 확실하지 않다(Driver, Brown, & Peterson, 1991). 일반적으로 **여가(leisure)**는 다음 세 가지 방법 중 하나로 정의된다(Csikszentmihalyi & Kleiber, 1991):

- *자기재량의 시간*–일, 자기스스로 돌보기, 또는 도구적 활동(예, 쇼핑, 아이돌보기 등)에 의무가 없는 시간
- *문화적으로 인정된 활동*–여가로서 쉽게 인식되는 활동(낚시, 골프 등)
- *경험*–본질적으로 동기가 부여되고 자유롭게 선택되며 일상생활의 고민으로부터 일부

벗어난 것 중 하나라는 여가활동의 인식.

이런 방식으로 여가를 정의하는 것 그 자체로는 충분하지 않다. 의무가 없는 대부분의 시간이 여가는 아니다. 반면에, 여가는 의무가 없는 시간보다 더 폭넓은 것이다. 문화적으로 허용된 활동을 나열함으로써 여가를 정의하는 것, 즉 개인의 대부분의 활동(예, 목욕, 빵굽기, 돌보기 등)을 여가로 생각하는 것은 잘못된 생각이다(Allen & Chin-sang, 1990; Hillman & Chapparo, 1995). 실제생활의 불필요한 억압에서 벗어나 자유롭게 선택되고, 본질적으로 동기부여된 활동들로 정의된 여가는 작업치료사에게 좀 더 유용한 정의이다. 그러나 이러한 정의는 개인(음주, 약물복용 등), 사회, 또는 환경에서 잠재적으로 유해한 활동들을 포함한다(Csikszentmihalyi & Kleiber, 1991; Mannell, 1993). 작업치료사가 잠재적으로 유해한 활동들을 환자에게 촉진시키기 위해 찾는 것은 아닐 것이다. 대조적으로, 바람직한 여가 활동은 이들의 특징을 구체화하고 자아실현을 이끌 수 있다(Csikszentmihalyi & Kleiber, 1991; Hogg, 1933; Mannell, 1993). 이번 장에서, 자아실현으로 이끄는 여가의 중요한 특징들을 여가의 모델로 채택했다.

여가는 자유롭게 선택되기 때문에, 개인은 그들 자신에게 그리고 다른 사람들에게 그들이 누구인지에 대해 정체성을 만드는 데 사용할 수 있다. 즉, 여가는 자아실현이다. 그러므로 여가를 추구하는 의미를 잊어버릴 수 있는 위험이 있을 때, 그들 자신 또는 그녀 자신의 중요한 부분 또한 잊어버릴 위험에 있는 것이다.

연구자들(Atchley, 1989, 1993; Kelly, 1993)은 개인들은 삶 속에 여가활동을 중심에 두고 지켜왔다고 제안해왔다. 이 활동들 중 일부는 삶에서 조기에 교육되어지고, 문화와 중요한 다른 것들과의 연관을 포함해 근본으로부터 그들의 의미를 이끌어온다(Csikszentmihalyi & Kleiber, 1991; Iso-Ahola, Jackson, & Dunn, 1994; McGuire, 2004). 동시에, 또한 개인은 그만둔 활동을 대체하거나 그들의 여가 레퍼토리를 증가시키기 위해서 원하고 있는 새로운 여가를 찾는다(Csikszentmihalyi & Kleiber, 1991; Iso-Ahola et al., 1994; Mobily, 1991; Zimmer, 1997).

삶 속에서 다양한 여가활동의 의미는 아마도 사람마다 다르고 변화할 것이다(Lawton, 1993). 역설적으로, 활동이 변화함에도 불구하고 아마도 의미는 유지될 것이다(Lawton, 1993). 다음 장에서는 잠재적으로 여가와 연관된 다양한 의미를 조사할 것이다.

다양한 이유로 노인에게 여가는 주목할 만한 이슈일 것이다. 그들 중 대부분은 자신의 일에서 느끼는 주된 주체성을 더 이상 갖지 못할 수 있다(Bevil, 1993). 또한 직업이나 일로부터 벗어나는 것은 여유로운 시간을 만들 수 있다(McPherson, 1991; Mobily, 1991). 어떤 사람들에게는, 이런 변화가 당황스러울 수도 있다. 많은 노인들은 게을러지는 것은 악마의 짓이라고 믿는 것이 사회화 되어왔다(Goodale & Cooper, 1991). 더 나아가, 노인들은 노화관련 장애(관절염, 뇌졸중, 치매 등)로 인하여 소중히 여기는 여가활동을 버리거나 대체할 수 있다(Corr & Bayer, 1992; Fex, 1998; Husaini & Moore, 1990; Mansson, 1995; McGuire, 2004). 결국, 여가는 일반적으로 삶의 만족 그리고 장애가 있든 없든 여자이든 남자이든 삶의 질과 연관되어 있다(Beck & Page, 1988; Bevil, 1993; Gabriel & Bowling, 2004; Griffin & McKenna, 1998; Kinney & Coyle, 1992; Lau, Chi, & McKenna, 1988; Lindberg, 1995; Pereira & Stagnitti, 2006; Riddick & Stewart, 1994; Zoerink, 2001). 여가는 노화관련 장애(치매 등)를 이겨낼 수 있는 "완충제"로 제공되는 것으로 여겨진다(Coleman & Iso-Ahola,

1993; Fabrigoule, 1995; Kleiber, Hutshinson, & Williams, 2002). 이와 같이 여가는 노인이 그들의 일상에서 그들이 원하고 필요로 하는 것을 할 수 있게 하는 작업치료에 중요한 영향을 미친다(Bevil, 1993; Freysinger, 1993; Griffin & McKenna, 1998; Lay, Chi, & McKenna, 1998; Mishra, 1992; Pereira & Stagnitti, 2006; Tatham & McCree, 1992; Voelki, 1993).

이번 장은 다음과 같은 5개의 주된 부분으로 구성되어 있다.

1. 주요 이론가와 연구자들에 의해 떠오른 여가와 노화와 관련된 최근 이슈에 대해 재검토한다.
2. 정체성 실현으로서의 여가에 대해 설명한다.
3. 여가의 4가지 중요한 요소인 통제, 동기부여(의미), 실제 생활의 압박으로부터의 이탈, 완전히 열중할 수 있는 개인의 능력에 대해 조사한다.
4. 특별히 노인을 평가하고 여가를 촉진시키기 위해 작업치료사들이 사용하고자 고안된 잠정적인 여가의 모델을 제시한다.
5. 이 모델의 사용에 대한 제안과 예를 제공한다.

여가와 노화(Leisure and Aging)

여가와 노화에 대한 문헌은 많다. 개인의 노화에 있어 여가는 다음과 같은 관점으로 연구되어왔다.

- 심리학적인 영향(안녕, 삶의 만족 등)(Bevil, 1993; Gabriel & Bowling, 2004; Griffin & McKenna, 1988; Lau, Chi & McKenna, 1998; Lawton, 1993; Pereira & Stagnitti, 2006: Zoerink, 2001)
- 형태와 의미(Kelly, 1982; Lawton, 1993)
- 인구통계학적 그리고 같은 연령집단의 특징에 영향받은 방법(McGuire, 2004; Timmer, Bode, & Dittmann-Kohli, 2003)

대부분의 저자들(McPherson, 1991; Riddick & Stewart, 1994)은 남성노인의 수보다 여성노인의 수가 훨씬 더 많기 때문에 노화는 여성의 문제라고 지적해왔다. 2002년도에 85세 이상의 여성과 남성의 비율이 2:1이었다. 그래서 1980년대까지는 개인의 노화에 대한 여가는 여성의 문제였다. 그러나 상대적으로 여성의 여가에 대해서는 미미하게 설명되어졌다(Riddick, 1993). 백인이 아니거나 하찮은 존재로 여겨진 사람들(장애를 가진 사람, 동성애자 등)의 여가에 대해 알려진 것은 더욱더 없었다(Jacobson & Samdahl, 1988). 뿐만 아니라, 그리고 여성노인 이전에 동일연령 집단에서 여가의 경험 또는 중요성은 거의 없었지만(Riddick & Stewart, 1994), 현재와 미래 세대의 여성들은 일생 동안 상당한 여가경험을 가질 것이다. 그래서 우리는 은퇴까지도 그들의 관심사로 계속될 수 있을 것이라고 예상할 수 있다. 심지어 누군가는 새로운 관심사를 더 찾을 것이다.

Elaine는 73세로 퇴직 전에 지질학자이다. 약 4년 전 Elaine는 마라톤을 위해 훈련하는 그녀의 배우자를 위한 지지자로서 달리기를 시작했다. 그녀의 배우자가 부상을 당했을 때, Elaine가 참가해 그녀의 첫 마라톤을 끝냈다. 그때부터 그녀는 언제나 달리기를 해왔고 지금은 그녀의 연령 그룹에서 최고로 평가되고 있다.

여가에는 많은 측면이 있다. 비록 많은 작가들이 여가활동에 분류를 제안해왔지만, 그들 가운데에 일치되는 것은 거의 없다(Lawton, 1993). 대개, 여가로 여겨지는 활동은 스스로 결정되어진다. 한 개인이 여가로 부르는 것은 누군가에게는 일이라고 불릴 수도 있고 그 반대 또한 그렇다. 특별히 노인들에게 있어서 일, 자기관리, 그리고 여가 사이를 정확히 구분짓는 것은 어렵다(Hillman & Chapparo, 1995). 비록 많은 노인들이 집에서 하는 활동, 앉아서 하는 활동을 선호하지만, 활동적이거나 야외활동을 중단해야 될 나이는 없다. 우정과 사회적 상호관계는 여가활동에 있어 중요한 부분이다(Adams, 1993). 다른 주요한 활동들은 혼자서 한다(Bevil, 1993).

노인에 있어서 건강과 지각된 건강이 여가 참여에 어떻게 영향이 미치는지에 대한 것은 없다(Bevil, 1993). 더욱이, 뇌출혈, 관절염 또는 노화 관련 장애를 경험한 대부분의 노인들은 여가활동에 참여가 감소하되 여가의 상실에 대해 불행해지는 듯 하다는 것을 제외하고는 장애가 여가에 얼마나 영향을 미치는지에 대해 알려진 것은 거의 없다(Corr & Bayer, 1992; Lindberg, 1995; Mansson, 1995). 조절의 이상 요소들 때문에 장애가 있든 없든 일부 노인들은 여가활동 참여에 대한 방식을 바꾸라고 강요당했을 것이다(어떤 것은 중단, 어떤 것은 대체). 최근 연구동향은 비교적 건강하거나 관절염을 가진 개인의 양상을 조사하고 있다(Iso-Ahola et al., 1994; Jackson, 1990; Jackson & Dunn, 1988; McGuire, 1989; Zimmer, 1997).

Iso-Ahola, Jackson, and Dunn(1994)는 그들의 일상에 새로운 활동을 추가한 건강한 노인(64세 이상)과 건강한 중년층(44~63세)들의 백분율은 근본적으로 같다(약 20%)는 것을 찾았다. 유사하게 약 20%는 과거의 활동을 새로운 것으로 대체했으며, 20%는 그것을 대체하지 않고 그만두었다. 대부분의 대상자들은(약 40%)은 같은 활동을 유지했다. 남성은 여성보다 활동을 더하거나, 대체하거나, 계속하는 경향이 더 컸다; 남성이든 여성이든 활동을 그만두는 사람의 수는 다르지 않았다.

대조적으로 Zimmer, Hickey와 Searle(1997)는 관절염을 가진 노인들은 이전의 활동을 대체(약 40%)하거나 그만두는 사람(약 48%)이 훨씬 많았고, 새롭게 하거나(7%) 계속 하는 사람(5%)은 훨씬 적었다는 것을 찾았다[Zimmer와 동료들이 조사한 표본의 대부분(74%)은 여자였다]. 활동 중단이 심각한 관절염과 관계가 있다고 할지라도, 활동을 멈추지 않는 것은 사회적 구조와 관련된 복잡한 형태와 관련이 있다. 사회적 구조 상 튼튼한 사람들은 더욱 활동을 유지하거나 대체하는 경향이 있다. 노인에게 사회구조와 여가 사이의 상관관계는 공통적인 결과를 가지고 있다(Coleman & Iso-Ahola, 1993 등). 전문가들은 잠재적으로 노인들이 만족감을 주는 여가 활동에 지속적으로 참여하는 것은 사회적 구조가 일부가 될지도 모른다고 했다.

비록 경험적으로 노인인구에서 여가 상실의 원인이 되는 요소에 대해 거의 알려져 있지 않지만, 상실을 최소화하기 위한 중재효과에 대한 것은 일부 알려져왔다. Searle, Mahon, Iso-Ahola, Srolias, and van Dyck(1995)의 한 연구에서 최근에 여가를 그만두었거나 그들이 좋아하는 여가활동에서 참여가 제한되고 있는 문제를 겪고 있던 13명의 노인(2명의 남성, 11명의 여성)에게 광범위한 여가교육 프로그램을 시행했다. Community Reintegration Program(Bullock & Howe, 1991)의 수정판에 참여하면서, 이 사람들은 아무런 통제도 받지 않은 그룹보다 높은 수준의 인식된 여가통제, 여가경쟁, 그리고 삶의 만족 그리고 지루함이 줄어든 것을 경험하였다. Searle과 동료들에 의해 시행된 연구에서 참가자들은 일상에서 그들의 삶을 조절할 수 있는 것을 일반화시킬 수는 없었지만, 중재가 일반화를 목적으로 한 것이 아님을 지적했다. 미래의 중재는 손쉽게 이 문제를 해결할 수 있어야 한다고 제안했다.

Searle와 동료(1995)들에 의해 시행된 프로그램은 12단위로 구성되어 있다. 환자는 일주일에 한 번 치료사와 개별적으로 만났다. 평균적으로 프로그램에 17주가 소요되었다(14~25주까지). 프로그램의 중요한 부분은 환자가 원하는 여가활동을 확인한 후, 그들이 활동하는 장소에서 치료사와 만났다는 것이다(집 밖이었다면). 여가 교육 프로그램의 단위에 대한 것은 표 12-1에 요약하였다.

다른 중재 연구에서 Drummond와 Walker (1996)는 여가 재활 프로그램의 효과에 대해 조사했다(중재가 없고 관습적인 작업치료 그룹에 비교해서). 여가 재활을 받은 참여자들은 다른 그룹에 비해 주목할 만큼 여가에서의 더 나은 기술과 움직임(중재 6개월 후) 그리고 심리학적으로 건강(중재 3개월 후)해졌다. 다음의 분류들은 저자들이 설명한 중재를 그룹화한 여가재활 프로그램이다.

- 치료(예, 여가활동에 필요한 이동연습)
- 자세
- 기구의 준비
- 재정적 지원과 이동수단을 준비하는 것에 대한 충고
- 전문인 조직과의 연락
- 신체적 보조의 준비

표 12-1 여가교육 프로그램의 단위

단위	제목	내용
1	당신은 여가를 위해 무엇을 하는가?	환자는 신체적 정신적 건강 그리고 그 또는 그녀의 개인적 휴양의 관심에서 여가의 잠재적 장점에 대해 탐구한다.
2	당신은 일을 왜 하는가?	단위 1에서 명시되었던 관심영역의 리스트에 기반해 치료사는 환자가 어떤 자극이 그들 자신을 특정 여가 활동에 참여하게 하는지 결정하는 데 도움을 준다.
3	당신은 그것을 어떻게 하는가?	환자는 그들의 각 여가 흥미의 활동 분석을 주도하는 것을 배운다.
4	당신은 그것을 할 수 있는가?	환자는 최근의 잠재적 신체 능력과 정신적 능력을 현실적으로 평가하고 어떻게 그들이 미래의 오락에 영향을 줄 수 있는지에 대해 배운다.
5	당신은 적응할 수 있는가? 아니면 적응할 것인가?	환자는 활동 적응과 기기 변형의 개념에 노출되어 있고 만족스런 여가참여를 위한 절차들을 어떻게 사용하는지에 대해 배운다.
6	장애물은 무엇인가?	환자는 자신이 선택한 여가에 참여할 수 있게 하는 장애물을 극복하는 방법과 절차뿐만 아니라, 그들이 직면한 다양한 장애물에 대해 탐구한다.
7	당신의 미래 여가를 위해 어떤 계획을 가지고 있는가?	환자는 실질적인 짧은 기간의 여가 계획과 오랜 기간의 여가 계획을 짤 수 있도록 배운다.
8	또 어떤 것들이 있는가?	환자는 다른 잠재적인 여가 취미를 탐구하고 그런 활동에 참여하기 위해서 습득해야 하는 기술들에 대해 결정하며 참여를 위한 계획을 개발한다.
9	자원	환자는 누가 그들이 여가 목표를 실행할 수 있도록 도와줄 수 있고 어떻게 도움을 위한 명확하고 단호한 질의를 만들 수 있는지 인식하도록 배운다.
10	개인적 요소들	환자는 재정, 이동수단, 그리고 장비와 같은 것들이 여가 계획과 관련되어 있기 때문에 재정, 이동수단, 장비와 같은 것들을 포함하는 개인적인 요소들을 평가하도록 배운다.
11	사회의 요소들	환자는 지역사회 요소에 노출되어 있고 지역사회에 기반한 참여를 이루는 방법으로서 요소들을 어떻게 평가하는지에 대해 배운다.
12	우리와 함께 하기 전에	환자는 재평가하며 만약 필요하다면, 참여 목표를 다시 공부한다. (부분적으로 이것은 환자가 미래의 여가 목표를 평가하는 것을 지속할 수 있도록 한다).

Source: Adapted from Searle, MS, et al: Enhancing a sense of independence and psychological well-being among the elderly: A field experiment. Journal of Leisure Research 27:107, 1995, with permission.

여가재활의 참여는 여가활동에 관련된 충고나 도움을 포함하지 않은 채 시행되는 관습적인 작업치료와는 대조된다. 두 중재들을 지속하는 시간은 적어도 3달 동안 2주마다 30분씩이다.

성공적인 다른 프로그램은 거의 없다. 예를 들면, 가장 크게 임의로 통제된 시도는 작업치료사에 의해 수행되었으나, 감정이 개선된 것도 아니고 6개월 또는 12개월이 지난 후에 작성된 여가활동들의 수가 증가한 것도 아니다. 이 시도에서 Parker와 동료(Parker et al., 2001)들은 통제그룹과 여가에 중점을 둔 그룹 그리고 일상생활활동(ADL)에 중점을 둔 나머지 활동들로 작업치료 중재를 받은 두 개의 그룹들을 비교해보았다. 대부분의 제한점은 이 실험의 결과와 관련이 있었다. 예를 들면, 비록 최소한 10회 방문이 규정화되어 있지만, 단지 8.5회만 시행되었다. 게다가, 종류와 중재의 본질이 정의된 것도 아니고, 목표의 설정과 훈련을 명확히 수행하지 않았다. 이 연구는 흔히 있는 훈련은 여가를 촉진하는 데 충분하지 않고 중재의 본질과 격렬함을 받기 위해서는 더 큰 주의를 해야 한다는 것을 확실하게 보여주었다. 아마도 그것은 여가에서 환자의 경험이나 만족을 실험하는 것을 포함한 활동이 단순히 얼마나 자주 일어났는지 보다 더 많은 방법으로 여가를 평가하기 위해 중요한 부분이 될 것이다(Bullock & Howe, 1991; Mactavish & Mahon, 2005; Meakins, Bundy, & Gliner, 2005).

Garcia-Martin, Gomez-Jacinto와 Martimportuges-Goyenechea(2004)는 본질적으로 동기가 부여된 활동들은 사회적 지지, 인지된 통제, 그리고 자기 효력이 강화된 자발적인 참여자들은 그룹에서 소수 참여했다는 것을 보여주었다. 그러나 여가 관련 프로그램에서 낮과 오후의 하루 프로그램은 대부분 집 밖에 있는 참여자에게 수행되고 실제생활에서는 거의 일어나지 않지만 지속적으로 유지된다(Tse & Howie, 2005). 이것은 젊은 노인(Pardasani, 2004)과 소수의 그룹들(Bigby & Balandin, 2005; Pardasani, 2004)에서 더 확실하게 나타난다.

정체성으로서의 여가
(Leisure as a Statement of Identity)

우리가 하는 행동은 우리 자신을 형성한다(Clark, 1991). 우리가 수행하는 각 행동은 그 행동의 특정 경험과 연관되어 있다. 각 개인은 같은 행동을 매우 다르게 경험한다(Lawton, 1993; McGuire, 2004). 어떤 활동과 연관된 경험은 발전에 기여한다는 면에서 활동 그 자체보다 더 중요하다(Kelly, 1996).

반대로, 우리는 우리가 무엇인지에 따라 행동한다(Clark, 1991; Wilson, 1981). 즉, 우리의 행동은 우리가 누구인지에 겉으로 나타나거나 명시되어 진술된 우리 자신을 반영한다. 우리는 행동을 통해 우리 자신에 대해 다른 사람이나 우리 자신에게 말한다(Samdahl, 1988).

우리가 참여하는 각 활동들은 삶의 역할이나 정체성을 반영한다(Kelly, 1982; Kielhofner, 1995). 그리고 여가의 역할이나 정체성은 다음에서 더 중요해 보인다.

- 다른 사람보다 어떤 특정 사람에게
- 다른 기간보다 인생의 특정 기간에서(Kelly, 1982)

그러나 여가 경험들은 자유롭게 선택되기 때문에, 우리가 누구인지에 관해 매우 중요하게 만드는 것처럼 보인다(Kelly, 1982; Neulinger, 1974; Scraton, & Holland, 2006). 여가에 대한 추억들과 여가 동안 어울린 사람들과 사진들이나 기념품들을 집에 장식하는 것은 흔히 볼 수 있는 일이다(Csikszentmihayli & Rochberg-Halton, 1981; Rockwell-Dylla, 1991). 특히 노인들은 그런 물건과 추억을 떠올리는 물건을 보여주는 것을 즐긴다. 그렇게 함으로써 그들의 업적과 주체성을 보여준다.

여가의 정체성과 활동들은 아마 그들에게 인식된 자아와 중요한 관계가 있기 때문에 부분적으로 노화관련 장애물과 장애에 특별히 상처받기 쉬운 것처럼 보인다. "만약 내가 했던 방법으로 그것을 할 수 없다면, 나는 그것을 전혀 하고 싶지 않다"는 노인들이 더 이상 추구하는 여가에 참여하지 않겠다고 자주 하는 말이다.

Rockwell-Dylla(1991)는 뇌졸중으로부터 고통을 겪기 이전에는 열광적인 골프 애호가였던 62세의 남성인 Stan의 이야기와 관련이 있다고 했다. 뇌졸중 후에 Stan은 아내의 간청에도 불구하고 야드에서 휘플볼을 치는 것조차 하지 않았다. Rockwell-Dylla가 다음과 같이 적었다.

> Stan은 그가 편하게 잡곤 했던 골프채를 잡을 수 없다는 것을 알았기 때문에 아내의 제안을 받아들이지 않았다. 그는 새로운 방법으로 무언가를 배우는 것을 두려워하지는 않았지만, 그가 염려하는 것은 다른 사람 앞에 어떻게 보일지에 대한 것이다. Stan은 이웃들이 "그가 무엇을 하려고 하지, 그는 장애인이야, 우리는 그와 무엇도 함께 하고 싶지 않아"라고 말을 하면 그가 어떻게 생각을 하는지를 나와 함께 생각하였다(p. 85).

골프는 Stan의 뛰어난 육체적 행동을 보여주었다. 그러나 뇌졸중을 겪은 후 골프는 그의 신체적 장애 상태를 보여준다고 생각했다. Stan은 하찮게 보이는 것에 대해 걱정하는 듯 보였다. 그는 이웃이 그의 신체적 장애를 정신적 결함으로 생각하는 것을 두려워했다. Stan은 이웃이 그를 운동선수로 기억하는 것에서 "절름발이" 또는 "바보"로 생각하게 될까 두려워하는 것처럼 보였다. Stan은 더 이상 골프에 있어서 원하는 상태로 되돌아갈 수 없다는 것을 두려워했고, 그래서 골프를 포기했다. 그는 주위에서 "구조를 변화"하도록 도와주는 누군가의 도움에 의해서 도움을 얻게 될 것이다. 그의 무능력의 진술보다는 "정신적 승리"로 바꾸는 데 골프로 도움을 받았을지도 모른다(Lawton, 1993, p. 37).

역설적으로, 그녀의 인생에서 중요한 부분으로서 이전에 했었던 여가활동의 참여는 74세의 Sarah가 뇌졸중에 걸린 후 회복하는 데 필수사항이다. 신체적 능력의 상실뿐 아니라 그녀의 자식들이 느끼기에 그녀에게 필요한 종류의 케어를 받기 위해서 은퇴자 마을(retirement village)로 가야 한다고 원했기 때문에 Sarah는 낙담했다. 대신 그녀는 장애인 요트연합으로부터 소개받은 곳인 주간치료센터(day therapy center)에 가는 것을 선택했다. 경주대회에서 성공함으로써 "비행 할머니"가 되겠다고, 그리고 지역신문에서 인기거리가 되는 것은 그녀의 회복에 있어 전환점이 되었다. 그녀는 돛을 조절할 수 있는 힘과 움직임을 갖고 있지 않았지만, "나는 선장이다. 나는 누군가에게 돛을 움직이게 하고 그에게 그것을 어떻게 하는지 설명한다. 너는 생각을 해야 한다. 그렇지 않으면 너는 다른 배를 칠 것이다"라고 그녀는 말했다. Sarah가 어렸을 때 그녀의 가족은 배가 있었고 몇 년이 지난 뒤 항해는 그녀의 정체성과 자기신뢰를 회복시키게 되었다. 장애인 항해는 그녀의 자립성과 정신적 경각심을 유지시켰다. 그녀는 매주 그 곳을 찾았다.

여가의 요소(Elements of Leisure)

여가는 정체성에 공헌하고 또한 반영된다. 그리고 여가는 활동보다 경험으로서 특징이 나타난다. 그러나 여가는 일반적으로 활동의 내용으로 인하여 경험할 수 있다. 게다가, 여가를 촉진시키기 위해서는 여가가 아닌 것으로부터 여가를 분리하는 것이 필요하다. 우리는 특별히 여가에 공헌하는 4가지 요소들을 제한했다. 이것들은 통제, 동기부여, 실생활에서 강요로부터의 자유, 그리고 참여이다. 각 요소들은 그와 그녀의 삶의 경험, 그리고 환경 사이에서 복잡한 상호작용을 나타낸다. 또한 이 요소들은 상호간에 다른 요소에 영향을 미친다(Neumann, 1971). 예를 들면, 통제 속에 있다고 느끼면, 그와 그녀는 욕구에 따라 어떻게 행동할지 결정할 수 있다(Neumann). 여기에 제시된 여가의 요소들 각각은 더 많은 설명이 필요하다.

통제(Controls)

통제는 복합적인 형상이다. *통제*된다는 것은 환경의 특정한 측면 이상으로 힘을 느끼고 예측할 수 있는 양상을 넘는 힘을 예상하고 느낄 수 있다는 것을 의미한다(Purcell & Keller, 1989). 개인은 무엇을 할지와 누구와 할지를 자유롭게 선택할 수 있다(Neumann, 1971). 통제된다는 것은 한 활동에서 결과를 결정하기 위한 능력과 관련이 있다. 여가활동들은 통제를 위해 개인이 필요한 것을 채우기 위한 중요한 방법이다(Purcell & Keller, 1989). 통제의 부재 상태에서는 개인이 무능력하다고 느낄 수 있거나 힘이 있음에도 불구하고 다른 사람이나 다른 힘들이 사건과 결과를 결정한다고 느낄 수 있다(Purcell & Keller, 1989). 무능력함을 느끼는 것은 의기소침과 감소된 동기, 추리능력, 자아-존중을 초래할 수 있다(Abramson, 1978). 이번 부분에서는 그들이 여가경험을 결정하는 데 적용하는 다양한 통제의 유형들을 논의한다. 다음의 내용을 포함한다.

- 선택의 자유
- 결과의 결정
- 도전을 기술로 만들기
- 정신적 안정
- 최상의 수준의 선택
- 상호작용

우리는 자신의 삶을 통제하기 위한 여가의 사용을 간단히 논의한다.

선택의 자유(Freedom of Choice)

활동이 여가로 경험되는지 안 되는지를 결정하는 가장 중요한 것은 전형적인 선택의 자유이다(Gunter, 1980; Iso-Ahola, 1980; Neulinger, 1974). 일반적으로 개인이 반드시 활동을 해야하거나 그래야 한다고 느낀다면, 그것은 여가가 아니다(Lawton, 1993; Neulinger, 1974). 이런 기준에 의하면 확실한 상황들 아래에서 모든 활동은 여가가 될 수 있다(Hillman & Chapparo, 1995). 예를 들면, 목욕과 같이 업무 사이에 가장 일반적인 것은 삶 속에서 벗어나 오랫동안 편안한 거품목욕을 위해 시간을 내는 사람들에게는 여가가 될 수 있다.

선택의 자유에서 여가가 아닌 것으로부터 여가를 구분하기 위한 기준은 꽤 간단한 것처럼 보인다. 그러나 이 간단함은 개개인을 위한 복합적인 활동의 여가 가치를 분석할 때 선택의 자유가 혼란스럽게 될 것이다. 예를 들면, 그녀의 손자를 댓가 없이 돌봐주기로 한 할머니는 비록 그녀의 아들과 딸이 아무런 계획이 없다 하여 할머니가 여가를 경험하고 있는 것인가? 자유로운 선택의 기준을 사용하고 있다면 그녀는 여가를 즐기고 있는 것이다. 이것은 사실 그녀가 주말에만 여가를 즐기고 있는 것과 같다. 그러나 그녀는 그녀의 손자를 댓가 없이 돌봐주겠다고 선택한 것일지라도, 여성이 경험한 것의 여가와는 거리가 있는 것 같다. 통제는 활동에 참여하기 위하여 처음 결정하는 것보다 더 많은 것을 필요로 할 수 있다.

활동의 과정에서, 개인은 다양한 양상을 느껴야 한다. 통제는 모든 현상이거나 아무 현상도 아닌 것이 아니다. 사람들은 활동이나 사건의 완전한 통제 속에 있지는 않다. 사실, 완전한 통제는 아마 바람직한 것이 아닐 수 있다. 바람직한 것은 개인이 자신의 기술이나 능력이 활동에 도전할 수 있는 것과 일치하여야 한다(Csikszentmihayli, 1975, 1985). 통제의 조절 또는 부족에 대한 느낌을 형성하는 대부분의 일들은 다음과 같은 부분을 포함한다.

- 활동의 복합성
- 참여한 사람의 수
- 활동의 기간

일반적으로, 활동이 더 복잡할수록 더 많은 사람이 관여하게 되며 기간이 더 길어지고 사람들은 자신이 통제 속에 있다는 느낌을 덜 받게 될 것이고 더욱 여가라는 느낌을 느끼게 될 것이다. 통제는 복잡한 문제 같은 것 때문에, 자유롭게 선택된 활동은 종종 그것이 완전히 끝나기 전에는 여가활동이라고 결정될 수 없다. 즉, 개인이 경험에 대해 숙고해 보고 경험이 있었던 통제의 양에 비중을 두기 전까지는 여가 경험이 있느냐 없느냐의 결정은 명확히 이루어질 수 없을 것이다. 가끔은 통제의 부족과 관련된 지난 경험이나 참여에 기반하여, 개인은 여가를 경험할 것이라는 증가된 변화에서 특정한 활동에 참여하거나 변화시킬 수 있는 확실한 결정을 할 수 없다.

예를 들면, 시카고의 고층아파트에 혼자 살고 있는 60세인 Barbara를 생각해보라(그림 12-1). 그녀는 세 딸과 근처에 살거나 수시로 방문하는 여러 손자와 손녀가 있다. 비록 그녀는 그녀의 방문자를 좋아할지라도, 그들의 요구로부터 벗어날 수 있기를 종종 바라기도 한다. 최근 Barbara는 선물로 그 나라에서 어느 곳이든 두 번 여행하거나 또는 한 명을 동행하여 한 번 여행할 수 있는 비행기표 2장을 받았다. 크리스마스 때 사촌을 방문하기 위해 Barbara가 휴스톤을 방문하기로 계획했을 때, 그녀의 손녀 중 하나인 Cherie를 데려가기로 했다. 그러나 결국 그녀는 혼자 여행을 두 번 가야겠다고 결심했다. 그녀의 말에 따르면 "잠시 동안 나는 생각을 하지 못했다. Cherie와 함께 간다면 재미있을 것 같다고 생각했다. 하지만 그때 이것은 나를 위한 것이 아니라고 생각했다. 8살짜리와 함께 간다면 내가 얼마나 즐길 수 있을까? 나는 나 혼자 휴스턴으로 갈 것이다. 그리고 나는 추수감사절에 애틀랜타로 가는 것을 예약할 것이다. 나의 사촌이 애틀랜타에 살고 있으며, 언제나 애틀랜타에서는 즐거웠었다."

Barbara는 두 장의 표로 여가를 즐길 수 있는

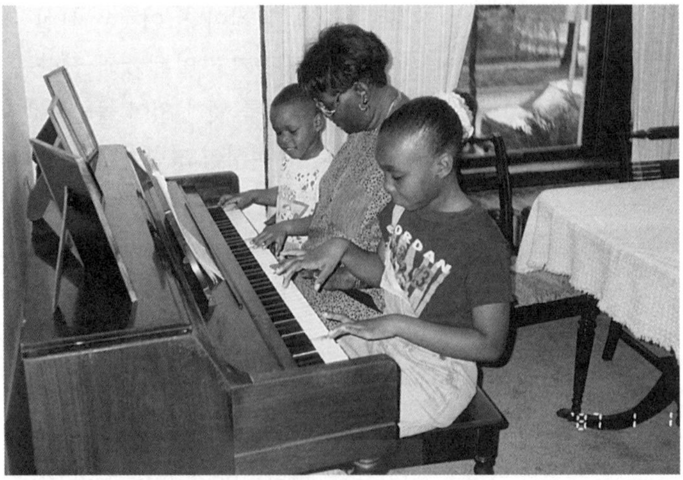

그림 12-1 Barbara는 그녀의 손자들과 함께 시간을 보내며 즐거워하고 있다(Courtesy of Anita Bundy, with permission).

방법을 골랐다. 그녀는 8살짜리와 여행을 한다면 아마도 그녀가 원하는 것들을 할 수 있는 기회가 더 적어질 것이라고 생각했다. Barbara는 Cherie와 함께 했어도 비슷한 여가를 경험했을 것이다, 그러나 그녀의 과거 경험으로는 8살짜리를 책임지는 것은 그녀가 선택할 수 있는 기회가 줄어들고 여가를 즐길 수 없었을 것이다.

결과의 결정(Determination of Outcomes)

여가의 경험을 위해서 통제되는 것은 활동의 결과를 결정하는 것으로 확대시킨다(Neumann, 1971). 이것은 특별히 창조적으로 노력하는 사람에게는 그러하지만, 활동의 결과를 결정하기에 필요한 것이 항상 여가경험의 일부는 아니다. 사실, 특정한 여가활동은 예측할 수 없을 때 특별히 선택된다. 많은 시합들이 이런 종류에 속한다(Caillois, 1979). 노인들은 종종 선호하는 여가활동이 빙고나 카드게임이라고 하였다(Havighurst, 1979). 그러나 게임하는 사람이 결과를 알 때(승자 등), 그들은 그만두고 다시 새로운 게임을 시작하므로 예측할 수 없는 것을 다시 소개하는 것이다(Caillois, 1979).

예측성이 없는 활동들은 매력적이며 일정 양의 통제는 여가가 되기 위해서 반드시 존재해야 한다. 개인은 반드시 필요한 물질(카드 등)들을 통제하는 것과 다른 상황의 측면을 느껴야 한다(파트너의 말이나 빙고 심판자의 이야기를 듣는 것 등). 뜨개질, 나무 자르기, 음식하기 같이 창조적으로 노력하는 사람들은 원하는 물건을 만드는 방법처럼 물질을 다룰 수 있는 능력이 있어야 한다. 능력에 요구되는 활동은 매우 광범위하다. 활동이 여가로 경험되는 정도는 부분적으로 개인의 신체적 기술과 능력에 의존한다(손재주, 근력 등). 그러나 가장 손재주가 있는 사람도 원하는 물건을 얻기 위해 색깔, 형태 또는 양념을 혼합시키는 미적 감각이 저하될 수 있다. 그래서 손재주가 있는 것만으로는 개인이 여가를 즐길 수 있는 충분한 통제를 한다고 할 수 없다.

능력에 맞는 도전
(Matching Challenges to Skill)

통제를 고려하면, 개인의 능력에 맞는 도전인 여가는 자신이 경험했을 때 앞에서 설명한 모든 활동들은 일반적인 것이다(Csikszentmihayli, 1975, 198; Mobily, Lemke, & Gisin, 1991). 만약 그러한 경우가 아니라면, 활동이 무엇이든 그것과 관련된 사람은 여가를 경험할 수 없을 것이다. 손자를 돌보는 할머니는 아이를 돌보는 동안 생길 수 있는 사건들에 대해 능숙하게 조정할 수 있다고 느껴야 한다. 나무를 다룰 때 여가를 경험하는 노인들은 보는 데 즐거움을 주거나, 유용한 물건을 만드는 데 필요한 물질들을 이용할 수 있을 것이라고 느껴야 한다. 이것은 장비를 사용하거나 나무를 다루는 것보다 더 많은 것을 포함하는 것이다. 또한 몇 가지 프로젝트를 완성하기 위하여 우드블럭에서 물건을 눈으로 볼 수 있거나 지그를 만들 수 있다는 것을 의미한다. 유사하게 담요나 스웨터를 뜨개질하는 여성노인은 반드시 바늘과 실을 잘 다룰 줄 알아야 하고 짜는 패턴을 쉽게 따라할 수 있어야 한다.

정신적 안정(Psychological Comfort)

활동에 자주 참여하는 것은 종종 그 활동이 정신적 안정을 줄 수 있다. 이 개념은 경쟁(기술을 도전으로 만들기)과 관련이 있다. 그러나 정신적 안정은 외적기준 보다는 내적 기준을 반영하여 비교한다. Mobily와 동료들(1991)은 매우 복합적인 읽을거리와 이에 직면한 경쟁적 독자의 예를 제공했다. 비록 개인은 외적요소에 의해 경쟁이 될 수 있지만(나이 등), 그는 정신적 불안정을 느낄 수 있다. 그래서 그는 여가에 참여하고 있다고 느끼지 않는 것 같다. Mobliy와 동료들은 개인의 여가 레퍼토리를 확인하고 그래서 다른 것으로 교체될 수 있는 활동들을 확인하는 데 초점을 두었다. 그들은 개인을 돕는 전문가들이 가치 있는 여가활동들을 대체시키는 것은 정신적 안정뿐만 아니라 경쟁심을 평가한다고 강조했다.

Beverly는 69세이다. 그녀는 취미(독서)와 신체적 활동으로 수행하는 취미(크로스컨트리 스키, 자전거타기) 또는 야외 활동(캠핑)과 같은 폭넓은 여가활동을 해왔다. 독서가 그녀의 주된 취미였지만, 최근에 강렬한 활동을 택하는 경우가 많아졌다. 지난 2년 동안, Beverly는 발뒤꿈치에 뼈돌기(bone spur)가 자라면서 격렬한 활동에 참여하는 것을 방해하는, 건강과 관련된 문제가 많았다. 이러한 뼈돌기는 단지 부분적으로만 치료되었고, Beverly는 오랜 시간의 서있기와 걷기에서는 계속 통증이 있었다. 한 친구는 Beverly에게 하이킹 대신 인라인 스케이팅을 배우지 않겠느냐고 제안하였다. 그녀는 격렬한 신체적 활동을 하지 못했지만, Beverly는 망설였다. 그녀는 그녀 나이 또래의 다른 여성들보다 인라인 스케이팅을 하는 것에 어려움이 있을 거라고 생각하지 않았지만 그것을 전혀 해본 적이 없었다. 그녀의 반응은 정신적 불편함이었다.

선택의 최상 수준 (Optimal Levels of Choice)

여가를 경험하기 위해서는 어떤 활동이라도 선택에서 최상의 레벨을 포함해야 한다. 최상의 선택은 개인이 결정하여야 하고, 활동에서 그 사람의 능력 수준이나 경험적인 기능이다. 예를 들면, 경험이 없는 화가 또는 특정 기술이나 능력이 없다고 인식하는 화가는 아마 빈 도화지보다는 몇 개가 그려져 있는 그림(paint-by-number picture)으로 여가를 경험할 확률이 더 높다. 반대로 실력 있는 화가는 페인트된 그림(paint-by-number picture)에서 지루함을 느낄 것이다.

상호관계(Reciprocity)

관계 중 상호관계는 균형과 조화를 이루고 있다는 것을 의미한다. 일반적으로 사람들은 그들이 준 만큼 그들이 받았다고 느낀다. 그렇지 않다면 빚은 증가한다(Goodman, 1984). 빚은 관계를 바꾼다. Hillman과 Chapparo(1995)는 뇌졸중 경험이 있는 노인의 직업적 역할수행에 대한 연구에 참여한 한 참여자의 이야기를 하였다. 주된 직업적 분류에 따르면 아버지이며 아버지의 역할에 참여해달라고 부탁받았을 때(여가, 자아-유지), 이 참여자는 "자아-유지"를 선택했다.

> 그는 딸과 함께 산다. 비록 아이들이 그를 돌봐주지만, 그들을 위해 어떤 것을 하는 것으로도 보답하지 못할 것 같다고 했다. 아이들과의 관계는 자신을 성공적으로 돌볼 수 있는가 하는 능력을 체크하는 데에만 관심이 있는 것 같았다.
>
> "나는 내가 아이들과 있는 것보다 더 많은 관계를 맺고 있는 것 같습니다. 이해가 되십니까?"
>
> 질문자:"아니요 다시 말씀해주시겠습니까?"
>
> "그들은 언제나 내가 어떤지 궁금해합니다. 그리고 나는 그들을 간섭하지 않았습니다!"
>
> 질문자:"무슨 말인지 알겠습니다. 그러니까 당신은 관계가 약간 한쪽으로 치우쳐 있다고 생각하십니까?
>
> "네, 그것은 그 이후에 그들은 자신들만의 상호관계를 갖고 있기 때문입니다"(p. 94).

상호관계와 통제, 동기부여, 또는 여가 사이에서 관계가 명확하지 않지만, 개인이 다른 사람에게 충분한 통제를 줄 수 있다는 것을 느껴야할 것이다. 다른 사람에게 베푼다는 느낌은 종종 노인의 여가에 중요한 동기부여를 제공한다(Allen & Chin-sang, 1990; Havighurst, 1979; Jacobson & Samdahl, 1998; Lawton, 1993). Timmer, Bode와 Dittman-Kohli(2003)는 54세 이후의 독일 노인들은 그들의 자녀를 위해 손자를 도와주는 것에 관심이 적다는 것이 상당히 놀랍다고 하였다.

상호관계는 무엇 또는 필요하다고 생각되는 누구를 돌봐주는 것이 포함될 수 있다. 남편이 죽은 이후로 혼자 살고 있는 83세의 여성노인 Muriel은 그녀가 추구하는 여가에 대해 요청받았다. 그녀가 "그녀의 새와 도마뱀"이 떠오를 때까지는 오래 시간이 걸렸다. 그녀의 표정이 좋아졌고 그녀가 들판에 있는 야생동물을 묘사함으로써 그녀의 즐거움을 전했다. 그녀는 "서로를 위해 먹이를 가져다주는 것으로써 새가 짹짹거리는 것"을 사랑한다. 겨울이 되고 그녀가 육식조를 사랑하게 되었을 때, 그녀는 "새들이 매력적으로 발음하는 아름다운 선율을 그리워한다", "까마귀와 까치들의 발자국은 도장찍는 것 같다"고 말했다. 파란혀 도마뱀은 "보물 같은 것"이다. 그녀는 도마뱀이 집에 들어오지 못하도록 지켜보아야 한다.

삶을 조정하는 방법으로서의 여가 (Leisure as Means of Taking Control of One's Life)

Jim은 87세이고, 심장과 정형외과적 문제 때문에 가동성이 줄어들었다. 그는 새로운 스쿠터로 인하여 중요한 여가에 참여할 수 있었다. 매해 Jim과 그의 아내 Jean은 해변가에서 휴식을 갖는다. Jim은 바다를 사랑하는 마음을 간직하고 있다. 그와 아내는 바다가 보이는 아파트를 구했고, 상쾌한 산들바람과 바다 소리를 들으며 긴 산책로를 따라 걸었다. 그가 "나는 자신감을 다시 얻었다. 그렇지 않으면 나는 얼간이가 되었을 것이다"라고 말했다. 스쿠터는 Jim을 어디든, 언제든, 누구에게든 갈 수 있도록 해주었다. 결국, 그는 그의 정체성과 그의 큰 즐거움을 주는 여가를 개척했다.

노인들은 그의 삶을 거의 통제할 수 없다고 느끼는 위험한 상황에 있다(Mobily, 1991; Savell, 1991). 이것은 획일화된 사람들, 장애가 있는 사람들, 격리된 사람들에서는 특히 그렇다(Jacobson & Samdahl, 1998). 여가는 통제 연습하는 데 중요한 역할을 한다(Iso-Ahola, 1980; MacNeil & Teague, 1987). 양로원 거주자들의 정통 연구에서 많은 저자들(Langer & Rodin, 1976; Perlmuter & Langer, 1982; Schulz, 1976)은 자아-긍지 증가, 행복, 활동 레벨, 미래의 희망뿐만 아니라 약물, 외로움, 지루함과 사망의 필요와 통증의 감소까지도 통제와 연관시켰다(Rodin & Langer, 1977; Schulz & Hanusa, 1978). 비슷하게 Menec과 Chipperfield(1997) 그리고 Timmer 등(2003)은 통제의 지역과 노인의 활동 사이의 관계에서 상관성이 있다는 징후를 보고하였다. 구조적 평등 모델은 일반적 상관관계를 가설화한 Menec과 Chipperfield에 의해 인정되었다. Hacobson과 Samadahl(1998)은 무시당하고 눈에 띄지 않거나, "공공장소에서의 삶"에 두려움을 갖고 있는 노인 레즈비언들이 안전한 상호작용을 위해서 그리고 그들이 찾아낸 세상보다 더 좋은 곳으로 가기 위해 그들에게 필요한 것을 갖기 위해서 "안전한 공간"을 만들 수 있다고 여가를 묘사했다. 분명한 것은, 여가가 노인이 그들의 삶을 조정하고 그들의 주체성을 표현하는 데 도움을 줄 수 있는 강력한 도구가 될 수 있다.

동기부여(Motivation)

동기는 활동에 참여하게 만드는 이유이다. 이것은 의미와 같은 뜻이다. 전형적으로, 동기부여는 여가를 결정할 때 논의되는 요소이다. 여가이론에 의하면, 동기부여는 본질적인 것이다; 이 말은, 활동이란 개인 보상 혹은 다른 누군가의 이익에 의한 장기간의 이득을 위해서가 아니라, 단지 그것과 관련되어 즐거움을 포함한 목적에 의해서 수행되어야 한다는 의미이다(Csikszentmihayli, 1975, 1985; Mannell, Zuzanek & Larson, 1988; Neulinger, 1974).

동기부여가 여가의 결정적인 중요한 요인이라는 점이 명확하다고 할지라도, 어떤 동기가 본질적인 것인가에 대한 정도(등급)는 명확하지 않다. 확실한 것은 활동에는 그 **자체에 목적(autotelic aspect)**이 있다는 점이다. 이 말은, 활동이 본래 그것의 본질적인 가치를 위해 시작한 것이든 아니든, 개인은 대부분 기쁘게 활동하거나 다양하게 경험해야 한다는 것이다(Csikszentmihayli, 1975). 대다수의 저자들(Allen & Chin-sang, 1990; Kaufman, 1993; Mannell, 1993)은 다른 사람을 돕거나 "나에게 이롭기"(예, 운동) 때문에 수행하는 것은 모두 강력한 동기유발 요인이 된다고 주장해왔다. 사실, Mannell(1993)은 참가자들로부터 본질적으로 동기가 부여된 활동보다 자유롭게 선택되고 외부적으로 동기부여 된 활동이 더욱더 집중할 수 있다는 것을 발견했다. Losier, Bourque, Vallerand(1993)은 본질적인 동기부여와 스스로 결정한 외부적인 동기부여는 여가 만족과 동등하게 관련이 있다는 것을 발견하였다.

모든 여가와 관련된 문헌에는 여가활동에서 동기부여가 항상 본질적인 것인지 아닌지 명확성이 부족하다고 하였다. 대부분의 저자들(Allen & Chin-sang, 1990; Crandall, 1980; Donald & Havighurst,1959; Havighurst, 1979; Havighurst & Feigenbaum, 1968; Kleiber, 1985; Mannell, Zuzanek & Larson, 1988; Menec & Chipperfield, 1997)은 더 나이 많은 개인들에게 일반적이거나 특정한 여가활동에 대한 동기부여에 대해 조사하고 논의해왔다. 전형적으로 많은 동기부여 또는 의미를 열거하였다. Havighurst의 목록이 대표적이며, 그와 그의 동료들이 일반적으로 여가활동과 관련된 동기나 의미로서 다음과 같은 것들을 포함시켰다:

- 단지 즐거움을 위한 것
- 일에서부터의 변화를 환영하는 것
- 새로운 경험
- 친구들과의 접촉
- 무언가를 성취할 기회
- 시간 보내기
- 창조성의 허락
- 사회적 이익
- 재정적 도움
- 자존심 증진
- 다른 사람들과 나에게 더 많은 지위 주기
- 나를 유명하게 하기

더욱이, Havighurst와 동료들(Donald & Havighurst, 1959; Havighurst & Feigenbaum, 1968)은 다른 것들보다 어떤 동기와 의미들이 더욱 흔하게 여가활동과 연관되어 있고, 사람들은 같은 활동에 있어서도 다른 동기부여와 의미를 경험한다고도 명시해왔다. Havighurst와 동료들은 활동의 특정한 동기에서 개인의 차이점들을 연구하려 시도하는 몇 안 되는 연구자들과 이론가들(Allen & Chin-sang, 1990; Henderson & Rannells, 1988; Lawton 1993; McGuire, 2004) 중 하나이다. 이런 연구자들은 노인고객들과 함께 여가 증진을 추구하는 작업치료사들에게 중요한 통찰력을 제공하여왔다(Kelly, 1982).

명백하게, Havighurst와 그의 동료들(Donald & Havighurst, 1979; Havighurst & Feigenbaum, 1968), Lawton(1993), 혹은 McGuire와 그의 동료들(2004)에 의해서 목록에 올려진 모든 여가활동에서 동기부여와 의미들이 본질적으로 고려되는 것은 아니다. 하지만, 이런 연구의 대상들이 그들의 활동에서 본질적인 보상을 경험하지 않았다거나 그들과 연관된 동기들의 외부적 특성들 때문에 그들의 활동이 덜 보상적이라는 사실에 대한 언급은 없다.

사실, Mannell, Zuzanek 그리고 Larson(1988)은 노인들이 그들 자신의 오랜 기간의 이득이나 다른 것의 이익을 위해 그들이 수행한 활동에서 가장 큰 "흐름"을 경험하였다는 것을 발견하였다. 하지만 대상자들은 외적 동기를 위해 주요하게 수행되는 특정한 여가활동들을 의미할 때, 그들은 자신의 진정한 동기로 사회적 수용을 받아들이는 것이다. 활동과 관련된 오랜 기간의 이득이나 다른 이득의 가능성에 의한 개인의 즐거움을 정의하는 개념은 "바쁜 윤리(busy ethic)"로 설명되었듯이 Ekerdt(1986)에 의해 그리고 Cohen(1987)에 의해 아이들과 놀아주는 어른들을 묘사함으로써 제안되어졌다.

흥미롭게도, 고령시민들은 종종 도박을 가치 있는 여가활동으로 보고했다(McNeilly & Burke, 2001). 카지노에 가는 것은 이러한 활동을 경솔하다거나 심지어 죄가 되는 것으로 한번쯤 생각해봤을 성인들에게도 스트레스가 적은 여가로 제공된다(p. 26). McNeilly 그리고 Burke는 어떻게 "한 번 카지노 안에 들어서면, 노인들이 포함과 참여에 일반인들과 적은 차이를 만들어 친절하고 수용적이면서 이러한 환경에서 접대되는지를 관찰했다. 그곳에는 분명히 그와 같은 활동의 많은 동기부여와 그리고 그들 사이에는 이길 수 있다는 설렘이 있다.

동기부여의 복잡성
(Complexity of Motivation)

특정한 활동에 관여하기 위한 동기부여 혹은 연관된 의미는 분명히 복잡한 현상이다. Havighurst (1979)가 지적한 바와 같이, 여가의 경험은 개인의 성격과 강하게 연관되어 있다. 어떤 것이 한 개인을 "열광하게" 하느냐는 다른 어떤 개인을 무엇이 "열광하게" 만드느냐와 매우 차이가 난다. 그러므로 몇몇 사람들은 다른 사람에게 봉사하는 것을 여가의 중요한 동기로 생각한다(Donald & Havighurst, 1959; Havighurst, 1979; Havighurst & Feigenbaum, 1968). 그리고 그것에서 의미를 찾지만(Allen & Chin-sang, 1990; Henderson & Rannells, 1988), 몇몇 사람들은 그렇지 않다 (Timmer, Bode & Dittmann-Kohli, 2003).

환경과의 상호작용을 강조하는 활동들은 내부적인 것에 초점을 둔 활동들(예, 명상, 회상, 창조적 생각, 미적 감상)보다 더 쉽게 관찰할 수 있다. 그것들은 또한 여가활동 설문지에 일반적으로 포함된다. 하지만, Lawton(1994)은 연구자들과 전문의들에게 "공상에 잠기기, 음악 듣기, 혹은 사랑하는 이를 응시하는 것과 같은 내적 활동들에 참여할 때 어떤 한 영향이 일어나는지 조사하는 것에 있어 큰 문제가 있다"고 경고하였다(p. 154). 내부에서 유도된 활동들은 여가가 아닌가? "새로운 연구가 '내성적인 활동들'이라고 불리는 부분을 조사하고 성격과 정신적 건강 결과들이 여가활동 선택과 어떻게 연관이 있는지 더 잘 이해하는 것이 필요하다"(p. 155). 뿐만 아니라, 전문의들은 성격변수들이 어떻게 개인의 여가 선택에 영향을 주는지 고려해야 한다.

여가활동은 서로 다른 사람들과 서로 다른 동기 혹은 의미가 연관된다고 한 Havighurst(Donald & Havighurst, 1959; Havighurst, 1979; Havighurst & Feigenbaum, 1968)와 Lawton(1994)은 여가와 동기 사이의 관계에서는 어느 정도 복잡성을 의미한다고 설명하였다. 특정한 활동과 관련된 더 많은 동기들은 분명하지 않을 수 있다. 그리고 많은 강력한 동기부여들이 Havighurst에 의해서 만들어진 목록에 열거하지 않을 수 있다. 여가활동을 위한 개인의 동기부여를 밝히는 것은 활동을 다른 것으로 대체할 필요가 생겼을 때 특히 중요하다.

Ron은 72세로 은퇴한 엔지니어이다. 누군가는 Ron이 물건을 만들어왔다고 기억하고 있다. 그는 상당한 시간을 작은 조각의 가구를 만들거나 그의 집에 있는 물건들을 고치는 데 전념했다. 그는 이런 활동들을 완전히 즐겼다; 그는 과정을 완수하고 모든 과정에 있어서 기쁨을 느꼈다. 그는 특히 일을 어떻게 수행할지 계산해내는 것과 필요한 지그들과 장치들을 만드는 것을 즐겼다.

몇 해 전, Ron은 목재 일과 연관이 있는 먼지와 화학적 연기에 의해 병이 악화되었다. 그는 의사에게 목재 일을 다른 활동으로 대체하라는 권고를 받았다. Ron은 대안으로 페인팅을 선택했다. 왜냐하면 그것은 부정적인 결과들을 제외하고는 대부분 똑같은 효과(창조적이 되는 것, 그의 손으로 일하는 것)를 줄 것처럼 보였기 때문이다.

대략 1년 동안 Ron은 목재 일 대신에 페인팅을 했다; 그는 좋은 페인터가 되었다. 하지만 또한 그의 새 여가 활동에 점점 환멸을 느끼게 되었다. 목재 일과 비슷한 즐거움을 얻으려 했으나 페인팅은 명확하고 적절한 대안이 아니었다. 그 해 이후, Ron은 페인트를 하지 않고, 다시 한 번 그의 목재 도구를 꺼내었다. "만약 내가 죽을 거라면," "난 행복하게 죽을 것이다"라고 그는 표현했다,

분명하게 목재 일에서 같은 현저한 동기부여를 Ron은 페인팅에서는 느끼지 못한 것이다. Ron이 전문가와 그의 동기를 연구하고 훈련하고 적절한 대안을 찾아 즐거움을 다시 찾기 위해 노력했다면 그는 목재일과 같이 부정적인 결과를 가져오지 않는 여가활동을 선택할 수 있었을지도 모른다. 하지만 불운하게도 그렇지 못하였다.

확실하게, 가끔은 다른 활동에서 예전 활동을 위한 동기를 얻고 그래서 그 사람은 그의 여가 활동을 새로운 것으로 바꾸는 데 도움을 주는 것은 가능하다. Rockwell-Dylla(1991)는 암과 두 번의 발작으로부터 살아남은 90세의 백인 남성, Les의 생애를 이야기했다. Les는 페인트 회사를 은퇴한 사장이다. 아프기 전에는, 그는 많은 여가 시간을 집 인테리어를 꾸미는 데 보냈다. 그는 나이와 장애 때문에, Les는 더 이상 가구를 옮기고 인테리어 장식을 하는데 필요한 다른 활동들을 수행하지 못했다. 그가 인테리어 장식을 하는 데 다른 사람의 도움을 받을 수 있지만, 이것은 Les에게 예전과 같은 동기부여를 주지는 않았다(혹은 그의 인생에서의 다른 사람들에게). 작업치료사의 권유로, Les는 오려낸 종이쪽지를 붙이는 그림의 기법에 참여하게 되었다. 그가 원하는 대로 색깔과 패턴을 섞거나 맞춰서 접시들과 다른 장식용품들을 만들었다. 집안 꾸미기를 대체하는 이 기법이 Les에게는 매우 성공적이었다. 대부분 집 꾸미기의 특성이 없다 할지라도, Les에게는 중요한 동기부여인 색을 "갖고서 노는"; 활동을 이 기법에서도 다시 찾을 수 있었다. 혹은 아마도 이 기법이 Les에 맞는 다른 욕구나 의미를 가져다 주었을 수도 있다.

Losier, Bourque 그리고 Vallerand(1993)는 노인들의 여가 참여를 이해하거나 촉진시키는 데 관심이 많은 전문가들에게 유용한 여가 참여의 모델을 제공하였다. 동기는 자아-결정이론에 기반한 모델의 중요한 측면 중 하나였다(Donald & Havighurst, 1959; Havighurst, 1979; Havighurst & Feigenbaum, 1968). 그들은 폭넓은 세 가지의 동기 타입인 내부적인 것, 외부적인 것 그리고 동기가 없음(당신이 특정 활동에 왜 참여하는지 이유를 모르는 것)에 대해 묘사하였다. 뿐만 아니라, 그들은 외부적인 동기부여를 자기결정적인 것과 자신이 아닌 외부 결정적인 것인 두 개의 타입으로 세분화했다. 그들은 이 네 가지 동기 유형을 자기 결정을 최대에서 최소로 연속체를 나타내는 것으로 묘사하였다.

Path분석을 사용하여, Losier, Bourque 그리고 Vallerand(1993)는 여가 기회와 제약이 여가 욕구를 결정한다는 것을 확인하였다. 뿐만 아니라, 내적으로 동기가 유발된 여가는 만족도가 높고, 참여도가 높게 되며 본질적인 욕구와 여가의 만족이 크다는 것이다.

현실의 불필요한 제약으로부터의 자유
(Freedom from Unnecessary Constraints of Reality)

Kleiber(1985)는 자유(disengagement)는 제약을 제거함으로써 만들어지는 공간/시간적 상황이라고 정의하였다. 실생활에서 불필요한 제약으로부터의 자유(해방 · 자유)는 여가에 필요한 구성요소이다. 제약들은 실제이거나 인지된 것으로 많은 형태가 있다(예, 가족의 요구, 재정적 부담, 고통, 좋지 않은 건강, 또는 장애)(Burrus-Bamel & Bammel, 1985; Havighurst, 1979; McAvoy, 1979). 개인이 여가를 즐기려 한다면, 이런 제약에서 일시적으로라도 벗어날 수 있어야 한다.

Kleiber(1985)가 언급했듯이, 자유로만으로도 충분히 여가를 만들 수 있다. 그러나 많은 사람들은 자신이 완전하게 빠져들 수 있는 활동을 찾지 않는 한 실생할의 걱정에서 완전히 벗어나는 것은 매우 어렵다고 생각한다.

어떤 삶의 요구에서 벗어난 활동에 참여하는 것이 개인이 여가를 경험할 것이라고 확신시켜 주는 것은 아니다. 사람들은 자신에게 주로 제약된 어떤 능력 혹은 자원에 의존하는 활동에 참여하고자 하는 동기를 발견한다면, 그들은 여가를 경험하는 데 굉장한 어려움을 갖고 있는 것이다.

Mary는 79살이다. 그녀의 시력은 과도한 음주의 결과로 지난 15년 동안 계속해서 나빠지고 있다. 그녀 일생 동안, 독서는 그녀의 주된 여가였다. 그녀는 종종 하루에 몇 시간씩 책을 읽곤 했다. 하지만 Mary의 시력은 이제 그녀가 더 이상 크게 프린트된 책도 읽지 못할 정도로 나빠졌다. Mary는 독서 대신 책, 테이프 혹은 라디오에 대해서 이야기 하는 것에 흥미를 보이지 않는다. 사실, 그녀는 삶의 제약에서 벗어나게 해주는 음주 외에는 어떤 활동도 관심을 갖지 못했다. 그녀가 흥미를 보이는 유일한 활동은 시력에 의존하는 것이다. 그러므로 그녀의 "여가"는 그녀를 가장 걱정스럽게 하는 그녀의 생의 제약을 연속적으로 떠오르게 한다. 그녀가 자유로움을 시도하면, 그녀는 실제로 더욱 그녀의 어려움을 인지하게 된다. Mary는 술을 마심으로써 해방되는 데 성공했지만, 술은 그녀의 시각장애를 악화시켰고 여가를 경험할 수 있는 능력이 감소되었다. Mary는 좋지 못한 상황에 처해 있다. 그녀는 비판적 능력을 없애는 여가 추구에 참여되도록 동기부여 되었다; 왜냐하면 그녀는 쓰여진 글에 대해서는 "조절" 능력이 거의 없었기 때문에, 시각적 장애의 제약에서 벗어날 수 없었다. 대안적인 여가를 선택할 수 있게 하기 위해 Mary는 독서에서 얻었던 재미를 끌어내고 시야에 많이 의존하지 않고 가장 중요한 재미를 얻을 수 있는 활동을 수행하는 데 도움이 필요할 것이다. 대신, Mary가 활동을 통해 만족할 수 있다면 여가의 해방과 기회를 가능케 하는 다른 중요한 동기부여를 찾는 데 도움을 받을 수도 있다.

관여(Engagement)

많은 저자들(Csikszentmihayli, 1975, 1985; Gunter, 1980; Kleiber, 1985; Mannell, 1993; Wilson, 1981)은 여가를 특징화하는 활동에 완전히 참여하는 것을 설명하는 데 다양한 단어[예, **흐름(flow), 약속, 포함, 중대한 여가(serious leisure), 약속된 여가(committed leisure)**]를 사용하였다. 여가활동을 약속하는 것과 관련된 자기 의식의 손실, 열린 인지 세트, 그리고 즐거운 느낌들은 여가활동 경험에 결정적이다(Csikszentmihayli, 1975, 1985; Kleiber, 1985). 완전히 빠져드는 여가 활동은 자아-실현으로 이끈다(Csikszentmihayli & Kleiber, 1991).

완전한 관여의 개념은 특히 노인들의 여가를 촉진시키는 것을 조사하고 추구함에 있어 특히 강력하다. 노인에게 "당신이 수행할 수 있는(다른 모든 것을 잊어버리는) 활동에 대해서 말해보라"

라고 묻는 것은 그들의 여가시간에 무엇을 하느냐고 묻는 것보다 여가의 경험을 연구하는 데 더 성공적이었다.

후자에 대한 대답으로, 사람들은 종종 아무런 여가활동을 하지 않는다고 대답한다. 만약 그들이 질문에 대답하려 한다면, 그들은 골프, 정원 가꾸기, 게임, 또는 TV 시청과 같이 사회적으로 허용된 여가활동을 대답하면 억압된 것처럼 보인다. 대조적으로, 그들이 완전하게 수행하고 있는 활동들에 대해서 말할 때에는 그들의 경험에 대해 많은 이야기를 한다(Geertz, 1973). 이것은 그들이 취미로부터 얻고자 하는 이득에 관한 더 많은 정보를 이끌어내는 것을 쉽게 한다. 열중하는 활동에 참여하는 능력을 잃은 사람들의 경우에, 또한 이전에 즐겼던 활동이나 적절한 대안적 활동에 적응하는 것이 가능한지 아닌지 혹은 가치있는 것인지에 대한 조사를 하여야 한다.

Desiree는 78세의 전통적인 나바호족 여성이다. Desiree는 어렸을 적부터 참여해온 모든 전통적인 활동들 뿐만 아니라, 나바호족 정부에 의해서 지원되는 보호소에서 자원봉사자로 주당 몇 시간씩 일을 하였다. 그녀에게 어떠한 여가를 하고 있는지 물었을 때(통역가를 통해) 그녀는 크게 웃었다. 그녀는 어렸을 적에도 놀 시간이 없었다고 말했다. 장애인 할머니와 같이 살았으며 이동을 요구하는 모든 가정일(요리와 청소를 포함해)과 양을 돌보는 책임이 있었다고 말했다. 그녀는 일생 동안 집안일로 대부분의 시간을 보냈으며, 항상 무언가 해야 할 일이 있었다. 노는 것과 여가는 "시간낭비"였다. 그녀는 쉬기 위해 앉아있는 것조차 하지 못했다. Deriree는 여가에 관해서 이야기하는 것은 흥미가 없었다. 대화 내내, 그녀의 목소리 톤은 근엄했고, 질문자에게 왜 이런 바보 같은 질문을 하느냐고 물었다.

대조적으로, Derisee가 그녀에게 지금이나 과거에 무엇인가에 완전히 빠져본 적이 있느냐고 물어보았을 때, 그녀의 목소리는 부드러워졌고 대화에 관심을 갖고 참여하기 시작했다. 그녀는 뜨개질에 대해 이야기하기 시작했다. 그녀는 세 살 때부터 뜨개실을 돌리는 것을 배웠고 조금 더 성장한 후 뜨개질을 배웠다고 말했다. 그녀가 뜨개실을 돌리거나 뜨개질을 하게 되면 그녀는 다른 모든 것들을 잊게 된다고 말했다.

나바호족 여성들은 양탄자를 패턴에 따라 짜지 않고, 그보다는 그들이 머릿속에 상상하는 패턴을 베틀에서 만들어낸다. Desiree는 양탄자의 패턴이 나타남에 따라 " 그 자신의 삶을 살기 시작" 하며, 그녀는 그 창조적인 일에 더 빠져들게 된다고 말하였다. Csikszentmihayli(1985)와 그의 동료들(Csikszentmihayli & Graef, 1980; Larson & Csikszentmihayli, 1983)은 노인들에게 활동에 완전히 빠져본 시간에 대해 물어보았을 때 비슷한 혜택을 설명하였다.

노인들에게 여가 촉진을 추구하는 전문가들은, 한 사람이 완전하게 빠져든 여가를 조사하는 것은 특별히 가치가 있다고 하였다(Krefting & Krefting, 1991). Rowles(1991)는 노인들이 특히 더 인터뷰에 잘 응해주었다고 말했다. 중재를 발전시키고자 하는 목적으로 상담을 하는 것은 많은 이야기와 필요한 부가적 세부사항이 요구될 때 가장 유용하다.

완전히 빠져드는 것은 그 활동에 빠져든 사람이 통제의 감각을 느낄 수 있고 그가 실생활의 걱정에서 벗어날 수 있다면, 그리고 충분히 자극을 줄 수 있다면 사실상 모든 활동에서 일어날 수 있다(Csikszentmihayli, 1975, 1985; Kleiber, 1985). 우리는 노인들이 사회적으로 승인된 여가활동에 적응하는 것을 원하지 않는다. 그것보다는 사람들이 완전히 빠져들 수 있고, 자신이 정의한 여가(자아실현)의 재미를 얻는 것을 추구한다. 그렇게 함으로써 우리는 그들이 누구인지에 대한 그들이 만들고 싶어 하는 이야기의 종류를 만드는 데 도움을 주기를 원한다.

시험적 모델(A Tentative Model)

여가에 관련된 4개의 개념을 다음과 같이 설명하였다:

1. 조절
2. 동기부여
3. 현실에 불필요한 제약으로부터의 자유
4. 여가에 완전한 참여

이러한 요소 중 어떤 것도 일괄적인 현상으로는 설명될 수 없고, 각각은 연속적인 것으로 설명하는 것이 훨씬 더 좋다. 우리는 조절, 동기부여, 현실에 불필요한 제약으로부터의 자유, 개인이 활동에 완전히 흡수되든 어떻든, 활동으로 자아실현을 하든 어떻든 결정한다고-즉, 개인은 어떻게든 여가를 경험하게 된다. 여가에서 전체적으로 관련된 조절, 동기부여, 자유에 부가적으로 기여하는 것을 그림 12-2에 도식적으로 설명하였다.

여가의 요소들은 서로 영향을 미친다. 이 말은, 그들이 거의 조절을 느끼지 못하는 활동에 참여하는 사람은 현실의 억압으로부터 해방될 수 없다는 것이다. 반대는 또한 사실일 것 같다. 그러므로 우리의 모델은 개선이 요구된다. 하지만 노인중재 계획 세울 때 이런 방법으로 여가를 개념화하는 것이 유용하다는 것을 알 수 있다.

이상적인 중재의 결과는 사람들이 다음과 같은 활동의 레퍼토리를 발전시키는 것이다:

- 사람들이 완전히 빠져들 수 있는 활동
- 자아실현을 이루게 하고 자아정체성에 대해 가치 있는 진술을 하게 하는 활동

여가의 요소들을 고려할 때, 우리가 다음과 같은 사항들을 할 수 있도록 한다.

- 각각의 개인들이 특정한 활동의 내용에서 그들이 관련된 위치에서 반영되도록 한다.
- 어떤 요소가 중재에서 가장 생산적으로 산출하는지에 대해 결정하게 한다-우리가 이 사람이 일상에서 여가를 경험하도록 하기 위해서 어디에서 개입이 가능하고, 개입해야 하는가?

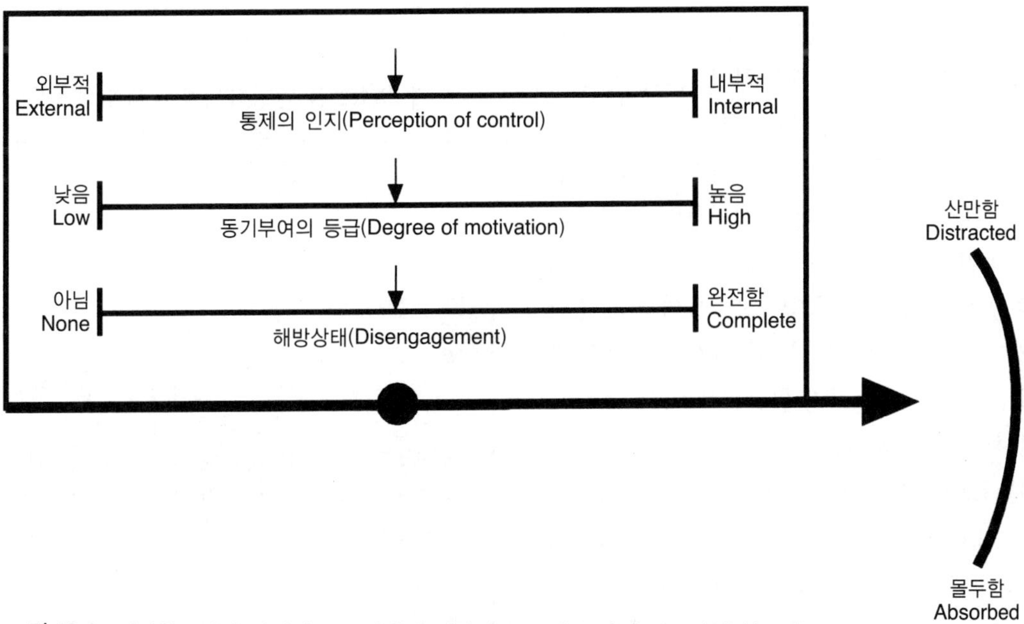

그림 12-2 여가활동에서 전체적으로 관련된 여가의 요소에 부가적으로 기여하는 것.

글상자 12-1 평가

- 여가의 평가는 개인이 여가를 경험했는지를 알아내는 것을 추구한다.
- 평가는 만약 그것이 활동 안에서의 불필요한 제약으로부터의 내부적인 조절과 자유, 근본적인 내부적인 동기부여의 존재를 조사한다면 여가를 증진시키는 중재로 더욱 이끌 것 같다.
- 노인들에게 여가를 조사하는 데 인터뷰는 필수적이다. 다음과 같은 질문들이 포함되어야 한다.
  - (현재와 과거에) 어떤 활동이 당신을 완전히 몰입하게 하고 당신으로 하여금 다른 모든 것을 잊도록 하였는가?
  - 당신은 그 특정 활동으로부터 무엇을 얻었는가? 다른 활동들 대신에 왜 그것을 행했는가?
  - 당신은 당신이 원했던 방식으로 이러한 활동들이 나오도록 만들고 느끼는 것이 어떻게 가능한가?
- 고객에게 현실의 불필요한 제약으로부터의 자유, 내부적인 통제, 근본적인 동기부여를 반영하는 연속체 사이에서 그것들을 순위를 매기라고 하는 것은 그들의 인지를 얻는 데 도움이 될 수 있다.

여가의 증진: 모델의 적용 (Promotion of Leisure: Application of the Model)

여가에 적용된 모델은 구성 사이의 관계에 대해 설명하고, 의미 있는 예측을 하며, 개인에게 성공적인 중재를 제공하기 위해 치료사에게만 허용되는 범위이다. 성공적인 중재는 철저한 평가에 따라 결정된다. 여가의 평가는 여가 요소에 구성된 개념화를 반영할 때 더 철저해지는 경향이 있다(예, 가장 적절한 일면을 얻기 위해). 글상자 12-1에서는 여가의 평가를 설명하였다. 글상자 12-2에서는 직업적인 관여의 여가적인 측면을 증진시키기 위한 중재에 중점을 두어 설명하였다.

우리는 여가가 활동에서 전체적인 관계의 경험으로 정의될 수 있는 여가를 제안하였다. 우리는 조절, 동기부여, 그리고 실제 삶의 억압에서 벗어날 수 있는 능력의 세 가지의 요소들이 여가 경험에 기여한다고 제안하였다. 이 여가의 개념적 모델에 근거한 평가는 특정 활동들을 이런 각 요소들의 시험을 포함한다. 이러한 정보를 수집하는 데에는 Lesure Diagnostic Battery(Witt & Ellis, 1989), Leisure Satisfaction Scale(Ragheb & Beard, 1980), 그리고 Experiences of Leisure Scale(Meakins et al., 2005)과 같은 체크 리스트들을 사용하는 것을 포함하여 여러 가지 방법이 있다. 우리는 노인의 심리정신측정의 가장 좋은 체크리스트에 대해 잘 알고 있지 않지만, 상담이 필수적인 도구라고 생각한다(Chang & Card, 1994).

임상의들은 여가를 다음과 같이 평가하라고 조언하였다.

- 개인이 완전히 열중할 수 있는(다른 모든 것을 잊을 수 있는) 활동들에 대한 질문
- 각 활동에서 개인의 동기, 통제의 정도, 해방의 기회에 따른 조사
- 여가 요소들을 반영하는 연속체 중에서 그 혹은 그녀가 스스로 등급을 매기도록 묻는 것 역시 도움이 된다.

글상자 12-2 중재

- 여가는 중요한 일생의 소일거리이고 그것의 촉진은 중재의 훌륭한 목표이다.
- 여가는 스스로 결정하는 것이기 때문에 여가증진을 위한 중재는 고객 개인의 욕구와 갈망에 맞춰져야 한다.
- 혼자 혹은 어느 규모의 그룹으로 경험되는 여가는 개인에 의존해야 한다.

평가에서, 임상의들은 다음과 같은 사항들에 대해 결정하고자 하였다.

- 개인이 여가를 경험했는지 안했는지
- 특정 활동의 상황에서 여가 경험에 기여하는 요소들의 관련적 존재 여부
- 이런 요소들 사이의 내부적 관계

이러한 정보들이 수집되었을 때, 중재의 유효성을 계획하고 평가하는 것이 가능하다. 중재는 여가경험을 증진시키고 개인에게 맞추고 개인을 대상하여 이와 관련된 장애물을 제거하는 것이다. 우리는 이 과정을 두 가지의 사례연구를 통하여 설명할 것이다.

■ 요약(Summary)

이 장에서, 우리는 노인들이 그들의 정체성에 대해 중요한 하나의 주장을 만드는 것을 통한 경험으로 여가를 생각하였다. 여가가 개인이 완전히 빠져드는 활동에서의 경험이라고 제시하였다. 여가경험에 기여하는 3가지 요소, 통제, 동기부여, 그리고 현실에서의 불필요한 제약으로부터의 자유들을 기술하였다. 우리는 노인과의 여가를 조사하고 증진시키기 위한 방법론을 제시하였다. 우리는 다음과 같이 희망한다.

- 그들의 고객과의 여가 경험들을 증진시키려 노력하는 전문가들은 우리의 모델을 그들의 평가와 중재를 형태화하는 데 사용할 것이다.
- 이 모델은 그것의 개선을 차례로 이끌어낼 수 있는 연구를 유발시킬 것이다.

사례 연구(Case Study)

Anna는 혼자 사는 83세의 여자이다. 그녀는 중재 6개월 전에 가벼운 뇌혈관장애(CVA)를 앓았다. Anna는 그녀의 가족을 위해 요리하는 것이 그녀가 가장 열중하는 활동이라고 말했다. 많은 양의 음식을 요리할 때, 다른 모든 것을 잊을 수 있었고, 이벤트를 하고 재료를 완전하게 혼합하여 만드는 것에 사로잡혔다. 그러나 Anna는 그녀의 뇌혈관장애 이후로 그녀가 더 이상 요리를 할 수 없다는 것에 불평하였다. 그녀가 여전히 요리를 할 수 있다 할지라도, 그녀는 그녀의 가족을 위해서가 아닌 오직 그녀 자신을 위해서 하였다. 그리고 그녀는 요리를 하는 것보다는 믹스(혼합가루)를 사용하도록 강요받았다. 이러한 상황에 대한 적응은 그녀가 요리하면서 즐겼던 여가 경험과 같은 즐거움을 그녀에게 주지 못했다. Anna의 요리를 위한 프로필은 그림 12-3에 요약하였다.

Anna는 특정 종류의 음식을 하는 것에 동기가 부여되었고, 그녀는 경험을 즐겼고 그것이 그녀 가족에게 헌신하는 방법으로 여겼다. 있는 재료로 만드는 요리에서 Anna의 문제는 통제였다. 그녀의 왼쪽 팔이 약하고 비정상으로 움직이기 때문에, 그녀는 더 이상 프라이팬을 들고 옮기는 데 불편함을 느꼈다. 뿐만 아니라, 그녀는 시간감각을 잃은 듯했고, 그녀가 싱크대에서 다른 어떤 일을 하고 있는 동안 무언가가 스토브에서 타는 것에 대해 걱정했다. 이런 걱정들은 실생활에서 완전히 벗어나는 것을 방해했다. 왜냐하면 그녀는 신체적 제한에 의해 그녀에게 주어진 부담이 끊임없이 생각났기 때문이다. 조절부족과 무능력은 Anna가 완전한 열중을 경험하는 것을 막았다.

Anna와 함께 일한 직업치료사는 Anna의 팔을 보다 정상적인 패턴으로 움직이는 것을 용이하게 함으로써, 그녀가 더욱 빠르게 움직일 수 있도록 도움을 주었다. 치료사는 Anna가 선택한 복잡한 요리 활동의 과정에 개입하였다. 직업 치료사는 그녀의 중재의 목적이 특정 방법으로 요리를 하기 위해 더 많은 조절력을 얻음으로써 여가를 경험할 수 있다는 것을 이해했다. 그래서 그녀가 중재를 결정할 때, 그녀는 움직임 조절보다는 여가를 위한 것으로 결정하였다.

사례 연구(Case Study) *(계속)*

Anna의 중재는 매우 성공적이었고 상당히 짧은 기간(6주)이 걸렸다. 직업치료사가 마지막 중재 작업 몇 주 후에 Anna와 전화로 접촉했을 때, Anna는 너무 바빠서 말을 할 수 없었고, 그녀의 가족을 위한 추수감사절 저녁식사를 준비하는 중이었다.

요리에 대한 Anna의 문제점은 그녀의 통제감정을 줄이고 실상의 제약으로부터의 해방되는 것을 막는 신체적 제한과 관련이 있다. Anna와 같은 사람들은 작업치료사로부터 중재를 제공받는다. 하지만 가끔 중재는 여가 경험을 제공하는 것보다는 움직임의 조절을 제공하는 데 집중한다. 움직임의 조절에 주력한 중재가 Anna에게 효과적일 수 있겠지만 우리는 중재가 여가를 즐기도록 하는 데 중점을 두었기 때문에 훨씬 더 의미가 있다고(그리고 아마도 더 짧은 기간의) 생각한다.

질문(Questions)

1. 치료사는 Anna가 무엇에 가장 빠져있는지를 왜 평가하면서 시작하였나?
2. Anna의 뇌혈관장애에 의해 생긴 제한을 어떻게 직업적인 제정으로 그녀의 가치와 상호작용하였는가?
3. 치료사는 Anna의 신체적 제한을 개선하는데 왜 초점을 맞추지 않았는가?

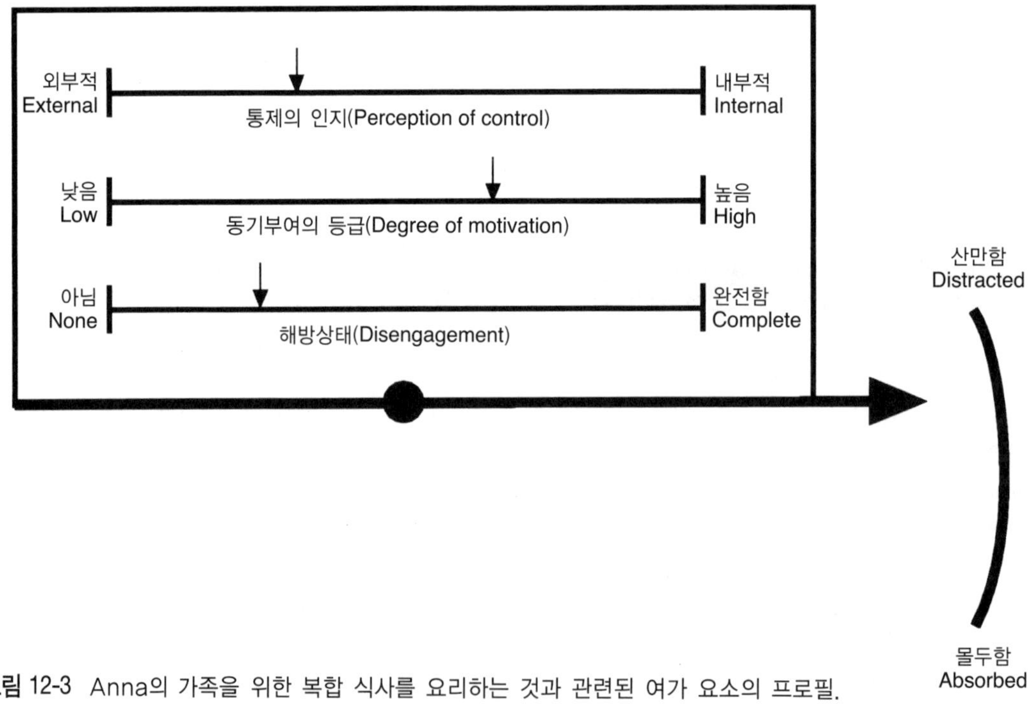

그림 12-3 Anna의 가족을 위한 복합 식사를 요리하는 것과 관련된 여가 요소의 프로필.

복습 문제(Review question)

1. 여가를 정의하라.
2. 여가 활동으로 활동을 정의하는데 어떤 특징들이 가장 중요한가?
3. 어떤 방법에서 노인들에게 여가 활동이 중요한가?
4. 어떤 방법에서 여가가 정체성의 표현을 나타내는가?
5. 어떠한 고려사항이 여가에서 노인이 최상의 참여를 하도록 중재하는데 중요한가?
6. 퇴직자 그룹이나 양로원에서 단체여가활동을 관찰하여라. 통제, 동기부여, 해방. 그리고 환경 이 4가지 요인들을 사용하여 결과에 대한 참가자들의 반응을 묘사하여라. 이 장에서 묘사된 모델을 사용하여 이것들을 서술하라.

웹 기반 자료(Web-Based Resources)

여가의 경험에 관한 유용한 정보:

www.agingblueprint.org, **National Blueprint for Aging**, date connected March 27, 2007. This site pertains to active lifestyles.

www.csuchico.edu/kine/tasp, **The Association for the Study of Play**, date connected March 27, 2007. This site features a multidisciplinary group interested in the study of play and leisure across the life span in humans and animals. Included are environments for play and leisure and related topics.

참고문헌(References)

Abramson, L. Y. (1978). Learned helplessness in humans: Critique and reformulation. *Abnormal Psychology, 87*(1), 49–74.

Adams, R. G. (1993). Activity as structure and process. Friendships of older adults. In J. R. Kelly (Ed.), *Activity and aging* (pp. 73–85). Newbury Park, CA: Sage.

Allen, K. R., & Chin-sang, V. (1990). A lifetime of work: The context and meanings of leisure for aging black women. *The Gerontologist, 30*(6), 734–740.

Atchley, R. C. (1989). A continuity theory of normal aging. *The Gerontologist, 29,*183–190.

Atchley, R. C. (1993). Continuity theory and the evolution of activity in later adulthood. In J. R. Kelly (Ed.), *Activity and aging* (pp. 5–16). Newbury Park, CA: Sage.

Beck, S. H., & Page, J. W. (1988). Involvement in activities and the psychological well-being of retired men. *Activities, Adaptation & Aging, 11*(1), 31–47.

Bevil, C. A. (1993). Leisure activity, life satisfaction, and perceived health status in older adults. *Gerontology and Geriatrics Education, 14*(3), 3–19.

Bigby, C., & Balandin, S. (2005). Another minority group: Use of aged care day programs and community leisure services by older people with lifelong disability. *Australasian Journal on Ageing, 24*(1), 14–18.

Bullock, C. C., & Howe, C. Z. (1991). A model therapeutic recreation program for the reintegration of persons with disabilities into the community. *Therapeutic Recreation Journal, 25*(1), 7–17.

Burrus-Bammel, L. L., & Bammel, F. (1985). Leisure and recreation. In J. E. Birren & K. W. Schaie (Eds.), *Handbook of the psychology of aging* (2nd ed., pp. 848–863). New York: Van Nostrand Reinhold.

Caillois, R. (1979). *Man, play, and games.* New York: The Free Press.

Chang, Y. -S., & Card, J. A. (1994). The reliability of the Leisure Diagnostic Battery Short Form Version B in assessing healthy older individuals: Preliminary study. *Therapeutic Recreation Journal, Third Quarter,* 163–167.

Chin-Sang, V., & Allen, K. R. (1991). Leisure and the older black woman. *Journal of Gerontological Nursing, 17*(1), 30–34.

Clark, F. (1991, June). *The occupations of Seward Johnson.* Paper presented at the The Second Annual Research Colloquium of The American Occupational Therapy Foundation, Cincinnati.

Cohen, D. (1987). *The development of play.* New York: New York University Press.

Coleman, D., & Iso-Ahola, S. (1993). Leisure and health: The role of social support and self-determination. *Journal of Leisure Research, 25*(2), 111–129.

Corr, S., & Bayer, A. (1992). Poor functional status of stroke patients after hospital discharge: Scope for intervention? *The British Journal of Occupational Therapy, 55*(10), 383–385.

Crandall, R. (1980). Motivations for leisure. *Journal of Leisure Research, 12*(1), 45–54.

Csikszentmihayli, M. (1975). *Beyond boredom and anxiety.* San Franciso: Jossey-Bass.

Csikszentmihayli, M. (1985). Emergent motivation and evolution of the self. In D. A. Kleiber & M. L. Maehr (Eds.), *Advances in motivation and achievement* (pp. 93–119) (Vol. 4). Greenwich, CT: JAI Press.

Csikszentmihayli, M., & Graef, R. (1980). The experience of freedom in daily life. *American Journal of Community Psychology, 8*(4), 401–414.

Csikszentmihalyi, M., & Kleiber, D. A. (1991). Leisure and self-actualization. In B. L. Driver (Ed.), *Benefits of leisure* (pp. 91–102). State College, PA: Venture.

Csikszentmihayli, M., & Rochberg-Halton, E. (1981). *The meaning of things.* New York: Cambridge University Press.

Donald, M. N., & Havighurst, R. J. (1959). Meanings of leisure. *Social Forces, 37,* 355–360.

Driver, B. L., Brown, P. J., & Peterson, G. L. (1991). Research on leisure benefits: An introduction to this volume. In B. L. Driver (Ed.), *Benefits of leisure* (pp. 3–12). State College, PA: Venture.

Drummond, A., & Walker, M. (1996). Generalisation of the effects of leisure rehabilitation for stroke patients. *British Journal of Occupational Therapy, 59*(7), 330–334.

Ekerdt, D. J. (1986). The busy ethic: Moral continuity between work and retirement. *The Gerontologist, 26*(3), 239–244.

Fabrigoule, C. (1995). Social and leisure activities and risk of dementia: A prospective longitudinal study. *Journal of the American Geriatrics Society, 43*(5), 485–490.

Fex, E. (1998). Effect of rheumatoid arthritis on work status and social and leisure time activities in patients followed 8 years from onset. *Journal of Rheumatology, 25*(1), 44–50.

Freysinger, V. J. (1993). The community, programs, and opportunities: Population diversity. In J. R. Kelly (Ed.), *Activity and aging* (pp. 211–230). Newbury Park, CA: Sage.

Gabriel, Z., & Bowling, A. (2004). Quality of life from the perspectives of older people. *Ageing and Society, 24,* 675–691.

Garcia-Martin, M. A., Gomez-Jacinto, L., & Martimportugues-Goyenechea, C. (2004). A structural model of the effects of organized leisure activities on the well-being of elder adults in Spain. *Activities, Adaptation & Aging, 28*(3), 19–34.

Geertz, C. (1973). *The interpretation of cultures.* New York: Basic.

Goodale, T. L., & Cooper, W. (1991). Philosophical perspectives on leisure in English-speaking countries. In B. L. Driver (Ed.), *Benefits of leisure* (pp. 25–36). State College, PA: Venture.

Goodman, C. C. (1984). Natural helping among older adults. *The Gerontologist, 24*(2), 138–143.

Griffin, J., & McKenna, K. (1998). Influences on leisure and life satisfaction of elderly people. *Physical and Occupational Therapy in Geriatrics, 15*(4), 1–16.

Gunter, B. G. (1980). Leisure styles: A conceptual framework for modern leisure. *Sociological Quarterly, 21*(3), 361–374.

Havighurst, R. J. (1979). The nature and values of meaningful free-time activity. In R. W. Kleemeier (Ed.), *Aging and leisure* (pp. 309–344). New York: Arno Press.

Havighurst, R. J., & Feigenbaum, K. (1968). Leisure and lifestyle. In B. L. Neugarten (Ed.), *Middle age and aging: A reader in social psychology* (pp. 347–353). Chicago: University of Chicago Press.

Henderson, K. A., & Rannells, J. S. (1988). Farm women and the meaning of work and leisure: An oral history perspective. *Leisure Sciences, 10*(1), 41–50.

Hillman, A. H., & Chapparo, C. J. (1995). An investigation of occupational role performance in men over sixty years of age following a stroke. *Journal of Occupational Science, 2*(3), 88–99.

Hogg, J. (1993). Creative, personal and social engagement in the later years: Realisation through leisure. *The Irish Journal of Psychology, 14*(1), 204–218.

Husaini, B. A., & Moore, S. T. (1990). Arthritis disability, depression, and life satisfaction among black elderly people. *Health Social Work, 15*(4), 253–260.

Iso-Ahola, S. E. (1980). *The social psychology of leisure and recreation.* Dubuque, IA: W.C. Brown.

Iso-Ahola, S. E., Jackson, E. L., & Dunn, E. (1994). Starting, ceasing, and replacing leisure activites over the life-span. *Journal of Leisure Research, 26*(3), 227–249.

Jackson, E. (1990). Variations in the desire to begin a leisure activity. Evidence of antecedent constraints? *Journal of Leisure Research, 22*(1), 55–70.

Jackson, E., & Dunn, E. (1988). Integrating ceasing participation with other aspects of leisure behavior. *Journal of Leisure Research, 20*(1), 31–45.

Jacobson, S., & Samdahl, D. M. (1998). Leisure in the lives of old lesbians: Experiences with and responses to discrimination. *Journal of Leisure Research, 30*(2), 233–255.

Kaufman, S. R. (1993). Values as a source of the ageless self. In J. R. Kelly (Ed.), *Activity and aging* (pp. 17–24). Newbury Park, CA: Sage.

Kelly, J. R. (1982). Leisure in later life: Roles and identities. In N. J. Osgood (Ed.), *Life after work* (pp. 268–292). New York: Praeger.

Kelly, J. R. (1993). Theory and issues. In J. R. Kelly (Ed.), *Activity and aging* (pp. 5–16). Newbury Park, CA: Sage.

Kelly, J. R. (1996). *Leisure.* Englewood Cliffs, NJ: Prentice Hall.

Kielhofner, G. (1995). *A model of human occupation: Theory and application* (2nd ed.). Baltimore: Williams & Wilkins.

Kinney, W. B., & Coyle, C. P. (1992). Predicting life satisfaction among adults with physical disabilities. *Archives of Physical Medicine and Rehabilitation, 73*(9), 863–869.

Kleiber, D. A. (1985). Motivational reorientation in adulthood and the resource of leisure. In D. A. Kleiber & M. L. Maehr (Eds.), *Advances in motivation and achievement* (pp. 217–250). Greenwich, CT: JAI Press.

Kleiber, D. A., Hutshinson, S. L., & Williams, R. (2002). Leisure as a resource in transcending negative life events: Self-protection, self-restoration, and personal transformation. *Leisure Sciences, 24,* 219–235.

Krefting, L., & Krefting, D. (1991). Leisure activities after a stroke: An ethnographic approach. *American Journal of Occupational Therapy, 45*(5), 429–436.

Langer, E. J., & Rodin, J. (1976). The effects of choice and enhanced personal responsibility for the aged: A field experiment in an institutional setting. *Journal of Personality and Social Psychology, 34*(2), 191–198.

Larson, R., & Csikszentmihayli, M. (1983). The experience sampling method. In Reis, H. T. (Ed.), *Naturalistic Approaches to Studying Social Interaction. (New Directions for Methodology of Social and Behavioral Science, no. 15)* (pp. 41–56). San Francisco, CA: Jossey-Bass.

Lau, A., Chi, I., & McKenna, K. (1998). Self-perceived quality of life of Chinese elderly people in Hong Kong. *Occupational Therapy International, 5*(2), 118–139.

Lawton, M. P. (1993). Meanings of activity. In J. R. Kelly (Ed.), *Activity and aging* (pp. 25–41). Newbury Park, CA: Sage.

Lawton, M. P. (1994). Personality and affective correlates of leisure activity participation by older people. *Journal of Leisure Research, 26*(2), 138–157.

Lindberg, M. (1995). Quality of life after subarachnoid haemorrhage and its relationship to impairments, disabilities. *Scandinavian Journal of Occupational Therapy, 2*(3–4), 105–112.

Losier, S. F., Bourque, P. E., & Vallerand, R. J. (1993). The motivational model of leisure participation in the elderly. *Journal of Psychology, 127*(2), 153–170.

MacNeil, R., & Teague, M. (1987). *Ageing and leisure: Vitality in later life.* Englewood Cliffs, NJ: Prentice Hall.

Mactavish, J., & Mahon, M. J. (2005). Leisure education and later-life planning: A conceptual framework. *Journal of Policy and Practice in Intellectual Disabilities, 2*(1), 29–37.

Mannell, R. C. (1993). High-investment activity and life satisfaction among older adults: Committed, serious leisure, and flow activities. In J. R. Kelly (Ed.), *Activity and aging* (pp. 125–145). Newbury Park, CA: Sage.

Mannell, R. C., Zuzanek, J., & Larson, R. (1988). Leisure states and flow experiences: Testing perceived freedom and intrinsic motivation hypothesis. *Journal of Leisure Research, 20*(4), 289–304.

Mansson, M. (1995). On life satisfaction and activity preferences in long-term survivors after stroke. *Scandinavian Journal of Occupational Therapy, 2*(2), 51–55.

McAvoy, L. H. (1979). The leisure preferences, problems, and needs of the elderly. *Journal of Leisure Research, 11*(1), 40–60.

McGuire, F. A. (1989). Integrating ceasing participation with other aspects of leisure behavior. A replication and extension. *Journal of Leisure Research, 21*(4), 316–326.

McGuire, F. A. (2004). *Leisure and aging: Ulyssean living in later life* (2nd ed.). Champaign, IL: Sagamore.

McNeilly, D. P., & Burke, W. J. (2001). Gambling as a social activity of older adults. *International Journal of Aging and Human Development, 52*(1), 19–28.

McPherson, B. D. (1991). Aging and leisure benefits: A life cycle perspective. In B. L. Driver (Ed.), *Benefits of leisure* (pp. 423–430). State College, PA: Venture.

Meakins, C., Bundy, A. C., & Gliner, J. (2005). Reliability and validity of The Experience of Leisure scale (TELS). In F. McMahon, D. E. Lytle, & B. Sutton-Smith (Eds.), *Play: An interdisciplinary synthesis* (Vol. 6, pp. 255–267). Lanham, MD: University Press of America.

Menec, V. H., & Chipperfield, J. G. (1997). Remaining active in later life: The role of locus of control in seniors' level participation, activity, health, and life satisfaction. *Journal of Aging and Health, 9*(1), 105–125.

Mishra, S. (1992). Leisure activities and life satisfaction in old age. A case study of retired government employees living in urban areas. *Activities, Adaptation & Aging, 17*(4), 7–26.

Mobily, K. E., Lemke, J. H., & Gisin, G. J. (1991). The idea of leisure repertoire. *The Journal of Applied Gerontology, 10*(2), 208–223.

Neulinger, J. (1974). *The psychology of leisure: Research approaches to the study of leisure.* Springfield, IL: Charles C Thomas.

Neumann, E. A. (1971). *Elements of play.* New York: MSS Information.

Pardasani, M. P. (2004). Senior centers: Focal points of community-based services for the elderly. *Activities, Adaptation & Aging, 28*(4), 27–44.

Parker, C. J., Gladman, J. R. F., Drummond, A. E. R., Dewey, M. E., Lincoln, N. B., Barer, D., et al. (2001). A multicentre randomized controlled trial of leisure therapy and conventional occupational therapy after stroke. *Clinical Rehabilitation, 15*(1), 42–52.

Pereira, R. B., & Stagnitti, K. (2006). *The relationship between leisure experiences and health in an ageing Italian community in Australia.* Paper presented at the 14th World Federation of Occupational Therapists Congress, Sydney, Australia.

Perlmuter, L. C., & Langer, E. J. (1982). The effects of behavioral monitoring on the perception of control. *Clinical Gerontologist, 1*(2), 37–43.

Purcell, R. Z., & Keller, M. J. (1989). Characteristics of leisure activities which may lead to leisure satisfaction among older adults. *Activities, Adaptation & Aging, 13*(4), 17–29.

Ragheb, M. G., & Beard, J. G. (1980). Leisure satisfaction: Concept, theory, and measurement. In S. Iso-Ahola (Ed.), *Social psychological perspectives on leisure and recreation* (p. 261–289). Springfield, IL: Charles C Thomas.

Riddick, C. C. (1993). Older women's leisure activity and quality of life. In J. R. Kelly (Ed.), *Leisure in later life. Roles and identities* (pp. 75–87). Newbury Park, CA: Sage.

Riddick, C. C., & Stewart, D. G. (1994). An examination of the life satisfaction and importance of leisure in the lives of older female retirees: A comparison of blacks to whites. *Journal of Leisure Research, 26*(1), 75–87.

Rockwell-Dylla, L. A. (1991). *Older adults' meaning of environment: Hospital and home.* Chicago: University of Illinois.

Rodin, J., & Langer, E. J. (1977). Long term effects of a control-relevant intervention with the institutionalized aged. *Journal of Personality and Social Psychology, 35*(12), 897–902.

Rowles, G. D. (1991). Beyond performance: Being in place as a component of occupational therapy. *American Journal of Occupational Therapy, 45*(4), 265–271.

Samdahl, D. M. (1988). A symbolic interactionist model of leisure: Theory and empirical support. *Leisure Sciences, 10*(1), 27–39.

Savell, K. S. (1991). Leisure perceptions of control and well-being: Implications for the institutionalized elderly. *Therapeutic Recreation Journal, 25*(3), 44–59.

Schulz, R. (1976). Effects of control and predictability on the physical and psychological well-being of the institutionalized aged. *Journal of Personality and Social Psychology, 33*(5), 563–573.

Schulz, R., & Hanusa, B. H. (1978). Long-term effects of control and predictability-enhancing interventions: Bindings and ethical issues. *Journal of Personality and Social Psychology, 36*(11), 1194–1201.

Scraton, S., & Holland, S. (2006). Grandfatherhood & leisure: Meanings and values across different ethnicities. *Leisure Studies, 25,* 223–251.

Searle, M. S., Mahon, M. J., Iso-Ahola, S. E., Sdrolias, H., & van Dyck, J. (1995). Enhancing a sense of independence and psychological well-being among the elderly: A field experiment. *Journal of Leisure Research, 27,* 107–124

Tatham, M. G., & McCree, S. (1992). The role of the occupational therapist in senior housing. *Journal of Housing for the Elderly, 10*(1–2), 125–138.

Timmer, E., Bode, C., & Dittmann-Kohli, F. (2003). Expectations of gains in the second half of life: A study of personal conceptions of enrichment in a lifespan perspective. *Ageing and Society, 23,* 3–24.

Tse, T., & Howie, L. (2005). Adult day groups: Addressing older people's needs for activity and companionship. *Australasian Journal on Ageing, 24*(3), 134–140.

Voelki, J. E. (1993). Activity and aging. In J. R. Kelly (Ed.), *Activity and aging.* Newbury Park, CA: Sage.

Wilson, R. N. (1981). The courage to be leisured. *Social Forces, 60*(2), 281–303.

Witt, P. A., & Ellis, G. D. (1989). *The Leisure Diagnostic Battery users' manual.* State College, PA: Venture.

Zimmer, Z., Hickey, T., & Searle, M. S. (1997). The pattern of change in leisure activity behavior among older adults with arthritis. *The Gerontologist, 37*(3), 384–392.

Zoerink, D. A. (2001). Exploring the relationship between leisure and health of senior adults with orthopedic disabilities living in rural areas. *Activities, Adaptation & Aging, 26*(2), 61–73.

승인문헌(Acknowlegement)

The authors wish to acknowledge Jean Cannella, MEd, OTR, for her contributions to an earlier version of this chapter.

제 13 장

일과 퇴직

Work and Retirement

각각의 사람은 직업을 가지고 있으며,
무엇을 하든지, 인생의 경험이며 가치이다.

Sandra Day O'Connor

목 적 (OBJECTIVES)

이 장을 읽고 난 후, 독자는 다음을 할 수 있게 될 것이다:

1. 노인 근로 인구의 특징을 설명할 수 있다.
2. 노인 근로자들을 위한 고용자 후원 복지 프로그램과 일 수행력을 향상시키는 데 있어 가치를 설명할 수 있다.
3. 노인 근로자의 일 수행력 문제점을 설명할 수 있다.
4. 노인 근로자의 지속적인 경쟁에 관여하는 특징을 설명할 수 있다.
5. 노인 근로자의 재훈련을 위한 기전을 설명할 수 있다.
6. 퇴직에 대한 결정과 퇴직 후 적응과 관계된 문제를 설명할 수 있다.
7. 퇴직 선택과 퇴직준비 프로그램의 발달에 대해서 논의할 수 있다.
8. 노인 근로자의 실업과 관계된 문제 논의를 할 수 있다.

중장년층과 노인 근로자들의 고용과 퇴직의 문제점들에 초점을 맞추어 노화와 일에 관하여 연구하는 것을 산업적 노인학이라고 한다(Sterns & Alexander, 1987). 근로 인구의 노화는 조기 퇴직의 선택, 부족의 표적, 직업 패턴, 훈련과 재훈련, 수행, 생산, 그리고 건강, 장애와 같은 독창적인 문제점들을 유발하고 있다(Sterns & Huyck, 2001).

노인들이 그들의 현재 직업들을 이어나갈 것인지 또는 직업을 바꿀 것인지는 그들의 직업 선택, 재훈련, 경험, 건강, 그리고 퇴직특혜에 의하여 결정되어질 것이다. 노인 근로자들은 젊은 근로자들과 직접적인 경쟁자가 될 것이다. 일을 계속하고 싶어하는 경쟁력 있고, 능력 있는 노인들은 미래의 일자리에서도 경쟁 상대가 되어야 한다.

이 장에서는 노인의 일과 퇴직 경험을 강조하는 데 관련성이 있는 문제들과 연구에 대해 논의할 것이다. 노인의 고용 패턴을 간주하는 최근의 데이터가 제공되어 있다. 고용과 퇴직을 결정하는 건강의 역할과 관련된 연구 문제들은 다음에 논의될 것이며, 복지 프로그램과 같은 중재도 또한 기술하였다.

이 장 다음에는 노인 근로자의 수행, 노화, 그리고 경쟁과 같은 문제들로 넘어갈 것이다. 훈련과 재훈련 그리고 다른 중재들도 논의된다. 퇴직이 고려되고 퇴직 준비의 역할과 일과 퇴직에 대한 대안적 접근도 분석되었다. 그리고 직업적이고 퇴직의 결과를 결정하는 복합적인 요소도 검사하였다. 또한 몇몇 관련 있는 문화적 문제 역시 간단히 논의할 것이다.

노인 노동력
(The Older Labor Force)

베이비붐 세대가 65세가 되는 2011년에 노동력은 더욱 더 빠르게 노화(age)될 것이다(Johnson, 2004). 노동통계국(Bureau of Labor Statistics)에 따르면, 노인과 55세 그룹은 젊은 그룹뿐만 아니라 노동력 전반에 걸친 성장보다 다섯 배 이상 커질 것이라 발표하고 있다. 노인과 55세 그룹의 노동력이 2004년에 15.6%였고 2014년엔 21.1%가 될 것이라 예측하고 있다. 2004년 노동력의 69.3%가 25~55세 그룹이 차지했지만, 이 그룹이 2014년에는 65.2%가 감소될 것이라 예측하고 있다(Bureau of Labor Statistics, 2005).

과거 50년에 걸쳐 가장 눈에 띄는 노동력의 변화는 여성 참여율의 증가이다. 여성의 노동력 참여 증가는 1950년 34%에서 2000년 60%로 증가하였다(Toossi, 2002). 노인여성의 노동력 참여도는 1955년 이래 32%에서 2005년 약 50%로 지속적인 증가를 보이고 있다(표 13-1; Barth, McNaught, & Rizzi, 1995; Rix, 2006).

게다가 노동력은 더욱 다양하게 변해가고 있다. 소수 민족의 직업 인구는 빠르게 증가하고 참여율 또한 증가하고 있다(Toossi, 2002). Toossi는 라틴아메리카인(hispanic)이 2000년 전체 노동력의 11%에서 2050년 24%로 두 배 증가할 것이라 제시하고 있다. 흑인의 점유율은 2000에서 2050년 사이 12~14% 증가할 것이고 아시아인은 2000년에 5%에서 2050년 11%로 상승할 것이다.

2,999명의 미국 노인들과의 인터뷰한 Commonwealth Fund Productive Aging Survey (1991)에서는 일을 하지 않는 노인들의 8%(75세 이상), 13%(65세~74세), 그리고 9% (55세~64세)가 일을 하길 원하고 일할 수 있는 능력이 있다고 지적하였다(Barth et al., 1995). 약 5천 4백만의 미국 노인들이 일을 원하며 능력도 있다고 보고하였다(Barth et al., 1995; Sterns & Sterns, 1995).

2004년 AARP는 베이비붐 세대의 약 80%가 은퇴시기에 시간제든 풀타임이든 일을 지속하길 원했으며, 단지 16%만 모든 일에서 손을 뗄 것이

표 13-1 연령과 성별에 따른 노동 참여: 2004년과 2005년

연령 그룹	모두		남자		여자	
	2004	2005	2004	2005	2004	2005
55-64	62.3	62.9	68.7	69.3	56.3	57.0
65-69	27.7	28.3	32.6	33.6	23.3	23.7
70-74	15.3	16.3	19.4	20.7	12.0	12.8
75+	6.1	6.4	9.0.	9.4	4.3	4.5

Source: Rix, S.(2006). *Update on the aged 55+ worker: 2005*. Washington, DC: AARP.

라 밝히고 있다. 일을 하고 싶어하는 이유는 흥미와 즐거움이 35%였고 23%는 경제적 때문이다.

대부분의 노인 노동자들은 퇴직하기 전 일의 감소와 유연한 시간 관리를 포함한 미래의 직업 고용에 대한 생각을 갖고 있을 것이다(Doeringer, 1990; Schultz, 2003). 대부분의 노동자는 그들의 주요 노동 생활의 기간 동안 적어도 한 직종에 오랫동안 종사하고 있다(Ruhm, 1990). 교량 직업(bridge job) 또는 직업의 퇴직은 가장 오래 종사한 직업의 마지막에서 퇴직시점까지의 기간을 채우는 것처럼 보인다.

노인의 일에서 거듭되는 문제는 건강이다(Quinn & Burkhauser, 1990; Sterns & Sterns, 1995). 기능적 능력에 영향을 주는 건강은 노인 근로자들의 행동에 영향을 미치는 중요한 요소들이다. 노화와 관련된 건강의 변화가 일에 영향을 주는지는 판단하기 다소 어렵다. 왜냐하면 대부분의 건강 수치들이 좋은 건강보다는 안 좋은 건강(질병 또는 장애의 존재)을 나타내기 때문이다. 또 다른 관심거리는 노인이 젊은 사람보다 일에 관련해 기능적 능력에서 더 큰 다양성을 보인다는 것이다. 노인들을 하나의 집단으로 알리는 것은 젊은 노인(young-old)을 실제의 모습보다 덜 기능적으로 표현되는 결과와 함께 기능적 능력의 실제를 왜곡시키는 일이 된다(Newquist, 1986). 기능적 능력은 평가가 어려우며, 연구에 따른 필요한 자료도 유용하지 않다. 연구는 병, 장애, 제안, 그리고 그들이 일에 연관되어 있듯이 기능적 능력까지 포함된 다양성들을 조화시키는 지시로 발전시키는 데 필요하다(Newquist, 1986). Robinson (1986)은 건강과 직업수행에서 나이의 영향과 관련이 있는 두 개의 적절한 질문을 제시하였다. 첫 번째 "중장년층의 직업 수행이 노화와 관련된 요소들에 의해 역행적으로 영향을 받는가"이고 두 번째는 "만약 그렇다면, 이런 노화와 관련된 영향들을 어떻게 하면 일자리의 중재를 통해 최소화 할 수 있는가"하는 것이다. 노동연령 인구로서, 고용자는 건강과 수행에 관련된 노화와의 관계에 주의를 기울여야 한다. 직업 수행에 영향을 주는 노화와 관련된 건강 변화는 유전적 소인, 환경적 영향, 생활 습관, 행동, 그리고 스트레스 등이다.

일반적 경향들이 있지만, 같은 나이의 사람들도 건강과 기능적 능력에 차이를 보인다. 노인연구에서 나이에 따라 신체적 인식적 능력이 감퇴되는 경향을 보이지만, 그 같은 감퇴가 작업수행력이 떨어진다는 것을 의미하지 않는다고 제안하고 있다(Salthouse & Maurer, 1996). 덧붙여, 연령의 차이, 연령 그룹 내 차이보다 훨씬 중대한 연령 그룹 내 직업수행력에 영향을 주는 수많은 요인은 성직자와 같은 직업보다 비행기 조정사와 같은 직업에서 더욱 뚜렷하다(Robinson, 1986). Sterns와 Sterns, 그리고 Hollis(1996)에 따르면, 65세 이상의 노인은 중년보다 건강에 문제가 있지만 그 차이는 작다.

건강과 기능은 중후반의 나이에 불가피하게 나빠지는 것은 아니다. 그리고 일의 위험을 줄이고 건강과 관련된 행위를 증진시키는 것과 같은 중재를 통하여 건강감퇴를 예방하거나 줄일 수 있다. 작업장은 일하는 대부분의 시간을 보내기 때문에 중재의 합리적인 부분이다. 작업장의 중재는 평가(감퇴된 능력을 보이는), 작업장 편의시설(환경적 수정과 같은), 그리고 재훈련을 포함한다. 그러나 이러한 중재는 드러난 결점들에 대해 근로자를 힘들게 할지 모른다. 고용주는 이득의 가능성에 대한 인식 부족과 작업 수행과 건강에 관한 공개적 자료의 부족 때문에 이 같은 프로그램을 실행하는 것에 어려움이 있다.

작업장 중재는 건강 위험을 줄이고, 좋은 건강을 증진시키고, 변화를 평가하고, 대안적 일 조정을 제공하고, 직업을 재고안하고, 숙달된 노동력 유지 등 수많은 이득을 제공한다(Robinson, 1986; Sterns, Sterns, & Hollis, 1996). 무엇보다 노인 노동력의 현재 흐름은 연령과 관련된 문제의 지속적인 검사의 필요뿐만 아니라 작업과 관련된 과정과 결과 등을 강조하고 있다. 현재 노인 노동자 그룹은 초기 노인 노동자들과 차이가 있다(Hedge, Borman, & Lammlein, 2006).

작업치료사는 고용주를 돕는 역할을 하며 고용의 특수한 전략과 훈련을 통해 노동자의 최대 능력을 발휘할 수 있게 해준다. 또한 고용주의 임무와 모든 노동자를 위한 환경에 도움을 주는 역할뿐만 아니라 노인노동자의 수행력을 높이는 특별한 가치가 있다.

노인 노동자의 수행 (Older Worker Performance)

직업의 강제 퇴직을 막는 관점에서 본다면, 노인 노동자들의 수적 증가와 연령차별 사례의 증가(Snyder & Barrett, 1988; Sterns, Doverspike, & Lax, 2005)는 일 수행력과 연령 사이의 상관관계를 잘못 이해한 데서 비롯되고 있다(Avolio, Waldman & McDaniel, 1990; Sterns & Gray, 1999; Waldman & Avolio, 1986). 그러나 연령과 일 수행력에 대한 연구들은 열악한 디자인과 부적절한 분석에 의해 따돌림을 당하고 있다. 그들은 직업 요구, 개인의 경험, 그리고 수행력 측정 등에서 다양성을 무시하려는 경향이 있다(Rhodes, 1983; Warr, 1994). 문헌의 질적 관점에 따라, Rhodes(1983)는 상승과 하락의 동등한 수의 연구와 노화와 관련해 수행력의 안정성에 지지한다고 결론지었다. Warr(1994)은 연령과 작업 수행력의 상관관계를 해석할 때 고려해야 할 여러 문제를 제시하였다. 이들은 신뢰할 수 없거나 취약한 작업 수행력의 표준 가능성, 세대간 차이에 대한 무지 그리고 관련 경험 등을 포함한다. 또한 그는 수행력에서의 연령차이가 나이에 따라 감퇴되는 직업 능력인지 그리고 작업수행력이 경험을 높일 수 있는지를 평가하기 위해 특수한 직업분류 내에서 검사되어야 한다고 제안하고 있다.

Waldman과 Avolio(1986)는 40개의 연구들을 분류하였고, 다양한 형태의 직업 수행력 측정으로 연령과 수행력 사이의 관계를 밝혀냈다. 노동자 수행력의 관리율은 나이와 관련해 약간의 하락만을 보였다. 더 객관적인 측정으로는 노동자의 수행력은 나이와 관련해 조금 더 증가하였다. 연구자들은 또한 한 사람의 직업이 나이와 일 수행력 관계의 조정자의 역할을 할 수 있다는 것을 밝혔다. 나이와 수행력의 관리율 사이의 상관관계는 비전문가보다 전문가들에게서 더 긍정적으로 나타났다. MeEvoy와 Cascio(1989)는 96개 연구를 분석하였다. Waldman과 Avolio도 마찬가지로, 나이와 일 수행력 사이에서 약간의 상관관계를 발견했으나 수행 판단기준과 작업 종류가 상관관계에 영향을 주는지는 밝혀내지 못했다.

연령과 일 수행력 사이의 일관성 있는 상관관계를 밝히는 데 연구자들의 무능력은 그런 상관관계가 존재하지 않는다는 것을 제안하는 것일지도 모른다. Waldman과 Avolio(1986)는 성격, 능력, 그리고 동기부여와 같은 개인적 특징, 그리고 조직적 정책, 보수체계, 그리고 직업 요구를 포함한 특징들의 혼합된 효과를 서술하는 비직선적 모델을 발전시켰다. 이런 특징들은 근로자의 전문적 경쟁심과 수행력에 영향을 줄 수 있다(Miller, 1990; Sterns & Gray, 1999).

비일치성 확인의 또 다른 이유는 경험과 나이 사이의 상호작용일 것이다. 경험은 나이보다 수행력에서 더 나은 예측자라고 여겨왔다(Sterns & Gray, 1999). Czaja와 Sharit(1998)는 컴퓨터에 관련된 일을 연구했으며, 그 과정에서 수행력의 가장 큰 예측자는 이미 컴퓨터를 경험한 것으로 밝혀냈다. 그러나 이전 컴퓨터 경험을 조절한 후에는 정신운동 속도가 느린 이유로 노인이 젊은 사람보다 현저히 느린 수행력을 보였고, 중요한 점은 훈련을 통해 향상됐다는 것이다(Czaja &

Sharit, 1998). 게다가 Beehr와 Bowling(2002)은 나이가 많든 적든 간에 일의 특성에서 조정의 중요성을 강조하였다. 일의 특성에 따라 나이의 영향은 다양하다. 이는 일반적으로 나이와 일 수행력 사이의 상관관계를 말하기 어렵다는 것을 의미한다.

양적인 경험이 중요하다 하지만, 질적인 경험은 거의 연구되지 않았다. 같은 기간의 경력을 갖고 있는 노동자는 더 효과적인 지휘 또는 고무적인 일의 집중과 같은 개인적이고 동일경험 때문에 다르게 수행할 수 있다. Hedge 등(2006)의 문헌에 따르면, 노인 근로자는 작업을 지지하는 관리와 유연성뿐만 아니라 주어진 일에 대한 동기부여, 높은 수준의 전문성이나 경험이 젊은 노동자만큼 효율적이라고 제시하고 있다. 결과적으로 기능적 수행력은 개인의 나이뿐만 아니라 개성과 일관성 있는 요소를 기초로 하여 평가해야 한다(Sterns & Gray, 1999; Sterns & Huyck, 2001).

노화 대 경쟁력 유지하기 (Obsolescence Versus Maintaining Competence)

2000년대의 주요 이슈는 노동자의 기술이 얼마나 오랫동안 현존할 수 있느냐 하는 것이다. 오늘날 일어나는 빠른 기술적 변화들과 함께 노동자들은 그들의 지식, 기술, 그리고 능력(KSAs)을 지속적으로 새롭게 하는 것이 필요하고 만약 그들이 그렇게 하지 않는다면 그들은 구식이 될 것이다. **노화(obsolescence)**는 직업에 대한 요구가 노동자의 KSAs와 불일치할 때 일어난다(Fossum, Arvey, Paradise, & Robbins, 1986). 노화 연구의 다양한 시도가 있어 왔다(Willis & Dubin, 1990). 주제에 대한 통찰력 있는 글들은 전문적 경쟁력을 유지하는 절차에 초점이 맞춰져 있다(Fossum et al., 1986). 그림 13-1에서 보여주듯이 노인 노동자들은 경쟁을 유지하기 위해 새로운 기술을 사용하는 것을 배우는 것에 익숙하다.

전문적인 경쟁(professional competence)은 "주어진 직업에서 필수적이라고 생각된 작업들을 효과적으로 기능하는 능력"이라고 정의되고 있다(Fossum et al., 1986). 발전적인 시도가 새로운 기술습득을 통해 전문적 경쟁력을 유지하는 것으로 개인이 일을 시작하는 순간부터 시작되고 개인의 직업을 통해 이어지는 지속적 과정이라고 제안한다(Sterns & Doverspike, 1989). 이 같은 접근은 노화가 일어난 후에 그것을 보상하기 위해 행해지는 절차로써 새로운 기술의 습득하는 것이며 이것이 개선적 접근에 대비되는 것이다(Fossum et al., 1986). 발전적인 지각력은 노화를 피하기 위한 수단으로서 더 효과적으로 보이며 근로자로서 새로운 KSAs를 지속적으로 발전시키는 것이다. 개인(나이)과 직업정착(구조적 환경) 측면 모두는 노화와 관련되어 있다.

작업치료사는 기술수행력, 패턴수행력, 그리고 일과 관련 있는 일의 성취도, 기술, 지식반영과 같은 고객의 여러 요소(American Occupational Therapy Association, 2002)를 강조하고 있다. 이러한 영역에서 전형적으로 연령과 연관된 변화의 인식은 노동자의 최대 수행력에 필요한 중재와 전략에 대한 정보를 제공할 수 있다.

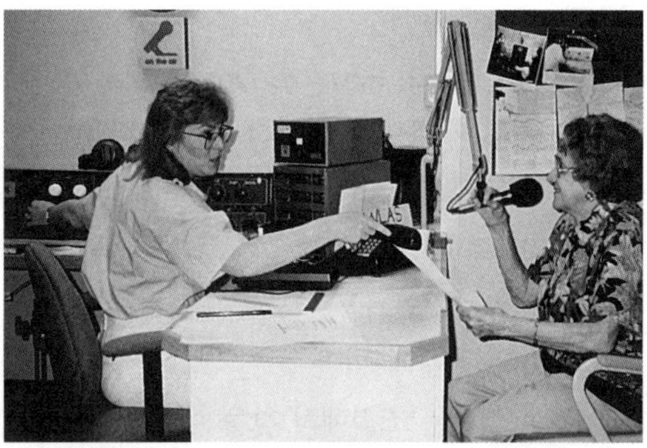

그림 13-1 대부분의 노인에게 직업 역할의 지속성은 중요하다. 여기에서 자신만의 라디오쇼를 하는 노인을 보여준다(Courtesy of the Monorah Park Center for Aging. Cleveland, Ohio, with permission).

개인적 특징(Individual Characteristics)

나이(Age)

노인 근로자들은 오랜 기간 동안 학교를 떠나 있었기 때문에 노화의 더 큰 위험에 직면할지도 모른다. 이러한 가정의 경험적 연구들은 일관성 없는 결과들을 초래했다. 1970년대에 엔지니어링에 대한 연구에서 쇠퇴가 30대 중반에 증가한 것을 밝혔다(Dalton & Thompson, 1971; Shearer & Steger, 1975). Willis와 Tosti-Vassey(1990)는 최근 대학 교수들과 그렇지 않은 사람들 사이에서 나이 차이를 발견하지 못했다. 이것은 노화와 관련된 나이가 특정 직업에서만 관련이 있다는 것을 의미할 수 있다. 게다가 Shearer와 Steger(1975)는 엔지니어의 표본에서 나이와 관련된 쇠퇴의 증가를 찾아냈지만, 항공 엔지니어에서는 반대의 효과가 나타났다. 항공사 직원들에게는 나이와 쇠퇴 사이에 부정적인 상관관계가 있었다. 이 결과 새로운 것의 습득을 통해서 경쟁을 유지하는 것은 모든 연령대 노동자들에게 중요하다고 제안하고 있다.

훈련과 프로그램의 발달은 개인이 전문적 경쟁을 유지하는 가장 흔한 방법이다(AARP, 1990). 노인 노동자는 훈련기회가 젊은 노동자처럼 많이 주어지지 않는다는 것 때문에 잘 사용하지 못한다(Lillard & Tan, 1992). 노인을 위한 훈련 프로그램(Sterns, 1986; Serns & Doverspike, 1989)을 발전시킬 때 특별한 문제를 고려할 필요가 있음에도 사실, 노인 노동자들은 훈련에서 효과를 얻고 있다. 그렇다면 왜 젊은 노동자만큼 훈련에 참여하지 않는 것인가?

이와 같은 질문의 답은 노인 노동자 자신에게나 그들이 일하는 조직에서 찾을 수 있을 것이다. 동기부여 그리고 가치와 같은 개인적 요소가 읽기 그리고 네트워킹과 같은 또 다른 발달과 훈련참여에 영향을 준다. 덧붙여, 외부적 힘이 직업의 모든 단계에서 노동자에게 영향을 줄 수 있으며 새로운 것의 습득 양과 또 다른 직업발달 행동을 판단하는 데 도움을 줄 수 있다(Farr & Middlebrooks, 1990; Fossum et al., 1986).

동기부여와 능력(Motivation and Ability)

동기부여는 일자리에서 남아 있느냐 그렇지 않느냐를 결정하는 가장 중요한 요소들 중 하나일 것이다. 50세 또는 베이비붐 세대의 노인은 직업에서 성공하겠다는 개인적 동기부여가 가장 강하다고 알려졌으며, 게다가 45~74세 근로자의 88%는 자신의 이상적인 직업의 한 부분으로써 새로운 무언가를 배울 기회라고 보고하고 있다(AARP, 2005). 이 같은 노인의 강한 동기부여는 특정훈련장벽을 극복하는 용기가 될 것이다. 그러나 동기부여만으로 이러한 결과를 보장할 수는 없다. 근로자는 전문적 경쟁인으로 남기 위해 필요한 행동들을 성공적으로 수행할 수 있는 능력을 가져야 한다. 그러므로 적절한 능력과 동기부여 모두는 경쟁을 유지하는 데 중요하다(Farr, Tesluk, & Klein, 1998).

외적 요소들(External Factors)

전문적인 경쟁을 유지하는 최종 책임은 개개인 노동자에게 달려 있지만, 조직은 일 할당을 고무하고 동료들과 책임자 사이의 중재를 위한 기회를 통해 최신의 그리고 개선적인 동기를 유발하는 방법으로 필요한 최선의 행동을 돕거나 또는 낙심시킬 수 있다. 조직은 융통성 있고 전문적 발전을 약속해야 한다(Farr & Middlebrooks, 1990; Farr et al., 1998; Fossum et al., 1986). 모든 노동자에게도 마찬가지로, 이런 요소들은 노인 노동자가 기술을 발전시키기 위한 다양한 활동들을 수행할 수 있는 가능성에 영향을 줄 수 있다. 고려해야 할 문제들은 다음과 같다.

- 안전과 관련된 고무적인 일
- 동료와 책임자와의 상호작용
- 변화는 천천히 일어날 수 있다는 믿음에 의해 수반된 조직 역할의 융통성
- 지속적인 훈련에 대한 기관의 뒷받침
- 공식 또는 비공식적인 보상의 효과적인 체계

(Forisha-Kovach, 1984; Fossum & Arvey, 1990; Kaufman, 1990; Lawrence, 1985; Sterns & Huyck, 2001; Votruba, 1990). 조직의 환경과 정책은 모든 근로자들이 젊었거나 나이가 들었거나 경쟁을 유지하기 위해 필요한 단계를 밟을 것이라는 가능성에 영향을 줄 수 있다. 비록 모든 연령의 전문가들은 쇠퇴에 의해 두려움을 갖지만, 특별한 문제는 노인 노동자가 훈련 시 고려가 필요하다는 것이다.

덧붙여, 특별한 작업과 관련된 상황에 요구되는 활동에 초점을 맞출 필요가 있다. 신체적 환경을 바꾸기, 휴식횟수 증가, 불빛을 밝게 하기, 그리고 그밖에 노동자의 외부적 수정이 업무실행을 완벽하게 할 것이다. 24장은 작업치료사가 권고하는 몇 가지 환경적 보안의 종류를 설명하였다.

노인 노동자의 훈련
(Training Older Workers)

노인 노동자는 쇠퇴 때문에 훈련의 필요를 더 많이 느낄 수 있겠지만, 통계적으로는 젊은 사람들보다 더 적은 양의 훈련을 받는다고 나타났다(Farr et al., 1998). Barth, McNaught, 그리고 Rizzi (1996)는 대기업에서 51세 이상의 노동자보다 35세 이하의 젊은 노동자가 훈련을 더욱 많이 받는 추세라고 하였다. Cross(1982)는 훈련에 참여하는 노인의 3가지 장벽을 상황, 배치, 제도라고 하였다.

훈련 방해물(Barriers to Training)

상황적 방해물(situational barriers). 이러한 방해물은 정보의 부족, 자금의 부족, 그리고 시간의 부족을 포함한다. 노인 노동자들은 공동체의 정보, 작업-관련의 훈련에 대해 간과할 수 있다. 훈련이 시작 시, 책임자들은 그들이 가지고 있는 노인 노동자들의 배움에 대한 능력의 고정관념 때문에 노인 노동자에게 배움의 기회가 주어지지 않는다(Cross, 1982; Peterson, 1980). 관리자와 노동자들의 교육 수준은 이런 고정 관념을 최소화할 수 있고 훈련의 참여를 증가시킬 수 있다(Noe, 2001). 일에 대한 여유시간과 교육에 대한 보상이 훈련 참여를 강하게 자극할 것이다(Cross, 1982).

배치적 장애물(dispositional barriers). 배치적 장애물들은 자아-지각과 관련이 있다. 노인 노동자들은 배우기에는 너무 늙었다는 부정적인 고정 관념을 확대시킬 수 있다. 이것은 왜 노인 노동자들이 훈련에서 가장 적은 자발성을 보이는지에 대한 하나의 이유가 될 수 있다(Peterson, 1987). 훈련의 성공은 부정적인 자아인식에 의해 영향을 받을 수 있다(Reed, Doty, & May, 2005). 따라서 책임자의 격려가 이러한 장벽을 최소화할 수 있다. 그러나 최근 연구에 따르면, 노인 노동자들이 다양한 훈련 활동에 활동적이며 특히 일이나 직업 외의 훈련에 참여하고 있다고 한다(Simpson, Geller, & Stroh, 2002). 이러한 연구는 노인노동자가 훈련에 흥미를 보이고 있는 증거가 된다.

제도적 장애물(institutional barriers). 제도적 장애물은 출석 절차의 까다로움, 부적합한 장소, 또는 불편한 시간과 같은 전략적 행동정책과 절차를 포함한다. 일이 끝난 후 또는 마감시간에서의 훈련은 피로 또는 저조한 출석률을 보일 것이다. 기술 습득을 위한 이익과 동기부여를 통해 노인 노동자들에게 보상하는 제도가 없는 정책은 은퇴를 부추기는 것이다(Cooperman & Keast, 1983; Sterns & Kaplan, 2003). 젊은 노동자들

은 현재의 노인 노동자들보다 더 좋은 교육을 받았다. 교육에 대한 두려움은 미래의 노인 노동자들에게는 적을 것이며, 관리자는 회사에서 노인 노동자들의 가치에 대해 더 많은 교육을 받게 될 것이다.

훈련 프로그램의 고안
(Designing The Training Program)

여느 훈련 프로그램의 발전처럼, 첫 단계는 조직, 직업 그리고 개인을 포함한 분석을 필요로 한다(Noe, 2001). 모든 연령의 노동자를 위한 훈련 프로그램의 연구에서 고려해야 할 요소들은 동기부여, 구조, 활동적 참여, 친근성, 조직, 시간, 그리고 습득 시 전략을 포함한다(Sterns, 1986). 노인 노동자들에게는 이런 것들을 포함한 특별한 배려가 중요할 것이다.

동기부여(Motivation)

노인 노동자는 교육을 위해 덜 자발적인 모습을 보일 수 있으므로 지도자는 그 밖의 노동자보다 그들에게 더 많은 격려를 보내 줄 필요가 있다(Peterson, 1987). 동기부여와 자신의 능력에 대한 신념은 특히 노인에게 훈련 참여와 성공에 영향을 미칠 수 있다(Belbin & Belbin, 1972; Colquitt, LePine, & Noe, 2000). 노인의 배움에 대한 욕구는 젊은이와 비교했을 때 실패의 두려움, 부적절성에 대한 생각 때문에 상실될 수 있다. 학교 교육이 거의 없는 노인 노동자들은 특히 더 낮은 자아존중을 갖고 있을 것이다. 관리자와 동료들이 지원을 해준다는 확신을 훈련받는 노인 근로자에게 주워진다면 두려움을 감소시키는 데 도움이 될 것이다. 환경은 또한 동기부여에 영향을 준다. 조명, 소리, 그리고 온도는 최대한 편안하도록 맞춘다. 휴식 시간을 자주 갖는 것 또한 피로를 줄이는 데 도움이 될 것이다.

구조(Structure)

훈련 프로그램은 신중한 직업 분석에 기초하여 작업과 관련성이 있어야 한다. 이 같은 분석은 훈련 연속성의 조정에 도움을 줄 수 있다. 참여자들의 염려는 그들이 다음 단계로 가기 전에 작업의 간단한 각 요소들을 숙지했다는 확신에 의해 줄어들 수 있다(Sterns, 1986). 이 같은 숙지는 또한 긍정적인 피드백으로 참여자의 기회를 제공할 수 있다.

활동적 참여(Active Participation)

활동적 참여는 훈련받는 노인의 경우 바람직할 수 있다. 왜냐하면, 기계적인 암기 구성이나 강의 형태는 어려워 할 수 있기 때문이다(Sterns, 1986). 역할활동, 모의훈련, 그리고 사례연구를 통한 활동적 참여는 부주의와 망설임을 줄일 수 있다(Fisk & Rogers, 2000). 게다가, 노인 노동자의 풍부한 경험은 그룹 토론과 배움을 강화시킨다.

친근성(Familiarity)

가능하다면, 훈련자는 훈련받는 이들의 이전의 기술을 사용하고 그들이 이미 갖고 있는 지식, 기술, 그리고 능력에 새로운 것을 더해야 한다. 훈련 중에 관련이 있거나 일반화된 예들을 제공하는 것은 훈련 효과를 향상시키고, 참여자의 참석을 높일 수 있다.

조직(Organization)

인지 연구에서 노인이 정보를 효과적으로 구성하는 데 어려움을 갖고 있다는 것을 보여준다(Sterns, 1986). 결과적으로, 훈련자는 기억력과 이해력을 돕기 위해 의미 있는 그룹들로 배치하는 방법을 통해 구성해야 한다(Noe, 2001). 노인 노동자에게 조직적 전략을 가르치는 것은 훈련에서의 또 다른 효과를 위한 선택인 것이다(Sterns

& Doverspike, 1989; Warr, 1994).

시간(Time)

행동 연구에서는 일반적으로 노화와 관련해 반응 시간의 지연과 배우는 시간의 증가를 공히 지적하고 있다. 그래서 훈련 자료의 늦은 제출과 공부와 시험시간을 보다 길게 갖는 것은 노인 노동자에게 도움을 줄 수 있다(Czaja, 2001; Noe, 2001). 충분한 시간이 주어졌을 때, 노인 노동자들은 젊은이들만큼 또는 그들보다 뛰어날 수 있다(Sterns & Doverspike, 1989).

전략(Strategies)

기억을 돕는 기술과 같은 배움의 전략적 계획은 장년층 노동자들을 훈련하는 데 포함되어야 하는 마지막 중대한 요소이다. 훈련자는 훈련받는 이들이 배우기를 바라지만 종종 어떤 방법으로 배워야 하는지 가르쳐주는 것을 놓치기도 한다. 노인 학생들은 기억력, 회상, 그리고 적용을 위한 전략을 전혀 배워본 적이 없을지도 모르며, 그것들을 잊어 버렸을지도 모른다.

계획은 사실상 훈련의 성공 또는 실패보다 더욱 중요하다(Valasek & Sterns, 1981). Morrell과 Echt(1997)는 모든 연령에서 개인의 수행력을 증진시킬 수 있는 나이와 관련된 신체적 변화뿐만 아니라 인식력 요구의 감소에 대한 훈련양식을 중요하게 강조하였다. 아래 명시된 사항들이 언급하는 계획은 동기부여와 자존감을 강화시키고 실패와 불안을 감소시켜 주는 방법으로 노인들에게 성공적인 촉진을 가져다 줄 것이다.

여기에 나열된 사항들의 일부는 성인의 지시적 절차를 묘사하는 데 사용된 용어인 **성인교육학(andragogy)**(Knowles, 1989; Sterns, 1986)에서 인용한 것이다. 다음은 5가지 성인 학습방법의 가정이다.

1. 성인은 자아성찰이 높다.
2. 성인은 풍부한 경험이 많다.
3. 성인의 배우고자 하는 선택은 발달단계에 따른 것이다.
4. 성인은 문제에 집중되어 있다.
5. 성인은 내부적으로 동기부여를 얻는다.

이러한 성인학습방법의 가정들을 적용하기 위해서, Knowles(1989)는 훈련자는 그들의 권위를 노인들과 나누고 노인들이 훈련 내용, 방법, 목표, 그리고 평가의 결정에 참여할 수 있도록 허용해야 한다고 제안하고 있다. 결과는 훈련 내용과 증가된 훈련 동기부여가 직업과 관련성이 있어야 한다. 평가기술에서의 참여는 또한 실패의 두려움을 감소시킨다. 이러한 방으로 훈련자는 훈련받는 사람의 기대, 문제점, 기능, 그리고 지식 등의 새로운 관점을 알게 될 것이다.

Knowles(1989)는 또한 긍정적 환경의 중요성에 중점을 두었다. 훈련자, 관리자, 그리고 동료들의 지원은 자존감, 위험의 감소, 그리고 참여를 증가시키며 교육기술을 결정하는 것은 최상의 상황이라고 덧붙였다.

아동교육학적 접근(아이에게 적용하는 접근과 같은)은 주제가 극단적으로 기술적일 때 가장 적합할 수 있다. 만약 노인이 논의되어야 하는 것이 무엇인지 아무것도 알지 못한다면, 그들이 훈련 내용을 습득하는 것은 어려움이 있을 것이다.

훈련 또는 재훈련 적용 (Training or Retraining Applications)

많은 효과적인 훈련 프로그램의 예는 문헌에서 찾아볼 수 있다(Belbin & Downs, 1964; Sterns & Doverspike, 1989). 한 예로, 조사자가 2주가 넘는 기간 동안 워드프로세스 기술을 어린 지원자(18~28세), 중간 나이의 지원자(37~46세), 노인 지원자들(55~67세)을 훈련시켰다(Elias, Elias,

Robbins, & Gage, 1987). 프로그램의 계획은 노인에게는 최선의 방법으로 선택되어졌다. 3시간 반 동안 7회 과정으로 적용했으며, 훈련자의 도움을 교육 내내 허용하였다. 모든 연령의 참여자들은 워드프로세스의 기본을 습득했으나 노인들은 서브유니트(subunit), 평가 의례, 그리고 시험을 끝내는 데 어린 지원자와 중간 나이 지원자보다 더 많은 시간을 필요로 했다. 그들은 또한 더 많은 훈련 중재자를 필요로 했다. 도움을 필요로 하는 것은 노인의 훈련 시간을 줄여 줄 수 있었다. 나타난 중재는 새로운 방법을 노인 노동자에게 익숙한 방법과 비교하는 전략이 된다(Elias et al., 1987).

다른 예로, Gist, Schwoerer(1988), 그리고 Rosen은 컴퓨터 기술의 습득을 강화시키기 위해 젊은 훈련받는 자(45세 미만)와 노인 훈련받는 자(45세 이상)뿐만 아니라 개인지도와 모델링도 비교하며 3시간의 워크숍을 진행하였다. 개인지도는 수행에서의 즉각적 피드백과 함께 연습과 문제를 스프레드시트(spreadsheet)로 개인별 정리를 했다. 모델링의 환경은 스프레드시트를 만드는 데 포함되는 단계에 대한 논의의 예로, 대상자를 관찰했다. 모델을 관찰한 후, 대상자는 단계들을 연습하고 피드백이 제공되었다. 저자들은 앞선 검사에서 젊은 사람이 확실히 노인보다 더 활발한 행동을 보였다는 것을 확인했다. 3시간의 진행이 노인 대상자의 수행력이 제한되었다. 모델링의 환경은 두 연령대 그룹 모두에게 보다 나은 것으로 증명되었다. Gist 등(1988)은 이 같은 발견에 대해 두 가지 가능한 설명을 제공하였다. 각 단계를 수행하는 데 요구되는 행동의 실질적 기대는 발전하였거나 대리적 강화가 나타났다.

끝으로, Czaja와 Sharit(1998; Shart & Czaja, 1999)의 연구는 실질적 생업을 반영한 컴퓨터업무의 수행력을 여러 연령대로 검사하였다. 연령 그룹 참가자는 젊은 사람(20~39세), 중년(40~59세), 그리고 노인(60~75세)으로 구분했다. 업무 수행검사 3일 동안, 노인 참가자가 다른 연령 그룹보다 일의 완성도가 떨어졌다. 그러나 1998년 연구에서 일량의 차등조절을 했을 때 오류에는 연령차가 없었고, 운동기술과 기억은 나이보다는 일의 질이나 양에 따라 영향을 받는 것으로 밝혀졌다. 경험은 2차 연구에서 노인노동자의 수행력에 가장 중요한 요소이다. 훈련 적용의 중요한 고려사항은 3일 동안 일의 수행과 배움을 증가하는 다른 패턴을 각 연령 그룹에서 적용했다는 것이다. 이러한 차이는 훈련 프로그램의 도구나 발전시킬 때 고려되어야 한다. Czaja(2001)는 작업장이나 직업의 재설계와 같은 중재의 이용과 숨겨진 노인의 수행력인 직업요소를 확인할 필요가 있다고 결론지었다.

단 한 가지의 방법도 노인들의 훈련에 적합하지 않을지라도, 가장 성공적인 프로그램은 노인의 욕구에 맞춰야 한다(Czaja, 2001). 훈련은 모든 노동자의 성장에 필요하며, 부가적 연구들은 방법 향상에 도움이 되어야 한다.

노인들을 위한 건강 프로그램 (Wellness Programs for Older Adults)

고용자의 역할인 건강증진은 노화 과정과 연관된 느린 변화와 건강을 유지시킬 수 있을 것이다(Rowe & Kahn, 1998). 건강증진은 경제적 그리고 사회적인 조직에 이롭다.

건강 프로그램은 건강의 전반적인 접근을 강조하고 있다. 예방적 노력은 신체적 운동, 영양, 몸무게 조절, 스트레스 조정, 고혈압 조절, 그리고 금연 프로그램을 통해서 질병의 위험을 줄이는 데 목적을 둔다(Pfeiffer, 1989). 건강증진 프로그램의 효과를 평가한 연구에서 체력 수준 증가, 건강 위험요소 감소, 결근율 감소, 그리고 치료비용 감소라는 효과를 밝히고 있다(Hollander & Hale, 1987). 중서부 페이퍼컴퍼니(paper company)는

2003년 200,000달러를 절약했으며, 3년 동안 연부조직 손상, 결근율 감소, 그리고 노동자 대치율이 지속적으로 감소했다고 보고하였다(Halls & Rhodes, 2004). 노인을 위해 특별히 고안된 고용자 후원 프로그램이 발전되어왔지만 여전히 대중적으로 보편화 되지는 못했다(Levin, 1987; Yen, Schulz, McDonald, Champagne, & Edington, 2006).

퇴직자는 종종 구조적 건강 증진 노력을 간과하고 있다. Deobil(1989)은 퇴직자를 위한 건강 증진 프로그램의 부족을 가져오는 한 가지 가능성 있는 이유는 예방적 행동을 발전시키기에 너무 늦은 고용자와 노인 고용자, 그리고 퇴직자 모두에서 보여지는 태도라고 제시고 하고 있다. Deobil은 건강 프로그램의 시각이 예방뿐만 아니라 기능적 능력(일상생활을 유지할 수 있는 능력)의 유지와 회복까지 포함해야 한다고 제안하고 있다.

노인과 퇴직자를 위한 건강 증진 노력은 가치 있는 일이다. 최근 건강관리 비용의 증가와 노화와 관련된 건강관리의 이용증가(Deobil, 1989; Pfeiffer, 1989)에 따라, 건강 프로그램은 비용 상승을 조절하기 위한 매력적인 방법이다. 여러 연구에서 건강 프로그램에 참여한 노동자가 건강관리 비용 감소, 건강상태 증진 및 노동자의 건강위험이 감소했다고 지지하고 있다(Edington, Karjalainen, & Ediongton, 2001; Musich, Adams, & Edington, 2000; Yen, Edington, Mcdonald, Hirschland, & Edington, 2001). 건강 프로그램의 이행은 또한 노인들을 노동자의 위치에서 더 오랫동안 기능자로 남아 있도록 한다(Pohjonen, 2001). 건강 증진 프로그램의 도움과 함께 건강이 유지된다면, 노동자는 일의 지속력을 증가시킬 수 있을 것이다. 질환위험 감소를 포함한 이득은 일반적인 휘트니스와 건강 증진, 그리고 보다 나은 신체 기능의 유지일 것이다(Delecluse et al., 2004; Hillsdon, Brunner, Guralnik, & Marmot, 2005; Pohjonen, 2001). 원격통신회사의 건강관련 분야의 작업이 단기간 장애를 연결하여 하루에 감소시키는 것과 관계 있다(Serxner, Gold, Anderson, & Williams, 2001). 건강증진은 질병이나 손상으로 인해 결근 일수를 줄이기 위한 방법으로써 특히 고용주에게 중요하다. 왜냐하면, 노인 근로자의 장기결근은 전반적으로 낮은 반면 결근 일수는 나이에 따라 증가하는 경향을 보이기 때문이다(그림 13-2).

근로자와 퇴직자, 그리고 노인은 건강 프로그램에서 큰 관심을 보이고 있다. 관심 있는 분야는 체중관리, 신체적 휘트니스와 운동, 시각과 청각 검사하기, 작업장 손상피하기, 퇴직 후 건강, 영양 등이다(Carter, Gaskins, & Shaw, 2005; Connell, Davies, Rosenberg, & Fisher, 1988).

건강 프로그램에 대한 현재 접근법 (Current Approaches to wellness programs)

건강정보를 제공하는 방법은 건강위험(의료적 검진 등)의 평가, 건강과 관련된 정보(신문 등), 노화관련 세미나, 그리고 노인 근로자와 퇴직자를 위한 수정된 휘트니스 증진 프로그램(성인 에어로빅 등; Deobil, 1989; Pfeiffer, 1989; Rowe & Kahn, 1998) 등을 포함한다.

가장 성공적인 접근법은 쉽고 비용이 들지 않으며, 새로운 정보와 최소 시간을 들이는 것이다(Connell et al., 1988; Yen et al., 2006). 이러한 요소와 이를 바탕으로 노인의 건강 프로그램 개발을 고려해야 한다.

건강 프로그램 개발을 위한 고려사항 (Considerations for Developing Wellness Programs)

건강 프로그램의 목표를 계획할 때 참여자의 건강수준과 필요한 것, 바라는 것 등을 고려할 필요가

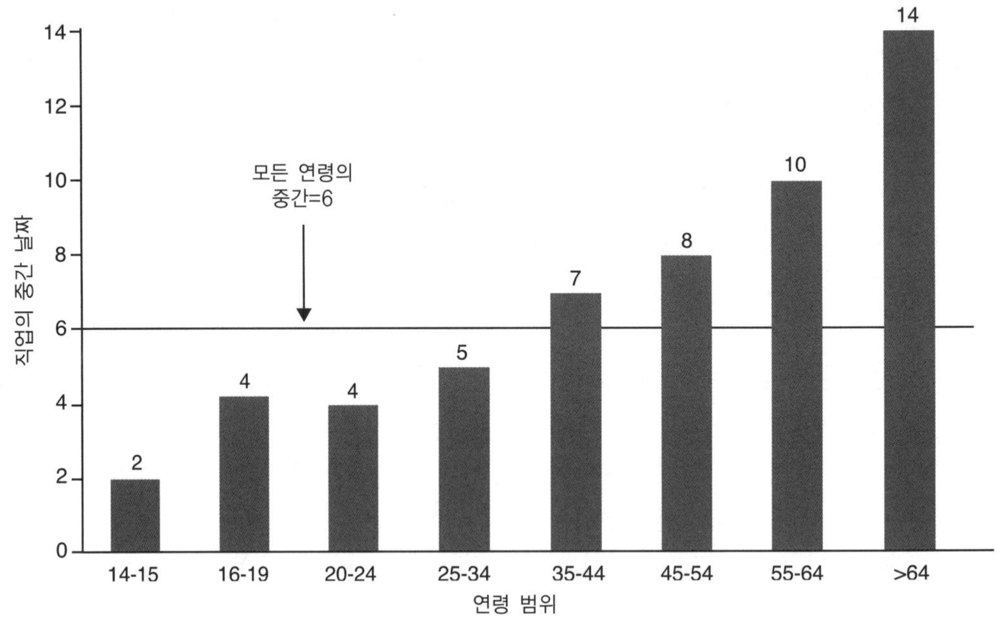

그림 13-2 노화로 인한 질병 또는 손상으로 유발되는 직업의 중간 날짜(Privae Industry, 2001).

있다. 사회적, 정신적, 그리고 신체적 필요성이 거론되어야 한다(Deobil, 1989; Sofie, 2000; Wood, Olmstead, & Craig, 1989). 3가지 중요한 정신적 요소는 동기부여, 안전, 그리고 확신이다.

운동에서의 우려사항은 운동 강도의 모니터와 필요한 수정을 통하여 신중한 지시로 줄어들 수 있을 것이다. 긍정적 피드백과 즐길 수 있는 환경은 노인 참여자의 확신과 운동 프로그램을 지속하려는 동기부여를 강화시킬 수 있다(Deobil, 1989). 일에서 노인 근로자의 신체적 활동을 높이기 위해 다음과 같은 전략을 고려해야 한다.

1. 일상 활동과 부합하는 환경제공
2. 고용주가 제공하는 프로그램으로 건강보험료 부담 축소 제공
3. 노동자의 건강 생활습관에 대해 고용주의 교육 제공(Robert Wood Johnson Foundation, 2001).

윤리적 문제 또한 고려해야 한다. 이러한 문제는 책임감에 대한 질문(누가 개인의 건강에 대해 책임이 있는가−조직인가 개인인가?), 자발적 참여, 신념에 대한 물음을 포함한다(Hollander & Hale, 1987). 이러한 요소가 언급되었다는 확신은 사생활 침해와 같은 요소에 대한 참여자의 걱정을 줄일 수 있을 것이다.

일자리에서의 건강 프로그램은 노인 노동자와 퇴직자에게 이득이 될 수 있다. 프로그램은 경험적으로 효과가 있는 것으로 나타났으며(Fitch & Slivinske, 1988; Yen et al., 2006), 노인노동자, 퇴직자, 그리고 조직에도 많은 잠재적 효과를 제공한다고 알려지고 있다.

퇴직(Retirement)

퇴직은 노인에게 많은 인생의 변화를 일으킨다. 대다수의 사람들은 퇴직과 함께 수입의 감소뿐만 아니라 자유시간이 증가한다. 이러한 것이 퇴직이 초래하는 모든 변화는 아니지만, 가장 대표적인 것이 될 것이다(Robinson, 1986; Sterns & Gray, 1999; Sterns & Kaplan, 2003). 작업치료사는 이전에 종사했던 직업의 의미를 되새겨 노

인을 도울 필요가 있다.

오늘날의 퇴직은 변환기의 패턴과 노동력 퇴거 연령이 변화하는 것이 특징적이다. 일에서 퇴직에 이르기까지의 변환기는 더 이상 단절을 의미하지 않는다. 퇴직은 일과 노동 활동을 그만둔다는 의미가 아니다(Sterns & Subich, 2005). 통계에 의하면 퇴직자의 3분의 1은 나이가 들면서 재취업의 가능성이 줄어들기는 하지만 다시 일을 시작한다(Hayward, Hardy, & Liu, 1994). 미래의 직업 "가교고용(bridge employment)"은 산업, 직업, 시간, 또는 월급에서의 변화를 포함할 수 있다(Ruhm, 1990). 일에서 퇴직으로의 다양한 길은 퇴직을 하나의 과정으로 생각하고 그 과정을 계속 연구하는 것의 중요성을 부각시킨다. 퇴직 과정은 퇴직 결정이 이루어지는 기간(이것은 여러 해전에 이루어질지도), 결정 그 자체, 퇴직의 실행, 그리고 끊임없이 계속되는 적응을 포함한다(Atchley, 1976; Ekerdt, 1998; Sterns & Subich, 2005)할 수 있다. 한 사람의 삶과 활동의 결정은 남은 일생 동안 계속된다.

퇴직 과정의 다양한 경로는 55~74세의 2,226명의 백인과 흑인의 표본을 통해 서로 다른 존재 패턴의 최근 연구에서 조사하였다(Mutchler, Burr, Pienta, & Massagli, 1997). 계속되는 일, 계속되는 무직, 명확한 퇴장(crisp exits)과 흐릿한 퇴장(blurred exits) 패턴을 28개월 동안 조사하였다. 명확한 전이는 노동력으로부터의 명확한 단절, 재복귀가 없는 것이다. 흐릿한 패턴은 몇 달 또는 몇 년 동안 반복된 재복귀와 퇴장을 반복함으로써 점진적으로 역할이 전이(transition)되는 것이다. 이러한 최초 연구에서, 표본의 10%는 명확한 전이, 15%는 흐릿한 전이, 34%는 계속되는 노동참여, 그리고 41%는 참여 없음으로 나타났다.

명확하고 흐릿한 전이는 또한 나이, 재정적 요소, 그리고 건강상태에서도 차이가 있음이 밝혀졌다. 명확한 전이자는 65세보다 젊은 경향을 보였다. 그들이 특정 나이와 연관이 없었음에도 불구하고, 흐릿한 전이자는 68세 이후에는 흔하지 않았다. 제한된 재정적 요소(연금 지급, 비임금적 수입 등)는 흐릿한 전이자와 관련이 있으며, 명확한 전이 패턴과는 거리가 있었다. 부적절한 수입은 사람들을 산발적이나 지속되는 노동 참여를 유지하도록 만들고 있는 것처럼 보인다. 건강이 나쁜 사람은 계속되는 노동참여와는 반대로써 흐릿한 전이를 증명할 가능성이 더 높다. 최악의 건강 상태의 사람은 노동참여가 없거나 명확한 퇴장 가능성이 높다. 이 같은 연구는 퇴직 과정을 이해하는 데 있어서 단일 퇴장과는 반대로 퇴장 패턴을 연구의 중요성에 중점을 두고 있다. 퇴직은 더 이상 유일한 퇴장으로 볼 수 없다. 지금 우리는 다이나믹한 퇴직과정의 복잡성을 알아야 한다(Sterns & Gray, 1999).

퇴직 경험에 영향을 주는 요소(Factors Influencing the Retirement Experience)

퇴직의 영향은 개인의 특정 경험에 의해 크게 결정된다. 한 가지 요소는 퇴직하려는 결정이 자발적인가 하는 것이다. 덧붙여, 4가지 즉 건강, 수입, 태도, 그리고 퇴직 준비와 같은 개인적 특징이 퇴직 만족도와 관련 있다(Beehr, 1986; Feldman, 1994; Sterns & Gray, 1999).

자발적 대 비자발적 퇴직

퇴직의 부정적 영향은 퇴직을 원하지 않은 사람들에게 더 많이 존재한다. 자발적 퇴직자는 비자발적 퇴직자보다 더 높은 삶의 만족도, 수입, 건강, 그리고 직업적 지위를 갖고 있다고 보고되고 있다(Palmore, Burchett, Fillenbaum, George, & Wallman, 1985; Quinn & Burkhauser, 1990). 비자발적 퇴직자는 반대로 매우 낮은 적응도를 보였다(Kimmel, Price, & Walker, 1978; Richardson, 1993; Sterns & Kaplan, 2003).

1986년 고용연령차별법(Age Discrimination in Employment Act) 개정에서 명령적 퇴직 정책을 삭제했다. 그러나 명령적 퇴직법제정은 비자발적 퇴직자의 유일한 원이이며, 또 다른 원인은 건강이상이다(Sterns & Gray, 1999). 좋지 않은 건강 때문에 퇴직을 강요당한 사람은 명령적 퇴직법의 절차에 의해 퇴직한 사람보다 부정적 절차를 더욱 많이 겪을 가능성이 있다. Palmore와 동료들(1985)은 3가지 종적 연구에서 건강 이외의 다른 요소 때문에 퇴직하는 것은 삶의 만족에 아무런 중요한 영향을 끼치지 않았다는 것과 반대로 건강과 관련된 퇴직은 낮은 삶의 기준, 좋지 않은 건강, 그리고 더 낮은 만족(삶, 여가, 활동, 퇴직)과 관련이 있다는 것을 밝혔다.

Kimmel, Price와 Walker(1978)는 건강과 조기퇴직의 태도가 퇴직이 자발적인 것이든 아니든 간에 퇴직의 만족도에 있어서 가장 중요한 예측을 할 수 있는 것이라 했다. 그렇기 때문에 명령적 퇴직으로 인한 퇴출은 퇴직 만족을 크게 향상시키지는 못할 것이다. 그보다는 적절한 판단에 건강, 수입, 그리고 조기퇴직과 같은 퇴직 결정에 영향을 주는 요소가 있을 것이다(Richardson, 1993).

건강(Health)

건강은 노인의 경험에 영향을 주는 광범위한 압력일 것이다. 건강이 퇴직에서 첫 번째 요소가 되지는 않겠지만, 좋지 않은 건강은 퇴직에 적응하는 것을 어렵게 하는 가장 현저한 이유일 것이다. 더 건강한 퇴직자는 건강이 안 좋은 퇴직자보다 더 높은 삶의 만족감과 더 쉬운 퇴직 후 이직을 하고 있다(Sterns & Gray, 1999).

수입(Income)

퇴직의 적응에 영향을 주는 또 다른 개인적 요인은 수입수준이다(Sterns & Gray, 1999). 퇴직하였을 때의 금전 손실은 퇴직에서의 첫 번째 스트레스 요인으로 간주되고 있다(Richardson, 1993). 한편, Maxwell(1985)은 삶의 만족도는 조기퇴직과 관련이 있는 수입의 정도와는 반대로 퇴직금의 정도와 관련이 있다고 말했다. 금전 손실이 퇴직에서 스트레스 요인은 되겠지만, 더 중요한 것은 노인의 현재 수입정도이다. 퇴직에 잘 적응하기 위해서는 또 다른 요소들에 부과되는 적절한 재정적 자원들이 필요하다.

태도(Attitudes)

퇴직에서 긍정적 태도는 어떤 표본에서 퇴직에 더 잘 적응하는 것과 관련이 있지만 Beck, 1983; Morrison & Jedrziewski, 1988), 여성(Belgrave, 1988)과 흑인(Behling & Merves, 1985)은 관련 없음이 나타났다. 게다가, 퇴직에 관해 긍정적 태도를 갖고 있는 사람이 언제나 퇴직과 관련해 일어나는 변화에 대비하고 있는 것은 아니다. Behling과 Merves는 백인 전문가의 퇴직에 대한 비슷한 태도를 가지고 있었음에도 불구하고 흑인 또는 프에르토리코인(Puerto Ricans)보다 재정적으로 퇴직 준비가 더 잘 되어 있었다. 긍정적 태도보다 중요한 것은 적절한 준비와 함께 퇴직 상황(Ekerdt, 1998)의 실제적인 평가일 것이다.

퇴직을 위한 준비
(Preparation for Retirement)

삶의 변화를 위해 계획하고 있는 사람은 그 계획을 처리하는 데 있어 성공적인 경향이 있다(Dennis, 1989; Feit & Tate, 1986; Singeton, 1985). 퇴직은 삶의 주요한 변화이기 때문에 퇴직을 준비하는 사람은 퇴직 과정에 더 잘 적응할 수 있을 것이며(Kamouri & Cavanaugh, 1986), 연구에서도 이와 동일하게 제시하고 있다(Richardson, 1993; Sterns & Gray, 1999).

인구통계학적 특징이 개인의 퇴직에 대한 준비

정도에 영향을 준다. 예를 들면, 연구에서 높은 수입을 얻는 사람이 더 많이 준비되어 있으며, 퇴직하고 사용할 수 있는 재원이 훨씬 많다는 것을 지적하였다. 그러나 수입과는 상관없이 퇴직 후의 적극적 계획은 이직을 쉽게 할 수 있다. 퇴직 준비는 재정적 상황을 향상시키고 더 건강한 삶에 공헌할 수 있는 것뿐만 아니라 새로운 여가 활동과 이사 등의 기회도 제공한다(Singleton, 1985; Sterns & Subich, 2005). 그러므로 계획이 빠르게 시작될수록 더 좋은 기회가 주어진다고 할 수 있다.

퇴직 준비 프로그램 (Retirement Preparation Programs)

고용주, 비영리 단체, 상담기관, 또는 독립적 퇴직 전문가에 의해 제공되는 공식적 퇴직 준비 프로그램은 도움이 될 수 있다(Dennis, 1989; Sterns & Gray, 1999). 그러나 불행하게도 아주 낮은 비율의 근로자만이 공식적 조기퇴직 준비 프로그램에 참여하며, 연구에서는 고용주가 거의 이와 같은 프로그램을 제공하지 않는다고 제시하였다(Richardson, 1993; Serns & Subich, 2005). 다행히 상황은 나아지고 있다. 늘어나는 기회는 특히 퇴직에 가까운 나이의 사람과 모든 근로자에게 더 나은 계획을 세울 수 있도록 기대하고 있다.

종합적 프로그램 (Comprehensiveness of Programs)

조기퇴직 프로그램은 개인 근로자가 이익에 대한 논의로 하나의 세션(session)에서부터 넓은 범위의 주제를 다루는 여러 그룹 세션까지 범위가 다양하다(Feit & Tate, 1986). 조기퇴직 프로그램에서 다루는 가장 흔한 주제는 재정적 계획이다(Rowen & Wilks, 1987). 종합적 프로그램에서 흔히 다루어지는 또 다른 주제는 건강 문제, 여가, 집, 개인 관계, 법적 문제, 시간의 활용, 그리고 역할 변화에 따른 적응 등을 포함한다(Dennis, 1989; Feit & Tate, 1986; Rowen & Wilks, 1987).

위에서 언급한 것처럼, 의미 있는 작업적 모임의 전체 문제는 관리를 위해 작업치료사의 직무이다. 많은 노인은 여가의 추구로 남아있는 시간을 보내는 데 흥미가 없다. 그들은 이직의 기회, 사회적 참여, 교육적 활동, 그리고 그밖의 풍족한 직업적 삶에 기여하는 많은 활동을 필요로 한다. 더불어, 노인은 어떻게 하면 직업을 가질 수 있는지와 무슨 자원(이직, 훈련 등)이 그들의 참여를 높일 것인가에 도움이 필요하다. 작업치료에 관련된 연구에서는 그들의 직업적 선택에 초점을 맞추는 중재가 신체적 정신적 건강을 높일 수 있다고 제시하고 있다(Clark et al., 1997).

퇴직 계획 프로그램은 효과가 있는가?

많은 연구가 이루어지지는 않았지만, 이러한 프로그램이 퇴직 경험을 향상시킨다는 증거는 있다. 이것은 퇴직에 대한 참여자의 태도 향상, 계획 양의 증가(Richardson, 1993), 퇴직 지식의 증가, 그리고 퇴직과 관련된 만족도의 강화에서 효과적이었다. 그러나 이 프로그램의 이득이 오랜 시간 동안 지속되는 것은 아니다. 아마도 몇 가지 경우에서 퇴직 상담자와 함께 퇴직문제에 대한 개인적 접근이 필요할지도 모른다(Sterns & Subich, 2005).

비공식적 준비(Informal Preparation)

어떤 형태로든 계획을 세우는 것이 필수적이라는 것은 명백하지만, 사람들이 퇴직을 준비하기 위해 공식적 프로그램에 꼭 참여해야 하는 것은 아니다. 조언자와의 상담 그리고 퇴직한 친구들이나 가족의 지원과 같은 비공식적 방법이 공식적 프로그램에 참여하는 것보다 훨씬 흔한 일이다. 그리고 그것은 만족, 기대, 그리고 지식을 향상시킬 수 있다(Kamouri & Cavanaugh, 1986). 사실 비공식적 방법은 공식적 방법보다 더 효과적일 수 있다(Parnes, 1989).

퇴직의 대안(Alternative to Retirements)

최근 연구에서 베이비붐 세대의 42%가 일과 무직을 반복한다고 제시하고 있다(Harris Interactive & Dychtwald, 2005). 퇴직 후 계속되는 일에 대한 호감도를 측정한 또 다른 연구에서 반 이상의 퇴직자가 완전히 퇴직하는 것보다는 시간제 근무를 원한다고 제안하고 있지만(Sheaks, Pitt-Catsouphes, & Smyer, 2006; Sterns & Sterns, 1995), 그런 사람들은 거의 없다. 이것을 가능하게 하는 설명은 몇 가지 있다(Parnes, 1989). 대안적 근무 스케줄은 항상 준비되어 있는 것이 아니며(ASPA/CCH, 1988; Sheaks et al., 2006) 개인은 자신의 전공분야에서 시간제 근무를 찾지 못할 수도 있다. 그러나 다양한 옵션과 하나 또는 그 이상의 옵션을 제공함으로써 숙련공을 남게 할 수도 있다(ASPA/ CCH, 1988; Newstrom & Pierce, 1979). 예를 들면, 근로자를 정규시간제로 남게 하거나 계약조건으로 퇴직근로자를 쓰는 등이 그것이다(Sheaks et al., 2006). 작업분배와 결근을 채우고 상당한 시간에 걸쳐 노동시간을 점차적으로 줄이는 데 대치할 수 있을 것이다.

노인 근로자의 많은 장점이 이러한 선택을 하게 한다. 노인은 수입을 지속적으로 얻을 수 있으며, 생산적으로 남아 있을 수도 있다. 단계별로 나누어진 또는 대안적 근무 선택은 노인이 일정한 근무 요구가 없어도 삶에 정신적으로 적응할 수 있도록 하고, 더 짧거나 또는 유연한 근무 시간이 개인적 일을 더 쉽게 처리할 수 있도록 한다. 노인 근무자의 가장 주요한 장벽은 근무를 방해하거나 또는 시간을 제한하는 연금계획과 수입에 따른 사회보장검사일 것이다. 덧붙여, 작업의 협동이 어려울 수 있으며(Morrison & Jedrziewski, 1988), 이러한 많은 제안이 노인 근로자에게 이익을 제공하지 못할 수도 있다.

고용자의 이점은 결근율의 감소, 일의 완성률, 완만함과 증가된 생산성, 그리고 초과 근무수당의 감소 등을 포함하고 있다(Newstrom & Pierce, 1979; Paul, 1988; Newstrom & Pierce, 1979). 노인 근로자는 의도적 결근과 실수가 적으며 사고도 거의 없다(Rhodes, 1983; Hedge et al., 2006). 그리고 더 젊은 근로자에게 이상적인 모델이 되어줄 수 있다. 젊은 사원들을 훈련시키고 나이든 소비자를 유혹하는 데 도움이 될 수 있다. 고용주의 단점은 감독과 스케줄의 어려움(Paul, 1988), 그리고 더 높은 이익 수당의 가능성 등이 있다.

비고용 노인 근로자 (Unemployed Older Workers)

60세 이상의 노인 비고용율은 모든 연령에서 가장 낮은 수치이다(Sincavage, 2004). 이런 비율은 때때로 수치에 불과하다. 왜냐하면 침체된 노인 근로자는 좌절적인 근무를 계속하기 보다는 퇴직을 하기로 결정할 수 있기 때문이다. 노인 근로자가 직업을 찾는 것은 젊은 근로자와 비교하였을 때 7주 혹은 그보다 더 긴 시간이 필요하며, 흑인 또는 건강문제가 있거나 공식 교육이 낮은 사람일 경우에는 이 기간이 더 길어질 수도 있다(Feit & Tate, 1986). 침체된 근로자의 수가 비고용율과 더해지면 그 비율은 상당히 높아진다(Sandell, 1987; Sandell & Baldwin, 1990). 이런 비율은 젊은 노동자의 비율과 비슷하다.

대체된 근로자(Displaced Workers)

많은 회사가 사고, 일시 해고, 폐사, 그리고 기술의 발전과 함께 대체된 근로자의 수가 1980년대 후반에서 1990년대를 거쳐 2000년에 이르기까지 급격히 증가하였다(Hall & Mirvis, 1995;

Hedge et al., 2006). 직업 대체는 수입의 감소 그리고 미래 직업 지위, 연금 혜택의 손실, 약물 남용의 증가, 자살, 이혼, 침체, 질병, 그리고 살인과 관련이 있음이 밝혀졌다(Frese & Mohr, 1987; Kinicki, Bracker, Kreitner, Lockwood, & Lemak, 1987).

노인 근로자는 대체될 가능성이 적고 고용으로 돌아올 가능성이 많다. 그러나 기술적 변화 때문에 부가적인 훈련이 요구될 때는 노인 근로자의 대체가능성은 높다(Sandell & Baldwin, 1990). 연방의 고용과 훈련 프로그램은 대체되거나 14년 또는 그 이상 불이익을 당한 근로자에게 유용하다. 미국노인회보 5권에 있는 노인공동체 서비스 고용 프로그램(The Senior Community Service Employment Program)은 노인 근로자를 위해 특별히 고안된 프로그램이다. 그러나 적절한 노인의 수와 프로그램에 참여하는 수 사이는 커다란 불균형이 있다. 모든 수준에서 노인 근로자에게 현재 필요한 것은 노인 근로자를 선호라는 분위기를 제공하는 것이다.

문화적 문제(Cross-Cultural Issues)

대부분의 연구와 이론에서 서방문화에 초점이 맞춰져 있음에도 세계적 현재 흐름은 노인에 대한 동일한 접근방식 비서방문화의 적용을 요구하고 있다. 연구자들은 다른 나라와 가치 있는 시스템에서 차이가 있다고 밝히고 있다(Hofstede, 2001; Triandis, 1994). 덧붙여, 문화 내 성적 차별과 문화들 사이의 문제가 있다고 하였다. 대한민국과 일본과 같은 몇몇 아시아 국가들에서 여성은 전업주부로 아이를 돌보고 집안일을 일차적으로 담당하는 역할로 기대하고 있는 반면, 남성은 일에 전념한다(Silverthorne, 2005). 서방문화에서의 현재 연구에서도 남성과 비교하여 여성은 리더 지위의 진전이 낮은 것으로 밝히고 있다(Eagly & Karau, 2002).

흔히 문화의 범위는 힘의 차이, 불확실한 회피, 개인주의 및 집단주의, 남성주의 및 여성주의 등을 포함하고 있다. 가치와 사고 과정은 문화 내 (또는 국가) 각각의 범위에 따라 다양하다. 예를 들면, 근로자가 피드백을 바라는 방법으로 수행력의 차이를 보는 것과 권유적 형태 또는 힘의 차이와 부합하는 관계는 문화적 인식에 달려있다 (Sully DeLuque & Sommer, 2000). 또한 일의 동기부여에 관한 평균이하의 관리자의 인식은 수행력 차이를 보이는 북아메리칸, 라틴아메리칸, 그리고 아시아인 관리자 사이에서 다르게 나타난다(DeVoe & Iyengar, 2004).

덧붙여, 노인 근로자와 관련된 퇴직 시기와 훈련 상의 문제와 같은 문제의 정의 또는 인식은 다를 수 있다. 60세 이전의 퇴직 인센티브를 제고하는 나라는 거의 없으며, 공식적 연금시스템이 있는 나라들에서는 60~65세 사이 상당한 퇴직 인센티브를 제공하고 있다(Antolin et al., 2003). 건강관리와 연금비용에 영향을 주는 노인인구의 증가는 몇몇 나라들로 하여금 노동력을 길게 가져가기 위해 유연한 퇴직옵션을 찾게 하고 있다 (Antolin et al., 2003; Taylor, 2002). 현재 진행되고 있는 연금과 퇴직 시스템은 선진국에서 보편적이며, 개인 또는 정부차원에서 이뤄지고 있다. 몇몇 비서방적 문화에서는 제도화된 퇴직개념이나 시간이 없다. 오히려 노인 근로자는 가능한 오랫동안 일하려 한다. 대체적으로 그 밖의 문화의 구성원은 경제적 기여에서 정신적 기여로 이동하고 있다(Luborsky & LeBlanc, 2003). 이것이 노인 근로자의 문제를 다룰 때 고려해야 할 유일한 문화적 상태이다.

■ 요약(Summary)

미래에는 노인 근로자의 노동력이 점차 증가할 것이고 동시에 절대적 근로자 수는 증가할 것이다.

퇴직하거나 일을 계속하는 것에 대한 결정은 경제적 상태, 개인적 취향, 주관적 건강, 여가에 대한 태도. 그리고 일을 계속하고 싶어 하는 욕구를 포함하여 복잡하게 반영될 것이다.

연구 문헌에서의 모순들은 지속적으로 다듬어 가야 할 것이다. 강조하는 것은 삶의 근원과 일의 경험에서의 개인적 차이에 둘 필요가 있다. 일에 대한 만족과 능력은 일반적인 노화, 세대별 차이, 그리고 노인 근로자의 특별한 삶을 반영한다. 건강증진, 훈련과 재훈련, 그리고 인재개발과 같은 중재는 근무의 연장이 보다 나은 선택이라고 생각하게 할 수 있다.

직업적 경쟁을 유지하는 최종 책임은 개인 근로자에게 있다. 동시에 단체는 기회를 제공하고, 근무를 도우며 동료와 관리자와의 중재를 통하며 경쟁을 도울 수 있다.

퇴직에 관한 연구에서 미래에는 우리가 퇴직의 자발적, 비자발적 결정, 그리고 만족과 관련된 관련 요소의 중요성을 조심스럽게 재고해야 할 필요가 있다고 지적하고 있다. 35년이 넘는 세월 동안 강조한 것은 긍정적 면과 퇴직의 일상성, 그리고 전이를 정착시키는 접근에 있었다. 동시에 유일하게 미국에서는 노인 근로자가 능력이 있다면 일을 계속할 수 있는 권리를 변호해왔다. 앞으로의 진중한 물음은 오래토록 정규직이든 시간제이든 간에 어떻게 변화할지 방법을 찾는 것이며, 근무를 연장하기 위해 어떤 노력이 근무환경을 더 좋게 만들 수 있는가 하는 것이다.

노인 근로자와 관련된 문화적 차이 또는 동일성은 주의 깊게 고려해야 할 필요성이 있다. 노인 노동력은 앞으로 모든 방면에서 다양하게 나타날 것이다. 노인 근로자 각자의 개인적 토대를 고려해야 할 필요성이 있다는 것을 기억해야 한다.

사례 연구(Case Study)

Sam Brown씨는 중소기업의 컴퓨터 프로그래머이다. 3주 전 58세의 나이에 뇌졸중을 앓고 있다. 회복단계의 시점에서 Sam씨는 언어적 문제가 있으나, 모든 검사결과에서 인식손상이 없는 것으로 나타났다. Sam씨는 언어치료 프로그램을 시작하고 있다.

Sam의 고용주는 업무 복귀에 대해 관심을 갖고 있다. 동료들은 그를 다시보기를 바라지만 작업의 확인이 필요할 것이고, 실수가 커질 수 있다는 생각을 갖고 있다. 그리고 업무를 인계할 새로운 동료를 고용하는 것보다 오래도록 함께 하는 것은 비용이 더욱 커질 것이다. 그러나 새로운 근로자의 교육, 인수인계 등은 손실이 크다. 게다가, Sam은 고용주가 인정하는 인재로 일과 회사 모두에서 경험과 지식이 풍부하다. 마침내, 회사법률 고문은 자신의 책임 하에 작업복귀의 기회와 장애에 맞는 합리적인 수정을 제공하기로 약속했다.

고용주는 작업자에게 필요한 문제에 대해 노인전문가나 전문가와의 상담을 가졌다. Sam씨의 감독자는 시간과 Sam씨가 수행할 수 있는 능력을 어떻게 보장할 것인지에 대해 관심을 갖고 있다. 전문가는 일에 필수적인 책임이 무엇이며 이와 같은 책임을 수행하기 위해 필요한 능력과 기술이 무엇인지 판단하는 것이 문제라고 묻고 있다. 이와 같은 질문은 작업을 수정하는데 있어 판단방법에 도움을 줄 것이며, 필수적인 업무를 성취해 나갈 것이다. 더불어, 이와 같은 질문의 답은 Sam씨 자신의 경험을 잃지 않고 재활접근으로써 어떻게 치료할 것인지에 대한 정보를 제공한다. 전문가는 그에게 필요한 실질적 업무를 위해 작업샘플에 대한 검사를 추천하고 작업치료사에게 수행력, 수행패턴, 그리고 고객의 그 밖의 요인에 대한 주의 깊은 평가와 분석을 의뢰한다. 작업샘플의 결과는 고용주, 전문가, 그리고 Sam씨의 현재 작업수행능력, 가능한 재활요구, 필요하다면 작업의 수정방법을 판단하는 치료사에 의해 평가될 수 있다. 재훈련 프로그램은 특별한 관심으로 발전할 수 있다.

질문(Questions)

1. Sam씨의 수행력에 대한 특별한 측면에서 작업치료사가 관심을 가져야 할 관심은 무엇인가?
2. 업무의 특별한 측면에서 특히 관심을 가져야 할 것은 무엇인가?
3. Sam씨를 도울 수 있는 편의시설은 무엇인가?

복습 문제(Review question)

1. 노인근로자의 능력과 필요가 어떤 면에서 젊은 근로자들과 다른가?
2. 작업장에서 노인의 생산력유지에 도움을 주는 사람 중심의 중재는 무엇인가?
3. 작업장에서 노인의 생산력유지에 어떠한 중재과정이 도움이 되는가?
4. 노인의 작업수행력 향상을 위해 고요주의 수정활동은 어떤 것이 요구되는가?
5. 중소기업에서의 고용주는 노인근로자들을 되도록 오랜 기간 동안 유지하고 싶어한다. 복지를 실행하고 그 근로자들을 위한 프로그램을 유지하는 것을 고려하고 있지만, 잠재적 이익과 이러한 프로그램을 위한 최선의 구조에 대해서는 확신을 갖지 못하고 있다. 회사의 상담자로서 어떤 정보를 모을 것이며 어떤 제안들을 결정하기 전에 고용주에게 자문할 것은 무엇인가?
6. 당신은 퇴직을 고려중인 한 동료와 함께 있다. 당신은 그 사람에게 어떤 요소들을 고려할 것인지 제안할 것인가?
7. 퇴직을 원하지는 않지만, 하루 종일 일하는 것에 더 이상 흥미가 없는 사람이 있다. 유용한 대안은 무엇인가?

웹 기반 자료(Web-Based Resources)

일과 퇴직에 관한 유용한 정보:

www.aarp.org/research/work, **AARP**, date connected May 23, 2007. AARP has many resources focused on work and retirement, including information about age discrimination, employment opportunities, satisfying retirement, and other topics.

www.bc.edu/centers/crr/pub_wor.shtml, **The Center for Research Retirement at Boston** College, date connected May 23, 2007. This site has links to a wide array of research reports about retirement.

www.urban.org/publications/900985.html, **The Urban Institute**, date connected May 23, 2007. The Urban Institute has published an extensive report focused on work and retirement.

참고문헌(References)

AARP. (1990). *The aging workforce: Managing an aging work force. Older employees instructional resources for instructors of higher education.* Washington, DC: Author.

AARP. (2004, May). *Baby boomers envision retirement II: Survey of baby boomers' expectations for retirement.* Washington, DC: Author.

AARP. (2005, December). *The business case for workers age 50+: Planning for tomorrow's talent needs in today's competitive environment.* Washington, DC: Author.

American Occupational Therapy Association. (2002). Occupational therapy practice framework: Domain and process. *American Journal of Occupational Therapy, 56,* 609–639.

American Society for Personnel Administration and Commerce Clearing House. (1988). *ASPA/CCH survey human resources management.* Chicago: Commerce Clearing House.

Antolin, P., Casey, B., Oxley, H., Whitehouse, E., Duval, R., & Leibfritz, W. (2003). Policies for an ageing society: Recent measures and areas for further reform. *OECD Economics Department Working Papers,* No. 369, OECD Publishing.

Atchley, R. C. (1976). *The sociology of retirement.* Cambridge, MA: Schenkman.

Avolio, B. J., Waldman, D. A., & McDaniel, M. A. (1990). Age and work performance in nonmanagerial jobs: The effects of experience and occupational type. *Academy of Management Journal, 33,* 407–422.

Barth, M., McNaught, W., & Rizzi, P. (1995). Older Americans as workers. In S. A. Bass (Ed.), *Older and active: How Americans over 55 are contributing to society* (pp. 35–70). New Haven, CT: Yale University Press.

Barth, M., McNaught, W., & Rizzi, P. (1996). The costs and benefits of older workers. In W. H. Crown (Ed.), *Handbook of employment and the elderly* (pp. 324–348). Westport, CT: Greenwood Press.

Beck, S. H. (1983). Position in the economic structure and unexpected retirement. *Research in Aging, 5,* 197–216.

Avolio, B. J., Waldman, D. A., & McDaniel, M. A. (1990). Age and work performance in nonmanagerial jobs: The effects of experience and occupational type. *Academy of Management Journal, 33,* 407–422.

Barth, M., McNaught, W., & Rizzi, P. (1995). Older Americans as workers. In S. A. Bass (Ed.), *Older and active: How Americans over 55 are contributing to society* (pp. 35–70). New Haven, CT: Yale University Press.

Barth, M., McNaught, W., & Rizzi, P. (1996). The costs and benefits of older workers. In W. H. Crown (Ed.), *Handbook of employment and the elderly* (pp. 324–348). Westport, CT: Greenwood Press.

Beck, S. H. (1983). Position in the economic structure and unexpected retirement. *Research in Aging, 5,* 197–216.

Beehr, T. A. (1986). The process of retirement: A review and recommendations for future investigation. *Personnel Psychology, 39,* 31.

Beehr, T. A., & Bowling, N. A. (2002). Career issues facing older workers. In D. Feldman (Ed.), *Work careers: A developmental perspective* (pp. 214–241). San Francisco: Jossey-Bass.

Behling, J. H., & Merves, E. S. (1985). Pre-retirement attitudes and financial preparedness: A cross-cultural and gender analysis. *Journal of Sociology and Social Welfare, 12*(1), 113–128.

Belbin, E., & Belbin, R. I. (1972). *Problems in adult retraining.* London, UK: Heineman.

Belbin, E., & Downs, S. M. (1964). Activity learning and the older worker. *Ergonomics, 7,* 429–437.

Belgrave, L. L. (1988). The effects of race differences in work history, work attitudes, economic resources, and health or women's retirement. *Research in Aging, 10,* 383–398.

Bureau of Labor Statistics. (2005). *BLS release 2004-14 employment projections* (USDL 05-2276). Retrieved March 27, 2006, from http://www.bls.gov/news.release/ecopro.nr0.htm.

Carter, M., Gaskins, S., & Shaw, L. (2005). Employee wellness program in a small rural industry: Employee evaluation. *American Association of Occupational Health Nursing Journal, 53,* 244–248.

Clark, F., Azen, S. P., Zemke, R., Jackson, J., Carlson, M., Mandel, D., et al. (1997). Occupational therapy for independent-living older adults. A randomized controlled trial. *Journal of American Medical Association, 278,* 1321–1326.

Colquitt, J. A., LePine, J. A., & Noe, R. A. (2000). Toward an integrative theory of training motivation: A meta-analytic path analysis of 20 years of research. *Journal of Applied Psychology, 85,* 678–707.

Connell, C. M., Davies, R. M., Rosenberg, A. M., & Fisher, E. B. (1988). Retirees: Perceived incentives and barriers to participation in health promotion activities. *Health Education Research, 3,* 325–330.

Cooperman, L. F., & Keast, F. D. (1983). *Adjusting to an older workforce.* New York: Van Nostrand Reinhold.

Cross, K. P. (1982). *Adults as learners.* San Francisco: Jossey-Bass.

Czaja, S. J. (2001). Technological change and the older worker. In J. E. Birren & K. W. Schaie (Eds.), *Handbook of the psychology of aging* (5th ed., pp. 547–568). New York: Academic Press.

Czaja, S. J., & Sharit, J. (1998). Ability-performance relationships as a function of age and task experience for a data entry task. *Journal of Experimental Psychology: Applied, 4,* 332–351.

Dalton, G. W., & Thompson, P. H. (1971). Accelerating obsolescence of older engineers. *Harvard Business Review, 49,* 57–67.

Delecluse, C., Colman, V., Roelants, M., Verschueren, S., Derave, W., Ceux, T., et al. (2004). Exercise programs for older men: Mode and intensity to induce the highest possible health-related benefits. *Preventive Medicine, 39,* 823–833.

Dennis, H. (1989). The current state of retirement planning. *Generations, 13,* 38–41.

Deobil, S. J. (1989). Physical fitness for retirees. *American Journal of Health Promotion, 4,* 85–90.

DeVoe, S. E., & Iyengar, S. S. (2004). Managers' theories of subordinates: A cross-cultural examination of manager perceptions of motivation and appraisal of performance. *Organizational Behavior and Human Decision Processes, 93,* 47–61.

Doeringer, P. B. (1990). Economic security, labor market flexibility, and bridges to retirement. In P. B. Doeringer (Ed.), *Brides to retirement: Older workers in a changing labor market* (pp. 3–19). Ithaca, NY: ILR Press.

Eagly, A. H., & Karau, S. J. (2002). Role congruity theory of prejudice toward female leaders. *Psychological Review, 109,* 573–598.

Edington, M. P., Karjalainen, T., & Edington, D. W. (2002). The UAW-GM health promotion program: Successful outcomes. *American Association of Occupational Health Nursing Journal, 50*(1), 26–31.

Ekerdt, D. J. (1998). Workplace norms for the timing of retirement. In K. W. Schaie & C. Schooler (Eds.), *Impact of work on older adults* (pp. 101–123). New York: Springer.

Elias, P. K., Elias, M. F., Robbins, M. A., & Gage, P. (1987). Acquisition of word-processing skills by younger, middle-age, and older adults. *Psychology and Aging, 2,* 340–348.

Farr, J. L., & Middlebrooks, C. L. (1990). Enhancing motivation to participate in professional development. In S. L. Willis & S. S. Dubin (Eds.), *Maintaining professional competence* (pp. 195–213). San Francisco: Jossey-Bass.

Farr, J. L., Tesluk, P. E., & Klein, S. R. (1998). Organizational structure of the workplace and the older worker. In K. W. Schaie & C. Schooler (Eds.), *Impact of work on older adults* (pp. 143–185). New York: Springer.

Feit, M. D., & Tate, N. P. (1986). Health and mental health issues in preretirement programs. *Employee Assistance Quarterly, 1,* 49–56.

Feldman, D. C. (1994). The decision to retire early: A review and conceptualization. *Academy of Management Review, 19,* 285–311.

Fisk, A. D., & Rogers, W. A. (2000). Influence of training and experience on skill acquisition and maintenance in older adults. *Journal of Aging and Physical Activity, 8,* 373–378.

Fitch, V. L., & Slivinske, L. R. (1988). Maximizing effects of wellness programs for the elderly. *Health and Social Work, 13,* 61–67.

Forisha-Kovach, B. (1984). *The flexible organization.* Englewood Cliffs, NJ: Prentice Hall.

Fossum, J. A., & Arvey, R. D. (1990). Market place and organizational factors that contribute to obsolescence. In S. L. Willis & S. S. Dubin (Eds.), *Maintaining professional competence* (pp. 44–63). San Francisco: Jossey-Bass.

Fossum, J. A., Arvey, R. D., Paradise, C. A., & Robbins, N. E. (1986). Modeling the skills obsolescence process: A psychological/economic integration. *Academy of Management Review, 11,* 362–374.

Frese, M., & Mohr, G. (1987). Prolonged employment and depression in older workers. A longitudinal study of intervening variables. *Social Science & Medicine, 25,* 173–178.

Gist, M., Rosen, B., & Schwoerer, C. (1988). The influence of training method and trainee age on the acquisition of computer skills. *Personnel Psychology, 41,* 255–265.

Hall, D. T., & Mirvis, P. H. (1995). The new career contract: Developing the whole person at midlife and beyond. *Journal of Vocational Psychology, 47,* 269–289.

Halls, C., & Rhodes, J. (2004). Employee wellness—and beyond. *Occupational Health & Safety, 73,* 46–50.

Harris Interactive, & Dychtwald, K. (2005). The Merrill Lynch new retirement survey. A perspective from the baby boom generation. Retrieved April 1, 2006, from www.totalmerrill.com/retirement.

Hayward, M. D., Hardy, M. A., & Liu, M. (1994). Work after retirement: The experiences of older men in the U.S. *Social Science Research, 23,* 82–107.

Hedge, J. W., Borman, W. C., & Lammlein, S. E. (2006). *The aging workforce.* Washington, DC: American Psychological Association.

Hillsdon, M., Brunner, E., Guralnik, J., & Marmot, M. G. (2005). Prospective study of physical activity and physical function in early old age. *American Journal of Preventive Medicine, 28,* 245–250.

Hofstede, G. (2001). *Culture's consequences: Comparing values, behaviors, institutions and organizations across nations.* Thousand Oaks, CA: Sage.

Hollander, R. B., & Hale, J. F. (1987). Work site health promotion programs: Ethical issues. *American Journal of Health Promotion, 2,* 37–43.

Johnson, R. W. (2004, July). Trends in job demands among older workers, 1992–2002. *Monthly Labor Review, 127,* 48–56.

Kamouri, A. L., & Cavanaugh, J. C. (1986). Research note: The impact of preretirement education programmes on workers' preretirement socialization. *Journal of Occupational Behavior, 7,* 245–256.

Kaufman, H. G. (1990). Management techniques for maintaining a competent professional workforce. In S. L. Willis & S. S. Dubin (Eds.), *Maintaining professional competence* (pp. 249–261). San Francisco: Jossey-Bass.

Kimmel, D. C., Price, K. F., & Walker, J. W. (1978). Retirement choice and retirement satisfaction. *Journal of Gerontology, 33,* 575–585.

Kinicki, A., Bracker, J. S., Kreitner, B., Lockwood, C. A., & Lemak, D. J. (1987). Socially responsible for plant closing. *Personnel Administrator, 32,* 116–128.

Knowles, M. S. (1989). *The modern practice of adult education.* Chicago: Association Press.

Lawrence, J. H. (1985). Developmental needs as intrinsic incentives. In R. G. Baldwin (Ed.), *Incentives for faculty vitality* (pp. 59–68). San Francisco: Jossey-Bass.

Levin, R. (1987). *Wellness programs for older workers and retirees.* Washington, DC: Business Group on Health.

Lillard, L., & Tan, H. (1992). Private sector training: Who gets it and what are its effects? *Research in Labor Economics, 13,* 1–62.

Luborsky, M., & LeBlanc, I. (2003). Cross-cultural redefinition of the retirement concept. *Journal of Cross-Cultural Gerontology, 18,* 251–271.

Maxwell, N. (1985). The retirement experience: Psychological and financial linkages to the labor market. *Social Science Quarterly, 66,* 22–33.

McEvoy, G. W., & Cascio, W. F. (1989). Cumulative evidence of the relationship between employee age and job performance. *Journal of Applied Psychology, 74,* 11–17.

Miller, D. B. (1990). Organizational, environmental, and work design strategies that foster competence. In S. L. Willis & S. S. Dubin (Eds.), *Maintaining professional competence* (pp. 214–232). San Francisco: Jossey-Bass.

Morrell, R. W., & Echt, K. V. (1997). Designing written instructions for older adults: Learning to use computers. In A. D. Fisk & W. A. Rogers (Eds.), *Handbook of human factors and the older adult* (pp. 335–362). San Diego, CA: Academic Press.

Morrison, M., & Jedrziewski, M. K. (1988). Retirement planning: Everybody benefits. *Personnel Administration, 33*(1), 74–80.

Musich, S., Adams, L., & Edington, D. W. (2000). Effectiveness of health promotion programs in moderating medical costs in the USA. *Health Promotion International, 15*(1), 5–15.

Mutchler, J. E., Burr, J. A., Pienta, A. M., & Massagli, M. P. (1997). Pathways to labor force exit: Work transitions and instability. *Journal of Gerontology: Social Sciences, 52B,* S4–S12.

Newquist, D. D. (1986). Toward assessing health and functional capacity for policy development on work-life extension. In J. E. Birren, P. K. Robinson, & J. E. Livingston (Eds.), *Age, health and employment* (pp. 27–44). Englewood Cliffs, NJ: Prentice Hall.

Newstrom, J. W., & Pierce, J. L. (1979). Alternative work schedules: The state of the art. *Personnel Administrator, 24,* 19–23.

Noe, R. A. (2001). *Employee training and development.* Boston, MA: Irwin.

Palmore, E. B., Burchett, B. M., Fillenbaum, G. G., George, L. K., & Wallman, L. M. (1985). *Retirement: Causes and consequences.* New York: Springer.

Parnes, H. S. (1989). Postretirement employment: How much is there: How much is wanted? *Generations, 13,* 23–26.

Paul, C. E. (1988). Implementing alternative work arrangements for older workers. In H. Dennis (Ed.), *Fourteen steps in managing an an aging work force* (pp. 113–132). Lexington, MA: Lexington Books.

Peterson, D. A. (1980). *The older worker: Myths and realities.* Los Angeles, CA: Andrus Gerontology Center, USC.

Peterson, D. A. (1987). *Facilitating education for older learners.* San Francisco, CA: Jossey-Bass.

Pfeiffer, G. J. (1989). Health promotion programs for older workers. *Generations: Journal of the American Society on Aging, 8,* 28–29.

Pohjonen, T. (2001). Perceived work ability of home care workers in relation to individual and work-related factors in different age groups. *Occupational Medicine, 51,* 209–217.

Quinn, J. F., & Burkhauser, R. V. (1990). Work and retirement. In R. H. Binstock & L. K. George (Eds.), *Handbook of aging and the social sciences* (3rd ed., pp. 307–327). San Diego: Academic Press.

Reed, K., Doty, D. H., & May, D. R. (2005). The impact of aging on self-efficacy and computer skill acquisition. *Journal of Managerial Issues, 17,* 212–228.

Rhodes, S. R. (1983). Age-related differences in work attitudes and behavior: A review and conceptual analysis. *Psychological Bulletin, 93,* 328–367.

Richardson, V. E. (1993). *Retirement counseling.* New York: Springer.

Rix, S. (2006). *Update on the aged 55+ worker: 2005.* Washington, DC: AARP.

Robert Wood Johnson Foundation. (2001). *National blueprint: Increasing physical activity among adults age 50 and older.* Princeton, NJ: Author.

Robinson, P. K. (1986). Age, health, and job performance. In J. E. Birren, P. K. Robinson, & J. E. Livingston (Eds.), *Age, health, and employment* (pp. 63–77). Englewood Cliffs, NJ: Prentice Hall.

Rosow, J. M. (1990). Extending working life. In I. Bluestone, R. J. V. Montgomery, & J. D. Owen (Eds.), *The aging of the American work force* (pp. 399–418). Detroit, MI: Wayne State University Press.

Rowe, J., & Kahn, R. (1998). *Successful aging.* New York: Pantheon Books.

Rowen, R. B., & Wilks, C. S. (1987). Pre-retirement planning, a quality of life issue for retirement. *Employee Assistance Quarterly, 2,* 45–56.

Ruhm, C. J. (1990). Career jobs, bridge employment and retirement. In P. B. Doeringer (Ed.), *Brides to retirement: Older workers in a changing labor market* (pp. 92–107). Ithaca, NY: ILR Press.

Salthouse, T. A., & Maurer, J. J. (1996). Aging, job performance, and career development. In J. E. Birren & K. W. Schaie (Eds.), *Handbook of the psychology of aging* (4th ed., pp. 353–364). New York: Academic Press.

Sandell, S. H. (1987). *The problem isn't age: Work and older Americans.* New York: Praeger.

Sandell, S. H., & Baldwin, S. E. (1990). Older workers and employment shifts. Policy responses to displacement. In I. Bluestone, R. J. V. Montgomery, & J. D. Owen (Eds.), *The aging of the American work force* (pp. 126–148). Detroit: Wayne State University Press.

Schultz, K. S. (2003). Bridge employment: Work after retirement. In G. A. Adams, & T. A. Beehr (Eds.), *Retirement* (pp. 214–241). New York: Springer.

Serxner, S., Gold, D., Anderson, D., & Williams, D. (2001). The impact of a worksite health promotion program on short-term disability usage. *Journal of Occupational and Environmental Medicine/ American College of Occupational and Environmental Medicine, 43*(1), 25–29.

Sharit, J., & Czaja, S. J. (1999). Performance of a computer-based troubleshooting task in the banking industry: Examining the effects of age, task experience, and cognitive abilities. *International Journal of Cognitive Ergonomics, 3,* 1–22.

Sheaks, C., Pitt-Catsouphes, M., & Smyer, M. A. (2006). Legal and research summary sheet: Phased retirement. Boston: Alfred P. Sloan Foundation. Retrieved August 16, 2006, from http://agingandwork.bc.edu/documents/Center_on_AgingandWork_Phased_Retirement.pdf.

Shearer, R. L., & Steger, J. A. (1975). Manpower obsolescence: A new definition and empirical investigation of personal variables. *Academy of Management Journal, 18,* 263–275.

Silverthorne, C. P. (2005). *Organizational psychology in cross-cultural perspective.* New York: New York University Press.

Simpson, P. A., Geller, M. M., & Stroh, L. K. (2002). Variations in human capital investment activity by age. *Journal of Vocational Behavior, 61,* 109–138.

Sincavage, J. R. (2004). The labor force and unemployment: Three generations of change. *Monthly Labor Review, 127,* 34–41.

Singleton, J. F. (1985). Retirement: Its effects on the individual. *Adaptation and Aging, 6,* 1–7.

Snyder, C. J., & Barrett, G. V. (1988). The Age Discrimination and Employment Act: A review of court decisions. *Experimental Aging Research, 14,* 3–47.

Sofie, J. K. (2000). Creating a successful occupational health and safety program. *American Association of Occupational Health Nursing Journal, 48,* 125–147.

Sterns, A. A., Sterns, H. L., & Hollis, L. A. (1996). The productivity and functional limiations of older adult workers. In W. H. Crown (Ed.), *Handbook on employment and the elderly* (pp. 276–303). Westport, CT: Greenwood Press.

Sterns, H. L. (1986). Training and retraining adult and older workers. In J. E. Birren, P. K. Robinson, & J. E. Livingston (Eds.), *Age, health, and employment* (pp. 93–113). Englewood Cliffs, NJ: Prentice Hall.

Sterns, H. L., & Alexander, R. A. (1987). Industrial gerontology: The aging individual and work. *Annual Review of Gerontology and Geriatrics* (pp. 93–113). New York: Springer.

Sterns, H. L., & Doverspike, D. (1989). Aging and the training and learning process in organizations. In I. L. Goldstein (Ed.), *Training and development in work organization* (pp. 299–332). San Francisco: Jossey-Bass.

Sterns, H. L., Doverspike, D., & Lax, G. A. (2005). The Age Discrimination in Employment Act. In F. S. Landy (Ed.), *Employment discrimination litigation: Behavioral quantitative and legal perspectives* (pp. 256–293). San Francisco: Jossey-Bass.

Sterns, H. L., & Gray, J. H. (1999). Work, leisure, and retirement. In J. C. Cavanaugh & S. K. Whitbourne (Eds.), *Gerontology* (pp. 355–390). New York: Oxford Univerity Press.

Sterns, H. L., & Huyck, M. H. (2001). The role of work in midlife. In M. E. Lachman (Ed.), *Handbook of midlife development* (pp. 447–486). New York: Wiley.

Sterns, H. L., & Kaplan, J. (2003). Self-management of career and retirement. In G. A. Adams, & T. A. Beehr (Eds.), *Retirement* (pp. 188–213). New York: Springer.

Sterns, H. L., & Sterns, A. (1995). Health and employment capability of older Americans. In S. A. Bass (Ed.), *Older and active: How Americans over 55 are contributing to society* (pp. 10–34). New Haven, CT: Yale University Press.

Sterns, H. L., & Subich, L. M. (2005). Counseling for retirement. In S. D. Brown & R. W. Lent (Eds.), *Career development and counseling: Putting theory and research to work* (pp. 506–521). Hoboken, NJ: Wiley.

Sully DeLuque, M. F., & Sommer, S. M. (2000). The impact of culture on feedback-seeking behavior: An integrated model and propositions. *Academy of Management Review, 25,* 829–849.

Taylor, P. (2002). Improving employment opportunities for older workers: Developing a policy framework. Presented at the Ninth EU–Japan Symposium, *Improving employment opportunities for older workers,* Brussels, Belgium.

Toossi, M. (2002, May). A century of change: The U.S. labor force, 1950–2050. *Monthly Labor Review, 125,* 15–28.

Triandis, H. C. (1994). Cross-cultural industrial and organizational psychology. In H. C. Triandis, M. D. Dunnette, & L. M. Hough (Eds.), *Handbook of industrial and organizational psychology* (Vol. 4, 2nd ed., pp. 103–172). Palo Alto, CA: Consulting Psychologists Press.

Valasek, D. L., & Sterns, H. L. (1981, November). Task analysis and training: Applications from lab to field. Paper presented as part of the "Symposium on Industrial Gerontological Psychology: Why Survive?" 34th Annual Meeting for the Gerontological Society of America. Toronto, Ontario.

Votruba, J. C. (1990). Strengthening competence and vitality in midcareer faculty. In S. L. Willis & S. S. Dubin (Eds.), *Maintaining professional competence: Approaches to career enhancement, vitality, and success throughout a work life* (pp. 214–232). San Francisco: Jossey-Bass.

Waldman, D. A., & Avolio, B. J. (1986). A meta-analysis of age differences in job performance. *Journal of Applied Psychology, 71,* 33–38.

Warr, P. (1994). Age and employment. In H. C. Triandis, M. D. Dunnette, & L. M. Hough (Eds.), *Handbook of industrial and organizational psychology* (Vol. 4, 2nd ed., pp. 487–550). Palo Alto, CA: Consulting Psychologists Press.

Willis, S. L., & Dubin, S. S. (1990). *Maintaining professional competence.* San Francisco: Jossey-Bass.

Willis, S. L., & Tosti-Vasey, J. L. (1990). How adult development, intelligence, and motivation affect competence. In S. L. Willis & S. S. Dubin (Eds.), *Maintaining professional competence* (pp. 64–84). San Francisco: Jossey-Bass.

Wood, E. A., Olmstead, G. W., & Craig, J. I. (1989). An evaluation of lifestyle risk factors and absenteeism after two years in a work site health promotion program. *American Journal of Health Promotion, 4,* 128–133.

Yen, L., Edington, M. P., McDonald, T., Hirschland, D., & Edington, D. W, (2001). Changes in health risks among the participants in the United Auto Workers-General Motors LifeSteps health promotion program. *American Journal of Health Promotion, 16*(1), 7–15.

Yen, L., Schultz, A. B., McDonald, T., Champagne, L., & Edington, D. W. (2006). Participation in employer-sponsored wellness programs before and after retirement. *American Journal of Health Behavior, 30,* 27–38.

제 14 장

지역사회 이동

Community Mobility

일생 동안 정상적으로 사는 사람은 성인이 되기 위해 한동안 학습해야 하듯이 나이가 들어도 배우는 것이 필요하다.

Ronald Blythe, The View in Winter: Reflections on Old Age, Harcourt Brace Jovanovich, New York, 1979, p. 22

목 적(OBJECTIVES)

이 장을 읽고 난 후, 독자는 다음을 할 수 있게 될 것이다:

1. 노인 운전자가 가장 공통적으로 위반하는 자동차 위반의 유형과 국가적 통계수치를 설명할 수 있다.
2. 작업치료 실습체계를 이용하여 직업과 같이 운전을 정의할 수 있다.
3. 노인 운전자들 사이에서 운전을 어렵게 하는 것과 관련된 노화에 따른 생리적 변화와 질환에 따른 변화를 설명할 수 있다.
4. 근거중심의 실습을 이용하여 노인 운전자를 위한 운전재활 프로그램에 사용되는 임상 평가와 중재를 확인할 수 있다.
5. 운전을 할 수 없음과 운전의 심리적 의미를 논의할 수 있다.
6. 노인을 위하여 권유하는 지역사회 이동의 대체적 방법을 설명할 수 있다.

위법, 충돌과 사고에 대한 국가적 통계의 재검토(Overview of National Statistics on Violations, Crashes, and Fatalities)

미국연방 고속도로안전관리국(National Highway Traffic Safety Administration: NHTSA)의 최근 보고에 의하면, 미국에는 70세 이상 운전면허가 있는 노인은 19만 천 명이며 1993년보다 27% 증가되었다고 하였다. 2003년에 이러한 노인 운전자는 모든 운전면허의 10%정도이다(NHTSA, 2004a). 이러한 증가요인에는 몇 가지 요인들이 있다. 첫째, 인구 중 55세 이상은 베이비붐 세대로서 노인 운전인구의 증가는 예상되었다. 둘째, 현대의 중년 여성들은 젊었을 때부터 운전을 하였고, 나이가 들어서도 계속 운전을 하고 있으므로 중년 여성들의 운전 증가가 가능한 것이다. 셋째, 노인 운전자의 증가에는 기술력 향상과 독립생활과 같은 문화적 요인이 복합적으로 잠재적 영향을 미치고 있다(Retchin & Anapolle, 1993). 이와 같은 경향이 있는 캐나다는 몇 년 후에는 노인 운전자가 두 배로 될 것이라고 예측되고 있다(Tuokko & McGee, 2002).

2004년 미국에서 6만 2천 명 경찰이 자동차 사고에 대해서 보고하였다((NHTSA, 2004b). 이것은 2003년보다는 0.06% 감소한 것이고, 사고율은 100만 대에서 1.44대가 사고가 있는 것으로 비율이 낮은 것이다. 사고와 손상률은 16~24세 운전자에서 가장 높고, 세 번째가 74세 이상 노인 운전자이다. 2004년 70세 이상 노인들은 자동차 사고의 12%를 유발하였고, 16%의 보행자 사고를 유발하였다(NHTSA, 2004a). 흥미롭게도 충돌사고에서 노인 운전자들은 모든 성인 운전자 중 중독은 가장 낮았다. 게다가 젊은이에서는 이륜차 충돌사고가 있다면, 노인 운전자들은 하나에 부딪히는 것은 2배이다(NHTSA, 2004a).

65~74세 노인들의 사망의 주된 원인은 자동차 사고이며 다음으로 노인인구의 사망 유형의 원인(낙상)이 두 번째이다(Keplinger, 1998; Underwood, 1992). 2004년 노인 운전자를 포함하여 대부분 자동차 사고는 주중(81%), 주말(72%)에 일어났고, 다른 자동차(74%)와 관련되어 있었다(NHTSA, 2004a). 노인 운전자를 포함하여 충돌의 가장 공통적인 원인은 도로의 측면에서 출발하고, 부적절한 차선변경, 부주의한 후진, 통행권 발급과 교통신호를 읽는 것이 어려운 것 등이 있다. 또한 노인 운전자들은 빠른 판단과 연속적으로 필요한 조작을 수행하기 어려운 경향이 있다(Underwood, 1992).

직업과 같은 운전 (Driving as an Occupation)

작업치료 문헌에 따르면, 운전은 중요한 직업이다. 직업은 "매일 생활의 활동으로 이름이 붙여졌고, 계획되고, 개인과 문화의 가치와 의미를 부여하는 것이다. 직업은 그들 자신을 바쁘게 만드는 모든 것이며 돈을 모으는 것이며, ... 삶을 즐기는 것이며, ... 그리고 그들의 사회적 그리고 경제적 조직을 형성하는 것"이다(Law, Polatajko, Baptiste, & Townsend, 1997, p. 32). 운전은 일상적인 생활에 참여하는 사람들의 활동이고, 개인적이고 문화적 가치에 기본을 두고 있다는 의미이다. 운전은 가치가 있으며 목적지로 이동하는 것을 의미하고, 쇼핑, 사회참여와 자기관리를 포함하여 지역사회 내에서 다른 직업에 종사하는 것으로 직업적으로 남을 망치는 의미이다.

운전이라는 작업은 시각, 청각, 고유수용기, 운동학적, 그리고 안뜰기능을 통한 환경으로부터 동시적으로 다양한 감각자극을 받는 것을 필요로 하는 복합적인 과제이다. 외부 자극은 단지 적절한 자극에 주의하여야 하기 때문에 제거하여야 한다. 적절한 자극의 과정은 목적과 사건을 확인하고 다른 것과 전체 환경으로 공간에서 그들의 상호관계에 대하여 지각하는 것을 유도하는 것이다. 과거 경험이 있는 이러한 정보의 통합은 운전과 관련된 배경과 의미를 제공한다. 환경에서, 신호는 계속 연습된 행동으로 인한 자동적이고 습관적인 행동 수행으로 인한 것과 관련이 있다는 것을 발견할 수 있다. 예를 들면, 어떤 사람이 친숙한 길에서 매일 운전할 때, 운전의 과정은 일상적이고 자동적이게 된다. 최고위 과정 기술들은 자동적인 행동들의 수행으로 규칙적이게 되고, 일상적이지 않은 상황과 새로운 기술을 학습하는 것이 필요하다.

미국 작업치료협회(The Americans Occupa-

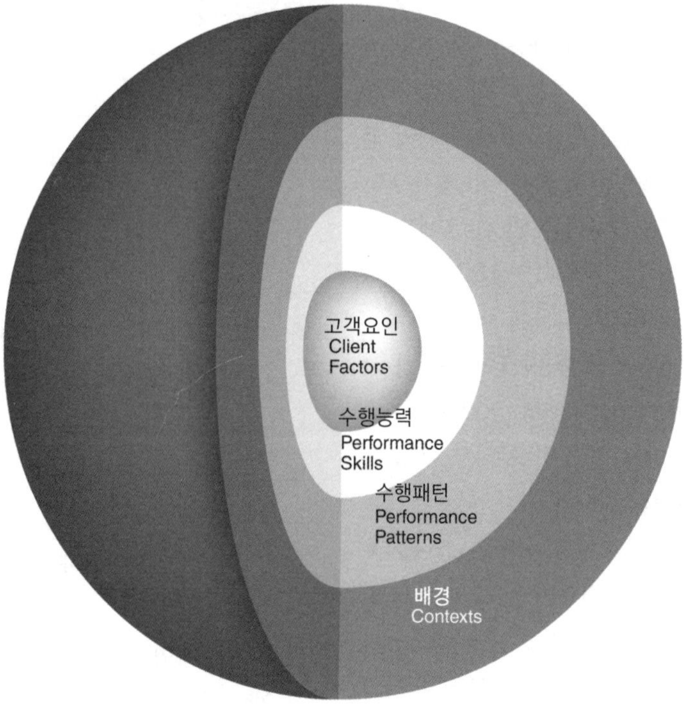

그림 14-1 작업모델인 운전.

tional Therapy Association: AOTA)의 실습체계(AOTA, 2002)는 운전의 작업에 참여하기 위해 다양한 고객 요인, 수행기술, 수행 유형, 배경과 개인의 능력에 영향을 미치는 활동 요구를 지침서에 설명하였다. Mitchell의 운전의 신경감각모델에서 인용한(Ekelman, Mitchell, & O' Dell-Rossi, 2000) 작업 모델(그림 14-1)인 운전은 안전한 운전을 위해 필요한 고객의 요소인 운동, 절차와 의사소통/상호작용 기술에 상대적으로 기여하는 것의 복합적인 개요를 제공하는 체계적 조건의 접근이다. 이것은 운전의 특별한 기술 부분에서 인지과정(Sohlberg & Mateer, 1989)과 시각과정(Warren, 1993a, 1993b)의 장애를 평가하고 치료하는 데 사용되는 임상적 모델로 Michon (1987)(Sohlberg & Mateer, 1989)과 Galski, Bruno, 그리고 Ehle(1992)이 운전을 위하여 특별하게 발전시킨 모델들의 여러 중요한 개념을 통합한 것이다(Warren, 1993a, 1993b).

본문의 전체적인 내용을 설명한 그림 14-1은 운전의 작업에 포함된 다양한 구조를 보여주는 것이다. 작업치료 실습체계에 따르면(AOTA, 2002), 운전의 작업은 작업의 도구적일상생활활동 범주에서 분류된 지역사회 이동의 한 측면이라고 하였다. 운전을 하는 것은 작업에서 끊임없이 지속적으로 요구되는 활동이다. 이러한 활동요구는 자동차와 같은 그들의 소유와 사용되는 목적을 포함하여 요구되며, 도로의 공간 요구, 양방향 도로의 사회적 요구, 연속적인 자동차 운행과 시간, 그리고 자동차 조절하기 위한 필요한 동작들이 포함된다. 이러한 활동요구들이 상대적으로 끊임없이 지속된다고 하더라도, 배경 변화 또는 적합한 장비는 사람이 운전의 작업에서 필요한 활동요구를 변화시킨다.

운전의 중심에는 고객 요인이 있고, 이것은 정신적 기능(집중력, 기억력과 시공간적 지각), 감각기능(시각), 그리고 신경근골격계와 기능과 관련된 움직임을 포함한 능력이 기초가 되고 있다. 사람들은 그들의 고객 요인을 운동과 기술 과정 그리고 자동차를 안전하게 운행하는 능력에 영향을 주고, 환경 내에서 목적을 판단하고, 환경적 자극에 반응하는 것을 포함하여 수행 기술이라고 하는 수행의 작은 단위라고 규정하였다. 수행은 운전과 관련된 자동적이고 습관적인 행동을 포함한 수행 양식이라고 하는 특정한 행동으로 유발된다. 수행 양식은 안전한 습관(안전벨트를 착용하거나 방향지시등을 켜는 것), 일상적인 것(병원에서 자원봉사에게 같은 길을 말하는 것), 그리고 역할 수행을 촉진시키는 것(결혼한 부부에서 남편이 중요한 운전자의 역할을 이행하는 것)이라 할 수 있다. 모든 수행 양식이 긍정적인 것은 아니며, 몇몇은 나쁜 습관(고속) 또는 안전하지 않은 일상의 일(운전하는 동안 핸드폰으로 사업적인 전화를 하는 것)처럼 표현할 수 있다. 이러한 모든 수행은 일생에 걸쳐 또는 질병이 지속적으로 진행될 때에 운전의 가치를 문화적으로 결정하는 배경 내에서 수행되고, 운전을 해야 할 장소를 알려주고; 운전하는 시간을 확인하고, 사회적으로 운전의 대체 방법을 지원하기 위해 연결망을 제공해주고, 안전하거나 적합하게 운전하도록 조절하는 것을 선택한다.

노화과정과 노화와 관련된 상태는 고객 요인의 어떠한 것에서 쇠퇴를 유발시킬 수 있고 수행 기술 부분은 모델에서 설명하였다. 이러한 고객 요인들과 수행기술 부분은 서로 의존하는 것이며, 장애는 고객 요인 중 하나로 존재하거나 다른 기술적인 부분에 영향을 줄 수 있다. 노인이 더 이상 운전을 하지 못하게 될 때, 대체적인 지역사회 이동 방법이 필요할 수 있다. 같은 시기에, 개인의 배경 또는 배경들과 수행 양식, 특히 삶의 역할과 같이 인식되는 것에서 중요하다. 그러므로 운전능력의 임상적 평가는 이러한 모든 부분에서 존재하는 잠재적인 기능장애를 자각하는 것이 필요하다. 다양한 부분에서 정식적으로 기능장애를 평가하고 진단하기 위해서 이러한 각 부분을 이해하고 그들이 어떻게 상호관련이 있는지를 알 수 있는 건강관리 전문가가 필요하다.

표 14-1 운전능력에 영향을 주는 고객요인 요약

운전능력에 영향을 주는 신체 기능과 구조	
정신적 기능	전반적인 주의, 의식, 판단, 감정적 안정과 같은 *전체적인 정신적 기능* 그리고 운전에 필요한 자극 조절 주의, 기억, 시공간 인식, 판단을 위한 높은 수준의 인식 기능과 같은 *특별한 정신적 기능* 그리고 자동차 운행 기술과 계획 능력
감각기능과 통증	시각민감도와 시각영역 기능은 운전능력에 중요하다. 소리를 듣는 능력뿐만 아니라 균형을 유지하는 것 또한 중요하다. 운전능력에 방해를 줄 수 있거나, 그렇지 않은 통증 또한 고려되어야 한다.
신경근골격과 움직임과 관계된 기능	자동차를 안전하게 조작할 수 있는 뼈와 관절을 움직일 수 있는 능력은 중요한 일이다. 또한 수의적인 자동차 조절과 운전 반응은 매우 중요하다.
심혈관, 혈역학, 면역, 호흡, 소화, 대사, 내분비, 비뇨, 임신, 피부 등 그 밖의 기능	이 같은 기능은 안정성과 에너지 수준과 관계하여 특히 중요하며 운전 능력에 방해를 줄 수 있다.
신체구조	운전에 필요한 해부학적 신체구조 즉, 눈, 귀, 움직임과 관계된 구조, 그리고 신경계의 일차적 구조는 매우 중요하다. 운전에 영향을 줄 수 있는 그 밖의 구조는 안전한 운전을 위해 반드시 필요하다.

고객 요인들(Client Factors)

작업치료 실습체계에 따르면(AOTA, 2002), 고객 요인은 신체 기능과 구조로 구성되어 있다. 신체기능은 감각, 정신과 신경근골격계 기능으로 대부분 운전과 관련된 것이다. 신체 구조는 이러한 신체기능을 지원해주는 것으로 눈, 귀와 움직임과 관련된 구조처럼 구조와 관련된 것이다. 다음 부분에서는 운전을 하기 위한 개인의 능력에 영향을 주는 중요한 신체 기능에 대해서 자세하게 설명할 것이다(표 14-1).

감각기능(Sensory Functions)

운전은 여러 유형의 감각입력을 통한 동시적으로 다양한 감각 자극을 수용하는 것이 필요한 복합적인 과제이다. 시각은 감각입력의 주요한 유형이며, 운전에 필요한 감각정보의 90%를 처리한다(Hills, 1980). 시력, 대비감도, 시야, 안구 움직임 조절과 거리감각은 기술처리의 고위 수준이 기본이 되는 기초적인 형태인 중요한 시각기능이다(Warren, 1993a, 1993b; Zoltan, 1996).

시력(Visual Acuity)

시력은 시각의 정확성을 측정한 것이며 물체를 섬세하게 구별하는 능력으로 정의되고 공간의 구성요소를 분석하는 것이다(Strano, 1989; Warren, 1993a, 1993b; Zoltan, 1996). 원뿔세포(cones)는 시력에 중요한 책임을 담당하는 감각수용기이다. 그들은 밝은 빛에서 색깔을 구별하는 데 작용하며, 망막의 중심부분에 중점적으로 분포되어 있다. 미국 자동차관리 협회에서는 운전을 제한하는 최소 기준은 20/40 시야라고 권고하고 있다. 20/20 시야의 운전자는 똑같은 정도로 물체를 구별하는 것이고, 20/40 시야의 운전자는 물체와의 거리가 1/2 이내에 있어야 한다. 결과적으로, 20/40 시야의 운전자는 20/20 시야운전자처럼 똑같은 정도로 자세하게 구별하기 위한 시간이 약 1/2시간은 가져야 할 것이다. 흥미롭게, 신호등은 최소 표준 20/40 시야가 기준이 되어 디자인되었다(Strano, 1989). **동적 시력(dynamics acuity)**은 움직이는 물체를 자세하게 구별하는 능력을 측정하는 것이며 전체적인 그림을 더 좋게 볼 수 있는 기능적 시력의 추가적인 역할을 한다.

대비감도(Contrast Sensitivity)

대비감도는 배경과 목표 사이에서 대비가 제한되었을 때 목표를 볼 수 있는 능력이다(Hyvarinen, 1996). 손상되지 않은 대비감도는 밤 또는 비오는 데 운전할 때 특히 중요하며 필요하다. 낮은 대비에서 시각정보를 해석하는 것은, 대비감도는 목표 이미지의 지각을 증가시키고 시력에 기여하는 것이다. 크기를 감소시킨 높은 대비 글자 또는 기호를 구별하는 능력으로 시력을 측정하는 시력검사표 대신에 대비 크기의 글자 또는 기호에서 다른 점을 구별하는 능력을 확인하는 대비감도시표를 바라보게 하지만, 다른 방향에서 기울어지게 보이는 연속적인 계단 또는 막대기 같은 것을 보게 하면 더욱 작은 대비 또는 물결모양의 이미지로 보이며 더 희미하게 보이게 된다.

주변시야(Peripheral Vision)

주변시야는 중심 시야를 구성하는 즉각적인 초점 부위 이외의 주변에서 자극의 존재 또는 움직임을 지각하는 능력과 관련되어 있다(Warren, 2006). 막대세포(rods)는 주변시야를 주요하게 책임지는 감각수용기이다. 이것은 흑백에 구별하고, 움직임에 민감하고, 망막으로부터 좀 떨어진 곳에 밀집해 있다. 그러나 이것은 색이나 세밀함을 구별하는 것에는 많이 작용하지 않는다. 주변시야는 두 가지 중요한 기능을 가지고 있다. 첫째, 초점 영역의 주변과 관련된 자극에 대해 재빨리 경계하는 것이 필수적이다. 둘째, 환경의 공간 지남력을 제공하는 다른 지각 능력으로부터 정보를 통합하는 것이다(Warren, 2006). 주변시야는 운전 환경에서 공간을 관찰하는 것과 더 많이 주변을 살펴 자극의 존재와 움직임을 위하여 운전자의 중심 시야의 주변인 운전 환경의 밖을 관찰하거나, 자극에 대해 검사하고 보충하는 것을 허락하는 것이다. 또한 운전자에게 길에 대한 적응과 도로의 형태 그리고 길의 특성을 이해하도록 돕는다.

놀랍게도, 단지 65%만이 운전을 하기에 적합한 시각범위를 가지고 있다(Fishbaugh, 1995). 측정은 기본적으로 각각의 눈이 개별적으로 내측면과 외측면 시야를 인지할 수 있는 자극 또는 직선을 바라보는 양쪽 눈으로 왼쪽과 오른쪽의 외측면을 지각할 수 있는 자극인 전체 수평 시야에서 최대 등급의 수준을 반영한 것을 사용한다. 대부분의 상태는 최소 수준이 140°의 종합적 수평 시야가 사용된다고 한다.

안구운동 능력(Occulomotor Skills)

안구운동 능력은 운전과 시각 능력과 관련된 건강관리 전문가에 의해 주로 관찰되거나 평가되어진다. 게다가, 자동차 법규에서는 시각적 안구운동 기준이 제외되어 있다. 안구운동 능력은 안구운동 결합의 효과적 수행과 두 눈으로 보기 위해서는 눈의 외측 근육이 필요하며, 이것이 협조적으로 사용하여야 한다(Warren, 2006). 운전할 때, 눈이 사물이 계속해서 다른 것으로 옮겨질 때마다 눈의 초점도 이동해야 한다. 사물은 반드시 자동차 안에서 움직임을 보아야 하고, 사물은 움직일 수 있으므로, 운전자는 어떤 것에서 다른 것으로 옮겨질 때 효율적인 초점이동이 요구된다. 안구운동의 움직임은 눈의 순간적 움직임과 부드럽게 따라가는 눈의 움직임인 두 가지로 구성된다. 순간적 움직임은 망막에 의해 자세히 검사할 수 있게 눈의 선이 변화한다. 부드럽게 따라가는 눈의 움직임은 사물이 움직일 때 그것을 따라가고 그들은 망막 위에 상이 맺혀 유지된다(Warren, 1993a, 1993b). 이 두 가지는 임상시설에서 빠르게 검사할 수 있다. 하나는 부드러움, 범위, 정확성과 이러한 움직임의 속도를 관찰할 수 있고, 평가에 나타난 순간적이고 부드러운 추적 상태에서 잠재적인 문제점을 문서화한다.

거리 지각(Depth Perception)

거리 지각은 자신으로부터 거리를 판단하는 한쪽 눈의 능력이고 운전자의 자동차와 다른 사람의 자동차, 물체, 그리고 도로 경계와의 거리를 판단하는 것으로 운전에서 중요하다(Zoltan, 1996). 거리를 지각하는 한쪽 눈의 특징은 다른 물체로부터 거리를 판단하는 다른 환경적인 신호를 이용하여 운전을 안전하게 하기 위해 단지 한쪽 눈의 시야로 운전하게 하는 것이다. 입체보기(stereopsis)도 거리를 판단하는 능력이지만 두 개의 분리된 각도로부터 자극의 지각에 의지하는 것이다(Zoltan, 1996). 한쪽 눈으로만 시야를 보거나 한쪽 눈만이 있는 고객들은 다른 신호를 이용하여 깊이를 지각하지만 사실적인 입체보기는 아니다.

또 다른 감각 기능
(Other Sensory Functions)

시각이 감각 입력의 중요한 유형이라 할지라도, 청각, 촉각, 그리고 안뜰 자극의 근원도 운전을 위해 필요한 운동기술에 확실하게 영향을 줄 수 있다. 한쪽 또는 양쪽 상지 또는 하지에서 운동감각, 고유수용기, 그리고 압박을 느끼는 능력은 자동차 페달, 핸들, 그리고 방향지시등 또는 유리 닦개와 같은 다른 조절기의 안전한 작동을 위하여 필수적인 것이다. 경적, 사이렌, 경고 버저와 차임, 그리고 자동차로부터의 소리들은 중요한 청각 입력의 근원일 수 있다. 그러므로 이러한 근원으로부터 감각 자극을 지각하는 능력에 영향을 받는 기능장애는 운전 환경에 관하여 운전자의 필수적 정보를 차단할 수 있다.

정신 기능(Mental Functions)

정신 기능은 완전 그리고 특정한 정신기능 모두를 포함하고 있다(AOTA, 2002). 정신기능은 운전의 작업에 통합적인 역할을 하며 특히 안전하게 문제를 논의할 때 적절한 것이다. 움직이는 차안에서 환경은 일정한 상태로 변하고, 약간의 시간이 흐르면 잠재적으로 관련되어 있는 감각이 유입되고 자극을 확인한다. **주의집중(focused attention), 유지집중력(sustained attention)과 선택적 집중(selectives attention)**으로 세분화되는 **전체 집중력(global attention)**은 감각 정보처리의 초기 기간에서 크게 반응한다. 이러한 세분화는 집중 능력체계에서 낮은 단계를 나타낸다. 그리고 오랜 시간 초점을 유지하고, 자극을 전환하거나 외부환경으로부터 여과하고 자극과 관련된 곳에 초점을 유지하는 것이 가능하게 하는 일을 담당한다(Sohlberg & Mateer, 1998). 고위 집중력과 장기와 단기기억과 같은 특별한 정신기능은 안전한 운전에 필요한 기능이다. 집중력은 운전자에게 필요한 것이며 자동차의 내부 환경과 외부 환경을 깨닫는 것이다. 기억은 학습하고 특별한 운전행동의 수행을 유도하는 지각적 그리고 인지적 기술 부분의 통합을 위하여 필수적이다. 여러 가지 기억의 기능은 운전 과제에서 다양하게 중요한 것이다.

집중력(Attention)

운전은 운전환경에서 여러 가지 근원 사이에 집중에 중점이 되는 고위 기술이 필요하다. 자동차의 전방, 후방과 측면의 외부환경은 중요한 정보이지만 같은 시간에 모두 확인하는 것은 어렵다. 자동차 안에서, 운전자는 계기판, 경고등, 경보음, 핸들과 페달과 같이 주요한 자동차 조절로부터 오는 촉각에서의 정보를 수용해야 한다. 운전자는 도로의 자동차 서스펜션의 상호작용으로부터 정보를 해석하고 수용할 수 있어야 한다. **대체집중력(alternating attention)**은 정신적 유동성을 위한 능력이며, 이것은 다른 인지적 필요성을 가져야 하는 과제들 사이에 주의와 움직임의 중심이 되는 것이 가능하게 한다(Parente & Aderson, 1991). 운전은 또한 동시적으로 모니터 자극에 집중력의 배치가 필요하거나 동시에 다양한 구성 과제를 수행할 수 있어야 한다. 이것은 가장 고위의 기술을 나타내는 것이며 **분산집중(divided attention)**의 기능이다(Sohlberg & Mateer, 1989).

전체집중력에 필요한 기술의 기능에 의해 영향을 받을 수 있다고 하더라도 **시각집중력(visual attention)**은 하나의 자극에서 다른 것으로 시각 효과의 초점이동을 필요로 하는 특별한 능력과 관련이 있다(Warren, 1993a, 199b, 2006). 전체 집중력처럼, 시각 집중력은 선택력의 고유한 개념, 이동하는 능력 또는 동시에 관찰 자극에 분배되는 능력, 그리고 제한된 능력이라고 정의된다(대부분의 모델에서). 스캐닝은 시각적 검색의 단계이며, 망막 위에 환경의 시각적 정보를 완전하고 체계적으로 기록하는 것이다(Warren, 1993a, 1993b, 2006). 스캐닝 능력은 순간적 그리고 부드러운 추적에 사용되는 안구운동 움직임과 같이 일어나지는 않는다. 오히려, 스캐닝은 안구운동뿐만 아니라 시력, 주변시야와 시각집중 능력의 통합이 요구되어지는 인지과정이다.

많은 조사에 따르면 시각 집중은 **"유용한 시야(useful field of view: UFOV)"**의 용어로 설명된다. 이것은 다양한 장소에서 시각적 자극을 빠르게 변화시킬 수 있는 것으로 공간적인 부분이다(Keplinger, 1998). 유용한 시야는 양쪽시각과 인지기능에 의지하며 또한 감각 또는 인지검사보다는 시각 기능상태의 더 전반적인 측정을 제공하는 것이다. 동적검사에서 변할 수 있는 세 가지 검사의 기능이 유용한 시야이다:

1. 목표물 제시의 기간,
2. 제2중심과제의 복합성의 단계,
3. 주변 목표물의 요점

단기 기억(Short-Term Memory)

단기 기억은 용량이 한정되어 있어 기억이 되고 있거나, 되는 즉시 자주 보내어지고 주의력 기능으로 생각되어진다. 그것은 지속시간이 짧고(15~30초), 잊어버리기 쉬워서 정보유지 연습이 요구된다(Parente & Anderson, 1991). 이 기능은 "정신적 작업 공간"으로 정보 분석과 인지를 위한 기초적인 과제의 직접적인 수행과 정보의 인지과정을 부여한다.

장기 기억(Long-term Memory)

장기간 기억은 기간에 따라 의미와 본질이 달라진다. 운전 중 기억의 역할을 이해하는 것을 시도할 때, 무엇이 저장되어 있는 배경에서 저장의 장기 형태를 논의하는 데 유용한다. 의미적 기억, 순서 기억과 예상되는 기억은 장기기억의 3가지 유형이며 운전에 가장 적합한 것이다.

의미적 기억(semantic memory)은 의미를 상기하거나 축적된 것을 묘사할 수 있는 것이다(Harrell et al., 1992). 이것은 지식, 학습개념, 그리고 개방된 원칙들을 저장하고, 기능적 과제를 성취하는 데 사용된다. 이 기억의 형태는 운전에 있어서 실제적으로 관련을 가지고 있기 때문에 운전과 관련된 정보의 축적을 구성하고 경험과 어떤 정식교육을 통해 학습된다. 의미적 기억부분은 정보의 축적과 쇠퇴의 방해에서 어느 정도 중요하다. 운전자의 경험으로 "양보"신호의 뜻을 알 것이다. 그러나 대부분 언제 그 뜻을 배웠는지 기억해내지 못 할 것이다.

순서 기억(procedural memory)은 학습규칙 기초나 자동적 행동순서가 가능하도록 하는 것이다. 이러한 것들은 운동능력, 반응상태, 그리고 과제의 운동인지를 포함한다(Harrell et al., 1992). 기억의 이런 형태는 주로 피질하와 기능적인 과제의 일상과정 수행을 위한 기초 형태이며, 반복을 통해 학습된다. 한 번 학습되면 주어진 자극에 대한 반응이 자동적으로 일어나 수행된다. 또한 반복은 행동이 유지되고 강화되며, 기억처리는 축적을 비교적 오랜 형태로 나타나고 감퇴되는 것을 방해한다.

예상되는 기억(prospective memory)은 미래 의지를 상기시키는 것이 가능하도록 보내진다(Mateer, 1989). 이것은 환경에서 상황 제시와 아울러 반복을 통해 상기하는 것이 강화되는 것이 가능하다. 정보와 최근 일들을 상기할 수 있는 가능성이 줄어들고 건망증은 기억력 쇠약과 함께 연합되어, 나이든 사람들의 일상활동에서 기억력 소실의 형태는 공통적으로 나타난다. 나이와 연관된 기능장애는 알고 있는 길로 일상적인 여행을 운전자의 경험으로 안전한 운전을 하는 데 약간의 영향을 끼칠 것이다. 낯선 곳을 운전할 때 지도로부터의 정보를 의지하고, 반향표시, 혹은 구두적 지시의 표시는 비효율적인 결과를 초래한다.

수행능력(Performance Skills)

수행능력은 운동, 절차와 의사소통/상호관계능력을 포함한다. 이것은 누가 무엇을 하는지 특징이며, 관찰할 수 있고, 기능적 목적이 있다(AOTA, 2002). 물론, 특정 활동의 요구와 배경은 자동차의 크기, 복잡한 도로 또는 고속도로에서 운전할 것인지, 그리고 콘솔의 디자인 등 몇 가지 운전에 필요한 특정 수행능력처럼 범위는 다양할 수 있다(표 14-2).

표 14-2 운전능력에 영향을 미치는 수행능력 요약

운동능력	
자세	운전 동안 체간 조절과 균형을 유지할 수 있는 능력 즉, 앉은 자세 유지, 그리고 운전 중 효율적인 움직임과 관련 있는 팔, 다리, 자세유지 능력
운동성	안전한 운전 조작을 위해 체간 굽히기, 돌리기, 그리고 차내 조절 능력
협응	안전한 운전 조작을 위한 몸(팔과 다리)의 협응. 바퀴를 풀고 조일 수 있는 능력과 운전 중 부드럽게 움직일 수 있는 능력
힘과 노력	바퀴 움직임 조절과 규칙적인 힘, 속도, 그리고 안전하게 핸들을 조작하는 능력. 적절한 쥠 조절 능력
에너지	피곤함 없이 운전할 수 있는 능력과 운전 전 과정에서 일정한 속도 유지 능력
과정능력	
에너지	운전 전 과정에서 일정한 속도 유지 및 시각 또는 청각 자극이 주어졌을 때, 임무를 수행할 수 있는 집중력을 유지할 수 있는 능력
지식	어떻게 기어를 넣고 차를 돌리는지와 같은 정보 및 지도 사용 방법, 이정표 등 적절하고 안전하게 조작할 수 있는 능력
수행능력	
시간적 구조	계획한 위치에 정확히 멈추기와 안전하게 조작하기 위한 적절한 과정을 수행할 수 있는 능력
공간과 사물 인식	차열쇠, 바퀴, 그리고 스페어 타이어, 전조등의 위치 등에 대한 인식 능력
적응	운전시 환경적 상황에 대한 주의 및 반응, 그리고 효율적이며 효과적인 반응, 적절한 적응과 환경적 자극에 대한 예측, 원치 않는 상황을 예방할 수 있는 능력, 문제해결 능력
의사소통 및 상호기술	
신체적	운전에 필요한 눈 맞추기, 몸짓 등 적절한 신체적 행위가 필요
정보교환	운전 중 다른 운전자와의 효율적인 의사소통을 할 수 있는 능력 (예, 방향을 묻고, 통행료를 지불하고, 경찰과 의사소통 할 수 있음)
관계	도로에서 다른 운전자에 대한 존중과 교통법규를 지키는 능력

운동능력(Motor Skills)

안전하게 운전하기 위해서, 운전을 하는 동안 신체, 팔과 다리의 위치를 변화시킬 수 있고, 적합한 앉은 자세와 균형을 유지할 수 있는 특정한 운동기술이 필요하다. 자동차를 안전하게 운행하는데 필요한 중요한 기술은 몸통과 목을 구부리고 돌릴 수 있으며 차내 조절력을 유지하는 것이다. 신체, 팔과 다리 양쪽의 협조되어야 하고 자동차가 부드럽게 움직이게 하는 데 필수적인 기술인 핸들을 잡아 푸는 능력이 되어야 한다. 자동차를 안전하게 운전하기 위하여 힘, 속도와 움직임의 정도(예, 자동차를 정지시키기 위하여 브레이크를 밟는 힘의 정도를 알고 있는 것)를 조절할 수 있는 것이 필요하다. 개인은 피로 없이 운전을 할 수 있어야 하고 전체 운전과정의 지속적인 속도를 유지할 수 있어야 한다.

실행능력(Process Skills)

감각입력의 다양한 유형으로부터의 자극을 집중력의 기전을 통하여 발견하고 여과된 후, 효과적인 과정은 목적을 확인하고 공간적 상호관계에서 변화되고, 일시적 배경에서 사건을 이해하고, 운전환경을 전체 감각 표시로 만드는 것이 필요하다. 실행능력은 “일상생활 과제에서 행동을 유지하고 변화시키는 것에 사용”하는 것이다(Fisher & Kielhofner, 1995, p. 120; AOTA, 2002, p.

621). 대부분의 실행능력이 시각정보를 포함한다고 할지라도, 청각, 고유수용기, 운동감각과 안뜰정보도 운전환경에서 다방면의 감각을 발전시키고 통합하는 것이다.

실행능력은 운전하는 동안 집중력을 유지하기 위한 능력으로 시작한다. *시간 조직화(temporal organization)*도 운전의 초기에 필요하며, 안전하게 자동차를 운행하기 위하여 적합한 단계이며, 목적지에 도착하면 정지하는 장소와 시간을 알기 위한 것이다. *조직화된 공간과 목적(organizing space and objects)*도 운전에 필요하고, 중요한 실행능력이다. 운전환경의 동적인 특성은 특정한 섬세함과 모양을 만드는 측면에 따른 불완전한 정보에 근거하여 물건을 확인할 수 있게 하는 중추신경계의 작용이 필요하다. 정지신호, 교통신호, 자동차 주변의 공간에 위치, 운전환경에서 물체는 운전자와 다른 것 모두와 관계를 올바르게 인식하여야 한다. 자동차와의 사이, 노면표시, 그리고 주변의 교통에서의 공간적 관계에 대한 변화는 끊임없이 계속 변화하는 상태이며 지속적으로 관찰할 필요가 있다. 운전자는 열쇠, 바퀴, 그리고 스페어타이어, 잭, 그리고 손전등과 같은 안전품목을 보관하고 위치를 알고 있어야 하며, 도로에 장애물 주변에서 바퀴를 안전하게 조종할 수 있다. 이것의 의미는 운전하는 환경에서 특별한 사건처럼 그들의 지각에 따라 주어진 배경에서 나타나는 물체를 알아차린다는 것이다.

지식과 적응 또는 **메타인지(metacognition)**는 실행, 확인, 그리고 목표지향행동을 조절하는 것에서 사용되는 고위 수준의 절차와 관련이 있다(Nelson & Narens, 1994). 지식 능력은 목표선택, 계획, 시작, 자기조절, 자기관찰, 그리고 되먹임의 사용을 포함한다(AOTA, 2002; Sohlbefg & Mateer, 1998). 자기관찰은 과제지향행동과 관련이 있을 수 있지만 현재 인지상태를 지각하는 능력을 포함할 수도 있다. 또한 지식능력은 목표지향인 운전의 수행 측면에서 전략을 세우기 위한 능력이다(예, 목적의 선택과 길을 선택하고, 지도를 읽을 수 있는 능력). 이 수준에서 인지능력은 이마엽(frontal lobe)의 회색질에서 주로 유발되는 것이지만, 정보는 뇌 전체 부분에서 통합되어야 한다. 이러한 능력이 자동 수준의 능력보다 더 크다고 할지라도, 중간 관리 능력은 더 많은 정도의 신경학적 능력이 필요하다. 결과적으로, 이것은 수행을 하기 위하여 높은 수준의 집중력이 필요하며, 더 완전하여야 하고, 감각과다에 영향을 받을 수 있다.

고위 수준의 적응 능력은 운전자가 운전하는 동안 환경적 신호에 반응하고 집중할 수 있는 것이며 환경적 자극의 예상을 적절하게 조절할 수 있는 것으로 매우 중요한 것이다(AOTA, 2002). 적응은 운전환경에서 사건을 예측하고, 자동적인 행동의 수행을 조절하고, 관찰하기 위하여 운전과제를 수행하는 능력을 사용하는 것이다. 이것은 일상적이지 않은 상황에 처했을 때 문제를 해결하고 판단, 그리고 결정하는 데 필수적인 것이다. 수행능력은 운전의 습관적인 수행을 관찰하고 조절하는 것이며, 운전환경의 상태를 예측하는 것이며, 그리고 의지적인 운전행동을 이끌어내는 것이다. 이것은 또한 환경의 외적 요구와 사용에서 인지-지각적 운행의 내적 요구가 결합되었을 때 가장 좋은 것으로 이용할 수 있는 집중력 능력을 배분하는 것에 필요한 것이다.

의사소통/상호작용 능력
(Communication/Interaction Skills)

의사소통과 상호작용 능력은 작업처럼 운전을 설명할 때 고려하여야 하는 중요한 것이다. 운전을 안전하게 하기 위해, 운전할 때 적절하게 신체 자세를 취해하는 것이 필요하며 운전하는 동안 사용하는 적절하고 비적절한 제스처를 깨닫는 것이다. 또한 방향을 물어보는 것 또는 필요하다면 도움을 얻는 것을 할 수 있어야 하거나 다른 운전자가 질문하는 것과 적절한 도움을 원하는 것을 이해하여야 한다. 중요하게, 운전자는 운전의 규칙에 따라야 하며 길에서 다른 것과 경의를 표하는 상호작용을 할 수 있어야 한다.

수행패턴(Performance Patterns)

수행패턴은 "습관적이거나 반복적인 일상생활활동과 관련이 있는 행동의 패턴"이다(AOTA, 2002, p. 623). 이것은 습관, 일상적인 것, 그리고 규칙이라는 용어로 설명할 수 있다. 습관은 자동적인 행동으로 "매일 매일에서 기능을 할 수 있게 되는 더 복합적인 양상으로 통합되는 것"이다(Neistadt & Crepeau, 1998, p. 869; AOTA, 2002, p. 623). 습관은 항상 같은 장소에 차 열쇠를 두는 것과 같은 유용한 것이거나 교차로를 건널 때 매번 양쪽 길을 확인하지 않는 것과 같이 좋지 않은 것일 수 있다. 일상적인 것은 직업으로 연속적으로 계획된 것이며(Christiansen & Baum, 1997, p. 16; AOTA, 2002, p. 623), 규칙은 "사회적으로 기능에 의견을 일치한 행동이며 알기 쉬운 표준기호이다"(Christiansen & Baum, 1997, p. 603; AOTA, 2002. p. 623)(표 14-3).

경험 있는 운전자는 적은 의식적인 자각으로도 대부분의 과제를 수행한다. 자동적인 수준의 운전은 절차가 숙달된 능력에 자극의 범위가 포함된 것과 관련이 있고 규칙에 근거하여 연속적인 행동은 일상적인 운전기능을 수행하고, 운전의 과제를 성취하는 데 이용된다. 과정의 수준은 절차적 기억과 의미적 기억에서 가장 많이 의지하고 주로 겉질하(subcortical) 영역에서 수행한다. 숙달된 행동이 특정 환경 자극과 관련된다고 할지라도, 운전의 구성과제는 특정한 배경적 신호에 반응하는 것에서 유발될 수 있고, 지각적인 과정동안 확인되어진 것이다. 이 레벨에서 수행되는 구성과제의 전체적인 축적은 운전 경험의 기능이며 반복을 통한 절차적인 기억에서 유지된다. 자동적인 과정은 주로 가장 낮은 레벨의 집중력을 필요로 하며 일상적인 정보의 빠른 절차를 가능하게 한다. 습관적 또는 자동적인 운전의 예는 대부분 "기계적인 운전능력"에 필요한 기본적인 자동차 조절, 일상적인 목적지로 운전할 때 친숙하게 운전하는 것을 포함하며 대부분 시작 반응은 위험한 운전에 즉시 반응에서 수행되어진다.

자극 범위의 충격은 자동적으로 운전하는 동안 수집이 된다. 대부분의 시각은, 이러한 충격이 효과가 있고, 자동적이고, 그리고 운전 과제의 습관적 수행에 의한 결과이다. 사실, 경험이 있는 운전자는 대부분 충격에서 운전을 하는 사람이라고 설명할 수 있다. 근본적으로, 수집되는 충격은 상황에 부적절한 것이고, 실행적인 운전의 역할은 이러한 습관적 충격을 발견하고 억제하는 것이며 이것이 유발되기 전에 자동적인 반응으로 변경된다. 예를 들면, 운전자의 시각적 집중력은 주변시야를 통해 왼쪽 측두 부분에서 감지되는 움직임

표 14-3 운전능력에 영향을 미치는 수행패턴 요약

수행패턴	
습관	운전과 관련된 자동적인 행위가 있다(차 열쇠를 쉽게 찾을 수 있도록 동일한 위치에 놓기, 자동조절장치 등). 몇몇 습관은 안전하지도 적절하지도 않다(운전 중 전화사용, 화장하기, 차선 침범 등).
일상	일상적 운전의 예, 즉 운전시 소요시간, 운전시간
역할	가족을 태우거나 카풀, 또는 일의 한 부분으로서의 운전

에 의해 그들이 변화될 수 있다. 지각적 능력은 옆에서 앞쪽으로 움직이는 다른 자동차와 같은 물체를 확인하는 것이다. 빨간불에 정지하는 상황에서 앞으로 움직이는 것을 발견하는 것은 오른쪽 다리가 브레이크 페달에서 가속기로 움직이기 위한 충격에 의한 것이다. 실행 수준의 기능은 유발시키는 것이고, 또한 운전자가 환경을 자세하게 조사하기 시작하는 것이다. 직진 차선을 통과하기 위한 신호등이 빨간불이라 할지라도, 운전자는 좌회전 유도등은 켜져 있다는 것을 확인할 수 있다. 실행 수준의 운전은 빨간불에 켜진 교차로로 운전하는 것은 안 되는 것이라고 생각한다.

하루에 한 번 운전을 하거나 일반적인 길과 같이 일상적으로 운전을 하는 것은 안전하게 운전을 하기 위하여 필요한 기술을 수행하는 데 영향을 줄 수 있기 때문에 중요하게 고려되어야 할 것이다. 주(states)들 사이에서 도로 검사의 복합성이 변화된다고 할지라도, 대부분 주의 도로검사는 조종을 위하여 제공되는 한 단계 구두교육으로 주거지역에서 5마일보다 적은 구간을 운전하는 것이 포함된다. 도로검사들이 통과하기 위해 경험 있는 운전자들을 위한 자동 수준 과정의 정도가 필요할 수 있다.

규칙은 생활의 범위에서 운전하는 방법에 영향을 미치는 중요한 것이다. 운전을 할 수 있거나 운전할 사람이 필요한 사람이 가족에서 다른 사람들이라고 할지라도 운전하는 능력의 손실은 운전을 하는 능력에서 장소를 평가하는 것에서 모든 것은 고려되어야 한다.

배경(Contexts)

작업치료 실습체계는 고객의 운전을 평가할 때 고려되어야 하는 배경의 7가지 유형을 설명하였다(AOTA, 2002). *문화적 배경(cultural contexts)*은 가족, 사회와 그 사람의 문화에 놓여 있다(AOTA, 2002). 예를 들면, 미국에서, 운전은 독립의 의미와 같은 가치가 있다고 생각한다. 대부분의 문화에서, 남성은 주요한 운전자이고 여성은 승객이다. 부모는 가끔 그들의 아이들을 위해 운전자가 되어야 하고, 그들을 과외활동으로부터 그리고 과외활동에 데리고 가야 한다. 몇몇 나라들은 열차나 지하철이 잘 발달된 것처럼, 대체적인 이동양식을 더 많이 사용할 수 있다. 신체적 배경은 자동차의 신체적 설계 또는 자동차는 핸들장치와 같은 도구가 적합하여야 하고, 사람이 운전을 하는 환경, 로드마킹, 건물의 존재, 그리고 기타와 같은 고려하여야 할 중요한 것이다. 다른 가족이 운전할 수 있고, 이동으로부터 발생된 사회적 참여, 또는 사회적 참여에 영향을 줄 수 있는 운전의 정지와 같은 *사회적 배경(social contexts)*은 운전의 작업에 참여하는 능력에 의미를 주고 가치에 영향을 줄 것이다. 특별한 *개인적 배경(personal contexts)*은 운전의 능력에 영향을 줄 수 있는 나이와 사회경제적 요인처럼 중요하게 고려되어야 한다. 예를 들면, 노인도 운전면허를 충분히 가질 수 있고; 차, 적절한 장비를 구입하고 보험에 가입할 수 있고; 또는 공중교통을 이용할 수 있는가? 운전은 사람에게 높은 가치와 의미를 줄 수 있고 *종교적 배경(spiritual contexts)과 관련된* 전체 사람처럼 느끼고 자신의 지각을 형성할 수 있다. *공간적 배경(temporal contexts)*은 고려되어야 필요가 있다. 예를 들면, 얼마정도 운전을 하고, 어디에서 운전을 배웠으며, 가장 많이 운전하는 시간이 낮인지 밤인지, 진행성 질병이 있는 사람이 있는 곳인지. 투약 시간과 관련된 시간은 언제이고 운전을 해야 될 때, 그리고 대부분의 운전 거리는 얼마나 되는가 이다. *가상의 배경(virtual contexts)*은 음성 작동 조절 또는 다른 컴퓨터 장비로 운전 수행에 사용하는 것이고, 잘 사용할 수 있다(표 14-4).

표 14-4 운전 수행에 영향을 줄 수 있는 배경적 문제 요약

배경	
문화	가족, 사회, 그리고 문화적으로 운전을 기대(미국의 경우 16세 운전면허증을 취득할 수 있으며 운전은 개인적 방법으로 가능). 운전을 왜 해야 하는가(은행가기, 음식을 사기 위해 가게 가기 등) 음식, 은행 등에 접근할 수 있는 이동수단을 선택할 방법이 있는가?
신체적	운전할 환경(고속도로, 도시, 골목길)은 어떠한가? 운전 거리는 얼마나 되는가?
사회적	가족이나 사회구조가 운전을 허용하는가? 운전에 또 다른 사람이 의존하는가? 운전을 못하여 사회참여 기회에 영향을 받는가?
개인적	나이, 성, 사회경제적 상태, 그리고 교육 수준
정신적	개인에게 운전의 의미는 무엇인가?
시간적	운전을 언제 배웠으며 얼마나 오랫동안 했는지, 지금도 운전을 하고 있는지?
실제	소리 증폭 시스템 또는 차에 그 밖의 환경적 조절을 했는가? 운전수행을 어떻게 진행하는가?

운전 수행에 영향을 미치는 노화와 관련된 생리적 변화 그리고 질환과 관련된 변화 (Age-Related Physiological and Disease-Related Changes Affecting Driving Performance)

노화와 관련된 변화들, 일반적인 의학 상태, 약물들은 운전자의 고객 요인들과 수행 능력, 또한 안전한 운전의 손상에 영향을 줄 수 있다(표 14-5)(Copeland, 1989; Keplinger, 1998; Morgan & King, 1995).

감각 기능(Sensory Functions)

시각 입력(Visual Input)

노화와 관련된 시각 능력의 대부분의 변화는 운전능력에 영향을 준다. 비록, 대부분 경우에서 운전면허를 따기 위해 단지 기본적인 시험을 치르지만, 고정 시력의 미미한 변화들은 노인들에 있어서 교통사고의 위험에 조그마한 영향을 준다는 것이 발견되었다(Keltner & Johnson, 1987; Keplinger, 1998). 그러나 관찰자에게서 움직이는 물체에 대한 정확하게 세부적인 것을 구별할 능력인 **동적 시력(dynamic visual acuity)**은 노인 운전자의 운전기록에 밀접한 연관성이 있다는 것을 보여준다.

주변시야도 노화로 나빠지게 된다. 전체적인 수평 주변시야는 젊은 성인에서 170°이던 것이 50세에는 140°까지 나빠진다(Retchin & Anapolle, 1993). 노화에 따른 주변시야의 감소는 눈 자체에서 정상적인 노화와 관련된 변화이다. 주변시야는 눈 주위의 피부주름과 안구위치에 영향을 받은 구조적인 변화들에 의해 기능적으로 감소된다.

노인 운전자를 평가하는 건강관리 전문가들은 그들이 새로운 운전면허를 갱신할 수 있는 능력을 안전운전에 대한 주변시각의 적절한 증명을 나타낸다고 생각하면 안 된다. 현재 문헌에는 안전운전을 위한 가장 의미 있는 시각 능력(예, 대비감도, 낮은 대비상태에서 시력, 동적 시력, 그리고 효과적인 시야)은 운전자 면허에는 검사하지 않는다(Zur & Shinar, 1998). 왜냐하면 면허지침은 눈의 높이에서 단지 수평면을 따라서 보는 주변시각의 수치만을 의미하고, 안전운전을 방해하는 시각의 위와 아래 부분, 그리고 사방을 보는 결손을 인지하지 못한다. 예를 들면, 남아있는 위-사방 시야결손은 운전자가 사방에 있는

표 14-5 노인의 운전능력에 영향을 주는 기술적 영역과 변화 요약

기술적 영역과 질환이 기술적 영역에 영향을 줌	세분화 기술	운전능력
시각입력 (말초영역 소실에 따른	동적 시각 민감도	미세한 부분 구별곤란(이정표 읽기), 밝은 햇빛의 눈부심 문제
녹내장, 백내장, 황반변성,	말초적 시각	렌즈의 변화와 교차점간의 어려움
당뇨성 망막 질환	UFOV	잠재적인 위험 확인실패, 멈춤 표시 확인 실패, 부적절한 정지거리
그 밖의 감각 입력	듣기	호루라기 소리, 경적, 사이렌을 듣지 못하는 어려움
(말초혈관 장애)	촉각	페달을 느끼지 못하거나 페달 압력 조절의 어려움
인지기능	기억, 주의력	반응시간 지연
(알츠하이머병, 다발성 치매	판단, 중추정보	위험인지, 확인 및 피하는 동작의 어려움
파킨슨병, 인지손상을	처리 과정	2가지 수행을 해야 하는 응급상황인 경우,
동반한 당뇨병, 뇌혈관장애		교차로에서 끼어들기, 고속도로를 타거나 나올 때 갓길 주차에 어려움

신호들을 놓치게 만드는 "미미한 뇌졸중"의 결과로 발생한다.

노인들은 젊은 성인보다 더 작은 유용한 시야(useful field of view: UFOV)를 가지고 있다. 이 결과는 UFOV가 노인 운전자의 충돌을 수반할 위험이 높다는 것을 나타낸다(Ball, Owsley, Sloane, Roenker, & Bruni, 1993). 시각 정보의 빠른 사용을 할 수 있는 공간적 부위에서 심각한 제한이 있는 노인 운전자들은 제한이 없거나 약간 있는 사람보다 이전 5년 동안 한 번 또는 더 많이 충돌을 유발한 경험이 있는 것은 약 6배정도이다(Ball et al., 1993). 55~87세 사이의 295명의 운전자에 대한 최근 연구에서는 UFOV에서 40% 또는 그 이상의 감소를 보이는 피실험자들이 40% 이하를 나타낸 사람들보다 3년 이후에 충돌을 초래할 확률이 2.2배 정도 높게 나왔다(Owsley, Ball, Thomas, & Graves, 1995).

노인 운전자들이 직면한 시각적 문제는 어두운 조명상태에서 시각손상이 나타나고, 운전 시 접근 혹은 길에서 빛을 높게 함으로 눈부심으로 어려움이 증가한다는 것이다(Keltner & Johnson, 1987; Marottoli, 1993). 이러한 문제는 대부분 노인이 동공반응 시간의 감소로 인한 것이다. 노인은 어두운 빛에서 운전하는 동안 확장된 눈에 강한 빛이 오랜 시간 동안 눈으로 들어오면 동공이 수축하고 확장하는 속도가 느려지게 된다. 그러나 단지 번쩍거리는 빛의 장애와 고속도로 안전성의 측정 사이에서는 낮은 상관성이 발견되었다(Keplinger, 1998).

대부분의 눈 질환은 노화와 함께 증가하고, 운전 수행 시 시각손상의 진행 또는 비가역적인 결과를 초래할 수 있다. 백내장, 녹내장, 노화성 황반변성, 당뇨성 망막증, 각막질환은 모두 운전 시 안전과 관계가 있다(Underwood, 1992). 초기의 백내장은 시력은 적게 감소하나, 빛의 산란, 민감성 눈부심, 색깔 지각력과 야간시력에 영향을 줄 수 있다. 주간에는 20/25의 시력이 있는 범발성 백내장 공막이 있는 사람은 밝은 햇빛에 눈부심을 호소할 것이며, 밤에 운전할 때 헤드라이트를 보기가 어려울 것이다. 주변 부위 상실이 있는 개방각 녹내장(open-angle glaucoma)은 신호등을 보거나 지나가는 차를 볼 때 어려움이 있다. 당뇨성 망막증이 있는 사람은 운전 시 안전에 영향을 줄 수 있는 영구적인 시각의 소실과 좋고 나쁜 시력을 교대적으로 경험할 수 있다(Klein, 1991). 약간의 약물투여는 시각상태를 치료하기 위해서 사용하고, 부분적으로 녹내장을 치료하기 위해서 사용하는데 국소적 시각의 흔들림을 유발시키는 데 사용할 수 있고 동공은 최적의 조명상태에서 시각에 영향을 주어 변화된다(Keplinger, 1998; Underwood, 1992).

이 조건들의 대부분은 일반적 진행과 함께 진행성을 가진 환자는 시각적 불능의 인지 없이 몇 년 동안 운전을 하고 충돌 위험 증가와 관련되어 있다(Underwood, 1992). 대부분 시각영역 소실은 중심적 시각에 영향은 주지 않고, 완전한 지각은 예상할 수 있는 환경적 패턴이 포함된 것에서 감각자극의 결여에 뇌가 반응하는 것이다(Warren, 1993a, 1993b). 그러므로 노인의 자가 평가는 주변 시각에서 잠재적인 기능장애를 확인한다는 신뢰성에 대한 의미는 없다.

다른 감각기능에서 변화

시각이 감각입력의 주요한 방법이지만, 청각, 고유수용기, 운동감각과 안뜰기능도 또한 운전을 가능하게 하는 데 중대한 영향을 가진다. 청각은 모든 노인의 1/3정도가 소실한다. 고주파 신호를 듣는 것이 불가능한 노인성 난청은 노인의 청력 소실에서 주요한 원인이고, 호루라기 소리, 경적, 사이렌 소리를 듣는 것에 어려움이 있을 수 있다(Underwood, 1992). 노화와 관련된 의학적 상태는 촉각 장애에서의 손상일 수 있다. 당뇨병성 신경병증과 말초혈관장애는 하지감각 손상의 결과로 자동차의 페달을 사용하는 것은 위험하다.

정신기능과 수행능력의 변화
(Changes in Mental Functions and Performance Skills)

노화와 관련한 정신의 변화는 노인의 기억력 소실, 주의력 감소, 판단 손상에 영향력을 주고, 중추의 정보처리과정을 느리게 하여 노인에서 운전능력에 영향을 줄 수 있다(Underwood, 1992). 성인처럼, 그들은 운동시작과 중앙정보처리과정이 점점 느려지고 정확도가 떨어지게 된다. 재미있는 사실은 정신운동이나 반응이 느려진다는 것이다. 노인에서 움직임이 느려진다는 것은 운동과 처리능력에서 변화를 의미하는 것이다. 원인은 다음과 같다.

1. 진보된 예비적 정보 사용의 실패
2. 자극과정의 어려움과 공간에서 부적합한 반응이 만들어진다.
3. 복잡한 수행처리의 결손
4. 규칙적인 속도이행 불능(Stemach & Nahom, 1992)

전문가는 반응시간을 정확성을 측정하는 것은 복잡하다고 믿고 있다고 할지라도(Marottoli, 1993), 여러 연구들은 젊은이와 노인 운전자 사이에 반응시간이 다르다는 것을 확인하였다(Stelmach & Nahom, 1992). 단순자극의 발생에서 반응속도를 측정하는 *반응시간(reaction time)*은 파란색에서부터 빨간색의 신호 변화 후에 가속기에서 발을 떼고 브레이크 페달을 밟는 데 걸린 시간으로 운전환경을 정의한다(Stelmach & Nahom, 1992). 노인 운전자의 평가에서, 반응시간 테스트는 주의력 유지 평가에 더 가치를 두고 운동기능의 결점보다 정보전달의 속도에 더 가치가 있을 수 있다. Welford(1984)는 단순반응 시간의 측정과, 자극 선택의 다양성 그리고, 선택의 수가 증가하거나 더 어렵게 만들 때 나이에 따라 반응시간은 불균형적으로 증가하려는 경향에 주의하였다. 그러나 Olson과 Sivak(1986)은 실제 사회에서 젊은이와 노인 운전자를 비교하여 반응시간에서 작은 차이점이 있다는 연관성을 찾을 수 있었다.

알츠하이머병(Alzheimer's Disease)

노인의 운전능력에서 인지와 관련된 연구는 안전한 운전에서 알츠하이머병과 치매가 미치는 영향에 주로 중점을 두었다. 몇몇의 연구는 치매 환자가 과도한 충돌이 있다는 것를 보여주지만, 이러한 연구는 작은 크기의 표본과 적절한 대조군의 부족과 사고율의 자가 보고와 같은 방법학적 결점에 의해 불충분할 수 있다(Trobe, Waller, Cook-Flannagan, Teshima, & Bieliauskas, 1996). 이러한 이전 연구(Coyne, Feins, & Powell, & Joslin, 1990; Friedland et al., 1998; Kaszniak, Nussbaum, & Allender, 1990; Lucas-Blaustein, Filipp, Dungan, & Tune, 1998)는 노인 운전자의 29~47% 가까이 질병을 동반하고 대부분의 AD는 치매와 함께 사고율이 따른다는 의미이다.

이용할 수 있는 실험자료는 치매는 충동위험의 증가와 함께 나타난다는 결론을 지지한다. 같은 연령대에서 치매가 없는 성인이 1,000,000마일마다 3.6(Friedland et al., 1988), 9.0(Williams & Carsten, 1989), 그리고 12.1 충돌과 비교하여 치매가 있는 노인 운전자는 17과 19.3 사이의 사고율을 나타냈다. 미국 신경학학회(Dubinsky, Stein, & Lyons, 2000)는 알츠하이머 운전자 사이에서 자동차 사고 빈도에 대한 메타분석 연구를 수행하였고 임상치매척도(Clinical Dementia Scale: CDS) 1인 심각한 알츠하이머 운전자는 충돌에서 모두 확실한 안전성에 문제가 있다는 것을 발견하였고, 운전 수행측정과 충돌률은 16~19세 운전자보다 더 높다는 결론을 얻었다. CDS 0.5 등급처럼 초기 알츠하이머 운전자들은 16~19세 운전자 그리고 혈중 알콜 농도가 0.08%보다 낮은 음주 운전자와 유사하게 사고위험이 증가하였다.

증상이 진행된다고 할지라도, 진행율과 임상적 양상은 개인에서 특히 알츠하이머의 등급에서 우세하다(Donnelly & Karlinsky, 1990). 대다수 전문가들은 알츠하이머만의 진단은 즉시 운전을 하지 말아야 하는 원인은 아니라고 판단한다. 이것은 특히, 치매의 초기진단과 같은 오진의 가능성뿐만 아니라, 알츠하이머 중기 사람에서 운전 수행은 만족스럽게 수행하기 때문이다(Drachman & Swearer, 1993; Hunt, Morris, Edwards, & Wilson, 1993). 예를 들면, Drachman과 Sweare는 AD의 발생 후에 운전을 유지하는 것은 정상적인 나이와 연관된 대상자와 비교하는데 각각의 AD 사이에서 저속 충돌의 위험이 연구되었다. 그들은 충돌의 위험이 약간 증가된 AD 환자 운전자를 모든 연령대 운전자와 비교하였지만, 손상이 없는 나이 어린 운전자보다 위험율이 더 낮았다.

AD 발병 후에 첫 2~3년 동안 충격 위험의 크기는 다른 운전자 기록과 비교하여 위험성이 있다고 보고되나, 이러한 사람을 위한 매년 충돌률은 일년 4분기의 두 배보다 더 높았다. AD로 인한 장애의 등급에서 표시된 변수와 진행률은 없다는 것은, Drachman과 Sweare(1993)은 운전능력의 직접적 테스트는 수 년 이상의 감소가 받아들여지는 것이 예상되고, 재시험과 운전을 유지하는 것이 면허증에 표준화되어야 한다고 권고한다. 검사에 필요한 운전 능력의 방법에서 합의가 없다고 할지라도, Duck 등(2003)은 6개월마다 운전자를 검사하여야 한다고 권유하였다. Adler, Rottunda, 그리고 Dysken(2005)은 AD가 더 빠르게 진행되는 몇몇 사람은 6개월보다 더 자주 평가하는 것이 필요할 수 있고, 가족은 운전 능력을 관찰하고 어떠한 문제가 있는지 확인해야 한다고 제안하였다.

현재 연구들은 AD가 안전한 운전을 위하여 필요한 특정 수행능력의 수행에 어떻게 영향을 미치는지에 중점을 두었다. Brashear와 동료들(1998)은 교통신호 재인지 테스트를 사용하고 정상적인 노인이 수의적으로 운전을 할 때, 치매환자와 비교한 것이다. 비록 선별 형태가 안전한 운전 평가는 아니라 할지라도, 정상 노인 운전자보다 교통 신호 재인지를 치매 운전자가 어렵게 이행하고, 이러한 사람은 보편적 교통신호를 인지하지 못하고 이러한 점이 사회에서 위험하다고 제안하였다. Storandt(2005)는 경증과 중증 AD 운전자와 인지가 정상인 노인 운전자를 구별할 수 있는 자동차 신호 이름의 유익한 검사를 고안하였다. 그들은 2분 또는 적은 시간에 완성할 수 있는 10가지 항목의 신호 이름 검사는 그들의 운전 상황의 측정에서 노인 운전자를 확인하는 데 사용할 수 있다.

Rebok, Keyl, Bylsma, Blaustein과 Tune(1994)는 운전수행에 신경정신학적 검사에 의해 결정되는 치매의 심각성과 운전과 관련된 능력의 두 가지 검사를 AD 환자 10명과 건강한 노인 12명을 평가하였다. 그들은 (1) 위험 혹은 재해의 다양한 정도와 함께 40명 운전자의 상태를 비디오테이프로 구성한 운전자 수행 테스트(Driver performance test: DPT), (2) 인지와 같은 양상의 컴퓨터, 기초 평가는 운전을 통해 필요성이 고려되는데 그러한 반응시간, 의사결정, 지각적 운동과 자가 평가는 운전숙련 시스템(Driving advisement system: DAS)의 2가지 운전평가를 사용했다. 비록, 노인이 모든 5가지 능력 안에서 평균단계의 점수가 조절되는 DPT 테스트이지만 AD 환자는 5가지 기술영역에서 2가지에서만 평균 범위 안에 포함되었다(위험이 미치는 영향을 예측할 수 있고 그것을 피하기 위한 방법이 결정된다); 2가지 영역에서 평균 아래(위험요소와 수행을 회피하는 활동을 확인하고); 1가지 영역에서 결핍(위험을 확인). DAS에서, AD 환자들 또한 단순한 것, 두 가지 선택, 상태 반응시간에서 노인들보다 확실하게 더 느렸고, 전반적인 것에서는 운전자들보다 더 느렸다.

연구에서는 신경정신적 검사에 의해서 평가되는 몇 가지 인지 영역은 다른 사람보다 운전수행에서 더 강한 상관성이 있다고 하였다(Adler et al., 2005; Reger et al., 2004). 치매 노인 운전자에 대한 문헌의 메타분석에서, Adler 등은 운전평가는 시각공간 능력, 집중력과 반응시간 평가의 측정을 포함시키지만, 신경정신학적 검사는 운전수행과 상관성이 없는 것을 선택한다는 것에 주의하여야 한다고 권유하였다. 그러나 인지검사와 운전수행 사이의 상관성은 시각 공간과 집중능력과 같은 특별한 부분을 측정하는 검사를 할 때 증진된다(Alder et al., 2005; Reger et al., 2004). Richardson & Marottoli(2003)은 다른 자동차와 상호관계를 포함한 중요한 운전방법에 주의하고, 통행권에 영향을 받고 안전한 운행, 그리고 시각집중력에 관련 있는 운전행동의 36개 중 25개를 확인하였다. 연구자들이 인식하는 것은 선택적 집중력이 다른 집중력보다 치매에서는 운전에 결핍되는 더 특별한 것이라고 동의하였다. Reger 등(2004)은 운전능력과 관련된 집중력의 특별한 측면에서는 더 많은 연구를 하여야 한다고 제안하였다.

정신기능과 수행능력에 영향을 주는 다른 의학적 상태

노인에서 다른 일반적인 의학적 상태는 정신기능에 영향을 줄 수 있다. 파킨슨병(Parkinson disease: PD)은 치매의 또 다른 원인이고, 운동완서(bradykinesia)와 결합되어 MVAs의 위험을 증가시킬 수 있다(Keplinger, 1998). Grace 등(2005)은 운전 안전성과 관련된 몸통 경직과 자세 불안정을 발견하였고 관찰되었지만, 섬세한 운동 느림증 또는 진전은 안전하지 않은 운전과 관련되어 필수적인 것은 아니다. 뇌혈관 질환은 인지기능 장애의 또 다른 원인이다. Leth-Smith, Wade와 Hewer(1986)는 뇌졸중이 있는 사람은 도로의 측면에 주차의 어려움이 있고, 고속도로 진입하고 나오는 것, 그리고 응급상황에서 두 가지 과제를 수행하는 것에 대한 연구를 하였다(Keplinger, 1998).

특히 인슐린이나 저혈당약이 필요한 당뇨병이 있는 사람은 MVAs에 대한 높은 위험을 가지고 있다(Holmes, 1990; Keplinger, 1998; Koepsell et al., 1994). 왜냐하면 이러한 심한 당뇨병을 가진 사람들은 저혈당증에 대한 위험이 일시적인 인지기능 손상을 일으킬 수 있기 때문이다.

알코올과 약물(Alcohol and Medications)

알코올은 젊은 운전자와 노인 운전자에 있어서 운동기능과 인지기능을 손상시키고 치명적인 자동차 사고의 제 1원인이다(Marottoli, 1993). 게다가, 중추신경계에 영향을 줄 수 있는 특정 약물은 정신운동기능이 손상되고 노인들의 자동차 충돌 손상에 대한 위험을 증가시킨다고 확신하였다. 예를 들면, 불안과 불면증에 벤조디아제핀을 사용한 운전자들은 사용하지 않는 사람보다 50% 더 사고율이 높다(Morgan & King, 1995; Ray, Fought, & Decker, 1992). 미국의학협회는 항콜린성 제제, 항경련제, 항우울제, 항구토제, 항히스타민제, 항고혈압제, 항파킨슨제, 항정신병제, 벤조디아제핀, 진정제, 근육이완제, 마약성 진통제와 자극제를 포함한 많은 약품 분류들은 운전능력에 영향을 줄 수 있다고 확인하였다(Wang, Kosinski, Schwartzberg & Shanklin, 2003). 복용하는 약물과 새로운 약물과 상호작용에 대해 그들의 의사와 상의하여야 하는 것은 운전능력에 영향을 줄 수 있다.

신경근골격계와 기능과 운동능력에서 변화(Changes in Neuromusculoskeletal Function and Motor Skills)

노화는 근력, 협조, 반응시간, 사지의 운동범위 그리고 체간과 목의 운동성을 감소시키는 원인이고 이 모든 것은 운전을 하는 데 필요한 요소이다(Marottoli, 1993). 골관절염과 같은 신경근골격계 문제는 노인에 있어서 공통적인 문제이다. OA로 인한 운전의 문제는 수의적 망설임을 유발하고 가동범위 제한으로 인한 통증으로 인한 것이다(Roberts & Roberts, 1993). OA로 인하여 대부분 일반적인 신경근골격계 변화는 경추회전의 손상이며, 이것은 주변시야의 제한처럼, 자동차 후진, 주차 또는 회전을 시키는 능력에 영향을 주는 운동능력이 손상될 수 있다. 통증이 있는 손가락 관절은 노인 운전자가 핸들을 잡는 것을 방해할 수 있다. 마지막으로, 무릎과 엉덩이의 통증 또는 가동범위 제한으로 브레이크 또는 가속기를 밟는 것이 어려울 수 있다(Morgan & King, 1995; Roberts & Roberts, 1993).

다른 의학적 상태인 신경학적 질환, 뇌졸중, 파킨슨질환, 혹은 말초신경장애 특히 당뇨병은 운동능력에 영향을 미친다. 심혈관질환이 운전을 하는데 필요한 운동능력에 손상을 미치는지에 대해 논쟁의 여지가 있고, 또한 심장출혈이 경계와 체력에 손상을 주는지 논쟁이 있다(Keplinger, 1998; Reuben, Silliman, & Traines, 1988).

임상적 평가와 중재 (Clinical Assessment and Intervention)

운전재활의 부분에서 중점이 되는 임상실습은 실습의 특별 부분이 고려된다. 운전재활은 진단, 장비, 경찰, 그리고 고객과 공공장소의 위험의 복합성에 기인하는 것으로서, 실습에 포함되지 않는다. 전문가로부터 운전재활에서 특별한 참여자를 구별하는 능력은 인증된 프로그램으로 인한 것이다. 여러 분야가 참여한 기관인 운전재활전문가협회(The Association of Driver Rehabilitation Specialists: ADED)는 1995년에 첫 인증 프로그램을 제정하였다(ADED, 2006). 프로그램은 인증된 운전재활전문가가 참여하고 CDRS의 자격이 주어졌다. CDRS 자격은 건강관리전문가, 운전교육/교수, 그리고 장애가 있는 사람을 위해 운전재활 서비스의 계획, 발전, 협조와 참여하는 장비 판매자에게 주어진다(ADED, 2006). 교육 그리고 경험적 기준에 적합하고 인증 시험을 통과한 사람은 CDRS 자격을 받게 된다.

실습부분에서 치료사를 위한 두 번째 인증 프로그램은 미국작업치료협회에 의해 발전되었고 2006년에 시작하였다. 작업치료사와 보조작업치료사만이 이용할 수 있는 인증은 보조작업치료사를 위하여 SCDCM 또는 SCADCM의 자격을 받고 지역사회 이동과 운전에서 특별한 인증이 있는 사람에 의해 고안되었다(AOTA, 2006). SCDCM 또는 SCADCM은 전문가 실습에 반대하듯이 지역사회 이동과 운전에 실습에 중점을 둔 작업치료 전문가들이 확인하였다. 자격 취득은 경험적 기준에 맞고 실습 부분에서 확립된 능력에 따라 적용 서류를 완전하게 반영하는 것이 필요하다(AOTA, 2006). SCDCM 또는 SCAD-CM 인증 프로그램은 AOTA 기준의 지속적인 능력에서 전문가 발전 프로그램이 기초가 되어야 한다(AOTA, 2005). CDRS 또한 SCDCM/SCAD-CM 둘 중 어느 쪽도 운전재활의 부분에서 임상적으로 실습에 필요한 것은 아니다. 필요하지 않다고 하더라도, 특별한 자격은 지식, 능력, 설명하고 다른 팀 구성원과 주 사무소에서 일할 때 신용이 합산된다.

대표적으로, 임상적 검사는 운동기능과 반응시간의 평가, 시각 능력의 검사, 그리고 인지=지각 기능장애를 결정하는 다양한 검사로 구성되어 있다. 특성에서 진단을 고려하지 않는다고 하더라도, 검사도구는 능력 부분에서 가능한 기능장애를 확인하도록 고안되었고 운전능력에 영향을 주는 기능장애를 확인하는 것이다. 확실하게 안전한 운전을 결정하는 임상적 평가도구는 없다고 할지라도, Maryland 노인 운전자 프로젝트(NHTSA, 2003)는 운전 위험을 증가시키고 검사에서 점수와 약간 관련이 있다는 것을 발견하였고, 많은 검사와 검사도구를 재검토하였다(Staplin, Gish, & Wagner, 2003). 이것은 표 14-6에 자세하게 설명하였다.

각각 기술영역에 대한 평가는 각 전문분야의 협력에 의해 형식화되었다. 전문평가는 운전에 주어진 기술영역이 개인적으로 충분한 기능이 있는지를 평가하는 것이다. 모든 운전자 재활 전문가들은 그들의 실제적인 훈련범위를 넘어서 검사영역에서 가능한 추가적인 훈련을 한다. 정식 평가가 필요할 때 다른 전문가들을 소개한다.

임상적 결정은 유용하게 만들어진 검사도구들만으로 기초하여 비교적 심한 정도의 증상이 있다는 확신으로 결정된다. 기술영역 평가에서 기능장애의 작은 등급은 다른 기술영역의 수행에 역효과를 내는 것과 운전을 하는 데 영향을 미친다는 것이 가능하다는 결정을 내리지 못했다. 몇몇 프로그램들이 임상적 데이터 하나를 기초로 결정되어 만들어졌다 하더라도 운전대 뒤에서 평가 외의 필요한 규칙과 관계되는 영역분류가 정보로 모든 프로그램들에 쓰일 것이다.

의학병력과 운전력 그리고 수행양식
(Medical and Driving History and Performance Patterns)

일반적인 임상적 평가는 의학과 운전의 경력에서 시작하는데, 질문서나 처음 인터뷰 내용과는 대조적일 수 있다. 인터뷰나 경력의 판단에 의하면 전문적인 평가는 노인 운전자의 일반적인 의학 상태에 대한 영향에서 얻을 수 있고 남녀의 운전 경험은 생활 역할 수행 안에서 운전역할이 운전 습관의 요인들에 영향을 주고 자기인식을 제한하는 것이 도로 위에서 무엇보다 중요하다. 요약과 권유를 나타낸 그림 14-2는 종합운전평가에 근거한 것이다.

의학적 정보는 안전한 운전을 위해서 의학적 경력의 분야에 따라 의학적 조건의 진단이 포함되어야 한다. 시각장애와 관련된 상태는 녹내장,

표 14-6 메릴랜드 노인 운전자 권고 평가 프로젝트

평가	목적	운전의 관련성
인지지각측정		
운동없이 시각 인지 검사(안검)	시각패턴 인지 놓친 정보 시각화 능력	표식 인식 교통조절 장치와 부분적으로 숨어 있는 안전성 위협
지연성 기억	작업기억	교통조절 장치와 도로의 형태에 대한 기억과 재인식 기억과 도로의 적용 법규 그리고 안전한 운전연습 길을 회상하는 데 필요한 도로탐색 업무
스캔차트 검사	스캔 패턴 무시	도로의 시각적 탐색
Trailmaking Test, Part B	직접적 시각 탐색과 분산된 주의를 수행할 수 있는 능력	복잡한 곳에서 도착정보를 얻을 수 있는 도로탐색 능력
동적 주행	분산된 주의력	도로탐색 기술
시각의 미용 영역	시각적 주의력: 탐색 위치화, 그리고 목표물 확인	충돌 위험과 관련
신체적 측정		
빠른 발 동작	다리힘, 지구력, 협응	지속적인 페달 조절 브레이크와 가속페달로 이동시킬 수 있는 능력 충돌 위험과 관련 있는 위험에 노출
팔 뻗기	상체 유연성	후진
머리-목 회전		어깨 넘어 그리고 측면 보기
움직임 질문서	운전습관과 운전수준	규칙적인 행동과 기능적 상태의 상호관계

당뇨병성 망막질환, 그리고 황반변성을 공통적으로 포함하고 있다. 구조적 장애는 당뇨, 관절염, 심혈관장애, 동맥경화증, 만성폐쇄성 폐질환을 포함한다. 특히 일과성 허혈증, 뇌혈관 장애, 발작과 같은 신경학적 장애의 병력과 일치한다는 것을 강조한다. 효과적인 것은 개인의 심리 · 사회적 기능에 영향을 주는 조건들이 존재하는지 결정하는 것이고, 특히 우울증과 약물남용에 대한 관심을 갖는 것이다.

검사자는 개인에게 일반적으로 주어지는 약물처방에 대해 질문한다. 진정제의 잠재성 때문에 운전에 위험한 약물치료를 하는 데 도움이 되는 정보일 뿐만 아니라 환자와의 면담에서 드러나지 않는 의료적 사항에 대한 실마리를 풀어낼 수 있다(우연히 혹은 그 반대). 예를 들면, 환자가 의사의 추전에 의한 것보다 잘 알려지지 않은 질병에 의한 것으로 평가되고, "비공식적"으로 치매의 진단이 나타날 수 있는 가능성이 기록되어 있을 수 있다. 이것은 인지능력이 있을 수 있는 잠재적인 영향과 약물로 현재 상태에 머무르게 하는 운전재활전문가 또는 작업치료사를 위하여 어려울 수 있다. 운전 평가자는 운전수행이 특정 약물에 의해 손상되지 않을 것이며 의사와 함께 약물에 대해 상의하여서는 안 된다. 그림 14-3에는 이것에 포함된 의학적 정보를 요약하였다.

운전면허를 가지고 있는 사람의 수도 주의하여야 하며, 그러므로 평가자는 공공도로에서 자동차를 운전하도록 허락받았거나 실질적 운전능력을 기록할 수 있다. 온라인 또는 전화 면허 절차로 주에서 일하는 치료사는 법적으로 면허가 보장되지 않는 운전면허가 있는 신체 전문가처럼 자원을 이용할 수 있다. 고객의 개인 자동차에 대한 전반적인 정보는 포함되어 있고, 운전 시 사용하는 쿠션이나 보조거울, 특별한 선글래스와 같은 보조 장비이다.

그림 14-4에서 보여지는 운전력은 개인의 운전

직업치료 운전평가	설명:
요약 및 권고	날짜:

진단: ______________________ 개시: __________

의학적 과거력: ______________________

의사의뢰: ______________________

운전경력: 주 면허번호 유효기간 제한/승인

면허 허가 정보 ____ ________ ________ ____________ ____________

5년간 법규위반 사항 5년간 자동차 사고 사항

____

____

임상적 요약

감각운동 기능	☐ 운전 적합	☐ 운전 제한	☐ 운전 불가
시각 기능	☐ 운전 적합	☐ 운전 제한	☐ 운전 불가
인지/인식	☐ 운전 적합	☐ 운전 제한	☐ 운전 불가

실기 시험 요약

변경: ______________________

교통노출: ______________ 신호 제공: __________

____

____

____

운전위험 평가 ☐ *고위험* ☐ *중위험* ☐ *저위험*

권고 의사의 동의 하에 이루어짐

☐ 승용차의 독립 운전을 시작한다.

☐ 어떤 환경에서 시간에 운전을 그만둔다

☐ 시작-확장된 운전평가의 세션

☐ 시작-OT운전자 재활의 세션

☐ 재평가

☐ ______________________

예후 독립 운전을 위한 치료 ☐ 해당 없음 ☐ 좋음 ☐ 양호 ☐ 부족

나는 나의 평가 수행력과 재권고를 평가한 치료사에
의해 재평가한다는 것을 알고 있다.

서명

계획 ______________________

____

____

____

서명

그림 14-2 요약 및 권고.

기록에 관한 기초정보가 포함되어 있다. 형식적인 운전교육과 운전 경험의 개인적 연수를 제외하고, 운전력은 일반적으로 처음 3~5년으로 제한된다. 개인적 습관 형태는 운전, 자기규제의 의미, 도로에서 일어난 일에 관심을 갖게 되면 알 수 있다. 최근에 일어난 굉음이나 교통위반은 조사해 봐야 한다. 이러한 사건들이 6~12개월 내에 일어났다면 자세하게 조사해야 한다. 최근과 그들의 경적 소리를 듣는 운전자의 빈도에 대한 조사로 밝혀질 수도 있다.

작업치료/운전자 재활 서비스 습득 형식

날짜 ______________

성명 ______________________________ 생년월일 ________ 연령 ______ 성 ______

주소 ______________________________ 사회보장 번호 ______________________

______________________________ 보증인 ______________________

______________________________ 관계 ______________________

전화 ( ) __________________ 연락 전화 ______________________

그 밖의 전화 ( ) __________________ ☐ 시간 약속은 이 사람에게

의료적 과거력

1. 당신이 알고 있는 건강상태, 장애, 질병 또는 손상을 기술하시오.

____ 발병일 __________

____ 발병일 __________

2. 당뇨병이 있는가? ☐ 예 ☐ 아니오

3. 녹내장, 백내장 또는 그 밖의 안과적 문제가 있는가? ☐ 예 ☐ 아니오

4. 발작이나 의식 상실을 경험한 적이 있는가? ☐ 예 ☐ 아니오

5. 복용약이 있는가? 처방 이유와 약목록은(알고 있다면) ☐ 예 ☐ 아니오

______________________ ______________________

______________________ ______________________

______________________ ______________________

6. 이 같은 영역의 문제를 경험한 적이 있는가?

a) 약화, 불협음 또는 팔다리 움직임 제한 ☐ 예 ☐ 아니오

b) 경련, 진전, 또는 사지의 불수의적 움직임 ☐ 예 ☐ 아니오

c) 균형 감퇴 ☐ 예 ☐ 아니오

d) 감각 손상이나 손실(혼용 또는 쑤심) ☐ 예 ☐ 아니오

e) 통증 ☐ 예 ☐ 아니오

f) 머리 좌우 돌림의 어려움 ☐ 예 ☐ 아니오

g) 피로/부족한 재구력 ☐ 예 ☐ 아니오

h) 흐릿한 시야 ☐ 예 ☐ 아니오

i) 말초적 시각 소실 ☐ 예 ☐ 아니오

j) 복시 또는 주사 문제 ☐ 예 ☐ 아니오

k) 집중력이나 주의 산만 문제 ☐ 예 ☐ 아니오

l) 동시에 한 가지 일 이상을 할 수 없는 어려움 ☐ 예 ☐ 아니오

m) 새로운 정보 기억의 어려움 ☐ 예 ☐ 아니오

n) 예전 사건 기억의 어려움 ☐ 예 ☐ 아니오

o) 충동성(생각과정 없이 빠르게 행해지는 것 ☐ 예 ☐ 아니오

p) 자주 또는 습관적으로 길을 잃음 ☐ 예 ☐ 아니오

그림 14-3 의료적 습득형식.

Owsley, Stalvey, Well과 Sloane(1999)의 운전습관 질문서는 현재 고객이 운전을 할 수 있는지 없는지를 결정할 수 있는 가치가 있는 도구이며, 일반적으로 얼마나 자주 운전을 하는가, 그리고 1년에 몇 마일을 운전하는가에 주의해야 한다. 작업 프로필은 또한 고객의 흥미를 확인하고 운전을 하면서 의존하는 것과 관련된 다른 직업적 약속처럼 운전과 관련된 필요를 수집하여야

작업치료/운전자 재활 서비스 습득 형식

성명 ______________________ **날짜** ________

1. 운전경력은? ____________
2. 마지막 실기 시험은 언제입니까? ______________________________
3. 과거 노년에 걸쳐 1년 주행거리는?
   □ < 5,000 □ 5-1,000 □ 10-20,000*(평균범위)* □ > 20,000*마일/년*
4. 과거 5년에 걸쳐 잘못과 관계 없이 사고의 횟수는?
   경미한 자동차 사고 또는 주차 시 사고 포함
   □ 없음 □ 한 번 □ 두 번 □ 세 번 □ 세 번 이상
5. 과거 5년에 걸쳐 교통법규 위반은?(주차 딱지는 운전 법규 위반이 아님)
   □ 없음 □ 한 번 □ 두 번 □ 세 번 □ 세 번 이상
6. 면허 취소 또는 정지를 받은 적이 있는가? □ 예 □ 아니오
7. 왜 운전하기를 원하는가? ______________________________
   ____
8. 차종(년식, 모델)
   ____
9. 다음 운전 상황에 대해 얼마나 신경쓰는가?

	편안함	주의 깊게 운전	피하려 하고 어쩔 수 없이 운전	기피, 운전안함
야간 운전	□	□	□	□
교통체증	□	□	□	□
고속도로 운행	□	□	□	□
낯선 지역	□	□	□	□
미끄러운 길	□	□	□	□
2시간 이상 운행	□	□	□	□

10. 신경쓰이게 하는 운전 상황은 어떤 것이 있는가? □ 예 □ 아니오
    ____
11. 질병/장애를 느낀다면 어떤 식으로 운전에 영향을 주겠는가? □ 예 □ 아니오
    "예"라면 어떻게? ______________________________
    ____
12. 질병/장애 전처럼 운전을 잘 할 수 있나? □ 예 □ 아니오 □ 불확실
13. 65세 또는 그 이상이라면, 운전에 영향을 주겠는가? □ 예 □ 아니오 □ 해당 없음
    ____

그림 14-4 운전습득 형식.

한다. 운전은 지역사회에서 장소를 선택하고 사회적 기회에 접근하는 것에 필수가 될 수 있는 다른 일상생활활동의 성공적인 수행이 필요할 수 있다. 본인이 운전하여 가는 목적지는 개인과 특별하게 관련될 수 있는 운전 상태를 확인하는 것이다. 검사자들은 운전하는 동안 피해야 하는 개인에게 과도한 불안을 유발할 수 있는 상태를 확인하여야 하는 것이다. ADL 수행능력의 손상은 학습된 과제의 수행을 위한 절차적 기억과 같은 낮은 수준의 인지능력의 악화된다고 제안하였다.

이 수준에서 수행되는 능력이 광범위한 걷질하 영역과 퇴화에 대항하기 때문에, 유사하게 운전과 같이 학습된 다른 활동들이 퇴화될 수 있는 것 처럼 하나의 학습된 활동이 퇴화된다(Carr et al., 1991; Foley & Mitchell, 1997).

다른 중요한 목적은 제한을 가지고 있는 사람의 통찰력의 정도와 운전수행에서 이러한 제한의 영향을 확인하는 것이다. 특히 집중력은 어떠한 길에서 운전하도록 자가 조절을 할 수 있게 된다(예, 그들은 고속도로, 교통혼잡, 왼손으로 회전 또는 친숙하지 않은 지역은 피한다). 확인하기 위한 믿을 수 있는 방법이 아닐 수 있거나 운전 능력에서 문제가 명백하지 않더라도 노인 운전자의 자기지각에 완전하게 의존한다. 노인은 운전 특권을 상실한 것의 두려움 때문에 어떠한 어려움도 부정할 수 있거나 운전문제의 자각이 결여될 수 있다. 이것은 이마엽의 기능 상실로 인한 신경학적 체제 때문일 수 있다. 확실한 시각장애가 있다면, 노인 운전자는 관찰 착오에 적응하기 위하여 회피하는 행동을 할 수 있고 다른 운전자를 근처에서 놓치는 것을 자각하지 못할 수 있다. 잠재적 위험의 자각이 없다면, 예후는 평가에서 후에 확인된 문제를 위해 보상을 하거나 바람직하지 못할 수 있다. 고객이 동의한다면, 이러한 문제 뚜렷하게 하는 것에서 가족으로부터 보조하게 할 수 있다. 가족 또는 친구가 관찰을 하여 시각 또는 인지 결함을 나타내는 고객을 위하여 질문서 또는 의학적 형식을 작성하게 한다.

의학력과 운전 경력에서, 의사는 환자를 알기 위해 간단한 평가를 한다. 다른 장에서 더 자세하게 설명하겠지만, 운전의 정신사회적 측면은 대부분의 사람에게 매우 중요하다. 운전 특권의 상실은 생활의 규칙, 독립과 자부심에 영향을 줄 수 있고, 운전특권 상실은 고객에게 큰 불안을 유발시킬 수 있다. 의사는 고객에게 운전이 중요한 이유와 어디에서 운전이 필요한지, 그리고 이러한 사람이 이용할 수 있는 이동의 의미가 무엇인지를 조사하여야 한다. 더 중요한 것은, 의사는 평가과정, 그리고 운전 정지의 권유를 인정하는 것, 평가의 목표가 길에서 독립성을 지속하는 것의 증진이라는 것을 설명하여야 한다. 대부분의 노인 운전자들은 검사를 위해 불안 그리고 "정신적 혼란"을 평가하여야 한다. 이것은 "검사를 통과" 하는 것에서 그들의 최고로 노력하여야 하거나 운전자를 예측하여야 한다. 그들이 최고로 노력하는 것에 대한 관찰은 중요하지만, 무엇을 이해하는 것은 "대표적"인 운전수행은 더 효과적인 권유를 할 수 있다. 고객이 안심하고 듣기 위해 시간을 선택하는 것은 어떠한 불안 또는 관계가 감소되어야 하고, 정확한 운전수행의 현실적인 평가를 허용한다.

고객 요소와 수행능력의 임상적 평가 (Clinical Assessment of Client Factor and Performance Skills)

측정하는 동안 중요한 질문들은 자동차를 안전하게 운전하기 위한 적절한 감각과 신경근골격의 기능과 수행능력이 있는지 아닌지 알아보는 것이다. 의사는 운전에서 요구되는 활동과 관련된 고객의 이동, 자세, 협응, 근력, 노력, 에너지와 지식을 평가하는 것이 필요하다.

조사하기 위한 첫 번째 기준은 고객의 *기능적 이동(functional mobility)*이다. 고려하여야 하는 요소들은 자동차로 이동하는 능력이고, 휠체어, 고객이 워커 또는 지팡이와 같은 이동에 필요한 보조 장비를 사용하는지, 그리고 자동차로 이동할 때 다른 사람의 도움이 필요한지에 대한 고객의 이동능력이다. 전체적인 손상 관찰의 부분인 빠른 속도의 걸음은 빠르게 평가하고 운전 수행을 예측하는 데 유용하다(NHTSA, 2003). 평가자가 자동차로 이동하는 평가에서 고객에게 도움을 줄 수 있다고 하지만, 평가자는 그들 자신의 환경에서 정확하게 수행이 가능한지 아닌지를 고려하는 것이 필요하다. 고려하여야 할 다른 문제는 고객이 자동차에서 나올 때 독립적인지 이동장비를 사용하여 이동할 수 있는지를 확인하는 것이다. 자동차 외부에서 이동 문제가 해결되지 않았다면 중재가 필요할 수 있다는 것이다. 운전자가 자동차에 승차할 수 없다면, 그들 스스로 움직이고, 이동장비를 사용하여 승하차하거나, 원하는 장소로 걸어갈 수 있는지는 운전의 문제는 평가에 필요한 적절한 목표이어야 한다. 마찬가지로, 독립적으로 운전을 할 수 있다고 예상되는 운전자는 자동차를 평가하거나 자동차를 포함시켜 계획하여야 한다. 고객이 자동차에 접근할 수 없거나 자동차를 구입하지 못한다면, 이러한 이유로 운전을 하지 못하는 고객이라면 첫 번째 장소에서 평가를 수행하기에 적합한 것이 어떤 것인지 생각하여야 하는 도덕적 고려사항이 될 수 있다.

의사는 고객의 *자세와 몸통 안정성(posture and trunk stability)*을 평가하는 것이 필요할 수도 있다. 가스, 제동기와 핸들에 능률적으로 잡을 수 있고, 장비를 작동시키기 위하여 안정된 플랫폼을 제공하고, 충분한 자세와 몸통 안정성을 가지고 있어야 한다. 이것이 문제가 된다면, 좌석의 선택은 중재 계획을 하는 것이 필요할 수 있다. 대부분 부적절한 자세는 올바른 좌석으로 극복할 수 있다.

*협응(coordination)*과 *근력/노력(strength/effort)*은 성공적인 운전에서 중요한 역할을 한다. 운전은 상지와 하지 모두에 부드러운 협조 움직임이 필요하다. 움직임은 단계적인 노력이 있어야 한다. 예를 들면, 운전자는 도로에서 작은 물체 주변을 움직이기 위해 바퀴를 "비틀 수" 있어야 하거나, 안전하게 작은 길을 지나가면서 자동차의 방향을 조절하고 유지하는 동안 다른 자동차를 피하는 것을 할 수 있어야 한다. 운전자는 동시에 브레이크, 유리 닦개, 그리고 백미러를 조절하여야 한다. 파킨슨병 또는 다른 신경학적 질환 또는 뇌손상이 있는 사람에게 나타날 수 있는 조화운동불능 움직임(ataxia movement) 또는 떨림은 운전능력에 영향을 줄 수도 있고, 없을 수도 있다. 운전자가 핸들에 손을 얹어 놓고 좋은 자세로 앉았을 때, 대부분의 운전자들은 떨림을 확실하게 지지하는 것은 문제가 되지 않는다. 운전자가 회전하는 동안 핸들에 손을 얹어 놓을 수가 없다면, 나선형 손잡이(spinner knob)로 문제를 해결할 수 있다. 조화운동불능 또는 떨림은 핸들 움직임을 조절할 수 없는 신체적 원인으로 충분한 근력이 있거나 목적있는 활동을 증가시키고, 독립적인 운전을 하는 것이 더 어려울 수 있지만 도로 위에서 측정하여야 한다.

도수 근력검사와 각 관절의 수동가동범위 측정과 같이 고객의 형식적인 임상 평가는 대부분 노인 운전자를 평가할 때 필요하지 않을 수 있다. 그러나 능동가동범위에 기능적 제한도 확인하여야 한다. 공통적으로, 노인 운전자는 어깨 움직임의 능동가동범위가 제한이 있을 것이다. 그들의 핸들 조절능력을 방해하는 것이 잠재되어 있기 때문에, 어깨관절의 근력이나 운동범위의 모든 제한은 면밀히 검사되어져야 한다. 특히 이런 움직임에는 돌림근띠(rotator cuff)를 포함시켜야 한다. 게다가 개인의 어깨가 핸들을 조절하는 데 손상이 있다면, 적절하게 핸들을 조절하기 위해 반대 어깨의 기능의 기능을 더 자세하게 검사하는 것이 필요할 수 있다. 노인에게 충분한 기능이 남아 있다면 적응을 통해 조종할 수 있을 것이다. 게다가 개인의 어깨가 핸들을 조절하는 데 손상이 있다면, 적절하게 핸들을 조절하기 위해 반대 어깨의 기능을 더 자세하게 검사하는 것이 필요할 수 있다. 예를 들면, 의뢰인의 자살 손잡이 사용은 상지의 부수적인 요구와 손잡이를 잡기 위한 운동범위가 결정되어야 하고, 운전대를 완전하게 회전시켜 이것을 움직이고, 다른 쪽 상지의 제한 때문에 운전대를 돌릴 때 부가적인 회전이 필요할 것이다.

머리와 목의 움직임에 대한 능동운동범위 검사는 감별검사가 필요한데, 관절염이든지 또는 퇴행성 변화는 차선 변경 시에 뒤에 있는 물체를 확인하기 위해 충분하게 머리를 돌리는 능력에 영향을 미친다. 이것은 주변 시야 결손이 있는 운전자를 평가할 때 특히 중요하며, 경부 회전감소와 주변시야의 감소는 맹점을 확인하는 능력에 영향을 줄 수 있다. 이러한 상태가 느리게 유발되기 때문에, 운전자는 그들의 제한을 깨닫지 못할 수 있다. 경추 문제가 있는 운전자들은 머리와 목의 최대한 가동범위를 확보하기 위하여 물리치료를 받는 것이 효과적일 것이다.

비록 반응시간의 임상적 측정이 운전능력 결정에서 비중 있는 기준으로 나타나지 않는다고 하더라도, 반응시간 검사는 종종 임상적인 운전평가의 한 부분으로 실시된다. AAA break reaction timer와 같은 장비는 비록 많은 운전모의 장치(driving simulator)가 반응시간 측정을 효과적으로 제공한다 하더라도 자주 임상적 장비로 사용되어진다. 운동능력의 측정과 같은 반응시간검사는 운동의 속도와 정확성에 문제가 있는지를 나타내지만, 그들은 페달에 가해지는 힘의 정도를 조절하는 능력이 둔하다. 따라서 그들은 경미한 감각손상이 있는 노인 운전자들이 갑작스럽게 정지하거나 제동하는 경향이 있는지, 또는 양발로 운전한다면 그들의 의지와는 상관없이 발을 가속페달에 올려놓을지 정지페달에 올려놓을지를 예측할 수 없다. 또한, 경고(caution)는 달리는 차속에서 페달을 조작하는 개인의 신체적 능력의 결정 결과를 설명하는 데 이용된다. 비록 모의장치 페달이 반응시간 검사에 사용되어진다 하더라도 임상 의자에 대상자가 앉아 있는 자세는 때때로 그들이 자동차에 앉아 있는 자세와는 많이 다를 수 있다. 또한 모의 장치에서 페달이 기우는 각도는 실생활에서 사용되는 자동차와 매우 다르다. 예를 들면, 반응시간 검사는 보다 항중력 움직임에 필요하고, 페달을 밟는 것보다는 근위부의 하지 근육계를 검사하는 데 더 큰 효과를 얻을 수 있다. 이러한 함축된 의미는 특히 엉덩관절 골절이나 관절치환술의 병력을 가진 노인 운전자에게서 중요한데, 왜냐하면 한쪽 페달에서 다른 페달로 이동하는 데 필요한 움직임의 패턴과 중력의 영향 또한 달라지기 때문이다. 이러한 상실은 혼란상태가 된 어떤 경우에서도 진행된 한 번의 검사는 계속되어져야 한다는 것에 주의하여야 한다. 이것은 가끔 운전자 뒤에서 평가하는 동안 운전 중의 특징적인 문제점과 부합한다.

반응시간 검사는 자동차의 페달조작에 필요한 완전한 요구를 충족시키지 못하기 때문에, 운동과 인지력 양쪽 모두에서 필요하며, 이러한 검사는 이들 영역의 특별한 기능 평가에 사용하지 않는다. 그러나 그것들은 반응속도의 일반적인 측정에 가치가 있는데 왜냐하면 표준적인 자료에 유용성 있으며, 수행과 비교할 수 있기 때문이다. 이 검사의 중요한 장점은 의사가 효과적인 발 움직임을 관찰할 수 있고, 자극을 확인하는 것이 지연되고, 완전히 친숙한 과제로 방향을 따라갈 수 있는 기준이 있는지 없는지에 주의한다. 그림 14-5는 측정에 필요한 신경근골격계와 감각 요소들을 요약한 것이다.

임상의는 고객이 모든 운전에 참여하기에 필요한 *에너지(energy)*가 있는지 없는지 평가하는 것이 필요할 수도 있다. 성공적인 운전자들은 신체적 그리고 정신적 "작업"의 기간을 견딜 수 있는 능력이 있어야 한다. 운전자들은 자동차로 이동할 수 있어야 하고, 그들 스스로 이동하여야 하고 지팡이 또는 워커와 같은 장비를 사용하여 자동차에 승차하고, 원하는 목적지에 도착할 수 있어야 하고, 여행, 집으로 운전하고, 집에 주차하기

작업치료적 운전 평가	**성명:**
감각운동 평가	**날짜:**

감각 운동 기능 우세 손 ☐ 오른쪽 ☐ 왼쪽

오른쪽 상지 기능	☐ 충분	☐ 제한적	☐ 불충분
왼쪽 상지 기능	☐ 충분	☐ 제한적	☐ 불충분
오른쪽 하지 기능	☐ 충분	☐ 제한적	☐ 불충분
왼쪽 하지 기능	☐ 충분	☐ 제한적	☐ 불충분
앉기 균형	☐ 충분	☐ 제한적	☐ 불충분
머리/목	☐ 충분	☐ 제한적	☐ 불충분
보행	☐ 충분	☐ 장비 필요	☐ W/C 필요
이동	☐ 충분	☐ 도움 필요	
부하 장치	☐ 충분	☐ 도움 필요	☐ 예

오른쪽	**어깨관절**	**왼쪽**
	굽힘	
	폄	
	벌림	
	모음	
	수평 벌림	
	수평 모음	
	안쪽 돌림	
	바깥 돌림	
	팔꿉관절	
	굽힘	
	폄	
	아래팔	
	엎침	
	뒷침	
	손목관절	
	굽힘	
	폄	

정지 반응 시간

	오른쪽 하지 상지	**왼쪽** 하지 상지
값(sec)	☐	☐
표준	☐	☐
퍼센트	☐	☐
인식 오류	☐	☐
신체적 오류	☐	☐
시도 횟수	☐☐☐☐☐	☐☐☐☐☐ ☐

오른쪽		**왼쪽**
☐	1	☐
☐	2	☐
☐	3	☐
☐	4	☐
☐	5	☐
☐	6	☐
☐	7	☐
☐	8	☐
☐	9	☐
☐	10	☐

감각운동기능 평가

☐ **운전 적합** ☐ **운전 부분적 제한** ☐ **운전 수정 후 적합**

☐ **운전 수정 후 부분적 제한** ☐ **안전 운전 불가**

서명

그림 14-5 감각과 신경근골격 기능 평가.

위해 원하는 목표를 성취할 만큼 자동차를 작동시켜야 한다. 운전자는 집중을 잃어버리고 잠드는 것 없이 이러한 과제를 수행시킬 만큼 인지적 에너지가 필요하며 이것이 가능하여야 한다.

성공적이고 안전한 운전은 문을 여는 방법, 의자조절, 자동차 돌리기와 이차적으로 조절할 수 있는 것과 같이 자동차에 대한 전반적인 지식을 포함하여 대부분에 대한 지식이 필요하다. 운전자가 낯선 자동차에서 특정 조절장치의 위치를 알 수 있는지 아닌지는 평가하는 동안 그들에게 비가온다면 "어떻게 와이퍼를 작동시킬까요"라는 질문은 중요하지 않다고 할지라도, 자동차 조작에 대한 전반적긴 지식은 평가의 과정 동안 쉽게 관찰될 수 있다. 이러한 상황에서, 평가자는 운전자가 전체적으로 와이퍼를 사용하거나 적합한 스위치를 찾을 수 있는지에 대한 것을 관찰할 수 있다. 둘째, 운전자는 친숙하지 않은 장소에서 일상적인 정보를 확인하는 방법을 아는 것처럼 친숙한 장소에 대한 지식을 가지고 있어야 한다. 가능할 때, 일상적인 평가는 그들의 집에서부터 상점 또는 교회까지 운전하는 것처럼 운전자에게 친숙한 지역에서 수행한다. 이것이 가능하지 않을 때, 환경을 대체하려고 노력하는 것은 운전능력에 통찰력을 제공할 수 있다. 예를 들면, 평가자가 고객이 사는 마을이 친숙하다면 그들은 운전자가 집에서 이동하는 것과 같이 대부분 거주지 또는 출발 정지 교통신호와 사업 진입로와 복합적인 교차로가 있는 도로의 유형을 선택할 수 있다. 운전자들은 주 자동차 법에 대한 지식이 있어야 한다. 임상적으로, 대부분의 평가자들은 지식을 평가하기 위하여 도로 신호등 확인 도구를 사용한다. 평가자들이 확실한 문제가 있다고 느끼게 되고 자동차 법의 검사는 더 진전될 가능성이 있다면, 자동차 사무소에서 다시 검사할 것을 권유한다. 고객이 이 검사를 통과하지 못한다면, 그 후 운전을 하지 말아야 한다는 결정에 부합한다.

시력 기능의 임상적 평가 (Clinical Assessment of Visual Functions)

시각감별 검사의 첫 번째 목적은 시각적 손상의 출현가능성과 그것이 운전 능력에 잠재적으로 영향을 미칠 것인가를 결정하기 위해서이지만, 이것은 본질적으로 진단은 아니다. 최소한의 장거리 시각, 시야, 그리고 안구조절을 감별해야 한다. Strano(1989)는 운전능력에서의 시력손상에 대한 재조사에서 두 가지 별개의 작업의 견지에서 운전에 관한 시각적 능력의 객관적인 평가에 대해 서술하였다; (1) 합법적인 시력을 갖추고 있는지를 결정하고, (2) 어떤 부가적인 문제가 존재하는지, 또 그것이 운전 중에 어떤 영향을 주는지 결정하여야 한다. Baker(2006)는 운전하기에 잠재적인 기능장애의 평가와 치료 그리고 시각계의 광범위한 재검토를 제공하였다.

그들의 운전면허증을 갱신하는 능력은 안전한 운전을 하기 위한 적합한 시력이라는 증거를 나타내는 것은 아니다. 대부분의 시력 감별 검사는 정부가 허가하는 기관에서 수행되어지고 검사자는 최소한, 어떤 의학적 훈련을 받고 관리되어져야 한다. 따라서 감별 검사가 부적절하게 시행되거나 결과해석이 잘못되어지면, 면허증의 제한은 부당하게 결정되어질 것이다. 미국에서는 운전을 위한 시간능력에 필요한 기준은 없다. 각 주에는 자동차 사무소 또는 다른 면허 사무소를 통하여 그들만의 필요가 준비되어 있다. 대부분의 주는 제한 없는 운전을 위해 최소 20/40 거리 시력이 필요하지만, 운전을 위한 범위는 20/70에서 20/200까지 다양하다(Pellertio, 2006). 몇몇 주에는 기준이 없는 것은 주변시야처럼 자주 사용되는 다른 기준을 사용할 수 있고, 양쪽 눈이 140은 대부분 최소의 기준이 된다. 한쪽 눈의 시각에는 다양한 기준이 있다. 국제안과학의회(2006)는 20/40 거리 시력 또는 더 나은 시력의 측정을 권유하고 이것은 운전에 제한을 주지 않는 기준이 되며, 20/40에서 20/20보다 좋지 않게 측정된 시력은 고려하여야 한다. 주변시야는 수평 120°와 수직 40°를 권유하는 주는 최소한의 기준이고, 이보다 낮은 주변시야가 있는 사람도 고려대상이다.

시각기능은 다양한 방법을 사용하여 측정할 수 있다. 이러한 시각 측정은 표 14-7에 요약하였다. 관례적으로 '거리 시력' 측정에 사용되어져 온 Snellen의 'E' chart와 같은 시력검사표는 거리 시력 측정에 사용된다. 일반적으로 'wall chart'(벽에 부착하는 도표)로 생각하지만 그것의 형식 역시 슬라이드로 반복되어지고, 산업 시력-감별 검사 장치에 사용이 허용되었다. 전통적인 흑백

표 14-7 시력 평가

평가	목적
Snellen "E"차트	원거리 민감도
Tumbling "E"차트	실어증이나 문맹인에 대한 원거리 민감도
상업적 시력검사 장비	원거리 민감도, 색깔인지, 안구운동기능, 관자와 코 영역, 대비감도, 말초시각
레이저 포인터	말초시각
Pelli-Robson 차트 기능적 민감도 대비검사(*FACT*) 또는 저대비플립차트(LEA)	대비감도

의 시력검사표는 높은 대조 조건 하에서 시력의 예리함에 대한 "정적(static)"인 측정을 할 수 있는 임상적 장치에 사용되었다. 왜냐하면 이러한 조건은 드물게 운전 중의 상황에 존재하기는 때문이다 eye chart는 시각적 예리함이 정부허용 표준에 적합한지를 판단하는 데 도움을 주지만, "동축 회전 E chart"는 표준형 Snellen E chart에서 검사대상이 문맹이거나 실어성일 때 거리시력을 검사하는 것을 보완해주며 OPTEC (www.stereooptical.com) 시력검사(www.titmus.com)와 같은 일반적인 제조 시력-검사 장비는 대부분의 운전자 평가 프로그램에 사용되어졌다. 이러한 장비는 장거리 시력, 색깔인식, 그리고 눈의 정렬과 깊이 지각에 반응할 수 있는 안구 운동능력을 쉽게 검사할 수 있다. 이것은 또한 선택적 시력측정 기본단위인 장비라면 수평선에서의 주변시야를 측정할 수 있다. 깊이 지각은 기능적으로 측정할 수 있다. 색깔인식 검사는 종종 많은 산업용 시력검사 장비를 필요로 한다. 외관상 색깔인식은 운전에서 기준이 되는 부분이다. 빨강-녹색의 색깔 결함은 가장 일반적인 "색맹(color blindness)"이다. "red-green"이란 용어의 의미는 하나의 색깔 *또는* 다른 것에 영향을 미치는 것이다(양쪽이 아닌). 따라서 이러한 색맹의 형태는 교통신호에서 녹색신호등과 빨간신호등을 구별하지 못하는 것을 의미한다. 임상적으로 시각을 측정하는 데 사용하는 방법이 무엇이든지, 평가자는 이러한 검사가 "최적의" 상태에 있거나 그렇지 않다는 것을 명심해야 한다. 핸들 위에서 평가하는 동안, 평가자는 그들의 운전능력에 영향을 주는 고객의 시각을 관찰하여야 한다. 그림 14-6에는 시각 검사에 적합한 문제들을 요약하였다.

사분원의 상부나 하부에서의 시야결손은 대면검사를 통하거나 레이저 포인트에 의해 발생된 자극을 인지하는 것으로 검사를 할 수 있다. 이 검사 후에 프리젠테이션용 레이저로부터 자극을 인지하고 중앙 목표물에 시선을 고정시킬 수 있는 것은 그림 14-7에서 볼 수 있다. 의사는 컴퓨터 시야 측정 검사인 Humphreys 시야검사 장비를 이용하여 시야에 대한 정식 검사를 요구할 수도 있다. 기능적으로 평가자는 차선 변경하는 동안 맹점을 확인하기 위해 경추회전을 하는 것을 포함하여 주변시야에서 적절한 정보를 확인하는지 관찰하여야 한다. 주변시야는 얼굴의 신체적 구조가 변화되는 것에 영향을 받을 수 있다. 하나의 연령층에, 눈꺼풀처짐증(ptosis)으로 알려진 눈꺼풀이 "늘어지게(droopy)" 될 수 있다. 이것은 신경학적 질병으로 유발될 수 있거나 체중감소로부터 간단하게 유발될 수 있다. 체중감소는 또한 눈이 점차 안와로 움푹 들어가 유발될 수 있고, 눈이 "쑥 들어간(sunken)" 모습이 된다. 면허사무소에서 사용되는 것과 유사한 장비로 검사를 할 때, 얇거나 폭이 넓은 안경테는 장비에서 작은 빛

작업치료적 운전 시각 평가 | **성명:**

시력 스캐닝 | **날짜:**

☐ 부적합한 렌즈 ☐ 운전 중 안경 착용/콘택트 렌즈 ☐ 고정시

원거리 시력

20/ _____ 두 눈 보기

20/ _____ 오른쪽 20/ _____ 왼쪽

	LEFT	BOTH	RIGHT
20/200	Z N	R O	H K
20/100	R K S	H N C	Z O D
20/70	H C D V	S K Z O	R N D S
20/50	Z R O D	N S C H	V Z K N
20/40	K H S C	O Z N R	D N V C
20/30	O N R Z V	D K H C S	K D S O N
20/20	S D C H N	V R Z K O	H S N R D

색깔 인식

☐ 통과 ☐ 실패 ____ /8 통과: ≥5/8

A B C D E F

12 5 26 6 16 XX

혼합

☐ 통과 ☐ 실패

☐ 3 Cubes ☐ 4 Cubes ☐ 2 Cubes Suppressed ___ Image

원거리 사위

☐ 통과 ☐ 실패

Esophoria 1 2 3 | 4 5 6 7 **8** 9 10 11 12 | 13 14 15 *Exophoria*

원거리 수직 사외

☐ 통과 ☐ 실패

Left Hyperphoria 1 2 | 3 **4** 5 | 6 7 *Right Hyperphoria*

입체시

☐ 통과 ☐ 실패 ____ 입체각(정도)

400	200	100	70	**50**	**40**	**30**	**25**	**20**	*A. S.*
1	2	3	4	5	6	7	8	9	
B	L	B	T	T	L	R	L	R	

기능적 깊이

☐ 통과 ☐ 패스 _____ 7피트에서 사물정력 확인

말초적 시력

		코 35°	관자 55°	70°	85°
오른쪽 눈	Acknowledged	☐	☐	☐	☐
	Failed To Acknowledge	☐	☐	☐	☐
왼쪽 눈	Acknowledged	☐	☐	☐	☐
	Failed To Acknowledge	☐	☐	☐	☐

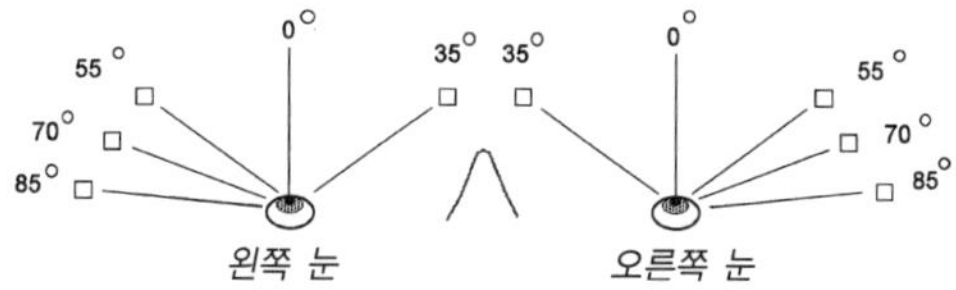

안구운동 능력 *이 같은 기술은 눈 움직임 관찰을 암시한다.*

추적

☐ 외관상 문제없음 ☐ 불규칙하고 느림 ☐ 고정상실 ☐ 비대칭성 ☐ 중간고사 어려움

단속운동

☐ 외관상 문제없음 ☐ 부정확/지나침 ☐ 속도 감소 ☐ 비대칭성 ☐ 중간고사 어려움

안구증

☐ 보이지 않음 ☐ 가쪽 주지시 나타남 ☐ 추적시 나타남 ☐ 중앙에서 나타남

복시

☐ 이상 없음 ☐ 검사시 나타남 ☐ 특수한 상황 하에 나타남 ☐ H/O형 복시 나타남

시각 기능 평가

☐ **운전 적합** ☐ **운전 부분적 제한** ☐ **운전 부적합**

____
서명

그림 14-6 시각 기능 평가.

의 신호를 숨길 수 있다.

임상의는 9개 기본적인 응시 자세에 따라 물체를 이동하여 추적하는 능력을 관찰하는 임상시설에서 빠르게 화면 추적을 할 수 있다. 화면 급속운동에서, 임상의는 코등으로부터 약 16인치 거리에서 6인치 떨어진 두 가지 목표 사이에서 교대로 초점을 맞추도록 요구한다. 의사는 움직임의 부드러움, 범위, 정확성과 속도를 관찰하고 움직임이 나타나는 것을 반영하여 비진단적 표현에서 잠재적 문제는 기록한다(Warren, 1993a, 1993b). 도

작업치료 운전평가	성명:
시야관찰	날짜:

주의: 관찰은 운전능력에 영향을 주는 시야장애의 유무를 결정하기 위해 수행한다.

OPTEC 2000 시야 검사

핀홀 크기 노출빛을 확인하는 능력. 자동차 단체에서 사용되는 관찰과 유사함.

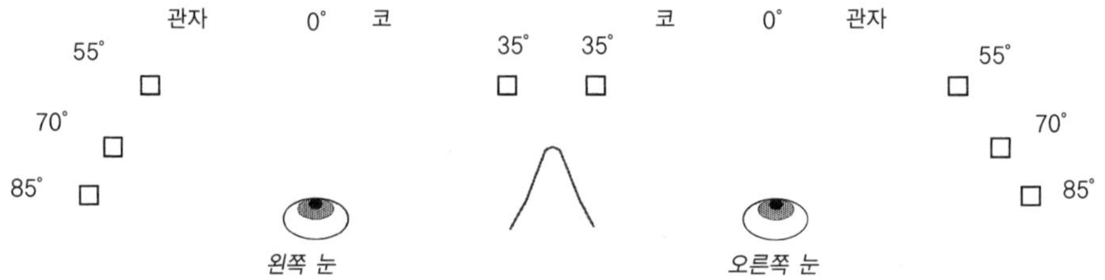

✔ = 인접 X = 인접 실패

레이저 포인터 자극

각 측면의 최대 70° 가쪽에 자극의 제시가 제한된 방의 크기

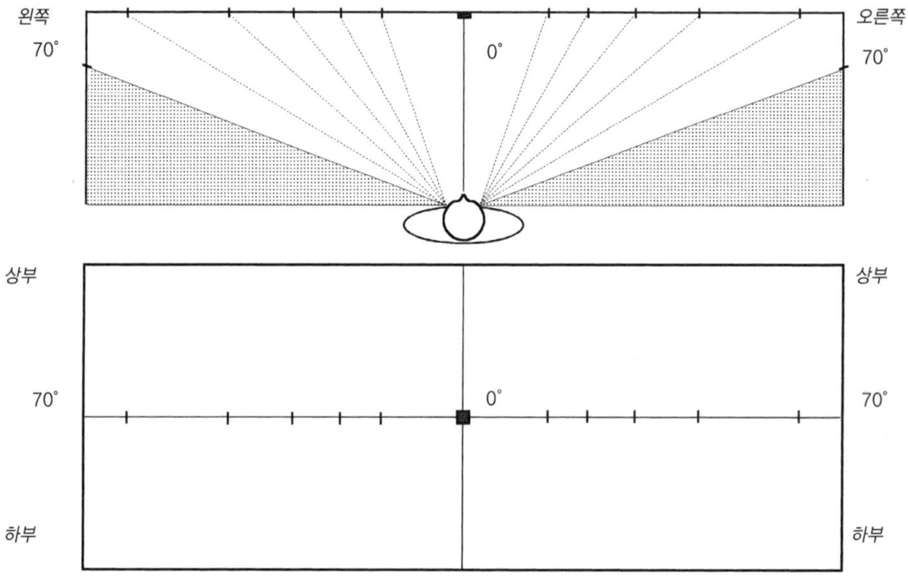

//// = 인정 실패 ●●●● = 일치 고정

서명

그림 14-7 시야영역 관찰.

로에서, 자동차 평가는 도로에서 눈이 떨어지지 않고, 고객의 눈 움직임을 관찰하기 위해 평가자가 허용할 수 있는 것이 작은 거울을 설치하는 것이다.

대비감도(contrast sensitivity)는 다양한 회색의 그림자 또는 색깔의 그림자를 구별하는 시각체계의 능력을 측정하는 것이다. 대부분 인쇄된 자료는(더 많이 또는 적게) 하얀 바탕에 검은 색으로 인쇄한 것이다. 시력검사는 최적의 빛에서 흑백 바탕에 검은색 기호를 이용하는 것이다. 기능적 능력은 특히 운전에 관계될 때에는 "최적(optimal)" 상태에서 거의 완성되지 않는다. 운전을 하기 전에 빛 상태와 배경은 지속적으로 변화시킨다. 도록에서 표시된 도로 선은 겨울에는 확실하게 달라야 한다. 다른 자동차의 색깔은 효과적으로 그들을 볼 수 있는 운전자의 능력에 영향을 줄 수 있다. 백내장, 황반변성, 시신경염, 또는 눈의 각막, 렌즈 또는 망막에 영향을 줄 수 있는 다른 질병이 있는 사람은 검사에서 임상적으로 시각이 좋다고 하더라도 좋지 않은 빛 상태에서는 어려움이 증가될 수 있다. 대비감도는 자연적인 노화과정에서 쇠퇴한다. Pelli-Robson의 문자 감수성표는 전통적인 eye chart의 형식과 유사하지만 대조감수성의 빠르고 신뢰할 수 있는 측정을 제공한다(Pelli, Roberson & Wilkin, 1988). 챠트는 큰 글씨를 읽기 위해 필요한 대비를 확인하고 낮은 공간에서 중간으로 검사하도록 디자인되었다. 대비감도를 검사하는 다른 방법은 기능적 시력 대비검사(Functional Acuity Contrast Test: FACT)이다. FACT 차트는 Arthur Ginsburg에 의해 발전되었고, 5가지 공간주파수(크기)와 9단계의 대비를 검사하였다. 부가적인 선택은 대비감도(contrast sensitivity)나 빛의 감수성(glare sensitivity)을 검사하는 데 이용할 수 있다. 이러한 장비는 주 면허사무소에서 사용되기 때문에, 그들은 사람들이 면허를 갱신할 수 있을 것이라는 것을 의미할 수도 있다. 이러한 장비의 디자인으로 인하여, 고객이 양쪽 눈의 시야 또는 한쪽 눈의 시야가 있을 때 거리 지각과 대비를 측정하는 것은 어렵거나 불가능하다. 이것은 LEA 낮은 대비 플립 차트(Flip Chart)처럼 대비가 있는 다양한 소형기기 차트이다. 이것은 대비를 감소시켜 운전에 대한 기준이 되는 제한을 나타낼 수는 없지만, 평가자는 고객의 대비 제한을 이야기하여야 한다. 대비감도의 감소는 백내장과 황반변성과 같은 눈 질환의 증상일 수 있다. 때때로 고객은 이러한 상태를 자각하지 못할 수 있기 때문에 의사는 사후점검을 위하여 안과전문의에게 의뢰하여야 한다.

고객 요소들과 수행능력을 위한 임상 평가(Clinical Assessment of Client Factors and Performance Skills)

인지-지각 검사의 목적은 운전능력에 영향을 줄 수 있는 집중력과 기억력 또는 과정능력과 같은 정신기능의 기능장애가 잠재적으로 존재하는지를 확인하기 위한 것이다. 운전에 필요한 과정 능력에서 잠재적 기능장애를 평가하는 방법이 다양하다고 할지라도, 운전을 위해 필요한 것이며, 단일검사 아니거나 복합된 검사에 의해 측정되어진 기능장애의 정도가 운전능력에 불리한 영향을 미친다는 것을 확신을 가지고 예견할 수 있다. 만약 검사 결과가 심한 정도의 기능장애를 나타내는 것이 아니라면, 과정능력 검사를 하는 동안 확인된 모든 사건을 확정하든지 또는 운전대 뒤에서 평가하는 동안에는 제외시켜야 한다. 덧붙여 과정능력 검사의 결과는 관련되는 특징적인 잘못을 결정하는 데 사용된다. 운전대 뒤에서는 임상적으로 지시하는 중요성은 변함이 없으며 이러한 잘못은 치료를 받아야 한다. 그림 14-8에는 운전 평가과정에서 측정되어야 하는 인지/지각 요소들을 보여주고 있다.

특수검사를 구성하는 임상적인 운전평가에서 검사요소인 인지-인식력은 프로그램마다 변화가 있지만, 특징적으로 심리적 검사, 운전모의 장치, 그리고 분리된 범주의 '기능적인' 평가인 세 가지의 일반적인 분류를 포함한다. 하나 이상의 범주의 평가는 운전능력을 최대한 예견할 수 있음으로 특별히 노인층의 운전능력과 이용에 관해서는 제한을 한다.

때때로 평가는 하나 이상의 범주를 선택할 것이다. 몇몇의 요소는 영향을 미칠 수 있는데 검사

작업치료 운전평가	성명:
인지/지각평가	날짜:

신호등 재인지

점수 ☐

	정확	부분적 정확	불일치		정확	부분적 정확	불일치
정지	☐	☐	☐	합병(오른쪽으로)	☐	☐	☐
양보	☐	☐	☐	학교 교차로	☐	☐	☐
우회전 금지	☐	☐	☐	찾았을 때 미끄러짐	☐	☐	☐
진입 금지	☐	☐	☐	머리말	☐	☐	☐
고속도로 주행시작	☐	☐	☐	교통신호 진행	☐	☐	☐

자동차 자유시간 지각 검사

원점수 ☐ /36

진행시간 ☐ Sec

나이 Age	형식 Norm	SD	+/−1 SD	−2 SD
__ 18-49	35/36	(1)	(34-36)	(33)
__ 50-69	34/36	(2)	(32-36)	(28)
__ 70-79	30/36	(5)	(25-35)	(20)
__ 18-49	3.2 sec	(0.8 s)	(2.5-4.0 s)	(4.8 s)
__ 50-69	4.2 sec	(1.2 s)	(3.0-5.4 s)	(6.6 s)
__ 70-79	5.8 sec	(1.3 s)	(4.5-7.1 s)	(8.4 s)

운전 모의 시스템

	오류	시간	S.D.	오른쪽	왼쪽
브레이크	☐	☐	☐	☐	☐
결정	☐	☐	☐	☐	☐
억제	☐	☐	☐	☐	☐

-3.0	-2.5	-2.0	-1.5	-1.0	-0.5	Median	+0.5	+1.0
.97	.89	.81	.75	.67	.59	**.51**	.43	.35
1.22	1.14	1.06	.98	.90	.82	**.74**	.62	.58
2.08	1.90	1.73	1.55	1.38	1.20	**1.03**	.86	.68

다른 것 ☐ **상징 숫자 양식** 점수 ☐ 표준 ☐ S.D. ☐

☐ **자취 결정 A &B** A 점수 ☐ 표준 ☐ 백분율 ☐ B **점수** ☐ **표준** ☐ **백분율** ☐

시각 비주의/공간무시

☐ 분명하지 않음 ☐ 가능한 모순 결과 ☐ 개연성-다양성 관찰 결과

인지/지각 기능 평가

☐ **운전 가능** ☐ **운전단계** ☐ **안전한 운전을 하지 못함**

서명

그림 14-8 인지/지각 평가.

는 검사실의 공간, 재정적인 능력, 검사자의 전문적인 훈련, 그리고 평가를 완전하게 하는 데 필요한 시간의 소요를 고려하여 선택하여야 한다. 검사 장치는 가능한 많은 인지-인식능력의 영역을 평가하는 데 충분하도록 다양해야 한다. 그러나 감별검사는 완전하지 않을 수 있을 것이다. 한 가지는 특히 정신 기능의 제한과 강점 모두를 이해하여야 하고, 능력 평가를 처리하고 운전대 뒤에

서 평가하는 동안 기능장애가 확인된 것에 대해 설명하여야 한다.

심리측정 검사(Psychometrics test)

심리적인 검사는 운전능력과 관련되어 다양하게 결합된 것들을 찾아내어야 한다. 몇몇의 시설에서, 정신학자나 신경학자는 심리검사를 관리하여야 한다. 운전 재활전문가는 어떤 심리검사를 관리하기 전에 정신학자와 신경학자에게 상의하여 한다. 주어진 검사를 사용하는 데 반대가 없다면, 정신학자나 신경학자는 확실하게 실시하길 바란다. 이 검사는 표준화된 형태에서 관리되어지거나 감독 하에서만 사용이 허용된다. 비록 그것이 정신학자에 의해 계획되어졌다 하더라도, 모든 임상적 운전평가의 한 부분인 이 검사는 신경정신학자가 관리하는 것도 가능하지만, 많은 시설에서 실제로 행해지고 있지는 않다. 이것은 인지-인식능력을 측정하는 것에서 다른 의미를 조사하는 데 보다 효율적일 수 있다. 심리측정검사의 광범위한 사용을 주의하여야 하지만, 작업치료사나 운전재활 전문가는 검사도구로만 사용하고 있다. 인지 결함이 있다면 의사에게 의뢰하여 기록하여야 하고, 그에 따른 적합한 의사와 사후관리를 의뢰하여야 한다.

다른 형태의 평가에서와 같이, 심리검사 장치는 노인 운전자의 운전능력을 확인하는 것으로 사용되고 있지는 않다. 사실 심리검사의 사용은 젊은이들보다는 노인 운전자의 운전 중 잠재되어 있는 문제를 확인하는 데 더 가치가 적다. 심리검사의 효용성을 제한하는 한 가지 인자는 노인그룹에 관한 표준적인 자료의 정도와 관련이 있다. 이러한 검사 중 몇 가지는 65세보다 어린 사람들에 대하여 10년의 증가를 기준으로 제공하지만, 이들의 나이는 65세보다 더 많으며 검사범주의 대상은 단일그룹이었다. 79세 이상 노인을 위한 연령-안전기준은 확인하는 것은 어렵다. 따라서 80세 노인 운전자의 수행은 15세정도 젊은 대상을 포함하는 기준 표본과 비교하여야 한다. 비록 이 기준들과 검사점수를 비교하여 점수가 정상적인 제한 내에 있다고 할지라도, 그 검사의 수행으로부터 얻어진 수치가 평균 이상인지 평균 이하인지는 결정하기 어려운데 특히 대상의 나이가 증가될수록 그러하다. 예를 들면, Strano(1991)는 뇌손상, 뇌졸중이나 뇌성마비 환자 153명을 대상으로 운동 시지각검사(Motor-Free Visual Perceptual Test: MVPT) 점수와 운전대 뒤에서 평가수행의 상관관계를 연구하였다. 18~49세 그룹과 50~69세의 그룹에서, MVPT 점수가 정상에 있는 모든 대상자는 운전대 뒤에서 평가는 통과하였다

다른 심리검사는 일반적으로 운전 재활시설에서 사용되어지고 유용한 시야 분석가, Uttl Letter Cancellation Test, Trailmaking Test, Halstead-Reitan Battery의 Parts A와 B(Gouvier et al., 1989), Symbol Digit Modalities Test(Sivak, Olson, Kewman, Won, & Henson, 1981), 그리고 Wechsler 성인 지능검사의 빠진 곳 찾기(Gouvier et al., 1989; Sivak et al., 1984)를 포함하여 운전대 뒤에서의 몇 가지 측정과 관련된 것을 발견하였다. 미국 의사협회에 의해서 발전된 노인 운전자 평가와 상담을 위한 의사의 지침서(Wang et al., 2003)와 미국연방 고속도로이동 안전관리국(National Highway Transportation Safety Administration)은 Fruend 시계 그리기검사와 Trails Making Part B를 사용할 것을 권유하였다. 두 평가 모두는 운전수행에 몇 가지 임상적 관련을 보여주고 있다. MVPT는 주로 임상적 운전평가에 포함되는 구성요소이며 도로 위에서 수행과 관련이 있다는 것을 보여주고 있다. 이러한 검사 도구는 공간개념(spatial relationship), 시각적 변별능력(visual discrimination), 배경구분능력(figure-ground), 시각완성(visual closure),

그리고 시각기억(visual memory)을 판단하는 능력을 평가한다.

기능 측정(functional measure). 도로표지 인식검사(road sign recognition test), 운전안내 체계(driving advisement system, DAS)는 일반적으로 심리검사와 같이 사용되어지는 것이다. 이미 설명하였듯이, 유용한 시야는 시야를 기능적으로 설명한 것이다. 동일한 명칭에 의한 컴퓨터 기반검사는 중심 시야와 처리속도, 선택적 그리고 분산 집중력을 빠르게 평가할 수 있고, 이것은 충돌 위험의 증가를 확실하게 나타내는 것이다.

도로 표지 인식 검사(road sign recognition test). 도로표지 인식의 검사는 안전하게 운전하는 것을 예측할 수 있는 운전과 관련된 처리능력의 잠재적 악화를 평가하는 기능적 방법의 하나이다. 여러 연구들은 도로표지 인식의 다양한 검사와 도로검사 수행 사이에 상관성이 있다는 것에 주목하였다(Hunt et al., 1993; Odenheimer et al., 1994). 고객이 정확하게 표시의 명칭을 기억하지 못한다면, 평가자는 운전자가 수행하는 데 필요한 특별한 표지가 무엇인지 설명하도록 하여야 한다. 병원에서 도로 표지를 정확하게 확인하는 것이 어려운 대부분의 노인 운전자들은 도로에서 동일한 것에 반응한다. 이처럼 인지기능을 분리하게 되면, 물체의 이름을 기억하는 것과 기능적 상황에서 특히, 이동설정에 올바르게 반응하는 것에서, 평가자는 그들의 마지막 평가를 할 때 이러한 정보를 고려하여야 한다.

운전 안내 체계와 기본적인 운전 모의 훈련장치(driving advisement system and elemental driving simulator). DAS(Gianutsos, Campbell, Beattie, & Mandriota, 1992)와 EDS(Gianutsos, 1994)는 두 개의 컴퓨터 기반검사로 이것은 운전에서 요구되는 처리능력과 정신기능의 검사에서 의미 있는 것이라 할 수 있다. 이러한 검사는 컴퓨터 스크린상에 나타난 사건에 반응하도록 장치된 페달과 운전대, 방향조절 등을 사용한다. 이것이 운전 모의장치라고 설명된다고 하더라도, 과제는 다양한 인지-인식능력 측정에 사용되어지는 신경정신학적 검사와 평가개념의 공통점을 구체화하여 수행하여야 한다. 이것은 실제적인 운전 자극보다 운전에 필요한 기술의 심리검사라 할 수 있다. 이러한 평가는 상호반복적이고, 선택적이며, 시각적 주의력과 같이 집중력으로 분류되는 중요한 요구들을 필요로 한다. 그것은 실행 가능한 수준의 기능, 특히 자기감정존중, 정신적 적응성, 자기조절, 그리고 자극의 억제를 평가하는 데 특히 효과적이다. 비록 특정 연령대가 아니라고 해도, 이러한 표준화된 평가는 대상자의 수행을 기준과 비교한다. 운전수행과 다른 인지-인식 운전 검사의 상관성은 연구를 통해 몇 가지 등급에 정당성을 입증하였다(비록 발표된 대부분의 연구가 이러한 검사 계발자 중의 한 사람에 의해 쓰였다 하더라도).

운전수행검사(driver performance test). 운전수행검사(Weaver, 1990)는 40개의 운전장면 비디오테이프로 구성되어 있다. 점수는 운전수행의 5가지 척도를 포함하며, 이것은 조사하기, 확인하기, 예측하기, 결정하기와 실행하기와 같은 처리능력을 반영한 것이다. 각 장면을 보고 난후, 대상자는 장면에 대한 질문에 답을 하여야 한다. 다양한 선택 형식을 사용하는 것은 대상자가 반드시 가장 적절한 4개의 가능성 있는 반응을 선택해야 한다. DPT는 운전수행의 예견자와 같은 심리적 검사의 중요한 연구의 하나로서, 특별한 가치가 있다는 것이 확인되었고(Sivak et al., 1984), 다른 연구에서는 심각한 치매와 관련이 있다는 것이 확인하였다(Rebok et al., 1994). 연속 비디오테이프 형식의 검사와 모니터상의 다양한 선택에서 빠른 표현으로 응답하는 것은 언어작용 능력에서 특별한 요구를 필요로 하고, 이것은 노인 운전자의 수행에 영향을 미치는데 그 이유는 이것이 운전과 관계가 없기 때문이다. 예를 들어, 운전자가 읽는 능력이 부족하다면, 대상자는 질문에 대해 대답하기 어려운데, 이유는 DPT가 운전자의 빠른 반응을 필요로 하기 때문이다. 덧붙여 경미한 수용언어상실증(receptive aphasia)이 있는 운전자는 DPT에서는 고생하겠지만, 안전하게 자동차를 운전할 수 있다.

운전모의 훈련장치(driving simulators). 임상시설에서 사용하기 위해 판매되는 다양한 기구는 "운전 모의장치(driving simulator)"로 간주된다. 만약 이러한 장비가 운전에 대한 작업으로 설정되었다면 이것은 전적으로 임상적 평가를 근거로 하여 운전능력의 결정이 가능하다. 부가적인 손실과 위험이 연합되어진 운전대 뒤에서 평가하는 것은 불필요할 수 있다. 사실 많은 설비는 아마도 구입된 모의장치와 이러한 가정에 근거를 두고 그들이 제공하는 '운전자 평가(driver assessment)' 서비스일 것이다. 사실적으로, 현재 어떤 "운전 모의장치"도 실제적이고, 도로상 운전에 작용하는 모의실험을 제공할 수 있고, 이것은 운전을 포함한 모든 기술영역의 양적인 측정이 가능하다. 그러므로 비록 모의장치가 포괄적인 검사의 부분에서 유용한 정보를 제공한다 하더라도, 운전 모의장치는 노인 운전자의 운전능력을 결정하는 데 사용되지는 않는다. 건강관리 전문가는 잠재적인 노인 운전자의 기술을 평가하기 위한 책임을 맡게 되면 특별한 시설에서 어떤 역할을 하는지, 현재의 운전 모의장치의 잠재적인 장점과 고유의 한계를 이해해야 한다.

분석의 목적을 위해서, 공통적으로 사용되는 운전 모의장치는 전통적인 운전모의 장치와 컴퓨터 기반 운전 모의장치, 2가지 종류가 사용된다. 대부분의 모의장치는 운전석, 계기판, 운전대, 방향지시등, 페달, 이차적으로 조종하는 다른 것들이 기본적으로 포함되어 구성된다. 모의장치는 또한 왼발 가스페달(left-foot gas pedal), 조종 기구들, 손잡이와 같은 장치가 있을 수 있다. 대상자들은 스크린 상에 투사된 필름과 일차적, 이차적인 조종으로 움직임이 나타나는 정보에 대한 반응을 봐야 한다.

고객들은 움직이는 자동차의 운전석이라는 생각으로 필름을 바라보는 대표적인 운전 모의장치료로 검사한다. 운전대, 페달, 방향지시등, 속도계로부터 데이터를 얻어, 필름 안에서 생긴 일과 조화를 이뤄야 하고, 필름 자체는 조종하는 사람의 조절에 대해 영향을 받지 않아야 한다. 예를 들면, 좁은 길을 달리는 동안 운전대를 돌리는 것은 별 효과가 없고, 또한 조종자의 페달도 가속, 속도, 정지에 별 효과가 없는 것으로 필름 안에 나타났다. 즉각적인 되먹임의 메카니즘은 아마도 속도계를 읽거나 회전 신호 지시등이다.

전통적인 운전 모의장치는 긴급장소에서 일어나는 반응능력을 평가하는 데 가치가 있고, 이것은 자주 운전대 뒤에서 평가를 하는 동안에는 어렵게 측정된다. 아마도 안전한 환경 속에서 반복적인 기회가 제공되는 하지 기능장애를 보상하는 환경적 적응을 이용하여 배우려는 노인 운전자를 검사하는 데 유용하게 사용된다. 또한, 전통적인 모의장치는 운전 재활 프로그램과 관련된 많은 의학적인 주된 기능은 아니지만, 운전 방어전략을 훈련시키는 것에는 조금 도움이 된다.

많은 노인 운전자들은 모의환경 도로 위를 운전하는 것을 일반적으로 어려워한다. 이것을 경험해본 대부분의 운전자들이 모의장치는 그들이 지정한 운전경험과 운전기술에 정확하게 영향을 미치지 않는다고 불평한다. 몇몇의 연구에서는 신경학적 기능상실이 있는 운전자의 능력을 평가하기 위해 운전 모의장치를 검사의 가치가 있다고 하였다. 몇 연구에서는 운전대 뒤에서 수행하는 것에 대한 예측에 중점을 두지만, 이것은 일반적으로 사용되는 다른 정신과적인 평가와 관련되어 고려되어야 한다(Cimolino & Balkovec, 1988; Galski, Bruno, & Ehle, 1993; Gouvier et al., 1989; Monga, Osterman, & Kerrigan, 1997; Nouri, & Tinson, 1988; Quigly & DeLisa, 1983). 비록 포괄적인 평가의 중요한 부분으로부터 운전대 뒤에서 수행하는 범위를 예측할 수 있다고 하더라도, 그리 중요한 것은 아니다. 그들의 예측적 가치와 신경검사의 분석을 포함하는 대부분의 연구들은 다양하지만 최대의 결론을 얻지는 못하였다(Galski et al., 1992; Galski et al., 1993; Gouvier et al., 1989).

비록 전통적인 운전 모의장치가 현실적인 운전 환경을 제공한다 할지라도, 운전자, 조종, 환경, 컴퓨터 기반 운전 모의장치 사이에서는 대부분의 동적인 상호작용이 결여되어 있기에 동적 환경 안에서 차를 조절하는 움직임에 필요한 운전의 상호활동적 측면이 자극될 수 있다. 컴퓨터에 기초한 모의장치 즉, STISIM 운전모의장치(www.systemtech.com)와 같은 컴퓨터 기반 운전모의장치는 오락을 위해 디자인된 운전 비디오 게임과 유사한 형태로 구성되어 이용된다. 이 모의장치는 시공간적이고 지각적인 운동요구에 필요한 운전자의 움직임에 대한 조절과 운전자 행동에 필수적으로 영향을 주는 동시에 일어나는 되먹임을 제공한다. 현재 실례로, 상업상 유용해서 위험 인지, 상호작용, 검사 위에서 정상적인 운전공간을 요구하는 복잡한 모의장치를 실제적인 운전환경으로 만들어서 그들의 능력을 증진시키는 데 이용할 수 있다. 운전 모의장치의 첫 번째 이용자들은 운전대와 전진의 "느낌갖기(get the feel)" 위해 연습을 하였고, 몇몇 사람들은 "운전(driving)" 하는 동안 구역질을 경험하였다고 한다.

컴퓨터 그래픽, 인공지능 그리고 가상현실에서 기술적인 발전은 운전 모의장치를 더 세련되게 발전시키고 있다. 그러나 이러한 세련된 모의장치를 이용하는 것은 연구시설에서 제한되어지고 있고, 비용은 대부분 임상 건강관리시설에서는 비용을 지불하지 않는다.

즉, 운전 모의장치는 포괄적인 평가의 부분으로 유용한 정보를 제공한다. 전통적인 운전모의장치는 현실적으로 보이는 환경적 운전을 제공하지만, 그것은 운전자와 환경 사이의 동적인 상호작용은 부족하다. 반대로, 컴퓨터 기반 운전 모의장치는 동적인 상호작용을 허락하지만, 그것은 많은 기술을 평가하기에 필요한 복잡성과 충분한 현실주의가 부족하다. 두 유형은 노인들의 환경적 모의 장치에 대한 운전기술의 일반화에 요구가 된다. 이것들은 정상적인 운전 경험을 복제하는 능력은 불완전하다. 현재의 기술 수준은 현실적 환경 안에서 필요한 모든 기술을 평가할 수 있는 비용이 드는 효과적인 모의 장치로 발달했지만, 노인 운전 능력을 단독적으로 결정하는 데 사용되지는 않는다.

고려되어야 할 다른 요소들은 대부분의 노인 운전자들이 "컴퓨터(computers)"에 친숙하지 않거나 편안하지 않다는 것이다. 평가의 마지막에서 고객에게 운전을 중지할 것을 권유하게 되면, 자동차 주 면허의 정보를 필요로 하지 않고 권유를 받아들이고 지켜야 할 것이다. "몇몇 컴퓨터 장치(some computer gizmo)" 또는 필기시험에 근거하여 운전을 정지한다는 결론을 얻는 것은 50, 60 또는 70년 동안 자동차를 안전하게 운전한 운전자는 받아들이기 어려울 수 있다.

도로 위에서 인지 평가
(On-the-Road Assessment Cognitions)

이 장에서 설명하였듯이, 성공적인 운전에 필요한 인지는 대부분 고위 수준의 인지능력이다.

경험이 있는 운전자들을 위한 일상적인 운전은 자동차를 안전하게 운전하기 위하여 약간 세심한 생각을 하는 "자동적(automatic)" 기능이다. 운전자들이 지속적으로 변화되는 환경에서 일상적으로(생각은 현명하게 필요한 것은 아니다) 핸드폰으로 전화하고, 먹고, 읽고, 다른 사람과 이야기하고, 공상하고, 그리고 운전하는 동안 노래하는 것처럼 자동적인 것이다. 50~60회 경험이 있는 운전자들은 운전에 영향을 주는 기능에서 몇 가지 신체적인 것과 시각 변화에 주의하여야 하지만, 광범위한 운전경험으로 이것을 보상할 수 있다. 예를 들면, 오른쪽 다리에 관절 변화가 있는 55세 남자는 갑자기 멈추기 위하여 정지하는 반응이 약간 길다는 것을 깨닫기 때문에 자신과 다음 자동차 사이의 거리를 멀게 할 수 있다. 노인 운전자들은 밤에 운전하는 것에 제한이 있다고 할 수 있어, 친숙한 장소 또는 가능하다면 다른 것을 타는 것이 좋을 수 있다. 불행하게, 인지가 운전수행의 문제가 될 때, 일반적으로 정확한 기능 수행의 통찰력이 감소된다. 노인 운전자들의 손자는 설명 없이 전진하고 그들의 부모 차에 흠집을 내고, 집을 잡거나 스토브를 끄는 것을 잃어버리는 건망증이 있다고 한다. 이러한 보고에 부모들이 격렬하게 부인하거나 중요하지 않는 것처럼 분산시키려고 노력한다. 기억력 장애가 있는 운전자들은 주의하지 못하거나 차선유지가 어렵거나 주행신호를 이해하는 것이 어려울 수 있다.

운전대 뒤에서 평가
(Behind-the-Wheel Assessment)

비록 이것이 최고 수준의 운전 예측을 할 수 있는 특별한 평가를 이용한 규정된 검사의 모든 기술 부분이 가능하다고 한다면, 운전과제의 복잡성, 능력부분의 상호의존, 기초적인 운전 기술의 개인적 변화 때문에 임상적으로 운전을 평가하는 것은 제한이 있을 수 있다. 임상검사 결과, 기능장애가 심한 경우로 나타났을 때에는 예외가 되고, 운전대 뒤에서 평가하는 것은 자동차를 운전하는 현실적인 능력을 가진 사람들을 결정하는데 항상 필요로 하고, 임상적으로 기능장애가 있다고 하는 사람들은 치료를 받아야 한다.

가끔, 한 명의 평가자가 전체적 운전 평가를 수행해야 한다. 그러나 몇몇의 프로그램들은 운전대 뒤에서 평가 요소에 운전면허를 교육시키는 사람을 이용하기도 한다. 관념적으로, 운전대 뒤에서 교육을 하는 동안에는 교육자가 뒷자리에 같이 타게 된다. 교육자는 운전수행에서 특별히 잘못된 점을 임상적으로 평가하는 동안 확인된 특정 문제점과 관련이 있을 수 있는 운전대 뒤에서 문제들과 연합하여 나타나는 상호관계를 완전히 찾아내어야 한다.

운전대 뒤에서의 평가(그림 14-9)는 필요하다면 주위 교통과 끼어들기를 관찰하기 위해 평가자는 장비를 변경할 수 있는 세단형 자동차에서 수행할 수 있다. 최소한, 이 장비는 교육자 브레이크와 평가자 백미러는 자동차의 조수석 측면에 유리닦개에 설치한다. 모든 평가 세단형 자동차는 교육자 브레이크를 조정하거나 표준 운전대를 잡고 돌리게 한다. 전기 회전신호 스위치는 고객이 사용하지 않을 때에는 평가자가 적응시켜야 한다. 평가를 위한 세단형 자동차 가속기의 작용이 가능하거나 이러한 세단형 자동차는 변경을 거의하지 않는다고 할지라도, 조수석 핸들을 포함하여 작동이 용이하게 주문을 할 수 있다.

Sedan평가는 가장 편안할 수 있도록 운전자와 기계조작이 "맞게" 다른 크기와 형태 등을 고려해야한다는 기본적인 사항을 포함하고 있다. 차내 조작에 어려움이 없는 의자와 좌석 쿠션은 키가 작은 운전자에게 적절한 시야확보와 페달 밟기를 용이하게 해준다. 덧붙여, 어깨벨트의 적절한 위치를 조정할 수 있는 장치는 필요하다. 이러한 장비는 자동차 부품점에서 쉽게 찾을 수 있다.

작업치료 운전평가 **성명:**

운전 실기 평가 **날짜:**

지역	☐ Residential	☐ Urban	☐ Expressway	운행거리: ________
교통	☐ Light	☐ Moderate	☐ Heavy	
날씨	☐ Clear	☐ Rain / Snow	☐ Overcast / Fog	
도로상태	☐ Dry	☐ Wet	☐ Snow / Ice	

변경: ☐ None ☐ Electronic Turn Signal Switch ☐ Steering Device Knob Single-Pin V-Grip ☐ Hand Controls Twist/Push Right Angle Pull ☐ Left Side Accelerator ☐ Seat Cushion

		Low-Risk / Technical	Moderate-Risk	High-Risk
조절 사용				
적응	Improper Operation Of Controls			
	Used Turn Signal Early / Late			
	Failed To Use Turn Signal			
	Abrupt Acceleration / Braking			
정지선	Insufficient Braking			
	Rolled Beyond Stop Sign/Line			
	Excessively Slow Proceeding From Stop			
	Failed To Attain Clear View For Possible Traffic			
관찰	Flashing School Zone			
판단	Essential Road Sign			
Failed To Identify /	Long-Standing Caution Light			
Acknowledge...	Change In Status Of Traffic Light			
	Stop Sign/Traffic Light			
	Navigation Landmark Or Sign			
	Sign Or Markings Needed To Identify Lane			
	Failed To Attain Clear View For Possible Traffic			
허용간격	Rejected Safe Gap In Traffic			
	Maintained Unsafe Fwd Distance			
	Accepted Marginal Gap			
	Attempted To Accept Unsafe Gap			
Lane Changing/	Omitted Signal			
Merging	Delayed Activating Turn Signal			
	Rejected Safe Opportunity To Change-Lanes			
	Failed To Check Appropriate Mirror			
	Failed To Turn Head To Check Blind Spot			
	Slowed Excessively/Veered			
	Accepted Marginal Gap			
	Attempted To Accept Unsafe Gap			
속도	Over Posted Limit > 5 MPH			
	Under Posted Limit > 5 MPH			
	Over/Under Posted Limit (>10-15 MPH)			
	Slowed Excessively In A Manner Difficult To Predict			
	Fast Turn (>10-15 MPH)			
	Inadequate Acceleration Exiting Turn			
운행도로	Excessively Wide/Sharp Turn			
	Failed To Turn Into Proper Lane			
	Failed To Turn From Proper Lane			
	Straddled Unmarked Lane			
	On / Over Lane Dividing Line To Right			
	On / Over Lane Dividing Line To Left			
	Tire Briefly On Center Line			
	Over Center Line			
	Erratic Path Of Travel Within Lane			
	Off-Road/Made Contact With Curb			
조작/주차				
	합계			

서명

그림 14-9 운전 실기 평가.

대부분의 경우에서 운전대 뒤에서 평가할 때 동일한 운전도로를 이용해야 한다. 이것은 평가자의 일관된 방법으로 지도할 수 있게 하며, 특이한 후방주시의 가능성을 최소화하고 동일한 상황에서의 운전자들을 비교할 수 있게 한다. 정상적인 운전자는 일반적인 운전과제를 구성하여 수행하도록 하며, 수행시간은 적어도 45~60분 정도 소요된다. 주행 중 과정들은 교통체증, 최대속도,

작업치료 운전평가	성명:
운전평가	날짜:

코멘트:

평가:

목표:

계획:

서명

그림 14-9 운전 실기 평가(계속).

전반적인 운전환경의 복잡성 등을 점차 증가한다. 익숙하지 않는 상황에 대해 운전자가 혼란스러워 할 경우 일반적인 운전과제를 제외해야 한다. 또한 일반적인 과정에서 고속도로와 같은 곳에서의 운전을 꺼리는 운전자를 위한 "갓길"을 제공해 주어야 한다.

잘못된 수행은 일람표든지 서술적인 형식으로 작업표상에 기록된다. 운전대 뒤에서의 평가 점수의 표준은 프로그램들 사이에서 아주 다르고, 주목할 만한 수의 프로그램에서 표준화되지 않은 형식이 사용되어진다. 그러나 정보는 어느 정도 수집되고, 운전자의 실수 빈도, 실수의 심각성, 실수 교정 능력, 개개인의 수행에서 관찰되는 능력은 수행분석 목적의 차원에서 허용한다.

비록 신호가 처음의 특별한 실수 이후에 제공되어지는 것이라 할지라도, 다음 신호의 정도는 운전대 뒤에서 평가를 시작할 때에는 하지 말아야 한다. 자동차법의 사소한 위반과 같이 기술적인 운전능력이 있다면, 되먹임에도 불구하고 기술적 실수를 반복하면 상황을 예측하는 데 사용되는 실행 정도 기술 그리고 환경에서 적적할지 않은 자동적인 운전 행동의 자기조절 수행에 대하여 염려하여야 한다. 되먹임을 시작하는 것에서 무능력은 좋지 않은 예후가 있을 수 있다고 생각할 수 있고, 노인 운전자들은 부가적인 치료중재의 효과는 없을 수 있다.

임상평가를 하는 동안 포함된 정보와 자료에 근거하여, 평가 치료사는 권유를 할 수 있고 이것은 노인 운전자를 재검토하고 적절한 의사에게 의뢰하는 하여야 한다. 다음은 대표적인 권유라 할 수 있다.

- *독립적으로 승용차 운전을 다시 시작한다.* 이 권유는 임상 검사할 때 수행하는 것이고, 운전자의 위험을 간주하여 관련이 없는 운전대 뒤에서 수행하는 것이라고 설명한다.
- *추가적 운전자 재활 치료 참가.* 실수를 잠재적 수정할 수 있거나, 적합한 기구를 사용하였을 때, 치료는 운전대 뒤를 선택할 수 있고 권유될 수 있다. 특별한 목표는 성공적인 수행 결과를 의미하여야 하고, 운전 시 위험이 낮은 것에 대한 예후는 치료를 시작하기 전에 결정하여야 한다.
- *어떠한 환경에서는 운전을 그만둔다.* 운전자가 심각한 신체적, 인지-지각, 또는 시각 기능 장애; 핸들 넘어 높은 위험의 정도; 그리고 확인된 문제에 대한 교정 또는 보상이 적거나 없는 상태에서 이러한 권유를 할 수 있다.
- *다른 권유.* 이것은 진행되는 상태나 최소한의 알맞은 수행과 함께 운전자를 위한 주기적인 재평가를 포함한다.

적응된 운전(Adapted Driving)

필요하다면, 평가 세단형 자동차는 일반적인 신체장애를 위한 장비에 적응하여야 하며 이러한 적응된 장비는 제거하여야 하거나 쉽게 설치할 수 있다. 특별한 선반받이와 판매원에 의한 다른 주문 제작이 부가적인 비용이 든다고 할지라도, 자동차의 적합한 장비를 제거하는 것은 운전대 뒤에서의 평가 결과를 악화시키기 때문에 비싸도 가치가 있는 것이다.

자살 손잡이 장치와 전기적 방향지시등 스위치들은 한쪽 또는 양쪽 상지의 기능 손실을 보상하는 데 이용될 수 있고, 왼발 가속기 페달은 오른쪽 하지의 기능 손실을 보상해주며, 운전대는 운전 시 상지의 이용을 가능하게 한다. 경추의 운동 제한이 있는 것을 보상해주기 위해서는 차에 거울을 부착하여 차의 뒤쪽과 인접지역을 관찰할 수 있다(그림 14-10). 대부분 이런 장비들의 디자인은 매우 단순한 것처럼 보인다. 그러나 이런 장비들은 안전하고 능숙하게 이용하는 것을 가르치는 것은 보다 복잡한 장비들을 제시하기 위해서이다. 이러한 장비를 처음으로 사용해보는 운전자는 더 이상 자동적으로 과제를 수행하지 않는다. 오히려, 운전자들은 더 많은 실행 수준의 처리과정, 확실하게 더 많은 분리 집중력을 필요로 하는 장소, 그리고 자동적인 수준의 반응은 더 이상 나타나지 않는다.

적응된 장비를 사용하여 운전을 하는 것이 정상 운전이면서 자동적인 것이 된다고 할지라도, 그것은 운전기술을 배우기에 앞서 수행되는 장비

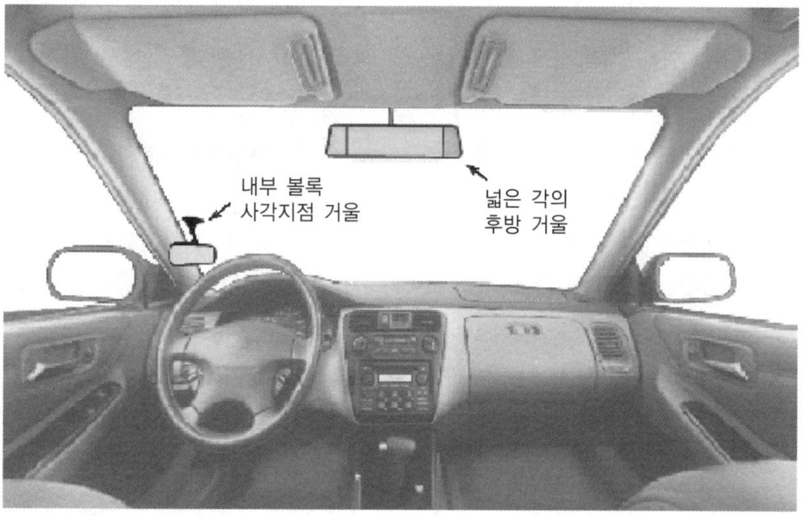

그림 14-10 운전석 거울.

이용 시 실수 또는 고장에 대해 처음으로 배우는 것은 아니다. 고장과 같은 결과가 심각하고 함축적인 의미가 있기 때문에, 적응된 장비는 임상 검사결과에 근거하여 권유하지 말아야 한다. 더욱이, 임상적으로 조작하는 일차적인 자동차 조절을 수행하기에 고객을 위하여 적응이 필요할 때, 평가자들은 환경과 학습 프로그램을 감독하여야 한다. 대부분의 주는 운전자면허가 제한된 장소와 같이 적절한 장비의 사용을 위한 승인이 필요하며, 올바른 렌즈의 작용을 제한할 수도 있다. 의사는 이러한 정보를 고객에게 제공하고 허가를 위한 과정과 주가 필요로 하는 것을 잘 알고 있어야 한다. 주 면허사무소에서 검사를 위하여 적합한 자동사를 사용한다고 할지라도 많은 프로그램이 과정을 통하여 고객에게 소개되고, 필요한 부위를 자극한다. 몇몇 주에서는 이러한 상태의 주 면허사무소를 알려주는 운전수행에 잠재적으로 영향을 줄 수 있는 운전자의 의학적 상태를 요구하기도 한다.

적합한 장비를 고객에게 권유하고 적합한 운전을 성공적으로 이행하기 위한 능력을 그들에게 설명한다고 할지라도, 고객은 그들의 자동차에 구입하고 장비를 설치하는 것에 대한 정보를 필요로 할 것이다. 대부분의 도시들은 적합한 장비를 설치하고 판매하는 특별한 차고와 판매처가 있을 것이고, 자원은 온라인에서 확인할 수 있다. 자동차 판매원은 그들이 일을 하지 않는다고 하더라도, 이러한 서비스를 수행할 수 있는 사업을 알고 있다. 몇몇 사업은 구매자가 충분한 훈련을 받을 수 있다는 것을 제외하고, 적합한 장비를 판매하고 설치할 수 있다. 최소한의 연습은 구매자에게 피해를 주는 것이고, 잠재적인 손상을 주며, 이것은 사업가와 같이 구매자가 피해야 하는 적신호일 수 있다. 대부분 적합한 장비를 판매하는 사람들은 장비를 작동하기 전에 훈련을 시키는 구매자가 필요하다. 임상인은 설치자와 함께 이것을 설명하고, 필요한 장비의 정확한 유형과 브랜드를 고객에게 제공하여야 한다. 몇몇 장비들이 유사하다고 하더라도, 훈련에서 사용되는 스타일이 확실하게 다른 장비를 제안하는 것은 수행에 부정적인 영향을 줄 수 있다.

불행하게도, 이것은 적응의 구매를 위하여 재정적인 보조를 위해 많은 선택을 할 수 없다. 적응은 약 100달러의 비용이 들거나 1000달러 이상이 들 수도 있고, 장비의 유형과 억지이론에 의존한다. 작업자 보상의 자격과 직업재활 서비스의 자격, 또는 유사한 기관은 직장 또는 학교로 다시 돌아갈 수 있는 사람을 위해 개별적으로 자금을 제공할 수 있다. 자동차 회사는 새로운 차를 구입하기 위하여 의학적으로 필요한 것에 근거한 적응적 장비의 구입을 환불해주어야 한다 . 다발성 경화증 협회와 같은 몇몇 기관은 몇 가지 도움을 제공하지만, 이것은 지방의 연습과 같은 것이고, 이것은 시 또는 지역처럼 다양하다. 보험회사들은 의학적으로 필요하다고 생각할지라도 적합한 장비의 구입에 도움을 주지 않는다.

근거 중심 치료 (Evidence-Based Practice)

현재의 복합적인 건강관리 환경에서, 건강관리전문가는 특정 고객에게 효과가 있는 중재를 결정함에 있어 임상적 지식과 이유와 근거를 연구하는 것을 이용한 기분 중재가 필요한 것이다(Law & Baum, 1998, p. 131). AOTA는 운전평가와 중재를 위한 심도 깊은 지침서를 출판하였다. 이 지침서에는 운전과 노인에게 적합한 근거를 다시 검토하였다. 레벨 I, II 그리고 III은 다음의 6가지 다른 중재접근법에 중점을 두고 연구한 것이다.

1. 능력에 근거한 중재
2. 교육
3. 자동차 개조
4. 기본 시설 디자인
5. 정책
6. 지역사회 이동 프로그램(Stav, Hunt, & Arbesman, 2006)

능력에 근거한 중재에 중점을 둔 연구들은 시각훈련, 반응시간과 참여시간, 그리고 가정운동 훈련 범위와 같은 정신운동 능력을 조사하였다(Stav et al., 2006). 일반적으로, 컴퓨터 시각 집중력 분석기를 이용한 유효한 시야 중재는 오른쪽 측면에 병변이 있는 뇌졸중 후 고객에게 적용하는 전통적인 시지각 훈련 또는 운전 모의장치 훈련보다 운전대 뒤에서 평가나 처리속도 결과 측정 모두는 수행능력을 증진시키는 데 더욱 효과적이다(Mazer et al., 2003; Roenker, Cissell, Ball, Wadley, & Edwards, 2003). 게다가, 18개월 후, 유효한 시야의 효과는 지속되었지만 모의장치 훈련은 효과가 없었다(Roenker et al., 1995). 다른 연구(Klavora, et al., 1995)는 결과를 측정하는 Dynavision 기구와 운전대 뒤에서 운전하는 검사를 이용하여 시각 집중력이 손상된 뇌졸중 후 노인을 검사하였다. 참가자 10명 중 6명은 안전하게 운전을 다시 하였거나 운전 훈련을 받게 되었다. 마지막으로 다른 연구는 목과 머리 유연성을 증진시키기 위한 운동 프로그램에 참가한 노인은 운전하는 동안 핸들 위치와 관찰이 더 증진되었다는 것을 확인하였다(Ostrow, Shafron, & McPherson, 1992).

교육에 근거한 연구들은 청각 운행시스템의 사용 또는 안전한 운전에서 승객에 영향을 미치는 것에 전념하였다(Stav et al., 2006). Llaneras, Swezey, Brock, Rogers와 Van Cott(1998)는 고객들이 종이로 된 지도와 방향을 이용하는 것보다 운행에 약간의 실수가 있도록 만든 지시하는 청각 운행시스템(Simulated Prescriptive Auditory Navigational System: SPANS)을 이용하는 것을 확인하였다. 승객들과 안전에 영향을 미친다는 것을 조사한 연구들에서 중복되고 있다. Vollrath, Meilinger와 Krüger(2002)는 동승자들은 50세와 노인 운전자들이 밤에, 느리고 정지된 교통에서 운전할 때 안전에 긍정적인 영향을 미친다는 것을 확인하였다. 그러나 Hing, Stamatiadis와 Aultman-Hall(2003)은 75세 이상 노인 운전자들은 커브, 경사와 이차선 도로에서 운전할 때 둘 또는 그 이상의 동승자가 있을 때 더 충돌을 유발한다는 것을 확인하였다.

Stav 등(2006)은 유리 썬팅, 유리닦개 섬광과

자동속도조절 시스템의 사용을 조사한 차의 개조를 확인한 연구들을 재검토하였다. 이러한 연구들은 썬팅된 유리가 자동차의 후방 움직임과 물건의 낮은 대비로 보는 노인의 능력에 부정적인 영향을 준다고 보고하였다(Burns, Nettelbeck, White, & Wilson, 1999; Freedman, Zador, & Staplin, 1993; LaMotte, Ridder III, Yeong, & DeLand, 2000). 게다가, 유리닦개의 각도로 인하여 감소된 대비감도와 계기판 반사율은 노인 운전자의 요구에 가장 적합한 차의 유형을 권유할 때 고려하여야 할 가장 중요한 것이다(Schumann, Fiannagan, Sivak, & Traube, 1997). 다른 연구들은 노인 운전자들이 표시체계와 조절기의 위치를 선택한다고 하였고(Laux, 1991), 그들은 특히 자동차 사이의 공간을 확인하는 적합한 자동조절장치를 사용하는 것을 좋아한다(Fancher et al., 1998).

기본 시설에 대한 연구들은 주로 신호계, 특히 색깔, 반사율, 위치, 글씨 크기와 친숙함에 주로 중점을 두었다(Stav et al., 2006). 색깔과 글씨 크기에 특히 증명되지만(Carlson, 2001; Chrysler, Carlson, & Hawkins, 2002; Ho, Scialfa, Caird, & Graw, 2001), 연구들은 실생활의 운전 환경에서 접근하지는 못했다. Kline, Buck, Sell, Bolan과 Dewar(1999)는 친숙한 신호와 친숙하지 신호를 비교하여 식별능력은 더 낮았고 노인 운전자들은 신호를 읽는 데 보상전략을 이용한다는 것을 확인하였다.

정책관련 갱신은 시각 검사, 실황의 갱신, 그리고 의학적 재검토 중 하나 또는 그 이상을 포함한다(Stav et al., 2006). 연구들은 자동차 사고를 감소시키는 방법은 운전자 연령, 갱신의 기준을 높여야 한다고 제안하였다(Grabowski, Campbell, & Morrisey, 2004; Hakamies-Blomqvist, Johansson, & Lundburg, 1996; Marshall, Spasoff, Nair, & Walraven, 2002; Shipp, 1998).

마지막으로, 몇몇 연구들은 노인을 위한 지역사회 이동 프로그램의 효과와 관련된 것을 연구하여왔다. 한 연구는 지역사회 이동과 관련된 가족, 노인과 상인들의 요구에 적합하게 디자인된 노인을 위한 완전한 이동 프로그램의 사용을 지지하였다. 유료 이송 서비스들은 지역 사업에서 노인들의 이동수단을 제공해 주는 것이다. 참여자들은 이러한 프로그램에 만족하였다(Freund, 2002). 더 많은 것들은 지역사회 이동 프로그램의 다른 모델을 조사하고 삶의 질에 영향을 주는 효과, 지역사회 통합과 노인의 사회참여를 위하여 이 지역에서 수행되어야 하는 것이 필요하다(Stav et al., 2006).

운전에 대한 기능 상실-정신사회적 전망(Losing the Ability to Drive-A Psychosocial Perspective)

서부의 산업화된 사회에서는 운전하는 능력과 운전면허증을 갖고 있는 것은 자유, 선택, 동일성, 독립 그리고 자율, 지위로 동등해지기 때문에 심리적으로 매우 중요하다. 결심은 자발적으로 밖으로 나갈 수 있고 독립적으로 만들어주기 때문에 운전이 허락된 사람은 그들 자신의 대인관계를 하도록 한다. 다양한 삶의 단계에서 이동할 수 있는 것에 대한 확실한 설렘이 있고, 자신들의 필요에 따라 시도할 수 있다. 10대들은 자신의 운전면허증과 그것으로 인해 자유에 대한 것을 얻을 날을 바라고 있다. 운전면허증은 “성인기에 들어서는 통과 의례” 중 하나이다(Gillins, 1990).

기능적으로, 운전면허증을 가진 것은 당신이 쇼핑을 갈 수 있고, 친구에게 방문하고, 기회를 가지고, 예배장소로 가고, 또는 언제 어디서든 당신은 운전하는 것을 선택할 수 있다는 것을 의미한다. 주택과 상업상의 발달뿐만 아니라 교외의 시설에도 자신의 자동차를 가지고 운전할 수 있는 것은 매일의 삶의 기쁨에 필수적이라는 생각을 가지게 한다(Hare, 1992). 식료잡화상점, 편의점, 그리고 교회는 흔히 걸어서 갈 수 있는 거리가 아니고 대중교통으로 가기 쉽지가 않다. 그러므로 운전하는 것은 사람의 기능적인 운동 상태를 찾을 때 고려되어야 하는 일상생활활동에 도움이 된다.

운전을 멈춰야 한다는 결정은 감정뿐만 아니라 실제의 영향력이 있다. 운전하는 것을 중지하는 것은 인간의 사회조직에서 퇴보할 수 있고 그것에 의해 분리와 외로움이 증가할 수 있다. Marottoli 등(1997)은 운전중지가 무능력과 인성과 관련해서 우울증과 관련 있는지를 설명하였다. Legh-Smith 등(1986)은 뇌졸중이 발생한 후 운전을 안 하는 사람들은 보다 적은 공간을 쇼핑하고, 그들의 사회적 상호작용이 감소하는 것은 우울증을 경험하는 사람이 증가할 수 있다는 결과를 얻었다. 질적인 연구를 통해, Johnson(1998)은 운전하는 것을 그만두는 결심은 우울증뿐만 아니라 스트레스를 받게 할 수 있고, 이러한 결심 과정과 결과는 근심을 유발시키고 사기를 저하시킬 수 있다.

운전은 자율과 능력이 관련되어 있기 때문에, 운전면허증을 포기하는 것은 당황스러움, 부적당함, 무능함을 느낄 수 있다. 운전중지는 사회장애와 다른 것에 의존을 의미하기 때문에 자부심과 인간적인 품위를 위협할 수 있다. 특히 이동의 대체 방법을 이용할 때 힘이 소실되는 감각이 있다. Gillins(1990)는 시력이나 사지 기능처럼 다른 부분의 상실되면 운전하는 능력도 손실된다고 하였다. 노인에게 보통 신체장애의 어떤 형태는 더 이상 운전하는 것을 선택을 할 수 없는 것이다. 이것은 그가 자기 자신의 중요한 일부분을 잃어버린 것같은 분노와 무력감의 감정을 더해준다(Gillins, 1990).

가족과 간병인들은 그들이 인지가 손상되어 운전을 그만두는 것을 필요로 한다면, 그들이 가장 사랑하는 사람과 이야기하기에 주제가 너무 어렵게 되면 운전의 문제를 발견하게 된다. 하는 것이 매우 어렵기에 운전의 문제를 확인한다. 특히, 노인 운전자가 자신의 제한을 자각하는 것이 부족하다면, 신체의 기능장애는 인지 결여보다는 논의하고 해결하는 것보다 더 쉬울 수 있다(Gillins, 1990). 평소에는, 가족은 운전 후에 집으로 돌아오기를 예측할 때 노인 운전자가 사고에 포함되어 있다는 신문기사를 보고, 운전비용(가스, 유지, 수리와 보험)을 이야기하고, 노인이 호출하는 것(또는 전화하기 위해 그들에게 물어보고)으로 간접적으로 문제를 자아내게 된다(Persson, 1993). 가족들은 도로에서 사랑하는 노인을 지키기 위해 이유가 더 많아질 수 있다(Gillins, 1990). 몇몇 가족들은 운전으로부터 가족을 지키기 위해 차를 팔거나 차를 고장나게 하고 키를 감추는 것에 의지한다. 다른 간병인들은 운전 재활전문가에게 그들이 사랑하는 사람을 평가하게 하여 그들의 가족이 충고에 대해 주의한 것을 믿게 한다.

운전하는 것을 다 포기하기 전에, 대부분의 노인들은 그들 특정 상태에서 그들 스스로 운전하는 것을 제한한다. 그러나 운전자 재활전문가들은 이 효과적인 제한의 어떤 것은 고려하지 않는다. 자기조절기술의 실례는 노인 운전자가 단지 낮 시간 동안 그리고 친숙한 거리에서 운전을 하거나 궂은 날씨와 복잡한 교통시간을 피해서 운전하는 것을 들 수 있다. 어떤 노인들은 대화가 산만하게 하거나 그들이 가족 구성원 특히, 손자를 상처 입힐지도 모른다고 생각하기 때문에 그들과 함께 동승하는 것을 원하지 않는다고 보고하였다. 다른 사람들은 눈을 둘 가지고 있는 것이 하나인 것보다 낫다고 그들이 믿는 것처럼 차안에 두 사람이 있는 것을 좋아한다. 그러나 대부분의 운전 재활전문가들은 이것을 추천하지 않는다. Persson(1993)의 연구에 의하면, 대부분 노인들은 자신이 그렇게 하는 것에 대한 의사의 충고에 더욱더 신경과민이 되고, 또한 그들은 보행자와 차를 확인하는 것이 어렵기 때문에 운전을 중지하기로 결심한다고 하였다.

주에서 사용하는 또 다른 방법은 노인이 운전하는 것을 제한하기 위해 가능한 더 길게 노인들이 운전하는 것을 인정하고, 그들에게 안전을 대비하기 위한 *등급화된 면허증(graded licensing)*이다(Malfetti & Winter, 1991). 이 면허증은 운전자의 기능적인 것과 인지능력에 근거한 몇 가지 제한의 유형을 포함시킨다. 일반적으로 대부분의 주에서는 단지 교정렌즈를 착용한 사람이 운전하는 것을 허락하는 제한된 면허증이 있다. 그러나 다른 제한들은 노인의 능력에 근거를 두어야 하고 특별한 장비가 필요하거나 단지 낮에만 운전해야 하는 것을 의미할 수 있다. 기능과 인지제한에 근거한 제한은 다른 시설에서 운전 능력에 부정적인 영향을 주는 한 시설에서 운전자의 위험을 증가시키는 기능장애가 있는지 없는지를 확인하는 것은 어렵기 때문에 논란의 소지가 있을 수 있다. 예를 들면, 운전자는 운전대 뒤에서 평가할 때 친숙하지 않은 길을 탓할지도 모른다. 비록 그 운전자가 친숙한 지역에서 운전할지라도, 예측할 수 없는 교통사고가 있다면 또는 익숙한 길이 바뀌거나 도로공사를 하고 있다면 실수의 위험 요인은 증가할지도 모른다.

지역사회 이동: 몇 가지 대체적 해결(Community Mobility: Some Alternative Solutions)

30년 이전, 노인의 백악관 회의에 의하면, 노인의 건강결핍과 빈곤 다음 세 번째로 큰 문제는 이동이라고 기록되어 있다. 사람들은 이동수단으로 자동차를 사용하기 위해 대부분 도전할 수 있다. 2010년에, 60세 이상의 노인들은 국가 인구의 20%를 차지하게 될 것이다. 베이비붐 세대의 노화는 믿기 위해 더 큰 필요가 있을 것이고 격리되지 않기 때문에 대체적인 지역사회 이동의 형태를 더 쉽게 이용할 수 있다. 알맞게, 접근하기 쉽고, 융통성 있는 이동수단의 선택은 건강관리 약속과 서비스를 받을 수 있고, 식료품과 가재도구를 독립적으로 하고, 친구, 가족 그리고 사회기관에 접촉을 유지하여 격리와 우울증을 예방할 수 있기 때문에 노인에게는 필수적이다(AARP, 2004).

단 하나의 이동수단인 차를 이용하는 사람들을 위해, 대체적인 이동수단의 형태는 어렵고, 좌절되게 하며, 그리고 불안을 유발시킬 수 있다. 다른 이동수단을 찾고 이용하는 것은 새로운 능력을 필요할 수 있고, 이것은 더 두려워하고 좌절시킬 수 있다. 예를 들면, 노인은 버스를 탈 수 없다면 표를 읽고, 정거장을 찾고, 버스를 타고 내리는 것은 도전할 수 있다. 비록 버스가 좋은 대체방법은 아니라고 할지라도, 택시나 벤 서비스처럼 노인을 위하여 디자인된 특별한 이동수단은 너무 비싸고, 대부분 사람은 의료적 약속 같은 위기를 고려하여 여행을 위한 이동수단의 유형으로 사용할 수 있다. 지역사회 이동의 문제와 노인들은 자신이 살고 있는 장소에 따라 크게 변할 수 있다. 도시 근처와 교외보다 시골지역은 다른 문제가 있을 수 있다. 도시와 소수민족의 노인은 자신이 도시와 소수민족의 한부분과 비교에서 더 이상 운전할 수 없을 때 격리된 느낌을 더 가질 수 있다.

연구들은 약간의 노인이 대중교통을 사용한다고 하였다. 한 연구는 89%의 노인 운전자들이 자신이 운전하거나 동승자로 개인 자동차로 여행을 하고, 단지 8%만 걷는 것을 선택한다고 보고하였다(Houser, 2005). 대부분 주목할 만한 것은 사실이며 단지 2%는 대중교통 또는 다른 의미의 이동수단을 이용한다. 이러한 통계에 근거하여, 65세 이상의 7백만에 가까운 노인들은 운전을 하지 않는다(Houser, 2005). 좋지 않은 날씨는 대중교통을 이용할 때 노인을 걱정시킨다. 나쁜 날씨에 걷거나 버스를 기다리는 것 둘다 건강 문제들의 증가를 야기할 수 있다. 또한 한 개인이 신체적 손상 때문에 자동차를 운전할 수 없다면, 그들이 버스 정거장에 가기 위해 걸을 필요가 없는 거리이거나 버스 정거장에서 집으로 올 때 이동도구 없이 올 수 있는 거리가 좋다. Gillins(1990)는 대부분의 노인들은 자신의 안정과 대중교통을 이용할 때 두려움에 대해 걱정한다.

미국 교통부는 미국에서 노인인구를 위한 안전한 이동에 도전하는 것을 재인식하였다. 2003 비전 선언문에서, 미국 교통부(2003)는 노인인구를 위하여 안전하고 믿을 수 있는 이동수단에 중점을 두었다.

> 이동수단 시스템은 모든 사람이 안전한 이동을 제공하고, 독립성이 남아 있는 노인이 사용한다. 고속도로와 보행자 기본시설과 대중교통 서비스에 투자는 독립을 지원하는 것이다. 의료와 사회 서비스 공동체들, 이동수단 관리자, 자동차 협회들 그리고 봉사자들은 운전과 걷는 것을 짧게 줄여야 할 때 가능한 이동수단 선택과 다른 편리한 것을 제공하고 안전한 운전을 확대시키기 위하여 함께 일을 한다. 공공 그리고 개인 기관은 삶에서 안전한 이동을 즐기기 위해 모든 시민에게 새로운 협력을 형성한다(p. 6).

이러한 비전을 성취하기 위한 규정된 목표는 다음과 같다.

1. 차도와 보도를 더 안전하고, 더 쉽게 사용하는 것
2. 자동차를 더 안전하고, 더 쉽게 사용하는 것
3. 노인 운전자들과 보행자의 능숙함을 평가하기 위한 시스템을 증진시키는 것
4. 대중교통 서비스를 더 좋고, 더 쉽게 사용하는 것
5. 목표 상태와 속지적 소송을 계획
6. 더 좋은 대중 정보
7. 기본정책과 사회정책 연구(U.S. DOT, 2003)

정책 프로그램은 노인을 위한 지역사회 이동문제를 확인하고 시도하는 것을 시작한다. 예를 들면, 미국 대중교통협회(American Public Transportation Association: APTA)는 2005년 쉽게 승차하기 프로그램을 시작하였다. 이 프로그램의 중점은 미국 노인의 지역사회 이동을 증진시키게 되었다. 프로그램에 포함된 구성요소는 다음과 같다.

1. 새로운 서비스 다지인과 기본시설
2. 새로운 기술의 적용
3. 사용자 훈련과 활동 프로그램을 이동시키기
4. 제휴와 지원에 대한 전략
5. 광범위한 의사소통 활동의 수행
6. 노인을 위한 이동의 이익에 매스컴을 위한 전략들(APTA, 2005)

캐나다에서, Tuokko와 McGee(2002)는 노인을 위한 운전상태를 증진시키는 방법을 확인하여 건강관리전문가와 상담을 하고 노인 운전자와 포커스그룹에 수행하였다. 참여자들은 이동수단의 대체적 유형을 수용하도록 하는 태도에서 사회활동에 필요한 것이라 할지라도, 도로 공학과 이동수단 방법을 증진시키고 전반적인 대중과 전문적인 교육은 우선 확인하였다. 그룹은 의무방어 운전과정은 노인센터를 통해 제공되고, 건강관리전문가는 비의무적인 자기평가를 권유하고, 요인들은 사람을 변화시키고 안전한 운전에 영향을 주고 사람이 선택하는 제안된 행동을 제공하도록 권유하고 있다. 자동차 없이 관리하는 방법에 대한 전략을 제공하고 앞으로의 계획을 사람에게 장려하는 학교교육은 운전중지에 영향을 주도록 교육할 수 있다. 안전한 운전은 운전에 영향을 줄 수 있는 건강문제에 대해서 논의하여야 한다.

지역사회 이동 프로그램의 성공에서 중요성은 이용할 수 있는 이동수단과 지역사회 자원을 이용하는 정확한 활동에 참여를 노인이 할 수 있도록 새로운 기술의 발달을 증진시켜야 한다. Jackson, Carlson, Mandel, Zemke와 Clark(1998)에 의해서 발달된 The Well Elderly Program은 배경 내에서 새로운 기술의 성취를 통하여 노인의 지역사회 이동을 수행하는 방법처럼 적합한 것이다. 지역사회거주 노인들의 생활습관을 다시 설계하고 직업을 이용하여 이동수단의 사용에서 두려움으로 억제하고 개인의 장애물을 논의하여 그들의 지역사회 이동수단 선택을 탐구하여 이러한 연구자들은 참여를 가능하게 한다. 그들의 이동 선택에 관한 특별한 지식을 수집하고, 참여자들이 버스, 택시와 지하철을 이용하여 왔다갔다 하게 된다. 이들은 자신의 경험, 그리고 이용가능한 이동수단 선택을 지속적으로 사용하기 위해 다른 것에 동기를 부여하게 된다. 이러한 활동들은 전체적으로 훈련된 작업치료사와 함께 완성된다. 대부분은 식품을 사기 위해 길을 건너는 것과 몇 블록 떨어진 도서관으로 가는 것을 두려워할 수도 있는 참여자들에게 The Well Elderly Program은 작업치료 견학의 사회보장 내에서 안전하게 지역사회 이동기술을 연습하도록 하는 안전한 교육을 포함한다. 프로그램의 유형은 운전을 할 수 없는 노인의 성공적인 지역사회 통합에 필요한 것이다.

Kinsler(1999)는 차를 더 이상 운전할 수 없는 노인을 위해 몇 가지를 제안하였다. 그녀는 이동수단의 대체 유형에 개인의 자동차를 변화시켜야 할 때 점진적으로 변화시킬 것을 권유한다. 이것은 정상 노화 과정일 때 가능하지만, 개인이 갑자기 뇌졸중 같은 신체적 변화 때문에 수송이 변할 때는 더 어려워진다. Kinsler이 간병인에게 제공한 다른 제안은 다음과 같다.

- 가능한 노인이 운전하도록 한다. 다른 친구들과 가족들이 같이 수행하도록 요구하는 것은 노인들이 그들이 교대하거나 특정한 사람에게 짐을 지우는 느낌이 없을 것이며, 그 결과 한 사람이 가능하지 않다면, 그 또는 그녀는 선택의 다양성도 가지게 될 것이다.
- 새 차를 구입했을 때, 노인이 그 차를 안전하게 타거나 내릴 수 있는지를 고려해야 한다. 지면이 너무 낮은 자동차 또는 너무 높은 운반차는 노인 승객이 타고 내리는 데 어려움이 될지도 모른다.
- 노인이 다른 사람과 합승하도록 한다. 예를 들면, 우대 서비스 또는 사회적 기능에 참여하는 사람은 이러한 이벤트로 노인들이 운전을 수행하게 할 수 있다.
- 자신의 사회적 기능 또는 약속을 위해 사람을 태우고 내려주는 것이 가능한 벤을 소유하고 있는 기관과 의료시설의 위치를 확인한다.
- 친구들과 가족들은 축제일과 생일 선물로 택시회사의 상품권을 선물로 사주어라. 이것은 고정 수입이 있는 노인에게 실용적이고 매우 유용하다. 어떤 택시회사는 고령자를 위해 할인요금을 제공해주고 요청에 선뜻 응한다.
- 노인은 그들의 단체에서 대중교통의 다른 방식 때문에 스케줄을 짜는 것이 도움이 될 것이다. 정거장이 어디에 위치해 있는지를 확인하라.
- 고용된 운전자를 확인한다. 전화번호부에 서비스가 가입되어 있고 많은 단체 고령자 중심과 노인에게 친절하든지 또는 아주 적은 보수의 사람의 명단을 가지고 있다.
- 노인의 이동을 고려한다면-때때로 많은 계단의 집에서 나오는 것-그들이 좋아하는 것이 있고 대중교통과 외딴 곳의 기관을 고려해서 접할 수 있는 장소를 찾아라.
- 방학 때 그들과 함께 하거나 교통이 포함된 그들을 위한 계획을 짠다. 친구들과 가족들에

게 이것을 고려하기로 요청한다.

- 지역사회에서 지역 노인센터에 전화를 한다. 대부분의 노인센터 또는 인적자원부는 노인들이 이용할 수 있는 왕복 서비스를 가지고 있다.

Hare(1992)는 친구들, 가족, 또는 대중교통, 운전자 평가의 변화, 운전자 변경, 자동차 변경과 교통변경 등을 포함한 첨가하여 수송은 안전한 운전에 기여할 수 있는 노인의 수를 크게 증가시킬 수 있다고 제안하였다. 예를 들면, 이중 초점 안경으로 읽기, 어려운 차의 계기판은 정상노화로 인한 시력변화를 고려하여 재구성되어져야 한다(예, 큰 표시와 밝은 조절조명). 게다가, 길 표시는 시력이 20/40인 사람을 위하여 더 잘 볼 수 있도록 대비적인 색상으로 더 크게 만들도록 재구성해야 한다. 비록 교통로는 젊은 남자 운전자의 마음에 들게 제작될지라도, Hare는 장시간 동안 안전하게 운전하는 것을 돕기 위해 가장 효과적으로 고속도로를 디자인 하여야 하는 결정은 노인에게 필요한 노화연구라고 제안하였다. 노인운전자에게 효과적인 자동차의 다른 변경은 자동차회에서 고려하여야 할 것은 다음과 같다.

1. 운전자의 옆 에어백이 너무 가까이 있지 않은 페달과 뼈엉성증이 있는 노인 환자에게 조절할 수 있는 적합한 페달
2. 노인 운전자가 밤에 보는 것을 도울 수 있는 야간 시각 시스템
3. 자동차에 운전자가 기구를 보는 것이 허락되지 않게 반사되는 패널구조를 지붕에 만듦
4. 후진하는 운전자가 자동차 뒤에 장애물이 있을 때 방심하지 않게 소리로 알 수 있는 경고 센서기

증가된 노인인구의 이동수단과 이동에 필요한 것을 알 수 있는 의학적 전문가와 건강관리제공자로부터 사회과학자, 정책자, 그리고 정부 공무원까지 많은 자원에 의해 제공되는 확실한 증거가 있다. 확실한 필요에도 불구하고, 이 문제에서 약간의 변화와 절차의 증거는 있지만, 프로그램의 필요에 대한 효과적인 연구는 수행되어야 한다. 어떠한 해결방법의 고려사항은 운영과 최대의 걱정일 수 있지만, 아마도 더 큰 어려움은 개인 관리 소유 주위에 짓는 사회와 문화에 살고 있다는 사실을 대비하여야 한다는 것이다. 도로와 지역사회 발전은 자신의 차를 운전하고 미국인을 추정하여 디자인 되어왔다. 노인의 지역사회 이동문제는 중요한 패러다임을 위해 상시하여야 한다. 이러한 변화에 포함된 비용은 인구의 이러한 성장 부분을 위해 이동수단을 제공하는 비용과 비교하면 상대적으로 적다. 이러한 개선은 노인의 독립과 품위를 유지하는 데 도움을 주고, 동시에 사회에서 더 활동적인 역할을 할 수 있게 한다.

노인실습에서 의사를 위한 제안 (Suggestions for Clinicians in Geriatic Practice)

노인고객 또는 그 고객의 가족들 또는 간병인을 면담하면, 노인병의 임상가는 알려진 운전자 재활전문가에게 소개할지 하지 않을지를 결정할 수 있다. 몇 가지 요인들은 노인고객이 운전 중에 어려움을 경험하게 될지 모르는 것과 같은 증상들이 고려되어져야 한다. 다음과 같은 어떤 요인들이 나타난다면, 노인 병원 임상가는 노인고객이 형식화된 운동평가를 받도록 추천해야 한다.

- 고객이 일상생활활동을 수행하는 데 어려움들을 경험한다면, 운전이 문제가 될 수 있는 좋은 기회가 있을 수 있다.
- 노인 운전자는 보통 믿을 수 없는 자기 보고를 통해 자신들의 안전운전에 대해 관심을 가질지도 모른다.
- 가족 또는 보호자는 노인고객의 운전하는 능력에 대해 염려가 된다면 평가를 한다.
- 노인고객이 지정된 길을 잃어버리거나 부딪

히거나, 다른 운전자의 경적소리로 추락사고가 증가된다고 보고되면, 운전평가는 수행되어야 한다.

- 목 통증 또는 상, 하지 움직임의 범위제한과 같은 신체 제한들은 운전자가 차를 안전하게 운전하는 데 어려움을 가질 수 있는 증상들이다.

이 지침이 임상적으로 명백하거나 보고되어진 것이라면, 노인병 임상가는 노인고객 운전재활 전문가로부터 운동평가를 받도록 추천해야 한다. 환경에 따라 노인병 임상가는 노인고객이 운전 장비와 장비의 사용에 의한 훈련을 통해 차량에 맞는 적당한 기구를 추천해야 한다. 더욱이, 가장 단순하고 적당한 장치는 가장 적은 변경이 요구되고 차량의 움직임을 안전하게 하기 위해 운전자에 의해 더 복잡한 장비가 요구될지도 모르기 때문에 안전하게 사용하기 위한 훈련이 요구된다.

노인 임상가들은 가치 있는 활동들에 참여하기 위한 고객의 능력에 영향을 줄 수 있는 운전에 무능하고 손상이 있는 운전 특권고객이 이용할 수 있는 대체적인 해결점을 고려하는 것도 필요할 수 있다. 지역사회 자원은 고객이 쉽게 이용할 수 있어야 한다. 최적으로, 프로그램은 대체 지역사회 이동선택을 성공적으로 이용하기 위해 필요한 새로운 기술을 발달시키고 대체를 조사하여 노인을 돕도록 한다. 고객 중심과 지역사회 근거 실습의 유형은 지역사회 내에서 의미 있는 직업에 성공적으로 참여시키고 노인의 안전을 보증하도록 도와야 할 것이다.

■ 요약(Summary)

운전하는 것은 자유와 독립의 상징일 뿐 아니라 중요한 작업이다. 노인인구에서, 운전의 어려움은 안전하게 운전하기 위해 필요한 기술에 영향을 주는 정상적인 생리적 그리고 질병과 관련된 변화로 더 높아지게 된다. 노인 운전자의 기능, 수행 유형 그리고 배경의 평가는 운전자가 도로에서 안전한지 아닌지를 결정하는 데 도움을 주는 필요한 것이다. 궁극적으로, 운전대 뒤에서 평가는 더 많은 권유를 제공하고 기술 부위 결함을 확인하는 데 필요할 수 있다. 정신사회의 함축적 의미는 노인 운전자가 제한에도 계속 운전을 하여야하는지 또는 운전을 중지해야 하는지를 경정하고 평가할 때 더 고려하여야 할 것이다. 선행학습에 영향을 받은 법률과 공공정책은 노인의 지역사회 이동의 증진을 위해 시작하였고, 지역사회에 지속적인 참여에 의해 미국 노인의 독립과 품위를 촉진시킬 것이다.

사례 연구(Case Study)

Susie의 아버지는 80세이고 열쇠가 어디에 있는지와 무슨 요일인지를 잊어버린다. 하루는 그녀의 부모와 식료품 가게에 가기 위해 자동차에 탔고, 그는 일상적인 것을 기억하는 것이 어렵기 때문에, 운전하는 동안 그녀의 어머니는 아버지에게 방향을 지시하는 것을 발견하였다. Susie는 충분한 관심이 있어 아버지의 인지능력을 평가하기 위해 아버지의 주치의와 약속을 하였다. 딸은 의사에게 아버지는 스토브의 불을 끄는 것을 잊어버리고, 약을 먹는 것을 잊어버리고, 오늘이 몇 일인지 알지 못하고, 친숙한 장소에서는 방향을 물어보아야 한다고 말하였다. 80세가 된 Smith씨는 사고가 전혀 없었고 그가 안전하게 운전하는 느낌이 있다. 그는 철물점에 혼자가고 저녁에 친구들을 만나기 위해 지역 레스토랑에 가려고 운전을 한다. 그와 그의 부인은 식품점과 약국에 가고, 그가 부인을 미용실에 데려다 주고, 교회에도 간다. 밤에는 운전하지 않도록 신경써라. 그리고 "마을"은 피한다. 그는 그녀는 어떠한 것도 잘 보지 못하기 때문에 그녀를 태운다. 그는 작업치료 운전평가를 위해 앞으로 마음내키지 않을 때는 하지 않는 것에 동의하였다.

작업치료사는 여러 유형의 평가를 수행한다. 검사의 마지막에 OT는 Smith씨는 약간의 관절염이 있어 느리게 걷는다고 하였고, 그는 그의 목제품을 만드는 데 어려움이 있지만, 신체적으로 잘 수행할 수 있다. 그는 모든 자기관리에 독립적이고 그의 부인은 항상 모든 집안일을 수행한다. 그는 이상 시력보다 낮지만, BMV 상태에 의해 파라메터 고정 내에 있고, 그는 경증 인지적 문제가 약간 있다고 한다. Smith는 그는 운전을 못하게 될 것이고 독립성을 상실할 것이라고 예상하고 있다. 우리 사회의 없어서는 안 될 부분과 같은 운전이듯이 운전 자격의 상실은 "나이 들어가는" 매우 사실적인 징후이며 몇몇 사람 관리를 받아야 할 것이다.

운전평가의 다음 부분은 교통거리에서 정확하게 자동차를 타는 것이다. 불행하게도, 운전자 재활 자동차는 Smith씨의 차와 같은 유형은 아니며, 그는 OT 병원 지역에서의 교통거리는 친숙하지 않다는 것이다. 운전 재활 프로그램에 일상적으로 사용되는 것은 운전하는 동안 부딪히게 되는 가능성처럼 많은 잠재적 변수에 가입시켜 선택할 수 있다. 안전하게 한 후, OT의 가장 중요한 목적은 운전자에게 있다. 게다가, OT 운전 평가자는 "좋지 않은 운전습관"을 없애거나 의학적 상태와 관련된 잘못으로부터 운전자와 평가자 사이에서 개인적 운전 유형에서 다른 점을 간단하게 하는 것이 필요하다.

전체적으로, Smith씨는 잘 하며, 몇 가지 잘못이 있으나 이 잘못은 위험할 정도는 아니지만, 상황이 달라진다면, 위험이 높거나 약간 있을 수 있다. 그는 전체 평가를 통해 명백한 기억손상이 있지만 검사하는 동안 도로에서 기억과 관련된 잘못은 없었다. 그는 유사한 환경에서는 운전을 잘하며 문제가 발생된 특정한 상황은 없고, 일상적인 운행을 할 수 있다. 평가자는 이 운전자는 사고에 대한 잠재가 있다고 느끼거나 잃게 되지만, Smith씨는 운전평가 동안에는 확실한 잘못은 없었다.

이용할 수 있는 정보를 기초로 하여, Smith씨에게 어떠한 권유를 할 수 있겠는가? 다음은 권유에 고려하여야 하는 것이다.

질문(Questions)

1. Smith씨가 지속적으로 운전한다면, 그의 안전을 증가시키는 것은 무엇인가? 도와주거나 강요할 수 있는 몇 가지 변경을 하는 자기 제한 전략은 어떠한 것이 있는가?
2. 6 또는 12개월에서 사후 OT 운전평가를 수행해야 하는가? 이유는? 어떠한 것을 관찰해야 하는가?
3. Smith씨 또는 그의 가족에게 권유는 어떻게 대화로 하여야 할 것인가(환자 비밀유지를 기억하라)?
4. Smith씨는 평가 또는 권유를 기억할 것인가?
5. Smith씨에게 운전이 왜 중요한가? Smith씨와 그의 부인을 위하여 독립의 상실을 고려하고, 도로에서 다른 운전자들의 안전, Smith씨를 위한 자기 존중문제, 그리고 격리 문제는 우울증과 더 많은 인지문제를 유발시킬 수 있다.
6. Smith씨는 그의 열쇠를 완전하게 포기하는 것이 필요할 것이고, 어떠한 권유가 다른 대체에 대해서 가족에게 요구할 것인가? 이러한 대체의 정보에 대하여 어떻게 착수할 것인가? 이것을 수행하는 것에 관한 방법과 제공하여 어떻게 훈련할 것인가?
7. Smith씨가 OT 운전 평가를 위하여 그와 함께 가족이 하지 말아야 할 것은 무엇인가? 가족과 함께 시도하고 관련하여야 하는가? 만약, 이것을 수행하는 것에 관하여 평가자는 어떻게 하여야 하는가?

복습 문제(Review question)

1. 자동차 위반과 충동률과 노인 사이에 상관관계를 설명하라.
2. 직업 모델인 운전의 다른 측면을 설명하라.
3. 운전을 하는데 노인 운전자의 능력에 영향을 미치는 정상노화과정과 질병과정은 어떠한가?
4. 운전자의 평가의 부분을 처음으로 상담하는 동안 포함되어야 할 중요한 정보는 무엇인가?
5. 운전수행을 평가하는 데 사용되는 기능적 측정의 장단점은 무엇인가?
6. 운전모의장치 또는 운전대 뒤에서 평가에서 운전자의 능력을 가장 효과적으로 측정하는 방법은 무엇인가? 이러한 평가 모두에서 의미하는 것은 무엇인가?

웹 기반 자료(Web-Based Resources)

지역사회 이동의 경험에 관한 유용한 정보:

www.aaafoundation.org, **American Automobile Association (AAA)** Foundation for Traffic Safety, date connected May 23, 2007. This site includes information about safe driving and strategies for improvement.

www.seniordrivers.org/home/toppage.cfm, **AAA Foundation Older Drivers**, date connected May 23, 2007. Focuses on strategies older drivers can use to assess their ability to drive and to improve their skills.

www.thehartford.com/alzheimers/index.html, **Alzheimer' s, Dementia and Driving**, date connected May 23, 2007. May help individuals and families decide when it' s time to give up the car keys when the individual has Alzheimer' s disease.

www.aarp.org/55alive, **American Association for Retired Persons (AARP), 55 ALIVE Driver Safety Program**, date connected May 23, 2007. AARP' s driving program has helped many elders improve their driving. Information here includes sites for obtaining training.

www.ama-assn.org/ama/pub/category/8925.html, **American Medical Association—Older Driver Safety**, date connected May 23, 2007. Discusses impact of aging on driving and strategies for keeping older drivers safe.

www.driver-ed.org, **Association for Driver Rehabilitation Specialists (ADED)**, date connected May 23, 2007. Discusses how to find a driver rehabilitation specialist to do a comprehensive assessment, what qualifications such individuals should have, and what kinds of recommendations to expect.

www.aota.org/olderdriver, **American Occupational Therapy Association Older Drive** Microsite, date connected May 23, 2007. Driver evaluation and safety strategies are included here.

www.ctaa.org, **Community Transportation Association of America**, date connected May 23, 2007. Discusses alternative transportation for individuals who cannot safely drive.

http://safety.fhwa.dot.gov/older_driver/older_resources.htm, **Federal Highway Administration—Older Drivers**, date connected May 23, 2007. Factors associated with safe driving, resources for improving driving.

www.nhtsa.dot.gov, **National Highway Traffic Safety Administration**, date connected May 23, 2007. Includes data with regard to driving for all drivers.

www.nhtsa.dot.gov/people/injury/olddrive/index.html, **National Highway Traffic Safety Administration—Older Road Users**, date connected May 23, 2007. Focuses on safety data for older adults.

www.nhtsa.dot.gov/people/injury/olddrive/Driving_macular/, **National Driving and Macular Degeneration**, date connected May 23, 2007. Discusses the impact of macular degeneration on driving and suggests strategies for evaluating safety to drive.

www.nhtsa.dot.gov/people/injury/olddrive/Driving_glaucoma/, **National Highway Traffic Safety Administration—Driving and Glaucoma**, date connected May 23, 2007. Discusses the impact of glaucoma on ability to drive and strategies for evaluating safety.

www.nhtsa.dot.gov/people/injury/olddrive/Driving_cataract/, **National Highway Traffic Safety Administration—Driving and Cataracts**, date connected May 23, 2007. Discusses the impact of cataracts on driving and strategies for evaluating safety.

참고문헌(References)

Adler, G., Rottunda, S., Dysken, M. (2005). The older driver with dementia: An updated literature review. *Journal of Safety Research, 36,*399–407.

American Association for Retired Persons (AARP): Aging Americans: Stranded without options (2004). Retrieved May 24, 2006 from www.transact.org/report.asp?id=232.

American Occupational Therapy Association (AOTA). (2002). Occupational therapy practice framework: Domain and practice. *American Journal of Occupational Therapy, 56,* 609–639.

American Occupational Therapy Association (2005). AOTA Standards for Continuing Competence. *American Journal of Occupational Therapy, 59,* 661–661.

American Occupational Therapy Association (2006, June 9). AOTA Board and Specialty Certification. Retrieved December 29, 2006, from www.aota.org/nonmembers/area15/links/link12.asp.

American Public Transportation Association (APTA): Easy rider program guide for public transportation organizations. (2005). Retrieved on May 24, 2006, from www.apta.com/easyrider/programguide.html.

Association of Driver Rehabilitation Specialists (ADED). (2006). *Certification.* Retrieved December 29, 2006, from www.aded.net/i4a/pages/index.cfm?pageid=120.

Baker, P. (2006). The clinical evaluation: Section II: The clinical evaluation of vision. In J. Pellertio (Ed.), *Driver rehabilitation and community mobility: Principles and practice.* (pp. 116–140). St. Louis, MO: Mosby.

Ball, K., Owsley, C., Sloane, M. E., Roenker, D. L., & Bruni, J. R. (1993). Visual attention problems as a predictor of vehicle crashes in older drivers. *Investigative Ophthalmology & Visual Science, 34*(11), 3110–3123.

Brashear, A., Farlow, M. R., Glazier, B. S., Hui, S. L., Kuhn, E. R., Perkins, A. J., et al. (1998). Impaired traffic sign recognition in drivers with dementia. *American Journal of Alzheimer's Disease, 13*(3), 131–137.

Burns, N. R., Nettelbeck, T., White, M., & Willson, J. (1999). The effects of car window tinting on visual performance: A comparison of elderly and young drivers. *Ergonomics, 42,* 428–443.

Carlson, P. J. (2001). Evaluation of Clearview alphabet with microprismatic retroreflective sheetings. FHWA Report #FHWA/TX-02/4049-1. Springfield, VA: National Technical Information Service.

Carr, D. B., Shead, V., & Storandt, M. (2005). Driving cessation in older adults with dementia of the Alzheimer's type. *The Gerontologist, 45*(6), 824–827.

Carr, D., Schmader, K., Bergman, C., Simon, T. C., Jackson, T. W., Haviland, S., et al. (1991). A multidisciplinary approach in the evaluation of demented drivers referred to geriatric assessment centers. *Journal of the American Geriatrics Society, 39*(11), 1132–1136.

Christiansen, C., & Baum, C. (Eds.). (1997). *Occupational therapy: Enabling function and well-being.* Thorofare, NJ: Slack.

Chrysler, S. T., Carlson, P. J., & Hawkins, H. G. (2002). Nighttime legibility of ground-mounted signs as a function of font, color, and retroreflective sheeting type. FHWA Report #FHWA/TX-03/1796-2. Springfield, VA: National Technical Information Service.

Cimolino, N., & Balkovec, D. (1988). The contribution of a driving simulator in the driving evaluation of stroke and disabled adolescent clients. *Canadian Journal of Occupational Therapy, 55*(3), 119–125.

Copeland, A. (1989). Traffic fatalities among the elderly population: The Metro Dade county experience from 1981–1983. *Medicine, Science, and the Law, 29*(2), 159–161.

Coyne, A. C., Feins, L. C., Powell, A. L., & Joslin, B. L. (1990 March). The relationship between driving and dementia. Paper presented at the Third Biennial Cognitive Aging Conference, Atlanta, GA.

Donnelly, R. E., & Karlinsky, H. (1990). The impact of Alzheimer's disease on driving ability: A review. *Journal of Geriatric Psychiatry and Neurology, 3*(2), 67–72.

Drachman, D., & Swearer, J. (1993). Driving and Alzheimer's disease: The risk of crashes. *Neurology, 43*(12), 2448–2456.

Dubinsky, R., Stein, A., & Lyons, K. (2000). Practice parameters: Risk of driving and Alzheimer's disease (an evidence-based review). *Neurology, 54,* 2205–2211.

Duchek, J. M., Carr, D. B., Hunt, L., Roe, C. M., Xiong, C., Shah, K., et al. (2003). Longitudinal driving performance in early-stage dementia of the Alzheimer type. *JAGS, 51,* 1342–1347.

Ekelman, B., Mitchell, S., & O'Dell-Rossi, P. (2000). Driving and older adults. In B. Bonder & M. Wagner (Eds.), *Functional performance of older adults* (2nd ed., pp.448–486). Philadelphia: F.A. Davis.

Fancher, P., Ervin, R., Sayer, J., Hagan, M., Bogard, S., Bareket, Z., et al. (1998). Intelligent Cruise Control Field Operational Test (Final Report). Report No. UMTRI-98-17. Ann Arbor, MI: Transportation Research Institute, University of Michigan.

Fishbaugh, J. (1995). Look who's driving now—Visual standards for driver licensing in the United States. *Insight, 20*(4), 11–20.

Fisher, A., & Kielhofner, G. (1995). Skills in occupational performance. In G. Kielhofner (Ed.), *A model of human occupation: Theory and application* (2nd ed., pp. 113–128). Baltimore: Williams & Wilkins.

Foley, K. T., & Mitchell, S. J. (1997). The elderly driver: What physicians need to know. *Cleveland Clinic Journal of Medicine, 64*(8), 423–428.

Freedman, M., Zador, P., & Staplin, L. (1993). Effects of reduced transmittance film on automobile rear window visibility. *Human Factors, 35*(33), 535–550.

Freund, K. (2002). *Pilot testing innovative payment operations for independent transportation for the elderly (final report for Transit-IDEA Project 18).* Washington, DC: Transportation Research Board.

Friedland, R. P., Koss, E., Kumar, A., Gaine, S., Metzler, D., Haxby, J. V., et al. (1988). Motor vehicle crashes in dementia of the Alzheimer type. *Annals of Neurology, 24*(6), 782–786.

Galski, T., Bruno, R. L., & Ehle, H. T. (1992). Driving after cerebral damage: A model with implications for evaluation. *American Journal of Occupational Therapy, 46*(4), 324–332.

Galski, T., Bruno, R. L., & Ehle, H. T. (1993). Prediction of behind-the-wheel driving performance in patients with cerebral brain damage: A discriminant function analysis. *American Journal of Occupational Therapy, 47*(5), 391–396.

Gianutsos, R. (1994). The driving advisement with the elemental driving simulator (EDS): When less suffices. *Behavior Research Methods, Instruments, & Computers, 26,* 183–186.

Gianutsos, R., Campbell, A., Beattie, A., & Mandriota, F. (1992). The driving advisement system: A computer-augmented quasi-simulation of the cognitive prerequisites for resumption of driving after brain injury. *Assistive Technology, 4*(2), 70–86.

Gillins, L. (1990). Yielding to age: When the elderly can no longer drive. *Journal of Gerontological Nursing, 16*(11), 12–15.

Gouvier, W. D., Maxfield, M. W., Schweitzer, J. R., Horton, C. R., Shipp, M., Neilson, K., et al. (1989). Psychometric prediction of driving performance among the disabled. *Archives of Physical Medicine and Rehabilitation, 70*(10), 745–750.

Grabowski, D. C., Campbell, C. M., & Morrisey, M. A. (2004). Elderly licensure laws and motor vehicle fatalities. *Journal of the American Medical Association, 291,* 2840–2846.

Grace, J., Amick, M., D'Abreu, A., Festa, E., Heindel, W., & Ott, B. (2005). Neuropsychological deficits associated with driving performance in Parkinson's and Alzheimer's disease. *Journal of the International Neuropsychological Society, 11,* 766–775.

Hakamies-Blomqvist, L., Johansson, K., & Lundburg, C. (1996). Medical screening of older drivers as a traffic safety measure: A comparative Finnish-Swedish evaluation study. *Journal of the American Geriatrics Society, 44,* 650–653.

Hare, P. (1992). Frail elders and the suburbs. *Generations: Journal of the American Society on Aging, 16,* 35–39.

Harrell, M., Parenté, F., Bellingrath, E.G., & Lisica, K.A. (1992). *Cognitive rehabilitation of memory: A practical guide.* Gaithersburg, MD: Aspen.

Hills, B. L. (1980). Vision, visibility and perception in driving. *Perception, 9*(2), 183–216.

Hing, J. Y. C., Stamatiadis, N., & Aultman-Hall, L. (2003). Evaluating the impact of passengers on the safety of older drivers. *Journal of Safety Research, 34,* 343–351.

Ho, G., Scialfa, C. T., Caird, J. K., & Graw, T. (2001). Visual search for traffic signs: The effects of clutter, luminance, & aging. *Human Factors, 43,* 194–207.

Holmes, C. (1990). Neuropsychological sequelae of acute and chronic blood glucose disruption in adults with insulin-dependent diabetes. In C. Holmes (Ed.), *Neuropsychological and behavioral aspects of diabetes* (pp. 122–154). New York: Springer-Verlag.

Houser, A. (2005). *Community mobility options: The older person's interest. Research report.* Retrieved May 24, 2006, from www.aarp.org/research/housing-mobility/transportation/fs44r_com_mobility.html.

Hunt, L., Morris, J. C., Edwards, D., & Wilson, B. S. (1993). Driving performance in persons with mild senile dementia of the Alzheimer type. *Journal of the American Geriatrics Society, 41*(7), 747–752.

Hyvarinen, L. (1996). *Vision testing manual.* Villa Park, IL: Precision Vision.

International Council of Ophthalmology: International Standards: Vision Requirements for Driving Safety. (2006). Retrieved May 24, 2006, from www.icoph.org/standards/driving.html.

Jackson, J., Carlson, M., Mandel, D., Zemke, R., & Clark, F. (1998). Occupation in lifestyle redesign: The well elderly study occupational therapy program. *American Journal of Occupational Therapy, 52,* 326–336.

Johnson, J. (1998). Older rural adults and the decision to stop driving: The influence of family and friends. *Journal of Community Health Nursing, 15*(4), 205–216.

Kaszniak, A. W., Nussbaum, P., & Allender, J. A. (1990). Driving in elderly patients with dementia or depression. Paper presented at the annual meeting of the American Psychological Association, Boston, MA.

Keltner, J., & Johnson, C. (1987). Visual function, driving safety, and the elderly. *Ophthalmology, 94,* 1180–1188.

Keplinger, F. (1998). The elderly driver: Who should continue to drive? *Physical Medicine and Rehabilitation: State of the Art Reviews, 12*(1), 147–155.

Kinsler, S. (1999). Transportation options for older parents and friends. Retrieved May 22, 2006, from www.womanmotorist.com/index.php/news/main/2214/event=view.

Klavora, P., Gaskovski, P., Martin, K., Forsyth, R. D., Heslegrave, R. J., Young, M., et al. (1995). The effects of dynavision rehabilitation on behind-the-wheel driving ability and selected psychomotor abilities of persons after stroke. *American Journal of Occupational Therapy, 49*(6), 534–542.

Klein, R. (1991). Age-related eye disease, visual impairment, and driving in the elderly. *Human Factors, 33*(5), 521–525.

Kline, D. W., Buck, K., Sell, Y., Bolan, T. L., & Dewar, R. E. (1999, September). Older observers' tolerance of optical blur: Age differences in the identification of defocused text signs. *Human Factors, 41*(3), 356–364.

Koepsell, T. D., Wolf, M. E., McCloskey, L., Buchner, D. M., Louie, D., Wagner, E. H., et al. (1994). Medical conditions and motor vehicle collision injuries in older adults. *Journal of the American Geriatrics Society, 42*(7), 695–700.

LaMotte, J., Ridder III, W., Yeung, K., & De Land, P. (2000). Effect of aftermarket automobile window tinting films on driver vision. *Human Factors, 42*(2), 327–336.

Laux, L. F. (1991). *Locating vehicle controls and displays: Effects of expectancy and age.* Washington, DC: AAA Foundation for Traffic Safety.

Law, M., & Baum, C. (1998). Evidence based occupational therapy. *Canadian Journal of Occupational Therapy, 65,* 131–135.

Law, M., Polatajko, H., Baptiste, W., & Townsend, E. (1997). Core concepts of occupational therapy. In E. Townsend (Ed.), *Enabling occupation: An occupational therapy perspective* (pp. 29–56). Ottawa, ON: Canadian Association of Occupational Therapists.

Legh-Smith, J., Wade, D. T., & Hewer, R. L. (1986). Driving after a stroke. *Journal of the Royal Society of Medicine, 79*(4), 200–203.

Llaneras, R. E., Swezey, R. W., Brock, J. F., Rogers, W. C., & Van Cott, H. P. (1998). Enhancing the safe driving performance of older commercial vehicle drivers. *International Journal of Industrial Ergonomics, 22*(3), 217–245.

Lucas-Blaustein, M. J., Filipp, L., Dungan, C., & Tune, L. (1988). Driving in patients with dementia. *Journal of the American Geriatrics Society, 36*(12),1087–1091.

Malfetti, J. L., & Winter, D. (1991). Concerned about an older driver? A guide for families and friends. Washington, DC: AAA Foundation for Traffic Safety.

Marottoli, R. (1993). Driving safety in elderly individuals. *Connecticut Medicine, 57*(5), 277–280.

Marottoli, R. A., Mendes de Leon, C. F., Glass, T. A., Williams, C. S., Cooney, L. M., Jr., Berkman, L. F., et al. (1997). Driving cessation and increased depressive symptoms: Prospective evidence from the New Haven EPESE. *Journal of the American Geriatrics Society, 45*(2), 202–206.

Marshall, S. C., Spasoff, R., Nair, R., & Walraven, C. (2002). Restricted driver licensing for medical impairments: Does it work? *Canadian Medical Association Journal, 167,* 747–751.

Mazer, B., Sofer, S., Korner-Bitensky, I., Gelinas, I., Hanley, J., & Wood-Dauphinee, S. (2003). Effectiveness of a visual attention retraining program on the driving performance of clients with stroke. *Archives of Physical Medicine and Rehabilitation, 84*(4), 541–550.

Michon, J. A. (1987). Dealing with danger: Summary report of a workshop in the traffic research center, State University, Groningen, 1979. Cited in van Zomeren, A. H., Brouwer, W. H., & Minderhoud, J. M. Acquired brain damage and driving: A review. *Archives of Physical Medicine and Rehabilitation, 68,* 697–705.

Monga, T. N., Osterman, H. J., & Kerrigan, A. J. (1997). Driving: A clinical perspective on rehabilitation technology. *Physical Medicine and Rehabilitation: State of the Art Reviews, 11*(1), 69.

Morgan, R., & King, D. (1995). The older driver—A review. *Postgraduate Medical Journal, 71,* 525–528.

National Highway and Traffic Safety Administration Traffic Safety Facts 2004 Older Population (NHTSA). (2004a). Retrieved May 24, 2006, from www-nrd.nhtsa.dot.gov/pdf/nrd-30/NCSA/TSF2004/809910.pdf.

National Highway and Traffic Safety Administration Traffic Safety Facts 2004 Overview (NHTSA). (2004b). Retrieved May 24, 2006, from www-nrd.nhtsa.dot.gov/pdf/nrd-30/NCSA/TSF2004/809911.pdf.

National Highway and Traffic Safety Administration: Model driver screening and evaluation program: Final technical report: Volume II Maryland pilot older driver study. (2003). Retrieved May 24, 2006 from www.nhtsa.dot.gov/people/injury/olddrive/modeldriver/.

Neistadt, M. E., & Crepeau, E. B. (Eds.). (1998). *Willard & Spackman's occupational therapy* (9th ed.). Philadelphia: Lippincott.

Nelson, T. O., & Narens, L. N. (1994). Why investigate metacognition? In J. Metcalfe & P. Shimarmura (Eds.), *Metacognition: Knowing about knowing* (pp. 1–26). Cambridge: MIT Press.

Nouri, F. M., & Tinson, D. J. (1988). A comparison of a driving simulator and road test in the assessment of driving ability after stroke. *Clinics in Rehabilitation, 2,* 99–104.

Odenheimer, G. L., Beaudet, M., Jette, A. M., Albert, M. S., Grande, L., & Minaker, K. L. (1994). Performance-based driving evaluation of the elderly driver: Safety, reliability, and validity. *Journal of Gerontology, 49,* M153–M162.

Olson, P., & Sivak, M. (1986). Perception-response time to unexpected roadway hazards. *Human Factors, 28*(1), 91–96.

Ostrow, A. C., Shaffron, P., & McPherson, K. (1992). The effects of a joint range-of-motion physical fitness training program on the automobile driving skills of older adults. *Journal of Safety Research, 23*(4), 207–219.

Owsley, C., Ball, K., Thomas, B., & Graves, M. (1995). Driving avoidance, functional impairment and crash risk in older drivers [Special issue]. *The Gerontologist, 35,* 211.

Owsley, C., Stalvey, B., Wells, J., & Sloane, M. E. (1999). Older drivers and cataract: Driving habits and crash risk. *Journal of Gerontology A: Biological Sciences Medical Sciences, 54A,* M203–M211.

Parente, R., & Anderson, J. (1991). *Retraining memory: Techniques and applications.* Houston: CSY Publishing.

Pellertio, J. (Ed.). (2006). *Driver rehabilitation and community mobility: Principles and practice.* St. Louis, MO: Mosby.

Pelli, D. G., Robson, J. G., & Wilkins, A. J. (1988). The design of a new letter chart for measuring contrast sensitivity. *Clinical Vision Science, 2,* 187–199.

Persson, D. (1993). Elderly driver: Deciding when to stop. *The Gerontologist, 33,* 88–91.

Quigly, F. L., & DeLisa, J. A. (1983). Assessing driving potential of cerebral vascular accident patients. *American Journal of Occupational Therapy, 37*(7), 474–478.

Ray, W. A., Fought, R. L., & Decker, M. D. (1992). Psychoactive drugs and the risk of injurious motor vehicle crashes in elderly drivers. *American Journal of Epidemiology, 136*(7), 873–883.

Rebok, G., Keyl, P. M., Bylsma, F. W., Blaustein, M. J., & Tune, L. (1994). The effects of Alzheimer disease on driving-related abilities. *Alzheimer Disease and Associated Disorders, 8*(4), 228–240.

Reger, M., Welsh, R., Watson, G., Cholerton, B., Baker, L., & Craft, S. (2004). The relationship between neuropsychological functioning and driving ability in dementia: A meta-analysis. *Neuropsychology, 18,* 85–93.

Retchin, S., & Anapolle, J. (1993). An overview of the older driver. *Clinics in Geriatric Medicine, 9*(2), 279–296.

Reuben, D. B., Silliman, R. A., & Traines, M. (1988). The aging driver—Medicine, policy and ethics. *Journal of the American Geriatrics Society, 36*(12), 1135–1142.

Richardson, E., & Marottoli, R. (2003). Visual attention and driving behaviors among community-living older persons. *Journal of Gerontology, 58,* 832–836.

Roberts, W. N., & Roberts, P. (1993). Evaluation of the elderly driver with arthritis. *Clinics in Geriatric Medicine, 9*(2), 311–322.

Roenker, D. L., Cissell, G. M., Ball, K. K., Wadley, V. G., & Edwards, J. D. (2003). Speed-of-processing and driving simulator training result in improved driving performance. *Human Factors, 45,* 218–233.

Schumann, J., Flannagan, M. J., Sivak, M., & Traube, E. C. (1997). Daytime veiling glare and driver visual performance: Influence of windshield rake angle and dashboard reflectance. *Journal of Safety Research, 28*(3), 133–146.

Shipp, M. D. (1998). Potential human and economic cost-savings attributable to vision testing policies for driver license renewal, 1989–1991. *Optometry and Vision Science, 75,* 103–118.

Sivak, M., Hill, C. S., Henson, D. L., Butler, B. P., Silber S. M., & Olson, P. L. (1984). Improved driving performance following perceptual training in persons with brain damage. *Archives of Physical Medicine and Rehabilitation, 65*(4), 163–167.

Sivak, M., Olson, P. L., Kewman, D. G., Won, H., & Henson, D. L. (1981). Driving and perceptual/cognitive skills: Behavioral consequences of brain damage. *Archives of Physical Medicine and Rehabilitation, 62*(10), 476–483.

Sohlberg, M. M., & Mateer, C. A. (1989). *Introduction to cognitive rehabilitation.* New York: Guilford.

Staplin, L., Gish, K. W., & Wagner, E. K. (2003). MaryPODS revisited: Updated crash analysis and implications for screening program implementation. *Journal of Safety Research, 34,* 389–397.

Stav, W. B., Hunt, L. A., & Arbesman, M. (2006). *Occupational therapy practice guideline: Driving and community mobility for older adults.* Bethesda, MD: AOTA Press.

Stelmach, G., & Nahom, A. (1992). Cognitive-motor abilities of the elderly driver. *Human Factors, 34*(1), 53–65.

Strano, C. (1989). Effects of visual deficits on ability to drive in the traumatically brain-injured population. *Journal of Head Trauma and Rehabilitation, 4*(2), 35–43.

Strano, C. (1991). Visual perception assessment for driver potential. *Occupational Therapy Practice, 3*(1), 3–4T.

Trobe, J., Waller, P. F., Cook-Flannagan, C. A., Teshima, S. M., & Bieliauskas, L. A. (1996). Crashes and violations among drivers with Alzheimer's disease. *Archives of Neurology, 53*(5), 411–416.

Tuokko, H., & McGee, P. (2002). *Improving conditions for older adults.* University of Victoria, Canada: Center on Aging.

Underwood, M. (1992). The older driver. Clinical assessment and injury prevention. *Archives of Internal Medicine, 152*(4), 735–740.

U.S. Department of Transportation. (2003). *Safe mobility for a maturing society: Challenges and opportunities.* Washington, DC: Author.

Vollrath, M., Meilinger, T., & Krüger, H. (2002). How the presence of passengers influences the risk of a collision with another vehicle. *Accident Analysis and Prevention, 34*(5), 649–654.

Wang, C. C., Kosinski, C. J., Schwartzberg, J. G., & Shanklin, A. V. (2003). Physician's guide to assessing and counseling older drivers. Washington, DC: National Highway Traffic Safety Administration.

Warren, M. (1990). Identification of visual scanning deficits in adults after cerebrovascular accident. *American Journal of Occupational Therapy, 44*(5), 391–399.

Warren, M. (1993a). A hierarchical model for evaluation and treatment of visual perceptual dysfunction in adult acquired brain injury, part 1. *American Journal of Occupational Therapy, 47*(1), 42–54.

Warren, M. (1993b). A hierarchical model for evaluation and treatment of visual perceptual dysfunction in adult acquired brain injury, part 2. *American Journal of Occupational Therapy, 47*(1), 55–66.

Warren, M. (2006). Evaluation and treatment of visual deficits following brain injury. In L. Pedretti (Ed.), *Occupational therapy practice skills for physical dysfunction* (6th ed., pp. 532–572). St. Louis, MO: Mosby.

Weaver, J. K. (1990). *Driver Performance Test II.* Palm Harbor, FL: Advanced Driving Skills Institute.

Welford, A. T. (1984). Psychomotor performance. In C. Eisdorfer (Ed.), *Annual review of gerontology and geriatrics* (pp. 237–273). New York: Springer.

Williams, A., & Carsten, O. (1989). Driver age and crash involvement. *American Journal of Public Health, 79,* 326–327.

Zoltan, B. (1996). *Vision, perception, and cognition* (3rd ed.). Thorofare, NJ: SLACK.

Zur, A., & Schinar, D. (1998). Older people's driving habits, visual abilities, and subjective assessment of daily visual functioning. *Work, 11,* 339–348.

승인문헌(Acknowlegement)

The authors wish to thank Aaron Zinck for assisting with the Driving as an Occupation model graphic, and Steven Mitchell for contributing the illustrations regarding occupational therapy driving evaluations.

제 15 장

상호작용과 관계

Interactions and Relationships

그는 환자를 돌보는 데 능력이 뛰어났으며 그의 아내 역시 훌륭한 간병인이었다. 그녀는 상담하기 위해 전화를 자주하는 부류의 사람이었으며 또한 자신이 하고 있는 행동들이 옳다고 재차 긍정하는 사람이었다. 또한 우리는 그녀가 헌신적이었기에 그녀로부터 많이 배웠다.

Alzheimer's Day-Care Center
Staff Member

목 적 (OBJECTIVES)

이 장을 읽고 난 후, 독자는 다음을 할 수 있게 될 것이다:

1. 노인의 삶에 있어서 사회적 직업의 중요성에 대해 토의할 수 있다.
2. 가족과 다른 사회적 상호관계의 측면에서 볼 때 노인들의 전형적인 네트워크에 대해 묘사할 수 있다.
3. 상호관계의 개념에 대해 토의할 수 있다.
4. 전형적인 집안일에 대해 묘사할 수 있다.
5. 노인과 그 가족들이 함께 일하는 데 있어서 치료적 상호작용의 중요성에 대해 이해할 수 있다.
6. 가족과 함께 하는 치료적 상호관계를 복잡하게 하는 외부압력(협회압력)에 대해 설명할 수 있다.
7. 가족참여를 증진시키는 기술에 대해 묘사(예, 인종학적 인터뷰, 질문의 수준)할 수 있다.

사회적 상호작용과 일은 노인들의 삶에 큰 역할을 한다. 수많은 문헌들이 성공적으로 나이 들어가고, 삶의 질과 안녕을 증진시키는 데 있어서 가족과 친구들의 중요함을 언급하고 있다(Connidis, 2001). 노인들에게 서비스를 제공하는 데 효과적이기 위해서는 사회적 네트워크와 노인을 포함한 그 가족들의 다양성을 이해하는 것이 필수적이다. 나중에 나이가 더 들었을 때 긍정적인 사회적 상호작용과 관계 있는 요소들은 다음과 같다. 가족, 친구들과의 오래 지속되는 좋은 관계(Krause, 2006), 호혜적인 상호작용을 하는 능력(Davey & Eggebeen, 1998), 정신적 감각(Krause, 2003), 확립된 세대 사이의 네트워크(Hamilton et al., 1999).

사회적으로 굳건한 네트워크를 가지고 있는 노인들이 가장 훌륭하게 나이 들어간다는 것은 분명하다. 그러나 그들은 만족스러운 인간관계를 유지하는데 그리고 노화과정에서 생기는 피할 수 없는 변화들을 극복하는 데 수많은 어려움에 직면한다. 친구들과 가족은 멀리 이사를 가거나 언젠가 죽게 된다. 노인들은 상호인간관계를 유지하는 데 제한을 받게 되고, 상호작용을 촉진시키는 지역사회활동과 효과적으로 소통하는 데 또한 지장을 받게 된다. 더욱이, 사회 · 가족동학(social and family dynamics)은 한 개인가족 내 사건들뿐만 아니라 사회활동의 변화 때문에도 변화된다(Connidis, 2001). 증가된 유동성이란 성숙한 어린이들이 먼 곳에서 살 수 있다는 것을 의미한다. 연금정책에 대한 변화로 인해 상호작용의 감소가 초래될 수 있다. 노인과 젊은이 사이의 상호관계에 대한 많은 오해가 있다(Cantor, 2000). **의존률(dependency ratios)**(예, 젊은 성인에 의존하는 노인의 수)은 도움을 제공하고 받는 정도를 알아보는 데 종종 사용된다. 전체 인구의 나이가 노령화됨에 따라 의존한다는 것을 나타낸다. 1장에서 언급한 대로, 시간이 좀 더 흘러야 노인의 반열에 들어설 사람들이 그들보다 연령이 더 많은 사람들보다 더 건강하고 좀 더 기능적이다(Velkoff, He, Sengupta & DeBarros, 2006). 이러한 경향이 계속된다면 가족의 상호작용도 또한 계속해서 변할 것이다. 이런 오해 중 하나는 많은 사람들이 요양소를 사용하는 수를 유지한다는 오해이다. 많은 사람들은 대부분의 노인들이 요양소에서 돌보아지는 것으로 믿고 있다. 그러나 실제로, 약 70~80%가 가족들에 의해서 돌보아진다(Tennstedt, 1999).

노인의 4~5%만이 요양소에서 돌보아진다. 게다가 노인들은 젊은 세대에게 재정적인 면과 감정적인 면에서 상당한 도움을 제공한다(Bonder, 2006).

많은 논문들이 가족의 중요성에 대해 언급하고 있다(Cantor, 2000; Connidis, 2001). 그러나 건강을 돌보는 간병인들이 환자를 돌보는 데 끌리는 점이 있다(Miller & Lawton, 1997). 인생을 살다보면 어느 시점부터 노인들은 도움을 받아야 하는데 오히려 젊은 세대에게 또는 서로에게 돌봄을 제공한다(Cantor, 2000). 인구통계학적으로 많은 중년의 사람들은 연령적으로 중간에 끼인 사람들이다. 언제든 나이가 더 많은 가족 구성원에게 적극적인 돌봄을 제공하는 경우는 거의 없다(Brody, 2004).

세대 상호간의 관계는 중요하며 세대 상호간의 긴장감을 주는 경향이 있다(Connidis, 2001). Bengtson과 그의 동료(1996)들은 세대간 갈등이 지나치다는 상당한 증거가 있다는 데에 주목했다. 간병인의 스트레스와 부담에 관한 방대한 양의 논문들이 이런 오해를 뒷받침해주고 있다. Miller와 Lawton(1997)은 환자를 돌보는 데 있어 긍정적인 면과 부정적인 면 모두를 강조하는 사진을 요구했다. 간병을 하는 가족구성원들은 그들의 노고를 노인들이 감정적으로 만족한다는 점에서 찾을 수 있다(Connidis, 2001).

최근에 나온 논문들이 돌보는 것에 대해 좀 더 자세하게 묘사하기 시작했다. 역사를 통해보면 한 가정의 아이들은 조부모가 돌보아왔다(Cole, 1992). 최근 조사에 따르면 조부모의 6.8%가 확장된 간병인으로서 아이들을 돌보며 23.3%가 임시 간병인으로서, 24.2%가 그 중간단계의 간병인으로서 일을 한다(Fuller-Thompson & Minkler,

2001). 이런 역할의 중요성과 가족의 기능이 만들어내는 기여도에 대한 인식이 증가하고 있다(Falk & Falk, 2002; Musil, Warner, Zauszniewski, Jeanblanc, & Kercher, 2006).

일반적으로 사회적 상호작용 특히 가족은 노인들에게 상당히 중요하기 때문에 사회적 상호작용과 동학이 잘 이해될 때만 효과적인 관심이 제공될 수 있다. 이 장에서는 사교클럽, 가족형, 나중의 삶에(나이 들어 노인이 되었을 때) 가질 직업에 대한 연구에 대해 고찰한다. 그리고 나서 노인이 효과적인 사회적 망을 건설하는 데 도움을 줄 수 있는 전략에 대해 고찰한다.

사회적 관계를 건설하고 유지하기(Building and Sustaining Social Relationships)

사회적 인간관계는 노년의 삶에 절대적으로 필요하다. 충분한 사회적 지원은 우울감(Okun & Keith, 1998)과 외로움(Koropeckyj-Cox, 1998)을 극복하는 데 중요하며 도움, 연결감을 유지하고(Litwin, 1998), 개인적으로 컨트롤하는 데(Bisconti & Bergeman, 1999) 중요하다. 사회적 네트워크가 탄탄한 노인은 보다 건강한 삶을 살며(Bisconti & Bergeman, 1999) 인지능력도 떨어지지 않는다(Holtzman et al., 2004). 사회적 네트워크는 기능 감소비율과 관련이 있다(Taylor & Lynch, 2004; Unger, McAvay, Bruc, Berkman, & Seeman, 1999). 사회경제적 환경이 낮은 사람이 교육을 잘 받고 유복한 환경에 있는 사람보다 사회적 네트워크가 좁다는 증거가 있음에도 불구하고 사회적 관계는 그런 부정적인 효과를 개선시킬 수 있다(Ajrouch, Blandon, & Antonucci, 2005).

사회적 네트워크는 나이, 사회경제적 상태에 따라 변화한다(Ajrouch et al., 2005). 나이가 들어감에 따라 사회적 네트워크는 감소되고, 가족과 친구들과의 상호관계도 변화한다. 상호관계가 감소하므로 새로운 관계를 만들어내는 것도 중요하다(van Tilburg, 1998). 특히 노인들은 세대간 사회적 관계의 중요성에 대해 말한다(Hamilton et al., 1999). 어린 친구와 이웃을 갖는 것은 동료를 죽음으로 잃더라도 네트워크를 유지하는 데 도움이 된다. 사회적 예약의 Convoy 모델(Antonucci & Akiyama, 1987)이 네트워크를 구성하는 다양한 사람들의 역할은 노인들이 젊은이들보다 더 많은 돌봄을 제공할 수 있도록 변화됨을 보여준다. 반면에 노인들은 나이 들어감에 따라 균형이 변화된다.

Litwin(2001)은 네트워크를 다섯 가지 유형으로 나누어 설명하고 있는데, 폭넓음(diverse), 친구, 이웃, 가족 그리고 제한됨(restricted)이다(표 15-1). 폭넓은 네트워크는 친구, 가족, 이웃 사이에서 관계가 가장 넓고 높은 근로의욕과 관련이 있다. 가족 네트워크 또는 제한된 네트워크를 가지고 있는 사람은 가장 낮은 근로의욕을 갖는다. 이러한 소견들은 노인에게 다양한 관계의 중요성을 입증한다.

사회적 네트워크는 노인에게 힘이 되기 때문에 그리고 노인들이 다른 사람들을 도울 여유가 있는

표 15-1 가족 네트워크의 유형

Diverse: 사회적 네트워크는 다양한 가지각색의 관계를 가지고 있는 넓은 범위의 사람들을 포함한다.
Friends: 사회적 네트워크는 주로 혈연관계가 아닌 친구를 포함한다.
Neighbors: 사회적 네트워크는 주로 근접하여 사는 혈연관계가 아닌 사람을 포함한다.
Family: 사회적 네트워크는 주로 관계 있는 사람들을 포함한다(혈연관계, 인척).
Restricted: 사회적 네트워크는 친구, 이웃, 가족과의 관계없이 제한되어 있다.

Source: Litwin(2001).

기회 때문에 중요하다(Krause & Shaw, 2000). 그러한 기회들은 노인들에게 자부심을 갖게 한다. 이 상호관계 가족구성원 그리고 다른 사회적 접촉과 함께 사회적 직업의 중요한 요소이며(Greenberg, 1994; Siverstein, Conroy, Wang, Ciarrusso, & Bengtson, 2002). 동서양 어떤 문화에서도 볼 수 있는 일관된 소견이다(Becker, Beyene, Newson, & Mayen, 2003).

반대로 몇몇 사회적 상호작용은 부정적인 결과를 가질 수 있다(Ingersoll-Dayton, Morgan, & Antonucci, 1997; Rook, 1997). 그러나 강한 사회적 끈이 없는 노인 또는 네트워크가 많이 감소되는 노인들에게 외로움이 심각한 문제가 될 수 있는 것처럼 사회적 네트워크가 없는 것은 큰 문제가 될 수 있다(Fees, Martin, & Poon, 1999). 짝이 없는 남자는 사회적 네트워크를 형성하는 데 큰 어려움을 갖는 경향이 있다(Davidson, 2004). 이런 노인들에 있어서 신체적 건강은 정신적 건강과 마찬가지로 악화되기 쉽다.

사회적 관계를 형성하고 유지하는 것은 삶을 통하여 얻어질 수 있는 상당한 기술을 요한다. 그러나 노후의 삶은 독특한 도전을 제공한다. 노인들은 친구와 이웃의 죽음을 슬퍼하는 자신을 발견할 수 있으며 감정적인 도움뿐 아니라 기계적 도움을 잃게 될 수도 있다. 나중에 이 장에서 좀 더 자세히 언급되겠지만, 중재가 노인을 돕는 것은 작업치료의 의미 있거나 필수적인 공헌이 될 수 있다.

가족 직업(Family Occupations)

대부분의 노인에게 있어, 가족은 사회적 네트워크의 중심에 있다. 노인이 가족에게서 여러 중요한 목적을 찾는다는 것에 대해 의심의 여지가 없다(Bonder, 2006). 그들은 함께 시간을 즐기기 위해서 그리고 계속해서 가치 있게 느끼고 유용하게 느끼기 위해서 기회를 본다. 동시에 그들은 도움이 필요할 때 가족을 먼저 보는 경향이 있다. 노후에 가족과의 관계는 가족, 성, 문화적 가치 등 많은 다른 요소들과 함께 개인의 역사에 의해 영향을 받는다. 긍정적인 가족관계는 노인과 젊은 가족구성원들에게 신체적, 정신적 건강, 주관적인 안녕, 향상된 기능을 포함해서 많은 이득을 준다(Davey & Eggebeen, 1998).

한편으로, 가족 상호작용이 항상 긍정적인 것은 아니다. 어떤 상황에서는 가족이 상당한 스트레스와 부담이 될 수도 있다. Krause와 Rook는(2003) 유쾌하지 않은 가족 그리고 개인상호간의 상호작용은 긴 시간에 걸쳐 매우 안정된다는 것을 알아냈다. 그러나 모든 연구자들이 이에 동의하는 것은 아니다. 몇몇 연구자들은 나중에 가족동학이 변화할 것이라 믿는다(Akiyama, Antonucci, Takahashi, & Langfahl, 2003). 만약 그것이 사실이라면, 기능을 향상시키는 것이 목표인 건강관리 세팅에서 의미가 있을 것이다. Fingerman과 Brditt(2003)가 노인들이 젊은이들보다 긍정적으로 상호작용을 인식하기 쉽다는 것을 알아냈듯이 다른 소견들은 가족역학을 시험하기 위해서 다른 전략의 결과가 될 수 있다. 그러므로 성숙한 어린이들은 가족 상호관계에 만족하지 않는 것이 가능하다.

역할과 경험에 있어 성의 차이는 가족에게 있어서 중요한 이슈가 된다(Carstensen, 2001). 이런 차이는 노인으로부터 도움을 받는 가족 상호작용과 노인이 도움을 필요로 하는 상호작용 상황에서 볼 수 있다. 짧은 삶을 통하여, 여성은 더 많은 개인적인 무력감을 경험하는 경향이 있으며, 남성보다 더 많은 개인적 도움을 필요로 하는 경향이 있다(Brody, 2004). 그들은 배우자와 손자손녀들 그리고 다른 가족구성원들에게 유일한 간병인이며, 따로 간병인을 고용할 것 같지는 않다. 미국에서 역할의 탄력성이 증가했지만, 여성들은 일꾼으로, 부모로, 부모님을 위한 간병인으로써 일을 할 때 아직도 상당한 역할 긴장감과 갈등을 경험한다. 여성의 움직임과 노동인구에 있을 것이라는 증가된 가능성이 이런 일들을 복잡하게 해왔다. 여성의 역할이 계속해서 진화, 발전함에 따라 최근에 생긴 관계를 확인하는 과정을 계속하는 것은 중요할 것이다.

다른 사회적 이슈들이 가족 상호작용과 사회적 지지의 특징을 변화시킨다. 복합가족을 포함한 새로운 가족형의 성장이 가족동학의 복잡성을 증가시켜왔다(Ganong & Coleman, 2006). 이들 상호관계가 비교적 긴 기간일지 모르지만 노인의 결혼이나 재혼하는 것이 점점 흔한 일이 되었다. 초기연구는 성숙한 자녀들이 이들 새 가족구성원들을 돕는 데 긍정적이지 않다고 보고한다. 가족동학을 변화시키는 또 다른 경향은 노인들 사이에 동거가 늘어난다는 것이다(Brown, Lee, & Bulanda, 2006). 몇몇 노인들은 재혼을 하게 되면 그 이전 결혼 때의 연금문제 때문에 동거를 선택하기도 한다. 또 어떤 노인들은 재산관련 문제들 때문에 재혼보다 동거를 한다. 성숙한 자녀들과 다른 가족구성원들은 그 합의에 대해 불편해하거나 호의적이지 않을 수 있다.

문화적 배경과 인종적 배경도 가족동학과 기대에 영향을 미친다(Mahoney, Cloutterbuck Neary, & Zahn, 2005). 노화되어가는 측면(McIntosh & Danigellis, 1995), 도움을 받는 측면(Norgard & Rodgers, 1997), 간병인으로써의 측면에서 그룹 사이에 차이점들이 있다(Aranda & Knight, 1997; Fingerman, 1996). 예를 들면, 아시아, 인디언 가족에서는 딸이 연로한 부모를 돌본다. 만약 그 딸이 미국으로 간다면, 그런 기대는 감소될 것이다.

문화와 가족(Culture and Family)

가족이 기대하는 것은 나라마다, 문화마다 상당히 다르다. 예를 들면, 미국에서 노인들은 자녀와 떨어져 먼 곳에 사는 핵가족이 일반적이다. 반대로 고지대인 과테말라의 마야 마을에서는 여러 세대를 숙박시키기 위한 팽창된 집에서 함께 여러 세대가 산다. 이러한 시스템 하에서 노인은 건강이 허락하는 한 아이돌보는 일과 가사 일을 돕는 책임을 가지고 있다. 노인이 그러한 일들을 할 수 없을 정도로 쇠약해졌을 때는 그들의 성숙한 자녀와 손자손녀들이 그 노인들을 돌본다.

Draper(Draper & Keith, 1992)는 bostswana에 있는 2개의 종족인 Kung과 Herero를 대상으로 노인들의 환경을 연구했다. Kung족에서는 모두가 사회에 도구적 기여를 하도록 요구되었다(Draper, 1976). 그 종족의 가난과 낮은 출산율은 노인들이 젊은 사람들의 도움에 의지할 수 없다는 것을 의미했고, 그 노인들은 아이들을 돌본다든지 가족유지, 농사일 등을 포함해서 공동체를 유지하는 데 필요한 일들을 멈출 수가 없었다. Herero족은 Kung족보다 유복했으며, 노인들은 전형적으로 공식적인 역할을 맡았다. 더 많은 자원에 대한 이용도는 노인들이 다른 사람들로부터 더 많은 도움을 기대할 수 있다는 것을 의미한다.

많은 아시아 문화들이 노인을 공경한다는 믿음은 역사적으로 정확하다(Sung, 2000). 하지만 현재의 사회적 경향이 그러한 문화를 상당히 감소시켰다. Scandinavia에서는 사회복지제도가 있어서 가족구성원이 다른 가족구성원을 돌보아야 하는 범위를 상당히 줄여주었다(Lin, 2005).

이 장에 나와 있는 정보는 비록 미국의 가족에 초점을 맞추었지만, 다른 나라들에서의 가족의 가치는 다를 수 있다. 미국만큼 다양한 나라에서는 현저한 차이점들이 공동체마다 그리고 문화적으로 다양하게 정의된 그룹들 사이에서 보여질 수 있다.

가족 형(Family Constellations)

노인들에게 고려되어야 하는 관계는 결혼단위, 형제자매, 성숙한 자녀와 손자손녀들을 포함한 **핵가족(nuclear families)**, 사촌, 고모, 조카들을 의미하는 **확장된 가족(extended family)**, 그리고 이웃들, 친구들이다(Cantor, 2000; C.L. Fry, 2004). 몇몇 문화에서, 가족은 특별한 역할을 가지고 있는 명예직 멤버일 수 있다. 예를 들면, 대부이다. 이들 관계의 각각은 독특한 특징과 모든 사람들에게 도움을 줄 수 있는 잠재성을 가지고 있다. 각각의 이들 관계는 또한 유동적이다.

게다가 가족구조는 정적이지 않다. 새로운 사람이 결혼, 출생, 팽창된 친구 네트워크를 통해 가족에 들어간다. 몇몇 선입견들과 반대로 많은 노인들이 새로운 활동들을 수행하고 사회적 그룹을 팽창시킨다. 위에 언급한 대로 이것은 재혼과 동거를 포함할 수 있다. 다른 한편으로는 사람들은 죽고, 이혼하고, 시야에서 사라진다. 그러한 손실들은 노인들의 가족생활의 특징이고 개인들에게는 상당한 스트레스가 될 수 있다. 한편으로, 손실로 인한 슬픔이 관리가 될 때 **가족구성원(family of origin)**의 기억들은 중요한 안정의 자원이 될 수 있다.

나이가 들어가는 것은 오래 계속되는 가족 상호작용을 변화시키지 않는다(Connidis, 2001). 가까운 관계에 의해서 특징지어진 가족들은 지리적으로 멀리 떨어져 있을 때 조차도 그러한 상호작용을 계속해서 가지고 있을 것이다(Climo, 1992). 가족구성원들은 자주 부르거나 쓸 수 있으며, 자주 방문하고, 그들의 삶의 기억들을 통합하거나 멀리 떨어진 가족에 대해 언급할 수 있다. 갈등이 오래 계속되거나 개인상호간의 관계에 긴장이 있는 가족에서 이러한 어려움들이 지속되고, 가족관계를 특징지을 것이다(Clarke, Preston, Raksin, & Bengtson, 1999)(표 15-2, 가족구조에 대한 요약)

수많은 사회의 경향들이 노인이 가족의 지원에 의존할 수 있고, 의미심장한 상호직업을 시작할 수 있는데 영향을 미치는 방법으로 가족형들을 변화시키고 있는 중이다(Velkoff et al., 2006). 한 가지 중요한 요소는 과거 수십 년에 걸쳐 이혼율이 증가했다는 것이다. 배우자는 전형적으로 첫 번째 가족구성원이기 때문에 노인들 자신이 나중에 이혼할 수 있다는 사실이 상당히 심한 충격이 될 수 있다.

가족 상호작용에 영향을 미치는 또 다른 사회의 경향은 가족크기의 감소이다. 노인들의 세대는 3명 또는 그 이상의 아이들을 가졌으나, 베이비붐 세대는 하나 또는 둘의 아이들을 가졌다. 이것은 나중에 노인을 돌볼 수 있는 인원이 크게 줄어드는 원인을 초래할 것이다. 1장에서 언급한 바와 같이 이런 종류의 사회적 경향의 충격은 확인하기에 어렵다. 왜냐하면 많은 요소들이 상호작용하기 때문이다. 돌봄을 제공하는 성숙한 아이들의 감소된 이용도는 육체적 건강이 향상됨으로써 균형이 맞춰질 것이다.

개인과 가족의 증가된 지리학적 운동성은 가족 상호작용에 상당히 중요한 영향력을 가지고 있다. 나이가 든 성인들은 중등도의 날씨 지역으로 이민을 가거나 두 장소에 살기 위해서 선택할 수 있다(예, 흰 멧새'). 몇몇 노인들은 도구적 지원을 안전하게 하는 것이 필요할 때 원래 살던 곳으로 역이민 온다. 성숙한 어린이들도 교육적 그리고 일할 기회가 있을 때 이사간다. 그러므로 가족은 아주 먼 곳으로 내던져질 수 있다.

표 15-2 가족관계들

Nuclear: 부모와 그 아이들
Extended: 모든 친척들, 조부모, 형제자매, 조카 등을 포함
Fictive: 가까운 상호작용 그리고 오래 계속되는 우정을 통한, 선택에 의해 가족같은 상호작용을 떠맡는 개인들
Family of origin: 부모, 형제자매 다른 연세드신 친척들, 사망하거나 살아 있음

가족 직업들(Family Occupations)

미국에서는 노인이 가족과 함께 하는 일에 종사한다(Bonder, 2006). 이들은 대부분의 직업지역을 뒤섞는다. 또한 이들 직업의 패턴은 집중 발생된다. 이들 모든 직업에는 상호변화와 상호관계에 대한 잠재성이 내재되어 있다. 그래서 예를 들면, 일상생활활동에서 노인들은 그들의 손자손녀들이 스스로 돌보는 것을 배우도록 도울 수 있다. 이 나이든 어른은 머리를 감고 발톱을 깎고 하는 도움을 필요로 할 수 있다. 도구적일상생활활동의 지역에서 노인은 성숙한 아이들에게 이동 시 의지할 필요가 있을 수 있고, 가정 유지하는 데 의지할 수 있다. 같은 노인은 성숙한 아이에게 가족이 가장 좋아하는 요리를 만들라고 요구할 수 있다. 함께 쇼핑하는 것은 일상생활 유용한 활동으로 간주될 수 있으며 노인과 그의 가족구성원에게 하나의 여가활용으로 볼 수 있다.

교육분야에 있어서 조부모는 손주들의 숙제를 도와주는 것에 스트레스를 받을 수 있으며 성숙한 아이는 내과의사에 의해 제공된 건강관련자료들을 노인들이 이해하기 쉽게 해주는 데 스트레스를 받을 수 있다. 여기에 또한 여가의 기회가 존재할 수 있다. 많은 여행사들이 현재 교육적 요소가 가미된 가족여행상품을 제공한다. 조부모/손주들의 여행은 점점 인기가 있다.

즐거울 수 있는 활동에 종사하며 함께 시간을 보내는 것은 번번이 확인되는 가족의 일면이며 그것은 모든 세대의 가족구성원들에 의해 언급된다. 영화를 보러가는 것, 여행하는 것, 손주들과 함께 게임을 하는 것, 휴일음식을 함께 먹는 것 모두가 작업적 수행의 한 분야이다. 이러한 수행분야는 상호관계에 많은 기회를 제공한다.

사회적 참여는 이런 모든 직업의 한 양상이며, 모든 세대에게 있어서 가족일의 가장 두드러진 요소 중의 하나이다. 성인이 나이가 더 들어감에 따라 그들의 사회적 활동범위는, 배우가, 형제자매 그리고 친구들을 잃으면서 부득이하게 감소된다(Connidis, 2001). 그러므로 좀 더 어린 가족구성원과의 상호작용은 특히 중요하다. 그러나 자녀와 손자손녀들이 더 나이든 가족 구성원들의 경험과 지혜로부터 이익이 될지 모르는 것처럼 상호관계에 대한 기회가 여기 또한 있다. 성숙한 아이들은 그들의 부모와 함께 시간 보내는 것을 즐기고, 조부모와 손자손녀의 인연은 높이 평가받을 수 있다(Reitzes & Mutran, 2004a). 조부모인 것이 다른 문화에서는 다른 특징을 띤다(Weibel-Orlando, 2000; Willams, 1998). 미국 본토 가족에서 조부모의 역할은 의례상의 조부모 역할이고, 반면에 멕시칸 가정에서의 조부모 역할은 하나의 "제공하는 사람"으로서 분류를 한다(Williams, 1998).

많은 이런 직업들은 습관적 요소와 일상적 요소를 가지고 있다(Silverstein, 2006). 예측 불가능한 세계에서 모든 세대들을 위하여 감정적인 안정, 예측의 요소, 안전을 제공하는 중요한 가족전통이 있을 수 있다. 예를 들면, 휴일에 온 가족이 모이는 것은 모든 세대의 가족구성원들에 의해서 자주 마음에 새겨져 있다. 가족 사이에서의 불화조차도 전통의 한 요소를 수행할 수 있다 그래서 가족 마찰로 끝나며, 가족과 함께 보낸 휴일은 각 세대들에게 의미심장할 수 있다.

가족 직업은 시간에 걸쳐 역할 이동을 요한다. 조부모, 간병인 또는 과부가 된다는 것은 모두 특별한 의미를 전달한다. 이 역할의 일부는 실험과 관찰을 통해 배워야 한다. 이 학습의 관찰적 측면은 새로운 조부모가 그들 자신의 조부모와 상호작용했던 방식을 기억할 때 가족구성원들을 반영한다.

미국과 다른 나라에서 가족 상호작용의 특성은 강조를 필요로 한다(Legge & O' Loughlin, 2000; Ong & Phillips, 2003). 노인들은 그들의 성숙한 자녀, 손자손녀 그리고 가족에게 돈뿐만 아니라 서비스도 제공한다. 몇몇 세대들의 가족구성원들이 사회적 상호작용과 즐거울 수 있는 활동들을 함께 즐긴다는 것을 알아낸 것은 이상하지 않다(Bonder, 2006; Fingerman, 2000). 이민가족들은 특히 강한 가족 끈을 가질 수 있고, 세대간 지지의 모델을 가질 수 있다(Usita, 2001; Usita & Bleszner, 2002).

가족 직업들이 상호관계에 대한 기회를 제공하도록 쉽사리 보여질 수 있지만 그들이 언제나 대칭적이고 시간에 걸쳐 변화하는 것은 아니다(Cantor, 2000). 삶의 과정이론은 상호관계에 흥망성쇠가 있다는 것을 암시한다. Antonucci와 Akiyama(1987)는 이것을 호송모델로 설명한다. 젊거나 나이든 개인은 성숙한 어린이에게, 재정적인 도움을 줄 수 있다. 부모의 은퇴(Szinovacz & Davey, 2001)와 같은 사건 또는 파트너와 동거하기로 한 성숙한 자녀의 결정은 상호관계를 위한 기회에 영향을 미칠 수 있다(Eggebeen, 2005). 그러나 가장 나이가 많은 노인들이 젊은 가족 구성원들에게 몇몇 서비스를 제공할 수 없다는 것을 나타내는 것은 실수이다. 아주 약한 노인들조차 지혜, 안정, 재정적 지원을 그들의 자녀 또는 손자손녀들에게 전달할 것이다.

현대에는 새로운 가족 형태가 대두되었다. 결혼하지 않고 아이들을 기르는 것을 선택하기도 한다(R. W. Johnson, & Favreault, 2004). 또 어떤 이들은 아이를 절대로 갖지 않는다(Wu & Pollard, 1998). 부양할 가족이 없는 사람들은 이웃, 친구들 그리고 사회 서비스국을 기웃거려야 한다. 전체적으로, 그들은 사회적 네트워크내에 있는 교환을 포함, 지원을 찾아내야 한다. 가족은 또한 형제자매를 포함하고 노인은 형제자매들과 긍정적인 사회적 관계를 가질 것이며, 돌봄을 제공하기 위한 방문이 이루어질 것이다(Mathews & Heidorn, 1998).

몇몇 노인들은 가족으로부터 충분한 지원을 받지 못한다(Connidis, 2001). 성숙한 아이들은 감정적 또는 지리적 거리에 있을 것이다. 나이든 사람은 Florida에 살고, 반면에 형제자매와 다 자란 아이들은 Nebraska에 산다. 노인들은 손자손녀에 대한 책임이 있고, 자신의 나이든 형제자매에 대해 돌볼 책임이 있다. 나이 들어가는 가족에 대하여 많은 문헌들이 다소 양분된 사진을 제공했다. 한 손 위에는 확장된 가족과 함께 노인의 사진이 있고 그 중에 사회적 그리고 유효한 지원의 이용도에 대해 추정이 만들어져 있다. 한편으로는 외로이 떨어져 살아가는 상황에서 홀로 살아가는 노인의 이미지이다. 사실 이것들은 연속체에 대한 유일한 종료 점들이다. 개인, 문화, 사회적 상황과 관련된 많은 요소들과 다른 요소들이 나이 들어가는 경험에 영향을 미친다

배우자 관계와 과부생활 (Spousal Relationships and Widowhood)

노후에 가장 중요한 사회적 관계 중의 하나는 배우자와의 관계이다. 상당히 많은 노인들이 결혼한 상태이다. 배우자 관계는 우정, 감정적 지원, 도구적 지원을 제공하고(Szinovacz & Davey, 2004) 노후에 상당히 보답을 받을 수 있다. 결혼은 더 좋은 건강(Schone & Weinick, 1998), 덜 외롭고 덜 우울한 것과 관계가 있다(Bookwala & Jacobs, 2004; Pinquart, 2003). 물론 모든 결혼들이 똑같이 창조적이지는 않다. 문제들이 오래 계속되면 노후에도 그 문제들은 사라지지 않기 쉽다. 노후의 이혼이 잘 일어나지 않는 것은 아니다(Avison & Davies, 2005; Commings, 2005). 그리고 그것은 상당한 스트레스를 동반한다. 여성에게 이혼은 재정적으로나 감정적으로 큰 타격을 줄 수 있다. 게다가 몇몇 개별적인 변화들, 예를 들면, 은퇴, 그것은 상호관계에 있어서 새로운 패턴을 확립하는 도전을 이끌어낼 수 있다. 일하지 않는 배우자는 은퇴한 배우자가 집에 있는 것에 대해 스트레스를 받을 것이다.

그러나 의심의 여지없이 부부간의 관계에서 가장 큰 문제는 배우자의 죽음이다. 죽음 초기에는 고통으로 가득 차 있다(William, 2004). 남녀에게 있어서 부정과 도구적 지원의 손실은 초기에 최소한 망연자실하게 만들 수 있다. 여성에게 있어서 재정적 손실로 인하여 순응이 배가가 될 수 있는데, 그것은 여성들이 연금을 받기 쉽지 않을 것이기 때문이다(McGarry & Schoeni, 2005). 초기에 순응하는 동안 새로운 과부는 좋지 못한 건강을 갖게 되며 감정적으로 안녕을 치켜올린다(Bisconti Bergeman & Boker, 2004). 돌봄을 제공하는 자가 적응기간이 일정치 않아 1년 또는 그 이상 걸린다는 것을 깨닫는 것은 매우 중요하다.

몇몇 요소들이 적응과 오래 계속되는 안녕을 예기한다(P. S. Fry, 2001a, 2001b). 홀아비가 과부보다 더 힘들어한다. 그러나 남녀 모두에게 사회경제적 상태, 종교적 정신적 수단 그리고 사회적 수단들이 적응을 보장하는 데 중요하다. 높은 초기의 고통은 더 나쁜 적응과 관계가 있다(Boerner, Wortman, & Bonanno, 2005). 부부사이의 관계의 질이 초기의 슬픔 또는 긴 기간의 적응의 범위를 예측하지는 않는다.

재혼에 대한 선택이 독특한 도전을 전달한다(Davidson, 2001; Davidson, 2002). 대부분의 개발도상국에서 여성이 재혼하는 경우는 많지 않다. 게다가 여성은 결과적으로 혼자인 것에 적응하고 거기서 즐거움과 자유를 찾기 쉽다. 반대로 남성은 비교적 빨리 재혼하는데 이는 사회적 스트레스와 동반자를 갖고 싶어하는 바람 때문이다.

조무모(Grandparenting)

위에서 간단히 토론했듯이 조부모에게는 나이든 성인에게 독특한 가족역할이다. 노인의 94%가 조부모가 된다(Szinovacz,1998). 노인의 삶에서 그것은 아주 중요하며 안녕을 부채질하는 것이다(Reitzes & Mutran, 2004a). 조부모에게는 많은 여러 형태를 띠고(Kettmann, 2000) 의미심장한 여가와 즐길 수 있는 상호작용을 위한 기회를 제공한다. 조부모는 아이들을 데리고 소풍을 가거나 여행을 가거나 함께 놀이를 하거나 이야기를 즐길 수 있다(Bonder, 2006).

많은 가족에서 조부모 역할은 아이돌보는 활동을 포함한 직접적인 서비스를 포함한다. 이것은 눈오는 날 손자손녀들을 돌보는 여성의 경우로 상당히 드문 경우일 수 있다(Bonder, 2006). 또한 조부모는 자녀가 일을 나가 있는 동안 규칙적으로 아이들을 돌볼 수도 있다.

가장 집중적인 조부모 역할은 손자손녀를 키우는 경우에 발휘된다(Minkler & Fuller-Thomson, 2005). 미국에서는 2백만 이상의 조부모가 손자손녀들에게 제1의 간병인이 된다. 이 중 10%가 흑인조부모, 6%가 히스패닉계 조부모, 4%가 비히스패닉계 조부모이다(Fields, 2003). 이들 데이터는 조부모로서의 역할기대에서 문화적인 차이를 암시하며 실제로 그러한 차이들이 점점 확인되어오고 있다(Burnette, 1999). 소수민족 출신의 노인들은 관리인 성격의 조부모이기 쉽고 광범위한 사회적 네트워크가 또한 부족하기 쉽다. 다른 한편으로 소수민족 가족들은 가족지원이 가능한 경우 함께 살아가는 경우가 많다(Pruchno, 1999). 대리양육은 조부모에게 우울증을 증가시킬 수 있고 그들의 의미 있는 일을 할 수 있는 기회를 박탈할 수 있다(Szinovacz, De Viney, & Atkinson, 1999). 그러나 조부에게는 덜 현저하다. 이런 종류의 양육에 대한 스트레스와 보상은 문화적인 측면을 떠나 지속적이라는 증거가 있다(Pruchno & McKenney, 2002). 작업치료적 중재는 다소 시대에 뒤떨어질 수 있지만 관리인 성격의 조부모를 위한 기술을 형성하는 기전을 제공할 수 있다.

관리인으로서의 조부모 역할에 대한 훈련은 거의 없으며 그 배열은 성숙한 자녀의 죽음 또는 무능과 같은 심각한 가족문제의 결과이다. 관리인으로서의 양육은 비용과 이익이 수반된다(Hayslip & Kaminski, 2005). 비용은 경제적인 것, 동료로부터의 고립, 역할 과부담을 포함한다. 이런 문제들은 목적감, 손자손녀들과의 친밀 등을 포함하는 보상으로 해결된다.

양육의 의미는 성에 의해서 그리고 기대감에 의해서 변화한다(Somary & Stricker, 1998). 일반적으로 여성은 손자손녀들과 따뜻한 관계를 갖기를 기대하기 쉽다. 전체적으로 조부보다는 조모의 역할에 더 만족스러워한다. 다른 한편으로, 조부는 양육에 대하여 더 많은 조언을 할 수 있다고 느낀다. 조부와 조모 모두 전형적으로 역할을 즐긴다. 조부모에 의한 양육을 통한 효율은 다소 변화한다(King & Elder,1998). 손자손녀들과의 관계가 따뜻하고, 교회를 다니며, 성숙한 자녀와 강한 유대감을 가지고 있는 사람이 조부모로써 가장 효과적이라 할 수 있다. 기능부전과는 갈등을 겪지만, 전체적으로 조부모에 의한 양육은 안녕감과 관계가 있으며(Reitzes & Mutran, 2004a), 이들 관계는 또한 문제가 될 수 있다.

특별한 환경(Special Circumstances)

이슈가 되는 것은 게이노인들이다. 이들에게 가족 네트워크는 확장된 가족과 꾸며낸 친족을 포함한다(C. L. Johnson, 1999). 아이가 없는 사람에게 사실인 것과 마찬가지로(Koropeckyj-Cox, 1998) 외로움과 우울함이 증가된 위험성이 있다. 그러나 아이가 없다는 것이 슬픔과 외로움의 주된 원인은 아니다. 아마도 오랜 기간 파트너가 없다는 것이 주된 원인이고, 동성연애자는 동성연애자가 아닌 과부들처럼 파트너가 없거나 잃게 될 경우 큰 영향을 받는다.

또 하나의 특별한 관심사는 성숙한 자녀가 있는 가족에 있다(Decker & Hull, 2005; Evenhuis, Henderson, Beange, Lennox, & Chicoine, 2000). 노인들은 자신의 아이들에 대해 재정적, 도구적, 그리고 감정적인 지원을 제공할 책임감을 가지고 있다. 게다가 몇몇 사람들은 노화와 치매의 증상이 보이기 시작한다. 그러므로 노화되어가고 있는 부모들은 같은 이슈를 다루고 있는 성숙한 자녀들을 돕도록 해야 할 것이다(Even-huisetall, 2000)

돌봄이 필요할 때 (When Caregiving Becomes Necessary)

노인의 삶에 있어서 일상생활을 관리하는 데 지원과 치료를 받는 것은 필요하다. 대부분의 이런 돌봄은 가족에 의해서 제공된다(C. L. Fry, 2004). 이것은 세계를 통틀어서 사실이다. 사실, 미국에서는 그러한 돌봄이 1960억 달러 이상의 경제적 가치를 지닌다(Tennstedt, 1999). 대략 25%의 성숙한 자녀들이 노인에게 돌봄을 제공하고 있다. 이 중 20%는 노인과 함께 살고 있고 또 다른 66%는 20분 이내의 거리에 살고 있다. 가족이 미치지 못하는 곳(Shippy, Cantor, & Brennan, 2004)에 가정의 일가친척 또는 친구들 그리고 이웃들이 개입한다(Barker, 2002).

여러 요소들은 경험에 영향을 미친다. 이것들은 노인과 간병인 사이의 관계를 포함하는데(Barrett & Lynch, 1999), 아들(Campbell & Martn Matthews, 2003), 딸(Carpenter, 2001), 법적인 아이들(Peters Davis, Moss, & Pruchno, 1999) 모두가 다소 다른 특징을 가지고 있다. 가장 전형적인 패턴이 아내와 성숙한 딸이 돌봄을 제공하는 것이다. 그들이 대처하는 스타일이 남편이 제공하는 돌봄과 다르기 때문에 불행하게도, 아내들은 역할면에서 아주 큰 스트레스를 받게 될 것이다(Rose Rego, Strauss, & Smyth, 1998). 성숙한 딸들이 도와주는 역할이 어렵다는 것을 점점 알아낸다(Pavalko & Artis, 1997). 여자들은 바깥도움 없이 돌봄을 관리할 수 있어야 한다는 남자들보다 다소 더 큰 기대감을 가지고 있을 것이다(Pinquart & Sorensen, 2006).

비공식적인 돌봄은 작업치료 중재에 특히 중요하다. 왜냐하면 가족들이 배워야 하는 새로운 작업이 매우 흔하기 때문이다(Dooley & Hinojosa, 2004; Zarit, Stephens, Townsend, & Greene, 1998). 치료사에 의한 의미심장한 보조는 스트레스를 줄일 수 있다. 그 스트레스는 이 작업의 아주 흔한 특징이며, 노인과 가족 모두의 만족을 증가시킬 수 있다. 노인과 그들 가족은 살아갈 준비에 대한 어려운 결정에 직면할 수 있다(Bongaarts & Zimmer, 2002). 얼마만큼의 도움이 적당한지 그리고 어느 정도가 지나치게 많은 것인지에 대한 중요한 이슈가 될 수 있다(Cimarolli, Reinhardt, & Horowits, 2006). 노인의 기술과 관련해서 제한된 환경을 평가하는 데 작업치료사의 도움은 이러한 결정에 도움이 될 수 있다(Kaufman, Shim, & Russ, 2004). 돌봄을 제공하는 데 반대하는 결정을 내리는 것이 노인을 사랑하지 않는다는 것을 의미하는 것이 아니라는 재보증이 필요할 것이다. 돌봄에 대한 이러한 전략들은 가족 내의 갈등을 줄일 수 있고 결정을 증가시킬 수 있다(Lieberman & Fisher, 1999). 가족을 돕는 전략이 바로 여기에 나온다.

치료적 관계
(Therapeutic Relationships)

가족이라는 것은 독특한 세트의 작업적 경험과 개인 상호간 동학을 가지고 있는 존재물이다(Connidis, 2001). 가족을 돌보는 것은 작업치료사에게는 도전적이 될 수 있다. 가족과 함께 가장 효과적으로 일하기 위해서 치료사들은 몇 가지 이슈에 역점을 두어야 한다.

- 치료사와 가족구성원 사이에 어떤 종류의 치료적 관계가 개발될 수 있는가?
- 기능적 수행과 독립의 자극 측면에서 무엇이 가장 이익이 되는 관계인가?
- 가족구성원과 가장 효과적인 관계를 증진시키기 위해서 치료사에게 요구되는 치료테크닉은 무엇인가?

치료적 상호관계는 중재, 치료, 질병관리, 건강과 기능부전을 증진시키기 위한 두 사람 또는 그 이상의 상호작용이다. Hasselkus(1994)는 적합한 결과를 도출해내기 위하여 고객과의 치료적 관계를 확립하여야 하고 많은 질문들을 체크하는 것이 중요하다고 언급한다.

- 어떤 종류의 "연결"이 실제로 적합한 작업적 수행을 증진시키는가?
- 건강을 증진시키기 위하여 치료사와 고객 사이의 정밀한 연결고리는 무엇인가?
- 치료사와 가족구성원 사이에 이 "연결"이 형성될 때 이 치료적 관계의 특징이 그것과 다른가?

문제와 해결에 대한 믿음
(Beliefs About Problems and Solutions)

치료적 관계는 많은 형태를 띨 수 있다(표 15-3;여기 묘사된 모델들을 요약한 것). Karuza, Zevon, Rabinowitz 그리고 Brickman(1982)은 상호관계를 돕는 형태가 참여자들의 믿음에 달려 있다고 제안한다. 예를 들면, Karuza에 의하면 *의학적 모델(medical model)*에서 고객은 문제의 원인 또는 해결 둘 중의 하나에 책임을 지지 않는다. 다른 말로 하면, 고객은 "희생자"들로 보여지며, 의학전문가는 그들을 돕기 위해 거기에 존재한다. 이것은 *보상적 모델(compensatory model)*과는 다르며, 고객은 자신의 문제의 원인에 대한 책임은 있지만 해결에 대한 책임은 없다. 이 모델에서 환자는 변화에 대한 필수적 인자로 보여지며 어려움을 극복하기 위한 새로운 기술을 습득함으로써 문제 해결책을 찾도록 기대되어진다. 이 모델에서 전문가는 협력적인 자세를 취한다. 두 개의 다른 모델은 "*윤리적 모델(moral model)*(고객은 원인과 해

표 15-3 치료적 관계의 모델들

의학적 모델: 고객은 문제의 원인과 해결책에 책임이 없다.
보상적 모델: 고객은 원인에 책임이 없지만 해결책에 대한 책임은 있다.
윤리적 모델: 고객은 문제의 원인과 해결책에 대한 책임이 있다.
계발적 모델: 고객은 문제에 책임이 있지만 해결책에 대한 책임은 없다.

Source: Karuza et al.(1982).

결 모두에 책임이 있다)"과 *계발 모델(enlightenment model)*(고객은 문제에 책임이 있지만 해결책을 찾는 데 책임은 없다)이 있다. Karuza와 동료들은 전문가와 고객들의 가능성을 최대화하기 위해 각 모델이 그들에 의해 선택된다고 가정을 한다.

힘의 연속(A Power Continuum)

다른 전망으로, Arnstein(1971)은 힘과 조절의 연속에 의해 결정된 참여의 레벨로서 관계를 설명했다. 이 연속은 전문가에 의한 총 힘으로부터 고객의 총 힘까지의 범위에 걸친다. 치료사에게 있어서, 환자와의 관계에 대한 힘 균형을 반영하고 인지하는 것이 유용하다. 고객의 치료 참여가 제한을 받는다면, 이것은 권위주의적 치료접근을 나타낸다. 우리의 목표가 일상활동 동작에서 독립된 수행을 촉진하는 것이라면 그러한 관계가 정말 우리가 원하는 것인가?

힘에 대한 토론에서 Bloom과 Speedling(1981)은 힘이 있어야 독립된 행동이 가능하고 의사와 환자의 교환상황에서 환자가 본질적으로 독립된 것이라고 주장했다(p. 158). Marshall (1981)에 의하면 고객과 전문가 사이의 힘 균형은 노인환자와 전문가와의 관계에 있어 특히 중요하며, 치료사는 미치는 영향의 범위와 안정의 범위를 결정하기 위해 그들 자신의 관계를 찾아야 한다고 했다.

문화공유(Shared Cultures)

치료적 관계의 세 번째 개념은 문화를 공유하는 것이다. 간병인과 환자 모두에게 도움이 되는 질병에 대한 풍부한 자료들을 사회학과 인류학에서 얻을 수 있다. 또한 환자관리에 영향을 끼칠 문화적 요소에 관한 자료들이 많이 있다(Aranda & Knight, 1997; Connell & Gibson, 1997; Janevic & Connell, 2001; John, Hennessy, Dyeson & Garrett, 2001). 경험에 영향을 미칠지 모르는 문화적 요소들 사이에, 가족 상호작용에 대한 노인, 성역할 그리고 기대감에 관련된 가족의 적당한 역할에 대한 믿음이 있다.

설명적 모델에 관한 Kleinman(1978; 1988)의 개념이 건강과 건강관리에 관해 언급한다. 전문가와 환자는 사회적 환경이 다르기 때문에 질병에 대해 각기 다른 해석을 한다. 두 개의 설명 또는 전망은 개인들 사이에 크게 어긋나는 경우가 가끔 있다. 전문가들의 설명은 이론적이고 과학적인 배경에서 유래하는 경향이 있고, 비전문가들은 그들의 경험에 의해 설명하는 경향이 있다.

가족관리 모델 (Models of Family Care)

건강문제와 해결책에 책임을 지고 있는 사람들은 가족을 관리하는 상황에서 이용되는 관리모델에 대한 드라마틱한 효과를 가지고 있을 수 있다(Hasselkus, 1994). 이러한 믿음을 "이것은 내 책임이다"라는 책임감, "내가 좀 더 참아야 한다" 라는 생각, "중풍은 담배를 많이 피우고, 술을 많이 마시기 때문에 생긴다"라는 비난, "의사는 모든 것을 알지는 못한다"는 생각, 분노감을 포함한 특징을 담고 있다. 다른 건강관리 결정들은 개인적 경험, 성격 그리고 문화에 기초하기 때문에 환자

관리는 이러한 요소들을 반영할 것이다. 그러나 각 가족구성원이 상황에 대한 독특한 시각을 가지는 것처럼 고려사항들이 점점 복잡해진다.

치료사들은 종종, 가족간병인에게 치료기술을 가르쳐 집에서도 치료가 이루어지도록 한다(Hasselkus, 1994). 이런 간병인에 대한 치료사의 가르침은 치료사의 수락에 의해 이루어지는 것이며 가족들도 치료가 꼭 치료사에게만이 아니라 간병인에게도 책임이 일부 있다는 것을 인정한다. 그러나 그런 경험을 해본 치료사들은 알고 있듯이 그러한 방법이 원활히 효과를 보지는 않는다. 예를 들면, 가족 간병인은 자신감 없이 치료사에게만 매달리려고 할 수 있다 :

> *간병인* : 치료사의 방문이 다음 주면 끝날 것이다–나는 그 치료 서비스가 몹시 그리울 것이다. 왜냐하면 그 걷는 운동이 상당히 효과적으로 이루어졌으며 나는 모르지만 치료사는 알고 있는 그런 많은 습관들이 있기 때문이다(Hasselkus, 1988a, 1988b, 1989).

그대신, 간병인은 치료사로부터의 책임을 받아들일지 모른다. 그러나 결과는 전적으로 치료적이지는 않다. 치료사는 부득이 과도한 관리와 독립을 위한 케어 리시버를 세운다. 또한 과도하게 자기억제를 하거나 자기비난 실패의 두려움을 느끼는 간병인은 세운다. 또한 치료사는 간병인의 잠재적 건강문제, 녹초, 우울감에 대한 책임을 무시한다.

다음의 예에서, 치료사는 환자의 문제(낙상)와 해결책(낙상하지 않게 하는 것)에 대한 책임을 가족 간병인에게 전가시켰다.

> *간병인* : 치료사는 절대로 환자가 낙상되지 않도록 하라고 말했다. 그래서 환자가 일어나면 나도 따라 일어난다... 나는 절대로 나없이 환자 혼자 움직이게 하지 않는다. 한 번은 내가 밖에 빨래를 걸러 나갔을 때 뒤를 돌아다보니까 환자가 화장실로 가려고 하고 있었다. 그래서 이제는 나는 빨래도 널러 밖에 나가지 않는다(Hasselkus, 1988a, 1988b, 1989).

치료사에서 가족 간병인으로서의 책임감 전가에 있어서 가족 구성원은 확고하게 두 번째 개업의의 역할로 나타난다(Hasselkus, 1994). 치료사에 의해 해결책이라는 책임감을 양도하는 것과 가족 간병인에 의해 이 역할이 받아들여지는 것은 모두 복잡한 과정이다.

문화적 설명(Cultural Explanations)

질병이라는 것이 아픈 사람에 대한 문화적 경험이라면, 관리를 제공하는 사람에 대한 문화적 경험도 또한 질병이다. 전문가, 가족 모두 질병에 대한 설명적 모델을 가지고 있다. 그리고 이들 설명은 양립할 수 없다. 치료사가 기술을 양도하고 파트너로 가족을 치료에 동참시키고 싶다면, 그 질병과 치료에 대해서 상호일치하는 설명에 도달하기 위하여 시각은 공유되어야 한다.

문화적 공유가 없는 드라마틱한 예가 물리치료사와 간병인 사이에서 발생했다. 물리치료사는 더 이상 진전이 없기 때문에 중풍에서 회복되고 있던 남편과 그녀의 집방문을 종결시켰다. 아내 간병인은 다음과 같이 말했다. “그녀는 잘못된 것을 하려고 노력해왔음에 틀림없다.” 그녀는 왼쪽팔을 고치려고 노력 중이었으며 그것은 불가능했다. 내가 관심을 가졌던 것은 그로 하여금 더 쉽게 움직이도록 만드는 것이었다(Hasselkus, 1994). 후에 그 간병인은 성공적으로 걷는 것을 시행했다. 처음에는 테이블 주위를 그리고 나중에는 휠체어에서 화장실로의 이동을 성공시켰다. 간병인도 치료사도 그 상황에 대한 그들 자신의 시각을 서로 공유하지 않았다. 그 간병인은 치료사가 뭔가 불가능한 것을 하려고 시도하고 있다고 생각했고 치료사는 간병인이 환자로 하여금 좀 더 쉽게 움직이도록 시키는 사항을 모르고 있었다. 또한 치료사는 다른 가족이 없는 것을 체크하지 않았다. 두 개의 서로 매우 다른 설명 모델은 결코 교환되지 않았다.

연습을 위한 기술
(Techniques for Practice)

환자와 가족의 치료적 상호관계는 기능적으로 수행을 촉진시키는 가장 좋은 수단이다. 가족 간병인과 전문가 사이의 파트너십에서 치료적 상호관계에서 믿음이 있어야 한다는 것을 설명한다. 한 간병인이 간호사와의 그러한 상호관계에 대해 자세히 설명을 했다. 그녀는 자신의 시어머니를 돌보았던 경험을 자세히 설명했다.

> *간병인* : 그녀는(시어머니) 집에 돌아왔을 때 약을 먹어야 했다. 그러나 그녀는 약먹는 것을 잊어버리거나 너무 자주 먹거나 그렇게 불규칙적이었다. 그래서 간호사와 내 앞에서 그녀가 매일 복용해야 할 약 네 팩을 준비했다... (Hasselkus, 1988a, 1988b, 1989)

약을 먹도록 만든 시스템은 간병인과 환자 모두 작업을 수행하는 데 최소한의 강제를 부과했다. 왜냐하면 간병인은 매일 약을 먹도록 관리하는 것에서 자유로워졌고, 환자는 약 먹는 것에 대해 최대한 책임지도록 되었기 때문이다. 그러한 상호작용은 치료적 관계를 위한 바람직한 목표가 된다. 그러한 관계가 확립될 수 있는 구체적인 방법이 있는데, 그것에 관해서는 다음 섹션에서 자세히 언급하겠다.

인종학적 인터뷰
(Ethnographic Interviewing)

건강관리에 관하여 환자 및 그 가족과 인터뷰하는 동안 얻은 정보는 치료적 중재의 목적과 구체적으로 관련이 있다. 이것은 그 자체로 가족 관심사에 충분한 도전이 될 수 있다. 어떤 경우에는, 퇴원을 촉진시킬 기본적이고 기능적인 이슈를 다루는 데 치료사가 상당한 압박을 받을 수도 있다. 반면에 고객과 가족은 매우 다른 중요한 일을 가지고 있다. 인터뷰에 사용된 방법과 얻어진 정보는 환자와 가족의 질병에 대한 이해도를 통합시켜야 한다(Bonder, Martin, & Miracle, 2002).

정보를 모으기 위한 기술 그리고 질병경험에 대한 이해는 인종학적인 인터뷰이어야 한다(Bonder et al., 2002). 이것은 건강관리에 사용되기 위하여 어려움 없이 적응될 수 있는 인류학상의 기술이다. 가족 간병인과 함께 인종학적 인터뷰는 간병인의 시각을 이해하는 데 사용될 수 있고, 치료사가 가족 간병인의 설명적 모델을 이해하는 데 도움을 주기 위하여 질병경험에 대한 믿음들을 이해하는 데 사용될 수 있다. 표 15-4는 기술적 인종학 인터뷰 기술의 개약을 나타낸다.

인종학적 인터뷰는 글로벌하게 다지선택법에 의하지 않는 자유해답식의 질문으로 이루어진다. 예를 들면, "오늘 하루가 어떠신지 제게 말씀해 보실래요? 또는 하루 동안 당신 남편을 어떻게 돌볼지 우리 앉아서 이야기 해볼까요?" 이다. 가족구성원이 자신의 하루가 어떤지 설명하는 동안 치료사는 토론할 여지가 있는 화제를 찾아내고 환자관리 경험에 대하여 좀 더 세밀하게 찾아내도록 한다. 치료사는 또한 간병인이 설명하는 말에 그리고 그들이 사용하는 용어에 좀 더 특별한 관심을 기울인다. 가족 간병인과의 인터뷰에서 발췌한 다음의 내용들은 많은 기술들을 설명한다(Hasselkus, 1994).

> *인터뷰 심사위원* : 당신과 당신의 남편이 보통 하루를 어떻게 보내시는지 제게 말씀을 하면서 시작하시죠.
>
> *간병인* : 가끔 밤새도록 깨어 있어야 할 때가 있습니다. 내가 아무리 이불을 잘 덮어줘도 발로 차버립니다. 한쪽 다리는 상태가 아주 좋습니다. 그래서 그 다리로 이불을 걷어차버립니다. 그리고는 "엄마"라고 말합니다. 그러면 나는 이불을 다시 덮어주고 정리를 해줍니다. 저녁에 두 번이나 그런 적도 있습니다. 어젯밤에는 괜찮았습니다. 조용했습니다.

인터뷰 심사위원 : 그렇지만 어떤 때는 거의 밤을 꼬박 지새우신단 말이죠?

간병인 : 네, 어떤 때는 거의 밤을 지새워요. 그리고 월요일과 화요일에 그는 성인센터에 가요. 나는 그 사람들에게 이틀 동안만 봐달라고 부탁했어요. 그래야 저도 제 시간을 좀 가질 수 있으니까요... 수요일에는 간호사가 와서 목욕도 시켜줍니다. 그리고 다른 날에는 제가 옷도 갈아입고 양치질도 하고 머리도 빗고 아침도 먹죠. 그리고 나서 그를 깨워일으켜 세수시키죠.

인터뷰 심사위원 : 좋습니다. 그를 일으켜세워서 무엇을 하죠?

간병인 : 바지를 입히고 스타킹과 신발을 신끼죠. 그리고나서 침대기둥을 잡고 서 있게 합니다. 서 있는 동안 바지를 올리고 지퍼도 잠그는 활동 등등을 하죠.

1시간 동안의 인터뷰 내용에서 발췌한 내용을 보면, 매일 시행하는 기능적 수행에 대해 좀 더 자세히 알 수 있다. 기술 인종학적 방법을 사용할 때 치료사는 환자관리경험의 범위를 즉시 확인할 수 있다–저녁에 일어나기, 주간센터, 목욕 서비스를 제공하는 방문간호사, 환자 일으키기 등. 저녁 활동과 낮 활동에 관해 간병인이 말한 사항은 환자를 돌보는 데 매우 중요한 실마리가 될 수 있다. 인터뷰 심사위원도 또한 성공적으로 자세하고 예리하게 질문을 했다. 예를 들면, "환자를 일으켜 세운다고 말할 때 무엇을 합니까?"이다. 이 질문을 할 때, 그녀는 간병인 용어들을 통합하기 시작했다. 이것은 명백히 상식적인 것 같지만, 우리는 때때로 환자가 사용하는 말을 좀 더 공식적인 말로 번역을 하는 경우도 있다. 저녁에 "위로!"라고 말하는 것은 "방해받는" 또는 "깨어 있는"으로 바꿔 말할 수 있고, 그를 "위로!" 하는 것은 그를 "침대로부터 떨어지게"라는 말로 바꿔 해석할 수 있다. 경험을 묘사하는 데 사용되는 말들의 변화는 경험의 의미를 바꿀 수 있다. 간병인에 의해 사용되는 말들을 따르는 것이 가장 좋다. 이것은 간병인이 말하는 것이 좋다는 것을 간접적으로 재보증하는 것이다. 우리가 인터뷰를 통해 이해하고자 하는 것이 바로 간병인의 시각이기 때문에, 그러한 재보증은 목표를 달성하는 데 필수적이다.

더 많은 일반적 가이드라인을 원하면 표 15-4를 보면 된다. Spradley(1979)는 "*The Ethnographic Interview*"라는 책을 썼는데, 그 책은 인종학적 질문의 형태와 배경지식에 대해 세세하게 기술하고 있다.

질문의 단계(Levels of Questioning)

Payton, Ozer, 그리고 Nelson에 따르면(1990), 고객참여를 가장 가능하게 북돋우기 위해서 치료사는 자유해답식의 질문을 해서 그 사람으로 하여금 선택의 단계에서 기능하는 것을 가능하게 해야 한다고 한다. 그리고 나서 필요한 대로, 치료사는 환자를 위한 자유를 감소시킨다. 대답 또는 권유를 제공하는 질문과 환자에 대해 단순하게 말함으로써 질문이 없는 것이 필요하다. 질문할 때, 치료사는 환자에게 먼저 허락을 받아야 한다. 예를 들면, "제가 권유를 해도 될까요?"라고 말이다. 가능할 때면 언제든지 치료사는 좀 더 높은 수준의 질문으로 해야 한다. 특히 새로운 화제에 대해 시작하려 할 때 말이다(그림 15-1).

Payton과 동료들은(1990) 목표와 치료적 관심사를 정의하는 과정에, 기술에 대해 질문하는 것이 환자의 초대 참여를 유도할 것이라 믿는다. 치료테크닉에 대한 질문에서 치료사가 목표를 좀 더 낮게 잡을수록 고객보다는 치료사에 의해서 더 많은 목표가 생길 것이다. 이들 저자가 언급하듯이 "각 치료사들은 치료적 중재를 실시하기 전에 환자의 인내심을 키울 필요가 있다. 그리고 계획보다 더 큰 역할을 하는 것이 필요할 것이다(p. 20). 계획에 대한 환자의 참여도가 높으면 높을수록, 그 계획을 수행하는 환자의 에너지와 실행은 더

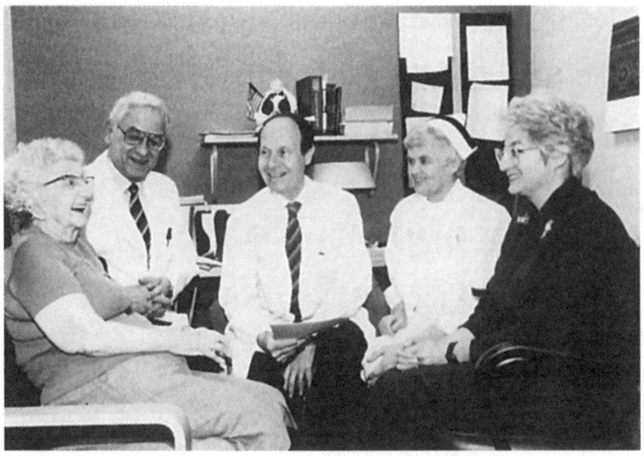

그림 15-1 환자와 간병인은 치료적 중재의 디자인에 끊임없이 포함되어야 한다. 그 환자의 딸은 건강관리팀의 전문가들과 만났다(Courtesy of the Menorah Park Nursing Home, Cleveland, Ohio, with permission).

확실하게 이루어진다.

불일치를 확인하고 조정하기 (Identifying and Negotiation Discrepancies)

질문의 레벨과 인종학상의 인터뷰 이전 파트는 환자와 간병인의 시각에 대한 이해를 얻는 데 사용되는 테크닉을 묘사한다. Kleinman의 모델에서(1988), 이것은 치료적 과정의 첫 번째 단계이며 다음과 같은 질문을 한다.

- 무엇이 잘못되었다고 생각하는가?
- 이것의 원인이 무엇이라 생각하는가?
- 이것이 당신의 일상생활에 어떤 영향을 미치는가?
- 당신의 가장 큰 두려움은 무엇인가?
- 무엇이 이루어져야 한다고 생각하는가?

치료적 과정에서 두 번째 단계는 치료사가 치료사의 설명적 모델을 간병인에게 설명하는 것이다. 치료사는 무엇이 잘못이라고 생각하는가? 치료사는 무엇이 원인이라고 생각하는가? 무엇이 이루어져야 된다고 생각하는가? 여기에는 생물의학적 설명들을 비전문가가 이해할 수 있는 용어로 번역하는 것도 포함된다. 그것이 민감하게 이루어진다면, 치료사의 전망에 대한 설명은 협력한다는 즐거움을 산출할 수 있다. 그러나 그것이 제대로 이루어지지 않으면 그 단계는 치료적 관계를 불안하게 하여 결국은 관리에 악영향을 줄 수 있는 심각한 문제들을 가질 수 있다(Kleinman, 1988, P. 240). 그것은 치료사의 전망과 간병인의 전망을 비교한 결과이며 치료사가 질문과 불일치를 확인하게 한다.

그러므로, 이 치료적 과정의 다음 단계는 환자와 간병인 사이의 협상 즉, 차이점과 갈등이 되는 면에 적극적으로 절충점을 찾아내는 것이다. 치료사는 시각차 또는 갈등을 해결해야 할 책임을 가지며 그 갈등에 대한 해결책 또한 제시해야 할 의무를 가진다. 치료사는 해결책과 절충안이 간병인의 시각에 더 가까워질 수 있다는 것을 인지하고 받아들여야 하거나, 치료사 자신의 시각에 더 가까워질 수 있다는 것을 받아들이고 인지해야 한다. Bonder와 그 동료들은(2002) 이 과정을 **상호문화적 수용시설(manual cultural accommo-**

표 15-4 인종학적 인터뷰 기술

1. 치료사는 배우는 사람이다; 인터뷰를 받는 사람이 전문가이다.
2. 인터뷰는 반 구조적이다. 매우 글로벌한 질문으로 시작하라. 그리고 나서 이야기하는 사람에 기초해서 지적하라.
3. 환자에 의해서 사용되는 말을 통합시키기 시작하라.
4. 그 사람이 말하는 것에 반복적으로 관심을 표하라.
5. 전문가 또는 권위자의 역할에 빠지지 않도록 주의하라. 적당히 모르는 척하라.
6. 팽창과 반복을 위한 기회를 만들라.
7. 인터뷰는 인터뷰를 받는 사람과 비대칭적이어야 한다.

Source: Hasselkus(1990).

dation)로 설명을 한다. 모든 단체가 협상 안으로 귀결되는 그 과정은 가장 중요한 믿음을 보존하고 과정을 촉진하는 결정을 돕는다.

치료사에게 있어서, 이 치료적 과정에는 하나의 최종적인 단계가 있다: 그동안 밝혀진 치료사의 자기 반영은 다음과 같다-설명모델, 간병인의 모델, 절충안, 결과로 일어나는 계획, 그리고 특별한 관심과 감정(Hasselkus, 1994). Kleinman(1988)이 언급하듯이, 그러한 자기 반영은 치료적 관계의 발전뿐만 아니라 치료사 자신의 개인적 발전에도 공헌을 한다.

현재의 건강관리 환경에서 역점을 두는 가족 이슈들

(Addressing Family Issues in the Current Health Care Environment)

건강관리에 있어서 모두가 너무 자주 현재의 경향을 따르는 경우가 있으며, 치료사는 아무도 반영하지 않는 시각을 받아들여야 하는 스트레스 상황하에 있다. 30개의 단체들이 전형적으로 빠른 종결치료를 요구하고 가족이 환자의 침해를 메우는 역할을 하는 경향이 있다. 다양한 이유 때문에 , 이것은 현실적이지 못한 가설이 될 수 있다. 가족은 먼 곳에 살 것이다(Zarit, Johansson, & Jarrott, 1998). 그들은 자신의 가족이 있고 일을 한다. 그들은 오래 계속되는 가족 긴장감을 가지고 있는데 그것은 서비스 제공을 방해한다.

그러한 문제들은 항상 쉽게 해결되는 것은 아니며, 개업의에게 윤리적인 딜레마에 빠지게 한다. 환자의 신체적 안전을 가족구성원이 하지 않으려 할 때 환자가 퇴원해서 집으로 갈 수 있는가? 교대 서비스에 대하여 보험회사와 가족과의 협상이 점점 더 보충되어야 한다. 받아들여질 수 있는 방법이면 무엇이든 되는 게 아니라 좀 더 창조적인 해결방법이 모색되야 한다. 예를 들면, 가족구성원은 환자가 일정기간 동안 환자자신의 집에 살도록 하는 데 동의할 수 있다. 또는 가족은 서비스에 대한 비용을 보험회사가 아닌 환자와 협상할 필요가 있다. 치료사는 가족이 보험사와 상호작용을 할 때, 불합리하고 비현실적인 조절을 바꾸려할 때 도움을 줄 수 있다.

다른 한편으로 환자관리가 이득이 있다는 것을 잊어버리는 것은 쉽다. 간병인은 역할이 의미심장하다는 것을 알아낼 것이다(McGraw & Walker, 2004; Noonan & Tennstedt, 1997). 특히 개인과 가까울 때, 이것은 특히 상호관계에 대한 기회가 계속 이용가능할 때(Wolff & Agree, 2004). 와 간병인과 관리를 받는 자 사이의 강하고 감정적인 끈이 존재할 때 특히 진실하다(McGraw & Walker, 2004).

사회적 네트워크에 대한 말은 여기서 중요하다. 이 장을 통해서 토론되어온 것같이 사회적 상호작용은 많은 개인들에게 의미심장하다. 몇몇 상황에서, 가족이 기꺼이 하지 않으려 할 때 또는 개인의 가족이 없을 때 그들은 도움을 제공한다. 노인들은 새로운 환경에 처할 때 또는 친구가 오랜 기간 동안 먼 곳에 떨어져 있거나 사망했을 때 사회적 상호작용이 매 생활의 일부인 직장을 떠나는 사회적 네트워크를 유지하고 형성하려고 고군분투할 것이다. 그래서, 치료사는 단순히 가족을 바라보며 저 멀리 가야 하며 고객과 함께 상호작용에 관한 필요사항들을 확인해야 한다. 사회적 기술 형성을 돕는 것, 새로운 사항을 만나는 것에 대한 문제해결 그리고 그 밖의 다른 노력들은 성공적으로 나이 들어가는 데에 필수적일 수 있다.

■ 요약(Summary)

노후에의 사회적 상호작용과 가족 삶에 대하여 배워야 할 것들이 많이 있다. 나이든 성인들의 상황은 복잡하며 그들의 가족과 사회와의 다발성 관계도 또한 복잡하다. 게다가, 사회적 상황과 개인적 상황이 변하듯이 오늘날의 노인 인구에 대해 이해되어진 것은 사실이 아닐 수도 있다(Velkoff et al., 2006). 가족과 사회적 네트워크 상황에서 노인에 대한 구조적 이해의 상대적 부족이 공식적인 관리제공자들과 정책입안자들에게는 골칫거리다. 정책이 존재한다는 것이 서비스에 상당히 나쁜 영향을 끼친다. 불완전한 정보는 잘못 겨냥된 규칙들과 조절에 기여할 수 있다(Moen & Forest, 1995). 현재 사회적 규범들, 시설들 경험들은 당대의 삶의 실제성이 이동하는 것과 페이스를 같이 했다(p. 826). 이용 가능한 정보에 바탕을 둔 정책과 팽창되고, 향상된 정보, 그리고 사회적 상황들이 변하는 것은 필수적이다.

건강관리전문가들이 나이든 성인과 일을 할때 가족이슈들은 무시될 수 없다. 치료결과는 가끔 고객이 아닌 가족의 관심사와 관련된 효과를 반영하는 경우가 있다. 그러므로 건강관리에 의해 행해진 중애와 사회적 서비스 전문가들은 전 가족을 위해 묘사된 오든 복잡한 요소들을 고려해야 한다(Cantor, 2000). 그들은 또한 관련된 가족구성원들과 함께 효과적인 일 관계를 확립해야 한다. 가족은 노인들에게 서비스를 제공하는 데 있어서 상당히 중요하다. 그리고 관리의 질을 향상시키는 동안 비용을 줄이기 위해 잠재적 자원을 대표한다. 동시에 전문가들은 노인들이 다른 가족구성원들을 위한 중요한 책임을 가질 수 있다는 것을 기억해야 한다. 가족은 노인들의 질병 또는 불능에 의해 생긴 틈을 어떻게 메울 것인지 결정해야 한다. 치료사들은 만약에 그들이 개인과 가족들에게 가치가 있다면 노인들에게 돌려줄 목표를 알려줄 필요가 있다. 마찬가지로, 강하고 확장된 사회적 네트워크는 지원의 중요한 자원이 될 수 있는데 특히 가족이 없을 때 그렇다.

환자의 가족과 함께 하는 치료적 관계는 치료사와 가족 모두를 위해서 만족스러운 경험이 될 수 있다. 치료사와 가족 간병인 사이의 치료적 관계는 치료사와 환자 사이의 관계와는 다르다. 가족 간병인은 자기 자신을 개업한 의사로 보는 경향이 있다. 파트너십을 증진시키는 치료적 관계와 문화적 전망은 치료사와 가족구성원 사이의 치료적 협조를 가장 잘 할 수 있다.

작업치료사와 물리치료사의 목적은 일상생활동작을 가장 적합하게 수행하도록 만드는 것이다. 나이든 사람이 지역사회에서 가족과 함께 일하는 데 있어서 중요한 목적은 그들이 할 수 있는 최대한으로 그들을 지원하는 것이다. 치료사와 가족사이의 관계는 두 개업의 사이의 관계와 같다. 우리의 교육적 프로그램은 학생들이 그들의 분야에게 이런 종류의 동맹을 경험하도록 기회를 제공한다. 그래서 그들은 인터뷰와 관리를 하는데 그 기술을 사용할 수 있고, 따라서 그러므로써 치료철학을 확립할 수 있다.

사례 연구(Case Study) *(계속)*

Jones 부인은 88세이며 남편은 10년 전에 죽었다. 그때 이후로 혼자서 콘도미니엄 2층에서 살아오고 있다. 그녀가 살고 있는 곳에서 20분 이내의 곳에 두 명의 딸이 살고 있다. 그들은 모두 결혼했으며, 각각 10대의 아이들이 있다. 또한 변호사인 아들이 한 명 있는데 아내와 아이들 모두 멀리 살고 있다.

두 달 전에 그녀는 넘어져서 대퇴골이 골절되었다. 뼈안에 철심을 넣는 수술을 받았으며 재활을 위해 한 간호시설로 옮겼다. 치료사들의 충분한 치료가 이루어졌기 때문에 이제는 퇴원을 고려해봐야 할 때이다.

그녀는 자기 집으로 돌아가고 싶어 한다; 아직 혼자서 목욕도 못하고, 계단도 오르내리지 못하고, 보행기를 짚고서도 다리가 불안정하기 때문에 딸들은 걱정이 많다. 또한 딸들이 모두 직장을 가지고 있고 어머니가 집에 가시게 되면, 아직 혼자서 제대로 못하시기 때문에 간병을 해야 한다는 것에 두려움을 느끼고 있다. 그녀의 아들이 자신의 어머니가 퇴원하셔서 시설의 도움을 받기 원하신다고 사회복지사에게 요청을 했다. 그 아들은 만약 자신의 요구조건을 들어주지 않는다면 법적인 조치를 취하겠다고 협박했다.

1. 가족이 이슈와 관계있다는 것이 명백한가?

Jones부인은 독립생활을 평가하는 것 같고 이전의 삶의 방식을 즐기는 것 같다. 딸들에게 동기부여하는 묘사로부터 분명하지 않다. 그들이 자신들의 어머니에 대해 걱정을 하는가? 또는 그들은 자신들이 어머니를 관리해야 하는 것에 대해 걱정하는가? 또는 그들의 동기부여가 다소 혼합되어 있는가? 이슈는 먼 곳에 사는 아들의 태도이다. 인접지역에 살지 않는 가족구성원들은 상황에 대하여 오해를 할 수 있거나, 그들이 돕지 못한다는 것에 대해 죄책감을 느낄 수 있다. 이러한 느낌들은 노인들에 대한 비현실적인 기대감을 통해서 또는 좀 더 가까운 사람들의 기대에 합당하고 공명정대한 것에 대해 표출될 수 있다.

2. 누구의 가치가 우선되어야 하는가?

치료사는 자신의 책임에 대해 분명해야 한다. 그것은 서비스를 받는 노인에게 가장 흔하다. 다른 한편으로는, 가족구성원이 그 계획에 편안하지 않으면 그들은 필요한 만큼 참여할 수가 없다. 그렇게 하는 것이 하나의 도전이 될 수 있지만 이상적인 상황에서 모두가 그 계획에 대하여 동의를 한다. 이것이 가능하지 않으면 치료사의 중요한 책임은 그의 고객이다.

3. 다음 단계에 대하여 의견일치를 보기 위해 가족과 어떻게 할 것인가?

모든 사람이 의견을 내기 위해서는 가족회의가 도움이 될 수 있다. 숙련된 조정장을 갖는 것은 참여자들로 하여금 정직하고 예의바르도록 만든다. 이 상황에서 아들로 하여금 딸과 함께 존재하고, Jones부인의 현재 상황에 대한 정밀한 묘사를 확실히 하는 것이 특히 중요할 수 있다. 이 상황에서 치료사를 위한 중요한 역할은 가능한 옵션과 서비스에 대하여 정보를 제출하는 것이다. 그래서 그 결과 Jones 부인과 가족은 그들이 좋은 선택을 하기 위해서 필요한 정보를 얻을 수 있다.

복습 문제(Review question)

1. 노인들에게 있어서 사회적 그리고 가족 상호작용을 통하여 어떤 종류의 작업적 그리고 감정적인 것들이 알려져야 하는가?
2. 상호관계에 대한 개념에 대해 토론하라. 노인의 사회적 상호작용에 있어서 무엇이 중요한 상호작용인가?
3. 혈연관계가 없는 노인들이 작업적 필요에 초점을 맞춘 가족을 만나는 길은 어떠한 것이 있는가?
4. 사회적 그리고 가족 직업에는 무엇이 중요한 수행분야인가?
5. 사회적 그리고 가족적 상호작용이 나중의 삶에 문제가 될 수 있는 분야에 대해 토론한다.
6. Karuza와 그의 동료들에 의하면, 치료적 관계의 형태는 믿는 것에 달려 있는가?
7. 의학적 모델이 무엇이며 나이 드신 고객과 함께 할 때 왜 자주 선택되는가?
8. 건강관리의 권위주의자 모델에 대해 설명하여 예를 들어라. 단점은 무엇인가? 그것은 작업치료의 목표와 상충되는가?
9. 문제점에 대한 책임의 개념과 치료사-가족 간병인 관계의 해결책을 관련지어 설명하라.
10. 인종학적 인터뷰에서 전문가가 가족 간병인의 용어를 사용하는 목적은?
11. 질병문제 리스트와 의학적 문제리스트 사이의 차이점은 무엇인가?
12. Payton과 동료들에 따르면, 어떤 종류의 질문이 고객 인터뷰에서 가장 자유로운 선택을 주는가?
13. 환자와 치료사가 전망을 교환하고 함께 한 후, 치료적 과정에 있어서 다음 단계는 무엇인가?
14. 가족 구성원과 함께 하는 치료적 관계 확립과 관련된 기술들을 어떻게 통합할 것인가?

웹 기반 자료(Web-Based Resources)

www.aoa.gov/eldfam/How_To_Find/Agencies/Agencies.asp or www.n4a.org/, **Area Agencieson Aging** can be found around the United States. These organizations usually have federal and state funding, and both provide services themselves and serve as a clearinghouse for information. Accessed April 5, 2008.

www.aarp.org, **AARP**. AARP has a wealth of information both for and about families.

www.aoa.gov/prof/aoaprog/caregiver/caregiver.asp or www.aoa.gov/eldfam/eldfam.asp, **U.S. Administration on Aging**. The U.S. Administration on Aging has good information for family caregivers. Accessed April 5, 2008.

http://ethnomed.org/about/ethnoint.html, **Collecting Ethnographic Data: The Ethnographic Interview**. This website contains information about ethnographic interviewing, with an emphasis on addressing cultural factors. Accessed April 5, 2008

참고문헌(References)

Ajrouch, K. J., Blandon, A. Y., & Antonucci, T. C. (2005). Social networks among men and women: The effects of age and socioeconomic status. *Journal of Gerontology: Social Sciences, 60B,* S311–S317.

Akiyama, H., Antonucci, T., Takahashi, K., & Langfahl, E.S. (2003). Negative interactions in close relationships across the life span. *The Journals of Gerontology Series B: Psychological Sciences and Social Sciences, 58,* P70–P79.

Antonucci, T. C., & Akiyama, H. (1987). Social networks in adult life and a preliminary examination of the convoy model. *Journal of Gerontology, 42,* 519–527.

Aranda, M. P., & Knight, B. G. (1997). The influence of ethnicity and culture on the caregiver stress and coping process: A sociocultural review and analysis. *The Gerontologist, 37,* 342–354.

Arnstein, S. R. (1971). Eight rungs on the ladder of citizen participation. In E. S. Cahn & B. A. Passett (Eds.), *Citizen participation: Effecting community change* (pp. 69–91). New York: Praeger.

Avison, W. R., & Davies, L. (2005). Family structure, gender, and health in the context of the life course. *Journals of Gerontology: Series B, 60*(Special Issue II), 113–116.

Barker, J. C. (2002). Neighbors, friends, and other nonkin caregivers of community-living dependent elders. *Journal of Gerontology: Social Sciences, 57B,* A158–S167.

Barrett, A. E., & Lynch, S. M. (1999). Caregiving networks of elderly persons: Variation by marital status. *The Gerontologist, 39,* 695–704.

Becker, G., Beyene, Y., Newson, E., & Mayen, N. (2003). Creating continuity through mutual assistance: Intergenerational reciprocity in four ethnic groups. *Journal of Gerontology: Social Sciences, 58B,* S151–S159.

Bengtson, V., Rosenthal, C., & Burton, L. (1996). Paradoxes of families and aging. In R. H. Binstock & L. K. George (Eds.), *Handbook of aging and the social sciences* (4th ed.) (pp. 253–282). San Diego: Academic Press.

Bisconti, T. L., & Bergeman, C. S. (1999). Perceived social control as a mediator of the relationship among social support, psychological well-being, and perceived health. *The Gerontologist, 39,* 94–103.

Bisconti, T. L., Bergeman, C. S., & Boker, S. M. (2004). Emotional well-being in recently bereaved widows: A dynamical systems approach. *Journal of Gerontology: Psychological Sciences, 59B,* P158–P167.

Bloom, S., & Speedling, E. J. (1981). Strategies of power and dependence in doctor–patient exchanges. In M. Haug (Ed.), *Elderly patients and their doctors* (pp. 157–170). New York: Springer.

Boerner, K., Wortman, C. B., & Bonanno, G. A. (2005). Resilient or at risk? A 4-year study of older adults who initially showed high or low distress following conjugal loss. *Journal of Gerontology: Psychological Sciences, 60B,* P67–P73.

Bonder, B. R. (2006). Family occupations in later life. *Journal of Occupational Science, 13,* 107–116.

Bonder, B. R., Martin, L., & Miracle, A. W. (2002). *Culture in clinical care.* Thorofare, NJ: Slack.

Bongaarts, J., & Zimmer, Z. (2002). Living arrangements of older adults in the developing world: An analysis of demographic and health survey household surveys. *Journal of Gerontology: Social Sciences, 57B,* S145–S157.

Bookwala, J., & Jacobs, J. (2004). Age, marital processes, and depressed affect. *The Gerontologist, 44,* 328–338.

Brody, E. (2004). *Women in the middle: Their parent care years.* New York: Springer.

Brown, S. L., Lee, G. R., & Bulanda, J. R. (2006). Cohabitation among older adults: A national portrait. *Journal of Gerontology, 61B,* S71–S79.

Burnette, D. (1999). Social relationships of Latino grandparent caregivers: A role theory perspective. *The Gerontologist, 39,* 49–58.

Campbell, L. D., & Martin-Matthews, A. (2003). The gendered nature of men's filial care. *Journal of Gerontology: Social Sciences, 58B,* S350–S358.

Cantor, M. H. (2000). *Social care of the elderly: The effects of ethnicity, class, and culture.* New York: Springer.

Carpenter, B. D. (2001). Attachment bonds between adult daughters and their older mothers: Associations with contemporary caregiving. *Journal of Gerontology: Psychological Sciences, 56B,* P257–P266.

Carr, D., House, J. S., Kessler, R. C., Nesse, R. M., Sonnega, J., & Wortman, C. (2000). Marital quality and psychological adjustment to widowhood among older adults: A longitudinal analysis. *Journal of Gerontology: Social Sciences, 55B,* S197–S207.

Carstensen, L. L. (2001). Adult personality development. In N. J. Smelzer & P. B. Baltes (Eds.), *International encyclopedia of the social and behavioral sciences* (pp. 11290–11295). Amsterdam: Elsevier Science.

Cimarolli, V. R., Reinhardt, J. P., & Horowitz, A. (2006). Perceived overprotection: Support gone bad? *Journal of Gerontology: Social Sciences, 61B,* S18–S23.

Clarke, E. J., Preston, M., Raksin, J., & Bengtson, V. L. (1999). Types of conflicts and tensions between older parents and adult children. *The Gerontologist, 39,* 261–270.

Climo, J. (1992). *Distant parents.* New Brunswick, NJ: Rutgers University Press.

Cole, T. R. (1992). *The journey of life: A cultural history of aging in America.* Cambridge, England: Cambridge University Press.

Connell, C. M., & Gibson, G. D. (1997). Racial, ethnic, and cultural differences in dementia caregiving: Review and analysis. *The Gerontologist, 37,* 355–364.

Connidis, I. A. (2001). *Family ties and aging.* Thousand Oaks, CA: Sage.

Cummings, S. M. (2005). Widows and divorcees in later life: On their own again. *Journal of Women & Aging, 17*(1–2), 191–193.

Davey, A., & Eggebeen, D. J. (1998). Patterns of intergenerational exchange and mental health. *Journal of Gerontology: Psychological Sciences, 53B,* P86–P95.

Davey, A., Femia, E. E., Zarit, S. H., Shea, D. G., Sundström, G., Berg, S., et al. (2005). Life on the edge: Patterns of formal and informal help to older adults in the United States and Sweden. *The Journals of Gerontology Series B: Psychological Sciences and Social Sciences, 60,* S281–S288.

Davidson, K. (2001). Late life widowhood, selfishness, and new partnership choices: A gendered perspective. *Ageing and Society, 21,* 279–317.

Davidson, K. (2002). Gender differences in new partnership choices and constraints for older widows and widowers. *Ageing International, 27*(4), 43–60.

Davidson, K. (2004). "Why can't a man be more like a woman?": Marital status and social networking of older men. *Journal of Men's Studies, 13*(1), 25–43.

Decker, B., & Hull, A. H. (2005). Older adults with developmental disabilities: Encouraging participation. *OT Practice, 10*(21), CE1–CE8.

Dooley, N. R., & Hinojosa, J. (2004). Improving quality of life for persons with Alzheimer's disease and their family caregivers: Brief occupational therapy intervention. *American Journal of Occupational Therapy, 58,* 561–569.

Draper, P. (1976). Social and economic constraints on !Kung childhood. In R. B. Lee & B. I. DeVore (Eds.), *Kalahari Hunter Gatherers.* Cambridge: Harvard University Press, 200–220.

Draper, P., & Keith, J. (1992). Cultural contexts of care: Family caregiving for elderly in America and Africa. *Journal of Aging Studies, 6,* 113–133.

Eggebeen, D. (2005). Cohabitation and exchanges of support. *Social Forces, 83,* 1097–1110.

Evenhuis, H., Henderson, C. M., Beange, H., Lennox, N., & Chicoine, B. (2001). Healthy ageing—Adults with intellectual disabilities: Physical health issues. *Journal of Applied Research in Intellectual Disabilities, 14,* 175–194.

Falk, U. A., & Falk, G. (2002). *Grandparents: A new look at the supporting generation.* Amherst, NY: Prometheus Books.

Fees, B. S., Martin, P., & Poon, L. W. (1999). A model of loneliness in older adults. *Journal of Gerontology: Psychological Sciences, 54B,* P231–P239.

Fields, J. (2003). Children's living arrangements and characteristics: March, 2002. In *Current population reports* (pp. 20–547). Washington, DC: U.S. Census Bureau.

Fingerman, K. L. (1996). Sources of tension in the aging mother and adult daughter relationship. *Psychology of Aging 11,* 591–606.

Fingerman, K. L. (2000). "We had a nice little chat": Age and generational differences in mothers' and daughters' descriptions of enjoyable visits. *Journal of Gerontology: Psychological Sciences, 55B,* P95–P106.

Fingerman, K. L., & Birditt, K. S. (2003). Do age differences in close and problematic family ties reflect the pool of available relatives? *Journal of Gerontology: Psychological Sciences, 58B,* P80–P87.

Fry, C. L. (2004). Kinship and supportive environments of aging. In H. Wahl, R. J. Scheidt, & P. G. Windley (Eds.), *Annual Review of Gerontology and Geriatrics: Focus on Aging in Context: Socio-physical Environments* (pp. 313–333). New York: Springer.

Fry, P. S. (2001a). Predictors of health-related quality of life perspectives, self-esteem, and life satisfactions of older adults following spousal loss: An 18-month follow-up study of widows and widowers. *The Gerontologist, 41,* 787–798.

Fry, P. S. (2001b). The unique contribution of key existential factors to the prediction of psychological well-being of older adults following spousal loss. *The Gerontologist, 41,* 69–81.

Fuller-Thomson, E., & Minkler, M. (2001). American grandparents providing extensive child care to their grandchildren: Prevalence and profile. *The Gerontologist, 41,* 201–209.

Ganong, L., & Coleman, M. (2006). Obligations to stepparents acquired in later life: Relationship quality and acuity of needs. *Journal of Gerontology: Social Sciences, 61B,* S80–S88.

Greenberg, S. (1994). Mutuality in families: A framework for continued growth in later life. *Journal of Geriatric Psychiatry, 27,* 79–95.

Hamilton, G., Brown, S., Alonzo, T., Glover, M., Mersereau, Y., & Willson, P. (1998). Building community for the long term: An intergenerational commitment. *The Gerontologist, 39,* 235–238.

Hasselkus, B. R. (1988a). Meaning in family caregiving: Perspectives on caregiver/professional relationship. *Gerontology, 28,* 686–691.

Hasselkus, B. R. (1988b). Rehabilitation: The family caregiver's view. *Topics in Geriatric Rehabilitation, 4*(4), 60–70.

Hasselkus, B. R. (1989) The meaning of daily activity in family caregiving for the elderly. *American Journal of Occupational Therapy, 43,* 649–656.

Hasselkus, B. R. (1990). Ethnographic interviewing: A tool for practice with family caregivers for the elderly. *Occupational Therapy Practice, 2,* 9–11.

Hasselkus, B. R. (1994). Professionals and informal care givers: The therapeutic alliance. In B. R. Bonder & M. B. Wagner (Eds.), *Functional performance in older adults* (pp. 339–351). Philadelphia: F.A. Davis.

Hayslip, B., Jr., & Kaminski, P. L. (2005). Grandparents raising their grandchildren: A review of the literature and suggestions for practice. *The Gerontologist, 45,* 262–269.

Holtzman, R. E., Rebok, G. W., Saczynski, J. S., Kouzis, A. C., Doyle, K. W., & Eaton, W. W. (2004). *Journal of Gerontology: Psychological Sciences, 59B,* P278–P284.

Ingersoll-Dayton, B., Morgan, D., & Antonucci, T. (1997). The effects of positive and negative social exchanges on aging adults. *Journal of Gerontology: Social Sciences, 52B,* S190–S199.

Janevic, M. R., & Connell, C. M. (2001). Racial, ethnic, and cultural differences in the dementia caregiving experience: Recent findings. *The Gerontologist, 41,* 334–347.

John, R., Hennessy, C. H., Dyeson, T. B., & Garrett, M. D. (2001). Toward the conceptualization and measurement of caregiver burden among Pueblo Indian family caregivers. *The Gerontologist, 41,* 210–219.

Johnson, C. L. (1999). Fictive kin among oldest old African Americans in the San Francisco Bay area. *Journal of Gerontology: Social Sciences, 54B,* S368–S375.

Johnson, R. W., & Favreault, M. M. (2004). Economic status in later life among women who raised children outside of marriage. *Journal of Gerontology: Social Sciences, 59B,* S315–S323.

Karuza, J., Zevon, M. A., Rabinowitz, V. C., & Brickman, P. (1982). Attribution of responsibility by helpers and recipients. In T. A. Wills (Ed.), *Basic processes in helping relationships* pp. 107–129. New York: Academic Press.

Kaufman, S. R., Shim, J. K., & Russ, A. J. (2004). Revisiting the biomedicalization of aging: Clinical trends and ethical challenges. *The Gerontologist, 44,* 731–738.

Kettermann, S. (2000). *The 12 rules of grandparenting: A new look at traditional roles and how to break them.* New York: Facts on File.

King, V., & Elder, G. H., Jr. (1998). Perceived self-efficacy and grandparenting. *Journal of Gerontology: Social Sciences, 53B,* S249–S257.

Kleinman, A. (1978). Culture, illness and cure: Clinical lessons from anthropologic and cross-cultural research. *Annals of Internal Medicine, 88,* 251–258.

Kleinman, A. (1988). *The illness narratives.* New York: Basic Books.

Koropeckyj-Cox, T. (1998). Loneliness and depression in middle and old age: Are the childless more vulnerable? *Journal of Gerontology: Social Sciences, 53B,* S303–S312.

Krause, N. (2003). Religious meaning and subjective well-being in late life. *Journal of Gerontology: Social Sciences, 58B,* S160–S170.

Krause, N. (2006). Social relationships in late life. In R. H. Binstock & L. K. George (Eds.), *Handbook of aging and the social sciences* (6th ed.) (pp. 181–200). Burlington, MA: Elsevier.

Krause, N., & Rook, K. S. (2003). Negative interaction in late life: Issues in the stability and generalizability of conflict across relationship. *Journal of Gerontology: Psychological Sciences, 58B,* P88–P99.

Krause, N., & Shaw, B. A. (2000). Giving social support to others, socioeconomic status, and changes in self-esteem in late life. *Journal of Gerontology: Social Sciences, 55B,* S323–S333.

Lawlor, M. C., & Mattingly, C. F. (1998). The complexities embedded in family-centered care. *American Journal of Occupational Therapy, 52,* 259–267.

Legge, V., & O'Loughlin, K. (2000). The balance of benefit: A review of intergenerational transfers in Australia. *The Gerontologist, 40,* 605–611.

Lieberman, M. A., & Fisher, L. (1999). The effects of family conflict resolution and decision making on the provision of help for an elder with Alzheimer's disease. *The Gerontologist, 39,* 159–166.

Lin, K. (2005). Cultural traditions and the Scandinavian social policy model. *Social Policy Administration, 39,* 723–730.

Litwin, H. (1998). The provision of informal support by elderly people residing in assisted living facilities. *The Gerontologist, 38,* 239–246.

Litwin, H. (2001). Social network type and morale in old age. *The Gerontologist, 41,* 516-524.

Lowenstein, A., & Katz, R. (2000). Rural Arab families coping with caregiving. *Marriage & Family Review, 50*(1–2), 179–197.

Mahoney, D. F., Cloutterbuck, J., Neary, S., & Zhan, L. (2005). African American, Chinese, and Latino family caregivers' impressions of the onset and diagnosis of dementia: Cross-cultural similarities and differences. *The Gerontologist, 45,* 783–792.

Marshall, V. W. (1981). Physician characteristics and relationships with their older patients. In M. Haug (Ed.), *Elderly patients and their doctors* (pp. 94–118). New York: Springer.

Matthews, S. H., & Heidorn, J. (1998). Meeting filial responsibilities in brothers-only sibling groups. *Journal of Gerontology: Social Sciences, 53B,* S278–S286.

McGarry, K., & Schoeni, R. F. (2005). Widow(er) poverty and out-of-pocket medical expenditures near the end of life. *Journal of Gerontology: Social Sciences, 60B,* S160–S168.

McGraw, L. A., & Walker, A. J. (2004). Negotiating care: Ties between aging mothers and their caregiving daughters. *Journal of Gerontology: Social Sciences, 59B,* S324–S332.

McIntosh, B. R., & Danigelis, N. L. (1995). Race, gender, and the relevance of productive activity for elders' affect. *Journal of Gerontology Social Sciences, 50B,* S229–239.

Miller, B., & Lawton, M. P. (1997). Introduction: Finding balance in caregiver research. *The Gerontologist, 37,* 216–217.

Minkler, M., & Fuller-Thomson, E. (2005). African American grandparents raising grandchildren: A national study using the census 2000 American Community Survey. *Journal of Gerontology: Social Sciences, 60B,* S82–S92.

Moen, P., & Forest, K. B. (1995). Family policies for an aging society: Moving to the twenty-first century. *The Gerontologist, 35,* 825–830.

Musil, C. M., Warner, C. B., Zauszniewski, J. A., Jeanblanc, A. B., & Kercher, K. (2006). Grandmothers, caregiving, and family functioning. *Journal of Gerontology: Social Sciences, 61B,* S89–S98.

Noonan, A. E., & Tennstedt, S. L. (1997). Meaning in caregiving and its contribution to caregiver well-being. *The Gerontologist, 37,* 785–794.

Norgard, T. M., & Rodgers, W. L. (1997). Patterns of in-home care among elderly black and white Americans. *Journal of Gerontology: Social Science, 52B,* S93–S101.

Okun, M. A., & Keith, V. M. (1998). Effects of positive and negative social exchanges with various sources on depressive symptoms in younger and older adults. *Journal of Gerontology: Psychological Sciences, 53B,* 4–20.

Ong, F. S., & Phillips, D. (2003). Elders' quality of life and intergenerational relations: A cross national-comparison. *Hallym International Journal of Aging, 5,* 131–158.

Pavalko, E. K., & Artis, J. E. (1997). *Journal of Gerontology: Social Sciences, 52B,* S170–S179.

Payton, O. D., Ozer, M., & Nelson, C. (1990). *Patient participation in program planning: A manual for therapists.* Philadelphia: F.A. Davis.

Peters-Davis, N. D., Moss, M. S., & Pruchno, R. A. (1999). Children-in-law in caregiving families. *The Gerontologist, 39,* 66–75.

Pinquart, M. (2003). Loneliness in married, widowed, divorced and never-married older adults. *Journal of Social and Personal Relationships, 20,* 31–53.

Pinquart, M., & Sorensen, S. (2006). Gender differences in caregiver stressors, social resources, and health: An updated meta-analysis. *Journal of Gerontology: Psychological Sciences, 61B,* P33–P45.

Pruchno, R. (1999). Raising grandchildren: The experiences of black and white grandmothers. *The Gerontologist, 39,* 209–221.

Pruchno, R. A., & McKenney, D. (2002). Psychological well-being of black and white grandmothers raising grandchildren: Examination of a two-factor model. *Journal of Gerontology: Psychological Sciences, 57B,* P444–P452.

Reitzes, D. C., & Mutran, E. J. (2004a). Grandparent identity, intergenerational family identity, and well-being. *Journal of Gerontology: Social Sciences, 59B,* S213–S219.

Reitzes, D. C., & Mutran, E. J. (2004b). Grandparenthood: Factors influencing frequency of grandparent–grandchildren contact and grandparent role satisfaction. *Journal of Gerontology: Social Sciences, 59B,* S9–S18.

Rook, K. S. (1997). Positive and negative social exchanges: Weighing their effects in later life. *Journal of Gerontology: Social Sciences, 52B,* S167–S169.

Rose-Rego, S., Strauss, M. E., & Smyth, K. (1998). Differences in the perceived well-being of wives and husbands caring for persons with Alzheimer's disease. *The Gerontologist, 38,* 224–230.

Schone, B. S., & Weinick, R. M. (1998). Health-related behaviors and the benefits of marriage for elderly persons. *The Gerontologist, 38,* 618–627.

Shippy, R. A., Cantor, M. H., & Brennan, M. (2004). Social networks of aging gay men. *Journal of Men's Studies, 13*(1), 107–120.

Silverstein, M. (2006). Intergenerational family transfers in social context. In R. H. Binstock & L. K. George (Eds.), *Handbook of aging and the social sciences* (6th ed.) (pp. 165–180). Burlington, MA: Elsevier.

Silverstein, M., Conroy, S. J., Wang, H., Giarrusso, R., & Bengtson, V. L. (2002). Reciprocity in parent–child relations over the adult life course. *Journal of Gerontology: Social Sciences, 57B,* S3–S13.

Somary, K., & Stricker, G. (1998). Becoming a grandparent: A longitudinal study of expectations and early experiences as a function of sex and lineage. *The Gerontologist, 38,* 53–61.

Sorenson, S., & Pinquart, M. (2000). Preparation for future care needs by West and East German older adults. *Journal of Gerontology: Social Sciences, 55B,* S357–S367.

Spradley, J. P. (1979). *The ethnographic interview.* New York: Holt, Rinehart and Winston.

Stoller, E. P. (1998). Informal exchanges with non-kin among retired Sunbelt migrants: A case study of a Finnish American retirement community. *Journal of Gerontology: Social Sciences, 53B,* S287–S298.

Sung, K. T. (2000). Respect for elders: Myths and realities in East Asia. *Journal of Aging and Identity, 5,* 197–205.

Szinovacz, M. E. (Ed.), (1998). *Handbook on grandparenthood.* Westport, CT: Greenwood Press.

Szinovacz, M. E., & Davey, A. (2001). Retirement effects on parent–adult child contacts. *The Gerontologist, 41,* 191–200.

Szinovacz, M. E., & Davey, A. (2004). Honeymoons and joint lunches: Effects of retirement and spouse's employment on depressive symptoms. *Journal of Gerontology: Psychological Sciences, 59B,* P233–P245.

Szinovacz, M. E., DeViney, S., & Atkinson, M. P. (1999). Effects of surrogate parenting on grandparents' well-being. *Journal of Gerontology: Social Sciences, 54B,* S376–S388.

Taylor, M. G., & Lynch, S. M. (2004). Trajectories of impairment, social support, and depressive symptoms in later life. *Journal of Gerontology: Social Sciences, 59B,* S238–S246.

Tennstedt, S. (1999). *Family caregiving in an aging society.* Presented at the U.S. Administration on Aging Symposium Longevity in the New American Century, Baltimore, MD. Retrieved April 17, 2006, from www.aoa.gov/prof/research/famcare.pdf.

Unger, J. B., McAvay, G., Bruce, M. L., Berkman, L., & Seeman, T. (1999). Variation in the impact of social network characteristics on physical functioning in elderly persons: MacArthur Studies of Successful Aging. *Journal of Gerontology: Social Sciences, 54B,* S245–S251.

Usita, P. M. (2001). Interdependency in immigrant mother–daughter relationships. *Journal of Aging Studies, 15,* 183–199.

Usita, P. M., & Bleszner, R. (2002). Communication challenges and intimacy strategies of immigrant mothers and adult daughters. *Journal of Family Issues, 23,* 266–286.

van Tilberg, T. (1998). Losing and gaining in old age: Changes in personal network size and social support in a four-year longitudinal study. *Journal of Gerontology: Social Sciences, 53B,* S313–S323.

Velkoff, V. A., He, W., Sengupta, M., & DeBarros, K. A. (2006). *65+ in the United States: 2005.* Washington, DC: U.S. Census Bureau.

Weibel-Orlando, J. (2000). Grandparenting styles: Native American perspectives. In E. P. Stoller & R. C. Gibson (Eds.), *Worlds of difference* (pp. 249–251). Thousand Oaks, CA: Pine Forge Press.

Williams, N. & Torrez, D.J. (1998). Grandparenthood among Hispanics. In M. Szinovacz (Ed.), *Handbook on grandparenthood* (pp. 87-96). Westport, CT: Greenwood.

Williams, K. (2004). The transition to widowhood and the social regulation of health: Consequences for health and health risk behavior. *Journal of Gerontology: Social Sciences, 59B,* S343–S349.

Wolff, J. L., & Agree, E. M. (2004). Depression among recipients of informal care: The effects of reciprocity, respect, and adequacy of support. *Journal of Gerontology: Social Sciences, 59B,* S173–S180.

Wu, Z., & Pollard, M. S. (1998). Social support among unmarried childless elderly persons. *Journal of Gerontology: Social Sciences, 53B,* S324–S335.

Zarit, S. H., Stephens, M. A. P., Townsend, A., & Greene, R. (1998). Stress reduction for family caregivers: Effects of adult day care use. *Journal of Gerontology: Social Sciences, 53B,* S267–S277.

Zarit, S. H., Johansson, L., & Jarrott, S. E. (1998). Family caregiving: Stresses, social programs, and clinical interventions. In I. H. Nordhus, G. VandenBos, S. Berg., & P. Fromholt (Eds.), *Clinical Geropsychiatry* (pp. 345–360). Washington, DC: American Psychological Association.

제 16 장

노년의 성

Sexuality in Late Adulthood

*중년 이후로는 성이 더 이상 문제될 것이 없다고 널리 믿고 있지만,
반대로 문제가 되며, 때로는 나이가 들어가는 것만큼 성은
중요할 수 있다. 왜냐하면, 성은 기능이 떨어지는
과정에서 최후의 기쁨을 주는 생물학적 과정이며,
대다수의 사람에게 그리고 젊은 남녀에서
쾌락과 관련된 성은 잠재적으로
영구적인 만족의 근원이 된다.*

Helen Singer Kaplan

"젊은 날의 사랑은 지상에서 비롯되지만, 노년의 사랑은 천국에서 시작한다."

Turkish proverb, cited in Hillerman(2000, p. 8)

목 적 (OBJECTIVES)

이 장을 읽고 난 후 독자는 다음을 할 수 있게 될 것이다:

1. 성과 노인에 대한 3가지 문화적 통념을 확인할 수 있다.
2. 노인들 사이에서 성에 영향을 주는 인구학적 요인을 판단할 수 있다.
3. 노인에 의해 보고된 성 활동과 성적 만족과의 본질적 상관관계를 확인할 수 있다.
4. 건강상태와 건강관리가 노인의 성 활동과 성적 만족도에 어떻게 영향을 주는지 이해할 수 있다.
5. 성생활에 부정적인 영향을 줄 수 있는 노인의 질병과 흔한 문제를 기술할 수 있다.
6. 성기능 측면에서 처방되는 보편적인 약물을 확인할 수 있다.
7. 성적 문제에 대한 환자의 걱정이 어떠한 반응을 보이는지 판단할 수 있다.

우리 문화에서 노년기 50세 이후의 성행위는 종종 존재하지 않거나 불만족, 또는 기능이상으로 인하여 제한된다고 여겨지고 있다(Shape, 2004). 노인들은 성행위가 없거나, 또는 그들이 성행위에 대해서 관심을 갖는다면 비정상적으로 보일 것이다. 노인들뿐만 아니라, 젊은 층 역시 노인이 성생활을 즐기는 것에 대해 부정적인 태도를 가지고 있다. 나이가 들어감에 따라 성생활은 끝난다는 생각이 노년기의 성행위에 대한 무시나 부정적인 태도 또는 농담거리와 같은 많은 고정관념을 초래한다. 그러나 우리는 지속적인 성행위에 대한 느낌이나 관심, 활동, 능력을 가지고 있다.

Bob Dylan이 "지금 그들은 변하고 있어"라고 노래하고 있는 것처럼, 성기능 이상으로 비아그라나 이와 비슷한 약물의 처방을 통해서 노인들의 성행위에 대한 관심이 급격히 늘고 있다. 게다가 베이비붐 세대는 1643~1965년 사이 77,702,865명의 미국인들이 60세가 되었다. 이들의 나이에서 삶에 중요한 부분으로써 개개인의 성을 꼽고 있다. "대다수의 중년에서 노년으로 가는 성인들이 성행위에 대한 관심이 긍정적으로 바뀌고 있다. 반면 오늘날 지나친 성문화를 강조하고 있다는 것에 동의하고 있으며, 오직 젊은 층을 위한 것이라는 의견에는 반대하고 있다. 그들에게 성행위는 즐거움이며 그들이 다시는 성행위를 할 수 없다면, 매우 불행하게 될 것이다"(AARP, 2005, P. 1).

성과 노인 인구
(Sex and the Elderly Population)

성행위에 대한 정의
(Defining Sexuality)

성행위는 성적인 인간으로서 그리고 성의 역할과 행동들, 생식에 대한 생각과 친밀감의 필요성, 성행위와 관련된 흥분감과 기쁨 등 우리가 생각하는 방식을 포함하고 있다(Mohan & Bhugra, 2005). 또한 성행위는 성적인 행동의 전체적인 범위뿐만 아니라 독신을 결정하기도 하며, 참여와 활동의 중요한 측면을 포함하고 있다.

우리는 성행위에 대해 생각할 때, 대부분 **성교(coitus)**, 구강성교, 항문성교, 자위행위와 같은 특이한 성행위를 생각한다. 흔히 키스, 손을 잡고, 사랑하는 사람의 눈을 들여다보는 것과 같은 친밀한 행위인 감정을 사소한 것으로 생각한다. 그림 16-1 속에 커플은 진심으로 서로에 대해 감정을 느끼고 있다. 실제로 많은 미국인들은 음경의 삽입 전에 하는 모든 성행위를 "전희(foreplay)"라고 하여 실제 성행위는 아닌 것으로 규정화 한다. 심지어 많은 사람들은 구강성교는 성행위를 하는 것으로 인정치 않는다. 애무와 귀여워하는 것과 같은 "전희(foreplay)"와 "주행위(main event)"인 성교는 차이가 있음에도 불구하고, 많은 사람들은 전희 그 자체가 음경 삽입 또는 성감고조를 가져다주지 않는다 하더라도, 즐거움과 가치를 찾고 있다. 이런 전희는 특히 성적 활동이 불편하거나 고통스럽거나 불가능한 육체적 상황을 가진 노인들에게서는 특별할 수 있다.

따라서 노년기에서 성행위에 대한 논의를 함에 있어 우리들은 존재하는 성행위에 대해 좀 더 정

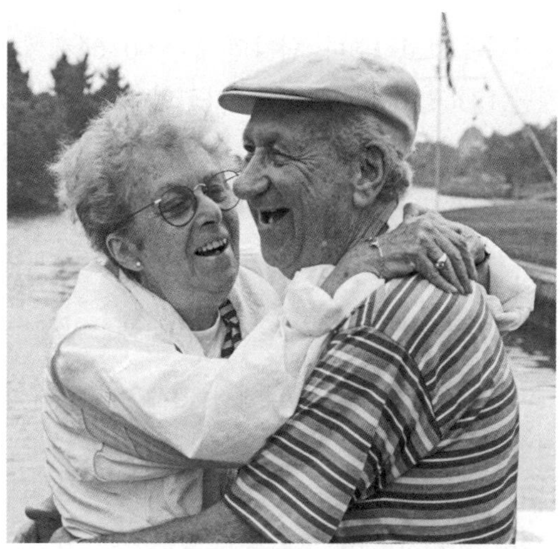

그림 16-1 오랜 시간 함께 한 부부는 친밀한 행위를 다양하게 찾아 즐길 수 있다(Photo from Jeffrey M. Levine, MD. Copyright, 2007).

확하게 인식하고, 적절한 전문적인 도움을 제공하기 위해 성생활에 대한 폭넓은 정의를 이해해야 한다.

인구통계학적 인자(Demographic Factors)

현재 살고 있는 미국인들은 그 이전 세대들보다 더 오래 살고 있으며, 이러한 경향은 지속될 것으로 보인다(Mohan & Bhugra, 2005). 80세 또는 그 이상 장수하는 사람들이 증가될 것으로 보이고 우리가 점점 나이가 들어감에 따라 노화에 대한 관점은 발전해 나아갈 것이다. Mick Jagger는 그가 50대에 로큰롤(rock and roll)을 하는 것을 상상할 수 없다고 하였으나, 이후에 AARP와 MTV 세대들을 위해 연주할 수 있음을 알게 되었다. 70세의 노인들이 어떻게 보고, 느끼고, 행동하는가를 우리가 40, 60대 때보다 20대 때 바라보면 많이 다를 수 있다.

불행하게도, 많은 노인들이 친밀한 관계를 발전시키고 유지할 수 있는 기회에 있어서 문제가 있다. 1994년 미국에서 성에 대한 조사(Laumann, Gagnon, Michael, & Michaels, 1994)를 하였는데, 시설기관에 있지 않은 남녀는 나이가 들어감에 따라 성적 파트너에 접근함에 있어서 문제점이 증가됨을 보고하였다. 남자의 경우 60~64세에서 지난 12개월 내에 성관계를 가졌던 파트너가 있었던 경우가 85%였으나, 80~84세의 노인에서는 45%로 감소하였다(U.S. Bureau of the Census, 1998a). 여자의 경우에는 좀 더 심각하였는데 성관계 파트너를 가진 사람은 거의 없었다(Gott, 2005).

미국 인구통계학적 사실에서 30세 이후부터 이러한 경우는 남자보다 여자에게서 더 많이 나타났다(U.S. Bureau of the Census, 1998b). 이러한 상황을 이해하는 데 도움을 주는 두 가지 이유가 있다. 첫째, 비록 여자보다 남자의 영아 출생률은 높지만, 영아 사망률이 남자가 더 높고 나이와 관련된 질병, 예를 들면, 심혈관계 질환 등이 더 잘 발생되기 때문이다. 둘째, 여자보다 남자들이 신체적 위험이 따르는 일, 전쟁참여, 채광 및 영리 목적의 어업과 같은 위험한 직업에 더 많이 관여하기 때문이다. 이러한 행동들은 사회에서 남자의 수를 더욱 감소시키게 된다. 이유가 무엇이든지 간에 여자의 생명 기대치가 남자보다 6년 이상 더 길다(U.S. Bureau of the Census, 1996). 미국에서 결혼 형태 또한 나이든 여자가 배우자를 찾기 어렵게 하는 요인이다. 흔히, 여자들은 그들이 결혼한 남자들보다 나이가 더 적다. 따라서 평균적으로 부인이 남편보다 수년 더 살게 될 가능성이 있다.

이러한 통계학 불균형 특히, 나이든 성인들에 있어서 나이든 이성간 성행위를 하는 여자들이 성적 파트너를 찾는 데 더욱 어려움을 준다. 75세 이상의 나이에서 여성의 인구가 남자보다 1.3배가 더 많다(U.S. Bureau of the Census, 1996). 75세 또는 그 이상의 나이에서 남자의 66.7%가 결혼해 있는 반면, 여자는 28.8% 밖에 되지 않는다(U.S. Bureau of the Census, 1998b). 이러한 상황은 많은 나이든 남자들이 결혼했기 때문에 미망인들이 성행위를 하는 데 있어 더욱 어려움이 있다는 것을 보여준다. 절반 정도의 아프라카계 미국인들은 대략적으로 다른 인종 간 그룹의 2/3에 비해서 정기적인 성적 파트너를 가진다고 나타났다.

노년에 대한 현재의 인식에 영향을 미치는 다른 인구 통계학적 요인이 있다. 베이비붐(아이를 많이 낳았던 시대에 태어난) 세대가 이러한 인구의 많은 부분을 차지하게 만들었고, 그것들은 상당한 사회의 안정성에 영향을 미쳤다. "성, 마약, 로큰롤"의 세대는 "old"라는 것을 재정립하였다. 성적 혁명이 있었던 1960~70년대에는 자유로운 사랑의 이상에 도취되어 있었고, 그들은 "경구 피임약"에 의한 첫 번째 세대였다. 현재 그들은 중년 이후에 성행위가 끝나야 한다는 것에 대해 인정하려 하지 않는다.

상대적으로 미국에서 성행위에 대한 자료가 중국(Guan, 2004)이나 영국(Gott, 2005)보다 적음에도 불구하고, 앞으로 시대에 따른 성행위에 관한 많은 문제에 주의해야 할 것이다.

생명 단계 영향(Life Stage Effects)

우리 사회에서 대부분의 사람들은 노년기가 분명한 삶의 단계라고 말한다(Sharpe, 2004). 부모의 수는 줄고, 아이들은 어른이 된다. 주어진 현재의 가동성으로 인해, 가족구성원들은 서로 상당한 거리를 두고 살고 있을 수 있다. 여러 분야에서 하루 종일 일하는 직업은 사라져가고 있다. 하루 종일 일하는 사람들은 그들의 일에 대한 책임을 회피하려 하고 그들의 일에 대한 만족이 떨어질 수 있다. 즐겁고 의미 있는 직업을 가지기 위해 많은 사람들이 취미, 자원봉사 또는 다른 사회활동 참여를 시작한다.

많은 나이든 사람들은 오랫동안 같이 생활했던 동거인 또는 동료가 사망했으므로 이제 혼자 남겨졌다고 생각한다. 이것은 성행위에 대한 기회가 감소되어질 수 있음을 의미한다. 그럼에도 불구하고 "후반부 삶은 다른 저 편에 있는 삶에 걸친 성적인 무대"이다(Sharpe, 2004, p. 199). 이러한 상황으로 인해 성행위의 개혁에 관심이 있는 사람은 상투적인 틀에 짜인 기존의 문화적 사고에 의해 그들 스스로가 사회에서 어려움을 겪을 수 있다.

몇몇 당대의 퇴직 사회단체(퇴직한 사람에 의해 구성된 몇몇 단체)들은 노인 및 성생활에 대한 변화하는 문화에 통찰력을 제공하고 있다. 플로리다에서 캘리포니아까지, 연세가 70대 이상인 사람으로 구성된 단체들은 때때로 다음과 같은 노년기의 인구 통계학을 제시해준다. 증가하는 노인 수, 남녀 성비의 불균형, 10년 또는 20년 전에 비해 더 좋아진 건강과 정력, 독신자 클럽, 춤추는 집단, 친목 집단, 신문 등은 신문기고란에 조언을 주며, 이러한 단체들은 사회적 관심에 표본이 되고, 다른 거주자들에게 필요한 존재이며, 다른 사람과의 만남과 관계 발전에 많은 기회를 제공한다.

이런 상황은 퇴직 공동체와는 달리 개인 병원에서 현저하게 대비가 된다. 개인 병원에서 성은 의료진에 의해 치료적 관심에서 제외된 상태로 치료받으며, 성 활동성은 현저히 감소될 수 있다(Sharpe, 2004). 비록 의료진이 성적표현에 대한 사람들의 권리를 인식한다 하더라도, 개인 병원에서 의료진은 전례가 있는 사실적 이해관계만을 인정하려 한다. 이러한 내용에는 다음의 상황들이 포함되는데, 환자의 가족들이 받아들일 수 있는 소송에 관한 이해관계뿐만 아니라, 환자들이 그들 자신을 육체적으로 다치게 할 수도 있다는 것이다. 치매가 인자가 될 때, 서로 어떤 의무를 지니고 있는 자발적 승낙의 이해관계를 또한 가지게 된다(Ward, Vass, Aggarwal, Garfield, & Cybyk, 2005). 사적인 문제는 개인병원에 있는 동안 성적 관계를 유지하고자 하는 사람들을 위한 중요한 관심사이다. 그리고 인지적인 몰락과 개인에 대한 중요한 윤리적인 딜레마가 있어, 이러한 내용을 이해하지 못할 수도 있다. 개인병원은 동의하지 않는 사람을 보호하기 위한 의무를 가지고 있지만 항상 개인의 소원대로 결정하기란 쉽지 않다.

약해진 건강이 노년에서 성적 만족감을 느끼는 데 있어 큰 장애가 될 수 있다. 건강이 유지되지 못하면, 심한 감정적 희생을 가져오는 독립성의 상실을 초래하게 된다. 또한 더 이상 운전할 수 없고, 밤에 나가는 것이 두려우며, 고정된 예산에서 살아야 하고, 사회적으로 고립될 수 있다. 게다가 일반적으로 감소된 건강이 성적 생리에 영향을 줄 수 있다. 연구조사는 노년에서 성적인 활동의 감소가 그들의 전반적인 건강에 사실상 감소된 측정을 보여주고 있다.

사실 나이든 남녀에서 그들의 성적 만족감을 향

상시키기 위해 가장 중요한 요인은 자신과 배우자의 건강이라는 보고가 있다. 게다가 그들의 성 관계에 부정적인 영향을 가져올 수 있는 건강상의 문제가 있는 사람들의 경우, 꼭 전문가의 치료가 필요한 것은 아니다. 노년의 성생활을 현저하게 향상시키는 새로운 약이 있을 것이라 흔히들 믿는다. 실제적으로 약물, 호르몬, 또는 성 만족을 증강시키는 치료의 도움을 받았던 사람은 남자의 경우 10%, 여자의 경우 7%로 적었다. 그러나 이러한 치료를 받았을 때 남자의 62%, 여자의 59%에서 그들의 배우자와의 관계가 향상되었을 뿐만 아니라, 성생활의 만족감이 증강되었다고 한다.

노년기에서 남성 동성애자 및 여성 동성애자(Gays and Lesbians in Older Adulthood)

서구사회에서 나이가 들어간다는 것은 모든 사람들에 있어 스트레스이고 어려운 문제일 수 있다. 그러나 노년기에 대한 반응이 동성애자와 이성애자간에 차이가 있다는 과학적인 자료는 없다. 실제로 나이든 동성애자에 대한 자료가 빈약하다. 최근 AARP 성적연구결과에 따르면, 오직 4%의 남자와 1%의 여성만이 같은 성적 파트너를 가지고 있다고 보고하고 있다(AARP, 2005). 그렇지만 연구조사는 이전의 같은 성관계를 했던 사람들을 포함하지 않았다. 더군다나 지난 30년간의 사회적 변화에 비추어보면, 남성 및 여성 동성애자는 현저하게 차이가 있다라고 생각하는 일반적 노인들의 생각에 현재의 노인 동성애자들이 그들이 경험하고 있는 상황을 동일시할 필요는 전혀 없다는 점이다.

현재 세대인 나이든 남성 및 여성 동성애자에 대해 알려진 내용이 이 장에 요약되어 있다. 추가적인 정보가 필요한 사람은 노인 레즈비언과 게이를 다룬 Rosenfeld' s(2003) 출간물이 좋은 출발점이 될 것이다. Metlife(2006)에 의한 최근 연구에서는 노인 게이와 레즈비언 개인의 바람과 관점 속에서의 통찰을 제공하고 있다. 이러한 많은 개개인들은 삶이 지나면서 파트너와 다른 노인들과 달리 가까운 관계를 갖지만, 그들은 그들의 파트너보다 오래 살 것에 대한 걱정을 하고 있다. 그들은 또한 의료 종사자들이 그들의 건강과 성적관심을 존중하지 않고 차별할 것이라고 걱정한다. 32%의 게이 남자와 26%의 레즈비언이 이러한 감정은 나이가 들어감에 따라 가장 걱정하는 두려움이라고 지적했다. 게다가 19%가 나이가 듦에 따라서 의료직원들이 그들을 자존감 있게 대우하거나 레즈비언, 동성애자, 양성애자, 트렌스젠더로 존중하지 않을 것이라고 지적했다.

동시에 불행한 나이든 동성애자라는 틀에 박힌 문구와 최근의 문헌보고 사이에 분명한 차이가 있다는 것이다. 그 예로, 나이든 동성애자는 성적 기능의 능력뿐만 아니라 성에 대한 흥미를 유지하고 있다고 주장하고(Pope & Schulz, 1991), 동성애자와 레즈비언 각자가 나이가 들어감에 따라서 성적인 부분을 유지하는 데 애쓰고 있다(MetLife, 2006). 이성의 옷을 즐겨입는 그림 16-2를 포함해 젊은이들이 하는 것처럼 다양한 방식으로 그들이 개인적인 성적 선택을 기억하는 것은 중요하다. 노인들과 함께 일함에 있어서 어떠한 치료적 상황 속에 있는 사실 그대로 수용의 태도는 필수적이다.

Adelman(1991)은 동성애자의 후반기 삶에 대한 적응과 초기의 동성애 발생 사건의 경과 사이에 뚜렷한 상관관계가 있음을 발견했다. 구체적으로, 후반기의 삶에 대한 적응은 동성애자로 살아가는 것에 대한 만족감 사이에 뚜렷한 상관관계가 존재하였다. 즉, 생활에 대한 높은 만족, 낮은 자아비판, 낮은 정신적 불만감 등이 동성애자로 남는 것에 대해 대단한 만족을 가지게 하는 요소임이 밝혀졌다. 이와는 반대로 동성애자로 남는 것에 만족하지 못하는 경우는 만족스럽지 못한 생애

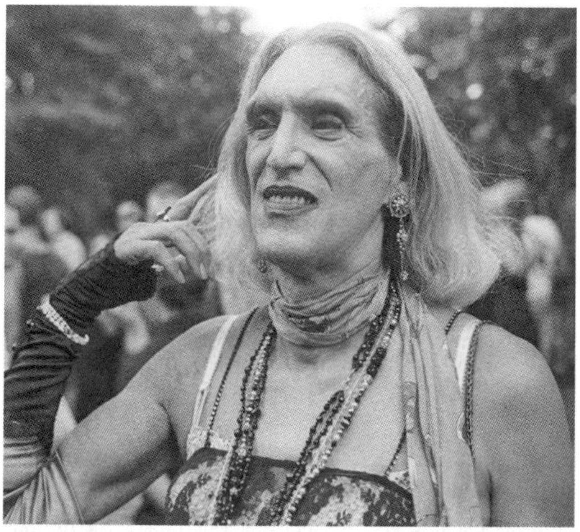

그림 16-2 노인은 젊은이들이 갖는 성적 취향과 행위하는 측면에서 다를 바 없다(Photo from Jeffrey M. Levine, MD. Copyright, 2007).

및 친구관계 또는 그들의 성 배우자에 대한 친근감에 대한 불만족이 원인이었다. 동성애자라는 오명은 흔히 매우 만족스러워 하는 동성애자보다는 불만족스러워 하는 동성애자에게서 흔히 언급되어지고 있다.

노인에서 성적 태도 및 행동(Sexual Attitudes and Behaviors of Older Adults)

베이비붐 세대는 성은 어린 층을 제외한 모든 연령을 위한 것이라고 강하게 느끼고 있다. 그리고 대다수의 40대와 50대 남자와 여자들은 성행위는 싱글이나, 이혼한 자, 미망인들이 즐겨서는 안 될 이유가 없다고 생각한다(National Council on Aging, 1998). 그럼에도 불구하고, 미국 노인들은 우리 사회에서 너무나 많이 성행위가 강조된다고 믿고 있고, 대다수가 성에 대하여 긍정적으로 생각한다고 보여준다(표 16-1). 대부분의 성인들은 그들의 나이에 관계 없이 성에 대해 관심이 있고, 성적 만족을 찾으며, 성행위가 그들의 삶에 있어서 중요한 일부분임을 인정한다.

우리가 나이가 들어감에 따라 몸이 바뀌고 몸이 천천히 또는 다르게 반응할지라도, 인생의 측면에서 성행위는 노인들에게 여전히 중요하고 즐길 만한 것이다. 수년에 걸친 성 경험이 감소된 신체적 반응보다 더 크게 보상해 줄 것이다. 신체적 변화들은 나이가 들면서 발생하며 성관계에 활력을 주는 기회를 제공할 수 있다. 많은 노인들은 여유를 가지고, 오로지 성교의 측면에서만이 아니라 친밀감에 집중하기 위해서 기회를 포착한다. 그들은 그들의 감정을 표현하기 위해서 더 많은 시간을 껴안고 어루만지는 데 보낸다. 한 보고에 의하면 60~91세의 성인 중 3/4이 성교와 같은 성적 행위를 할 수 있는 능력이 있으며, 이런 사람들은 수년에 걸쳐 삶의 가치를 느끼고 있다고 한다(AARP, 2005).

우리가 나이 들어감에 따라 덜 매력적이고 성적 표현이 감소한다고 하는 문화적 통념은 나이든 사람들이 성행위에 관심이 덜하다는 미신과 함께 사라져야 할 것이다(Hilt & Lipschultz, 2005). AARP와 *Modern Maturity* 잡지는 1999년에 그들의 배우자와 낭만을 즐기거나 육체적 매력을 찾는 것이 나이가 들어간다 하더라도 감소되지 않음을 보고하였다. 연구에 의하면 45세에서 59세까지 남자의 59%는 그들의 파트너에게 "육체적으로 매력적(physically attractive)"이라는 가장 높은 평가를 주었다. 75세 이상 여성에서는 57%가 그러한 평가를 주었다. 같은 나이의 분류에서 더 젊은 남성의 37%가 그들의 파트너를 낭만적이라고 말하고 더 나이든 남성의 42%가 그렇게 말했다. 여성에 있어서 낭만적인 파트너라는 비율은 29%에서 53%로 증가한다(AARP, 1999).

생식의 건강 종사자 협회의 후원으로 연구조사(2002)에 따라서 50~59세의 52%의 남자가 성생활(성생활은 일주일에 한 번 이상 활동)을, 60~69세의 26%의 남자가, 70세 이상의 27%가 성생활을 하고 있었다. 그렇지만 70세 사이의 여성의 성활동은 상대적으로 낮았다. 이것은 성활동을 유지하고 싶어하는 여자들, 폐경기 이후의 주어진 그들

표 16-1 50세 이후 성에 대한 태도

	강한 긍정/ 긍정	중립	강한 부정/ 부정
우리 사회는 성을 너무 강조한다.	73	19	8
성행위는 좋은 관계의 중요 부분이다.	60	28	12
성행위는 즐거움이며 좋은 관계의 필수 부분이다.	48	26	25
성행위는 나의 전반적인 삶의 질에서 중요한 부분이다.	49	28	23
성은 나이가 들어감에 따라 덜 중요하게 된다.	42	26	32
성행위는 자신의 파트너에 대한 의무이다.	30	35	35
나는 다시는 성행위를 할 수 없다 하더라도 매우 행복하다.	12	18	70
나는 특별히 성행위를 즐기지 않는다.	10	19	71
성은 오로지 젊은이들을 위한 것이다.	4	12	84

Adapted from AARP. Sexuality at Midlife and Beyond: 2004 Update to Attitudes and Behavior. Commissioned by AARP: *The Magazine*. 2005. Also available at http://assets,aarp,org/rgcenter/general/2004_sexuality.pdf.

의 삶의 1/3을 보내는 데 기대할 수 있는 여자들에게 특별한 문제가 될 수 있다(Kingsberg, 2002).

AARP와 *Modern Maturity* 잡지는 1999년과 2005년에 대다수의 49~70세 노인 남녀가 몇 가지 유형의 성활동(키스, 포옹, 성적인 어루만짐, 교제, 자위, 구강성교 포함)을 적어도 일주일에 한 번씩은 하고 있다고 조사하였다(표 16-1). 그리고 그들 중 81%가 대부분 성행위 시 오르가즘을 느낀다고 조사되었다.

이러한 규칙적인 성적 파트너를 가지고 있는 미국 노인들(99%)이 가지고 있지 않는 노인(59%)들보다 성적 활동을 더 많이 하는 경향이 있는 것으로 나타났다. 성생활 빈도는 남성과 여성에서 나이 들어감에 따라 감소하는 경향이 있다. 이런 변화의 일부는 증가된 건강상 문제와 파트너의 사망에 기인한다(AARP, 1999). 50년 이상 결혼생활을 지속한 사람들에 대한 또 다른 연구에서 47%가 성생활을 중단하였고, 92%가 수년에 걸쳐서 성생활의 감소를 보고했다(Hodson & Skeen, 1994).

NCOA(1998) 연구에서 60세 이상의 39%가 성행위를 현재보다 더욱 많이 원했다. 모든 연령별(60대, 70대, 80대)로 남성노인이 성생활을 원하는 수가 여성노인에 비해서 2배 높았다(NCOA, 1998). 또 다른 연구조사에서 주요한 예측결과로 성적인 활동을 하는 몇몇 노인인구(평균 77.3세)에서 결혼생활을 하고 있고 학벌이 높고, 젊고 남성답고 넓은 대인관계를 가지고 있었다(Matthias, Lubben, Atchison & Schweitzer, 1997). 성적인 만족을 하고 있는 노인들이 성적 활동을 하고 있었고, 건강한 정신을 가지고 있으며, 보다 좋은 건강 상태를 가지고 있는 것으로 주요하게 예측결과가 나타났다. 대략 2004년 AARP 연구조사 응답자의 절반정도가 그들의 성생활에 만족했다고 보고했다. 초기 AARP(1999) 조사에 따르면 응답자들이 더 나은 성적인 만족을 위한 요인들로 자신 또는 파트너의 보다 나은 건강과 스트레스 감소, 상대방에게 성적인 자극을 불러일으키는 것 등을 포함하고 있다.

나이와 연관된 육체적인 변화와 성적인 기능(Age-Related Physical Changes and Sexual Functioning)

분명하게, 노인들은 심폐이상이나 관절염과 같은 건강기능이상에 빠지기 더욱 쉽고 정상적인 노화에 따른 변화와 몸의 구조뿐만 아니라 수행능력의 변화로서 성적인 어려움을 표현할지도 모른다. 표

16-2에 나타났듯이 성적인 활동의 빈도는 줄어들 것이다. 게다가, 건강상태의 회복을 위한 처방들이 노인들의 성적 반응을 감출지도 모른다. 이러한 노년기에 신체적인 힘의 감소를 경험할지도 모르고 신체적 불편함에 따라서 성적인 활동에 대한 갈망과 능력에 영향을 끼칠지 모른다. 한 연구조사에서는 여성에 대해서 나이가 들면 성적인 몽상의 감소와 더욱 부정적인 성적 태도를 가지는 데 관련이 있다고 밝히고 있다(Purifoy, Grodsky, & Giambra, 1992). 그렇지만 친밀감, 흥분과 기쁨의 필요성은 삶의 연장을 통해 지속될 것이다. 그리고 노화의 정상 생명작용에서 성적활동능력이 불가능하게 되지는 않는다.

남성에 있어서 육체적 변화
(Physical Changes in Men)

테스토스테론 생성의 감소를 포함하여 남성이 나이 먹음에 따라 나타나는 몇 가지 성적인 변화가 있다. 결과적으로 고환의 크기와 단단함이 감소될 수 있다. 남성이 나이 들면서 정자의 양이 감소하고 또 다른 흔한 변화는 전립선의 크기가 증가하는 것이다. 한번 폐경기가 지나면 다시 임신할 수 없는 여자와 달리 남자는 매우 늦은 나이에도 아버지가 될 수 있다. 또 다른 흔한 변화로서 크기의 증가와 전립선의 상태변화이다.

노년에 사람들은 젊을 때보다 발기하는 데 더 오래 걸리고, 발기를 위해 성기를 손에 의해 또는 구강에 의한 자극이 더 필요하다는 것을 알게 된다. 게다가 젊을 때보다 단단하지 않거나 크지 않을 수 있다(I. Goldstein, 2004). 남성은 사정하는데 더 오랜 시간이 걸릴 수 있다. 사정이 임박했을 때 느낌이 더 짧고 정액의 양이 감소한다. 마지막으로 다음 발기가 성취될 때까지 시간인 불응기는 나이가 들면서 증가하는 경향이 있다.

남성은 나이가 들면서 더 많은 발기부전을 경험할 것이다. 전통적으로 발기부전은 흔히 성교불능이라 부른다. 하지만 성교불능이란 단어는 부정확하고 인간적인 실패나 남자답지 못하다는 의미 때문에 발기부전이라는 용어가 선호된다. 자료에서는 약간의 발기부전이 40~70세의 17%, 25%가 중간 정도의 발기부전, 10%가 완전한 발기부전이 있다고 밝히고 있다(I.Goldstein, 2004). 기능이상의 비율은 40~70세에 세 배가 된다.

대부분 이 문제의 중요성이 자주 보고된 적이 없었으므로 알지 못한다. 많은 남성은 발기부전을 정력의 상실과 연결시키고, 그들이 문제를 가진 것으로 받아들여서 당황한다. 하지만 한 조사에서 45세 이상 남성의 26%는 어느 정도 또는 완전히 발기부전을 가졌다고 보고했다(AARP, 1999).

발기는 남자의 뇌의 신호가 자극되어 음경의 신경세포 속에 산화질소(nitric oxide)를 방출하여 나타난다. 이것은 고리형 구아노신 일인산염(**cyclic guanosine monophosphate: cGMP**)의 분비를

표 16-2 과거 6개월 내 적어도 일주일에 한 번 성행위를 했다.

성	남성			여성		
연령	50-59	60-69	70 이상	50-59	60-69	70 이상
키스 또는 안기	83	73	64	69	58	49
성적 접촉/애무	68	67	54	57	41	27
성교	49	36	22	43	24	14
자위행위	36	28	15	11	3	3
구강성교	26	15	8	10	7	2

Adapted from AARP. Sexuality at Midlife and Beyond: 2004 Update to Attitudes and Behavior.
Commissioned by *AARP: The Magazine*, 2005. Also available at http://assets.aarp.org/rgcenter/general/2004_sexuality.pdf.

야기하고 이것이 음경발기에 대한 열쇠이다. cGMP를 음경에 있는 혈관이 커지도록 하여 피가 음경을 팽창하도록 하며 음경발기를 야기한다. 남성은 성적으로 자극받는 한 cGMP를 계속해서 생산할 것이다. 동시에 남성은 **포스포디에스테라제 5(phosphodiesterase 5)** 또는 PDE5를 생산하며 이는 cGMP을 파괴하고 발기는 사라진다.

능력 향상을 위한 약이나 호르몬제, 또는 다른 치료약을 복용하는 남자들의 비율이 1999년 이래로 두 배로 증가되었다. 비아그라는 PDE5의 영향(Kolata, 1998)을 낮추어 cGMP 영향을 증가시킬 수 있다. 그 결과 발기부전을 가진 남성은 발기할 수 있다.

여성에서 육체적인 변화
(Physical Changes in Women)

흔히 여성의 성행위에 영향을 주는 육체적인 변화는 폐경 후 낮은 에스트로겐 호르몬으로부터 유발된다. 폐경기 여성은 질 윤활성분의 감소를 경험하고 성적 흥분기 동안 질의 팽창이 감소한다. 처방전이 필요 없는 질 윤활제는 이 문제를 위해 이용할 수 있고 효과적이다.

노년의 여성은 질의 모양과 신축성에 있어서 변화를 인지할 수 있다. 하지만 이런 변화는 성행위를 즐길 수 있는 능력에 영향을 주지 않는다. 더욱이, 음핵과 유두의 민감성은 나이가 들어도 여전히 변하지 않는다. 오르가즘 바로 전에 나타나는 성적 긴장감은 나이든 여성에서 덜 극적일 수 있으나 질과 음핵의 수축력은 젊은 여성과 같다. 다소 놀랍게도 남자들이 발기부전을 위해 사용하는 약물이 그들 여성 파트너에게 증가된 기쁨을 준다. 그들의 나이에 있어도 도전을 발견하고 넓게 믿음을 가지고 노인 여성들이 모두가 그들의 파트너에게 새로운 열정을 반겨주는 것만은 아니다(AARP, 2005).

호르몬 변화와 성적 반응
(Hormonal Changes and Sexual Response)

나이가 들면서 성호르몬 수준의 변화는 어떻게 우리의 성생활에 영향을 끼치는지 확실하지 않지만 원인을 유발한다. 성적 장애는 어떠한 성적 반응 고리의 부분에서 발생할지도 모른다. 그러나 대부분 전형적으로 성적 발생에서 오르가즘으로 관련된 어려움을 포함한다. Masters와 Johnson은 흥분, 안정, 오르가즘, 그리고 해결 4가지 양상으로 구성한다고 제안했다(1966). 이러한 측면의 검사는 노인들에게 특히 노화의 호르몬 단계 변화가 흥분에 가장 큰 영향을 미친다고 제안하고 있다(Sharpe, 2004). 오르가즘은 다른 한편으로 적게 영향을 끼치고 불응기에 더욱 여자보다 남자에 영향을 끼친다. 표 16-3은 이 장에서 기술된 변화를 요약하였다.

남성에 대한 그리스어 andros로부터 유래한 안드로겐(androgen)은 남성에서 가장 높은 정도로 순환한다. 가장 중요한 안드로겐은 테스토스테론이고 이는 남성과 여성 모두에서 존재한다. 평균적으로 남성이 여성보다 10배 이상 테스토스테론을 가진다(Worthman, 1999). 남성의 테스토스테론은 주로 고환에서 생산되고 소량이 부신에서 생산된다. 테스토스테론 수준은 일정하지 않고 하루 일과 중이나 날마다 변동한다. 연구에서 테스토스테론이 육체적인, 감성적인 지적인 감흥에 반응하는 것을 보여준다. 평균적인 미국남성의 테스토스테론 수준은 나이 20세 이후 점차적으로 감소하는 경향이 있고 남성의 나이가 80세가 되면 혈액에서 테스토스테론 농도가 30%까지 감소한다(Worthman, 1999).

하지만 나이 들면서 감소하는 호르몬 양상은 보편적이지 않다. 예로, Cross-Cultural 연구에서 볼리비아 남성에서 30세 이후 테스토스테론 수준은 그다지 크지 않은 감소를 보이며 그 시기 이후에는 테스토스테론 수준이 상대적으로 안정적으로 유지

표 16-3 정상 연령에 따른 성적 반응의 변화

	여성	남성
흥분	감소된 윤활액 감소된 바르톨린선 분비 감소된 질 확장 감소된 자궁의 거상	발기 지연과 부전 사정의 지연 고환 거상 감소
오르가즘	약한 오르가즘	짧아진 사정 시간
오르가즘 후	자궁 입구가 확장이 안됨 재흥분이 오래걸림	발기가 급격히 감소

된다고 지적하였다(Leary, 1992). 다른 한편으로 티벳 남성에서 테스토스테론은 50대 후반까지 최고치에 이르지 못하고 60대와 70대에 급속히 저하된다(Worthman, Beall, & Stallings, 1997a). 부신에서 생성되는 안드로겐인 DHEAS(dihydroepiandosterone sulfate)의 연구에서 미국 남성이 볼리비아와 티벳 남성과 비교하여 나이에 따라 정도(level)가 드라마틱한 다양성을 보여주었다(Worthman, Beall, & Stallings, 1997b). 이들 다양성의 원인과 중요성은 현재 알지 못한다. 하지만 보편적인 양상의 결여가 환경적인 요인과 다른 문화적인 요인이 이들 호르몬의 조절에 의미있는 역할을 할 수 있다는 것을 제시하고 있다.

성적욕망과 만족감은 성적흥분과 사정보다는 나이에 따른 영향을 덜 받는다(Sharpe, 2004). 즉, 나이든 남성에서 감소한 발기능력이 감각신경과 자율신경기능의 감소와 연관될 수 있다. 하지만 성적반응의 빈도와 강도보다 다른 요인들이 성생활의 전반적인 평가에 중요하다. 많은 요인들이, 즉 감소된 건강과 운동, 증가된 질병의 발생, 파트너 고려, 증가된 신경학적 기능장애를 포함한다.

여성은 고환과 부신에서 생산하는 남성보다 난소와 부신에서 테스토스테론은 적은 양을 생산한다. 뇌는 테스토스테론을 에스트라디올(estradiol)로 전환시킬 수 있고, 그래서 소위 "남성 호르몬(male hormone)"이 "여성 호르몬(female hormone)"으로 된다. 과학자들은 테스토스테론이 성적 동기와 욕구를 조절하는 뇌의 중심에 도달하여 이용할 수 있는 에스트로겐을 증가시킨다는 것 이외에 여성에서 다른 별개의 영향을 주는지 확인할 수 없었다.

테스토스테론처럼 에스트로겐은 에스트로겐 수준이 남성보다도 여성에서 더 높은 수준으로 순환하지만 남성과 여성이 공유한 생물학적 한 부분이다. 실제로 3가지 에스트로겐(estrogens)-에스트론(estrone), 에스트라디올(estradiol), 에스트리올(estriol)-이 있다. 남성과 여성에서 모두 에스트로겐은 안드로겐보다 삶을 유지하는 데 더 직접적으로 필요하다. 테스토스테론의 피의 측정치와 성적 욕구의 측정 사이의 연관에 관하여 커다란 논쟁이 있다. 게다가 몇몇 연구자들은 혈청 테스토스테론보다 생체에 이용할 수 있는 테스토스테론 측정치를 제시하였다(Rowland, Greenleaf, Dorfman, & Davidson, 1993). 그렇지만 성적인 행위와 테스토스테론의 상관관계는 흥미롭다.

폐경 시작 시에 여성의 난소와 부신은 더 적은 테스토스테론과 또 다른 안드로겐을 생산한다. 그 결과로 몸에 순환하는 테스토스테론의 양은 적어도 1/2로 감소한다. 일부 여성은 성적 욕망의 두드러진 감소를 경험함으로써 이러한 변화에 반응하지만 다른 여성에선 그렇지 않다. 일부 연구자들은 폐경기 동안 그들의 성적 욕망이 감소됨을 발견한 여성은 테스토스테론 치료에 반응할 수 있다고 믿지만 경고한다. 호르몬보다 성적충동(libido)에 더 비중이 있고 성적욕망의 부족은 다른 몇 가지 원인들로부터 유발될 수 있다(Mohan & Bhugra,

2005).

에스트로겐은 남성의 고환과 여성의 난소에서 생산된다. 여성이 3가지 에스트로겐을 만들 수 있는 반면, 남성은 에스트라디올을 생성한다. 각각은 몸의 서로 다른 부분에서 농축되어 삶의 주기에서 그 자신의 역할을 수행한다. 여성에서는 질벽의 상태를 유지하고 질 윤활유를 생산하는 데 기여한다. 남성에서 에스트로겐에 대해 알려진 기능은 없다. 하지만 에스트로겐 치료는 남성과 여성에 도움을 줄 수 있다. 그 예로, Johns Hopkins 대학의 연구자들은 에스트로겐 합성은 심혈관질환을 가진 남성에서 심장의 혈류를 1/3이상 증가시킨다는 것을 발견했다(Blumenthal et al., 1997).

호르몬의 사용 또는 다른 약물(이러한 발기부전 약을 포함한)들은 계속 발전하고 있다. 이전의 절반 또는 현재의 성적 문제를 위한 치료를 위한 약물을 사용하는 규칙적인 성행위 대상을 가지고 있는 사람들은 약물이 그들의 대상에게 관계 유지에 있어서 긍정적인 효과를 가지고 온다고 보고하였다. 에스트로겐이 여성에게 또는 테스토스테론이 남성 또는 여성이든 간에 약물의 효과와 호르몬 대체 치료의 위험에 대한 분명한 연구결과는 부족하다. 치료사들은 그들의 환자들에게 격려하고 이러한 문제들을 조심스럽게 그들의 의사와 논의하며 장단점을 따져보아야 한다.

성 활동성에 대한 질병의 영향 (Effects of Disease on Sexuality)

노년기에 흔한 많은 건강상태와 질병은 성행위에 손상을 줄 수 있다. 게다가 일부 만성적인 건강상태는 어떤 성행위를 즐기기 위해서 영향받을 개인의 능력을 알려준다(글상자 16-1).

심혈관질환(Cardiovascular Disease)

심혈관질환을 가지고 있는 남자들은 충분한 혈액이 음경에 공급될 수 없을지도 모른다. 이러한 경우에 산화질소를 만드는 신경은 공급부족이 된다. 그리고 발기가 안 되거나 부분적으로 장애가 올 수 있다(I, Goldstein, 2004). 그리하여 발기부전의 위험은 혈관질환, 고혈압, 당뇨, 여러 가지 신경질환을 가진 사람에서 증가한다. 게다가 음경에 산소공급을 감소시키는 상황인 운동부족, 수면부족, 흡연, 금욕, 육체적인 손상은 발기부전을 유발할 수 있다. 또다른 질병을 치료하기 위한 약물은 발기부전을 야기할 수 있다. 관상동맥 바이패스 수술을 받은 남성의 반수에서 발기에 문제가 있었고, 심장질환을 치료하는 많은 약물이 혈류를 방해하여 발기부전을 유발할 수 있다. 당뇨병 또는 전립선 수술로부터 신경손상 및 호르몬 불균형과 같이 발기부전을 야기할 수 있다.

이러한 심장이나 심혈관의 질환을 가진 사람(협

글상자 16-1 성적 자극이나 욕구에 영향을 미치는 질병들

- 노화로 인한 테스토스테론의 부족, 고환질환, 고환의 손상이나 수술, 뇌하수체 질환, 부신이나 난소의 적출술
- 관상동맥질환, 후관상동맥회복, 고혈압을 포함한 심장질환
- 간염, 간경화를 포함한 간질환
- 신장질환, 신부전, 투석을 포함한 방광질환
- 폐질환
- 퇴행성 질환
- 갑상선 질환
- 머리 손상
- 간질
- 시상하부 병변
- 뇌하수체 종양
- 만성폐쇄성 폐질환

심증, 고혈압, 심부전, 비정상 심박동수, 대동맥 협착증 포함)들은 성 활동을 하기 전에 타당한 주의가 필요하다. 보통, 성 활동은 만약 그들이 편하게 하거나, 몇 가지 증상을 야기시키거나 혈압이 정상이라면 안전하다. 일반적으로, 환자가 편평한 표면의 300야드를 걸을 수 있고 계단을 힘차게 흉통 없이 또는 호흡에 장애가 없을 시 성 활동은 아마도 안전할 것이다. 심장 통증을 느끼는 사람들은 성 활동을 재개하기 전에 그들의 의사와 함께 확인해봐야 한다. 비아그라와 유사한 약물의 사용은 위험할 수도 있고, 이러한 약물과 함께 니트로글리세린은 추천되지 않는다.

뇌혈관장애(Cerebrovascular Accident)

뇌혈관질환(CVA, 뇌졸중)은 북아메리카에서 3번째로 죽음을 일으키는 원인이며, CVA 후 성적인 문제나 CVA의 조절에 관하여 알려진 바는 거의 없다. 몇 가지 연구조사(Korpelainen, Nieminen, & Myllalä, 1999, Monga, 1993)에서 뇌혈관장애는 흔히 성적 기능이상을 초래하고 성활동의 두드러진 감소를 이끈다고 나타났다. 그러나 Finnish 연구조사(Sjögren, Damberg, & Liliequist, 1983)에서 뇌졸중 이후 완전하게 성관계를 멈춘 환자의 수가 이전의 발표된 것보다 두드러지게 낮아졌다(환자의 33%, 배우자의 27%)고 밝혔다.

정신적인 그리고 사회적 요인들이 성적 기능과 성관계 이후 성 활동의 질에 강하게 영향을 끼치는 것으로 보인다(Nadler, 1997). 보통 뇌졸중을 겪고 있는 신체적 문제가 있는 사람들은 리비도가 감소된다. 그리고 여성에서 오르가즘 감소와 질윤활작용의 감소, 남성에서는 발기부전, 통증, 만족감 결핍, 성욕과다증이 된다. 게다가 CVA는 감각, 운동, 인지결핍, 경직, 구축, 실어증 또는 실금의 결과를 가져온다. 심리학적 변화는 걱정, 우울, 자아상의 변화 또는 의사소통 능력을 가져온다. 실어증과 언어 사용 능력의 다른 손상은 성관계에 영향을 줄 수 있다. 뇌의 손상 지점에 따라서 또한 성생활에 영향을 줄 수 있다. Kinsella와 Duffy (1979)는 심리학적 요인들이 성욕, 성활동과 성행위에 대한 만족, 그리고 이러한 영향이 결정적인 역할을 한다고 발견했다. 그리고 의학적 요인들보다 훨씬 강하게 작용한다.

관절염(Arthritis)

관절의 염증과 관련된 통증, 경직, 피로, 제한된 능력은 성 활동에 제한을 받을 수도 있다(Nadler, 1997). 몇 가지 임상연구에 의하면 관절염을 가진 남녀의 약 반 정도는 기운이 없고 약하며 통증과 움직임에 제한을 포함해서 성문제를 경험한다고 밝히고 있다. 엉덩관절의 통증과 경직됨이 성교시 어려움의 주요 원인이었다. 대략 다섯 명 중 한 명의 환자는 성욕이나 성적 충동이 없음이 보고되고 있다. 몇 가지 관절염 약들, 특히 부신피질호르몬제(스테로이드)는 성적 충동의 감소를 보여주고 있다.

관절염 환자에 있어서 성기능 장애는 몇 가지 이유 때문에 다루기가 어려울 수도 있다. 문제의 본질은 가지고 있는 의학적인 상황에 의해서 종종 혼재되어 있기 때문에 진단하기가 어려울 수도 있다. 게다가 만성질환은 환자와 환자의 관계에 많은 스트레스를 준다. 관절염으로 고통받고 있는 환자들을 위해서 아픈 관절의 통증과 압력을 줄이고 피하기 위한 자세를 찾는 것이 중요하다.

통증의 관리는 관절염 환자에게 특별한 부분이다. 그리고 적절한 약물은 보증될지도 모른다. 사실 그대로 그들의 의사와 함께 이러한 문제를 논의하기 위하여 적절한 중재와 제공을 보증하기 위해 서로 다른 신체적 상태로서 환자들은 격려되어야 한다. 자세와 휴식계획들 또한 도움이 될 수 있고, 치료사들은 그들의 환자들에게 비약물치료적 방법으로 나아지길 원할 것이다.

만성폐쇄성 폐질환
(Chronic Obstructive Pulmonary Disease)

노년기에 폐질환은 흔한 질병이다. 흡연자들에게 특히 위험이 있다. 그러나 다른 사람들은 마찬가지로 만성폐쇄성질환(COPD)이 될지도 모른다. COPD 환자들은 쉽게 피로해지는 경향이 있고 성 활동이 심한 스트레스와 피로의 원인이 될 수 있다. 누군가 추가의 산소를 고정시켜 놓고 산소를 찾을 지도 모른다. 이런 장치 없이는 활동이 제한되고 피로가 너무나 쌓여서 다른 활동을 할 수가 없다. 치료사들은 다른 에너지 소비를 감소시킬 수 있고 그리하여 성적인 표현을 할 수 있게 하는 대안을 개발시켜서 환자를 치료할 수 있다.

성행위에 영향을 미치는 다른 요인들(Other Factors Affecting Sexuality)

알코올과 기타 약물
(Alcohol and Other Drugs)

알코올과 기타 약물은 대뇌겉질(cerebral cortex), 자율신경계 그리고 뇌변연계의 신경구조와 상호작용을 한다. 대뇌겉질과 뇌변연계에 영향을 미치는 약물들은 동기, 판단, 감정에 영향을 미친다. 매사추세츠주 남성 노화 연구(Bremner & MeKinlay, 2003)에서 약간의 알코올 섭취, 비흡연, 많은 신체 활동들은 낮은 성적 기능 장애의 비율과 관련됨을 밝히고 있다. 또한 이러한 결과는 Bacon 등(2003)의 연구조사에서와 같이 신체적 활동이 많거나 일주일에 2.7시간에 대응하는 사람들은 낮은 발기부전 장애와 연관됨을 밝혀냈다. 그러나 알코올 섭취와 흡연은 발기부전에 대해서 증가된 위험을 가져왔다. 감소된 성 수행능력은 이러한 건강 위험 문제들을 알리는 신호로 제공할지도 모른다.

혈관울혈(vasocongestion)이나 **근경직(myotonia)**을 방해하는 어떤 물질은 발기와 오르가즘을 방해함으로써 성문제를 일으킬 수 있다. 이것은 오르가즘의 신경생리학이 남녀에게 비슷하기 때문에 일어날 수 있다.

과도한 알코올 섭취는 어느 나이에서든 성욕과 성교에 악영향을 미칠 수 있다. 그렇지만 오랫동안 과음하는 사람에게는 섹스를 즐기는 데 더 자유스럽고, 방해를 덜 받도록 만들기도 하지만, 알코올과 약물의 급성 혹은 만성 사용으로 인하여 성욕, 성교 성 만족은 남녀에 있어서 방해를 받는다. 알코올과 약물의 남용은 대부분 필연적으로 직접 성문제에 영향을 미칠 뿐만 아니라 감정과 긴장 관계에 영향을 미친다.

약물(Medications)

무려 400개나 되는 처방 약들은 최소한 성적인 갈망과 기능에 대한 일시의 문제들의 원인으로 알려져 있다. 때때로 한 가지 약물이 아니라 다소 두 가지 혹은 그 이상의 혼합의 작용으로 문제된다. 많은 약물들은 흔하게 노인 환자들을 위해 처방되고 혈압 약을 포함해서 항우울제, 그리고 전립선-위축 약물이 이러한 부작용을 가지고 있을지도 모른다. 표 16-4에서 흔하게 성적인 부작용에 관한 약물을 보여준다.

가장 명백하고 흔하게 거론되는 부작용은 사실상 신체적 변화와 발기부전, 사정의 변화 그리고 사정 조절, 질의 윤활액 감소와 같다. 그렇지만 약물들은 또한 감정이나 생각과 같은 몸 상태에도 영향을 끼친다.

수술(Surgery)

다양한 형태의 수술은 단기간의 섹스에 어려움을 일으킬 수 있다. 생식기관과 생식선을 포함한 수술은 장기간 섹스 문제를 가질 수 있다. 그렇지만 약간의 보편적인 수술들은 가끔 필수불가결한 성

표 16-4 섹스에 부작용을 일으킬 수 있는 약물 처방

약물의 형태	상품명	잠재적 문제
신경안정제; 항불안	발륨, 자낙스, 아티반	성욕변화; 발기문제; 오르가즘 및 사정 지연
항우울제	프로작, 졸로프트, 팍실, 에펙서	성욕변화; 오르가즘 및 사정지연
항고혈압제	클로니딘, 베타차단제	발기장애, 오르가즘 지연
위궤양제제	타가메트	성욕감퇴, 발기 장애

장애와 부적절하게 연관되어 있다.

자궁절제술이나 유방절제술이 성 기능에 장애를 주지는 못한다. 한 여성이 여러 가지 수술 중 한 가지 수술 후에 성생활을 덜 즐기는 것같이 보인다면 상담을 하여 도움이 될 수 있다. 이와 같은 수술 후에 여성스러움이 줄어들고 욕망이 감소하는 것은 비상식적인 것은 아니다.

전립선 절제술, 즉 전립선의 전부 혹은 일부 절제 수술은 성생활을 위한 남성의 신체적 능력이 반드시 끝나는 것은 아니다. 향상된 수술 기술과 대체 가능한 치료법들이 환자들이 지속적으로 치료 후에 성생활을 즐길 수 있도록 가능성을 준다. 정액의 부족을 제외하고는 전립선 절제술 후에 발기 능력과 오르가즘 능력은 수술 전 수준으로 되돌아온다.

감정관계(Emotional Concerns)

정신의학의 질병들, 특히 심한 우울과 치매는 노년기에 흔한 성기능 장애와 연관된다. 감소된 성감대는 우울의 주요 증상이다. 어느 한 연구조사에서 70% 이상의 우울증 환자들이 약을 복용하지 않았을 때 성적 흥미를 잃었다고 밝혀냈다. 그리고 그들이 매우 흥미를 잃었을 때가 다른 증상보다 가장 우울하다고 보고했다(Casper et al., 1985). 우울 그 자체로 성기능에 손상을 줄 수 있고 어떠한 항우울제들은 발기부전을 유발한다. 그렇지만 발기부전은 항우울제나 특히 선택적 세로토닌 재흡수 저해제(SSRIs)를 복용하는 환자에서 흔하게 관찰된다(Beers & Berkow, 2000). 치료의 수정은 약물 용량 감소를 포함하고 약물의 복용의 시간을 바꾸면서, 약물을 주말에 복용하면서, 부속의 약물을 첨가하고 다른 항우울제로 바꾸는 것은 바람직하지 않은 부작용을 제거하는 데 사용될 수 있다.

알츠하이머와 다른 치매 증상들은 성행위에 치명적인 효과를 가질 수 있다(Ward et al., 2005). 때때로 성욕은 증가되고 불합리하고 지나친 요구를 하게 할 수 있고, 때로는 부적절한 장소에서 요구할 수 있다. 이따금씩 욕구가 충족되지 않을 때 공격적인 모습을 보일 수도 있다. 다른 사람들은 육체적인 관계에 흥미를 잃을지도 모르고 내성적으로 될지도 모른다. 때때로 억제가 안 되며 낯선 사람에게 성적인 접근을 할지도 모른다. 또는 다른 부적절한 성적 행동들, 옷을 입지 않는다거나 공공장소에서 애무하는 행동을 할지도 모르는 성적인 접근이 때때로 만들어진다. 왜냐하면 치매를 가진 사람은 다른 사람을 그들의 파트너로 착각할 수 있다. 때때로, 성적인 행동(여성의 치마를 들어 올리거나 등등)들이 보일지도 모른다.

심리사회적인 스트레스 파트너의 무능력이나 죽음, 자기피해의 공포 또는 약물상태로 인한 죽음(심근경색, 호흡부족) 또는 민감한 신체의 외형의 상실 또는 위생의 관리(실금 또는 결장조루술)는 때때로 개인의 성적 활동을 위한 욕망을 사라지게 할 수 있다.

사회적으로 고립돼 살고 있고, 건강문제로 고통을 겪으며, 나이가 들면서 동반되는 신체변화에 따른 판단에 대처해야 하고 노인들은 감정 문제와 동반되는 섹스문제에 대해 특히, 많은 위험에 처해 있을지 모른다. 성행위는 감정요인과 신체적 요인의 균형을 포함하고 있다. 우리가 할 수 있다는 감정을 어떻게 느끼는지 발기를 할 수 없다는 두려움을 느끼는 남자는 발기가 되지 못하는 많은 스트레스를 경험할지 모른다. 사실상 많은 남성 노인들은 잘할 수 있을까 하는 불안을 겪으며 파트너 앞에서 실패할 두려움 때문에 섹스를 피할지도 모른다. 다른 한편으로는 항상 아기를 낳으려고 성교를 가지는 여성들은 폐경기 이후에는 섹스의 필요성을 별로 느끼지 못할지도 모른다.

성병과 노인인구(Sexually Transmitted Diseases and the Elderly Population)

노인 남녀는 다른 성병들보다 HIV/AIDS 위험에 처해 있다. 그들은 정보의 부족으로 인해서 뿐만 아니라 성적인 활동, 특히 노인주택지구에서의 풍부한 기회로 인해서 위험에 처해 있다. 당신이 18세 혹은 80세이든, 예상치 못한 모르는 상대와의 성행위는 위험을 가져온다. 임신을 걱정하지 않아도 될 나이쯤이면 많은 사람들은 안전에 대한 생각을 거의 하지 않는다. 즉, 젊은 세대를 목표로 하는 안전한 성행위 메시지는 성적으로 활동적인 노인들에게는 종종 잊혀졌다. 실제로 성관계를 할 때 콘돔을 사용하는 노인들의 수는 20대에 비해서 1/6이었다(Gott, 2005; Goodroad, 2003).

매독, 성기 단순 포진, 그리고 클라미디아 감염증은 현재와 아무런 차이가 없게 나타나거나 노인들에게 더욱 심하게 된다. 그렇지만 노인들은 HIV감염에 뚜렷한 면역작용을 하지 못해서 이러한 감염은 AIDS로 급속도로 진전되어 나타나고 표 16-5에서 볼 수 있듯이 죽음으로 이끈다. 질병관리를 위한 센터로 부터의 연구조사(www.cdc.gov/hiv/topics/surveillance/resources/slides/epidemiology/slides/EPI-AIDS.ppt, 2005)에서 50,000명 이상의 에이즈 환자가 55살 이상으로 나타났다. 여성에서 정상 노화에서 질의 윤활액이

표 16-5 연령에 따른 AIDS 사례

연령	2004년 AIDS 사례 평가수
55~54	3932
55~59	2079
60~64	996
65와 그 이상	901

Adapted from Goodroad, B. K.(2003). HIV and AIDS in people older than 50. A continuing concern. *Journal of Gerontological Nursing, 29*(4), 18-24.

감소되고 질 두께가 얇아져서 모르는 상대와 성행위 시 높은 위험에 빠뜨릴 수 있다.

전형적으로, HIV/AIDS를 가진 노인들은 증상이 나중에 나타나서 질병의 확산이 점점 빠르게 되고, 젊은 사람들보다 살 수 있는 시간이 더 짧아진다. 관찰되는 짧은 수명에도 불구하고 나이든 환자의 HIV/AIDS를 의심하지 않기 때문에, 진단의 지연을 초래한다(Goodroad, 2003). HIV감염의 증상은 가끔 입맛이 없고, 체중이 감소하고 신체기능과 인지기능이 감소하는 비특이적 증상이다. 나이든 HIV 감염환자에서 가장보편적인 기회 감염은 *뉴모시스티스 카리나이 폐렴(pneumocystis carinii pneumonia)*, *결핵*, *마이코박테리아 아비움컴플렉스(mycobacterium avium complex)*, 대상포진, 사이토메갈로바이러스이다. HIV 관련성 치매는 알츠하이머병(흔히 치매)과 혼동될 수 있다.

■ 요약(Summary)

문화와 사회(Culture and Society)

연구에 의하면 적어도 노인의 성행위에 관한 3가지 관습적 통념은 사실이 아니라는 것을 나타내준다. 즉, 노인들은 섹스를 하지 않는다는 사실, 신약이 노인들의 성생활을 크게 높여준다는 사실, 사람들 각자가 항상 신체적으로 덜 매력적이라고 생각하는 것들이다.

점점 더 북아메리카 사람들은 세대간에 이웃하

여 모여사는 것이 줄어든다. 2차세계대전 후에 교외 사람들은 출생 때문에, 나이에 따라 분리되어 사는 패턴으로 증가되는 경향이 있다. 은퇴한 사람들이 모여사는 공동체사회의 인구는 이 같은 한 가지 추세의 가장 최근의 예이다. 선택된 지역에 노인들의 집중화 결과는 그 추세를 따르지 못하고 선택하지도 못하는 사람들의 고립을 증가시킨다는 사실이다.

나이의 고정관념, 섹스금기, 건강을 돌보는 접근성의 부족은 노인들에 있어서 성행위에 억압을 가지고 있다. 번갈아 충분한 섹스 관계가 부족한 사람은 그들의 일반적인 삶의 질도 전체적으로 저하되어 있음을 경험할 수 있다.

성관계와 삶의 질
(Relationships and Quality of Life)

충분한 성관계는 보통 신체적 매력, 친밀감을 위한 포용력, 자신과 파트너의 욕구에 따른 민감성으로 구성된다. 더하여 사회적 태도와 건강에 대한 관심은 성관계에 영향을 미칠지도 모른다.

AARP/Modern Maturity의 조사(1999)에 의하면 만족스러운 성관계가 많은 노인들에게 있어서 전반적인 삶의 질에 공헌하는 중요한 하나의 요소라는 것이 알려져 있다(남성의 67%, 여성의 57%). 게다가 NCOADML 연구(1998)에 의하면 60세 이상에서 적어도 1달에 1번 이상 성생활을 하고 있는 노인 중에서 남성의 79% 여성의 66%가 왕성한 성생활을 유지하는 그들의 파트너와의 관계가 중요한 요소라고 보고 되어 있다. AARP/Modern Maturity 연구에 있어서 남성의 92% 여성의 87%가 배우자나 파트너와 좋은 관계가 그들의 삶의 질에 중요하다라고 보고되어 있다. 더군다나 남성의 75%, 여성의 72%가 그들의 파트너를 "나의 가장 좋은 친구"라고 묘사했다.

대다수의(63%)의 남성과 여성은 그들의 파트너와 성생활에 매우 만족 또는 다소 만족한다고 하였다. 그리고 모든 것을 고려해볼 때 보잘 것 없는 섹스 파트너라도 있는 게 없는 것보다 낫다고 밝히고 있다. 규칙적인 섹스 파트너가 없는 40%의 남성과 15%의 여성의 성생활의 만족도는 바닥이었다(AARP, 2005).

많은 사람들이 배우자나 파트너 가족 친구들과 좋은 인간관계가 인생을 즐겁고 가치 있는 것으로 만들면서 생활에 의미를 준다고 알려져 있는 것은 의심할 여지가 없어 보인다. 성생활의 만족 정도는 넓고 연속적이며 다양한 삶의 질의 요소로서 필수적이다.

건강보호 공급자를 위한 함축적 의미
(Implications for Health Care Providers)

성활동의 예방과 향상은 노인 환자에게 이해와 사실에 대한 지각을 필요로 한다. 많은 사람들은 신체적이고 성적기능의 변화에도 불구하고, 성생활을 계속하기를 원한다.

분명하게 건강치료사는 노인, 그들이 다른 동의 성인과 성적인 기쁨을 추구하도록 성적인 권리를 나타낼 수 있게 지지하는 역할을 수행해야 한다. 관계를 유지하면서 사생활을 제공하는 것, 그리고 관습적 고정 관념을 나타내는 것을 대비하는 것이 건강, 자존심 강한 노인들의 존경심에 긍정적인 효과를 줄 것이다. 의학 및 건강관리 전문가들은 문화적 고정관념을 대체적으로 사회와 똑같이 묘사하는 경향이 있다. 건강 전문가들은 노인들에 있어서 성행위의 관점에서 변화에 대한 교육을 시작하는 것이 필요하다고 한다. 결국 젊은이들이 미래에 몇몇 포인트에 있어서 노인이 되길 기대하기 때문에 젊은이들까지도 이 같은 변화에 기득권을 가진다.

삶의 질에 있어 중요한 것임에도 불구하고 성행위에 이르면 "묻지 마시오, 말하지 마시오"가 건강관리 전문가들의 우선적인 접근방법인 것 같다. 일반적으로 환자의 나이에 상관없이 이학적 평가

동안에 성욕은 무시된다(AARP, 2005). 노령화에 대한 문화적 고정관념은 나이든 환자에게 성행위가 보다 적게 논의된다. 환자들이 섹스를 주제로 토의한다면 기껏해야 그들의 일반적인 정보가 언급되어지고, 최악의 경우 그 같은 "부적절한" 주제라 생각하여 말하기 꺼려한다. 건강관리 전문가들은 라이프사이클을 통한 인간의 성욕에 있어서 공식적인 교육을 받은 사람이 적기 때문에 이 같은 두려움이 교육의 부족에서 왔을지도 모른다. 또한 우리 자신의 섹스 태도, 가치, 믿음은 전문가적인 책임이 정당한 건강관리 문제로 성행위가 나타나도록 하는 것이다. 자신의 성행위에 마음이 편하다고 느끼는 열린 마음의 긍정적인 사람들은 성욕이 50살 이하의 결혼한 이성 부부 사이에 단순히 성기의 결합에 국한된다고 믿는 사람들보다는 다른 각도에서 주제에 접근하게 된다.

아마도 성행위는 여러 가지 이유로 환자들에게 논의되지 않을 것이다. 건강관리 전문가들은 다른 사람들의 책임이라고 믿을지도 모른다(H. Goldstein & Runyon, 1993). 그들은 주제에 대한 교육이 부족하고, 다른 더 중요한 이슈가 우선하다는 것을 믿고 그들의 환자가 당황하고, 그들 자신이 불안하다고 느끼게 될지도 모른다. 노인들, 가족들과 의사소통을 하는 것은 성적 건강의 이행을 위한 결정적인 것이다. 새로운 관계에서 나이든 커플들은 가족들이 그들의 새로운 관계를 형성하게 되는 것을 이해하는 데 종종 어려움을 겪는다. 가족들과 만남에서 커플과 가족들의 열린 의사소통이 도움을 줄 수 있을 것이다.

섹스의 관심사를 평가하는 것은 환자의 라이프스타일과 일반적인 건강관리 문제의 변화나 혹은 한계를 나타내는 범위 안에서 이뤄져야 한다. 성적 걱정의 평가는 간단한 문항형식으로 이루어질 수 있다. 또는 "너의 성적 걱정은 무엇이냐?" 같은 공개된 질문의 형식으로 이루어질 수 있다. 또 다른 방법은 다른 환자들이 무능력 혹은 질병이 어떻게 성행위에 영향을 미치는가에 대한 관심의 표현을 의미하는 일반적인 문장을 만드는 것이다. 그리고 환자들이 토론하려고 했던 것이 무엇인지 물어보는 것이다. 이것은 환자에게 성문제를 논의할 수 있는 기회를 제공한다. 혹은 그들이 어떤 문제가 없어 그 문제들을 토의하기를 원하지 않는다면 환자들에게 거절할 수 있는 기회를 준다. 다음과 같은 고려할 사항이 있다.

- 성생활에 있어서 가능한 장애물을 보아라– 예를 들면, 성생활에 관한 지식과 이해의 부족 파트너의 상실, 그리고 가족들이 성생활에 영향을 끼치고 종종 노인들 사이에서 성생활 건강이 실질적인 장벽으로 나타난다.
- 장기요양원 시설의 나이든 거주자들 사이에서 사생활 문제가 성생활 건강에 실질적인 장벽으로 나타난다. 세부적으로, 개인정보보호에 대한 조치는 성인의 동의 하에 만들어질 것이다. 이러한 조치는 거주자의 방과 적절하고 개인적인 공간을 포함할 것이다. 환자 안전은 사생활을 유지하는 동안에 호출전구와 적절한 장치가 필요한 만큼 접근할 수 있도록 고려될 것이다.
- 정상적인 노화와 변화의 존재에 영향을 미치는 성적 건강에 대한 의료기록을 통해 어떤 생리적 변화, 시스템 검토의 존재, 그리고 신체적인 검진을 결정한다.
- 피로, 요실금, 요실금의 두려움, 경직, 통증과 호르몬 문제와 같은 수반하는 요소를 다룬다.
- 고령자의 성적인 욕망과 반응 사이에 우울증과 고혈압을 치료하는 데 흔하게 사용되는 많은 약물들을 검토한다. 잠재적인 약물들은 환자의 투약 병의 검토에 의해서 확인되어야 할 것이다. 그리고 환자들은 이러한 약물이 성적 건강에 잠재적인 영향을 끼치는 지에 대해서 심문을 받아야 할 것이다. 만약 약물이

성적 반응에 영향을 끼치는 것으로 밝혀지면 다른 약물이 고려되어야 할 것이다.

- 고령자들은 또한 알코올 섭취에 관하여 심문을 받아야 할 것이다. 마찬가지로 성적 반응에 잠재적인 영향을 끼칠 수 있다. 또한 우울증이 성적 건강에 영향을 끼치는지 생각해야 한다.
- 인식 장애 노인은 지속적으로 성적인 요구와 욕망을 갖지만, 성적 관계에 대해 적절한 결정을 내리기에 부족할 수도 있다. 성관계에 관한 결정을 내리는 능력의 정확한 평가와 기록은 학제간의 팀에 의해 수행될 것이다. 제한된 행동은 공공장소에서 자위행위나 옷을 벗는 행동 또는 치매나 신경장애로 인한 성적 폭언과 같은 어떠한 부적절 성적 행동에 놓여 있음이 틀림없다.
- 만성적인 병으로부터 발생하는 성적인 문제들은 노인들에게서 만연하다. 다양한 유형에서 이러한 문제들은 치료할 수 있다. 예를 들면, 만성적 질병을 가지고 있는 노인에서 발기부전 장애는 종종 새로운 발기부전 물질로 효과적인 치료가 가능하다. 치료사는 망설임 없이 이러한 환자를 도움을 받도록 보내야 한다.
- 치료사들은 환자의 세부적인 수행 능력과 성적 장애를 유발하는 몸의 원인을 파악하고 물어봐야 한다. 예를 들면, 관절염 환자가 통증을 감소하고 에너지를 보존할 수 있는 자세에 대해서 논의할 수 있다.
- 환자는 성적인 관심을 나타내야 하며 건강관리사는 문제가 성적 욕망(줄어들거나 저능동적인 성적 욕망)인지 성적 기능 문제(발기부전 장애)인지 성적인 만족 문제[**오르가즘을 느끼지 못하거나(anorgasmia)** 조기 사정]인지 가늠해야 한다. 다른 걱정들은 성적 자아이미지와 관련될 수 있다. 만약 한번 환자의 몸이 기쁨의 원천이었다면, 지금은 불안정 또는 몸의 손상이다. 게다가 파트너 또는 배우자와 관계 문제가 있거나 섹스 파트너의 부족 또는 상실에 관한 걱정이 될 수 있다.

많은 전문가들은 PLISSIT 중계모델로 섹스 문제를 다룰 때 유용한 가이드라는 것을 알고 있다(Annon, 1976). •**P**(permission) •**L**(limited) •**I**(information) •**S**(specific) •**S**(suggestions) •**I**(intensive) •**T**(therapy) 머리글자로 된 말은 다음을 나타낸다. 승낙, 제한된 정보, 특별한 제안점들, 집중치료 대부분의 사람들은 도와줄 수 있고 신뢰할 수 있는 환경에서 그들의 성 문제를 이야기하도록 승낙을 요구하기 때문에 건강관리 전문가들은 중계의 처음 두 단계를 제공해주어야 한다. 그리고 건강관리 전문가들은 그들의 감정이 정상적이고 수긍할 수 있는 것이라고 확신시켜줘야 한다. 어떤 환자들은 그들이 특별한 문제에 제한된 정보만 필요할지도 모른다. 왜냐하면 전문가를 위해 그들의 질문에 정확한 답을 할 수 있도록 하기 위해서이다. 그렇지만 다른 환자들은 특별한 문제를 다루는 방법에 대한 특별한 제안이나 그들의 문제를 풀기 위한 집중적인 치료를 요구할 지도 모른다. 그 같은 경우에 환자의 요구를 충족시키기 위해서 건강관리 전문가를 위한 적절한 코스가 준비된 자격을 갖춘 전문가에게 환자를 맡길지도 모른다.

성행위와 같은 민감한 영역을 취급하는 것은 역시 윤리적인 문제로 제기될지도 모른다. 건강관리 전문가들은, 그들 자신에 대한 지식 기술의 한계를 알아야 하고 섹스에 대한 문제를 가진 환자를 돕기 위해서 자격을 갖출 수 있도록 준비해야 한다.

건강관리 전문가를 위한 윤리적인 행동에 대한 대부분의 지침은 합당한 이유로 건강관리 공급자와 환자간에 성 접촉을 명확히 금지한다. 연구에 의하면 선천적인 힘의 불균형은 환자를 착취에 취약하게 만들었고(Friedman, 1997; Gabbard & Nadelson, 1995), 건강관리 전문가들이 그들의 환자를 장애로부터 보호하고 직업적 법적 책임으로부터 그들을 보호하기 위한 적절한 경계를 유지하는 것이 꼭 필요하다.

전문가가 부적절한 성에 대한 섹스 제언을 하는 환자를 직면했을 때에도 다른 영역은 똑같이 중요하다. 직접적인 행동이나 성적인 농담은 그 남자나 여자의 불안을 대처할 수 있고, 성행위의 주제에 관심을 나타내게 하는 방법일 것이다(Friedman, 1997). 확실하지만 친근한 매너로 전문가는 각자의 욕구를 나타내는 환자의 표현을 인정하거나 다시 지도할 수 있다. 환자가 독설을 퍼붓고, 위협적인 말을 하고, 육체적인 성행동을 나타낸다면 그것은 감독에게 보고되고, 기록되어져야 한다. 상황에 의하면서 정신병적인 혹은 신경학적인 상담이 이뤄져야 한다.

건강관리 전문가들은 성행위의 영역에서 그들이 한계와 부족한 점을 인식해야 한다. 또한 그들이 할 수 있는 일 안에서 균형과 존경심을 유지해야 한다. 섹스의 중요성을 무시하는 것은 환자의 행복에 역으로 영향을 미칠 수 있다. 반면에 이 같은 영역에 관심을 갖는 것은 환자 삶의 질을 개선해 줄 수 있다(Goldstein-Lohnman & Aitken, 1995).

사례 연구(Case Study)

Smith씨는 67세된 남성으로 알츠하이머 질환을 4년 전 진단받았다. 부인과 함께 살고 있지만, 거의 무관심하다. 그는 먹는 것 외에 자기관리 활동 모두를 도움받고 있으며 아내는 의무적으로 돕는 느낌이다. 작업치료사는 집에서의 안전을 요구했으며 남편에게 도움이 되는 환경적 변화를 권유했다.

방문 끝무렵 부인은 작업치료사를 옆에 앉혔다. 남편이 최근 "나쁜 짓"을 한다고 했다. 무슨 의미인지 묻자, 공공장소에서 옷을 벗으려 하고 애무를 하려고 해 놀랐으며 어떻게 해야 할지 당황했다는 것이다.

질문(Questions)

1. 작업치료사는 부인의 걱정에 대해 어떻게 해야 하는가?
2. Smith씨는 성행위를 지속적으로 보여주고 있다. 사회적으로 부적절한 표현에 도움을 줄 수 있는 것은 무엇인가?
3. 부인의 걱정을 어떻게 덜어 줄 수 있는가?

복습 문제(Review question)

1. 노년에 있어서 성행위에 영향을 미치는 주요 인구 통계학적 요소는 무엇인가?
2. 남성노인과 여성 노인에 있어서 성활동의 일반적인 수준은 어떠하며, 그것은 노인을 통하여 어떻게 변화하는가?
3. 노년에 있어서 남성과 여성의 성만족의 일반적인 수준은 무엇인가?
4. 건강상태와 건강관리가 노인들의 성활동과 성만족에 어떻게 영향을 미치는가?
5. 발기불능을 일으킬 수 있는 질병은 무엇인가? 또 발기 불능의 일차적인 생리학적 원인은 무엇인가?
6. 심장질환과 중풍 관절염은 성행위에 어떤 영향을 미치는가?
7. 우울증은 성행위에 어떤 영향을 미치는가?
8. 성행위에 역으로 영향을 미칠 수 있는 4가지 약물처방을 말하고, 그 같은 강력한 부작용의 물질을 지적하라?
9. 섹스와 노인들에 대한 3가지 문화적 신화는 무엇인가?
10. PLISSIT 중계모델은 무엇인가?

웹 기반 자료(Web-Based Resources)

노년의 성의 경험에 관한 유용한 정보:

www.apa.org/pi/aging/sexuality.html, **The American Psychological Association Aging and Human Sexuality Resource Guide**, date connected May 23, 2007. Provides a variety of facts about sexuality in later life, along with links to other resources.

www.aarp.org/health/, **AARP (The Health Site)**, date connected May 23, 2007. This site includes survey and research, as well as health care tips and information.

www.asaging.org, **American Society on Aging**, date connected May 23, 2007. A site that provides information from the Gay and Lesbian Aging Interest Network (LGAIN).

참고문헌(References)

AARP. (1999). *Sex—what's age got to do with it?* Retrieved April 12, 2006, from www.research.aarp.org/health/mmsexsurvey_1.html.

AARP. (2005). *Sexuality at midlife and beyond: 2004 update to attitudes and behavior.* Retrieved April 12, 2006, from http://assets.aarp.org/rgcenter/general/2004_sexuality.pdf.

Adelman, M. (1991). Stigma, gay lifestyles, and adjustment to aging: A study of later-life gay men and lesbians. *Journal of Homosexuality, 20,* 7–32.

Annon, J. (1976). The PLISSIT model: A proposed conceptual scheme for the behavioral treatment of sexual problems. *Journal of Sex Education and Therapy,* 2 (Spring–Summer), 1–15.

Association of Reproductive Health Professionals. (2002). *Sexuality in middle and later life.* Retrieved April 10, 2006, from www.siecus.org/pubs/fact/fact0018.html.

Bacon, C. G., Mittleman, M. A., Kawachi, I., Giovannucci, E., Glasser, D. B., & Rimm, E. B. (2003). Sexual function in men older than 50 years of age: Results from the health professionals follow-up study. *Annals of Internal Medicine, 139,* 161–168.

Beers, M. H., & Berkow, R. (2000). *The Merck manual of geriatrics* (3rd ed.). Whitehouse Station, NJ: Merck & Co.

Blumenthal, R. S., Heldman, A. W., Brinker, J. A., Resar, J. R., Coombs, V. Y., Sloth, S. T., et al. (1997). Acute effects of conjugated estrogens on coronary blood flow response to acetylcholine in men. *American Journal of Cardiology, 80,* 1021–1022.

Bremner, W. J., & McKinlay, J. B. (2003). Age trends in the level of serum testosterone and other hormones in middle-aged men: Longitudinal results from the Massachusetts Male Aging Study. *Journal of Clinical Epidemiology and Metabolism, 872,* 589–598.

Casper, R. C., Redmond, D. E., Katz, M. M., Schaffer, C. B., Davis, J. M., & Koslow, S. H. (1985). Somatic symptoms in primary affective disorder. Presence and relationship to the classification of depression. *Archives of General Psychiatry, 42,* 1098–1104.

Centers for Disease Control. (2006). *Reported AIDS cases, by age and sex cumulative through 2005—United States and Dependent Areas.* Retrieved February 16, 2007, from www.cdc.gov/hiv/topics/surveillance/resources/slides/epidemiology/slides/EPI-AIDS.ppt.

DeLamater, J. D., & Still, M. (2005). Sexual desire in later life. *Journal of Sex Research, 42,* 138–150.

Friedman, J. D. (1997). Sexual expression: The forgotten component of ADL. *OT Practice,* (January), 20–25.

Gabbard, G. O., & Nadelson, C. (1995). Professional boundaries in the physician–patient relationship. *Journal of the American Medical Association, 273,* 1445–1495.

Goldstein, H., & Runyon, C. (1993). An occupational therapy educational module to increase sensitivity about geriatric sexuality. *Physical & Occupational Therapy in Geriatrics, 11*(2), 57–76.

Goldstein, I. (2004). Epidemiology of erectile dysfunction. *Sexuality and Disability, 22,* 113–120.

Goldstein-Lohman, H., & Aitken, M. J. (1995). Influence of education on knowledge and attitude toward older adult sexuality. *Physical & Occupational Therapy in Geriatrics, 13*(1/2), 51–62.

Goodroad, B. K. (2003). HIV and AIDS in people older than 50. A continuing concern. *Journal of Gerontological Nursing, 29*(4), 18–24.

Gott, M. (2005). Are older people at risk of sexually transmitted infections? A new look at the evidence. *Reviews in Clinical Gerontology, 14,* 5–13.

Guan, J. (2004). Correlates of spouse relationship with sexual attitude, interest, and activity among Chinese elderly. *Sexuality & Culture, 8*(1), 104–131.

Hillman, J. (2000). *Clinical perspectives on elderly sexuality.* New York: Kluwer Academic.

Hilt, M., & Lipschultz, J. H. (2005). *Mass media, an aging population, and the baby boomers.* Mahwah, NJ: Lawrence Erlbaum Associates.

Hodson, D. S., & Skeen, P. (1994). Sexuality and aging: The hammerlock of myths. *Journal of Applied Gerontology 13,* 219–235.

Kingsberg, S. A. (2002). The impact of aging on sexual function in women and their partners. *Archives of Sexual Behavior, 31,* 431–437.

Kinsella, G. H., & Duffy, F. D. (1979). Psychosocial readjustment in the spouses of aphasic patients: A comparative study of 79 subjects. *Scandinavian Journal of Rehabilitation Medicine, 11,*129–132.

Kolata, G. (1998). FDA approves pill to overcome impotence. *The New York Times,* March 28. Accessed April 4, 2008, from www.usrf.org/breakingnews/bn_980328_viagra.html.

Korpelainen, J. T., Nieminen, P., & Myllylä, V. V. (1999). Sexual functioning among stroke patients and their spouses. *Stroke, 30,* 715–719.

Laumann, E. O., Gagnon, J. H., Michael, R. T., & Michaels, S. (1994). *The social organization of sexuality: Sexual practices in the United States.* Chicago: University of Chicago Press.

Leary, W. E. (1992, December 10). Medical panel says most sexual impotence in men can be treated without surgery. *New York Times,* D20.

Masters, W. H., & Johnson, V. E. (1966). *Human sexual response.* Boston: Little, Brown.

Matthias, R. E., Lubben, J. E., Atchison, K. A., & Schweitzer, S. (1997). Sexual activity and satisfaction among very old adults: Results from a community-dwelling Medicare population survey. *Educational Research, 37,* 6–14.

MetLife Mature Market Institute. (2006). *Out and aging: The MetLife study of lesbian and gay baby boomers.* Retrieved February 16, 2007, from www.asaging.org/networks/LGAIN/OutandAging.pdf.

Mohan, R., & Bhugra, D. (2005). Literature update: A critical review. *Sexual and Relationship Therapy, 21*(1), 115–122.

Monga, T. N. (1993). Sexuality post stroke. In R. Teasell (Ed.), *Long term consequences of stroke* (pp. 225–236). Philadelphia: Hanley & Belfus.

Nadler, R. D. (1997). Arthritis and other connective tissue diseases. In M. L. Sipski & C. J. Alexander (Eds.), *Sexual function in people with disability and chronic illness* (pp. 261–278). Gaithersburg, MD: Aspen.

National Council on Aging. (1998). *Half of older Americans report they are sexually active.* Available at www.ncoa.org/content.cfm?sectionID=105&detail=128.

Pope, M., & Schulz, R. (1991). Sexual attitudes and behavior in midlife and aging homosexual males. *Journal of Homosexuality, 20,* 169–177.

Purifoy, F. E., Grodsky, A., & Giambra, L. M. (1992). The relationship of sexual daydreaming to sexual activity, sexual drive, and sexual attitudes for women across the life-span. *Archives of Sexual Behavior, 21,* 369–385.

Rosenfeld, D. (2003). *The changing of the guard: Lesbian and gay elders, identity, and social change.* Philadelphia: Temple University Press.

Rowland, D. L., Greenleaf, W. J., Dorfman, L. J., & Davidson, J. M. (1993). Aging and sexual function in men. *Archives of Sexual Behavior, 22655,* 447–452.

Sharpe, T. H. (2004). Introduction to sexuality in late life. *The Family Journal: Counseling and Therapy for Couples and Families, 12,* 199–205.

Sjögren, K., Damberg, J.E., & Liliequist, B. (1983). Sexuality after stroke with hemiplegia, I: Aspects of sexual function. *Scandinavian Journal of Rehabilitation Medicine, 15,* 55–61.

U.S. Bureau of the Census. (1996). *Statistical abstracts of the United States, Tables 128–129.*

U.S. Bureau of the Census. (1998a). *Statistical abstracts of the United States. Table 16.*

U.S. Bureau of the Census. (1998b). *Statistical abstracts of the United States. Table 62.*

Ward, R., Vass, A. A., Aggarwal, N., Garfield, C., & Cybyk, B. (2005). A kiss is still a kiss? The construction of sexuality in dementia care. *Dementia: The International Journal of Social Research and Practice, 4*(1), 49–72.

Worthman, C. M. (1999). Faster, farther, higher: Biology and the discourses on human sexuality. In D. N. Suggs & A. W. Miracle (Eds.), *Culture, biology, and sexuality* (pp. 64–75). Athens, GA: University of Georgia Press.

Worthman, C. M., Beall, C. M., & Stallings, J. F. (1997a). Population variation in reproductive function of men. *American Journal of Physical Anthropology, 24*(Suppl.), 246–256.

Worthman, C. M., Beall, C. M., & Stallings, J. F. (1997b). Population differences in DHEAS across the lifespan: Implications for aging. *American Journal of Human Biology, 9,* 149–157.

제 4 부

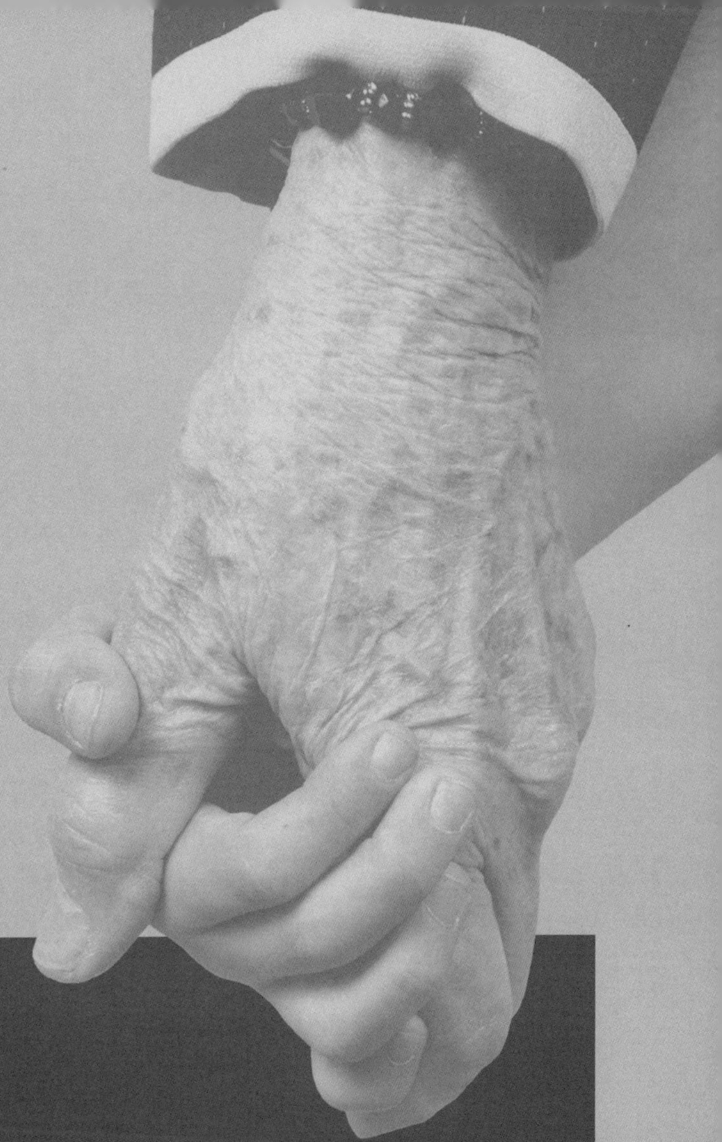

서비스 제공
(Service Delivery)

17 장에서 22장을 통해 노인들이 원하는 수준의 활동이나 참여를 돕기 위해 할 수 있는 보건의료기관(건강관리제공자)으로서의 역할을 생각해본다. 각 장에서 보건의료기관(건강관리제공)에 대한 특정 시스템에 대해 설명한다: 지역 사회, 가정 건강, 재활, 장기요양 등. 서비스의 유형이나 위치(예: 지역 사회 서비스 또는 기관)는 특정한 요구와 일치해야 한다. 중재는 개인과 사회적 시스템, 또는 환경을 대상으로 할 수 있다. 따라서 개개인과 환경에 대한 세심한 평가를 하고, 건강관리제공자는 간병인과 함께 설계자 및 정책결정자 등과 협의하여 중재 계획 개발을 결정해야 한다.

노인에게 가장 도움이 되는 중재는 완벽한 건강을 추구하기 보다는 건강관리, 기능, 삶의 만족도에 중점을 두는 것이다. 모든 노인에게 있어 "완치"를 기대함은 비현실적인 것이다. 이는 질병의 존재가 자동적으로 기능장애를 의미하는 것은 아니기 때문에 또한 중요하지 않다.

주의 깊게 고려할 사항은 개개인이 원하는 것을 부여해야 한다. 요양원(nursing home)을 싫어하는 몇몇 개인들에서 가능성을 찾기도 하고, 일부 개인은 더 이상 자신의 삶이 그들을 계속하도록 장려하는 충분한 질을 가지고 인식하는 지점에 도달하기도 한다. 삶은 대가를 지향하는 강한 사회적 편견이 있기 때문에 건강관리 전문가들이 종종 받아들이기에 어려움이 있다. 독립적인 생활 동작은 신뢰를 주고, 개개인의 결정 범위를 넓혀주고 독립적인 종류를 최적화 해준다. 이러한 활동들이 에너지 소비를 요구한다면 보다 나은 만족감을 제한하는 다른 어떠한 활동을 그만두게 하여 그들 스스로 옷을 입으려 하지 않을 수도 있다.

제 17 장

기능 수행 평가

Evaluation of Functional Performance

치료사는 나의 기분을 매우 좋게 해주었다. 그녀는 "와인, 예술작품, 건축물, 책처럼 오래된 것은 그만큼의 가치가 있다는 것을 잊지 마세요"라고 말했다. "치료사는 우리가 나이가 들어갈수록 우리는 그만큼 가치가 있다는 사실을 깨닫게 해주었다... 그녀는 그녀의 필요가 아닌 환자가 필요로 하는 것을 처리하였다... 그녀는 환자들이 필요로 하는 것을 준비해주었다... 그것은 그녀가 환자들의 삶의 방식과 인간으로서의 환자들을 연구하면서 얻은 것이었다.

M.S. Wilkins, 1998

목 적 [OBJECTIVES]

이 장을 읽고 난 후, 독자는 다음을 할 수 있게 될 것이다:

1. 노인의 기능수행 평가 목적을 설명할 수 있다.
2. 내용에 기반을 둔 환자 중심의 평가 과정을 설명할 수 있다.
3. 평가를 선택하고 보충하는 데 가이드가 되는 요점이 되는 질문을 포함한 의사 결정 과정을 설명할 수 있다.
4. a) 환자가 누구인지, b) 노인의 기능 수행 평가가 왜 중요한지, c) 폭넓은 평가의 관점은 무엇인지, d) 노인 평가가 이루어질 때 일반적이고 어떠한 특정한 요소들이 고려되어야 하는지 등을 포함 노인 평가에서 꼭 고려되어야 하는 특징을 기술할 수 있다.
5. 특정한 방법론적인 고려사항을 포함하여 노인 평가에 사용되어지는 평가방법의 차이점에 대해 토론할 수 있다.

건강 전문가들은 다양한 목적으로 노인 평가를 수행한다. 평가의 가치는 **손상(impairment)**, **기능 수행(functional performance)**, 프로그램 계획, 기능적 결과와 치료 중재 후 평가의 예측을 묘사할 수 있는 정보를 제공하는 평가 능력에 있다. **평가(evaluation)**는 주의 깊은 연구를 통해 상황의 중요성이나 가치를 결정하는 것으로 정의된다: 재활영역은 환자의 중재를 위해 사용한 기초자료를 해석하고 모으는 과정이다(미국작업치료학회, 1995, 2002; Merriam-Webster Online Dictionary, n.d.). 평가는 또한 서비스 제공자와 노인들이 기능 수행과 관련된 정보를 이해하게 하는 양적 또는 질적인 면에서의 분류, 점수, 또는 판단을 포함한다.

이 내용에서 물리치료사와 작업치료사에 의해 사용되는 전문용어와 실습모델은 국제적인 것을 사용할 것이다. 그들이 사용하는 실습모델을 이 장에서 이해할 때 독자들은 향상될 것이다. 특정한 방법의 특별한 용어를 사용해온 경우 그 용어는 두드러지게 하였으며 이 장 끝에서 명확히 하였다. 또한 독자들에게 Finch, Brooks, Stratford, Mayo(2002)와 Law, Baum, Dunn(2005)의 평가와 측정에 대한 가장 유효한 요약정리를 제시하였다.

이 장에서, 우리는 노인 평가의 의미와 관련된 문제들을 살펴본다; 환자 중심의 철학 제시, 평가과정, 치료사를 가이드하는 의사결정 과정의 요점을 정리한다. 환자는 누구인지, 노인이 의도된 활동에 참여를 지속해야 하는 것, 일상생활활동(ADL)에서 넓은 관점에서의 평가권유, 평가과정에 영향을 줄 수 있는 일반적이고 특정한 요소 등을 포함한 노인의 기능 수행 평가와 관련된 이슈들이 논의된다. 마지막으로 우리는 **표준화(standardized)**되고 개인화된 방법, 질적이고 양적인 방법, 표준 사용, 내용적 평가의 필요성, 자기 진단과 타인의 관찰을 포함하는 노인에게 사용되는 평가 방법에 초점을 맞춘다. 특정 예들과 인용문들이 평가 이슈를 설명하기 위해 사용되었다.

평가의 의미
(The Meaning of Evaluation)

평가란 어떤 의미인가? 평가과정은 정보수집, 질적 방법이나 양적 방법 사용 등을 감정, 예측, 정의, 평가하고 분류하는 것을 포함한다. 평가가 흔히 치료 과정을 시작하는 단계로 알려져 있지만 그것은 환자가 재활 서비스를 받기 전, 받는 동안, 그리고 받은 후에 이루어져야 하고 이루어질 수 있는 활동이다. 노인들을 평가하는 목적은 스크리닝과 예방, 처방, 예측, 평가 등을 포함해 아주 다양하다.

한 개인이 늙어가면서 건강 상태의 변화와 심혈관질환, 관절염, 뇌졸중, 치매, 파킨슨병과 같은 만성질병의 발생 증가는 자아 관리, 집안일, 쇼핑과 다른 지역 활동, 봉사 활동이나 다른 추구하는 일, 유흥과 여가활동과 같은 일상생활을 수행할 때의 어려움으로 이어진다. 미국의 자료는 만성질병이 나이가 증가함에 따라 활동의 제약이 있음을 나타낸다. 65~74세 노인에서 19.9%가 ADL에 어려움이 있고, 85세 이상의 노인에서 52.5%가 ADL에 어려움이 있다. 지역사회 65세 이상 노인에서 27.3%에서 한 가지 이상의 ADL 수행의 어려움이 있었고, 13.0%에서 IADL의 어려움이 있었다. 반면에 시설에서 생활하는 노인 93.3%에서 한 가지 또는 그 이상의 ADL의 어려움이 있었고, 76.3%가 3가지 이상의 ADL의 어려움이 있었다(노인청, 2004). The National Health and Nutrition Examination Survey (NHANES III)는 노인의 건강상태, 질병, 위험 요소들에 대한 데이터를 명시하여 노인의 기능적 기술 등급에 대한 흥미로운 정보를 제공한다. 이 조사는 60세 이상의 무작위로 선출된 5,000명의 성인들을 포함하여 신체적 조사 데이터뿐만 아니라 자아진단

데이터도 기술된다. 60~69세 사이의 노인들은 4%가 식사 준비나 집안에서 걸어다닐 때와 같은 활동에서 어려움을 겪는 것으로 나타났다. 이런 기능적 어려움은 80세 이상 노인에게서 17%에서 23%로 증가된 수치를 보였다(Marwick, 1997). 캐나다의 장애를 가진 노인들에서 다음과 같은 기능수행의 어려움이 있다: 식사준비(49%), 집안일(55%), 심한 허드렛일(59%), 개인재산관리(35%), 자가관리(53%)(캐나다 통계청, 2002).

이병률의 압축은 노인들의 삶의 질 향상과 건강 증진을 위한 첫 번째 목표로서 증가하는 것으로 나타난다(Fries, 1987, 2005). 이병률의 압축 이론은 심한 질병과 **장애(disability)**를 가진 기간을 감소시키는 것을 의미한다(Fried, Herdman Kuhn, Rubin, & Turano, 1991). 질병의 압축을 평가하는 데 사용되는 능동적인 삶의 기대는 장애가 없는 상태에서 능동적 삶을 사는 평균적인 수명기간으로 정의된다. 오랜 삶 중에 이상적인 삶은 죽기 전 만성적 질병 기간이 아주 짧게 압축되는 것이다. 나이가 들면서 신체기능에 변화가 나타나고 장애로 이환된다. 장애가 생기면서 ADL, IADL 등의 동적인 움직임과 다양한 기능 상태에 영향을 미치게 된다. 장애발생은 만성이나 혹은 급성 질병을 일으키며 서서히 진행되면서 의학적으로 큰 변화를 가져온다(Guralnik, Ferrucci, Balfour, Volpato, & Di Iorio, 2001). 최근 활동은 장애 증상이 나타나기 전의 손상발생과 장애발생 사이의 기간을 말한다(Fried et al., 1991). 증상이 나타나기 전의 핸디캡은 손상과 장애 사이의 기간인데, 여기서 장애는 활동수준의 일반적인 감소나 개인이 인식되는 어려움 없이 어떤 특정한 상황에서 과제를 수행할지라도 정상적인 방법을 사용한 과제의 수행능력의 제한으로 나타나는 것으로 특정되어진다(Fried et al., 1991; Guralnik, 1996). 특히 증상 전 질병의 장애는 또한 미래의 장애를 예측한다(Fried, Ettinger, Lind, Newman, & Gardin, 1994). 그러므로 이러한 신체저하 결과로 생기는 잠복기 장애를 예방하기 위해 치료사의 노인 평가와 중재는 매우 중요하다. 기능적 수행을 향상시켜야 한다.

기능수행의 어려움이 증가하기 때문에 노인평가의 중요한 역할은 기능을 향상시키거나 한 개인이 필요로 하거나 원하는 활동을 수행하는 능력에 있어서 좀 더 심각한 증상을 예방할 수 있는 전력을 짜기 위해 기능수행에서의 문제점을 스크린(예검)하는 것이다. **스크리닝(screening)** 평가는 평가와 중재를 필요로 하는 이들에게 좀 더 쉽고 짧은 시간 내에 할 수 있는 중요한 것이다. 스크리닝 **평가(assessment)**의 예는 간이정신상태검사(MMSE; Mini-Mental State Examination (Folstein, Folstein, & McHugh, 1975), 최소자료조직[Minimum Data Set; State University of New York at Buffalo(SUNY), 1990], IADL Screener (Fillenbaum, 1985), 기능적 동작설문(Functional Activities Questionnaire; Fillenbaum, 1985), 노인기능평가(Frail Elderly Functional Assessment; Gloth, Watson, Meyer, & Pearson, 1995), 노인우울척도(Geriatric Depression Scale; Yesavage & Brink, 1983) 등이다. 노인의 기동성과 관련된 특정 결점을 위한 스크리닝에 사용되는 the Timed "UP and GO" test(Podsiadlo & Richardson, 1991), the Functional Reach Test (Duncan, Weiner, Chandler, & Studenski, 1990), The Berg Balance Scale(Berg et al., 1992)와 같은 다양한 측정 도구들이 있다. 노인 질병에 따른 특별한 손상의 스크리닝을 위해 사용되어진다.

서술적(descriptive) 목적을 위해 사용되는 평가는 개인의 특성을 기술하고 측정하는 특정 성격들에 대한 차이점의 정보를 모으는 데 중점을 둔다(Law, 1987). 이 평가 유형은 중재를 주선하는 이슈들을 명시하는 데 중요하다; 또한 손상, 활동제한, **참여(participation)** 제한 영역에서 특정 문제들을 결정하고 치료 서비스를 위한 요구를 결정하는 데 중요한 도움을 준다. 예를 들면, 간단한 인지 평가는 개인의 인지력 상태 정보를 제공하고 환자, 가족, 서비스 제공자가 인지력 상태와 관련된 문제가 있는지, 중재가 필수적인지 결정하는 데 도움을 준다. 기능행동표(Functional Behavior Profile; Baum, Edwards, & Morrow-Howell, 1993)나 운동과 과정기술평가(Assessment of Motor and Process Skills ; Fisher, 1995)와 같은 기술적 목적을 위해 사용되는 평가들은 평가되는 특징들을 기초로 한 개인들의 차이를 구분하는 아이템들을 포함한다. 수정된 낙상척도(modified falls efficiency scale)는 균형과 가동성 문제와 관련해 노인들을 대상으로 하는 활동관련 질문서이고 낙상에 대한 두려움의 정도를 반영한다(Hill, Schwarz, Kalogeropoulos, & Gibson, 1996). 많은 경우에 기술적 목적을 위해 잘 사용되는 평가들은 치료 중재 이후의 변화를 평가할 때는 적절한 수행을 하지 못한다.

예측(prediction)을 위해 사용되는 평가들은 다른 특징을 예측하기 위한 특정 성격들과 관련된 항목들을 포함한다. 그것들은 인지수행검사(cognitive performance test)(Allen, Earheart and Blue, 1992), Tinetti Performance-Oriented Mobility Evaluation(Tinetti, 1986) 등을 포함한다. 인지수행검사는 치매를 앓는 노인의 일상생활의 범위에서 기능적 능력을 예상하는 데 사용된다. The Tinetti Performance-Oriented Mobility Assessment는 낙상에 대한 노인들의 위험 정도를 결정하는 데 사용된다. 예측 기구들의 아이템들은 만약 그것들이 관심 있는 모습을 나타내고 지금이나 미래의 관심 기준이나 특징을 예측할 때 포함될 수 있다. 표 17-1은 평가의 다양한 사용과 각각 사용할 수 있는 기구들의 예에 대해서 요약되어 있다.

평가를 위해 가장 흔히 사용되는 것은 환자들이 회복 서비스를 받고 난 후 **결과(outcomes)**나 변화를 평가할 때 쓰이는 것이다. 그것은 Functional Independence Measure(FIM)(State University of New York at Buffalo[SUNY], 1990)과 Canadian Occupational Performance Measure(COPM)(Law et al., 2005)을 포함한다. FIM은 일상생활 기술에서 일반적인 수행을 평가하는 데 많이 사용되고 기능 능력의 예시자가 되며 회복 서비스의 효과를 평가하는 데도 사용된다. COPM은 직업치료 중재 이후의 **직업적 수행(occupational performance)**에서 변화에 대한 환자의 자아인식과 작업치료의 개입 후의 만족감을 평가하는 평가기구로서 특히 고안되었다. 평가기구들에 포함된 아이템들은 변화가 일어날 때 개인들의 변

표 17-1 평가 목적의 요약

평가 목적	예
예검(Screening)	Mini Mental State Examination, Minimum Data Set, IADL Screener, Functional Activities Questionnaire, Frail Elderly Functional Assessment, Geriatric Depression Scale, Timed "Up and Go" Test, Functional Research Test, Berg Balance Scale
서술적(Descriptive)	Functional Behavior Profile, Assessment of Motor and Process Skills, Modified Falls Efficacy Scale
예측(Predictive)	Cognitive Performance Test, Tinetti Performance-Oriented Mobility Evaluation
결과(Outcome)	Canadian Occupational Performance Measure, Functional Independence Measure

화에 대한 반응을 나타내는 것이다.

평가가 발전되고 유용한지를 결정하기 위해 목적을 세우고 그 목적을 주어진 상황에 맞추기 위해 치료사들이 평가 안내서에서 정보를 재고하는 것은 매우 주요하다. 예를 들면, 일차적으로 개인의 차이점을 설명하기 위해 고안된 평가가 치료 프로그램 이후 변화를 평가하기 위해 사용된다면 그것은 종종 의료학적으로 중요한 변화가 일어날 수 있는 상황으로 이끌어가지만 평가는 그 변화를 특정할 수 없다. 평가를 이용하기 전에 치료사들이 재고할 필요가 있는 다른 심리 측정의 특징들은 **믿음(reliability)**, **가치(validity)**, **의학적 유용성(clinical utility)**에 대한 이슈들을 포함한다.

평가 철학
(Evaluation Philosophy)

노인들을 치료하는 작업 치료사와 물리치료사를 위한 일차적인 초점은 이런 노인들이 기능을 유지하도록 하는 것이다. 매일 중요한 활동에 참여하도록 하는 능력은 삶의 의미를 부여한다. 그런 참여는 개인의 삶과 과정을 통해 발전하고 변화하며 건강과 행복을 결정하는 중요한 요소이다. 사회적 참여와 이어져 내려온 가치에 대한 우리의 믿음은 그들 자신의 일상활동에 대해 이해하고 선택을 하는 사람들의 능력에 대한 믿음과 함께 우리의 치료를 환자 중심의 치료로 만든다. 실행 시 우리는 환자와 함께 하는 파트너십을 이룬다. 환자 중심의 실습은 다음과 같이 정의된다.

> 환자와 치료사간의 파트너십은 환자에게 기능적 수행과 다양한 환경에서 만족하는 그들의 역할을 약속하는 권한을 준다. 또한 그 환자들은 우선이 되고 사정과 평가 그리고 개입의 중심이 되는 목표 협상에 참여한다. 이러한 과정에서 치료사들은 환자의 가치를 듣고 존중하며, 환자의 필요사항을 받아들이며 정보에 근거한 결정을 가능하게 한다(Sumsion, 2000, p. 308).

환자 중심의 참여는 우리가 환자의 말을 귀담아 듣는 것을 의미한다. 그들이 원하는 것은 무엇인가? 환자의 간병인으로서 '그들의 곁을 지켜온 2,000명의 환자의 가족이나 친구들을 포함해서 최근 입원한 환자들 중 미국 전방에 걸친 62개의 병원에서 순서 없이 뽑힌 6,000명 이상의 연구에서, the Picker/Commonwealth Program for Patient-centered Care는 환자 중심 간호의 일곱 가지 다른 면을 조명하였다.

1. 환자의 가치, 선호하는 것, 표현된 필요한 것들에 대한 존중
2. 간호의 협응력과 통합
3. 정보, 의사소통, 교육
4. 신체적 안정
5. 감정적 지원과 두려움, 걱정의 경감
6. 가족과 친구들과 어울림
7. 서비스 후 변이와 지속(Gerteis, Edgman-Levitan, Daley, & Delbanco, 1993).

더 나아가 여덟 번째로 간호에 대한 접근이다(Picker Institute, n.d.).

노인의 경우 그들이 나이가 들어감에 따라 무엇을 원하며 그들은 더 나은 건강과 사회적 서비스를 원하는가? 그들은 분명하게 정책의 발전과 그들의 관리에 대한 프로그램에 자신들의 목소리가 반영되길 원한다고 말할 것이다[National Advisory Council on Aging: NACA(2000)]. 그들은 모든 연령의 사람들에게 주어진 동등한 권리와 특권을 원한다고 말할 것이다. 그들은 건강과 행복이 적절히 유지되는 수입, 건강에 대한 보편적인 접근, 그들의 개인적 다양성과 문화적 다양성을 고려하는 그들의 운동성을 지원하는 많은 프로그램들과 서비스들의 유용성을 요구한다는 것을 인식한다. 그들은 "독립을 유지하며 이익을 낼 수 있는 가동성을 갖고 그것이 '위험'을 의미한다고 해도 그들의 의사를 자신이 결정할 수 있

는 권리"를 원한다(NACA, 2000). 그들은 그들 자신을 독립적이고 의사 결정도 자신이 이루어낼 수 있으며 선택을 할 수 있는 사람이라고 생각한다. 그들은 독립성을 삶의 질과 동일시한다. 독립이란 그 사람의 삶을 통제한다는 의미이고 존엄성, 긍지, 행복과 매우 근접하다. 이런 믿음들은 환자 중심의 방법으로 실습하는 치료사들에 의해 공유되는 것들과도 비슷하다.

어떤 작가들(Moloney & Paul, 1993)은 경기 침체와 2차 세계대전 속에서 가치와 태도를 결정해 온 노인 집단은 권위, 안전, 안락함을 원하고 그래서 의료 시스템을 믿고 건강 전문가들의 조언을 따르려는 경향을 보인다고 말한다. 더 나아가 최근에 노인들은 그들의 관리에 더 열중하고 있다. Walker(2006)는 이것은 더 많은 관리와 연관된 선택과 서비스에 대한 기대감을 이끌어낸 소비주의의 증가와 개인주의의 거듭된 강조와 연관이 있다고 주장하였다. 그리고 이 장에서 작가들의 경험은 노인들의 그들의 관리에 포함되길 원하는 다양한 방법들이 존재한다. 예를 들면, 관절염을 가진 여성의 연구에서 참여자들이 건강관리제공자들, 특히 의사와 상호작용을 묘사하는 데 있어서 매우 다양한 방법을 보인다(Wilkins, 1998). 한 여성은 "*나는 당신이 이 도시의 최고의 의사를 구해서 그가 말하는 대로 정확히 하는 것을 원합니다*"라고 말했다. 과거에 의사들과 의견이 맞지 않았다는 다른 여성은 "*나의 의사는 나에게 호르몬 주사를 맞도록 권했고 나는 '당신이 내가 다시는 암에 걸리지 않을 것이라는 것을 300% 확신해준다면 호르몬 주사를 맞도록 하겠다' 고 말했다... 아마도 그것은 내가 절대로 말하지 않았을 단 한 가지였을 것이다*"라고 말한다.

어떤 여성들은 의사들이 "위험한 행동"이라고 말하는 무거운 물건을 들거나 페인트칠을 하기 위해 사다리에 오르는 행동을 하곤 한다. 그러나 그들은 의사들의 경고에도 불구하고 이런 가치 있는 활동들에 계속 참여한다. 다른 사람들은 관절염을 위한 약을 먹는 것을 중단하거나 그들의 의학적 치료를 다른 대안적 치료법[예, 동종요법(homeopathy), 자연요법(naturopathy), 지압요법(chiropractic)]으로 보충하기도 한다. 치료사로서 우리는 노인 사이의 다양성에 대해 알아야 하고 노인 환자들에 대한 전형적인 의견들을 지지하지 말아야 한다.

관절염을 앓는 여성들 사이에서 어떤 이들은 건강관리제공자들에 대한 특정 제안을 한다. 한 여성은 건강관리전문가의 필요성을 의사의 관점에서 관절염과 함께 살아가는 것을 보고 심리학적 관점과 사회적 관점을 고려해야 한다고 설명하였다. 그녀가 남편의 죽음으로 우울증에 걸렸을 때 그녀의 허리치료의 필요성과 관절염 진단 때문에 그녀의 의사는 관절염은 그녀를 죽음으로까지 몰고 갈 것은 아니라는 것을 가르쳐주면서 그녀에게 왜 그렇게 우울해 보이는지에 관해 물었다. 그녀의 삶의 다른 면에 대한 인식 부족은 그녀를 화나게 했고 그녀의 건강에서 다른 삶에 대한 영향도 중요하다는 것을 이해하지 못하는 의사에 대해 실망하였다. 다른 여성은 그녀의 의사와 물리치료사간의 접근 차이에 대해 이야기하였다. 그녀의 의사는 그녀가 늙었다는 것을 이야기하고 "*당신이 해서는 안 될 것들이 많습니다... 굽히지 말고, 스트레칭하지 말고, 이것을 하지 말고, 저것을 하지 말라... 제대로 서 있고, 바닥에서 미끄러지지 않도록 조심... 당신은 조심해야 할 일들이 얼마되지 않는다고 생각하시죠?*"라고 말했다. 반대로 그녀가 이것을 그녀의 물리치료사와 상의했을 때 치료사는 오래된 것이 얼마나 가치 있는 것인가를 지적해주었다. "*그녀는 내 기분을 좋게 만들어주었습니다. 그녀는 '와인, 예술, 건축, 책과 같이 오래된 것은 가치 있다는 것을 기억하세요'* 라고 말했습니다. 그녀는 나이가 든 만큼 가치 있다는 사실을 깨닫게 해주었습니다."

그녀는 치료사를 환자 중심의 방법으로 일하는 사람으로 묘사하였다. "*그녀는 그녀의 필요가 아닌 그녀의 환자가 필요한 것을 처리하였다... 그녀는 그들이 필요로 하는 것을 준비하였다... 그것은 그녀가 사람과 그들의 삶의 방식과 인간으로서의 그들을 연구하면서 얻은 것이었다*"(Wilkins, 1998).

우리는 노인들이 필요로 하는 것을 충족해주고 있다고 어떻게 확신하는가? 우리는 그들이 중요하게 생각하는 노인 삶의 일면을 고려하고 있다고 확신하는 한 가지 방법은 지원적인 환경에서 그가 선택한 활동을 수행하는 노인을 고려하여 실습 모델을 사용하는 것이다. 기능, 장애, 건강의 국제적인 분류(International Classification of Functioning, Disability and Health: ICF)와 Glass의 기능의 긴장감 활용을 위한 개념적 설계(Conceptual Scheme for Conjugating the Tenses of Function)의 기구들이 예이다. 이에 대한 자세한 사항은 나중에 이 장에서 설명할 것이다. 인간-환경-작업실행(Person-Environment-Occupational Performance)과 같이 발전되어왔던 다른 모델들은 전문적으로 분명하다. 앞 장에서 설명했듯이 미국 작업치료 실습구조(American Occupational Therapy Practice Framework)는 평가와 중재를 위해 그것들의 가이드라인 안에서 많은 구조들을 합쳤다.

왜 노인들의 기능수행을 평가하는가?
(Why Evaluation Functional Performance in Older Adults?)

기능수행은 그들이 중요한 활동에 참여할 때 노인들의 능력에 있어 중요한 요소이다. 의미 있는 활동들에 참여(기능)와 건강과 행복 사이에는 연관이 있다. 이것은 노인들뿐만 아니라 다른 사람들에게도 사실이다. Law, Steinwender, Leclair는 건강, 행복, 직업(즉. 매일의 작업과 활동들, 이름지어지고, 조직화되고 주어진 가치와 개인과 문화에 의한 의미)의 관계를 조사한 많은 연구자료들을 검토하였다. 그것들은 노인들에 의해 주도된 연구들도 포함하였다. 그들의 검토에서 **직업(occupation)**을 그만두는 것은 건강과 행복에 나쁜 영향을 줄 수도 있으나 직업을 새로 갖는 것은 이익이 될 수 있다는 점을 명확히 하였다.

많은 노인들이 그들이 속한 사회에 참여를 지속하고 싶어하고, 그들이 해온 대로 역할을 맡고 새로운 역할도 맡을 수 있기를 바란다는 것은 잘 알려져 있다. 기능수행 평가는 전략이 변화를 주도하고 대안적 기능을 촉진시키기 위해 발전할 수 있도록 기능적 능력이 왜 변하는지를 이해하는 데 유용한 단계가 된다. 많은 전략들은 기능수행을 주도하고 촉진시킬 수 있다. 그것들은 개인의 강도나 제한점에 관심을 가질 수 있으며 그들은 또한 그 사람이 속해 있는 **환경(environment)**이나 활동의 범위에 관련될 수 있다. 따라서 그것이 이루어질 내용에서 기능수행을 고려하는 것이 중요하다. 변화들이 예를 들면, 진행되는 만성질병의 결과로서 일어난다면, 그 사람의 능력을 변화시키는 것은 불가능할지도 모른다. 그러나 만약 환경이나 작업이 개선된다면 활동은 유지될 수 있다.

일반적으로 기능수행평가는 (1) 활동이 노인들에게 가장 중요하므로 우선 순위를 중재에 둔다는 것, (2) 기능 활동이 어떻게 환자의 나이에 따라 균형 있게 주어지는지 또는 변화하는지, (3) 중재가 수행에 맞게 고안될 수 있도록 환자가 실제로 어떻게 수행하는지 등을 이해하는 데 도움이 될 수 있다.

현실적 평가
(Evaluation Realities)

앞 섹션에서 묘사된 평가 철학은 특히 사람들이 가장 원하는 분야에서 회복 전문가의 환자들의 기능 수행을 유지시키려는 목표와 일치한다. 그러나 자금의 문제는 또한 평가 결정 문제를 낳는다. 미국에서는 대부분의 사람들이 제3의 단체에 의해 후원되는 건강관리를 받는다. 이것은 노인의료보험제도(medicare)나 국민의료보조제도(medicaid)와 같은 정부의 보험정책일 수도 있고 기업인이나 개인에 의해 지원되는 사설 보험 정책일 수도 있으며 근면한 개인들을 위한 군(county) 또는 주(state)가 지원하는 관리일 수도 있다. 제3의 단체는 제공되는 관리에 관심을 가지고 있다. 결과적으로 치료사들은 어떻게 평가될 수 있는지(그리고 치료 과정으로서 어떤 종류의 중재가 이용될 수 있는지) 결정하는 배상 규칙에 의해 특히 규제된다. 관리 범위에 의존함에 따라 달라지는 이런 가이드라인들의 특정 예들은 다음 장에서 묘사된다. 그러나 평가과정이 배상 가이드라인을 맞추기 위해 발전될 필요가 있다는 것을 기억하는 것이 중요하다. 치료사들은 환자가 보험자에게 관심을 갖도록 유도할 필요가 있고 이상적인 배상을 위해 경제적으로 이론적 원리를 설명할 수 있다. 결과적인 연구의 수와 범위가 증가함에 따라(Bean et al., 2004; Clark et al., 1997; Gill et al., 2002, 2004; Gillespie et al., 2003; Gitlin et al., 2003; Jette et al., 1999; Steultjens et al., 2004) ADL을 언급하는 평가와 중재의 가치에 대한 논의들이 더 쉽게 이루어질 수 있을 것이다.

평가수행을 위한 개념적 틀 (A Conceptual Framework for Evaluation of Performance)

평가의 목표는 노인들이 하고 싶어하고, 필요로 하고, 또는 수행할 수 있기를 예상하고 있는 활동들이 이루어지도록 하는 것이며 수행하는 데 있어서 문제점의 원인을 밝혀내는 것이다. 개념적 틀의 사용은 치료사와 노인 환자들이 평가와 사용될 평가 도구들에 대한 관심에 대해 같이 노력해 나가는 것이다. 다양한 개념 틀의 사용은 수년에 걸쳐 장애의 이해에 영향을 주었다[예, the Nagi Model, 1976; the International Classification of Impairments, Disabilities and Handicaps (ICIDH)], 세계보건기구(WHO, 1980). 후자의 것은 평가의 과정에 대한 표준화된 언어와 개념 틀 사용에 대해 1장에서 언급되어진 기능, 장애, 건강의 국제적인 분류(ICF)의 기초가 되었다(WHO, 2001). 고려사항으로 개인의 신체 구조와 기능에 의한 건강상태와 그들의 다양한 환경에서의 활동들이다.

ICF(WHO, 2001)의 구성요소들 사이의 상호작용을 묘사하는 개념적 틀의 사용은 치료사들의 평가의 특성을 확인할 수 있게 해주고, 평가과정들이 논리적으로 발전하는 것을 확신하게 해주고, 노인들과 그들의 가족에게 중요하고 의미 있는 평가에 초점을 맞추게 한다. 표 17-2는 정확한 평가도구와 평가를 위한 특성을 명확하게 하기 위해 어떻게 사용되는지 예를 보여준다. 이러한

표 17-2 평가를 위한 기능, 장애, 건강의 국제적 분류 사용(ICF)

ICF 영역	몸의 기능과 구조	활동	참여도	환경요소
평가 속성	몸의 움직임	기능적 움직임	레저활동 참여	이용도
평가	Chedoke-McMaster Stroke Assessment (Gowland et al., 1995)	노인의 기능과 장애 도구-Functional Index (Jette et al., 2002; Haley et al., 2002)	런던장애척도 (Harwood et al., 1994	정신적으로 지원하는 가족, 친지 (Iwarsson & Slaug, 2001)

개념적 틀의 사용은 각각의 의학적 상황에 접근되어질 특정한 속성에 관한 결정을 내릴 때 치료사들과 재활팀에게 훌륭한 지침이 될 것이다.

Glass(1998)는 Nagi(1976)와 ICIDH(WHO, 1980)는 노인들의 후반기 삶의 기능에서 장애 이해와 그것의 복합성을 따르기에는 충분하지 않다고 주장하였다. 전통적으로 노인 설문조사에서 장애의 측정은 매일의 실제 수행 능력보다는 가설에 근거해서 자료화된 기능적 용량(노인들이 그들이 할 수 있다고 말하는 것)에 집중해왔다. Glass는 또한 용량의 측정은 제한된 정보를 제공하고 노인들의 실제 장애의 수준을 경시하는 장애율을 제공한다고 주장하였다. 그는 용량보다는 수행에 더 집중을 해야 한다고 제안하였다. 이것은 노인들에서 "기능의 긴장감 활용을 위한 개념적 설계"(Glass, 1998, p.103)의 발전에서 기인한 것이다(그림 17-1). 그의 개념적 설계는 3단계로 구성되어 있다. 첫째 혹은 가설에 근거한 단계는 그들이 말하는 것이나 할 수 있는 것을 측정한다. 활동들은 정황에 부합하지 않고, 자기보고나 대리응답은 요구되는 보조의 정도나 어려움 정도의 관계에서 찾아볼 수 있다. 두 번째 혹은 실험적인 단계에서 개인의 능력은 기간 내의 수행과 연구에서의 표준화된 과제 완성이나 병원의 준비 혹은 환자에게 활동들을 흉내내보라고 했을 때 할 수 있음에 의해 측정되어진다. 셋째 혹은 규정되어진 단계에서 자기보고나 대리응답에 기본으로 해서 실제 환자들이 그들의 집 혹은 단체 환경에서 무엇을 하는지 나타내고 직접적인 관찰은 활동, 과제 그리고 역할의 횟수와 기간을 측정하는 것을 제공한다. Glass는 자기보고서와 실제 매일의 행동사이에 불일치가 있다는 것을 EPESE 연구 그리고 MacArtheur Research Network의 세 개 사이트의 임원들과의 질적인 인터뷰를 통해서 논증하였다. 1/3의 샘플에서 환자들이 기록한 것과 실제 그들이 한 것 사이에 일치가 나타났고, 다른 1/3에서는 더 뒤떨어진 기능을 기록하였으며 나머지 1/3 에서는 그들의 실제 기능보다 더 높은 기능이 기록되었다. 치료사들을 위한 Glass 연구의 밀접한 관계에서 노령화의 복합성은 노인들이 무엇을 할 수 있고 또한 무엇을 하는지에 대해 고찰하는 것이 중요하다고 제안하였다. 평가에서 치료사의 중재가 결정되어질 때, 우리의 환자들이 기능적 수행을 발전시키거나 유지시킨다면 단지 이론적인 기능의 용량을 묻는 것보다는 수행을 통한 기능적 결과를 측정하는 것이 비판

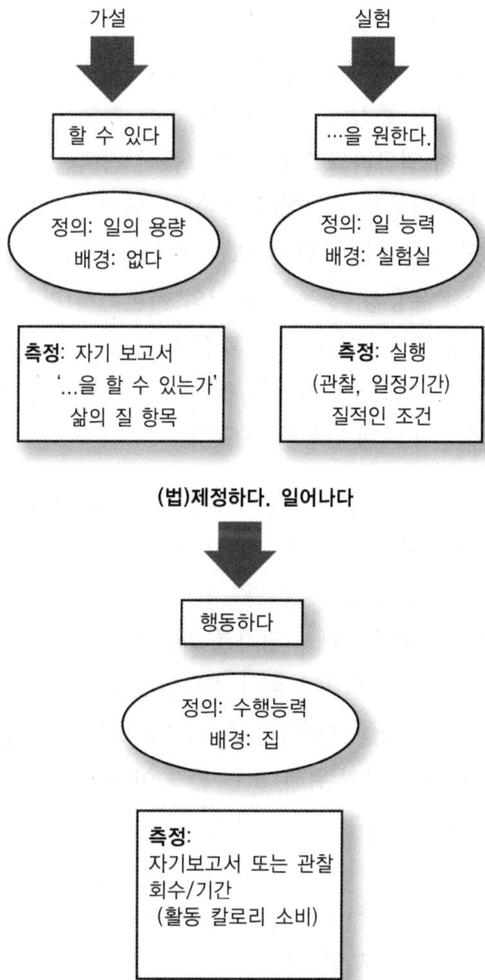

그림 17-1 기능의 긴장감 활용을 위한 개념적 설계
(From Glass, T.(1998). Conjugating the tenses of function: Discordance among hypothetical, experimental, and enacted function in older adults. The Gerontologist, 38, 101–112).

적이다. Glass의 연구는 또한 환자의 참여에서 정황 고려의 중요성과 이미 참여와 활동유지를 위해 사용되는 보상적인 전략의 중요성을 상기시켜준다. 예를 들면, 평가가 환자의 집에서 진행될 때 치료사는 환자가 병원에서 어떻게 수행하는지 보다는 일상에서 어떻게 그들의 활동을 관리하는지 관찰하는 것이 가능하다.

평가를 가이드 할 의사 결정 과정 (A Decision-Making Process to Guide Evaluation)

노인들에게 어떤 평가를 사용할 것인가에 대해 결정하는 것은 복잡한 과정이 된다. 이 장에서 우리는 환자 중심의 평가를 사용하는 것의 중요성에 대해 언급하고 노인들이 그들이 참여하고 싶어하는 활동들과 참여와 관련해 그들이 갖고 있는 모든 문제들을 확인하도록 한다. 평가는 또한 의학적 유용성, 믿음, 유효성의 기본적 심리측정 기준을 충족시켜야 한다. 다음의 기본적 질문 사항들은 치료사가 의학적 평가의 선택과 보충을 가이드 하는 데 이용할 수 있다.

- 당신은 환자가 그의 기능적 수행 이슈와 치료적 중재를 위한 목표를 확인하도록 하는 평가 방법을 가지고 있는가?
- 다음 사항 중에서 평가를 하는 이유는 무엇인가?–문제 확인을 위한 스크린을 하기 위해, 특정 수행의 어려움들을 묘사하기 위해, 수행을 예상하기 위해, 또는 중재 이후에 수행에서 변화를 평가하기 위해
- 평가는 일차적으로 환자 개인을 위한 것인가 아니면 모든 환자들과 이루어지는 평가 프로토콜의 일부인가?
- 당신은 어떤 면의 기능 수행을 평가하길 원하는가?
- 평가는 어디에서 이루어질 것인가–환자의 집에서, 지역사회에서 또는 의료 세팅에서?
- 당신은 평가에 필요한 시간을 가지고 있는가?
- 당신은 어떤 종류의 평가 방법을 사용할 것인가?–자아보고서, 가족이나 **간병인**(caregivers) 보고서, 서비스 제공자의 보고서, 또는 수행의 관찰
- 당신이 표준화된 평가를 필요로 할 경우, 이것을 얻기 위해 경비를 지출할 수 있는가?
- 당신이 사용하는 평가는 믿을 만 하고 유효성이 있는가?
- 노인들을 위한 타당성 있는 평가를 하고 있는가?
- 평가를 위해 측정을 한다면 민감도 변화 측정에 근거가 있는 것인가?
- 평가를 하기 위해 요구되는 훈련을 한 적이 있는가? 하지 않았다면, 훈련을 위해 필요한 지출을 허락할 수 있는가?
- 평가의 의학적 유용성은 무엇인가?–끝낼 수 있는 시간, 비용, 쉬운 경영과 통역, 또는 평가 매뉴얼의 유용성
- 당신은 프로그램, 중재계획, 경영적 사용, 또는 프로그램 평가를 위한 평가의 결과를 어떻게 사용할 것인가?
- 얻어진 정보의 가치를 설득하도록 어떻게 평가의 틀이 짜여질 수 있는가?

노인의 수행 평가에서의 이슈 (Issue in the Evaluation of Performance of with Older Adults)

누가 환자인가?(Who is the Client?)

대부분의 영역에서, 치료사들이 성인, 노인들과 함께 할 때나 건강관리제공자들과 함께 그들의 상호관계 과정에 대한 의사를 결정하는 데 있어서 이들은 상당한 동의를 표시한다. 이러한 상황은 인식적인 결정과 의사소통 문제를 갖고 있으

며 또한 정신적 건강 문제를 갖고 더 이상 경쟁의식을 갖지 못하는 노인들로 변한다. 우리는 환자가 선호하는 것, 관심 분야, 그의 특정 대상의 기능적 가치뿐만 아니라 환자의 기능적 능력도 논의할 수 있지만, 우리는 또한 환자를 먼저 직접적으로 이 논의에 연관시키려고 한다. 환자가 인식력 결핍, 실어증을 가지고 있고 우울증에 걸려 있을 때 우리는 어떻게 환자 중심의 실습을 실시할 수 있을까? Hobson(1996, 1999)은 환자가 인식력 결핍을 갖고 있고 무능력할 때 환자 중심으로 실시하는 것에 대한 이슈들에 대해 언급한다. 그녀는 치료사가 환자 중심의 방법에서 실습할 수 있는 두 개의 전략, 등급화된 의사 결정과 옹호를 제시하였다.

*등급화된 의사 결정(graded decision making)*에 대해 언급하자면, 그녀는 우선 의사 결정에 위험부담이 적은 결과에 관한 결정(예, 식사를 부엌에서 해야 할 것인지 식당에서 해야 할 것인지)이 있다고 명시한다. 그녀는 다음 활동을 개선시키는 것은 치료사의 일상적 실습의 일부이기 때문에 이런 같은 기술들은 의사 결정을 개선시키는데 적용될 수 있을 것이라고 제안한다. 의사 결정은 인식적 요구를 덜 필요로 하는 것으로 구분될 수 있다. 예를 들면, 치료사는 의사 결정과 경쟁력을 촉진시키는 환경과 관련해 환자에게 제한된 선택의 리스트나, 장점과 단점, 그리고 가능한 결과들을 제공할 수 있다. 가이드의 정도와 의사결정에 관해 치료사가 개입하는 정도는 환자의 인식력 결함의 수준에 의존할 것이다.

*변호(advocacy)*에 관해서 Hobson(1999)은 치료사가 환자들이 인식력이 손상되었고 경쟁심을 갖고 있지 않다고 하더라고, 그들의 이견과 선호하는 것 등을 주의깊게 들어야 하고 존중해야 한다고 주장했다. 또한 치료사들은 환자를 위한 변호인이며 환자를 위해 의사를 결정하는 법적 지위를 가진 사람들에게 환자의 기호도를 알려줘야 한다. Hobson(1999)은 환자 중심은 환자의 필요를 고려하는 치료사에서 관리 절차에 직면한 환자에까지 범위가 미치는 것으로 설명되어 왔다고 주장한다.

이러한 다양성은 인식 결함이 있는 환자들에게도 환자 중심이 되는 가능한 여러 방법들이 있다는 것을 나타낸다. 환자의 인식력이 손상을 입었으나 약한 노인을 위해 관리를 제공하는 상황이 있을 수 있다. 노인에게 주어지는 80% 이상의 관리가 배우자나 파트너, 자식들, 또는 다른 가족일원들이나 친구들인 공식적 간병인에 의해 제공된다(Stone, 2006). 이 중 많은 사람들은 역시 나이가 많거나 만성질병을 앓고 있을 수 있다. 보호와 관련한 신체적 또는 정신적 스트레스가 있을 수 있고 이것은 간병인에 의한 부가적인 치료 서비스를 필요로 하게 되는 결과를 낳을 수 있다. 간병인이나 관리 파트너(Gerteis et al., 1993)는 자기관리, 생산성, 여가에서 그들 자신의 기능적 수행 이슈들을 확인할 수 있다.

노인의 기능에 초점을 맞출 때 무엇을 평가해야 하나?(What to Assess When Focusing on Function in Older Adults?)

우리는 나이가 많아짐에 따라 우리의 삶의 역할과 우리가 참여하는 활동의 종류가 바뀐다는 것을 안다. 사람들은 나이가 많아짐에 따라 돈을 받는 일에 참여하며(많은 나라나 특정 직업에서는 퇴직 정책이 그들이 그렇게 하는 것을 막는다), 많은 노인들은 자발적으로 생산적 역할을 맡는다. 퇴직의 결과로 여가 시간의 양은 보통 증가한다. 그러므로 우리는 잠재적으로 여가 활동이 환자들에게 중요한 것으로 생각할 필요가 있다. 일상생활활동은 종종 노인에게 기능 수행평가의 초점이 된다. 자기관리는 물론 기능 평가의 필수적 요소이지만 도구적일상생활활동, 지역 이동, 생산성, 여가를 포함해 기능의 다른 분야에서도 평가가 이루어져야 한다.

이런 기능 수행분야들은 모두 중요할 수 있고 그것들은 모두 사람들이 참여하는 활동의 균형을 이루어준다. 자기관리, 일과 퇴직, 여가의 더 깊은 논의를 원하면 각각 11장, 12장, 13장을 참조하라.

- 하지 수행 : the Short Physical Performance Battery(Guralnik, Ferrucci, Simonsick, Salive, & Wallace, 1995) 균형검사, 의자 서기 반복, 8미터 걷기를 포함한다.
- 운동 용량과 내성 : 2분, 6분 걷기(Butland, Pang, Gross, Woodcock, & Geddes, 1982)와 먼 거리 복도 걷기(Simonsick, Montegomery, Newman, Bauer, & Harris, 2003)
- 기능적 움직임 : the Environmental Analysis of Mobility Questionnaire(EAMQ), Shumway-Cooke and Colleagues(2002, 2005) 8개 영역에서 물리적인 환경 24가지 특징에 있어 대립과 회피의 횟수 기록
- 개인의 일반적이고 사실적인 움직임 수행 : The Life Space Diary (May, Nayak, & Issacs, 1985)−개인이 기대하는 하루 안에 움직일 수 있는 환경, 예를 들면, 중심 지역과 인간이 24시간 안에 움직일 수 있는 범위로 기록되는 지역으로 나뉜다 ; Stavely, Owsley, Sloane, & Ball(1999) 이 방법의 발전된 버전인 the Life Space Questionnaire(LSQ)는 응답자들에게 지난 3일 안에 그들의 환경 지역에 가본 적 있는지에 대해 묻는 아홉 가지 질문으로 구성되어 있다.
- 자기 관리에서 수행의 어려움, 생산성, 여가 지역들 : the Canadian Occupational Performance Measure(Law et al., 2005)
- 노인들을 위한 활동의 중요한 자료의 역할 : the Role Checklist(Oakley, Keilhofner, Barris, & Reichler, 1986) or the Activity Card Sort(Baum & Edwards, 1995); 여가 생활과 사회활동도 이러한 방법에 포함된다.
- ADLs and IADLs : the Kitchen Task Assessment(Baum & Edwards, 1993), Arnadottir OT-ADL Neurobehahavioral Evaluation(A-ONE)(Arnadottir, 1990), the Physical Self-Maintenance Scale, and the Instrumental ADL Scale(Lawton & Brody, 1969), the Functional Autonomy Measurement System(Hebert, Carrier, & Bilodeau, 1998), and the Assessment of Living Skills and Resources(Williams et al., 1991)
- 관찰된 과제 수행을 사용하는 물리적인 기능의 다양한 영역들 : the Physical Performance Test(Reuben & Siu, 1990)
- 가정에서의 안정성 : the Safety Evaluation of Function and the Environment for Rehabilitation-Health Outcome Measurement and Evaluation(SAFER-HOME v3)(Chiu & Oliver, 2006; Chiu et al., 2006) 가정의 환경에서 기능적인 활동을 안정하게 관리하는 능력에 중점을 맞춘다

이것이 노인에게 사용되어지기 위한 기능적 평가의 포괄적인 목록은 아니지만 기능적 움직임, 자기관리, 생산성, 그리고 여가생활에 대해 검토하는 것을 가능하도록 그러한 도구의 근거들을 제공한다.

기능수행평가와 관련된 특정 이슈들
(Specific Issues Related to Evaluation of Functional Performance)

많은 요소들은 감각계와 운동계의 변화들이 어떻게 기능 수행 평가의 결과에 영향을 주는지 그리고 만성적 조건의 존재가 어떻게 고려되어 필요할지와 같은 고려 조건은 노인의 기능 수행을 평

가할 때 필요한 존재다. 또한 기능 수행평가에서 고려해야 할 많은 요소들이 있고 이것은 노인의 기능을 평가할 때 모두 중요한 것들이다. 이런 이슈들이 이 단원에서 이루어질 것이다.

하지 기능의 변화 (Changes in Lower Extremity Function))

하지기능의 노화에 따른 장애 발생에 명확한 증거가 있다. 그러나 수행사용의 평가는 움직임의 척도(서기, 웅크리기, 물체 밀기, 계단 오르기 등)같은 기능적 제한들보다 걷는 속도를 포함한 하지기능의 일상적인 평가의 일부분으로서 측정한다. 여기서 전자의 조항들은 the Nagi(1976) assessment와 the Rosow-Breslau Scale(Rosow & Breslau, 1966)에서 발췌되었다. 이런 수준의 기능 수행은 자기보고서를 통한 연구에서 가끔씩 얻어진다. 그러나 드물게 실행을 통해서 관찰된다. 이런 활동들의 수행은 하지기능수행에 변화를 경험한 사람 그리고 장애의 단계로부터 예방되어진 사람을 확인하는 기능수행의 변화를 측정할 수도 있다. 기능적 제한을 가져오는 근육의 세기, 움직임의 범위, 통증 그리고 유연성의 손상과 하지기능 사이의 관계를 고려해야 할 필요가 있다. 무엇이 보통의 수행인지, 어떻게 개인의 수행이 그들의 환경에서 일어나는지에 대한 하지기능에서 마지막 이슈는 본격적으로 검토되어야 한다(Glass, 1998).

중재는 하지기능의 변화를 위한 스크리닝에 집중된 기능적 제한의 예방을 목표로 삼는다. The Longitudinal Study On Aging(LSOA)의 자료에서 걷는 활동, 그리고 근골격계 문제는 하지기능의 제한에 IADL보다 더 큰 영향을 주는 것을 발견한다. 하지의 장애는 3년 후에 하지와 상지의 장애를 예보하였고 반면에 상지의 장애는 단지 미래의 상지의 장애만을 예보하였다(Lawrence & Jette, 1996). 더 나아가 단면적 연구에서 207명의 공동체 거주 지원자들에서 손상과 다른 타입의 장애 사이의 관계는 상, 하지의 세기가 전체적인 장애를 예상하거나 기본적인 물리적 장애, ADL, IADL 보다는 움직임 장애라는 것을 찾아내었다. AHEAD(The Oldest Old)의 연구 중에 Asset and Health Dynamics의 자료에서 6,470명의 공동체 거주 성인들의 건강상태 구조를 조사하였고, 79세 이상에서 노인의 기본적인 ADL, IADL, 그리고 예상되는 건강상태를 비교할 때 그들의 건강을 지각하는지에 있어서 하지 제한은 매우 중요한 요소이다. 마지막으로 수행시험의 기준에서 중간점수를 받거나 가장 낮은 점수를 받은 큰 그룹의 노인들은 장애의 위험이 늘어난 것을 나타내었고, RR=4.2-4.9 그리고 RR=1.6-1.8로 가장 높은 점수를 받은 사람과 4년이 비교되었다(Guralnik et al., 1995). 치료사들에게 상 · 하지의 장애를 평가하는 것이 중요하기도 하지만 이것은 하지기능이 좀 더 미래의 활동과 제한에 전조가 된다고 암시하고 있다.

이것은 뒤떨어진 하지 기능은 그 이후의 장애를 예상한다는 것을 잘 입증한다. 걷는 속도는 거의 하지기능 시험 같이 장애의 시작을 정확하게 예측한다는 증거가 있다(Guralnik et al., 2000). 그러므로 미래의 물리적 예측하고 지금의 능력을 평가하는 걷기 평가와 걷기 속도를 사용하는 것은 가치 있는 일이다. 자기 보고식의 걷기 어려움, 걷는 속도, 숨을 내쉴 때의 정점에 대한 정보를 가지고 있는 모빌리티 관련 생리적 제한 이동지수(MOBLI)는 **용량-반응(dose response)**관계의 증거와 4년 이상의 예측 타당성을 정립해왔다. 이 지수의 그 예측 타당성은 자기 보고식의 모빌리티와 유사하다(Melzer, Lan, & Guralnik, 2003). 만약 감소하는 데 예방에 강조를 둔다면, 치료사들은 이 지수를 잠재적인 감소를 위한 평가의 하나로서 고려해야 할 것이다.

노화와 관련한 감각계와 운동계의 변화 (Changes to Sensory and Motor Systems with Usual Aging)

감각계 손실은 종종 일반적인 노화 과정의 일부로 나타난다. 이것은 모든 기능 수행에 영향을 줄 수 있는 시각(예, 노안), 청각, 촉각의 변화를 포함한다. 동시에 운동성 수행에서의 변화들이 있다. 균형과 협응력은 젊은 사람들에게 필요한 것처럼 노인들에게는 필수적이나 젊은이와 같지는 않다. 또한 수행의 속도나 질에서 차이가 있을 수 있다. 감각과 운동성의 정도차이에도 불구하고 이런 변화들처럼 일상생활을 수행하는 데 필요한 기능 수행의 정도에서 특정 변화를 초래하지는 않는다. 많은 노인들에게는 그들의 기능적 수행 능력처럼 일상적 활동에 참여할 수 있도록 적당히 유지되고 있다는 사실을 잊지 않는 것이 중요하다. 그들은 감각계나 운동계 변화 결과, 그들의 수행에서 기능적 변화들을 경험하지 못할 수도 있다. 4장과 6장에서는 운동성과 감각기능을 평가하는 기구들에 대해 설명한다.

그러나 기능 수행을 평가할 때 감각계나 운동계의 변화를 표준화된 테스트로 측정될 때 수행과 관련해 문제의 원인이 될 수 있다는 것을 명심하는 것이 중요하다. 비교를 위한 기준이 있는 검사들을 위해 기준이 되는 샘플은 일반적 노화 변화들이 환자들 사이에서도 있을 수 있듯이 기준이 되는 샘플에서도 일어날 수 있도록 노인들도 포함시켜야 한다.

평가 과정에서 감각계 변화들로 기능적 활동 수행에서 문제를 일으킬 수 있는 범위를 줄이기 위해 평가 환경을 만드는 것이 필요하다.

- 노인을 평가할 때 주위를 적당히 환하게 하고
- 특히 환자들에게 주어지는 모든 것들은 읽기 편하도록 활자가 크고, 배경과는 구별되는 색들이 좋다는 것을 기억해야 한다.
- 소음에 관해서 이상적인 주위 환경은 환자가 평가에 집중할 수 있도록 잡음을 최소한으로 줄여야 한다.
- 평가자는 환자를 바라보아야 말로 하는 의사소통 시 명확히 환자가 무엇을 말하는지 잘 들을 수 있고, 동시에 평가자의 얼굴을 보고 하는 손짓 등의 다른 종류의 의사 전달도 얻을 수 있도록 해야 한다.

무엇이 평가되는지에 따라 다음과 같은 기본적인 사항들을 고려해야 한다.

- 환경에 대한 환자의 친밀함 : 노인들은 식사 준비 수행을 그들의 집에서 쉽고 빠르게 수행할 수도 있지만, 그들은 무엇을 찾거나 어디에 있는지 기억하는 것에 대해 더 많은 어려움을 가질 것이다. 어디에서 수행되어지는지에 따라 노인은 과제를 수행할 것이며 이것은 중요한 고려 사항이다.
- 과제에 대한 환자의 친밀함 : 옷입기나 화장실가기 같은 과제를 빈번히 더욱 더 친밀하게 수행하고 그들 또한 쉽게 수행할 수도 있다.

이 모든 것들은 노인의 기능적 수행을 평가함에 있어서 영향을 줄 것이며 고려되어져야 할 사항들이다.

노인들을 평가할 때 수행에 대한 기대와 관련해 전형적인 타입을 배제하고 생각해야 한다. 노인들은 그들의 기능을 유지하기 위해 활동들이 환자에게 가장 중요한지, 그리고 기능수행의 질과 속도를 조사하는 것도 가장 필수적일 수 있다.

만성질병이나 장애가 있는 노인 (Aging with a Chronic Disability or Illness)

종종 노인의 기능수행평가를 할 때 고려해야 할 한 개나 그 이상의 만성질병이나 장애를 가지고 있을 수 있다. 환자들의 과거 경험을 아는 것은 어떤 문제들이 현재의 문제들과 과거의 문제들에 기반해 고려될 수 있기 때문에 중요하다. 또한 어떻게 과거의 문제점들이 다루어졌는지 아는 것도 필요하다. 왜냐하면 사람들은 그들의 문제들에 적합한 기술을 개인적으로 발전시키는 데 다양한 경험을 갖고 있기 때문이다.

만성질병이 있는 환자를 평가할 때는 기능 검사 목적에 대해 명확히 해야 한다. 목표는 한 개인이 한 시점에서(즉, 현재) 어떻게 수행하는지를 설명하기 위한 것인가? 변화하거나 발전하는 환자의 수행이나 능력에 대한 기대는 그 환자의 상태와 최근의 문제들에 기반해 개선될 수 있다.

모든 기능 수행 평가에서 고려되어야 할 다른 중요한 요소들

모든 환자에게 중요하게 고려되어야 할 기능 평가와 관련된 요소들이 많다. 그것들은 노인의 기능 수행 평가를 지휘할 때 가장 중요하다. 그것은 다음과 같다.

읽고 쓸 줄 아는 정도(literacy level). 평가가 어떤 종류의 쓰여진 언어나 수와 관련된 일을 요구한다면 환자가 읽고 쓸 줄 아는 것이 중요하다.

사용하는 언어(language spoken). 기능 수행에서 쓰여진 글의 중요성뿐만 아니라 환자의 모국어가 평가 세팅과 다르다면, 수행에서의 어려움은 실제 수행 문제보다는 지시사항의 이해에 더 많이 관련될 것이다.

문화적 배경(cultural background). 언어뿐만 아니라 문화적 기대와 규범도 수행에 영향을 줄 수 있다. 어떤 문화의 사람들은 식사 준비나 옷 갈아입기와 같은 기능적 활동들을 기능 평가에서 기대되는 방식으로 접근하지 않을 수도 있다. 이런 요소들은 평가를 선택하고 문화적 관련도를 고려하는 두 개의 평가에는 Assessment of Motor and Process Skills(AMPS)와 Structured Observational Test of Function(SOTOF)(Laver, 1996; Laver & Power, 1995)이 있다.

개인적 요소(personal factors). 기분 상태, 동기, 개인의 인식 정도와 같은 요소들은 기능 평가에서 수행하는 그의 능력에 영향을 줄 수 있다. 환자는 왜 평가가 지시되고 있는지 알아야 하며 이루어지는 과정에 따라야 한다. 이것은 관찰되는 수행이 개인을 위해 최고가 될 수 있도록 도울 것이다.

경제적 요소(economic resources). 노인의 건강에 대한 준비와 회복 서비스에 따라 치료사에 의한 평가는 공공 단체들(예, 노인의료보험제도, 국민의료보조제도-Medicare, Medicaid)에 의해 지원될 수도 그렇지 못할 수도 있다. 이러한 재정적 요소들의 부족은 또한 지역사회에 기반한 서비스로의 접근을 막을 수도 있다.

평가 방법들(Evaluation Methods)

많은 평가 방법들은 노인들의 기능 수행에 대한 정보를 수집하는 데 사용될 수 있다. 그런 방법들은 양적으로나 질적으로나 미비한 상태에 있다. 평가는 표준화된 방법이나 개인화된 방법으로 정보를 모으는 데 중점을 둘 것이다.

*양적 평가(quantitative evaluations)*는 서비스 제공자가 특정 원인에 대한 체계적인, 점수를 매길 수 있는 정보를 제공하도록 한다. 그런 평가들은 보통 표준화되어 있어서 그것들이 주도적 이론, 특정경영 지시사항, 아이템의 수, 그리고 어떻게 평가가 점수 매겨지고 결과가 해석되는지에 관한 자세한 정보를 얻을 수 있게 한다. 양적, 표준화된 평가의 이점은 그것들이 믿을 수 있는 방법으로 이루어지고 정보가 수집되며 프로그램 평가를 위한 정보를 제공하기 위해 그룹 분석에 사용될 수 있도록 돕는다.

*개인화된 평가(individualized evaluations)*는 표준화된 평가의 대안체로 지난 몇 년간 많이 대중화되었다. 개인화된 평가들은 기능의 작은 변화에도 민감할 수 있고 환자 중심의 목표를 더 정확히 달성할 수 있을 것이다(Russell, King, Palisano, & Law, 1995). 노인에게 적용되는 개인화된 평가의 예들은 캐나다 작업수행측정(canadian occupational performance measure)(Law et al., 2005), 환자기능척도(patient specific function scale), 목표달성척도(goal attainment scaling)(Ottenbacher & Cusick, 1990, 1993), 행동적 물체의 사용을 포함한다(O'Neill & Harris, 1982). 개인화된 평가들은 치료 중재를 위해 환자의 목표에 대한 정보를 제공하고 사용하기에 매우 효율적인 평가방법이다. 표준화된 평가들을 사용하는 것처럼 개인화된 평가도 의학적 유용성을 충족시키기 위해 체계적인 방법으로 사용되는 것이 중요하다. 또한 한 집단의 평균 수치를 계산하는 것은 개인화된 결과들과 비교해 본다는 의미를 잃을 수 있기 때문에 개인화된 평가에서 데이터의 집합은 논쟁의 여지가 있다.

평가는 또한 이야기 형태의 인터뷰, 참여자의 관찰, 또는 시각적 자료의 재고와 같은 *질적(qualitative)* 또는 *자연적 평가 방법(naturalistic evaluation methods)*에 의해 성취될 수 있다. 이런 시도들은 이상적으로 우리가 기능, 삶의 경험, 사람과의 중재 기술에 대해 관심을 갖고 있기 때문에 작업치료와 물리치료의 전문성과 일치한다. 이런 방법들의 사용과 관련이 있는 이슈들은 양적 데이터를 의존적으로 해석하기 위해 대부분의 치료사들을 위한 훈련의 증가에 대한 필요성과 함께 데이터 수집과 주제의 분석을 위해 드는 시간을 포함한다. 그러나 평가에 대한 이런 접근은 환자의 환경 내에서 기능 수행의 유일하고, 깊은 분석을 제공하는 것이고 기능 중심의 중재 계획의 발전에 기초가로 역할을 할 수 있다.

기능 수행의 어려움을 위한 평가는 특별한 평가 방법을 사용한다. 스크리닝 상황에서는 평가를 하는 목적이 특정 분야에서 높은 가능성의 기능 수행상의 어려움을 가질 수 있는 사람들을 식별하는 것이다. 예를 들면, 어떤 사람은 잠재적으로 위험한 낙상으로 이어질 수 있는 균형상의 어려움이 높은 가능성을 가진 노인을 위해 스크린하려고 균형 평가를 사용할 수 있다. 스크리닝 평가에 시간이 얼마나 걸릴 것인지, 스크리닝 평가가 문제를 식별하는 정확성의 정도가 얼마나 될 것인지, 이런 문제들을 다룰 서비스의 존재 여부에 대해 고려하는 것이 중요하다.

스크리닝 평가의 정확성은 스크리닝 도구의 민감성과 특정성을 계산하는 것으로 결정된다. 스크리닝 평가의 민감도는 평가의 긍정적일 비율, 즉 관심의 원인인 사람들의 총수와 비교해 긍정적 스크리닝 결과들을 가진 사람들의 수를 반영한다. 균형 평가의 경우, gold standard test에서 확인된 균형 문제를 가진 사람들의 총 수와 스크리닝 테스트에서 명시된 균형 문제들을 가진 사람들의 숫자와 비교해 유사할 것이다. 반대로 스크리닝 평가의 *특성(specificity)*은 관심의 원인을 갖고 있지 않은 사람들의 총 수와 비교해 정상적인 테스트 결과를 가지고 있는 사람들에 대한 평가 중 진짜 정상인 비율이다. 균형평가에서 이것은 gold standard test에 의해 확언된 균형문제들을 갖지 않는 사람들의 총 수와 비교해 스크리닝 테스트에서 균형문제를 갖고 있지 않은 사람들의 수일 것이다. 높은 민감도와 특별한 결과를 제공하는 스크리닝 평가는 향상된 스크리닝 정확도로 이어지고 그들이 문제가 있는데 없다고 하거나 문제가 없는데 있다고 하는 잘못된 판정을 받은 환자들의 수를 최소화한다. Riddle과 Stratford(1999)는 실패를 예측하는 다른 점수의 타당성을 설명하기 위해서 버그균형검사(Berg Balance Test)를 사용하였다 많은 표준화된 측정치들은 규범적 데이터를 사용해 발전되어왔다. 규범적 데이터나 규범은 일반적으로 "정상적(normal)" 사람들의 인구의 평가를 주도하는 것으로 수집된다. 데이터에서 정상적 분포도는 평균 이상 또는 이하의 두 개의 편차에서의 표본오차 95%를 포함하여 계산된다. 규범적 데이터를 이용한 평가 시, 치료사는 수행력이 특별히 평균 이상이거나 이하인지를 결정하기 위해 규범으로 한 개인의 수행을 비교할 수 있어야 하고 중재나 그 이상의 평가를 보증해야 한다. 규범적 데이터는 특히 설명적인 목적과 스크리닝 목적을 위해 사용되는 평가에 유용하다. The Short Physical Performance Battery(Guralinik et al., 1995)는 표준 평가로서 하나의 예가 된다. 그러나 노인의 규범적 평가에 사용되는 잠재적 어려움이 있다. 많은 평가들은 다양한 연령의 성인들을 이용해 발전되어왔고 표준화되었다. 그런 범위의 사람들을 통해 수집된 규범적 데이터들은 그 연령층을 좁혀 사람들에게 획일적으로 적용하면 안 된다. 노인에게 사용되는 많은 평가들은 그 특정 인구를 위한 규범적 데이터를 갖고 있지는 않다. 그러므로 평가 결과의 해석은 만약 성인을 위한 규범적 데이터가 사용될 때는 정확하지 않다. 다른 문제점은 문화적으로 정의된 삶의 방식이나 습관들을 의미하는 "*정상적*"이라는 단어의 사용과 관련해 생긴다. 사회적 선호도에 기반한 중재에 대해 의사를 결정하기 위한 기능의 수행에서의 평가 데이터의 사용은 환자 중심의 평가 철학에서 일관적이지 않다.

노인의 기능 수행 평가는 직접적 관찰이나 환자나 간병인의 주관적 보고를 통해 완성될 수 있다. 직접적인 관찰을 통한 평가는 실제적 수행이나 특정 분야에서 환자가 어떤 행동을 하는지에 대한 정보를 제공한다. 반대로 자기 보고식에 의한 평가는 더 주관적이고 환자가 어떤 행동을 할 수 있을지에 관해 어떤 말을 하는지와 환자가 실제로 어떤 일을 할 수 있는지, 없는지에 대한 정보를 제공한다. 자기 보고식을 통해 평가 정보를 모으는 것이 확실히 더 쉽고 효율적인 방법이다. 그리고 특히 평가가 의학적 환경에서 이루어졌을 때 자기 보고식은 환자가 사는 환경에서 환자가 무엇을 하는지 더 정확히 반영할 수 있다.

종종 자기 보고식은 치료사에게 환자의 소원이나 필요에 대한 특정 정보를 제공한다.

그러나 노인의 자기 보고식에 대해서는 논란의 여지가 있다(McDowell & Newell, 1996). 왜냐하면 정보가 치우칠 수 있기 때문이다. Mcdowell과 Newell(1966)은 "문제를 과장하거나 축소시킬 수 있는 개인적 경향이 있는 건강 문제들, 즉 사람 사이에 존재하는 다양한 편견의 심각성 정도를 주관적 건강평가로 간과할 수 있다"고 말한다(p. 25). 예를 들면, 서비스를 받는 사람들은 서비스를 받을 수 있도록 첫 만남에서는 그들의 문제를 과장되게 말할 수 있고 재활치료가 끝난 후 점점 감소시켜 말할 수 있다(Streiner & Norman, 2003). 재활에 대한 특정 관심은 노인이 상대적으로 갑작스러운 변화를 건강이나 장애 상태로 느꼈을 때 일어날 수 있다. 이런 상황에서의 기능 수행의 자기 보고식 평가는 환자들이 자기 기능 상태에서의 변화 이후 자신이 무엇을 할 수 있는지 알지 못하기 때문에 부정확할 수 있다(Glass, 1998).

자기 보고식 평가는 환자가 그의 수행을 어떻게 받아들이는지에 대한 정보를 모으는 데 매우 유용하다. 자기 보고식 평가를 직접적인 관찰 대신 사용할 때는 환자가 인식적 결점이 없을 때, 그리고 평가가 일상생활 자기관리와 같은 간단한 수행이 가능한 것에 중점을 둘 때 더 믿을 수 있다. 기본적 자기관리 활동들에서는 자기보고와 직접적 관찰 사이에서 일치하는 결과가 많았다. BEDARD와 동료들은 ADL의 자기주도 평가와 인터뷰주도 평가, 수면 문제, 치매를 앓는 노인들의 간병인과 함께 지휘된 기능장애 행동을 비교하였다. 결과는 두 개의 평가 방법 사이에서 0.71~0.89까지의 집단상호관계에 대한 일치를 나타내며 간병인에 의한 자아주도의 평가도 효과가 있다는 것을 보여준다.

평가 결과의 유용성은 평가가 이루어지는 환경에 의해 영향을 받는다. 다른 환경에서 이루어진 같은 평가의 사용을 비교한 연구에서 평가결과들은 평가 환경에 의해 영향 받는다는 것을 밝혀내었다(Nygard, Bernspang, Fisher, & Winblad, 1993; Park, Fisher, & Velozo, 1993). 평가들이 작업수행의 직접적 관찰에 기반할 때, 작업이 친숙하지 않은 환경에서 수행된다면 평가의 결과가 유용하지 않을 가능성이 있다. 가능하다면, 관찰적 평가는 환자에게 친숙한 환경이거나 적어도 환자가 그 환경과 친숙해질 수 있는 충분한 시간을 갖도록 해야 한다.

■ 요약(Summary)

요약하면, 우리는 환자 중심의 평가 철학에 대해 논의하였고 노인의 평가를 가이드 할 의사 결정 과정뿐만 아니라 수행의 평가를 위한 개념적 틀을 제공하였다. 우리는 노인 평가에서 고려되어야 할 이슈들에 대해 초점을 맞추었고, 노인에게 사용되는 평가 방법들의 종류에 대해 논의하였다. 다음은 이 장 앞부분에서 논의되었던 중요한 점들을 설명하는 두 개의 평가 사례들이다.

사례 연구(Case Study)

Janet Fullar는 62세의 여성으로 매년 받아온 그녀의 가족 주치의의 의학적 검사를 통해 2년 전 골다공증 진단을 받았다. 그녀는 대학병원의 골다공증 클리닉으로 추천을 받았다. 병원 진단에서 그녀의 골다공증은 더욱 확실해졌다. 그녀는 치료를 받고 골절을 예방하기 위해 그녀의 삶에서 이루어야 할 변화들에 대해 상담받았다.

Mrs.Fullar는 결혼을 하였고 같은 도시에 살고 있는 두 명의 성장한 자식들이 있다. 그녀와 그녀의 남편은 도시의 한 아파트에서 살고 있고 고향은 3시간 떨어진 거리에 있다. Mrs.Fullar는 도서관 관리인이었으나 그녀 남편의 사업상 여행에 동행하기 위해 50세에 퇴직을 하였다. 여행을 하지 않을 때에 그들은 일주일의 4일은 도시에서 3일은 고향에서 보냈다. Mrs.Fullar는 그녀가 집안일을 하고 나면 등에 종종 통증을 느꼈으나 두 곳의 집을 모두 관리한다.

Mrs.Fullar는 그녀가 사는 지역의 병원에서 봉사활동을 하였고 일주일에 한 번 음식을 배달했으며 지역 여성 보호단체의 회장이다. 그녀는 골다공증 진단을 받은 후 스키활강은 그만두었으나 골프와 스키, 실외 스포츠를 즐겼다. 그녀는 또한 피아노 치는 것을 좋아하지만, 전에 했던 것처럼 오랜 시간 치는 것은 이제는 힘들다고 생각한다.

나는 이제 스키활강을 하지 않는다. 그것이 내가 그만둔 오직 한 가지 활동이다. 앉아서 피아노 치는 것 조차도 똑바로 앉아서 쳐야 한다. 나는 더 이상 오랜 시간 동안 치지를 못한다. 피로하다. 그리고 "이제 더 이상 예전처럼 오래 앉아서 피아노를 못 치겠다"는 생각을 한다. 그것은 매우 하찮은 것이다. 방해가 되는 것이나 내가 활강스키를 할 수 없다는 것이 사실이라면 그런 일들은 하찮은 것이다. 그것들은 중요하지 않고 그래서 나는 그 사실들에 대해 고민하지 않는 것이다. 내가 불구자가 되어 아침에 일어나지 못한다면 우울하겠지만 허리가 많이 굽은 사람들의 뼈는 매우 약하지만 나는 골절된 곳이 없다. 내가 불평할 것이 무엇인가?

질문(Questions)

1. 당신은 어떻게 작업 수행 영역을 좀 더 자세히 검사하는가?
2. Mrs. Fullar의 기능 수행에서 가장 인상깊었던 것은 무엇인가?

3. 이 상황에서 평가하기 위한 중요한 다른 문제점은 무엇인가?
4. 그녀의 활동들을 유지하고 골다공증의 또 다른 문제를 예방하기 위해서 Mrs. Fuller에게 도움을 주기 위해 해야 할 일은 무엇인가?
5. Mrs. Fuller의 안전성을 확보하기 위한 중요한 요소는 무엇인가?

복습 문제(Review question)

Mrs. Fuller의 이야기를 이용해 다음의 질문들의 답을 생각해보라.

1. 당신은 Mrs. Fullar를 평가하는 이유는 무엇인가?
2. 당신은 Mrs. Fullar의 평가 고려 시 어떻게 ICF 모델을 사용하겠는가?
3. 당신은 Mrs. Fullar의 평가를 할 때 Glass의 개념적 설계를 어떻게 사용하겠는가?
4. 당신은 Mrs. Fullar를 위해 특정한 평가를 어떻게 선택하겠는가?
5. 당신은 Mrs. Fullar의 평가에서 중요하다고 고려해야 할 특별한 문제점들은 무엇이라 생각하는가?
6. 당신은 Mrs. Fullar을 대할 때 환자 중심으로 대한다는 것을 어떻게 확신시키겠는가?
7. 당신은 Mrs. Fullar의 기능수행평가에서 고려해야 할 평가 방법들은 무엇인가?

웹 기반 자료(Web-Based Resources)

기능 수행 평가의 경험에 관한 유용한 정보:

www.bu.edu/hdr/products/llfdi/index.html, **Boston University(n.d.) Late-Life Function and Disability Index (LLDFI)**, date connected September 4, 2007. This site describes an instrument that is used with community-residing elders. The instrument has both a function dimension and a separate disability dimension.

www.enabler.nu, **The Enabler Web Site**, date connected September 4, 2007(S. Iwarsson and B. Slaug. [2001, 2006]. *The Enabler Web Site: Providing tools for professional assessments of accessibility problems in the environment.*). An instrument designed to evaluate homes and community environments, with a specific emphasis on accessibility. Includes references, related research projects, and multiple links.

www.canchild.ca/portals/0/outcomes/pdf/measguid.pdf, **The CanChild Centre for Childhood Research, McMaster University, Hamilton, Ontario**, date connected September 4, 2007.
Defines themes found in the M.Eaasrate.PDF that follows. This also provides an extensive rating form useful in evaluation instruments to be used for assessment.

참고문헌(References)

Administration on Aging, U.S. Department of Health and Human Services. (2004). *A profile of older Americans: 2004.* Retrieved April 17, 2006, from www.aoa.gov/prof/Statistics/profile/2004/2004profile.doc.

Allen, C. K., Earheart, C. A., & Blue, T. (1992). *Occupational therapy treatment goals for the physically and cognitively disabled.* Rockville, MD: American Occupational Therapy Association.

American Occupational Therapy Association (AOTA). (1995). Clarification of the use of terms assessment and evaluation. *American Journal of Occupational Therapy, 49,* 1072–1073.

American Occupational Therapy Association (AOTA). (2002). Occupational therapy practice framework: Domain and process. *American Journal of Occupational Therapy, 56,* 609–639.

Arnadottir, G. (1990). *The brain and behavior: Assessing cortical dysfunction through activities of daily living.* St Louis: C.V. Mosby.

Baum, C., & Edwards, D. (1993). Cognitive performance in senile dementia of the Alzheimer's type: The Kitchen Task Assessment. *American Journal of Occupational Therapy, 47,* 431–436.

Baum, C., & Edwards, D. (1995). *The Activity Card Sort.* St. Louis, MO: Occupational Therapy Program, Washington University.

Baum, C., Edwards, D., & Morrow-Howell, N. (1993). Identification and measurement of productive behaviors in senile dementia of the Alzheimer's type. *The Gerontologist, 33,* 403–408.

Bean, J. F., Herman, S., Kiely, D. K., Leveille, S. G., Fielding, R. A., & Frontera, W. R. (2004). Increased velocity exercise specific study exploring the effect on leg, balance and mobility in community-dwelling older women. *Journal of the American Geriatrics Society, 52,* 799–804.

Bedard, M., Molloy, D. W., Guyatt, G. H., & Standish, T. (1998). Self-administered and interviewer-administered instruments in dementia research. *Clinical Gerontologist, 19,* 25–35.

Berg, K. O., Wood-Dauphinee, S., Williams, J., & Maki, B. (1992). Measuring balance in the elderly: Validation of an instrument. *Canadian Journal of Public Health, 83,* S7–S11.

Butland, R. J., Pang, J., Gross, E. R., Woodcock, A. A., & Geddes, D. M. (1982). Two-, six-, 12-minute walking test in respiratory disease. *British Medical Journal, 284,* 1607–1608.

Canadian Association of Occupational Therapists (CAOT). (2002). *Enabling occupation: An occupational therapy perspective* (rev ed.). Ottawa, Ontario, Canada: CAOT Publications ACE.

Chiu, T., & Oliver, R. (2006). Factor analysis and construct validity of the SAFER-HOME. *OTJR: Occupation, Participation and Health, 26,* 132–142.

Chiu, T., Oliver, R., Ascott, P., Choo, L. C., Davis, T., Gaya, A., et al. (2006). *Safety assessment of function and the environment for rehabilitation—Health outcome measurement and evaluation (SAFER-HOME) version 3 manual.* Toronto, Ontario, Canada: COTA Health.

Clark, F., Azen, S. P., Zemke, R., Jackson, J., Carlson, M., Mandel, D., et al. (1997). Occupational therapy for independent-living older adults: A randomized controlled trial. *Journal of the American Medical Association, 278,* 1321–1326.

Duncan, P., Weiner, D., Chandler, J., & Studenski, S. (1990). Functional reach: A new clinical measure of balance. *Journals of Gerontology, 45,* M192–M197.

Dunn, W., Brown, C., & McGuigan, A. (1994). The ecology of human performance: A framework for considering the effect of context. *American Journal of Occupational Therapy, 48,* 595–607.

Fillenbaum, G. (1985). Screening the elderly: A brief instrumental activities of daily living measure. *Journal of the American Geriatrics Society, 33,* 698–706.

Finch, E., Brooks, D., Stratford, P., & Mayo, N. (2002). *Physical rehabilitation outcomes measures. A guide to enhanced clinical decision-making.* Hamilton, Ontario, Canada: B.C. Decker.

Fisher, A. G. (1995). *Assessment of motor and process skills.* Ft. Collins, CO: Third Star Press.

Fisher, A. G., Liu, Y., Velozo, C. A., & Pan, A. W. (1992). Cross-cultural assessment of process skills. *American Journal of Occupational Therapy, 46,* 876–885.

Folstein, M. F., Folstein, S. C., & McHugh, P. (1975). Mini-Mental State: A practical method for grading the cognitive state of patients for the clinician. *Journal of Psychiatric Research, 12,* 189–198.

Fried, L. P., Ettinger, W., Lind, B., Newman, A. B., & Gardin, J. (1994). Physical disability in older adults: A physiological approach. *Journal of Clinical Epidemiology, 47,* 747–760.

Fried, L. P., Herdman, S., Kuhn, K. E., Rubin, G., & Turano K. (1991). Preclinical disability: Hypotheses about the bottom of the iceberg. *Journal of Aging and Health, 3,* 285–300.

Fries, J. (1987). An introduction to the compression of morbidity. *Gerontologica Perspecta,* 5–19.

Fries, J. (2005). The compression of morbidity. *The Milbank Quarterly, 83,* 801–823.

Gerteis, M., Edgman-Levitan, S., Daley, J., & Delbanco, T. (Eds.). (1993). *Through the patient's eyes: Understanding and promoting patient-centered care.* San Francisco: Jossey-Bass.

Gill, T. M., Baker, D. I., Gottschalk, M., Peduzzi, P. N., Allore, H., & Byers, A. (2002). A program to prevent functional decline of physically frail, elderly persons who live at home. *New England Journal of Medicine, 347,* 1068–1074.

Gill, T. M., Baker, D. I., Gottschalk, M., Peduzzi, P. N., Allore, H., & VanNess, P. H. (2004). A prehabilitation program for the prevention of functional decline. *Archives of Physical Medicine & Rehabilitation, 85,* 1043–1049.

Gillespie, L. D., Gillespie, W. J., Robertson, M. C., Lamb, S. E., Cumming, R. G., & Rowe, B. H. (2003). Interventions for preventing falls in elderly people. *The Cochrane Database of Systematic Reviews 2003,* Issue 4, Art. No.: CD000340. DOI: 10.1002/14651858.CD000340.

Gitlin, L., Winter, L., Corcoran, M., Dennis, M. P., Schinfeld, S., & Hauck, W. (2003). Effects of the home environmental skill-building program on the caregiver–care recipient dyad: 6-month outcomes from the Philadelphia REACH Initiative. *The Gerontologist, 43,* 532–546.

Glass, T. (1998). Conjugating the tenses of function: Discordance among hypothetical, experimental, and enacted function in older adults. *The Gerontologist, 38,* 101–112.

Gloth, F., Watson, J., Meyer, J., & Pearson, J. (1995). Reliability and validity of the Frail Elderly Functional Assessment Questionnaire. *American Journal of Physical Medicine & Rehabilitation, 74,* 45–53.

Gowland, C., Stratford, P., Ward, M., Moreland, J., Torresin, W., Van Hullenaar, S., et al. (1995). *The Chedoke-McMaster Stroke Evaluation Manual.* Hamilton, Ontario, Canada: Chedoke-McMaster Hospitals.

Guralnik, J. M. (1996). Assessing the impact of comorbidity in the older population. *Annals of Epidemiology, 6,* 376–380.

Guralnik, J. M., Ferrucci, L., Balfour, J. L., Volpato, S., & Di Iorio, A. (2001). Progressive versus catastrophic loss of the ability to walk: Implications for the prevention of mobility loss. *Journal of the American Geriatrics Society, 49,* 1463–1470.

Guralnik, J. M., Ferrucci, L., Simonsick, E. M., Salive, M. E., & Wallace, R. B. (1995). Lower-extremity function in persons over the age of 70 years as a predictor of subsequent disability. *New England Journal of Medicine, 332,* 556–561.

Guralnik, J. M., Pieper, C. F., Leveille, S. G., Markides, K. S., Ostir, G. V. S., Berkman, S., et al. (2000). Lower extremity function and subsequent disability: Consistency across studies, predictive models, and value of gait speed alone compared with the Short Physical Performance Battery. *Journals of Gerontology, 55A,* M221–M231.

Harwood, R. H., Rogers, A., Dickinson, E., & Ebrahim, S. (1994). Measuring handicap: The London Handicap Scale, a new outcome measure for chronic disease. *Quality in Health Care 3,* 11–16.

Hebert, R., Carrier, R., & Bilodeau, A. (1988). The functional autonomy measurement system (SMAF): Description and validation of an instrument for the measurement of handicaps. *Age and Ageing, 17,* 293–302.

Hill, K. D., Schwarz, J. A., Kalogeropoulos, A. J., & Gibson, S. J. (1996). Fear of falls revisited. *Archives of Physical Medicine & Rehabilitation, 77,* 1025–1029.

Hobson, S. (1996). Being client-centred when the client is cognitively impaired. *Canadian Journal of Occupational Therapy, 63,* 133–137.

Hobson, S. (1999). Using a client-centred approach with persons with cognitive impairment. In T. Sumsion (Ed.), *Client-centred practice in occupational therapy: A guide to implementation* (pp. 51–60). New York: Churchill Livingstone.

Iwarsson, S., & Slaug, B. (2001). *Housing Enabler: An instrument for assessing and analysing accessibility problems in housing.* Nävlinge and Staffanstorp, Sweden: Veten and Skapen HB, Slaug Data Management AB.

Jette, A., Assmann, S., Rooks, D., Harris, B., & Crawford S. (1998). Interrelationships among disablement concepts. *Journals of Gerontology. Series A: Biological Sciences and Medical Sciences, 53,* 863–871.

Jette, A. M., Haley, S. M., Coster, W. J., Kooyoomijian, J. T., Levenson, S., Heeren, T., et al. (2002). Late Life Function and Disability Instrument—Development and evaluation of the function component. *Journals of Gerontology. Series A:Biological Sciences and Medical Sciences, 57*(4), M217–M222.

Jette, A., Lachman, M., Giorgetti, M. M., Assman, S. F., Harric, B. A., Levenson, C., et al. (1999). Exercise—It's never too late: The strong-for-life program. *American Journal of Public Health, 89,* 66–72.

Kivela, S. L. (1984). Measuring disability—Do self-ratings and service provider ratings compare? *Journal of Chronic Disease, 37,* 27–36.

Laver, A. (1996). The occupational therapy intervention process: Occupational therapy assessment and evaluation of older clients. In K. O. Larson, R. Stevens-Ratchford, L. Pedretti, & J. Crabtree (Eds.), *ROTE: The role of OT with the elderly* (pp. 507–537). Bethesda, MD: American Occupational Therapy Association.

Laver, A., & Powell, G. (1995). *The Structured Observational Test of Function (SOTOF).* Berkshire, UK: NFER-NELSON.

Law, M. (1987). Criteria for the evaluation of measurement instruments. *Canadian Journal of Occupational Therapy, 54,* 121–127.

Law, M., Baptiste, S., Carswell, A., McColl, M., Polatajko, H., & Pollock, N. (2005). *Canadian Occupational Performance Measure* (4th ed.). Ottawa, Ontario, Canada: CAOT Publications ACE.

Law, M., Baptiste, S., & Mills, J. (1995). Client-centred practice: What does it mean and does it make a difference? *Canadian Journal of Occupational Therapy, 62,* 250–257.

Law, M., Baum, C., & Dunn, W. (2005). *Measuring occupational performance: Supporting best practice in occupational therapy* (2nd ed.). Thorofare, NJ: SLACK.

Law, M., Cooper, B., Strong, S., Stewart, D., Rigby, P., & Letts, L. (1996). The Person-Environment-Occupation Model: A transactive approach to occupational performance. *Canadian Journal of Occupational Therapy, 63,* 9–23.

Law, M., Steinwender, S., & Leclair, L. (1998). Occupation, health and well-being. *Canadian Journal of Occupational Therapy, 65,* 81–91.

Lawrence, R., & Jette, A. (1996). Disentangling the disablement process. *Journals of Gerontology: Social Sciences, 51B,* S173–S182.

Lawton, M. P., & Brody, E. M. (1969). Assessment of older people: Self-maintaining and instrumental activities of daily living. *The Gerontologist, 9,* 179–186.

Marwick, C. (1997). NHANES III health data relevant for aging nation. *Journal of the American Medical Association, 277,* 100–102.

May, D., Nayak, U. S., & Isaacs, B. (1985). The life-space diary: A measure of mobility in old people at home. *International Rehabilitation Medicine, 7,* 182–186.

McDowell, I., & Newell, C. (1996). *Measuring health: A guide to rating scales and questionnaires* (2nd ed.). Oxford, UK: Oxford University Press.

Melzer, D., Lan, T. Y., & Guralnik, J. M. (2003). The predictive validity for mortality of the index of mobility-related limitation—Results from the EPESE study. *Age & Ageing, 32,* 619–625.

Merriam-Webster Online Dictionary. (n.d.). Retrieved April 17, 2006, from www.m-w.com/netdict.htm.

Moloney, T., & Paul, B. (1993). Rebuilding public trust and confidence. In M. Gerteis, S. Edgman-Levitan, J. Daley, & T. Delbanco (Eds.), *Through the patient's eyes: Understanding and promoting patient-centered care* (pp. 280–298). San Francisco: Jossey-Bass.

Shumway-Cook, A., Patla, A., Stewart, A., Ferrucci, L., Ciol, M., & Guralnik, J. (2005). Assessing environmentally determined mobility disability: Self-report versus observed community mobility. *Journal of the American Geriatrics Society, 53,* 700–704.

Simonsick, E., Montgomery, P., Newman, A., Bauer, D., & Harris, T. B. (2003). Measuring fitness in healthy older adults: The Health ABC Long Distance Corridor Walk. *The American Geriatrics Society, 49,* 1544–1548.

State University of New York at Buffalo (SUNY). (1990). *Guide for the uniform data set for medical rehabilitation (Adult FIM)* (Version 4.0). Buffalo, NY: Author.

Statistics Canada. (2002, May). Disability-free life expectancy at age 65, by sex, Canada, provinces, territories, health regions and peer groups. *Health Indicators* (Catalogue no. 82-221-XIE), 1–6.

Stavley, B., Owsley, C., Sloane, M., & Ball, K. (1999). The Life Space Questionnaire: A measure of the extent of mobility of older adults. *Journal of Applied Gerontology, 18,* 460–479.

Steultjens, E. M. J., Dekker, J., Bouter, L. M., Jellema, S., Bakker, E. B., & van den Ende, C. H. M. (2004). Occupational therapy for community dwelling elderly people: A systematic review. *Age and Aging, 33,* 453–460.

Stone, R. (2006). Emerging issues in long-term care. In R. Binstock & L. George (Eds.), *Handbook of aging and the social sciences* (6th ed., pp. 397–418). Thousand Oaks, CA: Sage.

Stratford, P., Gill, C., Westaway, M., & Binkley, J. (1995). Assessing disability and change on individual patients: A report of a patient specific measure. *Physiotherapy Canada, 47,* 258–263.

Streiner, D. L., & Norman, G. R. (2003). *Health measurement scales: A practical guide to their development and use* (3rd ed.). Oxford, UK: Oxford University Press.

Stump, T. E., Clark, D. O., Johnson, R. J., & Wolinsky, F. D. (1997). The structure of health status among Hispanic, African American, and white older adults. *Journals of Gerontology: Social Sciences 52B*(Special Issue), 49–60.

Sumsion, T. (2000). A revised occupational therapy definition of client-centred practice. *British Journal of Occupational Therapy, 63,* 304–309.

Tinetti, M. (1986). Performance-oriented assessment of mobility patterns in elderly patients. *Journal of the American Geriatrics Society, 34,* 119–126.

Van Dusen, J., & Brunt, D. (1997). *Assessment in occupational therapy and physical therapy.* Philadelphia: W.B. Saunders.

Walker, A. (2006). Aging and politics: An international perspective. In R. Binstock & L. George (Eds.), *Handbook of aging and the social sciences* (6th ed., pp. 339–359). Thousand Oaks, CA: Sage.

Wilkins, M. S. (1998). *Aging, chronic illness and self-concept: A study of older women with osteoporosis.* Unpublished doctoral dissertation, University of Toronto, Toronto, Ontario, Canada.

Williams, J. H., Drinka, T. J. K., Greenberg, J. R., Farrell-Holtan, J., Euhardy, R., & Schram, M. (1991). Development and testing of the Assessment of Living Skills and Resources (ALSAR) in elderly community-dwelling veterans. *The Gerontologist, 31,* 84–91.

World Health Organization. (1980). *International classification of impairment, disability and handicap.* Geneva: Author.

World Health Organization. (1998). *ICIDH-2: International classification of impairment, activities and participation—Beta 1 version.* Geneva: Author.

World Health Organization. (2001). *International classification of functioning, disability and health (ICF).* Geneva: Author.

Yesavage, J. A., & Brink, T. L. (1983). Development and validation of a geriatric screening scale: A preliminary report. *Journal of Psychiatric Research, 17,* 37–49.

제 **18** 장

건강증진과 안녕

Health Promotion and Wellness

우리에게는 수행해야 할 무엇인가가 남아 있다;
고목일지라도 열매를 맺을 수 있지만,
치장을 하는 것은 젊은이보다
노인에게 기회가 적을 수 있다.

Longfellow, 1858

목 적 (OBJECTIVES)

이 장을 읽고 난 후, 독자는 다음을 할 수 있게 될 것이다:

1. 인구학적 용어로 노인의 건강상태를 설명할 수 있다.
2. 건강의 개념을 정의할 수 있다.
3. 노인의 건강 증진과 관련된 특정 요소를 설명할 수 있다.
4. 건강 행동 변화에 범이론적 모델(transtheoretical model)을 적용할 수 있다.
5. 노인을 위한 적절한 건강행동 변화 전략을 논의할 수 있다.
6. 건강증진 프로그램 발달의 과정을 설명할 수 있다.
7. 건강을 증진시키기 위해 개발된 특정 중재와 프로그램을 확인할 수 있다.

2000과 2030년 사이에, 65세 이상 미국인의 수는 두 배로 될 것이고, 이것은 미국에서 5명 중 1명은 노인이라는 의미이다[Centers for Disease Control and Prevention(CDC), 2004]. 현재 인구의 12% 이상이 노인이라고 할지라도, 이들은 건강관리 비용의 1/3을 소비한다(CDC, 2004). 관절염, 심장질환, 청각손상, 고혈압, 정형적 손상, 그리고 백내장과 같은 만성질환은 이러한 연령대 그룹에서 일반적으로 유발된다.

그러나, 노인의 대다수는 삶의 후반에도 기능적 능력을 잘 유지하고 있다. 삶의 후반에 좋은 건강과 기능은 많은 요인에 속성이 있을 수 있다.

독성물질에 노출되는 것과 같은 환경적 요인은 노화를 촉진시키는 역할을 한다. 유전도 역할을 한다. 그러나 성공적인 노화에 덜 영향을 미친다는 증거가 있다는 것도 일반적인 생각이다. 삶의 후반에 좋은 건강과 기능을 증진시키는 중요한 요소는 개인의 조절에 있다. 좋은 영양, 운동과 담배와 같은 유해한 물질을 피하는 것과 같은 긍정적인 삶의 습관은 노인의 건강을 유지하는 데 도움을 줄 수 있다. 게다가, 좋은 사회적지지 시스템의 존재, 정신적으로 충만하다는 감각, 긍정적 개인 대처 능력, 그리고 만족스러운 직업은 "성공적인 노화"가 될 수 있는 데 기여한다.

성공적인 노화(successful aging)는 "질병과 장애가 없고, 인지와 신체기능을 유지하며, 삶의 연대를 유지하는 것"과 관련이 있다(Rowe & Kahn, 1998, p. 39). Kane(2003)은 그의 견해에서 치료에 중점을 둔 것이 관리에 중점을 둔 것으로 건강관리가 이동되었다면, 이것은 질병 또는 장애에서 기능장애로 이동을 예방하기 위해 필요한 것으로 장애와 함께 성공적인 노화는 있을 수 없다고 설명하였다. Minkler와 Fadem(2002)은 노인의 건강과 건강을 증진시키기 위한 정책변화와 환경적으로 적응하는 것을 만족시키는 생태학적 접근에는 강제성이 있다고 하였다.

노인의 건강과 안녕은 국가정책이며 베이비붐 세대와 같이 미래를 예견할 수 있는 사람을 위해 지속되어야 한다. 연방정부는 특히 *Health People 2010*[미국 건강과 인간서비스부분(U.S. Department of Health an Human Services: USDHHS, 2000) 처럼, 건강증진 프로그램에서 흥미를 가지고 있다. 전문적인 치료에 관심이 되는 노인에서 직접적인 목표의 표본은 표 18-1에 목록을 표기하였다. 현재 계획 전략에서, *Healthy People 2020*(USDHHS, 2008)은 노화와 관련된 많은 목표에 확실하게 포함되어야 할 것이다.

이 장은 미국의 상황에 초점을 맞추었다. 특히

표 18-1 노인과 관련된 선택 *Healthy People 2010*

목적 번호	설명
1-15	장기관리 서비스를 지속하기 위해 접근하여야 하는 장기관리가 필요한 사람의 비율 증가
1-16	현재 욕창이 있는 요양시설 거주자의 비율 감소
2-9	뼈엉성증이 있는 성인의 비율 감소
2-10	뼈엉성증과 관련된 척추 골절로 입원하는 성인의 비율 감소
5-1	정규 당뇨교육을 받는 당뇨환자의 비율 증가
5-2	당뇨 예방
5-9	당뇨 환자에서 발 궤양의 빈도 감소
5-10	당뇨 환자에서 하지 절단의 비율 감소
5-17	적어도 한 달에 한 번 자가 혈당 관찰을 수행하는 당뇨 환자의 비율 증가
7-12	건강 수행활동에서 이전 년도 동안 참여하는 노인의 비율 증가
10-5	중요한 식사를 안전하게 수행하는 고객의 비율 증가
15-1	머리 손상으로 인한 입원 감소
15-15	자동차 사고로 유발되는 사망의 감소
15-16	도로에서 보행자 사망 감소
15-25	주택화제 사망의 감소
15-27	넘어짐으로 인한 사망의 감소
15-28	노인 사이에 엉덩관절 골절의 감소
17-3	65세 이상과 그 이상의 노인과 만성질환 또는 새로 규정된 장애와 처방전 없는 약물 복용 환자를 규칙적으로 검토하는 일차 관리제공자, 약사와 다른 건강 전문가의 비율 증가
18-4	노인을 위한 정신건강 중재, 지속적인 관찰과 치료 서비스를 다루며 정신건강계획을 수행하는 영토와 미국연방정부소재지, 주의 수 증가

표 18-1 노인과 관련된 선택 Healthy People 2010 *(계속)*

19-1	건강 체중의 성인 비율 증가
19-2	비만 성인의 비율 감소
22-1	비여가 시간의 신체활동을 하는 성인의 비율 감소
22-2	하루에, 가급적 매일, 규칙적으로 적어도 30분 정도 중간 신체활동을 수행하는 성인의 비율 증가
22-4	근력과 지구력 유지하고 증진시키는 신체활동을 수행하는 성인의 비율 증가
22-5	유연성을 유지하고 증진시키는 신체활동을 수행하는 성인의 비율 증가
22-14	걸어서 여행하는 비율 증가
27-1	성인이 이용하는 담배 감소
27-5	성인 흡연자가 시도하는 금연 증가
28-10	시각 재활 증가
28-13	청각 손상 환자가 보청기, 와우 삽입 또는 촉각 또는 다른 보조 또는 확장 장비를 포함한 청각 재활 서비스와 적합한 장비의 사용 증가

Source: U. S. Department of Health and Human Services, Public Health Service: *Healthy People 2010*. Retrieved September 30, 2006 from www.health.gov/healthypeople.

국가적 건강 자금이 풍부한 캐나다와 스웨덴과 같은 선진국은 건강과 건강증진 프로그램을 더 발전시켰고, 건강관리 비용을 감소시키는 중재에 대하여 인식 하에 되었다. 반면, 몇몇 개발 국가는 아직도 이러한 중재에 비용을 제공하고 있지 않다. 몇몇 시설에서, 비정부기구(nongovermental organization: NGOs)는 건강증진 중재를 특정 인구에게 제공하도록 하였고, 작업치료사들은 이러한 노력에 많이 참여하고 있다.

이 장은 노인의 건강과 안녕, 그리고 성공적인 노화를 촉진시키기 위한 건강증진 중재의 계획에 영향을 미치는 요소에 대하여 논의할 것이다.

건강과 건강증진의 정의
(Defining Wellness and Health Promotion)

상태에 기여하는 것으로 앞에서 언급된 요소들은 건강이라고 한다. **건강(wellness)**은 좋은 건강(good health)과는 다르다. 사실, 대부분의 의학적 질병을 앓고 있는 동안에도 건강하게 지내는 것은 가능하다. 오히려, 건강은 원하는 활동의 성취, 생활의 상태에 만족감을 위한 개인의 신체적 그리고 정신적 안녕에 대한 지각이다(Gallup, 1999). 명백하게, 이것은 확실한 신체적 제한에도 불구하고 많은 사람들에 의해 성취될 수 있다. *작업치료 실습 체제: 특정분야와 과정(체제)*에서, 건강은 작업치료중재의 잠재적 결과의 하나로 생각하고 있다[American Occupational Therapy Association(AOTA), 2002].

질병이 없다는 것은 건강을 위한 필수 요건이 아니다. 이것은 완벽한 건강이란 노인들에게 존재하기 힘들기 때문에 매우 중요한 점이다. Treas (1995)는 대부분의 노인들은 적어도 한 가지 이상의 만성질환을 앓고 있다고 보고하였다. 관절염은 정도에 따라 다르지만, 거의 절반의 노인에게 영향을 주는 가장 흔한 질병이다. 그럼에도 불구하고, 이런 상태의 노인들은 대부분 그들 자신이 괜찮다고 생각한다. 노인에게 중재하는 가장 효과적인 방법 중의 하나는 기능장애의 개선보다는 건강증진에 중점을 두는 것이다. 이것보다는 문제점을 예방하는 것이 노인의 삶의 질을 증진시키는 것이다. 이 시기에, 이러한 전략은 비싸고, 첨단기술 중재를 위한 필요를 감소시키거나 지연시켜 전체 건강관리 비용을 감소시킨다.

건강은 요구되는 결과이며, 건강증진과 예방은 목적의 성취를 촉진시키는 과정이다. *체계(framework)*는 건강과 안녕을 촉진시키기 위한 적합한 작업치료 중재전략들처럼 건강증진과 장애예방으로 정의한다(AOTA, 2002). **건강증진(health promotion)**은 "중재접근은 현재 장애가 있는 것이 아니거나 어떤 요소가 수행에 개입되었다는 것이다. 이 접근은 풍부한 전후관계와 삶의 자연적 배경에서 전체 사람을 위하여 수행을 증진시키는 활동경험을 제공하기 위하여 디자인되어야 한다(AOTA, 2002, p. 627). **예방(prevention)**은 직업수행의 문제에서 위험에 작업치료가 중점을 두어 접근하여야 하고, 건강한 생활습관을 증진시키기 위하여 디자인되어야 하고, "발생 또는 배경에서 수행의 장애가 진전되는 것을 예방하는 것"이다(AOTA, 2002, p. 627). **예방직업(preventive occupation)**은 "질병과 장애의 예방과 개인의 건강과 건강증진에 직업과학의 적용 그리고 직업 종사를 통하여 대화를 하는 것"이다(Scaffa, 2001, p. 44). 건강증진과 예방에서 직업의 이용은 공중보건에 작업치료의 유일한 기여이다.

건강을 증진시키는 요소들 (Factors That Promote Wellness)

많은 요소들이 건강과 성공적인 노화를 주도하는 것으로 밝혀져왔다. 연구에 의해 밝혀진 요소들은 유전적 요인, 신체활동, 식습관, 사회 참여와 사회적 지원, 직업 참여, 정신건강과 정신력이다(Rowe & Kahn, 1998). 이것들 각각은 개인에 따라 부정적 또는 긍정적으로 건강에 영향을 미친다고 할지라도, 개인에 따라 각기 다르게 고려되어야 할 것이다.

유전적 요인(Genetics)

개인이 유전적으로 물려받은 특성이 노화과정에 영향을 준다는 것에 대해서는 더 이상 의문이 없다. 삶의 후기에 유전적 요소의 주요한 영향은 잠재적인 장애 또는 태아 질환의 성향이다. 타입 II 당뇨병, 알츠하이머병(AD), 심장질환, 그리고 대부분의 암은 유전적 요인을 가지고 있다는 것은 확실하다. 이러한 질환의 몇 가지에서, 유전적 요인은 명백하고 어쩔 수 없는 것이다. 예를 들면, 헌팅톤병의 유전자를 가지고 있는 사람은 장애를 유발할 수 있는 가능성은 100%이다. 그러나 다른 질병들에서는 유전적 요소의 영향이 덜하다. 알츠하이머의 경우에서, 여러 유전적 변칙이나 예외들이 질병의 발생률이 높은 가족에게서 증명되었다. 그러나 예상대로라면 이 가족들에게서 알츠하이머병이 유발될 가능성은 훨씬 적다[National Institute on Aging(NIA), 2004]. 초기 알츠하이머의 가족은 병변을 발전시킬 유전적 위험은 50/50이라고 하였다. 그러나, 후기 알츠하이머의 경우에는 유전적 요소가 몇몇 가족에서 확인되었다고 하였지만, 병변을 발전시킬 수 있는 가능성은 예측할 수 없다.

건강습관과 상관없이 나타날 수 있는 질병(예, 헌팅톤병)을 제외하고는 유전적 장애의 위험을 반이나 그 이상 감소시키는 것이 가능하다(Finch, 1990). 다음 부분에서 설명된 중재는 유전적 특징들이 높은 위험의 장애상태에 처할 수 있는 사람들에게는 매우 적합할 수 있다. 또한, 대부분의 경우에서, 유전적 요소들은 운명인 것도 아니지만 많은 경우에 발전될 수 있는 형태일 뿐으로 인식되고 있다.

신체 활동(Physical Activity)

규칙적인 운동이나 신체 활동이 강력한 건강증진 전략이라는 증거가 매일 새로이 나타나고 있다[Center for Disease Control(CDC), 2001; Miller et al., 2000]. 규칙적인 신체활동은 심혈관 기능 증진, 폐기능 증진, 근력과 유연성 증가, 기억력 증진, 그리고 감정 증가와 관련이 있다. 근력, 유연성, 협응, 균형과 운동속도의 증진은 노인의 넘어짐 위험을 감소시킨다. 넘어짐을 줄이는 것은 죽음과 골절을 포함해서 낙상의 부정적인 결과의 위험을 줄인다. 더욱이 낙상을 두려워하는 사람들은 가끔 삶의 질에서 악순환에 기여하며 다른 활동들에 제약을 준다. 또한 낙상 위험을 줄일 수 있는 중재는 전반적인 삶의 질을 급격히 향상시킬 수 있다. 질병과 장애의 성향을 가지고 있고 위험요소가 있는 사람을 위해서, 규칙적인 활동은 질병을 최소화하거나 예방시킬 수 있다. 이러한 것들은 심장질환, 뼈엉성증(osteoporosis), 관절염, 당뇨병, 고혈압과 심혈관질환이다.

세계보건기구에 따르면, 신체활동의 생리적 정신적 효과가 있다고 하였다. 이러한 효과의 목록은 글상자 18-1에 설명하였다.

규칙적으로 운동을 하는 사람은 더 많은 에너지가 있고 인지적 과제에 더 중점을 두어 수행할 수 있다. 신체활동은 자연적으로 생성되는 아편과 같은 물질이고, 안녕의 느낌을 유발시킬 수 있는 엔돌핀의 신체생산을 증가시킬 수 있다. 몇 가지 운동은 특정 질병의 위험을 몇 번 감소시킬 수 있고 특정 기간 동안 운동을 수행하여야 하는 사람을 주장하였다. 그러나 신체활동의 수준은 건강에 효과가 있어야 한다(CDC, 2001). 개와 함께 산책하기, 정원 가꾸기, 그리고 집 청소와 같은 일반적인 직업은 체력을 증진시킬 수 있다. 노인을 위한 몇 가지 좋은 운동지침이 있다. 그들이 추천하는 것은 다양하지만 유산소운동, 근력강화운동, 유연성 운동의 3가지 다른 종류의 운동에 참여해야 한다는 것이다. 제안하는 유산소 활동은 걷기, 뛰기, 수영하기와 자전거 타기이다. 청소와 정원 가꾸기와 같은 집 안에서 수행되는 활동도 유산소 효과를 얻을 수 있다. 유산소 운동은 30분 또는 그 이상 권유된다고 할지라도, 신체활동의 기간은 증가시키는 것이 효과적이다. 가동성이 제한되어 있는 사람을 위해, 유산소 운동은 수영장 또는 의자에 앉아서도 수행할 수 있도록

글상자 18-1 신체활동의 생리적 효과

- 혈당 조절
- 아드레날린과 노르아드레날린의 자극
- 수면 증진
- 유산소와 심혈관 능력 증진
- 근력 증가
- 유연성 증가
- 균형과 협응 증진
- 움직임 속도의 조절 증가

신체활동의 정신적 효과

- 이완
- 스트레스와 불안 감소
- 감정 상태 증진
- 전신 안녕
- 정신건강 증진
- 인지기능 증진
- 기술 획득 증진

(American Council on Exercise, 1998).

구성될 수 있다.

근력강화운동은 뼈의 양을 증가시키거나 뼈의 양이 감소되는 것에 도움을 준다. 이것은 근육량을 증가시키거나 유지하는 데 유용할 수 있다. 모두는 운동성과 넘어짐 예방에 중요하다. 근력강화 훈련은 모든 주요 근육그룹들에 적용하여야 하고 저항에 대항하여 수행되어야 한다. 적은 저항이나 중력에 대항한 제한된 움직임이라도, 긍정적인 영향이 있다. 유산소 운동을 할 때, 근력강화운동은 신체적 제한이 있는 사람들을 위해 미리 선택할 수 있다.

유연성 훈련은 상대적으로 적은 양의 신장인 부드러운 신장은 확실한 효과가 있다. 튀기는 근육의 신장효과를 감소시킬 수 있으므로 피해야 한다. 신장은 침대에서, 의자에서, 또는 바닥에서도 수행할 수 있다.

신체활동은 특정 질병이나 장애가 있는 사람들

은 물론 모든 노인에게 긍정적 효과가 있는 건강 중재이다(American College of Sports Medicine, 1997). 긍정적인 효과는 중재로부터의 기본선에 상관없이 적용된다. 그러나 노인들을 위한 운동 프로그램은 이전 상태를 주의 깊게 고려하여 계획되어야 한다. 특히 심장질환과 같은 사람들의 증가는 점진적이어야 하고, 모니터링은 관리와 함께 행해져야 한다. 준비운동과 마무리 운동들은 손상을 피하기 위해서 수행되어져야 한다. 게다가, 여러 의학적 상태의 상호작용도 고려되어져야 한다. 예를 들면, 사람은 관절염과 뼈엉성증 모두를 앓고 있을 수 있다. 뼈엉성증에는 뼈의 양을 유지하고 뼈 손실을 감소시키기 위하여 체중부하운동을 권유할 수 있다. 그러나 무릎과 엉덩관절에 관절염이 있을 경우에는 이러한 운동은 피해야 한다. 이러한 상황에서, 치료사들은 위험과 효과를 주의 깊게 평가하여야 한다. 관절염 운동과 관련된 고객[Arthritis Foundation, 2007 (www.arthritis.org/conditions/exercise/defaults.asp)]은 관절에 손상을 피하는 동안 뼈를 강화시킬 수 있는 걷기, 요가와 다른 체중부하운동을 위한 적합한 전략을 학습하여 안전하게 수행할 수 있다.

아마도 최대의 기회는 노인들에게 운동을 시작하고 신체활동과 운동 프로그램을 지속하도록 동기를 부여하는 일일 것이다. 많은 전략들이 가치가 있을 수 있다. 예를 들면, 사회성 운동은 확실한 효과가 있다. 사람들과 같이 걷는 것은 운동이 되는 것뿐만 아니라 사회적 상호작용이라는 다른 효과도 가져올 수 있다. 산책할 때 걷는 운동이 특히 친구들과의 차 한 잔 후에 이루어지는 것일 때 노인들이 동기를 얻을 수 있는 발전의 한 예라 할 수 있다. 프로그램 지지를 위하여 운동 강사에게 추천받는 다른 전략은 목표 조절, 모니터, 그리고 적절한 보상이다. 가장 유용한 동기부여 전략은 개인이 즐기는 활동을 제시하는 것이다. 사람은 개인적으로 의미 있거나 즐기는 활동을 지속한다는 증거가 있다.

반면 한 사람이 조깅을 즐긴다면 다른 사람은 스퀘어 댄스나 정원 가꾸기 또는 tai chi를 즐길 수 있다. 문화적 요소들도 영향을 주며 계획에서 고려되어야 한다. 예를 들면, 어떤 문화에서 여성들은 특히 남자가 있는 곳에서는 수영복을 입는 것에 대해 매우 불편해할 수 있다. 이러한 여성에게는 프로그램이 잘 계획되어 있어도 수영장에서의 운동은 결코 효과적일 수 없다. 어떤 사람이 가게에 쉽게 나갈 수 없어 적당한 신발을 구매할 수 없다면, 테니스 신발과 같은 것을 살 수 없어 이러한 운동에 방해가 될 것이다. 가장 적절한 신체활동은 특정한 장비가 없고 다양한 시설에서 수행할 수 있어야 한다. 어떠한 신체활동도 효과가 있다는 증거가 있기 때문에 이러한 형태는 이차적으로 고려하여야 한다.

영양(Nutrition)

인생의 전체를 통해, 좋은 영양은 건강에 매우 중요하다. 영양은 정상적인 성장과 발달, 건강 유지, 질병의 치유와 회복에 영향을 미칠 수 있다. Chernoff(2001)은 "근육강화, 미세기관에 항체 발달, 면역기능 유지, 세포 통합성 유지, 상처치유, 그리고 건강의 전반적인 느낌과 활동적인 생활습관은 모두 영양적 건강을 유지하는 것에 달려있다"고 하였다(p. 43).

신체활동처럼, 적절한 영양은 노인의 건강을 유지하기 위해 중요한 것이다. 노인은 나쁜 영양의 위험이 젊은이보다 더 높다. 노인의 미각은 감소될 수 있고, 음식을 만드는 것에 흥미가 없거나, 저염식사를 해야 하거나 음식 욕구가 적어져 식사가 제한될 수 있다. 다른 중요한 것을 잃어버린 노인은 혼자일 때 식사를 잘 하지 않는다. 수입이 줄어들어, 음식을 절약할 수밖에 없다. 비만이라면, 주치의는 적절한 영양적 정보를 제공하지 않고 체중감소를 권유하여야 한다. 노인들은 저칼로리가 요구되기 때문에, 체중감소 식사는 영양부족을 일으킬 수 있는 과도한 제한이 될 수 있다. 동시에 필요한 영양소를 흡수하는 능력이 감소될 수 있어 음식에서 더 많은 양의 다양한 영양소를 요구하게 될 수 있다.

노인은 일반적으로 75세의 10% 정도는 칼로리를 감소시키고, 식사에서 지방 섭취를 30% 또는 그 이하를 유지하여야 하고, 다양한 과일, 야채와 잡곡을 섭취하도록 권유하고 있다(American Academy of Family Physicians, American Dietetic Association, National Council on the Aging, Inc., n.d.), 다른 것은 만성적 건강상태도 권유를 변화시킬 수 있다는 것을 명심하여야 한다. 노인들은 젊은이보다 더 많은 단백질이 필요하다. 일반적으로 문제가 되는 것은 아니지만, 예산이 부족하거나 고기를 씹는 데 어려움이 있는 사람들에게는 단백질의 부족이 문제가 될 수 있다. 콩, 나무열매와 치즈를 섭취하는 것은 노인들이 단백질을 섭취할 수 있는 대체방법이다. 비타민 보조제는 효과가 있을 수 있으나, 경제적으로는 어려움이 있는 사람은 구입하기가 어렵다.

게다가, 노후생활에서는 적절한 수분섭취를 유지하는 데 어려움이 있을 수 있다. 노인들은 다양한 운동성에 문제가 있는 사람들에게는 소변을 자주 보는 경험이 있기 때문에 노인들은 술을 피해야 한다. 이들은 목마르다는 느낌도 덜 느낄 수 있다. 이러한 감각의 손실이 일상생활에서는 문제가 될 수는 없으나 독감이나 다른 감염성 질환에 걸린 노인들에게는 중요한 문제가 될 수 있다. 수분부족은 치료되지 않으면 심각한 문제를 유발시킨다(Reichel, 1995).

설탕은 노인들에게는 신진대사를 어렵게 하고 혈당량을 동요시키는 요인이 된다. 알콜은 과도하게 섭취할 때 문제가 된다. 과도한 알콜섭취는 간질환, 허혈성 심장질환, 심근증과 출혈성 뇌졸중과 같은 손상과 사망의 위험율을 높일 수 있다(Mukamal et al., 2003). 적은 알콜섭취(일주일에 2~7잔)는 심장의 위험이 감소될 수 있는 것처럼 약간의 건강효과가 있을 수 있다(Mukamal et al., 2003). 여성들이 하루에 한 잔 이상 또는 일주일에 7잔 이상 마시는 것, 그리고 남성이 하루에 2잔 이상 또는 일주일에 14잔 이상 마시는 것은 알콜의 위험이 있을 수 있다(Dawson, Grant, & Li, 2005). 처방약을 먹는 노인들에게는 젊은 사람보다 알콜이 더 잠재적으로 위험할 수 있다. 게다가, 알콜은 덜 분해되어서 알콜의 효과나 지속기간을 연장시킬 수 있다.

일반적으로 특정 음식에 대한 조언은 음식전문가나 다른 영양전문가에게 맡기는 것이 좋다고 하더라도, 모든 건강관리전문가들은 영양부족이 미치는 영향, 수분부족, 과다한 알콜섭취 등에 대해서는 잘 알고 있어야 한다. 작업치료사의 중요한 역할은 필요한 영양소를 보충할 수 있게 하여야 하고 이렇게 할 수 있는 동기를 부여하여야 한다. 실습체계(AOTA, 2002)는 채소가게 같이 가기, 음식하기 위해 쇼핑하기, 좋은 음식 선택해주기, 식사준비, 그리고 식사하는 것까지 과제와 기술과 관련된 복합적인 것을 반영하였다. 가끔, 특정 기술훈련이 필요하다. 다른 경우, 동기부여가 주의를 끄는 중요한 요소일 수 있다. 사회적 행사에서 식사, 노인들을 위한 센터에서 지역사회의 저녁 식사기회의 자리를 추천해주는 것은 가끔 적당한 영양을 공급해주는 필수적 중재이다. 식사의 문화적인 측면 또한 영양을 증가시켜 공급할 수 있다. 예를 들면, 스페인 이웃에 있는 대부분의 노인센터에서 점심은 그 문화사람들이 좋아하는 음식들을 제공한다.

사회참여와 사회지원
(Social Participation and Social Support)

직업 영역에서, 사회참여는 성공적 노화에 필수

적이다. **사회참여(social participation)**는 "조직 유형의 행동과 관련된 활동이라는 것이 특징이며 사회범위 내에서 다른 사람과 상호작용을 기대하는 것"으로 정의된다(AOTA, 2002, p. 621). 사회적 관계가 있는 노인들은 격리된 사람보다 기능장애를 적게 경험한다. 높은 사회환경 내에 있는 사람은 병원에 가는 것이 덜하고(Bosworth & Schaie, 1997), 사망률도 낮다(Bennett, 2002; Sugisawa, Liang & Liu, 1994). 그러나 연구는 적절한 효과를 유발하는 상호작용의 유형, 빈도와 기간에 관하여 명확하지 않다.

노인은 다른 것, 과거, 현재와 미래와의 연대감으로부터 만족을 얻는다(Bonder & Martin, 2000). 이러한 연대감은 안녕의 느낌과 강하게 관련되어 있다. 사회에 포함된다는 느낌과 포함은 안녕의 힘있는 예측이라는 것은 이스라엘 키브츠에 거주하는 노인의 경험에 대한 연구에서 확인되었다(Levitan, 1999). 이러한 지지와 같은 긍정적인 효과는 심각한 질병이 있는 사람에게도 확대하여야 한다는 것은 지지 그룹에 포함된 말기암 환자 사이에 안녕과 수명이 연장되는 것이 증가한다는 것으로 설명할 수 있다(DeVaries et al., 1997). 모든 노인이 사회적 상호작용이 이미 준비된 것은 아니다. 친구와 배우자는 사망하였거나 떠날 수 있다. 청소년이 되면 멀리 떠날 수 있다.

건강관리 제공자들을 위한 영향을 확실하다. 건강 프로그램은 의미 있고 지원하는 사회적 상호작용을 위한 기회를 제공하여야 한다. 상호작용은 다른 중재와 같은 시기에 미리 제공할 수 있다. 그룹 신체활동은 운동을 적용하지 않고 효과를 얻을 수 없듯이, 그룹 만족 영양은 증가된 식사와 같이 효과를 가질 수 있는 것과 유사하다. 더 나아가, 행동 변화에서 동등한 지원의 중요성 때문에 증가된 영양과 유사한 결과가 있을 것 같다.

세대 사이의 활동은 특히 많은 노인에게 가치가 있다. 전체적으로 노인은 모든 연령대의 사람들과 관련되는 것을 원하고 젊은이의 현명함과 그들의 경험을 나누는 것에서 만족감이 있다는 것을 확인하였다. 손자가 없거나 손자가 멀리 떨어져 있는 노인을 위하여 세대 사이의 경험을 제공할 수 있고, 이러한 이유로 양할머니와 할아버지와 같은 프로그램은 인기가 있다.

사회적으로 분리되어 있는 사람들 사이에서, 애완동물과의 상호작용은 사람의 상호작용을 대신할 수 있다(Park, 1999). 연구는 지역사회에 거주하는 사람을 위한 애완동물의 대체에 대한 효과에 대하여 분석하였고, 모든 시설에서 효과를 확인하였다. 게다가, 생활방식(예, 시골 시설) 또는 이동 문제 때문에 격리된 노인들을 위하여 전화와 컴퓨터는 상호작용을 기회를 제공한다. 대부분의 노인들은 세상과 통하는 방법인 인터넷을 특히 즐긴다고 하였다(Bass, Mcciendon, Bernnan, & McCarthy, 1998).

직업참여(Occupational Engagement)

재활직원들은 의미 있는 직업의 가치를 오랫동안 인식해왔고, 이것은 건강에 효과가 있다(Carlson et al., 1998). 사실, 노인은 의미 있는 활동을 포함한 그들의 활동기간에서 그들의 삶의 평가하기도 한다. 노인은 그들에게 중요한 활동을 할 수 있기만 하면, 삶이 연장되기를 원한다고 말한다(Ditto et al., 1996).

의미 있는 직업의 중요성에 대한 발견은 개인적인 상황이다. 이들은 공통적으로 확인할 수 있다고 할지라도, 노인은 개인의 활동유형과 선택을 통해서 이런 주제들을 표현한다. 예를 들면, 다른 것들과 연결은 일반적인 주제이다. 이러한 주제는 손자를 안고 있는 것, 학교에서 자원봉사를 하면서, 아픈 이웃을 돌보거나 다른 많은 방법을 통하여 표현할 수 있다. 중재의 목적은 매일의 활동에서 의미를 찾고자 지속적으로 격려를 하여야 한다. 이것은 생활습관은 다시 디자인되어야 하고(Jackson, Carlson, Mandel, Zemke, & Clark, 1998), 새로운 활동을 배워야 하고, 활동의 유형을 변화시켜야 하거나 선택을 변경할 필요가 있다. 때때로 환경은 직업을 지원하거나 가질 수 있게 하여야 한다.

Menec(2003)은 일상적인, 매일의 활동 그리고 기능, 안녕과 사망과 같은 성공적인 노화의 지표들 간의 상관관계를 연구하였다. 일반적으로, 활동은 행복과 긍정적으로 관련된 것이고, 활동의 정도는 기능 증진과 사망률 감소와 일치한다는 것을 발견하였다. 게다가, 사회참여와 생산적 활동은 기능감소를 지연시킨다고 나타났다. 신문읽기, 편지쓰기와 음악듣기와 같이 혼자서 하는 활동은 성공적인 노화에 중요할 수도 있고 정신적인 행복함과 관련이 있다.

관리는 개인의 욕구와 희망을 평가하여 선택하여야 한다. 원하는 활동의 결과가 필요하지 않을 수 있다. 사실, 몇몇 노인들은 일시적인 반영의 시간을 원할 수 있고, 철회 또는 격리와 같이 이것을 인지하는 것에 영향을 미칠 수 있다. 관리는 주의하여 정보를 수집하여야 하고 조사하는 이유에 관하여 명시하여야 한다. 선호에 관한 문화적 차이점은 고려하여야 한다. 치료사는 노인을 위한 좋은 삶의 질을 확립하기 위하여 책임을 명확하게 하여야 한다.

정신건강(Mental Health)

우울증은 노인에서 가장 빈번한 정신건강 문제이며, 배우자의 사망, 사회적 격리, 의미 있는 직업적 역할의 손실, 다양한 질병, 그리고 친근한 환경으로부터 떨어져 있는 것을 포함한 생활의 스트레스 요인에 의하여 유발된다(Glass, 2006). 10장에서 설명한 것처럼, 큰 슬픔의 반응과 분리하여 생각한다 하더라도 우울증은 삶의 후반에 일반적으로 일어날 수 있다. 자살은 노인 사이에 명확한 위험이 있다. 자살은 전체 인구의 20% 이상 나타난다고 하지만, 60세 이상 노인은 40%이다. 80세 이상 백인 노인은 특히 자살에 취약하며, 미국인구국가 평균의 6배에 가깝다(Kinsella & Velkoff, 2001). 불행하게도, 노인은 건강전문가로부터 우울증의 도움을 받는다는 것은 어렵다. 우울증이 정상적인 노화과정의 한 부분은 아닐지라도, 우울증은 노인이 특히, 다른 의학적 생태에 있을 때 간과할 수 있다. 결론적으로, 우울증은 노인에서는 가끔 치료하지 않거나 관리를 받고 있다.

주요 우울증 장애(major depressive disorder: MDD)의 위험요인들은 우울증의 가족력, 우울증의 개인병력, 그리고 정신적 외상의 병력, 만성질환, 그리고 만성통증이다. 미혼 남성, 사별한 사람과 이혼한 사람에서 높은 비율을 보이듯이 결혼상태도 영향을 미칠 수 있다(Quan & Gitlin, 2004). 심혈관질환을 경험한 노인의 약 25%는 MDD의 진단적 기준에 적합한 우울증이 있을 수 있다(National Institute of Mental Health: NIMH, 2007). 우울증의 증상이 배우자의 상실 후 즉시 나타난다고 할지라도, 사별한 사람의 6명 중 한 명에서는 1년까지도 MDD를 지속적으로 경험한다(NIMH, 2007).

2020년에, WHO는 장애를 경험한 기간에서 심혈관질환에서 두 번째로 MDD가 유발될 수 있다고 하였다(Quan & Gitlin, 2004). 우울증은 나쁜 식사, 알콜섭취와 흡연 증가, 주로 앉아서 지내는 생활습관과 같은 건강습관과 의학적 식이요법을 지속하면 역효과를 유발할 수 있다. 적응하지 못하는 행동처럼, MDD의 직접적인 정신적 효과는 병적상태와 사망률 증가와 관련성을 설명하는 데 도움을 준다. 우울증의 증상이 있는 노인들은 우울증이 없는 사람들보다 건강관리 비용이 약 50% 이상 많다(NIMH, 2007). 노인의 우울증은 수면장애, 위장관 문제, 두통, 피로 그리고 식욕과 체중변화와 같은 신체적 증상이 나타난다.

우울증이 일반적이기 때문에, 치료사들은 증상을 변경하여야 하고 적합한 중재를 제공할 준비를 하고 다른 전문가에게 의뢰하여야 한다. 작업치료와 같은 전략은 감정을 표현할 기회와 적합한 전략을 발전시키는 데 도움을 줄 수 있다.

지각된 통제와 전략 세우기(Perceived Control and Coping Strategies)

한 개인의 정신적 특징은 신체적 건강에 상당한 영향을 줄 수 있다. 좋은 건강과 관련된 요소들 중에는 지각된 통제, 자기-효능의 감각, 효과적인 문제해결 전략이 있다.

그들의 상황에서 통제의 감각을 경험(**지각된 통제**)하는 사람들은 그들의 건강을 더 좋게 인지하고 그들의 삶을 더 만족스럽게 생각한다. 이러한 사람들은 좋은 건강에 더 중요성을 두고 그들 자신을 더 긍정적인 행동으로 이끌어갈 수도 있다. 이유에 상관없이 지각된 통제는 병원에 가는 비율을 낮게 하고 사망률을 감소시킨다(Menec & Chipperfield, 1997). 지각된 통제를 증가시키는 데 중점을 둔 중재는 노인의 건강을 증진시킬 수 있다. 예를 들면, 사립요양원에서 연구는 식사, 옷과 더 나은 건강을 유지하는 활동과 그들의 상황에 대한 만족의 느낌을 사람에게 제공하고 하여야 한다고 제안하였다(McCabe, Walker, & Clark, 1997). 유사하게, 공동사회에 거주하는 사람은 그들의 상황 전체를 조절할 수 있는 기회를 제공할 수 있는 효과도 있다. 가족들이 과도하게 운동을 시키는 상황에서, 중요한 삶의 결정을 하는 것에서 노인의 지원에 도움을 줄 수 있다.

자기효능(self-efficacy)은 원하는 것을 이루는 개인적 능력의 감각이며 또한 건강상태에 영향을 줄 수 있다. 지각된 통제와는 다르게, 자기효능은 신체적 건강보다는 정신적 건강의 평가와 더 연관되어 있다. 사실, 정신건강에 긍정적으로 영향을 미치고 삶의 질을 증가시킬 수 있다(Blazer, 2002). 자기효능은 성공의 경험, 특히 어려운 극복에서의 성공을 통해 증가된다. 노인은 그들의 능력에 직접적인 기회를 제공할 필요가 있다. 사실, 많은 노인들은 세상을 관찰하고 표현을 창조할 수 있는 기회를 찾고, 긍정적인 되먹임을 받을 수 있는 국립극장을 찾는다(Bonder & Martin, 2000).

지각된 통제와 자기효능은 반응에 대처하는 능력과 연관이 있다. 반응에 대처는 문제해결이나 감정으로 분류되어왔다. 부적절한 대처는 신체적 질병과 연관되는 스트레스, 우울, 분노, 흥분으로 이어질 수 있다. 정보를 찾는 것과 다른 행동과 인지적 행동과 같은 **문제해결 대처전략(problemsolving coping strategies)**들은 안녕과 신체 건강의 느낌을 증진시키는 데 가장 효과적이라는 것을 발견하였다. 감정대처 반응은 특히 그들 자신에 의해 속박되었을 때, 수동적인 사람들은 좋지 않은 결과를 가져오게 된다.

대처전략에 대한 증거는 교육할 수 있다. Folkman과 Lazarus(1991)은 긍정적인 재검토로 복합적인 인지 문제 해결을 교육하는 것은 감정 상태를 증가시킬 수 있는 것이라고 제안하였다. 이것은 건강관련 관심사에 적합한 인지문제 해결 접근을 교육시켜 그들의 건강을 증진시킬 수 있다고 하였다. Unutzer(2006)는 우울증 노인이 4-8세션의 행동 중재에 참여하면, 적어도 12개월 동안 일반적인 관리를 받은 사람보다 자살의 생각이 적어졌고 문제해결 능력이 증가하였다고 하였다. 또한 건강관리제공자들은 자신의 생활을 적절하게 조절할 수 있고, 자기효능을 지원하고, 효과적인 건강증진 문제해결 전략들에 의해 신체와 감정적 안녕 모두를 지원하였다.

정신(Spirituality)

사람들은 노후생활에서 정신적 활동에 더욱 중점을 둔다는 것이 관찰되었다. 이런 관심의 이유는 임박한 더 큰 삶의 의미에 대한 새로운 관심과 관련이 있다고 가정하였다. **정신(spirituality)**은 "신성하고 초월적인 것과 개인적 관련된 것을 자기화하는 것은 인종, 종교, 경제 또는 자신과 다른 사람의 건강과 복지 증진과 관련이 없다는 것"의 발전을 포함한다(Crowther, Parker, Larimore, Achenbaum, & Koenig, 2002, p. 614). 사람과 사람 사이에서 광범위하게 정신을 표현한다는 것은 매우 중요한 것이다. 예를 들면, 멕시코계 미국인 중에서 교회를 다니는 노인들은 다니지 않는 사람들보다 삶에 더 큰 만족을 느끼고 우울함을 덜 느낀다(Levin, Markides & Ray, 1996).

어떤 사람들은, 전통 종교 서비스에 참여한다는 것은 선택적인 활동일 수 있다. 다른 사람들은 정신적 표현을 창조적 예술, 자연을 벗삼음, 또는 명상에서 찾는다. 표현의 범위는 아마도 개인의 범위만큼 넓을 것이다. 건강과 정신의 관련성에 대한 주의 깊은 메타분석(meta-analysis)은 "종교적 믿음, 행동, 그리고 정신적 또는 신체적 건강 사이에서 긍정적인 관계"를 발견하였다(Koenig, 1994, p. xv). 삶의 후반에 안녕을 증가시키는 것에서 정신의 가치는 확실하다.

이러한 발견에서, 건강관리 전문가들은 그들의 고객과 상호작용에서 정신에 대한 부분은 관심을 가지고 있지 않다. 그럼에도 불구하고, Moberg (1996)은 "노인들의 종교적 위탁과 연결은 그들의 안녕을 증진시키기 위한 서비스와 치료증진을 위한 기회를 풍부하게 제공한다"고 하였다(p. 267). 노인에게 종교나 정신을 강요하는 것은 역효과를 유발할 수 있으나 자발적인 표현을 위한 기회를 제공하는 것은 삶의 만족을 높일 수 있고, 그들의 현재 상호에서의 문제를 어떻게 해서든 잘 극복해 나갈 수 있도록 도와준다. 건강관리 전문가들은 이러한 표현을 도출하거나 주의 깊게 이야기를 들어주고 그들을 지원하는 방법으로 환자를 도와줄 수 있다. 종교적 행사에 참여하는 것은 건강관리 전문가들이 노인들을 운동과 같은 다른 종류의 건강 프로그램에 참여하도록 격려할 수 있는 동기를 부여하는 요소이다. 예를 들면, 교회 주차장에서 교회 안까지 걸어가는 것이 목표라면 물리치료사는 환자가 보행하기를 더 원하다는 것을 알 수 있을 것이다.

건강행동 변화 (Health Behavior Change)

확실하게, 이익을 위해서는 앞에서 나열된 요소들은 신중히 고려해야 하고 변화된 개인의 행동들도 고려해야 한다는 것이다. 이것은 간단한 일이 아니다. 정보에 대한 접근은 변화를 주도하기에 충분하지 않는 것이다. 예를 들면, 한 개인의 흡연은 모든 사람의 건강에 좋지 않다는 것을 잘 알고 있지만 금연을 하지 않을 수 있다. 또는 우리는 운동이 긍정적인 건강 습관이라는 것을 잘 알고 있지만 운동하는 시간은 별로 되지 않고 전혀 하지 않을 때도 있다. 반면, 행동변화를 결정하는 것은 새해의 1월이 가기도 전에 작심삼일이 되어버리는 새해의 소망처럼 만족스럽지 않을 수 있다. 건강행동 변화를 유발하는 방법을 설명하기 위한 몇 가지 이론이 있다. 이 장의 목적을 위해, 변화이론적(또는 변화의 단계) 모델을 예로 설명할 것이고 건강행동 변화를 적용할 수 있다.

변화이론적 모델 (Transtheoretical Model: TTM)

이 모델은 결심 전 단계, 수용, 준비, 행동과 유지와 같은 5단계로 개념화할 수 있는 개인의 건강행위변화를 제안하였다(표 18-2). 각 단계 동안에는, 특정한 중재가 다음 단계의 움직임에 격려를 줄 수 있는 잠재력을 가지고 있다. 계획단계에서, 새로운 행동의 장점과 단점을 확인하는 것은 움직임을 준비하기 기본을 제공한다. 모델은 유방조영술과 흡연중단을 포함한 많은 프로그램에서

표 18-2 **변화이론적 모델**

단계	행동	다음 단계로 이동하기 위한 중재
계획 전	개인은 문제를 자각하게 된다.	정보, 광고, 공공인식 캠페인
계획	개인은 그들의 문제에 함축적 의미, 행동 변화를 고려한다.	정보, 건강 관찰, 소비자 또는 고객 교육
준비	개인은 변화를 하게 하고, 계획을 발전시키도록 결정한다.	건강 정보, 자원 탐험, 고객 교육
행동	개인은 계획 실행	체계 보상, 사회적 지원, 행동 변화 프로그램
유지	새로운 행동이 습관이 된다.	체계 보상, 사회적 지원, 행동 평가

테스트되어 왔고 건강행동 변화에 가치 있는 전망을 제공하였다(Prochaska, Redding & Evers, 2002).

변화의 동기는 매우 개인적일 수 있다. 예를 들면, 어떤 사람이 그의 아버지가 폐암으로 돌아가시는 날에 마지막으로 담배를 피우고 끊었다고 한다. 그가 오랜 기간 건강에 해롭다는 사실을 알고 있는 것이 동기로써는 불충분했다. 그가 사랑했던 사람이 폐암으로 죽는 것을 본 것이 가장 강력한 동기로 부여된 것이다. 건강증진 프로그램은 가능성 있는 결과를 얻을 수 있는 적절한 이론적 모델질병 프로그램에 기초를 두고 있다. 증거에 근거한 건강행동 변화전략들과 TTM의 결합은 노인을 위한 건강증진과 건강 프로그램에 효과를 증진시킬 수 있다.

TTM의 적용(Application of the TTM)

TTM은 노인에게 직면한 건강문제는 다양하게 적용시킬 수 있다. 하나의 예로 넘어짐을 예방할 수 있다는 것이다. 뼈엉성증과 양쪽 무릎에 통증이 있는 여성노인을 생각해보라. 그녀는 6개월 전 두 번의 넘어짐을 경험하였다. 그녀의 뼈엉성증이 진행된다면, 그녀는 근력과 균형이 감소되어 넘어짐의 위험이 증가하여 더 앉아 있을 수 있게 되었다. 그녀의 딸은 신체 체력을 증진시키기 위하여 운동교실에 나가도록 하였지만, 엄마는 더 감소하였다. 엄마는 결심 전 단계에 있다. 그의 주치의가 방문한 후, 그녀는 넘어짐 예방을 위하여 작업치료사에게 가정평가를 받았다. 작업치료사는 결심 전 단계에서 결심단계로 마음을 결정하기 위해 운동교실보다 더 재미있게 근력과 균형을 증진시키도록 다양한 신체활동을 제안하였다. 가장 흥미 있는 것은 태극권이라고 제안하였고 작업치료사는 고객에게 태극권의 기본을 고객에게 보여주었고 제한에 용기를 주었다. 여성노인은 이러한 활동과 연결되어 있지만, 다른 사람과 함께 하는 것에는 마음이 기울지 않았다. 그녀는 혼자 운동하는 것을 좋아하여, 작업치료사는 태극권 비디오를 이용할 것을 권유하였다.

고객은 딸과 쇼핑을 함께 다니면서, 그녀는 비디오테이프를 구매하였고 준비단계로 이동하였다. 그녀는 또한 태극권 운동에서 입을 새롭고 안전한 운동복도 구매하였다. 이후 그녀는 쉽게 행동단계로 이동하였고, 그녀는 그녀의 격려로 일주일에 두 번씩 비디오를 보았다. 짧은 기간 동안이 지난 후, 잠을 더 잘 자게 되었고, 그녀의 발은 더 안정적이게 되었고, 통증이 덜하게 되었다. 이러한 강화는 그녀가 전략유지로 이동하는 것을 도왔다. 이 모델의 강점은 특징을 순환시킨다는 것이고, 개인이 어떤 한 지점에서 순환을 변화시킬 수 있고, 건강행동 변화와 유지를 반복적으로 수용하는 것이 가능하다.

건강행동 변화를 위한 전략 (Strategies for Health Behavior Change)

건강행동 변화에 증거를 근거로 한 접근은 많이

있다. 특히 노인을 위해 타당성 있는 세 가지 전략들이 설명될 것이다. 이것에는 건강 리터러시, 만성질환 자기관리, 그리고 생활습관의 재설계가 포함된다.

건강 리터러시(Health Literacy)

*Healthy People 2010*은 "개인이 기본건강 정보를 이해하고 적절한 건강 결정하는 것을 필요로 하는 서비스를 받고, 얻고, 진행하는 능력을 갖는 것"이라고 **건강리터러시(health literacy)**를 정의하였다(USDHHS, 2000, 11장, Health Communication). 미의약협회(Institute of Medicine: IOM)에 따르면, 미국은 건강정보에 이해하고, 반응하고, 적절한 행동을 하는 것이 어려운 성인이 반 이상이 된다고, *건강리터러시: 혼란의 마지막 규정(Health literacy: A prescription to end confusion)*에서 보고하였다(IOM, 2004). 건강리터러시와 건강결과 사이에 상관성을 설명한 연구에서 건강리터러시는 국가적 중요성의 기초가 되었다(USDHHS, 2000).

Osborne(2005)에 따르면, "건강리터러시는 환자에게 책임감을 나눌 수 있게 하고, 제공자는 다른 방법에서 소통할 수 있는 것을 이해할 수 있어야 한다"고 하였다(p. 2). 게다가, 건강리터러시는 정보를 간단하게 적용할 수 없고; 건강관리 제공자들, 환자, 가족, 간병인들 사이에 의사소통의 모든 형태를 포함하고, 좋지 않은 건강과 높은 입원율을 보고하는 것이다(USDHHS, 2000).

노인들에서 건강리터러시를 증가시키는 서비스는 다음을 포함한다.

- 개인화된 건강 상담
- 다양한 주제에 건강 교육 그룹 세션
- 자기도움 그리고 지원 그룹에 의뢰
- 제공자들과 건강관리 상호작용에 개인의 참여를 미리 준비

만성질환의 자기관리 (Chronic Disease Self-Management)

70세 이상 노인은 관절염, 암, 심혈관 사고, 당뇨병, 심장질환, 고혈압 또는 호흡질환 중 적어도 하나는 앓고 있다(Chodosh et al., 2005). 건강관리 비용의 상승에 따라, **만성질환(chronic disease)**의 환자 **자기관리(self-management)**의 중요성은 증가하고 있다. 필수적으로, 문헌에 다양한 정의는 있지만, 건강관리 과정, 자기관찰 증상 또는 생리적 과정, 그들의 건강에 대한 정보에 근거하여 결정하고, 그들의 매일 생활에서 질환의 충격관리에 개인과 가족이 능동적으로 참여한다는 것이 포함된다. 만성질환 자기관리 프로그램의 목적은 그들의 건강상태를 관리하고 조절하며 개인이 합병증을 예방할 수 있게 한다(Chodosh et al., 2005).

치료사들은 만성질환의 지식을 알고 있어야 하며, 건강관리와 지역사회 시설에서 만성질환 자기관리 프로그램을 발전시켜 일상생활 기능에 효과를 미칠 수 있어야 하고, 그룹을 이끌고 교육시키기 위하여 만성질환 환자를 훈련시키고, 결과를 평가할 수 있어야 한다. 연구는 유전적 만성질환 자기관리 프로그램을 이용할 수 있도록 지원하고 중복이환(comorbidity)이 된 사람을 위한 비용 효율성을 지원해야 한다(Center for Disease Control and Prevention: CDC, 2006). 효과적인 만성질환 자기관리 프로그램은 맞춤, 그룹시설, 되먹임, 심리적 만족감과 같은 특징을 분배를 하고, 의학적 관리제공자에 의해 제공된다. 프로그램은 개인의 특정 요구와 환경에 맞추어야 하며, 의학관리 제공자가 제공하고, 건강관리 전문가가 아닌 사람이 제공하는 표준 프로그램보다 그룹시설에서 수행하는 것이 더 효과적인 것으로 나타났다. 개인의 심리사회적 관계에 일상적인 재조사와 되먹임과 집중도 효과를 결정하는 중요한 것이라고 나타났다(Chodosh et al., 2005).

생활습관 재설계(Lifestyle Redesign)

생활습관 재설계의 개념은 비전문가가 제공하는 사회활동 프로그램으로 지역사회에 사는 노인을 위한 작업치료 예방적 중재의 결과와 비교한 Clark 등(1997)의 경계 연구에서 나타났다. 작업치료 프로그램을 받는 노인은 다른 두 그룹보다 더 좋은 결과가 있었고, 6개월 후에도 결과를 유지하였다. 작업치료 그룹은 신체적 그리고 사회적 기능, 정신 건강과 삶의 만족에서 더 많은 것을 얻었다고 설명하였다. 사회활동 그룹을 위한 그룹은 모든 것에서 치료를 받지 않은 사람과 유사하였다(Clark et al., 1997).

생활습관 재설계는 신체적, 정신적, 감정적, 사회적 그리고 정신건강을 증진시키기 위해 직업의 중요성에 관한 것과 그들의 직업선택을 반영하여 준비하는 것에 중점을 두었다. 직업의 건강효과와 반영하는 기술과 지식의 결합은 "그들의 건강과 정신사회적 건강을 최적화시키는 방법에서 반복되는 일상을 계획"하고 생활습관 재설계의 과정에 사람이 참여하도록 허용한다(Jackson et al., 1998, p. 329).

노인이 경험하는 건강 프로그램의 대부분은 다양한 직업 결정과 연결되어 있고 생활습관과 관련이 있다. 긍정적인 건강행동 변화는 개인의 일상생활에서 직업을 가지도록 유지하여야 한다. 생활습관 재설계의 원칙은 다음과 같다.

- 인간생활에서 직업은 필수적이다.
- 직업은 새로운 가능성의 비전을 만들어주고 잠재적으로 생활을 변화시킬 수 있다.
- 직업은 신체적 정신적 건강에 효과를 준다.
- 작업치료는 건강증진과 예방을 위해 사용할 수 있다(Mandel, Jackson, Zemke, Nelson & Clark, 1999).

계획과 자금지원 프로그램 (Designing and Funding Programming)

건강증진 프로그램은 많은 존중에서 다른 중재의 형태로부터 약간 다른 것이 있다. 첫째, 주민에 근거하여야 한다. 이것은 개인을 위한 중재 계획 프로그램에 중점을 두는 것보다 역학 자료를 통하여 확인된 문제를 알기 위해 프로그램을 디자인하여야 한다는 의미이다. 예를 들면, 개인이 운동 프로그램의 필요가 확인되지 않기 때문에, 신체활동의 부족은 특정 인구에서 일반적 문제를 확립하여야 하기 때문에 건강증진 프로그램에는 신체활동을 포함시켜야 한다. 몇몇 건강 프로그램은 인구에게 서비스를 완전하게 볼 수 없기 때문에, 지지 기능을 환경적으로 변경시키는 경우처럼 특정 사람을 위해 새로이 제공하는 것에 반대되는 것과 같은 근본적인 계획에서 시행된다.

둘째, 건강증진 프로그램은 가끔 대표적인 건강관리시설의 외부에서 시행되어야 한다. 노인을 위한 프로그램은 보조생활시설, 노인센터, 종교적 믿음에 근거한 협회, 도서관, 가정, 직장, 성인주간보호센터, 그리고 지역사회 아파트와 같은 지역시설의 범위에서 제안할 수 있다. 건강증진 서비스는 의사, 간호사, 치료사, 건강교육자, 그리고 공공보건 전문가와 같은 다양한 건강전문가에게 제공받을 수 있다.

셋째, 건강관리 중재가 가끔 전통적인 의료시설의 외부에서 이루어지기 때문에, 자금제공을 위한 기전도 다를 수 있다. 어떤 경우, 건강을 증진시키는 중재는 건강관리보험에서 자금을 제공받기도 한다. 운동, 식사, 스트레스관리와 금연중재를 포함한 심장재활 프로그램은 관상우회술을 받은 사람을 위해 자금을 제공할 수 있다. 대신에, 특히 "의학적" 자금제공을 덜 받는 중재는 다른 자원이 제공되어야 한다. 가끔 자원은 개인이 제공하기도 한다. 예를 들면, 노인 또는 그들의 가족들은 가정 안정 조사에 직접적으로 비용을 지불하거나 또는 건강증진 주제와 예방에 중점을 둔 강의에도 비용을 지불할 수 있다.

자금제공의 다른 자원은 정부대행기관이다. 예를 들면, 미국노인복지법(Older American Act)에는 전국적인 노인센터에 다른 건강 프로그램과 영양을 위한 자금제공이 포함된다. 연방정부의 자금은 *Health People 2010*; 노인에 지역사무소와 상태도 건강증진 프로그램 자금제공에서 객관적으로 확인된 프로그램에 처음으로 직접 제공한다. 이것에는 검사, 영양 프로그램과 휴양 프로그램이 포함된다. 사회적 지원, 직업 중재와 적합한 전략에 대한 교육은 덜 포함된다.

의학적인 것에 중점을 둔 프로그램의 자금지원 사업체 또는 지방기업으로부터 자금이 제공될 수 있다. 예를 들면, 몇몇 사업가들은 퇴직자를 위해 퇴직준비, 금융계획, 건강실천, 그리고 시간 사용에 대한 세미나에 자금을 제공한다. 재단과 다른 특성의 협회는 특별한 건강 프로그램을 지원할 수 있다.

마지막으로, 건강 프로그램은 치료교육보다 건강증진과 예방에 중점을 둔다. 건강 프로그램의 목적은 재활 또는 치료보다는 기능을 증진시키고 질병의 발생을 감소시키는 것이다.

이러한 다른 점은 건강증진 프로그램의 효과를 문서화하는 데 어려움이 있을 수 있다. 중재와 마찬가지로 결과는 광범위한 것에 근거를 두고 있고, 인구에 기초를 둔 효과는 기록화 하는 데 가장 좋을 수 있다. 입원률, 질병, 사망률에서 전체적인 감소와 자가 보고된 건강과 안녕에서 증가는 건강증진 프로그램이 가치가 있다는 모든 표시일 수 있다.

프로그램 발전(Program Development)

건강증진 프로그램의 발달은 목적이 되는 건강 문제에 개의치 않고 유사한 과정 후에 나타난다. 프로그램 발전과정은 매일 이용하는 직업치료사의 교육과 중재 절차는 확실하게 유사하다. 그러나 과정을 설명하기 위한 용어는 다르다. 프로그램 발달과정은 그림 18-1에 묘사하였다.

과정은 계획 전 또는 탐구로부터 시작하고, 문제가 있는 곳, 자원, 장벽, 목표와 목적이 되는 사람들은 확인한다. 임상실습에서 차트는 다시 살펴볼 수 있다. 다음 단계는 **요구평가(needs assessment)** 또는 자료 수집과 분석이다. 요구평가에서, 행동을 계획을 성정하고 우선 순위를 결정하기 위하여 자료를 수집하고 분석한다. 이 단계는 고객 평가와 비교한다. 집중하고자 하는 사람은 주의 깊게 확인하여야 하고 확실한 인구를 위하여 건강 위험을 하여야 한다. 서비스 인구의 윤리적 배경에 따라, 건강위험이 다를 수 있다. 아프리카계 미국인들은 고혈압에 위험은 높지만 백인보다는 뼈엉성증의 위험은 낮다.

우선 순위를 결정한 후에, 목표와 목적, 중재전략, 절차와 스케줄의 확립을 포함한 계획을 발전

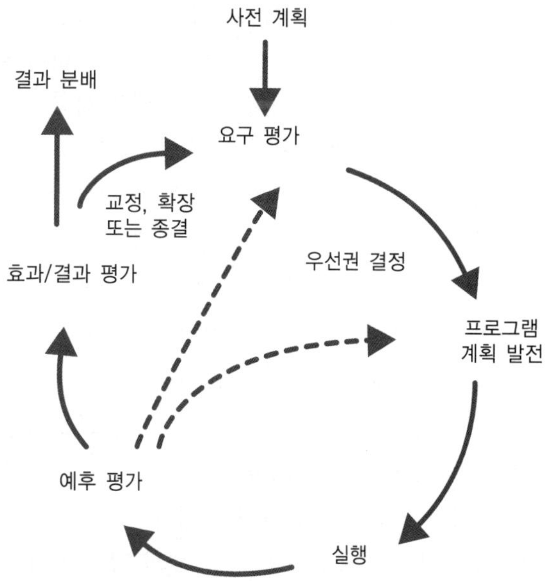

그림 18-1 프로그램 발전의 순환(From M. E. Scaffa, *Occupational therapy in community based practice settings*, 2001, 그림 6-1 Philadelphia, F.A. Davis).

시킨다. 이 단계는 고객과 중재계획을 비교할 수 있다. 계획과정은 이것을 유발시키는 환경처럼 특정 프로그램의 구성요소를 확인하여야 한다. 이상적으로, 환경은 프로그램의 효과를 증가시킨다. 자금제공은 프로그램 계획과 함께 협력하여 고려되어야 한다. 몇 프로그램이 특정한 자금제공을 받았다고 할지라도(예, 건강의 상태 부분에서 건강의 상태를 알리는 것), 대부분 자금제공 기전이 창출되기를 필요로 한다.

그 후 건강증진 프로그램은 치료계획과 고객의 목적과 목표에 근거하여 같은 방법의 치료 중재를 수행하는 것이다. 건강증진 프로그램은 서비스의 특징을 설명하여야 한다. 예를 들면, 사회적 지원이 건강 프로그램에서 가치가 있는 것으로 중재하여야 할지라도, 몇몇 지역사회에서 교회활동 주변에서 계획된 것이라면 더 효과가 있을 수 있다. 정확하지 않지만, 연속적인 강의는 더 많은 참여를 하게 할 수 있다. 시간 계획도 중요하다. 몇몇 사람들은 저녁 프로그램을 더 좋아할 수 있고, 반면에 다른 사람들은 낮을 더 좋아할 수 있다. 필요하다면 이동수단을 제공한다. 사람들은 프로그램을 인식하게 만들어야 하고, 필요하다면 이동수단을 제공한다. 건강 프로그램은 사람들이 주목할 수 있게 광고를 하기 위하여 홍보가 필요할 수 있다. 많은 사람들이 구독하는 주보광고에서의 정보는 지역신문에 관심을 가질 수 있고, 노인센터와 교회에서 안내, 소책자는 의사와 사회서비스대행사, 그리고 인기 있는 웹페이지에 포스팅을 생각해봐야 할 것이다.

프로그램 발달 과정의 다음 단계는 **프로그램 평가(program evaluation)**이다. 평가는 효과를 확인하기 위하여 프로그램의 절차, 영향과 결과를 관찰하는 것으로 구성된다. 결과 평가는 계획 절차 동안에 우선적으로 고려하여야 할 사항이다. 효과적인 평가는 프로그램의 발달 절차를 통하여 주의 깊은 자료수집을 포함한다. 첫 번째 단계는 원하는 결과(예, 금연, 더 긍정적인 건강과 기능)를 확인하는 것이다. 결과를 확인하였다면, 특정한 자료-수집 기전을 확인할 수 있다(예, 면담, 설문지, 표준 교육).

건강 프로그램의 예시 (Examples of Wellness Program)

지역사회에 기초를 둔 효과적인 건강증진 프로그램은 일반적으로 확실한 특징이 있다. 이것은 "최상의 실천"을 고려할 수 있고 다음을 포함하고 있다.

- 특정한 범위 내에서 특정한 사람에게 프로그램을 맞추기
- 프로그램의 계획, 실행, 그리고 평가에서 포함된 프로그램에 참여하기
- 개인적 변화, 환경(신체와 사회), 지역사회와 정책에서 노력에 목표 통합하기
- 광범위한 생활에 관심이 있고 건강에 관한 관심이 있는 참여자를 연결시키기
- 지역사회 내에 존재하는 자원 이용하기
- 참여자의 힘과 그들의 사회적 연결망에 참여하기
- 건강을 위한 지역사회의 능력을 형성하기
- 자신의 건강과 자기 대변인이 되기 위해 참여를 준비하기(Scaffa, 2001)

최선의 실천적인 면에 참여하는 노인을 위한 몇 건강증진 프로그램을 예시로 간단하게 설명할 것이다. 이것은 건강증진 프로그램을 포함하고, OASIS 협회의 건강전략, 그리고 삶의 건강 프로그램을 디자인 한 것을 포함하고 있다.

*건강증진 프로그램(the Health Enhancement Program)*은 워싱턴대학에서 건강 자가 평가에 참여한 사람이 제공하여 발달되었다. 참여자들은 다양한 지방 자원에 의뢰되고 간호사와 사회복지사에 의해 평가된다. 게다가, 노인병 전문의사가

기초한 대학은 프로그램과 관계를 맺었다. 간호사는 개인의 건강목표를 확인하기 위해 참여하였고, 프로그램 참여자를 위해 6개월마다 건강 프로그램을 업데이트하였고, 의사에게 의뢰하였다. 각 참여자들은 건강 모니터를 배정하였다. 건강 모니터는 "운동교실에 참여한 지역사회 자원봉사자를 훈련시키고, 건강 목표에 도달하기 위해 참여자에게 매주 전화하고 지원하거나 지지하는 다른 활동을 격려하는 것"이다(Centers for Disease Control and Prevention: CDC, 2004, Phase 2, Senior Wellness Project, P. 1). 프로그램 요금은 수입에 근거한 슬라이딩 스케일(sliding scale)에 따라야 하고, 보건부는 다섯 부분의 간호사와 필요에 따라 통역사에게 자금을 제공한다. 프로그램 결과 자료의 분석은 입원기간에서 72% 감소하고 입원비율이 38% 감소되었다(CDC, 2004).

*건강 단계(health stages)*는 OASIS 협회의 건강 증진 구성요소이며, 노인의 삶을 풍족하게 하기 위하여 구성된 국가 비영리 교육협회이다. OASIS는 연방정부의 상점과 BJC 건강관리에 의해 지원된다. 건강단계 프로그램은 26개 도시에서 제공되고 있고 다음의 3가지 구성요소인 (1) 최첨단 기술을 사용한 교육과정, (2) 지역 참여자의 흥미와 요구에 적합하게 맞출 수 있는 실행모델, (3) 포괄적인 교육계획으로 구성되어 있다. 건강 단계는 신체활동, 영양, 정신건강, 기억, 감각건강, 질병관리, 그리고 전반적인 건강증진의 7부분에 중점을 두었다. 프로그램은 개인적 목표에 맞게 참여자가 참여하고 건강관리 기술을 발달시켜 성공적인 노화를 증가시킨다. 건강단계는 TTM에 기초를 두고 있고 건강행동을 변화시킬 수 있게 준비가 되어 있는 다른 단계에 사람을 위해 다양한 교육의 기회를 제공한다. 교과과정의 제공은 자각, 지식, 기술 쌓기, 또는 행동변화의 유지와 같은 목표에 의해 분류되었다(OASIS 협회, 2006).

*건강 프로그램의 계획된 삶(designing a life of wellness program)*은 Matuska, Giles-Heinz, Flinn, Neighbor와 Bass-Haugen(2003)에 의해 발달된 직업에 근거한 건강증진 프로그램이다. 이 프로그램에는 노인 아파트 3단지와 지역사회에 거주하는 65명 노인(70~92세)이 참여하였다. 프로그램은 6개월 동안 일주일에 1시간 교육 강의로 구성하였다. II레벨 현지조사 경험에 작업치료 교수진과 학생들이 교육 세션에 참여하였다. 프로그램은 사회적 참여에 개인과 환경적 장애를 제거하기 위하여 디자인되었고 삶의 질은 증가시키는 것처럼 의미 있는 직업에 참여의 중요성을 만족시킨다. SF-36 건강 연구의 검사 전과 검사 후의 점수에서, 실험연구의 결과는 확실하게 활기, 사회적 기능과 정신건강을 증가시켰다는 것을 증명하였다. 게다가, 일주일에 3번 이상 가족, 친구 또는 지원자와 함께 참여한 사람은 47~56% 증가하였고; 사회 또는 지역사회활동에 참여는 47~66% 증가하였다. 좋거나 훌륭한 것처럼 참여자의 87%가 전체적으로 만족하다고 하였다. 이 연구는 노인을 위한 직업에 기초한 건강증진 프로그램의 효과의 부가적인 증거를 제공하였다.

■ 요약(Summary)

건강증진과 예방에서 작업치료의 역할에서 AOTA(2001)의 공식문서에서는 개인, 그룹, 협회와 지역사회를 위한 서비스 제공의 중요성을 강조하였다. 건강증진 서비스는 건강 위험요소를 감소시키고, 예방적 요소를 증가시키거나 둘을 혼합한 것이 목적이 될 수 있다. 작업치료사들은 직업 불균형, 직업 애정, 그리고 직업 박탈을 포함한 직업적 기능장애를 위한 위험요소를 치료하고 확인하기 위하여 유일하게 훈련한다(Wilcock, 1998).

노인을 위한 직업에 기초한 건강 증진중재를 위한 잠재성은 크며, 적어도 몇 프로그램은 긍정적인 영향을 줄 수 있는 증거가 있다. 노인을 위한 건강증진 프로그램에 관하여 학습하였을지라도, 질병에 반대되는 건강에 중점을 두어 건강관리를 다시 구성할 수 있는 기회를 제공한다. 이러한 프로그램에서 건강 참여자를 위한 기회는 지역사회에서 요구하는 것에 맞게 참여자의 독창성에 의해 제한된다.

사례 연구(Case Study)

Allen 여사는 78세 여성이며 최근 미망인이 되었다. 그녀는 중소도시의 교외 가까이에 작은 방갈로에 살았다. 그녀의 남편이 사망하기 전에, 그들은 노동을 나누어 하였다. 그녀는 쇼핑, 음식준비, 세탁과 집청소를 하였고 남편은 돈 지불하기, 집의 외부 일하기와 운전을 하였다. Allen여사는 운전을 배우지 않았다. 다른 커플처럼, 친구와 다리에서 노는 것을 즐겼다. 그들은 자주 영화를 보러가고, 매일 저녁 산책을 하였다. 매주 일요일마다 루터교회에 함께 갔고, 교회는 Allen의 집에서 1마일보다 가까이에 있었다. Allen 여사의 딸은 그녀의 엄마가 상실한 것처럼 보여 걱정을 하고 있다. 딸이 최근에 방문하였을 때, 냉장고에 음식이 거의 없는 것을 발견하였고 그녀의 엄마는 1주일 동안 집안에만 있었다. 그녀는 어머니를 도와줄 수 있는 방법을 결정하는 데 도움을 주기 위해 작업치료 상담을 받았다.

질문(Questions)

1. 어떻게 이 상황에 대한 평가를 하겠는가?
2. 가장 두드러진 직업적 문제는 무엇이라고 생각하는가?
3. Allen 여사와 딸이 직면한 이러한 문제에 어떠한 권유를 하겠는가?

복습 문제(Review question)

1. 노인을 위해 건강과 성공적 노화에 가장 강력하게 영향을 주는 요소는 무엇인가?
2. 목적이 되는 사람의 문화적 특징에 영향을 주는 프로그램은 어떻게 계획하겠는가?
3. 프로그램 계획을 유도하는 이론적 모델의 사용에서 중요한 것은 무엇인가?
4. 환경적 디자인은 어떻게 건강을 증진시키는 것인가?

웹 기반 자료(Web-Based Resources)

건강증진과 안녕의 경험에 관한 유용한 정보:

Websites and Resources on Aging

Website Name	**Website Address**
Ageline	http://www.research.aarp.og/ageline/
American Society on Aging	http://www.asaging.org
Gerontological Society of America	http://geron.org
AARP	http://www.aarp.org

World Health Organization	http://www.n4a.org
National Caucus and Center on Black Aged	http://www.who.org
Robert Wood Johnson Foundation	http://www.ncbablackaged.org
National Institute on Aging	http://www.rwjf.org
US Administration on Aging	http://nih.gov/nia/
	http://www.aoa.gov

Other Websites for Manuals and Content Specific Information on Successful Aging

Website Address
http://www.asaging.org/cdc/
http://www.ncoa.org/content.cfm?sectionID=99&detail=99
http://www.agingstats.gov/chartbook2000/default.htm
https://www.ncoa.org/Downloads/healthy_living.pdf.pdf

Note: Websites and addresses change frequently.

참고문헌(References)

American Academy of Family Physicians, The American Dietetic Association, National Council on the Aging, Inc. (n.d.). *Nutrition interventions manual for professionals caring for older Americans.* Retrieved January 26, 2007, from www.eatright.org/ada/files/NSIOlderAmericansComplete1.pdf.

American Council on Exercise: Exercise for Older Adults. (1998). *Human kinetics.* Champaign, IL: Author.

American Occupational Therapy Association (AOTA). (2001). Occupational therapy in the promotion of health and the prevention of disease and disability statement. *American Journal of Occupational Therapy, 55*(6), 656–660.

American Occupational Therapy Association (AOTA). (2002). *Occupational therapy practice framework: Domain and process.* Bethesda: Author.

Arthritis Foundation. (2007). *Exercise and arthritis.* Retrieved January 26, 2007, from www.arthritis.org/conditions/exercise/default.asp.

Bass, D. M., McClendon, M. J., Brennan, P. F., & McCarthy, C. (1998). The buffering effect of a computer support network on caregiver strain. *Journal of Aging and Health, 10,* 20–43.

Bennett, K. M. (2002). Low level social engagement as a precursor of mortality among people in later life. *Age and Ageing, 31,* 165–168.

Blazer, D. G. (2002). Self-efficacy and depression in late life: A primary prevention proposal. *Aging & Mental Health, 6*(4), 315–324.

Bonder, B. R., & Martin, L. (2000). Personal meanings of occupation for women in later life. *Women and Aging, 4*(12), 177–193

Bosworth, H. B., & Schaie, K. W. (1997). The relationship of social environment, social networks, and health outcomes in the Seattle longitudinal study: Two analytical approaches. *Journal of Gerontology: Psychological Sciences, 52B,* P197–P205.

Carlson, M., Clark, F., & Young, B. (1998). Practical contributions of occupational science to the art of successful aging: How to sculpt a meaningful life in older adulthood. *Journal of Occupational Science: Australia, 5,* 107–118.

Centers for Disease Control and Prevention. (2001). Increasing physical activity. A report on recommendations of the Task Force on Community Preventive Services. *MMWR. Recommendations and Reports, 50*(RR-18), 1–16.

Centers for Disease Control and Prevention. (2004). *Live well, live long: Health promotion and disease prevention for older adults.* Retrieved August 16, 2006, from www.asaging.org/cdc/module1/phase1/phase1_2b.cfm.

Centers for Disease Control and Prevention. (2006). *CDC Funded Science: Comparisons of the outcomes of the arthritis self help course and the chronic disease self management program among people with arthritis.* Retrieved January 8, 2007, from www.cdc.gov/arthritis/funded_science/projects/arthritis-self-help-course-chronic-disease-self-management-program-unc.htm.

Chernoff, R. (2001). Nutrition and health promotion in older adults. *Journals of Gerontology Series A: Biological Sciences and Medical Sciences, 56,* 47–53.

Chodosh, J., Morton, S. C., Mojica, W., Maglione, M., Suttorp, M. J., Hilton, L., et al. (2005). Meta-analysis: Chronic disease self-management programs for older adults. *Annals of Internal Medicine, 143,* 427–438.

Clark, F., Azen, S. P., Zemke, R., Jackson, J., Carlson, M., Mandel, D., et al. (1997). Occupational therapy for independent-living older adults: A randomized controlled trial. *Journal of the American Medical Association, 278,* 1321–1326.

Crowther, M., Parker, M., Larimore, W., Achenbaum, A., & Koenig, H. (2002). Rowe and Kahn's model of successful aging revisited: Spirituality the missing construct. *The Gerontologist, 42*(5), 613–620.

Dawson, D. A., Grant, B. F., & Li, T. (2005). Quantifying the risks associated with exceeding recommended drinking limits. *Alcoholism: Clinical & Experimental Research, 29,* 902–908.

De Vries, M. J., Schilder, J. N., Mulder, C. L., Vrancken, A. M. E., Remie, M. E., & Garssen, B. (1997). Phase II study of psychotherapeutic intervention in advanced cancer. *Psycho-Oncology, 6,* 129–137.

Ditto, P. H., Druley, J. A., Moore, K. A., Danks, J. H., & Smucker, W. D. (1996). Fates worse than death: The role of valued life activities in health-state evaluations. *Health Psychology, 15,* 332–343.

Finch, C. E. (1990). *Longevity, senescence and the genome.* Chicago: University of Chicago Press.

Folkman, S., & Lazarus, R. S. (1991). Coping and emotion. In A. Monat & R. S. Lazarus (Eds.), *Stress and coping: An anthology* (3rd ed., pp. 207–227). New York: Columbia University Press.

Gallup, J. W. (1999). *Wellness centers: A guide for the design professional.* New York: Wiley.

Glass, T. A. (2006). Social engagement and depressive symptoms in late life: Longitudinal findings. *Journal of Aging & Health, 18,* 604–628.

Institute of Medicine. (2004). *Health literacy: A prescription to end confusion.* Washington, DC: National Academies Press.

Jackson, J., Carlson, M., Mandel, D., Zemke, R., & Clark, F. (1998). Occupation in lifestyle redesign: The well elderly study occupational therapy program. *American Journal of Occupational Therapy, 53*(5), 326–336.

Kane, R. L. (2003). The contribution of geriatric health services research to successful aging. *Annals of Internal Medicine, 139*(5), 460–462.

Kinsella, K., & Velkoff, V. A. (2001). *An aging world: 2001.* Washington, DC: U.S. Census Bureau publication P95/01-1.

Koenig, H. G. (1994). *Aging and God: Spiritual pathways to mental health in midlife and later years.* Binghamton, NY: Haworth Pastoral Press.

Levin, J. S., Markides, K. S., & Ray, L. A. (1996). Religious attendance and psychological wellbeing in Mexican Americans: A panel analysis of three-generations data. *The Gerontologist, 36,* 454–463.

Levitan, U. (1999). Contribution of social arrangements to the attainment of successful aging—The experience of the Israeli kibbutz. *Journal of Gerontology: Psychological Sciences, 54B,* P205–P213.

Mandel, D., Jackson, J. M., Zemke, R., Nelson, L., & Clark, F. A. (1999). *Lifestyle redesign: Implementing the well elderly program.* Bethesda, MD: American Occupational Therapy Association.

Matuska, K., Giles-Heinz, A., Flinn, N., Neighbor, M., & Bass-Haugen, J. (2003). Outcomes of a pilot occupational therapy wellness program for older adults. *American Journal of Occupational Therapy, 57,* 220–224.

McCabe, B. W. Walker, S. N., & Clark, K. A. (1997). Health promotion in long term care facilities. *Journal of Nursing Science, 2,* 153–167.

Menec, V. H. (2003). The relation between everyday activities and successful aging: A 6-year longitudinal study. *Journals of Gerontology Series B: Psychological and Social Sciences, 58,* S74–S82.

Menec, V. H., & Chipperfield, J. G. (1997). The interactive effect of perceived control and functional status on health and mortality among young-old and old-old adults. *Journal of Gerontology: Psychological Sciences, 52B,* P118–P126.

Miller, M. E., Rejeski, W. J., Reboussin, B. A., Ten Have, T. R., & Ettinger, W. H. (2000). Physical activity, functional limitations, and disability in older adults. *Journal of the American Geriatrics Society, 48,* 1264–1272.

Minkler, M., & Fadem, P. (2002). "Successful aging": A disability perspective. *Journal of Disability Policy Studies, 12,* 229–235.

Moberg, D. O. (1996). Religion in gerontology: From benign neglect to belated respect. *The Gerontologist, 36,* 264–266.

Mukamal, K. J., Conigrave, K. M., Mittleman, M. A., Camargo, C. A., Stampfer, M. J., Willett, W. C., et al. (2003). Roles of drinking pattern and type of alcohol consumed in coronary heart disease in men. *New England Journal of Medicine, 348*(2), 109–118.

National Institute on Aging. (2004). *Alzheimer's disease genetics fact sheet.* U.S. Department of Health and Human Services, NIH publication No. 03-3431.

National Institute of Mental Health. (2007). *Older adults: Depression and suicide facts.* Retrieved September 7, 2007, from www.nimh.nih.gov/publicat/elderlydepsuicide.cfm.

OASIS Institute. (2006). *Health Stages.* Retrieved January 8, 2007, from www.oasisnet.org/learn/ health.htm.

Osborne, H. (2005). *Health literacy from A to Z: Practical ways to communicate your health message.* Boston: Jones and Bartlett.

Park, K. (1999). Pets bring therapeutic benefits to nursing homes. *Balance, 3,* 18–20.

Prochaska, J. O., Redding, C. A., & Evers, K. (2002). The transtheoretical model and stages of change. In K. Glanz, B. K. Rimer, & F. M. Lewis (Eds.), *Health behavior and health education: Theory, research, and practice* (3rd ed., pp. 99–120). San Francisco, CA: Jossey-Bass.

Quan, M., & Gitlin, M. (2004). *Get a life! Recognition and management of depression from diagnosis to remission.* California Academy of Family Physicians. Retrieved September 7, 2007, from www.familydocs.org/assets/Publications/Monographs/CAFP_Depression.pdf.

Reichel, W. (1995). *Care of the elderly: Clinical aspects of aging* (4th ed.). Baltimore: Williams & Wilkins.

Rowe, J. W., & Kahn, R. L. (1998). *Successful aging.* New York: Pantheon Books.

Scaffa, M. E. (2001). *Occupational therapy in community-based practice settings.* Philadelphia: F.A. Davis.

Seeman, T. E., Unger, J. B., McAvay, G., Mendes de Leon, C.F.M. (1999). Self-efficacy beliefs and perceived declines in functional ability: MacArthur studies of successful aging. *Journal of Gerontology: Psychological Sciences, 54B,* P214–P222.

Sugisawa, H., Liang, J., & Liu, X. (1994). Social networks, social support, and mortality among older people in Japan. *Journal of Gerontology: Social Sciences, 49,* S3–S13.

Treas, J. (1995). *Older Americans in the 1990s and beyond.* Washington, DC: Population Reference Bureau.

Unutzer, J. (2006). Reducing suicidal ideation in depressed older primary care patients. *Journal of the American Geriatric Society, 54*(10), 1550–1556.

U.S. Department of Health and Human Services, Public Health Service. (2000). *Healthy People 2010.* Retrieved September 30, 2006, from www.health.gov/healthypeople.

U.S. Department of Health and Human Services (2008). Healthy People 2020 retrieved June 21, 2008 (from www.healthypeople.gov/HP2020/.

Wilcock, A. A. (1998). *An occupational perspective of health.* Thorofare, NJ: Slack.

제 **19** 장

공동체 기반 서비스

Community-based Services

삶에서 '성장하는' 과정보다 '소멸되는' 과정: 매일 매일의 새로운 경험과 문제를 해결하는 것은 많이 다르지 않다는 것을 확인하였다. 우리는 성장할 때 많은 도움을 주어야 하고 소멸할 때에도 많은 도움을 주어야 한다.

Richard Kauffman, retired musician and settlement house worker, at age 88

목 적 (OBJECTIVES)

이 장을 읽고 난 후 독자는 다음을 할 수 있게 될 것이다:

1. 서비스의 이용에 영향을 주는 요소를 설명할 수 있다.
2. 서비스 장애의 정도를 확인할 수 있다.
3. 이용할 수 있는 지역사회 서비스를 개인에게 연결시켜주는 자원을 설명할 수 있다.
4. 직업, 학습, 자원봉사 또는 사회와 여가 경험을 통해 활동을 지속하기 위한 노인들이 이용할 수 있는 다양한 자원을 열거할 수 있다.
5. 성인 보호서비스의 특성을 설명할 수 있다.
6. 노인을 위해 존재하는 가정 편의요소를 확인할 수 있다.

최근 대다수의 노인들은 시설이 아닌 지역사회에 남기 원한다(Pynoos & Golant, 1996; Wagnild, 2001). 대부분은 그들이 죽을 때까지 현재의 집에서 거주할 수 있을 것이라고 믿는다(AARP, 2003). 의료와 간호시설의 대부분에서는 관리가 안 되고 안전하지 않을 수 있다. 오히려, 지역사회 거주가 친숙함의 느낌, 개인적 확신, 개인 조절과 자유를 가질 수 있다. 노인이라면, 지역사회에 남아 더 도전하게 된다. 손상과 사회적 결손은 안녕과 독립을 손상시켜 서비스를 받게 될 수 있다. 이러한 문제에 직면했다는 것은 서비스가 필요하다는 것을 의미한다. 대부분은 가족이나 친구에 의해서 도움을 받는다(Levine et al., 2000; National Alliance for Care giving & American Association of Retired Persons, 1997; Thompson, 2004). 나머지는 지역사회의 기관이나 가정 편의시설을 이용하는 것이다. 이러한 공동체 기반 서비스는 여기에서 설명하였고, 다른 것은 나머지 부분에서 설명하였다.

이 장에서는 다양한 방법들을 확인하고 본문 내용의 조직을 위한 기능적 접근을 선택하기 전에 공동체 기반 서비스에서 최근 발달된 것에 중점을 두었다. 서비스 이용과 서비스 이용의 제약은 잠재적인 레벨 서비스 제약처럼 윤리와 성에 대한 특별한 관심을 두고 조사하였다. 공동체 기반 서비스를 확인하는 것은 서비스를 이용할 수 있는 사람을 연결시키는 자원 결합의 도움 없이는 어려울 수 있다. 이 장에서는 이들에 대해 설명하고 무엇을 해야 할지, 누구를 관리하는지, 그리고 어디에 살 것인지에 대한 그들 규정의 용어에 대해 다양한 공동체 기반 서비스를 설명할 것이다. 전체적으로, 사례는 선택된 서비스 사용에 대해 설명하고 이러한 서비스 분류를 소개하는 것이다. 게다가, 대부분 서비스의 기원이 영국 또는 그 밖의 나라이기 때문에 공동체 기반 서비스의 모델은 다른 나라에서 찾을 수 있지만, 미국에는 없다.

서비스 성장(Service Growth)

공동체 기반 서비스는 수세기 동안 확실하게 성장하였다. 예를 들면, 1978~1997년 사이에 성인 주간보호센터의 수는 1233% 증가하였고, 1991~1999년 사이에 가정관리대행사의 수는 89% 증가하였다(National Council on Aging, 1997; Office of Strategic Planning & Health Care Financing Administration, 1999). 서비스 성장은 노인인구의 성장과 가족구성원, 구조처럼 비공식 간병인의 감소, 그리고 사망률 변화를 포함한 많은 요인에 의하여 보급되어왔다. 게다가, 공공정책은 성장을 추진시켰고, 노인 이익집단이 뒷받침 해주었고, 국가의 가장 강력한 로비단체 사이에서 배려하였다(Day, 1998; Binstock, 2005). 미국노인복지법, 사회보장법의 권리 XX, 그리고 의료보호법과 같은 연방법률은 공동체 기반 서비스를 위해 자금을 제공하고 노인 서비스 제공자를 공급하기 위해 더 많은 협회를 설립하였다. 게다가, 1999년 미국의 *Olmstead v. L.C*에 최고 법원에서는 지역사회에서 장애가 있고, 서비스를 받아야 하는 사람에게는 미국이 전반적인 책임감이 있다는 인식에 의해 공동체 기반 서비스에 우선권을 주어야 한다고 결정하였다. 역할은 공동체 기반 관리협회로부터 장기간 관리의 균형을 변화시키기 위해 광범위하게 자극한다(Velogouse, 2000).

서비스의 분류
(Service Classification)

공동체 기반 서비스의 분류방법은 다양하다.
다음은 일반적인 3가지 분류이다.

- **관리의 연속성(continuum of care)**에 따라
- 거주 장소에 따라
- 기능에 따라

관리의 연속성(Continuum of Care)

관리의 연속성은 기능의 매 단계에서 노인의 복지를 도와주는 서비스 체계를 설명하는 것이다. 이는 일반적으로 선형방식에서 나타난다. 서비스가 필요 없는 노인들이 독립적이라 한다면, 전반적인 건강관리나 도움이 필요한 이들은 비독립적인 상태라 할 수 있다. 공동체 기반 서비스는 관리의 연속성에 따라 달라진다. 예를 들면, 스스로 차를 운전하는 단계에서부터 구급차에 의해 이동되는 단계까지가 이동의 범위이다. 이러한 극단

의 사이에는 지역사회는 서비스 호위와 이동과 같은 선택사항이다. 주택도 마찬가지인데, 자신 또는 간호시설에 거주하기 위한 공동주택에 거주하는 것이 범위이며, 관리를 모이게 하고 보호시설은 이러한 연속성의 중간에 위치한다. 서비스의 유형과 범위는 먼저 노인들 자신의 신체 또는 정신적 건강상태를 반영할 필요가 있다. 병이 있거나 기능이 많이 감소하고 자발적인 능력이 없는 사람은 다양하고 많은 서비스를 필요로 할 수 있을 것이다.

관리의 연속성에 따라 서비스를 선택함에 있어, 세 가지 사항은 명심하여야 한다. 첫째, 노인의 경우 대개는 어떤 특정한 서비스가 요구되는지 결정하기 위해 포괄적인 평가가 필요하다. 포괄적 평가를 통해 개인의 신체적, 지적, 정서적, 사회적, 경제적, 그리고 주변생활환경 등의 다양한 상태에 대해 조사하게 된다. 기능의 정도를 평가하는 것은, 특히 목욕하기와 같은 개인의 과제 수행능력, 그리고 배우자와 같은 사회적 역할의 능력을 반영하는 것이다(Miller, 2004). 포괄적인 평가는 최소한 의사, 간호사와 사회복지사를 포함한 둘 이상 분야의 전문가를 포함하여야 한다. 이들은 병원, 의원 또는 대행시설에서 대부분의 지역사회에서 이용할 수도 있다. 둘째, 노인들은 자신의 요구에 필요한 서비스 종류와 교육의 수준을 필수적으로 알도록 하여야 한다(Cimarolli, Reinhardt & Horowitz, 2006; Thompson & Sobolew-Shubin, 1993). 과도한 도움은 의존성을 증가시키게 되며, 도움이 너무 적을 때에는 건강과 안전을 위협할 수 있기 때문이다(Dong, 2005; O' Brien, Thibault, Turner & Laird-Fick, 1999). 셋째, 서비스는 시간에 따라 변화될 수 있으며, 시간에 따라 지속적으로 진행되는 추적평가가 필수적이다. 노인들에 대한 보호에 있어서 획일적이고 일방적인 방법을 따를 필요는 없다. 대부분의 노인들은 시간이 흐름에 따라 기능적 능력에 있어서 독립에서 의존으로 점진적이면서도 일정한 쇠퇴를 경험한다는 것보다는 건강과 주변 환경에 대해 독립과 의존의 다양한 여러 단계를 거치게 된다고 할 수 있다.

Walter는 뇌졸중 후 최근 병원에서 퇴원한 후 서비스의 필요와 다양한 만족에 대하여 설명하였다. 퇴원한 환자가 집에 혼자 있을 때, 그는 주변에 거주하는 자녀로부터 도움을 받을 것이며, 그가 살고 있는 주거지의 지역봉사기관으로부터 집안관리, 집안일, 가정간호와 집으로 직접 배달되어지는 식사 서비스 등의 다양한 공동체 기반 서비스를 받게 될 것이다. 작업치료사는 집의 안정을 평가하고 집에서 에너지 보존전략에 Walter와 함께 일하기 위해 방문한다. 물리치료사는 Walter의 근력을 회복하고 이동성을 유지하는 것을 돕기 위해 가정운동계획을 수행할 것이다. 재활과정이 진행되고, 환자의 병세가 호전됨에 따라 그에게 요구되는 서비스의 수준도 줄어들게 될 것이다. 나중에 Walter는 오직 이동 서비스만을 필요로 하게 되어 노인관련 지역사무소와 접촉하여 의사와 약속을 하고 이를 위해 작은 밴으로 자신을 데려다 줄 것을 요구하게 된다.

거주 장소(Location)

공동체 기반 서비스는 거주상태에 따라 분류되어지며, 보통 세 가지 형태로 기능 극복을 위한 출장관리(in-home care), 옥외 관리, 그리고 집안 개조나 주거편의 시설 설치이다. 출장관리는 노인들의 집안에 제공되는 서비스이다. 이것은 가사일, 자질구레한 일과 가정으로 식사배달 서비스 등이 포함된다. 이것은 노인들이 집 안에서 거주하게 하는 것을 돕는 데 적합한 것이지만, 24시간 동안 관리나 감독이 필요한 것이다. 옥외 관리 보조(outside-of-the-home assistance)는 때때로 옥외로 활동이 가능하고 단체 활동을 할 수 있는 사람에게 유용할 수 있다. 여기에는 노인들의 주간간호, 단체식사 프로그램, 그리고 **노인센터(senior center)** 등이 포함된다. 마지막으로 집안 개조나 주거편의 시설은 고령 노인들의 기능 제한을 해결하기 위해 주거지 또는 생활패턴의 변경 등을 의미한다. 집안 개조란, 현재의 집안 구조를 변화시키거나 장애가 있는 사람이 여러 장소로 이동하기 편하게 하는 것이다. 예를 들면, 현관을 경사로로 하고, 욕조에 손잡이를 부착하고, 차고 문을 전자개폐문 등으로 변경하는 것이다. 주거편의 시설 설치는 노인들에게 제공해 줄 수 있는 서비스 또는 그 밖의 편의에 대해 활용 가능한 주거지의 범위에 따라 달라질 수 있다. 여기에는 생활보조, 기숙하며 간병하는 시설, 그리고 도움을 받으며 거주하는 시설이 포함된다.

기능(Function)

여기에 제시된 분류는 공동체 기반 서비스의 전반적인 기능을 고려한 것이고, 이는 나머지 부분에서 활용 가능한 방안을 설명하는 데 사용될 것이다. 이러한 접근 방법은 노인의 기본적인 요구사항을 충족시켜 줄 서비스 중 한 방법에 초점을 맞춘 것이다. 따라서, 공동체 기반 서비스는 다음을 제공한다.

- 일하기(수행하는 부분)
- 관리하기(사회와 대인관계와 관련된 범위)
- 거주 장소(환경적 범위)

서비스 이용(Service Utilization)

대부분의 노인들은 공동체 기반 서비스를 이미 이용할 수 있고 필요한 상태임에도 이용하지 않고 있다(Black & Mindell, 1996; Krout, 1983; Mitchell, 1995). 노인들은 가족, 친구 또는 그들과 친한 이웃으로부터 도움 받는 것을 더 좋아한다(Cantor, 1991; Tennstedt, Harrow & Crawford, 1996). 비공식 관리 네트워크로부터의 도움은 대개 오랜 기간의 관계를 반영하는 것으로 이는 조정이 더 쉬우며, 장기간 이용이 가능하고, 무료이며, 정서적인 연결에 기초를 두고 있다. 반면에, 공식적인 관리 네트워크의 공동체기반 서비스는 그 기간이 좀 더 짧고, 서비스 이용에 대한 경비를 지출해야 한다. 이런 경우 지역을 확장시키기 어려우며 지나치게 조직화되어 있고, 인간적인 면이 아니라 사무적인 면이 강하다. 1984년, 국립 건강통계센터에서는 65세와 그 이상 노인들의 1년 동안 서비스 활용에 대한 연구에서 오직 20% 이상이 하나 또는 그 이상의 공동체기반 서비스를 이용한다는 것을 확인하였다. 그러나, 참여자는 조직이 잘 되어 있는 곳이면 서비스를 많이 이용하는 경향이 있는 이러한 결과는, 노인들이 공식 그리고 비공식 관리 네트워크로부터 도움을 받는다는 것이다(Liu, Manton & Aragon, 2000). 이러한 부분은 특히 노인의 친척을 위한 관리와 관리조정을 수행하는 가족 간병인들 사이에서 공동체기반 서비스에 대한 인식을 하게 되었다.

유럽, 캐나다 또는 몇몇 아시아 국가보다 미국에서 공동체기반 서비스의 이용이 더 낮다(Eaton, 2005; Lassey, Lassey & Jinks, 1997). 예를 들면, 미국과 스웨덴에서 노인에게 도움을 주는 공식과 비공식 유형을 비교하는 것에서, Davey 등(2005)은 공식적 서비스 이용이 더 낮다는 것을 확인하였다. 스웨덴은 필요로 하는 모든 시민에게 건강과 장기관리를 제공한다. 그 결과, 80세 이상 노인의 43%가 가정관리를 받았고, 가끔 집 지키기와 쇼핑과 같은 다른 공동체 기반 서비스를 공급받았다(Johansson, 1991). 그렇지 않은 나라에서 노인들을 위해 서비스를 지원하는 정책은 문화적 중요성이 다르기도 때문이다. 대부분의 다른 유럽국가처럼 스웨덴, 캐나다와 일본은 결속, 지역사회, 자기자본과 존엄성, 가치를 중요시 하지만 미국에서는 중요하게 생각하지 않는다

(Brown, 2003).

대부분의 선진국에서 작업치료사들은 공동체 기반 서비스를 제공한다(Hearle, Prince & Rees, 2005). 캐나다에서는 평가가 증가되어 있고 중재가 적다고 설명하였을지라도, 공동체 기반 치료 서비스는 널리 퍼져 있다(Hollis, Madill, Darrah, Warren & Rivard, 2006). 영국과 다른 유럽에서는 공동체 기반 작업치료 중재에서는 독립과 의미 있는 직업을 유지하는 것에서 만족한다고 하였다(Hearle 등, 2005). 공동체 기반 작업치료는 특히 개발도상국처럼 친숙하지 않은 환경에서 시도할 수 있다(Bourke-Taylor & Hudson, 2005). 대부분의 치료사들이 서양국가에서 교육을 받기 때문에, 국소적인 중요성과 효과에 대한 주의 깊은 확인은 효과적인 중재에 필수적이다.

노인에게 서비스 이용에 대한 연구는 3가지 요인에 의해 수행되는 것이 중요하다고 제안하였다(Anderson, 1995; Anderson & Aday, 1978). 3가지 요인은 (1) 스스로 인지한 건강상태, 많은 질병과 장애 상태같이 필수적 요인, (2) 연령, 성 그리고 인종과 종교와 같은 선천적 요인, 그리고 (3) 교육, 수입과 다른 사람과 함께 거주하는 것을 포함한 후천적 요인이다. 조사결과에서 약간의 변수가 있을 수 있지만, 노인에게 공동체 기반 서비스의 이용에 관하여 다음에 설명한 유형은 생각하여야 한다.

1. 필수적 요인은 서비스의 이용에 영향을 줄 가능성이 크다(Coulton & Frost, 1982).
2. 건강상태와 신체 장애는 중요한 필수적 요인이며 그에 대한 어떠한 서비스는 사용하여야 하는지 하지 말아야 하는지를 결정하여야 한다(Bass, Looman & Ehrlich, 1992; Johnson & Wolinsky, 1996).
3. 사람은 나이가 들어감에 따라 건강이 나빠지고 장애가 늘어감에 따라 서비스를 이용할 가능성은 더욱 증가되어진다(Diwan & Coulton, 1994; Short & Leon, 1990).
4. 여자가 남자보다 서비스를 받을 가능성이 높은데 이는 여자가 남자보다 수명이 더 길며, 미망인이 되는 경우가 흔하기 때문이다(Stone, Cafferata & Sangl, 1987).
5. 소수민족과 종족은 다민족 민족들보다 서비스 이용률이 낮으며, 이는 이 장의 뒤에서 좀 더 자세하게 설명할 것이다(Greene & Monahan, 1984; National Alliance for Caregiving & American Association of Retired Persons, 1997; Norgard & Rodgers, 1997).
6. 고소득층 노인과 저소득층 노인은 중산층 노인 그룹보다도 서비스 이용률이 높은데 그 이유는 고소득층 노인들은 서비스에 대한 비용을 지불할 수 있는 형편이 되기 때문이며, 저소득층 노인들은 그들이 받는 서비스를 정부의 기금에서 지불하기 때문이다(Stommel, Collins & Given, 1994).
7. 다른 사람들과 함께 거주하거나 장애가 없는 노인들은 비공식적인 관리를 받기 때문에 공동체 기반 서비스를 받는 경우는 적다(Deimling, Bass, Townsend & Noelker, 1989; Horowitz, 1977).
8. 도움에 대한 인식과 관리를 받아들이는 생각의 차이로 농촌에 거주하는 노인들은 도시에 거주하는 노인보다 서비스 이용률이 낮다(Spense, 1992).

서비스의 장애(Service Barriers)

특정한 서비스나 공동체 기반 서비스의 이용을 제한할 수 있는 것이 장애이다. Biegel과 Farkas (1989)는 행정적, 구조적, 그리고 개인적 요인에 대한 3가지 장애요인을 제시하였다. 노인을 위한 프로그램을 적용하면(D.E. Biegel, Frakas &

Wadsworth, 1992), 이들은 다음과 같은 방법으로 구별될 수 있다.

- 구조적 장애는 정치적, 경제적 그리고 사회적 요인이며 이동의 비용 또는 공식적 그리고 비공식적인 관리 사이를 연결하는 것과 같은 정책 발달에 영향을 미친다.
- 대행사 장애는 준전문인력을 채용하고 고용시켜 유지시키는 데 대한 어려움 또한 주간 간호에 도움을 주기 위한 여러 분야로부터의 재원 마련의 어려움과 같은 조직 내의 구조, 직원, 자금과 서비스 배달에 영향을 주는 기관 내 절차이다.
- 개인적 장애는 "생활보호(welfare)"나 "자선사업(charity)"으로서의 형식적인 도움이라는 개념을 갖거나, 부끄러움이나 낯선 사람들에 대한 두려움 때문에 단체 여가활동 등을 불편하게 생각하는 것과 같은 서비스에 대한 개인의 태도와 행동이다.

이들 3가지 장애요인들은 일부 노인들이 공동체 기반 서비스의 이용을 꺼리거나 어려워 하는가를 알려준다. 그러나 좀 더 그 원인을 분명히 밝혀내려면 그룹 장애라는 것이 네 번째 개념적 장애요인이라는 것을 알아야 한다. 그룹 장애는 사회단체 내에서 구성요소와 관련되거나, 사회단체를 확인하는 것에서 서비스 사용을 억제하는 요인이다. 광범위한 그룹의 범위가 서비스이용에 영향을 미친다고 할지라도, 다음에서는 그 개념을 설명하기 위해 간단히 두 가지 개념인 민족특성과 성적인 본성을 설명할 것이다.

민족성(Ethnicity)

소수 민족의 노인들은 다수민족의 노인들보다 공동체 기반 서비스의 이용률이 떨어진다(Harbert & Ginsberg, 1990; Johnson & Tripp-Reimer, 2001; U.S. Department of Health and Human Service, 1990). 예를 들면, 히스패닉계의 노인들은 백인계 노인들과 비교했을 때, 공동체 기반 서비스의 이용보다는 가족들의 도움을 좀 더 많이 원하는 경향이 있다(Aguilera, 1992). 미국 내에서 이들의 인구가 꾸준히 증가함에도 불구하고, 노인 인구층에서의 이 프로그램의 참여율은 감소되고 있다. 이러한 이유는 직원들이 2개 국어를 활용하지 못하거나 타국 문화에 대한 지식의 부재에 원인이 있다고 할 수 있다. 민족성을 띤 지역사회의 서비스에 중점을 둘 필요가 있으며, 소수민족들이 이런 프로그램에 대해 만족하지 않는다는 것을 알고 있어야 한다(Hyde & Torres-Gill, 1991; U.S. Administration on Aging, 2000).

히스패닉계 노인들이 나이가 들어 가족에게 의존하는 것은 노인에 대한 존경과 가족들 모두가 부양하거나 공동적으로 도움을 주는 것에 의무를 갖게 하는 것은 그들만의 문화적 전통이 있기 때문이다. 한 푸에르토리코 노인들에 따르면, "아이들을 세상으로 태어나게 한 사람들은 그들이 무슨 말을 해도 사랑에는 변함이 없다. 아이들은 그들을 공경해야 하고 존경받고 영원히 사랑해야 한다"고 하였다(Anetzberger, Korbin & Tomita, 1996, p. 203). 사실, 관리를 필요로 하는 소수 민족의 노인들은 다수 민족의 노인들보다 가족들에게 관리받고 있다. 히스패닉계 가족 10명 중 3명 정도는 영국계 가족 4명 중 1명과 비교하면 가족 또는 친구에게 만성질환에 대한 도움을 받는다고 한다(National Alliance for Caregiving & American Association of Retired Persons, 1997).

아시아계 미국 노인들 또한 공동체 기반 서비스의 이용률이 떨어진다. 이유에는 사회적 소외감, 서비스에 대한 문화적인 이질감, 그리고 아시아인만의 가치관 등이 있다(Lee, 1987; Young, McCormick & Vitaliano, 2002). Moon과 Williams(1999, 2003)는 대부분의 한국계 미국 노인들은 정신건강 상담과 같은 서비스 이용의 제한이 창피함과 체면 세우기에 있다고 하였다. 좀 더 구체적으로 말하자면, 정신질환의 문제로 가족들까지 오해를 받을 소지가 있다는 것이다. 이것은 공식적인 관리 서비스와 같은 프로그램을 피함으로써 사회로부터 그들의 가족의 문제를 자꾸만 감추려고 한다는 것을 의미한다(Kim, Kim, Lee & Kwon, 2003; Levande, Herrick & Sung, 2000).

공동체 기반 서비스의 기관은 아시아계 미국 노인들에게 부가적인 장애를 줄 수 있다. 행정기관에서 언어적인 배려까지는 힘들 것이다. 예를 들면, 호스피스나 보호관리에서 한국어를 사용하는 사람이 없어, 한국계 노인들이 이러한 서비스 개념을 이해하고 있지 못하고 있다는 조사결과는 그리 놀랄 만한 일은 아니다. 마찬가지로 아시아계 사람의 문화에서는 의뢰인에게 답례로 서비스를 해주는 사람에게 선물을 주는 것도 보편화되어 있는 것으로 이를 거절하는 것은 예의가 아닐 수 있다(Cho, 1998). 미국의 전문인들 사이에는 선물을 받는 것이 도덕적 규범에 위배되는 것이라 생각하고 있다. 마지막으로 많은 아시아계 미국 노인들의 생활에서 음식문화 또는 종교적 전통을 고려하여야 한다. 후라이드 치킨이나 으깬 감자, 그리고 사과파이 등이 유럽 노인들에게는 인기 있는 음식이지만, 한국계 미국노인들은 별로 좋아하지 않는 음식일 수 있다. 부활 주일이나 성탄절과 같은 성일 축하일은 불교신자와 같은 소수 동양계 미국노인들에게는 의미가 없을 수도 있다는 것이다.

성적 취향(Sexual Orientation)

소수민족처럼, 노인 게이와 레즈비언은 대체로 전통적인 공동체 기반 서비스를 받으려하지 않는다(Behney, 1995; Goldschmidt, 1998). 이유는 그들 스스로 가지고 있는 동성연애자라는 생각 때문이다. 술집과 친목회에서 극단주의 반공운동이 활발했던 “매카시즘(McCarthy)”과 경찰의 괴롭힘을 받아왔기에 이들의 권력에 대해 불신을 가지고 있다(Almvig, 1982; Kimmel, 1978). 그 외 사람들은 노인센터나 단체식사 장소에서 가장 소중한 파트너, 친한 친구 또는 가족의 죽음에 따른 심리적 안정과 지지를 위해 상담의 필요와 같은 기존의 것과는 조금 다른 삶의 형태의 단계에 대해 폭넓게 이해하지 못하는 경우가 있다.

마찬가지로, 일부 공공기관의 직원들 역시 이들에 대한 동성애자에 공포를 가지고 있을 수 있다(Hartman & Laird, 1998; Metz, 1997). 이러한 선입견의 원인은 미국의 문화에서도 오랫동안 금기시 되어온, 일반적인 주제인 성에 대한 불편함뿐만 아니라 종교적 해석이 포함될 수 있다. 그러나 그 결과는 때때로, 동성애자들의 요구에 대해 공동체 기반 서비스의 폭을 확대하지 않는 차별적인 관례가 이어져 오고 있다(Anetzberger, Ishler, Mostade & Blair, 2004). 프로그램 관리자로 수년 동안 지낸 저자는 직접 지역사회 봉사기관이나 직원들이 현장에서 차별적인 행위를 가끔 느끼곤 하였다. 예를 들면, 가정관리 보조자들 중에는 서비스가 “너무 친밀(too intimate)”하다는 이유로 노인 레즈비언을 목욕시키는 것을 거부하는 일들이 있다. 또는 사회사업가는 AIDS 감염의 우려로 노인 게이의 집에 방문하는 것을 꺼리기도 한다. 자치단체장은 “친 게이(gay-friendly)” 정책 그리고 관공서에서 재선되지 않을 것이라 생각하여 노인들에게 동성연애자들의 만남의 장소로 시청을 노인센터로 이용하는 것을 허락하지 않는다. 마지막으로 가정간호 관계자는 게이와 레즈비언을 포함한 거주자의 성적 표현을 허용하는 정책을 희망하며, “우리는 이곳에 문제가 없다”고 응답하였다.

동성애자 노인들이 2백만 정도일 것이라고 추측하고 있다(Cahill, South & Spade, 2000). 이들 중 상당수의 노인들이 공동체 기반 서비스의 담당자들에게 뿐만 아니라 게이 사회의 회원으로도 그 모습을 나타내지 않고 있는 실정이다(Lee, 1989). 이렇게 눈에 보이지 않게 노인 동성애자는 격리되어 있고, 개인적 그리고 자원이 서서히 손상이 될 때 어느 곳에서든 지원을 해주기 위해 몇 가지 선택을 그들에게 제공한다(Kochman, 1997). 때때로 친척들로부터 멀어지게 되고, 자녀가 없고, 동성애 노인들은 정식관리의 보호가 부족할 수 있고 이는 자신이 필요에 대해 관리하게 한다. 이런 환경 아래에서 그들이 이어나갈 수 있게 범위를 확대시키려면, 근본적인 사회적 선택권으로서 자아신념의 인생과 생존을 위한 유일한 수단으로서 중대한 전문지식을 반영하는 것이다(Berger, 1996; Jones & Nystrom, 2002).

서비스 연결(Linkage)

대부분의 지역사회는 노인들에 대한 다양한 서비스를 갖추고 있다. 더 나아가, 대부분의 서비스 유형은 여러 장소에 다양한 제공자가 있다. "붙잡다"는 요구, 적격, 그리고 우선적 고려사항에 근거하여 가장 적합한 것이라는 확인하였다. 개인과 서비스를 연결시키는 데 도움을 줄 수 있는 몇 가지 자원이 있다(그림 19-1).

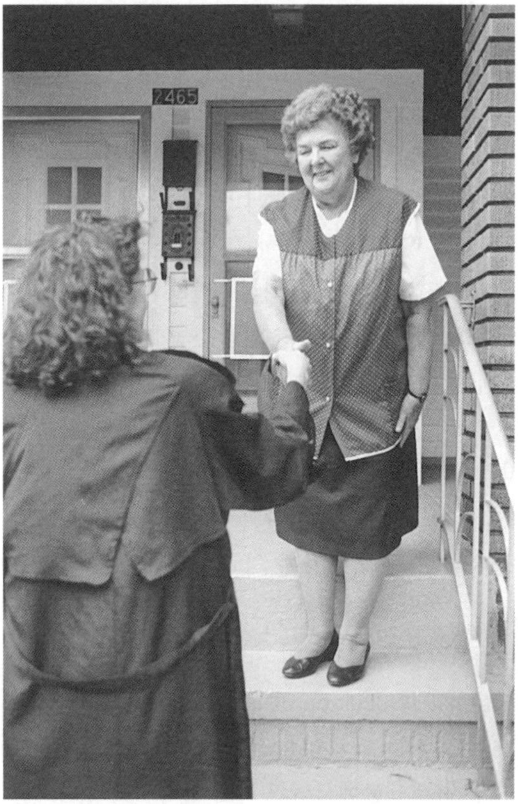

그림 19-1 전문가에 의한 보급은 이용할 수 있는 지역사회서비스를 학습하는 데 도움을 준다(Courtesy of The Benjamin Rose Institute, Cleveland, Ohio).

표 19-1 서비스와 개인이 연결된 관계 형식

형식	설명	조정
정보와 소개	서비스에 노인 그리고 각기 다른 것에 서비스를 연결해주는 자원, 대개 전화 접촉 또는 인터넷 접속	단독 서비스 또는 다른 서비스의 구성 요소는 지역사회센터와 연결되는 협회에 의해 제공된다
사례관리	조정을 위해 인간 서비스 전문가를 사용하고 서비스의 포괄적 패키지를 관찰한다.	건강 또는 서비스 기관 기능 또는 개인 시설에서 전문 사회복지사 또는 간호사를 이용한다
보급	노인에게 도달하기 위해 서비스 제공자가 선택하는 행동과 이용할 수 있는 서비스를 그들이 사용할 수 있게 한다.	지역사회 또는 노인센터 또는 노인기능사무실
서비스 안내	이용할 수 있는 서비스의 목록, 가끔 장소 또는 기능에 의해 조정된다.	정부기관, 계획 협회, 또는 개인 중개업자에 의해 제공된다
교육 프로그램	강의, 워크샵, 시연, 그리고 이용할 수 있는 서비스의 공평한 하이라이트	건강과 사회서비스 기관, 대학과 대학교, 그리고 매스미디어에 의해 제공된다.

각각의 것들은 그 자체만의 방법들이 있고 고유의 제한 요인들을 가지고 있다. 가장 일반적인 연결 형태는 정보, 면접, 사례 관리, 봉사활동, 서비스 안내 그리고 교육 프로그램이다. 이러한 연결의 형태와 제한점은 표 19-1에 나타나 있다.

지역별 연결에, 국가적 연결은 집안의 노인과 떨어져 지내는 가족들의 요구를 수용하기 위해, 서비스 제공자들이 노인의 이동에 관해 도움을 주기 위하여 발전되어왔다. 이러한 국가적 연결은 인터넷을 통해 가능할 수 있다. 전문가와 상담하기를 원하는 이들에게, 노인보호 연계자는 노인과 관련된 주와 지방기관의 전문가와 수요자 연결에 관한 조직 연락망에 의뢰한다. 주중에 이용가능한 시간은 오전 9:00~오후 8:00이며, 전화번호는 1-800-677-1116, 이 서비스는 노인기관협의회(national association of area agencies on aging)와 주정부 노인국(national association of state units on aging)에서 후원하고 있다.

일하기(Something to Do)

Martha는 68세이며, 세 번째로 미망인이 되었다. 그녀의 마지막 남편이 암으로 사망하였을 때 그녀는 다시는 결혼하지 않으리라 결심하였다. 그의 죽음으로 그녀의 경제적 능력이 소실되었다. 그녀는 홀로 되었고 아무도 그녀를 돌보지 않게 되었다. 그녀는 함께 이야기를 하고 식사, 쇼핑, 여행 등을 함께 할 친구가 하나도 없었다. 다 성장한 자녀들은 그들의 생계 때문에 바빴으며, 건강은 좋았지만 그녀는 삶의 현재에서 사람들과의 연락과 의미 있는 활동을 찾아야 한다는 불안을 느끼게 되었다.

열거한 공동체 기반 서비스는 1960년대 중반이후 제공된 것이며 Martha가 활동하며 지내도록 그녀에게 제공되었다. 서비스는 그들의 기본적인 능력에 따라 다음과 같이 분류되었다.

- 일하기
- 배우기
- 봉사하기
- 경험하기

각각의 영역은 노인의 활용정도, 활용 가능한 재능, 그리고 공공정책 간의 연결에 관해 간단하게 검사하였다.

일하기(Working)

연방연령차별금지법(Age Discrmination in Employment Act: ADEA)에 따르면, 사람은 40세가 되면 "노인 인력(older workers)"이 된다고 하였다. 대부분의 성인은 60세 이전까지는 노동능력이 활동적인 상태로 유지된다. 미국 내 총노동인구의 15.6%가 55세와 그 이상의 연령이며, 65세 이상은 3.4%이다. 55~64세 사이의 5명 중 4명은 60~74세 중 4명 중 1명은 고용되어 직업을 갖고 있는 상황이다. 75세 이상에서는 9.0%로 비율이 낮아진다. 남자들은 이러한 연령대의 여성노인들은 더 많이 고용되어 있다(Toossi, 2005). 인종 사이에서, 히스패닉계 남성들은 백인들보다 좀 더 오랜 기간 일을 하며, 흑인 여성은 히스패닉계나 백인 여성보다도 좀 더 오랫동안 일을 하며, 가끔 퇴직자를 위한 사회보장연금의 부족인 오랜 기간 공용 불균형 때문일 수 있다(Hudson, 2002; U.S. Department of Labor, 2002).

노동력도 노화되고 있다. 55세와 그 이상의 노동자의 성장비율은 2004 그리고 2014년 사이에 전체 노동인구가 4배 이상이 될 전망이다. 게다가, 55세와 그 이상의 연령에서는 노동력이 가장 빠르게 성장하는 연령대이다. 2000년에, 노인 노동자는 18만 명이 되었다. 2015년에는 31만 명 이상으로 증가될 예측이며, 베이비붐 세대의 노화로 인하여 완전 퇴직이 지연되는 경향이 있다.

베이비붐 세대에서 10명 중 8명이 65세 이후에 시간제라도 지속적으로 일을 할 계획이다. 1987년 이후 이들은 일을 하거나 구인하고자 노력하는 65세 이상의 수는 40% 이상으로 증가하여 왔다. 2015년에 55세 이상의 노동자는 그들의 경험과 기술 때문에 관리와 감독자로 위치가 증가되는 것을 포함하여 노동력의 20%가 될 것이다(AARP, 1998; Federal Interagency Forum on Aging-Realted Statistics, 2004; Grant, 2003; Toossi, 2005; U.S. General Accounting Office, 2001). 운전하는 대부분의 노인 노동자들은 일을 지속적으로 하거나 직업을 다시 얻게 된다. 이것은 사무직 노동자들이 그들의 부업과 직업 사이를 약간 구별하는 것이고, 직업에 남아 있는 동기를 부여하고; 학술적인 능력과 같이 이전 직업을 포함하여 ADEA의 광범위하게 미친다(Grant, 2006).

60~69세 노인의 36%와 70세 이상 노인의 72%는 시간제(일주일에 35시간 이하) 일을 하고 있다. 젊은 노동자들과 비교하였을 때, 이들은 자영업 또는 판매업이나 서비스 직업에 종사하는 경향이 있다(National Academy on an Aging Society, 2000). 노인 노동자들은 사회보장 공제를 받기 전의 급여보다 좀 더 적게 받는 경우가 많다("older workers are less likely to find jobs comparable to ones lost," 2003). 반면에, 이들은 가장 낮은 실업률을 갖고 있고, 1990년대 취업에 있어 그 외의 노동력을 앞질렀다(Quadagno & Hardy, 1996). 노인들은 다양한 이유로 직업을 갖는데 특히, 삶의 적절한 수준을 유지하기 위한 이유와 오락, 여가시간의 활동 등을 위해 일을 한다. 게다가, 미국 문화 내에서 성인은 일을 하려는 근본적인 생각을 가지고 있다. 일을 하는 것은 자아 정체성과 자존감 확립에 핵심적이면서도 중요한 가치를 가지고 있다.

그러나 노동력을 가지고 있지 않은 노인들 중에서 2% 정도는 고용을 못하고 있다. 이는 일을 하지 않으려는 데에 있는 것이 아니라 대개는 질병이나 장애, 그 밖의 부담이라든지 직업을 얻기 어려울 것이라는 생각 때문이다(LaRock, 2002; U.S. House Select Committee on Aging, 1992).

일을 하지 않게 되면, 젊은 성인들보다 취업에 좀 더 어려울 수 있다. 고용에 있어서 연령에 의한 차별은 중요한 요인이 되며, 그것은 더욱 확대되어지며 고정된 관념이라고 생각하고 있다. 1970년대, 80년대와 90년대에 Harris poll에 사는 대다수의 미국인들이 고용과 고용유지, 그리고 승진 등에 있어서 노인들이 차별을 받고 있다고 있음을 지적하였다(U.S. Senate Special Committee on Aging, 1993). 이러한 개념에 대한 지지로서 매년 나이에 관련된 고용차별로 미국 고용평등 기회위원회에서 모든 비용이 약 3번째로 지출된다는 것은 사실이다. 2004년에는 대금 청구가 17,837이었다(U.S. Equal Employment Opportunity Commission, n.d). 연령 차별의 불만은 1999~2002 사이에 41% 증가하였고, 같은 기간 동안 차별에 대한 불만의 다른 유형은 2% 증가한 것과 비교되었다(Harris, 2003). 몇 노동자들은 노인 노동자들은 "인생의 전성기가 지난 것"과 "썩은 나뭇가지"로 보고 있다. 그들은 노인이 비생산적이며, 유연성이 없고, 결근이 잦고, 사고 발생률이 높을 것이라는 편견을 버리지 않고 있다. 다른 노동자들은 노인 노동자가 일을 원하듯이 노인이 필요하다고 인식하고 있다(J. Biegel, 2001). 결과적으로, 미국회사는 노인 노동자가 적응하기 위한 변화를 만들기를 시작하고 있다. 예를 들면, 2005년에 노동자의 40%가 가정에서 직장에 직원으로 고용되었고, 75%에서 탄력적인 시간을 제공하였고, 1995년부터는 17% 증가하였다(Dychtwarl & Kadlec, 2005).

연방정부는 노인을 위한 많은 프로그램을 지원하였다. 두 가지 가장 중요한 것을 다음에 설명하였다.

- 노인 공동체 서비스 고용 프로그램(senior community services employment program: SCSEP): 1969년 계획이 발표되어, SCSEP는 미국노인복지법의 title V에 따라 승인되었고 미국 노동부에서 관리하고 있다. Grants는 주와 지방 대행사인 주정부 노인복지국처럼 미국퇴직자협회와 국제 당직자 회의와 흑인 노인센터와 같이 국제협회에서 수상하였다. 이러한 단체는 회원을 모집하여 노인들은 시간제에 배치하고, 공공분야나 자원봉사 분야와 같은 지역사회 서비스직을 제공하고 최소 임금을 지급해준다. 이에 대한 적합한 기준은 최소한 55세 이상이어야 하고, 자신의 재산에서 수입이 125%가 초과되면 안 되는 것이다. 우선권은 60세 이상 노인과 퇴역군인 또는 그들의 배우자에게 있다. 참여의 목적은 고용인에게 보조금을 지급하지 않게 하는 것이다. 참가자 중 1/4은 대부분 하나의 프로그램에는 참여하고 있다.
- 고용에서 연령차별금지법(age discrimination in employment act: ADEA): ADEA는 연령보다는 개인의 능력에 근거하여 고용을 증진시키는 것이며 40대 노동자와 고용에서 연령차별을 보호하는 것이다. 1967년에 제정되어 지속적으로 개정되어 발전하여온 ADEA는 공공 교육국 직원처럼 일부 작은 직장을 제외하고 모든 근로자들을 담당하고 있다.

2005년 백악관회의에서 대표들은 삶의 후반에 고용기회를 증가시키기 위하여 공적 그리고 개인적 주도권에서 우선권을 부여하게 되었다. 상위 15개 결의 중 2가지는 (1) 고용훈련과 퇴직자 프로그램에서 장려금을 증진시키고, (2) 연령차별을 포함하여 노인의 고용과 직업유지의 장애를 제거시켜 노인 노동자를 위한 노동력 강화를 유지하고자 노력하는 것을 다루고 있다. 사기업 또는 민영 부문은 노인 근로자의 요구를 충족시키기 위한 다양한 고용 프로그램으로 발전시켜왔다. 이들 프로그램은 표 19-2에 제시하였다. 직업과 퇴직 문제에 더 자세한 것은 13장을 참고하라.

학습(Learning)

Martha를 위한 이차적인 선택은 학교로 보내는 것이다. 이는 Martha로 하여금 노동력을 얻게끔 하기 위한 것이라기보다 개인적인 성장을 위한 성인교육, 취미를 발전시키고, 사회화를 위한 그리고 여러 기술을 배우는 데 있다(Schaie, 1994). 대부분의 다른 노인들은 학습과정에 참여하고 싶어하기를 원하고, 그들이 이런 과정에 흥미와 적성을 느끼며 교육적 환경으로의 이끌어짐을 느끼게 될 때, 교육 과정에 적극적으로 연결되어지길

표 19-2 노인 근로자를 위한 개인 부문 고용 프로그램

직업 변경	직업 분배, 시간 스케줄을 조절하고, 일주일에 작업을 감소시키고 다수의 회사에서 설립하였고, Borders, Walgreen's, Stouffer Foods, 그리고 Polaroid가 포함된다.
직업 재디자인	Xerox는 급여를 조절하여 스트레스가 적은 위치에 노인 근로자를 노동조합에 가입시키고, Monsanto는 과정에서 젊은 근로자에게 그들의 기술적 전문지식에서 지나치듯이 스케줄을 융통성 있게 조절하기 위해 특별한 계획을 노인근로자에게 제공한다.
일 훈련	제네럴 일레트릭은 과학적 이익의 병행을 유지하는 것을 돕기 위해 회사 우주공학에게 기술적 재생 프로그램을 제공한다.
직업 증진	우주주식회사는 그들 자신의 흥미를 추구하기 위해 노인에게 매년 3개월 이상 무급 휴직을 제공하기 위해 노인의 고용을 허용한다.
재고용 퇴직자	대부분 회사들은 상담사 또는 독립적 하청업자처럼 퇴직자를 다시 고용한다.

원한다.

평생교육(lifelong education)의 개념은 1930년부터 시작되었고 수년에 걸쳐 생기기 시작하였다. 정의하면, 요람에서 무덤으로의 교육 접근을 의미하고 나이에 관계 없이 누구나 배울 수 있다는 것을 인식시켰다(Manheimer, Snodgrass & Moskow-McKenzie, 1995). 미국 예술진흥재단(National Endowment for Art)과 같은 연방 프로그램은 국가 목표처럼 높은 교육의 협회에 시범사업을 지원하였지만, 1976년에 공적 자금은 지원되지 않았다. 이렇게 시작한 이후, 연방직업성인교육국(Federal Office of Vocational and Adult Education)은 성인의 기본 교양교육 기술을 습득하는 데 도움을 주고 노화협회는 노인에게 무료로 수업을 제공하는 지방대학과 대학교의 정보를 보급하고 수집하는 **지역노인국(area agencies on aging)**을 장려하였다. 지역노인국은 사전 의료지시서와 그 밖의 법적인 관계에서 메디케어 처방약 보험과 같이 주제 범위에서 노인을 위한 다양한 교육 프로그램을 지원하고 있다.

노인을 위하여 존재하는 다양한 교육적 기회를 분류하는 한 가지 방법은 그들이 위치를 확인하는 것이다. 따라서 다음은 3가지 중요 부분이다.

- 협회
- 지역사회
- 가정

각 지부에서 이용할 수 있는 선택은 간단하게 설명할 것이다.

협회(Institutions)

주 대부분의 공립대에서는 법적인 권력으로 노인에게 단기 프로그램 수업을 허용한다. 원하는 것은 많지만 소수가 등록한다. 반면, 대부분의 노인들은 지역대학에서 만들어진 그들을 위한 특별한 교육적 프로그램에 관심을 가진다. 모든 지역사회 또는 전문대학의 1/4 이상은 주로 대중적인 다양한 수업을 개설하여, 신용정보 없이 여러 학기에 교육 프로그램을 제공한다(Ventura-Merkel, 1991).

매년, 170,000노인들은 노인호스텔에 참석한다. 노인호스텔은 대개 대학교 캠퍼스이지만, 전국적으로 2,000에 가까운 공공단체가 참여하여 교육, 여행과 모험을 하는 비영리단체이다. 55세 이상의 사람을 위한 세계에서 가장 큰 교육적 여행 협회라고 알려져 있다. 약 수백 달러로, 참가자들은 신용조회 없이 5~6일 밤을 머물며 즐기고, 많은 협회활동에 참여한다. 전문적인 학습자를 위한 가장 좋은 부분은 숙제, 시험 또는 등급이 없다는 것이다. 노인호스텔은 약 90개국에서 국제 프로그램을 제공한다, 숙식과 비용은 국내에서보다는 더 들 수 있다.

지역사회(Community)

지역사회에서 공공기관 또는 조직의 수가 증가하는 것은 노인들을 위한 교육적 프로그램을 제공하기 때문이다. 그들은 급식과 연결하여 일상적으로 제공하는 노인센터는 이용할 수 있는 지역사회 자원과 건강증진활동에 중점을 둔다. 몇몇 사업은 교육 프로그램을 제공하여 왔다. 예를 들면, 페더레이트 백화점과 메이백화점 재단의 후원자인 OASIS(노인 서비스와 정보)는 매년 26개 도시에서 과정을 유지하며 350,000명이 지원을 받았다. OASIS는 1982년에 시작되어 평생동안 공적-사적 협력을 제공하고, 50세 이상에게 기회를 주었다. 건강관리협회 또는 소매점포인 후원자들은 가끔 예술, 건강, 인류와 기술에 중점을 둔 교육 세션에 자금을 지원하기도 한다.

가정(Home)

통신과학기술과 컴퓨터 기술의 발전으로 가정에서도 학습경험을 할 수 있다. 일단 사이트센터에서 제공하는 전자도서와 테이프가 한정되어 있고, 최근에는 케이블 TV, 최신 인터넷 정보와 통신교육 등을 선택하여 활용할 수 있다. 가정학습의 선택은 노인의 지식과 기술을 논의하여 손상된 그들의 능력을 증진시킬 수 있다. 이것은 자기관리 학습자에게 더 많은 학습의 통로를 활용할 수 있도록 허용한다. www.lifelonglearning.com 웹사이트에는 다양한 온라인 학교, 과정과 등급을 목록화하여 노인이 흥미를 가질 수 있다.

봉사하기(Giving)

자원봉사제(volunteerism)는 지역사회에서 의미있는 방법으로 Martha에게 재능을 부여하는 기회를 주고, 그녀의 시간을 구조적으로 사용할 수 있게 한다. 65세 이상의 25%는 다른 사람을 돕는데 매년 평균 88시간 이상을 돕는 데 사용한다(Wilhelm, 2004). 몇몇 노인은 친구와 가족에게 도움을 주는 비공식적인 봉사자이다. 미국 자원봉사자 사이에서 노인의 부분은 최근에 증가하고 있다(Independent Sector, 1998). 현재 16만 명 이상이 55세 이상의 자원봉사자이다(Wilhelm, 2004). 전생에 걸쳐, 자원봉사제는 나이에 따라 증가하고 있다. 중년에서 자원봉사의 가능성이 가장 많다고 하더라도, 노인 자원봉사자들은 젊은 사람보다 더 많은 시간을 투자한다(Gallagher, 1994).

노인 봉사자들의 동기는 청년과 다르다. 청년들은 지위, 물질적 보수, 경력으로 지원하는 경향이 있다. 노인 봉사자들은 개인의 성장, 종교적 믿음 또는 시간의 생산적 사용으로 지원하게 된다(Kovacs & Black, 1999). 게다가, 노인 봉사자들 사이에 자유지원제의 특징은 통계학적으로 다양하다. 남성들은 이타적인 이유로, 여성은 사회적인 이유로 지원하는 경향이 있다. 공식 또는 종교기간 내에서 흑인과 다른 소수민족 봉사자가 백인보다는 더 많다(Fischer & Schaffer, 1993). 개인적으로 경험이 없는 사람보다 더 먼저 살아온 노인들이 좀 더 쉬운 삶의 봉사자로 지속될 수 있다. 결과적으로, 봉사자들은 교육과 수입이 적은 사람보다 더 많은 교육을 받고 수입이 있는 사람들이다(Peters-Davis, Burant & Brauschweig, 2001). 자원봉사자제는 노인의 안녕을 증가시킨다. 여러 연구들은 정식적인 자원봉사자는 자가보고 건강이 증가하고, 기능적 의존성이 감소하고, 우울정도가 낮지만, 사망률은 증가한다고 하였다(Adler, 2004; Lum & Lightfoot, 2005; Musick, Herzog & House, 1999; Van Willigen, 2000). 삶의 후반에 자원봉사는 역할을 확인하고, 삶에 목적을 주고, 삶의 만족을 증가시킨다고 할 수도 있다(Greenfield & Marks, 2004; Morrow-Howell, Hinterlong, Rozario & Tang, 2003).

노인들에게 자원봉사의 너그러운 몇 기관에서 노인들 사이에 자원봉사가 흥미가 성장하고 있다고 할지라도, 노인을 위한 자원봉사의 기회는 많거나 다양하다. 여기엔 박물관과 동물원의 안내원에서부터 단체식사 프로그램에서 인원수와 열 조절하기, 적십자 혈액은행에서 직원으로의 경험은 사실상 세대간의 체험이라 할 수 있다. 예를 들면, 노인들은 초등학교/중등학교에서 학생들이 읽는 것을 배우거나 특정한 기술을 선도하도록 도와줄 수 있음을 알게 된다. 그들은 또한 어린애들을 돌보거나 방과 후 집에 혼자 있는 아이들을 불러 그들이 어떻게 지내고, 교재의식을 배울 수 있는지를 가르쳐준다.

노인들에 대한 자원봉사 프로그램의 4종류가 1960년대와 70년대에 연방정부에 의해서 만들어졌다. 현재, 이들 프로그램의 대부분은 국가 또는 공동체 서비스의 법인에서 운영되어져왔다.

- 퇴직한 노인과 자원봉사 프로그램(Retired Senior and Volunteer Program: RSVP): 1965년 뉴욕의 공동체 서비스 협회에 의해 프로젝트를 설명함으로서 시작되어졌고,

RSVP는 미주 내에서 연방차원으로 기금적립의 가장 큰 자원봉사 연합단체로 성장하게 되었다. 미국 내 50개 주에서 750가지 이상의 사업계획으로 비영리 사회단체와 63,000명의 자원봉사자들을 배치하게 되었고, 매년 78만 명에게 제공하고 있다. RSVP 자원봉사자들은 프로그램과 관련된 경비나 직무보험을 제외하곤 거의 대가 없이 여러 다양한 환경 안에서 봉사활동을 수행한다. 이들은 봉사의 참여에 있어 수입이나 시간적 제한을 받지 않는다. RSVP 후원자들은 연방차원의 지침 안에서 사업계획을 관리하고 발전시켜 나가는 데에 책임이 있다. 정부는 사업계획 예산의 70%까지 제공해주었다. 그리고 나머지는 개인의 기부금, 기금, 그리고 현금지원 등으로 충당되고 있다.

- 양조부모 프로그램(Foster Grandparents Program: FGP): 이 프로그램의 목적은 저소득 노인들에게 특별히 필요한 것으로 아이들을 도와주는 기회를 제공하는 것이다. 동시에, 자원봉사자들은 제한된 적은 보수를 받게 되고, 타인에 대한 서비스의 사회적 의미를 얻게 된다. 양부모는 주간보호센터, 병원의 소아병동, 그리고 정신지체 또는 발달장애를 지닌 재택 장애 아동들을 돌보는 일 등 매일 4시간씩 근무하게 된다. 1965년에 표명된 사업계획 21개로부터 FGP는 대략 32,500명 자원봉사자들로 구성되어 있고 현재 340개의 프로젝트로 발달하였다. 매년 263,600명 아이들이 서비스를 받는다. 85%는 12세 또는 그 보다 더 어린 아이들이고, 68%는 학습, 발달 또는 감정장애를 가지고 있다.
- 노인동료 프로그램(Senior Companion Program): 1973년에 성립되었고 양조부모 프로그램 후에 모델을 맞춰 만들었고, 노인동료 프로그램은 그들의 쇠약을 돕고 다른 도

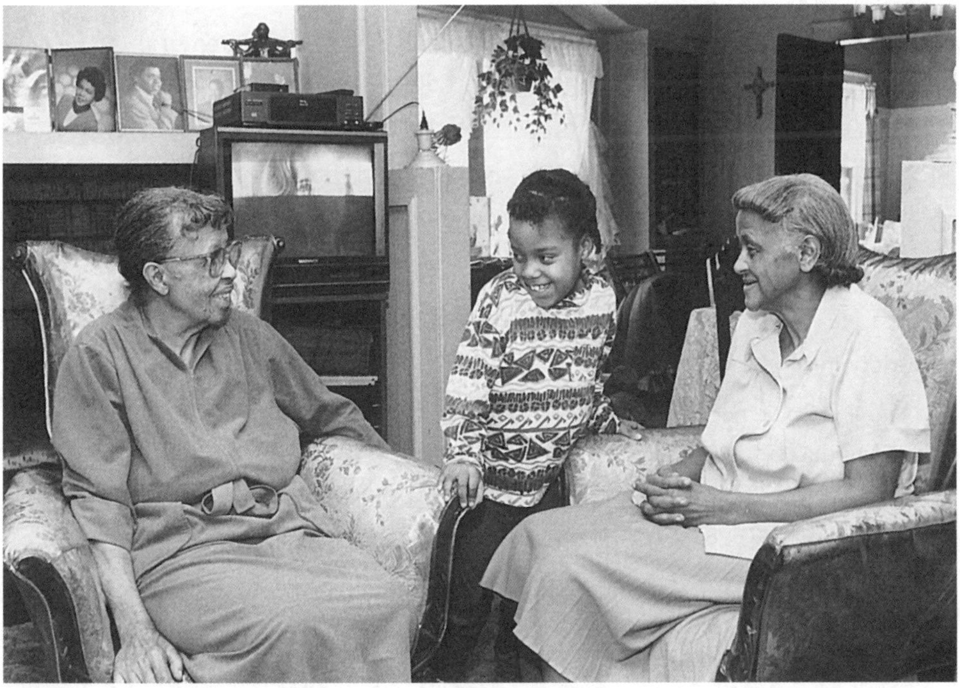

그림 19-2 노인동료는 집에 있는 노인에게 사회화와 방문을 제공한다(Courtesy of the Benjamin Rose Institute, Cleveland, Ohio).

움의 종류와 사회화에 한쪽이 손상되었고 저소득층 노인의 개념에 기초하였다. 그들의 노력에 대한 환원방법에서, 노인 동료들은 그들에게 적은 급여를 주고, 돈과 관련된 몇 프로그램, 고지의 의무, 훈련, 매년 신체검사를 받는다. 여기에는 227개 노인동료 프로그램 기획이 있다. 모든 주에서 운영되고 있고, 약 16,500명 자원봉사자를 고용하고 있고 매년 3,700개 장소가 있고 57,500 고객이 서비스를 받는다(그림 19-2). 대표적인 고객은 자기 관리와 만성 건강장애가 있는 75세 이상이다.

- 은퇴한 경제/행정 간부들의 단체(Service Corps of Retired Executives: SCORE): 차관에 대한 채무 불이행의 경우를 궁극적으로 줄여가기 위해 작은 기업이나 사업 등에 종사했던 경제직 퇴직 노인들에게 자리를 만들었다. 자원봉사자의 범위는 정규회사의 사장으로부터 의사까지 다양하다. 본 서비스는 매년 389 본사와 800개 지부에서 10,500명에게 제공되고 있다. 이러한 봉사자는 조언, 관찰과 상담 그리고 연구 강연회에 매년 300,000명의 기업가들이 참여하고 있다. SCORE는 1964년에 시작되었고, 중소기업협회에 의해 운영되어지고 있다. 이 서비스는 사업을 처음 시작하는 이들을 도와주거나 사업에 실패한 이들을 돕는 등 여러 서비스를 제공한다.

경험(Experiencing)

각 지역사회는 사람들 간 대인관계, 접촉과 다양한 활동들로 Martha처럼 노인들에게 제공하고자 하는 사회적 그리고 여가적인 프로그램을 제공해준다. 여기엔 다음의 것들을 포함하고 있다.

- 노인센터
- 단체식사 프로그램
- 노인 주간보호센터

공동체 기반 서비스는 다양한 이유로 노인들에게 경험을 제공한다. 노인센터는 지역사회의 부분적 초점으로서, 노인들에 대한 서비스는 프로그램을 함께 하는 기회를 제공해주며, “이는 그들의 존엄과 독립성을 지켜주고 지역사회로의 참여를 향상시켜준다”는 것이다(National Institute of Senior Centers, 1978, p. 18). 식사 프로그램(congregate meal program)은 노인들의 영양을 개선시키기 위해 단체시설에서 점심식사를 제공하는 프로그램이다. 동시에, 이러한 프로그램은 전형적인 영양에 대한 교육과 정보를 제공해주거나 다른 서비스를 이용할 수 있다. 마지막으로, 주간 노인보호센터는 장애로 인해 집 안에 고립된 노인들의 건강을 회복시켜주거나 유지하게 할 수 있게 도와주는 등의 서비스를 통해 그 수를 줄여주기 위한 사회화를 제공해준다. 더구나, 노인주간보호센터는 그들의 자가 보호능력이 제한되고 장애를 가진 노인들의 의지와 간병인들의 필요를 포함하고 있다.

노인센터(Senior Centers)

미국의 첫 번째 노인센터는 지방 복지 기관과 Williams Hodson 공동으로 1943년에 뉴욕도시에 설립되었다. 그 후 1947년, 자발적인 노력으로 샌프란시스코와 필라델피아에 노인센터를 설립하였다. 1950년대와 1960년대 동안 노인센터의 수가 성장하였을지라도, 지역사회가 중심이 되고 서비스의 범위로 인도하고 발전을 지원하기 위해 자금을 지원받는 것에서 특별한 고려사항을 경험하였고, 노인센터가 공통된 주목을 받게 되는 노인센터 아래 노인복지법에 개정된 1970년대에 가장 주목하게 증가하였다. 미국노인행정부에 따르면(2001), 미국에는 11,300개의 센터가 있다. 이것은 3/4는 다목적으로 고려되고 있고, 기관을 위한 지역사회시설이 있다는 의미이며 노인을 위한 서비스의 광범위한 스펙트럼을 인도하였다.

노인복지법의 기금은 1980년대 초에 침체되기 시작하였다. 게다가, 몇몇 조사기관과 노인병 학자들은 서비스 개념처럼 노인센터 이용에 대한 설문을 시작하였다. 예를 들면, 노인센터 연구의 문헌을 재검토한 후, Ralston(1987)은 결과는 혼합되어 있다고 하였다. 노인센터의 프로그램과 서비스는 20년 동안 확장되었다. 그러나 몇 가지 내용은 효과적이었다고 평가되었다. 질적인 문제는 종종 발생하는데, 노인센터의 야심적인 프로그램은 이러한 조직체의 정책제작자와 변호사의 높은 기대를 반영하고 있다.

대부분의 노인들(65세와 그 이상 노인의 15% 정도)은 공동체 기반 서비스의 다른 유형보다 노인센터를 스스로 이용하였다(Gelfnad, 1993). 그러나 Atchley(2000)는 이와 같은 낮은 퍼센트는 미국노인법에 설명되어 있듯이, 여가와 교육을 위한 지역사회의 중점이 노인센터에 나타나 있다고 주장하였다. 문제의 부분은 이동과 장애처럼 접근 장애가 될 수 있다. 이러한 부분은 노인센터의 이미지가 될 수 있고 노인의 흥미를 변화시킬 수 있다. 고령화 상담소(1995)는 *Senior Centers in America: A Blue-print for the Future*를 발간하여 이러한 문제에 대하여 인식하게 되었다. 그 후, 몇 개 주에서는 노인센터에 활력의 기회를 주었다. 예를 들면, 준비중에 오하이오 노인국(2002)은 325개 노인센터와 그들의 서비스보다 더 많은 주의 복합적인 평가를 수행하였다. 그 후 노인 베이비붐 세대에게 호소하고 청사진에 포함된 권유를 벤치마킹하는 질 좋은 서비스를 제공하기 위하여 우선권을 확인하였다.

다양한 노인센터를 신청하고 있다. 일반적으로 그들은 노인센터의 신체 설비, 활동 그리고 서비스 위치 또는 참여를 기본으로 하여 분류하였다. 국가적으로 나타난 표본을 이용한 노인센터의 연구는 대부분의 노인센터들은 공간적인 문제 때문에 움직임에 제한이 있는 빌딩 사이에 위치하고 있다. 2/3는 다른 대행사이다. 프로그램 자원의 1/5보다 적은 것은 연방정부에서 지원하고, 대부분은 지방자치 또는 개인에서부터 지원된다. 대표적인 센터는 하루에 100명이 이용하고 매년 1,850명이 참여하고 있다. 가장 많은 참여자는 65~74이며 꽤 활동적이다. 대개 11개 활동과 16개 서비스는 노인센터에서 제공된다. 프로그램의 가장 빈번한 부분은 교육, 여가, 건강, 영양, 정보와 접근과 관련된 프로그램이다(Krout, 1994). 비참여자와 비교한 다른 연구는 노인센터 참여자들이 더 나이가 많고, 저수입의 경향이 있고, 고용력이 더 적었다. 그들은 더 사회적 접촉이 있고, 정신 건강이 더 좋고, 일상생활 제한이 적었다고 경험하였고, 다른 서비스와 더 많이 연결되었다고 제안하였다(Calsyn, Burger & Roades, 1996; Calsyn & Winter, 1999). 참여자의 개인적 특성은 경험에 영향을 미치고 노인센터 활동들에 효과를 받고 있다고 하였다(Turner, 2004).

최근 경향은 프로그램 발전을 확인하여왔다. 예를 들면, 많은 노인센터들은 가정에 음식을 배달하고 세대간 프로그램을 제공한다(Ohio Department of Aging, 2002; Wacker & Blanding, 1994). 그러나 노인센터 프로그램은 기본적으로 여가와 교육 또는 서비스의 두 가지 형태가 있다. 여가와 교육 프로그램에는 예술, 공예, 댄스, 영화감상, 최적의 건강활동과 여행이 포함될 수 있다. 서비스에는 상담, 정보와 소개, 고용 서비스, 식사, 법적 보조, 친근한 방문, 전화문안, 이동, 건강 검진과 복지가 포함된다.

급식 프로그램(Congregate Meal Programs)

급식 프로그램이 지지하는 연방정부의 힘은 1956년에 미국인들 사이에 연방음식 소비와 식사 수준에 대한 국가 연구로 성장되었고, 이것은 6~8만 노인이 식사가 부족하다는 것이 확인되었다. 이 문제를 해결하기 위해, 예비프로젝트는 동등한 사회적 상호작용을 촉진하기 위해 시설에서 영양 서비스의 적절한 배달을 계획하기 위해 자금을 지원하였다(Cain, 1977).

32개 실험은 전국적으로 4,000개 식사 프로그램으로 발전되었고, 노인복지법 기금을 통하여 지원되었다(U.S. Administration on Aging, 2003a). 이러한 프로그램의 목적은 다음과 같다.

> 미국 내 노인들, 특히 저소득층 노인들에게 더 나은 사회적인 그리고 재활관련 서비스를 받을 수 있는 각 지점들에서 체계적으로 저비용으로 영양 높고 질 좋은 식사를 제공해주는 데에 있다. 또한 이러한 프로그램으로 영양상태의 향상을 통해 노인들은 건강상태가 증진되어 소외감이 감소되어지고, 그들에게 남은 삶의 존엄성을 제공할 수 있다(*Fedral Register*, 1972, p. 16845).

법률에 의하면, 미국 노인복지법의 식사 프로그램은 반드시 그룹 단위의 모임에서 최소한 일주일에 5일 이상 따뜻한 식사를 제공하여야 한다. 2006년 재정에서, 미국 노인복지청에서는 다른 프로그램보다 큰 385만 3천 달러의 연방자금이 급식에 배정되었다. 가정에 배달하는 음식을 위해, 노인의 필요한 영양에 중점을 둔 43%의 대행사에 자원을 제공하였다(U.S. Administration on Aging, 2006). 이러한 지속적인 식사 프로그램의 중요성은 약 1만 6천 명에서 2만 명 노인이 부족한 음식에 대한 걱정을 안고 있는 것이 사실이다. 그럼에도 불구하고, 영양보조의 필요가 대부분의 노인과 정책지원에 적합한 프로그램은 이것에 참여하지 않는다. 이유에는 독립에 절충된 참여 또는 자선에 대한 오명이 있는 것처럼 보이고, 프로그램의 부족을 자각하는 것, 그리고 음식은 호소력이 없거나 특정한 음식이 맞지 않는 것이 포함된다(U.S. General Accounting Office, 2000). 급식의 이용자들은 대부분 저소득층이며, 건강상태가 좋지 않으며 일반적으로 다른 노인들에 비해 소외감의 정도가 심각한 경향이 있으며, 이러한 급식을 이용하는 이유는 사회화와 관련된 가장 일반적인 대답은 제공되어지는 식사를 얻을 수 있고, 규칙적인 식사를 보충하는 것이며, 이것은 그리 놀랄 만한 것은 아니다(Wacker, 1992; Wellman & Kamp, 2004). 더 특별하게, 최근 노인복지법 Title III 서비스 수급자에 대한 최근 연구는 급식의 주요 이용자는 혼자 살거나 75세 이상이며 빈곤 또는 빈곤에 가까운 노인이었다. 43%는 영양 위험이 높고 25%는 중간 정도로 위험하다. 58%는 급식으로 하루에 섭취하는 1/2 또는 그 이상을 공급받으며, 11%는 음식을 구입하기 위한 돈 또는 식권이 없다(Bauer, 2003).

노인주간보호 서비스(Adult Day Service)

노인주간보호 서비스는 장기간 관리를 필요로 하는 노인을 위하여 계획되었다. 하루에 어느 시간 동안 보호시설에서 서비스를 지원하고 건강, 사회의 배열을 제공하지만, 24시간 동안은 하지 않는다. 성인주간보호 서비스의 의향은 프로그램 참여자에게 서비스를 제공하고 만성질병 노인들도 가정에서 제공받을 수 있고 정식 간병인이 간호하지 않는 동안 일시적으로 제공받을 수 있고 간병인이 다른 일을 하는 동안 대리 관리를 제공해주는 것이다(Nadash, 2003). 노인주간보호 서비스의 개념은 그레이트브리튼 섬에서 도입되었다. 미국에서 첫 번째 센터는 1974년 Minninger Clinic에서 개설되었다. 노인주간보호 서비스는 1980년까지 느리게 성장하였다. 1979년에는 전국적으로 200개의 센터가 있었다. 현재는 평균 56달러의 비용으로 3,500개 센터에서 매일 150,000명이 서비스를 받고 있다. 센터의 78%는 비영리로 운영되었고, 74%는 사회사업기관 또는 전문 간병시설과 같은 큰 단체와 관계를 맺고 있다(National Adult Day Service Association,

2006). 대부분의 센터들은 도시에 위치하고 있고, 노인주간보호 서비스가 없는 시골 노인들이 떠나고 있다. 간병인의 상대(2003)에서는 나라의 도시 분분에서 약 4,000개를 포함하여, 약 5,400개 보다 더 많이 부가적인 센터가 필요할 것이라고 예측하였다. 노인주간보호 서비스 모델은 다음과 같이 제시되었다.

- 의학모델: 병원 또는 양로원의 후원이 있고 재활과 건강 서비스를 강조한다.
- 사회모델: 사회사업기관과 관계를 맺고 여가, 영양과 기능 유지를 강조한다.
- 특수목적모델: 치매 또는 정신질환처럼 특정 문제가 있는 노인을 대상으로 하며, 질환-전문 중재, 그리고 안전하게 참여하는 것에 중점을 둔다.

치매 전문센터의 조사에서, 25%는 의료모델이고, 17%는 사회모델이며, 나머지는 의학과 사회 서비스의 복합모델이다(Cox & Reifler, 1994; Reifler, Henry, Sherril, Asbury & Bodford, 1992).

노인주간보호 서비스는 국민의료보조, 노인복지법, 사회사업 포괄보조금, 미국자선단체, 지방정부 그리고 개인 자금과 같은 다양한 자원을 통해 자금이 자원된다. 센터의 다수에서는 활동, 운동, 식사, 사회 서비스, 이동, 교육, 개인관리, 간호 서비스, 재활치료, 의학 관리와 의학적 관리와 같은 서비스 유형을 제공한다("Top ADC services, activities are identified," 2001)(그림 19-3).

센터는 대부분 하루에 8시간 또는 그 이상 주중에 운영한다. 그들은 대표적으로 직원과 자원봉사자에게 임금을 지불하고 하루에 25명의 참여자에게 서비스를 제공한다. 대부분의 센터소장에, 대부분 직원의 위치는 소장, 간호사, 보조자 그리고 사회복지사로 활동한다("Straight from our survey. How do you measure up?," 2001). 게

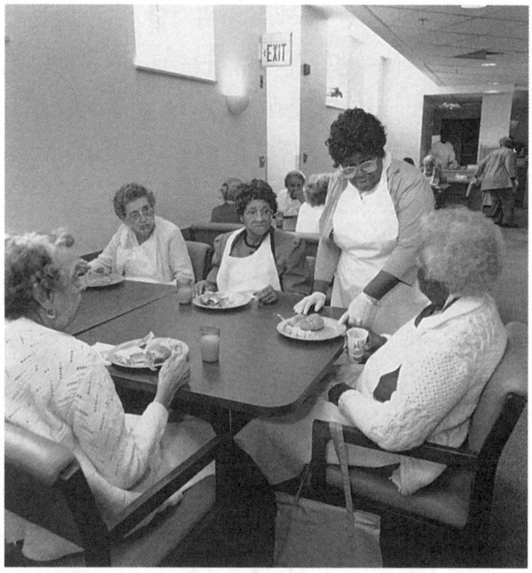

그림 19-3 노인 주간 서비스는 보호시설에서 계획된 프로그램을 통하며 기능손상 노인에게 효과를 준다 (Courtesy of the Benjamin Rose Institute, Cleveland. Ohio).

다가 전반적인 센터 이용자는 76세 여성 노인이며, 또 다른 사람과 함께 살고 있는데(대개, 다 큰 자녀나 배우자), 모두 기능적이거나 인지적 문제를 지니고 있다(Reifler, Henry & Cox, 1995). 노인주간보호 서비스에 대한 고객 만족도는 이용자나 서비스 제공자 모두 그 만족도의 정도가 매우 높은 장점이 있다(Baumgarten, Label, LaPrise, LeClerc & Quinn, 2002; Jarrott, Zarit, Parris-Stephens, Townsend & Greene, 1999). 그러나 이 서비스는 이용자들의 신체건강이나 정신건강 상태에 영향을 준다는 뚜렷한 조사 결과를 보여주지 못한다는 점도 가지고 있다(Gaugler & Zarit, 2001).

부양하기(Someone to Care)

Ruth는 81세 노인이며 심장질환, 폐기종과 관절염과 같은 다양한 건강문제가 있다. 그녀는 몇 가지 약물치료를 받고 있으며, 정기적으로 치료사의 방문 서비스를 받고 있으며, 그녀의 조카인

Jim으로부터 이동과 보조 서비스를 받고 있는 상태였다. 그녀는 생활과 활동하는 데 큰 문제는 없었지만, 일상적인 일들이 점점 더 힘들어지고 밖으로 나가는 일이 줄어들고 있는 상태이다. 열악한 건강상태로 그녀는 더욱 더 집에 있게 되고, 격리되고, 우울하게 되었다. 그러나 Jim의 행동이 더욱 신경쓰이게 느껴지기는 하지만, 그녀는 단지 조카와 살고 있다. 최근에 실직하였고, 습관적인 음주 문제가 있었다. Jim은 Ruth로부터 재정적인 도움을 기대했지만, 그녀의 수입이 800달러보다 적어 거의 여유가 없었다. 이 시기에 Jim은 고집스럽게 되었고, 한 번은 그녀가 그에게 돈을 주지 않는다고 부엌칼로 위협하였다. 또한 Jim은 Ruth의 신용카드를 훔쳐 사용했는데, 은행으로부터 신용불량자가 되기 전에 그의 빚이 4,000달러정도였다. 게다가, Jim은 그녀의 돈을 너무 많이 사용하였고, Ruth는 집세와 법인세로 인하여 파산지경에 이르렀다. Ruth는 현재 15년 된 아파트에서 쫓겨난 상태이고 장래는 더욱 불안하였다.

이러한 경우 다양한 보호 서비스가 존재하는데 간단히 말하면 Ruth처럼 고령의 노인을 위해서 "누군가 보호하기(someone cares)"를 제안할 수 있다. 총괄적으로 이들 서비스는 규칙적인 만남 또는 감정적 지원, 안내와 보호와 같은 3가지 의도를 가지고 있다. 많은 지원 서비스는 표 19-3에서 확인할 수 있다. 여기에는 그 서비스들이 영향을 줄 수 있는 주요한 문제와 그와 관련된 장치에 대해 설명하였다. 그러나 노인학대의 문제점을 처리하는 데 있어 그 자체의 중요성 때문에 하나의 서비스는 따로 떼어 다룰 필요가 있다.

표 19-3 노인을 위한 지원 서비스

서비스	설명	제기된 문제의 유형	조정
친숙한 방문	규칙적인 교제와 활동	혼자이며 사회접촉이 거의 없고 집에만 있는 사람	노인센터의 직무, 노인사무소, 또는 종교 시설
전화로 안부하기	도움을 위해 필요를 점검하기 위해 사전 조정 전화	위험이 있고 사회접촉이 거의 없고 만성 건강문제가 있는 집에만 있는 사람	노인센터의 직무, 노인사무소, 또는 종교 시설
응급반응 시스템	도움이 요구하는 반응센터를 변경하기 위한 장비	건강문제가 있는 사람은 즉각적인 집중과 접촉의 다른 의미를 통해 포함되는 불능이 필요할 수 있다.	개인 사업 또는 건강관리 협회의 유료 서비스
재정관리	청구서를 포함한 매일의 자금 문제의 도움	신체 또는 인지 제한이 있는 사람은 가정에서 자금을 관리할 수 없다.	회계법인의 직무, 사회서비스 기관, 또는 대리인
법적 서비스	법적 문제에서 상담 또는 도움	노인의료보험 또는 사회보장, 또는 의지, 유언과 집 문제에 도움을 주는 것과 같은 정부 프로그램에서 자격에 관한 지지 또는 대변이 필요한 사람	법적서비스 법인 기관, 법적 직통전화, 또는 개인 시설에서 노인 법 대변인
상담	감정 또는 중독 문제를 위한 치료	최근 외상 또는 상실로 인한 불안 또는 우울을 표현하는 사람 또는 지속적인 약물 문제가 있는 사람	지역사회 정신건강센터, 사회 서비스기관, 약물치료센터와 개인 시설의 전문가들의 활동

노인보호 서비스
(Adult Protective Services)

Ruth가 어떠한 부양 서비스를 받으면 효과가 있는지 이 부분에 대하여 설명할 것이다. 지역노인센터로부터 우호적 방문사업(friendly visiting)은 자원봉사자와 규칙적으로 만남의 기회를 준다. 전화안부 서비스(telephone reassurance)는 예정된 전화에 그녀의 응답이 없다면 그녀의 안녕을 점검하기 위해 누군가에게 주의를 주게 된다. 응급응답장치는 Ruth가 낙상을 경험하였을 때, 즉각적인 도움을 줄 수 있게 해줄 것이다. 신용자의 거래와 계산서의 지불 등의 재정적 관리 측면으로도 그녀를 도와주는 방법이 될 것이다. 법률에 관한 서비스는 그녀가 쫓겨나지 않도록 미리 손을 쓸 수 있도록 도와줄 수 있을 것이다. 마지막으로 상담 서비스가 있는데 이는 Ruth의 불안정한 정서상태와 우울증 문제를 해결해줄 수 있도록 가능하다면 집에서 수행하는 것이 좋다. 그러나 위에서 설명한 보호 서비스를 모두 제공하더라도, Ruth는 Jim 때문에 추가적인 서비스의 도움을 필요로 할 것이다. 정신학대의 피해자와 재정적 갈취의 희생으로 Ruth는 노인보호 서비스 중재를 요구하였다.

노인보호 서비스는 노인의 위험한 상태에서 손상당할 위험이나 손상을 입었을 때, 현재 상태에 법적 권한을 가능한 한 사용하고, 서비스의 배치를 규정지을 수 있다(Byers, Hendricks & Wiese, 1993; Collins, 1982). 국제 노인보호서비스협회에 따르면, "이러한 서비스는 치료를 받지 못하고 제외되고, 그들을 스스로 보호하지 못하고, 누구도 그들을 도와주지 못하는 장애가 있는 사람과 노인에게 제공하는 것"이라고 하였다(Teaster, Dugar, Mendiondo & Otto, 2005, p. 9). 1960년대 후방에 시작한 노인보호 서비스는 광범위하게 노인학대를 치료하고 예방하기 위한 것이 주된 의미이다. 가까운 위치마다 노인학대 보호 서비스를 통해, 다른 사람으로부터 무시당하고, 학대받는 노인들을 조사하고, 사회적 서비스의 공적 부분에서 법적인 위임을 통하여 영향을 미치도록 하였다(Anonymous, 2002). 보고서 수령과 조사내용에 덧붙여 노인보호 서비스는 다음과 같은 세 가지를 포함하고 있다.

1. 고객 상태와 서비스 요구에 대한 **평가**
2. 더 많은 유해를 예방하거나 유해에 대한 적합한 서비스를 준비하고 협조
3. 학대하는 가해자를 위한 형사상 범죄자나 정신적 무능력 노인을 위한 대리인의 형태에서 지시를 할 때의 법적 중재의 획득 (Anetzberger, 2002)

노인보호 서비스는 주로 주정부와 지방정부 기금처럼 사회 서비스 포괄보조금 서비스(Social Service Block Grant)(사회보장법 Title XX 전에)의 지원을 받는다. 평가 연구는 노인학대를 완화시키는 데에는 노인보호 서비스의 효과적이지 않다고 하였다(Fulmer & Anetzberger, 1995). 게다가, 이런 간접 중재양식에 대한 실망이 넓게 확장되고 있다. 실망의 한 부분은 노인보호 서비스 기관이 사례를 선택하는 것이 가능하지 않고 다른 단체들이 다루지 않는 것들을 제공받는 이유로, 비현실적인 기대 때문일 수 있다(Quinn & Tomita, 1997). 또 다른 부분은 노인보호 서비스를 위한 정부 자금이 점차 감소되고 있다는 보고와 더불어 노인학대가 증가된 것을 반영할 수 있으며, 이 일에서 심지어 법률상의 요구를 이행해야 되는 곤경에 빠진 사람들의 경우 떠나게 되며, 따라서 심리적으로 충분한 서비스를 제공받지 못할 것이고 그에 따른 오랜 악습이 재현되어 나타날 것이다(Otto & Bell, 2003). 마지막으로, 몇 몇 노인 학대 상황은 노인이 위험 속에서 사는 것을 선택하고 정신적 능력이 있고 이러한 결정을 하는데 올바른 법이 있기 때문에 만족스럽게 해결되지

표 19-4 삶의 후반에 더 지원적인 가정

이름	설명
가정 개조	욕조 추가 손잡이, 문 손잡이 레버, 그리고 입구에 경사와 같이 개인의 변화된 신체 요구에 적합하게 거주지에 적응
가정 내후성 프로그램	코오킹 창문을 측정하는 것처럼 거주지에 에너지 변화를 증진시키기 위해 수입 적격 지침에 맞게 이용할 수 있는 보조
가정 맞춤 서비스	집을 찾는 사람에게 집을 연결해주고, 부가수입이 있는 집주인, 동료를 지원해주거나, 일을 도와주는 프로그램
주택 공제	자격이 있는 노인 또는 장애가 있는 주인을 위해 적합한 세금을 감소해주는 정부 프로그램
이용 또는 에너지 보조	난방, 냉방과 다른 직접 보조의 비용, 신용을 통한 다른 이용, 지불 연기와 할인을 관리하기 위해 저소득인 사람이 이용할 수 있는 다양한 프로그램
가정 자본 전환	팔거나 이동하는 것을 요구하지 않고 수입의 잔원에 집의 자본 가치를 전환하고, 비용 또는 구입 서비스에 맞게 매달 점검하는 유형으로 대금을 주인에게 지불하고, 자신이 사망하거나 움직일 때 집을 팔아 대출금을 다시 지불하는 역대출
가정 유지와 수리	깨어진 창문의 수리와 새로운 미장공사와 같이 수리하고 유지하는 것을 제공하는 프로그램
임대보조	소득 자격인, 개인 소유 주택에서 살고 임대를 위해 주택의 백분율을 계획하여 지불하고, 국소 주택관리 프로그램을 위한 연방과 주 프로그램

않을 수 있다. 노인 학대와 노인보호를 위한 전략에 대한 더 많은 정보는 25장을 참고하라.

생활 장소(Someplace to Live)

Tom과 Marry는 세 딸을 기르고 둘 모두 퇴직하는 동안 53년 동안 현재 집에서 살고 있다. 그들은 잘 지내고 있다. 큰 대도시지역 주변에 정착하고 살았으며, 그 집은 그들의 필요한 변화에 즉시 적응하도록 모든 형태를 갖추고 있었다.

그 형태는 오래가지 못하였다. 과거 Tom은 뇌졸중을 겪었고 Mary는 넘어져서 엉덩이가 골절되었다. 지금은 운동성에 손상이 있고 들고 과도한 작업을 할 때에는 도움이 필요하며, 그들은 두 가지 문제 때문에 보행이 불가능해졌다. 큰 집과 정원을 유지하는 것은 무리한 것이며, 도움에 대한 관리 치료비를 내는 것도 어렵게 되었다. 다시 말해, 그 지역은 변화를 시작하였다. 가까운 이웃의 친구들도 이사하였거나 사망하였으며, 그리고 사건과 관계되어 최근 자택 근처의 몇 개의 부동산이 변화되어 갔다. 그래서 첫 번째로 Tom과 Marry가 이사하는 것을 생각하였다. 현재 그들이 거주하는 곳에 남아 있을 수 있게 하는 가정관리와 지원 서비스는 표 19-4에서 확인할 수 있다. 그러나 Tom과 Marry는 주거편의시설을 이용할 수 있는 곳으로 이사하기를 원한다.

미국 노인의 95%는 지역사회 시설에서 거주하며, 나머지 5%는 요양원과 다른 시설에 거주하고 있다. 노인(예, 85세 이상의 67%)의 77%는 자신의 집이 있다(Pynoos & Golant, 1996). 지역사회시설의 노인들의 약 5%가 집에 지원 서비스를 제공하는 것처럼 다양한 유형이 계획된 집에서 살고 있다.

노인의 약 22만 명 정도는 세대주로서 80%가 자신의 집이 있고 20%는 임대인으로 살고 있다(U.S. Administration on Aging, 2003b). 54%의 노인은 배우자와 함께 살고 있고, 30%는 혼자 살고 있다(Federal Interagency Forum on Aging-Related Statistics, 2004). 노인의 10명 중 4명은 20년 이상 현재 집에서 살고 있으며, 10명 중 8명은 이사하지 않고 그곳에 거주하기를

표 19-5 노인을 위한 주택 선택

이름	설명
원룸 차용	주방이 없고, 욕실이 분리되어 있고, 간단한 가구가 있는 방 또는 빈민가 호텔에서 적은 비용으로 하숙
공영주택	고층 아파트와 연립주택을 포함한 소득 자격인을 위한 정부보조주택
ECHO 주택	작고, 독립되어 있고, 독신가정 근처에 위치한 이동할 수 있는 거주지인 노인용 에코하우징, 대개 성인 자녀의 집 근처에 노인 부모를 위한 독립적 거주지 제공
병설 주택	개인적인 잘 수 있는 공간, 주방, 욕실, 그리고 현관이 구별되어 있는 독신 가정 내 구역에서 독립된 생활을 함.
양로공동주택	함께 거주하고, 공동 공간을 나누고, 가사유지를 위해 자원을 공동으로 하고, 직원 지지와 독립 협회나 정부기관이 후원
집합주택	제한된 서비스와 하루에 한번 음식을 제공하고, 최소 보조를 필요하고 지속적인 관리, 개인관리 또는 간호가 필요 없는 사람을 위한 계획된 퇴직 시설의 개인 아파트
양로원	신체적 또는 정신적 손상으로 혼자 살 수 없는 사람을 위해 보호 환경, 음식과 개인관리를 제공하는 유료 거주지
의존형 주택	규칙적인 도움은 필요하지만 지속적인 의료 또는 간호관리는 필요하지 않는 사람을 위한 하루에 세 번 식사, 감독, 개인관리, 건강 서비스, 이동과 사회적 활동을 제공하는 계획된 거주시설 내 단체
지속적 관리 퇴직 지역사회	한 장소에서 장기간 동안 여가 프로그램과 다양한 지원 서비스처럼 간호관리에 독립적 가정처럼 주택 선택의 범위를 제공하는 계획된 거주 조정

원한다(AARP, 2003). 미국 노인들은 1/2보다 적게 주택 주거환경을 변화시키려 하고, 사람들이 이사하여, 새로운 도시에 막대한 대다수가 남을 것이라고 하였다(Haas & Serow, 2002).

Tom과 Marry를 위해 편의시설이 많은 집을 선택하고자 할 것이다. 게다가, 최근에는 노인주택을 사려고 하는 붐이 있었으므로, 천천히 선택하려 할 것 같지는 않다. 이것은 75세 이상의 노인 주거문화의 몇몇 성장 요인으로 촉진되었으며, 그것은 노인들과 함께 노인증상의 가능성이 많이 나타나기 때문에 선택적인 주거시설을 받아들임으로 살아가는 것을 돕게 해주며, 간병인에 관한 이용도 적어질 것이다. 그리고 그 보호비용은 장기간 지속적으로 증가할 것이다.

노인들이 이용할 수 있는 주거편의시설의 주요 유형은 표 19-5에 설명하였다. 근본적으로, 주택 편의시설은 수많은 요인들을 검토하여야 하며, 노인의 손상정도를 포함하여 시설물 배치형태를 확인하고, 금융상의 지원, 사회 지원, 사람들의 관심, 그리고 장기간 사용 등도 고려되어야 할 것이다. 게다가, "주택(home)"에 대한 의미는 중요하며, 개개인이나 노인에게 특별한 주거편의시설이 재배치되도록 충분한 계획이나 변화에 대한 긍정적인 도움을 줄 만한 계획이 준비되어야 하며, 그 이후에 새로운 거주가 적응되어야 할 것이다.

작업치료의 의미
(Implication for Occupational Therapy)

작업치료사들은 공동체 기반관리에 중요한 역할을 하고 있다(Scaffa, 2001). 다른 관리 부분에서 참된 것처럼, 중요한 만족은 개인이 가장 가치 있다고 하는 부분의 수행에서 기능을 유지하고 증진시키는 것이 중요한 만족감이다. 전략들에는 다음을 포함하고 있다.

1. 수행 기술: 지역사회 자원과 안전에 대한 교육의 준비는 자기관리를 유지하고 중요한 역할을 맡을 수 있게 하는 능력을 증진시킬 수 있다.
2. 증진된 배경: 안전성의 평가와 지원 서비스와 자원의 확인은 그들이 원한다면 지역사회

에서 남아있을 수 있고 수행을 증진시킬 수 있다.

3. 삶의 질을 좋게 하거나 유지시키는 것: 의미 있는 직업을 확인하기 위하여 지역사회에서 노인을 돕는 것은 삶의 질을 크게 증가시키고, 이것은 이들이 정상적인 삶의 과정 또는 감소된 능력 때문에 모두가 감소하는 것에 익숙해져 있기 때문이다.

사실, 매일 직업에서 수행되는 것에 중점을 두는 작업치료 중재를 위한 가장 자연스러운 부분이 지역사회라는 것에 동의하여왔다(Scaffa, 2001). 이용할 수 있는 서비스는 광범위하지만, 노인들은 협조의 부족으로 인하여 주로 혼란을 느낀다. 작업치료사들은 잠재적인 기능 문제 또는 현재 확인된 부분에 직업수행의 복합적인 재검토를 선택할 수 있고 가장 길게 가능한 기간 동안 수행을 유지할 수 있는 전략을 발전시키는 데 도움을 줄 수 있다.

■ 요약(Summary)

고령화 사회에서 노인 개개인의 자아성취감과 복지를 증진시킬 수 있는 서비스의 요구는 증가되고 있다. 이러한 서비스를 통해 가족이나 친구가 아닌 정규 관리제공자나 주거편의 시설 등에서 도움을 얻게 된다. 노인들에게 그들이 해야 할 일들, 보호해줄 사람, 그리고 살 수 있는 주거 공간 등을 제공하는 것에서 여러 다양한 서비스를 제공해주기 위해 광범위한 공동체 기반 서비스의 구성 확대가 최근 수십 년 간 이루어져 왔다.

지난 30년은 노인에게 서비스 전달은 함에 있어 전에 없던 모델 구성과 그에 대한 실험의 시기라고 생각된다. 공공기금과 개인 기부금의 지원이 이러한 노력의 자원으로 사용되고, 학자와 이 분야 종사자들은 스스로 이에 대한 개혁자가 되기를 꺼려하지 않았다. 그러나 불행하게도 이런 프로그램에 대한 평가 결과가 일관되지 않게 나타났다. 장차 앞으로 이 프로그램이 발전하게 될 분명한 방안이 아직까지 제시되지 않고 있는 실정이다. 여기에는 어느 정도 문제가 있는 것이 사실이며, 이는 베이비붐 세대에 태어난 이들이 그들 전 세대인들과는 관심사와 그들의 노인시기의 요구사항이 매우 다르다는 것이다. 예를 들면, 이들 노인세대들은 대개 노인센터에 참여하고, 그 다음은 종교단체와 일반 건강관리 센터에서 참여를 더 좋아한다. 이 세대는 학대와 경시의 가능성이 있을 때, 노인보호 서비스에 의해 중재받기가 더 쉽다. 그 다음은 개인의 사생활 보호와 외부단체에 의해 침해받지 않을 권리를 위해 합법적인 조치를 취할 가능성이 높다.

세대 앞으로도, 몇몇 공동체 기반 서비스가 남아있을 것이다. 이러한 것은 개인의 세대의 특징을 능가하는 능력과 필수적인 요구를 할 수 있게 하는 것에 성공적일 수 있다는 것을 보여준다. 다른 공동체 기반 서비스들은 변화되고 새로운 세대에 적응할 것이고, 아직까지 다른 것들은 서비스와 거주 편의시설들이 대신할 것이다.

이런 의미에서, 이 장의 끝에서는 *The Tibetan Book of Living and Dying*에서부터 인용된 것은 "나는 나 자신에게 가끔 묻곤 한다", "왜 그런 모든 것들이 변하는 것인가" 그리고 누군가가 나에게 대답하길, 그게 바로 삶이 어떤 것인지 말하는 것이다"이다(Rinpoche, 1992, p. 25).

사례 연구(Case Study)

Marge는 69세이며 수년 동안 그녀의 아파트에 혼자 살고 있다. 그녀는 독신이다. 무남독녀이며, 수년 전에 그녀의 부모는 사망하였다. 작년에 퇴직하기 전까지는 Marge는 작은 상가에서 판매사원으로 일하였다. 관절염으로 오랜 시간 동안 서 있기 힘들게 되었고, 청력감퇴로 고객이 말하는 것을 듣기 어렵게 되었다. 아직까지, Marge는 퇴직한 것을 싫어하고 있다. 그녀는 작은 보수를 받더라도, 일하면서 하루 종일 사람들과 함께 있는 것을 항상 즐겼다. 지금은 그녀 자신이 혼자이며 쓸모 없고 어떤 일에도 흥미가 없으며, 우울하다는 것을 발견하였다. 게다가, 빈약한 사회보장으로는 Marge는 임대, 음식과 다른 필요품을 이용하기에 충분한 돈은 아니다.

질문(Questions)

1. Marge의 관심은 무엇이라 생각되는가?
2. 그녀가 필요를 평가하기 위해 필요한 부가적인 정보는 무엇인가?
3. 이러한 상황에서 도움이 되는 공동체 기반 서비스는 무엇인가?

복습 문제(Review question)

1. 관리의 연속이란 무엇인가?
2. 노인에게 서비스의 이용에 미치는 영향은 무엇인가?
3. 서비스 장애의 4단계를 확인한다. 이러한 장애를 극복하기 위한 선택하는 측정법은 무엇인가?
4. 지역사회 자원을 유용하게 개인에게 연결하는 방법은 무엇인가?
5. 노인을 위한 자원봉사의 기회와 직업을 제공하기 위해 재정적으로 지원하는 프로그램은 무엇인가?
6. 학회, 지역사회와 가정과 같은 장소에서 노인을 위하여 포함된 학습 선택을 설명하라.
7. 노인센터와 노인주간 보호 서비스를 비교하라.
8. 노인보호 서비스의 목적은 무엇인가?
9. 규칙적인 만남, 감정 도움 또는 안내를 제공하는 노인을 위한 지원 서비스의 목록을 작성하라.
10. 현재 노인들이 생활하는 편의 시설물을 그들의 장애에 더욱 편하고, 더욱 좋고, 더욱 여유 있도록 무엇을 변화시킬 수 있나?
11. 노인들이 거주하는 다양한 주거편의 시설물을 확인하다. 그들이 이용할 수 있고 지역적으로 사용하는 것은 무엇인가?
12. 지역사회에서 제공하는 관리에서 작업치료사들을 위한 역할을 설명하라.

웹 기반 자료(Web-Based Resources)

공동체 기반 서비스의 경험에 관한 유용한 정보:

www.aarp.org, **AARP**, date connected June 4, 2007. AARP has an array of links and information items for consumers and their families. AARP is the largest self-help and advocacy organization for older adults in the United States.

www.aoa.dhhs.gov, **U.S. Administration on Aging**, date connected June 4, 2007. The U.S. Administration on Aging site includes a vast array of information and resources both for professionals and consumers. It provides information about available services, sources of payment, and other critical concerns, as well as numerous links to other sites.

www.eldercare.gov, **Eldercare Locator**, date connected June 4, 2007. A government-sponsored site that provides valuable information for individuals and professionals seeking services.

참고문헌(References)

AARP. (1998). *America's changing work force: Statistics in brief.* Washington, DC: Author.

AARP. (2003, May). *These four walls ... Americans 45+ talk about home and community.* Washington, DC: Author.

Adler, R. P. (2004, July–August). The volunteer factor. *Aging Today, 5,* 10.

Aguilera, E. (1992). *Meeting the needs of Hispanic elderly: Hispanic service providers' perspectives.* Washington, DC: National Council of La Raza.

Almvig, C. (1982). *The invisible minority: Aging and lesbianism.* New York: Utica College of Syracuse University.

Anderson, R. (1995). Revisiting the behavioral model and access to medical care: Does it matter? *Journal of Health and Social Behavior, 36*(1), 1–10.

Anderson, R., & Aday, L. (1978). Access to medical care in the U.S.: Realized and potential. *Medical Care, 16,* 533–546.

Anetzberger, G. J. (2002). Adult protective services. In D. J. Ekerdt (Ed.), *Encyclopedia of aging.* New York: Macmillan Reference USA.

Anetzberger, G. J., Ishler, K. J., Mostade, J., & Blair, M. (2004). Gray and gay: A community dialogue on the issues and concerns of older gays and lesbians. *Journal of Gay & Lesbian Social Services, 17*(1), 23–45.

Anetzberger, G. J., Korbin, J. E., & Tomita, S. K. (1996). Defining elder mistreatment in four ethnic groups across two generations. *Journal of Cross-Cultural Gerontology, 11,* 187–212.

Anonymous. (2002). Protecting older Americans: A history of federal action on elder abuse, neglect, and exploitation. *Journal of Elder Abuse & Neglect, 14*(2/3), 9–31.

Atchley, R. C. (2000). *Social forces and aging: An introduction to social gerontology* (9th ed.). Belmont, CA: Wadsworth Thomson.

Bass, D. M., Looman, W. J., & Ehrlich, P. (1992). Predicting the volume of health and social services: Integrating cognitive impairment into the modified Anderson framework. *The Gerontologist, 32,* 33–43.

Bauer, C. (2003). *Highlights from the pilot study: First national survey of Older Americans Act Title III service recipients—Paper no. 2.* Retrieved November 11, 2004, from www.gpra.net/surveys/2ndhighlights.pdf.

Baumgarten, M., Lebel, P., LaPrise, H., LeClerc, C., & Quinn, C. (2002). Adult day care for the frail elderly: Outcomes, satisfaction, and cost. *Journal of Aging and Health, 14*(2), 237–259.

Behney, R. (1994, Winter). The aging network's response to gay and lesbian issues. *Outword: Newsletter of the Lesbian and Gay Aging Issues Network,* p. 2.

Behney, R. (1995, September/October). Research: Gauging the aging network's response.*Aging Today,* p. 8.

Berger, R. M. (1996). *Gay and gray: The older homosexual man* (2nd ed.). New York: Harrington Park Press.

Berkshire, J. C. (2005, June 6). Tapping older volunteers. *Chronicle of Philanthropy.* Available at: http://www.philanthropy.com/free/articles/v17/i17/17004201.htm. Accessed April 6, 2008.

Biegel, D. E., & Farkas, K. J. (1989). *Mental health and the elderly: Service delivery issues.* Cleveland, OH: Western Reserve Geriatric Education Center.

Biegel, D. E., Farkas, K. J., & Wadsworth, N. (1992). Social service programs for older adults and their families: Service use and barriers. In P. K. H. Kim (Ed.), *Services to the aging and aged: Public policies and programs* (pp. 141–178). New York: Garland Press.

Biegel, J. (2001, July–August). Business, labor explore growing need for older workers. *Aging Today,* p. 13.

Binstock, R. H. (2005). The contemporary politics of old age policies. In R. B. Hudson (Ed.), *The new politics of old age policy* (pp. 265–293). Baltimore, MD: Johns Hopkins University Press.

Black, J., & Mindell, M. (1996). A model for community-based mental health services for older adults: Innovative social work practice. *Journal of Gerontological Social Work, 26*(3/4), 113–127.

Bourke-Taylor, H., & Hudson, D. (2005). Cultural differences: The experience of establishing an occupational therapy service in a developing community. *Australian Occupational Therapy Journal, 52,* 188–193.

Brown, L. D. (2003). Comparing health systems in four countries: Lessons for the United States. *American Journal of Public Health, 93*(1), 52–56.

Byers, B., Hendricks, J. E., & Wiese, D. (1993). An overview of adult protective services. In B. Byers & J. E. Hendricks (Eds.), *Adult protective services: Research and practice* (pp. 3–31). Springfield, IL: Charles C Thomas.

Cahill, S., South, K., & Spade, J. (2000). *Outing age: Public policy issues affecting gay, lesbian, bisexual, and transgendered elders.* New York: Policy Institute of the National Gay and Lesbian Taskforce.

Cain, L. (1977). Evaluative research and nutrition programs for the elderly. In J. E. O'Brien & G. F. Streib (Eds.) *Evaluative research on social programs for the elderly* (DHEW Publication No. 77-20120). Washington, DC: U.S. Government Printing Office.

Calsyn, R. J., Burger, G. K., & Roades, L. A. (1996). Cross-validation of differences between users and non-users of senior centers. *Journal of Social Service Research, 21*(3), 39–56.

Calsyn, R. J., & Winter, J. P. (1999). Who attends senior centers? *Journal of Social Service Research, 26*(2), 53–69.

Cantor, M. H. (1991). Family and community: Changing roles in an aging society. *The Gerontologist, 31,* 337–346.

Cho, P. J. (1998). Awareness and utilization: A comment. *The Gerontologist, 38,* 317–319.

Cimarolli, V. R., Reinhardt, J. P., & Horowitz, A. (2006). Perceived overprotection: Support gone bad? *Journal of Gerontology: Social Sciences, 61B*(1), 518–523.

Collins, M. (1982). *Improving protective services for older Americans: A national guide series. Social worker role.* Portland, ME: University of Southern Maine.

Connolly, L. (2002). Long-term care issues for LGBT older adults. *Healthcare and Aging, 9*(3), 5.

Coulton, C., & Frost, A. K. (1982). Use of social and health services by the elderly. *Journal of Health and Social Behavior. 23,* 330–339.

Cox, N. J., & Reifler, B. V. (1994). Dementia care and respite services program. *Alzheimer's Disease and Associated Disorders, 8*(3), 113–121.

Davey, A., Femia, E. E., Zarit, S. H., Shea, D. G., Sundstrom, G., Berg, S., et al. (2005). Life on the edge: Patterns of formal and informal help to older adults in the United States and Sweden. *Journal of Gerontology: Social Sciences, 60B*(5), S281–S288.

Day, C. L. (1998). Old age interest groups in the 1990s: Coalition, competition, strategy. In J. S. Steckenrider & T. M. Parrott (Eds.), *New direction in old-age policies* (pp. 131–150). Albany: State University of New York.

Deimling, G. T., Bass, D. M., Townsend, A. L., & Noelker, L. S. (1989). Care-related stress: A comparison of spouse and adult child caregivers in shared and separate households. *Journal of Aging and Health, 1,* 67–82.

Diwan, S., & Coulton, C. (1994). Period effects on the mix of formal and informal home care used by urban elderly. *Journal of Applied Gerontology, 13*(3), 316–330.

Dong, X. (2005). Medical implications of elder abuse and neglect. *Clinics in Geriatric Medicare, 21,* 293–313.

Dychtwald, K., & Kadlec, D. (2005). *The power years.* Hoboken, NJ: John Wiley & Sons.

Eaton, S. C. (2005). Eldercare in the United States: Inadequate, inequitable but not a lost cause. *Feminist Economics, 11*(2), 37–51.

Federal Interagency Forum on Aging-Related Statistics. (2004). *Older Americans 2004: Key indicators of well-being.* Hyattsville, MD: National Center for Health Statistics. *Federal Register* (1972, August 19). *37*(162), 16845.

Fischer, L. R., & Schaffer, K. B. (1993). *Older volunteers: A guide to research and practice.* Newbury Park, CA: Sage.

Fulmer, T., & Anetzberger, G. J. (1995). *Knowledge about family violence interventions in the field of elder abuse: Background paper for the Committee of the National Research Council and Institute of Medicine.* Unpublished manuscript.

Gallagher, S. K. (1994). Doing their share: Comparing patterns of help given by older and younger adults. *Journal of Marriage and the Family, 56,* 567–580.

Gaugler, J. E., & Zarit, S. H. (2001). The effectiveness of adult day services for disabled older people. *Journal of Aging & Social Policy, 12*(2), 23–47.

Gelfand, D. E. (1993). *The aging network: Programs and services* (4th ed.). New York: Springer.

Goldschmidt, J. (1998). *Policy issues facing GLBT seniors: An overview of the issues.* Washington DC: Policy Institute.

Grant, A. (2003, September 2). Americans working longer or working after retirement. *Plain Dealer,* pp. C1, C3.

Grant, A. (2006, February 8). Work pushing away retirement. *Plain Dealer,* pp. C1, C5.

Greene, V. L., & Monahan, D. (1984). Comparative utilization of community-based long-term care services by Hispanic and Anglo elderly in a case management system. *Journal of Gerontology, 39,* 730–735.

Greenfield, E. A., & Marks, N. F. (2004). Formal volunteering as a protective factor for older adults' psychological well-being. *Journal of Gerontology: Social Sciences, 59B*(5), S258–S264.

Haas III, W. H., & Serow, W. J. (2002). The baby boom, amenity retirement migration and retirement communities: Will the golden age of retirement continue? *Research on Aging, 24*(1), 150–164.

Harbert, A. S., & Ginsberg, L. H. (1990). *Human services for older adults: Concepts and skills* (2nd ed.). Columbia, SC: University of South Carolina Press.

Harris, D. (2003, July–August). Simple justice: The inside story of the biggest age bias in U.S. history. *AARP Magazine,* pp. 64–70.

Hartman, A., & Laird, J. (1998). Moral and ethical issues in working with lesbians and gay men. *Families in Society: The Journal of Contemporary Human Services, 79,* 263–276.

Hearle, P., Prince, J., & Rees, V. (2005). An exploration of the relationship between place of residence, balance of occupation and self-concept in older adults as reflected in life narratives. *Quality in Ageing, 6*(4), 24–33.

Hollis, V., Madill, H., Darrah, J., Warren, S., & Rivard, A. (2006). Canadian therapists' experiences of community-based rehabilitation services. *International Journal of Therapy and Rehabilitation, 13*(1), 7–14.

Horowitz, A. (1977). Social networks and pathways to psychiatric treatment. *Social Forces, 56,* 86–105.

Hudson, R. B. (2002). *People of color and the challenge of retirement security.* Public Policy & Aging Research Brief. Washington, DC: National Academy on an Aging Society.

Hyde, J. C., & Torres-Gil, F. (1991). Ethnic minority elders and the Older Americans Act: How have they fared? *Generations, 15*(3), 57–61.

Independent Sector. (1998). *America's senior volunteers.* Washington, DC: Author.

Jarrott, S. E., Zarit, S. H., Parris-Stephens, M. A., Townsend, A., & Greene, R. (1999). Caregiver satisfaction with adult day service programs. *American Journal of Alzheimer's Disease, 14*(4), 233–244.

Johansson, L. (1991). Elderly care policy, formal and informal care: The Swedish case. *Health Policy, 18*(3), 231–242.

Johnson, R. A., & Tripp-Reimer, T. (2001). Aging, ethnicity, & social support: A review—part 1. *Journal of Gerontological Nursing, 27*(6), 15–21.

Johnson, R. J., & Wolinsky, F. D. (1996). Use of community-based long-term care services by older adults. *Journal of Aging and Health, 8,* 512–537.

Jones, T. C., & Nystrom, N. M. (2002). Looking back...looking forward: Addressing the lives of lesbians 55 and older. *Journal of Women & Aging, 14*(3/4), 59–76.

Kim, K., Kim, H., Lee, M., & Kwon, J. (2003). *Comprehensive study for the elderly welfare policy in Seoul: Survey and policy recommendations.* Seoul Development Institute.

Kimmel, D. C. (1978). Adult development and aging: A gay perspective. *Journal of Social Issues, 34,* 113–130.

Kochman, A. (1997). Gay and lesbian elderly: Historical overview and implications for social work practice. *Journal of Gay & Lesbian Social Services, 6*(1), 1–10.

Kovacs, P. J., & Black, B. (1999). Volunteerism and older adults: Implications for social work practice. *Journal of Gerontological Social Work, 32*(4), 25–39.

Krout, J. (1983). Knowledge and use of services by the elderly: A critical review of the literature. *International Journal of Aging and Human Development, 17,* 153–167.

Krout, J. A. (1994). Changes in senior center participant characteristics during the 1980s. *Journal of Gerontological Social Work, 22*(1/2), 41–60.

LaRock, S. (2002, January–February). Lengthening work-life of boomers may be exaggerated. *Aging Today,* pp. 7–8.

Lassey, M. L., Lassey, W. R., & Jinks, M. J. (1997). *Health care systems around the world: Characteristics, issues, reforms.* Upper Saddle River, NJ: Prentice Hall.

Lee, J. (1987). Asian American elderly: A neglected minority group. *Ethnicity and Gerontological Social Work, 9,* 103–117.

Lee, J. A. (1989). Invisible men: Canada's aging homosexuals. Can they be assimilated into Canada's "liberated" gay communities? *Canadian Journal on Aging, 8*(1), 79–97.

Levande, D. I., Herrick, J. M., & Sung, K. T. (2000). Eldercare in the United States and South Korea: Balancing family and community support. *Journal of Family Issues, 21,* 632–651.

Levine, C., Kuberis, A. N., Gould, D. A., Navaie-Waliser, M., Feldman, P. H., & Dorelan, K. (2000). *A survey of family caregivers in New York City: Findings and implications for the health care system.* New York: United Hospital Fund.

Liu, K., Manton, K. G., & Aragon, C. (2000). Changes in home care use by disabled elderly persons: 1982–1994. *Journal of Gerontology: Social Sciences, 55B*(4), S245–S253.

Lum, T. Y., & Lightfoot, E. (2005). The effects of volunteering on the physical and mental health of older people. *Research on Aging, 27*(1), 31–55.

McFarland, P., & Sanders, S. (2003). A pilot study about the needs of older gays and lesbians: What social workers need to know. *Journal of Gerontological Social Work, 40*(3), 67–80.

Manheimer, R., Snodgrass, D., & Moskow-McKenzie, D. (1995). *Older adult education: A guide to research, programs, and policies.* Westport, CT: Greenwood.

Metz, P. (1997). Staff development for working with lesbian and gay elders. *Journal of Gay & Lesbian Social Services, 6*(1), 35–45.

Miller, C. A. (2004). *Nursing for wellness in older adults: Theory and practice* (4th ed.). Philadelphia: Lippincott Williams & Wilkins.

Mitchell, J. (1995). Service awareness and use among older North Carolinians. *The Journal of Applied Gerontology, 14*(2), 193–209.

Moon, A., & Williams, O. (1993). Perceptions of elder abuse and help-seeking patterns among African American, Caucasian American, and Korean American elderly women. *The Gerontologist, 33,* 386–395.

Morrow-Howell, N., Hinterlong, J., Rozario, P. A., & Tang, F. (2003). Effects of volunteering on the well-being of older adults. *Journal of Gerontology: Social Sciences, 58B*(3), S137–S145.

Musick, M. A., Herzog, A. R., & House, J. S. (1999). Volunteering and mortality among older adults: Findings from a national sample. *Journal of Gerontology: Social Sciences, 54B*(3), S173–S180.

Nadash, P. (2003, August). Adult day centers: Everything you wanted to know but were afraid to ask! *CARING Magazine,* pp. 6–8.

National Academy on an Aging Society. (2000, August). *How financially secure are young retirees and older workers?* Washington, DC: Author.

National Adult Day Services Association. (2006). *Facts and stats.* Retrieved April 6, 2008, from http://www.nadsa.org/adsfacts/default.asp

National Alliance for Caregiving & American Association of Retired Persons. (1997). *Family caregiving in the U.S.: Findings from a national survey.* Washington, DC: American Association of Retired Persons.

National Center for Health Statistics. (1984). *Health interview survey, Supplement on aging, Analysis of long-term care data bases.* Unpublished report.

National Council on Aging. (1995). *Senior centers in America: A blueprint for the future.* Washington, DC: Author.

National Council on Aging. (1997, August 20). Centers offering adult services have nearly doubled since 1989 as demand mushrooms (Press release). Washington, DC: Author.

National Institute of Senior Centers. (1978). *Senior center standards: Guidelines for practice.* Washington, DC: National Council on the Aging.

Norgard, T. M., & Rodgers, W. L. (1997). Patterns of in-home care among elderly black and white Americans. *Journals of Gerontology: Social Sciences, 52B,* 93–101.

O'Brien, J. G., Thibault, J. M., Turner, L. C., & Laird-Fick, H. S. (1999). Self-neglect: An overview. *Journal of Elder Abuse & Neglect, 11*(2), 1–19.

Office of Strategic Planning and Health Care Financing Administration. (1999). *A profile of Medicare home health chartbook.* Washington, DC: Health Care Financing Administration.

Ohio Department of Aging. (2002). *Senior centers: Ohio's blueprint for the future.* Columbus: Author.

Older workers are less likely to find jobs comparable to ones lost. (2003, June 9). *Plain Dealer,* pp. E1, E3.

Otto, J., & Bell, J. B. (2003). *Problems facing adult protective services programs and the resources needed to resolve them.* Denver, CO: National Association of Adult Protective Services Administrators.

Painter, J., & Elliott, S. (2004). Meeting community-dwelling older adults' needs through community education programs. *Physical & Occupational Therapy in Geriatrics, 22*(4), 53–66.

Partners in Caregiving. (2003). *The role of adult day service: National trends.* Princeton, NJ: The Robert Wood Johnson Foundation.

Peters-Davis, N. D., Burant, C. J., & Braunschweig, H. M. (2001). Factors associated with volunteer behavior among community dwelling older persons. *Activities, Adaptation, & Aging, 26*(2), 29–44.

Pynoss, J., & Golant, S. (1996). Housing and living arrangements for the elderly. In R. H. Binstock & L. K. George (Eds.), *Handbook of aging and the social*

Quadagno, J., & Hardy, M. (1996). Work and retirement. In R. H. Binstock & L. K. George (Eds.), *Handbook of aging and the social sciences* (4th ed., pp. 325–345). San Diego: Academic Press.

Quinn, M. J., & Tomita, S. K. (1997). *Elder abuse and neglect: Causes, diagnosis, and intervention strategies* (2nd ed.). New York: Springer.

Ralston, P. A. (1987). Senior center research: Policy from knowledge? In E. F. Borgatta & R. J. V. Montgomery (Eds.), *Critical issues in aging policy: Linking research and values* (pp. 199–234). Newbury Park, CA: Sage.

Reifler, B., Henry, R. S., & Cox, N. (1995). *Adult day services in America.* Wake Forest, NC: Robert Wood Johnson Partners in Caregiving, The Dementia Services Program.

Reifler, B. V., Henry, R. S., Sherrill, K. A., Asbury, C. H., & Bodford, J. S. (1992). A national demonstration program on dementia day centers and respite services: An interim report. *Behavioral Health & Aging, 2,* 199–205.

Rinpoche, S. (1992). *The Tibetan book of living and dying.* San Francisco: Harper.

Scaffa, M. E. (2001). *Occupational therapy in community-based practice settings.* Philadelphia, PA: F.A. Davis.

Schaie, K. W. (1994) The course of adult intellectual development. *American Psychologist, 49*(4), 304–313.

Spense, S. A. (1992). Use of community-based social services by older rural and urban blacks: An exploratory study. *Human Services in the Rural Environment, 15*(4), 16–19.

Stommel, M., Collins, C. E., & Given, B. A. (1994). The cost of family contributions to the care of persons with dementia. *The Gerontologist, 34,* 199–205.

Stone, R., Cafferata, G., & Sangl, J. (1987). Caregivers of the frail elderly: A national profile. *The Gerontologist, 27,* 616–626.

Straight from our survey: How do you measure up? (2001, June). *Adult Day Services Letter,* pp. 1–3.

Teaster, P. B., Dugar, T. A., Mendiondo, M. S., & Otto, J. M. (2005, September). *The 2004 survey of state adult protective services: Abuse of vulnerable adults of all ages.* Washington, DC: National Center on Elder Abuse.

Tennstedt, S., Harrow, B., & Crawford, S. (1996). Informal care vs. formal services: Changes in patterns of care over time. *Journal of Aging & Social Policy, 7*(3/4), 71–92.

Thompson, L. (2004). *Long-term care: Support for family caregivers* (Issue brief). Washington, DC: Georgetown University, Long-Term Care Financing Project.

Thompson, S. C., & Sobolew-Shubin, A. (1993). Perceptions of overprotection in ill adults. *Journal of Applied Social Psychology, 23,* 85–97.

Toossi, M. (2005). Labor force projections to 2014: Retiring boomers. *Monthly Labor Review, 128*(11), 25–44.

Top ADC services, activities are identified. (2001, October). *Elderly Health Services Letter,* pp. 5–7.

Turner, K. W. (2004). Senior citizens centers: What they offer, who participates, what they gain. *Journal of Gerontological Social Work, 43*(1), 37–47.

U.S. Administration on Aging. (2000, May). *Culturally competent service delivery: An overview.* Washington, DC: Author.

U.S. Administration on Aging. (2001). *Senior centers: fact sheet.* Washington, DC: Author.

U.S. Administration on Aging. (2003a, August 27). *Elderly nutrition program: Fact sheet.* Washington, DC: Author.

U.S. Administration on Aging. (2003b). *A profile of older Americans: 2003.* Washington, DC: Author.

U.S. Administration on Aging. (2006). *Budget.* Retrieved February 13, 2006, from www.aoa.gov/ABOUT/legbudg/current_budg/docs/FY_2007_Presidents_Budget.pdf.

U.S. Department of Health and Human Services. (1990). *National health interview survey, longitudinal study of aging, 70 years and over, 1984–1989.* Hyattsville, MD: U.S. Department of Health and Human Services, National Center for Health Statistics.

U.S. Department of Labor, Bureau of Labor Statistics. (2002, January). *Employment and earnings.* Washington, DC: U.S. Government Printing Office.

U.S. Equal Employment Opportunity Commission. (n.d.). *Types of complaints: Age.* Retrieved February 7, 2006, from www.eeoc.gov/types/age.html.

U.S. General Accounting Office. (2000). *Food assistance: Options for improving nutrition for older Americans* (Publication No. RCED-00-238). Washington, DC: Author.

U.S. General Accounting Office. (2001). *Older workers: Demographic trends pose challenges for employers and workers.* Washington, DC: Author.

U.S. House Select Committee on Aging. (1992). *Older workers in the labor market* (Committee Publication No. 102–839). Washington, DC: U.S. Government Printing Office.

U.S. Senate Special Committee on Aging. (1993). *Developments in aging, 1992,* Vol. 1. Washington, DC: U.S. Government Printing Office.

Van Willigen, M. (2000). Differential benefits of volunteering across the life course. *Journal of Gerontology: Social Sciences, 55B*(5), S308–S318.

Velgouse, L. (2000). *The Olmstead decision: Responses and impact* (An AAHSA technical assistance brief). Washington, DC: American Association of Homes and Services for the Aging.

Ventura-Merkel, C. (1991). Community colleges in an aging society. In W. A. Heil & L. N. Marks (Eds.) *Resourceful aging: Today and tomorrow* (Vol. 5, pp. 47–51). Washington, DC: American Association of Retired Persons.

Wacker, R. R. (1992). *What do you think? An evaluation of the Weld County senior nutrition program.* Greeley, CO: University of Northern Colorado.

Wacker, R. R., & Blanding, C. (1994). *Comprehensive leisure and aging study: Final report.* Washington, DC: National Recreation and Park Association.

Wagnild, G. (2001). Growing old at home. *Journal of Housing for the Elderly, 14*(1/2), 71–84.

Wellman, N. S., & Kamp, B. (2004). Federal food and nutrition assistance programs for older people. *Generations, 28*(3), 78–85.

Wilhelm, I. (2004, January 8). Stepping up to serve charity: Number of Americans who volunteer is on rise. *Chronicle of Philanthropy,* pp. 43–44.

Young, H. M., McCormick, W. M., & Vitaliano, P. P. (2002). Attitudes toward community-based service among Japanese American families. *The Gerontologist, 42,* 814–825.

제 20 장

가정건강관리
Home Health Care

작업치료의 가치에 대해서는 더 이상 언급할 필요가 없고,
집에서 무엇을 수행했고 무엇을 할 수 있는가를 증명하려고 노력하고;
우리는 작업치료의 가치를 알게 되었으며 확인하였다.

E. Collins, Archives of Occupational Therapy, 1921, p. 3

목 적 (OBJECTIVES)

이 장을 읽고 난 후, 독자는 다음을 할 수 있게 될 것이다:

1. 가정건강관리 이용에서 빠른 성장을 이끈 사건을 설명할 수 있다.
2. 의료보장제도 연금자를 위한 가정건강관리 서비스를 열거할 수 있다.
3. 가정건강관리 서비스의 규격을 결정하기 위하여 의료건강보험에서 사용되는 기준을 열거할 수 있다.
4. 가정건강관리에서 치료되어지는 가장 일반적인 진단 그룹을 열거할 수 있다.
5. 가정건강관리 시설과 제공되는 각 예들에서 실습을 위해 실질적으로 필요로 하는 핵심 능력을 열거할 수 있다
6. 가정건강관리 서비스에서 측정 결과의 질이 발전하도록 하는 노인의료보험제도와 저소득층 의료보장제도의 노력을 설명할 수 있다.
7. 가정건강관리에서 어떻게 사용하고 있고, OAIS 데이터 세트가 포함하고 있는 항목을 설명할 수 있다.

작업치료사를 포함하여 가정건강관리를 공급하는 사람은 가정-기반치료의 제공에 대한 이익을 장기간 찬양해왔다. 1925년 초, Sullivan은 35세 소아마비 환자를 포함한 사례에서 작업치료의 긍정적인 효과에 대해 설명하였다(Sullivan, 1925). 이 환자는 환자 자신과 가족이 도움을 주는 사람에게 호소하여 지원을 받았고, 작업치료에 의뢰하여 의미 있는 활동과 기술훈련을 제공받았다. 가정관리 보급 프로그램 안에서 그 의뢰인에게 의자 만드는 기술을 습득시켜서 공동체 안에서

장사를 하게 하였다(Jackson, 1992). 초기의 작업치료에서 발표된 문헌에서는 가정에서 제공하는 관리의 중요성을 인식시켰다(Collins, 1921; Strange, 1926; Sullivan, 1925). 가정기반관리의 가치에 대한 것은 대부분의 재활 전문분야에서 잘 설립되어 있다.

초기에는, 집 안에서 생활하는 사람들에 관한 직업고용의 발달에 재활의 초점이 맞추어졌다. 오늘날, 모든 재활치료에 관한 서비스의 준비가 중요시되어 작업수행의 모든 부분에서 자기능력을 충분히 증진시켰고, 이로 인하여 지속적인 관리의 필요가 감소되었으며, 이것은 건강관리 경제가 제공하는 패러다임이다.

가정건강관리의 역사 (History of Home Health Care)

이 장이 미국의 노인 가정건강관리 서비스에 초점이 맞춰져 있다 하더라도, 이것은 전 세계의 많은 노력을 인식하기 위하여 가치가 있는 것이고, 어떠한 것은 미국에서 이러한 것을 예측하는 것이고, 어떤 것은 더 효과적이고 잘 처리되어야 하는 것이다. 스웨덴, 덴마크, 네덜란드, 그리고 영국에서 장기관리시스템은 치료의 질을 최적화하도록 설계된 가정 기반의 치료, 서비스를 보다 효율적으로 전달될 수 있도록, 제어 또는 비용 절감이 포함된다. 이러한 여러 나라들의 시도는 고령자 고객을 위해 더 나은 적절한 서비스를 관리 경영 기법을 개발하는 것이 목적으로 향상된 서비스 제공과 더 고객을 만족시키는 것이며, 그들의 작업을 조율하고 관리제공자의 다른 유형에 대한 동기를 부여하는 것이다. 또한, 그들의 정책은 부가적인 요양원을 건축하는 것을 촉진하고 노인을 위한 대체 가정의 범위를 확장시키는 것이다.

미국과는 달리, 유럽에서는 더 많은 책임을 지방정부에 부가하며, 장기관리 서비스를 제공하고, 이것을 필요로 하는 사람과 더 밀접한 서비스를 구축하게 한다(Coleman, 1995). 캐나다에서도 유사하며, 가정건강관리를 규제하는 중앙기관은 없다. 사실, 일부 지방은 의사의 추천조차 필요하지 않다. 각 지방은 가정기반 서비스를 노인에게 제공할 책임이 있다. 호주에서, 다양한 프로그램은 전통적인 국내 및 개인관리 서비스와 개인관리 서비스를 포함한 가정과 지역사회 관리 프로그램을 포함한 가정기반 서비스를 제공하며, 높은 수준의 지역사회와 가정관리를 필요로 하는 사람을 포함한 지역사회 노인관리 패키지와 높은 수준의 관리를 필요로 하는 사람을 위한 서비스를 포함한 노인관리 패키지로 범위를 확장하였다.

1995년, 독일, 스웨덴, 그리고 네덜란드에서 장기관리 서비스 연구에 의하면, 폴란드는 가정에서 관리를 제공하는 대행사를 포함한 다단계 시스템을 포함한 건강관리시스템을 재형성하였다고 하였다(May, Onarcan, Olechowski, & Myron, 2004). 일본에서는 장기관리 보험에 수입이 있는 모든 40대와 노인은 보험료를 납부하여야 하며, 이러한 사람이 장애가 있다고 한다면, 수입 또는 가족 상황의 제한 없이 장기관리에 대한 혜택을 받을 수 있다. 이 프로그램은 지역사회 기반관리 또는 시설비용의 90% 이상을 제공한다. 정부에서 제공하는 장기관리는 노인 관리의 사회화 경향으로 향하는 것처럼 전통 가족 기반관리로부터 확실하게 변화되고 있고, 의료관리와 복지 서비스를 통합하였다. 사실, 이 시스템은 전적으로 가족의 상황을 무시했고 그 사실을 일본에서 비판했다. 따라서 아직 상황을 부양가족 서비스 이용에 영향을 주는 것에 대한 여부를 결정하기 위해 새로운 시스템을 평가하는 것이 중요하다(Nanako, Kazue, & Eiji, 2002).

미국에서는, 가정의료산업의 작업치료와 다른 치료자의 고용을 늦게 발전시켰다. 1880년대 초에서부터 1960년대 중반까지 자발적인 기관과 같은 가정방문 간호사 협회, 그리고 정부기관들

(예, 공립 건강 간호사들)과 같은 가정 기초 간호의 초점은 가난한 주민들에게 기초 간호 행위의 공급이었다(Youngstrom, 1997). 1965년 노인의료보험제도(사회보장법의 Title XVIII와 메디케이드(사회보장법의 Title XIX)의 법령에서, 노인과 빈곤층에 대한 전반적인 의료 프로그램의 일환으로 가정의료 서비스를 포함하는 것이다(Levit, 1996) 이 법안은 가정건강을 제공하는 기관의 수를 1963년 1,100개에서 2005년에는 미국 전역의 약 2,400,000명을 수용하는 대략 8,100개의 노인의료보험 인증기관으로 확장시키면서 자택치료 활용의 빠른 성장을 야기시켰다. 가정건강관리기구 서비스의 노인의료보험 자금의 총액의 85~90%는 87억 달러로 추정된다(Moyle, 2005, p. 1).

가정건강관리 기관에서 제공하는 서비스(Services Provided by Home-Health-Care Agencies)

가정건강관리는 노인의료보험의 A부분에 의한 것이고 "숙련함"이 고려되고 의학적으로 필요한 관리를 제공하도록 의도된 것이다. 간호, 물리치료, 작업치료, 그리고 언어치료는 숙련된 서비스의 범주에 포함된다. 서비스는 의사의 지시가 있어야 한다. 공인간호조무사(CNA)가 제공한 개인관리와 파트타임에 도움을 포함할 수 있다. 집에서 서비스를 받으려면, 사람은 **홈바운드**(home-bound status, 집에만 있는 상태)에 대한 기준을 충족해야 한다. 홈바운드는 누군가의 도움 없이는 살아갈 수 없는 것으로 정의한다. 홈바운드 상태의 의미는 집을 떠나서는, 상당하고 부담스러운 노력을 필요로 하는 것이다. 그러나 이것은 한마디로 종교활동 또는 미용활동을 위한 비의학적 견학은 제외시키지 않는다(Moyle, 2005, p. 2). 또한 주간보호 프로그램에 참여하는 것도 홈바운드 상태에 해당된다. 이것은 노인의료보험 및 메디케이드 서비스 센터에 의해 시작한 시범 프로젝트를 양식하는 엄격한 정의에 의한 최근의 타협이다. 해당 프로그램이 달리 가정에서 제공될 가정보건 서비스의 일부를 대체한 것으로 노인의료보험 수혜자에게 의료 성인 보육 서비스를 제공하는 의료성인 보육시설과 파트너에게 가정건강 기관에 대한 기회를 제공한다(Kinesella, 2005). 이러한 변화에 대한 근거는 성인 주간 치료는 삶의 질을 증진시키고, 건강관리비용을 증가시키는 우울증을 감소시키게 된다는 것이다. 노인의료보험은 검사를 하며, 가정건강 대행사의 프로그램은 가정건강 서비스를 대신하여 성인주간 건강관리를 제공할 수 있다. 성공한다면, 프로그램은 노인의료보험 가정치료에 새로운 차원을 제공할 것이다(Medical News Today, 2005) 또한, 새로운 정의에 따라, 노인의료보험을 허용하고 홈바운드 노인 환자를 전문으로 하는 의사로부터 가정방문에 대해 지불한다. 제한된 사무실 방문 또한 새로운 정의에 따라 사용할 수 있다. 최근에, 노인의료보험은 가정 원격 컴퓨터 워크스테이션을 통해 가정 원격을 수행한다. 그것은 가정건강관리 기관에서 개인적인 방문이 어려울 수 있는 농촌 지역에도 가정간호를 제공하기 위해 가정 원격을 사용하고 있다(Kinsella, 2005).

가정건강에 가장 자주 활용된 전문분야인 상환서비스는 다른 서비스의 제공에 대해 지키는 역할을 하고 있다. 두 번째로 가장 자주 활용되는 서비스는 사회복지 서비스, 작업치료, 그리고 언어치료 서비스와 물리치료이다(U.S. Census Bureau, 2006). 물리치료 방문 수와 작업치료 사이에 모순(양의 이중)은 서비스 제공에 관한 간호사의 자각과 이해의 부족이라고 생각된다. 간호사는 일반적으로 서비스에 대한 의사의 승인을 받아야 하기 때문에, 모두가 적절하고 필요한 치료가 제공되지 않도록 모든 서비스의 가치를 분명하게 이해하는 것이 중요하다. 또한 가정건강보조는 개인이 치료중재를 통해 근력과 기술을 획득하는 동안 대부분 필수적인 가정건강관리 서비스, 특히 이들은 즉각적인 치료(예, 목욕 또는 가사 일을 돕는 것)에 중점을 두도록 한다.

가정건강관리 환자 인구 (Home care Patient Population)

가정건강관리 서비스를 제공받는 대부분의 사람은 노인의료보험 수혜자들이며, 65세 이하인 사람들이 매우 적다. 73%는 75세 이상이고 대부분(68%)은 거의 여자이고, 76%는 백인이다. 건강관리중재를 필요로 하는 가장 일반적인 건강장애는 빈도에 따라 다음과 같다(U.S. Census Bureau, 2006).

- 심혈관질환 34%
- 손상과 중독 17%
- 근골격계와 연부조직 16%
- 호흡기 질환 12%
- 내분비, 영양대사 및 면역질환 12%
- 암 및 종양 8%
- 신경계 및 감각 2%

가정간호를 받는 사람의 94%는 자가 또는 전세 주택에서 살고 있다. 집에서 오랜 기간 의료서비스를 받게 되는 대부분의 사람들은 미국에서는 대부분 가족 및 친구, 주로 아내와 어른인 딸에게서 모든 의료 서비스를 받는다. 가족이나 다른 무급 도우미(assistant)의 가정간호를 받는 성인은 75%로 추정된다(Thompson, 2004). 50세를 넘은 노인이 살고 있는 집으로 22만 명의 무보수 도우미를 제공하고 있다(National Alliance for Caregiver, 2004). 홀로 사는 노인을 위해 도움을 제공하는 무급 봉사자의 수, 비공식 간병인 수는 훨씬 많다. 이러한 데이터를 감안할 때, 재활 프로그램 계획은 고객과 가족에게는 비효과적이다. 잠재적인 간병인의 소진뿐만 아니라 고객에 대한 전반적인 안전 문제의 인식에 대한 것은 관리의 팀 계획의 표준 요소가 있어야 한다. "간병인을 위한 관리"의 개념은 가정관리의 주의를 증가시키는 것이다. Opacich(1997)은 작업치료사가 방문하는 것은 가족구성원에 과도한 부담에 관하여 주의를 주고, 현실적인 기대, 계획을 제안하고, 환자와 간병인을 위해 제공되는 것을 지원해주기 위한 것이라고 하였다.

가정건강관리 서비스에 대한 지불(Payment for Home-Health-Care Services)

자격 요건이 충족되는 경우 모든 정규나 유료 가정건강관리 기관의 약 90%가 노인의료보험 또는 메디케이드가 지급한다(Moyle, 2005, p. 7). 1997 이전에는, 가정간호기관에서 소급결제 시스템을 통해 서비스의 각 에피소드를 제공하고, 서비스에 대해 청구할 수 있었다. 이것은 노인의료보험 가정보건 서비스에 대한 **잠재결제 시스템(retrospective payment system)**을 1997년 균형예산법의 통과와 함께 극적으로 변경되었고, 노인의료보험은 가정건강 서비스를 위한 예상지급 시스템에 위임하였다.

예상지급 하에서, 노인의료보험은 수혜자의 관리요구와 다양한 건강상태를 위한 고려사항에 근거하여 미리 지정해 놓은 가정건강대행사에 지불한다. 또한, 이것은 주 대행기관의 임금의 지리적 차이도 고려할 사항이다. 건강에 대한 이러한 고려 사항은 **혼합사례조정(case-mix adjustment)**에 기여한다(CMS, 2006b). 가정건강 조달청은 각 수혜자에 대한 각 60일 동안 **에피소드**에 대한 지불을 기관에게 제공한다. 치료의 에피소드는 서비스가 지불 요청이 이루어질 때 권한이 있는 시간의 단위로 노인의료보험에 의해 주어진 레이블이다. 수혜자는 여전히 치료에 대한 자격이 있다면, 수혜자는 그 또는 그녀가 자격요건을 충족하는 한 계속해서 받을 수 있다. 각각의 에피소드에 대한 지불은 수혜자의 건강 상태와 요구를 반영하도록 조정하고, 특별 국외자 조항은 대부분 고액 관리필요로 수혜자를 위한 적합한 지불을 보장하기 위해 존재한다.

예상 지급액 시스템(PPS)
(The Prospective Payment System, PPS)

HHA에 의해 고용된 전문가들이 이해하여야 하며 이러한 환경에서 연습하는 방법을 위한 직접적인 의미와 같은 PPS 시스템의 6개 주요 특징은 다음에 설명하였다(CMS, 2006b).

60일 에피소드 지불

가정관리 서비스에 적합한 수혜자는 관리의 60일 에피소드가 인증되었다. 서비스를 위한 초기 권리를 노인의료보험을 받을 때 전체 60일 동안 예상 자료 지불의 50%를 받을 수 있다. 앞에서 설명한 바와 같이, 이 예상은 환자의 상태와 치료의 필요에 따라 환자구성의 할당이라고도 한다. 60일 인증 기간이 끝날 무렵(또는 퇴원 시에), 기관은 모든 서비스가 제공리스트 중개에 대한 자세한 법안을 제출하는 것이다. 에피소드 법안이 최종 접수에서 중개 기관에 홈보건 자원그룹(Home Health Resource Group: HHRG) 지불금의 반을 지불해야 한다(CMS, 2006b; Siebert, 2000).

이 에피소드가 끝날 때, 계속 서비스에 대한 필요성을 갖고 있다면 그리고 서비스를 받을 수 있다면, 또 다시 60일 에피소드는 시작할 수 있다. 제공되는 서비스의 평균 길이는 41.5 일이다. 통상적으로 사람들은 관리를 필요로 하거나 의료보험제도가 의학적인 서비스가 필요하다고 결정되었을 때에도 관리를 필요로 한다(Moyle, 2005). 그 시점에서 약간의 다른 소스의 지불은 아마도 사적인 지불을 통해 필요하게 될 것이다. 그것은 자원이 그렇게 해야 할 가족, 개인 지불에 대해 잘 알려 줄 수 있다는 것을 주목할 가치가 있다. 분명 이것은 개인적으로 지불할 여유가 없는 사람들에 대한 윤리적 염려를 상승시킨다.

환자구성 조정(Case-Mix Adjustment)

의사 명령 또는 처방이나 치료의 가정건강 계획에 따라 HHA는 환자의 상태를 평가하고 숙련된 간호, 재활 서비스, 의료사회복지, 가정건강 보좌관 서비스에 대한 필요성을 결정하고 초기 평가 방문을 실시하고 있다. 평가는 치료의 각 에피소드에서 수행되어져야 한다. 오직 간호사, 물리치료사, 또는 작업치료사가 치료의 에피소드를 수행하거나 초기 평가를 실시한다. 직업치료사가 이 평가를 수행할 수 없는 경우에도 관리를 수행하고, 그렇게 되면, 그들은 독립적인 서비스를 제공할 수 있다.

1999년 7월 이후 노인의료보험에 의해 요구되는 초기 평가에 사용되는 도구는 결과와 평가정보구성(Outcome and Assessment Information Set: OASIS)으로 알려져 있다. OASIS는 가정건강 시설을 위하여 콜로라도 대학의 건강 서비스 연구센터(CHSR)에 의해 개발되었다. CMS는 가정건강관리에 대한 결과를 측정하는 시스템을 개발하는 연구 프로그램(Robert Wood Johnson Foundation에 의해 공동후원)을 후원하였다. OASIS는 개발과 임상경험과 십년의 연구에 걸쳐 정제된 도구이다.

OASIS 항목은 사회인구학적, 환경, 지원 시스템, 건강상태 및 기능상태 요인뿐 아니라 재활 치료 서비스에 대한 필요성을 포괄 표준 지급, 비율에 환자구성 조정을 결정하는 데 사용된다. 80가지 혼합사례 그룹, 또는 홈보건 자원그룹(HHRG)은 환자 분류의 결과인 해당 항목에서 파생된 것이다. HHRG는 각 3가지 측면을 포함한다; 임상 측면의 기능적인 상태의 측면 및 치료에 대한 예상 필요성을 포함하는 서비스를 이용한 측면. 이러한 항목은 의사에 의해 서명 관심과 자격 인증의 홈건강보험과 함께 노인의료보험에 제출될 건강관리 자원 그룹을 결정한다.

Costliest 수혜자의 복지에 대한 국외자 지불

수혜자에 대한 60일 환자구성 조정 에피소드에 지불에 의해 추가지불이 비정상적으로 큰 비용을 초래하게 된다. 이러한 국외자 지불은 60일 에피소드의 환자구성 그룹에 할당된 금액보다 더 많은 양의 비용을 초래한다. 국외자 비용은 훈련에 의해 방문수 보고 표준 per-visit 금액을 적용하여 각각의 에피소드에 대해 계산되며 보험기간이 비정상적으로 복잡한 사건을 인식한다. OASIS 데이터를 기반으로 한다.

단지 60일 에피소드 관리 중 며칠만을 필요로 하는 상태의 수혜자를 위한 조정

메디케어는 4명 이하로 구성된 수혜자 에피소드에 대해 낮은 활용도의 결제조정을 제공한다. 이 에피소드는 실제로 에피소드 중에 제공된 방문의 수를 곱한 것이 표준이며, service specific per-visit 금액을 지급한다. 에피소드의 금액에서 절감 계획이 처음 결정보다 더 많은 방문이 필요한 경우, 지불 조정이 만든 것을 조달청에 따라 지급하며, 모든 에피소드를 재배포할 수 있다.

상태의 의미 있는 변화를 위한 조정

수혜자 신경 원본 환자구성 할당의 원래 의사의 계획에 없던 60일 에피소드 중에 조건의 상당한 변화를 경험하게 되면, 상태의 의미 있는 변화의 조정이 발생할 수 있다. 의미 있는 변화의 조정은 새로운 지불 금액이 결정되어야 한다. 의미 있는 변화 지불 조정은 해당 60일 에피소드 이내에 발생한다.

수혜자가 HHA를 변경하여 만든 조정

수혜자 혹은 다른 HHA를 양도하려는 경우 그녀가 방출되고 동일한 HHA에 재고용된 치료의 60일 에피소드 중 일부 에피소드가 시작된다. 부분 에피소드 지불(partial episode payment: PEP)은 환자를 치료하는 건강 이벤트에 중요하게 개입하여 계정에 소요되는 에피소드 정의에 단순화된 접근 방식을 제공한다. PEP는 다른 HHA에 수혜자를 전송하는 경우 시작과 끝의 새로운 시계에 60일 에피소드 시계를 허용하는 60일 에피소드 내에서 동일한 HHA에게 자신의 상태에 있는 감소 때문에 반환 면제된다. 새로운 60일 에피소드가 시작되면 치료의 새로운 계획과 새로운 평가가 필요하다. 이러한 설명에서 볼 수 있듯이, 지불 규정은 복잡하다. 치료사는 규칙을 인식하고 있어야 한다. 하지만, 그들의 개입은 인정된다. 그것은 규정을 계속 기대해야 하는 가정 건강 심리치료사를 의미하며, 자주 변경되는 것을 인식하는 것이 중요하다. 모든 복잡성과 변화에 대한 한 가지 이유는 비용을 관리하는 노력이 있기 때문이다.

가정건강관리에서 근거기반 중심을 형성하는 전략
(Strategies to Create Evidence-Based Practice in Home Health Care)

건강관리비용의 지속적인 상승은 가정건강기관을 포함한 모든 가정 관리제공자를 위한 책임의 초기 시스템, 특히 연방정부, 제3자 상환기관 모두에 위임된 결과이다. 가정 관리의 의료 및 건강관리문서 서류의 최근 설문 조사는 가정치료가 제도적 치료보다 비용면에서 효과적이라는 것이 밝혀졌다. *American Geriatric Society, Health Care Financing Review* 저널과 다른 저널에 발표된 연구들은 건강관리의 가치를 확인하였다. 예를 들면, 노인을 위한 삶의 질을 증진시키고 넘어짐 위험을 최소화할 수 있는 가정 중재를 설명하였고, 이러한 증진은 장시간 유지된다고 하였다(Gitlin et al., 2006). 2005년 6월에, 가정관리를 위한 미국협회는 이러한 연구들과 다른 것을 고려하여야 하는 생활가정이라고 칭하였고 가정관리의 더 많은 이용을 만족하는 정책을 지지하였다. 보건복지부 장관 Michael Leavitt은 가정기반 관리는 "근본적으로 더 의료보험 수혜자를 위해 더 효율적"이라고 말했고, 그리고 이러한 원칙은 의료보험과 동일하다는 것을 지원하는 연구들이다.

건강관리시설을 위한 주요한 CMS 질적 증진은 급성 관리 입원을 피하는 것을 감소시킬 수 있다. 이를 위해, CMS는 가정의료 서비스의 품질 결과를 제공하기 위해 핵심 전략을 확인했다. 지금까지 이런 전략은 가정건강기관에 대한 명확한 목표를 잡을 수 있도록 최적의 결과를 기반으로 서비스가 가정건강관리 고객과 가족을 위해 제공되어 올바른 목표 확립에 효과가 있다.

측정 및 실적보고
(Measure and Report Performance)

CMS는 개선 및 추적 진행을 위한 기회를 파악하고자 한다. 이것은 우수 사례를 식별하는 데 도움이 되는 OASIS 데이터로부터 파생된 임상 결과의 측정과 환자 그리고 직원 평가에 의해 달성되고 있다. 비교 결과 데이터 리포트의 작성은 품질의 공개 보고서의 방법으로 기관의 수행을 향상시키는 것에 대해 지불하고 의료기관의 인증을 요구하고 있다. 공개 웹사이트에 나와 있는 특정 품질 조치를 하는 것에 개선 조치를 포함하며, 환자들의 자기관리 능력, 호흡 곤란의 감소, 환자의 응급 의료 및 자기관리의 결과이다. 글상자 20-1의 포함된 특정 요소를 보여주는 것이다.

이러한 정보는 가정건강관리 기관의 질을 결정하기 위하여 고객(의뢰 자원 포함)에게 허용하고 또한 소비자를 허용하므로 최고의 비율을 획득하기 위한 기관에 동기를 부여하고 있다. 표 20-1는 CMS를 개발함으로 임상적 의미와 측정방법의 용어에서 이러한 3가지 측정의 표본을 제공하는 것이다(2006a).

건강 정보 기술 채용
(Adopt Health Information Technology)

정확성과 효율성 모두를 위해, CMS는 보고 결과의 조치를 생성하는 기술 시스템의 사용을 추진하고 있다. 전기 건강보고 시스템의 실행은 가정건강기관은 급격히 클라이언트 같은 요소에 의해

글상자 20-1 가정 건강에서 질적 측정

다음 사항을 처리하는 것에서 증진
- 보행이나 주위를 이동하는 것이 좋아진 환자의 백분율
- 침대에서 나오고 들어가는 것이 좋아진 환자의 백분율
- 주위를 이동할 때 통증이 감소된 환자의 백분율

환자의 일상생활활동
- 방광조절이 증진된 환자의 백분율
- 목욕하는 것이 더 좋아진 환자의 백분율
- 약물을 올바르게 섭취하는(구강으로) 것이 더 좋아진 환자의 백분율
- 짧은 호흡이 감소된 환자의 백분율

장기 결과
- 가정 건강관리 마지막 후에 집에서 거주하는 환자의 백분율

의학적 응급 변화
- 병원에 입원한 환자의 백분율
- 비계획적 의료관리, 긴급함이 필요한 환자의 백분율

표 20-1 OASIS 데이터로부터 공개적으로 보고된 결과 표본

OASIS 측정	측정 설명	임상적 의의
목욕 증진	목욕을 더 잘하는 환자의 백분율	집에서 독립적으로 있을 수 있고 깨끗하고 건강하게 있을 수 있다는 것
이동 증진	침대에서 나오고 들어가는 것이 더 좋아진 환자의 백분율	침대에서 들어가고 나오는 것은 옷 입기 또는 화장실 가기처럼 자신을 위한 일을 할 수 있기 전에 필요한 것을 할 수 있고, 집에서 독립적으로 있을 수 있다는 것
보행이동 증진	휠체어에서 안전하게 이동하고 보행이 더 좋아진 환자의 백분율	가정관리를 할 수 있는 환자는 손상이나 질병으로부터 회복될 수 있고 사람이나 장비의 도움이 필요할 수 있고; 휠체어에서 이동하거나 보행이 좋아지는 것은 증진의 징후가 될 수 있다.

측정된 치료의 결과에 초점을 맞춰 식별하고 너무 많은 치료의 효과적인 프로세스를 달성하기 위해 실시하고, 치료의 최종 제품을 더 개발했다.

재고안된 관리과정
(Redesign Care Processes)

CMS는 표 20-1에서 만족하는 질적 결과를 확인하는 기본적인 디자인으로 안전하고 효과있는 사람-센터관리에 만족한다. 기관은 관리경영, 환자 자기-관리와 계획을 위한 체계적 흐름 기반 디자인을 사용한 과정이며 증명된 도구를 제공한다는 것이 예측된다.

협회 문화 변형
(Transform Organization Culture)

노인 지도는 성취를 위한 자원을 제공하고 질적인 목표증진을 지원하기 위하여 직원을 고용한다. 이러한 전략들은 질적인 문제를 확인하기 위하여 지도자와 직원에게 능력을 부여하는 데 중점을 두고, 과정을 증진시키고, 수행을 평가하기 위하여 변화를 주게 된다. 개방적 대화와 팀워크를 위한 경영 지원으로 사람-센터 환경을 창조하는 것은 관리에서 증진을 촉진시킬 수 있다.

이러한 작업을 지원하기 위하여, 의료보험 수혜자를 위한 관리를 증가시킬 수 있도록 다른 제공자와 HHAs와 직접적으로 일을 하기 위하여 콜롬비아의 지도와 모든 상태, 영토에 CMS는 질적 향상협회(Quality Improvement Organization: QIOs)를 후원하였다. QIOs는 더 효과적이고, 사람-센터 과정, 효과적인 시스템을 고안하고, 질적인 협회문화를 도구화하는 가정건강기관을 지원하고 교육시킨다. 이러한 전략들은 가정건강관리 서비스를 받는 의료보험 수혜자를 위해 증진된 환자결과에서 질적인 증진 비율을 가속화시킬 수 있게 디자인되어야 한다(CMS, 2006a).

가정건강관리에서 작업치료
(Occupational Therapy in Home Health Care)

작업치료는 의료보험이 목록화한 질적 서비스이다. 이 장에서, 적합한 상태의 수익자로 간주된 필수 정책과 지급 필요는 간단하게 제출하여왔다. 이해할 수 있게, 대부분의 전문가들은 관리자와 정책 분석가들에게 자세하게 정책을 언급한다. 그러나 이러한 정책은 서비스의 제공에 직접 영향을 주고, 관리의 계획 부분처럼 위임된 의료보호의 필수 구성요소를 포함하여 그들 사이에 작업치료가 명백한 것이다. 일상생활활동 또는 도구적일상생활활동 문제를 확인하였을 때, 예상 지불 시스템과 OASIS 문서 시스템의 출현 전에,

가정건강 보조는 이러한 관계를 대표적으로 지정한다. 관리에서 고객이 참여에 만족하는 것은 아니지만, 관리 배달에서 또는 사람을 위한 수행보다는 낮다(Siebert, 2000).

OASIS에서 데이터를 분석하고 수집한 결과의 처음과 결과증가 질적증진 보고로, 가정건강기관은 고객 요인들에 의해 측정된 관리의 결과에 중점을 두었고 관리의 효과적인 과정을 성취하기 위한 방법을 선택하고 확인하기 위한 계획을 발전시켰지만, 관리의 더 결정적인 산물이다. 현재 OASIS 데이터에서 계산된 41가지 결과 측정이 있다. 10가지 결과를 CMS는 게시한 것으로 확인되었다. 그들은 고객의 수행에 초점을 두기 때문에 이러한 결과, 대부분은 직업치료사에 직접적인 영향을 미칠 수 있다(Siebert, 2005). 이러한 결과와 작업치료는 각 하나를 촉진하는 잠재적인 영향 사이의 명확한 연결이 있다. 그것은 도전뿐만 아니라 동시에 개인과 사회에 대한 가정건강기관의 가치를 문서화하는 동시에, 이러한 결과를 달성하기 위해 환자를 활성화에 적극적으로 팀 플레이어로 작업치료사를 위한 기회다.

수행에서 작업치료의 만족은 기능적인 결과에 CMS를 배치한 강조의 결과로 기관의 광범위한 치료 관행의 포용이다. Siebert(2005)는 평가 및 개입 전략을 그 전략은 직업치료사에게 그 기관의 광범위한 의료 관행에 기여할 수 있도록 클라이언트의 결과를 향상시켰다. 또한 그녀는 작업요법의 실무자는 OBQI 팀의 촉진에 적극적인 역할을 할 수 있다고 제안한다. 작업치료의 실무자도 FRM 작업요법 전략을 파생하는 훈련 직원으로 참여할 수 있다. Siebert는 또한 " 작업치료 참여자에게 일상적인 많은 실습("일반적인 감각"을 고려할 수 있고)은 기관이 발전을 시작하는 최상 관리 실습의 도구를 형성하기 위한 것이 가치 있는 기여"라고 지적했다(p. 3).

이 중 한 예는 낙상 예방 프로그램의 개발이다. 작업치료사는 가정에서 예방중심의 프로그램을 효과적인 팀을 만드는 데 중요한 교육 역할을 하여야 한다(Gitlin et al., 2006). 네덜란드의 작업요법에서 제공하는 가정간호 서비스의 효율성을 결정하는 가정위험 평가의 기능을 증가시키는 능력의 일환으로 보조장치와 안전교육의 처방전을 표명하고 낙상의 발생률을 감소시킨다. 다른 것은 집에서 낙상을 막기 위해 여러 분야와 같이 작업치료를 포함하는 효과를 지원한다는 것을 보고하였다(Gitlin et al., 2006; Hornbrook et al., 1994; Toto, 2006; Weinstein & Booth, 2006).

가정건강관리에서 작업치료 실행의 핵심 수행능력 (Core Competencies of Occupational Therapy Practice in Home Health Care)

가정건강에 참여하는 전문가는 다양한 비판적인 사고, 대인 관계, 임상 및 기술적 수행능력이 필요하다. 가정건강관리, 대부분의 핵심 수행능력에서 전문작업치료사 경쟁력 등, 다양한 요소가 필요하다. 가정건강관리에 전문작업치료사들과의 인터뷰 도중 일련의 여러 핵심 수행능력을 확인하였다(Atchison, 2003)(글상자 20-2). 이러한 연구가 전문작업치료사의 인식에 초점을 맞추고 있지만, 연구결과는 물리치료사와 음성 병리학자와 관련이 있을 수도 있다. 다음은 이러한 주제의 의미에 대하여 설명한 것이다.

글상자 20-2 핵심 수행 능력들

- 문화적 능력
- 자원을 만드는 것: 발견과 자원의 사용
- 환경 민감도
- 윤리적인 수행
- 상황분석
- 갈등관리
- 융통성

문화적 능력(Cultural Competence)

가정건강관리의 가장 좋은 측면 중 하나는 고객의 직업 수행의 상황적 측면에 몰두하게 되는 기회이다. 가정의 문화적 측면은 가정관리에서 유일하고 영향력이 있는 것이 숙련된 전문가라는 것을 확인하는 것이 가장 의미 있는 주제일 것이다. 문화적 능력은 관리의 중요한 기준으로 의료기관의 인증에 대한 합동위원회에서 확인되어왔다. 문화적 능력을 달성하기 위한 첫 번째 단계는 문화적 감성을 인식하는 것이고 민족상대주의에 인식되는 것은 "최고 실행"의 기본적인 측면이다. 민족상대주의는 모든 문화는 동등하고 정당하게 존경받을 만한 가치 있다고 믿는 것이다(Tripp-Reimer, 1985). 모든 환자와 가족들은 가치와 믿음을 가지고 있고 치료를 계획하고 진행할 때 고려되어야 하는 의식들을 가지고 있다. 제안된 문화적 평가목록은 이 장의 평가부분에서 설명할 것이다(Narayan, 1997에서 확인, Lipson, 1985).

문화적 능력을 개발하는 것은 도전이며 풍부하게 하는 경험하는 것이 될 수 있다. 치료사는 환자의 집에 들어가고 그 사람의 태도와 믿음, 가치 관습들에 관하여 알기 시작한다. 다른 사람의 문화적인 공간을 함께 하는 반복적인 경험과 그 후 이러한 경험들에 대하여 반영하는 반복되는 경험들로, 치료사들은 더 자신의 문화적 추측들에 관하여 더 잘 알게 될 것이다(McGruder, 1998). 문화적으로 민감하게 되려면, 사람은 자신의 가치를 알 필요가 있고 기꺼이 개인적인 판단을 피하는 방법으로 다른 사람들의 가치를 알도록 해야 한다. Bonder, Martin과 Miracle(2001)은 평가와 중재에서 문화적인 요소들에 대하여 필요한 정보를 질문하는 것을 포함한 인종학적 전략들을 사용할 수 있는 문화적 능력에 접근할 수 있는 질문을 사용하도록 제안하였다.

지원을 만드는 것: 발견과 자원의 사용 (Creating Advocacy: Discovering and Using Resources)

전문가들은 몇 가지 방법에서 지원의 역할에 대해 설명했다. Atchison 연구에서 작업치료사는 "지원에 대한 창의적인 방법을 만들었다"에 대한 과정을 설명하였고(n.p.) 이것은 최대 수행을 하도록 하는 주문에서 고객을 위한 치료사 중심 지원을 포함하는 것뿐만 아니라 자신을 위한 고객에 의한 지원이며, 다른 건강관리 팀원에 의한 지원을 포함한다. 지원은 다른 것의 확인된 요구를 관리하고 수행하는 감각에서부터 유래된다. 효과적인 지원은 요구되어지는 재원들이 환자와 그 가족에게 접근 가능하도록 보장하기 위해서 요구되어지는 재원과 전문적인 헌신에 관한 지식을 필요로 한다. 이것은 가족구성원들에게 선택과 목소리를 내도록 해주는 것을 포함한다. 효과적인 지원은 또한 지역사회에 많은 재원들에 대한 지식을 갖는 것이며, 이러한 정보를 가족들과 환자들에게 제공하는 것이다. 이러한 재원들은 환자들의 안전 욕구를 보장하는 것뿐만 아니라, 경제적, 정서적 그리고 신체적 건강에 대한 필수적인 정보를 포함한다. 예를 들면, 최선의 그리고 안전한 작업치료에 대한 가장 적절한 기술들에 대해 아는 것은 가정 건강관리 치료사들에게는 필수적인 능력이다.

환자와 그 가족들의 지원에 부가되는 것에는, 재활의 효과를 위한 지원의 필요는 지속적으로 서비스를 감소시키고자 하는 경향과 같은 건강관리 시스템에서 생존하기 위해 필수적이다. 치료사들은 예전부터 해왔던 역할에 관하여 지원하는 것이 점점 더 중요하다. 이 역할은 환자들이 안전하고 최선의 재활 치료를 독립적인 방법으로 재활을 돕는 것에 대해 회복하고 치료하는 것들의 의학적 모델의 초점에 반대하는 것처럼 그들이 선호하는 것에 대하여 중점화되어 있다. "기능"

은 제3자에게 중요한 관심이 되는 것이다. 결과적으로, 가정치료를 제공하는 모든 전문가들은 지금 기능적 결과들에 대해 초점을 맞추는 중요성을 분명히 표현해야 한다. 또한 제공자들은 점차적으로 그들의 중재 효과를 입증시키는 것이 필요할 수 있다.

환경 민감도(Context Sensitivity)

수행을 극대화시키기 위해서, 그들의 역할을 수행하는 사람이 있는 확실한 시설에서 중재를 제공하는 것이 최선이다. 가정건강관리에서 치료사는 고객이 기능해야 하는 곳의 물리적 공간, 사회적 그리고 문화적 환경 안에서 한 개인과 함께 일해야 한다. Dunn(1994)은 한 사람이 진공 안에서 존재하지 못한다는 것, 사회적, 문화적 그리고 일시적인 요소들뿐만 아니라 물리적 환경 또한 모두 행동에 영향을 미친다는 것에 주목함으로써 수행에서 환경에 대한 영향력에 대하여 설명하였다.

집은 자아 정체성의 근원이고 환자에게는 의미 있는 공간이다. 집은 사건들이 일어나는 중요한 장소이고, 사람들이 가장 중요하고 의미 있는 목적들을 가지고 있는 공간이다(Rockwell-Dyla, 1997). 별개의 서비스들에 대한 제공보다 돌봄(치료)이 중요한 것처럼, "집"은 한 사람이 일상생활활동을 하거나 건강관리를 받는 하나의 물리적 구조보다 더 중요한 것이다.

환자의 집안에서 처음 둘러보는 동안 외적인 단서들에 대한 치료사의 민감성은 능숙한 치료가 가져야 하는 중요한 자질이다. 환자의 행복에 영향을 미치는 미묘한 문화적 차이를 분석하는 능력은 가정건강관리에 종사하는 모든 치료사들에게는 중요한 능력이다. 치료사는 전통적인 소비자 중심의 모델로 수동적으로 치료만 받는 의학적 치료 모델을 이행해야 한다. 소비자 중심의 모델에서, 환자는 프로그램 안에서 능동적인 참여자이고 프로그램을 조정하고 계획하는 데 있어서 파트너로 고려되어진다. 이것은 자연적으로 환자가 직업적인 수행이 일어나는 환경의 시점으로부터 선호하는 것을 선택하도록 허락한다. 평가과정에 있어서 이 모델의 수행을 위한 특정한 제안들이 "평가: 직업적인 프로필과 직업에 대한 분석"은 다음에서 설명되었다.

윤리적인 수행(Ethical Practice)

Opacich(1997)는 환자들, 간병인, 사회, 전문적으로 관련되어진 사람들, 대리인들, 그리고 가정치료를 제공받길 원하는 사람들에 대한 도덕적인 의무들을 설명한다. 그들의 직종과는 상관없이, 모든 치료사들은 특히, 최소한의 감시가 적용되는 가정치료에 있어서 능력을 개발하고 유지해야 하는 의무를 가지고 있다. 환자에 대한 의무들에 관하여, Opacich(1997)는 치료사들의 의무는 "가정치료를 받는 환자의 존엄성을 지켜주는 것과 삶의 질을 촉진시키는 것이라는 것"에 주목하였다(p. 432). 환자와 간병인들에게 부여된 의무들은 모든 가족구성원들이 고도의 기술이 요구되는 장비 또는 매일 관리가 요구되는 신체적, 정서적인 부분에 대해 사용하는 것에 대한 요구를 적절히 충족시켜줄 수 없기 때문에 고려될 필요가 있다. 가정건강관리팀은 환자에 대한 최고의 관심들을 보장하기 위해서 협력을 이끌어낼 의무가 있다. Opacich는 "신뢰는 서로 존경에 입각되어야 하고 신뢰로 공유되어야 한다"는 것에 주목하였다(p. 435). 마지막으로, 그녀는 치료사들은 치료사들이 철학적으로, 도덕적으로 전념된 치료를 제공하기 위해서, 전반적인 치료시스템에서 뿐만 아니라, 가정치료에 있어서 정책과 실행들에 영향력을 끼쳐야 한다고 제안하였다(p. 433).

상황분석(Situation Analysis)

작업치료사들에 의해 가장 흔히 확인되어지는 핵

심적인 능력들 중 하나는 행동 분석을 사용하는 것이다(Atchison, 2003). 임상시설에서, 환자의 수행은 자유로운 환경으로서 설명되어질 수 있는 것에서 완성될 수 있다. 예를 들면, 편마비 환자에게 식사준비를 하는 방법을 가르칠 때, 작업치료 병원은 적절하게 움직일 수 있는 필요한 공간과 적절하고 적합한 장비와 기구들, 그리고 치료사의 개별적인 지도를 받을 수 있게 한다. 집안에서, 환자는 장애가 있는 사람을 위해 설계되지 않은 환경과 제한적 장소에서 가족과의 역학관계의 대한 스트레스를 더해진 상태로 활동을 수행한다. 작업 수행의 평가는 수행에 영향을 미치는 상황적 요소의 분석뿐만 아니라, 일에 대한 신체적 필요조건에 대한 분석도 요구된다. 집 안에서 환자와 일하는 치료사는 고객이 병원에서 가정환경으로 기술을 이동시키는 것에 대해 가정환경에 적용시킬 수 있을지 없을 지에 대한 걱정을 갖지 않아야 한다.

다른 훈련들은 가정에서 치료하는 데 있어서 비슷한 장점과 단점들을 확인하였다. 예를 들면, 병원시설에서 물리치료사는 근력과 지구력 발달을 촉진하기 위하여 고안된 장비를 사용하도록 하고 이동 기술을 연습하기 위하여 고객을 보호하도록 한다. 이러한 장비가 없는 가정에서, 치료사는 일상적인 재료(예, 체중부하를 위한 지팡이)를 사용하여 중재를 디자인해야 한다. 게다가, 집은 기능적 움직임을 위한 특정한 안전장치들이 부족할 뿐 아니라, 실제로 상당한 걸림돌들이 있다. 가정환경은 중재를 디자인할 때 추가적인 문제들이 있음에도 불구하고, 환자가 실제로 할 수 있어야 하는 것에 대한 훨씬 분명한 상황을 제공한다.

갈등관리(Conflict Management)

가정에서, 환자의 행복에 영향을 주는 사회 역학들은 중심 단계에 있다. 태도, 믿음, 그리고 다른 가족구성원들에 대한 행동들은 치료사와 환자가 협력적으로 만들어가야 할 중재계획의 성공에 있어서 중요한 것이다. 예를 들면, 배우자는 안전하지 않을 것이라고 생각하지만 환자가 식사준비를 하길 원하는 것은 일반적이다. 이 상황에서, 치료사는 배우자의 걱정을 고려할 필요가 있고, 활동에 대한 환자의 고집에 대해 그들에게 설명해야 한다. 환자가 그들의 병 또는 장애에 대해 가족구성원들의 반응들에 대한 걱정을 공유하기를 원하는 것 또한 공통적이다. 환자들이 걱정, 두려움, 가족들의 반응에 대한 분노에 대해 말할 수 있는 자유를 주어야 하고 잘 들어줘야 한다. 다음 단계는 이러한 갈등들을 관리하기 위한 계획을 수립하기 위해 관리팀과 함께 일하는 것이다.

더 심각하게, 삶을 위협하는 대립들은 고객 중심 모델에 가족구성원들에 의한 정서적 그리고 신체적 학대 또는 환자 불평의 경우인 상황에서 발생한다. 치료사들은 배우자, 아이 또는 간병인이 부정적인 의사소통 또는 협박, 심지어 필요한 관리를 하지 않는 것을 통해 환자에게 해를 주는 상황을 심심치 않게 발견한다. 이러한 경우, 치료사들은 대리인이 더 많은 조사를 위해 지방법원에 이러한 사건들을 보고하기 위한 정책들이나 절차들을 알아야 한다. 대부분 사건에서, 사회 노동자들은 이러한 사건들을 관리하고 팀 계획 발전에 팀 리더십을 제공한다. 25장은 노인 학대에 대해 자세하게 설명하였다.

융통성(Flexibility)

가정관리의 고객 중심모델에서, 환자는 약속들을 정하고 치료규정을 신청할 수 있다. 치료사가 이른 아침에 치료를 하기 원하는데 이른 방문은 소란스럽고 싫다고 환자의 가족들이 생각한다면, 치료사는 방문계획을 다시 고려하도록 요구받을 것이다. 치료계획에 있어서 융통성은 예상치 못한 변화나 중단을 필요로 한다. 가정에 도착하자마자, 치료사는 환자가 진료예약되어 있을 때, 환자를 방문한 사람을 우연히 마주칠지도 모른다. 또 다른 건강관리회원은 다른 곳에 있을지도 모르며 교통 또는 날씨와 같은 상황들이 치료 당일에 환자의 집에 치료사가 도착하지 못할 수도 있다.

이러한 모든 경우에 있어서, 치료사는 간단하고 상식적인 접근으로 사건을 처리해야 한다. 예정된 방문에 앞서 약속된 시간이 가능한지 여부를 확인하기 위해 전화를 해보는 것이 좋다. 치료사가 교통체증, 날씨 또는 우선적인 약속들 때문에 정확한 약속시간을 알려줄 수 없다면, 환자는 그것에 대해 불평할 수 있다. 적절한 이유를 설명한다면, 대부분 가족들과 환자들은 융통성 있는 일정조절에 대한 요구를 받아들일 것이다. 치료를 위해 환자의 일정을 잡을 때, 환자가 받아들이지 못할 경우, 다른 업무의 간격을 조정하는 것 또한 중요하다. 치료일정은 같은 날 모두 뒤로 미뤄져야 되는 것은 아니고 환자의 자연적인 에너지의 흐름에 따라 고려될 필요가 있다. 한 시간에 환자가 씻도록 가르치는 것은 환자의 일상생활활동의 자연스러운 리듬에 분열을 일으킬 수 있다. 환자가 이른 시간에 행동을 시작하도록 요구하는 것 또한 적절치 않다. 식사 시간 동안 또는 선호하는 TV 방송 시간에 방문을 하지 않기 위해서 가능한 한 환자가 원하는 것을 받아들이는 것이 중요할 수 있다(Robinet, 1997).

가정건강관리에서 작업치료 과정(The Occupational Therapy Process in Home Health Care)

이 단원에서, 평가, 프로그램 계획, 문서정리, 그리고 가정치료 설정에 고유한 퇴원계획이 제시되어 있다. 대다수의 가정치료 환자들은 메디케어의 수혜자이기 때문에 메디케어 요구신청은 이 설명에 포함되어 있고 이 프로그램에 의해 요구되는 규정과 절차들이 지켜지는 것이 중요하다.

예비절차(Preliminary Procedures)

치료 서비스에 대한 추천은 다양한 출처로부터 올 수 있음에도 불구하고, 대리인들은 서비스를 처음 시작하기 위해 의사의 처방전을 요구한다. 메디케어 파트 A 규정은 직업치료가 처음 시작되어지기 전에 간호, 물리치료 또는 음성 병리학과 같은 숙련된 서비스를 요구한다. 작업치료는 종종 보조 서비스이기 때문에, 적절한 추천이 만들어지기 위해서 체크리스트가 사건 관리자에게 제공되어지는 것은 필수적이다. Johnson은 추천 체크리스트는 두 가지 질문을 포함해야 한다고 제안하였다(Johnson, 1997).

1. 환자가 수행하기 위해 필요한 과제들이 무엇인가?
2. 환자가 이러한 업무들을 하길 원하는가?

평가: 직업 프로필과 직업의 분석 (Evaluation: Occupational Profile and Analysis of Occupation)

OASIS 데이터 세트는 환자평가에 팀 접근을 강화시킬 뿐만 아니라, 가정건강관리 서비스의 결과를 결정하는 데 있어서 중요한 도구임에도 불구하고, 이것은 특정훈련평가를 위한 독립 실행형의 도구는 아니다. 직업치료는 직업프로필과 직업의 분석을 완성시킴으로써 OASIS 데이터 세트에 기여한다. 이것은 직업 성취에 대한 치료사들의 이론적 믿음을 통합하고 가정에서 그에게 의미 있고 가치 있는 일상에 참여하고 관여하는 환자의 능력을 설명하는 과정을 통해 성취되었다.

직업프로필의 개발에 따라, 작업치료사는 직업에 참여하기 위해 필요한 업무능력들을 결정하기 위해 함께 일했다. 수행체계에 설명된 것처럼(미국작업치료사협회, 2002), 이러한 기술들은 운동, 과정, 그리고 의사소통/상호교류 능력들이다.

게다가, 업무패턴에 대한 평가는 습관, 일상, 그리고 환자의 직업과 연관된 역할들을 검사해야 한다. 습관은 특별하고 자동적인 행동이며, 일상적인 행동은 일상에 제공되는 행동 또는 연속적인 직업으로 성취되며; 규칙은 개인의 사회문화적 범위로 결정되는 행동을 포함한다(AOTA, 2002).

의뢰를 받게 되면, 치료사들은 평가를 시작하고 환자가 중요한 일들을 정의하도록 인터뷰를 한다. 이러한 접근은 치료사가 환자의 우선적 문제들을 듣는 것을 요구한다. 이러한 목적을 달성하기 위해 작업치료사에 의해 사용될 수 있는 유용한 평가도구는 캐나다 작업수행 측정(Canadian Occupational Performance Measure: COPM)이다. COPM은 본질적이거나 매우 중요한 직업에 관해서 성능의 현재의 수준의 그의 그녀의 지각에 대하여 정보를 의뢰인으로부터 끌어내기 위해 디자인된다. 이러한 측정의 사용은 가정 건강관리에서 직업과 의뢰인 중심의 실행 접근에 대해 분위기를 설정한다(Law et al., 1990).

더 일찍 주의 받을 때, 의뢰인 중심의 접근을

글상자 20-3 문화적 평가 체크 목록

- 환자-확인된 문화/윤리그룹
- 종교
- 문화적 에티켓과 사회적 관습
  - 대표적으로 인사에 사용되는 것은 무엇인가? 악수가 적절한가?
  - "사업"전에 사회적 관습으로 무엇을 교환하는가? 음식을 거절하는 것을 고려하여야 하는가?
- 대화의 비언어적 유형
  - 눈을 마주치는 것이 무례한지 예의가 바른 것인지 고려되어야 하는가?
  - 이 문화에서 부드러운 목소리 또는 거친 목소리는 어떠한 의미인가?
  - 미국문화에서보다 개인적 공간이 더 넓거나 좁은가?
  - 미소, 끄덕이는 것과 손의 제스처의 의미는 무엇인가?
  - 접촉은 가치가 있는가? 장소, 언제, 그리고 누가 고객을 접촉하는가?
- 고객의 문제 예측
  - 진단
    이 질병을 무엇이라 불러야 하는가?
    이 문제를 어떻게 설명하여야 하는가?
  - 발생시기
    문제가 언제 시작하였는가?
    문제가 어떻게 시작하였는가?
  - 원인
    문제의 원인은 무엇인가?
    다른 사람이 생각하는 잘못된 것은 무엇인가?
  - 과정
    질병의 효과는 어떠한가?
    질병의 무엇을 할 수 있는가?
    이 문제에서 가장 두려운 것은 무엇인가?
  - 치료
    문제는 어떻게 치료하겠는가?
    어떠한 치료를 받고 있는가?
    당신의 가족 중 누가, 지역사회에 도움을 받을 수 있나?
  - 예후
    얼마나 문제가 남아 있을 것인가?
    심각한가?
  - 예측
    치료시기에 환자가 바라는 것은 무엇인가?
- 통증 평가
  - 통증에 문화적 반응은 어떠한가? 참는가? 표현하는가?
  - 통증반응의 환자의 지각은 어떠한가?
  - 마지막 통증을 느끼는 것은 언제인가?
  - 통증을 완화시키는 것은 무엇인가?
- 정신사회적 평가
  - 가정에서 결정을 하는 사람은 누구인가?
  - 고객의 문화에서 환자 역할의 특성은 무엇인가?
  - 언어장벽은 있는가?
  - 고객의 문화적 지역사회로부터 이용할 수 있는 자원은 무엇인가?

Source: Narayan, M.(1997). Cultural assessment in home health care. *Home Health Care Nurse, 15*, 10.

통해 문화적인 요인을 평가하는 것은 중요하다. 글상자 20-3(Narayan, 1997)은 치료 관계의 개발에서 고려하는 체크리스트를 제공한다.

의뢰인이 제공하는 진단과 요인이 특히 결합하는 의뢰인의 평가는 필요하다. 의뢰인 요인은 신체 구조를 포함한다. 그리고 기능들은 약속하는 능력을 지원하고 직업에 참여하는 신체와 인식과 심리적, 사회적인 요인에 관련이 있었다.

작업치료사는 그 다음 의뢰인이 달성할 필요가 있는 활동의 활동수요분석을 실시해야 한다. 활동은 물건, 공간, 사회적 요구, 순서 또는 시기, 필요한 행동, 그리고 활동을 수행하는 데 필요한 신체기능과 신체구조가 요구된다(AOTA, 2002).

문서화(Documentation)

정확하고, 적합하고, 완전한 문서화는 가정관리 서비스의 효과적인 전달의 중요한 구성요소이다. 사실상, 모든 가정관리 대리인들은 생존에 중대한 것처럼 여기는 것은 사실이다. 이것은 사실이며: "그것이 전혀 기록되지 않으면, 그것은 일어나지 않았다." 치료의 명백하고 정확하고 완전하고 분명히 문서화된 계정 없이, 기관은 그들의 서비스를 위해 변제되지 않는다.

보상 가이드라인을 분석한 McGuire(1997)는 노인 의료보험제도에 의해 출발하고, 그들의 문서화가 이 요구사항에 효과적으로 부합하다는 것을 개업의에 보증하는 것을 돕는 한 세트의 원리를 개발하였다. 요약하면, 문서화는 글상자 20-4에 나타나는 6가지 요소를 제공하여야 한다.

기능에 대한 초점(Focus on Function)

McGuire(1997)는 문서화는 고객의 사전 수준에 초점을 맞춰야 한다고 제안하였다. 다시, 의뢰인은 그들이 필요하다고 느끼는 의미 있는 활동을 다시 할 수 있다고 정하는 것을 확인할 것을 부탁해야 한다. 목표를 보고하는 것에서, 수행 구성(예, 근력, 가동범위, 균형)에 중점을 두는 것은 이러한 부분에 증진이 있다는 것이 기능 결과에 중요한 영향을 준다는 것을 의미한다는 것을 자각한다는 것은 중요한 것이다. 의뢰인의 목표를 요약하는 것에서, 문서화의 언어는 수행 분야를 강조해야 한다. 고객이 통을 안전하게 사용하는 것을 가능하게 하기 위해 예를 들면, 현재의 균형을 개선할 필요가 있다면, 욕조에서 의자로 이동하고 스스로 목욕하는 것이 가능하게 하는 것이다. 고객이 수행에서 획득하는 것은 있지만 현재 수행 수준으로부터 회귀의 위험이 있고, 기능 유지 프로그램은 적합하여야 한다. 노인의료보험제도 가이드라인에 따르면 유지 프로그램의 주기적인 재평가는 합리적이지만, 프로그램은 이 수준에 대한 요구를 정당화하기 위한 목표는 분명히 쓰여져야 한다.

원인의 기초가 되는 것의 초점 (Focus on Underlying Causes)

작업치료는 현재와 잠재적인 능력을 확인하기 위해 신체의/감정적인/지각/인식이상의 엄격이 요구하는 때는 복잡하게 하고 지식을 정교하게 한다고 생각하였다. 이것은 구성요소가 분석되야 할 필요성을 알기 위해 치료사가 노인 기능에서 여러 가지 의학 조건의 영향을 견고하게 파악(grasp)할 것을 요구한다. 예를 들면, 파킨슨병과

글상자 20-4 문서화의 요소

- 기능에 초점
- 원인의 기초가 되는 것에 초점
- 과정에 초점
- 안전에 초점
- 과정을 위한 기대상태
- 느린 과정의 설명 또는 과정 부족의 설명

관련되는 문제와 식사와 관계가 있는 이후의 어려움은 명료하게 표현될 필요가 있을 것이다–예를 들면, "연하장애와 관련된 부전실어증은 안전하고, 효율적인 식사행동을 방해한다"는 것이다. 이것은 기능을 방해하는 관찰된 요인과 그 간섭이 발생하는 수준을 특히 보고하기 위해 필요하다.

진행에 초점(Focus on Progress)

OASIS B-1은 가정건강관리 상태에서 숙련되는 간호 관리 또는 다른 HHA로 이동하는 것처럼 재면허의 시기 또는 다른 사후 평가에 사용되는 문서이다. 이것은 포괄적인 평가의 일부로 예측된다. 각 항목은 의뢰인의 기능적인 상태의 명백한 행동을 설명하고 작업치료사에 의해 전통적으로 사용되는 자기 치료 평가의 개념을 통합한 것이다. 더 일찍 주의하면, CMS는 OASIS 데이터 세트를 세밀하게 구별하였다. 이것은 의뢰인 경과를 보고하는 방법으로 HHAs가 필요하다. OASIS 데이터는 효력에 관한 증거와 개개의 기관에 의해 제공된 치료의 품질의 기초를 형성하고 일반적으로 가정치료의 효율에 대한 데이터를 구성한다.

안전에 초점(Focus on Safety)

안전성 문제는 앞으로의 의학적 합병증으로부터 환자를 보호하기 위해 넘어짐의 높은 확률, 환경 안전 인식의 부족, 삼키기 어려움, 비정상적인 악화/파괴적인 행동, 엄격한 고통, 숙련된 작업치료 중재를 포함한다. 작업치료의 역할은 이러한 관심을 인식하는 것이고, 규칙적인 평가로 예방하고 안전성의 문제가 중요한 것이며 가정건강관리 팀의 모든 구성원에 의해서 확실하게 문서화되어야 하는 것이다.

예후를 위한 상태 예상
(State Expectations for Progress)

포함된 치료 서비스를 위해, 문서화는 진행이 임박한 치료사의 그리고 계속되는 진행은 기대되고 의미 있는 전문 평가를 분명히 인용해야 하는 것이 중요하다. 이것은 의뢰인이 1레벨부터 다음까지 빨리 진행하고 있지 않으면 치료사가 지원의 수준을 분명히 확인하는 것을 요구한다. 예를 들면, 자기관리 과제를 수행하기 위해 의뢰인은 "최대한의 지원"이 필요할 수 있지만, 환자는 지금 구두 요구 없이 작업을 수행할 수 있다. 이것은 수준 내에서 진행을 표시하는 것이고, 이 변화를 보고하는 것은 진행에 대해 계속되는 기대인 지표일 수 있다.

느린 진행 또는 진행의 부족의 설명
(Explanation of Slow Progress or Lack of Progress)

가정치료를 하는 의뢰인이 퇴보를 하는 것은 그들의 의학 조건 또는 상황의 위기에 있어서의 변화 때문이라는 것이 일반적이다. 치료사는 지각 인식의 손상 또는 다른 학습 어려움 때문에 작업의 어떤 단계를 배울 수 없는 의뢰인과 가족에 직면할 수 있다. 노인 의료보험제도는 치료사에게 합리적인 시간 동안 효과적인 훈련을 제공하는 것을 허락한다. 그러나 치료사는 주어진 작업을 수행하는 사람의 능력을 혼란하게 하는 여러 가지 어려움을 분명히 확인해야 한다. 이것은 기억의 부족이 운동 계획을 가진 작업에서 순번대로 배열하는 것 또는 어려움을 필요로 하는 것을 포함할 수 있다. 목표를 달성하기 위해 훈련이 발생하고 있으면, 거기에서 의지가 세션을 가르치는 합리적인 양일 필요가 있다고 인정된다.

중재(Intervention)

그 또는 그녀의 우선 순위를 결정하기 위해 고객

을 평가하고 난 후에, 치료사는 이론적으로 기반이 되는 중재계획을 성립하기 위하여 고객과 가족들과 함께 일을 한다. 중재의 목표는 노인의료보험 지침에 설명되어 있듯이 기능의 개념에 최대한 맞추어야 하기 때문에, *실습체계(practice framework)*에서 설명된 것처럼 수행 부분의 용어로 기록하여야 한다(AOTA, 2002). 특정 중재에 초점을 맞추어 설명하기 위해 의뢰인-요인 용어를 사용하는 것이 적합하지만, 이것은 수행과 관련하여 이것들의 기틀을 잡기 위해 필요한 것이다. 수행체계 용어의 사용은 작업치료 실행에서 언어의 표준화된 사용을 증진시키는 것을 권유하였다. 치료사는 선택된 중재가 합리적이고 필요한가와 진행을 현실적으로 기대할 수 있는지 고려해야 한다. 치료사가 묻는 가장 중요한 문제는 치료 접근이 기능적인 성능에 있어서의 변화를 촉진할 수 있는지 없는지이다.

Holm, Roger와 Stone(1997)은 가정관리에서 치료사의 중재는 3가지 넓은 범주로 분류되는 것을 제안하였다:

- *개선/복원*: 수행 구성요소에서 결함을 회복하고, 새로운 기술을 성취하는 데 사용
- *적용되는 방법의 사용을 통한 보상*: 보조장치 또는 환경 변화
- *교육*: 주어지는 병리학상의 조건의 효과와 그 결과, 병리학의 효과를 제한하는 예방 접근에 관한 정보를 제공하는 것

글상자 20-5는 가장 적합한 중재접근을 결정하는 것에서 치료사에게 지침을 제공하기 위한 질문을 제안한 것이다. 글상자 20-6은 평가와 중재 전략의 빠른 개요를 제공한 것이다.

현대 건강관리 시스템은 효율, 생산성과 서비스의 측정할 수 있는 결과를 강조하는 표준을 채택하였다. 가정건강관리의 중요한 측면의 하나는 여러 분야의 중복에 대한 잠재성이다. 의뢰인이 노인 의료보험제도, 간호사, 물리치료사에 의해 변제된 모든 가능한 서비스에 적격할 수 없기 때문에 또는 작업치료사는 그 또는 그녀의 실행과 전형적으로 관련되지 않는 치료의 일부 측면을

글상자 20-5 특정 과제 장애를 위한 적절한 중재 접근을 결정하기 위한 질문

개선(remediation)

프로그램 계획을 사용하며 안전한 수행, 적절한 시간에서 변화가 나타난다.

- 감각 재교육
- 시각 지각
- 수동 관절가동범위
- 근력 증진에 능동보조, 능동 또는 저항 운동은?
- 지속적 수동 운동은?
- 억제나 촉진치료는?
- 보조기 훈련은?
- 민감성 제거 프로그램은?
- 자세 안정 운동은?
- 체중 이동 운동은?
- 균형 운동은?
- 인지 재훈련은? 습관 훈련은?

보상(compensation)

안전하게 수행하고 적절한 시간에 변화가 나타난다.

- 환자는 과제 수행에 방법을 교대로 사용하는가?
- 사용에 환자가 어려움을 덜 느끼고 안전하게 목적에 접근하려 한다?
- 보조기술은 제공되는가?
- 물리적과 인간을 포함하여 환경을 변화하는가?

교육(education)

환자와 간병인이 안전하게 수행하고 적절한 시간에서 변화가 나타난다.

- 그들은 존중받고 있는가?
- 중재의 지식을 가르칠 수 있는가?
- 명확하고, 교육을 받는가?
- 중재의 예를 제공하고 교육하였는가?

글상자 20-6 평가와 중재를 위한 전반적인 제안

평가를 위한 제안

- 가정건강관리에서 작업치료사는 결과와 평가정보 구성의 사용에 융통성이 있어야 한다. 전체 문서는 www.cms.hhs.gov/apps/hha/oasisdat.asp#B의 웹사이트에서 무료로 다운받은 건강 서비스 연구를 위한 중심에서 이용할 수 있다.
- 캐나다 작업수행 측정(4판)은 고객중심, 작업근거 평가를 위해 훌륭한 도구이며, www. caot.ca의 웹사이트에서 이용할 수 있다.

중재를 위한 제안

- 가정건강관리에서, 작업치료 중재의 만족은 직업에 참여하기 위해 고객이 이용할 수 있다. 이것은 고객에게 의미 있고 안전하게 이용할 수 있고 가정에서 생산활동을 할 수 있는 활동의 부분을 통하여 유발될 수 있다.
- COPM과 OASIS는 고객 중심 중재 목적으로 구성된다. 목적이 수반되는 것은 고객과 간병인과 함께 상호관계를 형성하며 작업치료의 효과에 기본이 되는 한 부분이다.
- 낙상 예방 프로그램은 가정-건강관리팀에서 작업치료사를 포함하며 효과적인 것을 간주한 문헌에 나타나 있다. 평가와 교육을 위한 많은 도구들은 AOTA 웹사이트에서 이용할 수 있다. 주제와 관련제, 문헌에서 참고문헌을 정정하라.

연설할 필요가 있을 수 있다. 명백하게, 전문가가 실행 또는 전문지식이 그 또는 그녀의 범위를 초과하지 않도록 매우 주의해서 수행되어야 한다. 그러나 모든 전문가는 고객 요구의 전체 범위를 확인하기 위해, 그들이 효과적으로 수행하는 것을 알아야 하며, 의뢰하여야 할 때를 알아야 하는 잠재적인 요구를 인식하여야 한다.

경제적 제약에 관계없이, 집에서 안전을 확실하게 하기 위해 가정관리 기관의 책임은 의뢰인에게 적합하고 필요한 치료를 제공하는 것이고 가정에서 안전하게 관리가 필요하다. 가정관리 기관의 책임이 있고 효율적이고 적합한 방법으로 자원을 사용하는 것이다. 주의 깊은 사례관리는 모든 가정관리기관을 위한 중요한 도구라 할 수 있다. 사회복지사와 치료사는 팀의 매우 가시적이고 활동적인 참가자인 것의 중요성을 인정해야 한다. 팀은 주의 깊게 의뢰인의 요구를 평가해야 하고, 확실하고 효과적인 중재 계획을 결정해야 하고 사건 매니저에게 그 선택에 대해 정당성을 효과적으로 전해야 한다.

■ 요약(Summary)

재활팀의 서비스의 의미를 보여줄 좋은 기회는 다른 어떠한 시간에도 가정-건강관리 산업의 발전에는 주어지지 않는다. 병리학에 중점을 둔 의학적 모델과 고객 또는 소비자 중심 접근의 잠재성을 증진시키는 장기관리 접근 가정관리에서 중요한 패러다임의 이동할 수 있고 기능 결과의 중요성을 강조하였다. 이러한 이동은 이것의 역할을 확장하기 위해 작업치료를 위한 기회를 제공하고(Barnes & Frock, 2003) 노인과 그들의 가족을 위한 삶의 질을 증진시킨다.

사례 연구(Case Study)

Luisa는 가정주부로 58세이며 그녀의 남편인 60세 Jorge와 대학생인 23세 아들과 함께 살고 있다. 그들은 디트로이트의 백인마을에 살고 있고, 이웃사람들과 두터운 관계를 가지고 있다.

Luisa는 류마티스 관절염을 진단받았고, 3년 전부터 엉덩관절에 통증을 경험하였다. 통증은 심하였고 가정에서 일을 할 때 뿐만 아니라 ADL에 제한을 받았다. 통증은 항염증제에도 완화가 되지 않았다. 최근에, 지팡이를 이용하였고 엉덩이에 확실한 경직을 경험하였다. 그녀는 주치의와 이야기한 후 정형외과 의사와의 상담을 결정하였다. X-ray는 엉덩관절이 퇴행화되고 이와 관련된 연골이 파괴되었다는 것을 의미한다. 그녀는 통증을 완화시키고 가동성을 증가시키는 엉덩관절 성형술을 권유받았다. 수술 후, 그녀는 감염을 예방하기 위해 항생제로 치료받았다. 마취의 영향으로 소변을 보는 것이 어렵기 때문에 카테터를 처방받았고, 수술 2일 후 제거하였다.

하지에서 혈액응고의 합병증을 예방하기 위하여, 압박스타킹을 신었고, 응고를 예방하기 위하여 간단한 발목가동운동을 교육받았다. 일반적으로, 수술은 성공적이라고 믿었고, Luisa는 수술 7일 후 퇴원하여 집에서 관리를 받았다. Luisa가 집으로 돌아오면 가정관리 서비스를 시작하였다. Luisa는 오전 9시에 퇴원하였고 집으로 안전하게 들어올 수 없기 때문에 응급차로 집으로 돌아왔다. 그녀는 3주 후에 철심을 제거하기 위해 외과의사와 사후 약속을 하였다. 병원의 의료장비 서비스과에서 Luisa가 회복하는 동안 병원침대를 가정에서 사용할 수 있게 보장해주었다.

간호(Nursing)

간호사가 오후 12시에 도착하였고 관리계획을 결정하였다. Luisa의 가족 전체는 처음 방문 때 참석하였다. 간호에서 수술 진행을 재조사하였고, 지금 관리에 따른 특별한 것에 대한 필요를 Luisa의 가족에게 설명하였다. 일반적으로 간호관리 계획은 외과적인 수술치료에 주의를 주는 것을 포함하여 통증관리, 음식섭취량, 기침과 호흡기의 합병증을 예방하기 위해 심호흡운동을 교육하였다. Luisa는 등이 불편하다고 하였다. 이것은 엉덩관절의 일반적인 수술 후 상태에서 전형적으로 발생되고, 필요한 움직임이 많이 없어졌다. 그녀에게 주기적인 자세 변화를 교육하고 도움을 주어 불편함을 없애주고, 대퇴부 피부손상을 예방하였다. 간호 외에 Luisark 회복되는 기간 동안 가족의 필요와 6주 후에 그녀의 외과의사는 평가하였다. 엉덩관절 성형술에서 회복되는 동안 탈구가 있을 수 있기 때문에, 간호사는 위험한 자세를 취하는지 재조사하고, 6주 동안은 Luisa와 그 가족을 관찰하는 것이 필요하였다. 관절구에서 대퇴골두가 탈구가 일어날 수 있기 때문에, Luisa는 침대에서 일어나는 것을 조심해야 했다. 그녀에게 침대를 70° 까지만 올릴 수 있도록 교육하였으며 훨씬 안정되었다. 추가로 Luisa의 다리 사이에 2-3개의 베개를 넣도록 가르쳤고, 엉덩관절의 회전과 내전을 금기시켰다. 이것은 침대에서 그녀의 다리가 교차될 수 있기 때문이다. Luisa에게 치료사가 다시 올 때까지 탄력 스타킹을 지속적으로 신도록 하였다. 또한 Luisa에게 수술 부위를 깨끗하게 유지하고, 건조시키고, 조심할 수 있는 행동에 대하여 교육하였다. 몇몇 부종, 통증평가, 수술 부위의 배액, 수술한 주위에 붉은 반점이나 열이 나면 즉시 치료사를 호출하도록 하였다.

폐렴이나 폐혈성 인두염의 감염에 대하여 Luisa의 신체 증후를 지속적으로 감시하고 간호하였다. Luisa는 철심을 제거할 때까지 샤워를 할 수 없고, 목욕은 전체적으로 회복이 될 때까지 금지하였다. 인증된 간호보조에게 매일 침대에서 목욕을 준비하도록 지시하고, 위생의 보조와 화장의 필요성을 지시하였다. 추가로 작업치료와 물리치료 평가를 보내고 지속적인 관찰을 부탁하였다. 간호는 첫 번째 주에 매일 방문하도록 하였고, 어떤 특별한 일이 없으면, 1주일에 3시간으로 그녀의 방문의 빈도를 줄였다. 사건을 통하여 Luisa에게 왼쪽으로 쓰는 것을 교육하고, 그녀의 문제를 Luisa와 가족에게 교육을 안전하게 준비하는 것이다. 이것은 다음 단계에 중요한 것을 이해하는 것을 제공하도록 교육하는 것이다.

물리치료(Physical Therapy)

그녀가 수술한 후에 병원에서 첫 4일 동안 물리치료사와 Luisa는 걷기, 계단 오르고 내리기, 침대로 가고 되돌아오기를 시작하고 관절운동수행과 엉덩관절의 근력강화운동을 수행하였다. 가정관리치료사는 지속적으

사례 연구(Case Study)

로 적당한 운동으로 그녀를 도와야 하고, 집에서 복잡한 일상을 도와야 한다. Luisa가 집에 도착한 다음 날부터 물리치료사는 가정운동의 초기 프로그램을 적당하게 수행할 수 있고, 안전하게 가족을 교육하였다. 엉덩관절과 슬관절 굽힘, 모음과 벌림, 외회전을 스스로 수행할 수 있고, 대퇴사두근 강화운동, 대둔근의 강화운동, 엉덩관절벌림 등척성 운동, 엉덩관절폄과 굽힘을 포함한다. Luisa에게 준비된 운동과 가족에게 재조사하였다. 이것은 자발적인 프로그램을 통하여 Luisa를 교육시켰다. 매주 3시간씩 방문 스케줄을 잡혔다. 한달 안에 적당한 퇴원스케줄을 위해서 움직임과 근력강화를 이루어야 한다.

작업치료(Occupational Therapy)

작업치료사는 Luisa가 가정에서 가능한 독립적으로 수행하여 기능 문제에 만족하게 하는 것이다. Luisa는 가정관리 활동을 회복하지 못하기 때문에 우울하고 "남자"가 음식을 만들고 치우는 것에 대해서 불안하다고 느끼고 있다. Jorge와 James 모두는 이러한 모든 부분을 Luisa가 모두 관리하였기 때문에 이러한 활동을 잘 하지 못한다. 게다가, 이들은 그녀의 회복에 따라 Luisa를 지도하였고 그들을 관리하는 것을 포함한 대부분 과제 모두에 불평을 하기 시작하였다.

질문(Questions)

1. 위의 평가로부터 학습한 것을 기본으로, 다른 참여로부터, 평가와 함께 OT를 어떻게 진행하겠는가?

   작업치료사의 평가는 모든 활동을 하는 동안 필요한 특별한 처방에 만족하는 ADL에 중점을 둔다.

2. 작업치료사가 권유하는 고객 요인 중재는 무엇인가? 자세를 간주한 특정한 제안은 다음과 같은 엉덩 자세를 "해야 하는 것과 하지 말아야 하는 것"을 포함한다.

   - 올바른 각도보다 더 가슴을 엉덩이 쪽으로 움직이지(굽힘) 말아야 한다. 90°이다.
   - 서 있는 자세로 안전하게 일어나도록 의자를 잡아 돕게 한다. 의자에 베개나 쿠션을 놓아두고 90° 이상 엉덩관절을 굽히지 말아야 한다.
   - 팔을 걸치지 않고 의자에 앉지 않도록 한다.
   - 팔로 걸쳐 의자에 앉게 한다. 수술한 다리는 앞에 놓아두고, 반대편 다리는 아래에 놓는다.
   - 변기 또는 의자에 낮게 앉지 않도록 한다.
   - 치료사가 직접적으로 수행하거나 담요나 시트를 잡아당기기 위해 긴팔 손잡이를 사용한다.
   - 평소에는 신발이나 스타킹을 신지 않도록 한다. 수술한 다리를 구부리거나 교차하지 않도록 한다.
   - 신체의 중심선에 다리를 교차하지 않도록 한다. (다른 다리 쪽으로).
   - 다리 사이에 베개를 빼지 않고 아래에 놓지 않는다.
   - 다리 사이에 베개를 놓는다. 이것은 중심선에 수술한 다리를 교차하지 않도록 하는 것이다.

3. 고객을 도와주기 위한 장비는 무엇인가?

   화장실에 가는 동안 90° 이상 엉덩관절을 들어올리는 것을 예방하기 위해 긴 손잡이, 목욕솔과 같은 장비를 주문하여 그녀의 발을 닦을 수 있도록 하는 것이고, 손잡이 샤워기는 샤워를 하는 동안 샤워 의자에 앉도록 의사에 의해 사용할 수 있는 것이다.

4. 가족 요인들이 중요한 것은 무엇이고 그들에게 요청할 수 있는 것은 무엇인가?

   Jorge와 James는 중요한 관리제공자이며 Jorge는 하루 종일 일하고 James는 하루 종일 학교에 있다. 간호사와 가족이 만나는 것은 필요하면 만나서 Luisa의 하루 관리하는 방법을 설명한다. James는 밤에 수업이 대부분이 있기 때문에 낮에는 관리에 필요한 것을 제공할 수 있고, Jorge는 일한 후 밤에 가능할 수 있다.

복습 문제(Review question)

1. 건강유지와 기능재활을 위한 가정건강관리의 장점은 무엇인가?
2. 가정건강 서비스를 주로 받는 사람은 누구이며 서비스 지불은 어떻게 하는가?
3. 이용할 수 있는 자금의 종류를 알아보고, 작업치료의 목적과 중재에서 제공할 수 있는 종류에서 중요한 제한은 무엇인가?
4. 가정건강 중재에서 문서 수행변화가 왜 중요한가?
5. 가정건강 관리에서 중요한 윤리적 문제는 무엇인가?

웹 기반 자료(Web-Based Resources)

가정건강관리의 경험에 관한 유용한 정보:

www.cms.hhs.gov/apps/hha/all.pdf, **The Outcome and Assessment Information Set(OASIS)**, date connected March 16, 2007. This site is the intellectual property of the Center for Health Services Research, Denver, Colorado, but is made available for free to individual use for assessment purposes.

www.cms.hhs.gov/center/hha.asp, **Centers for Medicare and Medicaid Services Home Health Center page**, date connected March 16, 2007. An array of resources focused on reimbursement and regulations for home health care.

www.nahc.org, **The National Association for Home Care**, date connected March 16, 2007. The primary professional organization and best source of current information on homehealth-care policy and practice.

www.independenceinc.org/ability.html, **The Giant Disability Resource Page,** date connected March 16, 2007. This site maintains a comprehensive directory of links to disability-related andassistive technology sites.

www.aota.org (follow the link to the Wilma West Library), **The Special Interest Section for Home and Community Health Special Interest Section Quarterly (HHSIS), American Occupational Therapy Association,** date connected March 16, 2007. An excellent resource for home-care practice, including references, links, and other resources. If you are a member of AOTA, you can access the online archive of past issues.

참고문헌(References)

American Occupational Therapy Association (AOTA). (2002). Occupational therapy practice framework: Domain and process. *American Journal of Occupational Therapy, 56,* 609–639.

Atchison, B. (2003). Identification of competencies of community based practice as identified by expert occupational therapists. Unpublished raw data.

Barnes, P. A., & Frock, A. H. (2003). The expanded role for rehabilitation in home care. *Home Health Care Management & Practice, 15,* 305–313.

Bonder, B. R., Martin, L., & Miracle, A. W. (2001). *Culture in clinical care.* Thorofare, NJ: SLACK.

Centers for Medicare and Medicaid Services. (2006a). *Home health compare.* Retrieved May 28, 2006, from Center for Medicare and Medicaid Services, U.S. Department of Health and Human Services Access www.medicare.gov/HHCompare/Home.asp?dest=NavlHomelAboutlOverview#TabTop.)

Centers for Medicare and Medicaid Services. (2006b). *Home health PPS: An overview.* Retrieved May 3, 2006, from CMS Website via Office of Clinical Standards and Quality Access www.cms.hhs.gov/HomeHealthPPS/.

Coleman, B. (1995). European models of long-term care in the home and community. *International Journal of Health Services, 25*(3), 455–474.

Collins, E. (1921). Occupational therapy for the home-bound. *Archives of Occupational Therapy, 1,* 33.

Dunn, W. (1994). The ecology of human performance: A framework for considering the effect of context. *American Journal of Occupational Therapy, 48,* 595–607.

Gitlin, L. N., Winter, L., Dennis, M. P., Corcoran, M., Schinfeld, S., & Hauck, W. W. (2006). A randomized trial of a multicomponent home intervention to reduce functional difficulties in older adults. *Journal of the American Geriatrics Society, 54,* 809–816.

Holm, M., Rogers, J., & Stone, M. (1997). Referral, evaluation, and intervention (module 4, p. 1). In M. Steinhauer & M. J. Youngstrom (Eds.), *Occupational therapy in home health: Preparing for best practice.* Bethesda, MD: American Occupational Therapy Association.

Hornbrook, M. C., Stevens, V. J., Wingfield, D. J., Hollis, J. F., Greenlick, M. R., & Ory, M. G. (1994). Preventing falls among community-dwelling older persons: Results from a randomized trial. *The Gerontologist, 34*(1), 16–23.

Jackson, B. (1992). Home based occupational therapy: Then and now. *American Journal of Occupational Therapy, 46,* 84–85.

Johnson, K. (1997). Screening tool for occupational therapy referrals. *Home and Community Special Interest Section Quarterly, 3,* 1–2, as cited in M. Holm, Referral, evaluation, and intervention (module 4, p. 1). In M. Steinhauer & M. J. Youngstrom, (Eds.), *Occupational therapy in home health: Preparing for best practice.* Bethesda, MD: American Occupational Therapy Association.

Kinsella, A. (2005). *About home telehealth. Guide to long term planning.* Retrieved April 29, 1996, from *Medical News* website. Access www.longtermcarelink.net/eldercare/home_telehealth.htm#is.

Law, M., Baptiste, S., McColl, M., Opzoomer, A., Polatajko, H., & Pollock, N. (1990). The Canadian Occupational Performance Measure: An outcome measure for occupational therapy. *Canadian Journal of Occupational Therapy, 57,* 82–87.

Levit, K. (1996). National health expenditures. *Health Care Financing Review Fall, 13,* 175–214.

Lipson, J., & Meleis, A. (1985). Culturally appropriate care: The case of immigrants. *Topics in Clinical Nursing, 7,* 46–48.

May, V., Onarcan, M., Olechowski, C., and Myron, C. (2004). International perspectives on the role of home care and hospice in aging and long term care. *Caring, 23,* 1.

McGruder, J. (1998). Culture and other forms of human diversity in occupational therapy. In M. Neisdadt & E. Crapeau (Eds.), *Willard and Spackman's occupational therapy* (3rd ed., pp. 386–407). New York: JB Lippincott.

McGuire, M. (1997). Documenting progress in home health care. *American Journal of Occupational Therapy, 51,* 436–445.

Medical News Today. (2005). *CMS announces Medicare demonstration for day care services under the home health benefit.* Retrieved April 13, 2006, from www.medicalnewstoday.com/medicalnews.php?newsid=26606Centers for Health Services Research.

Moyle, N. (2005). *Using professional home care services. Guide to long term care planning.* Retrieved April 6, 2008, from http://www.longtermcarelink.net/eldercare/personal_care_home_care.htm

Nanako, T., Kazue, Y., & Eiji, Y. (2002). Use of home health services covered by new public long-term care insurance in Japan: Impact of the presence and kinship of family caregivers. *International Journal for Quality in Health Care, 14,* 295–303.

Narayan, M. (1997). Cultural assessment in home healthcare. *Home Healthcare Nurse 15,* 663–672.

National Alliance for Caregiving and American Association of Retired Persons. (2004). *Caregiving in the U.S.* (pp. 18–20). Washington, DC: Author.

Opacich, K. (1997). Moral tensions and obligations of occupational therapy practitioners providing home care. *American Journal of Occupational Therapy, 51,* 430–439.

Robinet, R. (1997). Professional responsibilities in the home care setting. In M. Steinhauer & M. J. Youngstrom (Eds.), *Occupational therapy in home health: Preparing for best practice* (module 2, p. 1). Bethesda, MD: American Occupational Therapy Association.

Rockwell-Dyla, L. (1997). The meaning of home: Establishing a frame of reference for occupational therapy in home health care. In M. Steinhauer & M. J. Youngstrom (Eds.), *Occupational therapy in home health: Preparing for best practice.* Bethesda, MD: American Occupational Therapy Association.

Siebert, C. (2000, March). An overview of the proposed prospective payment system for home health care. *Home & Community Health Special Interest Section Quarterly, 7,* 3–4.

Siebert, C. (2005, September). Home health outcomes and quality improvement. *Home & Community Health Special Interest Section Quarterly, 12*(3), 3–4.

Steultjens, E., Dekker, J., Bouter, L., Jellema, S., Bakker, E., & van den Ende, C. (2004). Occupational therapy for community dwelling elderly people: A systematic review. *Age and Aging, 33,* 453–460.

Strange, B. (1926). Work among the homebound. *Occupational Therapy and Rehabilitation, 5,* 55.

Sullivan, S. (1925). Work for crippled and disabled persons: Cleveland's experience. *Occupational Therapy and Rehabilitation, 4,* 101.

Thompson, L. (2004). *Long-term care: Support for family caregivers. Long-term financing project.* Washington DC: Georgetown University Press.

Toto, P. (2006). Success through teamwork in the home health setting: The role of occupational therapy. *Home Health Care Management and Practice, 19,* 31–37.

Tripp-Reimer, T. (1985). Cultural assessment. In J. Bellack & P. Bamford (Eds.), *Nursing assessment* (p. 265). North Scituate, *MA: Duxbury Press.*

U.S. Census Bureau. (2006). *Statistical abstract of the United States. Health and nutrition.* Retrieved May 29, 2006, from U.S. Census Bureau website via Administrative and Customer Services Division Statistical Compendia Branch www.longtermcarelink.net/eldercare/ personal_care_home_care.htm.

Weinstein, M., and Booth, J. (2006). Preventing falls in older adults: A multifactorial approach. *Home Health Care Management and Practice, 19,* 45–50.

Youngstrom, M. J (1997). Occupational therapy in the health setting: An introduction. In M. Steinhauer & M. J. Youngstrom (Eds.), *Occupational therapy in home health: Preparing for best practice.* Bethesda: MD: American Occupational Therapy Association.

제 21 장

재활
Rehabilitation

꿈은 나를 다시 새롭게 하는 것이다. 우리가 가능성에 도전하면서 새로운 아름다움을 기다리는 동안에는 나이나 건강상태는 전혀 문제가 되지 않는다.

Dale E. Turner, Retrieved March, 16, 2006, from www.bestinspiration.com/quotes-1/of/Dale_E._Turner.htm

위대한 Michelangelo Buonarotti(1475-1564)는 그의 나이 87세에 그가 "Ancora Imparo("아직도, 나는 배우고 있다")라고 말한 것을 믿고 있었다.

Retrieved April 5, 2006, from http://en.thinkexist.com/quotes/michelangelo/3.html

목적 (OBJECTIVES)

이 장을 읽고 난 후, 독자는 다음을 할 수 있게 될 것이다:

1. 노인들이 재활하는 동안 부딪칠 수 있는 문제의 범위를 장애의 인구통계학과 연결할 수 있다.
2. 노인과 관련된 재활의 측면의 개요를 말할 수 있다.
3. 노인의 재활에 다른 팀 접근법과 작업치료와 물리치료 사이에 보완적인 관계를 설명할 수 있다.
4. 노인의 재활과 관련된 포괄적 평가를 정의할 수 있다.
5. 재활과정을 증진시키거나 방해할 수 있는 개인과 환경요인들을 설명할 수 있다.
6. 노인의 재활을 수행하는 장소에 다양한 배달 시스템과 이와 관련된 방해 문제를 설명할 수 있다.
7. 재활과정에 외상과 질병의 심리적 영향을 고려할 수 있다.
8. 다른 건강문제가 있는 노인의 재활 문제를 알 수 있다.
9. 이전에 질병이 있는 노인을 위한 재활 문제를 알 수 있다.

보편적으로 받아들여지는 한 가지 정의보다 재활에는 많은 정의가 있고, 일부는 너무 복잡하게 정의하기도 한다(Sinclair & Dickson, 1998). 재활은 일반적으로, 환자 최적의 감각, 지적, 심리적, 신체적, 사회적 기능 수준을 최대화하고, 회복을 가능하게 하고 유지하는 데 목적을 둔 지속적인 과정으로 간주된다(그림 21-1). 일반적으로 여러 건강관리 전문가들과 가족, 그리고 언제나 곁에 있을 수 있는 간병인을 포함하여 환자 중심 파트너십을 통하여 재활은 사람들에게 도구를 사용해서라도 가능한 높은 독립성과 자결권을 획득할 수 있게 한다. 재활은 활동제한과 참여제한을 회복시키고, 이전 기술을 재학습시키고, 기능 손실 또는 기능부재 또는 기능 제한에 대한 보상으로 다른 상황에 적응하는 방법을 배우고 있다(WHO에서 인용, 2006).

재활은 제공되는 서비스의 시설, 범위, 유형, 강도와 환자의 유형에 따라 다양하게 실행될 수 있고 각각의 설정에 따라 제공되는 프로그램의 전반적인 철학과 집중은 다를 수 있다. 따라서 재활은 건강과 사회적으로 많은 분야에 걸쳐 이뤄지기 때문에 다양한 건강관리 전문가들이 포함될 수 있다. 노인의 성공적인 재활 치료의 핵심은 문제 및 요구 사항의 정확한 인지, 손상된 신체 기능과 구조, 활동 제한 및 참여제한에 관련된 문제의 관계 이해, 그리고 재활의 개입과 전반적인 결과에 긍정적 또는 부정적 영향을 줄 수 있는 개인적 환경적 요소의 영향에 있다. 노인의 성공적인 재활에 요구되는 것은 다음과 같다.

1. 넓은 관점
2. 사회, 의료 및 심리적 문제, 직업수행과 신체적 기능 문제의 정확한 확인과 관리
3. "정상적인 노화"와 병적인 변화의 차이점에 대한 이해

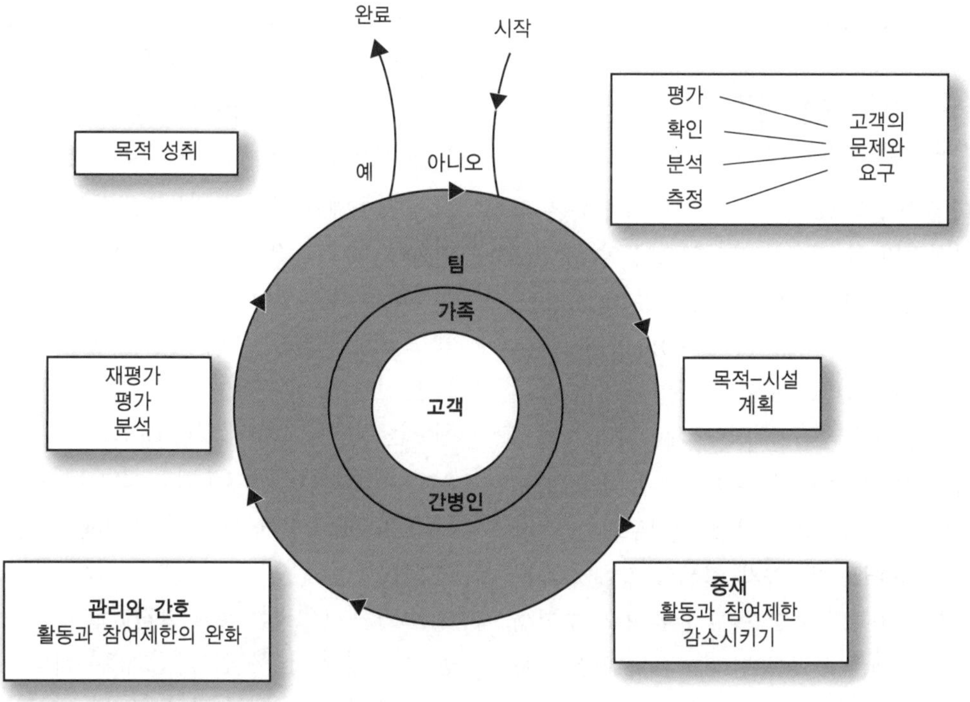

그림 21-1 재활: 지속과정[Adapted from Lokk, J.(1999), Geriatric rehabilitation revisited. *Aging: Clinical and Experimental Research, 11*(6), 353-361].

글상자 21-1 본문을 읽고 Alphonse 삼촌의 중요한 개념, 문제와 적합한 시설에 대하여 생각하라.

나의 Alphonse 삼촌...

우리가 어렸을 때 그의 주머니에는 캔디가 항상 있었고 우리에게 아이스크림을 사주셨다. 그는 우리가 원할 때면 게임, 카드, 스포츠, 보드게임을 함께 해주었다...

나이가 들어갈 때 성장하면서 원하는 것, 즐거워하는 것에 흥미를 가졌다. 나의 어머니는 그들이 성장할 때 나쁜 성격을 가지고 있었지만 나는 보지 못했다...

내가 14살 때 그는 패션 모델인 Sophia와 결혼하였고 몇 년 후 그는 아이를 가지게 되었지만 아직도 우리가 살아가는 데 관심을 가지고 있다.

그는 수입업자/수출업자이며, 여러 나라로 여행을 다닌다. 그는 일과 놀이와 사람, 조카와 그의 자녀와 신을 사랑한다고 말한다. 그는 많은 선택을 가졌지만 그 자신에게는 흉겨워한다.

그는 나의 결혼식에서 춤을 추었고, 나에게 했던 것처럼 자신의 자녀도 버릇없게 길렀다. 그는 수상스키와 골프와 들새 관찰하기를 즐겼다. 그는 매일을 인생을 살듯이 하기를 원했다.

그는 67세에 지붕에서 떨어졌고 허리를 다쳤다. 허리 손상으로 심각한 통증과 그의 인생에서 처음으로 장애를 경험하였다. 그의 인생과 건강의 모든 부분을 잃어버렸고, 결과적으로 우울증이 유발되었다. 그는 치료에 중점을 두었다. 그는 침과 한냉 팩과 약물과 기도, 그리고 마사지와 심리치료와 자연요법을 시도하였고, 마침내 통증을 감소시키고 삶의 질을 더 좋게 하기 위하여 수술을 택하였다.

비극적이게도, 수술로 하지마비가 되었고 Alphonse 삼촌은 다시 독립적으로 생활하는 것을 배우기 위해 재활에 전념하고 있다.

4. 이러한 "정상적인 노화"와 병적인 변화가 비활성화 프로세스와 상호 작용하는 방법의 이해(글상자 21-1)

장애의 인구통계학 (Disability Demographics)

60세 이상 노인의 75%와 그 이상의 노인들은 적어도 만성질병 하나는 가지고 있으며 약 50%는 적어도 두 개의 만성질병을 가지고 있다(Calkins, Boult, Wagner & Pacalaet, 1999). 만성상태는 활동제한 뿐만 아니라 노인 자신을 관리하는 능력이 점차 감소하는 점진적 활동제한처럼 심각하고 즉시 유발되는 장애를 유발시킬 수 있다(Fried & Guralnik, 1997). 1997년, 노인인구의 반 이상이(54.5%) 적어도 한 가지 이상의 장애(신체적 또는 비신체적)를 가지고 있고 1/3 이상(37.7%)이 심각한 장애를 가지고 있다고 보고되었다. 이 장애의 일부분은 비교적 적을지 모르나, 노인이 개인적으로 필요로 하는 부분에 도움이 필요한 만큼 충분한 제한이 있을 수 있다. 예를 들면, 65세 이상의 14.3%는 목욕, 옷입기, 식사준비, 쇼핑 시 도움을 필요로 한다(Banthin & Cohen, 1999). 만성상태로 인한 활동제한은 장애의 숫자(그림 21-2)처럼 노화와 대부분 고령에 영향을 받는 장애로 증가된다. 80세 이상의 75%는 적어도 하나의 장애를 가지고 있으며, 반 이상(57.6%)이 심각한 장애를 가지고 있다. 1/3 이상(34.9 %)은 보조를 필요로 한다고 보고되었다(Administration on Aging, 2005). 75세 이상은 상지에 의존하는 활동 전에 하지에 의존하는 자기관리 활동이 상실된다는 장애의 진행이 있다고 보고되었다(Jogger, Arthur, Spiers, & Clarke, 2001; Spector & Fleishman, 1998). 예를 들면, Jagger와 동료들(2001)은 노인이 어려워하는 활동의 첫 번째 ADL이 목욕이라는 것을 발견했고, 그 다음이 이동, 화장실 가기, 옷 입기, 침대로부터의 이동, 의자로부터의 이동, 식사라고 하였다. 이것은 장애와 건강상태는 깊은 관련성이 있다는 것을 보여

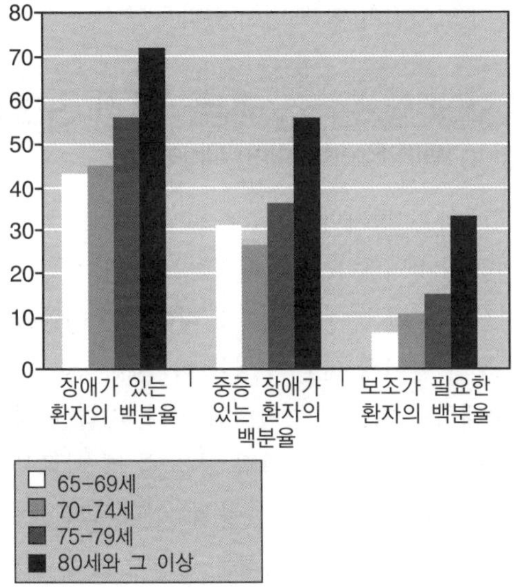

그림 21-2 나이에 따른 장애가 있는 노인의 백분율, 활동 제한은 나이가 증가함에 만성건강상태로 유발된다(Adapted from Administration on Aging(2005). *A profile of older Americans: 2005*. Retrieved October 23, 2007 from www.aoa.gov/PROF/Statistics/profile/2005/16.as).

주는 것이다. 예를 들면, 65세 이상은 심각한 장애를 가지고 있고, 68%가 건강이 안 좋은 상태였고 10.5%만이 건강이 양호하거나 좋지 않다고 보고하였다(Admini-stration on Aging, 2005). 나이와 장애의 연관성이 절대적인 것은 아니다. 사람들은 만성상태를 나이와 연관시키려는 경향이 있지만, 증가하는 나이가 반드시 장애가 되는 것을 의미하는 것은 아니다. 대부분의 노인들은 독립적이고 최소한의 보조로도 스스로 기능을 수행할 수 있다. 그리고 최근의 데이터는 노인들의 장애가 증가하지 않는 삶을 기대할 수 있다고 말하고 있다. 프랑스, 벨기에, 타이완, 이탈리아, 네덜란드, 스위스 같은 나라에서는 노인들의 장애가 감소하고 있다. 반면 호주, 캐나다, 영국 같은 나라에서는 장애의 감소는 없었지만, 장애가 증가하고 있다는 증거 또한 없었다(Administration on Aging, 2005).

장애의 심리적 결과(Psychological Consequences of Disabling Events)

많은 노인들은 재활 동안에 장애, 즉 외상, 건강상태와 질병과 같은 후유증으로 인하여 예측할 수 있는 손상에 적응하고 있다. 이 손상의 범위는 개인의 손실에서 가동범위, 균형, 근력, 지구력이 포함되며, 자신의 감각 상실, 가치 있는 역할의 상실, 상호관계 상실과 활동제한을 유발하는 근력의 상실과 같은 것이 상실되는 것을 포함한다. 마지막으로, 장애에 직면하고 있는 노인들은 자원봉사활동 같이 의미 있는 활동에 영향을 줄 수 있는 참여활동, 독립적인 생활이 힘들어지며, 재정적인 손실을 경험하게 된다.

손상은 되돌릴 수 없는 상태로 정의되기도 하지만, 가치 있는 목적 즉, 사랑받는 사람, 직업, 지위, 가정, 재산, 건강이 되기도 하지만, 반면에 손상에 대한 슬픔은 우리들의 반응이며, 종종 우리가 예상하는 미래의 손실을 포함하기도 한다(Bruce & Schultz, 2001). 손상은 갑자기, 단계적으로 올 수 있으며, 예상할 수 있게, 일시적이거나 영구적으로 되기도 한다. Bruce와 Schultz에 의해 발전된 제한되지 않은 상실의 개념은 손상은 발달과 시간에 달렸으며, "전 생애"에 걸쳐서 일어나는 깨달음의 과정을 포함하고 있다고 설명한다. 다른 저자들은 "만성적인 슬픔"(Lindgren, Burke, Hainsworth & Eakes, 1992)이란 용어를 진행하고 있는 손상의 본질, 정신적인 상태와 관련 있는 슬픔을 나타내기 위해서 사용한다. 대부분의 노인들은 친구와 가족들의 죽음을 통해서 손실을 경험하게 된다.

Spaniol, Gagne, 그리고 Koehler(1999)는 외상과 질병은 그들을 돌보는 사람들의 생활뿐만 아니라 손실을 경험한 사람들의 생활에 아주 큰 영향을 준다고 말하였다. 그 영향은 자신감의 상실, 오명과 차별에서 오는 유대감의 상실, 역할의 상실을 포함한다. Spaniol 등은 이 정신적인 질병을 가지고 있는 환자의 경험에 그들의 작업을 기반을 두고 있다 하더라도 정신적인 질병 또는 외상을 가진 개인의 경험을 통한 손상은 증거가 될 수 있다. 예를 들면, 뇌졸중 환자는 육체적인 손상과 인식능력의 손상을 느낄 것이며, 고립적이고 다른 점을 느낄 것이다. 왜냐하면 환자는 지금 휠체어를 사용하고(수치와 차별에서 오는 유대감의 상실) 가치 있는 역할의 상실(운전, 사회적 활동)을 가지고 있기 때문이다.

Drench(2006)는 치료사를 위해 슬픔과 손실이 있는 사람과 같이 일하는 것에서 5가지 중요한 요소를 정의하였다.

1. 대화의 중요성과 치료와 변화를 위한 관계이다. 치료사가 바쁘다면 환자들이 그들이 느끼는 슬픔에 대해 이야기를 할 시간이 없으므로 그들이 개인적으로 필요한 것이 무엇인지에 대해 알 수 없다. 그러나 이것은 변화를 위해 필수적인 것이다.
2. 결과에 반대되는 과정에 중점을 둔다.
3. 삶을 되돌아보는 과정의 중요성. 노인은 그들의 삶을 되돌아보길 소망한다.
4. 결여와 공허함의 상태를 마음으로 아파한다.
5. 변화를 위한 요구보다 경험된 것이 나타나게 하는 것이다.

일부 필요한 치료 기술과 업무는 상실감과 비통함에 대해 들어주고, 그것이 나타났을 때 표현할 수 있게 동의해주는 의사소통도 포함된다. 안정되게 하는 적절한 접촉과 다른 물리적인 방법(휴지, 차 한 잔 등) 또한 중요하다. 희망적인 환경을 제공하고 의미 있는 직업에서 유용한 고용의 기회를 만드는 것은 다시 일할 수 있다는 기대와 사람들과 함께 하면서 회복할 수 있는 수단이 될 수 있다. 위의 모든 전략은 환자가 원하는 것에 달려있지만, 치료사는 그 또는 그녀가 상실감과 비통한 경험을 할 때, 개인적으로 지지해주고 가까이 있어줘야 할 책임이 있다.

이전에 있던 장애로 인한 노화 (Aging with Preexisting Disability)

17장에서는 평가에 있어서 만성장애와 질병을 고려하는 것의 중요성을 정의하고 있다.

이전에 있던 장애로 노화가 나타나는 이환율은 생존뿐만 아니라 삶의 수명을 더 길게 하는 의학적 중재처럼 빠르게 증가하고 있다. 재활은 재활을 경험한 대다수의 사람과 일을 할 때 치료사를 위하여 매우 다른 과정이 될 수 있다. 많은 치료사에게도 재활은 매우 어려운 과정이 될 수 있다. 긍정적 이전 경험은 고객과 협조적으로 일하기 위해 간병인에게 도움을 받을 수 있다(예, 고객은 재활경험에 개방되고, 그들의 건강상태에 대해 전문기술을 가지고 있으며 치료사는 그들의 전문기술을 존중한다). 부정적인 이전 경험은 치료사가 앞으로 나아가는 데 도전이 되게 하며 현재와 미래 재활에 얼마나 영향을 줄지 민감하게 할지도 모른다.

지능장애를 가진 사람의 문제(Issues for Persons with Intellectual Disability)

1930년에 아이들이 다운증후군으로 태어났지만 아동기 이전까지 생존할 것이라고 기대되지 않았다고 할지라도, 1980년 연구에서는 대략 55세까지 생존한다고 기록되어 있으며, 이것은 증가될 것이라고 예측되고 있다(Adlin, 1993). Sutton(1997)은 대략 20년 내에 발달장애를 가진 55세 이상의 사람이 87%까지 증가될 것으로 예측된다고 하였다. 수명증가는 일반 사람들에게도 노화와 관련된 건강염려에 관심을 갖게 되었다(Delorme, 1999). 그들의 아동기를 기관에서 지원 관계의 부족 그리고 서비스와 프로그램의 부족과 같은 부정적인 경험을 하며 보낸 지능장애자를 위한 재활은 도전된다. Salvatori, Tremblay, Tryssenaar

(2003)은 노화와 관련된 문제는 노인과 그들의 노부모 모두에게 직면한 것이며 간병인의 부담을 증가시키고 지속적인 계획이 필요하다는 것을 발견하였다.

심각한 정신질병을 가진 사람의 문제 (Issues for Persons with Serious Mental Illness)

Cohen(2000) 등에 따르면, 정신질환을 가진 노인은 일반적으로 정신적 건강 시스템으로부터 매우 적은 서비스와 지원을 받는다. 그들은 충분한 건강관리를 받지 못하며 우울증의 정도가 증가되고 인지기능이 감소하며 그들의 사회적 연결망은 그들 나이의 동료들 보다 더 좁아지게 된다. 여기엔 몇 가지 증거가 있는데 노인들은 공식적, 비공식적 시스템의 도움을 덜 받으며 젊은 사람에 비해 미래를 덜 낙관적이라 할 수 있다(Horwitz & Uttaro, 1998). Bartels, Levine와 Shea(1999)는 정신질병을 가진 노인들에게 최상의 서비스는 우선 의학적 치료와 정신적 건강 서비스의 협력이 요구된다고 강조하고 있다. 심각한 정신질병을 가진 노인들은 전형적으로 대부분 복잡하고 연약하고 가난하며 오랜 기간 치료로 높은 위험을 가지고 있다.

재활전문가들은 정신질병을 가진 사람들과 나이를 먹으면서 생기는 신체적 문제를 인식하는 것을 필요로 한다. 심각한 정신 질병을 가진 가족의 노화를 질적으로 연구하였는데(Tryssenaar & Tremblay, 2002), 한 참여자는 "나의 아버지는 가벼운 정신질환으로 분류되었지만 그는 2.5년 전 뇌졸중(stroke)을 겪었고 그는 지금 신체적 장애와 정신적 장애 모두를 가지고 있다"고 기록하였다(p. 260). 이 연구는 참가자가 신체적 건강 요구가 정신 질병 진단 이전에 고려되어지지 않는다는 것에 대해 계속적인 염려를 가지고 있는 것을 발견하였다. 심각한 정신 질병을 가지고 있는 사람의 불충분한 신체적 건강은 간호문헌에 기록되어져 있다(Byrne, Isaacs & Voorberg, 1991). 정신질병을 가지고 있더라도 나머지 삶에서 신체적 건강을 제외시킬 수 없다.

신체적 장애를 가진 사람의 문제 (Issues for Persons with Physical Disabilities)

척수손상이나 폴리오 후 증후군(postpolio syndrome), 다발성경화증과 같은 신체적 장애를 가진 노화는 흔히 건강문제와도 관련이 있다. 이것은 다양한 근골격계 문제, 에너지와 힘의 감소, 골다공증, 스트레스를 포함한다. 이런 일반적인 건강문제를 조사하면 노화는 자연스럽게 진행되고 있는 반면에 재활에서 치료사가 일할 것 중 바뀐 부분이 있다. 삶에서 그 또는 그녀의 선천적 상태와 함께 개인의 전문지식의 인지는 재활에 고려되어져야 한다.

무엇이 노인재활을 특별하게 만드는가?(What Makes Older Adult Rehabilitation Unique?)

노인재활은 치료사에게 몇몇 특별한 면을 나타낸다. 노인 고객은 정상노화 과정에서도 여러 혼합되고 다양한 진단 또는 병리학을 보인다. 건강상태와 정상 노화 사이에서 상호작용은 장애와 제한을 악화시킬 것이고 일부 재활 중재에 영향을 미칠 것이다. 비록 특별한 질병이 특정한 유형의 장애를 일으킬 수 있지만(Fried, Ettinger, Lind, Newman & Gardin, 1994; Fried & Guralnik, 1997), 일부 질병들은 독특하고 다른 질병과의 상승작용으로 인하여 상호작용이 나타나기도 하고, 다른 건강상태에서는 더 큰 활동장애와 참여 제한도 예측할 수 있다(Verbrugge, Lepkowski & Imanaka, 1989; Verbrugge, Lepkowski, & Konkol, 1991). 또한 노인이 되어 경험하는 많은 직업적 수행 또는 기능적 문제는 감소하는 생리적 제한과 급성 또는 만성적인 질병 그리고 사람이 거주하는 곳의 환경 사이에 대한 상호작용의 결과이다. 질병 증가로 인해 일상생활활동(ADL)(More et al., 1989; Verbrugge et al., 1989)과 도구적일상생활활동(IADL)(More et al., 1989; Verbrugge et al., 1989)과 이동성(Campbell et al., 1994; Guralnik et al., 1993; Verbrugge et al., 1989; Verbrugge et al., 1991)으로 인한 문제의 위험이 증가한다.

생활연령은 항상 생리적 연령에 반영되는 것은 아니다. 노인에게 전체적으로 나타는 기능적 제한과 인지, 신경근(예, 근력), 심폐순환, 감각(예, 시력)과 다른 신체적 기능과 같은 생리적 시스템의 감소 차이에 따른 이질성과 다양성을 크게 다루고 있다(4, 5, 6과 7장 참고). 노인의 각자 다른 비율로 노화되고 장기도 다른 비율로 노화된다. 개개인 사이의 차이점은 재활 프로그램을 계획할 때 고려되어진다. 장애의 과정은 노인들 사이에서 특별한 방법이 필요하지 않다는 증거도 있다. 일부 노인은 몇몇 활동 또는 참여의 제한이 없는 장애를 가지고 있고 또 다른 이들은 여러 다른 장애로 인해 활동과 참여의 제한이 있다. 예를 들면, Laura는 75세이며, 뼈엉성증이 있어 신체적 움직임이 감소되었으며 뇌졸중으로 인해 우세한 손과 팔의 사용에 제한이 있다. 다양한 대체기술과 적당한 도구를 사용하여 정원 가꾸기, 카드놀이와 평소 활동의 대부분을 수행하고 있다. 반면, 65세의 Elgin은 시각과 청각의 장애와 초기 인지장애를 가지고 있다. 그는 적응과 보상전략의 제공으로 그의 평소활동의 대부분에 참여할 수 있다고

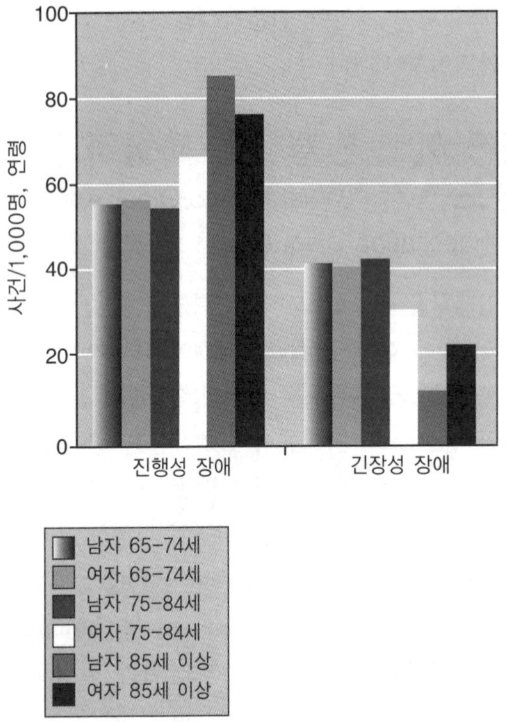

그림 21-3 나이와 성별에 따른 진행성과 긴장성 장애의 1,000명/연령의 비율(Adapted from Guralnik, J.M., Ferrucci, L., Balfour, J.L., Volpato, S., & Dilorio, A.(2001). Progressive versus catastrophic loss of the ability to walk: implications for the prevention of mobility loss. *Journal of the American Geratrics Society, 49*, 1463–1470).

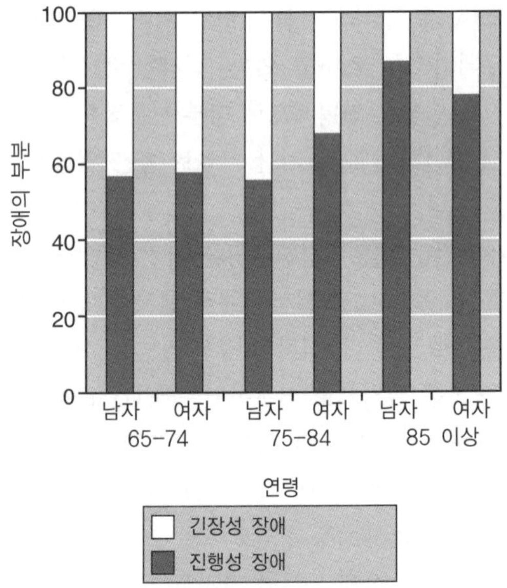

그림 21-4 나이와 성별에 따른 진행성과 긴장성 장애의 부분(Adapted from Guralnik, J.M., Ferrucci, L., Balfour, J. L., Volpato, S., & Dilorio, A. (2001). Progressive versus Catasrophic loss of the ability to walk: Implications for the prevention of mobility loss. *Journal of the American Geriatrics Society, 49*, 1463–1470).

생각한다.

활동과 참여 제한을 촉발시키는 비극적인 사건의 발생정도는 노인에게서 점점 줄어들고 있다(그림 21-3과 21-4). 많은 노인들이 뇌졸중이나 대퇴골두 골절 또는 폐렴과 같은 급성질환에 의해 장애를 입기도 하지만, 관절염이나 당뇨 같은 만성상태의 악화 때문에 천천히 진행되는 장애유형이 나이가 들어가면서 발생한다. 고령의 노인은 비극적 장애와는 반대로 진행성 장애를 경험하게 되며, 또한 몇 년 동안 간헐적으로 재활이 필요할 수 있다. 진행성 장애의 비율은 노화할 수록 증가되며 85세 이상에서 가장 많다(Guralnik, Ferrucci, Balfour, Volpato & Dilorio, 2001).

생물적 요소들은 **쇠약**(frailty)의 진행에 중요한 영향을 준다(Fried et al., 2001). 쇠약은 생리적 기능의 감소의 노화와 관련된 상실로 고려될 수 있고, 작은 스트레스 요인은 불충분한 기능적 경과와 잠재적이며, 쇠약의 능력의 결과일 수 있다. 나쁜 기능 결과와 관련되어 있는 우울증과 인지장애는 재활노인들에게 흔하다(Wells, Seabrook, Stolee, Borrie & Knoefel, 2003a). 금전적 자원은 노인에게 더 한정되어 있고 간병인(가끔 노인들)은 그들 스스로의 역할이 감소될지 모른다. 또한 관리를 제공하는 사람의 능력은 평가받아져야 할 필요가 있고 재활관리 계획에 관련시키는 것을 고려되어져야 한다.

관리는 직업적 또는 교육적 결과의 근본적인 생각에는 간접적일 수 있고, 그 당시 재활은 회복보다는 더 이상 감소하지 않는 예방하는 쪽에 더 초점이 맞춰져 있었다. 삶의 과정 중 건강하게 나이 드는 것은 중요하다. 노인에게 만성적 질병이 일어날 가능성이 더 높기 때문에 전체적인 재활관리는 만성적 질병 관리에 초점을 맞춘 중재와 질병 예방, 건강과 복지증진을 고려해야 한다. 그리하여 노인이 그들의 상태로 살아가는 방법을 배울 수 있고 적극적으로 재활에 참여할 수 있게 해야 한다. 이런 특별한 특징에 관계없이 노인을 위한 재활의 기본적 원칙은 잊지 말아야 한다(글상자 21-2).

글상자 21-2 노인을 위한 재활의 기본 원칙

- 사실적인 고객 중심 시설, 개인 목표 이용
- 가능할 때마다 간병인과 가족 포함
- 팀 접근법 사용
- 일차적 손상, 활동과 제한 확인
- 이차적 손상, 활동과 제한 예방
- 건강 증진과 안녕 요구 확인
- 최적의 기능적 독립 만족
- 고객 사이의 변화 고려
- 개인과 환경요인은 전체 관리와 결과에 어떻게 영향을 미치는지 고려

글상자 21-3 재활 목표의 필수적 구성요소

- 의미 있는–고객의 환경과 문제 확인에 적합한 것
- 개인적인 것
- 서로 협의–고객, 가족, 간병인과 재활팀 사이에 협상의 조화
- 확실한 의사소통
- 현실주의–도전, 그러나 성취가능한 것
- 측정할 수 있는 것

재활팀(The Rehabilitation Team)

이 팀의 가장 중요한 핵심 멤버는 환자이다. 재활은 가족 및 간병인과 숙련된 전문가의 다양한 의견이 활용되어 포괄적이고 전체론적인 접근을 했을 때 극대화된다. 증거는 목표를 세울 때 끌어내는 가족과 환자의 입력의 중요성으로 밝혀진다. 연구는 전반적으로 부족한 노인 환자와 가족구성원 그리고 건강관리팀 사이의 목표에 합의를 찾아야 한다. 가족구성원과 건강 관리팀 사이의 목표설정에 의견이 일치하지 않는 것이 언급되어왔다(Bogardus et al., 2001; Galzier, Schuman, Keltz, Vally & Glazier, 2004; Rockwood, Graham & Fay, 2002). 어떤 목표 분류에는 의견이 일치되어 있다고 할지라도, 주요 관심사와 우선 순위 분야에 대해 상당한 의견 차이가 발생하였다. 게다가, 환자와 간병인은 더 많은 목표들을 확인하려는 경향이 있다. 특히 의료, 심리사회적인 문제, 정신, 미래 계획(Galzier et al., 2004), 여가, 사회적 상호작용, 행동, 및 기능에 관련된 분야에서 더 그러하다(Rockwood et al., 2002). 명백한 목표 설정은 노인 환자의 재활에 중심 구성 요소이다. 목표는 환자의 신중한 평가에 의해 통보해야 하고 모든 재활 중재 앞서 행해져야 한다. 재활의 목표는 정확하게 표현하여야 하고 이것의 성취를 분명하게 하기 위해 설계되어야 한다(글상자 21-3).

팀에는 아마 **여러 분야 참여(multidisciplinary: MD)**, **분야들 사이 참여(interdisciplinary: ID)**, 또는 **분야의 이동(transdisciplinary: TD)**이 있을지도 모른다. 비록 그 용어가 주로 변화해왔지만, 각각은 특별한 의미를 가지고 있다. MD

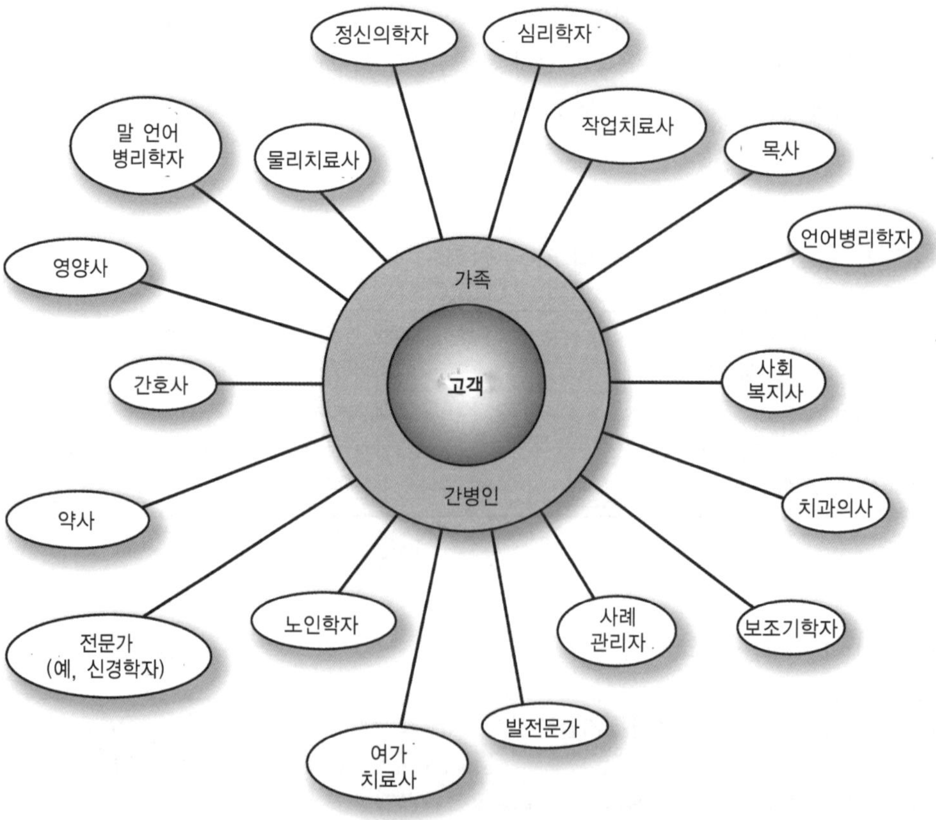

그림 21-5 재활팀.

팀은 각 팀 구성원 연습을 자신의 고유 연습 영역에 대한 책임을 가진 규율 지향적이다. 그 팀의 결과는 다음의 각 팀 구성원의 노력의 합이다. ID팀에서는 팀 구성원들이 자신들의 범위를 넘어 문제 해결에 관여하고 있다. 팀 전체가 환자에 대한 목표를 확인하고, 확인하자마자 각 팀 구성원은 자신의 연습 범위 내에서 목표달성을 향해 연습한다. TD팀 내에서는 한 팀 구성원이 환자의 특정 요구에 따라 기본 지도자 혹은 치료사로 선택된다. 리더는 자신의 규율에 관계없이 관리상황에 대한 전달에 책임을 가지고 다른 팀 구성원은 정보와 권장 사항, 필요한 교차 트레이닝 및 건강관리전문가의 융통성을 형성하여야 한다(Latella, 2000).

재활팀을 구성하는 의료전문가들의 수는 치료시설과 환자의 요구에 따라 다양하지만, 일반적으로 노인병 전문의(노인의학에서 특수 전문의) 또는 자연요법의사(물리의학과 재활에서 특수 전문의), 간호사 또는 노인전문간호사, 사회복지사, 물리치료사, 작업치료사, 지원담당자가 포함된다. 일부 국가에서 팀 구성원은 전문기술이나 전문자격증이 있어야 한다. 예를 들면, 영국에서 노인전문의는 뇌졸중이나 노인정형수술 재활에 관한 전문기술을 가지고 있어야 하고, 미국에서 물리치료사는 노인인증전문가(Geriatric Certified Specialists: GCS)이어야 하며, 작업치료사는 노인학 이사회에서 인증을 받아야 한다. 심리학자, 말-언어병리학자(speech-language pathologists: SLPs), 청력학자, 영양사, 레크리에이션과 호흡치료사 등 다른 보건 전문가, 그리고 약사도 팀의 일부가 되어 평가하고 기존의 노인에 대한 치료를 관리하여야 한다(그림 21-5). 영국 연구진은 개별 의료 전문가들이 전체적으로 환자의 상황을 보고하는 데 실패하는 것을 자주 발견했다. 뿐만 아니라 각 팀 구성원은 그들 각자의 특별 기술의 유리한 지점에서 환자 치료에 접근하고 그것의 특정부분을 강조했다. 낮은 수준이 그들의 일반적인 책임 영역 밖의 일부 장애 계통에 의해 발견되었고, 전체적으로 봤을 때 장애 발견이 팀으로서 일하는 것과 거의 같다고 생각하는 팀원은 아무도 없었다는 사실을 강조하였다(Cunningham et al., 1996).

재활을 필요로 하는 일부 노인들은 복잡한 요구를 하지 않지만, 대부분의 환자는 실습 영역에서 다면적인 문제를 가지고 있는 것으로 보인다. 어떤 사람이나 어떤 수련도 환자의 복합장애의 가장 효과적인 치료를 위해 필요한 모든 특별 지식분야에서 전문기술을 가질 수 있기 때문에 복학제적인 팀은 노인재활 연습에 필수적인 요소이다(Perkins & Tryssenaar, 1994). 분야들 사이 접근방식은 특히 만성적이고 복합적인 상태(Runciman, 1989)를 가지고 일반적으로 건강관리 시스템에서는 어려움이 있는 특정 환자를 대할 때 추천되어진다(Bachrach, 1989). Sommer, Silagy와 Rose (1986)는 팀 접근 방식이 치료효과 상승과 필요한 의료관련 의사소통의 방법이 될 수 있다고 제안하였다. 각각의 직업은 재활에 독특한 공헌을 하게 되지만, "개인 팀원에 대한 지식이 있어야 하고, 고객관리 결과에서 가장 긍정적인 차이를 만들어내는 공헌 및 팀 협업과 팀 개개인의 구성원들의 기여의 합은 인정되어야 한다는 것이다" (OANPHSS, 2000, p. 9). 여기에 내포하고 있는 믿음은 다른 건강관리환경에서 개별 효과적인 팀으로서 작동해야 한다는 것이 전제이다.

효과적인 팀워크는 팀 구성원은 상황에 따른 각각의 전문 지식과 기술을 가지고, 인식하고 각 개별 회원의 기여의 인정이 요구된다. 또한 의사결정에 참여하고 자신의 결정과 팀의 결정에 대한 책임져야 한다. 팀 구성원 사이에 좋은 의사소통은 크게 전체적인 치료계획 전달의 효과를 강화하고, 팀 구성원 간의 협력 및 조정이 원활해야 한다. 방법은 재활팀의 협동을 증진시킬 수 있는 방법은 문서화, 치료목표와 환자의 치료과정이 기록되어 있는 주간요약 문서를 공유하는 것이다. 퇴원비율은 공유 문서의 사용을 통해 증가했다. 이것은 프로세스가 팀 구축과 소유권의 분할을 요구하며 동시에 그것이 이러한 결과를 이끌었다고 볼 수 있다(Rosenberg et al., 1986). 재활팀 구성원간의 협동은 어려울 수 있지만, 여러 가지 증거는 포괄적인 재활팀이 노인 회복에 긍정적인 영향을 끼친다고 하였다(Boult et al., 2001; Cohen et al., 2002; Landefeld, Palmer, Kresevic, Fortinsky & Kowal., 1995; Reuben et al., 1995; Stuck et al., 1995).

재활팀의 협조 (Coordinating the Rehabilitation Team)

사례 관리(Case Management)

사례 관리라는 용어는 처음 정신 문제를 가진 환자가 공동체 사회에 거주하는 것에 대한 규정을 1950년대 북미 지역에서 사용되었다. 1980년대에, 사례 관리는 미국의 건강 유지기구의 복지 운영에 따라 상승하는 노인 돌보기 비용의 운영 또한 함께 수용되었다. 1990년대 중반에는 저소득층 의료보장제도 내에서 가정관리의 배상 대용으로 사례관리가 요구되었다. 영국에서는, 사례 관리는 사회보험의 공공 규정에 관한 국가 변경 사항에 대한 반응으로 1990 년대 초반에 적용되었다. 노인을 위한 사례 관리의 모델은 또한 호주, 캐나다, 이탈리아, 그리고 스웨덴에서 보고되었다(Bernabei et al., 1998; Hebert, Duran, Dubuc & Tourigny, 2003; Hokenstad & Johansson, 1996; Lim, Lambert, & Gray, 2003).

사례 관리는 복잡한 건강 문제를 가진 사람들이 효율적으로 건강관리 시스템을 사용하는 데 도움이 필요하다고 가정한 것에 근거한다. 노인은 종종 여러 의료 서비스 공급자를 필요로 하고 그들의 독립적인 삶을 돕기 위한 다양한 사회 서비스를 요구한다. 재활의 과정 동안, 많은 환자들은 여러 의료 전문가로부터 서비스를 요구할 것이다. 적절한 조정을 보장하기 위하여 올바른 처방이 적용되어야 하며 합병증, 지연, 그리고 중복은 피해야 하며 많은 수의 의견은 조정되어져야 한다. 이것은 결정은 환자의 선호, 환자의 가정의 퇴원후의 관리, 가족과 간병인의 융통성, 의사소통 등과 같이 많은 다른 환자들의 관리 문제들에 관한 모든 관심 안에서 만들어져야 한다는 것을 의미한다. 사례 관리는 환자의 치료에 관계된 건강관리 전문가 혼자서는 이 모든 문제들을 생각할 수 없을 것이다. 게다가 환자 자신의 가치관과 삶의 상황이 어떠한가에 따라 치료 시 그들의 선택과 우선 순위에 영향을 미칠 수 있다는 것을 고려해야 한다.

또한 사례관리는 보호를 다루는 직접적인 조항을 책임지거나 지지 않을 수 있는 개인적인 또는 작은 팀을 임명에 착수했다. 가장 효율적인 이 복잡한 프로세스를 통해 환자의 지도에 대한 책임감을 가지게 하기 위함이다. **사례 관리자(case management)**는 의료 서비스 공급자 사이의 의사소통을 용이하게 하고, 그 서비스가 중복되지 않도록 하여야 한다. 따라서 사례 관리는 타당하고 환자들의 건강관리에 조금 더 다가가는 도움을 제공해야 한다. 사례 관리의 모델은 광범위하게 일치하지 않는다. 그러나 다른 모델은 사례 관리자로서 간호사, 의사, 사회 복지사, 또는 작업치료사나 물리치료사 등의 의료 전문가를 고용한다. 이탈리아, 영국, 그리고 미국의 연구 기관에서는 노인시설의 감소 수준, 환자 만족도의 높은 수준, 적은 기능 감소 및 입원률이 낮아지는 것을 포함하여, 노인을 위한 사례 관리 접근법을 사용하는 긍정적인 혜택을 발견하였다(Bernabei et al., 1998; Knapp et al., 1992; Marshall, Long, Voss, Demma & Skerl, 1999).

작업치료와 물리치료의 협력 (The Occupational Therapy/Physical Therapy Partnership)

작업치료와 물리치료 사이에 특별한 협력은 2차 세계대전 이후 재활의학의 성장에 따라 발전되었다. 그 시대 Seidel(1998)은 재활운동은 만성적인 질병을 가진 개개인을 돕는 것과 생산적인 삶을 살 수 있는 쪽으로 지향했고 재활의 훈련 전문가들로 구성된 치료팀의 사용을 접하게 했다고 말했다. Treischmann(1987)은 재활의 영역이 치료에 있어 종합적인 접근 방식을 개척했다고 제안하였다.

현재 임상 수행은 공동 작업의 주제와 다른 직업이 서로 전문적으로 일을 나누어 할 수 있다는 것을 보여주고 있다. 규제력 있는 전문기관의 기대와 임상 수준에서 전문 지식을 현재 공유하는 것은 미래의 학제 수행을 위한 재활치료전문가의 교육에 중요하다. 작업치료와 물리치료 사이의 공유하고 있는 지식 때문에, 이 두 가지 직업의 학제적인 교육은 다양한 상황에서 시도되었다. 예를 들면, 1935년도 초기에 캐나다에서 물리치료와 작업치료에서 공유하고 있는 중요 교육과정의 조합을 Levesconte가 상상했다. 물리치료 및 작업치료의 공동 교육과정은 훈련된 전문가들이 1940년대에 시작했지만, 1940년대에 시작된 많은 재활 프로그램은 직업간의 학업 과정을 계속 진행되었다. 많은 재활 프로그램은 그 직업 사이의 교육과정은 계속됐지만 점차 1983에 캐나다 전역 밖으로 단계적으로 폐지되었다(Tryssenaar, Perkins & Brett, 1996). Saarinen과 Salvatori(1994)는 직업과 미래의 의료 서비스의 교육적인 반영 사이의 강화된 커뮤니케이션을 포함하여, 공동 교육에 많은 장점이 있다는 것을 주장한다. Tryssenaar, Perkins, Brett(1996)가 최종 교육과정 안에서 학제간의 교육활동에 대한 탐구조사는 많은 문헌에서 보이는 경향을 반영하였다. 학업 교육이 정기적이고 여러 기관의 수준에서 상당히 가치가 올라가고 유지 또는 확장되어지고 있으며 정규 교과과정을 통합해가고 있다. 전문직의 공유된 역사, 공통된 지식, 진행중인 최종 수준에 기반한 재활의 집중과 평생교육은 물리치료와 작업치료에 협력에 기반을 두고 있다(그림 21-6).

전달 체계(Delivery Systems)

재활은 이러한 병원, 외래환자 병원, 고객의 가정 또는 지역사회의 다른 시설과 같은 다양한 시설에서 수행될 수 있다. 그러나 시설은 국제적으로 관리에 제공되는 종류, 치료의 수준, 범위, 그리고 내용에 따라 넓고 다양하게 특징지어진다. 예를 들면, 영국에서 재활 서비스는 "조정 관리"라는 포괄적인 용어로 분류될 수 있다. 조정 관리는 병원에서 가정으로 그리고 의학적 독립에서 기능 독립으로의 이동을 촉진하도록 디자인되어 있고 (Steiner, 1997), 서비스의 모델은 지역사회 평가와 재활팀, "가정에서 병원", "가정에서 호스피스", 빠른 반응 팀과 간호 지도 단위를 포함한다 (Lees, 2004). 각각의 시설에서 서비스 범위는 대도시는 지방도시와 비교하여 전문 서비스를 더 많이 제공하며, 서비스의 강도는 하루에 1~8시간이며 일주일에 1~3일 그리고 7일을 치료하도록 하고 있다(Capilouto, 2000). 배상을 포함한 다양한 외적인 요소들은 설정한 것과는 다르게 재활에 영향을 끼칠 수 있다. 그러므로 건강관리 직업에 대한 도전은 설정에 관계없이 효과적이고 효율적인 치료를 제공하는 것이다. 노인재활의 가장 최고의 공부 양상은 관리 설정, 그리고 더 나은 결과가 지속적으로 전문화된 단위에서 치료하는 노년층 환자를 위해 표시되었다(Cohen et al., 2002; Stuck, Siu, Wieland Adams & Rubenstein, 1993). 18, 19, 20, 그리고 22장에서는 다양한 관리 시설에 대해 설명하였다.

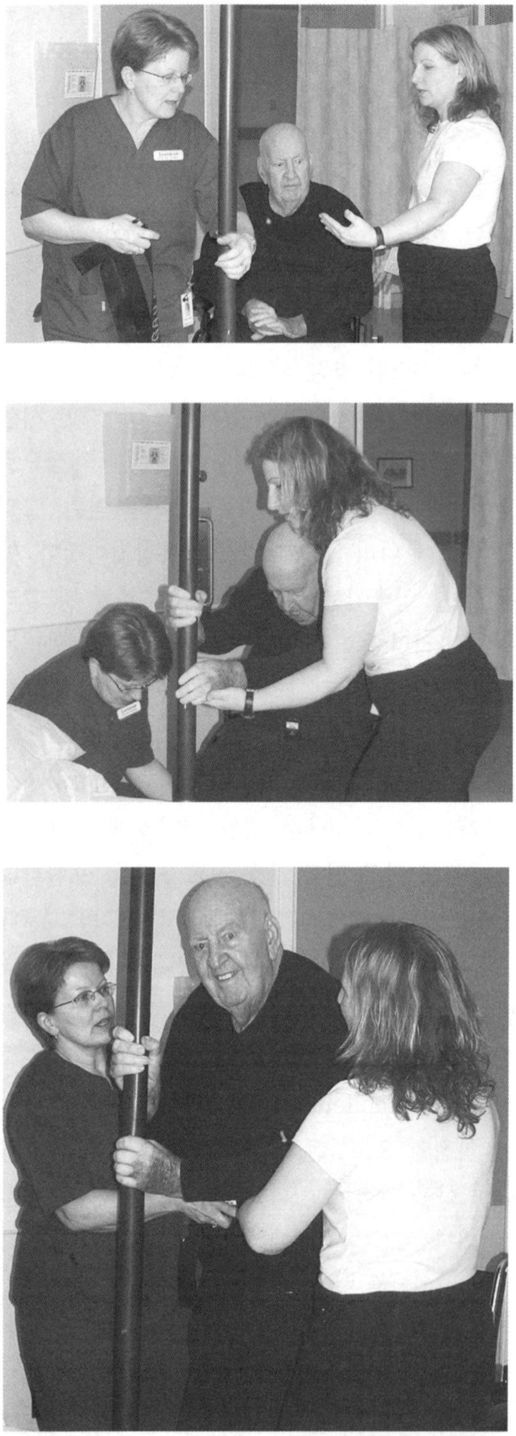

그림 21-6 물리치료사와 작업치료사는 고객의 재활 목표를 성취하기 위하여 공동으로 치료를 수행한다 (Courtsey of the Geriatric Day Hospital, Specialized Geriatric Services, Saskatoon Health Region, Saskatoon, Saskatchewan, with permission).

급성 치료(Acute Care)

대부분의 노인은 뇌졸중, 골절목 또는 대퇴골, 또는 폐렴과 의료에 필요한 응급 입원과 같은 급성 질환으로 비활성화된다. 급성 입원은 종종 있으며, 직업 성능 저하와 관련된 연구는 이전 입원 환자의 50%까지 발견하였고, 기능 저하를 경험하였고(Bergman et al., 1997; Hebert, 1997; M. Rosenberg & Moore, 1997), 3분의 1은 그들의 ADLs 수행능력의 감소를 경험하였고, 오직 이들의 반정도 만이 퇴원 후 3개월 내에 그들의 기능이 다시 회복되었다(Sager et al., 1996). 급성 치료시설에서, 의료 안정화 및 의료 진단의 결정에 있어 우선 순위 및 관리는 수술, 약물 치료와 치료사의 시작을 포함할 수 있다. 때문에 장기적인 재활을 대개 다른 설정/관리를 위한 시설이라고 한다. 비용 때문에 노인들의 재활기간이 길어짐에 따라 다른 시설이나 기관을 알아보아야 한다. 따라서 재활에 일반적인 경로는 급성 간호, 지역사회 기반에 있는 병원을 통한 것이다. 체재 기간은 종종 짧기 때문에 급성 관리 시설에서 치료사의 역할 적절한 퇴원 계획을 도와주는 것이다. 그리고 퇴원계획은 일반적으로 초기 치료 방문에서 시작된다. 미국에서는, 결제 수수료는 미리 제정된 요금, 특별한 진단 관련그룹(diagnostic-related group: DRG)을 위해 요구되는 중재의 정도와 유형을 포함하는 예측 지불 서비스(prospective payment service: PPS)에 기반을 두고 있다.

변화하는 의료 시설 및 단체 (Transitional Care Facilities and Units)

변화하는 의료 시설과 단체는 중간 관리 또는 급성 후의 관리를 제공한다. 미국에서는, 전문 간호 시설(SNF), 아급성 단체, 또는 이동관리 단체는 대부분 일반적으로 설명된 시설이지만, 제공되는 서비스의 정도는 다양하다. 노인의료보험에서 인증한 전문 간호시설 단체는 비록 병원이 급성, 스윙 침대, 이동 치료, 또는 복원 관리를 문의하지만 무료 요양원과 병원도 있다. 환자는 병원 없이 전문 간호시설에 직접적으로 접근할 수는 없다. 재활의 요구는 전문 간호시설을 위한 개인적인 자격을 얻으려는 주요한 기준이 있다. 비록 전문 간호시설에서 환자는 매일 물리치료사, 작업치료사와 같은 재활치료를 받고 있지만 치료가 도입될 시간이 없다. 환자는 그곳에 머무르는 동안 계속적인 치료를 받기 위해 필요한 것을 입증하기 위해 필요한 서류를 통해 주목할 만한 과정을 입증해야 한다. 지난 10년간, 전문간호시설 및 의료와의 계약에 따라 치료를 제공하는 HMO에 대한 인센티브의 격려에 대해 조달청에 노인의료보험의 변화와 함께, 기간 및 치료의 강도 SNFs에서 환자에게 제공된 감소가 발생하였다.

재활 단위(Rehabilitation Units)

특성상, **노인 재활단체(geriatric rehabilitation units: GRUs)**는 지역사회병원, 무료재활병원 또는 장기관리시설 내에 별도의 단체이며 노인을 위한 의료적, 사회적, 신체적, 정신적, 경제적 그리고 복지적인 운영을 특화한 종합적인 팀들로 구성되어 있다. GRUs의 철학은 환자관리에서 신체와 정신적 요소 모두 강조한다(Hoenig, Nusbaum & Brummel-Smith, 1997). **노인평가단체(geriatric assessment units : GAUs)**와 GRUs는 많은 유사점을 가지고 있다. 둘다 초기 관리부터 교육간의 교류로 교육한 재활을 제공하고 의학적, 심리적, 기능적 문제들에 집중하고 있다. 운영계획은 정기적, 치료적이며, 재활팀과 함께 한 회의에서 세워지고 검토된다. 그러나 GAU에서는 의료적 치료에 중점을 두고 GRU에서는 장기간의 재활과 최대의 기능 획득을 더 강조한다(Wells, Seabrook, Stolee, Borrie & Knoefel, 2003b).

미국에서, 환자를 위한 재활 단체에 들어가기 위해서는 그들이 의학적인 안정과 중재기간 중 적어도 하루에 3시간 씩 5~6일은 참을 수 있어야 한다. 변화하는 관리시설에 따라 환자들도 머무르는 동안 지속적인 관리를 받기 위해 입증할 만한 필수적 문서를 통하여 확인할 수 있는 진척을 입증해야 한다. 일단 환자가 그들의 최대한의 재활 잠재력을 가지면 그들은 퇴원을 할 것이고, 퇴원이 실현가능하지 않다면 장기간의 관리시설로 옮겨진다. 장기관리 시설로의 이동은 의료적 합병증과 퇴원하기에는 기능수준이 낮은 상태라는 것을, 그리고 손상된 보행능력의 괴로움을 알게 해준다. 장기간의 관리 동안 개개인은 강도가 적은 치료 프로그램에 참여할 것이고, 재활단체로 후에 옮겨질 것이다. 22장에서 설명하듯이 재활단체는 종종 장기관리 시설에 속해 있다.

주간 병원관리/성인 주간관리 시설 (Day Hospital Care/Adult Day Care Facilities)

노인을 위한 첫 병원(영국 용어)은 1952년 영국에서 문을 열었으며 1960년대에는 노인 입원환자를 늘리자는 내용이 중요히 여겨져 빠르게 개발되었다. 이 모델은 그 이후로 뉴질랜드, 오스트레일리아, 캐나다, 미국, 여러 유럽 국가들에게 넓게 적용되었다. 주간병원은 평가, 재활, 유지, 의료적 제안, 간호, 사회적 서비스, 임시 간호와 같은 여러 기능들을 제공했다(Brocklehurst & Tuckker, 1980); 하지만 재활과 유지는 주간병원의 주요 중점으로 되는 경향이 있었고, 재활은 가장 중요한 기능으로 간주되어졌다(Brocklehurst, 1995).

성인 주간관리(미국용어) 프로그램은 주간에는 혼자 있을 수 없지만, 24시간 환자 관리는 필요하지 않는 최근 또는 만성적인 장애 성인을 위한 대체 제도화를 제안했다. 최대한 독립성을 증진시키게 고안되었으며, 환자는 기본적인 스케쥴에 참여하고 서비스는 간호, 상담, 사회적 서비스,

재활 서비스, 의료적 그리고 건강관리 모니터링, 의료관리 균형 잡힌 식사, 이동이 포함되어있고, 시설에서 운동교육, 야외외출, 여가활동, 게다가 작업치료와 물리치료, 언어치료도 수행해준다. 주간 병원은 또한 가족구성원과 간병인들을 위한 휴식도 제공했다. 18장에서 설명했던 노인을 위한 모든-포괄적 관리의 프로그램(The Program of All-Inclusive Care for the Elderly: PACE)는 대체 제도로써 주간관리 프로그램의 이용을 증가하기 위해 고안된 미국의 연방정부가 지원하는 프로젝트이다. 의약품 처방, 의사 서비스, 재활 서비스, 개인 관리, 사회화 및 레저 활동, 입원 및 요양원 간호를 포함한 다양한 서비스를 제공한다. 게다가 케이스관리, 확장된 가정 간호, 관리 연기가 제공될 것이다.

주간 서비스는 기본-간병인의 스트레스를 감소하고 심리적 기능(Zarit, Stephen, Townsend & Greene, 1998)을 향상시키고, 주간병원관리는 외래 노인환자에게 효과적인 서비스로 나타나고 있지만, 다른 노인을 위한 대체제도보다 더 효과적이거나 더 비싸지 않다(Forster, Langhorn & Young, 1999).

가정 건강/주거 치료
(Home Health/Domiciliary Care)

가정 의료 서비스는 환자의 자택에서 제공하는 입원 또는 치료 전문 감독이 24시간 필요한 노년층 어른들을 위한 요양원에서 점점 더 중요한 대안으로 인식되고 있다. 대부분 노년층이 가능한 자신의 병원 가정 의료의 제공과 유지 단축 재활 또는 적어도 전체 기간 동안 집에 남아 찾을 수 있다. 흥미롭게도, 연구 가정 간호 요법의 상대적으로 겸손한 수준은 혜택과 관련된 것으로 나타났다(Gladman, Forster & Young, 1995). 다양한 건강 서비스는 그들의 가정 의료 프로그램에서 제공될 수 있고, 노인은 그들의 가정(병원과 비교하여)에서 재활을 받는다는 것을 확인하였고, 자신의 목표 결정에 더 많은 주도권을 가지고 있다는 것이 발견되었다(von Koch, Wottrich & Holmvist, 1998).

미국에서는 노인은 OT와 PT를 포함한 전문 간호사 또는 치료사를 위한 요구와 의사에 인증된 것과 같은 "가정제한"을 위한 요구는 가정건강관리를 위한 노인 특성에 근거를 두고 있다. 의사는 지속적이고 숙련된 관리의 필요에 의한 면허갱신이 요구되며, 숙련된 치료 서비스에 대한 기준은 SNF에 대한 것과 동일하다.

외래환자 치료/보행의 치료
(Outpatient Care/Ambulatory Care)

외래환자 재활은 병원, 무료 클리닉, 민간 관행 등 많은 세팅 안에서 제공받고 있고, **포괄적인 외래 재활시설(comprehensive outpatient rehabilitation facilities: CORFs)**은 전형적인 외래 재활보다 서비스의 포괄적인 배열을 제공하고, 여러 분야 사이의 목표를 이용하고 있다(Capilouto, 2000). 외래환자 시설에서 여러 분야의 사용은 기능적 결과를 개선하고, 관리와 환자 만족도 향상을 보여왔다. Toseland와 동료들(1996)은 쇠약한 노인과 평소 평가 및 관리를 받는 쇠약한 노인 환자의 평가를 비교했다. 팀 평가 및 관리를 받는 환자가 더 높은 서비스 만족도를 보이는 것을 알 수 있었다. 외래 재활은 효과적이고, 개선을 위한 잠재력(Rodriguez & Goldberg, 1993)을 갖고 있는 개인을 선택하고 다양한 지역 사회 기관에 대한 설명은 19장에서 찾을 수 있다.

휴식 시 관리(Respite Care)

단기간, 장기간의 부양 노인을 돌보는 가족을 위한 중재는 개인의 친숙하고 최소 제한적인 환경에서 개인을 유지하기 위한 엄청난 잠재력을 제공한다. 유예 의료 서비스는 몇 주에 하루 시간에 있어 다양할 수 있고 봉사 프로그램, 가정 의료에서 병원, 종교, 무료 제휴 프로그램, 양로원, 또는 자원봉사 서비스를 통해 제안할 수 있다.

완화 치료(Palliative Care)

세계보건기구는 완화(palliative) 치료를 "질병을 가진 환자의 활동적 종합관리는 효과적인 치료를 기대할 수 없다. 고통, 다른 증상, 심리적, 사회적, 영혼적 문제의 조절은 다른 무엇보다 중요하다. 완화 치료의 목표는 환자와 그 가족에 대한 최상의 삶의 질 획득에 있다"고 정의했다(세계보건기구 전문위원회, 1990, p. 11). 완화치료의 맥락에서 재활은 불치병 치료를 목표로 하지 않고 질병 과정에 의해 부과되는 한계 내에서 최적의 기능적 복지적 회복에 보다 도움이 된다. 호스피스 치료는 개인의 질병 관리로 인한 스트레스의 일시적 완화에 다가간다. 호스피스 치료의 중점은 가능한 한 오랫동안 가족과 친구들과 집에서 환자와 함께 하고 통증과 증상 조절 또한 주요 중점이다. 호스피스 서비스의 대부분은 개인의 가정에서 제공하고 있지만, 호스피스는 가정, SNF, 또는 가정 건강 기관 간호, 병원의 일부로 자리잡고 있다. 미국에서는, 호스피스는 특정 연방 정부의 요구 사항을 충족해야 하며 별도의 인증과 의료관리 참여에 대한 승인을, 그리고 그들은 6개월 또는 그 이하로 산다는 예후가 있다면 개인은 일반적으로 인정된다. 불치병과 완화치료에 대한 자세한 내용은 26장을 참조하면 된다.

평가(Evaluation)

17장은 노인들을 평가하기 위한 목적으로 환자 중심의 철학과 배경을 기반으로 한 평가, 평가를 고려할 때 노인의 특정한 이슈들 그리고 노인들을 평가하기 위해 사용하는 방법의 차이에 관해 광범위하고 세부적으로 제공한다. 재활 범위 내에서, 표준화 및 종합 평가 이전 성인의 체계적인 평가를 하도록 하는 것이 중요하다. 추가 조사 및 데이터 수집을 요구하는 관련 문제의 식별이 실시하는 품질 개선과 연구를 허용하도록 하였고, 체계적인 심사 평가를 수정할 수 있다(왕립의과대학과 영국 노인협회, 1992).

체계적인 관찰 평가가 잠재적인 문제를 식별하는 데 유용하다고 할지라도, 관찰평가 결과는 추가 평가의 필요성을 표시하고 보다 **포괄적인 노인 평가(comprehensive geriatric assessment: CGA)**를 지시하는 데 도움이 된다. 재활시설에서, 포괄적인 노인은 노인의 건강을 증진시키도록 설계된 접근법으로 볼 수 있으며 이러한 사람을 관리하는 것을 정의하고 있다(Rubenstein, 2004). 재활에 있어 노인의 체계적인 평가를 위해 치료와 조사에 관련된 문제를 알아보고 행해진 연구와 향상된 정보를 수집하고 치료계획을 촉진하기 위해 표준화되고 강화된 평가는 중요하다. 또한, 기능에 영향을 주는 요소와 작업수행 문제를 확인하는 것과 개인의 관리계획을 발전시키는 것이 가능해야 한다. 영국에서 발전된 후부터, CGA는 다른 나라에서 소개되고 채택되었고 호텔, 가정과 요양원과 같은 다양한 시설 그리고, 병원 **노인 평가단체(geriatrics evaluation units: GEU), 노인평가단체 또는 노인평가와 관리 서비스(geriatric evaluation and management services: GEMs), 노인단체를 위한 급성 관리(acute care for the elderly units: ACE)**처럼 다양한 프로그램 유형과 강도 높은 수준으로 사용되고 있다(Rubenstein, 2004).

포괄적인 노인평가는 노인의 의학적, 정신적, 기능적 그리고 환경적 요구를 결정하기 위하여 사용되고 있는 여러 분야, 여러 분야 사이의 과정이며, 관리와 사후관리를 위한 전체 계획과 연결되어 있다. CGA는 건강관리 전문가의 결정과 이전 문제를 돕고, 관리에서 장기와 단기계획을 세우고, 최적 관리의 재활 전략을 수행하고, 기능과 결과를 증진시키고, 더 악화되는 것을 예방하고, 생활공간을 최적화시키고, 불필요한 건강관리자원과 서비스 사용을 감소시키고, 장기 사례 관리를 정리하고, 그리고 노인의 생존을 연장시키는 것이다. CGA는 다수의 측정범위 영역을 가지고 있고, 범위에 속하는 그룹은 (1) 신체적 건강(예, 일반적 병력과 신체 평가, 의학 평가, 영양 평가, 병리 데이터, 약물 재검토, 질병-특별한 표시자와 예방적 건강 지침); (2) 기능 상태(예, ADL, IADL, 삶의 질과 유동성과 같은 기능상태); (3) 심리적 건강(예, 주로 인지와 손상상태); (4) 사회 환경적 한계(예, 사회적 연결망, 지지, 경제적 환경적 안정성)이다(Rubenstein, 2004).

Stuck과 동료들은 종합적인 팀에 의한 노인의 포괄적인 평가에 대한 효과의 증거를 발표하였다. 입원한 노인환자의 포괄적인 평가의 28개 조절된 실험의 메타분석에서(영국 8, 북미 15, 스웨덴 3, 덴마크 1, 오스트레일리아 1), 포괄적인 평가는 인지와 신체적 능력이 향상되었고, 사망률 감소, 재입원 감소, 그리고 집에서의 생활하는 사람 수가 증가되었다는 결과를 얻었다(Stuck et al., 1993).

평가도구(Assessment Instruments)

노인의 재활결과는 개인의 기능수행 범위뿐만이 아니라 가치 있는 삶의 활동에 참여까지 평가되어야 한다. 넓고 광범위하게 표준화된 도구가 있으며 이것은 재활시설에서 노인을 평가하는 데 사용된다. 미국에서, 고객을 특정 시설에 입원시키기 위해 장기관리 소문항 세트(Long Term Care Minimum Data Set: LTCMDS) 같은 평가가 의무적으로 사용된다(더 많은 정보는 22장을 참고). 평가 도구는 자료수집이 매우 중요하다 할지라도, 너무 수에 의존하면 그 상황을 지나치게 단순화하여 특별한 상황에서 개개인의 능력을 잘 평가하지 못한다(Gudmundsson & Carnes, 1996). 주로 사용되는 평가도구는 아래에 설명되어 있다.

ADL과 IADL은 CGA와 노인 재활시설에서 신중하게 기록되고 있다. Barthel Index는 10개 활동 또는 일상수행을 위한 독립과 의존의 정도를 평가한다. 이것은 빠르고 쉬우며 연구에 많이 사용된다(Mahoney & Barthel, 1965). 주요 단점은 변화에 민감하지 않다는 것이며(환자는 점수 변화 없이 향상되거나 악화될 수 있음) “한계”가 있다(환자는 최대 점수를 받았으나 여전히 제한받음). Katz ADL 척도는 3점 척도를 이용하여 6개의 범위로 나눠 평가하여 환자의 기능적 능력을 평가하며, 환자와 간병인이 사용할 수 있다(Katz, 1983). 이것은 간략하고 신뢰할 수 있고 다양하지만, 변화에 매우 민감하지 못하다. IADL 도구는 재정적인 책임을 다루는 것, 약 처방, 대중교통 활용, 세탁, 집안일, 음식준비, 쇼핑, 전화사용 능력을 포함한 자가 수행의 8가지 영역을 검사하며(Lawton & Brody, 1969), 노인에서는 타당성이 있고 신뢰할 수 있는 것이다. 기능 독립성 측정(Functional Independence MEasure: FIM)(뉴욕대학의 연구협회, 1987)은 자기 돌봄, 소변조절, 유동성, 이동, 대화, 사회적 인지의 6가지를 평가한다. 이 도구는 18가지 항목이 있고 각각 완벽하게 독립적인 것(7)에서 의존적인 것(1)으로 1~7점을 매긴다. FIM 점수는 18점에서 126점까지 받을 수 있다(Kidd & Yoshida, 1995; Reker, O’Donnell & Hamilton, 1998; 뉴욕 대학의 연구협회, 1987).

특정 기능의 검사도 일반적으로 사용된다. 보행과 균형의 평가가 하나의 사례이다. 일어서서 걸어가기(timed up and go: TUG) 검사는 의자에서 일어나기, 3미터 걷기, 돌기, 의자로 다시 되돌아오기, 앉기를 포함한다(Podsiadlo & Richardson, 1991). TUG는 검사자간 신뢰도와 검사자내 신뢰도 그리고 타당성이 좋고 검사를 완전하게 수행하는 데 걸리는 시간과 기능적 이동성의 수준에 높은 상관성이 있다(Podsiadlo & Richardson, 1991; Rockwood, Awalt, Carver & MacKnight, 2000). Burg 균형척도(Burg Balance Scale: BBS)는 모든 일상의 균형과 이동성 있는 활동의 14가지 항목으로 구성되어 있다. 이 항목은 0~4점을 매기며 총 56점이 주어지게 된다. BBS는 좋은 검사-재검사, 검사자간과 검사자내 신뢰도가 좋으며, 노인에게 사용되는 타당성이 있다(Berg, Maki, Williams, Holliday & Wood-Dauphinee, 1992; Berg, Wood-Dauphinee, Williams & Gayton, 1989; Berg, Wood-Dauphine, Williams & Maki, 1992).

인지상태와 우울증을 평가하는 것은 CGA부분으로 필수적이다. 간이정신상태검사(Mini-Mental Status Exam: MMSE)는 인지손상을 평가하는 가장 잘 알려진 도구이다(Folstein, Folstein & McHugh, 1975). MMSE는 노인의 인지 손상을 검사하기 위한 간단한 도구로 발전되었고 치매를 확인하는 데 사용된다. 이것은 신뢰성이 크고, 쉽게 사용할 수 있으며, 표준화되어 있다(Molloy, Alemayehu & Roberts, 1991). 노인의 우울증 증상을 평가하기 위해 사용되는 도구에는 몇 가지가 있으며, 노인우울척도(Geriatric Depression Scale: GDS)(Yesavage et al., 1983), Hamilton 우울비율척도(Hamilton , 1960), Beck 우울 검사(Beck, 1967), 그리고 Beck 우울검사-빠른 검사(Beck, Guth, Steer & Ball, 1997)가 있다. GDS는 일반적으로 사용되고 5점, 15점, 30점 버전으로 이용할 수 있다. Beck 우울검사-빠른 검사는 의학적 진단을 받은 개인의 처음 치료 설정에서 우울증의 더 빠른 발견을 위해 사용된다(Beck, Guth, Steer & Ball, 1997; Steer, Cavalieri, Douglas & Beck, 1999). 9장과 11장에는 인지평가와 우울 평가도구에 대해서 더 자세하게 설명하였다

의료 결과 연구 36항목 요약 형식(Medical Outcomes Study 36-items Short Form: SF-36)(Ware & Sherbourne, 1992)은 노인의 건강상태를 측정하기 위하여 광범위하게 사용된다. 신체적 기능, 신체건강문제(역할, 신체적)로 인한 제한, 신체 통증, 일반적 건강, 활력, 사회적 기능, 감정적 건강문제(역할, 감정적)로 인한 제한, 정신적 건강과 같은 8개의 부수적인 척도의 36개 항목으로 구성되어 있다. 이것은 0~100점으로 환산되며 더 높은 점수는 더 좋은 건강상태를 나타낸다.

고려해야 할 개인요인과 환경요인(Personal and Environmental Factors to Consider)

현재 건강관리 시스템의 제약 내에서 최적의 서비스 배달과 목표를 달성하기 위해 노인 고객을 평가하는 것은 재활과정을 촉진시키거나 방해하는 요인을 이해하는 것이 필요하다. 대부분의 재활연구는 통계학적, 정신상태, 분위기, 재활결과의 예측변수로서의 기능 상태에 초점을 맞춰왔다. 나이(Mossey, Mutran, Knott & Craik, 1989), 사회적 지지의 증거(Cummings et al., 1988; Magaziner, Simonsick, Kashner, Hebel & Kenzora, 1990), 허용된 기능(Resnick & Daly, 1998), 그리고 재활과정에서의 제약(Heinemann, Linacre, Wright, Hamilton & Granger, 1994)은 재활 후 통계학적으로 의미 있는 예측인자라는 것이 확인되었다. 구체적으로 더 좋은 기능을 가진 어린 사람들은 급성질병, 수술, 경제적 문제의 방해 없이 완벽한 재활을 받을 수 있고 재활을 통해 기능이 더 회복되기 쉽다. 덧붙여 인지상태와 우울증은 재활에서 기능회복을 어렵게 하는 데 주요한 상관관계가 있다(Harris, O'Hara & Harper, 1995; Resnick & Daly, 1998). 대부분의 연구결과는 변수의 작은 부분을 설명하는 예

측변수가 복합적이며, 공동적으로 중요하다는 것에 주목하여야 한다는 것이다(Patrick, Knoefel, Gaskowski & Rexroth, 2001).

재활에 영향을 미치는 개인적 요인 (Personal Factors that May Impact Rehabilitation)

나이(Age)

나이는 재활결과에 중요한 영향을 미치지만 단지 나이만으로 영향을 받는 것은 아니며, 노인들은 재활로 효과가 있을 수 있다. 일부 연구에서 나이가 재활결과에 영향을 준다는 반면에 다른 연구는 나이가 거주기간(length of stay: LOS)과 기능향상을 예측하지 못한다고 한다고 하였다(Rondinelli, Murphy, Wilson & Miler, 1991). 75세 또는 그 이상의 노인은 젊은이보다 더 좋지 않은 기능을 보여주지만 기능적으로 향상이 있다는 것을 보여줄 수는 있다(Diamond, Felsenthal., Macciocchi, Butler & Lally-Cassady, 1996; Falconer, Naughton, Strasser, & Sinacore, 1994). 의학적 공존이환을 위해 조절된 연구에서 나이만으로 재활결과를 설명할 수 없다고 했다(Patrick et al., 2001). 80세 사람들 또는 그 이상의 사람이 스웨덴에서는 더 긴 LOS를 갈기도 하고 재활 후 집으로 더 돌아가기 쉽다고 하고 미국은 더 짧은 LOS를 갖는다고 하고(Ceder, Thorngren & Wallden, 1980; Falconer er al., 1994), 이런 차이는 각 나라의 건강관리 시스템의 차이와 관련이 있다.

노쇠함(Frailty)

재활결과를 결정하는 더 주요한 요인은 쇠약함이다. 쇠약함은 의존성과 무기력과 상호관련성을 가지고 있다. 일반적으로 쇠약함은 신체적 장애, 기능적 제한, 무능력을 이끄는 병리적 상태이다(Leveille, Fried, McMullen & Guralnik, 2004). 더욱이 쇠약함은 ADL 수행능력에 제한을 준다(Brown, Renwick & Raphael, 1995). 쇠약함이란 용어는 광범위한 연구시설에서 객관적으로 사용되어 왔지만, 아무도 정의내리진 못했다(Marke-Reid & Browne, 2003). 비활동과 체중손실의 결함이 종종 노쇠함으로 특정지어지기도 하지만(Chin et al., 1999), 비록 다른 요인들이 더 결합되어 있을지는 모른다. 쇠약은 여러 시스템 또는 다차원적 장애로서 불안정에 영향을 주고, 역결과에 위험을 줄 수 있다(Bortz, 2002; Fried, Ferrucci, Darer, Williamson & Anderson, 2004; Marke-Reid & Browne, 2003; Rockwood, Hogan & MacKnight, 2000). 신체기능 감소의 결과를 주며 부정적 결과인 근골격, 심혈관, 대사장애, 면역체계를 포함한 다양한 기관을 악화시키는 위험을 증가시킨다(Bortz, 2002).

동기(Motivation)

나쁜 재활결과는 종종 고객의 동기부족으로 나타난다(Stoedefalke, 1985). *"사람들이 누군가 동기부여가 되지 못했다면, 그들은 왜 확실한 방식으로 행동하는 이유를 이해하지 못하고 사회문화적 규범에 대항한다"*(Kemp, 1988, p. 42). 동기는 노인이 장애로부터 회복하는 중요한 것이며(Geelen & Soons, 1996; Resnick, 1998a), 계속적으로 기능적 활동을 수행하기 위해 중요하다. 사람들이 그렇게 행동하려는 이유를 설명하는 동기와 관련된 많은 이론이 있다(Resnick, 1998b, 1999). 동기는 사람들의 행동에 방향성을 주고 목적을 주어 계속 행동하게 하고, 행동을 선택하게 하며 상호작용하도록 해준다. 건강 돌봄의 전문적인 충고와 추천에 **고수(adherence)**되어 있는 것과 동기를 혼란해서는 안 된다.

사람들이 왜 그렇게 행동하는지를 설명하는 자기 효능감 이론이 있다(Bandura, 1977, 1986). 자기 효능감은 자신의 능력에 대한 믿음의 상태를 언급한다. 즉, 개개인 일이나 활동에 관한 자

표 21-1 재활에서 노인에게 동기를 부여하는 데 사용되는 전략들과 동기에 영향을 주는 자기만족 요소와 개인적 기대

개인적 예상 주제		전략들
능력에 관한 특별한 확신(*자기 만족*)	"나는 할 수 있다(걷기). 나는 수행할 것이다. 나는 할 수 있으리라 믿는다." "계단에서는 위협을 느끼고, 할 수 없을 것이라 생각한다. 내가 집에 간다고 하지만, 나는 계단에 대해서는 생각할 수 없다."	질문에 고객의 확신을 확인하고 결정하라: "_______라면, 무슨 일이 발생하는 것을 두려워하는가?" "언제 ________생각하며, 왜 그렇게 생각하는가?"
결과에 관한 특별한 확신(*결과예측*)	"치료가 도움이 되지만, 내가 할 수 있으리라 생각하지 않는다. 할 수 있게 노력하고 학습한다. 노력한다면 할 수 있다." "93을 얻기 위해 어느 정도 치료와 힘든 노력이 있어야 하며, 이것은 수행하는 데 제한이 있을 수 있다. 93에서, 더 좋은 예측은 할 수 없다."	"_________를 원하지 않는 이유는 무엇인가? 징후와 증상(인지 재구성)의 가중에 보조한다. 구두적으로 표현하는 감정 요인들과 활동과 관련된 확신을 고객에게 인정한다 .
결과에 관한 일반적 확신(*일반적 결과 예측*)	"치유하기 위한 약간의 시간에서 수행하도록 한다. 다시 시작하기 전에 너무 길지 않게 한다. 걸을 수 있고 치료할 수 있다."	그 또는 그녀가 예측하는 것이 무엇인지 고객에게 설명한다.
효과적인 확신에 영향을 주는 정보		**전략들**
역할 모델	"같은 일을 다른 사람에게 알려줄 때, 당신이 혼자가 아니라는 것을 알게 해주고 동기를 준다." "다른 사람이 치료하고 같은 일을 하고 있다는 것을 보았다. 나는 손상받지 않았다. 내가 무엇을 수행하는지 관리한다."	그룹 시설에서 고객을 치료한다. 재활을 성공적으로 수행한 사람을 고객에게 소개한다. 유사한 문제를 가지고 있는 사람을 고객에게 소개한다.
언어 촉진	"촉진은 나에게 도움을 줄 수 있고 내가 할 수 있는 것을 믿는다. 그녀는 어떠한 어려움이 있다고 할 수 있다. 우리는 이것을 쉽게 하여야 한다. "이러한 단계로 모든 것에 어려움은 없다. 그녀는 많은 것에 도움을 줄 수 있다고 말한다." "나에게 많은 도움을 준다. 오, 한 번 노력해보라. 당신을 알 것이다. 나의 다리를 들어올리는 것처럼. 나는 결코 할 수 없다고 생각하지만 그녀는 할 수 없다면 나에게 말하지 말라고 한다."	긍정적 언어와 비언어 의사소통에 사용한다. 도전할 수 있는 활동으로 계획하지만, 고객의 능력의 확인한다.
예후	"내가 한 것에서 증진이 있을 때, 지속하도록 돕고 더 많이 하도록 돕는다. 치료에서 운동을 돕고, 방으로 돌아갈 때 이곳에 앉도록 하고 운동을 수행하도록 돕는다."	긍정적 목적 결과를 고객에게 알려준다. 고객의 능력을 깨닫게 한다. 과제를 관리할 수 있고; 작은 과제를 성공적으로 완전하게 수행할 수 있게 한다.
지난 경험	"재활로 다른 경험을 하였고 이전에 하였고, 그렇기에 도움을 줄 수 있다."	지난 성공을 고객이 깨닫게 한다.

표 21-1 재활에서 노인에게 동기를 부여하는 데 사용되는 전략들과 동기에 영향을 주는 자기만족 요소와 개인적 기대 *(계속)*

효과적인 확신에 영향을 주는 정보		전략들
정신	'신이 나에게 계단에 오를 수 있고 스스로 내려올 수 있도록 도움을 준다' 라고 아무도 모르게 나에게 말한다."	고객의 정신적 요구를 반영한다. 정신의 표현을 지지하고 듣는다.
신체 감각	"오늘 상태가 좋지 않아 치료를 할 것이라 생각 하지 않는다. 나는 너무 피곤하다." "통증은 나를 움직이지 않게 한다. 통증을 견딜 수가 없다. 치료사는 대단하다. 할 수 있다면 일어나지만 통증은 나를 멈추게 한다."	활동과 관련된 신체 불편함을 확인한다(예, 통증 약물로 치료기간 협조).
사회적 지원	"나의 가족 외에 그것을 수행하지 못한다. 그들은 나를 돕고, 시간을 지나서도 돕는다." "나의 가족들은 내가 집에 갈 수 있도록 나를 돕는다. 또한 그들은 나에게 정신적인 지원을 준다고 생각한다."	가족구성원들은 격려해주고 간병인들은 재활에 참여한다.
개인적 관리	"그녀(치료사)는 어제 느끼지 못한다는 것을 발견하였다. 내가 침대에 누워있을 때 그녀는 나에게 왔고 나의 신발을 신는 데 필요하다. 어쨌든, 그녀는 수행하고 다시 온다. 그녀는 안정을 취하라고 나에게 말한다. 안정을 취한 후 더 좋아진다. 나는 그녀가 걱정하는 것을 느낀다. 그것은 차이점이 많다."	고객의 개인 요구에 민감하듯이 제공되는 치료환경을 확보한다. 활동을 조절하고 선택하기 위해 고객을 위한 기회를 제공한다.
성격	"나는 결정력과 정신력을 가지고 있다. 이것은 나를 설명하는 데 사용한다. 자신이 무엇을 할 수 있든 다른 사람이 무엇을 하는지 말하지 말라." "나의 마음을 만들고 이것을 수행한다. 내가 할 수 있다고 생각한다. 무엇을 하였을 때라도 나는 할 수 있다. 나는 이것을 더 많이 할 수 있다."	고객 사이에서 다른 점을 인식하고 반영한다. 누군가의 성격을 변화시킬 수 없다는 것과; 누군가에 반응하여 변화될 수 있다는 것을 확인한다. 고객의 개인적 근력으로 수행한다.
목표	"나는 전보다 더 많이 수행할 수 있고 더 잘할 수 있다." "내 차를 운전할 수 있기를 원한다." "점심을 먹고 쇼핑센터에 갈 수 있기를 원한다." "나의 목표에 처음으로 도달했지만, 나는 행복하지 않았다. 나는 머물러 있고 모든 것을 잊기를 원하고 있다."	고객에게 중요한 것; 고객이 원하는 것과 이유를 설명하라. 고객에게 목표가 적합하고 도달할 수 있게 도와준다. 단기와 장기 목표를 세운다.

Personal Expectations Themes. Data from Resnick, B.(2002). Geriatric rehabilitation; The influence of efficacy beliefs and motivation, *Rehabilitation Nursing, 27*(4), 152-159.

기 스스로 수행능력의 평가는 자신의 일을 수행하는지를 위한 동기에 영향을 줄 것이고, 기대 결과에 영향을 줄 것이다. 매우 흥미 있고 질적인 한 연구가 사용되었다. 자기 효능감과 기대 결과가 얼마나 강화되고 이런 기대가 재활 프로그램 77명의 노인들의(여자 55명, 남자 22명) 동기와 행동에 얼마나 영향을 주었는지 실험해보았다(Resnick, 2002). 이 연구의 핵심 결과의 일부와 고심한 핵심 부분을 위한 표본계획을 표 21-1에 요약하였다.

우울증(Depression)

우울증은 노인에게 일반적이다. 기능장애와 관련이 있고 재활에 중요한 장벽이 된다. 노인 입원환자의 재활설정에서 우울증의 범위는 20~63%이다(Fitz & Teri, 1994; Galynker et al., 2000). 재활을 시작하거나 끝낼 때 재활기능에 있어 우울증과 상관관계가 있을 수도 있고 없을 수도 있다(Fitz & Teri, 1994; Harris, Mion, Patterson & Frengley, 1988; Johnson, Kramer, Lin, Kowalsky & Steiner, 2000; Resnick & Daly, 1998). 예를 들면, 우울증은 기능증가와 연관되지는 않았지만(Gillen, Tennen, McKee, Gernert-Dott & Affleck, 2001; Harris, Mion, Patterson & Frengley, 1988) 더 낮은 **재활효율성(rehabilitation efficiency)**과 더 긴 LOS와 관련이 있었다(Galynker et al., 2000). 제한된 연구의 수와 넓은 연구 디자인과 인구의 다양성 그리고 설정 때문에 노인 재활에 우울증의 영향에 대한 결론을 못내리게 한다. 그러나 치료사는 재활 동안 변화되지 않는 우울증의 가능성을 무시해서는 안 된다.

인지상태(Cognitive Status)

인지장애가 있는 노인은 재활 서비스를 받기 위해 병원에 수용되는 문제나, 재활 서비스를 받는데 문제가 자주 발생하며(Department of Health & Human Service, 2001), 이것은 대부분 치매가 없는 노인들보다 인지장애가 있는 노인들의 성공적인 재활이 될 확률이 낮기 때문에 치매가 있는 사람은 여러 방법을 통한 교육을 할 수 있고(Dick et al., 1996; Eslinger & Damasio, 1986; Zanetti et al., 1997), 정상적인 움직임 기술을 획득할 수 있으며(Bondi & Kaszniak, 1991; Hirono et al., 1996), 그 기간 동안 기술을 유지할 수 있다(Dick, Nielson, Beth, Shankle, & Cotman, 1995; Moohizuki-Kawai et al., 2004). 심지어 중간 상태부터 심한 치매를 가진 사람들이 한 달 동안 향상된 모습을 보여줄 수도 있다(Dick et al., 1996).

인지장애의 심각도가 높은 사망률과 독립적인 생활에 복귀 성공률이 낮은 것으로 발견되었지만, 인지장애와 긍정적인 재활 성과에 관한 증거가 확실치 않다. 예를 들면, 일부 연구 결과 매일 기능적 이익의 재활 효율 인지장애가 관련이 없는 것으로 발견되었고(Gillen et al., 2001), 다른 연구에서는 인지장애와 더 못한 재활효율과 연관이 있다고 발견했다(Heruti, Lusky, Barell, Ohry & Adunsky, 1999; Zwecker et al., 2002).

공존이환(Comorbidities)

논의되기 전에 많은 노인들은 하나 또는 그 이상의 만성적 질병을 가지고 있다. 신체적 정신적 병적 상태는 다섯 또는 더 낮은 병들이 나타났을 때 더 낮은 기능적 이익, 낮은 재활효과와 길어진 LOS 그리고 높은 환자 재활시설의 제도를 보여왔다(Ceder et al., 1980; Patrick et al., 2001; Rodriguez & Goldberg, 1993). 초기 재활 진단은 의료적 중복이환의 효과가 재활결과에 미치는 영향에 따르는 경향이 있다(Patrick et al., 2001).

재활에 영향을 미치는 환경적 요소 (Environment Factors that May Impact Rehabilitation)

가족구성원과 간병인 (Family Members and Caregivers)

가족구성원과 간병인은 관리팀에 필수 요소이다. 그들은 노인을 알고 있고 종종 노인의 관점, 취미, 행동, 요구에 대한 추가 정보를 제공할 수 있다; 감정적이고 기계적인 지원의 제공 또한 할 수 있다; 치료의 재추천을 촉진시킬 수 있다. 노인과 가족, 간병인의 목표가 다르면 다툼은 일어날지도 모른다. 나이든 배우나 또는 친척이 관리를 풀타임으로 한다면 스트레스를 받을 수 있고 배우자 또한 만성적 질병이나 장애를 가질 수 있다(Brown, McWilliam & Mai, 1997). 일부 간병인들(caregivers) 또한 샌드위치 세대(부모와 자식을 함께 돌봐야 하는 중년 세대)이다. Williams (2004)는 이 사람들은 늘어나는 아이들의 요구와 나이든 부모나 다른 친척의 관리를 다루고 있는 것을 확인했다.

만약 가족 구성원 중 나이든 사람이 주된 간병인이라면 그 또는 그녀는 우울증, 근심을 가지고 있을 수 있고 마찬가지로 서비스 받기를 요구할지도 모른다. 심리적 신체적 건강 문제는 간병인에게 흔한 일이다(Canwath & Johnson,1987; Wade, Leigh-Smith, & Hewer, 1986). 간병인의 부담은 높아지고 있고 극도의 피로는 생길 수 있고 생기고 있다. 간병인과 관련된 연구는 많은 가족 간병인들의 고용이 적거나 단축되었고, 그들은 분노, 노여움, 불안, 죄의식, 사회적 소외를 느끼는 것을 발견했다(Biegel, Milligan, Putman, & Song, 1994; Braithwaite, 1992; Zarit, Zarit & Rosenberg, 1990). 알맞은 장치나 도구의 부족한 공급은 일부 간병인들이 잠재적인 위험한 이동, 화장실, 자기관리를 돕기 위해 고안된 홈메이드 부품들을 즉석에서 만들게 한다. 안전한 핸들링 기술이나 상해의 위험에 관련된 간병인 교육의 부족이 염려된다. 그러므로 노인의 요구뿐만 아니라 간병인의 요구도 관심과 평가가 필요하며 그들이 요구한 자원을 제공하는 것은 중요하다.

동거형태(Living Arrangement)

활동제한은 참여억제를 가져오거나 주거에 신체적, 사회적 환경에 기댈 수 없게 한다. 몇몇 노인들은 부족환 지원 속에서 혼자 지낼 가능성이 높다. 재활결과에 있어 동거형태의 효과는 충분히 조사되지 않았고 증거 또한 명확치 않다. 예를 들면, 몇몇은 혼자 생활이 환자의 입원 기간을 더 길게 하고 집으로의 퇴원 가능성을 낮춘다고 발표했지만(Ceder et al., 1980), 다른 이들은 이 연구에 대해 논쟁하였다(MacNeill, Lichtenberg, & LaBuda, 2000). 그러므로 이 재활결과에서 동거형태의 효과는 불확실하게 남아있다. 활동과 환경은 분리될 수 없기 때문에 노인의 집 또는 방출된 환경의 방법이 안전성, 용이성, 보안성을 보호해주는 것과 상관없이 기능수행요구의 지지는 고려되어야 한다. 주거 환경의 평가와 적응은 전체적 재활관리의 필수적 구성요소이고 노인에게서 나이를 대체할 수 있게 해준다.

치료사와 환자의 상호작용
(Therapist-Client Interaction)

Young(1996)은 재활운영을 힘든 것과 수월한 것으로 표현하였다(그림 21-7). 딱딱한 중재는 좀 더 관찰하고 객관적이고, 실천적인 치료나 직접적인 환자 문제의 관리 같은 비용이 들 수 있다. 부드러운 중재는 쉽게 눈에 띄거나 인식되지 않는다. 하지만 똑같이 중요하고 대단한 기술을 가지고 있다. 이 기술은 사람 사이의 의사소통과 치료사와 환자의 상호작용의 모든 관계도와 믿음의 발전을 달성하는 것과 연관된 치료적 기술이다.

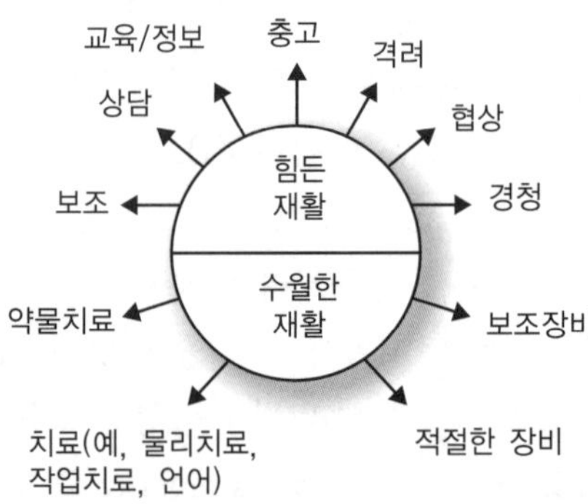

그림 21-7 힘든 재활과 수월한 재활(Adapted from Young, J.(1996). Rehabilitation and older people. *British Medical Journal.*, 313-677-681).

표 21-2 재활 서비스와 시설을 위한 기준

면허	주 정부에 의하여 직접적이고 개인 상태에 의해 설정한다.
인증	시설, 화재 안전, 청결, 장비, 개인과 관련된 기준 조사 연방 위임 노인의료보험과 메디케이드 프로그램으로부터 지불금을 받기 위한 시설 허락 특정 수사관은 의료기록의 유지와 관련이 있고, 의사는 *Joint Commission on Accreditation of Health Care Organization(JCAHO)* 관리의 전달과 계획에 포함된다.
인정	재활 서비스를 제공하는 것을 포함하여 광범위한 시설의 범위의 과정과 구성, 구조의 표준 수행 *재활시설의 인정 위원(Commission on Accreditation of Rehabilitation Facilities: CARF)* 프로그램 조절과 특성 증진을 위해 제공자 수행과 검사하고, 부가적으로 개인적 자격, 의료적 기록 유지, 고객 권리, 고객 교육과 훈련과 같은 수행을 표준화한다.

Data from; Capilouto, G.J.(2000). Rehabilitation settings. In: S. Kumar, *Multidisciplinary Approach to Rehabilitation*, pp. 1-26. Butterworth-Heinemann, Boston.

치료사는 촉진자로서, 노인의 보조자로서 치료에 관한 최선의 적절한 결정을 내린다. 효과적인 대화기술, 계산적이지 않은 태도, 환자의 소원과 우선 사항을 존중하고 환자에게 그 또는 그녀의 두려움과 걱정을 표현할 수 있는 시간을 허락하고 지지해주고 격려해주는 것이 효과적인 치료적 관계를 만들 수 있는 중요한 열쇠이다.

미국에서의 재활 배상과 관리 문제(Rehabilitation Reimbursement and Management Issues in the United States)

대부분의 다른 선진국과는 다르게 미국은 하나의 통합된 건강관리 시스템을 가지고 있지 않다. 노인을 위한 건강관리는 저소득층의 의료보장제도, 노인의 의료보장제도, 개인보험에 의해 자금이 공급되거나 지출되고 있다. 재활 서비스를 제공하는 건강관리기구는 기구에 기대하는 기준과 규정을 과도하게 받는다. 기준은 서비스의 배송의 설정에 따라 다양하다(Capilouto, 2000; 표 21-2). 그리고 서비스의 수준과 범위는 변화하는 배상규정에 의해 운영된다. 재활 서비스를 위한 배상은 드라마틱하게 변해왔다. 1997년 균형예산법(Balance Budget Act: BBA)는 예측지불 시스템(prospective payment system: PPS)을 만들었다. 결과적으로 배상규정에 의해서 재활에 많은 영향을 끼쳤다. 최적의 운영에 있어 경험이 적은 연구와 복잡하고 급하게 변한 가이드라인과 규정은 지속적인 관리를 하려는 노력을 어렵게 한다.

노인의료보험제도(Medicare)

노인의료보험제도는 미국에서 건강관리 서비스의 제일 큰 지불인이고 65세 이상의 사람들에게 주요한 보험제도이다. Part A보험제도는 병원 보험, 병원을 위한 공급, 방문 간호사 관리, 가정건강, 호스피스케어가 있다. Part B의 의료보험제도(Supplementary Medical Insurance)는 퇴원한 환자들을 위한 치료사 방문, 내구성 있는 의료기계 보급을 제공한다. 작업치료와 물리치료를 포함한 치료 서비스를 위한 의료 보험비는 계속적으로 발전하고 있다. 그리고 복잡한 규정은 적합성, 이중 서비스, 치료계획, 예후 기록, 보조 수준, 그리고 평가문서에 대한 규정을 포함하고 있다. 치료사는 계속적으로 노인의료보험 배상제도를 모니터해야 한다. 왜냐하면 수정된 사항이 정기적으로 발생하기 때문이다. 치료사가 규정된 기술과 기술이 아닌 서비스를 알고 있는 것도 중요하다. 기술이 아닌 서비스 제공에 대한 의료보험 청구서는 사기이기 때문이다.

관리 운영(Managed Care)

1990년대 이후로 초점은 운영되고 있는 관리 프로그램에서 의료혜택을 설득시키는 데 있었다. 경영관리협회(Managed care organization: MCOs)는 변화하였지만, 건강관리에서 건강관리 서비스의 접근수단을 조절하고 효율성을 촉진하는 창조적인 지불 기전으로 인하여 이동과 재무 기전을 통합하였다. HMO는 관리운영의 형식이고 HMOs의 의료보험제도 프로그램의 참여는 급성 이후의 혜택을 포함한 모든 범위에 혜택을 제공하는 것을 제안한다. MCOs의 관료체제는 지속적인 관리를 하기 위한 더욱더 복잡한 노력과 치료 소개의 시간 소비의 결과를 가져올 것이다.

노인을 위한 재활-증거 (Rehabilitation for Older Adults-The Evidence)

노인을 위한 예방재활을 포함한 재활에 관한 일반적인 의견은 일치하였다. 중재의 일부 중 비용효과에 있어 계속적으로 논쟁이 되고 있지만, 노인재활에 관한 연구에서는 증진된 기능적 능력과 감소된 가정방문 간호실습, 개개인의 심각한 장애 또는 고령화된 나이와 관련이 있다고 한다(Evans, Connis, Hendricks, & Haselkorn, 1995; Harris et al., 1995; Liem, Chernoff & Carter, 1986; Penington,1992; Reutter-Bernays & Rentsch, 1993). 6장과 8장에서 논의되었듯이 운동은 신체적 기능의 극대화와 낙상을 감소하는 데 중요하다(America Geriatrics Society, British Geriatrics Society, and America Academy of Orthopedic Surgeons Panel on Falls Prevention, 2001; Chandler & Hadley, 1996; Feder, Cryer, Donovan, & Carter, 2000; Pronvince et al., 1995; Schnelle, MacRae, Ouslander, Simmons, & Nitta, 1995). 재활은 신체적 장애와 기능적 능력에 긍정적으로 영향을 미친다. 특히 관절염이나 일반적인 불협응, 절단, 관절대체 또는 뇌졸중을 가진 노인에게 그러하다(Harris et al., 1995; Liem et al., 1986; Wilkinson, Buhrkuhl & Sainsbury, 1997). 게다가 인지장애를 가진 개인은 향상된 기능수행과 증가한 퇴원율을 통하여 재활의 혜택을 보고 있다(Goldstein, Strasser, Woodard & Roberts, 1997; Hamman, 1997).

■ 요약(Summary)

이 장에서는 노인의 재활을 위한 필수적 문제들을 넓게 다뤄봤다. 노인의 장애 인구에 대한 이해와 이 특정 그룹을 위한 재활의 특별한 면은 이 방면에서 연습을 위해 설정했다. 재활은 많은 노인들이 기능적 직업 수행의 능력 향상 또는 유지를 효과적이게 할 수 있다. 효과적인 운영과 관리는 검사, 포괄적인 평가, 조심스러운 평가도구의 선택과 함께 시작한다. 환자를 돕기 위해 관리의 지속성은 치료사들이 재활의 이동시스템과 배상의 문제, 임상운영에 관한 것, 노인재활의 특별한 면들을 이해한다면 더 많이 촉진될 수 있다. 개인적, 환경적 요소들은 노인들이 재활에 참여 여부나 규칙에 나와있지는 않지만 평가과정이나 계획 중재와 적절한 재활시설에서 신중하게 고려되어져야 할 필요가 있다. 그 증거는 재활은 노인 진단의 다양성에 유익하다고 제안한다.

사례 연구(Case Study)

King은 아교모세포종 4단계에 있는 68세 남자이다. 그는 왼쪽 편마비가 빠르게 발병하였고, 완화관리 프로그램의 가정관리 간호, 물리치료와 작업치료를 받고 있다. 6월에 뇌수술을 받아 뇌종양을 제거하였다.
수술 후 퇴원하면서 입원재활을 받으라는 의학적 권유를 받았다. 그의 집에 도착하였을 때, 가정지원제공자에게 그의 가동성/이동 상태를 확인하도록 요구하였다. 도착하였을 때 가족은 가정재활에서 강도 있게 수행하기를 원하였다. King씨는 다시 걸었다. 검사로 다리 근육은 1-2등급 근력을 가지고 있고, 왼쪽 팔은 이완되어 있다는 것을 확인하였다. King씨는 지지하지 않으면 설 수 없다. 서서 축이동은 최대 들어올리기 2이기 때문에 기계적 들어올리기의 사용을 권유받았다. 이러한 결과는 King의 예측 상태로부터 변화될 수 없다는 것을 보여준다. 당신은 가족에게 강도있는 재활을 제공할 수 없지만, 운동을 촉진하고 가동범위를 교육시키고, 재평가를 수행하고 최대로 주일마다 방문한다고 설명하였다.

3개월 후에, 당신은 8번 King을 방문하였고 운동 또는 감각에 회복은 없었다. King은 침대 손잡이를 이용하여 침대에서 약한 측으로 굴릴 수 있다는 매우 적은 기능을 획득하였다. King은 휠체어 앉기에는 변화가 있다(10-60분). 마지막 주에, King에게 이러한 것을 획득하기 위하여 재활시설에 입원하는 것에 대해서 질문하였다. King은 별로 받아 들이려하지 않는다고 그녀에게 말하였다. King의 질문에 의사에게 접근하도록 계획하였다. 당신은 의사에게 임상 결과를 적어 편지를 보냈다. 당신은 가족이나 의사로부터 회답을 듣지 못하였다.

질문(Questions)

1. 사람의 예측-치료사, 고객과 아내/가족으로부터 이야기를 들어라. 각 이야기의 제목을 적어라.
2. 당신이 알아야 할 필요가 있는 것은 무엇인가?
3. 이 관리의 주기와 같다면 어떠한 충고를 하겠는가?
4. 설명된 재활에 계획은 있는가? 있다면, 왜 그러한가? 있지 않다면 왜 그러지 않은가?

복습 문제(Review question)

1. 자신만의 언어로 재활을 설명하라.
2. 노인을 위한 재활의 양상은 무엇인가?
3. 다방면 팀, 여러 분야 팀 사이와 분야 이동팀 사이에 다른 점은 무엇인가?
4. 노인재활에서 팀 접근을 이용의 효과는 무엇인가?
5. 노인을 평가할 때 포괄적 접근의 사용이 왜 중요한가?
6. 노인 동기에서 효과적일 수 있는 5가지 전략을 설명하라.
7. 다양한 재활시설을 비교하고 차이점을 설명하라.
8. 두 고객 사례를 고려하고 다음 질문에 대답하라.
   a. Williams와 Peter씨의 재활에 영향을 줄 수 있는 개인요인과 환경요인은 무엇인가?
   b. Williams와 Peters를 위하여 재활시설의 잠재적인 연속성을 설명하라.

고객 # 1: Williams씨

Williams씨는 77세 남자이며 65세에 교육자로 퇴직하였다. 그는 일주일마다 퇴직 교육자의 정규 모임에서 활동하고 있다. 이 그룹은 배우자와 손님을 초대하는 이벤트를 하거나 매달 저녁 모임을 가지고 있다. 그는 그의 아이와 독서와 스포츠를 하고 있고, 퇴직 후에도 참여를 유지하고 있다. 그의 아내도 교육 퇴직자이며 이러한 활동에 참여하고 있다. 그들은 자신의 가정이 있으며 이 장소에서 30년 이상 정원을 지속적으로 관리하고 있다. 그들의 세 자녀는 모두 스스로 독립하였으며 다른 주에 살고 있다.
Williams는 퇴직하는 동안 건강이 좋았다. 그는 고혈압으로 인하여 약물의 복용이 필요하였다. 지난 1-2년 이상, 그는 가끔 안정하였지만, 그의 활동에는 참여하였다. 이틀 전 그는 응급실을 통하여 입원하였다. 그는 왼쪽을 손상 받은 뇌졸중을 진단받았다.

고객 # 2: Peters 부인

Peters 부인은 63세이며 점진적으로 증가하는 통증 때문에 엉덩관절 전치환수술을 받았고, 관절염으로 인하여 ADL 제한과 기능적 가동성에 문제가 있었다. 그녀는 수술을 결정하기 전에 몇 개월 동안 많은 생각을 하였다. Peters 부인은 재정계획자이며 그녀의 서비스에 의존하는 많은 고객들로 인하여 바빴다. 그녀는 그녀의 남편과 손자의 활동에 참여하는 것을 좋아하였고, 정원 관리를 하였다. 수술은 일상적인 것이다.

웹 기반 자료(Web-Based Resources)

재활의 경험에 관한 유용한 정보:

www.cms.hhs.gov/default.asp, **Centers for Medicare and Medicaid Services(U.S. Department of Health and Human Services)**, date connected October 23, 2007. This site contains information on Medicare services, coverage, and reimbursement.

www.carf.org, **Commission on Accreditation of Rehabilitation Facilities**, date connected October 23, 2007. Numerous resources, including free online publications for consumers, providers, payers, and surveyors. It is an independent not-for-profit organization that conducts an in-depth review of the quality of services offered by rehabilitation service providers and grants or denies accreditation dependent on whether the provider meets national standards of consumer-focused, state-of - the-art performance.

www.phac-aspc.gc.ca/seniors-aines/index_pages/publications_e.htm, **Public Health Agency of Canada, Division of Aging and Seniors**, date connected October 23, 2007. Numerous sources of reliable information about aging and Canadian seniors, for health care professionals and older adults.

www.dh.gov.uk/PolicyAndGuidance/HealthAndSocialCareTopics/OlderPeoplesServices/fs/en, **National Service Framework for Older People (UK Department of Health)**, date connected October 23, 2007. This website provides numerous resources and Web links for health care providers and older adults.

www.ncoa.org, **National Council on the Aging (NCOA)**, date connected October 23, 2007. This site is a national network of senior centers, area agencies on aging, adult day service centers, faith-based service organizations, senior housing facilities, employment services, consumer groups and leaders from academia, business, and labor. The website provides advocacy, program and research information, in addition to numerous publications for older adults and health care professionals.

www.udsmr.org, **Uniform Data System for Medical Rehabilitation**, date connected October 23, 2007. This is the official website for the FIM® system. Provides ordering and training information.

참고문헌(References)

Adlin, M. (1993). Health care issues. In E. Sutton, A. Factor, B. Hawkins, T. Heller, & G. Seltzer (Eds.), *Older adults with developmental disabilities: Optimizing choice and change* (pp. 49–60). Baltimore, MD: Paul Brookes.

Administration on Aging. (2005). *A profile of older Americans: 2005.* Retrieved March 23, 2006, from www.aoa.gov/PROF/Statistics/profile/2005/16.asp.

American Geriatrics Society, British Geriatrics Society, and American Academy of Orthopedic Surgeons Panel on Falls Prevention. (2001). Guideline for the prevention of falls in older persons. *Journal of the American Geriatrics Society, 49,* 664–672.

Bachrach, L. L. (1989). The legacy of model programs. *Hospital and Community Psychiatry, 40*(3), 234–235.

Bandura, A. (1977). Self-efficacy: Toward a unifying theory of behavioral change. *Psychological Review, 84,* 191–215.

Bandura, A. (1986). *Social foundations of thought and actions: A social cognitive theory.* Englewood Cliffs, NJ: Prentice Hall.

Banthin, J. S., & Cohen, J. W. (1999). *Changes in the Medicaid community population: 1987–96.* MEPS Research Findings No. 9. AHCPR Pub. No. 99-0042. Rockville, MD: Agency for Health Care Policy and Research.

Bartels, S. J., Levine, K. J., & Shea, D. (1999). Community-based long-term care for older persons with severe and persistent mental illness in an era of managed care.

Beck, A. T. (1967). *Depression: Clinical and experimental theoretical aspects.* New York: Harper & Row.

Beck, A. T., Guth, D., Steer, R. A., & Ball, R. (1997). Screening for major depressive disorders in medical inpatients with the Beck Depression Inventory for Primary Care. *Behavior Research and Therapy, 35,* 785–791.

Berg, K., Maki, B., Williams, J. I., Holliday, P., & Wood-Dauphinee, S. (1992). A comparison of clinical and laboratory measures of postural balance in an elderly population. *Archives of Physical Medicine and Rehabilitation, 73,* 1073–1083.

Berg, K., Wood-Dauphinee, S., Williams, J. I., & Gayton, D. (1989). Measuring balance in the elderly: Preliminary development of an instrument. *Physiotherapy Canada, 41,* 304–311.

Berg, K. O., Wood-Dauphinee, S. L., Williams, J. I., & Maki, B. (1992). Measuring balance in the elderly: Validation of an instrument. *Canadian Journal of Public Health, 83,* S7–S11.

Bergman, H., Beland, F., Lebel, P., Contanriopoulos, A., Tousignant, P., Brunelle, Y., et al. (1997). Care for Canada's frail elderly population: Fragmentation or integration? *Journal of Canadian Medical Association, 157,* 1116–1121.

Bernabei, R., Landi, F., Gambassi, G., Sgadari, A., Zuccala, G., Mor, V., et al. (1998). Randomised trial of impact of model of integrated care and case management for older people living in the community. *British Medical Journal, 316*(7141), 1348–1351.

Biegel, D. E., Milligan, S. E., Putman, P. L., & Song, L. Y. (1994). Predictors of burden among lower socioeconomic status caregivers of persons with chronic mental illness. *Community Mental Health Journal, 30*(5), 473–494.

Bogardus, S. T., Bradley, E. H., Williams, C. S., Maciejewski, P. K., van Doorn, C., & Inouye, S. (2001). Goals for the care of frail older adults: Do caregivers and clinicians agree? *American Journal of Medicine, 110,* 97–102.

Bondi, M. W., & Kaszniak, A. W. (1991). Implicit and explicit memory in Alzheimer's disease and Parkinson's disease. *Journal of Clinical Experimental Neuropsychology, 13,* 339–358.

Bortz, W. M., II. (2002). A conceptual framework of frailty: A review. *Journals of Gerontology Series A: Biological Sciences and Medical Sciences, 57,* M283–M288.

Boult, C., Boult, L. B., Morishita, L., Dowd, B., Kane, R. L., & Urdangarin, C. F. (2001). A randomized clinical trial of outpatient geriatric evaluation and management. *Journal of the American Geriatrics Society, 49,* 351–359.

Braithwaite, V. (1992). Caregiving burden: Making the concept scientifically useful and policy relevant. *Research on Aging, 14*(1), 3–27.

Brocklehurst, J. (1995). Geriatric day hospitals. *Age and Ageing, 24*(2), 89–90.

Brocklehurst, J. C., & Tucker, J. (1980). *Progress in geriatric day care.* London: King's Fund.

Byrne, C., Isaacs, S., & Voorberg, N. (1991). Assessment of the physical health needs of people with chronic mental illness: One focus for health promotion. *Canada's Mental Health,* March, pp. 7–12.

Calkins, E., Boult, C., Wagner, E., & Pacalaet, J. T. (1999). *New ways to care for older people. Building systems based on evidence.* New York: Springer.

Campbell, A. J., Busby, W. J., Robertson, M. C., Lum, C. L., Langlois, J. A., & Morgan, F. C. (1994). Disease, impairment, disability and social handicap: A community based study of people aged 70 years and over. *Disability Rehabilitation, 16,*72–79.

Canwath, T. C. M., & Johnson, D. A. W. (1987). Psychiatric morbidity among spouses of stroke. *British Medical Journal, 294,* 409–411.

Capilouto, G. J. (2000). Rehabilitation settings. In S. Kumar (Ed.), *Multidisciplinary approach to rehabilitation* (pp. 1–26). Boston: Butterworth-Heinemann.

Ceder, L., Thorngren, K., & Wallden, B. (1980). Prognostic indicators and early home rehabilitation in elderly patients with hip fracture. *Clinical Orthopedics and Related Research, 152,* 173–185.

Chandler, J., & Hadley, E. (1996). Exercise to improve physiologic and functional performance in old age. *Clinics in Geriatric Medicine, 1*(4), 761–784.

Chin, A., Paw, M. J., Dekker, J. M., Feskens, E. J., Schouten, E. G., & Kromhout, D. (1999). How to select a frail elderly population? A comparison of three working definitions.*Journal of Clinical Epidemiology, 52,* 1015–1021.

Cohen, C. I., Cohen, G. D., Blank, K., Gaitz, C., Katz, I. R., Leuchter, A., et al. (2000). Directions for research and policy on schizophrenia and older adults: Summary of the GAP committee report. *Psychiatric Services, 5*(3), 299–302.

Cohen, H. J., Feussner, J. R., Weinberger, M., Carnes, M., Hamdy, R. C., Hsieh, F., et al. (2002). A controlled trial of inpatient and outpatient geriatric evaluation and management. *New England Journal of Medicine, 346,* 905–912.

Cummings, S., Phillips, S., Wheat, M., Black, D., Goosby, E., Wlodarczyk, D., et al. (1988). Recovery of function after hip fracture: The role of social support. *Journal of the American Geriatrics Society, 36,* 801–806.

Cunningham, C., Horgan, F., Keane, N., Connolly, P., Mannion, A., & O'Neil, D. (1996). Detection of disability by different members of an interdisciplinary team. *Clinical Rehabilitation, 10,* 247–254.

Delorme, M. (1999). Aging and people with developmental disabilities. In I. Brown & M. Percy (Eds.), *Developmental disabilities in Ontario* (pp. 189–195). Toronto, Ontario, Canada: Front Porch.

Department of Health & Human Services, Centers for Medicare & Medicaid Services (CMS). (2001). *Program memorandum intermediaries/carriers.* Transmittal AB-01-135. Retrieved June 26, 2008 from www.cms.hhs.gov/transmittals/downloads/AB-01-135.pdf

Dick, M. B., Nielson, K. A., Beth, R. E., Shankle, W. R., & Cotman, C. W. (1995). Acquisition and long-term retention of a fine motor skill in Alzheimer disease. *Brain and Cognition, 29,* 294–306.

Dick, M. R., Shankle, R. W., Beth, R. E., Dick-Muehlke, C., Cotman, C. W., & Kean, M. (1996). Acquisition and long-term retention of a gross motor skill in Alzheimer's disease patients under constant and varied practice conditions. *Journal of Gerontology,*

Drench, M. E. (2006). *Loss, grief, and adjustment: A primer for physical therapy, Parts 1 & 2.* APTA Continuing Education Series: American Physical Therapy Association. Retrieved April 10, 2006, from www.apta.org/AM/ Template.cfm?Section=Home&TEMPLATE=/CM/ContentDisplay.cfm&CONTENTID=28430.

Eslinger, P. J., & Damasio, A. R. (1986). Preserved motor learning in Alzheimer disease: Implications for anatomy and behaviour. *Journal of Neuroscience, 6,* 3006–3009.

Evans, R., Connis, R., Hendricks, R., & Haselkorn, J. (1995). Multidisciplinary rehabilitation versus medical care: A meta-analysis. *Social Science and Medicine, 40*(12), 1699–1706.

Falconer, J., Naughton, B. J., Strasser, D. C., & Sinacore, J. M. (1994). Stroke inpatient rehabilitation: A comparison across age groups. *Journal of the American Geriatrics Society, 42,* 39–44.

Farndale, J. (1961). *The day hospital movement in Great Britain.* Oxford: Pergamon Press.

Feder, G., Cryer, C., Donovan, S., & Carter, Y. (2000). Guidelines for the prevention of falls in people over 65. The Guidelines' Development Group. *British Medical Journal, 321*(7267), 1007–1011.

Fitz, A. G., & Teri, L. (1994). Depression, cognition, and functional ability in patients with Alzheimer's disease. *Journal of the American Geriatrics Society, 42,* 186–191.

Folstein, M. F., Folstein, S. E., & McHugh, P. R. (1975). "Mini-mental state." A practical method for grading the cognitive state of patients for the clinician. *Journal of Psychiatric Research, 12,* 189–198.

Forster, A., Langhorn, P., & Young, J. (1999). Systematic review and meta-analysis of day hospital care for older people. *British Medical Journal, 318,* 837–841.

Fried, L. P., Ettinger, W. H., Lind, B., Newman, A. B., & Gardin, J. (1994). Physical disability in older adults: A physiological approach. *Journal of Clinical Epidemiology, 47,* 747–760.

Fried, L. P., Ferrucci, L., Darer, J., Williamson, J. D., & Anderson, G. (2004). Untangling the concepts of disability, frailty, and comorbidity: Implications for improved targeting and care. *Journals of Gerontology Series A: Biological Sciences and Medical Sciences, 59,* 255–263.

Fried, L. P., & Guralnik, J. M. (1997). Disability in older adults: Evidence regarding significance, etiology, and risk. *Journal of the American Geriatrics Society, 45*(1), 92–100.

Fried, L. P., Tangen, C. M., Walston, J., Newman, A. B., Hirsch, C., Gottdiener, J., et al. (2001). Frailty in older adults: Evidence for a phenotype. *The Journals of Gerontology, Series A: Biological Sciences and Medical Sciences, 56,* M146–M156.

Galynker, I., Cohen, L., Salvit, C., Miner, C., Phillips, E., Focseneanu, M., et al. (2000). Psychiatric symptom severity and length of stay on an intensive rehabilitation unit. *Psychosomatics, 41*(2), 114–120.

Geelen, R., & Soons, P. (1996). Rehabilitation: An "everyday" motivation model. *Patient Education and Counseling, 28,* 69–77.

Gillen, R., Tennen, H., McKee, T. E., Gernert-Dott, P., & Affleck, G. (2001). Depressive symptoms and history of depression predict rehabilitation efficiency in stroke patients. *Archive of Physical Medicine and Rehabilitation, 82,* 1645–1649.

Gladman, J., Forster, A., & Young, J. (1995). Hospital and home-based rehabilitation after discharge from hospital for stroke patients: Analysis of two trials. *Age and Aging, 24,* 49–53.

Glazier, S. R., Schuman, J., & Keltz, E., Vally, A., & Glazier, R. H. (2004). Taking the next steps in goal ascertainment: A prospective study of patient team, and family perspectives using a comprehensive standardized menu in a geriatric assessment and treatment unit. *Journal of the American Geriatric Society, 52,* 284–289.

Goldstein, F. C., Strasser, D. C., Woodard, J. L., & Roberts, V. J. (1997). Functional outcome of cognitively impaired hip fracture patients on a geriatric rehabilitation. *Journal of the American Geriatric Society, 49,* 35–42.

Gudmundsson, A., & Carnes, M. (1996). Geriatric assessment: Making it work in primary care practice. *Geriatrics, 51*(3), 53–57.

Guralnik, J. M., Ferrucci, L., Balfour, J. L., Volpato, S., & DiIorio, A. (2001). Progressive versus catastrophic loss of the ability to walk: Implications for the prevention of mobility loss. *Journal of the American Geriatric Society, 49,* 1463–1470.

Guralnik, J. M., LaCroix, A. Z., Abbott, R. D., Berkman, L. F., Satterfield, S., Evans, D. A., et al. (1993). Maintaining mobility in late life: Demographic characteristics and chronic conditions. *American Journal of Epidemiology, 137,* 845–857.

Hamilton, M. (1960). Rating scale for depression. *Journal of Neurology, Neurosurgery and Psychiatry, 23,* 56–61.

Hamman, R. J. (1997). Rehabilitation following hip fracture in patients with Alzheimer's disease and related disorders. *American Journal of Alzheimer's Disease, 12,* 209–211.

Harris, R. E., O'Hara, P. A., & Harper, D. W. (1995). Functional status of geriatric rehabilitation patients: A one year follow-up study. *Journal of the American Geriatrics Society, 43*(1), 51–55.

Harris, R. E., Mion, L. C., Patterson, M. B., & Frengley, J. D. (1988). Severe illness in older patients: The association between depressive disorders and functional dependency during the recovery phase. *Journal of American Geriatrics Society, 36,* 890–896.

Hebert, R. (1997). Functional decline in old age. *Journal of Canadian Medical Association 157,* 1037–1045.

Hebert, R., Durand, P. J., Dubuc, N., & Tourigny, A. (2003). Frail elderly patients. A new model for integrated service delivery. *Canadian Family Physician, 49,* 992–997.

Heruti, R. J., Lusky, A., Barell, V., Ohry, A., & Adunsky, A. (1999). Cognitive status at admission: Does it affect the rehabilitation outcome of elderly patients with hip fracture? *Archives of Physical Medicine and Rehabilitation, 80,* 432–436.

Hirono, N., Yamadori, A., Mori, E., Yamashita, H., Takatsuki, Y., & Tokimasa, A. (1996). Tactile perceptual skill learning and motor skill learning in Alzheimer's disease. *Behavioral Neurology, 9,* 11–16.

Hoenig, H., Nusbaum, N., & Brummel-Smith, K. (1997). Geriatric rehabilitation: State of the art. *Journal of American Geriatric Society, 45,* 1371–1381.

Hokenstad, M. C., & Johansson, L. (1996). Eldercare in Sweden: Issues in service provision and case management. *Journal of Case Management, 5,* 137–141.

Horwitz, A. V., & Uttaro, T. (1998). Age and mental health services. *Community Mental Health Journal, 34*(3), 275–287.

Jagger, C., Arthur, A. J., Spiers, N. A., & Clarke, M. (2001). Patterns of onset of disability in activities of daily living with age. *Journal of American Geriatric Society, 49,* 404–409.

Johnson, M. F., Kramer, A. M., Lin, M. K., Kowalsky, J. C., & Steiner, J. F. (2000). Outcomes for older persons receiving rehabilitation for medical and surgical conditions compared with hip fracture and stroke. *Journal of the American Geriatrics Society, 4,* 1389–1397.

Katz, S. (1983). Assessing self-maintenance: Activities of daily living, mobility, and instrumental activities of daily living. *Journal of the American Geriatrics Society, 31*(12), 721–727.

Kemp, B. J. (1988). Motivation, rehabilitation, and aging: A conceptual model. *Topics in Geriatric Rehabilitation, 3*(3), 41–51.

Kidd, T., & Yoshida, K. (1995). Critical review of disability measures: Conceptual developments. *Physiotherapy Canada, 47,* 108–119.

Knapp, M., Cambridge, P., Thomson, C., Beecham, J., Allen, C. A., & Darton, R. (1992). *Care in the community: Challenge and demonstration.* Canterbury: University of Kent: Personal and Social Services Research Unit.

Landefeld, C. S., Palmer, R. M., Kresevic, D. M., Fortinsky, R. H., & Kowal, J. (1995). A randomized trial of care in a hospital medical unit especially designed to improve the functional outcomes of acutely ill older patients. *New England Journal of Medicine, 332,* 1338–1344.

Latella, D. (2000). Team work in rehabilitation. In S. Kumar (Ed.), *Multidisciplinary approach to rehabilitation* (pp. 27–42). Boston: Butterworth-Heinemann.

Lawton, M. P., & Brody, E. M. (1969). Assessment of older people: Self-maintaining and instrumental activities of daily living. *The Gerontologist, 9*(3), 179–186.

Lees, L. (2004). Spotlight on intermediate care: A deeper analysis. In S. Wade (Ed.), *Intermediate care of older people* (pp. 19–35). London: Whurr.

Leveille, S. G., Fried, L. P., McMullen, W., & Guralnik, J. M. (2004). Advancing the taxonomy of disability in older adults. *The Journals of Gerontology, Series A: Biological Sciences and Medical Sciences, 59*(1), 86–93.

LeVesconte, H. P. (1935). Expanding fields of occupational therapy. *The Canadian Journal of Occupational Therapy, 3,* 4–12. (Reprinted in *The Canadian Journal of Occupational Therapy, 53* [Commemorative Issue], 9–15, 1986.)

Liem, P., Chernoff, R., & Carter, W. J. (1986). Geriatric rehabilitation unit: A 3 year outcome evaluation. *Journal of Gerontology, 14*(1), 44–50.

Lim, W. K., Lambert, S. F., & Gray, L. C. (2003). Effectiveness of case management and post-acute services in older people after hospital discharge. *Medical Journal of Australia, 178,* 262–266.

Lindgren, C. L., Burke, M. L., Hainsworth, M. A., & Eakes, G. G. (1992). Chronic sorrow: A lifespan concept. *Scholarly Inquiry in Nursing Practice, 6*(1), 27–40.

MacNeill, S., Lichtenberg, P. A., & LaBuda, J. (2000). Factors affecting return to living alone after medical rehabilitation: A cross-validation study. *Rehabilitation Psychology, 45*(4), 356–364.

Magaziner, J., Simonsick, E. M., Kashner, T. M., Hebel, J. R., & Kenzora, J. E. (1990). Predictors of functional recovery one year following hospital discharge for hip fracture: A prospective study. *Journal of Gerontology, 45,* M101–M107.

Mahoney, F. I., & Barthel, D. (1965). Functional evaluation: The Barthel Index. *Maryland State Medical Journal, 14,* 56–61.

Markle-Reid, M., & Browne, G. (2003). Conceptualizations of frailty in relation to older adults. *Journal of Advanced Nursing, 44,* 58–68.

Marshall, B. S., Long, M. J., Voss, J., Demma, K., & Skerl, K. P. (1999). Case management of the elderly in a health maintenance organization: The implications for program administration under managed care. *Journal of Healthcare Management, 44,* 477–491.

McCue, M. J., & Thompson, J. M. (1995). The ownership difference in relative performance of rehabilitation specialty hospitals. *Archives of Physical Medicine and Rehabilitation, 76,* 413–418.

Mitchell, J. M., & Scott, E. (1992). Physician ownership of physical therapy services: Effects on charges, utilization, profits, and service characteristics. *Journal of the American Medical Association, 268,* 2055–2059.

Mochizuki-Kawai, H., Kawamura, M., Hasegawa, Y., Mochizuki, S., Oeda, R., Yamanaka, K., et al. (2004). Deficits in long-term retention of learned motor skills in patients with cortical or subcortical degeneration. *Neuropsychologia, 42,* 1858–1863.

Molloy, D. W., Alemayehu, E., & Roberts, R. (1991). A Standardized Mini-Mental State Examination (SMMSE): Its reliability compared to the traditional Mini-Mental State Examination (MMSE). *American Journal of Psychiatry, 148,* 102–105.

Mor, V., Murphy, J., Masterson-Allen, S., Willey, C., Razmpour, A., Jackson, M. E., et al. (1989), Risk of functional decline among well elders. *Journal of Clinical Epidemiology, 42,* 895–904.

Mossey, J., Mutran, E., Knott, K., & Craik, R. (1989). Determinants of recovery 12 months after hip fracture: The importance of psychosocial factors. *American Journal of Public Health, 79,* 279–286.

Ontario Association of Non-profit Homes and Services for Seniors. (2000, February). *The professional care team in long term care: A discussion paper.* Retrieved May 20, 2006, from www.oanhss.org/StaticContent/StaticPages/about/PositionPapers/pp2.pdf.

Patrick, L., Knoefel, F., Gaskowski, P., & Rexroth, D. (2001). Medical comorbidity and rehabilitation efficiency in geriatric inpatients. *Journal of the American Geriatrics Society, 49*(11), 1471–1478.

Penington, G. (1992). Benefits of rehabilitation in the presence of advanced age or severe disability. *Medical Journal of Australia, 157*(10), 665–666.

Perkins, J., & Tryssenaar, J. (1994). Making interdisciplinary education effective for rehabilitation students. *Journal of Allied Health, Summer,* 143–151.

Podsiadlo, D., & Richardson, S. (1991). The timed "Up & Go": A test of basic functional mobility for frail elderly persons. *Journal of the American Geriatrics Society, 9,* 142–148.

Province, M. A., Hadley, E. C., Hornbrook, M. C., Lipsitz, L. A., Miller, J. P., Mulrow, C. D., et al. (1995). The effects of exercise on falls in elderly patients. A preplanned meta-analysis of the FICSIT trials. Frailty and injuries: Cooperative studies of intervention techniques. *Journal of the American Medical Association, 273,* 1341–1347.

Reker, D., O'Donnell, J., & Hamilton, B. (1998). Stroke rehabilitation outcome variation in Veterans Affairs rehabilitation units: Accounting for case-mix. *Archives in Physical Medicine and Rehabilitation, 70,* 751–757.

Research Foundation of the State University of New York. (1987). *Guide for the use of the uniform data set for medical rehabilitation.* Buffalo, NY: Author.

Resnick, B. (1998a). Efficacy beliefs in geriatric rehabilitation. *Journal of Gerontological Nursing, 24*(7), 34–44.

Resnick, B. (1998b). Functional performance of older adults in a long-term care setting. *Clinical Nursing Research, 7,* 230–246.

Resnick, B. (1999). Motivation to perform activities in daily living in the institutionalized older adult: Can a leopard change its spots? *Journal of Advanced Nursing, 29,* 792–799.

Resnick, B. (2002). Geriatric rehabilitation: The influence of efficacy beliefs and motivation. *Rehabilitation Nursing, 27*(4), 152–159.

Resnick, B., & Daly, M. P. (1998). Predictors of functional ability in geriatric rehabilitation patients. *Rehabilitation Nursing, 23,* 21–29.

Reuben, D. B., Borok, G. M., Wolde-Tsadik, G., Ershoff, D. H., Fishman, L. K., Ambrosini, V. L., et al. (1995). A randomized trial of comprehensive geriatric assessment in the care of hospitalized patients. *New England Journal of Medicine, 332,* 1345–1350.

Reutter-Bernays, D., & Rentsch, H. P. (1993). Rehabilitation of the elderly patient with stroke: An analysis of short-term and long-term results. *Disability and Rehabilitation, 15,* 90–95.

Rockwood, K., Awalt, E., Carver, D., & MacKnight, C. (2000). Feasibility and measurement properties of the Functional Reach and the Timed Up and Go Tests in the Canadian Study of Health and Aging. *Journal of Gerontology, 55A*(2), M70–M73.

Rockwood, K., Graham, J. E., & Fay, S. (2002). Goal setting and attainment in Alzheimer's disease patients treated with donepezil. *Journal of Neurology, Neurosurgery, and Psychiatry, 73,* 500–507.

Rockwood, K., Hogan, D. B., & MacKnight, C. (2000). Conceptualisation and measurement of frailty in elderly people. *Drugs & Aging, 17,* 295–302.

Rodriguez, G. S., & Goldberg, B. (1993). Rehabilitation in the outpatient setting. *Clinical Geriatric Medicine, 9,* 873–881.

Rondinelli, D. R. D., Murphy, J. R., Wilson, D. H., & Miller, C. C. (1991). Predictors of functional outcome and resource utilization in inpatient rehabilitation. *Archives of Physical Medicine and Rehabilitation, 72,* 447–453.

Rosenberg, M., & Moore, E. (1997). The health of Canada's elderly population: Current status and future implications. *Journal of the Canadian Medical Association, 157,* 1025–1032.

Rosenberg, W., Parkes, J., Jenkins, A., Denham, M. J., Royston, J. P., Sullens, C. M., et al. (1986). Making a rehabilitation hospital for the elderly work. *Health Trends, 18,* 66–72.

Royal College of Physicians and British Geriatrics Society. (1992). *Standardized assessment scales for elderly people.* London: Royal College of Physicians.

Rubenstein, L. Z. (2004). Comprehensive geriatric assessment: From miracle to reality *The Journals of Gerontology, Series A: Biological Sciences and Medical Sciences, 59*(5), 473–478.

Runciman, P. (1989). Health assessment of the elderly at home: The case for shared learning. *Journal of Advanced Nursing, 14,* 111–119.

Saarinen, H., & Salvatori, P. (1994). Educating occupational therapists and physiotherapists for the year 2000: What, no anatomy course? *Physiotherapy Canada, 46,* 81–86.

Sager, M., Franke, T., Inouye, S. K., Landefeld, C. S., Morgan, T. M., & Rudberg, M. A. (1996). Functional outcomes of acute medical illness and hospitalization in older adults. *Journal of the American Geriatrics Society, 48,* 1545–1552.

Salvatori, P., Tremblay, M., & Tryssenaar, J. (2003). Living and aging with a developmental disability: Perspectives of individuals, family members and service providers. *Journal of Developmental Disabilities, 10*(1), 1–19.

Sinclair, A., & Dickson, E. (1998). *Effective practice in rehabilitation: The evidence of systematic reviews.* London: King's Fund.

Sommer, S. J., Silagy, C. A., & Rose, A. T. (1986). The teaching of interdisciplinary education. *Medical Journal of Australia, 157*(1), 31, 34, 36–37.

Spaniol, L., Gagne, C., & Koehler, M. (1999). *The recovery framework in rehabilitation: Concepts and practices from the field of serious mental illness.* Paper presented at the International Association of Psychosocial Rehabilitation Services, PSR—Bridges to Recovery Conference, Minneapolis, MN.

Spector, W. D., & Fleishman, J. A. (1998). Combining activities of daily living with instrumental activities of daily living to measure functional disability. *Journals of Gerontology, Series B: Psychological Sciences & Social Sciences, 53*(1), S46–S57.

Steer, R., Cavalieri, T., Douglas, I., & Beck, A. (1999). Use of the Beck Depression Inventory for Primary Care for major depression disorders. *General Hospital and Psychiatry, 21,* 106–111.

Steiner, A. (1997). *Intermediate care: A conceptual framework and review of the literature.* London: King's Fund.

Stoedefalke, K. G. (1985). Motivating and sustaining the older adult in an exercise program. *Topics in Geriatric Rehabilitation, 1,* 78–83.

Stuck, A. E., Aronow, H. U., Steiner, A., Alessi, C. A., Bula, C. J., Gold, M. N., et al. (1995). A trial of annual in-home comprehensive geriatric assessments for elderly people living in the community. *New England Journal of Medicine, 333,* 1184–1189.

Stuck, A. E., Siu, A. L., Wieland, G. D., Adams, J., & Rubenstein, L. Z. (1993). Comprehensive geriatric assessment: A meta-analysis of controlled trials. *Lancet, 342,* 1032–1036.

Sutton, E. (1997). Enriching later life experiences for people with developmental disabilities. *Activities, Adaptation, & Aging, 21*(3), 65–69.

Toseland, R. W., O'Donnell, J. C., Engelhardt, J. B., Hendler, S. A., Richie, J. T., & Jue, D. (1996). Outpatient geriatric evaluation and management: Results of a randomized trial. *Medical Care, 34,* 624–640.

Treischmann, R. B. (1987). *Aging with a disability.* New York: Demos.

Tryssenaar, J., Perkins, J., & Brett, L. (1996). Undergraduate interdisciplinary education: Are we educating for future practice? *Canadian Journal of Occupational Therapy, 63*(4), 245–251.

Tryssenaar, J., & Tremblay, M. (2002). Aging with a serious mental disability in rural northern Ontario: Family members' experiences. *Psychiatric Rehabilitation Journal, 25*(3), 255–264.

Verbrugge, L. M., Lepkowski, J. M., & Imanaka, Y. (1989). Comorbidity and its impact on disability. *Milbank Quarterly, 67,* 450–484.

Verbrugge, L. M., Lepkowski, J. M., & Konkol, L. L. (1991). Levels of disability among U.S. adults with arthritis. *Journal of Geriatrics Society Science, 46,* S71–S83.

von Koch, L., Wottrich, A. W., & Homqvist, L. W. (1998). Rehabilitation in the home versus the hospital: The importance of context. *Disability and Rehabilitation, 10,* 367–372.

Wade, D. T., Leigh-Smith, J., & Hewer, R. L. (1986). Effects of living with and looking after survivors of stroke. *British Medical Journal, 293,* 418–420.

Ware, J. E., & Sherbourne, C. D. (1992). The MOS 36-item short form health survey (SF-36): Conceptual framework and item selection. *Medical Care, 30,* 473–483.

Wells, J. L., Seabrook, J. A., Stolee, P., Borrie, M. J., & Knoefel, F. (2003a). State of the art in geriatric rehabilitation. Part I: Review of frailty and comprehensive geriatric assessment. *Archives of Physical Medicine and Rehabilitation, 84,* 890–897.

Wells, J. L., Seabrook, J. A., Stolee, P., Borrie, M. J., & Knoefel, F. (2003b). State of the art in geriatric rehabilitation: Part II. Clinical challenges. *Archives of Physical Medicine and Rehabilitation, 84,* 898–903.

Wilkinson, T., Buhrkuhl, D., & Sainsbury, R. (1997). Assessing and restoring function in elderly people—More than rehabilitation. *Clinical Rehabilitation, 11*(4), 321–328.

Williams, C. (2004). The sandwich generation. *Perspectives on Labour and Income, 5*(9), Statistics Canada (Catalogue no. 75-001-XIE). Retrieved November 8, 2006, from www.statcan.ca/Daily/English/040928/d040928b.htm.

The World Health Organization. (2006). Retrieved March 23, 2006, from www.who.int/disabilities/care/en/.

The World Health Organization Expert Committee. (1990). *Cancer pain relief and palliative care.* Geneva: Author.

Yesavage, J. A., Brink, T. L., Rose, T. L., Lum, O., Huang, V., Adey, M. B., et al. (1983). Development and validation of a geriatric depression screening scale: A preliminary report. *Journal of Psychiatric Research, 17,* 37–49.

Young, J. (1996). Rehabilitation and older people. *British Medical Journal, 313,* 677–681.

Zanetti, O., Binetti, G., Magni, E., Rozzini, L., Bianchetti, A., & Trabucchi, M. (1997). Procedural memory stimulation in Alzheimer's disease: Impact of a training programme. *Acta Neurologica Scandinavica, 95,* 152–157.

Zarit, S. H., Stephens, M. A., Townsend, A., & Greene, R. (1998). Stress reduction for the family caregivers: Effects of adult care use. *Journal of Gerontology Series B: Psychological Sciences and Social Sciences, 53*(5), S267–S277.

Zarit, S. H., Zarit, J. M., & Rosenberg, T. S. (1990). A special treatment unit for Alzheimer's disease: Medical, behavioral, and environmental features. *Clinical Gerontologist, 9*(3–4), 47–63.

Zwecker, M., Levenkrohn, S., Fleisig, Y., Zeilig, G., Ohry, A., & Adunsky, A. (2002). Mini-Mental State Examination, cognitive FIM Instrument, and the Loewenstein Occupational Therapy Cognitive Assessment: Relation to functional outcome of stroke patients. *Archives of Physical Medicine and Rehabilitation, 83,* 342–345.

승인문헌(Acknowlegement)

"My Uncle Alphonse" is based on the experiences of a family member of the second author. The scenarios of Mr. King and Mr. Schultz are based on actual real-life patient scenarios, were originally developed from the clinical experience of two students in the postprofessional MSc (Rehabilitation Science) program at McMaster University, and have been modified and used with their permission.

Special thanks to Tasha Thornhill and Liz Scott for their assistance with this chapter.

제 **22** 장

장기요양보호

Long-Term Care

의미있고 목적있는 활동, 그것이 우리의 목표이자 목적이고 우리의 도전이다. 우리가 가져온 것이나 가져오지 않은 것이 무엇이든 모두 개인적인 것이고, 우리는 Cameron J. Camp에서 봉사를 하거나 하지 않을 것이다.

Ann M. Rancourt, 1991

만약에 평생... 길을 따라간다면, 리더를 위한 요구가 있을 것이다. 진보적인 단계에서 길은 더 나은 기술로 이어지고, 리더는 선생님이 될 것이다; 쇠퇴하는 단계에서 일의 간소화가 요구될 때 리더는 요양보호사이거나 치료사가 된다.

Barbara B. Dreher, 1997

목 적 (OBJECTIVES)

이 장을 읽고 난 후, 독자는 다음을 할 수 있게 될 것이다:

1. '현대식' 요양원이 생성되게 된 중요한 법률제정을 확인하고 서술할 수 있다.
2. 오늘날 장기요양보호 환경에서 찾아낸 전형적인 거주자의 유형을 서술할 수 있다.
3. 장기요양보호에서 거주자의 작업수행에 대해 서술할 수 있다.
4. 장기요양보호 환경에서 작업수행을 위한 유용한 작업치료의 지원에 대해 토의할 수 있다.
5. 학제간의 체제 내에서 작업치료 수행과제를 통합시키기 위한 요구에 대해 토의할 수 있다.
6. 장기요양보호에서 거주자를 위한 인도된 작업치료와 활동 서비스를 포함시킨 변제(배상)와 규제 사안에 대해 토의할 수 있다.
7. 치매징후에 영향을 미치는 Kitwood의 모델의 주된 요소에 대해 서술할 수 있다.
8. 활동에 기반을 둔 몬테소리와 작업치료 사이의 유사성을 서술할 수 있다.
9. 현재와 미래의 변제(배상)와 관리시스템의 맥락에서 장기요양 거주자의 일상생활에 작업치료의 원리를 주입시키는 방법에 대해 토의할 수 있다.
10. 적절한 작업수행과제의 공식에서 문화에 영향을 준 예를 들 수 있다.

이번 장에서는 장기요양보호 설정(환경)에서의 작업수행을 논의할 것이다. 우리는 우선 요양시설산업이 25년 전에 미연방규정 하에서 어떠한 변화를 거쳐왔는지 서술을 시작할 것이다. 그리고 나서 전형적인 노인요양시설 거주노인에 대해서 서술할 것이다. 이것은 요양시설 설정 내에서 작업수행의 역할에 관한 논의를 따를 것이다. 특히 우리는 수행기술을 향상시키기 위해 어떻게 중재를 시행하고, 규제하고, 변제하는지에 초점을 맞출 것이다.

다음 섹션에서 우리는 장기요양보호에 있어서 재활에 관한 중재/메커니즘으로써 활동하는 방법에 대한 논의를 포함하여, 장기요양보호에서 시행된 활동에 있어서 몇몇 최근의 획기적인 동향을 명시할 것이다. 우리는 장기요양보호에서 작업치료와 활동 프로그래밍의 실행에 있어서 여전히 직면하고 있는 도전에 대해 요약과 서술로 결론을 내릴 것이다. 이 단원을 통해서 우리는 요양시설에 대해 메노라 파크 센터에서 장기요양보호시설 거주자와 함께 일한 우리의 경험을 발췌한 사례의 사용을 통하여 논의의 다양한 의견을 설명하고 알리기 위한 시도를 할 것이다.

이번 단원은 미국에서의 장기요양보호에 초점을 맞추었다. 장기요양보호의 넓은 범위의 유형 때문에, 그리고 특정 정부의 중심적 역할과 제3의 발행인 규정은 전 세계적으로 장기요양보호를 다루기 위한 단 하나의 단원의 범위를 넘어선다. 몇몇 나라에서는 장기요양보호 시설 또한 드물다. 왜냐하면 경제환경이 넉넉하지 못하기 때문이고, 가족들은 치료를 제공하는 본인에 대해서 통감하기 때문이다. 다른 나라에서 장기요양보호 선택이 미국에서의 실행에 대체 가능한 훌륭한 모델을 제공받을지도 모른다. 분명히, 전 세계적으로 인구연령대가 높아짐에 따라 임종에 가까운 노인에 대한 적절한 치료에 대한 선택은 점차적으로 중요해질 것이다.

요양시설의 현대적인 발전 (Evolution of the "Modern" Nursing Home)

미국에서 요양시설 산업은 건강지원 혜택 프로그램인 노인의료보험제도와 저소득층 의료보장제도가 생겨난 1965년 이래로 변해오고 있다. 이러한 프로그램들은 요양시설 산업의 거대한 증가에 대한 추진력으로써 요양시설과 요양 서비스의 재정적 자원을 제공했다. 미국 요양시설에서 노인인구는 1970~1980년에 55% 증가하였고, 1980~1990(Aronson, 1999)년에 29% 증가하였다. 2005년에는 65세가 넘는 대략 150만 명의 사람들이 요양시설에 살았다(2005, 미국국립보건통계청). 그러나 이러한 시설에서 사는 노인이 이용하는 침대수의 증가는 거주자가 제공받는 치료의 질적 향상을 가져오지는 않았다.

역사적으로 요양시설에 사는 노인은 단정치 못한 성격이고, 구부러진 자세로 휠체어에서 잠을 자고, 사교적으로 사람들을 사귀지 못한다. 이런 개인은 일상생활활동이 거의 전체적으로 의존적이며, 의사결정 능력이 불가능하다고 여겨진다. 환경은 회복하는 것보다 관리하는 것으로서 여겨진다. 그리고 노인은 요양보호시설에 대해 몹시 두려워했다.

15년 후에 재정지원혜택 프로그램이 제정되었고, '*애정 없는 보호(unloving care)*'가 발표되었다(Vladeck, 1980). 이것은 요양시설과 요양시설 정책에 대한 첫 번째 체계적인 평가였다. 요양시설은 간호사들이 직접 환자를 치료하는 데 보내는 시간이 적었고, 좀처럼 의사가 방문하지 않았던 곳이었다. 그리고 요양시설 거주자들은 신체적으로 화학적으로 억제되어 있었다는 평가를 드러내었다. 거주자들의 권리는 제한되어 있었고, 그러한 환경에서 종종 소변이나 소독약 냄새가 났다. 만약 어떤 중요한 활동을 거주자들에게 이용하게 만들었다면 그렇지 않았을 것이다. 이러한 것이 노인에 대한 재정지원혜택 프로그램의 일반적인 결과였다. 1986년까지는 없었고, 의학연구회는 '*요양시설에서 보호의 질 증가(Improving quality of care in nursing homes)*', 1987년 OBRA(통합예산조정법)를 발표하였다. 1960년대 요양시설은 변화하기 시작했다(의학연구소, 1986: OBRA, 1991). 이것은 지속적인 보호의 질, 삶의 질, 거주자의 권리, **MDS(minimum data set, 기초정보군)**를 포함한 RAI(재가노인환자를 위한 기능상태 평가도구)로 불리는 표준화 된 진단평가도구의 발전을 강조하는 데 대한 규정의 제정과 시행을 통하여 발생하였다(Hawes, Morris, et al., 1997; Hawes, Phillips, et al., 1997; Motr et al., 1997; Phillips et al., 1997). 지금 요양시설은 보호의 국가적 표준을 고수하는 책임이 있는 곳에서 운영되어왔다.

MDS와 RAPs

MDS는 요양시설에 승인을 받은 각각의 거주자들에 대해 평가받았다. 또한 거주자의 신분으로 변화가 있을 때 관리되어진다(거주자는 반드시 입원을 했을 때). 신분의 변화조차 없으면, MDS는 전문적인 요양시설의 모든 거주자에 대한 분기별 기준으로 평가받는다(이 평가도구의 대안적인 유형은 노인보호주택과 같은 장기요양보호의 다른 유형에 관한 발전이다).

MDS는 '존재 혹은 부재' 또는 리커트 척도(Likert Scale)와 관련된 대부분의 항목과 함께 조사(측량)의 하나이다. 예를 들면, "활동추구"를 포함하여 MDS의 섹션 N에는 활동선호 리스트가 있다(수예와 공작, 남을 돕는 일(봉사), 읽기와 쓰기, 정신적인/종교적인 활동). 각각의 활동선호는 거주자의 선호인지 아닌지에 대해서 점수를 기록한다. 섹션 N에서 또 하나의 항목은 거주자의 활동과 연관된 평균시간을 평가한다(시간의 2/3보다 더 많으면 대부분="0", 시간의 1/3부터 2/3까지는 몇몇 "1", 시간의 1/3보다 적으면 "2", 시간이 없으면 "3"). MDS의 섹션 T는 "노인의료보험제도 PPS의 작업 보충"과 연관되어 있다. 항목은 최근 7일 동안 제공된 레크레이션 치료의 양뿐만 아니라 작업치료, 물리치료 또는 언어훈련 서비스와 같은 의사의 처방을 받은 치료의 양을 평가한다. MDS가 거주자의 문제 또는 능력과 기호에 관해 확인하기 위한 1차 평가가 되기 위해 고안되었다는 것을 아는 것은 중요하다. MDS 항목점수의 특별한 패턴이 존재할 때, 촉매장치를 유발하고, 추가정보 수집을 해야 한다. 이러한 MDS 내의 촉매제가 RAPs(노인상태평가 프로토콜)를 사용한다.

MDS가 거주자의 문제 또는 능력과 기호를 검사하기 위해 처음으로 고안된 평가도구라는 것은 중요하다. MDS 아이템의 점수가 특별한 패턴을 가졌을 때, 이것은 추가적인 정보수집을 위해 연결되어야 하는 작동장치를 설정한다. 이러한 MDS 내의 작동장치는 RAPs의 동작 안에서 정해진다. RAP 18 구역 MDS의 현재 버전(2.0)에 있다. 이러한 RAPs 구역은 글상자 22-1에 나열되어 있다(읽는 사람은 버전 MDS의 3.0이 만약 그때까지 이 책의 편집을 마감하지 못한다면 아마도 가까운 장래에 도구를 사용하게 될 것이라는 것을 인식해야 한다).

검사를 하고 난 후에, 거주자에 대한 RAP가 작동된 항목이 무엇인지 지원계획은 학제간의 팀이 발전시켰다. 몇몇 작동장치는 잠재적인 재활에 초점을 맞췄고, 만일 거주자의 독립성을 높이는 것을 입증하는 데 관심이 있는 것을 표현했다면 특정한 사례가 될 것이다. 모든 RAP 구역에서 잠재적으로 재활직원의 투입과 함께 효과를 볼 것이다. 그러나 이러한 ADL 잠재적 기능/재활, 활동, 인지손실, 소통 그리고 행동증상은 특히 핵심적인 위치를 차지하고, 재활전문가들은 지원계획 발달, 시행, 평가에서 중요한 조언을 제공할

글상자 22-1 MDS의 RAPs 구역

1. 섬망
2. 인지저하
3. 시각기능
4. 의사소통
5. ADL 기능/재활 가능성
6. 요실금과 유치 도뇨관
7. 심리적 행복(안녕감)
8. 기분상태
9. 행동증상
10. 활동
11. 낙상
12. 영양상태
13. 위관영양
14. 탈수증/유체 유지
15. 구강관리
16. 욕창
17. 항정신제 사용
18. 신체적 억제대

수 있다.

인식(지각)의 변화
(A Change in Perception)

새로운 법률제정은 노화과정에 대한 사회의 인식과 노인에 대한 고정관념이 변화하는 것에 초점을 맞추었다. 노인요양시설 산업에서, 노인을 데리고 가서 보호하는 유형에 대한 기본적인 철학이 발생함으로써 변화가 시작되었다. 시설에서 창고관리업을 하는 노인들은 더 이상 새로운 법률의 의도와 맞지 않았다. 그리고 사회는 가능성이 있고 능력 있는 노인이 교육을 받도록 하였고, 그들은 사망 전까지 노인요양보호시설에서 살았다.

OBRA 법률제정은 노인이 많은 역량과 능력을 지니고 있으며 위엄과 존경으로 조심스럽게 대해야 한다는 개념을 수용하면서 건강철학에 초점을 맞추고 있다. OBRA는 새로운 조사와 강화절차뿐만 아니라 새로운 보호의 기준을 발전시켰다. 적절한 보호의 지속적인 인도를 보장하기 위한 객관적인 기준을 발전시키는 데 필요했다. 조사는 몸무게 감소의 보급, 직원훈련기준, 그리고 직원의 능숙도와 같은 객관적인 평가 사안과 사생활과 거주자의 만족감과 같은 생활 사안의 질을 평가하는 주관적인 평가의 기능적인 결과를 향한 특정 목적에 맞춰지도록 진행되었다. 시설들이 법령을 준수하지 않는 것에 관하여 법률제정의 기준에 대한 고수의 부족으로 벌금과 같은 즉각적인 제재를 생성하였다. 간병의 새로운 기준으로 요양원 관리자와 간병인은 간병전달 패러다임을 바꾸고 장기요양치료의 개념과 장기요양기관의 구조를 재정비해야 하는 도전에 직면하였다.

1987년 총괄예산조정법(일명 "OBRA '87")은 오늘날 존재하는 것보다 의학적으로 다소 덜 복잡한 환경에서 만들어졌다. 현재, 요양원은 반드시 만성병의 치료가 아니라, 임상 치료에 초점을 맞추고 있는 병원 외부 기반의 개입을 위한 환경일 필요는 없다. 오히려, 요양원은 다양한 수준의 간병을 제공한다. 병원치료 이후 받을 수 있는 **아급성 치료(subacute care)**에서부터 산소호흡기, 상처 치료, 에이즈, 호스피스 치료와 같은 전문 영역을 다루고 있다. 전통적인 요양원에 대한 정의는 사실 모호한 점이 있다. 그러나 일반적으로 요양원 치료는 3가지 주요 범주에 속한다고 볼 수 있다. 즉, 입원 후 곧바로 높은 수준의 의료를 제공하는 숙련치료(여기에는 아급성 치료와 산소호흡기 치료가 포함된다), 수주에서 수개월 동안 머무르면서 환자의 병이 호전되고 덜 제한된 환경으로 돌아가는 것을 기대하는 재활치료, 그리고, 요양원 치료의 가정이라는 면이 가장 중요한 장기치료가 그것이다. 또한 전문 보조인이 함께 거주하는 거주 대체방법과 덜 제한된 치료를 제공하는 노인 주간복지 시설과 같은 지역기관도 있다.

Well spring 프로그램과 에덴 대체방법(Eden

Alternative)와 같은 혁신적이고 현대적인 독립형 치료 모델도 있다. 이런 모델들은 하루 24시간을 사회참여나 일상생활의 중요한 활동과 같은 다양한 **직업(occupation)**분야에 참여하기 위한 중요한 시간으로 사용하는 것에 집중한다. 기억상실을 겪고 있는 환자를 위한 모델인 기본 프로그램은 환자와 직원, 가족 구성원 사이에 자기조절의 일련의 행동 기반 정궤환기법을 촉진하기 위해 고안되었다. 이 방법은 그 순간의 활동을 만들어 내는 독립성과 자발성을 촉진시킨다. 에덴 대체 방법은 동물이나 식물, 그리고 아이들을 이용해서 요양원의 환경을 개인들이 생활을 즐기는 거주지로 변화시킴으로써 노화와 한계의 경험을 재구성하려고 시도한다. "환자를 위한 최상은 무엇인가?" 하고 그들은 끊임없이 묻는다. 환자들은 매일 일상이 삶의 자연스러운 리듬과 선택의 자유를 반영하고 있다는 사실을 확신하며 항시 중심 초점의 상태로 지낸다.

현재 요양원 모델에 영향을 미치는 다른 요소로는 장기 치료 보험의 도입(고객이 필요로 하는 의료 치료를 반드시 바탕으로 하지는 않더라도, 치료에 지출하는 돈의 액수를 결정한다)과 급성 환자치료 병원에서 입원일수의 감소화이다. 따라서 미래의 요양원은 복지 서비스 연계 내에서, 전문 서비스 개발이나 기타 전문 서비스 업체와의 동맹 구성, 제한된 상환 환경 내에서 어떻게 성공적으로 운영할 것인지에 관한 전략을 개발하는 것과 같은 틈새시장을 생산해내야 하는 도전에 직면할 것이다.

2003년에 요양원의 다수를(65%) 영리 기업이 소유했고, 28%는 비영리 기관이 운영을 했으며, 나머지를 재향군인 관리국과 같은 정부기관이 소유했다. 65%에서 70%에 정도의 대다수 요양원 환자들의 주요 지불원은 의료보험이었지만, 이 가운데 10%에서 15%의 사람만이 의료보험으로 비용을 충당했고, 나머지 사람은 민간보험이나 기타 지불원으로 비용을 충당했다(2005년 노인 의료보장과 저소득 의료보험기관). 요양원의 일년치 입원비용은 7만 4천 달러가 넘기 때문에, 대부분의 환자들은 저소득 의료보험기관이 지불하는 자격 제도에 의존해야 한다(2006년 카이저 재단 출). 따라서, 요양원이 검증된 기관으로 남기 위해서는 법률로 제정된 치료 기준을 고수해야 한다. OBRA '87은 요양원 시설이 자격 제도의 인증을 유지하기 위해서 국가 자격을 고수할 것을 조건으로 정했다. 이것은 1960년대의 구금식 요양원 모델에서 현재의 복구형 모델로 변하는 장려책을 제공했다.

요양원 치료는 OBRA 도입 이후 개선되었다. 예를 들면, 보건 재정국이 수집한 자료에 따르면 신체 억제 치료법 사용은 1989년 40%에서 1993년 20%로 감소했다. 화학적 억제치료 이용도 감소했다. 더욱이, 환자의 권리분야에서 변화가 감지되었고, 탈수증, 낙마, 욕창, 영양실조 분야에서도 결과가 향상되었다(Hawes, Morris, et al., 1997; Hawes, Phillips, et al., 1997; Morris et al., 1997; Phillips et al., 1997; Mor et al., 1997; Phillips et al., 1997).

그러나 현재 요양원 환자는 과거보다 집중적인 의료나 전문간호, 재활 서비스를 필요로 하면서 더 아프고, 외관상으로도 신체기능이 좋지 않으며 육체적으로 의존적이다. 요양원 환자 대부분은 여성이며(72%), 배우자가 없다(60%가 미망인이다)(2005년 미국노인병학협회). 대개 여성들이 남성보다 수명이 길며 자기 나이또래 혹은 연상의 남편이 있으며, 그들이 장애를 갖게 되더라도 가정에서 자신들을 돌봐주는 사람이 있는 경우가 남성보다 적기 때문이다. 따라서 남성은 여성보다 요양원에 들어올 가능성이 적다. 현재, 요양원에 살고 있는 전체 환자의 거의 절반이 85세이거나 혹은 그 이상이다(2005년 AGS 재단 발표). 신체장애는 고령화가 되면서 발생 빈도가 높기 때문에, 대부분의 요양원 환자는 신체장애를 가지고 있다. 65세 이상의 환자들 중 요양원 입원 허가를 받을 때 75%가 일상생활에 필요한 세 가지 이상의 활동, 예를 들면, 목욕(96%), 옷 입기(88%), 볼일 보기(82%) 등에서 도움을 필요로 한다. 이 환자들 대다수(55%)가 요실금 환자이며 45%가 대장실금 환자이다[2005년 미국보건협회(AHCA) 발표]. 이들 3분의 1 이상이 청각이나 시각 문제를 앓고 있다(2005년 AGS 재단 발표). 비록 65세 이상의 요양원 환자 상당수가 여러 형태의 의료 서비스를 받고 있지만, 19%만이 재활치료를 받고 있다. 약물학과 관련해서는, 64%가 정신작용 약물치료를 받고 있는 데 반해 24.5%는 진통제 치료를, 7%는 항생제 치료를 받고 있다(2005년 AHCA발표). 인구가 노령화됨에 따라, 미래 요양원은 더욱더 특정 연령 장애가 아닌 만성질병에 집중할 것으로 예상된다.

OBRA '87 철학과 작업치료 (OBRA '87 Philosophy and Occupational Therapy)

요양원 환경에서 작업치료사들의 치료 양상에 변화가 있었다. 기타 재활치료와 더불어 작업치료는 주요 관심사로 기능 문제에 초점을 맞추고 있다(Fried & Guralnik, 1997). 현재 작업치료사들이 요양원에 조치하고 있는 형식은 제한된 시간 내에 신체 기능을 회복할 수 있을 것이라는 기대로 다양한 동작, 힘, 그리고 조정능력과 같은 수행 능력을 강조하기 위한 것이다. 치료 기준과 정의는 주 · 연방법과 저소득층 의료보장기관의 통제를 받는다. 그렇다고 해서 작업치료사들이 노인 인구를 치료할 수 있는 다른 기회가 없는 것은 아니다. 그러나 시설 정책의 변화와 함께 주 · 연방법과 상환정책으로 치료사들은 어쩔 수 없이 전 인구가 아니라 특수 장애를 치료해야 했다. 수행기술의 변화는 개인이 자신의 역할 변화를 받아들이는 것이나 재구성된 수행패턴에서보다 자급식 혹은 옷차림새와 같은 수행분야에 필요한 도움으로 측정한다.

작업치료의 이론적인 근거는 목적적인 작업이 개인에게 의미와 방향을 제공함으로써 한 개인의 삶의 질을 강화시키며, 작업과 건강 사이에 관계가 존재한다는 것이다(Iwarsson, Isacsson, Persson, & Schersten. 1998; Zimmer-Branum & Nelson, 1995). 인간 작업 모델은 긍정적인 적응을 각 인생 주기 단계에서 효과적으로 기능하는 능력이라고 설명한다(1988년 Nelson). 작업치료사들은 활동자체에 적절하게 계획하고 실행할 때 기능에 영향을 줄 수 있는 치유력을 가지고 있는 자질이 있다는 개념을 수용하고 있다(Nelson & Peterson, 1989; Trombly, 1995). 치료사들은 전체론적 의학의 고객 중심의 작업 중심 치료를 촉진하고 보건팀의 일원으로 일을 할 때 예방을 촉진하도록 훈련을 받았다.

또한, 각 개인은 목적성에 독특한 인식을 가지고 있는 것으로 인식된다. 보호시설 속에 살고 있는 노인은 많은 삶의 역할과 일상생활을 잃으면서 긍정적인 자기존재감을 유지할 수 있는 기회를 잃어가고 있다. 게다가, 장기요양 시설에서 노인들에게 가능한 역할은 사회나 노인 스스로에게도 생산적이지 못한 것으로 인식되었다. 노인에게 제시되는 활동형태는 참여의 기회의 제공이나 부재만큼이나 중요하며, 관여나 참여형태가 환자의 연령이나 참여형태에 따라 다양하다는 것을 주목해야 한다(예, 관찰형 대 육체적으로 적극적인 참여). 가능한 활동에 참가할 수 있는 기회의 혜택을 누리는 보호시설에 익숙해진 노인들은 육체적으로 혹은 인지적으로, 그리고 사회적으로 참여하지 않기로 선택한 노인들보다 훨씬 적극적인 경향이 있다(Duellman, Barris, & Kielhofner, 1986).

작업치료는 장래지불제도에서 중요한 역할을

하며, 환자가 치료를 받은 일수와 총 분수의 표시를 통해 상환받는다. 그러나 상환도구는 독립 형이 아닌 종속형에 지불하기 위해 만들어졌다.

이것의 한 예를 **장래지불제도(prospective payment system: PPS)** 규정에서 볼 수 있는데, 여기서 간호진이 장기 요양 환자를 위한 복구 치료 프로그램을 평가하고 실행할 것을 요구한다. 복구 치료 프로그램에서는, 간호진은 장기요양 환자의 기능 수치를 유지하고 향상시키기 위해서 조치효과를 실행하고 감시해야 한다. 작업치료자는 간호진이 복원치료 프로그램을 실행하는 것을 도와야 하지만, 그런 프로그램 내에서 재활치료진의 역할을 본연의 성격상 상담형태로 유지된다. 보다 공동의 접근법은 일단 환자가 상환 가능한 작업치료, 신체, 언어치료를 통해서 자신의 기능을 최대화시켰다면, 간호진은 학습 능력을 강화시킨다는 점을 강조하고 있다. 훈련간에 상호작용과 협동을 위한 새로운 모델이 장기요양 환경 내에서 개발되어야 한다. 이로 인해 환자들이 PPS(장래지불제도) 상환제도 하에서 최대로 혜택을 받을 수 있기 때문이다

급성치료문제를 나타내지 않거나 정상 활동 수치를 회복할 수 없는 요양원 환자를 위한 작업분야의 개발에 관한 작업치료 서적에 정보가 부족한 것은 놀랄 일이 아니다. 환자가 최대 가능성에 도달하면 치료는 대개 중단되며, 지원인력이 치료 조치 결과를 유지하기 위해서 하는 다양한 후속조치가 있다. 요양치료를 받은 노인의 기능 복구나 재활치료가 예상했던 목표와 다를 때 어떤 문제가 생기는가? 요양시설의 노쇠한 노인에게 무엇이 현실적이고, 성취한지, 그리고 바람직한 결과가 무엇인지 의문을 제기해볼 필요가 있다(Hirdes & Carpenter, 1997). 전형적으로 이런 개인들은 기능 능력이 감소된다. 이것은 부분적으로 상환 정책의 결과라고 할 수 있는데, 왜냐하면 작업치료는 대개 기능면에서 중요한 발전을 예상하고 볼 수 있을 때 상환을 받기 때문이다.

어느 정도, 작업치료가 재활치료의 형태이며 재활치료가 훈련을 통한 정상생활로 복귀하는 것을 포함한다는 시각 때문에 이런 상황이 발생한다(재활치료에 무엇이 포함되고 포함되지 않는지에 대한 상반된 시각에 관한 합의를 보려면 1997년 Wilson을 확인하시오. 그러나 세계건강기구의 재활치료에 대한 정의(2001, 1986, WHO)를 확인해보는 것은 유용하다).

> 재활치료는 한 개인이 독립성과 사회적 통합, 보다 나은 삶의 질과 자기실현을 성취할 수 있도록, 장애의 영향을 감소시키는 것을 목표로 하는 모든 방법을 포함한다. 재활치료는 장애인의 훈련뿐만 아니라 일반적인 사회제도에 개입, 환경에의 적응, 인권의 보호를 포함한다. 인권의 보호는 의무이다.

Wilson(1989)은 인식 재활치료를 "고객이나 환자, 그들의 가족이 뇌 손상으로 유발된 인지 결손을 포용하고, 대처하고, 우회하고, 줄이거나 받아들이는 것을 목적으로 하는 조치 전략 혹은 기술"로 정의했다. 작업에 참여함으로써 장기요양치료를 받는 환자가 결손을 줄이거나 결손을 가지고도 더 잘 생활할 수 있다면, 그것은 재활치료가 될 수 있다. 작업과 활동을 치료적으로 이용함으로써 환자가 기능을 유지하고, 유용한 습관과 역할을 보유하며, 결손을 우회하거나 대처할 수 있는 정도로, 작업의 참여는 재활치료라고 볼 수 있다.

통계자료는 특히, 최상 연령대(85세 이상)의 노인인구가 노인인구 중 가장 빠르게 증가하는 비율이라는 것을 보여준다.

65세의 사람은 일생의 한 지점에서 요양원에 들어가는 위험이 최소 40%이다(2006년 미국 노인 가정요양협회(AAHSA). 65세에서 74세 인구의 1.4%가 요양원에서 생활하고 있으며, 85세 이상의 인구 중 20%가 유사 시설에서 살고 있는

것을 볼 때, 나이는 요양원에 들어가는 잠재적인 위험요소이다. 요양원 생활을 선택하게 하는 또 다른 위험요소는 저임금과 낮은 사회적 활동수치, 신체기능이나 심리적인 고통, 그리고 부족한 가족의 지원 등이 있다(특히, 배우자나 자녀가 없을 경우)(2005년 AGS 재단). 장기요양치료 환자의 거의 절반이 일종의 치매현상을 경험하고 있다. 요양치료를 받고 있는 노인인구를 돌보는 데 필요한 치료사의 수는 향후 증가할 것이다(Jacelon, 1995). 미래 장기치료에서 특히 현재 실시되는 비용 환경과 PPS의 실행관점에서 치료사가 어떻게 이용될 것인가에 관하여 의문점들이 있다. 장기요양치료 공급자는 제3 지불자로부터 서비스 공급에 있어서 가장 경제적인 접근법을 추구하라는 굉장한 압력을 받고 있다. 치료사들이 단기 급성치료 문제에 집중할까 아니면 그들의 이론적인 지식 기반을 활용해서 활동 프로그램이나 작업 참여를 지원할까?

OBRA '87은 "요양원은 각 환자의 삶의 질 향상 유지를 촉진시킬 수 있을 정도의 방법과 환경에서 환자를 돌봐야 한다"고 명령한다. 작업치료사들에게, OBRA의 명령은 치료 조치를 위한 그들의 원래 철학 기반과 일치한다. 즉, 환자의 장애보다는 능력을 보는 전체적인 접근법에 초점을 두고, 기능 독립성을 강화하며, 선택과 의사결정을 장려하고, 이전의 생활방식을 추구할 것을 촉진한다.

작업치료사는 역사적으로 독립성을 증진하고, **기능 능력(purposeful activity)**을 최대화하며, 요양치료를 받은 노인의 삶의 질을 향상시키기 위한 의도적 활동의 개발과 보급을 책임져왔다(Baum & Edwards, 1995; Fidler, 1981; Clark & Larson, 1993; Nelson, 1988, 1997). 삶의 질이라는 개념과 성공적인 노령화는 작업치료 이론에서 자연적으로 구현되고 있다(Bissell, 1981; Breines, 1984; Nelson, 1988, 1997). 치료사들은 다양한 대상자를 치료하고, 죽음과 죽음의 과정 대신, 생명과 생활을 지원해주는 환경을 조장하는 교육을 받았다. 이것은 노인을 만성적인 장애, 최상의 생활조건보다 부족한 상태, 학습 포기와 더불어 사회적, 감정적, 경제적인 손실대신에 자발적이고 의미 있는 존재로 살아가게 함으로써 실행된다(Jackson, 1996).

OBRA '87법은 장기요양 시설 소유주와 운영자에게 제도 실현의 자유를 제공한다. 예를 들면, 연방 OBRA법은 지속적인 활동을 위해서 "시설은 포괄적인 평가에 부응하여, 각 환자의 이익과 신체적, 정신적, 심리적 안정을 충족시키는 지속적인 활동 프로그램을 제공해야 한다"고 지시한다(1991년 OBRA, 태그번호 F248,).

연방 규정에 따르면, 활동 프로그램은 검증된 다음과 같은 전문 인력의 감독을 받아야 한다.

1. 자격을 검증받은 치료 레크리에이션 전문가 또는 다음과 같은 활동 전문가
   a. 수행 면에서 주로부터 자격증을 받거나 주에 등록되어 있거나
   b. 1990년 10월 1일부터 혹은 이후 전문 승인 단체로부터 인정받은 치료 레크리에이션 전문가로서 혹은 활동 전문가로서 자격증을 받은 전문가
2. 지난 5년 동안 사회 프로그램이나 레크리에이션 프로그램에서 2년의 경험을 쌓은 자료, 그 중 하나는 보건 시설의 환자 활동 프로그램에서 정규직이거나
3. 자격이 있는 작업치료사 혹은 작업치료사 보조, 또는
4. 주가 인정한 훈련 강의를 완료한 자(1991년 OBRA)

규정은, 각각의 다른 유형의 개인이 공평하게 법의 의도를 실현할 수 있음을 제시한다. 결과적으로, 장기요양치료 시설이 가장 저렴한 공급자

를 선택하는 것을 논리적으로 예상할 수 있다. 일반적으로, 요양시설은 신체적, 인지적 한계를 수용하거나 개선하면서 일과 놀이, 레저, 그리고 이전 생활에서의 역할 개념을 중심으로 개입 접근법을 개발하는 것의 복잡성을 이해하지 못한다. 왜냐하면, 삶의 질에 초점을 맞추고 있는 작업 기반 개입은 정부의 지시사항도 아니고 상환대상도 아니기 때문에, 대부분의 소유주와 운영자는 활동 프로그램의 효율성보다는 비용에 초점을 맞추고 자격이 있는 가장 싼 전문가가 지시하는 활동을 제공하기로 결정할 것이다.

장기요양치료에서의 작업 수행 (Occupational Performance in Long-Term Care)

특정한 의료 적자를 위한 치료계획이든 또는 작업치료 상황에서 작업참여를 위한 치료계획이든, 한 개인의 모든 측면을 고려해야 한다. 종합적인 작업 개요에서는 한 개인의 일상생활이나 습관, 가치, 그리고 관심사항을 기록할 것이다. 노인들의 신체적, 정서적, 사회적, 인지적 능력뿐만 아니라 그들이 지닌 풍부한 인생경험과 과거의 인간관계와 함께 유대감을 고려해야 한다. 작업치료사의 지시 하에, 효과적인 활동 프로그램의 목표는 한 사람의 바쁜 업무가 아니라 능력과 성장 잠재력을 활용하는, 목표와 과정이 유도하는 목적 있는 과업에 초점을 맞추는 것이다(Breines, 1984). 비상환 작업 기반 프로그램은 기능 능력을 유지하고 강화하기 위한 진행식 장기 접근법으로 인식될 수 있으며, 특정 결손을 위한 단기 해결책이라기보다 예방성 건강 프로그램으로 인식될 수 있다.

작업치료사는 목표와 과정지향적이며, 능력과 성취감을 창출하고, 개인의 장애보다 능력에 기반을 둔 활동 프로그램을 개발하고 적응시키는 기술을 가지고 있다(Hinojosa, Sabari, Rosenfeld, & Shapiro, 1983). Hinojosa와 Kramer(1997년)에 따르면, "목표지향성"은 항상 물질적인 물건이나 결과가 필요한 것은 아니나, 개인적인 목표나 요구에 부합하는 적극적인 참여를 포함한다. 활동 프로그램의 맥락 안에서, 환자는 기능 *작업치료* 프로그램에서 학습한 능력을 연습할 수 있다(Dutton, 1989). 중재는 의료형 모델이라기보다 건강모델에 바탕을 두고 있다. Clark과 동료들(1997년)은 작업치료 이론을 기초로 한 예방 건강 프로그램은 지역거주 노인들에게 건강 위험을 줄여줄 수 있었으나, 사회기반의 활동 프로그램은 참여 개인의 일반적인 건강에 영향을 미치지 못했음을 증명했다. 따라서 예방치료를 위한 근거로써 진행형 활동을 이용하는 작업치료는 요양치료를 받은 노인의 건강과 행복에 유사한 영향을 미칠 수 있다고 가설을 세울 수 있을 것이다.

요양치료를 받는 노인을 위한 적절한 조치를 확인함으로써, 개인은 소아마비처럼 선제하는 장애를 가지고 늙어 가는 노인을 포함하여 한 노인이 제시할 수 있는 다양한 결손을 고려해야 한다. 결손에는 신체적, 인지적 결손, 사회적 변화, 재정립된 관계, 감각장애, 역할 변화와 자부심 외에 여러 가지가 포함될 수 있다. 거주환경과 사회적 환경을 희생하지 않고, 개인의 건강상의 욕구와 건강 향상에 관심을 가져야 한다.

*작업수행*은 일상생활활동을 실행하는 능력이다. 작업수행은 선택한 활동이나 고객, 상황, 그리고 활동간에 역동적인 거래로 생겨나는 작업을 성취하는 것이다. 작업수행에서 능력과 양식을 향상시키거나 가능하게 함으로써 작업이나 활동에 참여하게 이끈다(Law, Polatajko, Baptiste, & Townsend, 1997). **종합활동 프로그램**(general activities programs)은 "지속되는 삶의 경험에 참여하도록 자극과 기회를 제공함으로써, 관심을 만족시키고 일반 활동 욕구를 충족시키기 위해 만들어진 행사나 일로 정의된다. 일반 활동 프로

그램은 재미와 자극, 그리고 현재 능력의 반복에 집중한다(Crepeau, 1986). *작업치료*는 "최적 기능을 달성하고, 기능장애를 예방하고, 건강을 촉진하기 위하여 작업이나 목표지향 활동을 응용한 것"으로 정의된다(p. 5). 작업이라는 단어는 작업치료에서 이용되듯이 "작업은 사람들이 스스로를 이용하고, 삶을 즐기고, 지역사회의 사회적, 경제적 구조에 기부하기 위해서 하는 모든 것"이라고 일컬어진다(p. 3).

작업수행 프로그램의 목표는 다양한 목표 분야에 관심을 둘 수 있다. 예를 들면, 개인능력의 변화를 촉진하고(적절히 좌절을 견디고, 자신의 현실적인 기대를 개발하는), 적절한 충동 조절능력을 보여주고, 적극적으로 청취하는 등의 대화능력의 변화를 촉진하고, 인지능력과 업무수행능력과 함께 변화를 촉진하고(자기 업무를 조직하고, 스스로 업무 실수를 고치는), 독립적인 생활능력의 변화를 촉진하고(효과적으로 시간을 관리하고, 적절히 안전한 판단법을 이용하고, 감성적인 건강법을 개발하는), 신체적인 능력의 유지나 향상을 촉진하는(자기치유 독립성을 위한 재주나 전자서명을 할 수 있는 능력) 것 등이다. 작업수행 프로그램은 치료사가 가지고 있는 창조성 만큼이나 많은 다양한 목표를 가지고 있다.

Steultjens 등(2004년)은 지역사회에 독립적으로 살고 있는 노인들과 함께 작업 치료이용을 포함한 연구 결과에 대해서 체계적인 고찰을 수행했다. 그들은 보조장치 사용에 대한 충고의 효험에 대한 강한 증거와, 위험한 환경에 있는 노인 고객들의 낙마 사고를 줄여주는 데 있어 능력 훈련에 대한 일부 증거, 기능 능력, 사회 참여, 삶의 질에 대한 작업치료의 효험에 대한 일부 증거가 있다고 결론을 내렸다. 이 분야는 또한 흔히 숙련된 요양 시설에서 살고 있는 치매를 가진 노인을 목표로 삼아야 한다.

치매에 동반되는 인지능력 손실을 수용하기 위해서, 치료사는 외부 신호의 사용에 보다 집중적으로 의존해야 한다. 사인첩(memory book)이나 기타 신호체계가 치매를 앓고 있는 노인이 치료목표에 도달하는 것을 지원하는 데 매우 유용할 수 있다(Bourgeois, 2007). 특히 이것은 무결학습(Camp, 2006; Wison, Baddeley, Evans, & Shiel, 1994), 교수업무 전용 일상이나 경영 역기능과 관련된 자기감찰(Sohlberg & Mteer, 2001) 또는 이 장 후반에 자세히 기술한 공간 확보 등과 같은 기타 절차와 결합될 때 사실로 나타난다.

2006년 6월부로 숙련된 양육시설 환자에게 제공된 활동과 관련된 CMS 지침서와 규정이 바뀌었다. 이제는 요양원에서의 활동이 환자 개인의 관심사항이나 나이 성, 인지 기능수준에 맞는지를 확인하는 절차를 새롭게 강조하고 있다. 이 지침서에 따른 조사자가 볼 수 있는 한 가지 목표영역은 활동부서의 직원이 아닌 시설 직원이 활동 프로그램에 개입하고 있는지 여부를 결정하는 것이다. Camp, Breedlove, Malone, Skrajner와 McGowan(2007)은 조사자들의 강도 높은 조사의 대상이 될 분야를 기술했고, 이 장 후반에 보다 자세히 기술할, 몬테소리 기반 활동을 이용하여 이런 문제를 어떻게 해결하는지에 대한 추천사항을 담은 광범위한 목록을 제공했다.

장기요양치료의 다학문분야팀 (Interdisciplinary Teams in Long-Term Care)

장기요양치료 환자들의 다양한 요구를 고려한다면, 이런 요구를 충족시키기 위해서 다양한 전문가가 필요하다. 결론적으로, 장기요양치료 환자를 위한 작업수행 프로그램을 고안해내는 전문가들은 다학문분야팀의 일원으로 일을 해야 한다. 다학문분야팀의 구성원은 서로 서로 협력하고 동반자 관계로 작업하며, 환자의 권리를 옹호하고, 결코 환자의 요구에서 볼 수 있는 시야를 잃어서는 안 된다. 장기요양치료 다학문분야 팀의 구성은 조직의 규모와 직원구성의 형태(예, 직원 대부분이 계약직인지 정규직인지와 같은), 그리고 환자의 요구로 결정된다. 장기요양치료 환자와 기관은 환자의 신체적, 인지적, 심리적 요구를 바탕으로 전체적으로 환자를 평가하고, 치료하는 숙련된 종합보건 전문팀을 보유함으로써 이점을 가진다. 팀원들은 의사결정 과정에서 그들 고유의 전문기술과 균형감을 사용한다. 다학문분야팀은 전형적으로 간호사, 간호조무사, 내과의사, 사회복지사, 다양한 전문분야 치료사로 구성된다. 치료(그림 22-1A와 22-1B), 청각학, 음악치료, 작업치료, 물리치료, 구어/언어 병리학, 영양사, 레크리에이션 전문가 등이 있다. 물론, 팀에서 가장 중요한 구성원은 환자와 그 가족 구성원이며 또는 목표를 수립하고, 정보를 통한 의사결정을 그때그때 지원해줄 수 있을 때, 참여해야 하는 중요한 인물이다. 전체 팀원의 평가를 바탕으로, 환자를 위한 의료 전달의 모든 양상의 윤곽을 잡아서 종합적이고 개별화된 의료 계획을 개발한다. 의료계획은 개별화된 인지상의 문제, 신체적인 문제와 목표, 조치 전략을 반영해야 하고, 조치치료를 제공하는 데 어떤 분야가 담당을 하고 있는지 확인해야 한다.

각각의 환자를 위한 다분야 회의는, 의료 상태가 호전되거나 악화되는 등의 변화가 생길 때 최소 4분기마다 한 번 혹은 그 이상으로 자주 개최한다. 팀은 환자의 존엄성과 자부심의 감정을 유지하면서 환자 개인의 능력을 최대화하고 성공적인 상호작용에 초점을 맞출 수 있는 조치 계획을 창조적으로 개발해야 하는 책임을 지게 된다.

다학문분야팀의 성공과 실패를 가르는 가장 핵심적인 결정요소는 직원의 태도와 의사소통이다. 직원 구성원은 고객의 요구에 집중해야 하며 훈련분야간의 개별적인 차이점과 잠재적인 경쟁력을 배제해야 한다. 이것은, 정부지원 프로그램 내에서 관리 받는 의료와 변화의 현 시대에서 특히 도전이 될 수 있다. 장기요양의료에서 직원구성의 양상을 고려해볼 때, 모든 의료 공급자들이 협동적으로 일을 해서 환자를 위한 최적의 프로그램을 지원하고 유지해줄 수 있는 환경을 조성하고 유지하는 것이 중요하다. 전문가들은 자신의 전문분야 밖의 개인들이 시작하는 중재를 유지할 잠재력과 책임감을 가지고 있는 사람으로 볼 수 있어야 한다.

다분야 재활 치료팀이 개인적인 전문분야의 고유성을 유지하면서 작업수행 프로젝트를 성공적으로 개발하는 것이 꽤 가능성이 높다. 예를 들

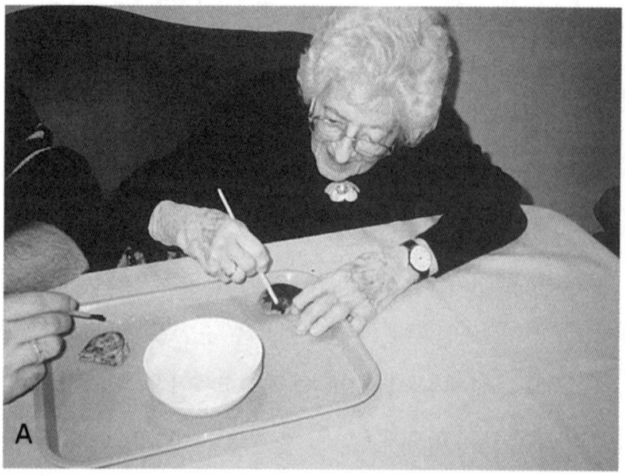

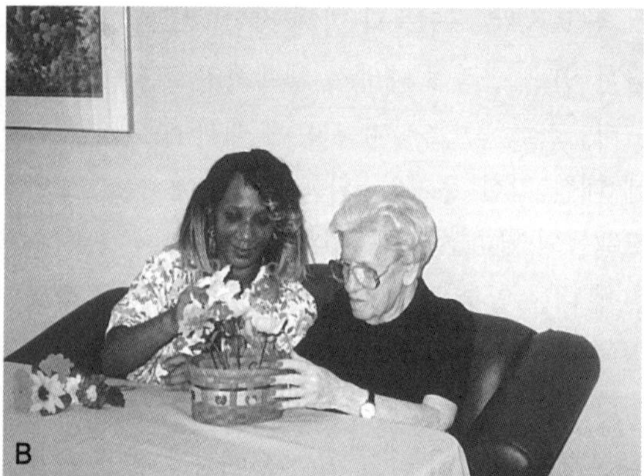

그림 22-1 (A) 락페인팅은 집중적인 집중력과 섬세한 운동기술, 그리고 행동반경을 강조한다. (B) 꽃꽂이는 섬세하고 총체적인 운동기술, 심미적인 감상, 색깔 구별 및 환경 보살피기를 강조한다(Courtesy of Myers Research Institute Menorah park Center for the Aging, Beachwood, Ohio, with permission).

면, 오하이오 주 비치우드의 메노라 파크 노인센터에서, 장기요양 시설에 있는 많은 환자들의 중요한 개인 인생사를 표현하는 퀼트를 만들기 위해서 다분야팀이 구성되었다(그림 22-2). 이것은 예술치료, 음악치료, 작업치료, 구어/언어병리학 출신의 직원들의 합동 노력이었다. 그 작업의 목표는 추억을 떠올릴 수 있는 길을 제시하고, 성취감을 높이며, 고객의 만족감을 높이며, 사회에서 그들의 가치를 재확인시켜주며, 개인이 부분의 합 그 이상으로써 의미를 가지고 있는 전체에 독특한 기여를 하게 하고, 환자가 창조적인 과정 동안 가능한 독립적이 될 수 있는 방법을 제공해서 최종적으로 가족과 직업, 취미와 과거 인생경험을 연결지을 수 있는 장을 마련하는 것을 포함했다. 이 경우, 작업치료사는 다분야팀의 동등한 구성원이었으며, 각각의 훈련은 환자에 맞는 각 전문분야에 집중했다.

치료와 전체적인 환경 (Therapies and Total Environment)

구성원들의 마음과 전문적인 견해를 따르면 조직의 일반적인 환경은 작업수행 프로그램의 질과 활동의 다양함을 지지해주어야 한다. 각각의 거주자는 이전 삶의 기술을 프로그램에 포함시켜 정리하였다. 이것이 실수라고 믿는 것이다. 그것은 재활이 오직 전통적인 치료실 구성에 주안점을 둔 탁자 위 작업과 치료 구성 안에서 야기될 수 있다. 우리는 명백하게 예견해야 하며 전체적인 생활환경을 작업수행치료 계획의 구성요소로서 이용해야 한다. 치료적인 환경은 거주자의 방에서부터 전체적인 시설까지 될 수 있다.

치료환경(therapeutic environment)은 크게 거주자의 방에서부터 요양시설까지 될 수 있다. 예를 들면, 메노라 파크에서 치료환경은 원예지역; 천연자연 센터; 애완견 센터; 치료와 휴양의 수영장 시설; 스낵가게, 선물가게 또는 접수처에서 노

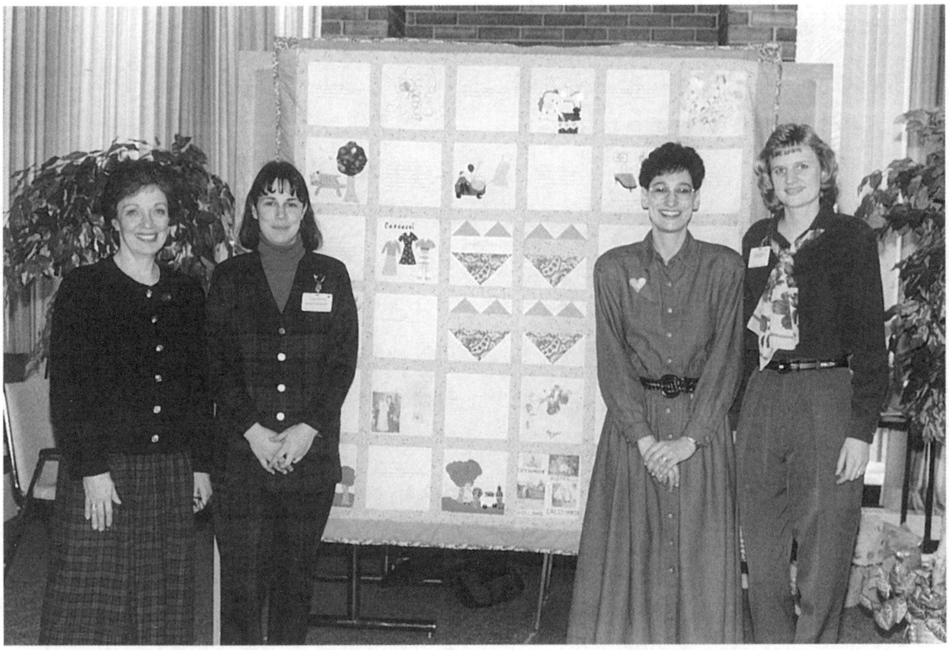

그림 22-2 기억 퀼트는 재활치료 서비스 담당 다분야팀이 장기요양치료를 받고 있는 환자와 협동으로 개발했다(Courtesy of Myers Research Institute Menorah park Center for the Aging, Beachwood, Ohio, with permission).

동자 선발지역; 현장의 자원봉사 경험을 위한 어린이 보호시설; 환경조절, 맹인을 위한 도움, 인터넷 접속과 컴퓨터 학습모듈과 같은 유효기술; 커다란 공동체 의식으로의 탐험과 통합을 위한 수단; 예배와 명상을 위한 특정한 장소; 거주자 은행과 뷰티숍, 퍼팅 그린과 외부 정원공간(그림 22-3), 높은 화단; 아이스크림 가게; 오락을 위해 사용된 강당, 가족구성원 방문객과 매일 저녁 격식을 차린 만찬과 댄스 등이 포함된다. 전통적인 박스의 외면을 바라보는 것과 치료계획에서 환경을 사용하는 것은 치료자의 책무이다. 몇몇 시설은 환경자원이 한정되어 있을지도 모른다. 그러나 야외 피크닉 테이블, 화단과 마당 또는 활동공간은 치료적으로 가치가 클 것이다. 학제간의 팀은 성취 목적을 위해 존재하는 환경을 사용함에 있어서 창조적이기 위하여 전념해야 한다. 항상 기억하는 것은 시설이 소독한 클리닉 환경이 아니라 사실상 개인의 집이라는 것이다.

규제와 배상(상환, 변제) 사안
(Regulatory and Reimbursement Issues)

치료사들은 거주자 요구를 실패하지 않고 규제권역 내에서 계속적인 변화를 건설적으로 다루는 것에 익숙해져야 한다. 규제변화는 종종 법률제정 절차를 통하기 보다는 다양한 납부자의 자료로부터 권한을 부여받는다. PPS와 같은 관리되는 장기요양보호 규정의 체제 내에서 일하기 위해 항상 필요할 것이다. 치료사들은 업무를 처리하고 보호를 제공함에 있어서 장려되고 있는 평가의 현재 방식으로서 규제권역을 고려해야 할지 모른다. 보통 규제요건은 보호인도제도에 의문을 제기할 것이고 한정자원의 문제해결을 위한 효과적인 해결책을 위해 단체에 요구할 것이다.

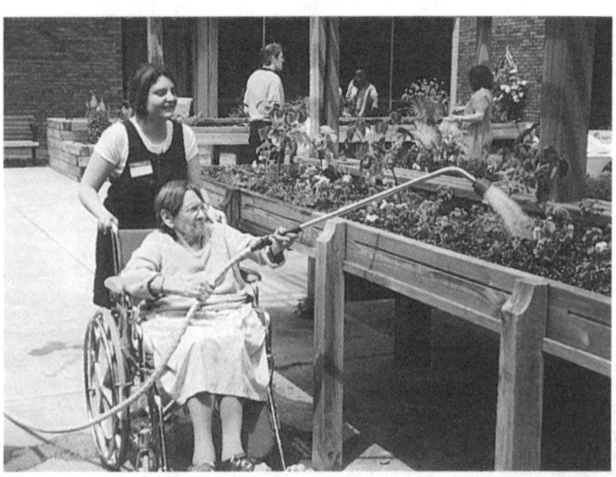

그림 22-3 휠체어 원예. 보조기와 준비된 환경을 사용하는 것은 거주자들에게 다가가기 쉬운 야외정원을 만들어준다(Courtesy of Myers Research Institute Menorah park Center for the Aging, Beachwood, Ohio, with permission).

대개, 관리직원은 가장 낮은 중재와 함께 회의 규제 기준으로서 프로그래밍에 근거한 작업수행 특성을 어떻게 제공하는지 평가해야 한다. 배상부분은 때때로 케어관리보다 비용관리를 더 크게 강조하는 것으로 결론을 내는데 끊임없이 변화하고 있다. 그렇지만 포함된 비용과 고급관리가 반대하는 영향력이 되지 않아야 한다는 것에 주의하는 것은 중요하다(Phillips, Hawes, & Fries, 1994). 전통적인 의료보험제도든지 관리의료든지 다양한 납부자 자원방식은 제공되는 서비스와 얼마가 지불되는지에 영향을 미친다. 저소득층 의료보장제도 서비스의 몇몇 나라의 제공자가 있고, 이것은 치료 서비스에 초점을 맞추었다. 그리고 장기요양보호 거주자의 기능적인 능력을 향상시키기 위한 치료 개입을 증가시키기 위해 장려책을 제공한다. 그러나 보통, 서비스에 기반을 둔 치료는 악화나 감소를 방지하기보다 구체적인 목적을 성취하는 것을 중요하게 여기는 제3의 지불인에 의해서 지불되었다.

혁신적인 경향
(Innovative Trends)

이런 요소의 결과로, 작업치료의 원칙과 철학이 장기요양치료 환자를 위한 참여의 부분이 된다는 것을 확신하기 위해서 혁신과 창조성이 필요하다. 이것의 한 예는 메노라 파크의 작업수행 치료소이다. 이 모델 치료소는 다양한 과에서 작업치료사의 능력을 이용해서 담당 전문분야와는 별개의 활동에 광범위한 참여를 통해 혜택을 얻겠다는 관심과 능력을 표현하는 환자의 신체적, 인지적, 심리적 능력을 평가한다. 보조 직원에는 OT 보조원과, 기타 재활치료 분야의 지원도 물론 포함된다. 각각의 환자는 개인취향에 맞춘 의료 활동을 치료 계획안에 통합시키면서 개별화된 치료계획을 가지고 있다. 각각의 계획은 환자의 신체적 인지적 능력이용과 적응기술 및 필요할 경우 장비사용에 초점을 맞추고 있다. 임무에는 가사나 사무 기술과 같은 이전 생활 경험에 접근하는 것이며 또한 지역단체 참여 프로젝트를 포함할 수도 있다. 이 치료소는 매일 최대 30명의 고객을 진료하는데 프로그램에는 총 45명의 환자가 있다. 작업치료사 역시 가족 구성원과 같은 다른 간병인에게 전달할 수 있는 참여 프로그램을 개발한다. 이로써, 환자는 치료를 받지 않는 시간에도 지속적으로 적절한 업무에 노출되어 혜택을 얻을 수 있다. 작업수행 진료소의 목표는 환제도 제약 내에서 관련 문서를 구비하고 시설 생산성 기준 준수를 통해 성취한다.

연구 협동(Collaboration with Research)

진료 서비스를 전달하는 혁신적인 방법을 발견하는 또 다른 예를 메노라 파크의 재활치료 부서와 마이어스 연구소 사이에 공동연구에서 볼 수 있다. 연구소는 메노라 파크의 한 부서이며 장기요양치료 환자에 영향을 미치는 공공정책과 정신사회적 개입분야에서 응용 연구에 집중하고 있다. 정신사회적 개입과 관련하여, 연구원들은 보건전달 직원과 함께 연구직원이 개발한 치료가 장기치료시설의 현실 상황 내에서 효과적으로 실행될 수 있다는 것을 보장하는 작업에 전념하고 있다.

이와 같은 경향의 한 예를 **공간확보(space retrieval; SR)**라고 불리는 치매를 앓고 있는 개인에 대한 기억 개입 개발과정에서 볼 수 있다. SR은 기억력에 문제가 있는 개인에게 점차적으로 장시간에 걸쳐 정보를 성공적으로 기억해내는 훈련을 하게 한다. 이 실험은 여러 가지 다른 치매 조건을 안고 있는 개인이 의학적으로 의미 있는 기간(몇 일, 몇 주 또는 몇 달)에 걸쳐 새로운 정보를 보유할 수 있다는 사실을 보여주었다(Camp, 1999년, 2006a; Camp et al., 2000; Camp & Foss, 1997; Camp, Foss, O'Hanlon, & Stevens, 1996; Camp, Foss, Stevens, Reichard, McKitrick, & O'Hanlon, 1993; Camp & Mattern, 1999; Camp & McKitrick, 1992).

메노라파크의 언어병리학자들과 연구직원의 공동연구에서, SR은 정규적인 치료기간 상황 내에서 작업, 물리, 음악 및 예술 치료 외에 구어 병리학과 같은 다른 전문분야의 치료사가 실행할 수 있는 치매환자를 위한 중재에 응용되었다(Brush & Camp, 1998a, 1998b, 1999; Bourgeois et al., 2003). 따라서 SR은 장기치료를 받는 고객이 정규 치료 기간과 같은 시간 틀 내에서 추가적인 치료 목표를 달성할 수 있게 하며, 이로써 치료사가 PPS로 부여된 치료기간의 횟수라는 상황 내에서 추가적인 치료 목표를 달성할 수 있게 한다.

일반적으로 치매를 위한 중재 상황 내에서, 특히 치료활동개발에서 연구직원은 Tom Kitwood의 작업에 크게 영향을 받는다. Kitwood (1996, 1997)는 치매의 징후와 전개를 설명할 수 있는 모델을 제시했다. 그는 치매의 원인을 설명하는 "표준 패러다임"이라고 부르는 것에 반하여 자신의 접근법을 비교했다.

X ⇒ 신경장애 변화 ⇒ 치매

이 선형모델에서, X는 유전적인 원인이나 혈관 질병 기타 등의 요소를 나타내고, 이것이 더 진전이 되면 신경장애로 이어질 수 있는 것이다. 결국 이것은, 만성치매로 이어진다. 병원의 약물치료에서 볼 수 있는 의료모델의 관점에서 나온 중재는 이 모델에서 X에 영향을 줄 수 있는 방법을 찾는 것에 중점을 둔다. 약물은 제거하지 않으면 X에 영향을 미칠 수 있는 요소를 제거하기 위해 개발되었다. 치매의 유전적 결정요인에 중점을 두는 사람들에게, 마지막 희망은 이 모델에서 X에 영향을 미칠 수 있도록 해로운 유전적 절차를 수정하기 위해 도입된 유전자 치료나 중재를 찾아내는 것이다.

Kitwood는 이 모델에서 세 가지 중요한 문제점을 언급한다. 먼저, 치매 진단과 신경병리학 범위의 지수 사이에 상관관계가 통계적으로 중요하더라도, 그것은 대개 정도가 약하다. 둘째로, 어떤 사람들은 신경조직 악화 속도보다도 단기간에 훨씬 급속한 악화 현상을 보인다. 셋째로, 치매는 오랜 시간 동안 안정적으로 유지될 수 있을 수도 있고 부분적인 기능 회복 현상을 보일 수도 있다. 이 문제는 복잡한 정신과 뇌의 관련성에서 기인하는 것으로 보인다.

대체 개념화로써 Kitwood는 이 모델을 제시했다.

$$D = P+B+H+NI+SP$$

어떤 특정 개인의 치매(D)는 5가지 주요 요소가 복합된 결과로 나타난다. 이 요소 가운데 세 가지는 인성(P), 일대기(B) 또는 개인 인생사, 그리고 신경기능장애(NI)로 상대적으로 현재 중재 통제범위 밖에 있으며, 고정된 것으로 관찰된다. 이런 요소는 개인마다 다양하게 나타나며 개인이 각자의 상황에 대응하고 약물치료나 기타사항을 지키는 방법이 다양함을 설명한다. 신체건강(H) 역시, 사회환경과 물리환경에 상호작용을 할 수 있는 능력과 기능을 유지하기 위한 기회에 영향을 미치는 것과 더불어, 치매 징후에서 중요한 역할을 한다(예, 개인이 건강한 식이요법을 하고 있는지, 고혈압이 있는지 등) 다섯 번째 요소는 개인의 사회적인 심리(SP)로, 이것은 개인을 둘러싸고 있으며, 치매가 나타나는 징후나 사회가 그것을 이해하는 방법에 중요한 영향을 미친다. Kitwood는 치매환자의 최상의 신체적 건강을 촉진하기 위해서 모든 방법을 동원해야 한다고 주장하고 있다. 그러나 그는 치매에 대한 사회적 심리가 치매를 앓고 있는 직업 환자들을 위한 중재의 초점이 되어야 한다고 제시한다.

전체 모델에서 이런 요소는 이런 방식으로 상호작용하는 것으로 설명된다 : "매우 일반적으로, 어떤 개인이든 치매의 증상을 보이는 징후는 5가지 모든 요소 사이에 복잡한 상호작용으로 생긴다. 병의 진전은 주로 NI와 SP 사이의 상호작용으로 결정된다..."(Kitwood, 1997, p. 274). 예를 들면, 장기요양치료를 받고 있는 치매를 앓고 있는 남편은 그를 자주 방문하고, 책을 읽어주며 정기적으로 사회적 자극과 인지적인 자극을 제공해줄 수 있는 부인이 있어야 한다. 하지만 부인의 사망으로 그러한 부인의 지원을 갑작스럽게 잃을 수도 있다(SP변화). NI는 꾸준히 유지될 수도 있지만, 그의 전에 부인이 제공해주던 편리한 생활수준을 더 이상 이용할 수 없게 되면 치매의 징후는 급속히 진전된다.

신경기능 장애를 되돌릴 수는 없지만, 장기치료에서 사회심리학적 환경을 개선하기 위한 근거로써 치매 과정에서 손상되지 않고 남아 있거나 덜 손상된 능력에 초점을 맞추는 것은 유용하다. 예를 들면, Squire(1992, 1994)는 치매환자를 위한 중개의 기반으로 작용할 수 있는 대비하기, 고전적인 길들이기나 기능이나 습관과 같은 많은 능력을 기술했다(Camp, 1999, 2006b; Camp & Foss, 1997; Camp et al., 1993, 1996; Camp & Mattern, 1999; Camp & McKitrick, 1992; Camp & Nasser, 2003; Kitwood, 1997; Squire, 1992, 1994). Camp와 그의 동료는 세대간 프로그램을 개발하기 위해 이 방법을 사용했는데, 이 방법은 알츠하이머 질병 특수치료 시설에 살고 있는 치매를 앓고 있는 개인들은 주간 노인복지관에서도 프로그램(Camp et al., 1997)의 바탕으로 몬테소리 교수자료와 수업을 이용해서 취학 전 아동의 교사로 근무했다(Camp, Orsulic-Jeras, Lee & Judge, 2004). 몬테소리 기반 활동과 자료는 작업치료에서 발견할 수 있는 많은 원칙을 이용하고 있으며 작업치료에서 발견되는 목표와 유사한 목표를 가지고 있다. 여기에는 과업을 가장 단순한 요소로 분리하는 것, 피드백과 높은 성공 가능성을 제공하는 것, 구조와 질서를 제공하는 것, 과업 달성 상황에서 훈련과 반복을 제공하는 것, 일상 자료를 이용하는 것, 독립성과 자존심을 향상시키는 노력, 결함을 피하는 방법에 집중하기, 적응장치나 지원장치를 이용하는 것, 운동, 운동 기능, 도구 이용, 악력, 눈과 손 조정, 자기보호 능력을 향상시키는 노력, 의미 있는 활동과 의미 있는 사회 역할을 제공하는 것이 포함된다(Auer, Sclan, Yaffee, & Reisberg, 1994; Camp, 1999, 2006b; Camp et al., 2006; Joltin, Camp, Noble & Antenucci, 2005). 더욱이, 몬테소리 기반 활동이 앞에서 설명한 상대적으로 치매에 유지되고 있는 Squire의 모델의 학습유형에 근거를 두고 있다는 증거가 있다(Camp, 1999, 2006b; Camp & Brush, 1999).

이 프로그램의 환자는 메노라 파크의 직원을 담당하고 있는 아동보호센터의 취학 전 아동에게 몬테소리 기반 활동을 시연하고 완료하도록 훈련받았다(그림 22-4). 치매환자는 이 작업에서 높은 수행정도를 보여줄 수 있었다. 가장 중요한 것은 관측자료에서 증명하듯이, 그들의 사회심리적 환경으로부터의 이탈이 이 기관에서 공통적으로 발생하는 것이지만, 이 환자들이 아이들에게 선생님과 스승의 역할을 수행할 때 그런 이탈 현상은 나타나지 않았다. 이 준비조사는 장기요양치료 환자와 치매를 앓고 있는 주간노인센터 고객 모두를 포함한 3년 계획으로 확장되었다(Camp et al., 2004).

국립 알츠하이머 협회가 지원한 다른 연구에서, 경증 치매환자에서부터 중증 치매환자에 몬테소리 기반 활동을 직접 제공했다. 이 방법을 이용하는 것은 대략적으로 Reisberg(1986; Reisberg et al., 2002)가 "후퇴 기원"이라고 명명한 인지퇴화의 "선입 선출", "후입 선출" 모델을 따라 치매 능력 손실에 발전적인 진보가 있을 수 있다는 가정에 근거하고 있다(Auer et al., 1994; Barinaga, 1998; Camp, 1999; Nolen, 1988; Sclan, Foster, Reisberg, Franssen, & Welkowitz, 1990; Thornbury, 1992; Vance, Camp, Kabacoff, & Greenwalt, 1996).

메노라 파크에서 치료사들과, 몬테소리 교사와 함께 작업을 하면서 연구 직원은 활동을 개발해서 많은 장기요양기관에서 다양한 치매 단계를 겪고 있는 환자에게 제공했다. 몬테소리 교수법(작업치료 접근법)을 개발한 두 그룹과 개별 활동을 개발했다(글상자 22-2). 관측자료를 바탕으로 한 초기 결과는 치매환자가 표준 활동 프로그램에서보다 몬테소리 프로그램 기간 중 상당히 높은 활발한

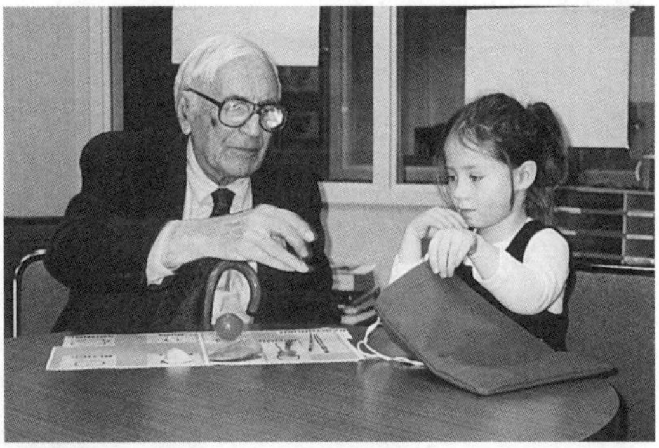

그림 22-4 치매를 위한 세대 간 학습. 몬테소리 기반 활동은 구조와 지도를 제공해서 치매환자가 취학 전 아동에게 스승의 역할을 할 수 있게 한다(Courtesy of Myers Research Institute Menorah park Center for the Aging, Beachwood, Ohio, with permission).

글상자 22-2 치매 환자와의 작업을 위한 주요 몬테소리기반 치매 프로그램 원칙

- 고객이 활동에 참여하도록 요청한다.
- 고객에게 어떤 활동을 추진할 것인지, 언제 가능한지 선택을 제시한다.
- 참여를 증가하기 위해 원/사각 의자에 앉힌다.
- 말은 적게 하고, 많이 제시하라. 관찰을 통해서 고객이 무엇을 할지 결정하도록 하라.
- 고객의 속도에 당신의 속도를 맞추어라.
- 가능하다면 시각적인 암시와 외부 신호와 견본을 사용해라.
- 고객이 잡거나 조작할 수 있는 것을 제공해라.
- 단순한 것에서부터 복잡한 것 순으로 작업하라.
- 활동이 끝날 때쯤 고객에게, "이 활동이 즐거웠습니까?" 혹은 "이 활동을 다시 하고 싶으신가요?"라고 질문하라.
- 그들의 성공을 고려하라. 고객이 성공하지 못한다면, 고객의 강점과 약점을 수용해서 고객이 성공하도록 하려면 절차와 자료를 어떻게 수정해야 하는지 스스로에게 물어라.

2006년 마이어스 연구소 동의 후 사용함.

참여 정도를 보여주었다는 것을 나타내고 있다(Camp, 1999, 2006b). 이 연구에서 특히 흥미로웠던 것은 연구원이 활동치료사나 사회복지사, 간호보조원과 자원봉사자들이 일상적인 간호생활에서 이런 활동의 일부를 실시하도록 교육했다(Camp & Brush, 1999; Camp & Nasser, 2003; Orsulic & Judge, 1998; Schneider, Diggs, Orsulic, & Camp, 1999). 이런 접근법은 치료활동 진료소 내의 직원이 취한 것과 유사하다. 즉, 그들은 작업치료 원칙을 바탕으로 한 활동을 작업치료사들이 진료소에 없을 때 환자들이 그들이 있는 진료소에서 이용할 수 있도록 하는 방법을 찾고 있다(그림 22-5A, 22-5B).

덧붙여, 마이어스 연구소 연구원들은 이 방법을 한 단계 발전시켜, 초기 단계 치매와 경증 치매를 앓고 있는 환자에게 중증 치매 환자 그룹의 소그룹 활동 리더 역할을 하도록 훈련시킨 것이다(Camp & Skrajner, 2004; Camp, Skrajner, &

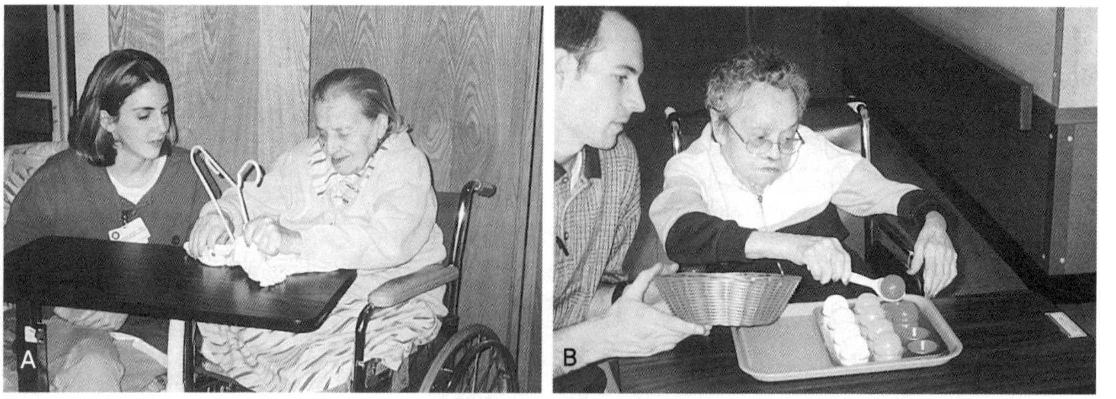

그림 22-5 (A) 많은 몬테소리 기반 활동은 작업치료에서 유용한 활동인 옷을 거는 것과 같은 일상생활활동에서 훈련해야 한다고 강조한다. (B) 큰 물체를 이동하기 위해 도구를 사용하는 훈련은 작은 물체나 부드러운 물체, 그리고 액체를 이동하는 동작 후에 이루어질 것이다. 스프 먹기와 같은 자기-관리를 위해 요구되는 기술은 활동의 프로그램 세트를 통하여 훈련되고 좋아질 수 있다(Courtesy of Myers Research Institute, Menorah Park Center for the Aging, Beachwood, Ohio, with permission).

Kelly, 2005). 이 경우, 소그룹 활동은 더 이상 이 게임에 참여할 수 없는 사람을 위한 빙고 게임을 모방하기 위해 개발된 활동과 치매 환자를 위해 개발한 독서/토론 그룹 활동을 포함했다(Camp, 1999).

유사한 방식으로, 연구 직원은 **마이어스-메노라 파크/몬테소리 기반평가 시스템(MMP/ MAS)**이라고 불리는, 중증치매 환자용 평가 도구를 개발하기 위해 연구하고 있다. 다른 곳에서 자세하게 서술되어 있듯이(Camp et al., 1999), MMP/MAS는 일련의 7가지 **몬테소리 기반 활동**으로 구성되어 있다. 그것은 치매 환자를 위한 활동 프로그램 개발을 담당하고 있는 작업치료사나 레크리에이션 치료사가 감독하도록 개발했으며, 후기 치매에서 인지평가에 대한 기준평가보다 이 목적과 더욱 관련이 있는 정보를 생산해낸다. MMP/MAS가 생산할 수 있는 정보유형의 예는 MMP/MAS 결과를 바탕으로 한 프로그램 제안과 목표와 더불어 618~621페이지의 부록 1에 나타나 있다(그림 22-6A, 22-6B).

이것은 작업치료 원칙을 장기요양치료 상황에 적용하기 위한 시도의 한 예다. 물론, 몬테소리 기반 활동이나 MMP/MAS와 같은 도구를 운영하고 해석하는 것은 작업치료 교육을 받고 있는 개인이 가장 효과적으로 성취할 수 있다. 그러나 현재의 상환 규정은 장기요양치료 환자와 작업치료사간의 접촉을 줄이고 있다. 결과적으로, 이 딜레마의 장기적인 해결책은 치매환자에 치료 서비스를 제공하는 작업 치료사를 위한 현 규정과 상환제도를 재정비하는 것이지만, 단기적인 관점에서, 환자들이 작업치료의 원칙을 실현하는 활동을 이용하는 것이 중요하다. 이런 이유로, MMP/MAS 형태는 현재 장기요양치료 환경에서 복원치료 프로그램의 평가도구로 개발되고 있다. 그렇게 하는 과정에서, 요양인과 당국관리자가, 목적지향적인 활동을 이용할 수 있을 때 장기요양치료 환자(그리고 그들의 요양 직원)로부터 얻을 수 있는 혜택에 더 민감해지도록 하는 것이 가능하다. 더욱이 우리는 활동 직원이나 간호보조원, 자원봉사자나 그런 활동을 이용하는 기타 사람들이 환자의 재활치료 잠재력을 이해하고 결론적으로 작업치료사의 중요한 위탁원이 될 수 있도록 장려하는 것을 희망한다.

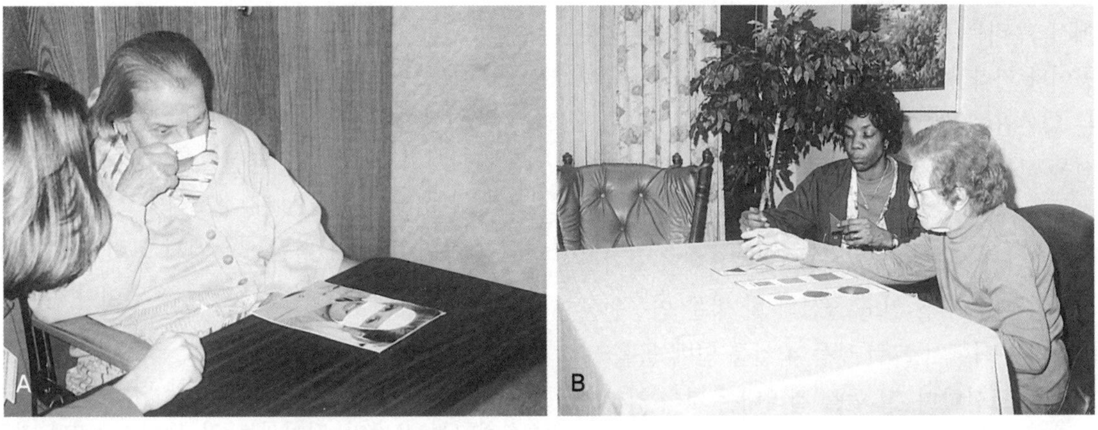

그림 22-6 (A) 인지 자극, 운동 기능, 부분/전체 구별 등 기타 능력은 퍼즐 접하기와 같은 그런 과업에서 연습한다. 그런 퍼즐에는 가족구성원이나 직원 또는 환자에게 친숙한 유명인의 얼굴이 담겨 있다. (B) 모양을 크기와 형태로 분류한다. 이것은 짝짓기와 구별화 능력의 예비평가이다(Courtesy of Myers Research Institute, Menorah Park Center for the Aging, Beachwood, Ohio, with permission).

다문화 문제(Cross-Cultural Issues)

다른 장에서 언급했듯이, 작업수행과 관련된 활동을 개발할 때는 다문화 문제에 민감할 필요가 있다. 지금까지 마이어스 연구소가 메노라 파크 노인센터의 재활치료 직원과 함께 개발한 매뉴얼과 기타 자료들은 일본어, 중국어, 한국어, 스페인어 그리고 프랑스어로 번역되었다. 우리는 이 자료들을 기타 언어로 번역하기 위해 적극적으로 노력하고 있다. 그러나 우리는 특정한 과업을 하나의 문화로 번역하는 것 역시 중요하다는 것을 발견했다. 예를 들면, 서양문화에서 숟가락이나 포크를 사용하는 것을 포함시키는 과업은 동양문화에서 젓가락을 사용하는 것으로 전환시킬 필요가 있는 것이다.

우리의 첫 번째 *몬테소리 기반 치매 프로그램 메뉴얼*의 한 작업에는(Camp, 1999) 쌀이 가득 들어있는 통에 숨어있는 물건을 뜨기 위해서 구멍이 나있는 스푼을 이용하는 것이 포함되어 있다. 그 물건(즉, “숨겨진 보물”)을 확인해서 떴을 때, 스푼에 난 구멍을 통해 쌀을 걸러내기 위해서 스푼을 가볍게 흔들었다. 그 물체를 이제 여러 동그라미 가운데 한 원형 안에 난 덩어리 위에 올려놓았다. 모든 동그라미가 안에 물체가 있을 때, 고객은 모든 물체를 발견했다는 것을 안다. 일본에서, 우리는 나이든 일본인에게 덜 친숙한 숙주콩이나 기타 물건을 대체해야 했다. 우리는 나이든 일본인이 쌀을 이런 식으로 사용하는 것을 신성을 모독하는 것에 가까운 것으로 본다고 들었다. 왜냐하면, 이런 사람들은 쌀이 귀하고 낟알 하나하나가 생명을 유지하는 데 중요했던 시기를 살았기 때문이다. 인도 출신의 한 방문 연구원은 그녀의 문화에서 그런 행동이 쌀통 안에 돌을 넣는 것을 포함하며, 그 돌을 걸러내는 것이 일상생활활동과 유사하다는 것을 제시했다. 심지어 메노라 파크에서, 한 정통 유대인 시설에서 문화적인 문제가 이런 활동에 영향을 미친다. 유월절 축제 기간 동안, 우리는 환자들과 이런 활동을 이용할 수 없었다. 왜냐하면, 그들의 종교적은 믿음으로, 유월절 기간에는 그 쌀을 먹지 않더라도 곡물을 만질 수 없기 때문이다.

■ 요약(Summary)

작업치료사들은 객관적으로 단속자와 상환기관에 대비하여 작업치료사들이 기획하고 실행한 활동기반 프로그램이 긍정적이고, 객관적이며 지속된 기능상의 결과를 제공한다는 것을 증명해야 한다. 긍정적인 진료 결과는 작업치료사와 활동기반 프로그램 편성의 미래를 결정하는 데 가장 중요한 요소가 될 것이다. 미래에, 장기요양 산업은 복합적인 의료 진단을 받은 훨씬 노쇠한 노인을 수용할 수 있을 것으로 예상한다. 많은 장기요양시설은 의료모델로부터 보건 분야의 수요 공급에 집중할 것이다. 그러나 진정으로 진보적인 기관은 가능하면 환자의 정신사회적인 요구를 희생하지 않고 이런 요구를 충족시키려고 시도할 것이다.

미래의 환자는 만성적인 질병을 내보이며, 요양 기관에 상반되는 목표를 제시할 것이다. 환자는 안전과 익명성과 우수한 의료 서비스를 희망할 것이다. 하지만, 그 서비스에 대한 비용지불을 꺼려하거나 비용을 지불하지 못할 수 있다. 장기요양 환경에서 환자의 요구와 보건전달 서비스를 충족시키기 위해서, 치료사들은 활동 프로그램 편성의 주제에 접근할 때 창조적이고 혁신적 이어야 하며, 환자와 직원 모두에게 그런 프로그램 제작의 실제적인 효과를 증명할 수 있어야 한다.

각 개인의 연령이 치료활동 프로그램에 참여해야 하는지 여부와 혜택을 받아야 하는지 여부를 결정하는 요소가 되어서는 안 된다. 그러나 제3자 지급인이 노쇠한 노인을 위해서 질을 바탕으로 한 활동 프로그램의 중요성을 이해하고, 기꺼이 치료사에게 그들의 기술에 대해 상환할 것인가? 최근, 실제 이런 일이 일어날 수도 있다는 증거가 있다. 2006년 6월에서처럼, 고령자와 저소득층 의료보장센터의 규정은 수준 높은, 연령과 성, 치매단계에 적합한 활동 프로그램의 필요성을 강조하기 시작했다. 이것은 장기요양치료 환자를 위해 진정으로 치료 활동 공급에 관심이 새로이 부활하는 징조라고 할 수 있을 것이다. 그렇다면, 작업치료사의 기술과 지식은 관리규칙을 준수하고자 하는 시설에 보다 중요한 요소가 될 것이다.

사례 연구(Case Study)

Johnson 부인은 87세, 아프리카계 미국인 미망인이고, 현재 요양원에 거주중이다.
그녀의 성장한 자녀들이 Johnson 부인의 기억력과 일상의 과제를 관리할 수 있는 능력에 대해서 걱정하기 시작한 2년 전까지 Johnson 부인은 그녀의 집에서 홀로 살았다. Johnson 부인은 최소 10년 전부터 관절염을 앓고 있었고, 이로 인해 거의 매일 중간정도의 통증이 유발되었다. 또한 그녀는 50세부터 당뇨병을 앓고 있다. 그녀는 이러한 상태를 관리할 수 있는 약물치료와 식이요법을 필요로 한다.

그러나 그녀의 상태에 관한 주된 우려는 급속도로 진행되는 노인성 치매다. 그녀의 최근 기억력이 저하되었다는 것을 그녀의 자식들이 알아차린 것은 4년 전쯤이다. 자녀들 중 한 사람이 그녀의 집에 갔을 때 가스불 위에 올려놓은 빈 주전자에 불이 붙는 사건을 목격한 이후에 그녀가 요양보호를 받을 필요가 있다고 결심했다.

자식들과 손주들은 그녀를 보기 위해 자주 방문한다. 그러나 직원들은 그녀가 될 수 있는 한 기능적인 것을 남기고, 비교적 저하된 것과 더 불가능한 것들에 대해서 기록하는 것을 확실히 하기를 원한다. 게다가 그들은 그녀의 관절염과 그로 인해 제한을 받는 일상생활의 기능에 대해서 걱정한다. 그들은 그녀의 관리계획에 대한 상태와 제안점을 평가하기 위해서 OT를 의뢰했다.

질문(Questions)

1. 그녀의 치료계획을 적절히 진행하기 위해서 더 알아봐야 할 추가정보는 무엇인가?
2. 그녀는 요양원에 들어오기 전에 교회 성가대에서 노래를 했었고, 교회이웃들에게 많은 영향을 끼쳤었다. 그녀는 bridge 게임을 매우 잘했고, 3명의 친구들과 장시간 규칙적으로 게임을 해왔다. 이러한 정보들이 작업치료사에게 어떻게 도움이 될 수 있을까?
3. 포괄적인 작업 프로파일의 어떤 면이 누락되었나? 그녀의 삶의 질을 유지할 수 있도록 도움을 줄 수 있는 다른 활동들은 무엇이 있나?
4. "여가" 에 초점을 맞춘 목표들이 상환되지 않도록 하기 위해서 이러한 서비스들이 어떻게 제공되어야 할까?
5. 그녀의 상황에서 문화적 요소로 보여지는 것은 무엇인가?

복습 문제(Review question)

1. OBRA '87의 시행은 요양원의 관리 기준에 어떤 영향을 미쳤는가?
2. 장기요양시설에서 활동 프로그래밍에 OBPA '87의 적용을 토의하라.
3. 장기요양보호 환경에서 작업치료사의 역할에 영향을 주는 요소들은 무엇인가?
4. 재활은 이전의 기능 단계로의 복귀를 의미하나?
5. OBRA 규정에 따라 장기요양에서 활동 프로그래밍을 지도할 수 있는 "공인전문가"를 어떻게 구성할 수 있나?
6. 작업 수행 프로그래밍을 위해 세울 수 있는 다양한 목표들에 대해 설명해보라.
7. 치매를 가진 사람들의 관리에 대한 작업 수행을 기반으로 한 계획을 세우기 위해 여러 분야 팀들의 쓰임에 대해 토의하라.
8. 치료적 환경은 무엇인가?
9. 치매에 대한 Kitwood 모델에 대해 설명하라. 그것은 활동 프로그래밍과 어떠한 관계가 있는가?
10. 몬테소리를 기반으로 한 활동들은 작업치료 실행과 어떠한 유사점이 있는가?
11. 문화적인 사건들이 장기요양시설에서 작업수행의 창출에 영향을 미치는 방법들에 대한 예시들은 무엇인가?

웹 기반 자료(Web-Based Resources)

장기요양보호의 경험에 관한 유용한 정보:

www.myersresearch.org, **The Myers Research Institute**, date connected September 20, 2007. Provides a listing of resources(print and electronic) available through the Institute, describes current research and staff, and provides additional information about Montessoribased intervention.

www.ahca.org, **American Health Care Association**, date connected September 20, 2007. An advocacy group for long-term care. Includes information about current efforts, the advocacy process, and links to other resources.

www.aahsa.org, **American Association of Homes and Services for the Aging**, date last connected September 20, 2007. Many resources for individuals working in nursing home settings. Includes references, links, and general information.

www.healthinaging.org/agingintheknow/, **American Geriatrics Society Foundation for Health in Aging**, date connected September 20, 2007. Feature articles about the aging process, information about how to get information from health care providers. Primarily focused on consumers.

www.cms.hhs.gov, **Centers for Medicaid and Medicare Services of the U.S. Department of Health and Human Services**, date connected September 20, 2007. A comprehensive and authoritative resource for information about the complex rules and policies governing these two government programs. Use of a website is essential because the rules change frequently.

www.wellspringis.org, **Wellspring**, date connected September 20, 2007. An organization of independent, not-for-profit institutions serving older adults. Includes resources for program planning and links to other resources.

www.edenalt.com/about/htm, **The Eden Alternative**, date last connected September 20, 2007.
A well-known organization that advocates focusing on strengths of elders, rather than a deficit model. Discusses this philosophy and provides resources.

참고문헌(References)

Allen, C. K. (1993). Position paper: Purposeful activity. *The American Journal of Occupational Therapy, 47,* 1081–1085.

American Association of Homes and Services for the Aging (AAHSA). (2006). *Aging services in America: The facts.* Retrieved from www.aahsa.org/aging_services/default.asp. Accessed April 8, 2008.

American Geriatric Society (AGS) Foundation. (2005). *Aging in the know.* Retrieved from www.healthinaging.org/agingintheknow/. Accessed April 8, 2008.

American Health Care Association (AHCA). (2005). *The state long-term health care sector 2004: Characteristics, utilization, and government funding.* Retrieved from www.ahca.org/research/statestatsrpt_20050328_final.pdf. Accessed April 8, 2008.

American Occupational Therapy Association, Inc. (1977). AOTA representative assembly: Minutes. *The American Journal of Occupational Therapy, 31,* 599–604.

American Occupational Therapy Association, Inc. (1996). *AOTA member data surveys.* The American Occupational Therapy Association, Inc. 1995–96.

Aronson, M. K. (1999). Chronic pain and behavioral symptoms in the nursing home setting. *Dimensions, 6*(1), 5–6.

Auer, S. R., Sclan, S. G., Yaffee, R. A., & Reisberg, B. (1994). The neglected half of Alzheimer's disease: Cognitive and functional concomitants of severe dementia. *Journal of the American Geriatrics Society, 42,* 1266–1272.

Barinaga, M. (1998). Alzheimer's treatments that work now. *Science, 282,*1030–1032.

Baum, C., & Edwards, D. (1995). Position paper: Occupational performance: Occupational therapy's definition of function. *The American Journal of Occupational Therapy, 49,* 1019–1020.

Bissell, J. C. (1981). The use of crafts in occupational therapy for the physically disabled. *The American Journal of Occupational Therapy, 35,* 369–374.

Bourgeois, M. S. (2007). *Memory books and other graphic cuing systems.* Baltimore: Health Professions Press.

Bourgeois, M. S., Camp, C. J., Rose, M., White, B., Malone, M., Carr, J., et al.. (2003). A comparison of training strategies to enhance use of external aids by persons with dementia. *Journal of Communication Disorders, 36,* 361–379.

Breines, E. (1984). An attempt to define purposeful activity. *The American Journal of Occupational Therapy, 38,* 543–544.

Brush, J. A., & Camp, C. J. (1998a). Using spaced retrieval as an intervention during speech-language therapy. *Clinical Gerontologist, 19,* 51–64.

Brush, J. A., & Camp, C. J. (1998b). Using spaced retrieval to treat dysphagia in a long-term care resident with dementia. *Clinical Gerontologist, 19*(2), 96–99.

Brush, J. A., & Camp, C. J. (1999). *A therapy technique for improving memory: Spaced retrieval.* Beachwood, OH: Menorah Park Center for Senior Living.

Camp, C. J. (1999). Memory interventions for normal and pathological older adults. In R. Schulz, M. P. Lawton, & G. Maddox (Eds.), *Annual review of gerontology and geriatrics* (Vol. 18, pp. 155–189). New York: Springer.

Camp, C. J. (2006a). Spaced retrieval: A case study in dissemination of a cognitive intervention for persons with dementia. In D. Koltai Attix & Kathleen A. Welsch-Bohmner (Eds.), *Geriatric neuropsychological assessment and intervention* (pp. 275–292). New York: The Guilford Press.

Camp, C. J. (2006b). Montessori-Based Dementia Programmings™ in long-term care: A case study of disseminating an intervention for persons with dementia. In R. C. Intrieri & L. Hyer (Eds.), *Clinical applied gerontological interventions in long-term care* (pp. 295–314). New York: Springer.

Camp, C. J., Bird, M. J., & Cherry, K. E. (2000). Retrieval strategies as a rehabilitation aid for cognitive loss in pathological aging. In R. D. Hill, L. Bäckman, & A. S. Neely (Eds.), *Cognitive rehabilitation in old age* (pp. 224–248). New York: Oxford University Press.

Camp, C. J., Breedlove, J., Malone, M. L., Skrajner, M. J., & McGowan, A. (2007). Adjusting Activities to Meet CMS Guidelines Using Montessori-Based Dementia Programming(r). *Activity Director's Quarterly, 8*(1), 34–46.

Camp, C. J., & Brush, J. A. (1999). *Montessori-based interventions for persons with dementia.* Teleconference presented at the National Center for Neurogenic and Communication Disorders, University of Arizona, Tucson, February.

Camp, C. J., & Foss, J. W. (1997). Designing ecologically valid memory interventions for persons with dementia. In D. G. Payne & F. G. Conrad (Eds.), *Intersections in basic and applied memory research* (pp. 311–325). Mahwah, NJ: Lawrence Erlbaum & Associates.

Camp, C. J., Foss, J. W., O'Hanlon, A. M., & Stevens, A. B. (1996). Memory interventions for persons with dementia. *Applied Cognitive Psychology, 10,* 193–210.

Camp, C. J., Foss, J. W., Stevens, A. B., Reichard, C. C., McKitrick, L. A., & O'Hanlon, A. M. (1993). Memory training in normal and demented populations: The E-I-E-I-O model. *Experimental Aging Research, 19,* 277–290.

Camp, C. J., Judge, K. S., Bye, C. A., Fox, K. M., Bowden, J., Bell, M., et al. (1997). An intergenerational program for persons with dementia using Montessori methods. *The Gerontologist, 37,* 688–692.

Camp, C. J., Koss, E., & Judge, K. S. (1999). Cognitive assessment in late stage dementia. In P. A. Lichtenberg (Ed.), *Handbook of assessment in clinical gerontology* (pp. 442–467). New York: John Wiley & Sons.

Camp, C. J., & Mattern, J. M. (1999). Innovations in managing Alzheimer's disease. In D. E. Biegel & A. Blum (Eds.), *Innovations in practice and service delivery across the lifespan* (pp. 276–294). New York: Oxford University Press.

Camp, C. J., & McKitrick, L. A. (1992). Memory interventions in DAT populations: Methodological and theoretical issues. In R. L. West & J. D. Sinnott (Eds.), *Everyday memory and aging: Current research and methodology* (pp. 155–172). New York: Springer-Verlag.

Camp, C. J., & Nasser, E. H. (2003). Nonpharmacological aspects of agitation and behavioral disorders in dementia: Assessment, intervention, and challenges to providing care. In P. A. Lichtenberg, D. L. Murman, & A. M. Mellow (Eds.), *Handbook of dementia: Psychological, neurological, and psychiatric perspectives* (pp. 359–401). New York: John Wiley & Sons.

Camp, C. J., Orsulic-Jeras, S., Lee, M. M., & Judge, K. S. (2004). Effects of a Montessori-based intergenerational program on engagement and affect for adult day care clients with dementia. In M. L. Wykle, P. J. Whitehouse, & D. L. Morris (Eds.), *Successful aging through the life span: Intergenerational issues in health.* (pp. 159–176). New York: Springer.

Camp, C. J., Schneider, N., Orsulic-Jeras, S., Mattern, J., McGowan, A., Antenucci, V. M., et al. (2006). *Montessori-based activities for persons with dementia* (Vol. 2). Beachwood, OH: Menorah Park Center for Senior Living.

Camp, C. J., & Skrajner, M. J. (2004). Resident-assisted Montessori programming (RAMP): Training persons with dementia to serve as group activity leaders. *The Gerontologist, 44,* 426–431.

Camp, C. J., Skrajner, M. J., & Kelly, M. (2005). Early stage dementia client as group leader. *Clinical Gerontologist, 28*(4), 81–85.

Centers for Medicare and Medicaid Services (CMS). (2005). *Health care industry market update.* (cited in www.ahca.org/research/cms_market_update_030520.pdf).

Clark, F., Azen, S. P., Zemke, R., Jackson, J., Carlson, M., Mandel, D., et al. (1997). Occupational therapy for independent-living older adults. *Journal of the American Medical Association, 278,* 1321–1326.

Clark, F. & Larson, E.A.. (1993). Developing an academic discipline: The science of occupation. In H. Hopkins & H. Smith (Eds.), *Willard and Spackman's occupational therapy* (8th ed., pp. 44–57). Philadelphia: J. B. Lippincott.

Crepeau, E. L. (1986). *Activity programming for the elderly.* Boston: Little, Brown & Co.

Dreher, B. B. (1997). Montessori and Alzheimer's: A partnership that works. *American Journal of Alzheimer's Disease, 12,* 138–140.

Duellman, M. K., Barris, R., & Kielhofner, G. (1986). Organized activity and the adaptive status of nursing home residents. *The American Journal of Occupational Therapy, 40,* 618–622.

Dutton, R. (1989). Guidelines for using both activity and exercise. *The American Journal of Occupational Therapy, 43,* 573–580.

Fidler, G. S. (1981). From crafts to competence. *The American Journal of Occupational Therapy, 35,* 567–573.

Fried, L. P., & Guralnik, J. M. (1997). Disability in older adults: Evidence regarding significance, etiology and risk. *Journal of American Geriatric Society, 45*(1), 92–100.

Hawes, C., Morris, J. N., Phillips, C. D., Fries, B., Murphy, K., & Mor, V. (1997). Development of the nursing home resident assessment instrument in the USA. *Age and Ageing, 26*(Suppl. 2), 19–25.

Hawes, C., Phillips, C., Morris, J., Mor, V., Fries, B., Steele-Freidlob, E., et al. (1997). The impact of OBRA-87 and the RAI on indicators of process quality in nursing homes. *Journal of the American Geriatric Society, 45*(8), 977–985.

Hinojosa, J., & Kramer, P. (1997). Statement-fundamental concepts of occupational therapy: Occupation, purposeful activity, and function. *The American Journal of Occupational Therapy, 51,* 864–866.

Hinojosa, J., Sabari, J., Rosenfeld, M. S., & Shapiro, D. (1983). Purposeful activities. *The American Journal of Occupational Therapy, 37,* 805–806.

Hirdes, J. P., & Carpenter, G. I. (1997). Health outcomes among the frail elderly in communities and institutions: Use of the Minimum Data Set (MDS) to create effective linkages between research and policy. *Canadian Public Policy (23sl),* pp. 53–69.

Institute of Medicine. (1986). *Improving the quality of care in nursing homes.* Washington, DC: National Academy Press.

Iwarsson, S., Isacsson, A., Persson, D., & Schersten, B. (1998). Occupational and survival: A 25 year follow-up study of an aging population. *The American Journal of Occupational Therapy, 5,* 65–70.

Jacelon, C. S. (1995). The effect of living in a nursing home on socialization in elderly people. *Journal of Advanced Nursing, 22,* 539–546.

Jackson, J. (1996). Living a meaningful existence in old age. In R. Zemke & F. Clark (Eds.), *Occupational science: The evolving discipline* (pp. 339–361). Philadelphia: F.A. Davis.

Joltin, A., Camp, C. J., Noble, B. H., & Antenucci, V. M. (2005). *A different visit: Activities for caregivers and their loved ones with memory impairment.* Beachwood, OH: Menorah Park Center for Senior Living.

Kaiser Foundation. (2006). Financing Long Term Care. http://www.kaiseredu.org/tutorials/longtermcare/longtermcare.html. Accessed April 8, 2008.

Kitwood, T. (1996). A dialectical framework for dementia. In R. T. Woods (Ed.), *Handbook of the clinical psychology of aging* (pp. 267–282). Chichester, UK: Wiley.

Kitwood, T. (1997). *Dementia reconsidered.* Buckingham, UK: Open University Press.

Law, M., Polatajko, H., Baptiste, W., & Townsend, E. (1997). Core concepts of occupational therapy. In E. Townsend (Ed.), *Enabling occupation: An occupational therapy perspective* (pp. 29–56). Ottawa, Ontario, Canada: Canadian Association of Occupational Therapists.

Mor, V., Intrator, O., Hiris, J., Fries, B., Phillips, C., Hawes, C., et al. (1997). Impact of the MDS on changes in nursing home discharge rates and destinations. *Journal of the American Geriatrics Society, 45*(8), 1002–1010.

National Center for Health Statistics. (2005). *Health, United States, 2005, with chartbook on trends in the health of Americans.* Hyattsville, MD: National Center for Health Statistics.

Nelson, D. L. (1988). Occupation: Form and performance. *The American Journal of Occupational Therapy 42,* 633–641.

Nelson, D. L. (1997). Eleanor Clark Slagle lecture, 1997: Why the profession of occupational therapy will flourish in the 21st century. *The American Journal of Occupational Therapy, 51,* 11–24.

Nelson, D. L., & Peterson, C. Q. (1989). Enhancing therapeutic exercise through purposeful activity: A theoretic analysis. *Geriatric Rehabilitation, 4*(4), 12–22.

Nolen, N. R. (1988). Functional skill regression in late-stage dementias. *The American Journal of Occupational Therapy, 42,* 666–669.

Omnibus Budget Reconciliation Act (OBRA) of 1987. (1991, October). *The Federal Register, 56* (48), 865.

Orsulic, S., & Judge, K. (1998). *Implementation of Montessori-based activities for dementia by long-term care and adult day care staff.* Paper presented at the annual meeting of the Gerontological Society of America, Philadelphia, PA, November.

Pedretti, L. W., & Pasquinelli, S. (1996). *Occupational therapy practice skills for physical dysfunction* (4th ed.). Philadelphia: Mosley-Year Book.

Phillips, C. D., Hawes, C., & Fries, B. (1994). High costs of restraints. *Provider, 20*(2), 33–34.

Phillips, C., Morris, J., Hawes, C., Mor, V., Fries, B., Murphy, K., et al. (1997). The impact of the RAI on ADL's, continence, communication, cognition, and psychosocial wellbeing. *Journal of the American Geriatrics Society, 45*(8), 986–993.

Rancourt, A. M. (1991). Programming quality services for older adults in long-term care facilities. *Activities, Adaptation, & Aging, 15,* 1–11.

Reilly, M. (1962). Occupational therapy can be one of the great ideas of the 20th century medicine. *The American Journal of Occupational Therapy, 16,* 1–9.

Reisberg, B. (1986). Dementia: A systematic approach to identifying reversible cues. *Geriatrics, 4,* 30–46.

Reisberg, B., Franssen, E. H., Souren, L. E. M., Auer, S. R., & Akram, I. (2002). Evidence and mechanisms of retrogenesis in Alzheimer's and other dementias: Management and treatment import. *American Journal of Alzheimer's Disease® and Other Dementias, 17*(4), 202–212.

Schneider, N. M., Diggs, S., Orsulic, S., & Camp, C. J. (1999). N.A.s teaching Montessori activities. *Journal of Nurse Assistants,* 26 (March), 13–15.

Sclan, S. G., Foster, J. R., Reisberg, B., Franssen, E., & Welkowitz, J. (1990). Application of Piagetian measures of cognition in severe Alzheimer's Disease. *Psychiatric Journal of the University of Ottawa, 15*(4), 221–226.

Sohlberg, M. M., & Mateer, C. A. (2001). *Cognitive rehabilitation.* New York: Guilford Press.

Squire, L. R. (1992). Memory and the hippocampus: A synthesis from findings with rats, monkeys, and humans. *Psychological Review, 99,* 195–231.

Squire, L. R. (1994). Declarative and nondeclarative memory: Multiple brain system supporting learning and memory. In D. L. Schacter & E. Tulving (Eds.), *Memory systems 1994* (pp. 203–232). Cambridge, MA: The MIT Press.

Steultjens, E. M. J., Dekker, J., Bouter, L. M., Jellema, S., Bakker, E. B., & van den Ende, C. H. M. (2004). Occupational therapy for community dwelling elderly people: A systematic review. *Age and Ageing, 33,* 453–460.

Thornbury, J. M. (1992). Cognitive performance on Piagetian tasks by Alzheimer's disease patients. *Research on Nursing and Health, 15,* 11–18.

Trombly, C. A. (1995). Eleanor Clarke Slagle lecture, 1995: Occupation: Purposefulness and meaningfulness as therapeutic mechanism. *The American Journal of Occupational Therapy, 49,* 960–972.

Vance, D., Camp, C. J., Kabacoff, M., & Greenwalt, L. (1996). Montessori methods: Innovative interventions for adults with Alzheimer's disease. *Montessori Life, 8,* 10–12.

Vladeck, B. C. (1980). *Unloving care.* New York: Basic Books.

Wilson, B. A. (1989). Models of cognitive rehabilitation. In R. L. Woods & P. Eames (Eds.), *Models of brain injury rehabilitation* (pp. 117–141). London: Chapman & Hall.

Wilson, B. A. (1997). Cognitive rehabilitation: How it is and how it might be. *Journal of the International Neuropsychological Society, 3,* 487–496.

Wilson, B. A., Baddeley, A., Evans, J., & Shiel, A. (1994). Errorless learning in the rehabilitation of memory impaired people. *Neuropsychological Rehabilitation, 4,* 307–326.

World Health Organization (WHO). (1986). *Optimum care of disabled people.* Report of a WHO meeting, Turku, Finland, 1986.

World Health Organization (WHO). (2001). *ICF: International Classification of Functioning, Disability and Health.* (http:/www3.who.int/icf/icftemplate.cfm).

Yerxa, E. J. (1980). Occupational therapy's role in creating a future climate of caring. *The American Journal of Occupational Therapy, 34,* 529–534.

Zimmer-Branum, S., & Nelson, D. L. (1995). Occupationally embedded exercise versus rote exercise: A choice between occupational forms by elderly nursing home residents. *The American Journal of Occupational Therapy, 49,* 397–402.

승인문헌(Acknowlegement)

Preparation of this manuscript was supported, in part, by grant # R01 AG021508-01A1 from the National Institute on Aging and grant # R21 MH063395-01A2 from the National Institute of Mental Health to the second author.

부록 1

마이어스-메노라 파크/몬테소리를 바탕으로 한 평가 체계(MMP/MAS)

몬테소리 활동들의 코딩 용지

거주자 : B.

검사자: T.P.

날짜: 98년 5월 18일(완성된)

지도사항:

표준 절차들에 대한 이해 하에 각 활동을 설명한다. 만약 거주자가 표준 절차들의 이해 하에 활동의 수행이 가능하다면, "표준 절차들 하에 과제의 완성이 가능하다" 로 검사된다. 만약 거주자가 표준 절차들 하에 활동 수행이 불가능 하다면 "표준 절차들 하에 과제의 완성이 불가능하다"로 검사된다. 또한, 정확하게 완성된 과제의 어떤 구성요소는 검사된다. 일상의 과제를 위해 기록된 거주자의 운동, 인지, 감각, 그리고 사회적 기술들에 따른 부가적인 주요한 기록들과 전반적으로 광범위한 평가는 거주자를 위해서 적합한 프로그래밍에 관련하여 만들어졌다.

배경 정보:

숨은 동전 찾기:

____표준 절차들 하에 과제를 완수할 수 있다.
__X__ 표준 절차들 하에 과제를 완수할 수 없다.
____동전을 찾을 수 있다(7).
____동전의 개수를 셀 수 있다(1-7).
____별 모양의 동전을 배열할 수 있다.
__X__콘 안에 동전을 제자리로 돌려놓을 수 있다.

- 거주자는 검사자의 예시를 따를 수 있어야 하고 콘 안에 손을 넣을 수 있으야 하며 그것을 찾고 그것들을 검사자에게 건네줄 수 있어야 한다.

그녀는 그들이 동전을 반환하였을 때 콘 안에 숨겨진 동전을 발견하는 것이 가능하였다. 그녀는 바로 갯수를 셀 수는 없었지만 접시 위에 별 모양의 동전을 배열할 수 있었다. 그녀는 동전의 색깔에 대한 지시에는 반응하지 않았다. 그녀는, 그러나, 짧은 단락 또는 문장들을 사용하여 전체 시간에 대해 이야기하였고 즐거워보였다.

골프 공 치기:

____표준 절차들 하에 과제를 완수할 수 있다.
__X__표준 절차들 하에 과제를 완수할 수 없다.
__X__색상을 확인할 수 있다(흰색, 노란색, 오렌지색).
____색상을 정확하게 짝 지을 수 있다(골프 공과 색이 있는 구멍 간의).
____크고/작은 골프채를 독립적으로 사용할 수 있다.
____손을 사용하여 골프채를 사용할 수 있다.
__X__손만 사용하여 골프 공을 옮길 수 있다.
____골프공을 용기에 되돌려 놓을 수 있다.

- 거주자들은 "금색"과 같은 골프공의 노란색상에 대해 언급하고 반복적으로 "금색 별"의 면을 사용한다. 이것은 아마 숨은 동전 찾기 활동과 연결될지도 모른다. 그녀는 그녀의 손으로 머핀 판에서 구멍 안으로 골프공을 옮기는 것은 가능하였지만, 색깔을 일치시키지는 못하였다. 그녀는 골프채의 사용을 시도하지 않았지만, 활동시간 내내 웃음지으며 즐거워하는 것을 보여주었다.

살아있는/살아있지 않는 그림 분류:

____표준 절차들 하에 과제를 완수할 수 있다.
_X_ 표준 절차들 하에 과제를 완수할 수 없다.
_X_ 라벨을 읽을 수 있다.
_X_ 그림들을 확인할 수 있다.
(some) 살아있는 또는 살아 있지 않는 그림들을 결정할 수 있다.
(some) 정확한 라벨 아래 그림을 배치시킬 수 있다.
____그림들과 라벨들을 지퍼 백 안으로 넣을 수 있다.

- 소, 얼룩말, 자동차, 그리고 곰을 정확하게 명명하였다. 차(빨간색)와 소들의 색상을 정확하게 집었다. 레코드 플레이어 또는 나비는 알지 못하였다. 아이스크림 콘을 볼 때 그녀는 미소를 지었지만 그것을 알지는 못하였다. 자동차와 트렉터를 정확하게 분류하였고, 지시와 함께 그림들을 정확히 라벨 아래에 위치시켰다.

행복해 보이는/행복해 보이지 않는 그림 분류하기:

____표준 절차들 하에 과제 완수가 가능하다.
_X_ 표준 절차들 하에 과제 완수가 불가능하다.
_X_ 라벨을 읽을 수 있다.
_X_ 그림을 확인할 수 있다[절반 정도, 재지도와 도움과 함께].
_X_ 그림이 행복해 보이는지 행복해 보이지 않는지 결정할 수 있다[절반 정도, 조금의 설명이 가능하다].
_X*_ 정확한 라벨 아래에 그림의 배열이 가능하다(* 지도와 함께).
____그림과 라벨을 지퍼백 안으로 넣는 것이 가능하다.

- 거주자는 그림에 대한 설명이 가능하였고 그림의 절반 정도에 대해 그것들이 "행복해 보이는지" 또는 "행복해 보이지 않은지"에 대한 판단이 가능하였다. 과제에 대한 그녀의 초점을 유지시키는 것을 돕기 위해 그녀는 재지도가 필요하였다. 그녀는 사진이 그녀의 가족에 대한 이야기를 이어나갈 수 있을 때 열정적이었다.

액체 배열하기:

____표준 절차들 하에 과제 완수가 가능하다.
_X_ 표준 절차들 하에 과제 완수가 불가능하다.
____큰 것과 작은 것에 대한 구별이 가능하다.
____구체적인 조작이 가능하다[예로., 물리적으로 그것들을 조작함으로 인해 다양한 크기에 대한 비교와 대조가 가능하다].
____정형화된 조작을 사용하여 배열이 가능하다(예로., 마음속으로 그것들을 조작함으로 인해 다양한 크기에 대한 비교와 대조가 가능하다).

- 거주자는 어떠한 명령에 의하지 않고도 공간 내에서 시험관 배열이 가능하였다. 그녀는 액체(검정색)와 관의 끝부분(파란색)에 대한 색상을 명명하였다.

핀셋과 팜팜:

____표준 절차들 하에 과제 완수가 가능하다.
_X_ 표준 절차들 하에 과제 완수가 불가능하다.
_X_ 색상의 확인이 가능하다.
_X_ 팜팜을 옮기기 위해 큰/작은 핀셋의 사용이 가능하다.
_X_ 팜팜을 옮기기 위해 손의 사용이 가능하다.
____팜팜과 색상이 입혀진 구멍 사이의 정확한 짝짓기가 가능하다.
____팜팜을 용기 안에 옮기는 것이 가능하다.

- 거주자는 큰 핀셋을 사용하여 팜팜을 옮기는 것

은 가능하였지만, 작은 핀셋으로는 그러지 못했다. 그녀는 팜팜의 색상을 각얼음판의 구멍에 일치하는 색상과 짝을 짓지 못하였다. 그녀는 흰색을 제외하고 팜팜의 모든 색상들을 적절하게 명명하였다. 그녀는 색상에 대해 이야기하는 것을 좋아하였다. 그녀는 접시에 팜팜을 갖다놓기 시작하였으나, 그녀를 위해 검사자가 마무리하기를 요구하였다. 거주자는 팜팜의 개수를 셀려고 시도하지 않았다.

모양 구분하기:

____표준 절차들 하에 과제 완수가 가능하다.
_X_ 표준 절차들 하에 과제 완수가 불가능하다.
____정확하게 모양의 확인이 가능하다(삼각형, 사각형, 그리고 원형).
____정확하게 크기의 확인이 가능하다(작은 것, 중간의 것, 큰 것).
_X_ 크기에 따라 모양의 짝짓기가 가능하다.
____정확한 모양과 크기의 선택이 가능하다.

- 거주자는 오직 모양(삼각형, 사각형, 원형)에 대한 작업이 동시에 가능하였다. 그녀는 특색에 일치하는 작은, 중간의, 그리고 큰 원형에 대한 짝짓기가 가능하였지만, 다른 모양에 일치하는 짝짓기는 완수하지 못하였다. 그녀는 집중을 유지하기 위한 재지도가 빈번히 요구되었다. 그녀는 종종 과제를 멈추고, 행복해 보이는/행복해 보이지 않는 것을 구분하는 활동에 이어 그녀의 가족에 대한 이야기를 시작하였다.

전반적인 평가

- **인지**: B.는 언어적인 면에 잘 반응한다. 복잡한 지시사항에도 잘 반응하고 긴 집중시간을 가진다. B.는 언어적인 서술 하에 어떤 것에 대한 범주를 결정하고 수를 세는 것이 가능하다. B.는 주제에 대해 이야기를 나누며 동시에 T.P.와 함께 활동에 대해 토의하는 것을 즐거워한다. 그러나 이것은 쉽게 재지도를 받을 수 있다.
- **운동**: B.는 운동 수행력에 제한을 가지는데 그녀의 눈과 같이 그녀의 손을 사용하기 때문이다. 그것은 그녀가 주변 환경을 감상하며 그녀의 두 손을 사용하기 때문에 그녀가 골프공을 치기 위해 골프채를 사용하는 것은 어려울지도 모른다. B.는 그녀의 손을 사용하여 옮기는 것이 가능하다. 더 작은 도구는 B.에게는 어려우며 조작하기 위해서는 더 큰 도구를 사용하는 것이 더욱 적합하다. B.는 전진이나 마비와 같은 시각적인 운동에는 문제가 없다.
- **감각**: B.는 명백한 촉각 또는 청각적인 문제가 없다. B.는 완전히 보이지 않는 맹인이다. 그러나, B.는 그녀의 손을 사용함으로써 잘 보완한다. 촉각 자극은 B.에게 극도로 중요하다. B.는 콘 속에 숨은 동전 찾기 그리고 팜팜의 부드러움과 같은 느낄 수 있는 것들을 좋아한다.
- **사회성**: B.는 몬테소리 활동에 참여하는 동안 매우 사회적으로 적합하였다. 그녀는 매우 집중적이고 프로그래밍 동안 기꺼이 참석하기를 원했다. B.는 활동들이 매우 즐거웠다고 언급하였다.

프로그래밍 제안점과 목표들

청각 그리고 촉각 자극에 초점을 둔 감각 활동들은 B.를 위해 프로그래밍으로 통합시켜야 한다. 소리 실린더, 조가비 짝짓기, 그리고 온도 테블릿과 같은 활동들은 매우 유익하다. 숨은 동전 찾기, 실린더 블록, 기하학적 모양, 그리고 활동들의 이동과 같은 그녀의 손을 사용한 운동 활동들은 매우 유익하며 거주자를 위한 직무를 최대로 증진시킨다. 그림과 단어-분류하기 활동들은 또한 조금의 도움과 함께 인지적 향상을 위한 B.에게 매우 좋은 활동이다. 이러한 활동들은 인지 능력을 유지시키는 것에 대한 표현과 언어를 증진시키는 데 도움을 준다. B.의 목표는 인지 능력들의 유지를 포함하여(시각적 문제를 지님에도 불구하고), 소동작 기술을 사용하고 의사 결정을 증진시키는 것이다.

마이어스-메노라 파크/몬테소리에 기초한 평가 시스템(MMP/MAS).(ⓒ1998 Myers Research Institute & Menorah Park Center for the Aging)

제 5 부

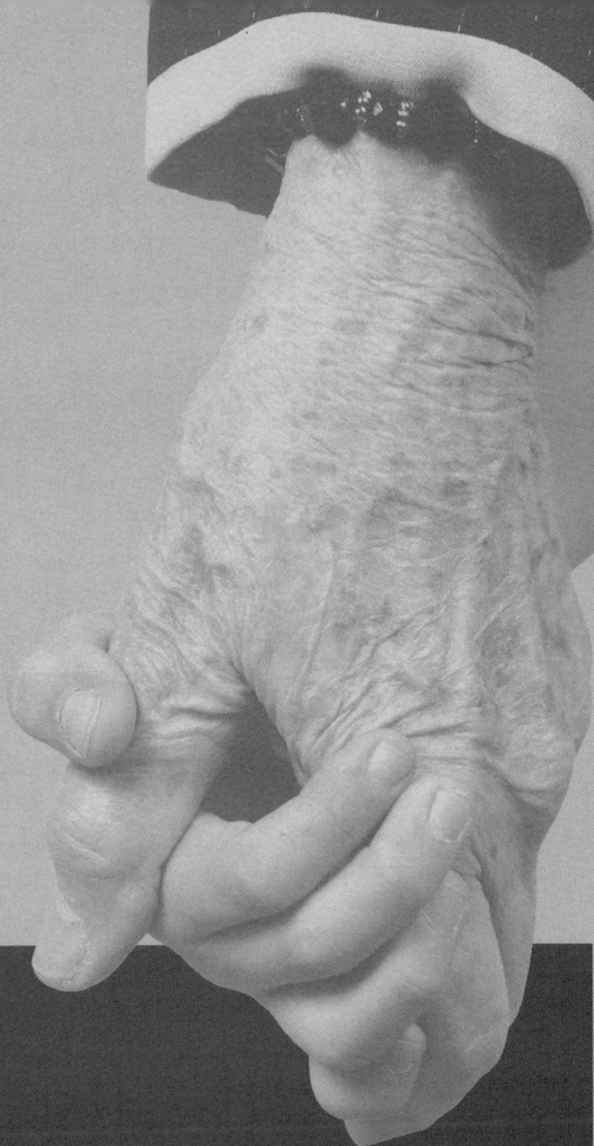

배경
(Context)

노인들은 특수하고 보편적인 환경을 가진다. 많은 노인들은 다문화 사회의 영향과 함께 규칙적인 근거를 다루며 다른 지역에서는 비슷한 문화적 이슈를 가진다. 노인들에게서 23장에서 논의된 문화적 요소들의 각각은 특정한 핵심요소일 것이다. 왜냐하면 노인들은 이민자이거나 젊은 개인들보다 더욱 전통적이기 때문이다. 노인과 만나서 관리를 제공하는 전문적인 공동체는 가치와 믿음이 중요한 방법에서 벗어나는 것처럼 관리의 결과에 중요한 영향을 미친다. 이것은 건강 차이는 경제적, 기능적으로 불리한 소수 집단에서 개개인의 삶의 후반부에 나타난다는 강력한 근거가 있다(Whitfield, 2004).

24장에서 설명한 기술적 진보는 더욱 더 삶을 연장시킨다. 기술적 진보는 삶을 더욱 만족스럽게 만들고 개인이 필요하고 원하는 것을 이룰 수 있게 도와주는 많은 방법들을 제공한다. 몇몇의 전문가들은 노인들은 "높은-기술" 중재와 관련이 없을 것이라고 추정한다. 비록 앞서 말한 것이 몇몇의 사람들에게 사실이더라도, 새로운 기술을 잘 받아들이고 그곳에서 즐거움과 만족감을 찾는 많은 노인도 있다. 게다가, 모든 사람을 위한 환경적 강화인 **보편적 설계**의 주안점은 개선되었고 단순한 몇몇의 기술들은 줄어든 환경적 장벽보다 증가되었다. 새로운 기술을 가지는 환경은 기술 때문이 아니라 그것이 도입된 방식 때문에 잘 받아들여지지 않는다.

노인학에서 고려되는 영역 안에서 노인학대는 증가해왔다. 학대는 새롭지 않지만 손상이나 무시로부터 고통 받는 노인에 대한 관심은 최근에 시작되었다. 재정적 학대 또한 만연해 있다. 모든 전문가들은 학대받는 노인들을 알아차려야 하며 학대로 인한 심각한 사상자와 노인학대에 관한 공공 교육과 의심되는 학대를 보고하는 문제들을 개선하기 위한 단계를 밟아야 할 것이다. 25장에서는 건강-관리 훈련자(health-care practitioners)의 책임과 문제들을 논의하였다.

그리고 마지막으로 삶의 후반부는 큰 즐거움과 만족의 시간이어야 하지만 우리 모두에게 그것은 끝이다. 26장에서 제공되는 임종을 맞은 개인과 그들의 가족에 관한 일은 관심이 큰 영역이다. 말기환자 시설이나 호스피스 관리는 개인과 가족들을 위해 가능한 만족스러운 삶의 끝을 만드는 것을 돕는다. 이것은 또한 전문가들이 개인이 아마도 우울증 때문에 미리 삶을 포기하거나 그들이 희망할 때를 인식하는 것은 의무이다. 이것은 쉬운 결정은 아니지만, 중요하다. 노화로 인한 시력감퇴, 고혈압, 관절염을 제외하고는 건강하다고 말한 95살의 한 여성은 그녀의 모든 친구들이 죽고 계속 살아갈 의욕이 없는 것을 불평했다. 그녀가 경한 뇌졸중에 고통 받고 있을 때, 누군가는 그녀의 신체적 상태가 일반적으로 회복되고 있다고 말하였으나, 그녀는 그녀가 친구들처럼 될 준비가 되었다고 하였으며 먹지 않고 3주 후에 사망하였다. 이것은 상실의 과정과 같은 필연적인 결과는 아니며 대부분의 노인들은 상실을 대처하기 위한 방법을 찾기 위해 선택하는 방법이다. 그러나 이것은 관리제공자(care providers)가 급락과 같은 잠재성을 인식하기 위해 중요하다. 이것은 또한 관리제공자가 말기 환자 관리가 적절한 상황인지 재인식하기 위해 중요하며 가족들이 어쩔 수 없는 상황을 받아들이는 것을 돕는다.

노인의 일에서, 건강-관리 전문가는 노화 과정의 특성과 같은 모든 특별한 환경들을 고려해야 한다. 이것에 따르면, 그들은 삶의 마지막 단계에서 개인과 가족 더 나아가 지역사회가 만족할 수 있도록 도와야 한다. 이것은 전문가에게 도전적인 일이지만, 모든 사람의 많은 잠재적 이익을 위해 필요하다.

Whitfield, K. E.(Ed).(2004). *Closing the gap: Improving the health of minority elders in the new millennium*. Washington, DC: Gerontological Society of America.

제 23 장

문화와 노화

Culture and Aging

우리가 문화와 문명이라고 부르는 것의 대부분은 일반적으로 압도적인 특징들에 대항하여 사람이 만드는 노력으로 만들어지며 그들과 그들의 자손을 위한 목적으로 창조된다.

Mihaly Csikszentmihalyi, 1990, p. 215

목 적 (OBJECTIVES)

이 장을 읽고 난 후, 독자는 다음을 할 수 있게 될 것이다:

1. 문화에 대해 정의할 수 있다.
2. 문화의 특징에 대해 설명할 수 있다.
3. 문화의 독특한 표현을 만들기 위한 개인의 성격과 경험과 문화의 상호작용에 대한 방법에 대해 논의할 수 있다.
4. 문화가 노화의 과정에 영향을 미치는 방법에 대해 논의할 수 있다.
5. 건강 차이의 개념에 대한 논의와 문화가 건강 차이에 작용하는 방법에 대해 논의할 수 있다.
6. 문화의 특수한 지식, 과학적 관심, 역동적 기술의 개념을 포함하여 중재 계획과 실행에 효과적인 문화를 만들기 위한 전략을 설명할 수 있다.
7. 장애, 성적 성향, 전문성에 기초한 문화와 같은 레크리에이션, 민족, 종교의 정체성을 포함하는 특수한 문화의 특징을 설명할 수 있다.
8. 서비스 사용을 위한 문화의 영향에 대해 논의할 수 있다.
9. 특수한 상호작용을 하는 문화의 부각되는 결과로 개인의 경험에 근거한 문화적 상호작용의 방법에 대해 설명할 수 있다.
10. 개인의 치료와 평가에서 문화의 영향에 대해 발생되는 가설에 대해 논의할 수 있다.
11. 역동적 크기를 촉진하는 기술을 설명할 수 있다.
12. 증가된 문화적 능력을 강화시키는 자가 평가를 위한 전략을 설명할 수 있다.

1장에서 간략하게 논의되었듯이 **문화(culture)**는 노화의 경험에서 심오한 의미를 가진다. 노인인구의 빠른 세계적 증가, 한 나라에서 또 다른 나라로의 인구이동 증가, 그리고 이주의 역사적 동향은 모두 문화를 이해하기 위한 요구의 증대와 건강관리 중재에서 문화적 가치, 신념, 선호를 통합시키는 데 기여하였다.

배경적 요소로서 문화로 열거된 ICF 세계건강기관과 AOTA 실행프레임워크는 둘다 건강과 기능에 영향을 미치는 요소이다. 그러나 그것들이 뒤바뀌지 않고 환경에 따라 개인에게 영향을 미친다는 것을 알아야 한다. 이것은 우리가 이 단원에서도 볼 수 있듯이 지나친 단순화의 어떤 것이다. 그러나 삶의 지속적인 발전과 건강관리의 준비에서 하나의 요소로서 명확히 인정된 문화는 앞으로 인간작업에서 중심적 역할을 고심하는 중요한 단계이다.

인구통계학적인 추세는 노화에서 상당히 중요한 문화적 이슈의 훌륭한 지표이다. 미국에서, 인구는 노인뿐 아니라 다양한 연령층에서 증가하고 있다. 미국 인구조사국의 예상으로는 미국에서 백인은 2030년까지 81% 정도로 증가할 것이고, 흑인에 대해서는 131%까지 증가할 것이며, 아메리칸 인디언, 에스키모인, 그리고 알트류족에 대해서는 145%, 아시아인과 태평양섬 주민 285%, 히스페닉인 328%정도까지 증가할 것이라고 시사했다. 1장에서 언급했듯이, 연령 피라미드는 모든 나라에서 노령화로 바뀌어가고 있다. 미국에서도 사실 그러하듯이 많은 선진국들에서 또한 이주가 증가하고 있다(2004, OECD 경제협력개발기구). 그래서 고령인구는 점점 더 다양해지고 있다. 그리고 전 세계적으로 인구의 노인비율은 빠르게 증가하고 있다. 문화는 건강관리와 사회서비스, 연금, 그리고 다른 재정적인 지원, 또한 노인들에 대한 적절한 역할에 관한 인식에 접근하는 것과 같이 그러한 문제들을 다루는 공공정책에 영향을 미치고 노화의 경험에도 영향을 준다(Walker, 2006).

문화는 노령이 어떤 의미를 가지는지, 노령의 삶의 기간 동안에 대한 계획과 목적, 노년의 삶과 건강관리에 관한 가치와 태도, 일에 계속 종사하거나 그만둘지에 대한 동기의식에 관하여 개인의 기대에 영향을 줄지 모른다. 문화의 여러 측면은 만년의 삶에서 과장될 수 있다. 예를 들면, 현재의 노인집단은 이민 후 태어난 최초의 자녀보다 더 많을 것이고, 그들의 고국의 성격을 더 많이 오래 간직하고 있을 것이다. 이것은 만년의 삶에서 감정적인 우려를 표현하기 위한 준비를 덜 갖춘 몇몇 노인 집단의 삶에서 감정적 억제 같은 특성에 영향을 미칠지도 모른다(Consedine, Magai, Cohen, & Gillespie, 2002). 특히 중요한 이슈는 그들의 모국어에 대한 기억유지이다. 노인들은 새로운 언어를 배우지 않거나, 후대 세대보다 언어를 덜 유창하게 말할지도 모른다. 그들은 또한 건강과 건강관리에 대해 전통적인 신념을 유지할지도 모르고 더욱더 전통적인 치유방법을 사용할지 모른다.

문화는 노화경험의 역할뿐만 아니라 가치와 이해까지도 영향을 미친다. 예를 들면, *미국*에서 다른 삶이나 사회에서의 생산적인 업무, 즉 '생산성'은 연속적인 감각을 수립(설정)하기 위한 방법으로 만년의 삶에서 중요한 것으로 여겨왔다. 생산성은 사후 세계와 영적인 삶에서 강한 신념이 깃들어 있는 문화에 있어서는 가치가 조금 덜하다(Alexander, Rubinstein, Goodman, & Laborsky, 1991). 그리고 역할은 다소 모호해지는 경향이 있다. 그에 반해서 "서양에서, 특히 미국에서 자신은 개인 내에서 휴식을 취하고 커다란 개인주의 정신 내부에서 휴식을 취한다(Rubenstein & DeMedeiros, 2004, p. 61)."

노령이 좋은 것으로 여겨지는 인식이 있지만 그것은 달라지고 있다. 미국에서 필수적이고 활동적인 삶은 중요하게 여겨지고 있다. 반면에 아일랜드에서는 휴식을 위한 시간과 일에서 벗어나는 자유를 가지는 것이 더 가치가 있다(Fry et al., 1997). 미국에서 소수 노인 여성 집단은 소득(수입), 부족한 교육, 주택, 영양실조, 그리고 건강치유의 한계 때문에 건강문제에 대해서 커다란 위험에 처해있다(Hopper, 1993). 그래도 몇몇 문화에 있어서 노인여성은 특히 그들의 자유에 대해서는 가치 있게 여겨지거나 전체 가족구성원의 건강문제에 대해 결정하는 사람으로서 계속적으로 중요한 기능을 맡고 있다.

1과 3장에서 언급했듯이 치료는 '성공적인 노화' 로 설명되어져야 한다. 다른 문화 집단은 어떤 다른 의미의 관점이 될지도 모른다(Fox, 2005). 그리스에서, 삶의 주관적인 질은 노령에 적응하기 위한 긍정적인 영향과 능력에 연관되어 있다(Efklides, Kalaitzidou, & Chankin, 2003). 늙은 중국인들 사이에서, 기능적인 지위와 생산관련 지위는 성공적인 노화와 연관되어 있다(Chou & Chi, 2002). 자주 친구들과 만나는 것은 중국에서 특히 중요하게 생각되어진다. 이러한 점들은 미묘하게 다르지만, 잠재적으로 OT 중재에 관하여 생각하는 것은 중요하다.

노화에 관해 문화를 넘어선 몇몇 보통의 신념들이 있다. 특히 대부분, 거의 모든 문화들이 노인의 취약점과 강점 사이에서 차이를 나타내고, 이러한 차이점은 노화의 경험에서도 많은 차이를 보인다(Draper & Harpending, 1994). 마음 속에 존재하는 안녕을 넘어선 문화의 공통적 요소가 많이 있다(Diener & Suh. 1998). 성공적인 노화와의 연관성이라는 관점에서 공통성을 넘어선 문화는 신체의 기능과 수행 그리고 긍정적인 영향력을 포함시킨다(Andrews, Clark, & Luszcz, 2002). 그와 동시에 문화적 차이점은 무시할 수 없다. 그래서, 예를 들면, 유대인 이스라엘 사람에 대해 아는 것은 중요하다. 삶의 만족감은 대부분 강력하게 건강 상태에 의한 것으로 예견되어져 있지만, 유대인 이스라엘 사람들에게는 사회적 시찰이 더 중요했다(Litwin, 1995).

노화의 경험에 영향을 주는 모든 문화적 차이를 나타낼 방법은 없다. 그러나 문화의 집단 수에 대한 조사는 보통을 넘어선 특별한 집단이 되기 위한 독특한 문화의 요소들이 될지 모르는 요소로 간주되는 유익한 정보를 제공한다. 비록 문화에 있어서 비교적 유사하게 아웃사이더로 보여지더라도 극적인 차이점이 존재할지도 모른다는 점은 주목할 만하다. 이와 비슷하게 꽤 다르게 보여지더라도 공통성을 넘어선 문화가 존재할지도 모른다.

문화와 작업
(Culture and Occupation)

문화는 작업의 모든 영역에 영향을 미친다. 뿐만 아니라 근본적이고 문맥적인 요소는 수행과 연관되어져 있다. 많은 상호(소통)적인 요소 때문에 개인의 가치, 신념, 그리고 행동에 특히 영향을 줄 수 있고, 의료관리자가 모든 문화에 관해 모든 것을 알 수 있다고 추정하는 것은 타당하지 않다. 몇몇 고려사항의 개요를 제공하기 위해 고안되어진 논의는 노인들이 일할 때에 고려되어야 한다. 주치의는 문화의 중재과정을 위해 논의전략에 따르고 있다.

작업의 수행영역
(Performance in Areas of Occupation)

작업의 모든 영역은 어느 정도 문화에 영향을 미친다. 그 영향은 선호나, 수행을 지지하거나 방해하는 맥락적인 요소 또는 다른 가변적인 문화와 관계가 있을지도 모른다. 다양한 작업영역을 조사함으로써, 문화는 고정적이지 않다는 것을 마음에 새겨두는 것이 중요하다. 예를 들면, 아시아 태평양 지역에서 더욱 활동적인 노인들의 새로운 이미지가 생겨나고 있다(Phillips, 2000). 게다가 이것은 개인의 문화에서 작업의 기본적인 지식을 가지고 있다는 것을 의미하고, 또한 어떤 세계 사건의 감각을 익히기 위한 것이 문화를 변화시키는 데 어떠한 역할을 하는 것 같다.

노화의 경험에서 흥미롭고 도움이 될 만한 문화의 영향에 대한 예는 직물점 주인과 그 동료에 의해 제시되었다(Brooks & Draper, 1998; Draper & Harpending, 1994). 그들은 아프리카에서 찾은 The !Kung과 헤레로족 두 그룹에 대해 연구하였다. 보츠와나 부족인 The !Kung은 전통적인 생활방식으로 살아가며 서부 문화의 규범이 크게 영향을 미치지 않는다. The !Kung은 식량수확과 수렵, 사냥, 채집기술의 조합으로 살아가며, 매우 가난하다. 그와는 대조적으로 헤레로족은 나비미아와 보츠와나에서 축산업을 하며 살아간다(그림 23-1). The !Kung과 헤레로족은 둘다 하 정도의 생식력을 가지며, 노인들은 부족하지 않다. 다수의 어린이들이 일을 하는 것에 접근할 수 있는데도 불구하고, 두 사회에서는 어린이들에 의해 가능한 노동에 대해 매우 차이를 보인다. 두 사회의 다양한 상황에 맞춰 노인들은 일을 수행한다.

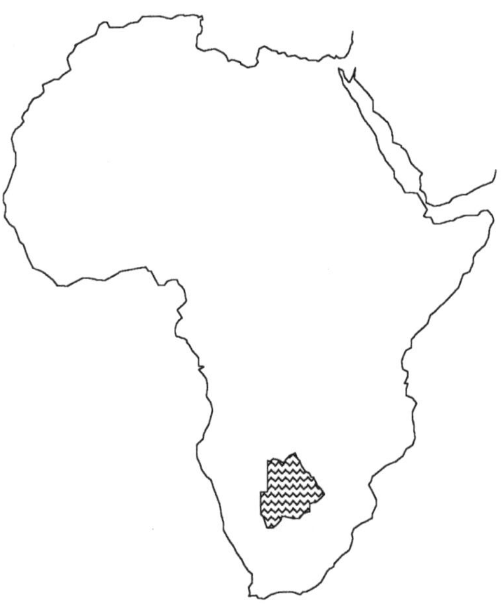

그림 23-1 이 지도는 아프리카에 The !Kung과 헤레로 지역의 위치를 나타낸다.

단순한 사회에서 노화의 사회적 환경은 어쩌면 바람직할지도 모른다. 그리고 복잡한 산업사회에서 노화는 일반적으로 우월하며, 물리적인 환경은 노화의 신체적 감소에 대한 그들의 대비책에서 노인들은 허용하지 않는다. !Kung 사회의 모든 사람은 매우 젊거나 노인들이 같은 일을 한다. 그러나 성별, 건강, 나이에 의존하거나 활동력의 정도에 따라 변화한다. 노인은 신체적 활동이 가능하기만 하다면 해야 한다. "그들 자신의 관리(care)를 할 수 있다"라는 신념에서 자부심을 갖는 것이다. 헤레로족(Herero) 사회는 60~70세의 노인들은 가벼운 일을 할 수 있다. 그러나 나이와 함께 찾아오는 일(work)은 다른 사람을 돕는다. 특히, 어린이들을 위해서 !Kung은 돕는 형태를 세지는 않는다.

!Kung족과 헤레로족을 비교하면, 헤레로족은, 노인은 겉으로 나타나는 가치가 가장 중요하다고 한다. 그러나 !Kung족의 노인은 최소한 존경하고 지지하도록 한다. 헤레로족 노인들에게 사회자원과 재료를 제공할 것이다. !Kung 중에 노인들이 즐기는 것이 관습처럼 권한이나 특전, 특별한 것이 아니다. 일부 노인들은 더 잘 하기 위해 제공한다. 그러나 이것이 발생할 때 노인에게 의무와 더 많은 일반적인 문화의식보다는 노인들은 성인아이(adult children)와 성공적으로 잘 지내는 결과를 가진다.

문화는 선진국에서도 작업(occupation)에 영향을 미친다. 예를 들면, 미국에서 다른 민족집단과 비교하였는데, 아프리카계 미국인은 일과 높은 장애 비율에 많은 차이를 가지고 있다(Sloan & Wang, 2005). 복잡한 상황에서 새로운 이민은 적응하는 정신적 장애와 감정, 사회와 대립하는 미국에서 아시아 인도 이민자들은 사실의 증거가 된다(Kelly-Moore & Ferraro, 2004; Mendes de

Leon, Barnes, Bienias, Skarupski, & Evans, 2005). 가까운 가족은 이민과 긍정적인 적응을 가치 있게 예측하는 공통성이 긍정적인 이유이다(Nandan, 2005).

일상생활활동

비록 그것이 직접적이지 않다 하더라도 문화는 일상생활활동(ADL)에 영향을 미친다. 이 분류는 옷입기[dressing(타이트하거나 느슨함)], 먹기[eating(포크나 젓가락 사용)], 위생[hygienehy-giene(목욕이나 샤워)], 운동[mobility(의자나 바닥에 앉기)], 그리고 다른 기본적인 자기관리(self-care) 기능을 포함한다. 적응을 위한 특정한 문화 기준의 중요한 요인을 고려하는 것이다(Rubenstein & De Medieros, 2004). 문화에 따라 자기관리 과제 수행의 동일한 능력과 함께 그들 자신의 적응에 상당한 차이가 있을 것이다.

미국에서 각각 다른 그룹 사이의 기능에 대한 관찰 중에서, 북미 원주민의 상당한 나이 75세 그리고 노인의 경험에서 적어도 특정한 ADL은 제한적이다.

그 숫자는 85세 이상 노인들에서 70% 이상 증가하였다. 왜냐하면 이 집단에서 노인들의 수는 빠르게 증가하였기 때문에 중요한 ADL 제한의 수도 이와 비슷하게 빠르게 증가하기를 기대하고 있다(Ludtke, McDonald, & Allery, 2002). 흥미롭게도, 미국 흑인은 전반적으로 더 큰 기능적인 제한을 가지고 있다고 알려져있지만, 몇몇 조사에서 흑인은 나이가 들어가면서 백인보다 ADL 기능 손실이 다소 적을 것이라고 했다(Sloan & Wang, 2005).

일상생활의 중요한 활동

IADL 기능은 특정한 문화에서 성 역할에 예상에 강한 영향을 준다. 홍콩에서는, 여성은 삶의 말년에 가난에 고위험이 있고, 그들은 예상 밖의 자금을 알게 될 것이다(Lee, 2003). 베를린에 있는 노인들 중에 여성은 가정생활에서 대부분 시간을 보낸다. 그러나 파트너와 함께 레저 활동을 위해 많은 시간을 보내며 산다(Klumb & Baltes, 1999). 지역사회 이동에서 만약 좋은 일반 운송수단이 없는 도시에 살고 있다면 운전을 결코 배우지 않았을 것이며 이것이 여성을 위한 문제가 되었을 것이다. 남성은 또한 만성에 대한 기대감으로 혜택을 받지 못할 것이다. 왜냐하면 많은 문화는 가정을 유지하거나 요리를 배우지 못한 문화 때문이다.

분명한 문화 놀이는 IADL 선택의 역할이다. 음식 선호도나 요리 스타일은 분명한 예이다. 터키에서 구운 요리보다 기술과 능력 차이인 볶음요리를 요구하고 만들 수 있다. 돈 관리는 문화에 의해 달라진다. 예를 들면, 무슬림들은 일반적으로 은행에서 대출하는 것을 금한다(*Nida'ul Isiam Magazine*, 1995). 일반적인 대출구조는 지역사회에서 부족함을 채우는 것에 발생한다. 이 중재의 돈 관리의 강조는 준비 유형에서 유력과 수정으로 해야 한다.

문화는 어떤 다른 것에서 일어나거나, 미국 문화 추세는 IADL 수행에서 문화의 유형에 영향을 미친다. 특징적으로, 남성은 정원을 관리하거나 집수리를 다룬다. 그리고 여성은 집 청소나 인테리어를 한다. 노인은 젊은이 비난을 초래하여 그들 자신이 가끔 찾는 스타일보다는 편안한 옷을 선택한다.

교육(Education)

교육은 노화의 경험에서 큰 영향을 미친다. 노화의 많은 긍정적인 경험이 교육되었던 사람은 상당한 근거를 가지고 있다(Kinsella & Phillips, 2005). 이유는 명백하지 않다-그것은 의료정보에서의 접근은 교육을 잘 받은 사람들일지도 모른다. 또는 작업의 의미 있는 접근일 수도 있고 좋은 건강관리와 건강 음식을 제공하는 금융자원이다.

즉, 성 역할의 차이점은 교육 성취에 영향을 미친다. 아시아 국가에서 노인 여성은 남성보다 더 문맹일 것이다(Knodel, Ofstedal, & Hermalin, 2002). 미국에서는 대조적으로 아프리카계 미국인 지역사회에서 여성은 남성보다 더 대학을 다녔을 것이다(Babco, 2001).

일(Work)

문화가 교육에 영향을 미치기 때문에, 일의 참여에 영향을 주는 것이라 추정하는 것은 타당하다. 조사 근거는 이것이 사실임을 보여주었다. 예를 들면, 미국에서 흑인 여성은 다른 여성들보다 근무경력이 더 길다. 그러나 사회보장으로부터의 수입은 더 작다(Carstensen, 2001). 왜냐하면 그들의 일은 임금이 적은 일이 더 많기 때문일 것이다. 아시아-태평양 지역에는 시골의 반자급자족을 포함하여 은퇴 혜택을 받을 수 없는 작업 활동의 집합체가 있다. 그래서 많은 노인들은 계속 일을 하고, 역사적으로 좋은 혜택을 받았던 공동의 작업은 은퇴를 가능하게 했다(Phillips, 2000). 그러나 미국에서는 실제로 은퇴 혜택은 세계의 많은 부분에서 없어져갔다. 혜택의 손실의 결과로 노동력 참여가 아시아에서 변화하고 있다. 그래서 노인 남성들은 점점 더 일을 많이 하고 있는 것 같다. 그리고 참여비율이 낮은 노인 여성들 사이에서도 증가하고 있다(Knodel, Ofstedal, & Hermalin, 2002).

노인들에게 '일'이라는 의미가 너무 제한적일지도 모른다는 것을 기억하는 것은 중요하다. 13장에서도 언급했듯이, "생산적인 작업"의 개념은 중요하다. 노인들은 경제적인 가치는 있지만 급료를 주지 않는 보육이나 자원봉사활동과 같은 작업에 참여를 잘 할지도 모른다. 저개발 국가에서는 경제적 단위, 대부분 가족의 생존을 위해 기여하는 것이 가능한 모든 사람들은 기대를 가지고 있다.

여가와 놀이(Leisure and Play)

여가와 놀이는 나라와 문화에 따라 실제적인 차이가 있다. 한 특별한 이슈는 특정 집단이 은퇴에 대해 기회들을 가지고 있는지 없는지 개발이 적거나 농경문화에서 개인은 일을 하기에 노화되기 전까지 경제적으로 여유있기를 기대할 것이고 일은 하루 전체에 걸쳐 연관될 것이다. The !Kung은 Drapare와 동료(Brooks & Draper, 1998; Draper, 1976; Draper & Harpending, 1994)와 Maya(Bonder, Bazyk, Reilly, & Toyota, 2005)는 순수하게 여가를 목적으로 하는 직업이 거의 드물다는 문화의 예이다. 과테말라에서 여성은 직업을 기쁜 활동으로 말하지만 그들은 생산적인 직업 안에서 종종 이 기쁨을 찾아내야 한다.

여가 작업은 12장에서 언급했듯이, 노인에 대한 수많은 필요성을 다루고 있다. 문화와 연관된 중요한 이슈는 작업(직업)에 대한 문화의 가치와 신념을 강화시키는 기회인 것이다. 예를 들면, 나이든 한국계 미국인에 대해서 잘 선전된 여과 활동은 "한국적"이지 못한 감각과 생소한 나라에서 보호감각은 촉진시킬 수 있다(Kim, Kleiber, & Kropf, 2001).

이 시점에서 문화는 노인들에 의해 선정된 특정 여가 작업에 영향을 준다. 스페인 고령 여성은 남성들보다 물리적인 활동에서의 직업이 적다. 이 결과 여성은 삶의 질과 관련된 건강에서 낮다는 것을 보여준다(Guallar-Castillion, Sendino, Banegas, Lopez-Garcia, & Rodriguez-Artalejo, 2005). 미국에서는 이런 차이들이 문화적 뿐만 아니라 사회경제적 순환과도 연관있음을 보여준다. 교육과 건강상태에서의 차이가 대부분 물리적 활동의 여가시간에서 인종적, 윤리적 차이라고 생각한다(He & Baker, 2005).

사회적 참여(Social Participation)

노인들이 삶의 만족에 기여한 것 같이 노인들의 작업에 관한 조사에서 대부분 일관된 결론들 중에 하나는 사회적 참여의 중요성이다. 사회적 네트워크의 종류인 참여의 본질은 노인이 이용가능하고, 접촉의 빈도는 문화에 의해서 모두 조정되어진다. 예를 들면, 미국 흑인에 대해서 지역사회의 감각, 역경에도 불구하고 이루어낸 업적의 감각, 정신적인 연관성, 그리고 사회적 활동은 긍정적인 노화의 상관관계이다(Terry-Cox, 2003). 그러나 연구에서 미국 흑인들은 백인보다 더 작은 사회 네트워크와 더 낮은 레벨의 사회적 약속을 가지고 있다(Barnes, Mendes de Leon, Bienias, & Evans, 2004). 그러나 몇몇 미국 흑인은 그들의 가족(그림 23-2)과 교회를 통하여 대부분 사회적 지원을 받았다. 사회적 작업에 관한 결론은 많은 문화들과 관련되어 있다. 예를 들면, 사회적으로 활동적인 일본의 노인들은 다른 부분에 있어서도 더 활동적이다. 그들은 더 많은 취미를 가졌고, 신체적으로 활동적인 상태에 있으며 사회적으로 연관되어 있지 않은 사람들보다 더 건강하다(Ohno et al., 2000).

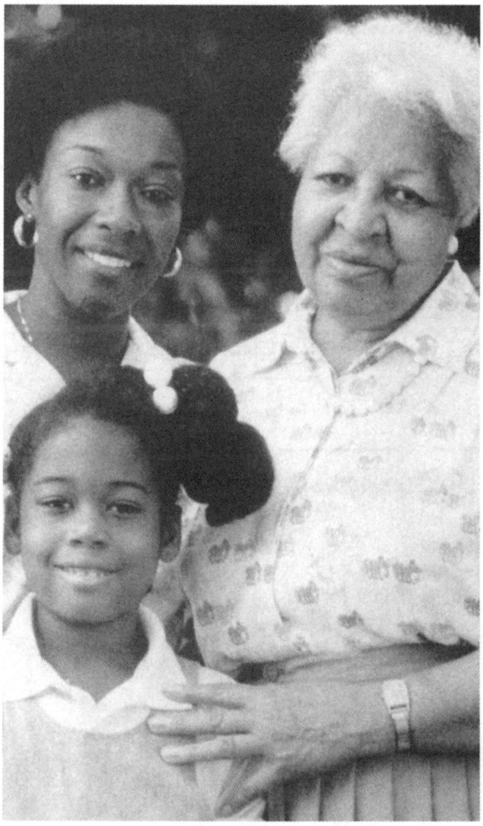

그림 23-2 미국 흑인 노인들은 가족관계를 매우 가치있게 여긴다(From Memory and Aging, The Alzheimer's Association, Chicago, 1991, with permission).

수행기술(Performance Skills)

수행기술과 함께 문화는 흥미로운 상호작용을 가지며, 수행 영역에 보다 더 영향을 미칠 것이다. 문화는 생물학 과정과 관련된 전형적인 인간 요인에 영향을 미친다.

운동기능(Motor Skills)

이러한 사항에서 조사의 큰 본체가 없다고 할지라도, 증거는 운동기능이 특별한 문화에서 작업부담과 연관되어 발전되었다고 제시되었다. 마야부족의 베 짜는 사람에 대한 관찰은 이러한 활동이 일생의 과정을 넘어섰다는 것을 보여준다(Bonder, 2001). 그들은 오랜 시간 동안 다리를 뻗거나 고정된 무릎, 땅에 무릎을 꿇는 것으로도 땅에 앉을 수 있었다. 문화적으로 다른 중재된 작업들은 특별한 운동기능의 유사한 발전 또는 불필요한 부재와 관련되어 있을지도 모른다.

처리(과정) 기능(Process Skills)

문화요인들은 인지에 영향을 미친다고 하였다(Park, Nisbett, & Hedden, 1999). 아프리카계 미국인은 인지기능 테스트에서 낮게 나타났다(Sloan & Wang, 2005). 특히 문화의 형태는 논리와 분류를 하는 것이다(Atran, Medin, & Ross, 2006). 동아시아인들은 전체론적이고 맥락적인 패션에서 정보를 처리하는 경향이 있고, 유럽인들은 분석적인 패션에서 정보를 처리한다(Park, 1999). 이것은 세계의 유망한 전체론적인 인식 때문에 상형문자로 되어진 경향이 있는 아시아 언어의 본질 덕분으로 생각된다.

흥미롭게도, 일본계 미국인은 일본에는 알츠하이머병에 대처할 보호책이 있다고 말한 몇몇 증거가 있다(Grave,s Rajaram, Bowen, McCormick, McCurry & Larson, 1999). 문화는 유병(유행)뿐만 아니라 진단과 중재전향까지를 포함하는 알츠하이머병의 많은 면에 영향을 미친다(Manly & Espino, 2004). 게다가 다수의 문화를 더 크게 폭로하였던 미국 흑인은 더욱더 다른 문화를 성공적으로 동화시켰고, 미국 흑인은 신경정신학적 테스트에서 더 나은 수행을 하였고(Manly, Byrd, Touradji, & Stern, 2004), 아마도 그것은 교육의 더 높은 단계와 연관되어져 있다. 시간이 지남에 따라 미국 흑인은 백인보다 인지기능이 다소 악화되지 않은 것으로 나타났다(Sloan & Wang, 2005).

지역사회/상호작용 기술

노인들, 특정한 노인 이민자는 종종 지역사회에서 힘겹게 나아간다. 문헌에 의하면, 어린 아이들은 새로운 언어를 금방 배울 수 있다. 그리고 언어 습득능력은 나이와 함께 줄어든다. 이것은 중요한 이슈이다. 사회네트워크 정착에서 중요한 요인은 새로운 도시에서 언어를 배우는 것이며, 일상의 과제를 성취하는 데 중요하고, 새로운 환경에서 편안하게 생활할 수 있다. 그래서, 예를 들면, 강한 영어기술은 독립적으로 생활하는 예측된 능력이며 또는 멕시코 노인 이민자를 위한 세대주에서 제공한다. 이것은 에스파냐 기본적인 언어의 지역사회에서 분명하게 차이가 있다(Burr & Mutchler, 2003). 스페인어를 사용하는 노인은 영어 프로파일에서 젊은이보다 더 적을 것이다(Mutchler & Brallier, 1999).

수행패턴(Performance Patterns)

노인에 의해 선택된 작업(occupational)은 문화에 영향을 미친다고 토의되고 있다(He & Baker, 2005). 참여(engagement)의 패턴은 문화에 의해 비슷하게 영향을 미친다. 또 다른 예는, 아프리카계 미국 노인은 직업과 관련된 조직화 또는 사회조직화에서 백인의 참여보다 더 적다(Miner & Tolnay, 1998). 그러나 아마도 교회에서 바쁜 활동을 할 것이다(Rasheed & Rasheed). 또다른 예는, 그림 23-3에서 보여진다. 마야 여성들은 집에서 자갈길을 따라 시장으로 갈 때 운송을 지원해주는 전통적인 도구를 사용한다. 그것은 차이가 있다. 미국에서 일반적으로 바퀴 달린 카터를 사용한다.

습관과 일상(Habits and Routines)

노인들에게 안정된 취미는 신체능력감소에 기능을 제공할 수 있다. 예를 들면, 의식적인 사고없이 자기 치유활동을 완성하기 위한 능력은 다른 가치 있는 직업에 대한 에너지를 아껴쓸 수 있다. 능력이 크게 감소되었을지라도 오래된 취미

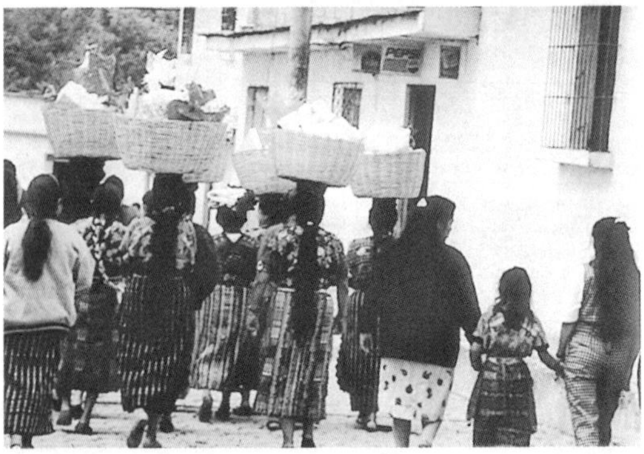

그림 23-3 몇몇 문화에서, 콰테말라의 산악지대에 사는 이러한 마야부족 여성들에게 사실인 것처럼 수행패턴은 환경 요소뿐만 아니라 아주 오래된 일과에 기반을 둘지 모른다.

는 직업을 제공할 수 있다. 예를 들면, 캠프, 새, 체리(2000)는 알츠하이머병을 가진 노인들이 일을 하면서 **절차상 기억(procedural memory)**에 의지하는 활동의 치료법에서의 영향을 조사하였다. 노인들의 장기간 취미생활이 생성되어졌을 때 더 효과적으로 자기 치유와 여가 직업에 참여할 수 있다.

불행하게도 모든 취미가 반드시 긍정적인 것은 아니다. 미국과 같은 나라에서는 몇몇 소수집단의 노인들은 그들이 살아오는 동안 내내 중요한 차이를 경험할지 모르는 곳에서 삶에 대한 행동과 자질의 장기간 결과가 있을 수 있다(Dixon & Richard, 2003). 이러한 개인들은 공식적인 의료제공자를 의심스러워할지도 모르고 기능을 제공할 수 있는 서비스를 회피하기 위해 그들에게 초래된 취미를 생성할지 모른다. 차이의 개연성이나 자원의 부재에 대한 예상은 미국 흑인들이 스트레스를 받는 두려움에서 야기된다는 것을 보여주고 있다(Weitzman, Dunigan, Hawkins, Weitzman, & Lefkoff, 2001).

역할(Roles)

서양의 나라들에서, 퇴직은 인생의 예상 행로의 어느 곳에서 노인의 역할이 다른 연령의 역할보다 조금 덜 분명히 규정된다. 명확한 역할 기대의 부족은 긍정적이고 부정적인 현실 둘다 될 수 있다. 긍정적인 의미에서, 노인들은 다른 사람들보다 자아정체성의 중요한 역할에서 자유를 더 많이 느낀다. 부정적인 의미에서, 노인들은 정체성에 관해 어느 정도의 극심한 불안감을 느낄지도 모른다. 선진국과 어떤 민족전통적인 집단이나 종교적인 집단에서는 노인에 대한 명확한 역할이 있다. 이러한 것은 노인들이 자아의식과 자존감을 유지하는 것을 가능하게 한다. 북미 원주민들의 조손가정은 "문화관리위원"의 대단히 가치 있는 역할을 포함시킨다(Weibel-Orlando, 2001). 이러한 문화들에서 노령은 "인생에서 가장 획기적인 시점에 도달해 오고 있을 때의 삶의 중요한 시점"으로 대표된다(Gardiner & Kosmitzki, 2005, p. 97). 아랍계에서, 노인들은 경험에 있어서 본래의 지혜를 가지고 있는 인지된 조언자로 보여졌다(EthnoMed, 1996). 이것은 또한 브라질, 콜롬비아, 일본, 중국, 그리고 많은 다른 집단주의의 사회에서 그렇고, 일찍이 사람들은 숭배를 했고, 높은 사회적 지위를 받았다.

성 기대감은 노인의 역할로 생각되는 것이 분명하다(Cochran, Brwon, & McGregor, 1999). 미국 흑인과 백인 노인 여성에 대한 역할을 조손가정, 의료제공, 그리고 자생에 포함되고 이 모든 활동은 우울증을 감소시킬 수 있다(Cochran et al., 1999; Gallo, Cooper-Patrick, & Lesikar, 1998). 아프리카에서 AIDS는 손주에 대한 양육의 역할을 맡은 조부모에게 강요할지 모른다. 미국에서 복수의 역할은 낮은 비율의 우울증 증상과 연관되어 있고 손주에 대한 의료제공은 어떤 긍정적인 결과를 가질지 모른다고 제안하였다. 이것은 조부모를 자주 동원하는 다른 나라(특히 아프리카)에서 더 적게 나타난다. 결혼, 고용, 사회적 역할의 전체 숫자는 미국 흑인과 백인 둘다에 대한 우울증의 강력한 예측변수지만, 고용은 미국 흑인 여성의 우울증 감소에서 더 중요했다(Cochran, et al., 1999).

역할의 관점에서 딜레마는 문화적 변화의 영향(충격)이다. 이주는 전통을 잃어버리는 것으로 역할에 부정적으로 영향을 미칠 수 있다. 미국으로 이민 간 아시아 사람들 사이에서, 노인의 지식에 관한 존중은 새로운 환경에서 적용되지 않기 때문에 감소되었다(Carstensen, 2001). 일본계 미국인의 연세가 드신 분들 개개인에 대하여 차후 세대의 문화변용으로 자식에 대한 책임감이 변한다(Yamaguchi & Silverstein, 2003). 그러나 자식에 대한 책임감의 감소된 가치는 애정이 증가한 것과 같다. 이러한 상황에서 모든 세대는 그들의 관계에 계속해서 만족감을 준다. 변화하는 역할은 또한 다른 사회의 요소로부터 기인한다.

중국의 외동아이 정책과 다른 낮은 생식력의 원인은 효도의 관념에 대한 심오한 결과가 될 것이다(Phillips, 2000). 게다가, 청소년은 조금 덜 믿게 될 것이고, 부모는 그들과 같이 살아야 한다(Hsu, Lew-Ting, & Wu, 2001). 노인의 인지는 미국에서보다 중국 문화가 더 긍정적일지라도 공동 기숙사에 사는 정신적으로 어른이 안 된 사람은 감소하고 있다(Zhang, Hummert, & Garstka, 2002). 왜냐하면 성인 딸은 강력하게 이것을 따르는 것을 더 이상 믿지 않았고 종종 노동 인구에 속했다. 그 때문에 의료제공을 더 적게 이용하였다(Zimmer, 2005). 가나에서, 가족의 유용성이 감소된 것은 더 어린 개인의 작업에서의 변화 때문이고 AIDS로 인해 정신적으로 어른이 안된 사람의 손실 때문이라고 했다(Aboderin, 2004).

배경(Context)

작업은 공백이 일어나지 않는다. 작업 안에서 환경은 어떤 것들이 일어나는지 또는 무엇을 하는지 강한 영향을 미칠 것이다.

문화(Cultural)

지금까지 논의에서 나타났듯이, 문화의 맥락은 작업적인 선택에서 중요한 요소이다. 가족의 역할에 대한 신념, 독립과 의존, 그리고 적절한 사회지원은 거주와 지원 네트워크를 포함하여 기본적인 결정에 영향을 미칠 것이다. 예를 들면, 아시아 태평양 지역의 대부분의 나라에서 노화는 주로 가족의 배려로 간주된다. 노인을 부양하는 가족의 능력에 대한 변화는 이 지역에서 많은 논의와 우려로 발생시키고 있다(Phillips, 2000).

문화는 작업으로부터 파생된 의미의 근원에 영향을 준다. 노인이지만 젊어보이고 나이보다 늙어 보이는 이스라엘 유대인과 아랍인들에 대한 연구는 가족과 공동의 가치가 모든 4개의 집단에서 높고, 아랍인들에게서는 더 높게 나타났다.

자율성과 독립성과 대인관계는 모두에 비해 높은 순위를 차지하였지만 나이에 비해 늙어 보이는 유대인에 대해서는 더욱 더 높은 순위를 차지하였다. 공동활동은 전반적으로 높지만 아랍인들에 대해서는 더 높다. 평정의 달성은 나이가 든 유대인에 가장 높고, 자기개발은 아랍인들에서 더 낮다. 이 모든 것은 매우 중요하다. 다른 사람들의 거주 활동은 문화뿐만 아니라 성과의 차이점과 함께 중상정도의 중요성을 가진다(아랍 여성은 중요성이 조금 적고, 모든 집단의 남자에 대해서는 더 중요하며, 더 어린 유대인 여성보다 나이든 유대인 여성에 대한 중요도가 더하다). 좋은 관계를 맺는 것은 중요하다. 그러나 두 개의 집단에서 어린 여자보다 나이든 여자의 중요성이 더 적다(Bar-Tur, Savaya, & Prager, 2001). 하지만 이것은 만년에 문화적 가치의 차이점에 대한 하나의 예시이다.

물리적(Physical)

물리적 환경에서 문헌연구의 관심은 거주하기 좋은 선택을 일반적으로 고려하는 것이 중요하다. 문화적 가치와 관련된 성인자녀와 함께 살거나 이주하거나, 집에서 머무르는 것인지 아닌지에 대하여 결정해야 한다. 그러나 경제를 고려하여 가족들과 함께 사는 것을 결정할 것인지에는 어려움이 있다. 히스패닉, 흑인, 아시아계 미국인들은 백인보다 더 많이 대가족 제도 하에서 살아가고 있을지라도 부양유형은 욕구보다는 경제적 필요에 의해서 더 많이 결정지어진다(Carstensen, 2001, p. 267).

많은 노인들은 자신의 집에 남아있기를 원한다. 이것은 정신적으로 중요하게 필요한 것과 수행습관을 지지하는 것을 선택해야 한다. “집”은 개인의 사용과, 일과, 그 지역의 의미를 통해 개별적으로 적절하게 알려져 있다(Rubenstein & de Medeiros, 2004, p. 62). 각 문화는 공적인 자금 사회 서비스를 통하거나 가족 구성원은 예상되는 선택을 할 것이다. 반면에 노인들은 집에 남아있을 것으로 예상된다.

다른 측면으로 문화적으로 중재하는 물리적 환경이 노화의 경험에 영향을 미친다. 폭넓은 도로, 고르지 않은 표면, 밀집한 차량을 포함하여 "많은 아시아 도시지역과 시골지역의 환경에 대해 원하는 것이 노인들에게 적대적으로 영향을 미친다" (Phillips, 2000, p. 25). 위험한 파괴된 도보를 간신히 애써서 불안정한 걸음이나 휠체어는 개별적이다. 그러나 개발도상국은 대중의 건강을 위한 지출을 우선으로 리스트에서 정상은 충분한 접근을 제공하여 향상시키는 것이 아닐지도 모른다.

신체적 환경의 중요성에 대한 인식에서, 이주가족은 출생한 나라로 노인을 돌려보내는 것을 선택해야 할지도 모른다. 에리트레아의 망명인들은 노인들이 더 친숙한 환경에서 더 편안할 것이라고 믿는다(Ethnomed, 1996). 그리고 미국 본토에 살고 있는 푸에르토리코의 노인들은 같은 이유로 포에르토리코로 돌아가려는 결정을 할지 모른다.

사회적(Social)

사회적 네트워크의 본질과 호혜는 문화적으로 중재되어진다(Ferraro & Su, 1999). 가족들은 분명히 그러한 네트워크의 중심에 있지만 노인의 참여에 대한 성격으로 가족변화가 일어난다. 일본에는 하나는 현대적이고 하나는 전통적인 가족의 부양자로 "이중구조"로 되어 있다. 일본의 노인들은 안녕의 높은 단계로 알려진 전통적인 가정에서 산다. 현대적인 가정은 미래에 대한 걱정(우려)의 관점에서 일본계 미국인들과 유사하다. 그러나 이것은 일본계 미국인들에게서 어느 정도 개선되어졌다. 왜냐하면 그들은 치료에 대한 다른 선택을 함으로써 그들 자신을 인식하기 때문이다(Iwamoto, Rogers, & Gall, 2003). 홍콩의 연구는 유사한 결과를 낳았다(Lee & Hong-kin, 2005; Ng, Phillips, & Lee, 2002). 효도에 대한 가치의 변화는 노인에 대한 중요한 결과를 가질 것이라는 염려가 있다.

다른 나라에서, 젊은 세대의 문화변용은 노인들의 불만족은 야기하였다. 중국계 뉴질랜드인들은 연세가 드신 분들에 대한 숭배에 관한 젊은이와 노인 개개인 사이에 예상되는 격차에 대해 전했다고 알려지고 있다. 유럽계 뉴질랜드인들은 예상에 대해 공유하지 않았고 따라서 어른들에 대한 아이들의 사고방식에 의해 실망하지 않았다(S. B. Gee, Liu, & Ng, 2002).

전반적으로, 홀로 사는 과부나 홀아비들은 고립에 있어서 가장 높은 위험에 처해 있을지 모른다. 그러나 삶의 질을 위해 주거환경을 일반화하는 것이 불가능하다(E. M. Gee, 2000). 잘 설립되어진 것이 있을지라도 그것은 삶의 질의 사회 네트워크 영향일 것이고, 적절한 역할에 관한 문화적 기대는 노인들이 만족스러운 네트워크를 설립하고 유지할 수 있는 정도에 영향을 미친다.

개인적(Personal)

이 책의 몇몇 단원에서, 집단에 대한 개념은 논의되어졌다. 집단의 경험은 다양한 문화집단과 다르다(Dixon & Richard, 2003). 예를 들면, 미국 흑인노인의 현재 집단은 미국에서 일생 동안 심한 차별을 경험해왔다. 그러한 경험들은 외부의 사건에 대한 맥락과 개인적인 이해 둘다를 반영한다. 그것이 삶의 다른 환경의 결과로서 작업에 엄청난 영향(충격)을 줄 것이라는 것은 불가피하다. 몇몇 결과는 극심한 가난과 약해진 건강으로 부정적일지라도 또한 예를 들면, 강한 사회적 네트워크 같은 요소의 관점에서 긍정적인 결과가 될 수도 있다(Angel & Angel, 2006).

정신적(Spiritual)

작업의 정신적 맥락은 삶의 질에 대한 심오한 결과를 가져올 수 있다. 동아시아 나라들은 유교, 불교, 이슬람교, 그리고 조금 작은 규모의 기독교에 의해 영향을 받았다(Phillips, 2000). 문화적 특징은 가족과 사회의 조화에 강한 가치가 포함되는 결과를 낳았다. 미국 본토 노인들은 자주 기도를 하고 생활환경이나 나이에 상관없이 더 나은 정신건강을 갖는 것이 중요하다는 믿음을 인지하고 있다는 것을 보여주었다(Meisenhelder & Chandler, 2000. 전반적으로, 노인들은 그들의 나이에서 종교적인 차이에 더 관대하고, 여러 가지 전통에서 중요한 관행을 발견하기 위한 시도를 하였다. 개인적인 종교는 종교의 기관과 함께 조직적인 연계로 공식적으로 관여한다. 또한 사회적 네트워크로부터 혜택이 많다; 정신적인 개인성은 개인의 성장으로부터의 이익에서의 공식적인 종교참여보다 더 높은 힘의 존재에 초점을 맞추었다(McFadden, Brennan, & Hicks Patrick, 2003).

관습적인 지혜는 미국 흑인을 위하여 교회를 공식적인 사회 서비스 단체로 대신하자고 제안했다. 트리니타폴리는 그들의 정신적인 혜택이 상당하다고 할지라도, 교회는 추정되어온 것보다 중요한 지원을 훨씬 더 적게 제공하자고 제안했다.

정신성이 항상 종교와 동등한 것이 아니라는 점을 언급하는 것은 중요하다. 개인들은 감각적인 정신성을 높이 평가하여 스스로 서술했고, 사리사욕보다 더 큰 목적이나 의미, 더 높은 힘이 있다고 믿었다. 그들은 전통적인 종교적 신념을 통하여 그들의 신념을 강구하거나 강구하지 않을지도 모른다. 그리고 창조적인 시도를 통하여, 중재를 통하여, 또는 다른 사람의 서비스를 통하여 그들의 정신성을 표현하기 위해 선택할지 모른다. 노인에 대한 질적인 연구는 정신적으로 스스로 평가하고 이런 가치를 강구하는 두 여성 모두를 어떻게 묘사했다(Bonder, 2000). 교회 후원업체 연구집단에 참여한 정기적으로 수행된 하나의 서비스는 교회에 의해 후원되어진 지역사회활동에서 자원봉사활동의 하나이다. 또 다른 하나의 전혀 참여하지 않은 봉사는 정신적인 면으로 표현된 교회에서 열린 안무를 하는 댄스 수행활동이다. 연구에서 또 다른 참가자의 반응은 여기서 인용된 문서에서 보고되지 않았다. 참가자는 정원을 가꿀 때 대부분 심오하게 정신성을 느꼈다고 지적했다. 왜냐하면 자연의 연속성은 더 높고 커다란 힘을 반영하기 위한 것처럼 보여졌기 때문이다.

시간적(일시적)(Temporal)

문화집단은 흔히 시간에 관한 특별한 인식과 삶에서 시간의 중요성을 가진다. 예를 들면, 미국 본토 사람들은 하루 시간의 관점에서 보다 자연적인 세계에서의 변화의 관점에서 더 시간을 인식하는 경향이 있다(Alvord & Van Pelt, 1999). 이것은 약속에 대해 '늦게' 되는 경향을 동반하면서 시계를 무시하는 경향이 생기고, '신속한'의 중요성에 더 초점을 맞춘 그들에 대해 좌절감을 줄 수 있다. 그리고 히스패닉 문화에서 시간을 향한 느긋한 태도는 또한 중요하다. 이것은 건강의료 제공자와의 갈등의 원천이 될 수 있다. 그 사람들의 일은 보통 생산성에 대한 기대에 의해 강력히 규제하는 하는 것이다.

활동 부담(Activity Demands)

물건사용과 그것들의 특징 (Objects Used their Properties)

과테말라와 미국에서 직물을 짜는 일에 대한 나의 연구에서, 나는 직물 짜는 사람이 사용하는 베틀의 차이점을 서술하였다(Bonder, 2001). 과테말라에 마야부족 여성들은 전형적으로 백스트립 직물 짜는 일에 고용되었다. 베틀은 베틀의 하나의 부분으로 기여하는 날실의 팽팽함을 제공하는 직물 짜는 일과 함께 패브릭의 막대기와 날실로 구성되어 있다. 미국의 여성들은 직물을 팽팽하게 하기 위해 더 복잡한 기계를 사용하여 베틀 탁자나 바닥을 사용해온 베 짜는 사람이다. 신체적으로 베 짜는 사람은 베틀의 한 부분인 벤치에 앉거나 앉지 않았다. 또한, 과테말라의 마야족 여성들은 흔히 옥수수를 갈고, 나무를 모아서, 손으로 토르티야를 만들었고, 부뚜막에서 그것들을 요리하여 토르티야를 만들었다. 반면에 미국에서는 흔히 대부분 상점에서 이미 만들어 놓은 토르티야를 구매하였다. 분명히 베를 짜고 요리를 하는 데 사용되는 그 물건은 노인들이 평가된 작업을 유지할 수 있을 정도의 영향과 이러한 두 가지 문화에서 상당히 다르다.

공간 요구(Space Demands)

문화는 적절한 위치와 일, 기도, 다른 작업에 대한 공간에 대한 인지에 관해서 차이가 난다. 이와 유사하게, 생활환경은 노인의 생활공간이 대단히 다양한 것과 같이 문화집단들 사이에서도 차이가 있다. 경력이나 민족성에 관계없이 혼자 사는 노인들 때문에 일과는 더욱 더 어려워지고 있고(Waite & Hughes, 1999), 생활환경은 작업수행에 있어서 드라마틱한 결과를 도출해낼 수 있다.

사회적 요구(Social Demands)

사회적 요구는 수행을 지원하거나 지연시킬 수 있다. 은퇴가 공공연하게 지원되고 기대되는 위치에서 보수가 주어지는 직장에서 일을 계속하기를 원하는 노인들은 직장을 떠나라는 불쾌한 압력을 경험할지 모른다. 이와 비슷하게, 바쁨이 지속되는 압력은 차분하고 사색적인 삶을 더 선호하는 노인에게는 어려움이 있을 수 있다(Ekerdt, 1986). 미국에서의 문화는 어린 시절에 가치가 있는 위치가 노인들에게는 하찮은 존재 같은 기분이 들게 한다.

노인들의 특별한 도전은 이주의 경험에서 있을 수 있다. 이스라엘로 이주한 러시아 노인들은 어려운 경험을 했지만 궁극적으로는 긍정적이었다고 전했다. 그들은 그 나라의 언어를 배우지 않았다. 왜냐하면 러시아의 이주민 지역사회에 머물러 있었기 때문이다. 그들은 주거지 발견의 어려움, 불충분한 수입, 그리고 어린 가족구성원과의 유대관계 약화에 대해 전했다(Remennick, 2003). 런던에 늙은 소말리족 노인들은 가족부양을 하는 데 최고였다. 낮은 삶의 만족도를 인지한 그 사람들은 더 우울해 하는 것 같았다. 그들은 또한 장애와 고독을 더 많이 경험했다(Silveira & Alleback, 2001).

필수 신체기능/필수 신체구조

문화는 특별한 작업이 맡겨진 방식을 중재한다. 필수 신체기능과 구조는 또한 다양할 것이다. 몇몇 마야족의 베 짜는 노인들은 관절의 유동성 또는 시력으로 발전의 한계 때문에 힘겹게 고투하고 있다(Bonder, 2001). 그들은 까다로운 패션의 베 짜는 기술을 배웠기 때문에 이러한 한계는 그들이 더 이상 베를 짜지 못할 수 있다는 결론을 야기시켰다. 작업에 대한 간단한 적응은 베틀의 날실을 통해 씨실을 움직이게 하는 것을 가능하게 했다. 그러나 그들의 시각에서 더 이상 베를 짜지 못했다. 이러한 여성들에게 좋은 시력, 고정된 다리, 그리고 까다로운 자세의 위치는 일을 해내는 데 필수적이었다.

환자 요소(Client Factors)

신체기능/신체구조

개인의 모든 나이, 스트레스는 부정적인 영향과 감정 억제와 관련이 있다. 그러나 스트레스 반응질병은 다른 문화집단에서 다른 패턴을 드러낸다. 하나의 연구에서 부정적인 영향은 유럽계 미국인과 비교해서 동유럽인의 관절염과 불균형적으로 관련되어 있다. 그리고 수면장애에 영향을 준 부정적인 영향은 미국 흑인보다 카리브 지역의 아프리카인에게서 더 적게 나타났다(Consedine et al., 2002).

특별한 작업의 본질이 문화에 따라 다르기 때문에, 필요한 신체구조는 또한 다르다. 게다가, 신체구조는 맡겨진 작업에 따라 생애 동안 다르게 발전되었다. 마야족의 베짜는 사람들은 그들의 낮은 팔과 다리에서 관절 유동성이 많이 있었다. 그러나 또한 오랜 세월 바닥에 앉아서 작업한 결과로서 관절 고통인 "*관절염(arthritis)*"의 높은 비율을 나타낸 것으로 보고되었다.

문화와 중재 프로세스 (Culture and The Intervention Process)

건강관리 서비스 사용의 다름을 묘사하는 문헌이 있다(Smedlery, Stith, & Nelson, 2003). 많은 문화적인 요인들은 헬스케어 이용과 관련되어 있다(Dunlop, Manheim, Song, & Chang, 2002). 미국은 히스패닉 여자들이 가정간호를 덜 이용하고, 장애를 가진 아프리카계 미국인들이 다른 집단보다 헬스 서비스를 덜 이용한다(Abramson, Trejo, & Lai, 2002). 소수집단 그룹은 정신 건강 서비스에 더 좋지 않은 접근을 보인다(John, 2004). 원주민 미국인도 좋지 않은 헬스와 케어에 접근이 좋지 않다. 역사는 서비스 이용에 한 역할을 차지한다(Ranzijn & Bin-Sallik, 2001).

오클라호마의 흑인 마을의 연구는 역사적인 인종차별이 정상적인 헬스케어 시스템에 대해 대체적인 서비스를 이용하게 했다는 것을 보여준다(McAuley, 1998). 미국에 있는 헬스케어 제공자는 아프리칸 미국인들 사이에 헬스케어 시스템에 대해 Tuskegee Syphilis 연구의 의욕상실과 비슷하다(Cargill, 2005). 헬스 차이는 메디케어의 노인들을 위해 약간 약해지고 있다(Trivedi, Zaslavsky, Schneider, & Ayanian, 2005). 하지만 미국에 노인들을 위해 좀 더 나아져야 한다.

차이는 국제적으로도 발생한다. 스웨덴의 노인들은 정규적인 헬스 서비스를 받지만 미국의 노인들은 비정규적인 헬스 서비스를 받는다(Angerl, Buckley, & Sakamoto, 2001).

중재 계획에 영향을 주는 인구 요인들과 상호작용(Interacting Demographic Factors as They Affect Intervention Planning)

많은 요인들은 문화와 연관이 있다. 많은 방법론이 연구를 성가시게 한다. 교육, 수입, 사회 네트워크 패턴의 차이가 변수가 될 수 있다. Markides와 Lee(1990)는 교육이 노인의 안녕의 예측변수라는 것을 알아냈다. 비슷한 발견이 아프리카계 미국인에게서도 발견되었다(Manly et al., 2004). McCallum과 Shadbolt(1989)는 멕시칸 미국인 노인들은 가족에게 의지하는 것을 보고했다. 반면에 백인은 친구들에게 더 의지하는 것을 보고했다. 의지의 차이는 문화적 차이에 결과이거나 이민자 상태와 같은 다른 요소의 결과일 것이다. 이것은 "이중의 위험(double jeopardy)"과 같이 나이가 많은 사람에게서 문화적 차이가 생기는지 노화의 과정으로 생기는 것인지는 명확하지 않다(Markides & Black, 1996). 노화는 개인의 차이를 증가시키고 문화와 사회적 요소는 아마도 줄어들 것이다.

몇몇 문화적 차이는 관리제공자(careproviders)에 의한 건강 상태의 종류에 반영된다. 예를 들면, 아프리칸 미국인은 백인 미국인보다 75세가 될 때까지 삶의 기대가 낮다. 그들은 고혈압을 가지고 있고 신장에 문제가 있고 심혈관 문제를 가지고 있다(Smedley et al., 2003). 게다가 암과 당뇨병을 가지고 있다. 하지만 75세 이후에는 아프리카계 미국인들이 어떤 그룹보다 삶의 기대가 높았다(Manton & Stallard, 1997). 그들은 골다공증의 이차적 손상의 위험을 감소시키는 백인에 비해 높은 골밀도를 가지고 있었다. 게다가 삶의 후반부에 있는 아프리칸 미국인들은 특별한 용기를 갖는다는 것은 이미 증명되었다. 아시아인은 더 낮은 암과 심혈관질환이 있다. 이 차이는 문화적인 것보다 생물학적인 것으로 민족 그룹들 사이의 차이에 대한 높은 관심은 질병 예방에 대한 중요한 정보를 나타낼 것이다.

세계적으로 넓게 퍼진 이민자의 수는 높게 나타나며(Gelfand & Yee, 1991), 치료사들은 문화가 삶의 후반부의 경험을 강화시키고 또한 더욱 문제 상황을 만드는 것 모두를 기억할 필요가 있을 것이다. 명확한 정체성을 확립하기 위한 기회는 도움이 된다; 다른 것으로부터 떨어져 남아 있는 경향은 해로울 것이다(Gelfand & Yee, 1991).

사태가 복잡해지면서 사람들은 하나의 문화보다 더 많은 문화를 가진다(Bonder et al., 2002). 지금까지 우리의 논의는 일차적으로 민족성에 관해서 이지만, 우리는 또한 게이와 레즈비언의 차이도 나타냈다. 또한 나이와 관련 있는(고등학교 학생에 관한 생각이나 은퇴한 지역사회에서 나이가 더 많은 사람) 문화도 나타냈다. 장애를 가진 그룹과 전문가는 또한 문화적 차이를 가졌다. 이것은 각각의 클라이언트가 효과적인 계획의 중재가 이루어지기 전에 알아차려야 하는 문화적 가치의 독특한 형태를 가진다.

그룹 사이에 명백한 문화적 차이가 있더라도 많은 유사성을 가진다(Mahoney, Cloutterbuck, Neary, & Zhan, 2005; Yang, McCrae, & Costa, 1998). 중국, 아프리카계 미국인, 라틴계 그룹의 어른과 어린이는 알츠하이머 질병의 발생이 확인되었을 때 비슷한 반응을 나타내는 것을 알 수 있었다. 모든 세 개 그룹에서 초기 인상이 정상 노화의 부분인 건망증으로 나타났기 때문에 관리(care)를 찾는 데 지연이 되었다. 아프리카계 미국인은 이것을 "고참자의 질병"이라고 이름을 붙였으며, 중국인은 "*후 투(hu tu)*"라는 용어를, 라틴계인은 "*엘 로코(el loco)*"라고 불렀다. 모든 사람들은 정상적인 증상을 보이는 경향이 있었으며 첫 번째로 가족들에게서 조언을 받았다. 대부분의 문화적 그룹들에게서 삶의 만족은 나이가 들어감에 따라 감소하지 않지만(Diener & Suh, 1998) 노인들은 그룹 사이에서 삶의 만족의 낮은 수준을 경험하는 경향이 있다(Show & Krause, 2001).

Sokolovsky(1997, p. xxv)는 문화와 노화에 대해 떠맡게 되는 6가지 요인에 대해 제안했다.

1. 하나의 문화적 시스템이 노화의 문제의 성공적인 솔루션을 제공한다.
2. 모든 서양이 아니거나 산업화되지 않은 사회가 노화에 대해 나은 환경을 제공하지 않는 것은 아니다.
3. 사회적인 변화는 노인의 삶의 질을 자동적으로 떨어뜨리지는 않는다.
4. 단 하나의 문화적인 시스템은 성별, 사회적 지위, 시골, 도시영역에 근거한 성공적인 노화를 위한 다른 기회를 제공한다.
5. 노령의 삶의 질과 잠재적인 안전은 사회와 친족들이 역할을 할 때 최대화가 된다.
6. 노인병학 유토피아는 없다.

행동(Behaviors)

문화적으로 영향을 주는 행동적 선택은 잘 늙어가기 위한 노인의 능력에 영향을 미치며 노화와 함께 발생하는 어쩔 수 없는 문제들을 잘 처리하기 위해 필요하다. 이러한 상호작용을 조사한 연구 가운데 아프리카계 미국 노인들은 심각하게 병이 들었을 때도 투지와 인내, 끈기를 보여준 것을 발견한 연구가 있었다. 이것은 생존에 높은 가치를 두고 독립성, 정신성과 같은 반응의 형태로 아프리카계 미국 노인들의 인종차별의 결과로 보여진다(Becker & Newsom, 2005).

치료에 응하는 적극적인 마음은 또한 문화적으로 영향을 받는다. 항우울 약물의 부작용에 대한 걱정은 아프리카계 미국인과 라틴계 노인이 지시에 따르도록 하는 것을 실패하게 한다. 이것은 약물에 대한 고의적인 불만이나 건망증(라틴계)의 결과로 보여진다(Ayalon, Arean, & Alvidrez, 2005). 미국 토박이들은 덜 동화되는 경향이 있었으며 정신적 불균형과 부조화의 결과로서 정신의학적 장애의 견해를 보였다(Abramson et al., 2002).

게이와 레즈비언 노인들은 서비스 제공을 위해 독특한 요구사항을 가지며(Beeler, Rawls, Herdt, & Cohler, 1999) 동의나 거부의 경험에 기초한 건강 행동에 대한 결정을 내리게 한다. 집단의 차이는 다음 세대가 점점 더 많이 사회적 동의를 경험하기 때문에 그들의 요구에 영향을 미친다(Herdt & de Vries, 2003). 많은 게이와 레즈비언들은 상상 속의 친척을 만들고 지지를 위해 파트너와 친구들에게 의지한다(Shippy, Cantor, & Brennan, 2004).

대안이 되는 건강관리의 사용에서 문화적 차이는 있다. 흑인과 히스패닉계 사람은 백인보다 건강보조 식품을 덜 섭취하지만, 보완적 약물을 더 섭취한다. 보험에 가입한 관절염과 같은 만성질환을 가지는 한국의 노인은 우울하지 않으며 전통적인 한국의 치료요법을 사용하는 것처럼 보인다(Pourat, Lubben, Wallace, & Moon, 1999).

문화적인 기능(Cultural Competency)

작업과 건강의 문화적 측면의 재인식은 관리제공자가 **문화적 기능(culturally competent)**을 가지는 것에 대한 높은 관심을 이끈다. 문화적 기능은 "문화적 상황에서 효과적인 일을 하는 전문가들이나 단체, 체계와 함께 적절한 행동, 태도 정책의 세트"이다(U.S. Department of Health and Human Services Office of the Secretary, 2000, p. 80865). 문화적 기능이 실질적으로 관리의 결과에 영향을 미치는 정도에 대한 근거는 제한적이지만, 최소한으로 클라이언트의 만족감을 증가시킨다고 나타났다. 따라서 "클라이언트는 적절한 평가, 진단 그리고 모든 환자를 위한 문화적 기능 관리를 제공하는 다양한 인종과 민족그룹으로부터 치료를 어떻게 할 것인지에 대한 즉각적인 답을 요구할 것이다(Faison & Mintzer, 2005, p. 541)".

모든 그룹에 대해 모든 것을 아는 것은 불가능하지만 모든 개인의 독특한 표현을 만드는 개인의 성격과 경험과 상호작용하는 문화적 배경 때문에 부분적으로는 알 수 있다. 더 나아가, 많은 문화는 다양한 방법으로 발생하며 같은 문화라 할지라도 한 소그룹에게 어떤 때에는 그 문화가 진리가 될 수 있으나, 미래에 혹은 다른 지역사회에서는 진리가 아닐 수도 있다. 하나의 예로, 우크라이나에서 온 소련 유태인은 많은 우크라이나 국민들과는 다르게 러시아 정교(EthnoMed, 1996)를 따른다. 딱 맞는 사례로서, Soviet Jew의 경험에 의하면 우크라이나에서 온 많은 사람들은 비슷하게 토착민이 사는 사회에서 각각의 그룹은 독특한 그들만의 성격을 가지며 역사, 지역 그리고 많은 다른 요소들에 영향을 받는다(Ranzijn & Bin-Sallik, 2001).

이 모든 요소들은 중재과정의 모든 단계에 영향을 미친다. 따라서 전문가의 역할은 중요하며 넓은 지식과 태도를 가지고 있어야 하며 문화적 믿음과 고객의 가치에 반응하고 재인식하는 기술이 필요하다. 민족지적인 계획을 제안하기 위한 문헌의 고찰이 진행되었으며 사회적 과학에서 질적인 연구가 사용되었고 문화적 기능을 확립하는데 도움이 되는 안내를 제공하였다(Bonder et al.,

2002). 15장에서 설명되었듯이, 민족적 고찰은 주의 깊은 관찰과 개방형 질문의 사용을 통해 중요한 정보를 이끌어내기 위한 계획이다.

평가(Evaluation)

효과적인 중재의 첫 번째 단계는 신중한 평가이다. 필요한 정보를 얻기 위해서 치료사는 클라이언트와 관계(rapport)를 형성해야 한다. 인사, 이름, 평가가 일어나는 곳의 환경과 같은 간단한 요소들은 중재계획에 필요한 정보를 얻고 통합하는 데 크게 영향을 미친다. 중재의 모든 단계에 있는 그대로의 사실은 클라이언트의 문화에 대한 지식을 얻는 데 유용하다. 예를 들면, 아랍 무슬림의 배경을 가진 환자는 반대 성별을 가진 사람과의 접촉에 불편함을 느낄 수 있으며, 또는 아프리카계 미국 노인들은 치료사가 환자와 만났을 때 존경의 표시로 그들의 성(last name)으로 불리는 것을 더 선호한다. 그러나 그렇게 하였더라도 이러한 문화적으로 영향을 미치는 선호도는 또한 개인의 선호와 경험에 의해 영향을 받는다. 따라서 가장 좋은 방법은 물어보는 것이다. "제가 어떻게 해드리면 될까요?" 또는 "우리가 악수를 해도 괜찮겠습니까?" 질문을 하는 것은 불편함을 주는 실수들을 피하는 것을 도우며 전형적인 존경심을 전달하고 진실된 관심을 표현하고 개인의 선호도를 알 수 있다.

작업치료 프로파일(occupational profile)

작업치료 프로파일은 문화적인 요소에 영향을 받는다는 것은 사실이다. 클라이언트에게 누가 먹을 식사를 준비하는지 그인지 그녀인지 물어보는 것으로는 충분하지 않다. 식사가 어떻게 구성되는지 누가 요리를 하는지 요리를 어떻게 하는지에 대해 아는 것은 중요하다. 작업치료 중재의 전형적인 목표 때문에 클라이언트가 무엇을 원하고 필요로 하는지를 알아야 하며 그것의 범주가 아닌 작업의 정확한 상태를 아는 것은 중요하다.

작업수행 분석 (analysis of occupational performance)

작업치료 프로파일은 수행의 분석을 나타낸다. 만약 타이요리의 전통적인 방법을 선호하는 노인이라면 그녀는 아마도 많은 준비를 위해 바닥에 앉아서 요리를 할 것이다. 이것은 부엌에 서서 일하는 것보다 다른 정도의 유연성과 지구력을 필요로 할 것이다. *히잡(hijob : 이슬람 여성이 외출 시 머리에 쓰는 가리개)*을 입은 여성은 느슨한 옷을 입은 여성보다 다른 움직임 패턴을 수행할 것이다.

만약 표준화된 도구를 사용해야 한다면 그것이 어떻게 발전되어왔는지, 문화적 요소를 포함하고 있는지 아는 것은 중요하다(Fernandez-Ballesteros et al., 2004; Shulman & Feinstein, 2003). Assessment of Motor and Process Skills (AMPS)(Goldman & Fisher, 1997)와 Canadian Occupational Performance Measure(COPM) (Lwa et al., 2005)과 같은 몇몇의 도구는 작업치료에 사용되며 이 도구들은 문화적으로 적용가능한지에 대해 광범위하게 조사되어왔으나 다른 도구들은 이러한 조사가 나타나지 않았다. 그러나 그들이 기본적으로 가지고 있는 구조와 특정 항목들은 아마도 문화 속에 나타나지 않는다. 다른 나라로부터 온 인구뿐만 아니라 국가적 경계선 안에 있는 문화적 그룹에게서도 나타난다는 것을 명심하여라.

중재(Intervention)

다양한 종류의 중재는 명확한 문화적 요소를 가진다. 개인이 기꺼이 관리(care)를 받으러 가더라도 문화적 영향을 받는다. 예를 들면, 미국에서 아프리카계 미국인은 양로원 사용은 백인들보다 덜 선호한다. 그들은 대안으로 집에서 돈을 주고 관리를 받거나 편안한 관리를 받거나 아니면 도움을 받지 않는다(Wallace, Levy-Storms, Kington, & Adersen, 1988). 어쨌든 중재계획과 실행은 개인의 선호가 반영된 정도에 크게 효과적일 것이다. 그리고 개인의 문화적 가치, 개인의 경험, 성격에 대한 이해를 포함하여야 한다.

중재계획(intervention plan)

평가가 성공적이라면, 중재계획은 개개인의 상황에 맞게 디자인 될 수 있다. 목표와 양상은 문화에 의해 영향을 받는다. 예를 들면, 관리제공자나 환자가 신체적인 지속력을 키우는 데 합의하면, 관리제공자는 지역에 있는 수영장에서 치료를 무슬림 여자에게 추천해서는 안 된다.

중재실행(intervention implementation)

노인의 일은 가족이나 다른 편안한 지지를 위한 자원을 포함하기 위해 특이하지 않다. 어떤 경우에는 관리제공자는(care provider) 다른 가족 구성원의 기여와 역할에 대해 경우에 따라서는 다르게 중재를 제공해야 한다. 미국에서 동쪽 인도 이민자의 경우에서 이 노인은 아마도 어린이 같은 성인인 그나 그녀가 관리를 제공할 때 일반적인 문화에 기반하여 예상하였을 것이다. 노인은 서쪽 문화에서는 받아들일 수 없는 의존성에 대한 바람을 증명할 것이다. 만약 어린이 같은 성인이 미국 문화에 성공적으로 동화되었다면, 그들은 아마도 먼 거리에 살고 전시간(full-time) 일을 가지며 서쪽에서 강조하는 독립성과 자급자족할 수 있는 경향의 발전된 태도를 가질 것이다. 15장에서 설명하였듯이 이것은 심각한 가족의 갈등을 이끌고 우울하고 버려진 느낌을 가진 노인을 떠날 것이다.

중재재검토(intervention review)

몇몇의 문화에서, 막강한 실력자에게 직접적으로 도전하는 것은 무례하다고 여겨진다. 이러한 상황에서 관리제공자는 클라이언트가 중재계획에 동의하고 그 계획이 실행되지 않았을 때 실망하고 놀란다는 것을 믿을 것이다. "불이행"은 성공적이지 못한 중재의 절충 과정을 제안하고 클라이언트의 선호에 따라 다시 논의되어 계획이 다시 수립된다.

결과물(Outcomes)

문화(culture)에 대한 주의(care)의 형성(설립)이 객관적인 결과를 향상시키기 전까지 체계적인 증거는 제한되어져 왔다. 반면, 환자가 주의와 함께 좀 더 만족스러워하게 된 것은 상당한 증거이다(Fortier & Bishop, 2003). 작업치료사들은 환자-집중적인 주의의 중요성을 인지한다–주의는 환자의 목표를 분명히 하고, 목표에 도달하도록 돕는 것이다. 문화는 직업적인 선택과 직업적인 수행과 불가분하게 연결되어 있기 때문에, 중재에 대해 이해하고 확립해야 한다고 가정하는 것이 타당하다.

문화적인 능숙함(competency)의 발달은 계속 진행되고 있으며, 계속해서 배우고, 스스로 평가하고 반영하는 것을 하도록 요구되며, 이는 평생동안 지속된다. 각 상황에 대한 후속조치(follow up)에 따르면, 치료사는 각 과정에 대한 재검토(review)하는 것을 잘 해야 하며, 상황에 대한 측면이 만족스러워 보이는지 그렇지 않은지 명확히 해야 한다. 치료사는 input과 제안을 환자에게 요구할 수 있다. 많은 환자들은 질문하는 것이 관심을 가지고 돕고자 하는 치료사들의 의도라는 것을 인지한다.

치료사들은 불가피하게 가끔 잘못된 조치를 만든다. 이는 아마도 치료사들이 많은 문화-특정한 지식을 잘못 적용했거나, 부분적인 문화와 관련된 중요한 사실을 알지 못했을 것이다. 즉, 치료사들이 문화에 대한 정확하고 종합적인 지식을 가지고 있다면, 환자들의 개인적인 경험이 그 또는 그녀의 반응에 영향을 주었을 것이다. 그리고, 물론 모두가 많은 문화(민족성, 종교성, 직업적 문화, 연령과 관련된 문화)를 가지고 있고, 문화적인 가치에 기여하는 것을 치료적인 측면에서 정확하게 결정하는 것이 가능하지는 않을 것이다. 이러한 경우, 진심으로 양해를 구하며, 명확성을 필요로 하며, 상황에 대한 해결책을 앞으로 긴 시간에 걸쳐 제안할 수 있을 것이다(Bonder et al., 2002).

사례 연구(Case Study)

Mrs. P는 2세로 이란에서 미국으로 이민왔다. 그녀는 지난 30년간 미국에서 거주하였다. 그녀는 그녀의 가족이 남아있는 이란을 방문하였다. 그녀와 그녀의 이민한 가족(세 명의 아들)은 모두 미국으로 함께 옮겨왔으며, 시아파 무슬림은 부분적으로 (관습을)준수하지 않는다. Mrs. P는 Quran(이슬람교 경전, 코란)을 가끔씩 읽지만, 이란을 방문하는 동안에, 라마단(회교력에서 9월. 이 기간 중에는 일출에서 일몰까지 금식함) 동안에는 가지 않았고, *히잡(hijab)*을 입지 않았다. 그의 아들은 그들 스스로 무슬림과 같이 신분을 명확히 하지 않았다.

Mrs. P는 무슬림 여성들이 전형적으로 예상되어지는 것처럼 행동하지 않았다. 그녀는 강하고 독립적이고, 그녀의 재혼한 남편과 동등하게 유대관계도 가지고 있다. 그러나, 그녀의 영어 능력은 좋지 않다; 그녀의 아들은 그녀와 함께 Farsi를 말한다. 그녀와 다르게, 그녀의 아들들은 그들의 새로운 도시에서 이란 커뮤니티(공동체)로 통합되지 않았으며, 그녀는 그들이 모든 학위를 졸업했다는 사실을 자랑스러워한다.

Mrs. P는 그녀가 말한 것과 같이 그녀의 가장 중요한 업무는 주 2회 그녀의 유일한 손녀를 보는 것이다. 그녀는 매우 이 일을 지속적으로 하길 원한다. 최근에 그녀는 매우 건강하며, 그녀는 이일을 계속 할 수 있도록 하는 것에 대해 고민한다.

이일 이외에, Mrs. P의 업무는 어느정도 제한되어 있다. 그녀는 이란인들의 커뮤니티에서 친구들을 만나며, 여행을 즐기기도 한다. 그러나 그녀는 혼자인 상태인 것과 차별과 인종적 프로파일링(자료수집)에 대한 두려움 때문에 여행에 대해 걱정한다. 그녀는 또한 그녀의 이웃에서의 범죄에 대해서 걱정하고, 그래서 밖에 혼자 나가지 않는 경향이 있다. 그녀의 아들들은 이웃에 대한 부분적인 위험과 그녀의 고립에 대한 걱정에 대해 믿지 않는다. 그들은 그녀가 만나는 것을 시작하기를 언급하며, 그러나 문화적인 규범 때문에, 그녀는 꺼려하고 있다.

질문(Questions)

1. 당신은 이 서술에서 성공적인 성숙(노화)을 위해 기여하기 위해 무엇을 보았는가?
2. 이 단락에서 Mrs.P의 나이가 들어감에 따른 경험에 영향을 줄 수 있는 요소를 어떠한 것으로 주목하고 있는가?
3. Mrs.P의 설명에서 다른 부분적 위험 요소가 있다고 생각하는가?

이 사례 연구는 Salari(2002)에 나타난 것 중 대략 하나에 근거하였다.

복습 문제 (Review question)

1. 어떠한 방법으로 문화가 작업적 수행, 패턴, 선택에 영향을 미치는가?
2. 어떻게 과정과 운동 기술이 문화에 의해 영향을 받는가?
3. 활동 요구가 문화에 의해 영향을 받는 방법들에 대해 논의해보자.
4. 문화적 기능이 의미하는 것은 무엇인가?
5. 중재 과정의 다양한 단계에 문화가 어떻게 영향을 미치는가?

웹 기반 자료 (Web-Based Resources)

문화와 노화의 경험에 관한 유용한 정보:

www.csis.org/gai, **Center for Strategic and International Studies**, date connected September 20, 2007. This site describes the Global Aging Initiative, established in 1999. The site includes many links to information about specific countries and their experiences with changing demographics.

www.aginginstride.org, **Aging in Stride**, date connected September 20, 2007. This site includes a great deal of information that is useful in working directly with clients. It provides consumer-friendly advice about physical safety, aging in place, senior living options, health issues, choosing a nursing home, financial concerns, death and dying, and social networks.

www.nethealthinc.com/cultural, **Western Reserve Geriatric Education Center**, date connected September 20, 2007. Access an instructional program focused on building cultural competence in working with older adults.

참고문헌(References)

Aboderin, I. (2004). Decline in material family support for older people in urban Ghana, Africa: Understanding processes and causes of change. *Journal of Gerontology: Social Sciences, 59B,* S128–S137.

Abramson, T. A., Trejo, L., & Lai, D. W. L. (2002). Culture and mental health: Providing appropriate services for a diverse older population. *Generations, 26*(1), 21–27.

Alexander, B. B., Rubinstein, R. L., Goodman, M., & Laborsky, M. (1991). Generativity in cultural context: The self, death and immortality as experienced by older American women. *Aging and Society, 11,* 417–442.

Alvord, L. A., & Van Pelt, E. C. (1999). *The scalpel and the sliver bear: The first Navajo woman surgeon combines Western medicine and traditional healing.* New York: Bantam.

American Occupational Therapy Association. (2002). Occupational therapy practice framework: Domain and process. *American Journal of Occupational Therapy, 56,* 609–639.

Andrews, G., Clark, M., & Luszcz, M. (2002). Successful aging in the Australian Longitudinal Study of Aging: Applying the Mac Arthur model cross-nationally. *Journal of Social Issues, 58,* 749–765.

Angel, R. J., & Angel, J. L. (2006). Diversity and aging in the United States. In R. H. Binstock & L. K. George (Eds.), *Handbook of aging and the social sciences* (6th ed., pp. 94–106). Burlington, MA: Academic Press.

Angel, J. L., Buckley, C. J., & Sakamoto, A. (2001). Duration or disadvantage? Exploring nativity, ethnicity, and health in midlife. *Journal of Gerontology: Social Sciences, 56B,* S275–S284.

Atran, S., Medin, D., & Ross, N. (2006). Evolution and devolution of knowledge. *Psychological Review, 111,* 960–983.

Ayalon, L., Arean, P. A., & Alvidrez, J. (2005). Adherence to antidepressant medications in black and Latino elderly patients. *American Journal of Geriatric Psychiatry, 13,* 572–580.

Babco, E. L. (2001). *Under-represented minorities in engineering: A progress report.* Washington, DC: The American Association for the Advancement of Science.

Bar-Tur, L., Savaya, R., & Prager, E. (2001). Sources of meaning in life for young and old Israeli Jews and Arabs. *Journal of Aging Studies, 15,* 253–269.

Barnes, L. L., Mendes de Leon, C. F., Bienias, J. L., & Evans, D. A. (2004). A longitudinal study of black-white differences in social resources. *Journal of Gerontology: Social Sciences, 59B,* S146–S153.

Becker, G., & Newsom, E. (2005). Resilience in the face of serious illness among chronically ill African Americans in later life. *Journal of Gerontology: Social Sciences, 60B,* S214–S223.

Beeler, J. A., Rawls, T. W., Herdt, G., & Cohler, B. J. (1999). The needs of older lesbians and gay men in Chicago. *Journal of Gay & Lesbian Social Services, 9*(1), 31–49.

Bonder, B. (2001). Culture and occupation: A comparison of weaving in two traditions. *Canadian Journal of Occupational Therapy, 65,* 310–319.

Bonder, B. R., Bazyk, S., Reilly, B., & Toyota, J. (2005). Women's work in Guatemala. *Work, 24*(10), 3–10.

Bonder, B. R., & Martin, L. (2000). Personal meanings of occupation for women in later life. Two women compared. *Women and Aging, 12,* 177–193.

Bonder, B. R., Martin, L., & Miracle, A. W. (2002). *Culture in clinical care.* Thorofare, NJ: SLACK.

Brooks, A. S., & Draper, P. (1998). Anthropological perspectives on aging. In R. O. Selig & M. R. London (Eds.), *Anthropology explored: The best of Smithsonian AnthroNotes* (pp. 286–297). Washington, DC: Smithsonian Institution Press.

Burr, J. A., & Mutchler, J. E. (2003). English language skills, ethnic concentration, and household composition: Older Mexican immigrants. *Journal of Gerontology, Social Sciences, 58B,* S83–S92.

Camp, C. J., Bird, M. J., & Cherry, K. E. (2000). Retrieval strategies as a rehabilitation aid for cognitive loss in pathological aging. In T. D. Hill, L. Backman, & A. S. Neely (Eds.), *Cognitive rehabilitation in old age* (pp. 224–248). New York: Oxford University Press.

Cargill, V. (2005). HIV/AIDS: A minority health issue *Medical Clinics of North America,* 89, 895-912.

Carstensen, L. L. (2001). Selectivity theory: Social activity in life-span context. In A. J. Walker, M. M. Manoogian-O'Dell, L. A. McGraw, & D. L. G. White (Eds.) *Families in later life: Connections and transitions* (pp. 265–275). Thousand Oaks, CA: Pine Forge Press.

Chou, K., & Chi, I. (2002). Successful aging among the young-old, old-old, and oldest-old Chinese. *International Journal of Aging and Human Development, 54,* 1–14.

Cochran, D. L., Brown, D. R., & McGregor, K. C. (1999). Racial differences in the multiple social roles of older women: Implications for depressive symptoms. *The Gerontologist, 39,* 465–472.

Consedine, N. S., Magai, C., Cohen, C. I., & Gillespie, M. (2002). Ethnic variation in the impact of negative affect and emotion inhibition on the health of older adults. *Journal of Gerontology: Psychological Sciences, 57B,* P396–P408.

Diener, E., & Suh, E. (1998). Age and subjective self-being: An international analysis. *Annual Review of Gerontology & Geriatrics, 17,* 304–324.

Dixon, C. G., & Richard, M. (2003). Contemporary issues facing aging Americans: Implications for rehabilitation and mental health counseling. *Journal of Rehabilitation, 69*(2), 5–12.

Draper, P. (1976). Social and economic constraints on !Kung childhood. In R. B. Lee & B. L. DeVore (Eds.), *Kalahari hunter gatherers* (pp. 199–217). Cambridge: Harvard University Press.

Draper, P., & Harpending, H. (1994). Cultural considerations in the experience of aging: Two African cultures. In B. R. Bonder & M. B. Wagner (Eds.), *Functional performance in older adults* (pp. 15–27). Philadelphia: F.A. Davis.

Dunlop, D. D., Manheim, L. M., Song, J., & Chang, R. W. (2002). Gender and ethnic/racial disparities in health care utilization among older adults. *Journal of Gerontology: Social Sciences, 57B,* S221–S233.

Efklides, A., Kalaitzidou, M., & Chankin, G. (2003). Subjective quality of life in old age in Greece: The effect of demographic factors, emotional state, and adaptation to aging. *European Psychologist, 8*(3), 178–191.

Ekerdt, D. J. (1986). The busy ethic: Moral continuity between work and retirement. *The Gerontologist, 27,* 239–244.

EthnoMed: Voices of the Community. (1996). Retrieved February 22, 2006, from http://ethnomed.org/ethnomet/voices.html/.

Faison, W. E., & Mintzer, J. E. (2005). Editorial: The growing, ethnically diverse aging population: Is our field advancing with it? *American Journal of Geriatric Psychiatry, 23,* 541–544.

Fernandez-Ballesteros, R., Zamarron, M. D., Rudinger, G., Schroots, J. J. F., Hekkinnen, E., Drusini, A., et al. (2004). Assessing competence: The European Survey on Aging Protocol (ESAP). *Gerontology, 50,* 330–347.

Ferraro, K. F., & Su, Y. (1999). Financial strain, social relations, and psychological distress among older people: A cross-cultural analysis. *Journal of Gerontology: Social Sciences, 54B,* S3–S15.

Fortier, J. P., & Bishop, D. (2003). *Setting the agenda for research on cultural competence in health care: Final report,* (Edited by C. Brach.) Rockville, MD: U.S. Department of Health and Human Services Office of Minority Health and Agency for Healthcare Research and Quality.

Fox, N. J. (2005). Cultures of ageing in Thailand and Australia (What can an ageing body do?). *Sociology, 39,* 481–498.

Fry, C. L., Dickerson-Putman, J., Draper, P., Ikels, C., Keith, J., Glascock, A. P., et al. (1997). Culture and the meaning of a good old age. In J. Sokolovsky (Ed.), *The cultural context of aging: Worldwide perspectives* (2nd ed., pp. 99–137). Westport, CT: Bergin & Garvey.

Gallo, J. J., Cooper-Patrick, L., & Lesikar, S. (1998). Depressive symptoms of whites and African Americans aged 60 years and older. *Journal of Gerontology: Psychological Sciences, 57B,* P277–P286.

Gardiner, H. W., & Kosmitzki, C. (2005). *Lives across cultures: Cross-cultural human development* (3rd ed.). Boston: Allyn & Bacon.

Gee, E. M. (2000). Living arrangements and quality of life among Chinese Canadian elders. *Social Indicators Research, 51,* 309–329.

Gee, S. B., Liu, J. H., & Ng, S. H. (2002). The veneration gap: Generational dissonance and well-being among Chinese and European parents. *Hallym International Journal of Aging, 4,* 45–65.

Gelfand, D., & Yee, B. W. K. (1991). Trends and forces: Influence of immigration, migration, and acculturation on the fabric of aging in America. *Generations, 15*(Fall/Winter), 7–10.

Goldman, S. L., & Fisher, A. G. (1997). Cross-cultural validation of the Assessment of Motor and Process Skills (AMPS). *British Journal of Occupational Therapy, 60,* 77–85.

Graves, A. B., Rajaram, L., Bowen, J. D., McCormick, W. C., McCurry, S. M., & Larson, E. B. (1999). Cognitive decline and Japanese culture in a cohort of older Japanese Americans in King County, WA: The *Kame* project. *Journal of Gerontology: Social Sciences, 54B,* S154–S161.

Guallar-Castillion, P., Sendino, A. R., Banegas, J. R., Lopez-Garcia, E., & Rodriguez-Artalejo, F. (2005). Differences in quality of life between women and men in the older population of Spain. *Social Science & Medicine, 60,* 1229–1240.

Hahn, R. A. (1995). *Sickness and healing: An anthropological perspective.* New Haven, CT: Yale University Press.

He, X. Z., & Baker, D. W. (2005). Differences in leisure-time, household, and work-related physical activity by race, ethnicity, and education. *Journal of General Internal Medicine, 20,* 259–266.

Herdt, G., & deVries, B. (2003). *Gay and lesbian aging: A research agenda for the 21st century.* New York: Springer.

Hopper, S. V. (1993). Ethnicity and the health of older women. *Clinical Geriatric Medicine, 9,* 231–259.

Hsu, H., Lew-Ting, C., & Wu, S. (2003). Age, period, and cohort effects on the attitude toward supporting parents in Taiwan. *The Gerontologist, 41,* 742–750.

Iwamoto, K., Rogers, A., & Gall, J. (2003). Cultural influences on life satisfaction: A comparative study of Japanese and Japanese American elderly. *Hallym International Journal of Aging, 5,* 19–39.

John, R. (2004). Health status and health disparities among American Indian elders. In K. E. Whitfield (Ed.), *Full-color aging: Closing the gap: Improving the health of minority elders in the new millennium* (pp. 27–44). Washington, DC: Gerontological Society of America.

Kelley-Moore, J. A., & Ferraro, K. F. (2004). The black/white disability gap: Persistent inequality in later life? *Journal of Gerontology: Social Sciences, 59B,* S34–S43.

Kim, E., Kleiber, D. A., & Kropf, N. (2001). Leisure activity, ethnic preservation, and cultural integration of older Korean Americans. In N. G. Choi (Ed.), *Social work practice with the Asian American elderly.* (pp. 107–130). New York: Haworth Press.

Kinsella, K., & Phillips, D. R. (2005). *Global aging: The challenge of success.* Washington, DC: Population Reference Bureau.

Klumb, P. L., & Baltes, M. M. (1999). Time use of old and very old Berliners: Productive and consumptive activities as functions of resources. *Journal of Gerontology: Social Sciences, 54B,* S271–S278.

Knodel, J., Ofstedal, M. B., & Hermalin, A. I. (2002). The demographic, socioeconomic, and cultural context of the four study countries. In A. I. Hermalin (Ed.), *The well-being of the elderly in Asia: A four-country comparative study* (pp. 25–63). Ann Arbor: The University of Michigan Press.

Law, M., Baptiste, S., Carswell, A., McColl, M. A., Polatajko, H., & Pollock, N. (2005). *Canadian Occupational Performance Measure.* Toronto: Canadian Association for Occupational Therapy.

Lee, W. K. M. (2003). Women and retirement planning: Towards the "feminization of poverty" in an aging Hong Kong. *Journal of Women & Aging, 15*(1/2), 31–53.

Lee, W. K. M., & Hong-kin, K. (2005). Older women and family care in Hong Kong: Differences in filial expectation and practices. *Journal of Women & Aging, 17*(1/2), 129–150.

Litwin, H. (1995). *Uprooted in old age: Soviet Jews and their social networks in Israel.* Westport, CT: Greenwood Press.

Ludtke, R., McDonald, L., & Allery, A. (2002). *Long term care and health needs of America's Native American elders.* National Resource Center on Native American Aging, Center for Rural Health, University of North Dakota School of Medicine and Health Sciences, July.

Mahoney, D. F., Cloutterbuck, J., Neary, S., & Zhan, L. (2004). African American, Chinese, and Latino family caregivers' impressions of the onset and diagnosis of dementia: Cross-cultural similarities and differences. *The Gerontologist, 45,* 783–792.

Manly, J. J., Byrd, D. A., Touradji, P., & Stern, Y. (2004). Acculturation, reading level, and neuropsychological test performance among African American elders. *Applied Neuropsychology, 11,* 37–46.

Manly, J. J., & Espino, D. V. (2004). Cultural influences on dementia recognition and management. *Clinical Geriatric Medicine, 20,* 93–119.

Manton, K. G., & Stallard, E. (1997). Health differences among racial and ethnic groups. In L. G. Martin & B. J. Soldo (Eds.), *Racial and ethnic differences in the health of older Americans* (pp. 43–104). Washington, DC: National Academy of Sciences.

Markides, K. S., & Black, S. A. (1996). Race, ethnicity, and aging: The impact of inequality. In R. H. Binstock & L. K. George (Eds.), *Handbook of aging and the social sciences* (4th ed., pp. 153–170). San Diego, CA: Academic Press.

Markides, K. S., & Lee, D. J. (1990). Predictors of wellbeing and functioning in older Mexican Americans and Anglos: An eight-year follow-up. *Journal of Gerontology: Social Sciences, 45*(Suppl.), S69–S73.

McAuley, W. J. (1998). Historical and contextual correlates of parallel services for elders in African American communities. *The Gerontologist, 38,* 445–455.

McCallum, J., & Shadbolt, B. (1989). Ethnicity and stress among older Australians. *Journal of Gerontology: Social Sciences, 44*(Suppl.), S89–S96.

McDonald, J., Quandt, S. A., Arcury, T. A., Bell, R. A., & Vitolins, M. Z. (2000). Nutritional self-management strategies of rural widowers. *The Gerontologist, 40,* 480–491.

McFadden, S. H., Brennan, M., & Hicks Patrick, J. (2003). Charting a course for 21st century studies of late life religiousness and spirituality. In S. H. McFadden, M. Brennan, & J. Hicks Patrick (Eds.), *New directions in the study of late life religiousness and spirituality* (pp. 1–10). New York: Haworth Pastoral Press, Haworth Press.

Meisenhelder, J. B., & Chandler, E. N. (2000). Faith, prayer, and health outcomes in elderly Native Americans. *Clinical Nursing Research, 9,* 191–203.

Mendes de Leon, C. F., Barnes, L. L., Bienias, J. L., Skarupski, K. A., & Evans, D. A. (2005). Racial disparities in disability: Recent evidence for self-reported and performance-based disability measures in a population-based study of older adults. *Journal of Gerontology: Social Sciences, 60B,* S263–S271.

Miner, S., & Tolnay, S. (1998). Barriers to voluntary organization membership: An examination of race and cohort differences. *Journal of Gerontology: Social Sciences, 53B,* S241–S248.

Mutchler, J. E., & Brallier, S. (1999). English language proficiency among older Hispanics in the United States. *The Gerontologist, 39,* 310–319.

Nandan, M. (2005). Adaptation to American culture: Voices of Asian Indian immigrants. *Journal of Gerontological Social Work, 44,* 175–203.

Ness, J., Cirillo, D. J., Weir, D. R., Nisly, N. L., & Wallace, R. B. (2005). Use of complementary medicine in older Americans: Results from the health and retirement study. *The Gerontologist, 45,* 516–524.

Ng, A., Phillips, D., & Lee, W. K. M. (2002). Persistence and challenges to filial piety and informational support of older persons in a modern Chinese society: A case study in Tuen Mun, Hong Kong. *Journal of Aging Studies, 16,* 135–153.

Nida'ul Islam Magazine. (1995). *Principles of Islamic banking.* Retrieved April 20, 2006, from www.usc.edu/dept/MSA/economics/nbank1.html.

Ohno, Y., Aoki, R., Tamakoshi, A., Kawamura, T., Wakai, K., Hashimoto, S., et al. (2000). Successful aging and social activity in older Japanese adults. *Journal of Aging and Physical Activity, 8,* 129–139.

Organisation for Economic Co-operation and Development (OECD). (2004). *Trends in international migration 2004.* Paris: Author.

Park, D. C., Nisbett, R., & Hedden, T. (1999). Aging, culture, and cognition. *Journal of Gerontology: Psychological Sciences, 54B,* P75–P84.

Phillips, D. R. (2000). Ageing in the Asia-Pacific region: Issues, policies and contexts. In D. R. Phillips (Ed.), *Aging in the Asia-Pacific region: Issues, policies and future trends* (pp. 1–34), London: Routledge.

Pourat, N., Lubben, J., Wallace, S. P., & Moon, A. (1999). Predictors of use of traditional Korean healers among elderly Koreans in Los Angeles. *The Gerontologist, 39,* 711–719.

Ranzijn, R., & Bin-Sallik, M. A. (2001). The health and well-being of Aboriginal elders. *National Conference of Australian Psychological Society,* Adelaide.

Rasheed, M. N., & Rasheed, J. M. (2003). Rural African American older adults and the Black helping tradition. *Journal of Gerontological Social Work, 41*(1/2), 137–150.

Remennick, L. (2003). Retired and making a fresh start: Older Russian immigrants discuss their adjustment in Israel. *International Migration, 41*(5), 153–175.

Rubenstein, R. L., & de Medeiros, K. (2004). Ecology and the aging self. In H. Wahl, R. J. Scheidt, & P. G. Windley (Eds.), *Annual review of gerontology and geriatrics* (pp. 59–84). New York: Springer.

Salari, S. (2002). Invisible in aging research; Arab Americans, Middle Eastern immigrants, and Muslims in the United States. *The Gerontologist, 42,* 580–588.

Shaw, B. A., & Krause, N. (2001). Exploring race variations in aging and personal control. *Journal of Gerontology: Social Sciences, 56B,* S119–S124.

Shea, D., Davey, A., Femia, E. E., Zarit, S. H., Sundstrom, G., Berg, S., et al. (2003). Exploring assistance in Sweden and the United States. *The Gerontologist, 43,* 712–721.

Shippy, R. A., Cantor, M. H., & Brennan, M. (2004). Social networks of aging gay men. *Journal of Men's Studies, 13*(1), 107–120.

Shulman, K., & Feinstein, A. (2003). *Quick cognitive screening for clinicians.* London: Martin Dunitz, Taylor and Francis Group.

Silveira, E., & Alleback, P. (2001). Migration, ageing and mental health: An ethnographic study on perceptions of life satisfaction, anxiety and depression in older Somali men in east London. *International Journal of Social Welfare, 10,* 309–320.

Sloan, F. A., & Wang, J. (2005). Disparities among older adults in measures of cognitive function by race or ethnicity. *Journal of Gerontology: Psychological Sciences, 60B,* P242–P250.

Smedley, B. D., Stith, A. Y., & Nelson, A. R. (2003). *Unequal treatment: Confronting racial and ethnic disparities in healthcare.* Washington, DC: Institute of Medicine.

Sokolovsky, J. (1997). Starting points: A global cross-cultural view of aging. In J. Sokolovsky (Ed.), *The cultural context of aging: Worldwide perspectives* (2nd ed, pp. xiii–xxxi). Westport, CT: Bergin & Garvey.

Terry-Cox, L. P. W. (2003). Factors that contribute to positive aging in African-Americans. *Dissertation Abstracts International Section A: Humanities and Social Sciences, 64*(1–A), 75.

Trinitapoli, J. (2005). Congregation-based services for the elders. *Research on Aging, 27,* 241–264.

Trivedi, A. M., Zaslavsky, A. M., Schneider, E. C., & Ayanian, J. Z. (2005). Trends in the quality of care and racial disparities in Medicare managed care. *New England Journal of Medicine, 353,* 692–700.

United Nations Division for Social Policy and Development. (2006). *The ageing of the world's population.* Retrieved April 10, 2008, from http://www.un.org/esa/population/publications/ageing/ageing2006.htm

U.S. Census Bureau. (2001). Introduction. In *An aging world: 2001* (pp. i–iv). Washington, DC: Author.

U.S. Department of Health and Human Services Office of the Secretary. (2000). National standards on culturally and linguistically appropriate services (CLAS) in health care. *Federal Register, 65*(247), 80865–80879.

Waite, L. J., & Hughes, M. E. (1999). At risk on the cusp of old age: Living arrangements and functional status among black, white and Hispanic adults. *Journal of Gerontology: Social Sciences, 54B,* S136–S144.

Walker, A. (2006). Aging and politics: An international perspective. In R. H. Binstock & L. K. George (Eds.), *Handbook of aging and the social sciences* (6th ed., pp. 339–358). Burlington, MA: Academic Press.

Wallace, S. P., Levy-Storms, L., Kington, R. S., & Andersen, R. M. (1998). The persistence of race and ethnicity in the use of long-term care. *Journal of Gerontology: Social Sciences, 53B,* S104–S112.

Weibel-Orlando, J. (2001). Grandparenting styles: Native American perspectives. In A. J. Walker, M. Manoogian-O'Dell, L. A. McGraw, & D. L. G. White (Eds.), *Families in later life: Connections and transitions* (pp. 139–145). Thousand Oaks, CA: Pine Forge Press.

Weitzman, P. F., Dunigan, R., Hawkins, R., Weitzman, E. A., & Levkoff, S. E. (2001). Everyday conflict and stress among older African American woman: Findings from a focus group study and pilot training program. *Journal of Ethnic & Cultural Diversity in Social Work, 10*(2), 27–44.

White, S. I. (2000). Racial patterns in disabled elderly persons' use of medical services. *Journal of Gerontology: Social Sciences, 55B,* S76–S89.

Williams, N. (2001). Elderly Mexican American men: Work and family patterns. In A. J. Walker, M. Manoogian-O'Dell, L. A. McGraw, & D. L. G. White (Eds.), *Families in later life: Connections and transitions* (pp. 202–207). Thousand Oaks, CA: Pine Forge Press.

World Health Organization (WHO). (2001). International classification of functioning, disability, and health (ICF). Geneva, Switzerland: Author.

Yamaguchi, M., & Silverstein, M. (2003). The impact of acculturation and ethnic identity on the intergenerational relations and psychological well-being of Japanese-American elderly in a retirement residence. *Hallym International Journal of Aging, 5*(1), 1–17.

Yang, J., McCrae, R. R., & Costa, P. T. (1998). Adult age differences in personality traits in the United States and the People's Republic of China. *Journal of Gerontology: Psychological Sciences, 53B,* P375–P383.

Zhang, Y. B., Hummert, M. L., & Garstka, T. (2002). Stereotype traits of older adults generated by young, middle aged, and older Chinese participants. *Hallym International Journal of Aging, 4,* 119–140.

Zimmer, Z. (2005). Health and living arrangement transitions among China's oldest-old. *Research on Aging, 27,* 526–555.

제 **24** 장

제품과 공학

Products and Technology

노화는 지적인 사람에게서 슬기로움을 박탈한다.

Joubert, Pensées, 1842

목 적(OBJECTIVES)

이 장을 읽고 난 후, 독자는 다음을 할 수 있게 될 것이다:

1. 건축 환경이 적용될 수 있거나, 신체 장애자에게 도움이 되기 위해 수정될 수 있는 3가지 방법을 설명할 수 있다.
2. 접근 가능한 디자인, 순응성이 있는 디자인, 세대 초월의 디자인과 보편적인 디자인을 구별할 수 있다.
3. 보조공학을 기술하고 정의할 수 있다.
4. 첨단 공학기술과 후진 공학기술 장치의 차이를 구별할 수 있다.
5. 환경 조절 장치 및 운동 보조기구를 포함한, 운동장애를 가진 개개인에게 사용되는 장치를 설명할 수 있다.
6. 시각 손상을 가진 개개인에게 도움이 될 수 있는 장치를 설명할 수 있다.
7. 청력 결손을 가진 개개인에게 도움이 될 수 있는 장치를 설명할 수 있다.
8. WHO에서 정한 ICF모델과 AOTA가 어떻게 특별한 개인에게 쓸모 있을 수 있는 장치의 타입을 결정하기 위해 사용될 수 있는지 설명할 수 있다.
9. 기술적인 장치의 유용성에서의 한계를 논의할 수 있다.

소개(Introduction)

이 장은 건축 환경이 적용될 수 있거나, 신체장애를 가진 노령의 개인을 위해 기능적인 실행을 유지하거나 증진시키기 위해 수정될 수 있는 방법의 개관을 제공한다. 이것은 WHO에서 선정한 ICF 모델과 문화가 어떻게 보조장치의 적절한 공급에 영향을 미치는지에 대한 논의에 뒤를 잇는다. 그렇다면, 우리는 다양한 연령과 관련된 문제에 대한 보상과 중요한 문제 기술 및 노인 관련에 대한 간단한 토론으로 결론을 사용하는 몇 가지 일반적인 **보조기술장치(assistive technology devices)**를 설명한다. 이 장의 끝에 첨부된 부록에서는 노인을 위한 보조기술에 대한 자료를 볼 수 있을 것이다.

노화와 기능 수행 (Aging and Functional Performance)

최근의 데이터는 64세 이상의 대부분의 사람들이 10년 전에 비해 오래 살고 건강하게 산다는 것을 보여준다. 그러나 나이가 들어감에 따라 기능수행에 영향을 미치는 두 가지 주요 과제가 따라온다. 첫 번째는 듣는 것, 보는 것, 이동성과 인지과정에서 감소를 초래할 수 있는 점진적인 하락이다. 두 번째는 관절염, 황반변성, 심장질환, 또는 알츠하이머와 같은 하나 이상의 만성질환으로 추가적인 장애의 가져올 수 있는 가능성이다. 그림 24-1은 각 개인이 그들의 레벨이 만성질환 증가의 횟수와 나이와 관련된 감소가 증가됨으로써 어느 위치에 있는지에 대한 연속체성을 보여준다.

지난 장에서 언급된 나이, 성별, 인종, 건강, 동거형태, 사회적 지지 등의 인구통계학적 요인은 미국노인인구의 기능수행 장애와 다양성 또는 이질성에 대해 제한을 주고 있다(He et al., 2005).

Schafe(2000)의 연구에 따르면 만성적이고 나이와 관련된 기능장애를 직면하고 있는 64세 이상 노인 10명 중 9명은 자기 집에 사는 것을 선호하는 것으로 나타났다. 왜냐하면 나이가 들어도 살던 곳에서 계속 살 수 있게 하기 위해 가정과 지역사회에서 다양한 해결방안이 시행되고 있지만, 대부분의 주택과 지역사회가 노화에 따른 노인들의 선호와 필요를 충족하도록 전형적으로 디자인되어 있지 않기 때문이다. 결국 가능한 오랫동안 독립적으로 그들의 집에 남게 되는 것이다.

건축 환경과 기능수행 (The Built Environment and Functional Performance)

> 우리의 삶에서 거의 모든 것들이 우리 주변에 구축되어 무언가에 의해 영향을 받는다. 교육을 받고, 집을 구하고, 교회 또는 회당에 나가고, 쇼핑하고, 은행일을 보고, 쉬고, 여행하고 생계를 꾸려가는 우리 능력은 건축 환경에 의해 영향을 받는 것들이다. 거의 200년 동안, 우리는 학교, 법원, 가옥, 교회, 회당, 상점,

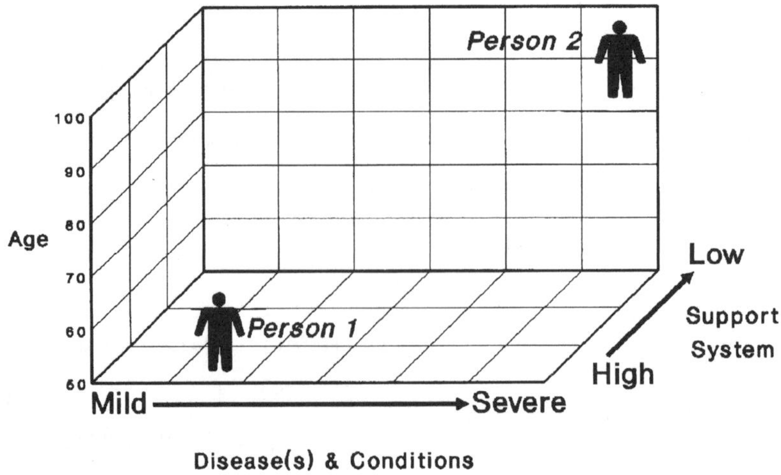

그림 24-1 장애 영향 연속체.

> 은행, 극장과 레스토랑, 대중교통 시스템 및 전반적인 업무 장소를 원하는 대로 움직일 수 있는 사람들을 위해 건설하였다. 그렇기에 이러한 빌딩과 시설, 서비스에 접근하는 것은 수백만의 장애를 가진 사람들에게는 꿈일 수 밖에 없게 되는 것이다(Peterson, 199, p. 15).

장애인을 위한 건축 환경과 제품의 디자인에 대한 개념이 1960년대 이르러 미국국립표준협회(ANSI)의 표준 A117.1 *"장애를 가진 사람들이 쉽게 접근하고 사용할 수 있도록 건물을 만들자"*에 따라 형성되었다. 법률(예: 미국장애인법안, 건축수정법안)에 따라 세월이 흐르는 동안 이 기준이 사용되어지고, 장애를 가진 사람들이 공공건물, 공공주택, 개인주택에 쉽게 접근할 수 있도록 그들의 권리도 강화시켜주었다(Kose, 1998; Peterson, 1998; Vanderheiden, 1998). 이러한 법률은 장애를 가진 사람의 기회와 독립성을 향상시켰지만, 장애로 인해 젊은이에 비해 다른 요구를 가진 노인들의 필요를 충족시키지는 못했다(Kose, 1998). 장애를 가진 노인들은 종종 동시에 어떤 환경적인 장애물에 의해 단독으로 수행할 수 없는 여러 능력(예: 시력, 청력, 이동성)의 감퇴를 종종 경험하게 된다.

3가지 다른 접근은 다른 환경을 가진 효과적인 상호작용을 확실하게 하기 위해 취해질 수 있다:

1. 개개인의 변화
2. 환경의 변화
3. 개인에게 그들이 사용할 수 있는 도구를 제공(Vanderheiden, 1998)

각각의 접근은 그들의 일상생활을 기반으로 할 때 다양한 환경과 상황에서 효과적으로 작용할 수 있다(Vanderheiden, 1998, p. 31). 각 부분은 다음에서 간략히 논의된다.

개인의 변화(Change the Individual)

이 방법은 주변환경을 활용하고 쉽게 접근하기 위한 각 개인의 신체적, 심리적, 사회적 능력을 강화하기 위해 제시되었다(Vanderheiden, 1998). 이 방법은 다음의 중재요소(수술, 치료, 훈련, 교육, 적응기술, 보상전략에 대한 가르침)를 포함하고 있다. 그래서 이러한 접근방법은 각 개인이 수행할 수 있는 타고난 능력, 기술, 전략을 향상시키게 되는 장점을 가지고 있게 된다.

환경의 변화(Change the Environment)

많은 사례에서 봤을 때, 기능적인 수행에 있어 장애의 영향은 우리가 살고 일하고 즐기는 장소의 디자인에 따라 극복되거나 줄어들 수 있다. 편안한 디자인이라고 종종 언급되며, 장애가 있는 사람들의 사용을 위하여 처방된 필요를 충족시키는 디자인이라고도 정의된다(Story, 1998, p. 4). 편안한 디자인은 특정한 장애가 있을 때 예를 들면, 가동성에 문제가 있는 장애인들에게 공중화장실의 세면대 높이를 낮춰서 사용하는 것처럼 각각의 디자인 특징을 부여함으로 이루어진다. 이러한 해결책은 디자인과정에 있어 기존디자인과 새로운 건설의 마지막 단계에 더해지기 때문에 돈이 많이 들게 된다. 그들은 이러한 특징적인 것을 써야 하는 개인들에게 주의를 돌리게 하기 때문에 낙인찍힐 수도 있다(예, 계단 입구 옆에 있는 램프). 디자인의 세 하위 세트가 편안한 디자인의 넓은 카테고리 아래에 있다. 그 세 가지 하위 세트는 순응성이 있는 디자인, 세대를 초월하는 평생 쓸 수 있는 디자인과 보편적인 디자인이다. 모든 것이 접근 가능한 디자인의 하위 세트라고 간주되더라도, 디자인은 하나, 둘 또는 하위 세트 모두의 특징을 포함하고 있을 수 있다. 예를 들면, 높이조절 스토브는 적응할 수 있고 보편적인 디자인 하위 세트의 특징을 통합하는 환경 내의 접근 가능한 디자인 특징이 있지만, 그러한 것이 특히, 그들이 노화과정을 통해 겪게 될지 모르는 변화를 수용할 수 있도록 특징적으로 만들어지지 않았기 때문에 세대를 초월하는 디자인 세트는 아닌 것이다.

적응할 수 있는 디자인

적응할 수 있는 디자인은 표준디자인에 장애를 가진 특정한 개인을 위해 수정한 것으로서, 예를 들면, 류마티스 관절염을 가진 사람을 위해 주방용품에 큰 손잡이를 추가한 경우가 있다(Story, 1998). 접근성이 있는 디자인과 유사하게 이러한 특징은 제품이나 비싸서 오명을 쓸 수 있는 환경적 공간에 추가되면서 보여지게 된다.

세대를 초월한 디자인 또는 평생 디자인

세대를 초월한 디자인 또는 수명 디자인은 개인의 나이에 맞는 경험의 변화를 바탕으로 한다(Story, 1998). 이러한 유형의 디자인은 각 개인의 선천적인 상태, 부상, 질병, 성별, 문화적 배경, 이해력 수준 등과 같은 그들의 일생 동안 영향을 미칠 수 있는 가능성의 전체 범위를 포함하고 있지 않는다. 욕실 안에 있는 손잡이 막대처럼 일반적으로 어린 아이들과 노인에게 도움을 줄 수 있으나, 특별한 상황에서는 별 다른 도움을 주지 못할 수 있다.

보편적인 디자인

보편적인 디자인은 특별한 적응이 필요 없이 가장 큰 가능성 아래 모든 연령대에 어떤 능력을 가진 사람도 사용되고, 경험할 수 있는 제품과 환경의 디자인으로 정의된다(Story, 1998, p. 4). 이것은 가장 포괄적인 것으로 가장 적게 오인 받는 3가지 타입의 디자인이므로 모든 사람(젊거나 늙었거나, 남자이거나 여자이거나, 아이들이거나 노인들이거나, 체격이 큰 사람이거나 작은 사람이거나)에게 도움이 된다. 게다가, 보편적 디자인의 해결방안은 광범위한 범위의 인구를 수용하기 위한 과정이 시작되기 전에 환경디자인에 의해 충분히 통합된다. 보편적인 디자인의 목표는 개인에 의해 필요한 적응과정의 시간을 최소화하고, 모든 일상생활에 있어 각 개인의 정상적인 참여를 최대한 시키는 것이다. 마이크로칩을 통해 조절되는 전기, 난방, 가정도구처럼 모두를 위한 집안관리를 향상시킬 수 있는 기전으로서의 "smarthouse" 디자인은 광범위한 관심을 받고 있다.

노스캐롤라이나 Raleigh의 유니버설 디자인 센터(1997)에서는 디자인 과정, 기존에 있던 디자인과 새로운 디자인의 평가, 보편적인 디자인이 어떠한 모든 것을 포함해야 하는지에 대한 가르침 등을 위한 가이드로서 다음의 7가지 원칙을 만들었다.

1. 원리 1 : 공평한 사용–다양한 능력을 가진 사람에게 유용하며 잘 팔릴 수 있는 디자인
2. 원리 2 : 사용에 있어 유연성–개인의 선호와 능력에 수용할 수 있는 디자인
3. 원리 3 : 간단하고 사용하기 쉽도록–사용 시 사용자의 경험, 지식, 언어 능력, 현재의 집중력과 관계없이 이해하고 쓰기 쉬운 디자인
4. 원리 4 : 지각할 수 있는 정보–디자인은 주변 상황이나 사용자의 감각 능력에 관계없이, 효과적으로 사용자에게 필요한 정보를 전달할 수 있는 디자인
5. 원리 5 : 오류에 대한 허용치–우발적이거나 의도하지 않은 동작의 불리한 결과를 최소화하는 디자인
6. 원리 6 : 낮은 신체의 노력–최저의 피로감으로 효율적이고 기분 좋게 사용할 수 있는 디자인
7. 원리 7 : 사용에 대한 규모와 공간의 접근–사용하고 접근하기 쉬운 크기와 공간의 디자

인(적당한 크기와 공간은 사용자의 체격, 자세, 가동성과 관계없이 다가가서 도달하고 조작하고 사용할 수 있게 해준다)

보편적인 디자인은 기술도움의 필요성을 줄이고 기구의 가격을 낮출 수 있고, 사용할 수 있는 디자인의 활용성을 높일 수 있으며, 기계의 수명과 신뢰성을 높이고 수리가 간편하며 장애인들이 사회 속으로 나갈 수 있도록 하고, 사회적 낙인을 줄일 수 있고, 장애를 가진 사람들이 외부사람으로부터 받아야 하는 개인적 도움도 줄이는 등의 여러 장점을 가지고 있다(Story, 1998). 보편적 디자인이 장애를 가진 사람들에게 많은 장점을 제공하고 있지만, 개인의 능력을 북돋아주기 위한 중재과정과 개인에 맞는 도구를 제공해야 하는 필요성, 또는 보조적인 기술을 대처해주지 못한다. 그러므로 어떠한 개인이나 활동에 있어서는 기구나 사람의 도움이 필요할 것이다.

개인에게 도구의 제공 (Provide Individuals with Tools)

인간은 도구를 사용한다. 나무를 이용해 땅 속에 있는 곤충을 잡기 위해 땅을 파는 침팬지와 조개껍데기를 깨기 위해 돌을 사용하는 바다 수달을 제외하고 다른 종은 작업 성능을 향상시키기 위해 도구를 사용하지 않는다. 우리가 사용하는 도구의 범위는 스푼부터 우주 왕복선까지 그리고 깡통따개부터 컴퓨터까지 복잡하고 다양하다. 우리는 강화시키고 보상하고 사람의 능력과 환경의 요구 가운데 나은 조합을 제공하는 도구를 보조기술적응장치 또는 보조장치라고 부른다. 구체적으로 **보조기술장치(assistive technology device)**는 Technology Related Assistance for Individuals with Disabilities Act of 1998 (1944)*에 의해 장애를 가진 사람들의 기능적 역량을 향상시키거나 유지 혹은 개선을 위해 영리적으로 획득된 것, 수정되거나 주문 제작된 것의 어떤 항목으로서, 한 조각의 장치로서, 또는 제품시스템으로서 정의된다(n.p).* 이런 광범위한 정의는 **낮은 기술장치(low-tech device)**(예: 버튼후크와 리처(reacher) 처럼 전통적으로 치료사에 의해서 쓰여왔던 것)와 첨단기술장치**(high-tech device)**(시력이 나쁘거나 환경적 조절장치가 필요한 사람을 위해 스크린을 확대시킬 수 있는 프로그램이나 음성출력처럼 마이크로프로세서(마이크로컴퓨터의 중앙처리장치)와 관련되며 컴퓨터 하드웨어나 소프트웨어도 포함)의 두 가지 모두를 의미하고 있다.

보조기술의 두 가지 장점은 그들이 선택한 맞춤형 장착을 통해 특정 개인의 필요를 충족시킬 수 있다는 것이며 구체적으로 개인의 요구와 그 장치들이 사용되는 환경의 제약에 맞춰 적용할 수 있다는 것이다(Vanderheiden, 1998). 그러나 보조기술장치의 몇 가지 단점으로는 비싼 가격과 제품에 대한 소비자의 인식 부족, 보조기술 사용에 있어 사회적인 병폐, 그리고 진보하는 기술의 흐름에 비해 제품의 향상도가 따라가지 못하는 점 등이 있다.

살던 곳에서 늙어가기(Aging in Place)

고령자를 도울 때 "자기 장소에서의 나이 듦"을 포함한 중재요소로는 개인의 레벨, 환경의 변화 그리고 보조장치의 규정과 같은 3가지의 영역에서 언급되어야 한다. 환자와 작업을 할 때는 모든 영역이 고려되어야 한다. Mann, Ottenbacher, Fraas, Tomita, & Granger(1999)는 보조기술과 가정 내 수정사항이 신체적인 기능상태의 감소율이 줄어들고 있는지에 대한 연구조사와 효율성에 대해 정확히 언급하였다. 게다가, 이 연구는 보조기술과 가정 내 수정사항에 맞추는 것에 대한 접근의 비용 효과를 문서화했다. 모든 보조장치와 가정 내 수정사항을 맞춘 사람들에게는 병원과 요양원에서 지내는 시간과 비용이 훨씬 절감된다는 것과, 또한 보조시설에서의 관리 역시 우월하게 줄어들었음을 알 수 있었다. 이러한 연구 결과는 적절한 훈련과 사후관리를 하는 사람들에게서 필요한 기구와 가정 내 수정사항의 조달이 기능적 접근과 가정평가를 통해 이루어진다는 것을 강력하 게 보여주고 있다. 이 장의 나머지 부분에서는 보조기술에 초점을 두고 설명할 것이다.

보조기술에 대한 요구의 평가 (Assessing the Need for Assistive Technology)

64세 이상의 노인의 이질성은 사람의 기능적 수행과 보조기술의 필요성을 예측하는 것을 어렵게 만들고 있다(He et al., 2005; Schafer, 2000). 예를 들면, 어떤 사람들은 청력과 시력의 감소 같은 일반적인 노화과정의 결과만 경험하고 또 다른 사람들은 독립성에 중대한 영향을 미치는 노화와 연관된 질병이나 의학적 어려움 상태를 겪을 수도 있다. 이 책의 앞부분에서 논의된 것과 같이 WHO에서 정한 ICF(2001)의 모델에 따르면, 체계적 방법으로 의사들은 환자들을 평가하고 환자들의 필요에 맞게 적당한 보조기술도구를 적용시키는 정보를 제공하고 있다(Jette, Haley, & Kooyoomjian, 2003; Perenboom, & Chorus, 2003; Ustun, Chatterji, Kostansjek, & Bickenbach, 2003). ICF 모델은 장애인보다 건강한 사람들에게서 과제나 활동에 대한 그들의 수행능력을 묘사하였을 뿐 아니라, 장애나 질병을 부과하기 이전에 몸의 골격과 기능, 활동 그리고 참여도를 섬세하게 기술하고 기능수행을 3가지 분류를 통해 개념화시켰다. 질병, 장애, 상태 그리고 1개 혹은 그 이상의 분류된 개인적이고 환경적인 요소에 의한 결론지어진 영향은 각 개인들에게 특별하게 여겨지고 또한 언제나 직접적인 일대일의 관계가 성립되는 것은 아니다. 그러므로 ICF 모델은 개인적, 환경적 요소뿐 아니라 특정한 개인의 선천적 건강상태와 장애에 대해서 각각의 분류 레벨을 가지고 보조적인 기술을 평가하고 선택할 때, 의학적이고 치료적인 중재과제의 가이드로 쓰인다.

보조기술평가, 규정 및 훈련과 사후관리는 ICF 모델에 의한 환경적인 구성요소에 의해 이루어진다. 특히, 환경요인 구성요소는 어떤 사람들이 살고 있는 사회적, 물리적 환경을 구성하는 것에 대한 다섯 가지 영역으로 되어있다:

1. 제품과 기술
2. 자연환경과 인간에 의한 자연의 인위적인 변화
3. 지지와 관계
4. 태도
5. 서비스, 시스템 그리고 정책(Schneidert, Hurst, Miller, & Ustun, 2003)

ICF에 따르면, 보조기술은 **제품(products)과 기술(technology)**의 분야 아래에서 포함될 것이라고 한다–"각 개인의 즉각적인 환경에서의 제품, 시설, 기술 등의 인간이 만든 시스템, 물건, 혹은 자연은 수집되고 창조되며 생산 또는 제조된 것이다"(p. 591). 사람의 장애, 질병, 상태에 따라 영향받는 분류레벨의 개수와 종류에 의존하는 사람들을 위해 적절한 보조기술장치를 선택하고 제공해준다. 신체 구조/기능 수준에 손상을 보상하기 위해 사용되는 장치는 보청기, 페이스 메이커와 인공판막을 포함한다. 활동 수준에서의 기술적인 해결책은 낮은 기술이거나 첨단 기술일 수 있다. 낮은 기술의 일부는 가중 핸들, 양말 보조기와 같은 용구이다. 여러 첨단 기술에는 환경 제어 장치 및 전문 컴퓨터 하드웨어나 소프트웨어가 포함되어 있다. 참여 제한을 보상하기 위해 쓰인 보조기술은 종종 장치와 신체 구조/기능과 활동 수준으로 권고된 장치와 중복된다. 예를 들면, 전동 휠체어가 있다. 이것은 이동의 어려움을 가지고 있는 사람이 걸을 수 없을 때 뿐 아니라, 주방청소 같이 특정과제수행과 동작을 위해 사용되어진다. 즉, 질병, 상태, 또는 장애에 의해 영향을 받는 분류 수준이 독립적으로 작동하는 데 필요한 보조기술 장치의 유형을 결정하는 것이다.

많은 만성 질병은 듣는 것, 보는 것, 인식과 움직임의 제한을 발생시킨다. 보조기술은 이러한 듣는 것, 보는 것, 기억과 같은 것에 대한 움직임 손상을 가진 사람이 이용할 수 있다. 다음 섹션에서 독자는 보조기술의 개요 중 오랜 시간 동안 우리에게 유용했던 낮은 기술장치의 범위에 대해 잘 알고 있다고 가정하고, 첨단기기에 주로 초점을 맞추고 설명하려 한다. 그것은 첨단기술은 복잡함의 동의어가 아니라는 것을 아는 것은 중요하다. 사실상, 첨단장치가 동일 목적을 위해 설계된 기존의 전통적인 기기보다 사용하기 쉬울 수 있기 때문이다. 그것은 아마도 "세련(smarter)"되었고, 사용 단계를 단축시켜 줄 것이다. 예를 들면, 탑재된 스캐너를 통해 음식포장의 바코드를 읽어 자동으로 식품에 따라 적절한 요리가 될 수 있도록 시간과 온도를 조절하는 스마트 전자렌지가 바로 그것이다. 이것을 만드는 전자기술은 복잡해졌지만 사용자에게 있어 요리를 위한 과정은 간단해진 것이다. 그렇기에 시각적, 인지적 장애를 가진 사용자라 할지라도 독립적으로 요리가 가능해질 수 있다는 뜻이 된다. 스마트 전자렌지는 인지적, 시각적 장애를 가진 노인들로 인해 거대한 시장을 형성하게 되며, 보편적인 디자인 상품으로 여겨지게 될 것이다.

노인을 위한 보조기술 (Assistive Technology for Older Adults)

보조기구들의 컴퓨터화 된 database인 Abledata에 기록된 20,000개의 물건들이 있다. 노인을 위해 유용한 물건들을 토론하는 데 있어서, 이 부분은 다음과 같은 보조기구들을 분류한다; 움직이는 데 문제가 있는 사람(walking aids, 환경적인 조절 기구, 로봇)을 위한 기구들, 시각, 청각, 인지와 의사소통에 제한이 있는 사람들을 위한 기구다. 노인들이 한 가지 이상의 만성의 상태와 그 결과로 생긴 손상을 명심하고, 몇몇 분류에서의 기구들로부터 이익을 얻을 수 있다는 것이 중요하다. 다양한 손상들은 또한 기구들의 수정을 요구할 수 있다.

움직이는 데 손상이 있는 환자를 위한 기구들(Devices for persons with mobility or motor impairments)

보행 보조기와 휠체어

보행 보조기는 모든 보조의 기구에서 가장 흔하다. 많은 이들이 사용하는 안경과 같은 지팡이는 또한 오래된 보조기구 중 하나이다. 균형의 손상을 경험한 사람들은 지팡이를 사려고 결심할 수도 있다. 심각한 보행 손상을 가진 사람(뇌졸중, 파킨슨병)을 위해, 아마도 다양한 지팡이와 walker는 이동을 더 쉽게 안정하게 하게 해준다. walker 형태는 디자인과 그 기능이 다양하다. walker의 범위는 일반적인 walker와 지팡이, 지칠 때 앉거나 쉬는 것을 가능하게 하는 붙박이 지팡이까지 다양하다.

휠체어는 독립적인 이동수단뿐만 아니라 보조로 이동하는 수단인 또 다른 선택사항이다. 휠체어는 더 가볍고 편안한 디자인으로 발전된다. 휠체어를 사용할 환자의 욕구가 있을 때, 치료사는 쿠션, 팔 받침, 바퀴, 타이어, 손잡이, power를 포함한 추천을 해야 한다. 또한 치료사들은 이동판, 안전벨트, 옷 입는 보조장치와 가방과 주머니까지도 추천하는 데 포함시킨다. 몇몇 참고사항은 휠체어를 사용하는 노인을 치료하는 치료에게 유용하고 세밀한 정보를 제공한다(Cooper, 1998; Giannini, 1998).

환경 조절기구
(Environmental Control Units)

환경 조절기구들은 종종 인지나 시각에 문제에 있는 사람에게 이익을 주어도 원래는 신체적인 장애가 있는 사람들을 위해서 디자인되었다. 노인을 위해, 집에서 살거나, 요양소에 있거나, 환경적인 조절기구는 전기를 사용하는 거의 모든 기구(라디오, 컴퓨터, 전화기, 형광등, 보안체계)를 작동할 능력을 증가시킨다. 손바닥 만한 크기의 TV 리모컨은 손상이 있는 사람을 위한 기구보다 더 넓은 시장에 도달할 정도인 환경적인 조절기구로 여겨진다. 원래, 손바닥 크기의 리모컨은 작은 운동조절, 좋은 시력을 가지고 버튼과 다양한 복잡한 특징이나, 버튼의 작은 크기 때문에 멋으로 덧붙이는 부가 기능을 좋아하는 젊은이를 위해 디자인 되었다. 그러나 현재 큰 버튼과 버튼 사이에 넓은 공간, 간편한 레이아웃, 읽기 쉽게 프린트처럼 전반적인 특징으로 디자인된 손바닥 크기 만한 리모컨이 있다.

Haataja와 Saarnio(1990)는 환경적인 조절기구를 구성하는 5가지 성분을 제시했다.

1. 기구를 작동시키려는 방법을 사용자에게 제공하는 스위치
2. 음파, 적외선, 하드웨어가 내장된 연결을 통해 명령을 보내는 방법을 제공하는 조절기구
3. 전원을 키고 끄는 램프와 라디오와 같은 표적 기구
4. 적외선 신호를 나타내는 센서와 같은 연결
5. 신호체계의 상태를 사용자가 알게 하는 피드백 기구

한 연구는 15명의 경험이 있는 사용자들이 전기 도움을 가지고 기구를 끊임없이 사용하는 데 영향을 조사하고, 기구를 보조하거나 개인을 위해 수행하는 기능을 확인하기 위해서 단면의 디자인을 사용하였다. 기구 사용은 참가자들이 더욱 유능하게 느끼도록 만들어졌다는 것을 보여준다. 기구들의 웰빙은 전기적 기구를 새롭게 사용하는 사용자와 비교해서 오랜 기간에 안정적이다. 게다가 참가자들은 환경적인 조절 유닛은 다음과 같은 기능을 수행하도록 사용되었다고 말한다; 독립을 증가하고 유지하기, 재미를 위해 기구를 조절하기, 기본 욕구를 말하기.

X-10의 환경조절기구는 그림 24-2에 나타났다. 환경조절기구는 대개 $24에서 $10,000까지 다양하다. 이런 기능들은 간단하게 on-off 기능에서 집 환경, 컴퓨터, 전기통신에 컴퓨터화 된 조절에 대한 적용까지 다양하다. 다른 환경조절 유닛을 기록한 표, 각각의 간단한 설명, 제조자와 그 가격은 Abledata에서 찾을 수 있다. 사람이 환경적인 조절기구를 선택하는 것을 도와서 Dickey와 Shealey(1987)는 몇몇 고려할 만한 질문들을 말한다: 이 시스템이 어렵게 작동할까?(얼마나 어렵게), 이 시스템이 믿을 만하고, 내구성이 있는가? 이 시스템이 어떻게 설치될까? 만약 이동해야 한다면, 어떻게 이 시스템을 휴대할까? 누가 제조업자이고, 지지와 수리가 필요하면 제조업자가 해줄까? 사용자가 이 기구를 사용하도록 하는 훈련 프로그램은 얼마나 들까?

로보트

환경조절 기구는 전기적인 환경에서 "사용된다". 환경조절 기구는 리프트(그림 24-3)처럼 기계로 작동되는 기구이다. 그러나 전기와 기계적기능의 조합은 로보트 분야에서는 성공할 수 없다. 로보트는 산업, 군대, 개인적, 의학적인 일을 수행에 있어 사람을 돕는 데 발전되었다(Davenport 2005). 개인적인 로보트 연구나 결과는 산업 로보트의 진보를 뒤쳐지게 하였다. 그 이유는 개인 로보트는 "산업 로보트는 고정된 환경에서 기능을 하면서도 환경을 바꾸면서 반자동식에서 자동식으로 작동해야 해야"하기 때문이다. 그러나 개

인 로보트의 발전은 덜 비싼 로보트의 요소와 강력한 소비의 최근 발전 때문에 가까운 미래에 증가할 것이다. 현재 개인 로보트 사용과 발전은 다음과 같은 분야에서 이루어진다; 이동 기구, 외골격, 강력한 휠체어, 여흥, 집안일, 모니터링.

시각손상이 있는 사람을 위한 기구
(Devices for Persons with Vision Impairments)

시각손실은 노인들 사이에서 흔하다. 사실, 나이와 관련된 시각손실과 장님은 55세나 그 이상의 5백 5십만 미국인들에게 영향을 준다(American Foundation for the Blind[AFB], 2006). 게다가 약 백 8십만 일반 노인들은 그들이 심각한 시각손상으로 목욕, 독서, 옷입기와 같이 기본적인 일상생활활동을 수행하는 데 어려움이 있다고 한다(Desai, Pratt, Lentzner, & Robinson, 2001). 시각 손실은 일반적인 노화, 당뇨의 망막증, 백내장, 녹내장과 시력감퇴에 의해서 일어난다. 시각손실에 대한 것은 5장에서 다루었다.

노인들 사이에서 시력손실은 실외의 움직임에의 감소에서 일어난다. 최근 404명의 노인에 대한 연구로 시각은 집밖에서의 일상생활활동을 수행하는 데 영향을 준다고 한다(Wahl, Heyl, & Schilling, 2002). 그들은 또한 시각손상은 밖에서의 활동을 수행하는 참가자들의 능력에 영향을 준다. 실외의 활동을 하는 사람들은 밖에서 활동하지 않는 사람보다도 더 높은 삶의 만족 수준이라고 하였다.

안경은 가장 널리 쓰이는 보조기구이고, 안경은 검안사가 일반적으로 제공해준다. 다른 기구나 더 큰 확대를 주는 기구를 필요로 하는 개인을 위해 작업치료사들은 종종 보조기술을 제공하는 데 참여한다. 다음은 보조기구가 전적으로 필요하지 않은 시각손상 환자를 위한 기본적인 가이드라인이다.

1. 시각손상이 있는 사람과 말할 때, 그 사람이 청각손실이 있는 경우를 제외하고는 크게 말하지 않는다. 당신이 누구인지 확실히 말하고, 당신이 언제 떠날지 말한다.
2. 보조가 필요한지 환자에게 묻는다; 물어볼 때까지 기다리지 않는다.

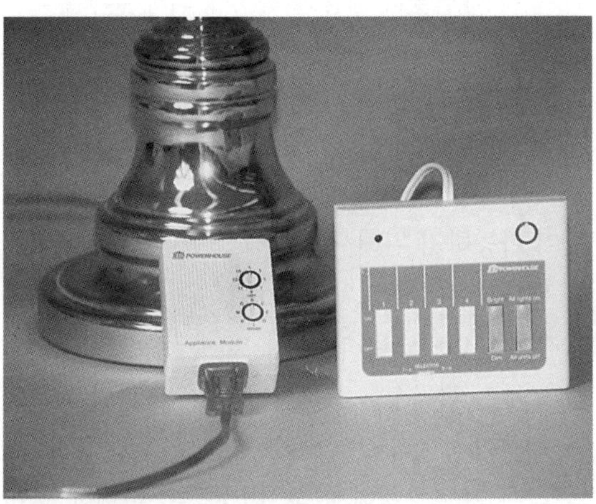

그림 24-2 AN X-10 환경 조절기구 시스템.

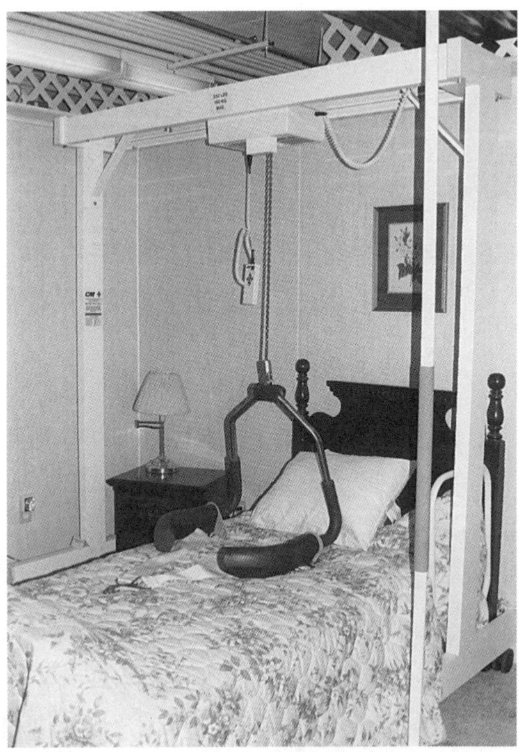

그림 24-3 원격 조정에 의해 작동되는 머리 위 들것.

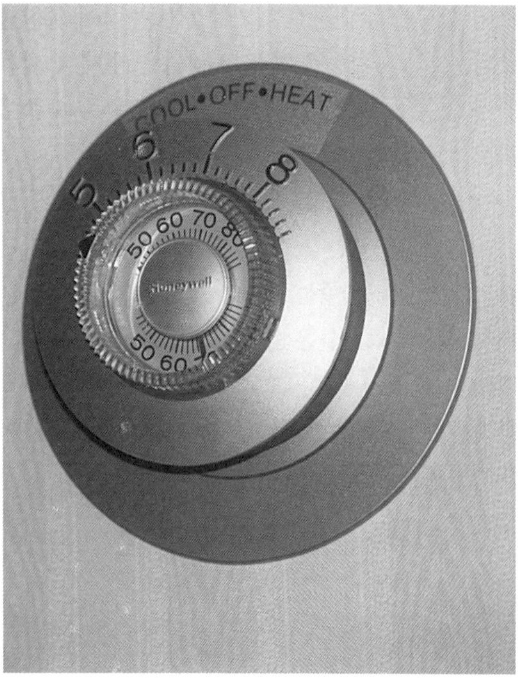

그림 24-4 큰 글씨의 온도조절 장치.

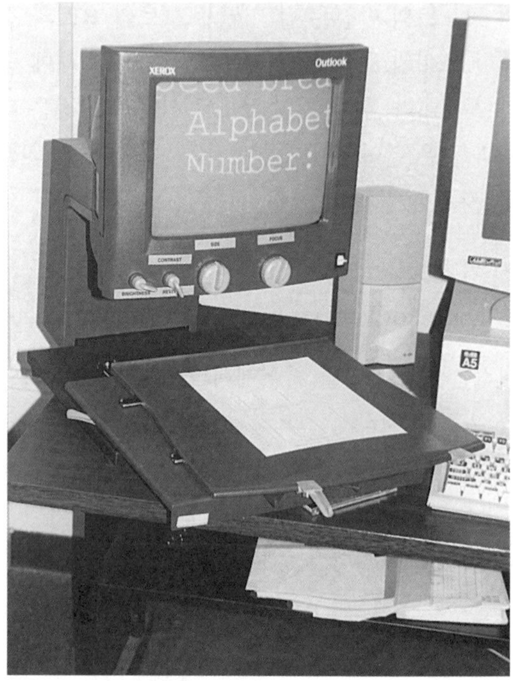

그림 24-5 인쇄 확대 시스템.

3. 심각한 시각손실이 있는 환자를 안내할 때 환자가 당신의 팔을 잡고 움직이는 것을 허용해라.
4. 활동하는 데 도움을 제공할 때, 가능하면 더 큰 이미지를 주어라. 예를 들면, 당신이 사진의 크기를 크게 하려고 복사기에 사진을 확대하는 것처럼 말이다.
5. 일과 관련된 물체를 그 사람과 가까이 해라.
6. 빛의 양과 강도를 크게 한다. 하지만 동시에 환한 빛은 줄인다.
7. 대조적인 색깔(밝은 표면에 어두운 물체)을 놓는다. 이것은 활동을 하는 데 테이블 위에 옷을 놓는 것을 요구할 수도 있다(AFB 2006, n.p).

시각손상이 있는 사람들을 위해 다양한 싼 가격과 간편한 보조기구들이 있다. 이것은 두꺼운 글씨와 쓰기 안내를 쓸 수 있는 돋보기와 펜을 포함한다. 큰 종이에 있는 기구들은 서점, 도서관에 배치된다. 은행에서 큰 글자를 확인할 수 있고, 게임에서는 확대된 판자로 되어 있다. 온도계, 시계, 손목시계, 혈당점검은 큰 종이나, 목소리로 확인하는 기구들에서도 가능하다. 그림 24-4는 확대된 숫자와 표시를 하는 온도조절장치이다.

오늘날 다양한 하드웨어와 소프트웨어, 비디오 기본 기술은 시각손상이 있는 환자들을 위해 많은 물건들 속에 있다. 이런 기구들이 있는 물체들은 노인을 위해서 적절하게 사용된다. 이런 기구들이 이 기구들이 제공한 특징에 의해 분류된다.

화면 확대 소프트웨어
(Screen Enlargement Software)

시력이 낮은 사람이 스크린에 있는 것을 읽는 것이 가능하기 위해서 컴퓨터 화면에 있는 이미지를 확대하는 소프트웨어 프로그램들이 많이 있다. 가격은 $100~$600다. 현재 마이크로소프트의 시스템 모두는 접근성을 통해 컴퓨터 스크린의 제한된 확대를 제공한다. 또한 워드, 엑셀, WordPerfect와 같은 프로그램이 있다. 이것들은 화면에 보이

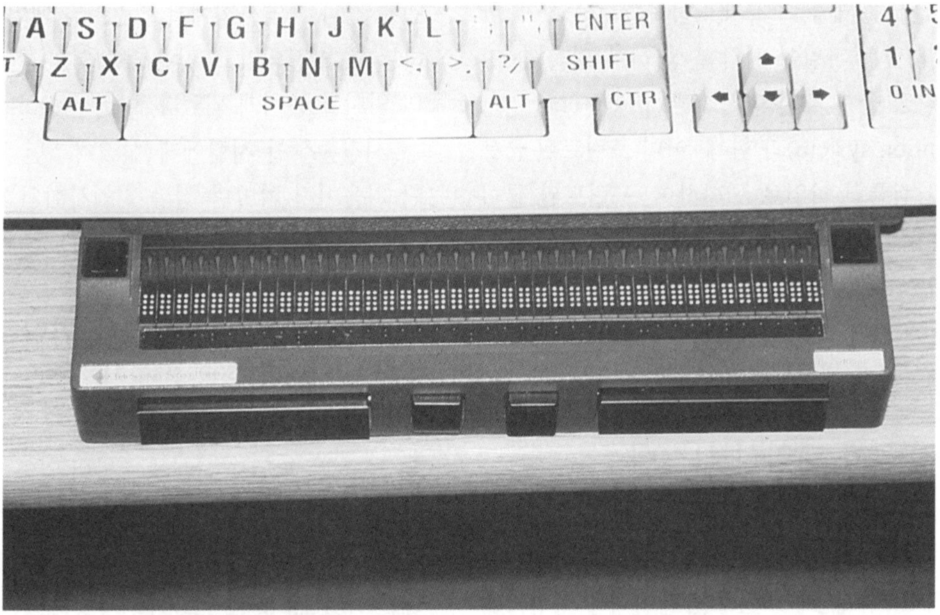

그림 24-6 자동조정 장치에 점자표시 단말기.

는 페이지를 크게 하여 글자를 확대해준다. 이러한 free built-in 특징이 있는 마이크로소프트 윈도우나 오피스의 적용은 일반적인 디자인의 예이다. 화면 확대 소프트웨어의 목록은 Abledata에서부터 시작되었다.

CCTVs(Closed Circuit Televisions)

이런 기구들은 쓰인 물질, 그림의 크기를 증가한다. 이런 시스템은 모니터와 14~26인치인 어디에서나, 책과 다른 물질들이 있는 테이블을 포함한다. 몇몇 테이블은 자동화되고 밟기판(foot pedal)으로 조절된다. 시각손상인 노인을 위해 CCTV는 신문과 책을 읽는 어려움을 만들 수 있다. 사실, 한 연구는 독서가 시각손상인 노인참가자들이 가장 못하는 두 활동 중 하나라는 것이다(Mann, Hurren, Kuruza, & Bentley, 1993). 그림 24-5는 stand-alone 프린트 확대 시스템이다.

점자 출력 기구들(Braille Output Devices)

대부분 우리는 두꺼운 종이에 점자에 익숙하다. 워드프로세서의 컴퓨터에서 생산된 글을 점자 프린트로 생산한다. "점자표시 단말기"는 컴퓨터에 높고, 컴퓨터 스크린에 나타나게 점자 문자를 생산하려고 위 아래로 움직이는 작은 침을 사용한다. 다양한 점자표시 단말기 모델은 존재하고, 20-, 40-, 80-타의 문자길이가 가능하다. 시각손상 환자의 많지 않은 비율은 현재 점자를 배우고 있어도, 어릴 때부터 장님인 노인들의 많은 부분들이 컴퓨터에 기초한 점자 출력 기구에 도움을 받고 있다. 그러나 나중에 시각손실한 사람들은 종종 손가락의 감각손실로 점자 읽기를 배우는데 어려움이 있다. 그림 24-6은 점자표시 단말기를 보여준다.

화면 읽기 소프트웨어
(Screening Reading Software)

화면 읽기 소프트웨어는 컴퓨터 모니터에 글자가 컴퓨터 스피커의 소리를 통해서 읽는 것이 가능하게 하는 컴퓨터를 포함한다. 이것은 사람이 컴퓨터 데스크탑, 파일이나 문서를 접근하고 다양한 글쓰기, 스케줄, 스프레드시트를 가능하게 한다. 현재 있는 파일이 시각 손상 하에 읽을 수 있다. 시각적 글자 재인식 시스템(optical character recognition system)과 함께, 이미 프린트된 글을 가지고, 컴퓨터 파일로 변환하여, 프린트된 글이 시각손상인 환자에게 들리게 된다. 심한 시각 손실 노인을 위해 컴퓨터를 가져서 일하고, 읽기, 쓰기와 읽기가 필요한 집에서의 일을 수행하는 것을 가능하게 해준다.

시각적 글자 재인식 시스템
(Optical Character Recognition System)

시각적 글자 재인식 시스템은 2번째 복사본을 얻기 위해 복사표면에 프린트할 페이지를 복사기에 놓는 것과 비슷한 컴퓨터 스캐너를 사용한다. 차이점은 이 스캐너는(스크린 읽기나 확대 소프트웨어와 함께) 저장되거나 읽을 수 있는 컴퓨터 파일을 제공하는 것이다. 화면 읽기 능력이 있는 컴퓨터 시스템과 스캐너는 지난 몇 년 동안 알맞게 사용되었고, 그들은 프린트된 페이지를 완벽하게 접근하게 한다.

이동 보조기(Mobile Devices)

현재 기술진보는 시각손상을 가진 사람을 위한 이동식의 기구들의 발전이다. 핸드폰은 핸드폰의 다이얼 기능과 다양한 메뉴를 사용자가 가능하게 하는 음성 출력 소프트웨어로 프로그램 되었다. PDAs는 앞에서 말한 기능과 시각 손상환자를 위한 프로그램을 제공하도록 발전되었다. 반면, 바로 살 수 있는 PDAs는 시각손상인 사람들에게 제공된다. 이런 PDAs는 다양한 입력방법(standard나 점자 키보드)과 출력방법(refreshable braille display or audio)이 있다. 전반적인 시스템의 위치는 많은 PDA들에 붙어, 시각손상으로 집밖에 나가는 데 문제가 있는 사람에게 사용가능하다. 휴대 가능한 CCTV, OCR 스캐너의 발전은 집과 지역사회에서 프린트된 페이지를 접근하는 데 발전되었고, 같은 물체의 더 큰 데스크탑의 의지를 줄이게 되었다. 이런 Mobile Devices는 시각손상인 사람에게 심지어 5년 전 아무도 귀 기울이지 않았던 집과 지역사회의 환경의 커가는 독립과 자유를 제공해준다.

청각손상이 있는 사람을 위한 기구
(Devices for Persons with Hearing Impairments)

청각손상은 노인들 사이에서 많이 일어난다. 65세 이상 3분의 1의 사람들은 몇몇 청각손상을 갖는다; 85세 이상에서는 거의 50%가 청각손상을 나타난다(Desai et al., 2001). 불행히도, 많은 노인들은 노화의 일부분으로 여기고, 아무 것도 하지 않는다. 청각손실은 대화하는 데 영향을 준다. 이것은 결국 고립감과 우울증을 유발한다(Capella-McDonnall, 2005). 청각손실은 약을 먹을 때의 지시를 이해하는 것이 어렵거나 화재경보를 듣는 것이 안 되는 등의 다른 방법으로 건강과 안전에 영향을 준다. 청각 손실의 원인과 형태는 5장에서 다루겠다.

청각손상을 나타내는 첫 번째 단계는 의학적인 조언을 찾는다. 수술은 청각손실의 몇몇 경우에 한다; 나이는 수술의 접근을 고려하는 주요한 요소는 아니다(Capella-McDonnall, 2005). 청각이 없는 사람들을 위해 상대적으로 새로운 수술의 절차는 달팽이관을 둘러싼 손상된 세포를 우회수술을 하여 전극을 심는다. 달팽이관의 수술은 사람이 소리를 듣는 것이 가능해도, 이 수술은 아직 사람이 말을 분간하는 데 초점을 맞춘 것은 아니다. 달팽이관 시술은 각광받는 새로운 수술이지만, 대부분 노인들은 이런 절차를 필요로 하는 청각손실의 형태가 있지는 않다.

대략 64세 이상 1,000명 중 174명의 사람들은 이명을 경험한다(U.S. Public Health Service

1995). 이명에는 치료가 없지만 "maskers"는 때때로 이명에서 생성된 소리보다 더 받아들일 수 있는 소리를 듣도록 사용된다. 듣기 도움은 종종 이명을 수반하는 청각손실의 효과를 감소하도록 사용된다. 수술은 때때로 이명을 줄이는 데 시행된다. 약물과 이완기술과 생체자기기어도 수술처럼 사용된다(Desai et al., 2001).

보청기(Hearing Aids)

청각손상인 사람들을 위한 많은 보조기구들이 있다. 가장 흔한 것은 청각학자에 의해 처방된 보청기이다. 치료사들은 보청기를 사용하고, 작은 운동과 시각의 손상 때문에, 배터리를 교체하고, 기구를 위치시키고, 조절을 맞추는 데 어려움이 있는 많은 노인들을 만난다. 노인들을 치료하는 치료사들은 종종 hearing aid의 사용으로 독립을 이끄는 개선된 작은 운동 수행의 목표를 세운다. 이 치료사는 또한 쉽게 배터리를 교체하거나, 조절을 하기 위한 "tools"을 찾으려는 사람들을 도와줄 수도 있다.

보조적 청각기구
(Assistive Listening Devices)

보청기가 적절한 소리의 진폭을 제공하지 못할 때, *보조적 청각기구(assistive listening devices: ALDs)*기 사용될 수도 있다. ALDs는 사람이 말하기 위한 마이크와 소리를 잡아주는 증폭기, 청각손실을 가진 사람들을 위한 헤드셋과 ear receiver를 포함한다. ALD시스템은 하드웨어에 내장되어 있고, FM 라디오파나 적외선 신호 중에서 사용한다. 많은 교회, 학교, 극장은 ALD 시스템, FM 적외선의 시스템을 사용한다. 하드웨어로 내장된 시스템은 종종 집에서 사용된다. 그림 24-7은 한 보조적 청각기구들을 보여준다

전기통신 기구(Telecommunication Device)

청각이 손실된 환자를 위한 전기통신기구(telecommunication devices for the deaf: TDDs)

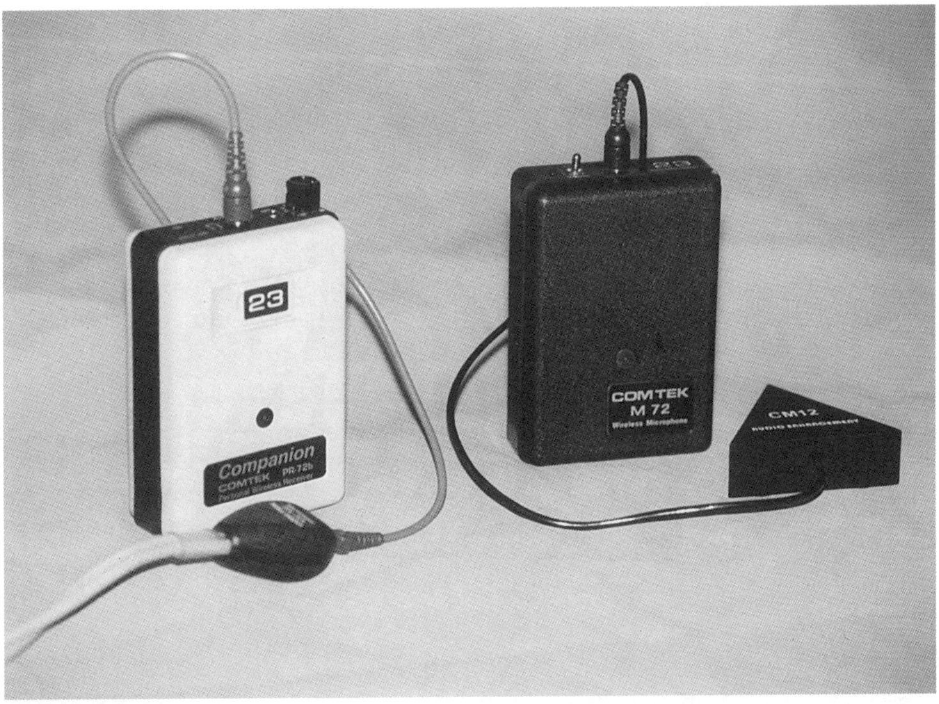

그림 24-7 듣기 보조장치.

는 사실 스크린, 키보드, 모뎀이 있는 작은 마이크로프로세스를 기초로 하는 기구다. 전화선 양쪽 끝에 TDD를 가지고, 메시지는 기록되고, 전화선 끝에 읽혀진다. Replay 서비스는 청각손상인 사람이 전화교환원에게 메시지를 자판으로 칠 수 있게끔 하기 위해 매순간마다 이용가능하다. 결국 이 전화교환원은 spoken message를 받는 수신자를 제공한다. TDD는 현재 공항 같은 공공장소에서 쓰인다. 그림 24-8은 TDD의 한 그림이다.

증폭 기구(Amplification Devices)

전기제품, 전화를 파는 가게는 소리를 증폭시키는 전화와 이 전화를 포함하는 기구들을 팔고 있다. 귀가 불편한 사람을 위한 자막이 있는 TV는 특별한 디코딩 기구가 있는 TV의 스크린 밑에 글을 써준다. 13인치보다 더 큰 스크린을 가진 새로운 모든 TV 현재 공장에서 이런 특징을 가지게 만들고 있다. 다른 기구들은 플래시 라이트나 진동과 같은 시각적 알림으로 제공하는 연기 탐지기를 제공한다. 이러한 많은 저가의 기구들은 청각손실을 가진 노인들이 그들이 삶을 계속 살아가는 것이 가능하게 해준다.

인지하는 데 문제가 있는 사람들에게 필요한 기구들(Devices for Persons with Cognitive Impairments)

개인 디지털 보조기 (Personal Digital Assistants: PDAs)

기억손상은 노화와 연관된 수많은 병들과 함께 일어난다. 기억손상에 낮은 기술(low-tech) 중 하나는 종이에 무언가를 쓰던가, 그것을 적절한 곳에 표시해둔다. 대안의 고기술(high-tech) 중 하나는 PDA를 사용하는 것이다. 많은 PDA는 500달러 밑으로 사용할 수 있다. 이런 사실은 약을 섭취하는 나머지 사람들에게 제공될 수 있다. 많은 디지털 손목시계들은 지금 비슷한 특징들을 제공한다. 최근 한 연구에서 알츠하이머병인 사람이 전기의 기억 기구를 사용하는 데 얻는 유효

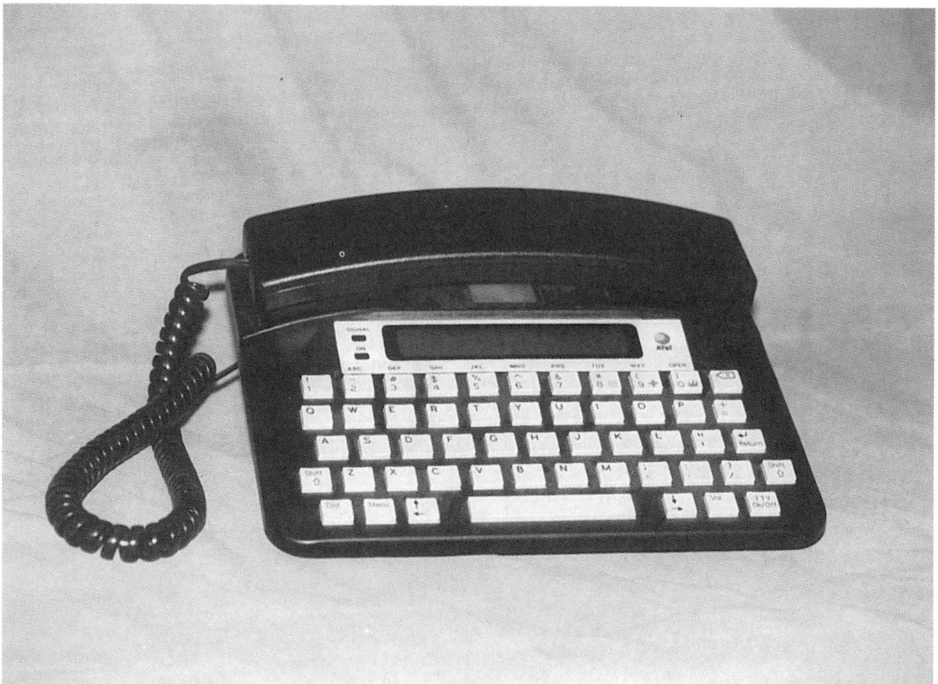

그림 24-8 전기통신기구들.

성이 기록되었다. 이 연구의 참가자들은 확실하게 사실을 더 말하고, 애매모호한 말은 거의 하지 않았다. 게다가 이 참가자들은 대화에서 더 많은 주도권을 잡으려고 하였다(Bourgeoris, 1990). 그러나, PDA와 같은 기구들을 추천하는 데 주의를 해야 한다. 그 이유는 몇몇 사람들은 알츠하이머병의 초기 단계에서 누군가가 이 기구들을 사용하는 데는 너무 복잡하기 때문이다.

다른 보조기(Other Devices)

다른 도움이 되는 기구들은 스토브 버너, 빛을 자동적으로 조절하는 타이머, 사람이 방에 들어올 때 램프를 켜서 움직임에 반응하는 빛의 스위치나 누군가 보완된 문을 열려고 할 때, 알람이 울릴 수 있는 보안 체계와 같이 자동적으로 끄기 기능이 되는 스위치를 포함한다.

ICF와 실습 프레임워크를 사용하려는 보조기술욕구 결정하기(Determining Assistive Technology Needs Using the ICF and Practice Framework)

WHO의 International Classification of Functiononing(ICF)(2001)과 *the Occupational Therapy Practice Framework*(AOAT 2002)는 평가에서 후속조치까지 보조적인 기술과정으로 실험자들을 이끌어낼 수 있다. 즉, ICF는 기능과 맥락과 관련된 요인들의 다양한 수준에서 건강함과 건강하지 않음 상태에 있는 환자의 사진을 실험자들에게 보여줌으로써 이 과정의 근본적인 토대를 제공해준다. Practice Framework는 이 과정의 각각 단계를 따라가기 위해서는 절차들을 상세하게 기술한다. 한 참가자는 ICF를 사용하는데, 이는 병, 무질서한 상태 없이 한 사람의 "전형적이고" 기능적인 현상과 맥락과 관련된 요인에 대해서 이해하는 데 있다. 또한 이 참가자는 앞에서 말한 사람의 기능적인 욕구, 능력, 한계와 다양한 맥락과 관련된 요인의 영향을 결정하는 정보를 사용한다. 몸의 구조/기능별로 ICF 모델의 첫 번째 수준은 실험자가 그 사람의 전의 생리적, 해부학적 온전함과 병, 무질서 상태 때문에 이 수준까지 일어나는 변화를 평가한다. 행동과 참가의 수준으로, ICF 모델의 2, 3번째 수준은 앞에서 말한 수준에서 기능의 전 단계를 얻는 것이 되고, 병, 무질서 상태에서 발생되는 참가의 제한과 활동의 제한을 평가하는 것도 이루어진다. 환경적인 요소들은 촉진제와 제한에 의해 결정된다. 촉진제는 참가자들이 기능의 행동이나 방해에 좋은 쪽으로 영향을 주거나, 제한은 그들이 사람의 기능적인 행동에 나쁜 쪽으로 영향을 줄 때를 말한다(Arthant, Nochajski & Stone, 2004). 나이, 성, 건강, 능력을 발휘하고 사회배경 같은 개인적인 요소들은 그 사람이 간섭에 따라 어떻게 반응하는지를 결정하는 데 중요하다. 결과적으로 ICF 모델은 병, 무질서한 상태가 발생하기 전후로 욕구, 능력과 제한이 있는 환자에 대한 필요한 정보를 모으기 위한 뼈대를 참가자들에게 제공한다.

Practice Framework(AOAT 2002)에 따르면, 보조적인 기술평가를 포함하는 직업의 치료평가는 환자의 직업정보를 구축하는 것부터 시작한다. 직업정보가 모이면, 참가자들은 환자의 직업 수행기술(운동과 행동기술), 수행방식(습관과 역할)과 직업에서의 수행(ADLs과 IADLs)을 평가하는 것을 포함한다. 이런 평가에 대한 손상, 제한, 한계는 치료적인 전략과 이 전략의 조합(치료적 중재, 보상적인 기술, 보조적인 기술이나 환경적인 수정)이 기능적인 수행의 가장 독립적인 수준을 환자에게 주는 것을 결정하게 한다. 보조적인 기술은 다른 전략들이 적절하게 충족되지 않을 때 선택된다. 이는 환자가 자신의 최대의 기능적인 잠재력을 성취하는 것, 에너지 보호, 관절 보호와 반복적인 운동을 줄이는 것을 돕는 것이다. 보조적인 기술대비와 훈련 뒤에 평가결과가 나온다. 이는 그 기술이 환자가 원하는 목표에 도달하는 것을 돕는데 성공일지 아닐지를 결정하기 위해서다. 그 다음에 따라오는 부분은 병, 무질서한 상태에서의 분류수준의 형태와 기술의 적절한 적용을 나타내준다.

사람 1은 골프를 즐기고, 카드 놀이할 때 친구들과 만나고, 신문을 보고 퍼즐을 하는 한 중년의 남자이다. 그는 최근 근거리에서 시력이 감소하는 안구내 렌즈의 조절능력에 영향을 주는 노안 상태가 되었다. 그는 신문을 읽는 것, 퍼즐을 할 때, 운전 시 길가의 표지판을 읽는 데 점차 어려움을 느낀다. 그는 다른 ADLs과 IADLs을 수행하는 데 어려움은 없다. ICF 모델에 따르면, 노안과 같은 상태는 직접적으로 몸의 구조/기능에 영향을 주고, 간접적으로 소수의 행동제한, 앞에서 말한 참가 한계수준에 영향을 준다. 이 사실이 직업치료 서비스를 하는 전형적인 환자가 아니라도, 이 환자는 높은 기능을 하는 사람으로 대표된다. 즉, 이 환자는 다른 영향에 최소의 영향을 주는 ICF 모델의 한 단계의 상태가 된다. 제한과 한계를 치료 교육하려고 안경과 같은 낮은 기술의 보조적인 기술을 요구한다.

사람 2는 그녀의 딸 가족과 살고 있는 치매 초기단계인 여자다. 치매가 발병하기 전, 그녀는 독립적으로 살았고, 그녀의 ADLs과 IADLs을 하는 데 어려움이 없었다. 현재 그녀는 약을 먹고, 요리하고 나서 스토브 불을 끄는 데 어려움이 있다. 때때로 그녀는 자기 치료, 집에서 할 수 있는 일들, 집 주변을 걷는 데 어렵고, 또한 방향을 잡기가 어려울 때도 있다. 그녀의 가족은 그들이 직장이나 학교에 갈 때, 환자가 집에 혼자 있기 때문에 그녀의 안전이 걱정된다. 이런 경우, 이런 상태는 ICF 모델의 몸/구조 단계뿐만 아니라 활동과 참가 수준까지 영향을 준다. 이 환자는 많은 긍정적인 환경적 요소(좋은 사회지지 네트워크)와 그녀의 안전에 위험을 주는 부정적인 환경적 요소(자동적인 차단기능 없이 스토브에 불끄기)를 지닌다. 중재들은 다른 두 단계까지 문제를 줄이기 위해서 ICF 모델의 몸의 구조/기능단계에 수행될 수 없다. 이 평가는 기억, 인지적인 과정 기술을 제외하고 다른 손상을 보여주기 때문에 중재는 환경적인 수정, 보상하는 전략, 가족교육에 초점을 맞춘다. 치료사가 한 평가결과는 환자의 안정과 치료와 연관된 목표들은 아직은 충족시키지 않는다고 나타낸다. 그래서 작업치료는 환자의 능력, 제한, 기구를 받아들이는 것을 고려하여 가족과 함께 보조적인 기술선택을 해야 한다. 가족과 치료사는 다음과 같은 기구들을 결정한다. 자동적인 기능차단이 있는 스토브, 전기적 알약 조제, 청각적인 기능이 있는 전기적 노트북, 그녀가 길을 잃어버릴 때를 대비하여 목걸이 위치 추적기, 후속 조치평가는 중재와 보조적인 기술을 가지고 이 환자는 그녀의 목표를 성공적으로 성취했고, 딸 가족과 함께 살 수 있다고 나타내었다.

노인들에게 보조기술 사용과 관련된 화제들(Issues Relating to Use of Assistive Technology with Older Adults)

보조의 기구들의 수리와 유지는 중요한 고려사항(수리와 유지가 필요할 때의 비용과 얼마 정도 걸리겠는가)이다. 수리와 유지를 하지 않을 때, 위험하거나 보조의 최적의 상태가 될 수 없다. 다양한 장애가 있는 성인 227명을 연구한 결과 모든 기구의 29.3%가 버려졌다고 하였다(Phillips & Zhao, 1993). 게다가 이 연구결과는 기구의 버림이 4가지 요소 중 한 가지와 연관되었다고 한다.

1. 선택에서 사용자의 의견의 고려사항 부족
2. 쉬운 기구의 조달
3. 형편없는 기구 사용

4. 사용자의 욕구와 우선 순위의 변화

보조기구들을 추천하는데 첫 번째 환자에게 다른 보조기술의 선택사항을 주고, 특히 비싼 기구들을 구매하기 전에 환자에게 이 기구를 써보라고 허락해서 판매 사람과 함께 일하는 것이 중요하다. 환자가 선호하는 기구를 선택하고 나서, 치료사는 환자가 이 기구에 대한 비용을 확인하는데 도와주어야 한다. 마지막으로 치료사는 기구 사용자나 환자를 도와주는 사람에게 기구를 사용하는 데 필요한 훈련을 제공하고, 수리와 유지할 수 있는 설명도 제공해야 한다. 보조기술 서비스를 제공할 수 있는 서비스 제공자를 찾는 것은 종종 노인과 이런 서비스를 알선하는 다른 서비스 제공자에게 어렵다. 또한 전문화하려는 서비스의 한 부분을 찾는 것도 어렵다. 시각, 청각과 인지하는 데 어려움에 전문가들은 현재 복잡한 여러 요인들을 지닌 노인들을 치료할 수 없을 것이다(모르겠음). 작업치료사는 보조치료 서비스, 중재를 하거나 환자에게 다른 제공자를 언급하는 것을 가장 잘 알고 있다. 서비스 제공자의 하나의 정보출처는 장애가 있는 개인들을 위해 보조와 관련된 기술 아래의 각 나라에 있는 본점(lead agency)이다. 재활과 보조기술의 진보를 위한 사회는 나라에 기술적인 보조를 제공하고, 당신의 나라의 본점에 정보를 주기 위해 연락할 수 있다. 자금은 보조의 성공적인 기구 사용이 필요한 기술과 서비스와 함께 또 다른 문제다. 많은 기구들이 싸고 사용자들에게 도움이 될 수 있음에도 불구하고, 많은 다른 기구들은 비싸고, 그것을 필요로 하는 모든 사람에게 알맞는 것은 아니다. 국가적인 유행은 건강관리를 위한 덜 쓰는 대중의 자금과 커져가는 out-of pocket(손해를 보는)이다. 이 결과는 건강을 위해 노인의 out-of pocket의 비용의 놀라고 엄청난 성장을 나타낸다. 사실 노인의 out-of pocket의 건강 지출은 노인의료보험제도와 저소득층 의료보장제도의 비용보다 더 많이 크게 성장했다(Crystal, Johnson, Harman, Sambamoorthi, & Kumar, 2000). 보조기구들은 사람들에게 독립을 유지하고, 다시 얻는 데 도움을 주어서, 결과적으로 종합적인 건강 비용을 줄일 수 있게 한다. 그러나 보조 기구의 접근은 종종 막히고, 제한되고, 한정된다. 그 이유는 제3자의 소비자가 보조기구들을 사지 않기 때문이다.

개인이 쓰는 이 기구들을 받아들이는 것은 중요한 문제다. 한 사람의 욕구와 바람은 고려되어야 한다. 몇몇은 이 기구들이 겉치레에 불과하다고 하거나, 몇몇은 이 기구를 사용해서 의존하게 되는 것을 막는다. 게다가 "고기술"은 몇몇 노인들을 위협한다. 특정한 기구를 사용하는 데 훈련 프로그램을 주장하는 것이 가능할지도 모른다. 또한 이 기구가 여전히 먼지가 쌓여서 심각하게는 사용하기가 어려울 정도로 옷장에 남겨져 있는 것도 가능하다.

보조의 기술과 환경적인 중재가 여러 어려움이 있어도, 이런 기구들은 노인들이 독립하고, 만족스러운 삶에 도움을 주는 데에 큰 잠재력이 있다. 작업, 물리치료사, 다른 기구 제공자들은 적절하게 기술을 확인하고, 그것을 어떻게 사용하는지 노인들을 훈련시키고, 후속조치에 대한 지지를 제공하는 데 중요한 역할을 한다. 청각학자들(audiologist)은 청각과 물리치료사, 운동기구와 관련된 기구들을 다룬다. 안경사나 검안사는 시력을 보호하는 데 가장 잘 알고 있다. Social worker들은 이런 기구와 서비스를 자금 조달하는 근원을 알아보는 데 중요한 역할을 한다.

사례 연구(Case Study)

Mrs. Jones는 몇 년 전부터 오른쪽 뇌졸중과 왼쪽 편마비를 가진 78세 여자다. 그리고 그녀의 이동하려는 모든 욕구를 위해 수동식 휠체어를 사용한다. 그녀는 혼자 살지만, 옆집에 있는 그녀의 가족은 최소한 하루에 한 번은 와서 확인한다. 그녀는 또한 자택 요양 간호사들이 일주일에 한 번씩 그녀를 확인하고 일주일에 3번은 목욕, 옷입기, 집안일을 도와준다. 최근 그녀는 집에서 움직이는 것과 가전제품을 사용하는 것이 어렵다.

질문(Questions)

1. 작업치료사가 해야 할 첫 번째 치료는 무엇인가?
2. 이 결과에 근거로 어떻게 당신이 그녀의 어려움을 ICF의 각각 단계로 평가할 수 있겠는가? 어떤 환경요소가 그녀의 행동에 영향을 주었는가?
3. 어떤 작업치료의 중재가 가장 도움이 되겠는가?

복습 문제(Review question)

1. 고기술, 저기술 보조기구들 사이에서 차이점이 무엇인가? 전반적인 디자인이 모든 노인들에게 왜 중요한가?–즉, 최소한 기능적인 제한을 가진 사람들 포함해서. A씨는 경도의 관절염과 경도의 노인성 난청을 가진 67세 미망인이다. 그녀의 집에서 독립적인 활동을 유지하면서 환경적인 조절 기구가 어떻게 그녀를 돕겠는가?
2. Y씨는 초기의 시력감퇴에 있다. 그의 시력감퇴를 도와주기 위해서 치료사는 어떤 보조기구를 고려해야 하는가?
3. 한 치료사는 D씨를 위해서 환경조절기구를 제공했다. 가정방문 시, 그녀는 이 기구가 탁자 위에 놓여 있고, 먼지가 쌓인 것을 알아챘다. D씨가 그 기구를 사용하지 않았던 이유는 무엇일까? 또한 치료사는 무엇을 해야 할까?

웹 기반 자료(Web-Based Resources)

제품과 공학의 경험에 관한 유용한 정보:

Product Reports(2003-2005)

www.aarp.org, **American Association of Retired Persons(AARP)**, date connected July 16, 2007. Developed for AARP members, each of these reports provides overviews of the device type and comparative information. Several reports are planned, but those currently available include "Wheelchairs," "Hearing Aids," and "Personal Alerting Devices."

www.phhp.ufl.edu/centers/rerc.htm, **Rehabilitation Engineering Research Center on Aging**, date connected July 16, 2007. A series of training material for professionals and information on products for consumers, including videos, slides, booklets, training guides, and case studies.

www.RESNA.org, ***Assistive Technology(journal)*, published by RESNA Press**, date connected July 16, 2007. This quarterly journal is the official publication of RESNA, The Society for the Advancement of Rehabilitative and Assistive Technology.

www.abledata.com, **Abledata**, date connected July 16, 2007. This site includes a large number of products that can be helpful to individuals with physical disabilities and for older adults.

웹 기반 자료(Web-Based Resources)

제품과 공학의 경험에 관한 유용한 정보:

Smart technology for aging, disability, and independence: The state of the science(2005). published by Wiley Interscience, Hoboken, NJ. This 379-page text covers assistive technology devices for various disabilities and contains a unit on assistive technology information.

Technology and Disability, IOS Press, 5795-G Burke Centre Parkway, VA 22015. This journal communicates knowledge about the field of assistive technology devices and services, within the context of the lives of end users—persons with disabilities and their family members.

Although the topics are technical in nature, the articles are written for a broad comprehension despite the reader' s education or training. Its contents cover research and development efforts, education and training programs, service and policy activities, and consumer experiences. The journal publishes original research papers, review articles, case studies, program descriptions,

Letters to the editors, and commentaries. Suggestions for thematic issues and proposed manuscripts are welcomed.

참고문헌(References)

Administration on Aging. (2004). *A profile of older Americans: 2004* (Department of Health and Human Services Publication). Washington, DC: Author.

American Foundation for the Blind. (2006). *Quick fact and figures on blindness and low vision.* Retrieved April 10, 2008 from www.afb.org/Section.asp?SectionID = 42&DocumentID=1374.

American Occupational Therapy Association. (2002). Occupational therapy practice framework: Domain and process. *American Journal of Occupational Therapy, 56,* 609–639.

Arthanat, S., Nochajski, S. M., & Stone, J. (2004). The international classification of functioning, disability and health and its application to cognitive disorders. *Disability and Rehabilitation, 26*(4), 235–245.

Bourgeoris, M. (1990). Enhancing conversation skills in patients with Alzheimer's disease using a prosthetic memory aid. *Journal of Applied Behavior Analysis, 23*(1), 29–42.

Capella-McDonnall, M. E. (2005). The effects of single and dual sensory loss on symptoms of depression in the elderly. *International Journal of Geriatric Psychiatry, 20*(9), 855–861.

Center for Universal Design. (1997). The principles of universal design (Version 2.0). Raleigh, NC: North Carolina State University. Retrieved April 10, 2008 from http://www.design.ncsu.edu/cud/about_ud/udprinciplestext.htm.

Cooper, R. A. (1998). *Wheelchair selection and configuration.* New York: Demos Medical.

Crystal, S., Johnson, R. W., Harman, J., Sambamoorthi, U., & Kumar, R. (2000). Out-of-pocket health care costs among older Americans. *The Journals of Gerontology. Series B, Psychological Sciences and Social Sciences, 55*(1), 551–562.

Davenport, R. (2005). Robotics. In W. Mann (Ed.), *Smart technology for aging, Disability, and independence: The state of the science* (pp. 67–109). Hoboken, NJ: Wiley-Interscience.

Desai, M., Pratt, L. A., Lentzner, H., & Robinson, K. N. (2001). Trends in vision and hearing among older Americans. *Aging Trends, 2,* 1–8.

Dickey, R., & Shealey, S. (1987). Using technology to control the environment. *American Journal of Occupational Therapy, 41,* 717–721.

Edwards, N. I., & Jones, D. A. (1998). Ownership and use of assistive devices amongst older people in the community. *Age and Ageing, 27,* 463–468.

Freedman, V. A., Crimmins, E., Schoeni, R. F., Spillman, B. C., Aykan, H., Kramarow, E., et al. (2004). Resolving inconsistencies in trends in old-age disability: Report from a technical working group. *Demography, 41*(3), 417–441.

Giannini, M. J. (1998). *Choosing a wheelchair system.* Baltimore, MD: Department of Veterans Affairs.

Haataja, S., and Saarnio, I. (1990). An evaluation procedure for environmental control systems. In J. J. Presperin (Ed.), Proceedings of the 13th Annual RESNA Conference (pp. 177–178). Washington, D.C.: RESNA, 1990.

He, W., Sengupta, M., Velkoff, V. A., & DeBarros, K. A. (2005). 65+ in the United States: 2005 (U.S. Census Bureau Publication No. P23-209). Washington, DC: U.S. Government Printing Office.

Jette, A. M., Haley, S. M., & Kooyoomjian, J. T. (2003). Are the ICF activity and participation dimensions distinct? *Journal of Rehabilitation Medicine, 35,* 145–149.

Kose, S. (1998). Form barrier-free to universal design: An international perspective. *Assistive Technology, 10*(1), 44–50.

Mann, W. C., Hurren, D., Charvat, B., & Tomita, M. R. (1998). Problems with wheelchairs experienced by frail elders. *Technology and Disability, 5,* 101–111.

Mann, W., Hurren, D., Kuruza, J., & Bentley, D. (1993). Needs of home-based older visually impaired persons for assistive devices. *Journal of Visual Impairment and Blindness, 87*(4), 106–110.

Mann, W., and Lane, J. (1991). *Assistive technology for persons with disabilities: The role of occupational therapy.* Rockville, MD: American Occupational Therapy Association.

Mann, W., Ottenbacher, K., Fraas, L., Tomita, M., & Granger, C. (1999). Effectiveness of assistive technology and environmental interventions in maintaining independence and reducing home care costs for the frail elderly: A randomized trial. *Archives of Family Medicine, 8,* 210–217.

Perenboom, R. J. M., & Chorus, A. M. J. (2003). Measuring participation according to the International Classification of Functioning, Disability and Health (ICF). *Disability and Rehabilitation, 25*(11–12), 577–587.

Peterson, W. (1998). Public policy affecting universal design. *Assistive Technology, 10*(1), 13–20.

Phillips, B., & Zhao, H. (1993). Predictors of assistive technology abandonment. *Assistive Technology, 5*(1), 36–45.

Ripat, J. (2006). Function and impact of electronic aids to daily living for experienced users. *Technology and Disability, 18*(2), 79–87.

Schafer, R. (2000). *Housing America's seniors.* Cambridge, MA: Harvard University.

Schneidert, M., Hurst, R., Miller, J., & Ustun, B. (2003). The role of environment in the International Classification of Functioning, Disability and Health (ICF). *Disability and Rehabilitation, 25*(11–12), 588–595.

Story, M. F. (1998). Maximizing usability: The principles of universal design. *Assistive Technology, 10*(1), 4–12.

Technology Related Assistance for Individuals with Disabilities Act of 1988 as Amended in 1994. Retrieved April 10, 2008 from http://www.handinet.org/tech_act.htm.

United States Public Health Service. (1995). Prevalence of selected chronic conditions, United States, 1990–1992. Advanced Data from Vital and Health Statistics, No. 194 (DHHS Pub No (PHS) 88-1250). Hyattsville, MD.

Ustun, T. B., Chatterji, S., Kostansjek, N., & Bickenbach, J. (2003). WHO's ICF and functional status information in health records. *Health Care Financing Review, 24*(3), 77–88.

Vanderheiden, G. C. (1998). Universal design and assistive technology in communication and information technologies: Alternatives or complements? *Assistive Technology, 10*(1), 29–36.

Wahl, H., Heyl, V., & Schilling, O. (2002). The role of vision impairment for the outdoor activity and life satisfaction of older adults: A multi-faceted view. *Visual Impairment Research, 4*(3), 143–160.

World Health Organization. (2001). *International Classification of Function.* Geneva: Author. Retrieved February 26, 2006, from www3.who.int/icf.

제 25 장

노인학대
Elder Abuse

…우리 사회는 중요한 사회적 문제로 장애인과 노인학대가 문제시되고 있다. 이 장에서는 모든 노년층과 그들의 가족을 위한 삶의 질 향상을 위해서 그들 각자의 필요한 지침을 제공자로서 요구되는 것을 배우게 될 것이다.

Rosalie S. Wolf, PhD(1927~2001),
Founder of the National Committee for
the Prevention of Elder Abuse

목 적 (OBJECTIVES)

이 장을 읽고 난 후, 독자는 다음을 할 수 있게 될 것이다:

1. 노인학대의 다양한 형태를 설명할 수 있다.
2. 노인학대 인식의 역사적 중요성을 제공할 수 있다.
3. 이러한 문제의 보고된 사건과 만연한 이야기를 논의할 수 있다.
4. 노인학대에 대한 위험 요소와 징후, 예시들에서 구별할 수 있다.
5. 노인학대를 예방하고 해결하는 다양한 서비스체계의 역할을 설명할 수 있다.
6. 문제 중재에 관해 다학문적 팀(여러 분야의 조직)의 이점을 제공할 수 있다.

국립중앙센터에서는 노인학대에 관하여 거의 매일 주요 논의대상으로 제안된다. 그들은 전국 신문으로부터 자료를 수집하였고, 센터의 리스트 서버(특정 그룹 전원에게 메시지를 전자우편으로 자동 전송하는 시스템))에 개재하였다. 리스트 서버는 천 명 이상 구독자들이 사용하였다–학대받는 노인들을 대신하여 서비스 배달, 프로그램 계획, 공공정책, 교육, 조사와 관련한 활동적인 모든 전문가들.

헤드라인을 정독한 독자들은 빈번한 노인학대에 충격을 받지 않을 수 없다. 도심이나 시골의 전 지역의 문제의 발생은 상당히 심각한 영향을 가진다. 헤드라인은 이 문제에 대한 보편적인 근거 없는 이야기로 일소해버린다–즉, 이것은 드물고, 심각하지 않고, 주로 큰 도심 속에 살고 있는 노인에 관한 문제라고 생각한다.

이 신문기사의 예문을 보면:

- 71세의 수척한 몸으로 묘사되어진다.
- 요양원은 추정된 강간 희생자들을 보호하지 못했다.
- 딸은 손상받은 엄마를 방치했다.
- 건강 보조원의 말에 따르면, 그녀는 두 명의 나이 든 언니로부터 250,000$를 훔쳤다.
- 여자는 할머니로부터 도둑질을 하여 고소당했다; 위기에 빠진 노인의 착취를 의심받았다.
- 예전 요양 보호사는 환자를 구타한 것에 대해 고소당하였다.
- 남자는 엄마를 칼로 찔러 10~25년까지 선고를 받았다.
- 83세 할머니는 어려운 환경 속에서 발견되었다.
- 형제들은 그들의 엄마를 가두었다; 경찰은 형제들이 엄마의 수표를 현금으로 바꿨다고 말하였다.
- 81세 노인은 그의 부인을 죽이려고 시도했다.

노인학대 문제 조사 (Examining the Problem of Elder Abuse)

정의와 형태(Definitions and Forms)

지지자들이 지난 20년 동안 노인학대의 보편적 정의와 형태의 필요성을 강조하였지만, 노인학대의 보편적 정의와 형태가 받아들여지지 않았다(National Center on Elder Abuse, 2001; National Research Council, 2003; Stein, 1991; University of New Hampshire, 1986; U.S. Department of Health and Human Services, 1992; Watson, 1995). 표준화된 정의와 형태는 연구결과와 국가보고서 통계의 비교를 위해 중요하다. 이러한 내용 없이, 일반화는 불가능하다.

표준화된 노인학대의 정의와 형태의 부족에 대한 이유는 여러 가지가 있다.

- 아동학대가 발생하는 것과 같이 법률에서 연방정부의 자금 장려책을 일반화하려는 정의는 없다.
- 의견은 노인학대의 수단이 얼마나 넓고 다양한가, 예를 들면, 자기학대와 자기방관이 **노인학대의 형태(elder abuse forms)**로 포함되어 있지 않은가, 또한 가해자 그들의 결여(피해자 이외에)를 방지하지 못하는가?
- 몇몇 사람들은 노인학대를 부도덕한 행위로 여긴다; 다른 사람들은 선의의 방관처럼 수동적인 행위 또한 포함시킨다.
- 노쇠하고, 장애, 노인학대에 대한 전제조건의 또 다른 요소 때문에 희생자의 부분이 취약성에 노출되지 않았는지 논의 중이다.
- 의견의 범주는 노인학대를 정의함에 있어서 결과, 빈도수, 심각정도, 지속기간을 고려함에 따라 나눌 수 있다.

노인학대에 대한 정의와 형태를 표준화하기 위해 여러 노력들이 있어왔다. 주목할 만한 연구 노력들이 Johnson(1986), Hudson(1991)과 미국 국립연구회의(2003)에 의해 착수되었다. Johnson은 노인학대에 관한 정의와 형태는 문제를 개념화하고 행동적 징후를 확인하고, 중요한 관찰을 구체화시키며 행동의 원인을 구별하는 4가지 순차적인 단계를 포함한다. 그들은 노인학대에 관한 보고서의 분석과 통합으로부터 결론을 끌어내었다. 반대로, Hudson의 정의와 형식은 노인학대 전문가 3회 Delphi의 조사를 반영하였다. 그들은 5가지 레벨과 11가지 정의를 가지며, 일반적인 폭력적인 형태로 노인(레벨 1)에게 시작하여 모욕적이며 무시하는 행동의 행위로 마무리한다(레벨 5). 마침내, 노인학대에 관한 국립조사사의회의 정의는 노인학대 전문가와 건강학과 법학전문가의 패널에 의해 체계적인 목적으로 조사되어졌다. 의회는 "무시" 그리고 "학대"를 거쳐 "노인학대" 용어를 사용하도록 했다. 왜냐하면 그것은 후자의 용어가 국가적 법령을 기초로 법적 함축성을 가진 것으로 여겼다.

마찬가지로, 노인학대의 정의와 형태가 통일된 공공정책에서 나오게 되었다. 초기 관련 활동은 1981년 노인학대법과 증명서, 방지법을 주제로, Mary Rose Oakar & Claude Pepper에 의해 미국 하원에 발표된 명백한 법안이다(HR 7551). 최소의 수정과 학대, 무시, 착취의 정의들이 미국 연방법전으로 통합되었다(미국연방법전 Title 42, Chapter 35, 하위구문 I). 노인학대에 관해 중앙센터에서는 1995년 현행의 연방정부와 국가 법령 분석을 기초로 하는 7가지 노인학대 형태를 정의했다(Anonymous, 2002). 그럼에도 불구하고 개인적인 상태의 정의와 형태는 상당히 다양했다. 미국상원 국회 전에 현재 연방 제정법은, 2006년의 노인법(S 2010), 문제에 대해 관례와 이해를 개선함에 더 나은 통일된 통합적인 설명과 비교를 통한 분석을 지원했다(글상자 25-1).

역사와 문화적인 관점 (Historical and Cultural Dimensions)

노인학대는 새롭게 등장한 현상이 아니다. 오랜 세기 전에 존재해왔다. 최근 건강과 사회적 문제로서 노인학대가 재인식되었다. 1950년의 미국에서 첫 표면으로 등장했지만, 고령화된 미국의 주된 관심으로써 "노년기의 도래" 노인학대는 1980년대에 비로소 주목받게 되었다.

하지만 노인학대는 미국에만 국한되는 것은 아니었다. 오히려 전세계적인 문제였고, 개발도상국과 선진국 모두에서 발견되었다.

식민지 시대의 미국(Colonial America)

식민지 시대 동안에 미국은 수많은 계좌를 가지게 되었지만, 이것으로 인해 가족 갈등이 일어났고, 이 결과 노인에게는 부정적인 결과를 가져왔다(Fischer, 1978; Stearns, 1986). 예를 들면, 정신적으로 성숙하지 못한 어른은 때때로 가족의 재산을 통제하는 부모를 무시했다. 의존적인 노인들은 가족이 돈이 부족할 때나 보살핌이 필요하게 되었을 때 내쫓길 수 있다. 할머니들은 대개 마녀사냥의 목표물로 되었고, 때때로는 사형에 처하기도 했다. 그들은 가족들에게 짐인 것처럼 또는 어린 친척에 의해 자산의 위협적인 접근도 받는다.

부분적인 이유지만 노인이 대개 고위층으로 승격되면서, 초기 미국에서 노인학대는 대중적인 관심으로 미미하게 깨우쳐지기 시작했다. 게다가, 상대적으로 일부 사람들은 노년기에 도달했고, 가족문제는 대개 가족에게 남겨지는 걱정거리라 생각되었다. 사실, 중세 20세기가 되어서야 노인학대가 대중의 관심사로 야기되었다.

초기 인식(Early Awareness)

1950년대는 고령화된 미국인들의 모순적인 시간으로 나타나게 되었다. 다른 한편으로는, 감염 질환으로부터 생존하기 위해 다른 약물과 페니실린이 증가하게 되었다. 대중의 혜택의 증진은 더 많은 노인들의 삶을 윤택하게 했다. 탈시설화(장애인을 시설에 수용하는 것에서 탈피하여 지역사회에 거주하게 하고 필요한 서비스를 제공하는 것이다). 움직임은 정신병원과 노인요양시설 등이 비워지게 되었다. 한편으로는, 미국 노인인구의 1/3이 빈곤해졌다(연방정부포럼은 노인인구와 관련된 통계자료, 2004). 직업의 기회는 일터에서 노인차별로 인해 제한되었다(Achenbaum, 1978). 2차 세계대전 이후의 번영은 젊은이들에게 돌아갔고, 더 나은 직업과 생활방식을 추구했

글상자 25-1 노인학대의 정의와 형식

조사연구

Johnson(1986)

- 1단계: 노인들의 삶의 질의 보존하기에 불필요한 갈등을 겪는 상태
- 2단계: 신체적, 심리학적, 사회적, 법적 차별로써의 범주를 하나 또는 그 이상의 행위적 표현들을 구체화하기
- 3단계: 행위적 표현의 밀집도와 강도를 결정함으로써 측정하기
- 4단계: 수동적인 학대와 능동적인 학대의 결과의 원인이 무엇이든간에 기본적인 처우

Hudson(1991)

- Level I: 노인학대에 관한 폭력
  - 자기학대
  - 노인학대
  - 외부인에 의한 범죄
- Level II: 희생자와 가해자 사이의 관계
  - 개인적/사회적 관계에 의한 인간관계
  - 전문적/사업적 관계에 의한 인간관계
- Level III: 파괴적인 행위가 어떻게 수행되었는지에 따름
  - 무시
  - 학대
- Level IV: 파괴적인 행위의 목적
  - 의도적
  - 비의도적
- Level V: 파괴적 행위의 구체적인 형태
  - 신체적
  - 심리적
  - 사회적
  - 경제적

노트: Level은 일반화에서 구체화되어 있다. Level II에서 Level V를 통해 모든 것은 노인학대와 관련이 있다. 노인학대는 노인들에게 직접적으로 가해지며 노인들에 대한 삶의 질에 위배되며, 고통, 손실, 손상, 불필요한 고난의 경제적, 사회적, 심리적, 신체적 해로움을 만들어내고 동요하는 믿음의 상황 속에서 발생하게 되는데, 이것을 파괴적인 행위로써 정의되어진다(p. 14).

미국 국립연구회의(2003)

학대는 의도적인 행동으로 해를 입혔거나 의도적이지 않더라도 심각한 손상을 주었을 경우, 약한 노인들을 돌보아 주는 사람이나 노인들의 믿을 만한 인간관계에 있는 다른 사람들이 해를 가하거나 노인들의 기본욕구를 만족시키지 못하고, 피해로부터 노인들을 보호하지 못했을 경우로 정의된다.

- 간병인. 생활의 보조적인 역할과 케어를 제공해주는 책임을 가지고 있다.
- 해로움. 손상과 충족되지 않은 기본적인 욕구는 다른 사람들에 의한 행동이나 부주의 때문이다.
- 신뢰 관계. 다른 가족, 사회, 또는 전문적인 관계는 노인에게 관심을 가지고 보호할 책임이 있으며, 사회적이나 법적 관습에 의해 발생할 수 있는 보호나 보살핌을 기대치를 가지는 것이다.
- 취약성. 경제적, 신체적 또는 의존적인 감정.또는 자기보호나 자기보존에 대한 수용범위가 좁음 (p. 39).

공공 정책

42 미국 연방 법전 35, 하위구문 I, § 3002

- 학대는 의도적인 (a) 손상의 아픔, 부당한 얽매임, 위협 또는 신체적 가혹행위 또는 정신적 어려움; (b) 신체적 어려움, 정신적 박약을 극복하는 데 필요한 상품과 서비스를 제공하는 사람(간병인)의 결핍(13).
- 방치는 (a) 신체적 어려움, 정신적 박약을 극복하는 데 필요한 상품과 서비스를 제공하는 데 어려움이 따른다. 또는 (b) 간병인이 제공하는 서비스의 어려움(37).
- 착취는 부적절하고 불법적인 행위이며 간병인을 포함한 각각의 사람들이 노인의 재산이나 이익의 자원을 사용하는 과정을 말한다(26).

노인학대의 국립중앙센터(2006)

- 신체적 학대: 완력(육체적 억압)의 사용은 신체 손상, 신체적 고통과 장애
- 성적 학대: 어떠한 종류의 합의되어지지 않은 노인과 성적 접촉
- 감정적 학대: 언어 또는 비언어적인 행위를 통한 괴로움, 고통 또는 우울함

글상자 25-1 **노인학대의 정의와 형식** *(계속)*

- 재정적/물질적 착취: 노인들의 자본, 재산, 자금의 부적절하거나 불법적인 사용
- 방치: 거부, 노인에 대한 개인의 의무와 임무수행에 있어서 불이행
- 포기(버림) : 노인에 대한 신체적 보호권이나 보살핌의 책임을 회피하는 것
- 자기-방관 : 노인의 건강과 안전을 위협하는 행위

다. 이것은 노인세대들이 뒤로 물러남을 말해주고 있다. 노쇠하고 힘든 노인들은 특히 정신질환을 가진, 도심 속에 혼자의 삶이 염려되었다. 그들은 근처에 가족이 제공하는 보조자나 감독자 없이는 방치되거나 착취당하는 것이 쉽다고 염려했다(American Public Welfare Association, 1962: O' Neill, 1965).

시카고, 휴스톤, 샌디에이고와 클리블랜드 같은 도시는 보호시설을 통해 생성되는 문제를 치료하기 위해 노력했다. Cleveland의 지역사회 플래너인 Mildred Barry(1963, p. 4)에 따르면, Harrison과 New York에서 노인들의 보호시설에 대한 Arden House Seminar에서는 발표했다. 중재의 형태는 "비윤리적인 행위... 이것은 본인과 다른 사람의 안전과 건강에 해치는 것으로 드러났고, 연합적인 문제들은 다른 형태로 전문가의 도움을 필요로 하는 것으로 보인다"에 의해 특징지어진 사람들에게 집중되어진다.

1960년대 각각의 지역사회 계획은 확장되어지면서 초기 1970년대 국민담화와 시연 계획은 보호 서비스의 요소를 설명하고, 계획의 대상자를 결정하고, 계획의 결과를 평가하는 것을 목표로 한다(Blenkner, Bloom, Nielson, & Weber, 1974; Horowitz & Estes, 1971; U.S. Senate Special Committee on Aging, 1977). 실망스러운 프로그램 평가결과에도 불구하고, 노인 보호시설은 전문가의 수용과 지원기금을 통해 1970년대 동안 전국적으로 퍼져나갔다. 기금은 사회보장법 Title XX의 1974 법률로부터 기인했다. 법률을 통해, 노인보호시설은 전 세계적인 서비스로 인정받게 되었고, 어른 보호 시설을 만드는 것이 "환경과 상황에서 설립하기에 어렵고 위험하다고 고려되어진다"(Burr, 1982, p. 2). 정부기관은 그 이후로 지속되는 것을 염려했다.

증가된 관심(Growing Interest)

1970년대 후반에는 노인학대 형태의 폭넓은 범위까지 받아들어졌다. 영국과 미국 의사들은 신체적 학대 그리고 자기 방치와 자기 학대에 중점을 두고 학문적인 출판물을 발간하기 시작했다. 처음에는 "학대받는 노인증후군(battered old person syndrome)"(Butler, 1975), "학대받은 할머니"(Baker, 1975; Burston, 1975)라고 제목을 붙였다. 나중에는 "디오게네스 증후군(Diogenes syndrome)"(Clark, Mankikar, & Gray, 1975)이라 하였고 또 다르게 "자해행동(self-injurious behavior)"(Kastenbaum & Mishara, 1971)으로 설명하였다. 인식은 노인학대의 형식과 피해자 특성에 대해 4가지 선구적인 연구로 확장하였다. 그들은 Ohio(Lau & Kosberg, 1979), Maryland (Block & Sinnott, 1979), Massachusetts(O' Malley, Segars, Perez, Mitchell, & Knuepfel, 1979), 그리고 Michigan(Douglass, Hickey, & Noel, 1980)에 의해 수행되어졌다. 조사자는 전형적으로 사회과학자이거나 전문가들이다. 반대로, 노인학대에 대한 가장 초창기 의회 증언은 가족폭력 전문가로부터 조사되었다. Suzanne steinmetz(1978)는 이 문제의 간과되어진 면에 대해 the

U.S. House Science & Technology Committee에게 강연을 초청받았다. 학대받은 남편과 형제자매의 학대에 따라, 그녀는 학대받은 부모들에 대해 토론했다.

행동 요청(Call to Action)

위의 간행물, 연구, 증언은 다음 세기의 노인학대에 관한 공공 및 전문적인 작업에 대한 단계를 설정한다. 그들은 또한 의료, 성인보호 서비스, 가정폭력 프로그래밍의 노인학대 의제에 대한 자극을 받고, 오늘날 모든 **서비스 시스템(service system)**의 문제에 큰 관심이 있다. 1980년대, 다양한 형식을 통해 노인학대를 표명하고 이해하기 위한 활동이 있었다. 그 결과 1900년대 초, 노인학대는 미국 노년층이 직면하는 중요한 사회문제로써 가정폭력, 공중보건, 법 집행을 받을 만한 범죄가 중요한 부분이었다. 이 모든 근거는 다음에 설명되는 사건에서 발견된다:

- 미국 노인에 관한 법률을 노인학대 방지 및 서비스 조정에 대하여 재허가
- 가정폭력 방지 및 서비스 법률을 노년층을 잠재적인 타겟 그룹으로 식별하여 재정 지원에 대하여 개정
- 성인보호 서비스 또는 노인학대 **신고(reporting)** 법이 정부의 대다수에 의해 통과
- 미국의 의무감 Louis Sullivan은 노인학대는 공중보건 및 형사 사법 문제라고 가정폭력 연수회에서 공표
- Haworth Press는 최초로 학술 저널에 독점적으로 주제에 초점을 맞춰 *노인학대와 방치 저널(Journal of Elder Abuse & Neglect)* 출판
- 델라웨어 대학교에 Clearinghouse on Abuse and Neglect of the Elderly(CANE)를 설립, 현재 국내 최대 규모로 수집된 노인학대 간행물과 각각 지정된 주석이 되어있는 참고문헌 및 문학검색 제공
- 노인학대 예방을 위한 국가적 위원회의 형성, 노인학대 연구, 교육 및 공공정책제창에 초점을 맞춘 유일한 국가의 종합적이고 전문적인 연합
- 많은 지역에 노인학대 네트워크의 창조, 성인보호 서비스에 대한 오하이오 연합과 클리블랜드의 성인 학대 반대 컨소시엄을 포함하여, 국가 및 지역사회에서 가장 오래된 것으로 고려되는 노인학대 네트워크

최근 경향(Recent Trends)

지난 15년 동안, 노인학대 분야는 더 나은 연구, 광범위한 초점, 고조되는 문화적 관점을 목격해왔다. 노인학대에 대한 초기 연구는 종종 설득력 없는 이론, 빈약한 계획 및 대책, 통제 그룹의 부족에 대해 비판받았다(National Research Council, 2003; Stein, 1991; University of New Hampshire, 1986). 문제가 남아 있긴 하지만, 이 분야는 개선된 연구 방법, 자금 조달 기회의 확대 및 숙련된 조사원의 가입 등의 요구에 도움이 되어왔다. 수요는 노인학대 연구 증진시키고, 국가 연구 의제를 설정하기 위한 일련의 포럼을 통해서 연결되어 있고, 의제는 그 정책 입안자와 실무자의 요구에 응답한 것이다. 이 포럼은 1986년 뉴햄프셔 대학교, 1990년 노인학대 국립 노인 자료 센터, 1991년 미국 국립노화연구소(National Institute of Aging), 1994~1997년과 2002년 미국 국립연구회의(National Research Council)에서 개최하였다. 첫 번째 주요자금 지원계획은 2005년에 있었던 노인학대 연구를 위해 미국 법무연구소(National Institute on Justice)와 미국 국립노화연구소(National Institute on Aging)를 통해 맞춰졌다. 그들은 많은 연구자들 사이에서 새로운 영역의 주제에 관심을 높이기 위해 도움을 주고 학대받는 노인의 관점에서 연구되지 못하거나, 과거에 불충분하게 연구되었던 부분을

위한 도움을 제공해준다.

노인학대 연구는 최근 몇 년 동안 나이든 여자의 성폭행, 주거 환경에서의 학대 같은 광범위한 주제에 초점이 맞춰져왔다(예를 들면, Burgess, Dowdell, & Prentky, 2000; Fisher & Regan, 2006; Jogerst, Daly, & Hartz, 2005; Mouton et al., 2004; Teaster & Roberto, 2004). 게다가, 증가된 연구원들은 미국의 문화적인 집단 사이에서 인식, 의미, 노인학대에 대한 반응 변화를 탐구했다(글상자 25-2). 마지막으로, 국제적인 맥락에서 노인학대는 연구가와 전문가들의 주목을 끌었으며, Second World Assembly on Aging(United Nations Economic and Social Council, 2002)에 노인학대 예방을 위한 국제적인 네트워크가 문제의 중요성을 가하였고, 처음으로 활동을 시작하였다. 이러한 활동들은 노인학대 인식에 대한 세계 환경조사와 중재뿐만 아니라 2006년 1월 15일 세계 노인학대 인식의 날 공표도 포함한다.

노인학대는 많은 국가에서 문서화되었다(Kosberg & Garcia, 1995; Malley-Morrison, Nolido, & Chawla, 2006; Ockleford et al., 2003). 그 빈도는 문제정의와 방법에 따라 다르지만, 그리이스(Pitsiou-Darrough & Spinellis, 1995) 15%, 폴란드(Comijs, Penninx, Knipscheer, & VanTilberg, 1999) 5%에서 8%, 덴마크와 스웨덴(Tornstam, 1989) 8%, 웨스턴 오스트레일리아(Boldy et al., 2005) 0.6%를 포함한다. 노인학대는 현대화, 경제적 어려움, 노인의존, 사회폭력 같은 이유로 세계적으로 증가하게 될 것이다.

노인학대의 이해
(Understanding Elder Abuse)

유병률과 발생률
(Prevalence and Incidence)

다른 가정폭력의 양상과는 달리, 미국에서 국가적으로 **유행된(prevalence)** 노인학대에 대한 연구가 수행된 적이 없다. 따라서, 문제 범위에 대한 우리의 지식은 종종 제한된 지역, 국제적 원인을 평가에 사용하는 연구에 기초하고 있다. 전체적으로 미국의 조사는 1%에서 10%의 발생률을 나타낸다(Block & Sinnott, 1979; Gioglio & Blakemore, 1983: Lau & Kosberg, 1979; McLaughlin, Nickell, & Gill, 1980; Pillemer & Finkelhor, 1988). 이러한 수치를 현재 65세 이상의 인구에 적용하면, 36만에서 3백 6만 정도의 미국 노인학대 피해자를 나타낸다. 또 다른 예상이 국회에 의해 제안되었다. 1990년 U.S. House Select Committee on Aging(1990)은 1~2백만을 제안했다. 10년 후, 노인 법률을 소개할 때, John Breaux 상원의원은 50만에서 5백만의 미국 노년층이 매년 학대받는다고 밝혔다(Anonymous, 2002).

미국인의 발생률 조사는 대도시 보스턴 지역에서 전화 인터뷰 방식으로 수행되었다. Pillemer와 Finkelhor(1988)은 2020 노년 가구수 중에 무작위 표본으로 3가지 노인학대 형식을 연구하여 조사하였다. 결과는 전체 3.2% 유병률, 신체학대 경험률은 2.2%, 언어폭력은 1.1%, 방관은 0.4%이다. 캐나다, 영국, 핀란드, 네덜란드의 비교적인 조사는 4~6%의 유병률과 함께 언어폭력과 경제학대가 노인학대의 대부분으로 제안되었다(Comjis, Pot, Smit, Bouter, & Jonker, 1998; Kivela, Kongas-Saviaro, Kesti, Pahkala, & Ijas, 1992; Ogg & Bennett, 1992; Podnieks, 1992).

Westat, Inc.와 제휴한 노인학대의 국립중앙센터(1998)는 1996년에 발생한 수많은 드러난 새로운 국내의 사례에 대해 국립 노인학대 **발생률(incidence)** 조사를 수행하였다. 15개 주 안에 20개의 나라 중 대표표본 중 노인보호시설(예를 들면, 특별히 훈련된 직원들이 노인요양시설에 있는 경우)로부터 모은 자료로 연구자는 연간

글상자 25-2 최소한의 미국 노년층 사이에서 노인학대의 연구 선택하기

다국적 그룹

- 아프리카계 미국인과 백인계 미국인이 재미교포인 노인층보다 학대적인 상황과 그것에 대한 도움을 요청하는 것이 적다. 다른 사람들에게 "가문의 수치" 또는 가족들 사이에서 갈등을 드러내는 것을 두려워하고 못마땅하게 생각하기 때문이다(Moon & Williams, 1993).
- 4개의 인종 그룹의 연구에서 유럽계 미국인, 아프리카계 미국인, 푸에르토리코인, 그리고 일본계 미국인 노인층은 "최악의 상황" 즉, 가족구성원이 노인들에게 하는 행위로써 신체적 학대와 심리적 방관의 상태의 중요성 관점과 비슷하다 (Anetzberger, Korbin, & Tomita, 1996).
- 노스캐롤라이나에서 2개의 북미 원주민과 5개국의 백인 미국인 사이내 차이점에 대한 연구는 노인학대의 형성되는 것에 있는 경계선에 관해서는 뚜렷한 차이가 있는 것으로 발견되었다(Hudson, Armachain, Beasley, & Carlson, 1998; Hudson et al., 2000).

아프리카계 미국인

- 아프리카계 미국인 가족들 중에서 가정 폭력이 가장 높은 순위였고, 파트너의 나이가 들어가기 때문에 가족 폭력이 계속적으로 일어날 것이다 (Griffin, Williams, & Reed, 1998).
- 위스콘신, 아프리카계 미국인 희생자 중에서 보고된 연구에서 더 젊고, 학대로 인한 생명의 위협 그리고 보호 서비스 제공을 받아본 경우가 다른 인종들보다 더 높은 것으로 보여진다(Longes, 1992).
- 젊은 아프리카계 미국인 응답자들은 노인학대의 가벼운 형태로써 언어폭력이 나이든 응답자보다 더 높게 나타났다. 모든 그룹에서 신체학대를 극단적인 형태로 생각했다(Tauriac & Scruggs, 2006).

아시아계 미국인

- 100명의 한국계 미국인의 표본 중에서 알려진 노인학대 수가 46가지로 알려졌고, 경제와 심리적 학대의 구성이 반 이상이였다. 심리학대와 성적학대는 드물게 언급되었는데, 이것은 그들에게 불리워지는 수치와 오명때문이다(Chang & Moon, 1997).
- 일본계 미국 노인은 침묵과 회피를 처벌의 극단적 형태로 여기며, 감정적으로 피폐해지는 것을 신체적 학대로 간주한다(Tomita, 1994).
- 베트남계 미국 노인의 연구는 감정적, 언어학대가 보편적으로 나타나고, 신체학대는 존재하지 않는다. 이러한 학대의 발생 증가는 노인들이 쇠약하고 더 이상 손주들을 돌볼 수가 없고 다른 보조자를 가정에서 지원해야 한다(Le, 1997).

라틴계

- 히스패닉 문화에서 노인에 대한 존경과 강한 가족 결속력은 노인학대를 최소화할 뿐만 아니라 문제의 보고를 감소시킨다(Montoya, 1997).
- 디트로이트, 미시간주, 칼슨 도시, 네바다의 멕시코계 미국인의 연구는 가족들에 의해 학대를 받은 이웃 노인들이지만, 디트로이트에 사는 사람들이 칼슨 도시에 사는 사람보다 이러한 상황에 관해 당국에 더 적극적으로 연락을 할 것이라고 알게 되었다(Sanchez, 1999).
- 노후 가정폭력의 푸에르토리코 사람 연구는 거의 모든 여성 노인 응답자는 결혼생활에서 폭력이 있는 것으로 비난했다. 하지만 1/3의 응답자는 여성이 외도를 할 때 남자들은 폭력적이라고 하였고, 전체 의견의 1/2은 여성은 아이들의 아빠의 관계를 무엇보다도 유지해야 한다고 했다(Bada, Colon, & Cruz, 1996).

북미 원주민

- 나바호족 사이에서 노인학대의 두 가지 연구에서, 문화적 갈등의 형태로 나타나는 착취를 정의, 노인들은 그들의 소득을 책임의 문제로써 다른 가족구성원들과 나누어야 한다고 생각하며, 서비스 제공자로 그것을 경제적 학대라고 생각한다(Brown, Fernandez, & Griffith, 1990).
- 두 개 뚜렷한 평원 인디언 보호구역의 조사를 살펴보면, 노인학대는 실업률과 물질학대 비율, 땅으로부터 수입원을 높은 보호구역일수록 더 보편적으로 나타난다(Krassen Maxwell & Maxwell, 1992).
- 시애틀 인디언 건강위원회에 의해 지원되는 50세 이상의 알래스카와 인디언 원주민의 550명의 회고 의학기록 검토는 아마도 10% 정도는 신체적 학대를 받는 것으로 드러났다(Buchwald et al., 2000).

551,011건의 발생률로 추정된다. 자기방관은 가장 보편적인 형태였고, 태만, 정신적 학대, 착취, 신체적 학대의 순(서)이였다.

보고(Reporting)

국가적 노인학대 사건 조사는 21%의 경우가 보고되었고, 노인요양 서비스에 의해 이후에 입증되었다고 알려졌다. 노인보호 서비스는 때때로 전국적인 노인학대보호시설, 국내의 보도를 받고 조사하는 주된 기관이다. 추측으로 15년 전 국회 경계표 레포트에서 *노인학대(숨겨진 문제의 조사)*(U.S. House Select Committee on Aging, 1981)는 6개 중 하나의 레포트 비율이었다. 그리고 8분의 1비율로 10년 동안 이어지는 리포트는 줄어들었다(U.S. House Select Committee on Aging, 1990). Pillemer and Finklehor(1988)의 유병자료는 심지어 낮은 비율이라고 주장했다; 단지 14 상황 중 한 가지만 당국에서 보고받게 되었다.

미국의 모든 주와 영토는 노인보호 서비스를 인정하는 법을 제정했다(American Bar Association Commission on Law and Aging, 2005). 드문 경우를 제외하고, 이 법들은 건강과 사회 전문가 서비스의 범주를 선택함으로써 최소한으로 문제의 보호를 요구했다(Tatara, 1995). 이러한 전문가들은 신체적, 간호, 정신건강 전문가, 사회복지사를 포함하여 의무적인 보고자로 확인되었다(Moskowitz, 1998). 주로, 의무적인 보고서는 사례의 결과와 언급에 중요한 것으로 간주되었다(Regan, 1990; Zborowsky, 1985). 하지만 이러한 증거에도 불구하고 전문가 훈련과 대중적인 인식은 효과적이지는 못했다(Fredriksen, 1989; U.S. General Accounting Office, 1991; Wolf, Godkin, & Pillemer, 1986; Wolf & Li, 1999). 게다가, 의무적인 보고서는 매우 논란이 많고, 비평가들은 그것은 노인차별주의자이며, 가해자로서 부적절한 라벨이 붙은 사람이고, 노인보호시설에 적절한 기금 없이는 책임질 수 없다고 주장하였다(Callahan, 1988; Capezuti, Brush, & Lawson, 1997; Faulkner, 1982; Macolini, 1995).

낮은 노인학대 보고 비율은 의무적인 보고법이 문제의 추천된 전문가의 보고만으로 보장되어지는 것이 아니라고 확신했다. 문헌들은 수많은 이유를 인용한다(Anetzberger, 1993; Balaswamy, 1993; Coyne, Petenza, & Berbig, 1996; Daniels, Baumhover, & Clark-Daniels, 1989; Fulmer & O'Malley, 1987; Gilbert, 1986; Meagher, 1993; Thobaben, 1989):

- 위탁업체에 대한 신뢰부족
- 전문가적 비밀
- 고객과 관계설립이 무너질 것에 대한 두려움
- 보고의 요구 과정에 대한 인식부족
- 소송에 대한 두려움
- 가족의 신임도에 대한 신뢰
- 희생자와 가해자에 의해 보복의 두려움
- 노인학대 발생의 증거 부족
- 자기 결정과 자율권에 대한 노인의 권리를 위협하는 보고를 신뢰
- 가능한 법적 관련된 일을 피하고 싶은 욕망
- 보도가 어떠한 긍정적인 차이를 만든다고 생각지 않음에 대한 믿음
- 희생자에게 미칠 보복에 염려와 우려
- 상황이 누군가에 의해 보도될 것이란 생각

그럼에도 불구하고, 노인학대의 수많은 보고들이 증가되었다. 십년 동안 1986~1996년, 117,000에서 293,000으로150%가 증가되었다(Tatara, 1996; Tatara & Kuzmeskus, 1997). 가장 최근 자료들은 전국적인 노인보호시설은 거의 노인학대의 보고를 2004년에는 2000년에 비해 20%가 증가했고, 566,000의 보고를 받았다(Teaster,

Dugar, Mendiondo, & Otto, 2005; Teaster, 2003). 2004년에 대부분의 노인학대의 형태는 자기방관이 29%, 간병인의 방관이 26%, 경제적 착취 19%, 정신적 학대 12%, 신체적 학대가 12%로 보고되었다. 성적학대는 모든 보고의 1%를 밑도는 것으로 나타났다. 인종에 따른 자료에서, 희생자의 대부분은 60세 이상이었고 백인이 77%였고 그 뒤를 따라 미국 흑인이 21%였다. 아메리칸 인디언, 알래스카 원주민, 아시안, 하와이 원주민 그리고 태평양제도민은 모든 보고의 1%보다 밑도는 것으로 나타났다.

이론적 토대(Theoretical Underpinnings)

이론의 다양성은 노인학대를 설명하는 데 제안되어왔다. 미국 노인학 사회의 32번째 연례 회의에서 Jordan Kosberg(1979)에 의해 첫 제안은 제공되었다. 노인학대와 관련된 이론들 중에서

- 정신병리학: 노인학대는 정신질환 또는 물질남용 같은 비정상적 또는 비도덕적 행위를 드러내는 사람에 의해 가해지는 행위다.
- 생존 위기: 가해자들은 삶의 변화할 만한 크고 많은 사건을 경험하는 데, 이것은 소진, 부적응, 또는 조절이 불가능하게 이끈다.
- 세대간 갈등: 희소한 자원(돈)을 통해 그들의 가족과 나이든 세대간의 갈등으로부터 학대의 원인이 된다.

몇 년 후, Phillips(1986)는 노인학대에 관한 가장 대중적인 이론 3가지를 주장했다.

- 상황: 가해자에 대한 스트레스가 증가함으로로써, 취약한 노인들은 규제된 학대의 가능성이 스트레스와 관련이 있다.
- 사회적 변화: 학대받은 노인들은 그들 가해자들보다 약하고 힘없고 더 의존적이다. 그러므로 그들은 가해자들보다 사회적인 상호작용을 지속하기에 더 적은 선택권을 가진다.
- 상징적인 상호작용: 노인학대는 행동과 역할 기대 사이에 존재하는 차이에서 가해자와 희생자들 사이에 사회적인 상호작용이 발생한다.

Phillips는 노인학대에 대해 설명하고 발생에 대해 예측하는 충분한 지식을 가지고 결론을 도출하기 전에 각각의 이론의 제한점과 강점을 확인하고, 그녀 자신의 조사에 대한 지원으로 사용한다. 20년이 지나 많이는 변화지 않았다. 확실하게 더 많은 이론들은 제안되어졌다. 초기 이론들처럼, 그들은 종종 가정폭력의 다른 면으로 대체되었다. 예를 들면, 추가적인 상황 이론에서 어린이 학대는 기능주의와 역할 이론을 제공하게 되었다. 이러한 노인학대는 부적절한 간병인으로부터 기인하는 것으로 생각되어진다. 사회적 변화 이론을 덧붙이면, 배우자의 학대는 갈등이론과 남녀평등이론을 제공한다. 이 이론들은, 노인학대는 통제와 권력의 불평등의 결과에서 나온다.

엄밀하게 입증된 이론은 아니지만 몇몇 이론들은 실증 연구로부터 지원을 받아왔다. 이 이론들은 정신병리학(Anetzberger, Korbin, & Austin, 1994; Greenberg, McKibben, & Raymond, 1990; Paveza et al., 1992; Pillemer & Finlehor, 1989; Reay & Browne, 2001; Wolf, Godkin, & Pillemer, 1984), 상황적(Lachs, Berkman, Fulmer, & Horwitz, 1994; Phillips, 1983; Wolf, Godkin, & Pillemer, 1984), 상징적 상호작용(Steinmetz, 1988)을 포함한다. 하지만, 어린이 학대와 배우자 학대로부터 대체되어진 이론은 노화과정은 고려되지 않는다. 형태, 환경 그리고 가해자의 모든 양상을 넘어 노인학대에 대해 설명하기에는 부족해 보인다.

노인학대에 관한 중요한 시각을 만들어내기 위해 이론을 파괴하거나 결합시키는 노력을 해왔었

다. 예를 들면, Ansello' s(1996)의 환경신문 모형을 상황, 취약성 그리고 사회변화 이론으로 통합시켰다. 시초로써의 노인의 공동주택은, Carp (2000)가 생태학적 모형은 희생자와 가해자의 필요를 인식하는 것으로 제안했다. 이후, 국립 조사의회(2003)의 거래 모형은 지위 불평등, 관계의 형식, 그리고 권력과 능동적 변화를 고려한 사회문화적 상황 내 희생자와 가해자의 개인적 수준 요소와 사회적 통념을 연결시켰다. 그들의 단순한 전임자처럼, 이론적 모형은 엄격한 검증을 받지는 않는다.

예시, 징후 그리고 위험요인
(Example, Signs, and Risk Factors)

3가지 개념은 노인학대 상황에서 결정의 포인트는 확인하고, 위탁하고, 처리하는 데 있다. 각각의 개념은 노인학대의 증거에 따르거나 문제에 대한 주의에 따라 범위를 나누는 것이 특이하다. "예시(example)"는 노인학대를 설명한다. 그들은 명성 있는 자료에 의해 보고되거나 관찰되어왔다. 3가지 개념들 중, 예는 노인학대는 존재와 주의를 요하는 최고의 증거로 제시한다. 노인학대의 예시는 성인이 된 아들이 그의 엄마를 때리거나 품위를 실추시키는 것 뿐 아니라, 거동이 불편한 할아버지가 실금이 있다는 이유로 그의 부인이 물 2잔 이상 주기를 거부하는 것도 포함된다.

"징후(signs)"는 노인학대 예시의 결과이다. 그들은 문제가 발생시 중재가 필요한 일에 덜 보장받는다. 이것은 노인학대 이외의 현상의 원인 때문이다. 하지만, 징후의 존재는 노인학대의 의혹이 증가했고, 의혹은 대부분 주법 하에 보고하는 문제들의 충분한 기준이 있다. 노인학대의 징후는 타박상, 우울증, 탈수증을 포함한다. 우리의 이전 예시에 따르면 더 많은 착취는 확실히 아는 것을 요구한다. 왜냐하면 타박상은 낙상으로부터 발생하고, 개인적 손실로부터 우울증, 급성 질환으로부터 탈수증이 오기 때문이다.

마지막으로, "위험 요소(risk factors)"는 노인학대의 가능성을 드러낸다. 그들은 희생자, 가해자, 또는 문제와 관련된 조사를 통해 알게 된 환경의 특성을 나타낸다. 위험 요소는 당연시 설명되는 노인학대 이론과 연결된 상태를 보편적으로 수용하게 된다. 그럼에도 불구하고, 징후와 같이, 그들은 노인학대 이외의 현상과 연관이 있다. 노인학대 위험 요소는 가해자의 부분으로 간병인의 스트레스와 알콜중독이 포함된다. 이것은 우울증 또한 위험요인이다.

노인학대의 관련 문헌에서는 예시, 징후 그리고 노인학대의 위험요인을 구분짓는 데 빈번히 실패했다. 이것은 연구와 실행 모두의 문제다. 실증적인 연구에 따르면, 구분짓는 것에 실패는 문제야기를 풀려는 시도했다. 위험 요소는 이것과 관련해서 중요하지만, 징후는 아니다. 실제로, 구분짓는 것에 실패는 문제에 보고되든 안 되든 관계없이 혼동만 야기한다. 대부분 주에서 보고하는 법은 알려지거나, 의심적인 노인학대의 예시를 소개하도록 요구한다. 이것은 예시와 증상의 인식을 보고하는 것을 의미하지만, 위험요인은 그렇지 않다.

노인학대 조사에 따른 평가와 검사 도구

노인학대의 예시, 징후, 위험요인을 조사하는 것은 **평가와 검사 도구(screening or assessment instruments)**의 사용을 통해 강화된다. 그러한 도구는 중요하다.

1. 사례확인을 위한 단서를 놓치지 않게 추정한다.
2. 학대 희생자와 그들의 상황에 관한 정보 수집을 모은다.
3. 과정 또는 조사 목적에 대한 문헌자료를 체계적으로 한다.

표 25-1 노인학대 판정지표나 평가 기구 선정의 서술

방법	참고문헌	설명
갈등방식측정 (Conflict Tactics Scale)	Straus, 1979	19항목 자체 보고서는 신체적, 심리적 학대의 사례에 초점을 맞추고 있다. 가정폭력과 위협이 없거나 결정여부를 가리는 임상적 준비와 연구조사를 하였지만 노인학대는 특정적이지 않았다.
H.A.L.F.	Ferguson & Beck, 1983	37항목은 여러 노인학대의 형태를 가정환경, 건강에 대한 광범위한 이해, 노화에 대한 마음가짐, 주거환경변화, 재정적인 것을 배경으로 평가한다. 리커트척도, 임상의 지표인 특정한 노인학대의 발생 빈도 예, 징후, 위험요인을 사용한다.
노인학대 선별 검사 개정 (Hwalek-Sengstock Elder Abuse Screening Test Revised)	Hwalek & Sengstock, 1986	15항목은 신체적, 심리적, 재정적 학대나 일어날 수 있는 것들을 많은 평가 분류를 사용하여 조사하였다.
학대선별의 지표 (Indicators of Abuse Screen)	Reis & Nahmiash, 1998	28항목은 신체적 학대, 심리적 학대와 가정 내 노인과 보호사 평가로부터의 방치를 보여주는 수단이다. 건강 또는 사회봉사활동을 하는 의사로부터 진단받은 경우 적용한다.
노인평가 기구 개정 (Elder Assessment Instrument Revised)	Fulmer, Paveza, Abraham, & Fairchild, 2000	35개 항목은 많은 노인학대 형태와 정의를 확실하게 반영하고 노인법을 보고하는 것을 다룬다. 기구는 대부분 학대의 위험을 사람들에게서 확인하고자 할 때 보호사에게 사용한다.
작업치료 노인학대 점검표 (Occupational Therapy Elder Abuse Checklist)	Lafata & Helfrich, 2001	항목표는 두 가지를 비교한다: 독거노인, 가족동거노인. 분야에 대한 질문: 건강문제, 보호사 태도, 재정상 문제, 보호사와 의뢰인의 지원 프로그램, 안전적 문제. 목적은 평가를 완전하게 갖추고 일어날 수 있는 노인학대를 적발한다.
요양시설학대 방지점검표 (Nursing Home Abuse Prevention Checklist)	National Association of State Units on Aging, 2005	이 항목표는 요양시설에서 노인학대의 위험요소를 3가지로 분류하여 고찰하였다: 편의시설, 거주자, 관계성. 도구는 특수한 요양시설이나 학대노인이 많은 장소나 지역으로 정할 수 있다. 리커트척도는 위험의 비율정도를 위해 사용한다.

노인학대에 대한 많은 조사와 검사도구가 있다. 몇몇은 전문화되었고, 특별히 전문가 훈련, 임상적 장치 또는 학대 형태에 맞게 장치되어진다. 다른 것들은 노인 공동주택 또는 기관과 연락을 취하여 전문가들이 일반적으로 적용을 한다. 도구의 구성방식은 체크리스트에서부터 내레이션 방식의 지침서까지 다양하다. 마지막으로, 몇몇 검사와 조사도구는 상대적으로 단순하고, 조사의 몇몇 위치를 단지 점검하면 된다. 다른 것들은 복잡하고, 많은 지역과 겹침연구를 고려해야 한다. 하지만, 노인학대 조사와 검사 도구가 보편적으로 모두 수용되지는 않는다. 소수는 신뢰성과 타당도의 검증을 받아왔다. 게다가, 몇몇 임상적인 상황에서 다양한 조사 단계를 이용하기 위해, 각 단계에서 사용되는 다른 도구와 함께, 전문가 시간과 케이스 조사에서 실수의 잠재적인

의뢰인 이름 ________________________ 사례 번호 ________________

피해자 또는 신뢰할 수 있는 당사자 보고서나 직접 가정폭력, 학대, 강금, 또는 착취 같은 행위를 직접 관찰한다(이 목록은 한 예를 말한 것이므로 전부를 의미하는 것은 아니다). 하나의 대조는 가정폭력이나 노인학대가 현재 존재하는지 표시한다).

	(체크)
신체적 학대의 예	
• 때린다, 밀다, 떠밀다, 할퀸다, 구속한다.	
• 칼, 총 또는 다른 무기로 위협한다.	
• 성폭행, 손상, 상처	
• 다른 방법의 신체적 손상(상세히 기입):	
정신적 학대의 예	
• 고함을 지른다, 이름을 부른다, 모욕한다.	
• 신체적 손상에 따른 위협을 한다.	
• 문을 잠근다.	
• 몰래 접근하거나 주위를 따라다닌다.	
• 다른 방법의 정신적 학대(상세히 기입):	
다른 사람이나 자기자신에 의한 방치의 예	
• 적절한치료와 관리를 거부한다 (특히 신체적 또는 정신적으로 손상받은 사람들일 경우).	
• 신체적 건강 문제를 치료하지 않는다.	
• 다른 곳으로 격리시킨다.	
• 날씨나 환경상태에 맞지 않은 옷을 입는다.	
• 적절한 보호 부족	
• 다른 방법의 방치(상세히 기입) :	
착취의 예	
• 동의 없이 자금, 재산, 다른 자산 사용, 가져가거나 팔거나 넘겨준다.	
• 서명이나 재무나 법률 상의 문서를 위조한다.	
• 자금을 은행으로부터 회수한다(인지기능을 상실한 노인).	
• 다른 방법의 착취(상세히 기입):	

그림 25-1 실제적 학대도구(From Anetzberger, G. J., Ejaz, F.K., Bass, D. M., & Nagpaul, K.(1999). *오아이오주의 가정과 사회에서 노인학대를 방지하기 위해 설정하였다: 오하이오주에서 노인학대를 방지하기 위해 서비스 제공자에게 검사도구와 협의안을 보낸다. 클리블랜드: 벤자민 로즈 연구소, 벤자민 로즈 연구소의 승인을 얻어 사용하였다).*

부정적 결과를 염두에 두고 채택하였다. 이러한 경우에는, 전형적인 선별은 영장 조사를 통해 학대의 가능성 있는 상황을 좁혀 발견하는 심사 제도를 통해 큰 취약 집단 내에 잠재적인 노인학대 상황을 감지하는 데 사용된다.

노인학대 검사 또는 조사 도구 선택의 짧은 설명은 표 25-1에 되어진다. 3가지 도구의 세트는 그림 25-1, 25-2, 25-3에 의해 제공되어진다. 노인학대에 대한 예시, 징후, 위험요인에 차이를 명백하게 함에 있어 이용가능한 도구들은 유일무이하다. 도구 세트는 클리블랜드에 벤자민 로즈 회사의 직원에 의해 검증되고 개발되어졌다. 과정은 협력적이고, 가정폭력 전문가와 국가 및 지역 요양보호시설 뿐만 아니라, 법 시행을 포함하여 노인 네트워크와 건강보호, 포괄적인 시스템으로부터 오하이오 서비스 제공자와 협력하였다. 각각의 구체적인 도구는 임상적 도구와 연구 문헌으로부터 발생한 노인학대에 대한 더 보편적인

의뢰인 이름 ______________________ 사례 번호 ______________________

잠정적 학대를 추정하기 위한 이 도구는 당신이 학대의 증상이나 공통의 징후를 인지하는 것을 돕기 위해 만들어졌다. 여기에는 가능한 모든 징후들이 포함되어 있는 것은 아니며, 이를 통해 당신의 판단을 바꾸게 만들려고 하는 의도 또한 없다. 이것은 일반적인 가정내의 폭력, 학대, 방치 또는 착취를 인식하는 것을 돕기 위한 보조장치이다. 이 체크는 잠정적인 학대에 대한 검사와 앞으로의 연구를 위한 적절한 추천 조치를 위한 것이다.

당신이 직접 이러한 의뢰인을 보았거나, 당신에게 보고된 어떤 징후라도 체크해 주십시오.	(체크)
신체적 학대의 징후	
• 타박상, 매질한 자국, 베인 상처 또는 상처, 담배 또는 로프에 의한 화상자국, 또는 사람이나 옷에 묻은 피	
• 부러진 혹은 골절된 뼈, 삠, 근육손상 등을 포함한 체내의 손상	
• (질병과 관련되지 않는) 발을 절거나, 앉고 서는 것의 문제에 있어서의 어려운 움직임	
• 성폭행 또는 원하지 않는 성적 진행에 대한 기호화 되거나 명확하지 않은 혹은 간접적인 언급	
• 신체적 학대의 다른 징후(구체적으로):	
정신적 학대의 징후	
• 학대에 대한 명확하지 않은 언급과 더불어 체념과 절망	
• 소극적이고 무력하고 고립적인 행동	
• 어떤 사물이나 사람에 대한 근심, 떨림, 밀착성 두려움, 겁	
• 현재 상황에 대한 자기비난과 동료/간병인에 대한 배려포기 행동	
• 정신적 학대의 다른 징후(구체적으로):	
자기 방치 혹은 타인에 의한 방치 징후	
• 불결한 외관	
• 가정에서의 부적절한 음식 또는 식사 공급	
• 표준 이하의 체중과 신체적으로 허약하거나 연약하고, 활력이 없음	
• 충분하지 않거나 너무 혹사시키는 등의 혼란스러운 처방, 처방전이 없는 약물	
• 난방, 수도, 전기, 화장실 시설 등을 포함한 부적절한 시설	
• 벌레가 들끓거나 방치된 동물이 있는 안전하지 않고 깨끗하지 않은 환경	
• 미납된 요금과 집세와 같은 방치된 가계재정	
• 무시에 대한 다른 징후(구체적으로):	
착취의 징후	
• 물건이나 서비스에 대한 과다 지불	
• 변호사가 관리하는 유언장이나 다른 법적 문서들이 아무런 설명 없이 수정됨	
• 수표나 현금의 분실, 은행계좌 잔액의 불분명한 감소	
• 개인물품의 분실	
• 착취에 대한 다른 징후(구체적으로):	

그림 25-2 잠정적 학대 도구(From Anetzberger, G. J., Ejaz, F.K., Bass, D. M., & Nagpaul, K.(1999). *오아이오주의 가정과 사회에서 노인학대를 방지하기 위해 설정하였다: 오하이오주에서 노인학대를 방지하기 위해 서비스 제공자에게 검사도구와 협의안을 보낸다. 클리블랜드: 벤자민 로즈연구소, 벤자민 로즈 연구소의 승인을 얻어 사용하였다).*

예시, 징후 또는 위험요인들의 목록을 제공했다. 하지만, 모든 가능성들을 받는 것은 아니다.

도구 세트는 노인학대 경우의 위탁과 조사를 개선하기 위하여 오하이오 공립회사로부터 자금과 요청으로 만들어졌다. 지역 배분 이후, 도구는 노인보호시설에 대한 교육과목으로 편입되었다. 도구는 또한 *Journal of Elder Abuse & Neglect* (Anetzberger, 2001a, 2001b Bass, Anetzberger, Ejaz, & Nagpaul, 2001) 호를 통해 넓게 퍼졌고, "회사 사용을 설명하고 그것의 개발자는 연구하도록 몇 가지 도구의 단 하나"로 대표했다(Fulmer, Guadagno, Dyer, & Connolly, 2004, p. 300).

의뢰인 이름 ______________________ 사례 번호 ______________________

학대 위험 도구는 노인학대와/또는 가정폭력의 사례에 관련된 일반적인 위험요소들을 감정한다. 이 학대 위험 툴은 문제가 잠정적인 피해자 또는 잠정적인 가해자 중 어느 쪽에 의해 발생하는지(혹은 둘 다에 의해)를 알려준다. 잠정적 피해자를 위한 질문은 잠정적 가해자의 칸에서는 감추어지고, 그 반대의 경우도 마찬가지이다. 잠정적 피해자, 잠정적 가해자 양쪽을 위한 질문은 감추어지지 않은 칸으로서 해당 질문 옆으로 분류한다. 서비스 제공자는 한 개 혹은 양쪽의 칸에서 특정한 문제/위험 요소를 확인하였을 경우, 타당한 줄/질문에 체크 마크를 하는 것이 좋다.

위험 요소 선별 질문	가능한 피해자 (체크)	가능한 범죄자 (체크)
과거의 방치, 학대 또는 형사 범죄		
• 과거에 학대나 폭력(총/무기의 사용 혹은 방치를 포함하여)이 있었는가?		
• 과거에 다른 폭행 범죄나 학대(법원의 명령 위반을 포함하여)로 인해 유죄를 선고 받은 적이 있는 사람인가?		
• 최근에 가족 구성원들이나 애완동물에개 폭력이나 총기를 이용하고 있는가?		
잠정적인 피해자와 가해자 간의 관계 문제		
• 과거 혹은 현재 관계에 대한 문제가 있었던 증거가 있는가?(학대/폭력을 포함하여)		
• 권력, 통제, 지배, 억압, 조작 등 특정한 문제에 대한 관계 문제가 있는가?		
• 극심한 질투와 소유욕의 증거가 있었는가?		
• 관계자들이 서로 비현실적인 기대를 하고 있는가?		
신체적, 감정적 또는 정신 건강 관련 문제들		
• 노여움 또는 적개심에 관한 문제가 있었는가?		
• 알코올 혹은 마약, 약품 사용에 관련된 문제가 있었는가?		
• 정신 건강(우울증) 또는 감정적 문제가 있었는가?		
• 비난하기를 좋아하는 사람인가?		
• 신체적 건강 또는 기능적 활동에 문제가 있는가(일상생활활동 능력이나 도구적일상생활활동 능력)?		
• 기억력이나 인지에 대한 장애의 징후가 있는가?		
• 잠정적인 피해자에게 주치의에게 결여되어 있지 않은가?		
• 잠정적인 피해자가 감정적으로 의존적인가?		
• 행동 문제에 대한 징후가 있었는가?		
• 의료 상태에 대한 이해가 부족하지 않은가?		
• 장점적인 가해자가 고용 또는 노동에 대한 문제를 가지고 있는가?		
부양과 사회지원		
• 사회지원의 부족한 증거가 있는가?		
• 사회적인 고립의 증거가 있는가?		
• 어려움을 가지고 있거나 마지 못해 실시하는 보호-관련 업무는 있는가?		
• 부양의 스트레스나 긴장이나 경험 미숙은 없는가?		
• 가해자가 다른 부양가족 구성원들을 돌보아 주는가?		
• 재정적인 의존에는 문제가 없는가?		
환경과 가정의 특성들		
• 피해자와 가해자가 한 가정에 같이 살아가는가?		
• 가정이 위험한 환경조건은 아닌가?		

그림 25-3 학대 위험 도구(From Anetzberger, G. J., Ejaz, F.K., Bass, D. M., & Nagpaul, K.(1999). *오아이오주의 가정과 사회에서 노인학대를 방지하기 위해 설정하였다: 오하이오주에서 노인학대를 방지하기 위해 서비스 제공자에게 검사도구와 협의안을 보낸다. 클리블랜드: 벤자민 로즈연구소, 벤자민 로즈 연구소의 승인을 얻어 사용하였다).*

징후(Signs)

노인학대의 징후는 실제로 신체적, 행동적, 심리학적, 또는 사회적으로 나뉜다(Anetzberger, 1997). 신체적 징후는 부상에서 죽음까지 넓은 범주이다. 가장 보편적으로 병원 응급실에서 보이는 증상으로는 타박상, 열상, 뇌손상, 골절이다

(Jones, 1990). 연구에서 노인학대의 희생자들은 비희생자들보다 2~3배 정도 더 빨리 죽음을 맞이한다. 행동학적 징후는 분노, 무기력, 자살충동이 포함된다. 예를 들면, Osgood과 Manetta(2000~2001)는 정신과 치료나 자살충동의 과거력을 가진 노인여성은 신체적이나 성적으로 학대의 가능성이 더 큰 것으로 보인다. 심리학적 징후로는 두려움, 걱정, 그리고 우울증이 포함된다. 특히 우울증은 희생자의 그룹 연구와 비교할 때 노인학대와 연관성이 있는 것으로 나타났다(Harris, 1996; Phillips, 1983; Pillemer & Prescott, 1989). 마지막으로, 사회적 징후로는 제한적 접촉(만남)과 자기 안으로의 침잠이다. Pillemer(1986)는 노인학대 희생자들은 비희생자에 비해 더 적은 사회적 관계를 가진 것으로 보인다고 한다. 장기적인 학대 관계에 놓인 노인여성의 연구를 살펴보면, Zink, Regan, Jacobson과 Pabst(2003)는 희생자의 도움을 구하려는 마음의 장벽을 쌓고, 자기 안으로 침잠하려는 마음으로부터의 당혹과 수치심으로 보여진다.

위험요인(Risk Factors)

위험요인은 공동체나 복잡한 상호작용에서 찾을 때 노인학대를 예측할 수 있는 중요한 원인이 된다. 더욱이 그 위험요인들은 가해자 특성이 피해자나 주의환경 중의 특성보다 학대발생의 전조가 된다(Lachs & Pillemer, 1995; Reis & Nahmiash, 1998). 많은 위험요인들을 제안하더라도 극히 소수만 실질적인 증거를 확인한다(National Research Council, 2003).

피해자의 가장 중요한 위험요인은 기능적 능력과 문제 행동을 감소시킨다(Anetzberger, 1987; Comijs, Pot, Smit, & Jonker, 1998 Lachs, Williams, O'Brien, Hurst, & Horwitz, 1997; Wolf & Pillemer, 1989). 감소된 기능적 능력은 학대환경에서 벗어나지 못하거나 도움이 필요하다는 것을 모른다면 학대자에게만 의존하게 만들 수 있다. 피해자 일부에서 공격적이고 요구적이며, 불평적인 문제 행동을 갖게 될 것이다. 그들은 학대 행위에 흥분할 수 있고, 학대자(가해자)에게 분노와 원망을 한다. 조사의 중요한 부분은 노인학대와 치매가 연결된다는 것이다(Compton, Flanagan, & Gregg, 1997; Cooney & Mortimer, 1995; Dyer, Pavlik, Murphy, & Hyman, 2000; Homer, & Gilleard, 1990 ; Steinmetz, 1988). 치매 역시 기능적 능력 감소와 문제행동의 결과가 된다. 각각의 연구 결과, 상대적으로 치매를 갖지 않는 노인을 부양하는 가족구성원보다 치매가 있는 노인을 부양하는 가족구성원에서의 학대가 3배로 높았다(Coyne, Reichman, & Berbig, 1993; Paveza et al., 1992; Pillemer & Suitor, 1992).

각각 가해자의 위험요인 가운데, 병적측면과 의존도는 경험적 연구로부터 입증하였다. 병적측면은 알콜중독, 정신병, 정신적 충격을 포함한다. 연구결과 비가해자(학대경험이 없는 가해자)보다 가해자에게서 알콜문제가 과도한 음주습관을 갖는다(Anetzberger, Korbin, & Austin, 1994; Bristowe & Collins, 1989; Greenberg, McKibben, & Raymond, 1990; Homer & Gilleard, 1990). 게다가 가해자(perpetrators)는 정신병 진단을 받았거나 정신병원에서 지냈던 경험이 있는 사람에게서 많이 나타난다(Anetzberger, 1987; Paveza et al., 1992; Pillemer & Finkelhor, 1989; Reis & Nahmiash, 1998; Wolf & Pillemer, 1989). 가해자와 피해자 사이에서는 항상 가정이나 금전적인 것에서부터 발생한다(Anetzberger, 1987; Greenberg, McKibben, & Raymond, 1990; Pillemer & Finkelhor, 1989; Wolf & Pillemer, 1989). 이것은 실업상태나 불안전한 취업, 정신질환, 욕심이나 이기심으로부터의 결과일 것이다.

다른 위험 요인은 가해자에 대한 연구를 통해 실증을 보고했다. 하지만 일부는 특히 간병인의 스트레스가 전통적으로 대중적인 노인학대라고 설명하였다(Douglas, Hickey, & Noel, 1980; Steinmetz, 1988; Steinmetz & Amsden, 1983). 아동학대와 유사하고 보편적인 문제이기에 보다 더 많이 노인학대의 문제점들을 이해할 수 있게 하고 사회적 서비스를 받음으로써 해결한다.

연구 결과 환경적 위험요소에서의 최대 지원은 주거 환경 변화와 사회적으로 격리를 해야 한다. 일반적으로 피해자와 가해자는 함께 살고 있다(Anetzberger, 1987; Wolf & Pillemer, 1989). 그들은 근접해 있기 때문에 긴장과 충돌, 잦은 폭력이 있을 수 있다. 노인학대 피해자와 가해자는 낮은 사회적 계층과 소외감을 느끼는 경향이 있다(Compton et al., 1997; Lachs et al., 1994; Phillips, 1983; Wolf & Pillemer, 1989). 자가 격리(분리)는 일탈, 별거, 무력과 건강하지 못한 상태, 강제적 감금 같은 조건에서 발생할 수 있다.

노인학대에 대한 고찰 (Addressing Elder Abuse)

문제의 복잡성(Problem Complexity)

노인학대 현상은 복잡하다. 일반적으로 노인학대는 일정기간 이상 동안 다양한 학대를 동시에 겪게 된다. 예를 들면, 신체적 학대, 정신적 학대, 경제적 학대의 결합이나 자기 방치와 경제적 학대의 결합은 흔히 나타나는 노인학대의 모습이다. 노인학대 현상은 종종 다수의 집단과 연관되어 있다. 피해자와 가해자에 더하여, 이 현상은 놀란 이웃과 난처해진 가족구성원들을 포함하여, 심지어 불쾌감과 위기감을 느끼는 지역 사회를 돌보기 위해 파견된 공무원과 서비스 제공자까지도 연루된다.

노인학대 현상은 범죄도덕과 시민도덕을 뛰어넘는 것이다. 아래의 법들은 대표적으로 미국사회에서 작동하는 3가지 철학적 기반을 반영하고 있다:

- 개인의 자유(personal freedom): 주의 다양한 노인보호 서비스와 요양원의 법안은 각각 지위와 사생활이라는 개인의 타고난 권리를 강조하고 있다. 그 결과, 이 법들은 대부분 노인의 기능적 능력이 허락하는 범위 안에서 그들 스스로의 자율적인 결정과 자결권 보장을 중요시한다. 또한 심사와 중재에 관하여는 노인의 대리인이 신고서를 제출하는 것을 허용하고 있다.
- 구친사상(parens patriae): 이 법은 감독이나 관리를 위한 보호 서비스를 중시하며, 정신 질환자의 입원기간은 저항력이 없는 사람들의 안전과 건강을 촉진시키기 위한 사회적 책임의식을 반영하고 고려한다. 따라서, 관련 법은 정확한 혹은 지속적이지 않은 노인학대를 막기 위한 개입, 서술된 상황을 바탕으로 하는 본의 아닌 개입이나 대리인의 결정을 무능력한 노인들의 복리를 촉진시키기 위한 것으로 고려하도록 정의하고 있다.
- 경찰 권력(police powers): 형법은 국내의 폭력, 강간, 절도 그리고 불행하거나 위험한 상황을 제재하기 위한 사회의 역할로서 인정되는 공격들에 관한 것이다. 또한 사회적으로 비난받을 만한 행동들을 범한 사람들을 체포할 의무이다.

마지막으로, 노인학대 상황은 도덕적으로 비난을 받게 되는 경향이 있다. 사람들은 노인보호 서비스 직원과 이 문제의 다른 관련자들에게 예방과 결의라는 모순되는 두 원칙이 사려 깊고, 주의 깊게 균형을 이루도록 요구한다. 이는 마치 자율과 선행, 의무와 적법행위와 같은 모순되는 원칙들의 조화를 요구하는 것과 같다. 예를 들면, 완

표 25-2 노인학대 중재를 위한 서비스 시스템 핵심

시스템	목적	피해자들에 대한 유용성
성인 보호 서비스	성인 보호 서비스는 법에 의해 학대와 방치 보고서를 받거나 노인들 대상으로 한 자료 사용을 법에 의해 보호받는다; 보고서를 조사하고, 노인학대에 대한 것을 교정하거나 중단하기 위한 보호 서비스의 도움을 결정한다; 보호 서비스를 제공하고, 조정한다; 그리고 때때로 응급상황 시 법원에서 명령한 강제조치를 돕고, 다른 상황들을 선택한다.	성인 보호 서비스는 전형적으로 간병인에 의해 자기-방치 혹은 방치들의 경우를 다룬다. 그러나, 이 시스템은 대개 모든 보고된 노인학대 상황을 다루는 경우에 대한 주요한 책임을 지닌다. 그렇게 행함으로써, 이 시스템은 다른 단체와 함께 일할 것이고, 도움을 필요로 하는 협력을 통해 구축된다.
법 집행	법 집행은 위법을 다루는 데 취하고, 많은 위기상황에서 첫 번째 응답자로 대표된다. 법 집행의 중요한 역할은 빈번하게 발생되는 위반 그리고 재무사기 그리고 학대와 같은 상황들의 가정 분쟁을 다루게 된다.	법 집행은 가정폭력의 가해자를 체포할 권한이 있고, 저지하는 법을 실시하고, 용납될 수 없는 행동이 아닌 폭력에 연관된 모든 것을 시사한다. 이 시스템은 또한 사회 또는 협회에서 나타나는 다른 노인학대 범죄에 대응하고, 위험한 상황에 있을 때, 강제적인 조치를 시행하거나 조사를 수행하는 데 있어서 성인 보호 서비스가 동반될 수도 있다.
가정폭력 프로그램	가정폭력 프로그램은 가정폭력 피해자들에게 안전을 보장해주는 일을 하고, 그들의 학대적인 행동에 책임이 있는 가해자를 잡아둘 수도 있다. 전형적으로 서비스는 24시간 위기 전화, 응급 쉼터, 법적지지, 후원단체, 상담, 교육 그리고 정보와 위탁을 포함한다. 주요한 역할은 피해자, 비밀유지를 위한 여성들에 초점을 맞추고 있고, 스스로 도움을 찾을 수 있도록 피해자들에게 권한을 준다. 그들은 종종 성적인 학대를 경험한 그들을 위해 위기조치, 상담, 후원, 그리고 의학적 조치 그리고 법정약속들을 제공하는 성범죄 센터와 밀접하게 연관되어 있다.	역사적으로 가정폭력 프로그램은 노인이 아닌 여성과 거의 늙지 않은 피해자에게 여전히 제공되었음에도 불구하고, 그들이 제공받는 서비스는 특별히, 특별한 도움과 상황에 있는 민감한 상황에 형성된 더 나이 든 피해자들에게 도움을 줄 수 있다. 최소한으로, 이 프로그램은 장애인이 접근 가능한 시설을 가지고 있고, 건강관리를 제공하고, 나이가 듦으로써 나타나는 문제와 원인을 이해하고 있는 직원을 훈련하거나 채용한다.
건강관리	건강관리는 다양한 병원과 클리닉, 장기간 치료 시설, 그리고 노인학대에 의한 응급상황과 신체손상에 대한 치료, 그리고 정신적 고통을 포함한 아픔, 장애, 그리고 고통을 줄이기 위해 설립된 단체들을 대표한다.	건강관리는 노인학대에 따른 결과에 대한 필수적인 치료를 제공한다. 나이 든 사람들에게 특별히 중요하다, 왜냐하면, 그들은 빈번하게 건강관리 시스템을 젊은 사람보다 더 이용하고, 그들은 의사와 다른 건강관리 업무를 보는 사람에게 더 큰 믿음과 자부심을 갖는다. 나이든 피해자들이 겪는 손상은 더 느리게 치유될 것이고, 영구적인 손상을 가져올 수 있다. 그러므로, 더 긴 기간 동안 건강관리제공자들의 도움을 요구한다. 게다가, 건강관리제공자들은 학대의 발견과 위탁을 제공하는 데 필수적이다.
법적 그리고 피해자 도움	법적원조사회와 다른 단체를 통해 사용가능한 법적 서비스는 법적소송으로부터 후견인 약속을 통해 대의권과 도움을 피해자에게 제공한다. 검찰 또는 경찰서에 위치해 있는 피해자 도움 서비스는 법적지원을, 상담, 법원과 관련된 것, 그리고 피해자 보상에 대한 정보를 제공한다.	변호사 서비스는 나이 든 피해자들에게 이혼절차 그리고 재산과 퇴직금 또는 혜택 등을 보호하기 위한 것에서 요구되어진다. 법적 선택권은 안내자, 안심시키는 말 또는 행동 없이는 혼란을 줄 수 있고, 사법제도가 겁을 줄 수 있다. 그리고 피해자들의 도움은 피해자 도움 프로그램에서 찾는 것을 지지한다.

표 25-2 노인학대 중를 위한 서비스 시스템 핵심 *(계속)*.

시스템	목적	피해자들에 대한 유용성
노인생활 조력센터	노인생활 조력센터는 다양한 프로그램을 가지고 있고, 공동생활, 음식배달, 교통수단 그리고 안내 서비스, 개인적 치료 및 가정일, 친근한 방문 그리고 사회화, 그리고 성인 매일관리, 집유지 및 보수를 포함한 프로그램에서 목표하는 나이든 성인에게 서비스한다. 이 시스템은 노인에 대한 US 관리부에서 운영하는 미국의 노인법(the Older American Act) 하에 자금이 조달되고, 운영되어지고 있다. 이것은 노인에 대한 주 단위 그리고 600개의 지역 단체 뿐만 아니라 부족 단체를 통해 관리된다.	노인생활 조력 서비스는 학대하는 간병인 없이 피해자들을 관리할 수 있도록 도와준다. 그들은 또한 안심할 수 있도록 해주고, 후원 그리고 사회적으로 격리되었거나 위험에 있는 그들에게 접근하는 서비스를 제공한다.

전한 노인학대로 보여지는 자기무시에도 불구하고 노인이 도움을 거절한 경우, 당신은 어떻게 가장 적절한 봉사를 제공할 것인가? 어느 기사에서 법과 민족적 도덕의 공인에 의하여 당연하게 이루어지는 심각한 신체적 노인학대가 수많은 지역에서 이루어지고 있다는 사실을 본다면? 노인학대는 개인적인 문제 혹은 굉장히 자연스러운 현상일 뿐인가? 아니면 공공적인 정밀한 조사가 필요한 주제인가(Anetzberger, 1999)?

서비스 시스템 역할
(Service System Roles)

노인학대 상황의 복합성은 단일 서비스 시스템 또는 전문적인 훈련을 하거나 해야 하는 것을 의미하지 않고 문제 해결을 위한 유일한 책임을 가지고 있다. 오히려, 책임감으로 인해 다양한 시스템과 훈련을 접할 수 있게 된다. 가장 중요한 6가지 시스템은 표 25-2에 나열되어 있다. 그것들은 그들의 일반적인 목적에 관한 것과 노인학대 피해자에게 유용함에 대해 기술된다. 3가지 시스템이 노인학대 중재의 기초로 구성된다 : 성인보호서비스, 법 집행, 그리고 가정폭력 프로그램. 그것들은 피해자들에게 필수적인 통합적 서비스와 위기상황 또는 학대 발생 시점 동안에 중재를 제공한다. 다른 3가지 시스템은 제공되는 기초적 서비스에 기반을 둔 것들이다. 첫 단계는 헬스케어와 법률 그리고 피해자 도우미를 통해 돕는다. 이것들 모두가 노인학대에서 발생한 결과들을 다루고, 피해자들에게 회복과 보상을 제공한다. 두 번째 단계는 노인생활조력센터, 후원자, 임상가 그리고 미국 노인법(Older Americans Act)으로부터 창출된 삶-증진 서비스들과 같은 막대한 집단과 사람들로부터 도움을 주고, 노인과 관련된 일을 하는 사무실이나 노인 복지관, 집단 급식소, 그리고 건강 또는 사회 서비스 단체를 통해 도움을 준다. 노인생활 조력센터의 중요한 구성은 또한 기초 시스템의 특징을 갖는다: 장기적 치료 옴부즈맨 프로그램.

장기적 치료 옴부즈맨 프로그램은 양로원에 상주하는 노인들과 치료 그리고 노인원호시설 설치를 지지하기 위해 연방정부 또는 주의 법에 따라 운영된다. 이것은 개개인별 또는 상주하는 노인들을 삶의 질을 떨어뜨리는 시스템의 불평사항들을 확인하고, 조사하고 해결함으로써 일을 수행한다. 왜냐하면, 그들은 건강, 안전 그리고 개인적 권리들이 위태롭기 때문이다(Huber, Borders, Netting, & Nelson, 2001). 옴부즈맨 직원과 자원봉사자들은 일상적으로 노인학대에 대한 것을 다룬다. FY 1998년에, 그들은 학대, 무시, 또는 착취에 관한 20,000건의 불평사항들을 받았고, 재정적 남용 또는 재산횡령과 관련된 것은 10,000건이 있었다. 2년 동안, 옴부즈맨은 또한 1,700

건의 성적학대를 다루었다. National Ombudsman Reporting System의 자료는 1997년에서 2002년 동안 신체학대와 거주자간 학대가 다른 어떤 학대 형태보다 더 많다고 보고되었다(Jogerst, Daly, & Hartz, 2005).

각각의 서비스 시스템 나름대로의 철학, 전략, 그리고 서비스를 갖고 있다는 것을 아는 것은 중요하다. 그러므로, 각각 시스템들 나름대로 노인학대를 다루는 것에 대한 접근하는 방법을 가지고 있다. 같은 접근방식 또는 접근방식들의 조합으로 다루는 문제의 복잡성과 각각의 노인학대 상황의 독특성이 있어서, 모든 학대 발생에 적용되지는 않을 것이다. 그러므로, 특별한 방식들은 명확한 상황의 이해와 다양화된 서비스 시스템들의 적절성을 반영하여, 전체적으로 선택되는 것이 필요하다.

치료 전략(Intervention Strategies)

노인학대 상황들은 4가지 목표달성을 요구한다.

1. 의학적 문제들은 어떤 부상들과 학대에 의해 야기된 정서적 스트레스는 반드시 치료되어져야 한다.
2. 피해자 안전을 보장하는 방법들은 학대적인 상황에 남아 있는 피해자들에 대한 계획을 포함하여 반드시 확인되어져야 한다.
3. 도움은 반드시 피해자들에 대해 그들이 학대로 인해 잃거나 위태로워진 상태, 그리고 감정을 조절하고, 숙달하는 것을 다시 되찾기 위해 폭 넓게 이루어져야 한다.
4. 노인학대의 원인은 반드시 밝혀져야 하고, 없애야 한다. 이것은 학대발생에 대한 위험 인자를 제거하는 것을 요구한다.

노인학대 서비스 시스템이나 프로그램에 대한 평가하는 연구기관이 거의 없다. 그러므로, 우리는 노인학대를 다룰 때 무슨 일을 해야 할지 하지 말아야 할지 잘 모른다(Fulmer & Anetzberger, 1995; National Research Council, 2003; Wilber & Nielson, 2002). 그러나 대상자들에 따라 서비스들과 프로그램들이 있다는 몇 가지 증거들이 있다.

몇몇의 연구들에서 대부분의 서비스들은 피해자들을 목적으로 하고 있다고 말하고 있다. 아주 작은 도움도 그들이 그것으로부터 혜택을 받거나 수락하여야 할 것임에도 불구하고, 가해자들에게 거의 제공되지 않는다. 게다가, 어떤 서비스들은 피해자 또는 가해자에게 거의 제공하지 않는다. 단지 형식적으로 하나 또는 둘, 그리고 관례상으로 그들은 일반적인 노쇠한 노인들에게 서비스를 제공한다. 과거에는 의학적 치료, 음식배달, 그리고 살림(가정돌보는 일)에 의해 보여주었다; 그 후에는 후원그룹, 법적인 서비스, 그리고 지지에 의해 보여진다. 가해자들은 상담, 교육 그리고 훈련을 이용하고 수락한다(Nahmiash & Reis, 2000; Sengstock, Hwalek, & Petrone, 1989; Vinton, 1991, 1992).

다학문적 팀(Multidisciplinary Teams)

여러 서비스 시스템과 노인학대에 관련된 전문가의 효과적인 참여는 다문학적 팀(전문 분야 협력팀, M-team)을 통해 가장 잘 실현된다. 다학문적인 팀은 시스템이나 전문가들이 노인학대를 확인하고 노인학대를 치료하는 데 권장사항들을 개발하는 데 목적을 가지고 모인 그룹이다(Teaster & Nerenberg, 2004). 일부 다학문적 팀은 병원같이 특정 조직의 필요에 기여하기 위해서 구성되어지며, 노인학대 방지를 위한 샌프란시스코 협회와 북동 오하이오의 5개주를 포함하는 성인학대를 반대 협회와 같이 공동체나 지역 사회를 대표하여 구성되어진다. 다학문적 팀은 캘리포니아에 구성된 신뢰할 수 있는 학대 전문가팀들이나(Allen, 2000; Aziz, 2000) 학대를 검토하는 팀들과 같이 특정한 목적을 가지고 있다. 그러나 덴버의 지역사회 생명윤리 위원회와 같이 모든 노인학대의 형태와 정황 그리고 때때로 다른 노인 문제까지도 다루어지고 있다(Otto, 2000).

다학문적 팀은 일반적으로 사례 분석, 프로그램 계획, 교육, 변호를 제공한다(Bernotavicz, 1982; Mixson et al., 1991; Teaster & Nerenberg, 2004). 다학문적 팀은 대부분이 작고 비공식적으로 시작한다. 많은 팀은 선택된 회원과 구성된 절차를 통해 공식적인 협회로 발전시킨다(Nerenberg, 1991). 모든 다학문적 팀은 3가지 방법을 통하여 노인학대의 중재를 향상시키기 위해서 노력한다(Anetzberger, Dayton, Miller, McGreevey, & Schimer, 2005):

- 단일 시스템이나 한 분야 접근보다 전체적인 시각 제공
- 사례 처리에 대한 책임 공유
- 노인학대에 대한 폭넓은 지역사회 차원의 접근방식으로 전문적인 관계 증진

■ 요약(Summary)

노인학대는 새로운 현상도 아니고 전적으로 최근에 인식된 건강과 사회문제도 아니다. 아직도, 공동집단의 자각 정도와 미국에서의 영향 그리고 다른 곳에서도 둔감하고 불완전하게 남아있다. 공교롭게도, 세월은 경험적인 연구와 프로그램 평가를 통해 문제를 다루고 예방하기 위해 효과적인 중재방법을 확인을 통하여 노인학대를 이해하고 좀 더 좋은 방향으로 나아가고 있다. 베이비붐 세대가 "노년기가 되면" 지금 세대의 노인학대 증가율보다 가파르게 상승하여 노인학대가 굉장히 많이 발생할 것이라고 보장한다. 그러나 베이비붐 세대가 과거 세대의 노인들보다 더 노인학대를 경험할지도 모른다고 믿는 이유가 있다. 베이비붐 세대가 학대 발생의 위험을 증가시키는 특성을 가지고 있기 때문이다.

예를 들면, 자기 무시와 재정 남용 가능성이 높기 때문에 베이비붐 세대들은 더 혼자 사는 가능성이 높다. 그들은 이혼율이 다른 세대보다 높으며 자식을 적게 낳았고, 사회적 지원이나 가까운 가족의 보살핌을 받는 경우가 적어지고 심리적인 학대나 방치 그리고 잠재적인 방치가 증가할 것이다. 그들은 세대간의 불공평으로 볼 수 있고, 분노를 일어날 수 있게 인도하는 아주 큰 부와 권리를 느끼게 해준다. 이로 인하여 재정 남용과 권리 침해의 가능성이 높아지고 있다.

즉, 그것은 노인학대에 주어지는 사회적 관심과 문제의 이해와 중재를 직접적인 재정과 정책을 비판한다. 만약 우리가 기다린다면, 지난 과거에 많은 다른 취약한 그룹과 마찬가지로, 속담은 "너무 관심이 적었고, 너무 늦었다"라는 말이 노인학대 피해자의 묘비명이 될 것이다.

사례 연구(Case Study)

작업치료사는 재활을 위해 최근 간호시설에서 퇴원한 캐서린 집에 방문하였다. 캐서린은 오직 2층에 욕실과 침실이 있는 2층집에 남편 행크와 함께 살고 있었다. 캐서린과 행크는 70대 중반이고 결혼한 지는 50년이 넘었다. 캐서린은 몇 주 전에 뇌졸중이 발생하였고 뇌졸중으로 인해 오른쪽 반신마비와 경도의 표현언어상실증으로 고통을 받고 있었다. 방문하는 동안 치료사는 캐서린이 전에 저녁에 낙상하였고, 오른 다리와 팔에 타박상과 부상을 입었다는 것을 알았다. 하지만 치료가 이루어지지 않은 것을 발견하였다. 캐서린은 노쇠하고 불안해보였고, 빗질하지 않은 머리카락과 소변 냄새가 나는 옷을 입고 있었고, 또한 단정하지 못한 모습을 보였다. 행크는 낙상에 대해서 명확하지 않게 이야기했고 캐서린의 치료에 대한 질문을 물었을 때에는 방어적인 태도가 되었다. 행크는 캐서린이 시도한다면 그녀는 스스로 더 많은 것을 할 수 있다고 확고하게 생각하고 있었다. 행크는 캐서린에게 흥분하고 화가 나 보였다. 그러나 행크는 그 스스로가 캐서린을 관리할 수 있다고 주장하였다. 행크는 그의 문제를 가지고 다른 사람들을 귀찮게 하고 싶지 않았다.

질문(Questions)

1. 이 상황에서 노인학대의 징후는? 만일 그렇다면 예시, 징후나 위험요소가 분명히 무엇인가?
2. 작업치료사는 기관에 상황을 보고해야 하는가? 만약 보고하는 것이 불확실하다면 그 결정을 내리기 위해서는 무슨 추가 정보가 필요한가?

복습 문제(Review question)

1. 왜 보편적으로 받아들어지는 노인학대의 정의와 유형이 없는가?
2. 미국에서의 보건과 사회문제로 인식되는 노인학대의 발전에 대해서 토론하라.
3. 노인학대의 확대, 발생과 보고를 구별할 수 있어야 한다.
4. 전문가들은 국가에 의무적인 보고 법률이 광범위하게 존재함에도 불구하고 당국의 노인학대 보고서는 왜 실패하는가?
5. 무슨 이론들이 노인학대를 설명하기 위해 제안된 적이 있는가?
6. 노인학대에 대한 예시, 징후와 위험 요인들의 차이점은 무엇인가?
7. 노인학대의 적발과 추천을 통한 검열이나 평가 기구는 무엇인가?
8. 노인학대의 해결을 위해 가장 중요한 서비스 시스템은 무엇인가?
9. 노인학대의 검증과 중재에서 다학문적인 팀이 유용하다는 것을 확인하라.

웹 기반 자료(Web-Based Resources)

노인학대의 경험에 관한 유용한 정보:

www.inpea.net. **International Network for the Prevention of Elder Abuse**, date connected October 12, 2007. Provides epidemiologic data from around the world, as well as links to policy and prevention information.

http://www.ncea.aoa.gov/ncearootiMain_Site/index.aspx, **National Center on Elder Abuse**, date connected April 10, 2008. Posted by the U.S. Administration on Aging, this site provides epidemiologic data, strategies for evaluating individuals to identify abuse, and an array of resources to assist in intervention. Links to many other sites are provided.

www.ncall.us. **National Clearinghouse on Abuse in Later Life**, date connected October 12, 2007.

Material suitable both for professionals and lay individuals that describes elder abuse, provides resources, and offers suggestions for evaluation and intervention. Available in both Hmong and Spanish as well as English.

http://preventelderabuse.org, **National Committee for the Prevention of Elder Abuse**, date connected October 12, 2007. Links are provided to resources, networking opportunities, and information about the problem and potential policies to reduce elder abuse.

참고문헌(References)

Achenbaum, W. A. (1978). *Old age in the new land: American experience since 1790.* Baltimore: John Hopkins University Press.

Administration on Aging. (2000). *FY 1998 Long-term care ombudsman report with comparisons of national data for FY 1996–1998.* Washington, DC: Administration of Aging.

Allen, J. V. (2000). Financial abuse of elders and dependent adults: The FAST (Financial Abuse Specialist Team) approach. *Journal of Elder Abuse & Neglect. 12*(2), 85–91.

American Bar Association Commission on Law and Aging. (2005). *Information about laws related to elder abuse.* Unpublished manuscript.

American Public Welfare Association. (1962). *Guide statement on protective services for older adults.* Chicago: American Public Welfare Association.

Anetzberger, G. J. (1987). *The etiology of elder abuse by adult offspring.* Springfield, IL: Charles C Thomas.

Anetzberger, G. J. (1993). Elder abuse programming among geriatric education centers. *Journal of Elder Abuse & Neglect, 5*(3), 69–87.

Anetzberger, G. J. (1997). Elderly adult survivors of family violence: Implications for clinical practice. *Violence Against Women, 3*(5), 499–514.

Anetzberger, G. J. (1999). Ethical issues in personal safety. In T. F. Johnson (Ed.), *Handbook on ethical issues in aging* (pp. 187–219). Westport, CT: Greenwood.

Anetzberger, G. J. (2001a). Introduction. *Journal of Elder Abuse & Neglect, 13*(2), 1–2.

Anetzberger, G. J. (2001b). Elder abuse identification and referral: The importance of screening tools and referral protocols. *Journal of Elder Abuse & Neglect, 13*(2), 3–22.

Anetzberger, G. J. (2005). Clinical management of elder abuse: General considerations. In G. J. Anetzberger (Ed.), *The clinical management of elder abuse* (pp. 27–41). Binghamton, NY: Haworth Press.

Anetzberger, G. J., Dayton, C., Miller, C. A., McGreevey, J. F., Jr., & Schimer, M. (2005). Multidisciplinary teams in the clinical management of elder abuse. In G. J. Anetzberger (Ed.), *The clinical management of elder abuse* (pp. 157–171). Binghamton, NY: Haworth Press.

Anetzberger, G. J., Korbin, J. E., & Austin, C. (1994). Alcoholism and elder abuse. *Journal of Interpersonal Violence, 9*(2), 184–193.

Anetzberger, G. J., Korbin, J. E., & Tomita, S. K. (1996). Defining elder mistreatment in four groups across two generations. *Journal of Cross-Cultural Gerontology, 11,* 187–212.

Anonymous. (2002). Protecting older Americans: A history of federal action on elder abuse, neglect, and exploitation. *Journal of Elder Abuse & Neglect, 14*(2/3), 9–85.

Ansello, E. F. (1996). Causes and theories. In L. A. Baumhover & S. C. Beall (Eds.), *Abuse, neglect, and exploitation of older persons: Strategies for assessment and intervention* (pp. 9–29). Baltimore, MD: Health Professions Press.

Aziz, S. J. (2000). Los Angeles County Fiduciary Abuse Specialist Team: A model for collaboration. *Journal of Elder Abuse & Neglect, 12*(2), 79–83.

Baba, J., Colon, M., & Cruz, C. (1996). *Domestic violence and late adulthood.* Unpublished Masters Thesis, Graduate School of Social Work, University of Puerto Rico, San Juan.

Baker, A. A. (1975). Granny-battering. *Modern Geriatrics, 5*(8), 20–24.

Balaswamy, S. (1993). *Organizational barriers to implementing the adult protective services legislation.* Cleveland, OH: Adult Protective Service Consortium and Western Reserve Area Agency on Aging.

Barry, M. C. (1963, March). *Responsibilities of the social welfare profession in providing guardianship and protective services.* Paper presented at the Seminar on Protective Services for Older People, Harriman, NY.

Bass, D. M., Anetzberger, G. J., Ejaz, F. K., & Nagpaul, K. (2001). Screening tools and referral protocol for stopping abuse against older Ohioans: A guide for service providers. *Journal of Elder Abuse & Neglect, 13*(2), 23–38.

Bernotavicz, F. (1982). *Improving protective services for older Americans: A national guide series: Community role.* Portland, ME: University of Southern Maine, Human Services Development Institute.

Blenkner, M., Bloom, M., Nielson, M., & Weber, R. (1974). *Final report: Protective services for older people, findings from the Benjamin Rose Institute study.* Cleveland, OH: The Benjamin Rose Institute.

Block, M. R., & Sinnott, J. D. (Eds.). (1979). *The battered elder syndrome: An exploratory study.* College Park, MD: University of Maryland, Center of Aging.

Boldy, D., Horner, B., Crouchley, K., Davey, M., & Boylen, S. (2005). Addressing elder abuse: Western Australian case study. *Australasian Journal on Aging, 24*(1), 3–8.

Bristowe, E., & Collins, J. B. (1989). Family mediated abuse of non-institutionalized elder men and women living in British Columbia. *Journal of Elder Abuse & Neglect, 1*(1), 45–54.

Brown, A. J., Fernandez, R., & Griffith, T. M. (1990). *Service provider perceptions of elder abuse among the*

Navaho. Flagstaff, AZ: Northern Arizona University, Social Research Laboratory.

Buchwald, D., Tomita, S., Hartman, S., Furman, R., Dudden, M., & Manson, S. M. (2000). Physical abuse of urban Native Americans. *Journal of General Internal Medicine, 15,* 562–564.

Burgess, A. W., Dowdell, E., & Prentky, R. (2000). Sexual abuse of nursing home residents. *Journal of Psychosocial Nursing, 38,* 11–18.

Burr, J. J. (1982). *Protective services for adults: A guide to exemplary practice in states providing protective services to adults in the OHDS programs.* Washington, DC: Administration on Aging, U.S. Department of Health and Human Services.

Burston, G. R. (1975). Granny-battering. *British Medical Journal, 3*(5983), 592.

Butler, R. N. (1975). *Why survive: Being old in America.* New York: Harper & Row.

Callahan, J. J., Jr. (1988). Elder abuse: Some questions for policymakers. *The Gerontologist, 28*(4), 453–458.

Capezuti, E., Brush, B. L., & Lawson, W. T. (1997). Reporting elder mistreatment. *Journal of Gerontological Nursing, 23*(7), 24–32.

Carp, F. M. (2000). *Elder abuse in the family: An interdisciplinary model for research.* New York: Springer.

Chang, J., & Moon, A. (1997). Korean American elderly's knowledge and perceptions of elder abuse: A qualitative analysis of cultural factors. *Journal of Multicultural Social Work, 6*(1/2), 139–154.

Clark, A. N. G., Mankikar, G. D., & Gray, I. (1975). Diogenes syndrome: A clinical study of gross neglect in old age. *The Lancet I, 790,* 366–368.

Comijs, H. C., Penninx, B. W. J. H., Knipscheer, K. P. M., & VanTilburg, W. (1999). Psychological distress in victims of elder mistreatment: The effects of social support and coping. *Journals of Gerontology. Series B: Psychological Sciences and Social Sciences, 54*(4), 240–245.

Comijs, H. C., Pot, A. M., Smit, J. H., Bouter, L. M., & Jonker, C. (1998). Elder abuse in the community: Prevalence and consequences. *Journal of the American Geriatrics Society, 46,* 885–888.

Compton, S. A., Flanagan, P., & Gregg, W. (1997). Elder abuse in people with dementia in Northern Ireland: Prevalence and predictors in cases referred to a psychiatry of old age service. *International Journal of Geriatric Psychiatry, 12*(6), 632–635.

Cooney, C., & Mortimer, A. (1995). Elder abuse and dementia: A pilot study. *International Journal of Social Psychiatry, 41*(4), 276–283.

Coyne, A. C., Petenza, M., & Berbig, L. J. (1996). Abuse in families coping with dementia. *Aging, 367,* 93–95.

Coyne, A. C., Reichman, W. E., & Berbig, L. J. (1993). The relationship between dementia and elder abuse. *American Journal of Psychiatry, 150*(4), 643–646.

Daniels, R. S., Baumhover, L. A., & Clark-Daniels, C. L. (1989). Physicians' mandatory reporting of elder abuse. *The Gerontologist, 29*(3), 321–327.

Douglass, R. L., Hickey, T., & Noel, C. (1980). *A study of maltreatment of the elderly and other vulnerable adults.* Ann Arbor, MI: University of Michigan, Institute of Gerontology.

Dyer, C. B., Pavlik, V. N., Murphy, K. P., & Hyman, D. J. (2000). The high prevalence of depression and dementia in elder abuse or neglect. *Journal of the American Geriatrics Society, 48,* 205–208.

Faulkner, L. R. (1982). Mandating the reporting of suspected cases of elder abuse: An inappropriate, ineffective, and ageist response to the abuse of elder adults. *Family Law Quarterly, 16,* 69–91.

Federal Interagency Forum on Aging-Related Statistics. (2004, November). *Older Americans 2004: Key indicators of well-being.* Washington, DC: U.S. Government Printing Office.

Ferguson, D., & Beck, C. (1983). H.A.L.F.—A tool to assess elder abuse within the family. *Geriatric Nursing, 4,* 301–304.

Fischer, D. H. (1978). *Growing old in America.* Oxford: Oxford University Press.

Fisher, B. S., & Regan, S. L. (2006). The extent and frequency of abuse in the lives of older women and their relationship with health outcomes. *The Gerontologist, 46* (2), 200–209.

Fredrikson, K. I. (1989). Adult protective services: Changes with the introduction of mandatory reporting. *Journal of Elder Abuse & Neglect, 1*(2), 59–70.

Fulmer, T., & Anetzberger, G. J. (1995). *Knowledge about family violence interventions in the field of elder abuse.* Unpublished paper for the Committee on the Assessment of Family Violence Interventions of the National Research Council and Institute of Medicine.

Fulmer, T., Guadagno, L., Dyer, C. B., & Connolly, M. T. (2004). Progress in elder abuse screening and assessment instruments. *Journal of the American Geriatrics Society, 52,* 297–304.

Fulmer, T., & O'Malley, T. A. (1987). *Inadequate care of the elderly: A health care perspective on abuse and neglect.* New York: Springer.

Fulmer, T., Paveza, G., Abraham, I. I., & Fairchild, S. (2000). Elder neglect assessment in the emergency department. *Journal of Emergency Nursing, 26,* 436–443.

Gilbert, D. A. (1986). The ethics of mandatory elder abuse reporting statutes. *Advances in Nursing Science, 8*(2), 51–62.

Gioglio, G. R., & Blakemore, P. (1983). *Elder abuse in New Jersey: The knowledge and experience of abuse among older New Jerseyans.* Trenton, NJ: New Jersey Department of Human Resources and New Jersey Department of Community Affairs.

Greenberg, J. R., McKibben, M., & Raymond, J. A. (1990). *Journal of Elder Abuse & Neglect, 2,* 73–86.

Griffin, L. W., Williams, O. J., & Reed, J. G. (1998). Abuse of African American elders. In R. K. Bergen (Ed.), *Issues in intimate violence* (pp. 267–284). Thousand Oaks, CA: Sage.

Harris, S. B. (1996). For better or for worse: Spouse abuse grown old. *Journal of Elder Abuse & Neglect, 8*(1), 1–33.

Homer, A. C., & Gilleard, C. (1990). Abuse of elderly people by their caregivers. *British Medical Journal, 301*(6765), 1359–1362.

Horowitz, G., & Estes, C. (1971). *Protective services for the aged.* Washington DC: U.S. Department of Health, Education, and Welfare.

Huber, R., Borders, K., Netting, F. E., & Nelson, H. W. (2001). Data from long-term ombudsman programs in six states—The implications of collecting resident characteristics. *The Gerontologist, 41,* 61–68.

Hudson, M. F. (1991). Elder mistreatment: A taxonomy with definitions by Delphi. *Journal of Elder Abuse & Neglect, 3*(2), 1–20.

Hudson, M. F., Armachain, W. D., Beasley, C. M., & Carlson, J. R. (1998). Elder abuse: Two native American views. *The Gerontologist, 38*(5), 538–548.

Hudson, M. F., Beasley, C., Benedict, R. H., Carlson, J. R., Craig, B. F., Herman, C., & Mason, S. C. (2000). Elder abuse: Some Caucasian-American views, *Journal of Elder Abuse & Neglect, 12*(1), 89–114.

Hwalek, M., & Sengstock, M. (1986). Assessing the probability of abuse of the elderly: Towards the development of a clinical screening instrument. *Journal of Applied Gerontology, 5,* 153–173.

Jogerst, G., Daly, J., & Hartz, A. (2005). Ombudsman program characteristics related to nursing home abuse reporting. *Journal of Gerontological Social Work, 46*(1), 85–98.

Johnson, T. (1986). Critical issues in the definition of elder mistreatment. In K. A. Pillemer & R. S. Wolf (Eds.), *Elder abuse: Conflict in the family* (pp. 167–196). Dover, MA: Auburn House.

Jones, J. S. (1990). Geriatric abuse and neglect. In G. Bosker, G. R. Schwartz, J. S. Jones, & M. Sequeria (Eds.), *Geriatric emergency medicine* (pp. 533–542). St. Louis, MO: C.V. Mosby.

Kastenbaum, R., & Mishara, B. (1971). Premature death and self-injurious behavior in old age. *Geriatrics, 26,* 71–81.

Kivela, S., Kongas-Saviaro, P., Kesti, E., Pahkala, K., & Ijas, M. (1992). Abuse in old age—Epidemiological data from Finland. *Journal of Elder Abuse & Neglect, 4*(3), 1–18.

Kosberg, J. I. (1979). *Family conflict and abuse of the elderly: Theoretical and methodological issues.* Paper presented at the 32nd Annual Scientific Meeting of the Gerontological Society of America, Washington, DC.

Kosberg, J. I., & Garcia, J. L. (Eds.). (1995). Elder abuse: International and cross-cultural perspectives. *Journal of Elder Abuse & Neglect, 6*(3/4), 71–89..

Krassen Maxwell, E., & Maxwell, R. J. (1992). Insults to the body civil: Mistreatment of elderly in two Plain Indian tribes. *Journal of Cross-Cultural Gerontology, 7,* 3–23.

Lachs, M. S., Berkman, L., Fulmer, T., & Horowitz, R. (1994). A prospective community-based pilot study of risk factors for the investigation of elder mistreatment. *Journal of the American Geriatrics Society, 42*(2), 169–173.

Lachs, M. S., & Pillemer, K. (1995). Abuse and neglect of elderly persons. *The New England Journal of Medicine, 332*(7), 437–443.

Lachs, M. S., Williams, C., O'Brien, S., Hurst, L., & Horwitz, R. (1997). Risk factors for reported elder abuse and neglect: A nine-year observational cohort study. *The Gerontologist, 37*(4), 469–474.

Lachs, M. S., Williams, C. S., O'Brien, S., Pillemer, K. A., & Charlson, M. E. (1998). The mortality of elder mistreatment. *Journal of the American Medical Association, 280*(5), 428–432.

Lafata, M. J., & Helfrich, C. A. (2001). The occupational therapy elder abuse checklist. *Occupational Therapy in Mental Health, 16*(3/4), 141–161.

Lau, E. E., & Kosberg, J. I. (1979). Abuse of the elderly by informal care providers. *Aging, 299–300,* 10–15.

Le, Q. K. (1997). Mistreatment of Vietnamese elderly by their families in the United States. *Journal of Elder Abuse & Neglect, 9*(2), 51–62.

Longes, J. (1992). Race and type of maltreatment in an elder abuse system. *Journal of Elder Abuse & Neglect, 4*(3), 61–83.

Macolini, R. M. (1995). Elder abuse policy: Considerations in research and legislation. *Behavioral Sciences and the Law, 13,* 349–363.

Malley-Morrison, K., Nolido, N. E. -V., & Chawla, S. (2006). International perspectives on elder abuse: Five case studies. *Educational Gerontology, 32,* 1–11.

McLaughlin, J. S., Nickell, J. P., & Gill, L. (1980). An epidemiological investigation on elderly abuse in Southern Maine and New Hampshire. In U.S. Senate Special Committee on Aging & U.S. House Select Committee on Aging, *Elder abuse: Joint hearing* (pp. 111–147). Washington, DC: U.S. Government Printing Office.

Meagher, M. S. (1993). Legal and legislative dimensions. In B. Byers & J. E. Hendricks (Eds.), *Adult protective services: Research and practice.* (pp. 87–107). Springfield, IL: Charles C Thomas.

Mixson, P., Chelucci, K., Heisler, C., Overman, W., Sripada, P., & Yates, P. (1991). The case of Mrs. M—A multidisciplinary team staffing. *Journal of Elder Abuse & Neglect, 3*(4), 41–55.

Montoya, V. (1997). Understanding and combating elder abuse in Hispanic communities. *Journal of Elder Abuse & Neglect, 9*(2), 5–17.

Moon, A., & Williams, O. (1993). Perceptions of elder abuse and help-seeking patterns among African-American, Caucasian American, and Korean-American elderly women. *The Gerontologist, 33*(3), 386–395.

Moskowitz, S. (1998). Saving granny from the wolf: Elder abuse and neglect—The legal framework. *Connecticut Law Review, 31,* 77–204.

Mouton, C. P., Rodabough, R. J., Rovi, S. L. D., Hunt J. L., Talamantes, M. A., Brzyski, R. G., et al. (2004). Prevalence and 3-year incidence of abuse among postmenopausal women. *American Journal of Public Health, 94*(4), 605–612.

Nahmiash, D., & Reis, M. (2000). Most successful intervention strategies for abused older adults. *Journal of Elder Abuse & Neglect, 12*(3/4), 53–70.

Nerenberg, L. (1991). The San Francisco Consortium Multidisciplinary Team: Another perspective. *Journal of Elder Abuse & Neglect, 3*(3), 66–71.

National Association of State Units on Aging. (2005). *Nursing home abuse risk prevention profile and checklist.* Washington, DC: National Center on Elder Abuse.

National Center on Elder Abuse. (1998, September). *The national elder abuse incidence study.* Washington, DC: Author.

National Center on Elder Abuse. (2001, December). *The National Policy Summit on Elder Abuse: National action agenda, 2002.* Washington, DC: Author.

National Center on Elder Abuse. (2006). *The basics.* Retrieved April 10, 2008, from http://www.ncea.aoa.gov/ncearoot/Main_Site/index.aspx
National Research Council. (2003). *Elder mistreatment: Abuse, neglect, and exploitation in an aging America.* Washington, DC: The National Academies Press.
Ockleford, E., Barnes-Holmes, Y., Morichelli, R., Morjaria, A., Scocchera, F., Furniss, F., et al. (2003). Mistreatment of older women in three European countries. *Violence Against Women, 9*(12), 1458–1464.
Ogg, J., & Bennett, G. C. J. (1992). Elder abuse in Britain. *British Medical Journal, 305,* 998–999.
O'Malley, H., Segars, H., Perez, R., Mitchell, V., & Knuepfel, G. M. (1979). *Elder abuse in Massachusetts: A survey of professionals and para-professionals.* Boston: Legal Research and Services for the Elderly.
O'Neill, V. (1965). Protecting older people. *Public Welfare, 23*(2), 119–127.
Osgood, N. J., & Manetta, A. A. (2000–2001). Abuse and suicidal issues in older women. *OMEGA, 42*(1), 71–81.
Otto, J. M. (2000, March/April). Bioethics committee aids APS workers in making complex medical decisions for incapacitated adults. *Victimization of the Elderly and Disabled, 2*(6), 89, 94.
Paveza, G. J., Cohen, D., Eisdorfor, C., Freels, S., Semla, T., Ashford, W., et al. (1992). Severe family violence and Alzheimer's disease: Prevalence and risk factors. *The Gerontologist, 32,* 493–497.
Phillips, L. R. (1983). Abuse and neglect of the frail elderly at home: An exploration of theoretical relationships. *Journal of Advanced Nursing, 8,* 379–392.
Phillips, L. R. (1986). Theoretical explanations of elder abuse: Competing hypotheses and unresolved issues. In K. A. Pillemer & R. S. Wolf (Eds.), *Elder abuse: Conflict in the family* (pp. 197–217). Dover, MA: Auburn House.
Pillemer, K. A. (1986). Risk factors in elder abuse: Results from a case-control study. In K. A. Pillemer & R. S. Wolf (Eds.), *Elder abuse: Conflict in the family* (pp. 239–263). Dover, MA: Auburn House.
Pillemer, K., & Finkelhor, D. (1988). The prevalence of elder abuse: A random sample survey. *The Gerontologist, 28,* 51–57.
Pillemer, K. A., & Finkelhor, D. (1989). Causes of elder abuse: Caregiver stress versus problem relatives. *American Journal of Orthopsychiatry, 59,* 179–187.
Pillemer, K., & Prescott, D. (1989). Psychological effects of elder abuse: A research note. *Journal of Elder Abuse & Neglect, 1*(1), 65–74.
Pillemer, K., & Suitor, J. J. (1992). Violence and violent feelings: What causes them among family givers? *Journal of Gerontology, 47,* S165–S172.
Pitsiou-Darrough, E. N., & Spinellis, C. D. (1995). Mistreatment of the elderly in Greece. *Journal of Elder Abuse and Neglect, 6*(3/4), 45–64.
Podnieks, E. (1992). National survey on abuse of the elderly in Canada. *Journal of Elder Abuse & Neglect, 4*(1/2), 5–58.
Reay, A. M., & Browne, K. D. (2001). Risk factors for caregivers who physically abuse or neglect their elderly parents. *Aging and Mental Health, 5*(1), 56–62.
Regan, J. J. (1990). *The aged client and the law.* New York: Columbia University Press.
Reis, M., & Nahmiash, D. (1998). Validation of the Indicators of Abuse (IOA) screen. *The Gerontologist, 38,* 471–480.
Sanchez, Y. M. (1999). Elder mistreatment in Mexican American communities: The Nevada and Michigan experiences. In T. Tatara (Ed.), *Understanding elder abuse in minority populations* (pp. 67–77). Philadelphia: Brunner/Mazel.
Sengstock, M. C., Hwalek, M., & Petrone, S. (1989). Services for aged abuse victims: Service types and related factors. *Journal of Elder Abuse & Neglect, 1*(4), 37–56.
Stearns, P. J. (1986). Old age family conflict: The perspective of the past. In K. A. Pillemer & R. S. Wolf (Eds.), *Elder abuse: Conflict in the family* (pp. 3–24). Dover, MA: Auburn House.
Stein, K. F. (1991). A national agenda for elder abuse and neglect research: Issues and recommendations. *Journal of Elder Abuse & Neglect, 3*(3), 91–108.
Steinmetz, S. K. (1978, February). *Overlooked aspects of family violence: Battered husbands, battered siblings, and battered elderly.* Testimony presented to the U.S. House Committee on Science and Technology, Washington, DC.
Steinmetz, S. K. (1988). *Duty bound: Elder abuse and family care.* Newbury Park, CA: Sage.
Steinmetz, S. K., & Amsden, D. J. (1983). Dependent elders, family stress and abuse. In T. Brubaker (Ed.), *Family relationships in later life* (pp. 173–192). Beverly Hills, CA: Sage.
Straus, M. A. (1979). Measuring intrafamily conflict and violence: The Conflict Tactics (CT) Scale—Form A. *Journal of Marriage and the Family, 41,* 75–88.
Tatara, T. (1995, May). *An analysis of state laws addressing elder abuse, neglect, and exploitation.* Washington, DC: National Center on Elder Abuse.
Tatara, T. (1996, June). *Elder abuse: Questions and answers.* Washington, DC: National Center on Elder Abuse.
Tatara, T., & Kuzmeskus, L. (1997). *Summaries of statistical data on elder abuse in domestic settings for FY 95 and FY 96.* Washington, DC: National Center on Elder Abuse.
Tauriac, J. J., & Scruggs, N. (2006). Elder abuse among African Americans. *Educational Gerontology, 32,* 37–48.
Teaster, P. B. (2003). *A response to the abuse of vulnerable adults: The 2000 survey of state adult protective services.* Washington, DC: National Center on Elder Abuse.
Teaster, P. B., & Nerenberg, L. (2004). *A national look at elder abuse multidisciplinary teams.* Washington, DC: National Committee for the Prevention of Elder Abuse.
Teaster, P. B., & Roberto, K. A. (2004). Sexual abuse of older adults: APS cases and outcomes. *The Gerontologist, 44*(6), 788–796.
Teaster, P. B., Dugar, T. A., Meniondo, M. S., & Otto, J. M. (2005, May 12). *The 2004 survey of state adult protective services: Abuse of adults 60 years of age and older.* Washington, DC: National Center on Elder Abuse.
Thobaben, M. (1989). State elder/adult abuse and protection laws. In R. Filinson & S. R. Ingman (Eds.), *Elder abuse: Practice and policy* (pp. 138–152). New York: Human Services Press.
Tomita, S. (1994). The consideration of cultural factors in the research of elder mistreatment with an in-depth look at the Japanese. *Journal of Cross-Cultural Gerontology, 9,* 39–52.

Tornstam, L. (1989). Abuse of the elderly in Denmark and Sweden: Results from a population study. *Journal of Elder Abuse & Neglect, 1,* 35–44.

United Nations Economic and Social Council. (2002, February 25–March 1). *Abuse of older persons: Recognizing and responding to abuse of older persons in a global context.* Document of the Commission for Social Development presented at the Second World Assembly on Aging, New York.

U.S. Department of Health and Human Services. (1992). *Report from the Secretary's Task Force on Elder Abuse.* Washington, DC: Author.

U.S. General Accounting Office. (1991). *Elder abuse: Effectiveness of reporting laws and other factors.* Washington, DC: Author.

U.S. House Select Committee on Aging. (1981, April 3). *Elder abuse (An examination of a hidden problem).* Comm. Pub. No. 97-277. Washington, DC: U.S. Government Printing Office.

U.S. House Select Committee on Aging. (1990). *Elder abuse: A decade of shame and inaction.* Comm. Pub. No. 101-752. Washington, DC: U.S. Government Printing Office.

U.S. Senate Special Committee on Aging. (1977). *Protective services for the elderly: A working paper.* Washington, DC: U.S. Government Printing Office.

University of New Hampshire. (1986). *Elder abuse and neglect: Recommendations from the Research Conference on Elder Abuse and Neglect.* Durham, NH: University of New Hampshire.

Vinton, L. (1991). An exploratory study of self-neglectful elderly. *Journal of Gerontological Social Work, 18*(1/2), 55–67.

Vinton, L. (1992). Services planned in abusive elder care situations. *Journal of Elder Abuse & Neglect, 4*(3), 85–99.

Watson, M. M. (1995). *Silent suffering: Elder abuse in America: Conference summary and recommendations for the 1995 White House Conference on Aging.* Unpublished manuscript.

Wilber, K. H., & Nielsen, E. K. (2002). Elder abuse: New approaches to an age-old problem. *The Public Policy and Aging Report, 12*(2), 1, 24–27.

Wolf, R. S., Godkin, M. A., & Pillemer, K. A. (1984). *Elder abuse and neglect: Final report from Three Model Projects.* Worcester, MA: University of Massachusetts Medical Center, University Center on Aging.

Wolf, R. S., Godkin, M. A., & Pillemer, K. A. (1986). Maltreatment of the elderly: A comparative analysis. *Pride Institute Journal of Long Term Home Health Care, 5,* 10–17.

Wolf, R. S., & Li, D. (1999). Factors affecting the rate of elder abuse reporting to a state protective services program. *The Gerontologist, 39*(2), 222–228.

Wolf, R. S., & Pillemer, K. A. (1989). *Helping elderly victims: The reality of elder abuse.* New York: Columbia University Press.

Zborowsky, E. (1985). Developments in protective services: A challenge for social workers. *Journal of Gerontological Social Work, 8*(3/4), 71–83.

Zink, T., Regan, S., Jacobson, C. J., Jr., & Pabst, B. (2003). Cohort, period, and aging effects: A qualitative study of older women's reasons for remaining in abusive relationships. *Violence Against Women, 9,* 1429–1441.

제 **26** 장

생의 마지막

The End of Life

언젠가 죽어야만 한다는 것을 실감하지 않고 살아가는 인생이지만...
임종시에는 살아있는 것이 믿기 힘든 놀라움이였다고 깨닫고 죽게 된다.

J. Gaarder, *Sophie's World*, Phoenix House, London, 1995

목 적 [OBJECTIVES]

이 장을 읽고 난 후, 독자는 다음을 할 수 있게 될 것이다:

1. 노화와 죽음이 관련되어 있듯이 전 생애에서 발전된 중요한 이론적 원칙을 이해할 수 있다.
2. 완화치료와 호스피스 철학을 정의할 수 있다.
3. 노인이 필요로 하는 유일한 완화치료를 이해할 수 있다.
4. 노인을 위한 완화치료와 관련된 국제 건강정책을 이해할 수 있다.
5. 노인을 위한 완화치료에서 작업치료의 역할을 확인할 수 있다.
6. 노인과 가족들을 위하여 완화치료에서 적절한 작업치료의 결과를 확인할 수 있다.
7. 이러한 임상 부분에서 작업치료사들이 일하기 위한 지원전략들을 확인할 수 있다.

임종을 앞둔 사람들과 일하는 것은 도전과 특권이다. 치료사에게 도전은 고객과 가족들의 요구에 맞게 하여 고객을 돕고자 하는 접근법을 확인하고 삶에서 죽음으로 변화되는 것을 관리하고 돕는 것이다. 특권은 삶의 특정한 시간을 함께 하는 것이고, 삶의 의미에 관해 새로 이해하고 모두가 죽음을 피할 수 없다는 것을 알아가는 것이다. 더 나아가, 그들이 대처하여야 하는 계속적인 상실에 직면한 노인들을 인식하는 것이 중요하다. 친구를 잃는 것, 기능을 잃는 것과 사회적 역할의 상실은 모두 슬픔과 적응의 기간이 필요하다. 이 장에서는 삶의 변화를 유발시킬 수 있는 과정을 반영하여 설명하였다.

이 장의 목적은 말기질환의 노인들과 함께 일할 때 작업치료사의 역할을 검사하는 것이다. 몇몇 치료사들은 말기질환 환자에게 전문화된 것을 선택할 수 있고, 임종을 알고 있는 고객에게 많은 도움을 줄 수 있다. 노인 관리시설에서 일하는 것과 같이 임종에 가까이 있는 고객을 격려할 수도 있다. 전문병원 또는 시설에서 일하는 모든 치료사들은 그들의 직업 이상으로 임종에 있는 노인과 함께 하고자 한다. 전 세계적으로 노인인구에게 제공하고 국제적으로 이러한 그룹에 건강 서비스에서 성장되었다(Davies & Higginson, 2004). 그러므로, 모든 삶의 마지막을 직면한 사람은 이 단계에서 도와줄 수 있는 것을 준비하여야 하기 때문에 이들의 문제를 이해하는 것은 모든 치료사에게 중요하다.

노인은 자신의 사회적 그리고 경제적 상태에서 그들의 가치를 측정하고 생산성과 젊음의 가치가 있는 사회적 배경에서 가치가 저하된다(Black, 2006; Giles & Reid, 2005). 고령자 차별은 많은 문화에 걸쳐 존재해왔다(Giles & Reid, 2005). 말기질환 환자는 수치를 경험할 수 있다. 이들은 주로 치료와 재활을 위해 만들어진 의료체계에서 실패한 것처럼 보일 수 있다(Tigges & Marcil, 1988). 그러므로 노인이 임종하게 될 때, 말기질환을 가지고 있고, 그들의 나이 모두에서 수치를 경험할 수 있다. 연구자들은 그들이 최소한으로 필요로 하는 제한된 건강 서비스를 받고 있는 임종 노인이 있는 상황에서는 이러한 두 가지 문제가 유발될 수 있다고 하였다(Davies & Higginson, 2004). Lewis와 Bottomley(1994)는 곧 사망할 수 있는 사람이라는 것을 알게 되면, 최적의 건강관리를 받을 수 없는 노인들이 위험하다고 하였다. 이러한 삶의 단계에서 노인을 위한 관리의 기금을 만드는 것은 윤리적이고 도덕적 문제를 만드는 문제에 대해서 토의한다(Kaufman, 2000). 결과적으로, 말기질환 환자를 위한 자금과 정책의 발전은 암과 같은 임종 질환을 위해 **호스피스(hospice)** 입원시설에서 최고급의 관리를 제공하는 데 중점을 두었다(Davies, 2004; Davies & Higginson, 2004). 이러한 접근은 "임종 노인" (Amella, 2003, p. 41)이 삶의 단계 또는 생활 상황과 관련된 사회적 감정적 요구와 복합적이고 중복적인 것과 같이 유일하게 필요한 것을 알지 못할 수 있다(Davies, 2004; Davies & Higginson, 2004; Kristjanson, Toye & Dawson, 2003).

임종 노인은 통증을 느끼고, 의사결정에서 정보와 관련의 부족, 가정관리의 부족, 전문 서비스의 평가부족과 양로원과 거주가정 내에서 **완화치료(palliative)**의 부족을 경험한다는 현재의 명확한 증거가 있다(Davies & Higginson, 2004). 이 문제를 방해하는 것은, *세계보건기구는 노인이 요구하는 완화치료는 무엇이며 이것을 어떻게 적용하는가*(Cavies, 2004)? *그리고 노인을 위한 더 좋은 완화치료는 무엇인가?*(Davies & Higginson, 2004)에서 임종 노인의 관리에서 우선 순위를 결정하였고, 정책안내에서 두 가지 증거기반 보고를 확인하였고, 건강 서비스를 계획하였다. 이러한 두 가지 증거기반 보고는 임종 노인과 전반적으로 함께 하는 모든 건강관리 전문가들이 고객이 요구하는 것을 확실하게 알고 이 부분에서 임상 실습과 서비스 발전을 위하여 전략에 필수적으로 읽어야 하는 것이다. 노인을 위한 완화관리에서 최근 다른 연구들에 따라서 이 문서에서 중요한 원칙들은 이 장에서 더 윤곽을 찾을 것이다.

임종 노인의 관리에서 작업치료사는 중요한 부분을 차지한다. 그러나 삶의 마지막에 있는 사람과 함께 한다는 것은 주로 치료와 재활에 훈련된 작업치료사처럼 건강전문가에게는 도전이 될 수 있다(American Occupational Therapy Association: AOTA, 2005; Bye, 1998). 재활과 독립에 참여하는 것은 전문 작업치료의 기본이다. 이러한 상황에서는 고객이 일상생활에서 더 독립적으로 회복될 수 있고, 삶을 즐길 수 있게 기대하는 것이다. 반면에, 임종 노인과 함께 할 때는 이러한 계획을 하지 않는다. 점차적으로 그들의 삶이 파괴되고, 삶에 완전하게 참여하는 능력이 상실되는 사람은 죽음을 준비하는 것을 관리할 필요가 있다(S. A, Murray, Kendall, Boyd & Sheikh, 2005).

그럼에도, 생의 마지막을 만족할 수 있는 것이 가능하고, 노인과 그들이 사랑하는 사람 모두에게 마지막의 의미 있는 감각을 느낄 수 있게 한다. 작업치료사들은 고객에게 "평화로운 죽음(good death)"의 경험을 갖게 할 수 있다.

그러므로, 이 장에서는 삶의 마지막에 있는 노인은 독립과 포함에 중점을 두고 그리고 재활의 전형적인 목표를 다시 구성하는 치료사를 필요로 하는 것을 조사할 것이다(Bye, 1998; Dawson & Barker, 1995). 그렇게, 치료사들은 임종을 앞둔 사람은 할 수 없는 장기간, 생산적이고, 균형적이고, 독립적인 생활을 할 수 있게 고객에게 도움을 주는 전문적인 목표를 변경하여야 한다. 대신, 치료사들은 지금 살아 있는 이러한 환자를 도와주는 것이 필요하고, 삶의 질을 높여 주어야 하고, 이 단계를 의미 있게 받아들이고 그들이 즐기는 작업에 참여하면서 마지막 날까지 살 수 있게 도와주어야 한다(AOTA, 2005; Bye, 1998; Jacques & Hasselkus, 2004). 치료사들은 그들이 더 이상 일상적인 생활에 완전하게 참여할 수 없을 때, 삶의 마지막에 있는 고객이 삶에서 죽음으로 변화할 수 있게 도와주어야 하고, 그들을 촉진시킬 수 있는 치료가 필요할 것이다(AOTA, 2005; Bye, 1998). 이처럼, 치료사는 그들의 죽음을 준비하는 것을 도와주는 것과 동시에 남아있는 삶을 확인하는 것을 목표로 하여야 한다(Bye, 1998). 이것이 일어났을 때, 그들이 죽음을 기다리고 있다고 하더라도, 치료사들은 고객의 삶은 중요한 것이라는 것을 느끼게 해주어야 한다.

규범적인 발전: 노화와 삶의 마지막(Normative Development: Ageing and The End of Life)

인생의 마지막인 죽음은 현재 의학과 기술이 진보되었음에도 불구하고, 피할 수 없다. 대부분의 우리는, 90세가 되기 전에 죽음을 맞이하게 된다. 선진국의 통계는 65세가 된 후에 최대의 삶을 살 수 있는 프랑스와 일본은 평균 12~22년을 더 살고 있다(Davies & Higginson, 2004). 여성은 남자보다 평균 6년 더 살고 있다(Davies & Higginson, 2004). 남성이 80세라면, 같은 연령의 여성은 두 배 정도가 될 것이다(Davies & Higginson, 2004).

자신의 정신적인 자각은 지구상에서 삶을 보답하고 의미 있게 살고 있고 우리가 노력하도록 격려할 수 있다. Richard와 Carlson의 인기 저서인 *Don't sweat the small stuff... and it's all small stuff*(1997)에서 나타난 분별 있는 생각은 지금부터 100년(실제로는 길지 않다) 후 기억할 것은, 지금 있는 사람은 아무도 없을 수 있다는 것이다. 우리의 삶을 연장하기 위해 의학이 크게 발전함에도 불구하고, 우리의 대부분은 역사의 한 부분이고, 더 길게 살기를 원하고, 건강하고, 의미 있는 삶이 될 것이다. Carlson(1997)은 이러한 사실을 이해하는 것이 균형화된 전망을 얻을 수 있고, 매일 작은 걱정보다 삶에서 큰 일에 중점을 둘 수 있게 도움을 줄 수 있다.

임종 노인은 현재 건강관리, 위생과 좋은 식사를 받으며 살고 있는 사람이 있는 선진국에서 기대되는 표준이다(Chasteen & Madey, 2003). "고령의 나이"로 사는 것은 모든 사람의 목표이다. Chasteen과 Madey(2003)은 그들의 연구에서 노인의 죽음은 젊은 사람과 노인 모두를 조사하였는데 "노인이 완전한 삶을 살고, '바꾸는 것'이고 죽음을 기다릴 수 있다"이기 때문에 젊은이의 죽음보다는 덜 비극적이라고 생각한다는 것을 발견하였다(p. 314).

죽음은 나이를 먹어갈수록 가까워진다는 가능성과 타협을 하는 사람과 노화와 관련된 소중한 신체의 연구와 문헌이 있다. 장수하는 사람은 상실과 슬픔의 경험은 친숙하지 않을 수 있다(Neimeyer, Wittkowski & Moser, 2004). 건강, 이동성, 생산력, 또는 독립성, 배우자, 가족과 친구의 죽음과 같이 삶의 전체에서 많은 것을 잃어버리는 경험을 할 수 있다(K. M. Bennett, Smith & Hughes, 2005; Lewis & Bottomley, 1994). 다른 사람의 죽음과 상실을 느끼는 것은 삶의 자연스러운 한 부분이라는 것을 자각하게 된다.

Neimeyer 등(2004)이 재검토한 연구는 자기 자신의 죽음을 받아들이는 것은 삶의 만족이 크고 신앙심이 깊은 것과 관련이 있다는 것을 확인하였다. 삶의 마지막에 가까워지는 것은 자신의 삶의 의미를 찾고, 정신적으로 흥미와 자각을 새롭게 하고자 할 것이다(Dalby, 2006). 예를 들면, Moremen(2005)는 삶의 의미에 대해 여성노인과 상담하였고, 정신의 의문의 과정에서 참여하고, 다른 사람과 연결된 느낌이 필요하다는 경험을 하고, 삶과 죽음에 관해 확인하고, 죽음과 임종에 관해 생각하고, 더 크거나 더 없는 범위의 종교에 의지하게 된다는 것을 확인하였다. Moremen (2005)는 정신적 의문과 삶의 의미를 찾는 것은 "생애의 마지막에 접근하듯이 노화의 자연스러운 부분"이라고 결론내렸다(p. 309). 죽음에 가까워질수록, 사람은 우주에서 그들의 존재에 대한 해답, 더 강한 힘과 연결시키고, 그들과 사랑하는 사람과 상관관계를 찾는다(Moremen, 2005).

노인은 죽음을 두려워하는가? 죽음의 태도에 대한 연구의 재검토에서, Neimeyer 등(2004)은 중년에서 노년까지 감소되는 죽음에 두려움과 불안을 느끼고 있다고 하였고, 다른 종류의 윤리적 표본을 포함한 연구에서 진실이라는 것을 확인하였다. 그러나 노인은 모두 죽음에 두려움이 없거나 그들이 마지막까지 살아가는 데 관련된 것은 없다는 의미는 아니다(Fry, 2003). Fry는 노인의 가장 큰 관심 중 하나는 임종의 과정의 두려움과 죽을 때 포기하는 두려움과 같은 죽음의 두려움이라고 하였다. Neimeyer 등(2004)은 노인이 죽음을 준비하지 못하는 것에 관한 두려움이 있다는 Fry(2003)의 주장을 지지하였다. 이것은 임종의 과정에 대한 두려움은 아니고, 죽음 자체에 대한 것도 아니다. 노인은 사후에 대한 것에 관심을 가지고 있었다.

Fortner과 Neimeyer(1999)의 죽음 태도의 연구에 대한 메타분석은 죽음에 대한 불안이 노인의 특정 그룹 특히 신체적 건강문제가 있는 사람, 정신적 고통이 있었던 사람, 종교적 믿음이 없는 사람, "자아 통합감", 삶의 만족 또는 탄력성이 낮은 사람에서 증가한다는 것을 확인하였다. 게다가 이러한 이 연구에서는 양로원 또는 다른 시설에 거주하는 노인이 독립적으로 사는 사람보다 더 불안해하여, 사람이 거주하는 장소도 죽음의 관심을 예측할 수 있다고 하였다. Fry(2003)의 연구는 노인의 자기만족의 느낌이 없는 것에 죽음의 두려움이 감소할 수 있고, 정신 건강의 느낌은 남자와 여자 모두 죽음에 대항하는 보호장치일 수 있다.

대부분의 노인이 가장 원하는 것은 자신의 집에서 잠을 자면서 평화롭게 죽는 것이라고 하였다(Neimeyer et al., 2004). 그러나 그렇게 되든 안 되든 노인의 죽음은 그들이 말기질환이라면 건강관리의 필요와 노인의 건강에 따라 결정된다.

노인과 말기질환
(Older People and Terminal Illness)

삶의 마지막에 죽음은 자연스러운 것이라는 자각함에도 불구하고, 말기진단 또는 시한부 만성질환이 미래를 알 수 없는 것보다 더 빨리 삶의 마지막이 다가올 것을 깨닫는다. 그러므로 말기진단이 자신의 삶을 마지막으로 이끌고 건강을 악화시키는 것이라고 깨달을 수 없는 경험과 목표를 위해 슬픈 경험처럼 충격과 슬픔을 가져다 줄 수 있다고 생각하고 죽음을 "자연스러운 것(natural)" 또는 "예측하는 것(expected)"이라고 생각한다(Black, 2006).

정신적으로, 말기질환으로 죽음을 맞게 되는 것은 극단적인 것이다. 임종에서 정신적인 과정의 단계이론들은 제언하였다. 가장 잘 알려진 것은 Elizabeth Kubler-Ross(1969)에 의해 발전되었다. Kubler-Ross는 임종을 자각할 때 사람들에게 나타나는 5단계인 초기 부인, 분노, 협상, 우울과 마지막 수용을 확인하였다. 이러한 단계들은 선상과정으로 인식되는 것은 아니지만, 그 대신에 말기질환의 상태에 작용을 가능하게 한다.

최근에, 말기질환이 있는 모든 사람을 위해 전체적인 행동과 감정보다 전략들과 행동들을 복사하는 것은 잘못된 것이라는 것에 의견이 일치하였다(Lindley-Davis, 1991; Neimeyer et al., 2004). 말기질환의 경험과 관련된 공통된 감정은 확인되어왔다. 예를 들면, 분노와 불확실은 말기질환이 있는 많은 사람에 의해 보고되었다(Lloyd & Coggles, 1990; Pizzi, 1986; Reimer & Davies, 1991). 분노는 죽음이 있는 것은 아니지만 잠재적인 통증과 자기 이미지 상실, 신체와 인지기능 상실, 치료의 측면, 임종을 맞이하는 개인의 신체반응 또는 다른 사람으로부터 격리와 분리는 알려져 있지 않다(Kellehear, 1984; Lloyd & Coggles, 1990; Werth, Gordon & Johnson, 2002). 불확실한 것은 말기질환의 이유와 관련된 것, 단기와 장기에서 기능의 방법, 치명적인 질환이 있는지 없는지, 자존감으로 살고 죽는 것이 가능한지 아닌지, 사랑하는 누군가가 사후를 대처할 수 있는지 없는지와 관련이 있을 수 있다(Lindley-Davis, 1991: Werth et al., 2002).

삶의 마지막에서 노인과 효과적으로 일할 수 있는 첫 번째 단계는 노인의 말기질환의 과정과 특징을 더 이해하는 것이다(S. A. Murray et al, 2005). 그러나 고객이 그들의 질병보다 말기진단명 또는 연령처럼 더 많은 것을 기억해야 한다는 것이 중요하다. 관리의 의학적 모델에 환원주의 접근과 암과 같은 질환에 대한 사전의료관리의 증가는 고객을 확인하는 것을 무색하게 만든다. 건강전문가는 질병에 너무 중점을 둘 수 있고 개인에 대해 잊어버리고, 그들의 삶의 마지막과 이 시간 동안 자존감을 유지하기에 필요한 것을 잃어버리는 것은 위험하다(Pleschberger, 2007). 질병에 중점을 두는 것보다, 작업치료사들은 고객의 말기질환에 중점을 두는 것보다, 생활에 영향을 주는 것과 관련된 것 그리고 삶의 마지막에서 개인적, 사회적 또는 문화적 원하는 작업에 참여하는 그들의 능력에 대해 말기질환을 확인하여야 한다(Jacqeus & Hasslekus, 2004).

말기질환은 다양한 형태, 즉, 암, 심장과 호흡질환과 간질환이 있다(Amellia, 2003; Mesler, 1995; S.A. Murray et al, 2005). 전 세계적으로, 죽음의 원인이 되는 질병의 유형도 변화되고 있다(Davies & Higginson, 2004). 2020년에 죽음을 유발하는 5가지는 심장질환, 뇌혈관질환, 만성폐쇄성폐질환, 호흡기 감염, 그리고 폐, 기도와 기관지암으로 예측하고 있다(J. L. Murray & Lopez, 1997).

이러한 질환 또는 질병의 유형으로 인하여 노인이 죽음과 임종을 맞이하게 하고, 삶의 마지막에서 그들을 관리하는 것이 필요할 것이다. 게다가 노인들은 치매(Sampson, Ritchie, Lai, Raven & Blanchard, 2005) 또는 건강과 기능에 영향을 주는 다른 감각 또는 신체변화(Kristjanson et al, 2003)와 같이 노화와 관련된 것이 더 추가될 수 있다. 다른 건강상태와 함께 말기질환이 있는 노인들은 다른 문제 때문에 건강이 변화되는지 확인하고, 질환의 발전에 의하여 죽음에 이르는지 알아야 한다.

노인 복잡한 건강문제 때문에, Amella(2003)는 노인은 암으로 죽음을 맞이하는 젊은 사람과 다른 것은 자신의 죽음을 유발시키는 질병이 있다는 것이라고 조언하였다.

> 노인은 오랜 시간 동안 임종을 맞이할 수 있기 때문에(예, 심장 기능부전과 급성 심근경색), 확실하게 더 오랜 시간 동안 죽음을 맞이하고, 또한 과다한 증상을 경험할 수 있다... 노인은 기적적인 회복으로 병원으로 이동하고, 매번 능력의 감소를 경험한다. 생리적 유보, 질병에서 회복하는 능력, 삶의 후반에 약해지는 것을 경험한다. 이러한 사람이 더 이상 변화가 없다는 것은 더 이상 회복되지 않고, 죽음을 맞이하게 된다(p. 41).

의료 전문가는 "롤러코스터(roller-coaster)" 추락을 관찰할 수 있는 암처럼 "급격한 저하(down hill decline)"를 예측할 수 있는 것보다 노인고객에게 확실한 예후를 제공하지 못한다는 것을 의미한다(Amella, 2003, p. 41).

다른 건강상태와 상호작용하는 질병, 노인에서 자신의 능력에 영향을 줄 수 있는 질환에 대해서 이해하는 것이 중요하다(Davies & Higginson, 2004). 신체적으로, 심각한 질병은 개인의 신체를 파괴시킨다. 에너지 상실, 근육 약화, 통증, 구역질, 감각 손실과 식욕 저하는 공통적인 양상이다(Davies, 2004). 질병은 고객의 신체에 다양하게 운동, 감각과 신경학적 영향을 미친다. 예를 들면, 고객이 유방암 환자라면, 그녀는 척추에 두 개나 그 이상의 전이가 있을 수 있다(Rashleigh, 1996). 전이는 척수압박으로 인하여 마비와 같은 신경학적 문제를 유발시킬 수 있다(Gray, 1989). 같은 고객이 유방절제술 후 어깨에 통증과 움직임의 범위제한과 같은 정형적인 문제가 있을 수 있다. 유방절제술과 함께 겨드랑이 림프결절을 제거하고, 그 후 방사선 치료는 상지에 **림프부종(lymphedema)**을 유발시킬 수도 있다(Mason, 1993). 말기 뇌종양이 있는 다른 고객은 종양부위에 따라 인지와 행동문제를 경험할 수 있고, 다양한 감각과 운동 상실이 유발될 수 있다. 심장기능 상실 또는 만성폐쇄성 폐질환이 있는 고객은 움직이면 호흡이 짧아지고 일상생활활동이 심각하게 제한되는 것을 경험한다(Davies, 2004).

S.A. Murray 등(2005)은 임종에 있는 사람과 함께 하는 건강전문가가 작업하는 데 요구되는 복합적 임상 추론에 도움을 주는 증거 기반 **대표 질병궤도(typical illness trajectories)**를 정의하였다. 3가지 질병궤도는 그들이 이전에 연구한 연구자료를 분석하고 연구문헌을 재검토하였다. 첫 번째 질병궤도는 *죽음을 유발하는 감소의 짧은 기간*에 나타나 있다. 이러한 궤도는 특정 암의 진행이 대표적이다. 두 번째 궤도는 심장과 폐 또는 다른 기관 기능상실이 대표적이고, 2~5년에 걸쳐 간헐적인 심각한 상황으로 *장기간 제한이 된다는* 것이 특징이다. 질병의 기간이 연장됨에도 불구하고, 죽음은 "갑작스럽게" 다가오는 것처럼 보이고, 그들의 상태를 악화시키는 것과 맞서 싸울 수 없게 된다. 세 번째 궤도는 치매와 같은 질병이고, 전반적으로 약하거나 다양한 신체 기능상실을 유발되는 *건강이 지연적으로 감소되는* 특징이 있다. 사람의 죽음은 폐렴과 같은 급성 질환 또는 넙다리뼈목(neck of femur) 골절과 같은 외상으로 유발될 수 있다.

치료사는 노인 고객의 질병 과정을 이해하고, 다른 건강 문제가 있는지, 매일 작업에 참여할 때 노인의 건강에 장기와 단기적으로 더 이해하여야 한다. 게다가 치료사들은 개인의 사회적 지원에 영향을 줄 수 있고 환경적 변화의 잠재적 요구, 관리 요구의 협조, 개인의 생활 상황과 관련된 계획에 영향 주는 방법을 가정하는데 이러한 궤도들의 개념을 사용해야 한다. 이러한 접근은 치료사는 임종에 있는 노인을 위한 서비스 제공에 "획일적인 기준" 접근법을 선택하지 않아야 한다는 것이 목적이다(S. A. Murray et al., 2005). 노인 고객과 가족의 유일한 필요에 적합한 맞춤 치료로, 치료사들은 "평화로운 죽음"을 성취해야 한다.

평화로운 죽음(A Good Death)

"평화로운 죽음(good death)"이라는 개념은 말기질환 환자와 상담한 연구에서 제안되었다(Kellehear, 1984, 1990; Kellehear & Lewin, 1989; McNamara et al., 1995). 평화로운 죽음은 사람이 실제적으로 죽는 순간이라기보다는 임종과정과 유형, 그리고 죽음으로 인도하는 것과 죽음과 관계가 있다(Kaufman, 2000). 임종을 앞둔 사람과 가족, 친구, 의료인 및 성직자 등과 일련의 사회적 사건으로 개념화된다. 죽어가는 사람은 이런 사건을 접하게 되고, 상호작용을 하게 된다. 죽음의 양상은 그 사람의 특별한 사회적 배경을 반영하게 될 것이고, "평화로운(good)" 또는 "평화롭지 않은(bad)"은 개인의 배경과 관련이 있다(Kellehear, 1990).

Kellehear(1990)는 평화로운 죽음을 다음과 같은 5가지 양상으로 설명하였다.

1. 자신과 타인에 의한 임종에 대한 인식
2. 친구나 가족에게 이야기하기, 사랑하는 사람과 시간 보내기처럼 죽음에 대한 사회적 조정과 개인적 준비
3. 경제, 장례식, 종교적 준비와 같은 일반적 준비
4. 은퇴 전일지라도 일을 마무리하는 것과 같은 직업의 변화
5. 공식적, 비공식적으로 남은 시간 동안 타인과 마지막 작별인사하기

연구는 질적인 삶을 살기 위해 준비하고 차례로 죽음에 필요한 것들을 준비하는 것을 확인하였다(Curtis et al., 2002; Kellehear, 1990; Patrick Curtis, Engelberg, Nielsen & McCown, 2003). 이것은 죽음이 임박하다는 자각과 동시에 말기질환의 경험이 있는 동안 외견상으로 이중적 생활은 *임종을 맞을 때까지 생활하거나* 죽음과 함께 산다는 말처럼 보여진다(DeSpelder & Strickland, 1992; Saunders, 1983). 매 순간과 매일을 최고로 만드는 것은 말기질환이 있는 생활에서 중요한 부분이다.

Partick 등(2003)은 임종을 맞이하는 노인에게 도전에 대해 다음과 같이 요약하였다.

> 노인은 성공적인 노화, 임종과 죽음을 위한 궁극적인 도전에 직면하고 있다... 도전은 임종과 죽음을 알아차리게 하는 것이고 그러므로 사람의 목표와 소망에 따라, 사람의 이익과 문화적 경향 내에서 죽음이 지나친 불안함 없이 일어나야 한다(p. 410).

작업치료사들은 평화로운 죽음을 성취하기 위해 매일 작업에서 노인고객 또는 그들의 간병인에 의해 참여를 증진시켜 삶의 질에 영향을 줄 수 있다(AOTA, 2005). 매일 완화치료의 적용은 효과적인 방법에서 치료사는 이러한 역할을 수행하여야 한다는 것이다.

완화치료 접근 (The Palliative Care Approach)

임종을 앞둔 고객의 치료는 완화치료로 알려져 있다. 완화치료는 치료가 더 이상 불가능한 환자의 요구에 의해 의학적인 전문분야로 발전되었다. 완화치료에 대해 많은 정의가 있으나 모든 정의의 공통점은 증상조절과 삶의 질, 그리고 죽음을 준비할 수 있도록 최대한 삶을 유지하도록 돕는 것을 강조하고 있다(글상자 26-1)(Doyle et al., 1998; Saunders, 1998; World Health Organization, 2007; Woodruff, 1993).

삶과 죽음을 준비하는 사람들은 남은 삶을 여러 다양한 장소, 즉 집, 병원, 호스피스 시설 또는 양로원에서 보내게 된다. 환자는 질병이 있는 동안 이들 장소를 오고가게 될 것이다. 또한 이 때 다양한 여러 간호인들을 접촉하게 된다. 완화치료의 접근은 어디에서든지 환자에게 적용할 수 있다(Cooper & Littlechild, 2004; Glare et al., 2003; P. Hudson, 2003; Pleschberger, 2007). 예를 들면, 치료사가 양로원 같은 시설에 거주하는 노인들 만났을 때 수행할 수 있다. 치료사들은 환자가 말기질환을 알게 될 때, 완화치료 접근으로 이들 환자를 간호하고 죽음으로 이끌려 가는 환자의 요구를 도울 수 있다.

통증과 증상조절, 협력적이고 정직한 의사소통 과정, 정신적 지지, 다른 시설과 치료 협력, 그리고 가족과 간병인을 위한 지원 전략들과 같은 중요한 완화치료 전략들의 효과를 지지하는 데 확실한 증거가 있다(Davies & Higginson, 2004).

완화치료의 토대는 호스피스 철학에 있다. 많은 사람들은 *호스피스(hospice)* 용어를 잘못 이해

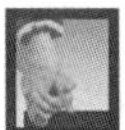

글상자 26-1 완화치료의 정의, 목적과 원칙

정의–세계보건기구(2007)

완화치료는 통증치료와 다른 신체적, 정신적, 영적 문제와 평가 그리고 초기 확인에 의해 고통을 완화시키고 예방하여 삶을 위협하는 질병과 관련된 문제에 직면한 환자와 그 가족들의 삶의 질을 증진시키는 접근이다.

완화치료:

- 통증과 다른 고통 증상의 완화를 제공
- 정상 과정으로 임종을 생각하고 삶을 긍정적이게 한다.
- 죽음을 재촉하거나 지연시키도록 의도한다.
- 환자관리의 정신적 그리고 영적 측면을 통합한다.
- 사망할 때까지 가능한 활동적으로 살 수 있게 환자를 돕는 지원시스템을 제공한다.
- 환자 질병과 자신의 사별에 중점을 두어 가족을 돕는 지원시스템을 제공한다.
- 사별 상탐을 포함하여 그들의 가족과 환자의 요구에 맞는 팀 접근을 사용한다.
- 삶의 질을 증진시키고 질병의 과정에 긍정적으로 영형을 줄 수 있다. .
- 질병의 과정에서, 다른 치료사와 협력하여 화학치료 또는 방사선치료와 같이 삶을 연장하도록 하고 더 이해할 수 있는 연구를 하고 임상 합병증을 관리한다.

목적

"완화치료의 목적은 독립적이고, 정신적 역량과 신체 활동의 제한을 최소화하고 환자가 최대한 자신의 능력을 발휘하게 하며, 그가 죽을 때까지 살아갈 수 있도록 하는 것이다"(Saunders, 1998, p viii).

Dame Cicely Saunders,
one of the founders of the
hospice and palliative care movement

완화치료의 원칙(Bennahum, 1996; Davies & Higginson, 2004; Saunders, 1998)

- 말기질환과 죽음에 대한 지식과 진실
- 지속적이고 협조된 관리는 숙련된 다방면 팀에 의해 관리
- 직원, 환자와 가족 사이에 열린 대화
- 질환의 공통적인 증상, 특히 모든 요소–신체적, 정신적, 사회적 그리고 영적에서 통증 완화의 조절
- 관리의 단일체계처럼 환자와 가족을 치료
- 고객–가족 중심 관리
- 다른 시설–가정관리, 임시관리, 주간관리와 입원관리를 위한 활동적 관리 프로그램
- 관리장소와 죽음을 준비하기 위해 고객에 허용할 수 있는 관리
- 급성, 지역사외 또는 시설관리 시설의 협조를 허용하는 융통성 있는 건강관리 시스템
- 환자의 사망 후 가족을 위한 관리 프로그램
- 직원에 의한 지속적인 연구와 교육

하고 죽어가는 사람이 있는 곳과 연관된다고 믿는다. 대신 간호 철학에 관련된 "호스피스" 용어는 완화치료의 기초이다. 호스피스 철학은 의학적인 노력으로 개발되었고 이와 관련된 건강전문가들은 말기질환을 가진 가족과 환자의 독특한 요구 시 완화요법을 사용한다(Biswas, 1993). 이것은 현대 병원의 목적과는 대조적이다. 현대 병원은 환자의 치료와 급성질환, 고도의 전문화 등에 매우 치중하고 있다(DeSpelder & Strickland, 1992).

완화치료의 호스피스 철학은 말기질환 환자와 가족의 신체적, 정신적, 영적인 지지로서 통증을 최소화하고 증상을 완화시키는 것이다(Tigges & Marcil, 1988). 호스피스 철학은 비록 치료는 불가능하더라도 말기질환 환자의 간호에 있어 건강전문가들의 활발한 역할수행을 인정하는 것이다.

환자의 안녕한 삶을 위한 보조로 완화치료에 적용되는 목적과 원칙은 가능한 통증과 증상으로부터 자유롭게 하고 남아 있는 그들의 삶의 질을 유지하는 것이다(글상자 26-1 참고). Hockley와 Mowatt(1996)에 따르면 "우리 부모님의 마지막 목적지를 변화시킬 수는 없다... 이것은 기적이 아니면 불가능할 것이다. 그러나 우리가 노력하고 수행하면 그 분들의 생활에 질적인 삶에 영향을 줄 수 있다"라는 것에 주목하였다(p. 13).

연구자들의 팀은 말기질환 환자를 위한 임종과 죽음의 질을 측정하였다(Curtis et al., 2002; Patrick et al., 2003). 이들은 고객과 가족들을 위한 완화치료를 증진시키는 노력에서 질적인 사례 연구를 하였고 문헌을 재검토하여 측정하였다. 임종과 죽음의 질은 (1) 삶의 마지막 치료의 질, (2) 삶의 끝에서 삶의 질, (3) 임종과 죽음의 질의 3가지 영역에서 31가지 아이템으로 구성되어 있다(글상자 26-2). 고객이 사랑하는 사람 또는 간병인은 고객의 죽음에 대해 한번쯤은 상담을 한다. 고객의 마지막 7일과 관계에서 각 아이템을 평가하거나 고객이 의식이 없거나 반응이 없다면 사망하기 몇 달 전에 수행한다. 아이템은 0(공포 경험)에서 10(거의 완벽한 경험)으로 평가한다. 전체 점수는 모든 아이템에서 추가되는 점수를 포함하고 대부분 아이템의 응답으로 나누어진다. 이것은 10에 더하여 100점이 되게 한다. 가장 높은 점수는 전체의 질을 나타내는 것이다.

도구는 단면적 타당성과 내적 구성 신뢰성과 좋은 예비적인 구조가 있어야 하고(Curtis et al., 2002), 완화치료에서 측정되는 결과는 측정되는 결과의 임상분야는 많은 요인들에 따라 방법적으로 다르다. 이러한 도구를 계속 연구하였다. 그러나 임종을 맞이한 고객과 환자들에게 중요한 것을 알려주는 증거기반 질적인 표지자를 확인하듯이 완화치료에서 일하는 건강전문가에게 유용한 지침은 이러한 도구라는 것에 중점을 두고 있다. 매일의 생활에 참여하는 의미 있는 작업을 할 수 있는 아이템의 목록이 분명히 나타나는 것은 사람의 임종과 죽음의 질의 중요한 표시자라고 보여 진다. 작업치료의 역할은 완화치료팀에서 기준의 하나이다.

이러한 역할은 Bureau 건강전문가에 의해 미국에서 권한이 있는 완화치료에서 최근 권한이 있는 백서(White Paper)에서 반영되었다(2007). 이러한 문서는 정신적 그리고 심리적, 사회적, 영적, 종교적, 그리고 존재적, 윤리적과 법적, 그리고 문화적인 치료의 측면을 설명하였다. 이러한 측면의 각 부분에서 작업치료사는 환자와 가족을 격려하는 것에 중요한 역할을 한다.

작업치료-완화치료에서 역할 (Occupational Therapy-Our Role in Palliative Care)

과거, 완화치료에서 일하는 작업치료와 관련된 문헌에서는 치료사가 말기질환을 돕는 데서 상반되게 나타난다. 한편 저자는 말기질환 환자에게

글상자 26-2 임종의 질과 죽음의 수단: 범위와 개념

삶의 후반의 질
- 사랑하는 사람을 위하여 죽은 후 와 죽음을 통한 지속적인 치유 관계
- 임종 환자의 요구 그리고 임종 선호와 치료를 위한 예측에 중점
- 임종환자는 모든 시간 사랑하는 사람과 가능한 조절할 수 있는 자원
- 죽음을 관리하는 모든 측면과 예후에 관한 지식과 정보를 공유
- 근거에 기초해서 만들어진 결정을 공유
- 관리와 결정과정에서 투명
- 내부와 외부 관리 시설 모두를 요구하는 것을 예상
- 제공자 사이에 협조와 대화
- 간병인, 환자와 가족들 사이에 협조

삶의 마지막에서 삶의 질
- 신체적
  - 자기관리
  - 일상생활활동
  - 보행
  - 이동
  - 식사
  - 수면
- 정신적
  - 사랑하는 사람과 상호작용
  - 도움을 주고 받는 것
  - 지역사회에 관여
  - 여가
  - 성생활
  - 수입
  - 존중
  - 삶의 다양성
- 인지와 대화
  - 생각하고 기억하기: 말하기
- 전체적 행복감

임종과 죽음의 질
- 증상과 개인 관리
- 삶의 마지막을 위한 준비
- 죽음의 순간
- 가족
- 치료 선호
- 전체-개인 관련, 의미와 목적

적용되는 전통적이고 재활적인 치료에 있어 문제 중심의 과정을 설명하고자 한다(Dawson, 1982; A. E. Holland & Tigges, 1981; Oelrich, 1974; Romsas & Rosa, 1985). 재활은 기능적인 독립성을 최대화하고 상실된 역할, 활동 그리고 관계를 회복하도록 접근한다. 집중력이 적으면, 점진적인 황폐화, 영구적인 기능상실과 죽음에 대한 준비에는 실질적인 문제들이 따르게 된다.

미국 작업치료사 협회의 실습체계(2002)는 이 책의 모든 장에서 설명하였다. 이것은 작업 프로필과 수행요소를 설명하는 것은 초기 삶의 단계처럼 삶의 마지막에도 적절하게 수행할 수 있다. 이것은 삶의 마지막 단계를 통해 개인에게 도움을 주는 치료사를 설명하고 임종의 유일한 경험을 고려한 작업치료에 완화 접근을 시작한 1980년대에서 1990년대 동안 저자에 의해서 설명되었다(S. Bennett, 1991; Flanigan, 1982; Pizzi, 1984, 1986; Tigges, 1983, 1986, 1998; Tigges & Marccil, 1988; Tigges & Sherman, 1983). 기능수행의 악화, 슬픔과 상실의 감정, 고객의 자율을 촉진하기 위한 요구, 그리고 죽음의 준비는 중요하게 고려되어야 하는 것이다.

이들의 대조적인 견해는 치료전문가가 말기질환 환자를 돌보는 것에 대한 사고의 갈등으로 나타난다. 실제로 환자는 말기질환의 여러 단계에서 작업치료사를 만나게 된다. 초기 단계에서는 가능한 오랫동안 기능을 유지하도록 하는 점진적인 재활의 원리들을 적용한다. 예를 들면, 활동

이 감소된 환자는 활동과 운동수준의 점진적인 증가로 움직임을 돕는다. 그러나 동시에 전문치료사는 말기진단이 기능적 효과를 제한할 수 있다는 것을 알아야 한다. 실제적인 치료 목표로 환자와 가족이 함께 세우려는 치료사의 마음가짐과 노력이 감소될 수 있다.

질환이 진행됨에 따라 전통적인 재활의 접근은 더 이상 불가능하다. 이런 환자는 요구가 증가되고, 이러한 요구에 대한 접근을 요구하게 된다. 이때 산책 보조, 이동하는 동안 증가된 감독, 그리고 매일 활동하는 동안 에너지의 양을 일정하게 유지하는 전략과 같은 보상적인 전략의 사용 없이 이러한 전략에서도 실제적으로 기능적인 감소를 나타내는 말기질환일 때에는 더 이상 소용없게 된다.

이 때, 완화치료는 환자에게 필요한 것을 제공하는 간병인을 지지해 줄 수 있다. 이것은 신체적 통제와 신체 독립성이 더 이상 가능하지 않을 때 조차도 일상생활의 측면 이상으로 환자 자신의 지속적인 통제를 확실하게 한다.

치료들은 고객의 질병과정에서 실습에 접근을 변경할 필요가 있고 변화가 요구된다(그림 26-1). 정확한 시간에 정확한 방법으로 적응하는 이러한 과정은 고객의 직업적 요구와 목적이 삶을 마감하는 것에 맞는 것이어야 한다. 치료사는 환자의 변화된 요구에 맞는 관리의 접근과 중점에 균형을 맞추어야 한다. 대신, 치료사는 환자의 요구 변화에 따라 치료목적과 전략 사이에 조화를 이루어 정확한 시기에 올바른 접근을 적용할 수 있다.

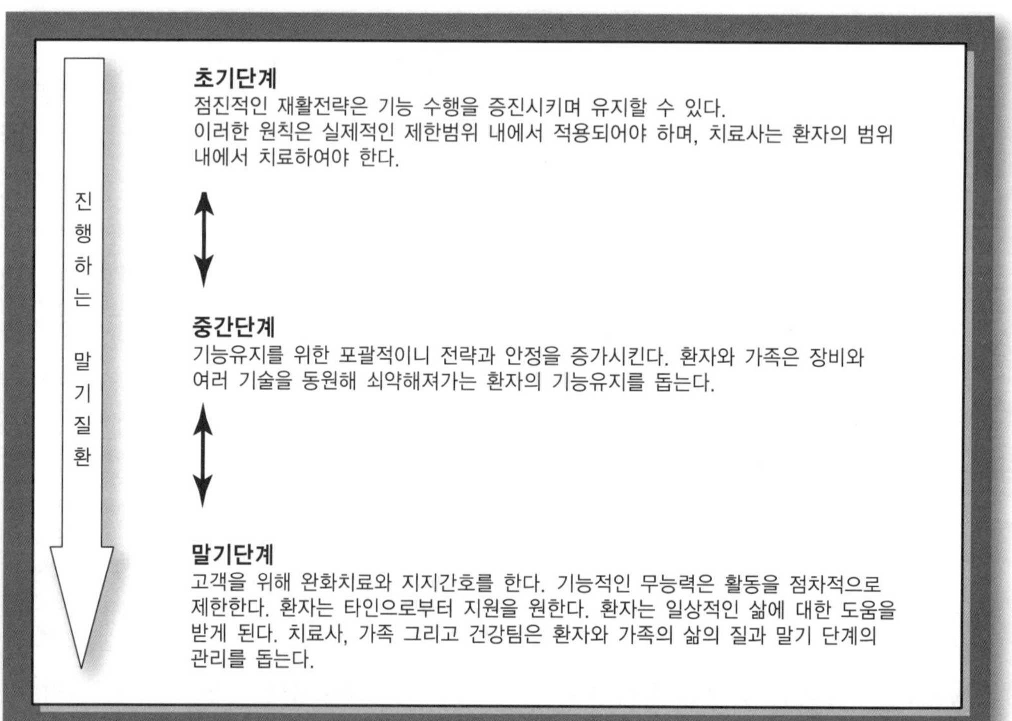

그림 26-1 고객의 질병진행에 따라 물리치료사는 접근의 형태를 변화시키고, 환자의 요구에 따른 적절한 전략을 사용한다. 이런 과정은 일선상 위에 있지 않기 때문에 물리치료사는 환자의 상황변화와 요구변화에 따라 전후단계로 이동할 수 있다.

완화치료를 위한 작업치료의 재구성(Reframing Occupational Therapy for Palliative Care)

질병진행에 따른 조정의 변화는 치료가 매우 소극적이라고 생각할 수 있다. 노인환자와 노화에 따른 건강상의 문제뿐만 아니라 말기질환에서도 그렇게 느낄 수 있다. 질환이 지속되면, 문제가 발생하고 환자요구가 증가됨에 따라 이 부분에 경험이 없는 작업치료사를 당황하게 할 수도 있다. 치료사는 이런 환자를 간호할 때 역할을 확실하게 해야 한다.

대신, 치료사들은 효과적으로 일하기 위해 새로운 접근방법에 적응하고 일을 통해서 성취감을 얻어야 한다(Bye, 1998). 또한 많은 이들이 치료과정 속에서 환자와 함께 한다는 것을 기억하여야 한다. 예를 들면, 통증의 정도는 감소되고 움직임이 증가되고 안전하게 되고, 집을 변형해서 환자가 집에 머물 수 있게 되고 환자는 매일 수행할 일과 여가활동을 통해 만족을 얻게 된다. 가족들은 그들이 사랑하는 사람을 안전하게 돌볼 수 있도록 지원을 받는다. 사망하게 되지만, 작업치료사는 환자의 남아 있는 삶의 질과 그들이 임종을 경험하게 된다.

긍정적인 삶과 죽음의 준비를 돕는 치료(Therapy that Affirms Life and Helps Prepare for Death)

연구에서는 작업치료사들이 생사의 기로에 있는 환자의 현실을 확인하기 위해 그들의 실무를 재구성하고 있다(Bye, 1998). 작업치료사들은 평가, 중재, 목표 설정 그리고 결과평가에 따른 환자 중심 접근 시 말기환자의 욕구를 파악하는 것을 목적으로 한다. 더 나아가, 작업치료사는 삶과 죽음의 기로에 있는 환자의 요구에 대한 과정을 규명하고 있다. 그렇게 함으로써 작업치료사는 적극적인 삶과 죽음을 준비하는 환자와 그 가족

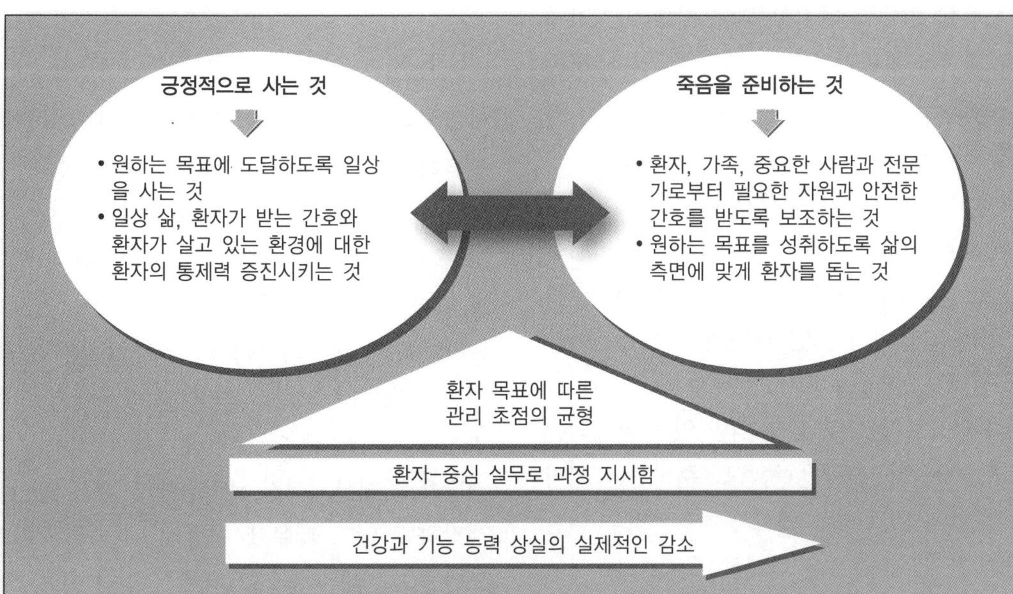

그림 26-2 말기질환 환자를 위한 치료의 이중 초점: 죽음을 위한 준비와 긍정적으로 사는 것. 작업치료는 만기질환이 있는 노인을 도울 수 있고, 말기질환이 있는 생활의 이중적 현실을 포함하는 균형적 관리에 의해 삶의 질을 만족할 수 있다.

을 돕는다.

이러한 접근은 말기질환 환자의 복합적인 요구를 이해하는 데 유용하다. 또한 환자의 일상생활을 의미 있게 하도록 남아 있는 삶의 시간을 돕고 죽음에 대한 준비와 죽을 때까지 그들을 지지하게 된다. 이 과정은 삶의 목적과 죽음에 대한 준비에 따른 환자간호에 중점을 맞추게 된다(그림 26-2).

최근 연구는 긍정적인 삶을 지속시키고 죽음을 준비하는 데 중점을 둔 완화치료에서 작업치료의 역할을 지지하였다. 예를 들면, Lyons, Orozovic, Davis, 그리고 Newman(2002)은 그들의 직업 관련의 목적과 특징을 조사하기 위해 매일 호스피스에 참여하는 것을 상담하고 관찰하였다. 그들은 사람들은 질병이 있음에도 불구하고 건강하다는 감각을 유지할 수 있고, 기쁨을 주는 경험과 매일의 호스피스 프로그램 활동에 참여하는 작업치료를 수행하는 것을 확인하였다. 결과적으로, 참여자는 그들의 직업 참여를 통해 사람들과 어울리는 감각을 얻게 되고 프로그램에 참여하여 다른 도움의 기회를 가지고 되고 삶의 마지막에 새로운 활동을 학습하는 것을 즐길 수 있다. 또한 Lyon 등(2002)은 직업에 참여하는 것은 삶의 마지막을 변화시킬 수 있다는 것을 발견하였다.

Jacques와 Hasselkus(2004)도 호스피스 시설에서 죽음과 임종을 감싸고 있는 직업의 의미를 조사하였다. 6개월 이상 기술민족학 연구로 참여자의 임종 경험의 요소인 작업의 4가지 분야를 확인하였다. 고객들은 "무엇인가를 하고 싶어하기"를 원하고 그러므로 삶에 의미 있게 관계되는 것을 지속시킨다. 그들은 죽음을 준비하는 의미처럼 "노인은 모든 것을 얻고자 하는" 것을 원한다. 대부분 "길게 죽음을 맞이하고" 있다는 것을 느끼고 죽음을 기다리는 것에 관여한다. 마지막으로, 죽음과 사후경험도 사망한 사람에게 "온화하게 인사하도록" 하는 것을 돕고자 다양한 직업을 구성하고 있다

> 삶의 마지막에 직업은 근본적, 친숙하거나 매일 참여하지 않을 수 있다. 삶의 마지막의 몇몇 직업은 이 시점에서는 유일한 것이 되고, 친숙하지 않고, 죽음을 예상하기 때문에 참여한다. 더구나 임종을 맞이한 사람이 직업에 참여하는 것은 친숙할 수 있고, 대부분 방법에서 근본적일 수 있고, 직업적 관여는 절박한 죽음과 임종에서 변화가 있다(Jacques & Hasselkus, 2004, pp. 50-51).

치료과정의 재구성 (Reframing the Processes of Therapy)

실무와 관련해서 어떤 생각을 재구성하는 데 있어 작업치료사는 호스피스나 완화치료의 원리나 철학을 환자치료에 포함시킬 수 있다. 치료의 문제 해결과정의 각 단계는 말기질환의 독특한 욕구에 맞게 적용될 수 있고(표 26-1) 치료를 수행하는 장소인 건강관리 또는 지역사회시설에 고객의 질병궤도에 적용된다.

의뢰 재구성(Reframing Referral)

작업치료 의뢰는 환자, 간병인과 의료진에게 해당된다. 어떤 상황에 있어, 치료사는 그들이 있는 의료상황의 모든 환자에게 치료를 실행할 수 있고 환자의 치료 서비스의 요구에 따라 선택되기도 한다.

완화치료에서, 의뢰에 선행적 접근에 적응하는 것이 중요하다. 오랜 시간 환자는 작업치료의 효과를 느끼지 못할 수 있다. 환자들은 치료가 말기진단으로 제한되어진 본인들에게 맞지 않는다고 생각하고 있기 때문에 어떻게 이들 말기환자를 도와줄 수 있을지를 설명해주는 것이 치료사에게 어려울 수 있다. 환자와 간병인은 의학적인 희망이 없고, 피할 수 없이 기다릴 수밖에 없는 상태이고 그들이 할 수 있는 최선의 관리를 인정할 수

표 26-1 작업치료과정의 재구성

단계	완화치료에서 중요한 문제
의뢰	고객의 상태는 빠르게 변할 수 있기 때문에 반응은 빠르다. 활동적인 시장치료는 고객 간병인과 직원을 교육시키는 역할을 한다.
평가	낮은-중요 접근-부드럽게 이용하고, 정식적인 평가는 고객이 직면하거나 침습하지 않는다. 고객, 간병인과 다른 직원으로부터 정보를 수집한다. 평가는 독립성 상실과 문제의 범위를 확인하는 것이기 때문에 감정경험일 수 있다는 것을 이해한다.
목표 구성	목표는 고객과 가족 중심이어야 한다. 선택과 가능성으로 그들에게 제공되는 것으로 목적을 확인하는 것을 돕는다. 성공의 감각을 느끼게 해주기 위해 단기목표를 수립한다.
중재	고객의 요구와 목표와 관련된 적합한 기술을 선택한다. 완화접근을 위하여 필요한 기술을 변경한다. 예, 통증, 피로 정도 고려, 일시적인 가정 변경을 하고, 기능적 독립보다 삶의 질과 고객의 조절에 만족한다.
결과	고객 목표의 성취로 치료의 성공을 측정한다. 고객 건강과 진행중인 질병 때문에 결과에 중점을 두지 못한다. 고객과 간병인의 죽음으로 유도하는 것이 다르기 때문에 치료를 검사한다.

밖에 없다. 환자는 몇 달 동안 의학적 치료를 받게 되고 이런 치료과정에 의해 통제될 것이다. 치료는 환자가 일생생활에 대한 통제를 할 수 있도록 도울 수 있다.

환자나 간병인 그리고 다른 전문가들에게 치료사의 역할을 적극적으로 보여주는 것이 중요하다. 가끔, 어떻게 그들이 일상적으로 나타날 수 있는 욕구를 충족시켜 줄 것인지 대해 환자와 대화를 해야 한다. 이런 짧은 대화는 환자와 간병인이 생각할 수 없었던 가능한 범위를 알 수 있게 할 수도 있다. 치료에 대한 환자, 간병인 그리고 다른 전문적인 교육은 일상생활활동, 생활환경, 관리를 결정하는 데 있어 통제감을 촉진시킬 수 있는 기본을 제공할 수 있다. 환자와 가족을 위한 포스터와 팜플렛 사용은 물리치료사가 병원, 호스피스병동, 주간병동, 양로시설 등에서 물리치료의 효과를 "광고"할 수 있는 방법 중의 하나이다.

노인고객의 상태가 빠르게 변하듯이 말기진단은 치료사가 알아차리고 반응시간에 압박을 가하여야 한다. 고객이 원하는 목표에 맞는 시간이 제한되어 있기 때문에 가능한 의뢰를 해야 하고 주의하는 것이 중요하다. 누군가 말기질환이라면, 매순간 지속된다. 작업치료 완화치료 서비스에 접근하는 속도는 고객과 간병인에게 기준적인 문제를 보여주는 것이다(Kealy & McIntyre, 2005).

의뢰는 현재 문제와 연관되며 앞으로의 어려움과 악화를 예방하는 목적이 있다. 문제들은 추후 기능상실을 예방하고 편안함과 삶의 질을 돕는 방향으로 빠르게 다루어져야 한다. 간병인 또는 환경적인 위험문제는 새로운 간호환경으로 환자를 이동시켜 요구를 해결할 수 있다. 의뢰에 대한 빠른 대처는 광범위한 문제, 환자나 간병인을 위한 상황개선, 삶의 질 증진을 가져올 수 있다. 치료사는 빠른 대처로써 환자에게 일어날 수 있는 사건을 예방할 수 있다.

평가 재구성(Reframing Assessment)

노인을 위한 작업치료 평가의 기본 분야는 평가과정이다. 치료사들은 환자 평가에서 자신만의 유일한 방법, 스타일, 도구들을 사용한다. 이것은 치료사의 이론적 체계, 임상적 경험, 평가 그리고 각 분야에서 사용하는 평가와 문헌에 따라 다르게 될 것이다.

특별한 양식이나 평가의 중점에 따라 완화치료의 평가는 "감정을 내색하지 않는(low key)"으로 재형성될 수 있다(Bye, 1998). 이것은 환자가 "실험 대상(tested)"이 되는 것과 같은 느낌을 주지 않도록 해야 한다. 정확하고 표준화된 평가는 환자의 신체적, 심리적 부담을 줄 수 있다. 평가 시 기능상실과 여러 가지 간호 요구를 확인할 수 있다. 이것은 환자가 자신의 기능상실 정도와 의존성이 나타남으로 인하여 불편한 마음을 갖게 될 수 있다. 치료사는 확인된 환자의 요구를 조정해주면 환자가 신체 평가를 받으면서 어떻게 느끼는지 확인하면서 환자의 기능을 관찰해야 한다. 세밀한 신체적, 기능적 평가는 환자를 지치게 할 수도 있다. 친절하며 비공식적인 방법은 환자의 현재 능력과 기능적 능력의 기본적인 상태 평가 시 필요하다. 상담의 대화 유형은 환자와 다른 사람과의 관계를 형성하고 기대되는 목표를 세울 수 있도록 한다. 환자가 가장 관심 있는 것을 대해 물어보는 것이 좋다. 여러 번 짧게 방문 평가는 치료과정에서 환자를 편안하게 하고 관계형성과 신뢰에 도움을 줄 수 있다.

평가과정에서 다른 사람의 의견을 받아들이는 것은 중요하다. 가족, 간병인들과 다른 전문가팀 구성원은 평가를 잘 할 수 있도록 필요한 정보를 제공할 수 있다. 예를 들면, 환자가 평가하는 것이 불편하다면, 치료사는 자료수집의 기술을 변화시킬 수 있다. 치료사는 자가 간호 및 간병인과 상담해서 자료를 수집할 수도 있다. 치료사는 환자의 부수적인 보행보다는 정상적인 활동 시 환자의 움직임을 지켜보며 결정할 수 있다.

가족이 돌보는 것을 어떻게 생각하고 의미를 두는지를 평가하는 것이 중요하다. 가족은 그들의 능력에 대해 불안해 하고 걱정할 수도 있다(Baxandall & Reddy, 1993). 가족도 치료사의 간호를 받아야 하는 대상자 중 하나로 보아야 한다. 그리고 평가과정에서 포함시킬 필요가 있다. 평가는 간병인의 능력이나 의지에 따라 다를 수 있다. 간호과정 시 어려운 문제에 직면했을 때 간병인의 지지는 중재에 많은 도움을 줄 수 있다.

치료사는 평가 시 환자와 간병인의 주변 환경이 안전하고 접근 가능하고 편안할 수 있도록 유도하여야 한다. 치료사는 시간이 지남에 따라 진행되고 나빠질 수 있는 환자의 상황을 염두에 두어야 한다. 실제적으로 많은 환자들이 오랜 기간 침상에서 보내게 된다. 그러므로 최대한의 간호와 편안함을 위해 병실, 침대, 화장실, 샤워 등에 세심한 배려가 요구될 수 있다.

목표 설정의 재구성
(Reframing Goal Setting)

말기질환 노인고객의 목표 설정은 환자의 소망이 중점이 되고, 개인적인 욕구가 충족되고 문제를 해결하는 것이다. 목표 설정은 중재를 수행하도록 한다. 임종을 앞둔 환자 자신을 명확하게 하고 남아 있는 시간의 질에 영향을 주는 것이 목표이다. 목표설정은 환자 중심이어야 하며 치료사는 환자가 중요한 것이 무엇인지는 추측해서는 안 된다. 각각의 환자들은 그들의 죽음에 앞서 만족할 만한 각기 다른 목표를 갖게 된다(Bye, 1998). 이러한 목표의 성취는 죽음을 기다리는 동안이나 죽음을 준비하는 환자를 도울 수 있다. 치료사는 환자에게 남아 있는 시간에 무엇을 하고 싶은지 질문할 필요가 있다.

몇몇 환자들은 의학적인 간호를 받으면서 환자가 원하는 목표를 정하기 어렵다고 말한다. 환자의 생활이 의학적 치료를 받으며 기간이 연장될 수 있고, 그들이 즐겼던 생활의 모든 것으로부터 손댈 수 없는 상황이 될 수 있다. 무력감과 절망감이 나타날 수도 있다(Tigges, 1998). 좋아하는 것과 싫어하는 것, 흥미 있는 것, 문제점, 하고 싶은 것 등에 대해 이야기 하는 것은 환자에게 가능성의 범위를 열어줄 수 있다. 환자는 가끔 기본적이면서도 평범한 것을 원하기도 한다(Bye, 1998; Jacques & Hasselkus, 2004). 예를 들면, 씻거나 말리기 등 개인적인 것을 원할 수도 있다. 또 다른 사람은 통증 없이 앉거나 가족과 함께 텔레비전 보기를 원할 수도 있다. 그 외에 정원을 산책한다든지 식탁에서 식사를 하고, 라디오 듣기 등이 있을 수 있다. 말기질환 이외에 정성적인 느낌을 가질 수 있기 때문에 일부 환자들은 모든 것에 가치를 둘 수 있다(Bye, 1998).

다른 고객들은 가족, 친구 또는 여가와 관련된 소망이 있을 수 있다. 환자는 가족이나 친구들과 한 번이라도 더 행복한 시간을 갖기를 원한다. 예를 들면, 가까운 이웃에게 가족과 함께 차로 방문하든지 마지막 순간에 배우자의 묘지를 방문하거나 애완견과 함께 하는 등... 이들이 원하는 것을 할 수 있도록 돕는 것이 죽음을 준비할 수 있도록 돕는 방법이다. 그리고 사업을 마무리할 수 있게 해주고 주위사람들에게 인사말을 하게 해준다. 환자는 그들의 가정, 애완동물, 사랑하는 것들에 대해 작별인사를 할 수 있도록 목표를 명확하게 할 수 있다. 또한 작별인사로 편지쓰기를 원할 수도 있고, 기억되는 가족이나 친구에게 무엇인가를 준비하게도 한다. 이러한 행동들은 죽음을 준비하는 삶의 측면에서 마무리하고자 하는 환자를 도울 수 있게 하는 것들이다(Jacques & Hasselkus, 2004).

환자에게 나타나는 가장 일반적인 목표 중의 하나는 집에서 임종을 맞이하는 것이다. 일부 환자들은 병원에서 임종을 맞이하길 원하지 않고 사랑하는 사람과 가족들이 있는 가운데서 죽기를 원한다. 일부 사람들은 다른 견해를 갖기도 하는데 병원이나 호스피스에서 남은 날들을 보내기를 원한다. 어떤 노인고객은 그들의 배우자가 이미 사망했을 수도 있고, 그들의 자녀가 멀리 떨어져 살아 옆에는 간병인만이 있을 수 있다. 그러나 이들은 잠시라도 집에 가길 원하고, 그 후 병원이나 근처 호스피스로 이동할 수 있다. 우리는 환자와 간병인 개개인이 집으로 가기를 원하는지 아닌지 추측할 수 없다. 양쪽의 목표를 고려해 보는 것이 중요한데 때때로 환자는 간병인과 다른 의견으로 해서 그들이 바라는 대로 할 수 없게 되기도 한다. 즉, 환자의 목표는 실현가능하고 현실적인 것이 필요하다고 할지라도 좀 더 넓은 범위 내에 있다는 것을 설명하고 있다. 지역사회 또는 집 주변의 완화치료 치료사들이 수행하는 중요한 역할은 가정환경에서 평화로운 죽음을 맞이할 수 있게 하는 것이 중요하다(Kealey & McIntyre, 2005). Kealey와 McIntyre(2005)의 지역사회 기반 완화치료 서비스의 연구에서 고객과 가족은 전체 치료에서 작업치료사들의 역할에 매우 만족한다는 것을 확인하였다.

환자의 삶이 얼마 남지 않았기 때문에, 환자가 죽기 전에 목표를 성취하기 위해 "시간에 거슬러 일을 하는 것(working against the clock)"이라고 치료사들은 생각할 수도 있다(Bye, 1998). 또한 환자는 말기의 특성은 편안한 날(예, 고객이 통증이 없거나 다른 증상이 없는)이 약간 그리고 많이 있는 것보다 목표를 곧 성취할 수 있다는 것을 고객과 치료사들에게 압박을 할 수 있다. 말기질환의 특성상 환자와 치료사는 수행 목표 쪽으로 이끌린다. 치료사에 의해서 시간이 소비되어서는 안 되고 각 순간 환자의 남은 삶을 존중해주는 측면으로 고려되어야 한다.

중재의 재구성(Reframing Intervention)

말기질환 환자는 체력상실로 일상생활과 가정에서 독립적으로 살 수 있는 능력과 능력 있는 사람으로서 자신감 등이 상실된다. 즉, 역할상실과 자존심, 신체적 그리고 신뢰감이 저하된다. 작업치료사들은 목표를 달성하는 데 저해되는 문제들을 기능적으로 수행하도록 하기 위해 환자와 함께 목표를 달성하도록 협력할 수 있고, 그렇게 수행함으로써 환자의 일상적인 삶에서 능력을 극대화시킬 수 있다. 평가와 목표의 과정은 중재계획을 세우도록 하며 문제를 확인하고, 기대되는 목표를 성취하게 할 것이다(AOTA, 2005). 중재전략은 환자의 내적 자원을 구축할 뿐만 아니라 상실경험과 이들의 기대를 보상하기 위한 외적 지지를 촉진시킨다(Bye, 1998).

치료사들은 환자의 내적 자원을 개발시키기 위한 교육과 기능훈련을 시킬 수 있다. 환자는 질병과 부작용, 사람, 노화스트레스, 에너지 유지 등의 대처 그리고 체력과 지구력 증진과 관련된 지식과 기술을 획득하게 된다. 이들 자원은 목표와 확인된 문제를 해결하고 상실감에 적응하고 균형을 찾을 수 있는 환자의 능력을 개발시킨다.

고객 관리문제와 목표의 성취를 돕는 것은 사람과 신체 모두 지원에 있어 중요한 것이다. 인적 지원은 전문적인 간병인, 가족, 친구가 있다. 외적인 인적 지원을 구축하는 것에 사용되는 전략은 확인하기, 교육하기, 필요한 보조를 제공하기 위한 간병인의 지원이 있다. 물리적 지원은 다양한 원조와 신체기능 상실을 관리하도록 환자를 돕는 환경조절이 있다. Kealy와 McIntyre(2005)의 연구는 장비의 준비와 환경변화는 완화치료에서 작업치료의 측면에 가장 도움을 주는 몇 가지처럼 고객과 간병인에 의해 확인된다는 것을 확인하였다.

작업치료사들은 임종을 맞이한 노인을 위하여 문제를 해결하고 목적을 성취하기 위한 광범위하고 다양한 중재전략을 제공하였다. 공통적인 중재전략들, 목적과 완화치료에 적용하는 것은 표 26-2에 요약하였다. 치료사들은 문제를 해결하고 환자 개개인의 목표에 맞는 것을 적용하기 위한 적합한 전략들을 선택하는 것이 필요하다. 전통적으로 오래된 관리치료 전략들은 완화치료를 적용할 때 변화를 요구할 수도 있다. 작업치료사들은 마지막에 있는 노인을 위한 가정변화를 고려하는 것이 필요할 수 있다. 대신, 단기, 일시적 해결은 빠르고 비용이 많이 들지 않게 문제를 해결하는 것을 발견할 수 있다.

개요에서, 작업치료사들은 임종을 맞이하는 노인고객의 문제를 관리하고 삶의 마지막에서 목표를 성취하는 것을 돕기 위해 유일한 중재전략들을 제공한다. 치료사들은 완화치료는 죽음을 준비하고 삶을 긍정적으로 생각하는 것을 돕는 것에 직업의 역할이라는 것을 명심하여야 한다.

1. 노인의 삶의 마지막 단계 동안 직업수행을 최대화
2. 노인의 건강의 느낌에 직업이 관여한다는 것의 의미를 이해
3. 자신에 대한 긍정적인 느낌을 증진시키기 위해 일상생활을 격려하는 것이 중요하다는 것을 인식
4. 임박한 죽음을 사람과 그들의 가족들이 준비하도록 돕는 것이 직업의 특별한 부분이라는 것을 인식(AOTA, 2005; Bye, 1998; Jacques & Hasselkus, 2004; Lyons et al., 2002)

치료사들은 노인을 지속적으로 격려하고, 기능적인 능력이 감소되는 것을 지지해주고 죽음으로의 인도하는 시간에서 필요한 것을 도와주는 것 등에 대해 조언을 제공하도록 한다.

결과의 재구성(Reframing Outcomes)

치료사들은 완화치료에서 치료결과가 다르다는 것을 확인할 필요가 있다. 재활시설에서, 이것은 영구적인 이득을 객관적으로 측정하는 것이 쉽고 고객에게 더 생산적인 삶, 충분하게 이끄는 데 도와줄 것이다. 노인환자의 완화치료의 결과가 똑같은 형태로 나타나지는 않는다(Tigges, 1986).

표 26-2 작업치료중점 평가

작업치료전략	완화치료에서 목표와 적용
활동 변화	목표
에너지 변환기술 보조기와 장비 간병인 도움 안전한 방법과 위험감소	원하는 직업에 참여하고 삶에 지속적인 참여를 촉진하기 위해서. 활동분석과 과제 단순화와 환경변화의 기술은 의미 있는 직업에서 한 부분을 고객에게 허용한다. 이것은 의학적 관리 이상 정상적인 삶의 연결을 느끼게 도와준다. 고객은 몇 가지 활동(예, 샤워를 하는 동안 에너지를 비축하는 것을 교육하고 원하는 활동(예, 가족 또는 친구 방문)에서 참여할 수 있게 한다.
환경 변화	목표
가정변경 보조기와 장비 대체 환경배치 안정을 위해 환경위험의 감소	고객 기능 악화처럼 환경요구를 감소시켜, 일상 과제를 증진시키고, 관리 과제를 하는 동안 안전을 촉진시키기 위해. 고객의 남은 생이 짧기 때문에, 치료사와 고객은 환경 변화의 일시적 방법을 사용하는 데 선택할 수 있고, 문제를 빠르게 해결할 수 있다. 환경은 고객에게 친숙하고 편안하게 (가정과 같은 환경으로 만든 병원 공간)하여 대체할 수 있다.
치료적 작업	목표
정상, 매일 활동을 촉진 창조적인 활동 또는 선물제작 여가와 레크레이션 주간 관리 프로그램	생에서 정상적인 감각을 증진시키고 자기표현과 창조를 발달시키기 위해. 작업은 생에서 숙달하고 업무의 감각을 만들어준다. 정상적으로, 매일 활동은 질병 전에 삶과 비슷하다. 창조 그리고 여가활동은 사회성, 추억 그리고 개성 표현을 위한 시간을 제공한다. 선물, 편지와 동료는 작별의 표현과 유물을 사랑하는 사람에게 남기는 영구적인 마지막 물건이다.
이완, 스트레스 관리	목표
점진적 근육이완 중재 능동 기침 기술 음악과 아로마치료 이완 환경	평화, 고요의 감각을 증진시키고 힘든 시간을 조절하기 위해. 특별 이완과 스트레스 관리기술은 통증 또는 구역질과 같은 증상을 완화시키고 내부 조절의 감각을 증진시키기 위해 간병인과 고객에게 교육시킬 수 있다. 이것은 그들의 신체를 조절할 수 있어 고객에게 적용한다.
고객 교육	목표
원인, 효과와 고객 문제 치료 작업치료의 모든 측면에서 교육은 필수적	기능 측면에서 질병의 효과를 이해하기 위해. 교육은 문제와 치료에 관한 개방적이고 솔직한 대화로 불안을 감소시킨다. 교육은 치료에 관한 결정에 정보 제공을 증진시킨다.
간병인 교육과 지원	목표
안전한 간병교육 도수관리와 등 관리 고객 이동 장비사용(예, 휠체어 승강기) 지원과 서비스 의뢰	안전한 간병기술을 얻고 간병인의 신체상태를 보호하기 위해. 도수관리 기술과 등 관리의 교육은 관리와 관련된 손상을 예방할 수 있다. 간병인은 간병업무에 도움을 주는 자원에 관하여 교육받을 수 있다. 이러한 지식에 기반하여, 간병과 지원에 관한 결정을 수행할 수 있고 필요한 것을 지원받을 수 있다. 이것은 고객의 기능감소와 임박한 죽음에 준비를 할 수 있게 도와준다.

그러나 고객의 죽음처럼 완화치료에서 하나의 결과만이 있을 것이라고 추측하는 것은 잘못된 것이다. 완화치료에서 작업치료는 다양한 결과가 있다. 이러한 치료의 결과를 성취하는 것은 죽기 전에 의미 있고 편안한 삶으로 이끌 수 있다는 것을 고객이 확인하는 것이 중요하다.

첫째와 으뜸인 것, 치료사는 환자가 치료를 통해 목표를 성취했는가를 검사하여야 한다. 이것은 치료가 성공적인지를 측정하는 기본 중의 하나이다. 예를 들면, 환자는 통증감소를 경험하였는가? 간병인은 환자를 집에서 더 쉽게 관리할 수 있었는가? 가능한 오랫동안 움직일 수 있었는가? 환자가 애완동물과 작별인사를 하기 위해 집에 다녀왔는가? 이러한 목표가 이루어졌다면, 치료는 성공한 것이다.

두 번째, 특히 질환의 말기단계에서 완화치료의 성취는 하루하루 기초해야 한다는 견해이다. 단기목표가 세워졌다고 하더라도 시간이 종종 완화치료의 견해가 되며 때때로 환자의 상황은 나빠지고 환자는 목표에 도달하기 전에 사망하게 된다. 이런 상황에서 치료사는 치료과정이 성공했는지 안 했는지를 반영할 수 있다. 예를 들면, 가정방문 계획에 대하여 말하였는가? 환자가 짧은 치료기간에서 조절되는 느낌을 얻었는가? 치료과정이 질적이었는지 그리고 환자-치료사 관계가 치료에 성공적으로 나타날 수 있었는가?

완화치료 시 작업치료사에 의해 확인된 4가지 주요 결과가 최근 연구에서 밝혀졌다(Bye, 1998):

1. 변화된 환자의 현실에 맞게 가능한 정상적인 삶을 살도록 도와주는 것
2. 환자가 삶을 조절할 수 있도록 도와주는 것
3. 환자와 간병인이 말기단계 동안 필요한 간호를 관리하도록 도와서 그들이 안정과 지원을 받게 하는 것
4. 마지막 시간에 사람들과 장소, 물건과 작별 시간을 갖고 바라는 일에 몰두하도록 삶의 마지막을 정리하도록 도와주는 것

결과는 일상생활에서 참여와 직업이 중심이 되고, 생활과 임종의 진실을 확인하는 것이다. 첫 번째 두 가지 결과는 환자의 삶을 긍정적으로 보는 것에 목적이 있고, 나머지 두 결과는 환자와 간병인이 죽음을 준비할 수 있도록 돕는 데 있다. 이들 결과의 성취는 물리치료사가 환자의 삶에 중요한 영향을 주었고, 전문인들에게 만족감을 주었다는 느낌도 갖도록 한다(Bye, 1998).

치료사들을 위한 지원 전략들 (Support Strategies for Therapists)

삶의 마지막에 있는 노인고객과 함께 하는 것은 전문적이고 개인적으로 도전과 노력이 요구될 수 있다. Prochnau, Liu와 Boman(2003)의 완화치료에서 일하는 작업치료사들의 질적인 연구는 개인적 그리고 영적 성장의 자원처럼 그들의 일과 관점에 만족한다는 것을 확인하였다. 그러나 치료사들은 어려움과 곤란을 느낄 수 있거나 대조적인 죽음을 거래하고 호흡하는 느낌, 자가-돌봄과 애정 그리고 명확한 전문적 영역을 세우는 것과 같은 효과적인 전략들을 위한 요구를 확인하였다. 이것은 장기간 그들의 작업에서 만족감을 확인하고 더 효과적일 수 있게 하고 스트레스와 과열을 감소시키는 데 도움을 주는 일의 부분과 관련된 문제를 위한 효과적인 지원 전략들을 만들기 위해 모든 치료사에게 중요한 것이다.

교육(Education)

교육은 노인을 위하여 완화치료를 수행하는 치료사들을 지원하는 주요 전략이다(Breaden, 1997). 교육은 말기환자의 다양한 형태, 과정, 치료 그리고 결과에 대한 기술과 관리지식에 대한 것을 알고 있어야 하는 것이 중요하다. 게다가 의사소통, 팀워크와 가족 중심치료의 전문적인 기술은 완화치료 접근을 효과적으로 이용하여 일하기 위한 필수적인 기술이다(Crawford & Price, 2003; Mattingly & Lawlor, 2003).

교육은 전문적 지식과 기술보다 치료사들과 더 동반이 되어야 한다. 이것은 임종을 맞이한 사람과 일할 때 직원에게 직면한 몇 가지 문제를 검사하는 기회가 있어야 한다는 것이다(Rumbold, 2003). 교육은 삶과 죽음의 의미를 확인하기 위해 치료사를 위한 기회를 제공하고, 전문적 가치와 죽음과 임종의 믿음, 그리고 고객과 함께 하는 데

영향을 줄 수 있다. 죽음과 임종과 관련된 문화적 영적 문제의 검사는 고객과 가족의 요구의 자각을 얻기 위해 치료사가 수행할 수 있다(Lickiss, 2003; Maddocks & Rayner, 2003). 대부분 학생 또는 졸업한 건강전문가 교육과정은 이 문제의 몇 가지 또는 모든 것을 포함하고, 증거는 학습 프로그램에 이미 있다고 제언하였고, 학습, 완화 치료는 시간과 자원을 제한하여 수강한다(Cairns & Yates, 2003)

경험으로, 치료사들은 고객과 매일 함께 하면서 더 많은 것을 배우게 될 것이다. Hudon과 Richmond(1997)는 환자의 죽음은 삶과 죽음의 의미에 대한 새로운 무언가를 직원에게 가르친다고 설명하였다. 또한 노인과 말기질환 환자 그리고 그들의 친구와 가족이 쓴 것을 읽으므로 고객에 관한 경험을 배우고 이해는 것이 유용할 수 있다. 예를 들면, 노모를 돌보는 딸이 쓴 두 개의 솔직하고 감동적인 이야기의 저자는 미국 작업치료사이며 저술가인 Betty Hasselkus(1993)과 프랑스 페미니스트 철학자 Simone de Beauvoir (1969)이다. 이 이야기는 삶과 죽음에 대한 문제를 직면하고 있는 사람들의 이상에 대한 통찰이다. 치료사는 환자와 '간병인' 의 투시화법으로부터 그 상황을 보려는 노력으로 많은 것을 배울 수 있다. 이것은 상황을 읽는 것은 죽음과 임종을 둘러싼 문화적 문제를 치료사가 통찰하는 것을 제공한다. 이것은 특히 치료사들이 상실과 슬픔의 문제가 있는 그들 자신 또는 토착사회보다 다른 문화적 배경으로부터 고객과 가족들이 함께 할 때 역사적 정책과 사회적 요인들이 효과가 있다는 것을 확인하였다(Maddock & Rayner, 2003). 정식 교육을 통해서 얻어진 실질적 학습, 개인적 경험과 지식의 통합은 기술적인 완화치료 치료사에게는 필수적인 것이다.

지지적인 영적인 의식 (Supportive Spiritual Rituals)

임종을 앞둔 사람과 함께 하는 것은 정신쇠약에서 건강전문에서 특히 스트레스가 있다는 것이 확인되었다(J. M. Holland & Neimeyer, 2005). 정신쇠약의 증상은 신체피로, 인지적 권태와 감정소모를 포함한다(J. M. Holland & Neimeyer, 2005). 그러나 중요한 전략들은 치료사는 임종과 죽음과 상실에 노출되어 있는 간병인의 피로를 예방하는 위치에 있을 수 있다.

삶의 영적인 측면에 참여하는 건강관리 작업자들은 임종을 앞둔 사람과 일할 때 피로와 스트레스를 더 보호한다는 증거가 있다. 영적인 것은 삶의 의미를 찾거나 일관성과 전체적인 것의 느낌을 포함하는 광범위한 용어이다(Rumbold, 2003). 이것은 종교적 표현 또는 신앙이 관계될 수도 있고 아닐 수도 있다. 그들의 사랑 또는 아름다움, 주위 상태 또는 기도 또는 명상을 통하여 정신적 총체의 느낌을 얻을 수 있다(Rumbold, 2003).

J. M. Holland와 Neimeyer(2005)의 연구는 임종을 앞둔 사람과 함께 하면서 스트레스로부터 건강관리 작업자들을 보호하는 매일의 영적 경험에 대해서 조사하였다. 매일의 영적인 경험은 매일의 삶에서 은총의 감각 또는 숭고한 힘이 사랑한다는 느낌을 포함한다. 80명의 건강전문가의 연구에서, 매일의 영적 경험의 빈도는 직장피로와 관련된 부정적인 경험을 확인하였다. 연구자들은 매일의 의식을 통해 영적 표현을 하는 직장환경의 형성을 제안하였다.

처지는 느낌이 있는 사람에 의해 무언가를 수행하는 것보다 피로를 예방하는 의례적인 접근이 건강관리 전문가에게는 필요하다. 의식은 우리의 일상적인 삶 속에서 의미와 구조를 제공한다(Breaden, 1997). 우리는 생일이나 기념일에 의식을 치료하면서 축하한다. 임종 또한 그 사람이 살아온 삶을 기억하게 하고 그들이 떠나는 것을 알리는 의식의 하나이다. 장례행렬, 기념행사, 예배, 밤을 새는 것은 죽음과 관련된 사회의 의식이다. 완화치료를 수행하는 치료사는 자신의 의식을 구축하는 것으로부터 환자를 기억하고 자신의 일을 반영하는 데 유리할 수 있다. 완화치료에서 일하는 치료사들은 고객을 기억하고 그들의 일에 반영하기 위해 자신만의 영적인 의식을 확립한다(Prochnau et al., 2003). 사별 동안 가족을 지지해주고 고객에게 작별 인사를 하기 위해 고객의 장례식에 참여하는 것이 일반적이다. 호스피스 자원봉사자, 직원과 가족은 고객을 기억하고 그들에게 제공되는 치료에 반영하기 위해 이러한 기간에 참석한다(Rumbold, 2003). 치료사는 완화치료 또는 양로원의 직원을 위한 일반적인 치료사는 슬픔 또는 경험에 직면하는 것으로부터 작별을 하는 마지막 시간에 환자를 방문하고 사망한 후에도 가족을 방문함에 따라 다른 의료진들과 함께 자신의 경험에 대해 이야기한다. Bye (1998)는 작업치료사는 휠체어와 일용품과 같은 대여장비를 가져가기 위해 고객이 사망한 후 몇 주에 가족 집에 방문한다는 것을 확인하였다. 치료사는 가족과 대화하여 감정을 지지해주고 환자와 함께 했던 일들을 마무리 지었다고 하였다.

대부분의 완화치료시설에서는 어떻게 치료 직원들이 그들의 일을 관리해야 하는지와 환자의 죽음과 관련된 경험에서 얻어진 슬픔의 문제를 어떻게 다룰 것인지에 대한 지지 그룹을 설립하였다. 이것은 이들 감정을 느끼고 완화요법의 직원들에게 본질적이고 일반적인 것이다. 중요한 것은 그들이 생기를 찾음으로써 이들 감정을 다룰 수 있도록 장소에 따라 효과적으로 지지전략들 해주는 것이다. 지지그룹에 참석하는 것과 같은 정규적인 지지 의식은 긍정적인 대처전략과 좋은 작업실무로 증진된다.

치료사에 의한 지지적인 의식의 형태는 각 환자마다 차이가 있고, 환자-치료사관계의 길이와 기간과 가족의 기대, 치료사의 개인적인 스타일 등의 요인에 따라 다르다. “기억에 대한 의식” (Breaden, 1997)은 치료사들이 임종환자와 함께 한 치료의 의미와 가치에 대해 회고하게 한다.

■ 요약(Summary)

작업치료는 노인고객을 위한 복합적인 완화치료에 기본적인 구성요소이다. 이 임상부분에서 일하는 치료사들은 그들의 일에 접근하는 것이 필요하다. 치료를 완화 접근법에 적용하는 것은 치료사들은 임박한 죽음을 준비하는 것이 필요하듯이 고객의 진행 중인 생활에 치료사들이 필요한 살아가게 한다는 의미이다. 매일 일상활동에서 정상적인 감각을 느끼는 것을 돕고 매일 생활을 조절하는 감각을 촉진시키는 것은 고객이 죽음을 준비하기 위한 기회를 제공하고, 자기관리, 지지를 제공하는 것처럼 고객의 생활을 지지하는 것이다. 이러한 결과의 성취는 치료사가 고객의 생활에서 다른 점을 만들 수 있다고 확인하는 것이다(Hasselkus & Dickie, 1990, 1994).

사례 연구(Case Study)

Marilyn은 70세이고, 74세인 그녀의 남편 Peter와 함께 살고 있다. 그들은 4년 전에 결혼하였다. 두 사람은 이전에 결혼하였지만, 암으로 배우자와 사별하였다. 그들은 지역교회에서 만났고 몇 년 전에 결혼하였다. 최근에 Mayilyn은 간암진단을 받았고 2달 정도 생존한다고 예상되었다. 그녀는 더 이상 일상생활에 참여할 수 없고 기분이 좋지 않았다. 더 약하게 되었고 Peter가 일상활동을 관리하고 도움을 받게 되었다. 그녀는 통증과 구역질을 경험하였지만, 며칠 동안은 괜찮았었다. Peter는 지금 집안일을 돌보고 있고 근처에 살고 있는 Mayilyn의 딸의 도움으로 쇼핑을 하고 은행에 가는 것과 같은 지역사회 업무를 수행하고 있다. Mayilyn의 딸은 욕조에서 샤워하는 것과 같은 그녀의 개인관리를 도와주었고, Marilyn은 이러한 관리를 하는 것이 어렵다는 것을 확인하였다.

부부는 매우 슬프고 그들의 여생을 함께 하자고 시작하였고 여행을 하기를 원했고 그들의 손자와 시간을 보내기를 원했다. 그들은 그들의 교회에서 활동하였고 자신의 집에서 머물면서 격리된 노인들을 도움을 주는 자원봉사를 수행하였다.

Marilyn과 Peter는 5번째 결혼기념일을 축하하기 위해 가족과 친구를 위한 파티를 계획하였다. 파티는 4주 후에 있지만, 그들은 갈 수 있을지 아닐지는 알지 못했다.

그들은 Marilyn이 집에서 죽기를 희망하였다. 그러나 필요하다면 입원 완화치료시설에서 생을 마감할 수 있게 하였다. Marilyn의 종양학자는 이 센터에서 완화치료팀에게 그녀를 의뢰하였다. 완화치료팀은 Marilyn의 관리를 수행하였다. 이 팀에서 작업치료사들은 그의 가족을 도와주기 위해 의뢰를 받았고 내일 집에 방문하여 접촉할 것이다.

질문(Questions)

1. 이 부부가 경험한 문제는 무엇이고 Marilyn과 Peter가 작업치료사들처럼 적절한 관계를 유지하기 위한 목표는 무엇인가?
2. Marilyn과 Peter의 몇 가지 두려움은 무엇인가?
3. Marilyn과 Peter를 첫 번째 만날 때 어떠한 접근을 할 것이고, 첫 번째 방문의 목적은 무엇인가? 당신의 역할을 어떻게 설명할 것인가?
4. 그들의 상황에 관련되어 이야기를 누구와 할 것인가?
5. 필요한 중재의 유형은 무엇이고, 중재를 위한 시간적 구성은 무엇인가?
6. 이 가족의 절차를 어떻게 관찰할 것인가?
7. Marilyn이 사망한 후 가족에게 필요한 지원 서비스는 무엇인가?

복습 문제(Review question)

1. 죽음과 임종에 대한 당신의 신념과 개인적인 경험은 무엇인가? 노인환자를 위한 완화치료 시 당신의 경험과 신념이 어떠한 영향을 줄 수 있는가?
2. 임박한 죽음의 관점에 영향을 주는 개인의 삶의 단계는 어떻게 되고 이 과정을 받아들이거나 두려워하는 것에 영향을 줄 수 있는 요인들은 무엇인가?
3. 작업치료는 고객의 건강문제와 활동제한에도 불구하고, 삶의 마지막 단계에서 어떻게 참여를 증가시킬 것인가?
4. 말기질환이 있는 노인고객과 함께 일할 때, 작업수행을 평가하는 "감정을 내색하지 않는" 접근의 선택은 왜 필요한가?
5. 작업치료 목표와 중재는 어떻게 고객중심이 되어야 하는가? 이러한 고객을 위한 접근이 왜 이러한 것인가?
6. 당신의 일에서 만족하는 것은 무엇이고 치료사가 되기로 선택한 이유를 반영하여라. 고객의 삶에서 다른 점을 만드는 것이 즐거운가? 완화치료 치료사에 만족을 느끼기 위해서는 무엇이 필요한가?

웹 기반 자료(Web-Based Resources)

생의 마지막의 경험에 관한 유용한 정보:

www.nethealthinc.com/cultural/, **Western Reserve Geriatric Education Center (2006)**, date connected March 3, 2007. Online information about end of life. Units V and VI in particular deal with these issues.

www.growthhouse.org/palliat.html, **Growthhouse.org**, date connected October 12, 2007. Focuses primarily on medical aspects of palliative care and includes a variety of resources and links.

www.nhpco.org/templates/1/homepage.cfm, **National Hospice and Palliative Care Organization(n.d.)**, date connected October 12, 2007. Focuses primarily on policy and advocacy to increase availability and quality of palliative care.

www.capc.org, **Center to Advance Palliative Care (2007)**, date connected October 12, 2007. Provides information about educational opportunities, resources for practitioners, and links to other resources.

참고문헌(References)

Amella, E. J. (2003). Geriatrics and palliative care: Collaboration for quality of life until death. *Journal of Hospice and Palliative Care Nursing, 5*(1), 40–48.

American Occupational Therapy Association (AOTA). (2002). Occupational Therapy Practice Framework: Domain and process. *American Journal of Occupational Therapy, 56,* 609–639.

American Occupational Therapy Association (AOTA). (2005). Occupational therapy and hospice. *American Journal of Occupational Therapy, 59*(6), 671–675.

Baxandall, S., & Reddy, P. (1993). *The courage to care: The impact of cancer on the family.* Melbourne, Australia: David Lovell.

Bennahum, D. A. (1996). The historical development of hospice and palliative care. In D. C. Sheehan & W. B. Forman (Eds.), *Hospice and palliative care: Concepts and practice* (pp. 1–10). Sudbury, MA: Jones & Bartlett.

Bennett, K. M., Smith, P. T., & Hughes, G. M. (2005). Coping, depressive feelings and gender differences in late life widowhood. *Aging and Mental Health, 9*(4), 348–353.

Bennett, S. (1991). Issues confronting occupational therapists working with terminally ill patients. *British Journal of Occupational Therapy, 54,* 8–10.

Biswas, B. (1993). The medicalization of dying. In D. Clark (Ed.), *The future for palliative care* (pp. 132–139). Buckingham, England: Open University Press.

Black, H. K. (2006). The sacred self: Suffering narratives in old age. *Omega, 53*(1–2), 69–85.

Breaden, K. (1997). In the twilight: Alzheimer's disease and palliative care. In I. Maddocks (Ed.), *Palliative care: A study text* (pp. 281–291). South Australia: International Institute of Hospice Studies.

Bye, R. (1998). When clients are dying: Occupational therapists' perspectives. *Occupational Therapy Journal of Research, 18,* 3–24.

Cairns, W., & Yates, P. M. (2003). Education in palliative care. *Medical Journal of Australia, 179,* S26–S28.

Carlson, R. (1997). *Don't sweat the small stuff ... and it's all small stuff.* Sydney: Bantam Books.

Chasteen, A. L., & Madey, S. F. (2003). Belief in a just world and the perceived injustice of dying young or old. *Omega, 47*(4), 313–326.

Cooper, J., & Littlechild, B. (2004). A study of occupational therapy interventions in oncology and palliative care. *International Journal of Therapy and Rehabilitation, 11*(7), 329–333.

Crawford, G. B., & Price, S. D. (2003). Team working: Palliative care as a model of interdisciplinary practice. *Medical Journal of Australia, 179,* S32–S34.

Curtis, J. R., Patrick, D. L., Engelberg, R. A., Norris, K., Asp, C., & Byock, I. (2002). A measure of the quality of dying and death: Initial validation using after-death interviews with family members. *Journal of Pain and Symptom Management, 24*(1), 17–31.

Dalby, P. (2006). Is there a process of spiritual change or development associated with ageing? A critical review of research. *Aging and Mental Health, 10*(1), 4–12.

Davies, E. (2004). *What are the palliative care needs of older people and how might they be met?* Copenhagen: WHO Regional Office for Europe. Health Evidence Network Report: retrieved January 7, 2007, from www.euro.who.int/Document/E83747.pdf.

Davies, E., & Higginson, I. J. (2004). *Better palliative care for older people.* World Health Organization, Europe. Retrieved January 7, 2007, from www.euro.who.int.

Dawson, S. S. (1982). The role of occupational therapy in palliative care. *Australian Occupational Therapy Journal, 29,* 119–124.

Dawson, S., & Barker, J. (1995). Hospice and palliative care: A Delphi survey of occupational therapists' roles and training needs. *Australian Occupational Therapy Journal, 42,* 119–127.

de Beauvoir, S. (1969). *A very easy death.* England: Penguin, Harmondsworth.

DeSpelder, L. A., & Strickland, A. L. (1992) *The last dance. Encountering death and dying* (3rd ed.). Mountain View, CA: Mayfield.

Doyle, D., Hanks, G., Cherney, N. I., & Calman, K. (1998). Introduction. In D. Doyle, G. Hanks, N. I. Cherney, & K. Calman (Eds.), *Oxford textbook of palliative medicine* (2nd ed., pp. 3–8). England: Oxford University Press.

Flanigan, K. (1982). The art of the possible . . . occupational therapy in terminal care. *British Journal of Occupational Therapy, 45,* 274–276.

Fortner, B. V., & Neimeyer, R. A. (1999). Death anxiety in older adults: A quantitative review. *Death Studies, 23,* 387–411.

Fry, P. S. (2003). Perceived self-efficacy domains as predictors of fear of the unknown and fear of dying among older adults. *Psychology and Aging, 18*(3), 474–486.

Giles, H., & Reid, S. A. (2005). Ageism across the lifespan: Towards a self-categorization model of aging. *Journal of Social Issues, 61*(2), 389–404.

Glare, P. A., Auret, K. A., Aggarwal, G., Clark, K. J., Pickstock, S. E., & Lickiss, J. N. (2003). The interface between palliative medicine and specialists in acute-care hospitals: Boundaries, bridges and challenges. *Medical Journal of Australia, 179,* S29–S31.

Gray, R. (1989). The role of physiotherapy in hospice care. *Physiotherapy Practice, 5,* 9–16.

Hasselkus, B. R. (1993). Death in very old age: A personal journey of caregiving. *American Journal of Occupational Therapy, 47,* 717–723.

Hasselkus, B. R., & Dickie, V. A. (1990). Themes of meaning: Occupational therapists' perspectives on practice. *Occupational Therapy Journal of Research, 10,* 195–206.

Hasselkus, B. R., & Dickie, V. A. (1994). Doing occupational therapy: Dimensions of satisfaction and dissatisfaction. *American Journal of Occupational Therapy, 48,*145–154.

Hockley, J., & Mowatt, M. (1996). Rehabilitation. In R. A. Fisher & P. McDaid (Eds.), *Palliative day care* (pp. 13–21). London: Arnold.

Holland, A. E., & Tigges, K. N. (1981). The hospice movement. A time for professional action and commitment. *British Journal of Occupational Therapy, 44*(12), 373–376.

Holland, J. M., & Neimeyer, R. A. (2005). Reducing the risk of burnout in end-of-life-care setting: The role of daily spiritual experiences and training. *Palliative and Supportive Care, 3,* 173–181.

Hudson, P. (2003). Home-based support for palliative care families: Challenges and recommendations. *Medical Journal of Australia, 179,* S35–S37.

Hudson, R., & Richmond, J. (1997). The meaning of death in residential aged care. In I. Maddocks (Ed.), *Palliative care: A study text* (pp. 292–302). South Australia: International Institute of Hospice Studies.

Jacques, N. D., & Hasselkus, B. R. (2004). The nature of occupation surrounding dying and death. *Occupational Therapy Journal of Research, 24*(2), 44–53.

Kaufman, S. R. (2000). Senescence, decline, and the quest for a good death. *Journal of Aging Studies, 14*(1), 1–23.

Kealey, P., & McIntyre, I. (2005). An evaluation of the domiciliary occupational therapy service in palliative cancer care in a community trust: A patient and carers perspective. *European Journal of Cancer Care, 14,* 232–243.

Kellehear, A. (1984). Are we a "death-denying" society? A sociological review. *Social Science and Medicine, 18,* 713–723.

Kellehear, A. (1990) *Dying of cancer. The final year of life.* London: Harwood Academic.

Kellehear, A., & Lewin, T. (1989) Farewells by the dying: A sociological study. *Omega, Journal of Death and Dying, 19,* 275–292.

Kristjanson, L. J., Toye, C., & Dawson, S. (2003). New dimensions in palliative care: A palliative approach to neurodegenerative diseases and final illness in older people. *Medical Journal of Australia, 179,* S41–S43.

Kubler-Ross, E. (1969). *On death and dying.* New York: Macmillan.

Lewis, C. B., & Bottomley, J. M. (1994). *Geriatric physical therapy: A clinical approach.* Norwalk, CT: Appleton & Lange.

Lickiss, J. N. (2003). Approaching death in multicultural Australia. *Medical Journal of Australia, 179,* S14–S16.

Lindley-Davis, B. (1991). Process of dying: Defining characteristics. *Cancer Nursing, 14,* 328–333.

Lloyd, C., & Coggles, L. (1990). Psychosocial issues for people with cancer and their families. *Canadian Journal of Occupational Therapy, 57,* 211–215.

Lyons, M., Orozovic, N., Davis, J., & Newman, J. (2002). Doing-being-becoming: Occupational experiences of persons with life-threatening illnesses. *American Journal of Occupational Therapy, 56*(3), 285–295.

Maddocks, I., & Raynor, R. G. (2003). Issues in palliative care for indigenous communities. *Medical Journal of Australia, 179,* S17–S19.

Mason, M. (1993). The treatment of lymphoedema by complex physical therapy. *Australian Journal of Physiotherapy, 39,* 41–45.

Mattingly, C. F., & Lawlor, M. C. (2003). Disability experience from a family perspective. In E. B. Crepeau, E. S. Cohn, & B. A. Boyt-Schell (Eds.), *Willard and Spackman's occupational therapy* (10th ed., pp. 69–79). Philadelphia: Lippincott, Williams, & Wilkins.

McNamara, B., Waddell, C., & Colvin, M. (1995). Threats to the good death: The cultural context of stress and coping among hospice nurses. *Sociology of Health & Illness, 17,* 222–244.

Mesler, M. A. (1995). The philosophy and practice of patient control in hospice: The dynamics of autonomy versus paternalism. *Omega, Journal of Death and Dying, 30,* 173–189.

Moremen, R. D. (2005). What is the meaning of life? Women's spirituality at the end of the lifespan. *Omega, 50*(4), 309–330.

Murray, J. L., & Lopez, A. D. (1997). Alternative projections of mortality and disability by causes 1990–2020. Global burden of diseases study. *Lancet, 349,* 1498–1504.

Murray, S. A., Kendall, M., Boyd, K., & Sheikh, A. (2005). Illness trajectories and palliative care. *British Medical Journal, 330,* 1007–1011.

Neimeyer, R. A., Wittkowski, J., & Moser, R. P. (2004). Psychological research on death attitudes: An overview and evaluation. *Death Studies, 28,* 309–340.

Oelrich, M. (1974). The patient with a fatal illness. *American Journal of Occupational Therapy, 28,* 429–432.

Patrick, D. L., Curtis, J. R., Engelberg, R. A., Nielsen, E., & McCown, E. (2003). Measuring and improving the quality of dying and death. *Annals of Internal Medicine, 139*(5, part 2), 410–415.

Pizzi, M. (1984). Occupational therapy in hospice care. *American Journal of Occupational Therapy, 38,* 252–257.

Pizzi, M. (1986). Care of the terminally ill, part 1: General principles. In L. J. Davis & M. Kirkland (Eds.), *The role of occupational therapy with the elderly* (pp. 241–249). Rockville, MD: American Occupational Therapy Association.

Pleschberger, S. (2007). Dignity and the challenge of dying in nursing homes: The residents' view. *Age and Ageing, 36*(2), 197—202.

Prochnau, C., Liu, L., & Boman, J. (2003). Personal–professional connections in palliative care occupational therapy. *American Journal of Occupational Therapy, 57*(2), 196–204.

Rashleigh, L. (1996). Physiotherapy in palliative oncology. *Australian Journal of Physiotherapy, 42*(4), 307–312.

Reimer, J. C., & Davies, B. (1991). Palliative care: The nurse's role of helping families through the transition of "fading away." *Cancer Nursing, 14,* 321–327.

Romsas, E. P., & Rosa, S. A. (1985). Occupational therapy intervention for cancer patients with metastatic disease. *American Journal of Occupational Therapy, 39,* 79–83.

Rumbold, B. D. (2003). Caring for the spirit: Lessons from working with the dying. *Medical Journal of Australia, 179,* S11–S13.

Sampson, E. L., Ritchie, C. W., Lai, R., Raven, P. W., & Blanchard, M. R. (2005). A systematic review of the scientific evidence for the efficacy of a palliative care approach in advanced dementia. *International Psychogeriatrics, 17*(1), 31–40.

Saunders, C. M. (1983). The last stages of life. In C. A. Corr & D. M. Corr (Eds.), *Hospice care: Principles and practice* (pp. 5–11). London: Faber & Faber.

Saunders, C. (1998). Foreword. In D. Doyle et al. (Eds.), *Oxford textbook of palliative medicine* (2nd ed., pp. v–ix). England: Oxford University Press.

Tigges, K. N. (1983). Occupational therapy in hospice. In C. A. Corr & D. M. Corr (Eds.), *Hospice care. Principles and practice* (pp. 160–176). New York: Springer.

Tigges, K. N. (1986). Occupational therapy in hospice care. In L. Davis (Ed.), *Role of occupational therapy with the elderly* (pp. 261–264). Rockville, MD: American Occupational Therapy Association.

Tigges, K. N. (1998). Occupational therapy. In D. Doyle, G. Hanks, N. I. Cherney, & K. Calman (Eds.), *Oxford textbook of palliative medicine* (2nd ed., pp. 829–887). England: Oxford University Press.

Tigges, K. N., & Marcil, W. M. (1988). *Terminal and life threatening illness: An occupational behaviour perspective.* Thorofare, NJ: SLACK.

Tigges, K. N., & Sherman, L. M. (1983). The treatment of the hospice patient: From occupational history to occupational role. *American Journal of Occupational Therapy, 37,* 235–238.

Werth, J. L., Gordon, J. R., & Johnson, R. R. (2002). Psychosocial issues near the end of life. *Ageing and Mental Health, 6*(4), 402–412.

Woodruff, R. (1993). *Palliative medicine.* Melbourne, Australia: Asperula Pty Ltd.

World Health Organization (WHO). (2007). *WHO definition of palliative care.* Retrieved January 7, 2007, from www.who.int/cancer/palliative/definition/en/.

용어(Glossary)

ABLEDATA(미국 에이블데이터): 재활 장비와 보조 기법의 검색할 수 있는 테이터베이스를 제공하는 국제적 사전.

Accommodation: 사물이 망막에 맺히도록 하기 위한 적절한 렌즈의 능력.

Active life expectancy: 의미 있는 직업적 참여를 제한하는 질병이나 기능장애에서 상대적으로 자유로움을 기대할 수 있는 수명.

Activity(ICF): 개인의 활동이나 업무의 수행 즉, 기능의 사회적 관점.

Actual occupational performance: 개인의 실질적인 행동수행.

Acute Care for the Elderly units(ACE): 고객 중심팀의 접근으로 사용하고 노인의 급성질환 서비스를 제공하는 특별한 단체.

Adaptable design: 류마티스성 관절염을 앓고 있는 사람을 돕기 위해 주방기구의 손잡이를 크게 하는 것과 같이 장애를 갖고 있는 개인에게 특별히 사용할 수 있도록 표준 고안을 수정하여 만들 수 있는 것을 포함.

Adherence: 고객이 건강관리 전문가의 조언이나 권고를 따를 수 있는 정도.

ADL: 일상생활활동은 자기 자신의 신체를 돌보는 통합적인 활동을 포함한 직업적 영역. 또는 기초일상생활활동[B(basic)ADL]과 개인적 일상생활활동[P(personal) ADL]으로 불림.

Agency: 환경에 적응하는 개인의 능력.

Aging in place: 자신의 가정과 가족공동체에서의 노화.

Age-related macular degeneration(AMD): 망막중심 퇴행의 결과와 점차적인 중심시야(central vision)의 영향을 주는 노화와 관련된 눈의 질환.

Air conduction hearing test(audiometry): 헤드폰 입체음향을 통해 전달되는 다양한 주파수의 톤으로 듣기 검사.

Alternating attention: 다른 인지를 필요로 하는 과제 사이에서 주의력의 집중과 이동을 가능하게 하는 정신적 유연성을 위한 능력(Parente & Anderson, 1999).

Amyloidosis: 아밀로이드 단백질의 점진적 축적이 특징인 노화의 조직학적 양상.

Andrology: 성인을 위한 교육 절차.

Ankylosing spondylosys: 척주와 엉치엉덩의 만성 염증성 질환.

Anorgasmia: 도달 장기에 기능장애.

Area Agency on aging: 지역에 미국노인복지법의 도구로 노인의 관계와 필요에 맞게 주에서 디자인된 공립 또는 사립 비영리성 기관.

Assessment: 평가과정에서 사용되는 특정도구 또는 기구.

Assistive Technology: 상업적, 제작된 또는 집에서 만든 도구.

Assistive technology device: 장비 또는 생산체계, 기성품, 변경 또는 상업적인 어떠한 목록은 장애가 있는 사람의 기능적 능력을 증가시키고, 유지하거나 증진시키는 데 사용(1988년의 장애인 법의 사람을 위한 보조와 관련된 기술공학).

Astigmatism: 초점이 안 맞는 시야가 유발되고, 비정상적인 만곡이 있는 각막 또는 렌즈의 상태.

Atrial Fibrillation: 비규칙적이고 빠른 전기 방출에 의해 유발되는 비정상적인 심장의 리듬; 이러한 결과 심박동은 불규칙하고, 대개 빠르다.

Audiograms: 청력 가치의 차트.

Autotelic aspect: 유쾌한 것처럼 활동의 다양한 측면의 대부분 또는 모든 개인의 경험.

Baroreflex: 혈관에서 압박될 때 유발된 기계적 변화에 예민한 반사.

Body Function(ICF): 신체 시스템의 생리적 또는 정신적 기능.

Body Structure(ICF): 기관 또는 사지와 그것의 구성 성분과 같은 신체의 해부학적 부분.

Bone mineral density: 최대 뼈의 양에서 감산된 뼈 손실의 정도; 부분 또는 부피당 그램으로 측정.

Bone quality: 구조의 범위, 무기질침착화, 누적된 손상, 그리고 뼈 전복(bone turn over).

Bone remodeling: 골모세포와 파골세포의 협조적인 작용

Cadence: 시간 단위당 걸음의 수.

Cardiac Output(CO): 일회박출량(한 번 수축에서 심장에서 방출된 혈액의 양)×심박동수.

Caregiver: 다른 사람에게 관리를 제공하는 사람. 비공식 간병인은 가끔 배우자 또는 파트너, 자녀, 가족, 그리고 친구이다. 공식 간병인은 다양한 건강전문가 또는 요금이 지원되는 사람.

Carotid sinus node disease: 기능부전 또는 비정상적인 전기충격(부정맥)인 굴심방결절(심장의 자연적인 피스메이커)의 상태.

Case Management: 관리의 수가와 변상의 협조 그리고 복합적인 서비스, 지속적인 관리가 가능하게 고객의 평가, 계획, 치료와 사후관리의 시스템.

Case Manager: 의학적으로 필요한 계획을 고객에게 제공하기 위해 필요한 모든 서비스를 협응시키고 고객, 제공자와 함께 일하는 경험이 있는 건강전문가.

Case mix adjustment: 고객 필요의 복잡성의 범위에 근거한 가정건강 서비스를 위한 상환을 위해 사용되는 전략을 설명하기 위한 의료보호 용어.

Cataracts: 눈의 렌즈에 진행된 뿌옇거나 불투명한 부분이 있는 상태.

Catecholamine: 혈관작용 신경전달물질; 또한 싸우거나 도망치는 기전에서 교감신경 반응을 자극.

Choice reaction time: 특정 자극과 특정반응의 시작에서 시간 간격.

Chronic disease self-management: 증상 또는 생리적 과정의 자기관찰, 그들의 건강에 관하여 알리는 결정, 그들의 일상생활에 질병의 영향에 관리, 건강관리 과정에 참여하는 개인과 가족.

Clinical utility: 완전한 시간의 정도, 관리와 해석의 용이, 평가 관리자에게 필요한 훈련 그리고 도수와 재료 평가의 이용성의 측면처럼 특정 평가 고려사항의 이용.

Cohort: 그들의 생활에 영향을 주는 공유하는 역사상 사건이 있는 특정 연령군에서 개인의 그룹.

Cohort effect: 특정 세대는 그들의 삶에서 유발된 역사적 그리고 사회적 사건에 영향을 받을 수 있다는 것을 확인

Coitus: 성교.

Colle's fracture: 노뼈 원위부 끝에 골절.

Commission on Accreditation of Rehabilitation Facilities(CARF): 독립적, 비영리기관은 재활서비스 제공자가 제공되는 서비스 질의 상세한 재검토와 연결되고 최첨단 기술을 수행하고, 소비자 중심의 국가 기준에 적합한 것을 제공하는지 아닌지에 따라 승인되거나 거절.

Comorbidity: 동시 발생하는 의학적 상태는 현재 의학적 문제를 나타냄.

Compliance(lung): 경폐압이 변화로 인한 폐용적의 변화 비율: 폐의 신장성의 표현.

Comprehensive Geriatric Assessment(CGA): 노인의 의학적, 정신적, 기능적 그리고 환경적 필요, 자원과 문제를 확인하는 데 사용하는 다양한, 둘 이상 분야의 절차.

Conductive hearing loss: 외이 또는 중이 또는 둘 모두를 통하여 소리가 전도되지 않는 것과 관련된 청각 상실.

Continuum of care: 독립 또는 의존으로부터 기능의 매 단계에서 노인의 건강을 지원하는 서비스의 시스템.

Contrast sensitivity: 물체와 배경 사이에 대비가 제한될 때 물체를 보는 능력(Hyvarinen, 1996).

Convergence: 하나의 두 눈 보기를 유지하기 위한 노력에서, 각기 다른 방향으로 두 눈의 동시적인 움직임.

Coping strategies: 도움을 주거나 도움을 주지 않거나 치료된 문제에 접근하도록 하는 전략.

Cornea: 눈의 외부 덮개.

Crepitus: 가동범위에서 관절을 움직일 때 유발되는 삐걱거리고 우드득 소리가 나거나 뚝하고 소리나는 감각.

Crystallized abilities: 개인의 실용적인 지식과 기술의 축적.

Culture: "주어진 사회에서 관습적인 행동을 유지하고, 실습하고 전하는, 행동의 규칙, 신앙의 집단"(Halm, 1995, p. 42).

Cultural competency: "문화적 그리고 언어적 능력은 문화적 상황에서 효과적인 작업을 가능하게 하는 전문가들 사이 또는 시스템, 기관에서 모두에게 주어지는 합동하는 행동, 태도와 정책의 집단"(HHS office of the Secretary, 2000, p. 80865).

Dark adaptation: 밝은 빛에 노출된 후 어둠에서 민감도를 회복하는 눈의 능력.

Dead space: 가스교환에 사용하지 않는 폐의 용적.

Declarative(explicit) memory: 의식적으로 이용할 수 있는 모든 기억, 이것은 외부 세계로부터 정보를 저장하고 명백하게 회복하는 것. 이 정보는 특정 시간과 장소에서 유발된 특정 사건이며, 평서적 기억에서 두 가지 중요한 구분은 에피소드 기억과 의미적 기억이다.

Decubitus ulcer: 손상된 부위 위에 지속적인 압박으로 유발되는 욕창.

Deep venous thrombosis: 심부정맥에 혈액 응고.

Dependency ratio: 보험지원을 위하여 그들에게 의존하는 급여를 받는 고용인(특히 성인)에서 개인의 비율(대개 노동인구가 아닌 아이들과 노인).

Depth perception: 자신으로부터 떨어진 거리를 판단하도록 하는 능력(Zoltan, 1996).

Diabetic retinopathy: 망막에 혈관 손상으로 인한 당뇨 환자에서 가장 일반적인 눈 질환.

Dochotic listening: 각각의 귀에서 다른 물질의 동시적

제출.

Diffusing capacity: 폐 모세혈관으로 폐포 공기용량으로부터 흐트러트리는 산소의 능력.

Dihydroepiandosterone sulfate(DHEAS): 아드레날 안드로겐 생산을 반영하는 부에서 주로 생산되는 호르몬.

Disability: 손상 때문에 사회에서 개인의 활동과 규칙에 참여하는 것의 제한 또는 무능.

Disuse atrophy: 신체 활동의 부족으로 인한 근육 위축.

Diruesis: 소변의 증가.

Divided attention: 동시간에 다양한 과제를 수행할 수 있거나 관찰 자극에 동시에 집중하는 것.

Dose response: 신체 기능 또는 건강반응과 같은 특정 결과의 위험을 감소시키거나 증가하는 모두에서 변호와 관련된 노출의 기간 또는 강도에서 변화와 관련.

Double disability: 두 가지 상태의 상호작용으로 인하여 강력한 기능 손실로 인한 다른 신체 또는 인지적 진단을 포함한 우울의 상태.

Drusen: 반점이 있는 세포외 물질의 노란 점.

Dynamic visual acuity: 관찰자에게 움직임과 관련된 물체를 더 자세하게 구별할 수 있는 능력(Keplinger, Schinar & Scheiber, 1991).

Elder abuse: 대개 가족, 다른 사람이 보호하거나 자기 자신에 의해 노인이 손상되거나 고통.

Elder abuse forms: 유사한 특성이 있는 문제점의 사례가 있는 광범위한 분류.

Encoding: 정보를 즉시 기억에서 장기 기억으로 이동시키는 절차.

Environment: 문화, 경제, 제도, 신체와 사회적 측면 또는 상태를 포함하여 사람이 생활하는 배경.

Episode of care: 서비스를 인가하는 동안 60일 기간을 설명하는 데 사용되는 의료보장 용어.

Episodic memory: 생활에서 특정하게 일어난 일로 인한 기억의 유형과 관련.

Ethno-relativism: 모든 문화는 동등하게 근거가 확실하고 존경을 받을 수 있는 믿음.

Evaluation: 평가와 분류에서 정보를 모으고, 평가, 계산, 판단; "중재를 위하여 필요한 정보를 포함하고 해석하는 과정"(AOTA, 1995. p. 1072).

Everyday competence: 정상적인 일상 과제를 효과적으로 수행하는 능력.

Everyday memory: 매일 활동을 수행에 필요한 기억의 종류를 설명하는 사용하는 용어.

Extended Family: 부모, 아이들과 배우자이 상의 혈연 관계. 형제, 이모, 삼촌, 조카를 포함.

Family of origin: 젊은이의 가족, 이모, 삼촌과 다른 사람을 포함하여 정의된다고 할지라도 대개 조부모, 부모와 형제.

Fictive kin: 수의적 선택을 통해 함께 끌어당긴, 가족생활 상호관계를 받는 사람.

Flow(synonyms): 심각한 여가, 위탁된 여가 포함. 특정 여가 활동에 전체적인 포함.

Fluid intelligence: 이유, 해결과 통합된 문제에서 새로운 정보를 사용하거나 WAIS 수행척도의 검사에 포함된 단편적인 정보를 수용하는 능력.

Focused attention: 관련된 자극에 집중하는 능력.

Formal care network: 기관, 협회와 설립된 가정 선택으로부터 노인에게 제공하는 서비스와 자원.

Frailty: 신체 손상, 기능적 제한과 장애를 유발하는 생리적 보류의 상실에서 노화와 관련된 병리적 상태.

Freezing: 갑작스런, 예측되지 않은 부동의 상태. 파킨슨 질환의 임상적 양상과 대표적으로 보행 회전을 시도하고, 목적지에 접근하거나 뚜렷한 움직임의 연속적인 실행하는 동안 유발.

Functional performance: 그들의 환경 내에서 자신에게 중요한 활동에 참여하는 능력.

Functional Residual Capacity: 정상 호기의 마지막에 폐에 남아 있는 공기의 부피.

General Activities Programs: 만족 흥미 그리고/또는 즐거움, 자극과 기술의 반복에 중점을 둔 일반적인 활동 필요에 맞는 사건 또는 과제.

Geriatric Assessment Unit(GAU)/Geriatric Evaluation Unit(GEU): 지역사회 병원, 독립적으로서 있는 재활병원, 또는 장기간 관리시설 내에서 구별되는 단위. 노인의 의료적, 사회적, 정신적 그리고 경제적 안녕의 관리에서 특정된 다양한 침의 직원; 재활 목표는 대개 단기.

Geriatric Evaluation and Management Unit(GEM): 대표적으로 분리된 병원 병동은 노인 고객을 관리하기 위해 디자인되었고; 입원시설에서 의료, 재활과 정신문제의 둘 이상의 분야의 관리를 제공.

Glaucoma: 안구내압의 증가로 인하여 안구에 체액이 증가된 상태.

Global attention: 환경에서 자극에 중점을 맞추는 능력의 모든 측면.

Goal attainment scaling(GAS): 개인의 측정 접근. 이것은 그들의 성취를 측정하고, 고객의 목적에 맞는 방법. GAS는 "예측보다 더 좋은"이 +2, "예측보다 약간 좋은" +1, 0은 "예측되는 성취 수준이며, "예상보다 낮은 "은 -1, 예상보다 많이 낮은 것은 -2로 5점 비율 척도(+2~-2)이다.

Good death: 임종의 신체적 그리고 감정적 도전인 생각을 전달하는 것은 편안한 환경에서 맞이하는 죽음의 방법이 될 수 있다.

Guanosine monophospate(cGMP): RNA에서 발견되는 뉴로펩티드. 오탄당 슈가 리보스, 그리고 뉴클레오 베이스 구아닌인 인산염 그룹으로 구성.

Half-life: 흡수된 물질 양의 반을 물질대사로 변화시키는데 필요한 시간.

Happiness: 현재 시간에서 긍정적인 영향.

Happy life expectancy: 사람이 행복하게 생활하는 것을 기대하는 동안의 몇 년.

Health literacy: 적합한 건강 결정을 하기 위해 필요한 기본적인 건강 정보와 서비스를 이해하고 포함, 절차의 능력(USDHHS, 2000).

Health promotion: 유발된 질환을 치료하는 것보다 건강유지와 질환 예방에 중점을 둔 중재에 접근.

Heart block: 심방과 심실의 수축에 협응 부족으로 유발되는 심장의 전기적 충격의 전도가 불완전한 상태.

Heart rate reserve: 심박동 예비=안정 시 심박동 +
(최대 심박동 수–안정 시 심박동 수).

Hematoma: 부종 또는 혈액 덩어리.

High-tech device: 대표적으로 마이크로프로세서, 그리고 컴퓨터 하드웨어와 소프트웨어 포함.

Homebound status: 자신의 가정 도움을 받지 않고 할 수 없음.

Hospice: 호스피스 철학은 말기질환 환자와 그들의 가족 모두에게 신체적, 정신적, 감정적 그리고 영적 필요에 맞게 통증을 최소화시키고, 증상을 조절하는 것에 근거를 두고 있다(Tigges & Marcil, 1988).

Hypokalemia: 과도한 칼륨 감소.

Hypostatic pneumonia: 같은 자세에서 지속적으로 있는 노인 또는 쇠약해진 사람에서 일반적인 폐렴.

Hypovolemia: 감소된 혈액 부피.

Hypoxia: 산소 결핍.

IADL: 도구적일상생활 활동-쇼핑 또는 전화사용과 같은 환경에서 상호작용하여 목적이 있는 활동을 포함한 작업의 한 부분.

Impairment: 해부학적, 생리적, 감성적 또는 정신 기능 또는 구조의 비정상 또는 상실; 생리적 또는 정신적 기능 또는 신체구조의 비정상 또는 상실(WHO, 1998).

Incidence: 짧은 기간에 걸쳐 인구에서 현상의 새로운 경우의 수.

Informal care network: 노인의 가족, 친구와 이웃으로부터 노인에게 제공되는 서비스와 자원.

Interdisciplinary team: 자신의 훈련의 범위 이상의 문제해결에 포함된 인원의 팀, 그리고 그 후 그들의 실습 범위 내에서 목표를 성취하도록 일하기.

Iris: 색소, 눈의 윤상 구조(예, 우리의 홍채 색은 눈의 색)

Isokinetic strength: 움직임의 차이비율에서 저항에 대항하는 근육의 힘.

Isometric strength: 정적인 근육 강도.

Isotonic contraction: 관절 움직임을 유발하는 섬유의 구심성 또는 원심성 수축시키는 근육 작용.

Isotonic strength: 동적인 근육 강도.

Kinematic gait analysis: 보행하는 동안 각기 다른 것과 연관되어 전체 그리고/또는 신체분절처럼 신체의 움직임을 평가.

Kinesthesia: 움직임의 자각과 감각.

Kinetic gait analysis: 보행에 포함된 힘의 평가.

Kitwood's Model of Dementia: 다른 것과 상호작용하는 명백한 5가지 요인처럼 개념화된 치매; 성격, 전기, 신경학적 손상, 신체 건강과 사회적 정신학.

Legally blind: 교정 렌즈의 사용으로 최소한 영향을 주는 눈에 20/200 또는 이하의 시력.

Leisure: 여가 "활동"경험, 고유한 동기, 자유롭게 선택, 그리고 진정한 삶과 관련하여 자신을 해방하게 하는 것을 지각.

Lens: 깨끗하고, 망막에 초점을 맞추어 다른 거리에서 물체를 가져오기 위해 형태를 변화시키는 눈의 윤상 구조.

Lifelong education: 그들의 삶을 통하여 정보를 제공하고 자기 것을 흡수시키기 위해 개인의 능력을 확인하는 학습의 접근.

Life satisfaction: 과거와 현재 모두 삶의 전체의 주관적인 평가.

Linkage Services: 각기 다른 것으로 서비스 제공자 또는 서비스를 이용하여 개인을 연결시키고, 의뢰하고 정보에 도달하는 것과 같은 지역사회 자원.

Long-term(delayed) memory: 명확하지 않은 시간을

위해 제한되지 않은 정보를 저장하는 기억의 한 부분 (최소 30초 또는 길게는 10년). 장기기억은 특히 두 가지 기억으로 개념화된다: 평서(명백한)기억(의미적 그리고 에피소드 기억 포함) 그리고 절차 기억.

Low-tech device: 단추 후크와 손잡이처럼 치료사가 사용하는 대표적인 장비.

Low vision: 안경을 쓰거나 수술 또는 의료 중재에 의해 올바르지 않은 심각한 시력손상.

Lymphedema: 수술로 제거된 림프결절이 있는 부위에서 원위부에 유발되는 부종의 상태. 림프계는 이 부위에서 더 이상 체액을 배출할 수 없다.

Macula: 망막의 중심부위.

Macular degeneration: 망막의 중심 부분의 퇴행.

Meaningful: 자신 또는 다른 사람에게 중요한 메시지를 전달하거나 중심 정신학 또는 감정적 필요에 맞게 개인에 의해 확인.

Meissner' s corpuscle: 가벼운 접촉과 진동을 감지하는 캡슐모양의 기계수용기.

Metabolic equivalent(MET): 1 MET는 1분에 체중의 3.5ml/kg과 같음.

Middle-old: 76~84세 사이의 노인. 이 분류는 Neugarten (1976)에 의해 젊은 노인 또는 고령을 분류하였을 때 근본적으로 확인된 것은 아니지만, 노화의 문헌에서 가끔 볼 수 있다.

Mild cognitive impairment: 인지 능력에서 약간의 변화는 개인이 주목할 수 있지만, 정상적인 기능을 방해하지 않거나 치매진단은 할 수 있는 단계로 될 수 있다.

Minimum Date Set(MDS): 분류를 공통적으로 정의하고 부호화하는 것을 포함한 관찰의 핵심 시설, 임상적, 그리고 기능적 상태 요소는 의료보호 또는 의료보험에서 참여하여 장기시설 인증된 모든 거주자를 위하여 복합적인 평가의 체계 형성.

Monosynaptic connection: 신경의 축삭과 다른 수상돌기 사이에 단일 연결.

Montessori-based activities: 작업치료에 사용되는 이론에 유사한 것, 몬테소리 교육 이론을 이용한 활동들.

Motivation: 활동에 참여하기 위하여 하나를 선택하는 이유.

Motor unit: 단일 신경세포와 축삭과 축삭이 지배하는 모든 근섬유를 포함하여 구성된 근육의 기능적 단위.

Multidisciplinary team: 실습의 유일한 범위를 위해 책임 있는 팀원과 참여하는 팀.

Muscle power: 움직임의 속도에서 근육의 힘을 생산해 내는 것을 계산; 빠르게 발생된 힘의 능력

Muscle synergy: 단위처럼 함께 작용하는 기능적인 근육 그룹.

Mutual cultural accommodation: 그들의 가장 중심적인 문화적 가치를 반영하여 치료적 과정에서 모든 환자에 의한 과정이지만 특정 활동 계획을 제공(Bonder 등, 2002).

Myers-Menorah Park/Montessori-Based Assessment System(MMP/MAP): 장기관리 거주자를 위한 활동 프로그램을 발전시키는 데 도움을 주는 정보를 제공하고 중증에서 더 진행된 치매에 활동-기반 평가 시스템.

Myotonia: 하나 또는 그 이상 근육의 긴장성 경련 또는 일시적 경직, 가끔 다양한 근육병변의 특징.

Needs assessment: 중재를 위해 적합한 목표를 확인하고, 개인 또는 그룹의 필요를 결정하는 데 중점을 두어 데이터 수집과 분석.

Nuclear family: 대부분은 부모와 그들의 아이들로 정의. 가끔 조부모는 이러한 체계에 포함.

Obsolescence: 작업자의 지식, 기술과 태도가 부정당하게 되면, 더 이상 직업을 가질 수 없게 될 때.

Occupation: 자기관리, 생산과 여가를 포함한 삶의 과정에 걸쳐 자신이 포함된 기능적 과제와 활동들의 그룹.

Occupation(작업치료에서 사용되는): 삶을 즐기고 그들의 지역사회의 사회적 그리고 경제적 직물에 형성하는 것을 포함한 작업은 모든 사람이 그들 자신에게 전념하는 활동.

Occupational performance: 한 사람이 만족하게 하루하루 활동하는 능력; 변화의 결과는 사람, 환경과 직업 사이에서 유발된다.

Occupational performance potential: 개인이 무엇인가 수행하는 능력.

Oculomotor skills: 눈의 움직임을 효과적으로 수행하고 두 눈 시력에 필요한 외안 눈의 근육의 조화로운 사용.

Oldest-old: 85세 이상 노인(Neugarten, 1976).

Olfaction: 냄새의 감각.

Orthostatic hypotension: 누운 자세에서 서 있는 자세로 자세를 변화시켜 유발되는 혈압의 저하.

Orthostatic Intolerance: 기립 자세 동안 증상의 발전.

Orthostatism: 기립 자세를 취하는 동안 특히 뇌관류에서 정상적인 심장박출을 유지하기 위한 신체 능력.

Osteoblasts: 뼈 형성을 위하여 반응하는 뼈세포.

Osteopenia: 뼈 미네랄 강도 감소.

Ototoxic drugs: 청력 감소로 인하여 귀에 손상을 유발하는 약물.

Outcome: 시간에 걸쳐 기능 수행 변화; 측정은 중재 후 변화를 평가하는 데 사용.

Pacinian corpuscle: 조직의 기계적 상태에서 빠르게 변화되고 진동에 민감한 캡슐모양의 기계적 수용기.

Palliative care: 질환이 치유적 치료에 반응하지 않는 환자의 활동적 관리.

Parenchyma: 기능에 필요한 기관의 중요 요소.

Participation: 사회 내에서 개인의 예측되는 활동과 규정에 포함되는 개인의 능력; 손상, 건강상태, 활동과 배경 요인과 관련된 생활상황에 포함된 특징과 범위; 이것은 특징, 기간과 질을 제한할 수 있다(WHO, 1998).

Perceived control: 그들의 환경을 조절하는 감각을 느끼는 사람.

Peripheral vision: 중심시야를 구성하는 중점 부분 이외의 말초에서 자극의 움직임 또는 존재를 지각하는 능력(Warren, 2006).

Pernicious anemia: 내적 요인 분비감소로 인하여 비타민 B12의 흡수 손상으로 유발되는 만성상태.

Phisphodiesterase 5(PDE 5): 포도당의 신진대사 동안 합성된 과당에 인산 그룹을 이동하여 촉매작용을 하게 하는 세포질에서 발견되는 효소.

Phonemes: 언어 소리.

Polymyalgia rheumatica: 근위 근육 통증과 경직이 특징인 병변.

Pitch: 낮은 것에서 높은 것까지 소리를 제한하는 진동 주파수.

Post-prandial hypothesion: 식사 후 유발되는 혈압 저하

Postural control: 자세 위치와 자세 안정성의 목적을 위해 공간에서 신체의 위치를 조절하는 능력.

Postural orientation: 과제를 위해 환경과 신체 사이에, 그리고 신체 분절 사이의 적합한 관계를 유지하는 능력(Horak & Macpherson, 1996).

Postural stability: 균형.

Postural sway: 양발로 서 있는 동안 발 위에서 몸의 작은 진동 움직임.

Prediction: 관찰, 경험 또는 평가의 기본을 예고하는 것; 평가의 상황에서, 다른 특성을 예상하는 주문에서 특별한 특징과 관련된 목록을 포함하고; 본문에 설명한 것 확인.

Premature ventricular contraction: SA 결절로부터 도착한 정상적인 전기 방전 전에 수축하고 심실 전기적으로 방전하는 상태.

Premorbid: 질환의 발전 이전.

Presycusis: 노화와 관련된 점진적인 청각 손실.

Presbyopia: 노화와 관련된 주변 시야를 위한 편의 감퇴.

Prevalence: 특정 시간에 특정한 인구에서 현상 사례의 수.

Prevention: 직업의 수행 문제를 위한 위험에 개인을 중점한 OT 접근; 건강한 생활습관을 증진시키기 위하여 고안.

Preventive occupation: "직업에서 의미 있는 약속을 통해 지역사회와 개인의 건강과 안녕의 증진 그리고 질병과 장애의 예방에서 직업적 과학의 적용"(Scaffa, 2002).

Problem-solving: 그들을 치료하기 위해 잠재적인 전략을 확인하고 문제의 특성을 이해하고자 하는 체계적인 노력.

Procedural(비평서적 또는 의미적) 기억: 기술 학습(예, 자전거를 타는 방법), 습관 정보(예, 치아를 닦기 전에 칫솔에 치약을 놓는 것을 아는 것), 고전적 상태, 감정 훈련과 준비를 통하여 습득된 정보를 의식적인 회상보다 수행을 통해 표현하는 기억과 관련.

Product and technology: "자연 또는 인간이 만든 생산품 또는 생산, 장비의 체계, 그리고 환경에서 기술을 수집하고 착종하고 생산하거나 제조하는 것"(WHO, p. 51).

Professional competence: 전문가에게 필요하다고 생각되는 과제에서 효과적으로 기능하는 능력.

Program evaluation: 프로그램의 효과를 검사하는 체계적인 과정, 목표를 획득하거나 변경이 필요한지 아닌지를 확인하는 것.

Programmed(발달적-기원) theories: 세포와 기관의 구조와 기능에서 유전적으로 이전 프로그램 변화의 결과를 노화로 설명.

Proprioception: 환경에 상호작용하고 다른 것과 관련된 신체분절의 자각.

Prospective memory: 의도를 기억하는 능력(Sohlberg & Masteer, 1989).

Psedodementia: 다른 치매와 유사한 증상을 가진 우울증이지만 반응이 느리고, 좋지 않은 집중력, 그리고 정신운동 지연이 특징.

Psychomotor retardation: 인지적 그리고 운동절차가 느린 증후군적 우울증; 우울 병변을 위한 진단 기준에

충분히 적합하며 심각하거나 퍼지지 않는 우울한 증상의 유형.

Pupil: 눈 안으로 빛이 통과하도록 홍채를 개방하는 것.

Purposeful Activity: 개인적으로 고려되는 의미 있는 목적이 있는 행동.

Quality of life: 현재 상황의 질적 또는 주관적 평가.

Recumbency: 누워 있음.

Rehabilitation efficiency: 서비스를 받는 날에 대하여 기능적 획득의 정도.

Reliability: 측정의 정확성 또는 정밀함; 같은 것을 다시 측정한다면, 같거나 유사한 결과를 얻겠는가?

Religion: "초인적인 것을 사람과 관련하여 찾는 행동과 믿음의 사회적 유형으로 구성"(Howard & Howard, 1997, pp. 181-182).

Reporting: 연구한 것을 법적으로 청구하는 기관에 특정 문제를 반영하여 상황을 알게 하거나 예측하는 것과 관련.

Residual volume: 최대 호기 후 폐에서 남아 있는 공기의 부피.

Retrospective payment: 고객을 위해 제공하는 관리의 정확한 비용을 지불.

Sacrcopenia: 노화와 관련된 근육 부피 감소.

Sclera: 튼튼한, 불투명한 눈 조직; 눈의 보호적 외부 덮개-"눈의 하얀색".

Scotomas: 눈의 시야에서 맹점.

Screening: 우울증 또는 정신 상태와 같은 특정 기능의 정확한 평가를 짧고 쉽게 하는 것; 가끔 검사가 더 필요한지 확인하는 데 사용.

Screening or assessment instrument: 특정 문제, 문제의 위험을 경험 사람을 확인하는 체계적이고 증진된 절차를 발전시킨 다양한 도구.

Secondary(장기) memory: 시간의 기간에 제한되지 않은 정보를 포함(Grady, 1998).

Selective attention: 외부에서 들어오거나 분산된 자극을 여과시키는 능력.

Self-efficacy: 원하는 사업에 원하는 목표 또는 성공을 성취하기 위해 필요한 행동의 과정을 계획하고 실행할 수 있다는 믿음.

Semantic memory: 저장하고 회상하는 능력(Harrell 등, 1992).

Senior centers: 노인을 위해 다양한 사회적 그리고 건강 서비스를 협조하고 여가, 교육과 영양적 그룹 활동을 제공하는 기관 환경.

Sensorineuronal hearing loss: 뇌와 청각 겉질로 외와 신경 연결의 문제로 인한 이차적 청각손실.

Sensory modality: 감각 중 하나와 관련된 대화 채널: 입력 채널.

Service system: 특정 문제 또는 요구에 맞는 상호의존적 기능의 프로그램과 절차의 조직화된 그룹.

Short-term(immediate) memory(때때로 "일차적" 또는 "능동적" 기억으로 일컫는다): 시간의 제한된 양(15~45초)에 대한 정보의 제한된 양을 저장한 기억 부분. 이러한 것을 극복하고 오랜 시간 정보를 기억하기 위해 정보는 주기적 반복이 있어야 하거나, 연습(크게 발음을 하거나, 그와 같은 발음으로 정신적 부분을 자극)을 한다. 이와 같은 방법으로 정보는 단기간의 저장을 재입력할 것이고 훨씬 더 많은 기간 동안 재유지가 가능할 것이다.

Simple reaction time: 단순 자극의 시작에서 반응까지의 시간적 간격.

Social participation: "주어진 사회적 과제 내 다른 사람과 개인의 상호작용에 대한 기대와 특징적 행위와 관계된 활동"(AOTA, 2002).

Sociocusis: 반복적 소음의 노출로 인한 청각상실.

Somesthesia: 감각의 인식, 예를 들어, 빛과 접촉, 떨림, 통증, 그리고 온도.

Spaced Retrieval(SR): 증가 시간의 간격에 걸쳐 성공적으로 기억할 수 있는 정보를 제공.

Spirituality: "자신보다 어떤 것 또는 어떤 사람의 경험과 주관적 인식에 대한 스트레스"(Howard & Howard, p. 181).

Stigma: 어떤 특징을 기초로 한 사회적 그룹에 의해 평가절하된 편견.

Standardized: 이 경우에서, 평가는 특정한 방법에서 나타나는 특정 교육, 특정 재료를 포함할 수 있는 특정 방법을 관리하고 발달하여왔고, 치료사는 기본적인 평가를 사용하여 훈련할 필요가 있고; 교육과 결과의 통합을 유지하기 위한 기본적인 열정으로 관리하여야 한다.

Stochastic theories: 결국 생활과 양립할 수 없는 수준에 도달하는 환경으로부터 "모역"의 축적으로 인한 노화를 설명하는 것.

Stria vascularis: 수많은 작은 혈관에 포함된 중간계단의 회선인대의 윗부분.

Stride length: 한 다리의 뒤꿈치 지점에서 같은 다리의 뒤꿈치 닿기까지의 거리.

Stroke Volume: 한 번 수축에서 심장이 펌프하는 혈액의 양.

Sub-acute care: 집중 치료, 폐쇄 관찰, 그리고 과도한 간호 중재의 요구에 환자가 의학적으로 안정되기 위하여 연장된 입원을 대체하는 것.

Subjective well-bing: 주관적 그리고 객관적 측정에 의한 그 또는 그녀가 현재 경험하는 삶과 환경의 긍정적인 느낌을 개인이 지각하는 것; 생활환경, 수입 그리고 다른 것과 관련된 요인들 포함.

Substance P: 중요한 오름 유해성 섬유의 중요한 신경전달 물질.

Successful aging: 많은 노인학자에 의해 제의된 개념이며, Rowe와 Kahn(1998)에 의해 유명해졌고, 활동에 의미 있게 참여하는 것을 유지하고, 질환과 장애를 피하고, 건강을 유지할 수 있는 노인을 위한 긍정적인 노화 과정이라고 제안하였다.

Sustained attention: 오랜 시간 초점을 유지하는 능력

Syncope: 뇌에 부적절한 혈액 흐름으로 인한 기절.

Therapeutic environment: 거주자의 공간의 수준과 전반적인 시설 모두의 환경은 질적인 활동 프로그램을 인도하도록 지원하는 것.

Tinnitus: 청각자극 없이 귀에서 울림 또는 번쩍거리는 소리의 지각.

Transdisciplinary team: 훈련에 의한 관리 인도를 위하여 책임이 있는 중요한 리더를 선택하는 팀; 다른 팀원은 정보와 권유를 한다.

Transgenerational, or life-span, design: 그들의 나이처럼 개인이 경험한 변화를 고려(Story, 1998).

Typical illness trajectories: 삶의 마지막 기간 동안 나타나는 형태를 분류하는 것을 시도하고, 중재는 확인된 요구에 맞게 만들 수 있다(Descried 등, 2005).

Universal design: "적응 없이 가장 큰 범위가 가능하게, 모든 연령의 사람이 경험하고 사용할 수 있는 환경과 생산품의 디자인" 으로 정의(Story, 1998, p. 4).

Useful field of view(UFOV): 사람이 다양한 상황에서 시각 자극에 빠르게 변화할 수 있는 공간 부분 (Keplinger, 1998).

Validity: 도구 또는 과정이 측정의 의미로 측정하는 것에 범위.

Vasocongestion: 성적 각성 동안 유발되는 신체 조직에 증가된 혈액 집중의 양.

Velocity: 거리/시간(속도). 주어진 방향에 신체 움직임의 측정.

Visual Acuity: 다양한 거리에 공간적 특성을 해결하고 물체의 섬세함을 구별하는 능력으로 정의할 수 있는 개인 시력의 명확성을 측정(Strano, 1989; Warren, 1993a; Warren, 1993b; Zoltan, 1996).

Visual attention: 하나의 자극에서 다른 자극으로 효과적으로 시야의 중심을 이동하는 데 필요한 능력(Warren, 1993a; Warren, 1993b; Warren, 2006).

Volunteerism: 개인, 그룹 또는 기관의 이익을 위한 적당한 보험 보상 없이 지역사회시설에서 서비스의 준비.

Wellness: 사람의 생활 상황에 전체적으로 만족하는, 원하는 활동의 성취를 위한 적절한 신체능력으로 특징지어지는 신체적 그리고 정신적 안녕의 개인적 지각(Gallup, 1999).

Working memory: 과제의 수행(과정)에 정보를 사용하고 나의 것에서 정보(저장)를 동시에 유지하며 생각할 수 있는 것.

찾아보기(Index)

ㄱ

ㄴ

ㄷ

ㄹ

ㅁ

ㅈ

ㅊ

ㅋ